Manual Clínico dos TRANSTORNOS PSICOLÓGICOS

M294 Manual clínico dos transtornos psicológicos : tratamento passo a passo / Organizador, David H. Barlow ; tradução: Alexandre Salvaterra ; revisão técnica: Antonio Carlos Scherer Marques da Rosa, Elisabeth Meyer. – 6. ed. – Porto Alegre : Artmed, 2023.
xiv, 761 p. : il. ; 28 cm.

ISBN 978-65-5882-097-0

1. Terapia comportamental. 2. Transtornos psicológicos. I. Barlow, David H.

CDU 159.92(035)

Catalogação na publicação: Karin Lorien Menoncin – CRB 10/2147

6ª EDIÇÃO

Manual Clínico dos TRANSTORNOS PSICOLÓGICOS

> TRATAMENTO PASSO A PASSO <

DAVID H. BARLOW

Organizador

Tradução:
Alexandre Salvaterra

Revisão técnica:
Antonio Carlos Scherer Marques da Rosa
Psiquiatra. Professor e supervisor convidado do Departamento de Psiquiatria e Medicina Legal da Faculdade de Medicina da Universidade Federal do Rio Grande do Sul (UFRGS).

Elisabeth Meyer
Psicóloga. Mestra e Doutora em Psiquiatria pela Faculdade de Medicina da UFRGS. Terapeuta cognitivo-comportamental com treinamento avançado no Beck Institute, Filadélfia.

artmed

Porto Alegre
2023

Obra originalmente publicada sob o título *Clinical handbook of psychological disorders: a step by step manual*, 6th Edition
ISBN 9781462547043

Gerente editorial: *Letícia Bispo de Lima*

Colaboraram nesta edição:
Coordenadora editorial: *Cláudia Bittencourt*
Capa: *Maurício Pamplona*
Leitura final: *Leonardo Augusto Martins Vargas*
Editoração: *Kaéle Finalizando Ideias*

Rua Ernesto Alves, 150 – Bairro Floresta
90220-190 – Porto Alegre – RS
Fone: (51) 3027-7000

SAC 0800 703 3444 – www.grupoa.com.br

IMPRESSO NO BRASIL
PRINTED IN BRAZIL

O organizador

David H. Barlow, PhD, ABPP, é professor emérito de psicologia e psiquiatria, fundador e diretor emérito do Center for Anxiety and Related Disorders, da Boston University. Publicou mais de 650 artigos e capítulos e mais de 90 livros e manuais clínicos, sendo a maioria na área de transtornos emocionais e metodologia de pesquisa clínica. Seus livros e manuais já foram traduzidos para mais de 20 idiomas. Os inúmeros prêmios e citações do Dr. Barlow incluem três das mais altas honrarias da área da psicologia: o Distinguished Scientific Award for the Applications of Psychology, da American Psychological Association; o James McKeen Cattell Fellow Award, da Association for Psychological Science; e a Gold Medal Award for Life Achievement in the Practice of Psychology, da American Psychological Foundation.

Colaboradores

Aaron T. Beck, MD, University of Pennsylvania Perelman School of Medicine and Beck Institute for Cognitive Behavior Therapy, Filadélfia, Pensilvânia

Allison G. Harvey, PhD, Department of Psychology, University of California, Berkeley, Berkeley, Califórnia

Andrada D. Neacsiu, PhD, Cognitive Behavioral Research and Therapy Program, Department of Psychiatry and Behavioral Sciences, and Department of Family Medicine, Duke University Medical Center, Durham, Carolina do Norte

Andrew Christensen, PhD, Department of Psychology, University of California, Los Angeles, Los Angeles, Califórnia

Arthur D. Weinberger, PhD, ex-membro do Cognitive Therapy Center of New York, Nova York, Nova York

Barbara S. McCrady, PhD, Center on Alcohol, Substance Use, and Addictions (CASAA) and Department of Psychology, The University of New Mexico, Albuquerque, Albuquerque, Novo México

Brian D. Doss, PhD, Department of Psychology, University of Miami, Coral Gables, Flórida

Candice M. Monson, PhD, Department of Psychology, Ryerson University, Toronto, Ontário, Canadá

Christopher R. Martell, PhD, Department of Psychological and Brain Sciences, University of Massachusetts Amherst, Amherst, Massachusetts

David H. Barlow, PhD, ABPP, Center for Anxiety and Related Disorders, Boston University, Boston, Massachusetts

David J. Miklowitz, PhD, Max Gray Child and Adolescent Mood Disorders Program, Division of Child and Adolescent Psychiatry, Semel Institute for Neuroscience and Human Behavior, University of California, Los Angeles, Los Angeles, Califórnia

Edna B. Foa, PhD, Center for the Treatment and Study of Anxiety, University of Pennsylvania Perelman School of Medicine, Filadélfia, Pensilvânia

Elizabeth E. Epstein, PhD, Department of Psychiatry, University of Massachusetts Medical School, Worcester, Massachusetts

Elizabeth H. Eustis, PhD, Center for Anxiety and Related Disorders, Boston University, Boston, Massachusetts

Erin F. Ward-Ciesielski, PhD, Center for Anxiety and Related Disorders, Boston University, Boston, Massachusetts

Idan M. Aderka, PhD, Department of Psychology, University of Haifa, Haifa, Israel

Jayne L. Rygh, PhD, consultório particular, Nova York, Nova York.

Jeffrey E. Young, PhD, Schema Therapy Institute, Nova York, Nova York

Jennifer G. Wheeler, PhD, Pacific Evaluation, Consultation, and Treatment Services, PLLC, Seattle, Washington

John C. Markowitz, MD, Department of Psychiatry, Columbia University Vagelos College of Physicians and Surgeons, New York State Psychiatric Institute, Nova York, Nova York

John D. Otis, PhD, Center for Anxiety and Related Disorders, Boston University, Boston, Massachusetts

Joseph S. Maimone, BA, Department of Psychology, Massachusetts General Hospital/Harvard Medical School, Cambridge, Massachusetts

K. Maria Nylocks, PhD, Emory Healthcare Veterans Program, Emory University School of Medicine, Atlanta, Geórgia

Kate H. Bentley, PhD, Department of Psychiatry, Massachusetts General Hospital/Harvard Medical School, Boston, Massachusetts

Kate Wolitzky-Taylor, PhD, Department of Psychiatry and Biobehavioral Sciences, University of California, Los Angeles, Los Angeles, Califórnia

Katherine A. Kaplan, PhD, Department of Psychiatry and Behavioral Sciences, Stanford University School of Medicine, Stanford, Califórnia

Katherine Berry, PhD, Division of Psychology and Mental Health, University of Manchester, Manchester, Reino Unido

Kathleen M. Chard, PhD, Cincinnati VA Medical Center, Cincinnati, Ohio

Kathryn L. Bleiberg, PhD, Department of Psychology, Weill Cornell Medicine, Nova York, Nova York

Kelly R. Peck, PhD, Vermont Center on Behavior and Health and Departments of Psychiatry and Psychological Science, University of Vermont, Burlington, Vermont

Kristen K. Ellard, PhD, Department of Psychiatry, Massachusetts General Hospital/Harvard Medical School, Boston, Massachusetts

Laura A. Payne, PhD, Department of Psychiatry, McLean Hospital/Harvard Medical School, Belmont, Massachusetts

Lizabeth Roemer, PhD, Department of Psychology, University of Massachusetts, Boston, Boston, Massachusetts

Marsha M. Linehan, PhD, ABPP, Department of Psychology, University of Washington, Seattle, Washington

Martin E. Franklin, PhD, Rogers Behavioral Health, Filadélfia, Pensilvânia

Matthew K. Nock, PhD, Department of Psychology, Harvard University, Cambridge, Massachusetts

Michelle G. Craske, PhD, Department of Psychology and Department of Psychiatry and Biobehavioral Sciences, University of California, Los Angeles, Los Angeles, Califórnia

Neil S. Jacobson, PhD (falecido), pertencia ao Department of Psychology, University of Washington, Seattle, Washington

Nicholas Tarrier, PhD, FBPsS, FBA, Professor Emérito, Department of Psychology, University of Manchester, Manchester, Reino Unido

Noga Zerubavel, PhD, Department of Psychiatry and Behavioral Sciences, Duke University Medical Center, Durham, Carolina do Norte

Philippe Shnaider, PhD, Department of Psychiatry and Behavioral Neurosciences, McMaster University, Hamilton, Ontário, Canadá

Rebecca Murphy, DClinPsych, Department of Psychiatry, University of Oxford, Oxford, Reino Unido

Ruth Herman-Dunn, PhD, consultório particular e Department of Psychology, University of Washington, Seattle, Washington

Samuel Hubley, PhD, Renée Crown Wellness Institute and Department of Psychology and Neuroscience, University of Colorado Boulder, Boulder, Colorado

Sarah H. Heil, PhD, Vermont Center on Behavior and Health and Departments of Psychiatry and Psychological Science, University of Vermont, Burlington, Vermont

Sona Dimidjian, PhD, Renée Crown Wellness Institute and Department of Psychology and Neuroscience, University of Colorado Boulder, Boulder, Colorado

Stefan G. Hofmann, PhD, Center for Anxiety and Related Disorders, Boston University, Boston, Massachusetts

Stephen T. Higgins, PhD, Vermont Center on Behavior and Health and Departments of Psychiatry and Psychological Science, University of Vermont, Burlington, Vermont

Susan M. Orsillo, PhD, Department of Psychology, Suffolk University, Boston, Massachusetts

Todd J. Farchione, PhD, Center for Anxiety and Related Disorders, Boston University, Boston, Massachusetts

Zafra Cooper, DPhil, Department of Psychiatry, Yale School of Medicine, New Haven, Connecticut

Prefácio

A prática baseada em evidências (PBE) é uma dessas ideias que aparecem ocasionalmente e tomam o mundo de assalto. Embora alguns de seus preceitos estejam presentes há décadas (como este manual), apenas nos últimos 20 anos ela foi formalmente identificada como um método sistemático para prestar serviços clínicos (Institute of Medicine, 2001; Sackett, Strauss, Richardson, Rosenberg, & Haynes, 2000).

Desde aquela época, ocorreu claramente uma "virada" (Gladwell, 2000) da PBE, e os formuladores de políticas de saúde e os governos, assim como as sociedades profissionais em todo o mundo, decidiram coletivamente que a prestação de serviços de saúde, incluindo os de saúde comportamental, deveria ser baseada em evidências (p. ex., Silverman et al., 2015; American Psychological Association, 2015; Barlow, 2004; Institute of Medicine, 2015; McHugh & Barlow, 2010). Cumprir essa determinação é o objetivo da PBE, e também foi o objetivo deste livro desde sua 1ª edição, publicada em 1985. Além disso, quase todas as diretrizes de prática clínica dos mais importantes sistemas de prestação de serviços de saúde do mundo inteiro recomendam os protocolos de tratamento descritos neste livro. Entre eles, podemos citar a Veterans Health Administration (www.healthquality.va.gov), dos Estados Unidos, e o National Institute for Health and Care Excellence do National Health Service do Reino Unido (www.nice.org.uk/guidance).

A 6ª edição deste manual continua mantendo uma postura distinta da adotada por vários livros similares que analisam os avanços obtidos no tratamento de transtornos psicológicos sob a perspectiva da PBE. Nas duas últimas décadas, desenvolvemos uma tecnologia de mudanças de comportamento que difere necessariamente de um transtorno para outro (e, cada vez mais, para categorias de transtornos).

Essa tecnologia engloba uma série de técnicas ou procedimentos com eficácia comprovada em maior ou menor grau para determinada psicopatologia. Naturalmente, temos mais evidências da eficácia desses tratamentos para alguns transtornos do que para outros. Também ficou mais claro, desde as primeiras edições, que são necessárias habilidades clínicas consideráveis para aplicar essa tecnologia de modo mais efetivo. Portanto, em sua 6ª edição, este livro *não* é mais uma revisão de procedimentos terapêuticos para determinado problema, com recomendações para pesquisas futuras. Mais do que isso: é uma descrição detalhada de protocolos reais de tratamento nos quais profissionais clínicos experientes implementam a tecnologia de mudança de comportamento no contexto dos transtornos encontrados com mais frequência.

Nesta edição, os formuladores originais de alguns dos mais conhecidos protocolos de tratamento revisaram e atualizaram as descrições de suas intervenções para refletir as evoluções mais recentes em uma gama cada vez mais poderosa de terapias psicológicas. Entre essas revisões de capítulos já existentes, várias merecem comentários. Monson, Shnaider e Chard (Cap. 2) atualizaram seu capítulo sobre o transtorno de estresse pós-traumático, descrevendo o trágico caso de um soldado recém-chegado dos campos de batalha do Iraque. O tratamento bem-sucedido deste indivíduo que sofria de traumas de guerra indizíveis (e intoleráveis) é uma das consequências que raramente chegam a ser impressas nas manchetes de nossos dias. A drogadição continua sendo um flagelo que destrói a vida das pessoas, o funcionamento da família e o próprio tecido social. Higgins, Heil e Peck (Cap. 15) apresentam as mais recentes interações de sua abordagem, focando, nesta edição, no flagelo do abuso de opiáceos. Capítulos sobre esquizofrenia e outros transtornos psicóticos, transtorno da personalidade *borderline*, transtorno bipolar e uma série de transtornos de ansiedade, bem como depressão, quase todos escritos pelos criadores desses importantes protocolos, foram atualizados consideravelmente para refletir as últimas evidências da maioria das abordagens efetivas a esses problemas comuns, mas debilitantes.

Além disso, três protocolos de tratamento originais aparecem pela primeira vez nesta edição. Dor crônica é o transtorno mais comum e mais caro para os sistemas de saúde, desbancando de longe o câncer, as doenças cardiovasculares e qualquer outro tipo de transtorno psicológico abordado nesta obra. Tratamentos psicológicos breves para dor crônica são os tratamentos de primeira linha, e o protocolo apresentado neste livro é de Otis (Cap. 17), um dos principais pesquisadores e clínicos dessa área, refletindo décadas de pesquisas e avanços e se constituindo em uma das histórias de sucesso da PBE.

Pensamentos e comportamentos autodestrutivos (PCADs) têm, cada vez mais, atraído a atenção dos elaboradores de políticas de saúde e dos sistemas de tratamento de saúde, sendo vistos como uma área ampla com a qual devemos nos preocupar e que está associada a diferentes transtornos que, por vezes, ocorrem independentemente de uma psicopatologia adicional. Com o aumento das taxas de suicídio desde 2010, a aplicação de um protocolo transdiagnóstico voltado a essa categoria de comportamentos e criado por Bentley, Maimone e Nock (Cap. 11), importantes pesquisadores do Harvard and Massachusetts General Hospital, é uma contribuição mais do que necessária a este livro.

Também aparecendo pela primeira vez nesta edição está o texto de Aderka e Hofmann (Cap. 3), ilustrando uma nova intervenção cognitivo-comportamental, a "terapia baseada em processos". Essa abordagem de terceira onda, criada por Hayes e Hofmann (2018), vai além da abordagem estática do DSM aos protocolos de diagnóstico e tratamento mais padronizados, ao enfatizar uma abordagem muito ideográfica ou individual no contexto específico do paciente, junto com o processamento e o *feedback* contínuos. Essa intervenção é muito bem exemplificada na avaliação e no tratamento do caso de "Mark", que sofria de transtorno de ansiedade social.

Por fim, há um consenso cada vez maior de que o futuro da PBE será formular princípios de mudança eficaz que atravessem as condições de diagnóstico, tornando-os aplicáveis de forma mais ampla. Dois desses protocolos "unificados" ou "transdiagnósticos" aparecem nesta 6ª edição. Apresentamos no Capítulo 6 (Payne, Ellard, Farchione, & Barlow) nossa própria abordagem transdiagnóstica unificada aos transtornos emocionais. Cooper e Murphy (Cap. 18) descrevem uma abordagem transdiagnóstica aos transtornos alimentares criada por sua equipe.

Em todos os capítulos, enfatizam-se os aspectos práticos detalhados da aplicação clínica. Como nas edições anteriores, este livro foi motivado por inúmeros estudantes de pós-graduação em psicologia clínica, residentes de psiquiatria e outros profissionais de saúde mental que se perguntavam: "Mas como é que eu faço isso?". Percebendo que não há fonte única onde encontrar os protocolos de tratamento detalhados a serem usados como guia para a prática, este livro tenta preencher a lacuna. Para alcançar esse propósito, há uma série de temas específicos comuns à maioria dos capítulos. Cada capítulo começa com uma breve revisão de nosso conhecimento do transtorno específico (ou categoria de transtornos), seguida por uma descrição do modelo ou por uma miniteoria específica que orienta a tecnologia utilizada com o transtorno em questão. Esse modelo, ou miniteoria, normalmente responde à seguinte pergunta: Quais facetas específicas do transtorno devem ser avaliadas e tratadas? Embora a aplicação clínica sempre dilua os modelos teóricos, os profissionais reconhecerão as abordagens cognitivo-comportamentais e sistêmicas, com algumas contribuições psicodinâmicas, como o contexto teórico predominante.

Esse modelo é seguido por uma descrição do *setting* típico no qual o tratamento é desenvolvido, que varia de um transtorno para outro, indo desde o mais comum, de consultório, até o ambiente doméstico do paciente. Os autores oferecem descrições também detalhadas do contexto social do tratamento (p. ex., a importância do envolvimento de familiares ou amigos), assim como de variáveis relacionadas ao terapeuta e ao paciente que sejam relevantes no contexto do problema específico. São descritas, por exemplo, as variáveis do terapeuta que podem ser importantes na implementação de técnicas para tratamento de agorafobia ou de problemas conjugais. Complementarmente, os autores discutem as implicações para o tratamento das variáveis relacionadas ao paciente, como a dependência e a falta de assertividade em pessoas com transtorno de pânico com agorafobia.

Segue uma descrição detalhada, passo a passo, do processo concreto de avaliação e tratamento, enriquecida de forma livre em muitos capítulos com transcrições de sessões de terapia. Entre os componentes importantes desse processo, estão as especificidades da fundamentação apresentada ao paciente antes do tratamento, bem como problemas típicos que surgem durante a implementação da tecnologia. Sempre que há dados, os autores apresentam informações sobre preditores clínicos de sucesso ou fracasso.

Para atingir os objetivos bastante ambiciosos apresentados aqui, tive a sorte, na organização deste livro e em suas edições anteriores, de que terapeutas e pesquisadores de ponta documentassem em detalhes a forma como realmente tratam os pacientes. Mais uma vez, essas autoridades informaram que a quantidade de detalhes que tiveram de incluir para transmitir como aplicavam concretamente seus programas de tratamento foi muito além do que esperavam. Minha esperança é que profissionais e estudantes da atividade clínica em qualquer lugar se beneficiem ao conhecer esses detalhes.

Para encerrar, gostaria de expressar minha profunda gratidão a Bethany Harris, minha assistente administrativa e de pesquisa durante a organização deste livro. Ela trabalhou comigo e com os autores em cada passo do caminho. Tenho certeza de que essas informações lhe serão úteis, visto que ela mesma agora faz seu doutorado em psicologia clínica.

REFERÊNCIAS

American Psychological Association. (2015). Professional practice guidelines: Guidance for developers and users. *American Psychologist*, 70(9), 823–831.

Barlow, D. H. (2004). Psychological treatments. *American Psychologist*, 59(9), 869–878.

Gladwell, M. (2000). *The tipping point: How little things can make a big difference*. Boston: Little, Brown.

Hayes, S. C., & Hofmann, S. G. (Eds.). (2018). *Process-based CBT: The science and core clinical competencies of cognitive behavioral therapy*. Oakland, CA: New Harbinger.

Institute of Medicine. (2001). *Crossing the quality chasm: A new health system for the 21st century*. Washington, DC: National Academies Press.

Institute of Medicine. (2015). *Psychosocial interventions for mental and substance use disorders: A framework for establishing evidence-based standards*. Washington, DC: National Academies Press.

McHugh, R. K., & Barlow, D. H. (2010). Dissemination and implementation of evidence-based psychological interventions: A review of current efforts. *American Psychologist*, 65(2), 73–84.

Sackett, D. L., Strauss, S. E., Richardson, W. S., Rosenberg, W., & Haynes, R. B. (2000). *Evidencebased medicine: How to practice and teach EBM* (2nd ed.). London: Churchill Livingstone.

Silverman, J. J., Galanter, M., Jackson-Triche, M., Jacobs, D. G., Lomax, J. W., Riba, M. B., et al. (2015). The American Psychiatric Association Practice Guidelines for the Psychiatric Evaluation of Adults. *American Journal of Psychiatry*, 172(8), 798–802.

Sumário

CAPÍTULO 1

Transtorno de pânico e agorafobia

Michelle G. Craske
Kate Wolitzky-Taylor
David H. Barlow

O protocolo de tratamento descrito neste capítulo representa uma das histórias de sucesso no desenvolvimento de tratamentos psicológicos baseados em evidências. Resultados de vários estudos indicam que essa abordagem oferece vantagens importantes sobre o placebo ou sobre enfoques psicossociais alternativos contendo fatores "comuns", como expectativas positivas e alianças terapêuticas úteis. Além disso, essa forma de tratamento é parte importante de todas as diretrizes de prática clínica, seja na saúde pública, seja em outras fontes em vários países do mundo, descrevendo tratamentos eficazes para transtorno de pânico e agorafobia. Os resultados de vários estudos que avaliam o protocolo de tratamento, isoladamente ou combinado com importantes abordagens farmacológicas, sugerem que esse enfoque é tão eficaz quanto as melhores abordagens farmacológicas no curto prazo e mais durável no longo prazo. Contudo, esse protocolo de tratamento não ficou parado. Por exemplo, aprendemos muito nos últimos anos sobre os mecanismos neurobiológicos para a redução do medo e sobre os melhores métodos psicológicos para efetuar essas mudanças, em particular as estratégias para otimizar o aprendizado e os inibidores de recaptação. Procedimentos baseados em aceitação recém-desenvolvidos também têm se mostrado eficazes. Neste capítulo, apresentamos a mais recente versão desse protocolo, incorporando essas mudanças e incrementos, como ilustrado em uma descrição completa do tratamento de "Julie".

D. H. B.

O desenvolvimento de modelos biopsicossociais e tratamentos cognitivo-comportamentais para transtorno de pânico e agorafobia continua avançando. A conceituação do transtorno de pânico como um medo adquirido de certas sensações corporais e da agorafobia como uma resposta comportamental à previsão dessas sensações ou de sua evolução para um ataque de pânico completo continua a ser corroborada pela pesquisa experimental, clínica e longitudinal. Além disso, a eficácia dos tratamentos cognitivo-comportamentais que visam ao medo de sensações corporais e situações agorafóbicas associadas está bem-estabelecida. Além de apresentar uma revisão atualizada dos dados sobre resultados de tratamentos, este capítulo trata de desdobramentos teóricos e empíricos recentes com referência a fatores etiológicos, ao papel dos diagnósticos comórbidos no tratamento, a formas de otimizar a aprendizagem durante a terapia de exposição e ao efeito da medicação nos tratamentos cognitivo-comportamentais. O capítulo conclui com uma descrição detalhada, sessão por sessão, do tratamento cognitivo-comportamental para transtorno de pânico e agorafobia. Esse protocolo foi desenvolvido em nossas clínicas, e o protocolo completo é detalhado nos manuais de tratamento disponíveis (Barlow & Craske, 2007; Craske & Barlow, 2007).

A NATUREZA DO PÂNICO E DA AGORAFOBIA

Ataques de pânico

Os ataques de pânico são episódios distintos de temor ou medo intenso, acompanhados pelos sintomas físicos e cognitivos apresentados na *checklist* sobre ataques de pânico do DSM-5 (American Psychiatric Association, 2013). Esses ataques são distintos em função de seu início inesperado ou súbito e de sua curta duração, diferentemente da ansiedade, cujo surgimento é gradual. No transtorno de pânico, os ataques muitas vezes são inesperados, ou seja, da perspectiva do paciente, eles parecem acontecer sem um fator desencadeante identificável ou em momentos inesperados. Na verdade, o diagnóstico de transtorno de pânico é dado nos casos em que há recorrentes ataques de pânico inesperados, seguidos por pelo menos um mês de preocupação persistente com sua recorrência e suas consequências, ou por uma significativa mudança de comportamento motivada pelos ataques (American Psychiatric Association, 2013).

Assim como acontece com todas as emoções básicas (Izard, 1992), os ataques de pânico estão associados a fortes tendências à ação — na maioria das vezes, são impulsos para fugir e, menos frequentemente, impulsos para lutar. Essas tendências a lutar ou fugir geralmente implicam elevada excitação do sistema nervoso autônomo para sustentar a reatividade luta–fuga. Além disso, esse tipo de reatividade costuma ser acompanhado por percepções de perigo ou ameaça iminentes, como morte, perda de controle ou ridicularização pública. Entretanto, as características de necessidade urgente de fuga, excitação autonômica e percepção da ameaça não estão presentes em todas as ocorrências de pânico autoavaliadas. Por exemplo, apesar das evidências de elevação da frequência cardíaca ou outros indicadores de ativação do sistema nervoso simpático durante ataques de pânico (p. ex., Wilkinson et al., 1998), Margraf, Taylor, Ehlers, Roth e Agras (1987) concluíram que 40% dos ataques de pânico autorrelatados não estavam associados à aceleração dos batimentos cardíacos. Em geral, os pacientes com transtorno de pânico têm mais probabilidades do que os controles não ansiosos de sentir arritmia cardíaca na ausência de arritmias reais (Barsky, Cleary, Sarnie, & Ruskin, 1994). A ansiedade elevada com relação a sinais de excitação autonômica pode levar os pacientes a perceber eventos cardíacos onde eles não existem (Barlow, Brown, & Craske, 1994; Craske & Tsao, 1999). Acredita-se que o pânico autorrelatado na ausência de aceleração cardíaca ou outros indicadores de ativação autonômica reflete a ansiedade antecipatória, e não o pânico real (Barlow et al., 1994), especialmente porque ataques de pânico mais graves estão mais associados à aceleração cardíaca (Margraf et al., 1987). Às vezes, os indivíduos relatam medo intenso e súbito na ausência de percepções de ameaça ou perigo. Isso foi denominado *pânico não cognitivo* (Rachman, Lopatka, & Levitt, 1988; ver Kircanski, Craske, Epstein, & Wittchen, 2009). Por fim, a urgência de escapar é reduzida, às vezes, por demandas situacionais que exigem aproximação e tolerância contínuas, como expectativas de desempenho ou demandas profissionais, criando discrepâncias entre respostas comportamentais, por um lado, e respostas verbais ou fisiológicas, por outro.

Um subconjunto de indivíduos com transtorno de pânico tem ataques noturnos. O *pânico noturno* consiste em acordar em estado de pânico, com sintomas muito semelhantes aos dos ataques de pânico em estado de vigília (Craske & Barlow, 1989; Uhde, 1994). O pânico noturno *não* é acordar e entrar em pânico depois de algum tempo em vigília, nem excitações durante a noite causadas por pesadelos ou estímulos do ambiente (p. ex., ruídos inesperados), mas despertar abruptamente em estado de pânico, sem um fator desencadeante claro. Os ataques de pânico noturnos acontecem com mais frequência entre 1 e 3 horas após o início do sono, e só ocasionalmente há mais de um por noite (Craske & Barlow, 1989). As pesquisas com grupos clínicos específicos sugerem que o pânico noturno é relativamente comum entre indivíduos com transtorno de pânico: de 44 a 71% deles informaram ter tido pânico noturno pelo menos uma vez, e de 30% a 45% informaram ter repetidos pânicos noturnos (Craske & Barlow, 1989; Krystal, Woods, Hill, & Charney, 1991; Mellman & Uhde, 1989; Roy-Byrne, Mellman, & Uhde, 1988; Uhde, 1994). Indivíduos que sofrem de pânico noturno frequente muitas vezes passam a ter medo de dormir e tentam postergar o início do sono. Evitar dormir pode resultar em privação crônica do sono, o que, por sua vez, precipita mais episódios de pânico noturno (Uhde, 1994).

Os ataques de pânico não clínicos acontecem ocasionalmente com cerca de 3 a 5% das pessoas da população geral, que, em outros aspectos, não cumprem os critérios do transtorno (Norton, Cox, & Malan, 1992). Os ataques de pânico também ocorrem em uma gama de transtornos de ansiedade e do humor (Barlow et al., 1985), bem como devido a uso de substâncias, transtornos da personalidade e psicoses (Craske et al., 2010), não estando restritos ao transtorno de pânico. Na verdade, a ubiquidade dos ataques de pânico foi enfatizada no DSM-5 (American Psychiatric Association, 2013), em que esses ataques são apontados como um potencial fator definidor de qualquer transtorno descrito no DSM. Como dito anteriormente, a característica definidora do transtorno não é a presença de ataques de pânico em si, mas a ansiedade adicional com relação à ocorrência de pânico ou suas consequências ou uma alteração significativa de comportamento decorrente dos ataques. A ansiedade adicional em relação ao pânico, combinada a cognições catastróficas diante dele, é o que diferencia a pessoa com transtorno de pânico daquela que sente pânico ocasional, não clínico (p. ex., Telch, Lucas, & Nelson, 1989) ou da que tem outros transtornos de ansiedade e também entra em pânico. O diálogo a seguir exemplifica esse último ponto.

PACIENTE: Às vezes eu fico acordada à noite pensando em mil coisas diferentes. Eu penso no que vai acontecer com a minha filha se eu ficar doente. Quem vai cuidar dela, e o que aconteceria comigo se meu marido morresse e eu não tivesse dinheiro suficiente para dar uma boa educação para ela? Aí eu penso sobre onde nós iríamos morar e como daríamos conta da situação. Às vezes me agito tanto, que meu coração começa a disparar, minhas mãos suam e me sinto tonta e assustada. Então eu tenho que parar de pensar nessas coisas todas. Geralmente me levanto da cama e ligo a televisão — qualquer coisa para fazer minha cabeça parar de se preocupar com essas coisas.

TERAPEUTA: Você se preocupa com voltar a sentir o coração acelerado, suar e ficar tonta?

PACIENTE: Não. Essas coisas são desagradáveis, mas são as últimas coisas com que me preocupo. Eu me preocupo mais com minha filha e nosso futuro.

Esse cenário ilustra a experiência do pânico que *não* é o foco central da ansiedade da pessoa. É mais provável que essa mulher tenha transtorno de ansiedade generalizada e que sua preocupação incontrolável a faça sentir pânico de vez em quando. O exemplo a seguir é de alguém com transtorno de ansiedade social, que fica muito preocupada com entrar em pânico em situações sociais, porque a possibilidade de um ataque de pânico aumenta suas preocupações de ser julgada negativamente por outras pessoas.

PACIENTE: Fico apavorada com a possibilidade de ter um ataque de pânico em reuniões no meu trabalho. Morro de medo de os outros notarem o quanto eu estou ansiosa. Acho que eles conseguem ver minhas mãos tremendo, o suor na minha testa e o pior de tudo, minha cara ficando vermelha.

TERAPEUTA: O que a preocupa mais na possibilidade de que os outros notem seus sintomas físicos?

PACIENTE: Que eles pensem que eu sou esquisita ou estranha.

TERAPEUTA: Você ficaria ansiosa nas reuniões se os ataques de pânico acabassem?

PACIENTE: Eu ainda ficaria preocupada com dizer ou fazer a coisa errada. Não são só os ataques de pânico que me preocupam.

TERAPEUTA: Você se preocupa com ataques de pânico em outras situações?

PACIENTE: Em eventos sociais formais e, às vezes, quando eu encontro uma pessoa pela primeira vez.

Nesse caso, mesmo que o paciente tenha ataques de pânico, a preocupação real está em ser julgada negativamente por outras pessoas como resultado dos ataques, os quais não acontecem em situações que não sejam as sociais. Sendo assim, esse caso é mais bem descrito como ansiedade social.

Agorafobia

Agorafobia é a evitação ou a persistente apreensão a respeito de situações das quais pode ser difícil escapar ou em que não há ajuda disponível em caso de ataque com sintomas semelhantes aos do pânico (incluindo ataques de pânico, mas não se limitando a eles), ou outros sintomas que poderiam incapacitar, como perda de controle intestinal ou vômito, desorientação (principalmente em crianças) ou sensação de queda (principalmente em adultos de mais idade) (American Psychiatric Association, 2013). As situações agorafóbicas típicas incluem visitar *shopping centers*, esperar em filas, frequentar cinemas, viajar de carro ou ônibus, ir a restaurantes cheios e estar só. A agorafobia leve pode ser exemplificada pela pessoa que hesita em dirigir sozinha por longas distâncias, mas consegue ir para o trabalho e voltar dele de carro, que prefere se sentar no corredor nos cinemas, mas segue indo ao cinema, e que evita lugares lotados. A agorafobia moderada é exemplificada pela pessoa que só dirige em um raio de 15 km de casa e apenas se estiver acompanhada, que compra em horário fora do pico e evita grandes supermercados, e que evita aviões ou trens. A agorafobia grave está relacionada à mobilidade muito limitada, às vezes a ponto de não sair de casa.

Relação entre pânico e agorafobia

A relação entre pânico e agorafobia é complexa. Por um lado, nem todas as pessoas que entram em pânico desenvolvem agorafobia, e esse transtorno pode surgir em graus muito variados (Craske & Barlow, 1988). Vários fatores já foram investigados como indicadores potenciais de agorafobia. Embora a agorafobia tenda a aumentar junto com o histórico de pânico, uma proporção significativa de pessoas tem pânico por muitos anos sem desenvolver limitações agorafóbicas. A agorafobia também não está relacionada à idade de início ou à frequência do pânico (Cox, Endler, & Swinson, 1995; Craske & Barlow, 1988; Kikuchi et al., 2005; Rapee & Murrell, 1988). Alguns estudos relatam sintomas físicos mais intensos durante ataques de pânico quando há mais agorafobia (p. ex., de Jong & Bouman, 1995; Goisman et al., 1994; Noyes, Clancy, Garvey, & Anderson, 1987; Telch, Brouillard, Telch, Agras, & Taylor, 1989). Outros não encontram essas diferenças (p. ex., Cox et al., 1995; Craske, Miller, Rotunda, & Barlow, 1990). Por um lado, os medos de morrer, enlouquecer e perder o controle não estão relacionados ao nível de agorafobia (Cox et al., 1995; Craske, Rapee, & Barlow, 1988). Por outro, as preocupações com as consequências sociais de entrar em pânico podem ser mais fortes quando há mais agorafobia (Amering et al., 1997; de Jong & Bouman, 1995; Rapee & Murrell, 1988; Telch, Brouillard, et al., 1989). Além disso, Kikuchi et al. (2005) concluíram que indivíduos que desenvolvem agorafobia dentro de seis meses a partir do início do transtorno de pânico têm prevalência mais alta de transtorno de ansiedade generalizada, mas não de depressão maior. Contudo, resta determinar se as preocupações com avaliação social ou comorbidade são fatores precursores ou secundários em relação à agorafobia. A situação ocupacional também indica a agorafobia, respondendo por 18% da variância em um estudo (de Jong & Bouman, 1995). Talvez o indicador mais forte da agorafobia seja o sexo; a razão entre homens e mulheres se desloca muito em direção à predominância feminina à medida que o nível de agorafobia piora (p. ex., Thyer, Himle, Curtis, Cameron, & Nesse, 1985).

Por outro lado, nem todas as pessoas com agorafobia têm histórico de ataques de pânico ou mesmo de sintomas semelhantes aos do pânico, apesar de esse tipo de histórico ser muito mais comum em amostras de indivíduos com agorafobia que estejam buscando tratamento do que em amostras epidemiológicas (Wittchen, Gloster, Beesdo-Baum, Fava, & Craske, 2010). No entanto, a prevalência de agorafobia sem histórico de transtorno de pânico, ataques de pânico ou sintomas semelhantes aos do pânico foi relatada como, pelo menos, tão elevada quanto os índices combinados de transtorno de pânico com e sem agorafobia em todos os estudos epidemiológicos (Wittchen et al., 2010). Aproximadamente 50% dos indivíduos de amostras de comunidades que confirmam agorafobia não confirmam ataques de pânico. Além disso, a agorafobia sem características semelhantes ao pânico parece ser tão incapacitante quanto o transtorno de pânico sem agorafobia, embora a combinação geralmente seja associada a ainda mais prejuízo. Além disso, existem algumas diferenças entre eles em termos de incidência, comorbidade e resposta ao tratamento (Wittchen et al., 2010). Por essas razões, o transtorno de pânico e a agorafobia são hoje reconhecidos no DSM-5 como dois transtornos distintos, ainda que extremamente comórbidos (American Psychiatric Association, 2013).

CARACTERÍSTICAS DA APRESENTAÇÃO

A partir do mais recente estudo epidemiológico dos Estados Unidos, o National Comorbidity Survey Replication (NCS-R; Kessler, Berglund, Demler, Jin, & Walters, 2005; Kessler, Chiu, Demler, & Walters, 2005), as estimativas de prevalência em 12 meses para o transtorno de pânico são de aproximadamente 2% em adultos e em adolescentes. Estimativas mais baixas já foram relatadas para alguns países da Ásia, da África e da América Latina, entre 0,1 e 0,8% (Lewis-Fernandez et al., 2010). Contudo, um recente estudo epidemiológico de indivíduos de 25 países mostrou uma estimativa de prevalência de tempo de vida similar, de 1,7% (de Jonge et al., 2016). Os índices de 12 meses para agorafobia são de cerca de 1,7%, e o risco de morbidade pela vida toda é de 3,7% (Kessler, Petukhova, Sampson, Zaslavsky, & Wittchen, 2012).

A idade modal para início do transtorno de pânico é o fim da adolescência e o início da idade adulta (Kessler, Berglund et al., 2005). Na verdade, embora esse transtorno seja raro antes dos 14 anos, uma proporção relevante de adolescentes informa ter ataques de pânico (p. ex., Hayward et al., 1992), e o transtorno de pânico em crianças e adolescentes tende a ser crônico e comórbido com outros transtornos de ansiedade, de humor e disruptivos (Biederman, Faraone, Marrs, & Moore, 1997). O tratamento costuma ser procurado bem mais tarde, em torno dos 34 anos de idade (p. ex., Noyes et al., 1986). Da mesma forma, a agorafobia pode ocorrer na infância, mas a incidência tem seu pico no fim da adolescência e no início da idade adulta (Beesdo, Knappe, & Pine, 2007; Bittner et al., 2007); a média de idade para início é de 17 anos (Kessler et al., 2012), e acima disso na ausência de histórico de transtorno de pânico ou ataques de pânico. Os índices de transtorno de pânico decaem em adultos mais velhos, possivelmente a níveis subclínicos (Wolitzky-Taylor, Castriotti, Lenze, Stanley, & Craske, 2010). Da mesma forma, os índices de prevalência em 12 meses para agorafobia se reduzem a 0,4% em indivíduos com idade superior a 65 anos (Kessler et al., 2006). A relação global entre mulheres e homens é de aproximadamente 2:1 (Kessler et al., 2006), e, como já mencionado, a proporção muda muito em direção à predominância feminina à medida que o nível de agorafobia piora (p. ex., Thyer et al., 1985).

O diagnóstico de transtorno de pânico e agorafobia raramente ocorre isolado. De fato, um estudo epidemiológico multinacional identificou que 80,2% dos indivíduos que cumpriam os critérios diagnósticos para o distúrbio de pânico ao longo da vida já apresentavam outro transtorno mental comórbido ao longo da vida (de Jonge et al., 2016). Entre as condições do Eixo I que ocorrem comumente, estão fobias específicas, fobia social, transtorno de ansiedade generalizada, transtorno depressivo maior e abuso de substâncias (p. ex., Brown, Campbell, Lehman, Grishman, & Mancill, 2001; Goisman, Goldenberg, Vasile, & Keller, 1995; Kessler, Chiu, et al., 2005). Além disso, de 25 a 60% das pessoas com transtorno de pânico também cumprem os critérios para um transtorno da personalidade, principalmente transtornos da personalidade evitativa e dependente (p. ex., Chambless & Renneberg, 1988). Entretanto, a natureza do relacionamento com os transtornos da personalidade permanece obscura. Por exemplo, as taxas de comorbidade dependem muito do método usado para estabelecer o diagnóstico de Eixo II, bem como a coocorrência de humor depressivo (Alneas & Torgersen, 1990; Chambless & Renneberg, 1988). Além disso, o fato de os traços anormais da personalidade melhorarem e alguns "transtornos da personalidade" até mesmo sofrerem remissão depois do tratamento bem-sucedido de transtorno de pânico (Black, Monahan, Wesner, Gabel, & Bowers, 1996; Mavissakalian & Hamman, 1987; Noyes, Reich, Suelzer, & Christiansen, 1991) sugere dúvidas sobre a validade dos diagnósticos de Eixo II. A comorbidade com os transtornos da personalidade e seus efeitos sobre o tratamento para transtorno de pânico e agorafobia são descritos em detalhes em uma seção posterior desta obra.

Por fim, transtorno de pânico e agorafobia tendem a ser condições crônicas, com altos custos financeiros e interpessoais (Wittchen et al., 2010). Apenas uma minoria de indivíduos não tratados entra em remissão sem posterior recaída dentro de alguns anos, se não tratados (Emmelkamp & Wittchen, 2009; Katschnig & Amering, 1998; Roy-Byrne & Cowley, 1995). Além disso, indivíduos com transtorno de pânico usam recursos médicos demais em comparação com o público em geral e com indivíduos com outros transtornos "psiquiátricos" (p. ex., Katon et al., 1990; Roy-Byrne et al., 1999).

HISTÓRICO DE TRATAMENTO PSICOLÓGICO PARA TRANSTORNO DE PÂNICO E AGORAFOBIA

Somente depois da publicação do DSM-III (American Psychiatric Association, 1980), o transtorno de pânico, com ou sem agorafobia, foi reconhecido como um problema de ansiedade específico. Até então, os ataques de pânico eram considerados basicamente uma forma de ansiedade livre-flutuante. Consequentemente, as abordagens de tratamento psicológico eram relativamente genéricas, incluindo o relaxamento e a reestruturação cognitiva para eventos estressantes da vida em geral (p. ex., Barlow, O'Brien, & Last, 1984). Muitos supunham que era necessária farmacoterapia para controlar o pânico. Em contraste, o tratamento de agorafobia já era bastante específico desde os anos de 1970, com enfoques baseados em exposição primária para lidar com o medo e a evitação de situações específicas. Entretanto, pouco se consideraram os ataques de pânico, seja na conceituação, seja no tratamento da agorafobia. O desenvolvimento de tratamentos específicos para controle do pânico entre meados e fim da década de 1980 afastou o interesse na agorafobia. Esse interesse foi renovado mais tarde, especificamente em relação a se os tratamentos para controle do pânico seriam suficientes para a administração da agorafobia e se sua combinação com tratamentos que visam diretamente à agorafobia seria superior em termos gerais. Trataremos dessas questões mais detalhadamente depois de descrever a conceituação que embasa as abordagens cognitivo-comportamentais para o tratamento de pânico e de agorafobia.

CONCEITUAÇÃO DOS FATORES ETIOLÓGICOS E DE MANUTENÇÃO DO TRANSTORNO DE PÂNICO E DA AGORAFOBIA

Várias linhas independentes de pesquisa (Barlow, 1988; Clark, 1986; Ehlers & Margraf, 1989) convergiram nos anos 1980 para a mesma conceituação do transtorno de pânico como um medo adquirido de sensações corporais, especialmente aquelas associadas à excitação autonômica. Acredita-se que as predisposições psicológicas e biológicas aumentem a vulnerabilidade à aquisição desse medo. Essas vulnerabilidades que interagem foram organizadas sem uma concepção etiológica de transtornos de ansiedade em geral, chamada de *teoria tripla da vulnerabilidade* (Barlow, 1988, 2002; Barlow, Ellard, Sauer-Zavala, Bullis, & Carl, 2014; Suárez, Bennett, Goldstein, & Barlow, 2008). Em primeiro lugar, as contribuições genéticas ao desenvolvimento da ansiedade e do afeto negativo constituem uma vulnerabilidade biológica generalizada (hereditária). Em segundo, as evidências sustentam uma vulnerabilidade psicológica generalizada a sentir ansiedade e estados afetivos negativos, caracterizada por uma sensação reduzida de controle, decorrente de experiências precoces no desenvolvimento. Embora a lamentável coocorrência de vulnerabilidades biológicas e psicológicas generalizadas possa ser suficiente para produzir ansiedade e estados relacionados, especialmente o transtorno de ansiedade generalizada e a depressão (e, talvez, o próprio neuroticismo), parece ser necessária uma terceira vulnerabilidade para explicar o desenvolvimento de, pelo menos, alguns transtornos de ansiedade específicos, incluindo o transtorno de pânico. Ou seja, em alguns casos, as primeiras experiências de aprendizagem parecem direcionar a ansiedade para algumas áreas de preocupação. No transtorno de pânico, a experiência de determinadas sensações somáticas está associada a uma sensação elevada de ameaça e perigo. Essa vulnerabilidade psicológica específica, quando associada às vulnerabilidades biológicas e psicológicas mencionadas anteriormente, parece contribuir para o desenvolvimento do transtorno de pânico. Acredita-se que os vieses de condicionamento do medo, resposta evitativa e processamento de informação perpetuem esse medo. A abordagem de tratamento cognitivo-comportamental é dirigida aos fatores de perpetuação. O que segue é uma revisão muito breve de alguns fatores contributivos com relevância prática para o transtorno de pânico.

Fatores de vulnerabilidade

Genética e temperamento

O temperamento mais associado aos transtornos de ansiedade, incluindo o transtorno de pânico, é o neuroticismo (Eysenck, 1967; Gray, 1982), ou seja, a propensão a sentir emoções negativas diante de fatores de estresse. Um construto bastante próximo a esse, a *afetividade negativa*, é a tendência a sentir várias emoções negativas em uma série de situações, mesmo na ausência de fatores de estresse objetivos (Watson & Clark, 1984). As análises estruturais confirmam que o afeto negativo/neuroticismo é um fator de ordem superior que distingue os indivíduos com cada transtorno de ansiedade (e depressão) dos controles sem qualquer transtorno mental. Isto é, os fatores de ordem inferior discriminam transtornos de ansiedade, com o *medo do medo* (mais precisamente, a ansiedade focada em sintomas somáticos da emoção de medo) sendo o fator que diferencia o transtorno de pânico de outros transtornos de ansiedade (Brown, Chorpita, & Barlow, 1998; Prenoveau et al., 2010; Zinbarg & Barlow, 1996). Os transtornos de ansiedade têm cargas diferentes de afetividade negativa, sendo que os transtornos de ansiedade mais prevalentes, como o transtorno de ansiedade generalizada, têm uma carga maior, o transtorno de pânico fica em um nível intermediário, e o transtorno de ansiedade social, com o nível mais baixo (Brown et al., 1998).[1] No entanto, essas conclusões são derivadas de conjuntos de dados de estudos transversais.

As evidências longitudinais prospectivas do papel do neuroticismo como indicador do início de transtorno de pânico são relativamente limitadas. Especificamente, o neuroticismo indicou o início de ataques de pânico em adolescentes (Hayward, Killen, Kraemer, & Taylor, 2000; Schmidt, Lerew, & Jackson, 1997, 1999) e *a reatividade emocional* aos 3 anos foi uma variável significativa na classificação do transtorno de pânico em homens entre 18 e 21 anos (Craske, Poulton, Tsao, & Plotkin, 2001).

Diversas análises genéticas multivariadas de amostras de gêmeos humanos coincidem em atribuir cerca de 30 a 50% de variância em neuroticismo a fatores genéticos cumulativos (Barlow, Ellard, et al., 2014; Eley, 2001; Lake, Eaves, Maes, Heath, & Martin, 2000). Além disso, a ansiedade e a depressão parecem ser expressões variáveis da tendência hereditária ao neuroticismo (Kendler, Heath, Martin, & Eaves, 1987). Os sintomas de pânico (como falta de ar, palpitações cardíacas fortes/aceleradas) podem ser explicados ainda por uma fonte única de variância genética que é diferenciada dos sintomas de depressão, ansiedade (Kendler et al., 1987) e neuroticismo (Martin, Jardine, Andrews, & Heath, 1988).

As análises de marcadores genéticos específicos ainda são preliminares e inconsistentes. Por exemplo, o transtorno de pânico já foi relacionado a um lócus no cromossomo 13 (Hamilton et al., 2003; Schumacher et al., 2005) e no cromossomo 9 (Thorgeirsson et al., 2003), mas os genes exatos permanecem desconhecidos. As conclusões com relação aos marcadores para o gene receptor da colecistoquinina-B até agora são inconsistentes (cf. Hamilton et al., 2001; van Megen, Westenberg, Den Boer, & Kahn, 1996). Estudos de associação e ligação também implicam o gene receptor da adenosina no transtorno de pânico (Deckert et al., 1998; Hamilton et al., 2004). Um alelo do gene receptor do neuropeptídeo S no cromossomo 7 foi relacionado de uma maneira especificamente masculina ao transtorno de pânico, e não à esquizofrenia ou ao transtorno de déficit de atenção (Okamura et al., 2011), ao passo que o mesmo gene foi relacionado de uma maneira especificamente feminina ao transtorno de pânico em comparação a controles saudáveis (Domschke et al., 2011). Assim, nessa fase, os resultados são bastante fragmentados e, por vezes, inconsistentes, e não há evidências, neste momento, de uma relação específica entre marcadores genéticos e temperamento, por um lado, e transtorno de pânico, por outro. Os fatores neurobiológicos parecem significar, isso sim, uma vulnerabilidade biológica não específica.

Sensibilidade à ansiedade

Como foi descrito anteriormente, o neuroticismo é considerado um fator de ordem superior característico de todos os transtornos de ansiedade, com o *medo do medo* sendo mais específico do transtorno de pânico. O construto do *medo do medo* se sobrepõe ao construto da *sensibilidade à ansiedade*, ou à crença de que a ansiedade e os sintomas associados a ela podem ter consequências físicas, sociais e psicológicas prejudiciais para além de qualquer desconforto físico imediato durante um episódio de ansiedade ou pânico (Reiss, 1980). A sensibilidade à ansiedade é elevada em quase todos os transtornos de ansiedade, mas é particularmente alta no transtorno de pânico (p. ex., Taylor, Koch, & McNally, 1992; Zinbarg & Barlow, 1996; Olatunji & Wolitzky-Taylor, 2009), especialmente a Physical Concerns Subscale da Anxiety Sensitivity Index (Barlow, Sauer-Zavala, Carl, Bullis, & Ellard, 2014; Zinbarg & Barlow, 1996; Zinbarg, Barlow, & Brown, 1997). Portanto, as crenças de que os sintomas físicos de ansiedade são danosos parecem ser especialmente relevantes para o transtorno de pânico e podem significar uma vulnerabilidade psicológica específica.

Supõe-se que a sensibilidade à ansiedade confira um fator de risco para o transtorno de pânico, porque reativa o medo das sensações corporais. Sustentando essa ideia, a sensibilidade à ansiedade é preditora de desconforto subjetivo e sintomatologia descrita pelo paciente, em resposta a procedimentos que induzam sensações físicas intensas, tais como inalar CO_2 (Forsyth, Palave, & Duff, 1999), soprar balão (Messenger & Shean, 1998) e hiperventilar (Sturges, Goetsch, Ridley, & Whittal, 1998) em amostras não clínicas, mesmo depois de os pesquisadores terem controlado os efeitos de traços de ansiedade (Rapee & Medoro, 1994). Além disso, vários estudos longitudinais indicam que escores altos no Anxiety Sensitivity Index são preditores do início de ataques de pânico em intervalos de um a quatro anos em adolescentes (Hayward et al., 2000), universitários (Mailer & Reiss, 1992) e amostras da comunidade, com fobias específicas ou sem transtornos de ansiedade (Ehlers, 1995). A relação preditiva se mantém após os pesquisadores controlarem a depressão prévia (Hayward et al., 2000). Os escores no Anxiety Sensitivity Index também indicaram ataques de pânico espontâneos e preocupações sobre o pânico (e ansiedade, em termos mais gerais) durante um estressor militar agudo (p. ex., cinco semanas de treinamento básico), mesmo depois de os pesquisadores controlarem a história de ataques de pânico e os traços de ansiedade (Schmidt et al., 1997, 1999), e os índices do Anxiety Sensitivity Index indicaram ataques de pânico espontâneos (e diagnósticos de transtorno de ansiedade) em uma amostra adulta não clínica em um estudo longitudinal de dois anos (Schmidt, Zvolensky, & Maner, 2006). Por fim, os próprios ataques de pânico elevam a sensibilidade à ansiedade em um período de cinco semanas em adultos (Schmidt et al., 1999) e em um período de um ano em adolescentes, muito embora em menor grau (Weems, Hayward, Killen, & Taylor, 2002).

Contudo, Bouton, Mineka e Barlow (2001) observaram que a relação entre sensibilidade à ansiedade e ataques de pânico nesses estudos é relativamente baixa, não exclusiva do pânico, e é mais fraca do que a relação entre pânico e neuroticismo. Esses estudos também avaliaram ataques de pânico e preocupações com o pânico, mas não a predição de transtorno de pânico diagnosticado, de forma que a importância da sensibilidade à ansiedade para o transtorno de pânico ainda precisa ser entendida em sua totalidade.

Histórico de problemas de saúde e abuso

Outros estudos destacam a contribuição dos problemas de saúde a uma vulnerabilidade psicológica específica ao transtorno de pânico. Por exemplo, usando a base de dados do Dunedin Multidisciplinary Study, concluímos que a experiência com problemas respiratórios pessoais (e má saúde dos pais) na infância ou adolescência predizia o transtorno de pânico dos 18 aos 21 anos (Craske et al., 2001). Essa conclusão é coerente com relatos de mais problemas respiratórios em pacientes com transtorno de pânico em comparação a outros pacientes com transtornos de ansiedade (Verburg, Griez, Meijer, & Pols, 1995). Além disso, parentes em primeiro grau de pacientes com transtorno de pânico tinham uma prevalência significativamente mais alta de doenças respiratórias obstrutivas crônicas (asma, em particular) do que os familiares em primeiro grau de pacientes com outros transtornos de ansiedade (van Beek, Schruers, & Friez, 2005). Além de doenças respiratórias, comprovou-se que outras questões médicas contribuem para o surgimento do transtorno de pânico. Um estudo longitudinal descobriu que o número de doenças físicas endossadas por uma lista de problemas de saúde (p. ex., doenças cardíacas, asma, enxaqueca) estava diretamente associado a diagnósticos posteriores de transtorno de pânico (Rudaz, Craske, Becker, Ledermann, & Margraf, 2010).

Experiências de abuso sexual e físico na infância também podem desencadear o transtorno de pânico. Relatos retrospectivos desse tipo de abuso na infância foram associados ao início do transtorno de pânico entre os 16 e os 21 anos em um recente estudo longitudinal com neozelandeses desde o nascimento até os 21 anos (Goodwin, Fergusson, & Horwood, 2005). Essa conclusão é congruente com vários estudos transversais em amostras clínicas e da comunidade (p. ex., Asselmann, Wittchen, Lieb, & Beesdo-Baum, 2016; Bandelow et al., 2002; Kendler et al., 2000; Kessler, Davis, & Kendler, 1997; Moisan & Engels, 1995; Stein et al., 1996). A associação ao abuso na infância é mais forte para o transtorno de pânico do que para outros transtornos de ansiedade, como fobia social (Safren, Gershuny, Marzol, Otto, & Pollack, 2002; Stein et al.,1996) e transtorno obsessivo-compulsivo (Stein et al., 1996). Além disso, alguns estudos apontaram associação entre o transtorno de pânico e a exposição à violência entre outros membros da família, geralmente entre os pais (p. ex., Bandelow et al., 2002; Moisan & Engels, 1995), ao passo que outro estudo não apontou esse fator (Goodwin et al., 2005). Entretanto, relatos retrospectivos de abuso na infância e violência na família em todos esses estudos limitam as conclusões, e talvez seja o caso de que essas experiências mais antigas estejam mais relacionadas ao neuroticismo do que a um outro transtorno qualquer (Barlow, Ellard, et al., 2014).

Consciência interoceptiva

Os pacientes com transtorno de pânico, bem como as pessoas que sentem pânico não clínico, parecem ter consciência mais elevada ou capacidade de detectar sensações corporais de excitação (p. ex., Ehlers & Breuer, 1992, 1996; Ehlers, Breuer, Dohn, & Feigenbaum, 1995; Zoellner & Craske, 1999). Existem conclusões discrepantes (p. ex., Antony et al., 1995; Rapee, 1994), mas elas foram atribuídas a causas metodológicas (Ehlers & Breuer, 1996). A capacidade de perceber o batimento cardíaco, especificamente, parece ser uma diferença individual relativamente estável, já que não difere entre indivíduos com transtorno de pânico tratados e não tratados (Ehlers & Breuer, 1992), nem de antes e para depois de tratamento bem-sucedido (Antony, Meadows, Brown, & Barlow, 1994; Ehlers et al., 1995). Dessa forma, a precisão interoceptiva pode ser um fator predisponente para o transtorno de pânico que aumenta a probabilidade de se perceberem sensações que, por sua vez, podem desencadear um ataque. Ainda é necessário determinar se a consciência interoceptiva é aprendida e representa outra vulnerabilidade psicológica específica, ou se ela está mais relacionada à disposição.

Separada da interocepção está a propensão à ativação autonômica intensa. Como observado anteriormente, algumas evidências apontam para uma influência genética singular sobre a experiência relatada de perda do fôlego, palpitações cardíacas e sensação de terror (Kendler et al., 1987). É concebível que a reatividade cardiovascular represente uma predisposição fisiológica única para o transtorno de pânico. Sustentando essa hipótese, os sintomas cardíacos e a falta de ar indicam desenvolvimento posterior de ataques de pânico e transtorno de pânico (Keyl & Eaton, 1990). Infelizmente, esses dados derivam de *relatos* de sintomas, o que não é um bom indicador da situação real do sistema nervoso autônomo (Pennebaker & Roberts, 1992) e pode, em vez disso, refletir interocepção.

O início dos ataques de pânico

Do ponto de vista evolutivo, o medo é uma resposta natural e adaptativa a estímulos ameaçadores. Contudo, o medo que se sente no primeiro ataque de pânico inesperado muitas vezes é injustificado devido à falta de um fator desencadeante ou antecedente identificável; assim, representa um "alarme falso" (Barlow, 1988, 2002). Na grande maioria, o início dos ataques de pânico é lembrado como tendo ocorrido fora de casa, enquanto a pessoa estava dirigindo, caminhando, no trabalho ou na escola (Craske et al., 1990), geralmente em público (Lelliott, Marks, McNamee, & Tobena, 1989), e em um ônibus, avião, metrô ou em situações de avaliação social (Shulman, Cox, Swinson, Kuch, & Reichman, 1994). Barlow (1988) e Craske e Rowe (1997) acreditam que as situações que estabelecem o contexto propício para o início dos ataques de pânico são aquelas em que as sensações corporais são percebidas como as mais ameaçadoras, em função de prejuízos ao funcionamento (p. ex., dirigir), aprisionamento (p. ex., viagens de avião, elevadores), avaliação social negativa (p. ex., emprego, eventos sociais formais) ou distância da segurança (p. ex., lugares desconhecidos). As preocupações com se sentir preso podem ser particularmente importantes para o desenvolvimento subsequente da agorafobia (Faravelli, Pallanti, Biondi, Paterniti, & Scarpato, 1992).

Fatores de manutenção

O *medo do medo* agudo (ou, mais precisamente, a ansiedade concentrada em sensações somáticas) que se desenvolve após o início dos ataques de pânico em *indivíduos vulneráveis* se refere à ansiedade relacionada a certas sensações corporais associadas a ataques de pânico (p. ex., coração disparado, tontura, parestesia) (Barlow, 1988; Goldstein & Chambless, 1978) e se atribui a dois fatores. O primeiro deles é o *condicionamento interoceptivo*, ou medo condicionado de sinais externos, tais como ritmos cardíacos elevados, em função de sua associação com o medo, a dor ou o desconforto intenso (Razran, 1961). Especificamente, o condicionamento interoceptivo está relacionado a sensações somáticas reduzidas de excitação ou ansiedade que se tornam estímulos condicionados, de forma que componentes somáticos iniciais da resposta de ansiedade venham a gerar surtos importantes de ansiedade ou pânico (Bouton et al., 2001). Há um amplo corpo de literatura experimental que atesta a consistência do condicionamento interoceptivo (p. ex., Dworkin & Dworkin, 1999), particularmente no que diz respeito aos primeiros sinais interoceptivos relacionados a drogas, que se tornam estímulos condicionados para efeitos maiores (p. ex., Sokolowska, Siegel, & Kim, 2002). Além disso, as respostas condicionadas interoceptivas não dependem da consciência em relação a sinais desencadeantes (Razran, 1961), de forma que têm sido observadas em pacientes sob anestesia (p. ex., Block, Ghoneim, Fowles, Kumar, & Pathak, 1987). Dentro desse modelo, então, mudanças leves em funções corporais relevantes que não sejam reconhecidas conscientemente podem gerar ansiedade, medo condicionado ou pânico, devido a associações anteriores com este (Barlow, 1988; Bouton et al., 2001); o resultado seria um ataque de pânico inesperado. Outro apoio a um modelo de condicionamento vem de evidências de que indivíduos com transtorno de pânico, bem como outros transtornos de ansiedade, apresentam elevado condicionamento para o medo e baixa extinção do medo em modelos de laboratório (Lissek et al., 2005), sugerindo que são mais propensos a desenvolver medo por meio de associações negativas, e, uma vez adquirido, seu medo tem menos probabilidades de diminuir com o tempo. Esse padrão parece ser aumentado em indivíduos com transtorno de pânico que, além disso, apresentam aprendizagem de segurança prejudicada (Lissek et al., 2009) e maior generalização do medo (Lissek et al., 2010) em modelos de laboratório. Em outras palavras, uma vez que o medo de sensações físicas específicas é adquirido, indivíduos com transtorno de pânico podem ter dificuldade de perceber outras sensações como inofensivas e podem ser mais propensos a generalizar seu medo a vários estados corporais.

O segundo fator, apresentado por Clark (1986) para explicar o medo agudo de sensações corporais relacionadas ao pânico, é o das avaliações catastróficas das sensações corporais (interpretações equivocadas dessas sensações como sendo sinais de morte iminente, perda de controle, etc.). Questionamos o modelo puramente cognitivo de transtorno de pânico, afirmando que ele não consegue explicar os ataques de pânico desprovidos de avaliação cognitiva consciente sem recorrer a construtos como *avaliações automáticas* que se mostram não testáveis (Bouton et al., 2001). As avaliações catastróficas equivocadas podem acompanhar os ataques de pânico por serem parte natural do leque de respostas que o acompanham ou porque foram estimuladas e reforçadas como comportamentos relativos ao papel de doente na infância. Além disso, esses pensamentos podem se tornar estímulos condicionados que desencadeiam ansiedade e pânico, como demonstrado com a indução a este por meio da apresentação de pares de palavras envolvendo sensações e resultados catastróficos (Clark et al., 1988). Nesse caso, as cognições catastróficas podem muito bem ser suficientes para gerar ataques de pânico condicionados, sem ser necessárias.

De base cognitiva ou não cognitiva, a ansiedade excessiva por causa de sensações corporais relacionadas ao pânico no transtorno de pânico tem boa sustentação. As pessoas com transtorno de pânico confirmam crenças fortes de que as sensações corporais associadas a ataques de pânico causam danos físicos ou mentais (p. ex., Chambless, Caputo, Bright, & Gallagher; 1984; McNally & Lorenz, 1987). Elas têm mais probabilidades de interpretar sensações corporais de maneira catastrófica (Clark et al., 1988) e de alocar mais recursos de atenção a palavras que representem ameaças físicas, como "doença" e "fatalidade" (p. ex., Ehlers, Margraf, Davies, & Roth, 1988; Hope, Rapee, Heimberg, & Dombeck, 1990), a palavras relacionadas a catástrofe, como "morte" e "insano" (p. ex., Maidenberg, Chen, Craske, Bohn, & Bystritsky, 1996; McNally, Riemann, Louro, Lukach, & Kim, 1992) e a estímulos ao ritmo cardíaco (Kroeze & van den Hout, 2000), mas o viés de atenção nem sempre é encontrado (p. ex., DeCort, Hermans, Spruyt, Griez, & Schruers, 2008). Os indivíduos com transtorno de pânico também apresentam maiores potenciais cerebrais em resposta a palavras relacionadas ao pânico (Pauli, Amrhein, Muhlberger, Dengler, & Wiedemann, 2005). Além disso, têm mais probabilidades de ficar ansiosos em procedimentos que gerem sensações corporais semelhantes às vivenciadas durante ataques de pânico, incluindo exercícios cardiovasculares, respiratórios e audiovestibulares benignos (Antony, Ledley, Liss, & Swinson, 2006; Jacob, Furman, Clark, & Durrant, 1992), bem como procedimentos mais invasivos, como inalações de CO_2, em comparação a pacientes com outros transtornos de ansiedade (p. ex., Perna, Bertani, Arancio, Ronchi, & Bellodi, 1995; Rapee, 1986; Rapee, Brown, Antony, & Barlow, 1992) ou controles saudáveis (p. ex., Gorman et al., 1994). Entretanto, as conclusões não são completamente coerentes, porque pacientes com transtorno de pânico não diferem de pacientes com fobia social em resposta à administração de epinefrina (Veltman, van Zijderveld, Tilders, & van Dyck, 1996). Não obstante, indivíduos com transtorno de pânico também temem sinais que reflitam ostensivamente uma maior excitação e resposta fisiológica falsa (Craske & Freed, 1995; Craske, Lang, et al., 2002; Ehlers, Margraf, Roth, Taylor, & Birnbaumer, 1988).

O desconforto em relação a sensações corporais provavelmente gerará desconforto constante por uma série de razões. Em primeiro lugar, no sentido imediato, a excitação autonômica causada pelo medo, por sua vez, intensifica as sensações temidas, criando um ciclo de reciprocidade entre medo e sensações, que se mantém até que a excitação autonômica se reduza ou o indivíduo sinta-se seguro. Em segundo, por não serem sempre imediatamente evidentes, as sensações corporais que desencadeiam ataques de pânico podem gerar a percepção de ataques inesperados, ou "do nada" (Barlow, 1988), que causam ainda mais desconforto (Craske, Glover, & DeCola, 1995). Em terceiro lugar, a incontrolabilidade percebida ou a impossibilidade de escapar ou encerrar sensações corporais, mais uma vez, provavelmente gerará mais ansiedade (Maier, Laudenslager, & Ryan, 1985; Mineka, Cook, & Miller, 1984). Dessa forma, a imprevisibilidade e a incontrolabilidade são consideradas fatores que aumentam os níveis de ansiedade em relação a "Quando é que vai acontecer de novo?" e "O que eu faço quando isso acontecer?", contribuindo, assim, para altos níveis de preocupação ansiosa crônica (Barlow, 1988, 2002). Por sua vez, a preocupação ansiosa aumenta a probabilidade de pânico ao aumentar diretamente a disponibilidade de sensações que se tornaram sinais condicionados para o pânico e/ou vigilância atenta em relação a esses sinais corporais. Consequentemente, desenvolve-se e se mantém um ciclo de pânico e preocupação ansiosa. Também se acredita que comportamentos sutis de evitação mantenham as crenças negativas sobre sensações corporais temidas (Clark & Ehlers, 1993). Entre os exemplos, estão agarrar-se a objetos e pessoas por medo de desmaiar, sentar-se e permanecer imóvel por medo de ataque cardíaco e se movimentar lentamente ou buscar uma rota de fuga por medo de agir de forma tola (Salkovskis, Clark, & Gelder, 1996). Essa evitação inclui *evitação baseada em experiência*, ou não estar disposto a permanecer em contato com determinadas experiências privadas, nesse caso, sensações corporais e cognições catastróficas. Acredita-se que esse tipo de evitação contribua para desconforto global e disfunção em geral (Hayes, Wilson, Gifford, & Follette, 1996), e ele parece estar correlacionado a preocupações com o pânico e a deficiência em indivíduos com transtorno de pânico (Kampfe et al., 2012). Outro apoio ao papel de evitação baseada na experiência vem de evidências de que as instruções para aceitar sintomas de pânico resultam em menos medo e evitação em pacientes com transtorno de pânico (Campbell-Sills, Barlow, Brown, & Hofmann, 2006; Eifert & Heffner, 2003), incluindo experimentos de inalação de CO_2 (Levitt, Brown, Orsillo, & Barlow, 2004). Por fim, a ansiedade pode se desenvolver em função de contextos específicos em que a ocorrência de pânico seja particularmente preocupante (p. ex., situações associadas a dificuldades, aprisionamento, avaliação social negativa e distância em relação a segurança). Essas ansiedades podem contribuir para a agorafobia, que, por sua vez, mantém o desconforto ao impedir a desconfirmação das avaliações catastróficas equivocadas e a extinção de respostas condicionadas. Esse modelo está claramente direcionado a transtorno de pânico e agorafobia, e não é relevante para a agorafobia na ausência de ataques de pânico ou de sintomas semelhantes aos do pânico.

VARIÁVEIS DE TRATAMENTO

Setting

Há vários *settings* diferentes para a terapia cognitivo-comportamental para transtorno de pânico e agorafobia. O primeiro deles — o *setting* da clínica ou do consultório para pacientes ambulatoriais — é adequado para psicoeducação, reestruturação cognitiva, atribuição e revisão de tarefas de casa e dramatizações. Além disso, certas exposições podem ser realizadas no consultório, como exposição interoceptiva a sensações corporais temidas, que descreveremos adiante. Recentemente, os *settings* de consultório foram ampliados dos ambientes de saúde mental para os de atenção primária (p. ex., Craske, Roy-Byrne et al., 2002; Craske et al., 2011; Roy-Byrne, Craske, et al., 2005; Roy-Byrne et al., 2010; Sharp, Power, Simpson, Swanson, & Anstee, 1997). Essa extensão é particularmente importante por causa da alta prevalência de transtorno de pânico nesses ambientes de atenção primária (p. ex., Shear &

Schulberg, 1995; Tiemens, Ormel, & Simon, 1996). Entretanto, seja um consultório de saúde mental ou de atenção primária, os sinais de segurança inerentes a esse tipo de consultório podem limitar a capacidade de generalização da aprendizagem que acontece nesse *setting*. Por exemplo, aprender a ter menos medo na presença do terapeuta, ou em um consultório localizado próximo a um centro médico, pode não se generalizar necessariamente a condições nas quais o terapeuta não esteja presente, ou onde não haja a segurança percebida de um centro médico. Por isso, são particularmente importantes as atribuições de tarefas de casa para a prática de habilidades cognitivo-comportamentais em uma variedade de ambientes diferentes.

No segundo *setting*, o ambiente natural, a reestruturação cognitiva e outras habilidades de gerenciamento de ansiedade são colocados em prática e o paciente se depara com as situações temidas. Esta última é chamada de exposição *in vivo* e pode ser realizada com a ajuda de um terapeuta ou por conta própria. A exposição orientada por terapeuta é particularmente útil para pacientes que não dispõem de uma rede social para dar suporte a tarefas de exposição *in vivo*, e é mais valiosa do que a exposição autodirigida para pacientes com agorafobia mais grave (Holden, O'Brien, Barlow, Stetson, & Infantino, 1983). Esse tipo de exposição é essencial para a *exposição dirigida de controle*, na qual o terapeuta dá *feedback* corretivo em relação à forma como o paciente enfrenta situações temidas para minimizar comportamentos defensivos desnecessários. Por exemplo, os pacientes são ensinados a dirigir em posição relaxada e a caminhar em uma ponte sem se agarrar ao corrimão. Por um lado, a exposição dirigida de controle mostrou-se mais eficaz do que a *exposição a estímulos* quando os pacientes tentam simplesmente suportar a situação até que o medo ceda, sem o benefício de uma avaliação permanente do terapeuta (Williams & Zane, 1989). Por outro lado, a exposição autodirigida também é muito valiosa, especialmente no sentido de que encoraja a independência e a generalização das habilidades aprendidas no tratamento para condições nas quais o terapeuta não esteja presente. Sendo assim, a abordagem mais benéfica no ambiente natural é avançar da exposição dirigida pelo terapeuta para a autodirigida.

No tratamento orientado por telefone, uma variação interessante que combina o consultório e o ambiente natural, os terapeutas orientam por telefone os pacientes com agorafobia a conduzir exposição *in vivo* às situações temidas (McNamee, O'Sullivan, Lelliot, & Marks, 1989; Swinson, Fergus, Cox, & Wickwire, 1995) ou proporcionam instrução em habilidades de controle de pânico (Cote, Gauthier, Laberge, Cormier, & Plamondon, 1994). Além disso, um pequeno estudo demonstrou que a terapia cognitivo-comportamental era eficaz tanto quando realizada por videoconferência quanto quando realizada pessoalmente (Bouchard et al., 2004).

Os tratamentos autodirigidos, com mínimo contato direto com o terapeuta, acontecem no ambiente natural e são benéficos para pacientes extremamente motivados e com maior grau de instrução (p. ex., Ghosh & Marks, 1987; Gould & Clum, 1995; Gould, Clum, & Shapiro, 1993; Lidren et al., 1994; Schneider, Mataix-Cols, Marks, & Bachofen, 2005; Mitsopoulou et al., 2020). Por outro lado, os tratamentos autodirigidos são menos eficazes para pacientes afetados com mais gravidade (Holden et al., 1983); para os que têm mais comorbidade (Hecker, Losee, Roberson-Nay, & Maki, 2004), menos motivação ou grau de instrução mais baixo; ou para pacientes que são encaminhados, em contraste com os que são recrutados por meio de propaganda (Hecker, Losee, Fritzler, & Fink, 1996). Os tratamentos autodirigidos se ampliaram além dos cadernos de exercícios e manuais para as versões computadorizadas e na internet (p. ex., Carlbring, Ekselius, & Andersson, 2003; Richards, Klein, & Austen, 2006; Richards, Klein, & Carlbring, 2003). Em geral, esses tratamentos dão resultados muito positivos, com bom nível de fortes efeitos (Andrews, Cuijpers, Craske, McEvoy, & Titov, 2010), e pelo menos dois estudos indicam que eles são tão eficazes quando a terapia cognitivo-comportamental com terapeuta para transtorno de pânico (Carlbring et al., 2005; Kiropoulos et al., 2008). Contudo, as taxas de abandono podem ser mais elevadas com os programas autodirigidos ou baseados em computadores/internet na ausência de qualquer contato com um terapeuta (p. ex., Carlbring et al., 2003; Nordgreen et al., 2016). Modelos recentes de terapia cognitivo-comportamental para transtorno de pânico que incluem apoio *on-line* de um clínico têm demonstrado efetividade na redução da severidade dos sintomas, mas ainda mostram alto atrito (Hedman et al., 2013).

O terceiro *setting*, a internação, é mais apropriado quando se está realizando a terapia cognitivo-comportamental muito intensiva (p. ex., contato diário com o terapeuta) ou tratando pessoas gravemente comprometidas, que não conseguem mais funcionar em casa. Além disso, determinadas complicações médicas ou medicamentosas podem demandar tratamento com o paciente internado. O maior problema do *setting* de internação é a baixa generalização para o ambiente domiciliar do paciente. Sessões de transição e de reforço posteriores à internação, em um consultório ou na própria casa do paciente, facilitam a generalização.

Formato

A terapia cognitivo-comportamental para transtorno de pânico e agorafobia pode ser realizada nos formatos individual ou de grupo. Vários estudos clínicos usaram tratamento de grupo (p. ex., Bohni, Spindler, Arendt, Hougaaard, & Rosenberg, 2009; Craske, DeCola, Sachs, & Pontillo, 2003; Craske et al., 2007; Evans, Holt, & Oei, 1991; Feigenbaum, 1988; Hoffart, 1995; Telch et al., 1993). O fato de que seus resultados geralmente estão de acordo com testes estatísticos simples, obtidos de tratamentos em formato individual, sugere que o tratamento em grupo é tão eficaz quanto a terapia individual. Nas comparações diretas, ainda que sejam poucas, observa-se uma leve vantagem para os formatos individuais. Especificamente, Neron, Lacroix e Chaput (1995) compararam a terapia cognitivo-comportamental individual ou em grupo ($N = 20$) com duração entre 12 e 14 sessões, embora a condição de grupo tenha recebido mais duas sessões individuais de 1 hora. As duas condições foram igualmente eficazes para medidas de pânico e agorafobia no pós-tratamento e em seguimento de seis semanas, mas o formato individual teve mais êxito em termos de sintomas depressivos e de ansiedade generalizada no ponto de seguimento. Ademais, os tratamentos individuais tiveram resultados clinicamente mais significativos do que os formatos de grupo em atenção primária (Sharp, Power, & Swanson, 2004). Ademais, 95% dos indivíduos da lista de espera neste último estudo expressaram uma preferência clara pelo tratamento individual quando foi oferecida a opção no fim do tempo em lista de espera.

A maioria dos estudos de terapia cognitivo-comportamental para pânico e agorafobia envolve de 10 a 20 sessões de tratamento semanais. Vários estudos mostram que tratamentos mais curtos também podem funcionar. Evans et al. (1991) compararam um tratamento cognitivo-comportamental em grupo de dois dias com uma condição de lista de espera, embora sem atribuição aleatória. O programa de dois dias era formado por palestras (3 horas); ensino de habilidades, como respiração, relaxamento e desafio cognitivo (3 horas); exposição *in vivo* (9 horas); e discussão em grupo acrescida de um grupo de apoio de 2 horas para pessoas significativas na vida do paciente. Dos pacientes tratados, 85% eliminaram os sintomas ou tiveram melhora, e esses resultados se mantiveram um ano depois. Em contraste, o grupo da lista de espera não apresentou mudanças significativas. Um estudo-piloto também indicou eficácia com terapia cognitivo-comportamental intensiva durante dois dias (Deacon & Abramowitz, 2006). Outros estudos avaliaram a eficácia da terapia cognitivo-comportamental quando realizada com um número menor de sessões. Um protocolo de terapia comportamental de cinco sessões para o transtorno de pânico que enfoca principalmente a exposição interoceptiva demonstrou grande nível de efeitos em dois estudos (Otto et al., 2010; Nations et al., 2012). Em um estudo randomizado, os pacientes com transtorno de pânico com agorafobia que aguardavam tratamento farmacológico foram alocados para quatro sessões semanais de terapia cognitivo-comportamental ou de terapia não diretiva de apoio (Craske, Maidenberg, & Bystritsky, 1995). A terapia cognitivo-comportamental foi mais eficaz do que a terapia de apoio, particularmente para pacientes com problemas menos graves, embora os resultados não tenham sido tão positivos quanto aqueles com mais sessões. Também chegamos à conclusão de que até seis sessões (média de três sessões) de terapia cognitivo-comportamental combinada com medicação geraram melhoras significativamente maiores em uma série de medidas, incluindo qualidade de vida, em comparação ao tratamento tradicional para indivíduos com transtorno de pânico em *settings* de atenção primária (Roy-Byrne, Craske, et al., 2005). É de se observar, contudo, que os efeitos do tratamento aumentaram muito com mais sessões de terapia cognitivo-comportamental (até seis) e sessões de reforço por telefone no seguimento (até seis) (Craske et al., 2006). Em nosso estudo posterior sobre cuidados primários, uma média de sete sessões de terapia cognitivo-comportamental e/ou medicação foi superior ao cuidado usual, e, nesse caso, o cuidado usual seguidamente envolveu vários elementos ativos de tratamento (Craske et al., 2011). Por fim, em uma comparação direta, os resultados foram igualmente eficazes independentemente de a terapia cognitivo-comportamental ser realizada ao longo de 12 sessões-padrão ou em cerca de seis sessões (Clark et al., 1999).

Contexto interpessoal

As variáveis de contexto interpessoal foram pesquisadas em termos de desenvolvimento, manutenção e tratamento de agorafobia. A razão para esse interesse de pesquisa é evidente na seguinte vinheta:

> "Meu marido não consegue entender. Ele acha que tudo está na minha cabeça. Ele fica zangado comigo por eu não conseguir dar conta, diz que eu sou fraca e irresponsável. Fica chateado de ter de me levar de carro para lá e para cá e fazer coisas pelas crianças que eu costumava fazer. Nós discutimos muito, porque ele chega em casa cansado e frustrado do trabalho para se frustrar mais ainda com os problemas que eu estou tendo, mas não consigo fazer nada sem ele. Tenho muito medo de desabar sem ele, ficar destruída ou ficar sozinha para o resto da vida. Por mais que ele possa ser cruel, me sinto segura perto dele porque ele sempre tem tudo sob controle. Ele sempre sabe o que fazer."

Essa primeira vinheta ilustra a dependência de uma pessoa significativa para se sentir segura, apesar de uma resposta não acolhedora que pode servir apenas para aumentar o estresse subjacente da paciente. A segunda vinheta ilustra o reforço inadvertido do medo e da evitação pela atenção de uma pessoa significativa.

> "Meu namorado realmente tenta me ajudar. Ele sempre toma cuidado com meus sentimentos e não me pressiona para fazer coisas que não sou capaz de fazer. Telefona do trabalho para ver como estou. Fica comigo e segura a minha mão quando me sinto muito assustada. Ele nunca hesita em sair do trabalho para me

ajudar se não estou bem em um momento. Na semana passada, visitamos alguns amigos dele e tivemos de ir embora. Sinto-me culpada porque não fazemos as coisas que gostávamos de fazer juntos. Não vamos mais ao cinema. Adorávamos ir a jogos de futebol, mas agora é muita coisa para mim. Sou tão agradecida a ele. Nem sei o que faria sem ele."

Talvez algumas formas de agorafobia representem um conflito entre o desejo de autonomia e a dependência de uma relação interpessoal (Fry, 1962; Goldstein & Chambless, 1978). Em outras palavras, o *pré-agorafóbico* está preso em um relacionamento de dominação, sem as habilidades necessárias para ativar a mudança. Contudo, o conceito de um sistema conjugal distinto que predisponha à agorafobia carece de ensaios clínicos. Isso não quer dizer que os sistemas conjugais ou interpessoais não tenham importância para a agorafobia. Por exemplo, a discordância e a insatisfação podem representar um dos vários fatores de estresse que precipitam os ataques de pânico. Os relacionamentos interpessoais também podem sofrer um impacto negativo do desenvolvimento da agorafobia (Buglass, Clarke, Henderson, & Presley, 1977) e, por sua vez, contribuir para sua manutenção. De forma semelhante a uma das vinhetas apresentadas, consideremos a mulher que desenvolve agorafobia e passa a depender do marido para fazer compras e outras tarefas. Essas novas demandas sobre o marido levam a ressentimentos e divergências conjugais. As dificuldades conjugais somam-se ao estresse do dia a dia, dificultando ainda mais o progresso e a recuperação da paciente.

Independentemente de a desregulação interpessoal contribuir para o aparecimento ou a manutenção do transtorno de pânico ou da agorafobia, alguns estudos sugerem que relações conjugais de baixa qualidade têm impacto negativo nos tratamentos baseados em exposição (Bland & Hallam, 1981; Dewey & Hunsley, 1990; Milton & Hafner, 1979). Entretanto, outros estudos não mostram relação entre dificuldades conjugais e resultado da terapia cognitivo-comportamental (Arrindell & Emmelkamp, 1987; Emmelkamp, 1980; Himadi, Cerny, Barlow, Cohen, & O'Brien, 1986). Outra linha de pesquisa sugere que o envolvimento de pessoas significativas para o paciente em cada aspecto do tratamento pode superar potenciais impactos negativos das más relações conjugais sobre a melhoria das fobias (Barlow et al., 1984; Cerny, Barlow, Craske, & Himadi, 1987). Além disso, o envolvimento de pessoas significativas também gerou resultados melhores no longo prazo na terapia cognitivo-comportamental para agorafobia (Cerny et al., 1987). Da mesma forma, o treinamento para a comunicação com pessoas significativas, comparado ao treinamento de relaxamento depois de quatro semanas de terapia de exposição *in vivo*, resultou em reduções significativamente maiores em avaliações de agorafobia pós-tratamento (Arnow, Taylor, Agras, & Telch, 1985), efeito que se manteve em um seguimento de oito meses. Juntos, esses estudos indicam a importância de se incluírem pessoas significativas no tratamento para agorafobia. Por outro lado, o tratamento voltado especificamente para as relações interpessoais, por meio da terapia interpessoal, não foi tão eficaz quanto a terapia cognitivo-comportamental para transtorno de pânico e agorafobia (Vos, Huibers, Diels, & Arntz, 2012).

Outra questão é até que ponto o tratamento para transtorno de pânico e agorafobia influencia as relações conjugais e interpessoais. Alguns estudiosos já observaram que o tratamento bem-sucedido pode ter efeitos deletérios (Hafner, 1984; Hand & Lamontagne, 1976). Outros notam que ele não tem efeito, ou tem efeito positivo no funcionamento conjugal (Barlow et al., 1984; Himadi et al., 1986) e no funcionamento interpessoal em geral (Hoffart, 1997). Barlow O'Brien, Last e Holden (1983) sugeriram que, quando de fato ocorrem efeitos negativos, pode ser porque a terapia de exposição está sendo conduzida de forma intensiva, sem o envolvimento da pessoa significativa para o paciente, o que provoca grandes mudanças de papel, que são percebidas por essa pessoa como fora de seu controle. Isso, mais uma vez, indica o valor do envolvimento de uma pessoa significativa para o processo do tratamento.

Variáveis relacionadas ao terapeuta

Poucos são os estudos que avaliaram variáveis relacionadas ao terapeuta em relação aos tratamentos cognitivo-comportamentais para transtorno de ansiedade, e mais escassos ainda são os que trataram de transtorno de pânico ou agorafobia. Williams e Chambless (1990) concluíram que pacientes com agorafobia que classificaram seus terapeutas como atenciosos e envolvidos, e como modelos de autoconfiança, tiveram melhores resultados em testes de abordagem comportamental. Entretanto, um fator de confusão relevante nesse estudo é que as classificações dos pacientes sobre qualidades dos terapeutas podem ter dependido das respostas dos pacientes ao tratamento. Keijsers, Schaap, Hoogduin e Lammers (1995) revisaram achados relacionados a fatores de relacionamento com o terapeuta e resultados comportamentais e concluíram que a empatia, a cordialidade, a consideração positiva e a sinceridade avaliadas em momentos iniciais do tratamento apontavam para resultados positivos. Os pacientes que consideravam seus terapeutas compreensivos e respeitosos melhoraram mais, e as percepções sobre o conhecimento da especialidade, a autoconfiança e a postura diretiva do terapeuta estavam positivamente relacionadas ao resultado, embora não houvesse constância nesse fator. Em seu próprio estudo com terapeutas iniciantes que ofereciam tratamento cognitivo-comportamental para transtorno de pânico com ou sem agorafobia, Keijsers et al. (1995) concluíram que as declarações e os questionamentos mais empáticos aconteciam mais na primeira sessão do que em sessões posteriores. Na terceira sessão, os terapeutas se tornavam mais ativos e davam mais instruções e explicações. Na décima, empregavam mais interpretações e confrontações do que antes. Mais importante, declarações e explicações diretivas na primeira sessão eram indicadores de resultados piores. A escuta empática na primeira sessão estava relacionada a melhor resultado comportamental, ao passo que a escuta empática na terceira sessão indicava resultados inferiores. Assim, os autores demonstraram as vantagens de distintos estilos de interação em diferentes momentos da terapia. Curiosamente, um estudo descobriu que a contribuição do terapeuta para a aliança terapêutica era um preditor de abandono (com maiores fatores de aliança relatados pelos pacientes estando associados a um menor número de desistências), mas não era um preditor dos resultados do tratamento (Huppert et al., 2014). Um estudo usando pontuadores da aliança terapêutica independentes, que supera algumas das limitações metodológicas descritas anteriormente, descobriu que as pontuações da aliança terapêutica estavam positivamente associadas a melhorias na evitação agorofóbica dos pacientes (Weck et al., 2016).

A maioria dos clínicos parte do princípio de que a formação e a experiência do terapeuta melhoram as chances de bons resultados. Alguns acreditam que é o caso especialmente dos aspectos cognitivos da terapia cognitivo-comportamental (p. ex., Michelson et al., 1990), e há algumas evidências indiretas para essa suposição. Especificamente, a terapia cognitivo-comportamental conduzida por terapeutas "novatos" em um *setting* médico (Welkowitz et al., 1991) foi um pouco menos eficaz do que a mesma terapia realizada por terapeutas com pouca experiência, mas com muita formação, em um *setting* psicológico (Barlow, Craske, Czerny, & Klosko, 1989), ou por terapeutas experientes e com muita formação em um *setting* comunitário de saúde mental (Wade, Treat, & Stuart, 1998). Huppert et al. (2001), que avaliaram diretamente o papel da experiência do terapeuta, concluíram que, em geral, essa experiência estava relacionada de modo positivo ao resultado, aparentemente porque esses terapeutas eram mais flexíveis na administração do tratamento e mais capazes de adaptá-lo ao indivíduo que estava sendo tratado. Contrastando, há evidências de que a adesão (ou seja, seguir o protocolo), mas não a competência (isto é, o nível de entrega correta) é um preditor do resultado do tratamento na terapia cognitivo-comportamental para o transtorno de pânico (Weck et al., 2016). Obviamente, há necessidade de mais avaliação do papel da experiência e da formação do terapeuta na terapia cognitivo-comportamental.

Em nosso trabalho de atenção primária, desenvolvemos um guia informatizado para auxiliar os clínicos novatos na implementação de um programa cognitivo-comportamental para o transtorno de pânico (além de outros transtornos de ansiedade e depressão) (Craske et al., 2001), chamado de Calm Tools for Living (CALM — Ferramentas Calmas para Viver). Clínico e paciente se sentam lado a lado, ambos vendo o programa na tela. Durante todo o tempo, o programa pede que os clínicos se envolvam em tarefas específicas, como ajudar os pacientes a estabelecer uma hierarquia de medos, demonstrar habilidades de respiração, praticar habilidades cognitivas, realizar exposição interoceptiva ou elaborar tarefas de exposição *in vivo*. O programa também oferece ferramentas de aprendizagem para os pacientes, como informações didáticas, exercícios interativos, exemplos em vídeo e questionários. O objetivo do programa informatizado é melhorar a integridade da terapia cognitivo-comportamental nas mãos de clínicos novatos e relativamente sem formação.

Variáveis relacionadas ao paciente

Tem havido um interesse recente nos efeitos da comorbidade sobre os resultados da terapia cognitivo-comportamental para transtorno de pânico e agorafobia. Brown, Antony e Barlow (1995) concluíram que a comorbidade com outros transtornos de ansiedade não indicava a resposta à terapia cognitivo-comportamental em termos gerais, embora a fobia social estivesse inesperadamente associada a resultados superiores para transtorno de pânico e agorafobia. Em comparação, Tsao, Lewin e Craske (1998) encontraram uma tendência à comorbidade, incluindo quase todos os outros transtornos de ansiedade, associada a níveis um pouco mais baixos de sucesso em geral. Em estudo posterio, contudo, replicou-se a conclusão de Brown et al. (1995), que não encontraram qualquer relação entre comorbidade basal, compreendendo a maioria dos outros transtornos de ansiedade e resultados imediatos ou em seis meses para transtorno de pânico e agorafobia (Tsao, Mystkowski, Zucker, & Craske, 2002).

A pesquisa sobre como a depressão comórbida afeta o curso e o resultado do tratamento para transtorno de pânico tem produzido resultados contraditórios. Estudos sobre terapia cognitivo-comportamental para todos os transtornos de ansiedade e participação no tratamento concluíram que a comorbidade com a depressão está associada a índices maiores de recusa para entrar em tratamento (Issakidis & Andrews, 2004); no entanto, uma vez que os pacientes iniciam o tratamento, a comorbidade não tem efeito sobre as taxas de abandono (Allen et al., 2010; Brown et al., 1995). As pesquisas preliminares que investigaram os efeitos da comorbidade sobre o envolvimento com o tratamento revelaram que a depressão comórbida não tem efeito sobre o cumprimento da tarefa de casa da terapia cognitivo-comportamental (McLean, Woody, Taylor, & Koch, 1998) ou o cumprimento do tratamento cognitivo-comportamental como um todo (Murphy, Michelson, Marchione, Marchione, & Testa, 1998), embora de fato aumente os níveis de desconforto associados ao tratamento (Murphy et al., 1998). Curiosamente, a depressão comórbida não tem efeito sobre a resposta à terapia cognitivo-comportamental para transtorno de pânico no pós-tratamento ou no seguimento em *settings* de indicação e de atenção primária (Allen et al., 2010; McLean et al., 1998; Roy-Byrne, Craske, et al., 2005). Parece contraditório que a depressão comórbida tenha impacto significativo sobre a gravidade e a persistência do transtorno de pânico (Baldwin, 1998), mas não afete os resultados do tratamento desse transtorno. Isso pode ser produto de limitações da literatura atual sobre o tratamento. Por exemplo, estudos recrutaram pacientes para o tratamento do transtorno de pânico e, muitas vezes, excluíram aqueles que estavam extremamente deprimidos ou suicidas. Assim, a maioria dos pacientes é ligeiramente a moderadamente deprimida. Muitos desses estudos também excluem pacientes com transtorno bipolar e, por conseguinte, todo um grupo de indivíduos que tiveram episódios depressivos graves. No entanto, também pode ser o caso de que os efeitos da terapia cognitivo-comportamental para o transtorno de pânico sejam suficientemente potentes para impactar os sintomas depressivos direta ou indiretamente.

Existe uma coocorrência relativamente alta entre transtorno de pânico e agorafobia e transtornos da personalidade evitativa, dependente e histriônica (p. ex., Reich et al., 1994). Fora as questões de confiabilidade e validade de diagnóstico, os transtornos da personalidade comórbidos são associados, às vezes, a respostas inferiores ao normal à terapia cognitivo-comportamental para transtorno de pânico e agorafobia (p. ex., Hoffart & Hedley, 1997; Marchand, Goyer, Dupuis, & Mainguy, 1998). Entretanto, um exame mais detalhado revela que, embora os indivíduos com transtornos da personalidade comórbidos tenham maior gravidade de transtorno de pânico e agorafobia antes e depois da terapia cognitivo-comportamental, a taxa de redução nos sintomas de transtorno de pânico e agorafobia geralmente não é afetada pelo transtorno da personalidade comórbido. Portanto, Dreessen, Arntz, Luttels e Sallaerts (1994) e van den Hout, Brouwers e Oomen (2006) concluíram que os transtornos da personalidade comórbidos não afetaram a resposta à terapia cognitivo-comportamental para transtorno de pânico e agorafobia. Mais além, Hofmann et al. (1988) concluíram que os escores nas subescalas dos questionários que refletiam os transtornos da personalidade do Eixo II não prediziam a resposta do tratamento do transtorno de pânico à terapia cognitivo-comportamental ou à medicação. Na verdade, alguns traços da personalidade podem ser associados positivamente aos resultados, como foi relatado por Rathus, Sanderson, Miller e Wetzler (1995) com respeito a características da personalidade compulsiva.

Transtornos relacionados a substâncias também costumam coocorrer com o transtorno de pânico e a agorafobia, mas pouquíssimos estudos de tratamento abordaram essa importante comorbidade. Em uma série de casos únicos (N = 3), Lehman, Brown e Barlow (1998) demonstraram controlar ataques de pânico em indivíduos que abusavam de álcool. Além disso, o tratamento para ansiedade acrescentado a um programa de prevenção à recaída para indivíduos abstinentes com diagnóstico primário de dependência de álcool e diagnóstico comórbido de transtorno de pânico ou fobia social diminuiu os sintomas de ansiedade em relação ao programa aplicado sem esse tratamento (Schade et al., 2005). Contudo, acrescentar o tratamento para ansiedade não afetou as taxas de recaída do álcool nesse estudo. Estudos mais recentes têm buscado integrar completamente a terapia cognitivo-comportamental para o transtorno de pânico ao tratamento do transtorno por uso de substâncias de um modo harmônico, com efeitos mais promissores tanto nos sintomas do transtorno de pânico quanto nos sintomas por uso de substâncias (Kushner et al., 2006, 2013). Nosso próprio trabalho adaptando CALM (Craske et al., 2009) para clientes com transtornos por uso de substâncias e transtorno de ansiedade comórbidos (incluindo transtorno de pânico e agorafobia) tem demonstrado que um tratamento assistido por computador, mas cognitivo-comportamental integrado e direcionado por um terapeuta, mostrou melhorias mais significativas nos resultados de uso de substâncias e na ansiedade do que um mero tratamento do transtorno por uso de substâncias (Wolitzky-Taylor et al., 2018). São necessários mais estudos nessa área, embora dados recentes sugiram que o transtorno de pânico possa melhorar quando os transtornos de uso de substâncias estão presentes e que tratar ambos de forma simultânea pode melhorar significativamente tanto os sintomas de pânico ou ansiedade quanto o uso de substâncias.

Outra fonte de comorbidade são as condições médicas, como arritmias cardíacas ou asma, que podem reduzir as taxas de melhoria devido às complicações adicionais envolvidas na diferenciação entre ansiedade e sintomatologia da doença, ao aumento no risco médico real e ao estresse por doenças físicas. Descobriu-se que pacientes com quadros clínicos e com transtorno de pânico, embora afetados mais gravemente do que os que não têm essas condições clínicas no início do estudo, responderam de forma igualmente favorável à terapia cognitivo-comportamental com indicação do uso de medicação psiquiátrica (Roy-Byrne, Stein, et al., 2005). Além disso, tem-se mostrado que a terapia cognitivo-comportamental para transtorno de pânico alivia os sintomas físicos relatados pelo paciente (Schmidt et al., 2003). Similarmente, descobriu-se que a terapia cognitivo-comportamental e/ou a indicação de medicações psiquiátricas para transtorno de ansiedade (incluindo transtorno de pânico) melhoram significativamente o quadro clínico (Niles et al., 2013).

Outras variáveis relacionadas ao paciente são a situação socioeconômica e as condições gerais de vida. Foram avaliadas barreiras percebidas para receber tratamento de saúde mental em nosso estudo de atenção primária sobre o transtorno de pânico (Craske, Golinelli, et al., 2005). Entre as barreiras comumente relatadas, estão não saber onde buscar ajuda (43%), preocupações com custos (40%), falta de cobertura do plano de saúde (35%) e impossibilidade de conseguir consulta com a brevidade necessária (35%). Além disso, em nosso estudo multicêntrico, o baixo grau de instrução, que, por sua vez, estava relacionado a baixa renda, foi indicador de abandono do tratamento cognitivo-comportamental e/ou medicamentoso para o transtorno de pânico com agorafobia mínima (Grilo et al., 1998). Da mesma forma, o grau de instrução e a motivação foram associados a taxas de desistência em outra amostra, embora os efeitos tenham sido pequenos (Keijsers, Kampman, & Hoogduin, 2001). Baixos níveis de instrução e de renda podem refletir menos tempo disponível para realizar atividades tais como tratamento semanal. Considere, por exemplo, uma mulher com dois filhos, funcionária em tempo integral, cujo marido está de licença médica por causa de uma lesão nas costas, ou o estudante em tempo integral que ainda trabalha outras 25 horas extras por semana para pagar os estudos. Nessas condições, é muito menos provável que se façam os exercícios diários de exposição *in vivo* que tenham sido determinados. O resultado provável é a frustração com a falta de progresso no tratamento. O sucesso terapêutico requer ou uma mudança de estilo de vida que permita que o tratamento cognitivo-comportamental se torne uma prioridade, ou o encerramento da terapia até um momento posterior, quando as circunstâncias da vida da pessoa forem menos exigentes. Na verdade, esse tipo de questão relacionada às circunstâncias de vida pode explicar a tendência dos afro-americanos a apresentarem menos benefícios do tratamento em termos de mobilidade, ansiedade e ataques de pânico do que os euro-americanos (Friedman & Paradis, 1991; Williams & Chambless, 1994). Mesmo assim, em contraste com esses dois estudos, Friedman, Paradis e Hatch (1994) encontraram resultados equivalentes em dois grupos raciais, e os resultados de outro estudo de uma amostra de mulheres afro-americanas foram considerados similares aos resultados de amostras de mulheres euro-americanas (Carter, Sbrocco, Gore, Marin, & Lewis, 2003). A influência das diferenças étnicas e culturais no resultado e na aplicação de tratamentos claramente exige mais avaliação.

Por fim, o entendimento por parte dos pacientes da natureza de seu problema pode ser importante para o sucesso dos tratamentos cognitivo-comportamentais. Dada a natureza somática do transtorno de pânico, muitos pacientes buscam assistência médica em primeiro lugar. Para além disso, contudo, as diferenças na forma como o problema é conceituado poderiam levar à percepção de que as abordagens de tratamento farmacológicas ou analíticas têm mais crédito do que as de tratamento cognitivo-comportamental. Por exemplo, os indivíduos que acreditam fortemente que sua condição se deve a "um desequilíbrio neuroquímico" podem ter maior probabilidade de buscar medicação e recusar tratamentos psicológicos. Igualmente, as pessoas que atribuem sua condição a "algo em seu passado", a "infIluências inconscientes", podem resistir a intervenções cognitivo-comportamentais. Ademais, Grilo et al. (1998) concluíram que pacientes com transtorno de pânico e agorafobia que atribuíam seu transtorno a fatores de estresse específicos na sua vida eram mais propensos a abandonar o tratamento cognitivo-comportamental ou medicamentoso, talvez por considerar o tratamento oferecido irrelevante.

Tratamento farmacológico concomitante

Um número muito maior de pacientes recebe medicação em vez de terapia cognitivo-comportamental para transtorno de pânico e agorafobia, em parte porque os médicos de atenção primária geralmente são a primeira linha do tratamento. Sendo assim, metade ou mais da metade dos pacientes com transtorno de pânico que vão a clínicas de atendimento psicológico está tomando medicamentos ansiolíticos. As perguntas óbvias, portanto, são até que ponto a terapia cognitivo-comportamental e as medicações têm um efeito sinérgico e como estas influenciam aquela.

Resultados de estudos controlados de grande porte, incluindo nosso estudo multicêntrico (Barlow, Gorman, Shear, & Woods, 2000), não sugerem qualquer vantagem durante ou imediatamente após o tratamento combinando as abordagens cognitivo-comportamental e farmacológica. Especificamente, o tratamento cognitivo-comportamental individual, um tratamento com psicofármaco e um tratamento combinado foram eficazes imediatamente depois do tratamento. Além disso, depois da interrupção da medicação, sua combinação com a terapia cognitivo-comportamental teve resultado pior do que a terapia cognitivo-comportamental isolada, sugerindo a possibilidade de que essa aprendizagem dependente de estado (ou de contexto) na presença de medicação tenha atenuado a nova aprendizagem durante a terapia cognitivo-comportamental. Por outro lado, no *setting* de atenção primária, concluímos que acrescentar até mesmo um componente da terapia cognitivo-comportamental à medicação para transtorno de pânico resultou em melhoras estatística e clinicamente importantes no pós-tratamento e 12 meses depois (Craske, Golinelli, et al., 2005).

Mais recentemente, nossa equipe multicêntrica tem investigado estratégias de longo prazo no tratamento do transtorno de pânico. Examinamos estratégias de combinação sequencial para determinar se essa abordagem era mais vantajosa do que combinar tratamento simultaneamente. Na fase inicial, 256 pacientes com transtorno de pânico e todos os níveis de agorafobia completaram três meses de tratamento inicial com terapia cognitivo-comportamental (Aaronson et al., 2008; White et al., 2010). Em seguida, os pacientes foram selecionados em dois ensaios clínicos. Os respondentes foram distribuídos aleatoriamente a nove meses de sessões de reforço mensais (N = 79) ou sem sessões de reforço (N = 78) e seguiram por mais 12 meses sem tratamento (White et al., 2013). As sessões de reforço produziram índices de recidiva significativamente mais baixos (5,2%) e menos dificuldades profissionais e sociais em relação à condição somente de avaliação, sem sessões de reforço (18,4%), em 21 meses de seguimento. Modelos de riscos proporcionais multivariados de Cox mostraram que os sintomas residuais de agorafobia no fim do tratamento da fase aguda foram independentemente preditivos em relação ao tempo de recidiva durante o seguimento de 21 meses (taxa de risco = 1,15, $p < 0{,}01$). Assim, as sessões de reforço visando a fortalecer os ganhos do tratamento agudo para prevenir recidivas e compensar a recorrência do transtorno melhoraram o resultado de longo prazo para transtorno de pânico com ou sem agorafobia. Entre os pacientes originais, 58 não atingiram o nível ideal de funcionamento (funcionamento de estado final alto) e entraram em um ensaio em que receberam terapia cognitivo-comportamental continuada por três meses ou paroxetina por três meses. Os pacientes que apresentaram bons resultados com um tratamento ou outro continuaram com o respectivo tratamento por mais nove meses. Após três meses, os resultados indicaram sintomas de transtorno de pânico significativamente menores para indivíduos na condição de paroxetina, em comparação com os que passaram por terapia cognitivo-comportamental continuada. No entanto, depois de nove meses, as diferenças entre os grupos tinham desaparecido. Os resultados foram mantidos quando se excluíram indivíduos com depressão comórbida grave. Esses dados sugerem uma resposta ao tratamento mais rápido quando se muda para a paroxetina depois de não haver resposta ótima à terapia cognitivo-comportamental; entretanto, ambos os tratamentos acabaram alcançando resultados semelhantes.

Em outro estudo com resultados semelhantes, os pacientes que não responderam à terapia cognitivo-comportamental também foram mais beneficiados ao se acrescentar uma droga serotonérgica (paroxetina) à terapia cognitivo-comportamental continuada do que ao se acrescentar um placebo, com tamanho de efeito substancialmente diferente (Kampman, Keijsers, Hoogduin, & Hendriks, 2002). Por outro lado, indivíduos resistentes à farmacoterapia podem responder positivamente à terapia cognitivo-comportamental, embora essas conclusões tenham sido parte de um estudo aberto não randomizado (Heldt et al., 2006).

As conclusões decorrentes da combinação de ansiolíticos de ação rápida, especificamente dos benzodiazepínicos de alta potência, com tratamentos comportamentais para agorafobia são contraditórias (p. ex., Marks et al., 1993; Wardle et al., 1994). Não obstante, vários estudos demonstraram com confiabilidade os efeitos prejudiciais do uso crônico de benzodiazepínicos de alta potência sobre os resultados de curto e longo prazos em tratamentos cognitivo-comportamentais para pânico ou agorafobia (p. ex., Otto, Pollack, & Sabatino, 1996; van Balkom, de Beurs, Koele, Lange, & van Dyck, 1996; Wardle et al., 1994). Especificamente, há evidências de mais abandono, resultados inferiores e mais recaída com o uso crônico de benzodiazepínicos de alta potência. Além disso, o uso de benzodiazepínicos de acordo com a necessidade foi associado a resultados inferiores aos do uso regular ou aos de não uso, em um pequeno estudo naturalista (Westra, Stewart, & Conrad, 2002).

Por fim, o custo-benefício dos tratamentos cognitivo-comportamental e medicamentoso isolados em relação à sua combinação exige mais avaliação. Atualmente, a terapia cognitivo-comportamental é considerada mais eficaz em termos de custos (p. ex., licenças médicas, dias de trabalho perdidos, uso de serviços de saúde) do que a farmacoterapia (Heuzenroeder et al., 2004).

Entender a forma como as medicações psicotrópicas influenciam a terapia cognitivo-comportamental pode se mostrar útil para o desenvolvimento de métodos que otimizem a combinação dessas duas abordagens de tratamento. Em primeiro lugar, os medicamentos, especialmente os de ação rápida e potentes, que causam uma mudança *observável* de estado e são usados de acordo com a necessidade (p. ex., benzodiazepínicos, betabloqueadores), podem contribuir para a recaída porque o sucesso terapêutico é atribuído a eles em lugar da terapia cognitivo-comportamental. A falta de autocontrole percebida pelos pacientes pode aumentar o risco de recaída quando se retira a medicação ou pode contribuir para a manutenção de um regime de medicação sob a suposição de que ele é necessário ao funcionamento. Para sustentar isso, a atribuição de ganhos terapêuticos ao alprazolam e a falta de autoconfiança para enfrentar a vida sem esse medicamento, mesmo quando administrado em conjunto com a terapia comportamental, predisseram recaída (Basoglu, Marks, Kilic, Brewin, & Swinson, 1994). Em segundo lugar, os medicamentos podem assumir o papel de sinais de segurança ou objetos aos quais as pessoas atribuem equivocadamente sua segurança em relação a desfechos dolorosos e aversivos. Sinais de segurança podem contribuir para a manutenção do medo e a evitação de longo prazo (Hermans, Craske, Mineka, & Lovibond, 2006) e podem interferir nas correções ou avaliações equivocadas dos sintomas corporais (veja, a seguir, mais discussões sobre essa questão). Em terceiro, os medicamentos podem reduzir a motivação para se realizarem práticas de habilidades cognitivo-comportamentais, mas a conclusão de tarefas entre sessões é um preditor positivo do resultado da terapia cognitivo-comportamental (p. ex., Glenn et al., 2013). Por fim, a aprendizagem que acontece sob a influência de medicamentos pode não necessariamente ser generalizada para o momento em que as medicações forem interrompidas, contribuindo, assim, para a recaída (Bouton & Swartzentruber, 1991). Algumas dessas questões são ilustradas nas seguintes vinhetas:

> "Eu tinha passado por um programa de terapia cognitivo-comportamental, mas o que ajudou mesmo foi o Paxil (paroxetina). Como estava me sentindo muito melhor, pensei em ir reduzindo a medicação. No início, estava muito preocupado com a ideia. Eu tinha ouvido histórias terríveis sobre o que as pessoas sentem quando retiram o medicamento, mas achei que não teria problemas se retirasse aos poucos. Então, fui cortando. Eu não estava tão mal. Bom, eu estava completamente sem medicação por um mês quando o problema começou de novo. Lembro de me sentar num restaurante, me sentindo muito bem ao pensar como estar num restaurante antes era um problema para mim e como parecia fácil agora. E foi aí que fiquei tonto e pensei, imediatamente: 'Ah, não! Lá vem ele'. Tive um forte ataque de pânico. Só conseguia pensar em por que não tinha mantido a medicação."

> "Comecei a reduzir a minha dose de Xanax (alprazolam). Foi tranquilo para mim por uns dias... Me senti bem, de verdade. Aí, quando acordei na sexta de manhã, me senti estranha. Sentia a minha cabeça muito apertada e fiquei preocupada com ter os mesmos problemas de novo. A última coisa que queria fazer era passar por aquilo tudo de novo. Então tomei minha dose de sempre de Xanax e, em uns minutos, me senti muito bem de novo. Eu preciso da medicação, não consigo lidar sem ela, agora."

De que formas esses efeitos negativos das medicações podem ser compensados? Uma possibilidade é que a continuação da exposição após ser retirada a medicação pode desencadear a recaída porque aumenta a necessidade de dominar pessoalmente a situação e reduz a função de sinal de segurança cumprida pela medicação. Além disso, a oportunidade de praticar a exposição e as estratégias cognitivas e comportamentais sem ajuda da medicação supera a dependência e melhora a generalização dos ganhos terapêuticos, uma vez que o tratamento tenha sido finalizado.

ESTUDO DE CASO

Julie, 33 anos, mãe de dois filhos, mora com Larry, seu marido há oito anos. De três anos para cá, ela tem estado cronicamente ansiosa e sentido pânico. Segundo ela própria, seus ataques de pânico são insuportáveis e aumentam em frequência. A primeira vez que ela sentiu pânico foi há pouco mais de três anos, quando se apressava para estar com sua avó nos últimos momentos antes de sua morte. Julie estava dirigindo sozinha em uma rodovia. Sentia como se tudo estivesse se mexendo em câmera lenta, como se os carros estivessem parados e as coisas ao seu redor parecessem irreais. Sentia falta de ar e distanciamento, mas era tão importante chegar ao destino, que ela não ficou pensando em como se sentia até depois. Quando terminou o dia, refletiu sobre como teve sorte de não ter se acidentado. Algumas semanas mais tarde, ela sentiu novamente a mesma sensação quando dirigia na rodovia. Dessa vez, aconteceu sem a pressão de chegar à casa de sua avó moribunda. Isso a assustou, pois ela não conseguia explicar o que sentia. Julie parou no acostamento e telefonou para o marido, que veio encontrá-la. Ela o seguiu até a casa, sentindo-se ansiosa durante todo o trajeto.

Agora, Julie sente essas coisas em muitas situações. Ela descreve o que sente em seus ataques de pânico como sentimentos de irrealidade, dissociação, falta de ar, coração disparado e um medo generalizado do desconhecido. O que mais a assusta é a irrealidade. Consequentemente, Julie é sensível a qualquer coisa que produza tipos de sensações "irreais", como a semiconsciência que acontece um pouco antes de se pegar no sono, o período em que a luz do dia muda para a noite, luzes ofuscantes, concentrar-se na mesma coisa por muito tempo, álcool ou drogas e estar ansiosa em geral. Ainda que tenha uma receita de Klonopin (clonazepam, um benzodiazepínico de alta potência), ela raramente a usa — se é que a usa — em função de seu medo geral de estar sob influência de uma droga ou de sentir um estado alterado de consciência. Ela quer estar o mais alerta possível em todos os momentos, mas sempre leva consigo o Klonopin para o caso de não ter outra forma de administrar o pânico. Não sai de casa sem o Klonopin. Julie é muito sensível em relação a seu corpo em termos gerais e fica com medo de qualquer sensação diferente das de sempre. Até o café, de que ela gostava, agora a incomoda por causa de seus efeitos de agitação e excitação. Ela nunca foi muito de fazer exercícios, mas pensar em se exercitar agora é assustador. Julie relata que está constantemente esperando seu próximo ataque de pânico. Ela evita rodovias, andando apenas em ruas que conhece. Limita-se a um raio de 15 km de casa. Evita multidões e grupos grandes, em parte por sentir que são demasiados os estímulos e em parte porque tem medo de entrar em pânico na frente dos outros. Em geral, prefere estar com o marido ou a mãe. Contudo, consegue fazer a maioria das coisas desde que esteja em sua zona "de segurança".

Julie descreve como mudou, como está frágil e assustada agora. O único incidente semelhante a seus atuais ataques de pânico aconteceu quando ela tinha 20 e poucos anos e teve uma reação negativa à maconha. Julie ficou com muito medo da sensação de perda de controle e de nunca voltar à realidade. Desde então, não usou mais drogas. Fora isso, não há histórico de problemas de saúde graves nem tratamento psicológico anterior. Julie sentiu um pouco de ansiedade de separação e foi tímida desde a infância até a adolescência, mas sua ansiedade social melhorou depois dos 20 anos, a ponto de, até o início dos ataques de pânico, ela se sentir muito confortável com as pessoas de modo geral. Desde que começaram os ataques, Julie passou a se preocupar se os outros iriam notar que ela parece ansiosa. Entretanto, sua ansiedade social se limita a ataques de pânico e não reflete uma fobia social mais ampla.

Em geral, Julie tem bom apetite, mas seu sono é inquieto. Pelo menos uma vez por semana ela acorda de forma abrupta no meio da noite, com falta de ar e assustada, e tem grande dificuldade de dormir quando seu marido viaja. Além dos ataques de pânico, ela se preocupa com o marido e os filhos, embora estas sejam preocupações secundárias em relação a entrar em pânico e não sejam excessivas. Ela tem um pouco de dificuldade de se concentrar, mas em geral consegue funcionar em casa e no trabalho, por causa da familiaridade do ambiente e da segurança que sente na presença do marido. Julie trabalha meio expediente como gerente de uma empresa pertencente a ela e ao marido. Às vezes, deprime-se em função de seu pânico e das limitações sobre até onde pode viajar. Ocasionalmente, sente-se sem esperanças em relação ao futuro, com dúvidas sobre se algum dia conseguirá escapar da ansiedade. Embora a sensação de desesperança e o desgaste nunca durem mais do que alguns dias, Julie tem tido, em geral, um humor deprimido de nível baixo desde que sua vida passou a ser restrita pelos ataques de pânico.

A mãe de Julie e seu tio tiveram ataques de pânico quando eram mais jovens. Julie agora está preocupada porque seu filho mais velho está apresentando sinais de estar extremamente ansioso, hesitante em relação a tentar coisas novas ou passar um tempo fora de casa.

AVALIAÇÃO

A análise comportamental funcional depende de vários modos de avaliação, os quais descrevemos a seguir.

Entrevistas

Uma entrevista em profundidade é o primeiro passo para estabelecer características de diagnóstico e o perfil de respostas sintomáticas e comportamentais. Existem várias entrevistas semiestruturadas e completamente estruturadas. A Entrevista Estruturada para os Transtornos de Ansiedade para DSM-IV (Anxiety Disorders Interview Schedule — ADIS-IV; Di Nardo, Brown, & Barlow, 1994) e para DSM-5 (ADIS-5; Brown & Barlow, 2014) avalia principalmente os transtornos de ansiedade, do humor e somatoformes. Os transtornos psicóticos e de uso de drogas também são identificados por esse instrumento. A ADIS facilita a coleta das informações necessárias a um diagnóstico diferencial entre os transtornos de ansiedade e oferece uma forma de distinguir entre as formas clínicas e subclínicas de um transtorno. Dados sobre frequência, intensidade e duração de ataques de pânico, assim como detalhes sobre comportamento evitativo, estão embutidos dentro da ADIS; essa informação é necessária para adequar o tratamento à forma apresentada por cada indivíduo. O valor das entrevistas estruturadas está em sua contribuição para um diagnóstico diferencial e sua confiabilidade interavaliadores. A concordância interavaliadores vai de satisfatória a excelente para os vários transtornos de ansiedade com o uso da ADIS-IV (Brown, Di Nardo, Lehman, & Campbell, 2001), e análises semelhantes estão em andamento para a ADIS-5 (Brown & Tung, 2018).

Da mesma forma, a Tabela de Esquizofrenia e Transtornos Afetivos — Versão para a Vida (Schizophrenia and Affective Disorders Schedule — Lifetime Version; modificada para o estudo da ansiedade) produz diagnósticos confiáveis para a maioria dos transtornos de ansiedade (as exceções são o transtorno de ansiedade generalizada e a fobia simples) (Manuzza, Fyer, Liebowitz, & Klein, 1990), assim como a Entrevista Clínica Estruturada para o DSM (Structured Clinical Interview for DSM — SCID), agora em sua quinta edição (American Psychiatric Association, 2013).

O diagnóstico diferencial pode ser difícil porque, como descrito anteriormente, o pânico é um fenômeno ubíquo (Barlow, 1988) que ocorre em uma ampla variedade de transtornos emocionais. Não é incomum que as pessoas com fobias específicas, fobia social, transtornos de ansiedade generalizada, transtorno obsessivo-compulsivo e transtorno de estresse pós-traumático relatem ter ataques de pânico. Para Julie, havia uma pergunta de diagnóstico diferencial entre fobia social *versus* transtorno de pânico e/ou agorafobia. Na Figura 1.1, são mostradas as perguntas do ADIS-IV que tratam dessa diferenciação (as respostas de Julie estão em *itálico*).

Como se demonstra na Figura 1.1, Julie tem ataques de pânico em situações sociais e está preocupada com a possibilidade de ser avaliada negativamente por outras pessoas se sua ansiedade for visível. No entanto, apesar do histórico de timidez, seu desconforto social atual está baseado principalmente na possibilidade de entrar em pânico. Por isso, e porque ela cumpre os outros critérios de transtorno de pânico e agorafobia (ou seja, ataques de pânico não social/sem desencadeantes e apreensão generalizada em relação a futuros ataques), o desconforto social é mais bem enquadrado no domínio de transtorno de pânico e agorafobia. Se Julie informasse que só tem ataques de pânico em situações sociais ou que só se preocupa com eles nessas situações, seria mais provável que o diagnóstico fosse de fobia social. Um relato de ataques de pânico sem fatores desencadeantes, bem como permanente preocupação com coisas que ela pode fazer ou dizer em situações

PARTES DA SESSÃO SOBRE TRANSTORNO DE PÂNICO ADIS-V

Você tem, atualmente, momentos em que sente medo e desconforto intensos e súbitos? *Sim.*

Em que tipos de situações você sente essas coisas? *Dirigindo, principalmente em rodovias... Sozinha, em casa... Em festas ou em grupos de pessoas.*

Você alguma vez teve essas sensações "do nada", sem razão aparente, ou em situações em que não esperava que elas acontecessem? *Sim.*

Quanto tempo leva, geralmente, para o medo/desconforto súbito atingir seu nível máximo? *Varia, às vezes alguns segundos e, outras vezes, parece ir crescendo mais devagar.*

Quanto tempo esse medo/desconforto costuma durar no seu pico máximo? *Depende de onde estou no momento. Se acontece quando estou sozinha, às vezes termina em uns minutos ou mesmo segundos. Se estou em um grupo grande, parece durar até sair dali.*

No último mês, quanto você tem se preocupado ou quanto tem tido medo de ter outro ataque de pânico ou de sofrer as possíveis consequências de ter outro ataque (circule o nível)?

0	1	2	3	4	5	(6)	7	8
Sem preocupação/ sem medo		Rara preocupação/ medo leve		Preocupação ocasional/ medo moderado		Preocupação frequente/ medo grave		Preocupação constante/ medo extremo

PARTES DA SEÇÃO SOBRE FOBIA SOCIAL ADIS-V

Em situações sociais nas quais você pode ser observada ou avaliada por outros, ou quando conhece pessoas novas, você sente medo, ansiedade ou nervosismo? *Sim.*

Você se preocupa demais que possa fazer e/ou dizer algo que a constranja ou humilhe na frente de outras pessoas, ou que possa fazê-las pensar algo ruim de você? *Sim.*

O que poderia acontecer nessas situações que preocupa você? *Que outros notem que estou ansiosa. Minha cara fica pálida e meus olhos ficam estranhos quando entro em pânico. Tenho medo de perder o controle na frente dos outros e de que eles não saibam o que fazer.*

Você fica ansiosa com essas situações porque tem medo de ter um ataque de pânico? *Sim. (Um ataque de pânico ou me sentir irreal.)*

Além de quando se expõe a ______________________ (especifique as situações sociais), **você já sentiu medo/ ansiedade súbitos e inesperados?** *Sim.*

FIGURA 1.1 Respostas de Julie (em *itálico*) às perguntas do ADIS-V.

sociais, independentemente da ocorrência de pânico, estaria de acordo com um diagnóstico duplo de transtorno de pânico–agorafobia e fobia social. Em geral, pessoas com transtorno de pânico e agorafobia podem continuar a se sentir ansiosas mesmo quando cumprem um papel passivo em um cenário social, ao passo que um paciente com fobia social tem mais probabilidades de se sentir relaxado quando não está no centro das atenções e não acha que vai ser avaliado ou julgado (Dattilio & Salas-Auvert, 2000).

Os mesmos tipos de questionamentos de diagnóstico são úteis para distinguir transtorno de pânico e agorafobia da claustrofobia. Outros diagnósticos que permitam diferenciação podem surgir em relação a transtornos somatoformes, problemas clínicos reais e transtornos da personalidade evitativa ou dependente.

Após a conclusão de uma avaliação diagnóstica, pode ser útil fazer uma avaliação dimensional especificamente concebida para o transtorno de pânico, como a Escala de Gravidade do Transtorno de Pânico (Panic Disorder Severity Scale — PDSS; Shear et al., 1997). Essa escala preenchida pelo clínico classifica sete áreas de resposta usando uma escala de classificação de gravidade de 0 a 4 pontos: frequência de ataques de pânico, desconforto, ansiedade antecipatória, medos agorafóbicos e relacionados a interocepção, comportamento evitativo e dificuldades profissionais e sociais. Um ponto de corte de 8 na PDSS identifica pacientes com transtorno de pânico com alta sensibilidade e especificidade aceitável (Shear et al., 2001).

Avaliação médica

A avaliação médica geralmente é recomendável, pois várias condições clínicas devem ser descartados antes de se atribuir um diagnóstico de transtorno de pânico, incluindo problemas de tireoide, intoxicação por cafeína ou anfetaminas, abstinência a alguma droga ou feocromocitoma (um tumor raro das glândulas suprarrenais). Além disso, certos problemas de saúde podem exacerbar o transtorno de pânico, embora ele provavelmente se mantenha mesmo quando os sintomas estejam sob controle médico. Prolapso da válvula mitral, asma, alergias e hipoglicemia estão nessa categoria. Segundo o modelo descrito anteriormente, essas condições clínicas exacerbam o transtorno de pânico a ponto de provocar as sensações físicas temidas. Por exemplo, o prolapso da válvula mitral produz a sensação de *flutter*, a asma gera falta de ar e a hipoglicemia causa tontura e fraqueza, sintomas estes que coincidem com os de pânico e podem, portanto, tornar-se sinais condicionados para ele.

Automonitoramento

O automonitoramento é parte muito importante da avaliação e do tratamento do transtorno de pânico e agorafobia. A lembrança de episódios anteriores de pânico e ansiedade, especialmente quando acontece em condições de ansiedade, pode aumentar as estimativas sobre a frequência e a intensidade do pânico (Margraf et al., 1987; Rapee, Craske, & Barlow, 1990). Esse aumento também pode contribuir para apreensão sobre futuros ataques de pânico. Em contraste, o automonitoramento constante costuma gerar estimativas mais precisas e menos infladas (para uma análise mais ampla do automonitoramento para pânico e ansiedade, ver Craske & Tsao, 1999). Também se acredita que o automonitoramento constante contribua para uma autoconsciência objetiva. O automonitoramento objetivo substitui as declarações carregadas de afeto negativo, como "Sinto-me péssimo, é o pior que eu já senti, todo o meu corpo está fora de controle", por "Minha ansiedade é de nível 6, meus sintomas incluem tremores, tontura, sensação de perda de contato com a realidade e falta de ar, e esse episódio durou 10 minutos". A autoconsciência objetiva geralmente reduz o afeto negativo. Por fim, o automonitoramento proporciona *feedback* para avaliar o processo e para discutir durante as sessões.

Os ataques de pânico são registrados no Registro de Ataques de Pânico, do qual se mostra uma versão na Figura 1.2. Esse registro, que deve ser preenchido o mais rapidamente possível após um ataque de pânico, deve ser levado consigo (deve caber na carteira). Os níveis diários de ansiedade, depressão e preocupação com pânico são monitorados por meio do Registro Diário de Humor mostrado na Figura 1.3, preenchido ao final de cada dia. Por fim, as atividades podem ser registradas anotando-se movimentos cotidianos em uma agenda ou marcando-se atividades realizadas na lista de itens da agorafobia.

Um problema comum com o automonitoramento é o não cumprimento das tarefas de casa. Às vezes, isso se deve à má compreensão ou à falta de credibilidade percebida no automonitoramento. Com mais frequência, contudo, o não cumprimento se deve à antecipação de que haverá mais ansiedade como resultado do monitoramento. Isso se aplica especialmente a indivíduos cujo estilo preferido de enfrentamento é se distrair o máximo possível porque os pensa-

Data: *16/2/06* Horário de início: *17:20*

Desencadeantes: *Estar só em casa e falta de ar*

Esperado: *X* Inesperado: ____

Medo máximo 0—1—2—3—4—5—6—7—8—9—10

Nenhum (0) · Leve (2) · Moderado (5) · Forte (8) · Extremo (10)

Marque todos os sintomas que estiveram presentes, até em nível leve:

Sintoma		Sintoma	
Dor ou desconforto no peito		Suor	X
Aceleração do coração/palpitações/batidas fortes	X	Náusea/desconforto estomacal	
Falta de ar	X	Tontura/desequilíbrio/vertigem/desmaio	
Agitação/tremor	X	Arrepios/fogachos	
Dormência/formigamento		Sentimentos de irrealidade	X
Sentimento de choque		Medo de morrer	
Medo de perder o controle/enlouquecer	X		

Pensamentos: *Estou enlouquecendo, vou perder o controle*

Comportamentos: *Telefonei para minha mãe*

FIGURA 1.2 Registro de Ataques de Pânico de Julie.

Medo máximo 0—1—2—3—4—5—6—7—8—9—10

Nenhum | Leve | Moderado | Forte | Extremo

Data	Ansiedade média	Depressão média	Preocupação média com o pânico
16/2	7	5	7
17/2	5	4	5
18/2	4	4	5
19/2	4	3	4
20/2	4	4	5
21/2	2	1	1
22/2	2	2	2

FIGURA 1.3 Registro Diário de Humor de Julie.

mentos sobre pânico podem tomar conta: "Por que devo me fazer sentir pior me perguntando o quanto me sinto mal?". No caso de Julie, a tarefa de automonitoramento foi particularmente difícil porque os sinais explícitos que lembravam sua ansiedade geravam fortes preocupações sobre perder o contato com a realidade. A indução, a garantia de que a ansiedade em relação ao automonitoramento cederia com a manutenção deste e a ênfase no automonitoramento objetivo em lugar do subjetivo foram úteis para Julie. Além disso, a atenção do terapeuta às informações geradas e o *feedback* corretivo sobre o método no início de cada sessão de tratamento reforçaram o automonitoramento de Julie.

Inventários padronizados

Vários inventários de autoavaliação padronizados fornecem informações úteis para o planejamento do tratamento e são marcadores sensíveis de mudanças terapêuticas. O Índice de Sensibilidade à Ansiedade (Anxiety Sensitivity Index; Reiss, Peterson, Gursky, & McNally, 1986) e o multidimensional Índice de Sensibilidade à Ansiedade-3 (Anxiety Sensitivity Index-3; Taylor et al., 2007) têm sido muito aceitos como medidas de traços de ansiedade para crenças ameaçadoras em relação a sensações corporais. Ambos apresentam boas propriedades psicométricas e tendem a discriminar transtorno de pânico e agorafobia de outros tipos de transtornos de ansiedade (p. ex., Taylor et al., 1992; Telch, Sherman, & Lucas, 1989), especialmente a subescala Preocupações Físicas (Physical Concerns; Zinbarg et al., 1997). Informações mais específicas sobre como determinadas sensações corporais são mais temidas e quais avaliações equivocadas ocorrem com mais frequência podem ser obtidas com o Questionário de Sensações Corporais (Body Sensations Questionnaire) e o Questionário de Cognições sobre Agorafobia (Agoraphobia Cognitions Questionnaire), respectivamente (Chambless et al., 1984). As duas escalas têm propriedades psicométricas de fortes a excelentes e são sensíveis a mudanças depois do tratamento (ver Keller & Craske, 2008). O Inventário de Mobilidade (Mobility Inventory; Chambless, Caputo, Gracely, Jasin, & Williams, 1985) lista situações agorafóbicas classificadas em termos de grau de evitação quando se está só ou quando se está acompanhado. Esse instrumento é muito útil para estabelecer hierarquias de exposição *in vivo* e, mais uma vez, tem suporte psicométrico. Como descrito anteriormente, a PDSS (Shear et al., 2001) é um sistema de mensuração rápido e de uso corrente da gravidade dos sintomas do transtorno de pânico, tendo boas propriedades psicométricas. Por fim, o Inventário de Avaliação do Pânico (Panic Appraisal Inventory) avalia os fatores de manutenção cognitiva do transtorno de pânico e inclui três subescalas com 15 itens, como o pânico antecipado, as consequências percebidas do pânico e a autoeficácia percebida para lidar com o pânico (Telch et al. 1989).

Além disso, desenvolvemos dois inventários de autoavaliação padronizados que são úteis para o transtorno de pânico e para a agorafobia. O primeiro deles, o Questionário sobre Pânico e Fobia de Albany (Albany Panic and Phobia Questionnaire; Rapee, Craske, & Barlow, 1995), avalia medo e evitação de atividades que produzam sensações corporais temidas (p. ex., exercícios, cafeína), assim como agorafobia mais típica e situações sociais. A análise fatorial confirmou três fatores distintos, denominados agorafobia, fobia social e medos interoceptivos. O questionário tem propriedades psicométricas adequadas e é útil para distinguir a evitação agorafóbica da interoceptiva. O segundo, o Questionário de Controle da Ansiedade (Anxiety Control Questionnaire), avalia a perda de controle percebida relacionada à ansiedade, como reações emocionais internas ou sinais externamente ameaçadores (Rapee, Craske, Brown, & Barlow, 1996). Essa escala é elaborada para avaliar lócus de controle, mas de maneira mais específica e dirigida, relevante para a ansiedade e seus transtornos se comparada a escalas mais gerais de lócus de controle. Uma versão revisada de 15 itens gera três fatores — controle de emoções, controle de ameaças e controle de estresse — com dimensão de ordem mais elevada de controle percebido (Brown, White, Forsyth, & Barlow, 2004). Mudanças nessa escala antes e depois do tratamento indicaram reduções na comorbidade no seguimento em um estudo (Craske et al., 2007). Uma análise mais detalhada de cada questionário listado aqui e a avaliação completa para transtorno de pânico e agorafobia são apresentadas por Keller e Craske (2008).

Testes comportamentais

O teste comportamental é uma medida útil do grau de evitação de gatilhos interoceptivos específicos e situações externas. Os testes de aproximação comportamental podem ser padronizados ou adaptados a cada pessoa. O teste comportamental padronizado para a evitação agorafóbica geralmente envolve caminhar ou dirigir em um trajeto determinado, como 1 km ao redor do *setting* clínico. Os testes comportamentais padronizados para ansiedade em relação a sensações físicas envolvem exercícios que induzem sintomas semelhantes aos do pânico, como girar em círculos, correr no mesmo lugar, hiperventilar e respirar por um canudo (Barlow & Craske, 2006). Os níveis de ansiedade são classificados em intervalos regulares durante os testes comportamentais, e mede-se a distância ou o tempo reais. A desvantagem dos testes de comportamento padronizados é que a tarefa específica pode não ser relevante a todos os pacientes (p. ex., uma caminhada ou corrida de 1,6 km sem sair do lugar pode provocar só ansiedade leve em alguns, mas muito desconforto em outros); daí o valor das tarefas formuladas para cada pessoa. No caso da agorafobia, isso geralmente demanda tentativas de 3 a 5 situações individualizadas que o paciente tenha identificado como situadas entre *um pouco difíceis* e *extremamente difíceis*, como dirigir um trecho médio em uma rodovia, esperar em uma fila de banco ou fazer compras em um supermercado por 15 minutos. Para ansiedade em relação a sensações físicas, os testes comportamentais individualizados implicam exercícios projetados especificamente para induzir as sensações mais temidas por determinado paciente (p. ex., tampões de nariz para induzir sensações de dificuldade respiratória). Assim como acontece com os testes padronizados, os níveis permanentes de ansiedade e o grau de comportamento de aproximação são medidos com relação a testes comportamentais individualizados.

Os testes comportamentais individualizados são mais informativos para a prática clínica, embora confundam comparações entre sujeitos para fins de pesquisa. Os testes comportamentais são um suplemento importante para a autoavaliação da evitação agorafóbica, já que os pacientes tendem a subestimar o que realmente atingem (Craske et al., 1988). Além disso, costumam revelar importantes informações para o planejamento de tratamentos, das quais o indivíduo ainda não está plenamente ciente. Por exemplo, a tendência a se manter próximo aos apoios, como corrimãos ou paredes, pode não ser visível até que se observe o paciente caminhar em um *shopping center*. No caso de Julie, a importância das mudanças entre o dia e a noite não apareceu até que se pediu que ela dirigisse em um trecho de estrada em um teste comportamental. Sua resposta foi que já era muito tarde para dirigir, porque o entardecer fazia com que ela sentisse como se as coisas fossem irreais. Da mesma forma, só quando ela fez um teste comportamental reconheceu-se a importância do ar-condicionado quando ela dirigia. Julie achava que o ar fresco no seu rosto a ajudava a manter "contato com a realidade". Por fim, observamos que sua postura física enquanto dirigia era um fator que contribuía para a ansiedade: seus ombros estavam encolhidos e ela se inclinava sobre a direção e a agarrava com muita força. Todos esses itens foram visados no tratamento: dirigir ao entardecer foi incluído em sua hierarquia; o ar-condicionado foi considerado um sinal de segurança do qual ela deveria ser desligada; e dirigir em uma posição mais relaxada tornou-se parte de sua exposição com vistas ao domínio.

Psicofisiologia

As medidas fisiológicas contínuas não são ferramentas muito práticas para os clínicos, mas podem proporcionar informações importantes. Em particular, a discrepância descrita antes entre relatórios de sintomas e excitação fisiológica real (ou seja, relatos de aceleração dos batimentos cardíacos na ausência de aceleração cardíaca real) pode servir como demonstração terapêutica do papel da atenção e da cognição na produção de sintomas. Igualmente, os registros reais oferecem dados para se refutarem avaliações equivocadas como "É como se o meu coração batesse tão rápido, que fosse explodir" ou "Tenho certeza de que minha pressão sanguínea fica tão alta, que eu poderia ter um derrame a qualquer momento". Por fim, os níveis basais de funcionamento fisiológico, que às vezes são desregulados em pessoas ansiosas, podem ser medidas sensíveis de resultados de tratamento (p. ex., Craske, Lang, Aikins, & Mystkowski, 2005).

Análise funcional

Os vários métodos de avaliação proporcionam material para uma análise funcional completa de Julie. Especificamente, a topografia de seu ataque de pânico é a seguinte: os sintomas mais comuns são uma sensação de irrealidade, falta de ar e aceleração dos batimentos cardíacos. A frequência média é de três por semana. Cada ataque dura, em média, entre poucos segundos e 5 minutos, se ela não estiver em um grupo grande de pessoas, caso em que as sensações de pânico duram até ela sair do grupo. Em termos de apreensão, Julie se preocupa com o pânico durante 75% do dia e, em geral, espera ataques de pânico, mas já teve ataques inesperados. Ela tem antecedentes situacionais e internos para seus ataques. Os primeiros incluem dirigir em rodovias; grupos de pessoas; estar só, principalmente à noite; restaurantes; ver o entardecer; ler e se concentrar por longos períodos; e atividade aeróbica. Os antecedentes internos incluem flutuação dos batimentos cardíacos, sensações de vertigem, fome, fraqueza por falta de comida, preocupações com grandes terremotos, pensar que não é capaz de dar conta desse problema por muito tempo e raiva. Suas avaliações equivocadas em relação a sintomas de pânico incluem as crenças de que nunca voltará à normalidade, de que vai enlouquecer ou perder o controle e de que outros vão achar que ela é esquisita. Sua reação aos ataques se dá por meio de comportamentos de fuga, como estacionar na beira da estrada, ir embora de restaurantes e outros lugares lotados, telefonar para o marido ou para a mãe e ver se tem seu Klonopin (Clonazepan). Suas reações comportamentais à previsão dos ataques de pânico incluem evitar dirigir sozinha por longas distâncias, evitar ruas e estradas desconhecidas ao entardecer, lugares lotados, exercício, tempo em silêncio, ficar sem nada para fazer e realizar uma mesma coisa por muito tempo. Além disso, ela tenta não pensar em ansiedade nem em sensação de irrealidade. Seus sinais de segurança e comportamentos de busca de segurança incluem ter sempre à mão o Klonopin, sempre saber onde está seu marido e deixar o ar-condicionado ligado. As consequências de seu transtorno de pânico com agorafobia afetam sua família. O marido está preocupado e a apoia, mas a mãe acha que ela deveria dar um jeito nisso porque "está tudo na sua cabeça". Além disso, Julie trabalha, mas reduziu o número de horas, desloca-se menos e socializa muito menos com as pessoas. Seu humor geral inclui alguma dificuldade de se concentrar e de dormir, inquietude e dores de cabeça e musculares. Ocasionalmente, fica chorosa, triste e desanimada, e, em geral, sente-se deprimida.

COMPONENTES DA TERAPIA COGNITIVO-COMPORTAMENTAL

Os componentes da terapia cognitivo-comportamental descritos aqui são integrados a seguir em um programa de tratamento sessão por sessão.

Educação

O tratamento começa com informações sobre a natureza do transtorno de pânico, as causas do pânico e da ansiedade e as formas como ambos são perpetuados por ciclos de *feedback* entre sistemas de respostas físicas, cognitivas e comportamentais. São apresentadas descrições específicas da fisiologia da resposta luta-fuga, bem como uma explicação do valor adaptativo das várias mudanças fisiológicas durante o pânico e a ansiedade. O propósito dessa educação é corrigir os mitos e as concepções equivocadas que são comuns sobre os sintomas de pânico (isto é, crenças sobre enlouquecer, morrer e perder o controle) que contribuem para o pânico e a ansiedade. O valor de sobrevivência das reações de alarme (ataques de pânico) é enfatizado.

A educação também faz a distinção entre o estado de ansiedade e a emoção do medo/pânico, tanto conceitualmente quanto em termos de seus três modos de resposta (subjetivo, fisiológico e comportamental). Essa distinção é fundamental para o modelo do transtorno de pânico e para o restante do tratamento. A ansiedade é considerada um estado de preparação para ameaças futuras, ao passo que o pânico é a emoção de luta-fuga gerada pela ameaça iminente. O pânico/medo é caracterizado por percepção ou consciência de ameaça iminente, descarga autonômica súbita e comportamento de luta-fuga. Em contraste, a ansiedade é caracterizada por percepções de ameaça futura e tensão crônica, cautela, evitação e prejuízo ao desempenho.

Automonitoramento

O automonitoramento é considerado essencial para o modelo do cientista pessoal da terapia cognitivo-comportamental. O automonitoramento é introduzido como forma de melhorar a autoconsciência objetiva e aumentar a precisão na auto-observação. Como mencionado anteriormente, pede-se que os pacientes tenham pelo menos dois tipos de registro. O primeiro, o Registro de Ataques de Pânico, é preenchido o mais rapidamente possível após um ataque. Esse registro dá uma descrição de gatilhos, desconforto máximo, sintomas, pensamentos e comportamentos. O segundo, o Registro Diário de Humor, é preenchido no fim de cada dia para registrar níveis gerais ou médios de ansiedade, depressão ou qualquer outro aspecto que se considere importante relatar. Além disso, os pacientes podem ter um registro diário de atividades ou situações realizadas ou evitadas.

Treinamento respiratório e treinamento respiratório assistido por capnometria

O retreinamento da respiração é um componente central no início dos tratamentos para controle do pânico, porque muitos pacientes descrevem sintomas de hiperventilação como muito semelhantes a seus sintomas de ataques de pânico. Vale a pena observar, contudo, que relatar sintomas de hiperventilação nem sempre representa com precisão a fisiologia da hiperventilação: somente 50% ou menos dos pacientes apresentam reduções reais nos valores expiratórios finais de CO_2 durante ataques de pânico (Hibbert

& Pilsbury, 1989; Holt & Andrews, 1989; Hornsveld, Garssen, Fiedelij Dop, & van Spiegel, 1990).

Em conceituações iniciais, os ataques de pânico foram relacionados a mudanças respiratórias induzidas pelo estresse, que provocavam medo porque são percebidas como ameaçadoras ou porque aumentam o medo já provocado por outros estímulos fóbicos (Clark, Salkovskis, & Chalkley, 1985). Vários estudos ilustraram um efeito positivo do retreinamento da respiração, envolvendo exercícios respiratórios abdominais lentos (p. ex., Kraft & Hoogduin, 1984). O valor do retreinamento de respiração foi questionado posteriormente. Por exemplo, diversos estudos sugeriram que acrescentar retreinamento de respiração, por si só, não melhorou a exposição *in vivo* (p. ex., de Beurs, van Balkom, Lange, Koele, & van Dyck, 1995). Conclui-se que o retreinamento de respiração foi ligeiramente menos eficaz do que a exposição interoceptiva quando cada um deles foi adicionado à reestruturação cognitiva e à exposição *in vivo* (Craske, Rowe, Lewin, & Noriega-Dimitri, 1997), e, em outro estudo, a inclusão do retreinamento de respiração resultou em efeitos inferiores aos da terapia cognitivo-comportamental sem retreinamento de respiração, embora os achados não tenham sido robustos (Schmidt et al., 2000). A partir de sua avaliação da eficácia e mecanismos de ação, Garssen, de Ruiter e van Dyck (1992) concluíram que o retreinamento de respiração provavelmente causa mudanças não pelo respirar em si, e sim por meio de distração e/ou uma sensação de controle. Assim, o retreinamento de respiração não é mais considerado um componente central da terapia cognitivo-comportamental para o transtorno de pânico. Além disso, por poder ser mal-empregado para evitar sintomas físicos, ele pode mesmo ser antiterapêutico. Dito isso, pode haver ocasiões em que o retreinamento de respiração seja uma ferramenta útil, como, por exemplo, para o indivíduo que apresenta sinais evidentes de respiração irregular (p. ex., respiração rápida e superficial, respirações profundas frequentes), desde que o retreinamento de respiração não se torne um método de evitação ou de busca de segurança.

Ao contrário do retreinamento de respiração tradicional, o treinamento respiratório assistido por capnometria (*capnometry-assisted respiratory training* — CART) tem como alvo a desregulação respiratória, principalmente a hipocapnia (Meuret, Rosenfield, Seidel, Bhaskara, & Hofmann, 2010; Meuret, Wilhelm, Ritz, & Roth, 2008). O CART é um treinamento breve, de quatro semanas, que usa *feedback* imediato de pressão expiratória final de CO_2 (pCO_2) para ensinar os pacientes a aumentar os seus níveis subnormais de pCO_2 (hiperventilação) e, assim, obter controle sobre padrões respiratórios disfuncionais e sintomas associados ao pânico (p. ex., falta de ar, tontura). O dispositivo, um capnômetro portátil, oferece *feedback* respiração-a-respiração de CO_2 expirado e de taxa de respiração (ambos medidos por meio de uma cânula nasal). Em razão de o CART ser novo, os ensaios randomizados controlados são limitados, mas promissores. Em um primeiro estudo randomizado controlado, Meuret et al. (2008) testaram a eficácia de quatro semanas do CART (N = 20) em comparação a um grupo-controle de lista de espera adiada (GC, N = 17). O CART, mas não o GC, levou a aumentos sustentados dos níveis de pCO_2 e reduziu a gravidade e a frequência do pânico. Reduções na gravidade dos sintomas de pânico (PDSS; Shear et al., 1997) foram comparáveis à terapia cognitivo-comportamental padrão, e as melhorias foram mantidas no seguimento de 12 meses. Em um segundo estudo, os pacientes com transtorno de pânico foram designados aleatoriamente para receber quatro semanas de CART (N = 21) ou terapia cognitiva (N = 20). Quatro semanas iniciais de treinamento de habilidades foram seguidas por três sessões de exposição *in vivo* e uma quarta sessão em um seguimento de dois meses. O treinamento para a aquisição das respectivas habilidades levou a reduções significativas e comparáveis na gravidade dos sintomas de pânico e nas cognições relacionadas ao pânico, independentemente da modalidade. No entanto, apenas o CART, e não a terapia cognitiva, levou a uma correção dos níveis hipocapneicos de pCO_2 (Meuret et al., 2010; Seidel, Rosenfield, Bhaskara, Hofmann, & Meuret, 2009). Todavia, a avaliação do grau em que o CART potencializa a terapia de exposição (em relação a apenas terapia de exposição) ainda precisa de testagem.

Relaxamento aplicado

O chamado relaxamento aplicado mostrou bons resultados como tratamento para ataques de pânico. Dois estudos de Öst (Öst & Westling, 1995; Öst, Westling, & Hellström, 1993) indicam que o relaxamento aplicado foi tão eficaz quanto a exposição *in vivo* e a terapia cognitiva. Em comparação, Barlow et al. (1989) concluíram que o relaxamento muscular progressivo (RMP) é relativamente ineficaz para ataques de pânico, embora tenhamos excluído todas as formas de exposição interoceptiva da hierarquia de tarefas às quais o RMP foi aplicado, o que não é necessariamente o caso dos estudos de Öst (Öst, 1988, Öst & Westling, 1995; Öst, Westling, & Hellström, 1993). Clark et al. (1994) concluíram que a terapia cognitiva foi superior ao RMP aplicado quando realizada com quantidades iguais de exposição *in vivo*, ao passo que Beck, Stanley, Baldwin, Deagle e Averill (1994) encontraram pouquíssimas diferenças entre a terapia cognitiva e o RMP quando cada um deles foi administrado sem procedimentos de exposição.

Reestruturação cognitiva

A reestruturação cognitiva é um conjunto de habilidades no qual os pacientes aprendem a reconhecer erros cognitivos e gerar explicações alternativas e não catastróficas para as sensações que são temidas durante os ataques de pânico.

A terapia cognitiva começa com uma argumentação sobre o tratamento e uma discussão do papel dos pensamentos na geração de emoções. Em seguida, os pensamentos são reconhecidos como hipóteses, e não como fatos, estando, portanto, abertos a questionamento e refutação. Institui-se o automonitoramento detalhado das emoções e das cognições associadas a elas para ise identificarem crenças, avaliações e suposições específicas. Uma vez identificadas, as cognições relevantes são classificadas em tipos de erros comuns que ocorrem durante emoção forte, tais como superestimativas de risco de eventos negativos ou catastrofização do significado dos acontecimentos. O processo de *categorização*, ou rotulagem de pensamentos, é coerente com o modelo de cientista pessoal e facilita uma perspectiva objetiva por meio da qual a validade dos pensamentos pode ser avaliada. Assim, ao rotular o tipo de distorção cognitiva, o paciente é incentivado a usar uma abordagem empírica para examinar a validade de seus pensamentos considerando todas as evidências disponíveis. Os terapeutas usam o questionamento socrático para ajudar os pacientes a fazer descobertas orientadas e a questionar seus pensamentos ansiosos. Em seguida, geram-se outras hipóteses alternativas baseadas em evidências. Além de avaliações superficiais (p. ex., "Aquela pessoa está franzindo a testa para mim porque pareço bobo"), crenças ou esquemas centrais (p. ex., "Eu não sou forte o suficiente para suportar mais desconforto" ou "Eu sou desagradável") são questionados da mesma maneira. É importante ressaltar que a reestruturação cognitiva não pretende ser um meio direto de minimizar medo, ansiedade ou sintomas desagradáveis. Em vez disso, visa a corrigir o pensamento distorcido; com o tempo, espera-se que o medo e a ansiedade diminuam, mas sua diminuição não é o primeiro objetivo da terapia cognitiva.

A terapia cognitiva costuma ser combinada com técnicas comportamentais (p. ex., *experimentos comportamentais, testagem de hipóteses* e *instruções* que envolvam exposição) que complicam a testagem direta da eficácia da terapia cognitiva em sua forma "pura" (p. ex., Hoffart, Sexton, Hedley, & Martinsen, 2008; Hofmann et al., 2007; Öst et al., 1993; Teachman, Marker, & Smith-Janik, 2008). No entanto, há evidências de que o treinamento em procedimentos cognitivos totalmente isolados em relação a exposição e procedimentos comportamentais é eficaz na redução de aspectos de pânico (Beck et al., 1994; Meuret et al., 2010; Salkovskis, Clark, & Hackmann, 1991; van den Hout, Arntz, & Hoekstra, 1994). Da mesma forma, em um estudo realizado por Bouchard et al. (1996), a reestruturação cognitiva foi tão eficaz quanto a terapia de exposição na redução dos sintomas do pânico. No entanto, os efeitos da terapia cognitiva isolada sobre a agorafobia não são claros. Um estudo concluiu que a terapia cognitiva foi menos eficaz do que a terapia de exposição para agorafobia (Williams & Falbo, 1996). Em outro estudo, Hoffart (1995) concluiu que a terapia cognitiva foi tão eficaz quanto a exposição ao domínio guiado aplicada intensivamente ao longo de seis semanas em indivíduos com agorafobia moderada a grave, embora alguns elementos da exposição (p. ex., testes de hiperventilação para provocar sensações) tenham sido incluídos na condição da terapia cognitiva. Alguns estudos avaliaram os efeitos da terapia cognitiva combinada com exposição, em comparação com apenas exposição ou combinada com outras habilidades de enfrentamento. Na maioria das vezes, a terapia cognitiva combinada com a exposição não produz um benefício adicional em relação a apenas exposição *in vivo* (Öst, Thulin, & Ramnero, 2004; van den Hout et al., 1994; ver Murphy et al., 1998, para uma exceção).

Exposição

A exposição é uma fase fundamental do tratamento e, uma vez começada, constitui um dos principais focos das sessões, assim como do trabalho de casa entre cada sessão, já que a prática de exposição limitada tem poucos benefícios e pode até ser prejudicial. A exposição tem por objetivo refutar avaliações equivocadas e extinguir respostas emocionais condicionadas a situações e contextos externos, por meio de exposição *in vivo*, assim como sensações corporais, por meio de exposição interoceptiva. Evidências cada vez maiores sugerem que exposição representa o componente mais poderoso da terapia cognitivo-comportamental para transtorno de pânico e agorafobia, incluindo metanálises que não mostram qualquer benefício adicional, seja da reestruturação cognitiva ou de habilidades de enfrentamento somáticas, além de apenas terapia de exposição (Norton & Price, 2007). Um extenso estudo relatou uma relação entre exposição e melhoria em agorafobia relacionada à resposta à dose (Gloster et al., 2011).

Exposição in vivo

A exposição *in vivo* consiste em uma exposição repetida e sistemática na vida real, nesse caso, a situações agorafóbicas. Como indicado nos estudos revisados anteriormente, uma longa história de pesquisa estabeleceu a eficácia de exposição *in vivo* para a agorafobia.

Na maioria das vezes, a exposição *in vivo* é realizada de maneira gradual, avançando das situações que menos provocam ansiedade às que mais a provocam, em uma hierarquia de evitação. Entretanto, há evidências que sugerem que a exposição intensa ou não gradual pode ser eficaz. Em um estudo realizado por Feigenbaum (1988), as sessões de tratamento foram conduzidas em formato concentrado de 6 a 10 dias consecutivos. Um grupo recebeu exposição não gradual (N = 25), começando com os itens mais temidos das hierarquias de evitação. Outro grupo recebeu exposição gradual (N = 23), começando com os itens menos temidos. Aproximadamente um terço da amostra muito agorafóbica ficava em casa na época da avaliação inicial. No pós-tratamento, oito meses mais tarde, as condições se mostraram igualmente eficazes (embora, curiosamente, o grupo que recebeu a exposição gradual tenha considerado o tratamento mais desconfortável). Entretanto, a exposição não gradual foi claramente superior em uma avaliação de seguimento de cinco anos: 76% do grupo intensivo, comparados a 35% do grupo gradual, informaram estar completamente livres de sintomas. Quando se acrescentaram 104 sujeitos ao formato de exposição intensiva, os mesmos resultados foram obtidos. De 129 sujeitos, 78% informaram estar completamente livres de sintomas cinco anos depois. Esse conjunto dramático de resultados sugere que uma abordagem intensiva, que tem probabilidades de gerar níveis mais altos de excitação do que uma abordagem gradual, pode ser muito benéfica (pelo menos quando realizada em formato concentrado). Infelizmente, a validade de medidas de resultado nesse estudo é um pouco questionável, e ainda é necessário verificar uma replicação por parte de investigadores independentes.

A quantidade de tempo dedicada à exposição *in vivo* depende muito do perfil da agorafobia do paciente. Obviamente, pacientes com agorafobia mais grave necessitam de mais tempo.

Exposição interoceptiva

Na exposição interoceptiva, o objetivo é induzir deliberadamente sensações físicas temidas em quantidade e tempo suficientes para que as interpretações equivocadas sobre as sensações sejam refutadas e se extingam as respostas ansiosas condicionadas. Uma lista padrão de exercícios, como hiperventilar e girar, é usada para estabelecer uma hierarquia de exposições interoceptivas. Com uma abordagem gradual, a exposição começa com exercícios físicos que gerem menos desconforto e continua com os que gerem mais. É essencial que o paciente suporte as sensações além do ponto em que elas são notadas pela primeira vez, durante, pelo menos, 30 segundos a 1 minuto, porque o encerramento antecipado da tarefa pode eliminar a oportunidade de aprender que as sensações não são prejudiciais e que a ansiedade pode ser tolerada. O exercício é seguido por uma discussão sobre o que o paciente aprendeu das sensações físicas. Esses exercícios interoceptivos são praticados diariamente fora da sessão de terapia para consolidar o processo de aprendizagem. A exposição interoceptiva se estende a atividades naturalistas que induzem sensações somáticas (p. ex., consumo de cafeína, exercício).

Uma série de estudos relatou os efeitos da exposição interoceptiva independente de outras estratégias terapêuticas. Inicialmente, Bonn, Harrison e Rees (1971) e Haslam (1974) observaram uma redução bem-sucedida da reatividade com repetidas infusões de lactato de sódio (droga que produz sensações corporais semelhantes ao pânico), mas o pânico não foi monitorado nessas investigações. Griez e van den Hout (1986) compararam seis sessões de inalação de CO_2 graduadas com um regime de tratamento com propranolol (um betabloqueador escolhido porque suprime os sintomas induzidos pelas inalações de CO_2), ambos conduzidos no decorrer de duas semanas. O tratamento por inalação de CO_2 resultou em uma redução média de 12 para quatro ataques de pânico, o que é superior aos resultados do propranolol. Além disso, o tratamento por inalação resultou em reduções significativamente maiores no medo de sensações reportado. Uma avaliação de seguimento de seis meses sugeriu a sustentação dos ganhos do tratamento, embora a frequência de pânico não tenha sido relatada. Beck e Shipherd (1997) também encontraram efeitos positivos de inalações repetidas de CO_2, embora com pouco efeito sobre a agorafobia (Beck, Shipherd, & Zebb, 1997). Broocks et al. (1998) testaram os efeitos do exercício (com contato de apoio, uma vez por semana, de um terapeuta) em comparação a clomipramina ou placebo no decorrer de 10 semanas. O grupo de exercícios foi treinado para correr 6 km, três vezes por semana. Apesar do abandono do exercício (31%), ele foi mais eficaz do que a condição do placebo. No entanto, a clomipramina foi superior ao exercício.

Na primeira comparação com outros tratamentos cognitivos e comportamentais, Barlow et al. (1989) compararam RMP aplicado, exposição interoceptiva acompanhada de retreinamento de respiração com reestruturação cognitiva, sua combinação com RMP aplicado e uma lista de espera como controle, em uma amostra com transtorno de pânico com agorafobia limitada. As duas condições que envolviam exposição interoceptiva, o retreinamento da respiração e a reestruturação cognitiva, foram significativamente superiores às condições de RMP aplicado e lista de espera. Os resultados se mantiveram 24 meses depois de completado o tratamento para o grupo que recebeu exposição interoceptiva, retreinamento de respiração e restruturação cognitiva sem RMP, ao passo que o grupo combinado tendeu a se deteriorar no seguimento (Craske, Brown, & Barlow, 1991). Como já foi mencionado, comparamos a exposição interoceptiva, a terapia cognitiva e a exposição *in vivo* ao retreinamento de respiração, à terapia cognitiva e à exposição *in vivo* para indivíduos com níveis diferentes de agorafobia. A condição que incluía exposição interoceptiva foi levemente superior ao retreinamento de respiração no pós-tratamento e seis meses depois (Craske et al., 1997). Da mesma forma, Ito, Noshirvani, Basoglu e Marks (1996) encontraram uma tendência para aqueles que acrescentaram exposição interoceptiva à sua exposição autodirigida *in vivo* e retreinamento de respiração para aumentar a possibilidade de alcançar pelo menos 50% de melhoria no medo fóbico e na evitação. Entretanto, a combinação de educação da respiração, retreinamento de respiração e exposição interoceptiva repetida à hiperventilação não aumentou a eficácia da exposição *in vivo* para a agorafobia (de Beurs, Lang, van Dyck, & Koele, 1995).

A exposição interoceptiva é hoje um componente-padrão da terapia cognitivo-comportamental para transtorno de pânico (p. ex., Barlow et al., 2000; Craske, Lang, et al., 2005), embora diferentes grupos deem ênfases distintas à exposição interoceptiva, com alguns a enfatizando como forma de extinguir respostas de medo (Barlow & Craske, 2006), e outros, como veículo para refutar avaliações equivocadas (Clark, 1996). De fato, estudos de desmontagem indicam que a exposição interoceptiva talvez seja um ingrediente particularmente ativo da terapia cognitivo-comportamental para tratar o transtorno de pânico. Um estudo análogo feito com indivíduos com elevada sensibilidade à ansiedade comparou uma sessão de exposição interoceptiva, uma de exposição interoceptiva acompanhada de restruturação cognitiva e uma de exposição interoceptiva acompanhada de reestruturação cognitiva e retreinamento de respiração (Deacon et al., 2012). Todos os três grupos demonstraram grande melhoria nos sintomas de ansiedade quando comparados a uma condição de controle, sem que houvesse diferenças entre os três grupos de tratamento ativo, sugerindo que não havia benefícios em adicionar a reestruturação cognitiva ou o retreino da respiração. Contudo, os benefícios da reestruturação cognitiva e do retreinamento de respiração às vezes não são observados em apenas uma sessão.

Otimizando a aprendizagem durante a exposição

Nossa visão sobre os mecanismos da terapia de exposição tem evoluído ao longo do tempo. Uma das teorias mais influentes é a teoria do processamento emocional, que enfatizou a habituação de responder ao medo dentro de um teste de exposição como precursor necessário para a habituação ao longo das sessões de tratamento, o que, por sua vez, leva à aprendizagem corretiva de longo prazo (Foa & Kozak, 1986; Foa & McNally, 1996). Mais recentemente, temos enfatizado a otimização da aprendizagem inibidora e sua recuperação de maneiras que não dependam necessariamente de reduções de medo em testes de exposição (Craske et al., 2008); discutiremos essa abordagem posteriormente.

A teoria do processamento emocional enfatiza mecanismos de habituação como precursores da correção cognitiva. Especificamente, a teoria do processamento emocional propõe que os efeitos da terapia de exposição derivam da ativação de uma *estrutura de medo* e da integração de informações que são incompatíveis com ela, resultando no desenvolvimento de uma estrutura sem medo, que substitui a original ou concorre com ela. As informações incompatíveis derivam inicialmente da habituação na sessão ou da redução da resposta ao medo com a exposição prolongada ao estímulo de medo. A habituação na sessão é vista como um pré-requisito para a segunda informação incompatível que decorre da habituação entre sessões ao longo de repetidas ocasiões de exposição. A habituação entre sessões formaria a base para a aprendizagem de longo prazo e seria mediada por mudanças de "sentido", ou menor probabilidade de dano (ou seja, risco) e negatividade (ou seja, valência) reduzida do estímulo. A teoria do processamento emocional orienta os clínicos a se concentrar na elevação inicial do medo seguida por reduções do medo, na sessão e entre sessões, como sinais de sucesso do tratamento. Embora sedutora em sua validade aparente, a teoria tem tido suporte inconstante, na melhor das hipóteses (Craske et al., 2008; Craske, Liao, Brown, & Vervliet, 2012). Em vez disso, as evidências sugerem que a quantidade pela qual o medo se habitua do início ao fim de uma prática de exposição não é um bom preditor de resultados gerais, e as evidências de habituação entre sessões são contraditórias (Craske et al., 2008, 2012).

Um retorno à ciência da aprendizagem e da extinção do medo pode ajudar a explicar os efeitos da terapia de exposição e, assim, otimizar sua implementação. Hoje se acredita que a aprendizagem inibitória é central para a extinção (Bouton, 1993). As vias inibitórias também são reconhecidas na neurobiologia da extinção do medo (ver Sotres-Bayon, Cain, & LeDoux, 2006). Em uma abordagem de condicionamento pavloviano, a aprendizagem inibidora significa que a associação original estímulo condicionado–estímulo não condicionado (EC-ENC) aprendida durante o condicionamento para o medo não é apagada durante a extinção, e sim permanece intacta enquanto se desenvolve uma nova aprendizagem secundária sobre o EC-ENC (Bouton, 1993). O grau em que as associações inibidoras moldam o medo de responder no reteste (o índice de força e estabilidade da nova "aprendizagem") é independente dos níveis de medo expressos ao longo da extinção e, em vez disso, depende de fatores como contexto e tempo.

Com base no modelo de extinção de recuperação inibidora, os resultados podem ser melhorados por meio de estratégias que não dependam da redução do medo dentro de um teste de exposição (Craske et al., 2008, 2012). Na verdade, a redução do medo pode se tornar um comportamento de segurança para pessoas com transtorno de pânico (já que erradica a própria coisa que se teme), de tal modo que um objetivo mais apropriado pode ser manter níveis elevados de medo e ansiedade a fim de refutar a expectativa de consequências negativas. Uma possibilidade translacional é a *extinção aprofundada* (Rescorla, 2006), na qual múltiplos estímulos condicionais do medo são inicialmente extintos em separado antes de serem combinados durante a extinção e, em estudos com animais, diminuem a recuperação espontânea e o restabelecimento do medo. Na verdade, isso é essencialmente o que se faz quando a exposição interoceptiva é realizada em situações agorafóbicas temidas (Barlow & Craske, 1994), e dados experimentais recentes sustentam os efeitos benéficos da extinção aprofundada em estudos de condicionamento humano (Culver, Vervliet, & Craske, 2015).

Além disso, os efeitos da terapia de exposição podem ser potencializados pela prevenção ou remoção de *sinais de segurança* ou *comportamentos de segurança*. Sinais e comportamentos de segurança comuns para pacientes com transtorno de pânico são a presença de outra pessoa, terapeutas, medicamentos, ou alimentos ou bebidas. Na literatura experimental, os sinais de segurança aliviam o desconforto no curto prazo, mas, quando eles não estão mais presentes, o medo retorna (Lovibond, Davis, & O'Flaherty, 2000), um efeito que pode derivar, em parte, da interferência no desenvolvimento de associações inibidoras. Em amostras fóbicas, a disponibilidade e o uso de sinais e comportamentos de segurança têm demonstrado ser prejudiciais à terapia de exposição (Sloan & Telch, 2002), ao passo que instruções para evitar o uso de comportamentos de segurança melhoraram os resultados (Salkovskis, 1991). Da mesma forma, o uso de sinais de segurança foi associado a piores resultados para pânico (Helbig-Lang & Petermann, 2010). No entanto, dados recentes têm apresentado conclusões contraditórias (Rachman, Shafran, Radomsky, & Zysk, 2011).

Outras opções incluem a variabilidade de estímulos ao longo da exposição, já que a variabilidade demonstrou aumentar a capacidade de armazenamento de informações recém-aprendidas. Dois estudos com situações clínicas análogas demonstraram benefícios positivos em termos de recuperação espontânea (Lang & Craske, 2000; Rowe & Craske, 1998), ao passo que um terceiro só mostrou tendências (Kircanski et al., 2011). No tratamento do transtorno de pânico com agorafobia, isso sugere a realização de exposição para durações variadas, em diferentes níveis de intensidade, em vez de continuar a exposição de uma situação até que o medo seja reduzido antes de passar à próxima situação. Observe-se que essa variabilidade normalmente provoca níveis mais altos de ansiedade durante a exposição, mas sem efeitos prejudiciais e, por vezes, com efeitos benéficos no longo prazo.

Com base em evidências de que a extinção do medo é reduzida por antagonistas dos receptores de glutamato na amígdala, Walker e Davis (2002) testaram e demonstraram que agonistas de drogas dos mesmos receptores e, em particular, a D-cicloserina, potencializam a extinção em estudos com animais. Em uma metanálise da eficácia da D-cicloserina para transtornos de ansiedade, Norberg, Krystal e Tolin (2008) relataram tamanhos de efeito de d = 0,60 em pós-tratamento e 0,47 no seguimento em amostras de ansiedade clínica. A D-cicloserina, combinada à exposição interoceptiva para os pacientes com pânico, resultou em uma maior redução na gravidade dos sintomas e uma maior probabilidade de se chegar a uma mudança de estado clínico no pós-tratamento e em seguimento de um mês, em comparação com exposição acompanhada de placebo (Otto et al., 2010). Foi demonstrado que a D-cicloserina tem efeitos positivos sem influenciar o nível de medo durante a exposição em si.

Várias opções foram testadas para potencializar a recuperação da memória de extinção. Uma opção durante o treinamento para extinção é incluir sinais de recuperação para ser usados em outros contextos assim que a extinção terminar. Isso demonstrou serem eficaz em estudos em animais e estudos de condicionamento humano (ver Craske et al., 2012, para uma revisão). Em amostras clínicas análogas, os efeitos de um sinal de recuperação na renovação de contexto foram muito fracos em um estudo (Culver, Stoyanova, & Craske, 2012), embora as instruções para restabelecer o que foi aprendido mentalmente durante a exposição tenham tido efeitos mais fortes na redução da renovação do contexto em outro estudo (Mystkowski, Craske, Echiverri, & Labus, 2006). No tratamento de transtorno de pânico, essa abordagem simplesmente sugere que os pacientes carreguem consigo sinais (p. ex., uma pulseira) para lembrá-los do que aprenderam durante a terapia de exposição (desde que esses sinais não se tornem sinais de segurança) ou que seja solicitado a eles que se lembrem do que aprenderam na terapia de exposição cada vez que experimentarem sensações ou situações anteriormente temidas.

Outra opção é proporcionar vários contextos em que a extinção ocorre. Essa abordagem demonstrou compensar a renovação de contexto em amostras de roedores e em um estudo clínico análogo de terapia de exposição (Vansteenwegen et al., 2007), embora os resultados nem sempre sejam coerentes (Neumann, Lipp, & Cory, 2007). No tratamento de transtorno de pânico e agorafobia, isso significaria pedir aos pacientes que realizassem suas exposições interoceptivas e *in vivo* em vários contextos diferentes, como, por exemplo, quando estão sozinhos, em locais desconhecidos, ou em diferentes momentos do dia ou dias diferentes da semana.

Uma (re)descoberta recente é que recuperar memórias já armazenadas induz um processo de reconsolidação (Nader, Schafe, & LeDoux, 2000), uma vez que a memória é inscrita novamente na memória de longo prazo, o que requer novos processos neuroquímicos. Assim, pode ser possível alterar a memória durante o tempo de reconsolidação depois da recuperação. O propranolol, um betabloqueador, demostrou bloquear a reconsolidação de memórias, e Debiec e LeDoux (2004) constataram que infusões de propranolol bloquearam a reconsolidação de uma memória EC-ENC formada anteriormente, e levaram à eliminação da resposta de medo e à resistência a efeitos de reintegração. Isso sugere que o propranolol depois da recuperação pode ser uma ferramenta clínica útil, e, de fato, dois estudos de condicionamento do medo em humanos saudáveis (Kindt, Soeter, & Vervliet, 2009; Soeter & Kindt, 2010) replicaram os efeitos. No entanto, os efeitos não foram testados no contexto da terapia de exposição para o transtorno de pânico.

Papel da aceitação durante a exposição

As habilidades de enfrentamento cognitivas e somáticas são fundamentais para a terapia cognitivo-comportamental e são ensinadas para facilitar e melhorar a terapia de exposição. Abordagens mais recentes que exploram aceitação e desfusão cognitiva (p. ex., terapia de aceitação e compromisso; Hayes, Strosahl, & Wilson, 1999) vêm ganhando interesse, especialmente em função das evidências de que a evitação de experiências é um correlato da psicopatologia ansiosa e de que a aceitação aumenta a vontade de experimentar e diminui o estresse emocional em relação a sintomas de ansiedade induzidos em indivíduos com transtorno de pânico (p. ex., Campbell-Sills et al., 2006; Eifert & Heffner, 2003), incluindo experiências de inalação de CO_2 (Levitt et al., 2004). Curiosamente, a abordagem da aceitação é inteiramente coerente com a nossa formulação de exposição interoceptiva, na qual os pacientes são incentivados a experimentar as sensações físicas temidas sem qualquer tentativa de diminuí-las ou de pensar diferentemente sobre elas no momento da exposição. Recentemente, ampliamos esse modelo de aceitação em uma exposição interoceptiva à aceitação durante um estudo aberto de exposição *in vivo* com 11 pacientes com transtorno de pânico (Meuret, Twohig, Rosenfield, Hayes, & Craske, 2012). Em geral, as exposições foram uma oportunidade para que os pacientes se comportassem *com* seus pensamentos, sentimentos e sensações corporais relacionados ao pânico; em outras palavras, os pacientes foram incentivados a perceber que podem buscar e alcançar objetivos de vida, mesmo na presença de experiências internas desagradáveis. Com esse propósito, foi declarado explicitamente que o nível de ansiedade ou medo não era o fator determinante. Em vez disso, explicou-se que "a disposição pode fazer coisas surpreendentes com as experiências interiores de uma pessoa. Quando se está disposto a experimentar ansiedade, ela pode ou não aparecer. Assim, não vamos julgar o sucesso dessas exposições pelo nível de ansiedade, e sim pelo quão aberto você está ao que pode aparecer". Para planejar efetivamente exposições interoceptivas (ou seja, provocar sensações de pânico, como coração acelerado ou falta de ar) e *in vivo* (isto é, procurar lugares e situações que a pessoa evitava anteriormente por causa do medo das sensações de pânico), criou-se uma hierarquia de itens que vai do que provoca menos ansiedade ao que provoca mais. O movimento ascendente na hierarquia não se baseou em reduções de ansiedade na etapa anterior, mas na alta disposição para experimentar experiências internas relacionadas ao pânico. Durante as exposições, os pacientes foram incentivados a manter uma postura aberta, sem julgamento, em relação a quaisquer pensamentos, sentimentos e sensações corporais que surgissem em um dado momento, experimentando-os pelo que eram e aproximando-se deles enquanto estivessem ansiosos. O tratamento foi associado a melhorias clinicamente significativas na gravidade dos sintomas de pânico, disposição para permitir experiências internas e reduções no comportamento de evitação. Em outro estudo com uma amostra mista de transtorno de ansiedade, encontramos pouquíssimas diferenças de resultado entre a terapia de aceitação e compromisso (Hayes et al., 1999) e a terapia cognitivo-comportamental, ainda que os tratamentos correspondessem em quantidade de tempo gasto em terapia de exposição, embora moldados de forma diferente dentro de cada condição (Arch et al., 2012). Assim, os dados até agora sugerem que tanto uma abordagem de enfrentamento da terapia cognitiva quanto uma abordagem de exposição baseada em aceitação são eficazes.

EFICÁCIA GERAL DA TERAPIA COGNITIVO-COMPORTAMENTAL

Um amplo corpo de pesquisa avaliou a eficácia da terapia cognitivo-comportamental para transtorno de pânico e agorafobia. A terapia cognitivo-comportamental, envolvendo a maioria dos componentes recém-listados, ou todos eles, proporciona taxas de extinção do medo na faixa de 70 a 80% e altas taxas de estado superior (isto é, dentro de faixas normais de funcionamento), na faixa de 50 a 70%, para transtorno de pânico com agorafobia mínima (p. ex., Barlow et al., 1989; Clark et al., 1994). Embora a evitação agorafóbica seja, às vezes, associada a uma resposta menos positiva (p. ex., Dow et al., 2007), o tamanho do efeito global dentro do grupo para a mudança no transtorno de pânico e agorafobia do pré ao pós-tratamento é muito grande (p. ex., tamanho do efeito = 1,53; Norton & Price, 2007). Além disso, o tamanho do efeito entre grupos é significativo em relação a condições de lista de espera (p. ex., tamanho do efeito = 0,64; Haby, Donnelly, Corry, & Vos, 2006). No entanto, são necessárias mais pesquisas para comparar a terapia cognitivo-comportamental com outras condições de tratamento ativo.

A eficácia se estende a pacientes que experimentam ataques de pânico noturnos (Craske, Lang, et al., 2005). Além disso, a terapia cognitivo-comportamental resulta em melhorias nas taxas de transtornos comórbidos de ansiedade e humor (p. ex., Craske et al., 2007; Tsao, Mystkowksi, Zucker, & Craske, 2005), embora um estudo tenha sugerido que os benefícios para condições comórbidas possam diminuir ao longo do tempo, quando avaliadas dois anos depois (Brown et al., 1995). Por fim, as aplicações da terapia cognitivo-comportamental reduzem taxas de recidiva após a interrupção de benzodiazepínicos de alta potência (p. ex., Spiegel, Bruce, Gregg, & Nuzzarello, 1994). Os efeitos da terapia cognitivo-comportamental são sustentados ao longo do tempo, já que metanálises mostram pouca alteração (isto é, manutenção dos efeitos do tratamento) desde o pós-tratamento até o seguimento (tamanho do efeito = 0,12; Norton & Price, 2007).

A partir de sua revisão de metanálises para a terapia cognitivo-comportamental em todos os transtornos, Butler, Chapman, Forman e Beck (2006) concluíram que as evidências para a manutenção dos ganhos do tratamento foram particularmente fortes para transtorno de pânico, no qual a taxa de recidiva foi quase metade daquela após a farmacoterapia. A melhora continuada após o tratamento agudo é facilitada pelo envolvimento de pessoas significativas para o paciente, em todos os aspectos do tratamento para agorafobia (p. ex., Cerny et al., 1987). Além disso, sessões de reforço melhoram os resultados no longo prazo e previnem o retorno de sintomas e a recaída (Craske et al., 2006; White et al., 2013). Algumas evidências sugerem que, embora a manutenção de longo prazo seja observada ao longo de um período de 24 meses em indivíduos que fizeram terapia cognitivo-comportamental para transtorno de pânico e agorafobia, a melhoria na evitação agorafóbica é mais bem mantida por aqueles pacientes que receberam terapia de autoajuda (Gloster et al., 2013), indicando que os efeitos do tratamento podem ser mais estáveis no longo prazo quando ele é oferecido por um terapeuta.

Os dados sobre a eficácia de ambientes de pesquisa estão agora sendo complementados por dados sobre a eficácia no mundo real da atenção primária. Em um estudo controlado randomizado em ambiente de atenção primária com terapeutas inexperientes, a terapia cognitivo-comportamental combinada com recomendações de especialistas para protocolos de medicação foi mais eficaz do que o tratamento usual (Roy-Byrne, Craske, et al., 2005). Os efeitos pareceram ser devidos principalmente à terapia cognitivo-comportamental, em vez da medicação (Craske, Golinelli, et al., 2005). No mais recente estudo com CALM (Craske et al., 2011), a eficácia da terapia cognitivo-comportamental para transtorno de pânico em ambientes de atenção primária nas mãos de terapeutas com pouca experiência foi demonstrada com o auxílio de um manual informatizado, combinado com recomendações especializadas para medicação, em relação ao tratamento usual.

Embora a terapia cognitivo-comportamental para transtorno de pânico e agorafobia seja eficaz e efetiva, há espaço para aprimoramento. Em um estudo, Brown e Barlow (1995) estimaram que 30% dos pacientes continuam com um funcionamento pobre no seguimento, e apenas 48% alcançaram estado de funcionamento pleno. Em um estudo considerado referência (Barlow et al., 2000), apenas 32% dos pacientes com transtorno de pânico encaminhados unicamente para a terapia cognitivo-comportamental demonstraram forte resposta ao tratamento, 12 meses após o tratamento agudo. Por fim, daqueles que realmente iniciam o tratamento, a taxa média de abandono é de 19%, com um intervalo de 0 a 54% (Haby et al., 2006).

DESCRIÇÃO DO TRATAMENTO: PROTOCOLO

A seguir, será descrita uma terapia cognitivo-comportamental de 12 sessões para transtorno de pânico e agorafobia adaptada ao caso de Julie. É claro que o grau em que diversos componentes do tratamento são enfatizados varia com a avaliação funcional realizada com cada paciente.

Descrição geral

O objetivo básico do protocolo de tratamento é influenciar diretamente as avaliações catastróficas equivocadas e a evitação de sensações corporais e de situações agorafóbicas. Inicialmente, isso é feito oferecendo-se informações precisas em relação à natureza da resposta luta-fuga. Ao apresentar essas informações, os pacientes são ensinados que o que sentem são sensações normais e inofensivas. Em segundo lugar, o tratamento visa a ensinar um conjunto de habilidades para desenvolver avaliações baseadas em evidências com relação às sensações corporais e às situações agorafóbicas. Ao mesmo tempo, são apresentadas informações específicas sobre os efeitos da hiperventilação e seu papel nos ataques de pânico, com prática de retreinamento de respiração, se for considerado apropriado. Então, o ponto crucial do tratamento envolve exposição repetida a gatilhos temidos internos e a situações agorafóbicas.

Sessão 1

Os objetivos da sessão 1 são descrever o medo e a ansiedade; ajudar os pacientes a entender as influências cíclicas entre respostas comportamentais, fisiológicas e cognitivas; auxiliá-los a entender que os sintomas de ataque de pânico não são prejudiciais; e começar o automonitoramento, caso não tenha sido começado com a avaliação inicial. A terapia inicia com a identificação de padrões de ansiedade e de situações em que essa ansiedade e os ataques de pânico têm probabilidades de ocorrer. Muitos pacientes apresentam dificuldades de identificar antecedentes específicos, informando que o pânico pode ocorrer praticamente a qualquer momento. Os terapeutas ajudam os pacientes a identificar fatores desencadeantes internos, especificamente cognições verbais negativas, imagens catastróficas e sensações físicas. A seguinte interação aconteceu com Julie:

TERAPEUTA: Em que situações você tem mais probabilidade de entrar em pânico?

JULIE: Em restaurantes lotados e quando estou dirigindo na estrada. Mas algumas vezes vou andando de carro, me sentindo bem, quando, de repente, vem. E, outras vezes, posso estar sentada em casa, me sentindo bem relaxada, e simplesmente acontece. É aí que fico assustada de verdade, porque não consigo explicar.

TERAPEUTA: Então, quando você está dirigindo na estrada, qual é a primeira coisa que você percebe ser um sinal de que vai entrar em pânico?

JULIE: Ah! Os outros carros na estrada andam como se estivessem indo bem devagar... É como se eu estivesse sonhando.

TERAPEUTA: E qual é a primeira coisa que você nota quando está em casa?

JULIE: Uma sensação irreal, como se eu estivesse flutuando.

TERAPEUTA: Então, o que isso lhe diz? Qual é o fator comum que deu início a esses dois ataques de pânico?

JULIE: O sentimento de que as coisas são irreais? Puxa, eu sempre pensei que as sensações físicas fossem o ataque de pânico, mas, talvez, elas desencadeiem o ataque de pânico.

Em seguida, introduz-se o modelo baseado no sistema de três respostas para descrever e entender a ansiedade e o pânico. Esse modelo contribui para uma autoconsciência objetiva — para se tornar um cientista pessoal — e dá a base para um quadro conceitual alternativo para explicar o pânico e a ansiedade que substitui as próprias suposições equivocadas do paciente. Pede-se aos pacientes que descrevam aspectos cognitivos, fisiológicos e comportamentais de suas respostas, ou seja, que identifiquem as coisas que *sentem*, *pensam* e *fazem* quando sentem ansiedade e pânico. Como descrito anteriormente, destacam-se as diferenças entre os perfis de resposta de ansiedade e pânico. Depois de entender a noção das três respostas que, na verdade, são parcialmente independentes, descrevem-se as interações entre os sistemas de respostas. Pede-se ao paciente que descreva os componentes do sistema das três respostas em um ataque de pânico recente e identifique formas como elas interagem para produzir mais desconforto, como no seguinte exemplo:

TERAPEUTA: Como você descreveria as três partes do ataque de pânico que teve em casa na semana passada?

JULIE: Bom, fisicamente, eu sentia minha cabeça realmente leve, e minhas mãos estavam úmidas. Eu achei que ia desmaiar ou que de alguma maneira ia me dissolver em um nada. Meu comportamento foi me deitar e chamar meu marido.

TERAPEUTA: Certo. Essa é uma ótima descrição de seus pensamentos, suas sensações físicas e seus comportamentos. Agora vamos dar uma olhada na sequência dos eventos. Qual foi a primeira coisa que você notou?

JULIE: Quando me levantei, minha cabeça começou a parecer realmente esquisita, como se ela estivesse entrando em parafuso.

TERAPEUTA: Qual foi sua reação seguinte a essa sensação?

JULIE: Eu me agarrei na cadeira. Achei que alguma coisa estava errada. Achei que ia piorar e que eu ia cair.

TERAPEUTA: Então, começou com uma sensação física, e depois você teve alguns pensamentos muito específicos em relação a essas sensações. O que aconteceu depois?

JULIE: Eu me senti muito ansiosa.

TERAPEUTA: E o que aconteceu depois?

JULIE: Parecia que a tontura estava piorando mais e mais. Eu fiquei muito preocupada porque era diferente de qualquer outra experiência que eu já havia tido. Eu estava convencida de que tinha chegado "a hora".

TERAPEUTA: Então, quando você fica mais ansiosa, as sensações físicas e os pensamentos de que alguma coisa ruim vai acontecer se intensificam. O que você fez depois disso?

JULIE: Telefonei para o meu marido e fiquei na cama até ele chegar em casa. Foi horrível.

TERAPEUTA: Você consegue entender como uma coisa alimenta a outra, criando um ciclo? Começou com uma sensação, depois alguns pensamentos ansiosos, depois se sentir ansiosa, depois mais sensações e mais pensamentos, e mais medo, e assim por diante?

Em seguida, são abordadas brevemente, as razões pelas quais os ataques de pânico começaram. Os pacientes são informados de que não é necessário entender as razões pelas quais começaram a entrar em pânico para que possam se beneficiar do tratamento, porque os fatores envolvidos no início não são necessariamente os mesmos envolvidos na manutenção do problema. Todavia, o ataque de pânico inicial é descrito como uma manifestação de ansiedade/estresse. Os estressores que estavam presentes na época do primeiro ataque são explorados com o paciente, principalmente em termos de como esses estressores podem ter aumentado os níveis de excitação física e ativado certos esquemas cognitivos carregados de perigo.

O terapeuta também descreve brevemente a fisiologia por trás da ansiedade e do pânico e os mitos relacionados aos possíveis significados das sensações físicas. Os principais conceitos tratados nessa fase da instrução são:

1. o valor de sobrevivência ou a função de proteção da ansiedade e do pânico;
2. a base fisiológica das várias sensações experimentadas durante o pânico e a ansiedade, e a função de sobrevivência da fisiologia subjacente;
3. o papel dos medos específicos de determinadas sensações corporais aprendidos e cognitivamente mediados.

O modelo de pânico que descrevemos anteriormente neste capítulo é explicado. Em particular, os conceitos de avaliação equivocada e condicionamento interoceptivo dariam conta dos ataques de pânico que parecem ocorrer do nada — que são desencadeados por gatilhos internos muito sutis ou por sensações físicas que podem ocorrer a qualquer momento. Essa informação não apenas reduz a ansiedade ao diminuir a incerteza sobre os ataques de pânico, como também aumenta a credibilidade dos procedimentos de tratamento posteriores. Ela é detalhada em um material dado ao paciente para ser lido durante a semana seguinte (para o material, ver Barlow & Craske, 2006).

Essa informação foi muito importante para Julie, porque a incapacidade de explicar seus ataques de pânico era uma grande fonte de desconforto. Aqui estão algumas das perguntas que ela fez em sua tentativa de entender mais seus ataques:

JULIE: Então, se eu entendi bem o que você disse, meus ataques de pânico são o mesmo que o medo que eu senti quando encontramos um ladrão na nossa casa. Não me parece nem um pouco a mesma coisa.

TERAPEUTA: Sim, esses dois estados emocionais — um ataque de pânico inesperado e o medo diante de um ladrão — são essencialmente a mesma coisa. Mas, no caso do ladrão, em que você estava concentrando sua atenção — no ladrão ou em como se sentia?

JULIE: No ladrão, é claro, embora eu estivesse notando que meu coração estava a mil.

TERAPEUTA: E quando você tem um ataque de pânico, em que está prestando atenção — nas pessoas ao seu redor ou no que está sentindo?

JULIE: Bom, mais em como estou me sentindo, embora isso dependa de onde estou no momento.

TERAPEUTA: Estar mais preocupada com o que acontece dentro pode levar a um tipo de experiência muito diferente do que estar preocupada com o ladrão, mesmo que, basicamente, esteja ocorrendo a mesma resposta fisiológica. Por exemplo, lembre-se da nossa descrição de como o medo das sensações pode intensificar essas sensações.

JULIE: Entendi. Mas e as sensações de irrealidade? Como eles podem proteger ou como me sentir irreal pode me ajudar a lidar com uma situação de perigo?

TERAPEUTA: Certo, não se esqueça de que o que é protetor são os eventos fisiológicos, e não as sensações. As sensações são apenas o resultado final desses eventos. Essas sensações de irrealidade podem ser causadas por mudanças no fluxo sanguíneo para o seu cérebro (embora não de forma perigosa), ou por respiração excessiva, ou por concentração muito intensa no que está acontecendo dentro de você. Então, a sensação de irrealidade pode não ser protetora, mas as mudanças no fluxo sanguíneo e o excesso de respiração, sim.

JULIE: Entendo que eu posso gerar um ataque de pânico por estar com medo de minhas sensações físicas, como meu coração disparar ou eu me sentir irreal, mas às vezes acontece tão rápido, que eu nem tenho tempo de pensar.

TERAPEUTA: É, essas reações podem acontecer muito rápido, às vezes automaticamente. Mas não se esqueça de que estamos regulados para reagir instantaneamente às coisas que achamos que representam perigo. Imagine que você está caminhando por uma viela escura e que tem motivo para acreditar que em algum lugar da escuridão se esconde um assassino. Nessas circunstâncias, você prestaria muita atenção a qualquer sinal, qualquer som ou qualquer visão de outra pessoa. Se você estivesse caminhando pela mesma rua e tivesse certeza de que não havia assassinos, poderia não ouvir ou não detectar os mesmos sinais que captou no primeiro caso. Vamos traduzir isso para o pânico: o assassino na rua escura é o ataque de pânico, e os sinais, sons e cheiros são as sensações físicas que você acha que indicam a possibilidade de um ataque de pânico. Por causa do alto grau de sensibilidade a sintomas físicos que sinalizam um ataque de pânico, é provável que você esteja observando "ruídos" normais em seu corpo que em outras situações não notaria e que, às vezes, fique assustada imediatamente por causa desses "ruídos". Em outras palavras, as sensações muitas vezes são observáveis porque você presta atenção a elas.

Em seguida, o método de automonitoramento foi descrito e demonstrado com prática na sessão, preenchendo-se o Registro de Ataques de Pânico. Julie estava preocupada com o fato de que o automonitoramento só faria aumentar seu desconforto, lembrando-a exatamente daquilo que ela teme (pânico e irrealidade). O terapeuta esclareceu a diferença entre automonitoramento objetivo e subjetivo, e explicou que o desconforto diminuiria se ela perseverasse.

O trabalho de casa para essa sessão foi automonitorar os ataques de pânico, a ansiedade diária e o humor, além de ler o material entregue pelo terapeuta. Na verdade, recomendamos aos pacientes que releiam esse material várias vezes e trabalhem ativamente com ele, circulando ou marcando as partes pessoalmente mais relevantes, ou as áreas que demandem mais esclarecimentos, porque o esforço melhora a retenção de longo prazo do conteúdo aprendido. É claro que, para alguns pacientes, a leitura do material dirige a atenção às coisas que eles temem (assim como o automonitoramento). Nesse caso, os terapeutas podem discutir o papel da evitação e a forma como, com leituras repetidas, os níveis de desconforto têm mais probabilidades de ceder.

No fim da sessão, Julie ficou muito ansiosa de repente. Ela não se sentia capaz de tolerar os procedimentos do tratamento ou a expectativa deles. Ficou muito agitada no consultório e relatou sentimentos de irrealidade. Abriu a porta do consultório para encontrar seu marido, que estava esperando do lado de fora. O terapeuta a ajudou a entender como o ciclo de pânico tinha surgido naquele momento:

1) o gatilho foi a descrição do tratamento —ter de encarar eventualmente sensações e situações temidas; 2) isso gerou ansiedade, porque Julie acreditava que não conseguiria enfrentar as demandas do tratamento, que o tratamento lhe causaria tanta ansiedade que ela "teria um chilique" e perderia o contato com a realidade permanentemente, ou que ela nunca melhoraria porque não conseguiria tolerar o tratamento; 3) a ansiedade atual no consultório gerou sensações de irrealidade e aceleração dos batimentos cardíacos; 4) Julie começou a se preocupar com a possibilidade de entrar em pânico e perder o contato com a realidade permanentemente nos minutos seguintes; 5) quanto mais ansiosa ela se sentia e quanto mais tentava escapar e encontrar segurança, mais intensas se tornavam as sensações físicas; 6) ela sentiu um certo alívio ao encontrar seu marido, porque a presença dele renovou sua confiança de que ela estaria em segurança. Julie voltou a crer que o tratamento avançaria em um ritmo com o qual ela se sentiria cômoda, mas, ao mesmo tempo, foi ajudada a entender que seu desconforto agudo em relação a sensações de irrealidade seria exatamente o alvo desse tipo de tratamento, atestando, assim, a relevância que esse tratamento tinha para ela. Ela também foi acalmada pela reestruturação cognitiva preliminar, sobre a probabilidade de perder permanentemente o contato com a realidade. Depois de uma longa discussão, Julie se tornou mais receptiva ao tratamento. Combinou-se uma abordagem de equipe para o planejamento e o avanço do tratamento, para que ela não se sentisse forçada a fazer coisas que não se achasse capaz de fazer.

Sessão 2

Os objetivos da sessão 2 são começar o desenvolvimento de uma hierarquia de situações agorafóbicas e habilidades de enfrentamento relacionadas a retreinamento de respiração e reestruturação cognitiva. A hierarquia individualizada compreende situações que vão da ansiedade suave à moderada, chegando à extrema. Essas situações se tornam a base da exposição *in vivo*. Embora os exercícios de exposição *in vivo* não estejam marcados para acontecer antes da sessão 4, a hierarquia é apresentada agora, para que as habilidades de reestruturação cognitiva possam ser praticadas em relação a cada situação na hierarquia antes que comece a exposição *in vivo*. Mais além, a hierarquia será refinada como resultado da prática da reestruturação cognitiva, porque esta destaca características específicas de situações agorafóbicas que provocam mais ansiedade.

Pediu-se a Julie que desenvolvesse uma hierarquia da semana seguinte. Ela manifestou ter dúvida se algum dia conseguiria cumprir algum item em sua hierarquia, ainda mais todos eles. O terapeuta ajudou-a pedindo a ela que pensasse em qualquer situação ao longo de sua vida que costumava ser difícil, mas que ficou mais fácil com a prática. Julie se lembrou de como ficava ansiosa quando começou a trabalhar com clientes no escritório de seu marido e como esse desconforto diminuiu com o tempo. Isso foi usado para ajudá-la a entender que a mesma coisa poderia acontecer com as situações listadas em sua hierarquia. A hierarquia final de Julie tinha as seguintes situações: dirigir de volta para casa sozinha; sentar-se em um cinema lotado; passar 2 horas sozinha em casa por dia; estar em casa sozinha quando escurecesse; dirigir sozinha por ruas conhecidas até a casa de seu irmão (15 km); dirigir até a segunda saída na rodovia 444, com seu marido seguindo-a no carro de trás; dirigir sozinha até a segunda saída na rodovia 444; dirigir até a quarta saída na rodovia 444, e dirigir na rodovia até a casa de seu irmão, sozinha. Depois, ela deveria repetir todas essas tarefas sem tomar o clonazepam e sem saber onde estava seu marido.

O retreinamento de respiração também começou nessa seção. Os pacientes devem hiperventilar voluntariamente, ficando em pé e respirando rápida e profundamente, como se enchessem um balão, por 1 minuto e meio. Com indução e estímulo por parte do terapeuta, os pacientes muitas vezes conseguem completar todo o tempo determinado, depois do qual é pedido que se sentem, fechem os olhos e respirem muito devagar, fazendo uma pausa no fim de cada respiração, até que os sintomas tenham diminuído. Em seguida, a experiência é discutida em termos do grau em que produziram sintomas iguais aos que ocorrem naturalmente durante a ansiedade ou o pânico. Em torno de 50 a 60% dos pacientes informam que os sintomas de hiperventilação são muito semelhantes aos que sentem em ataques de pânico. Muitas vezes, contudo, essa semelhança é confundida com ansiedade. Como o exercício é realizado em um ambiente seguro e os sintomas têm uma causa óbvia, a maioria dos pacientes diz que a experiência causou menos ansiedade do que se os mesmos sintomas tivessem ocorrido naturalmente. É importante que se faça essa distinção, porque ela demonstra a importância da segurança percebida para o grau de ansiedade que se experimenta. No caso de Julie, o exercício de hiperventilação provocou muita ansiedade (8 em uma escala de 0 a 10 pontos), e ela classificou os sintomas como muito semelhantes aos de seus ataques de pânico (6 em uma escala de 0 a 10 pontos). Ela encerrou a tarefa após cerca de 40 segundos, pois sentiu que teria um ataque completo. O terapeuta e Julie discutiram essa experiência em termos do sistema das três respostas e o papel das avaliações equivocadas e do condicionamento interoceptivo descrito durante a sessão anterior.

Então, Julie foi instruída brevemente sobre a base fisiológica da hiperventilação (ver Barlow & Craske, 2006). Como antes, o objetivo da apresentação didática era mitigar interpretações equivocadas dos riscos da respiração excessiva e fornecer uma base de informações factuais que servissem de referência quando se questionassem ativamente essas interpretações errôneas. O conteúdo dessa instrução é ajustado ao nível de informação do próprio paciente e tratado somente até onde for relevante para ele.

No passo seguinte, o terapeuta ensina o retreinamento de respiração, que começa com os pacientes usando mais o diafragma (abdome) do que a musculatura torácica. Além disso, os pacientes são instruídos a se concentrar em sua respiração, contando as inalações e pensando na palavra "relaxe" ao expirar (a respiração lenta é introduzida na sessão 3). Os terapeutas mostram os padrões sugeridos de respiração e depois oferecem *feedback* corretivo aos pacientes enquanto eles praticam no *setting* do consultório. (Observe que o CART usa um método diferente de retreinamento de respiração que se baseia em elevar os níveis de CO_2 no sangue por meio de *biofeedback*.)

As reações iniciais ao exercício de respiração podem ser negativas para pacientes que tenham medo de sensações respiratórias, porque o exercício dirige sua atenção para a respiração. Também pode ser difícil para pacientes que respirem demais cronicamente e para aqueles para os quais qualquer interrupção dos padrões normais de respiração inicialmente aumenta a sintomatologia respiratória. Em ambos os casos, recomenda-se a prática continuada, com a garantia de que sensações como falta de ar não causam danos. O objetivo é usar o treinamento das habilidades respiratórias para estimular uma aproximação continuada à ansiedade e às situações que a provocam. Ocasionalmente, os pacientes veem, de maneira equivocada, o retreinamento de respiração como uma forma de se aliviarem de sintomas assustadores, o que os leva à armadilha de temer graves consequências caso não consigam corrigir sua respiração. A seguir, o que aconteceu com Julie:

JULIE: Então, só o que eu preciso fazer é respirar mais devagar e tudo vai ficar bem?

TERAPEUTA: Certamente, respirar mais devagar vai ajudar a reduzir os sintomas físicos que você sente, mas não tenho certeza do que você quer dizer quando pergunta se tudo vai ficar bem.

JULIE: Que respirar bem vai me impedir de perder o contato com a realidade, que eu não vou desaparecer.

TERAPEUTA: O retreinamento de respiração vai ajudar você a regular a sua respiração, o que pode diminuir os seus sintomas físicos, incluindo a sensação de irrealidade. Mas sua pergunta é a razão para nossa próxima habilidade de tratamento de mudança do seu pensamento, para que você possa aprender que a sensação de irrealidade não é um sinal de perda real de contato com a realidade e desaparecimento.

O trabalho de casa é praticar a respiração diafragmática por pelo menos 10 minutos, duas vezes ao dia, em ambientes relaxantes.

Os terapeutas introduzem nessa sessão a reestruturação cognitiva, explicando que os erros de pensamento ocorrem com todos que estão ansiosos, ajudando o paciente a esperar que seu pensamento esteja distorcido. Os pacientes são informados de que essas distorções têm uma função adaptativa, ou seja, as chances de sobrevivência são maiores se percebemos o perigo como provável e merecedor de atenção do que se o minimizamos. Sendo assim, a ansiedade nos leva a julgar os eventos ameaçadores como mais ameaçadores do que eles realmente são. Contudo, as distorções cognitivas são desnecessárias, porque não existe ameaça real no caso de transtorno de pânico.

Em seguida, os pacientes são ensinados a tratar seus pensamentos como hipóteses ou palpites, em vez de fatos. As noções de pensamento automático e previsões específicas também são explicadas, para enfatizar a necessidade de se tornar um astuto observador das declarações habituais acerca de si mesmo em cada situação. Isso leva à *técnica da seta descendente* para identificar as previsões específicas feitas em cada momento, como demonstrado com Julie.

TERAPEUTA: O que assustou você ao se sentir desconectada no cinema ontem à noite?

JULIE: É uma sensação tão horrível!

TERAPEUTA: O que a torna tão horrível?

JULIE: Eu não aguento.

TERAPEUTA: O que faz você pensar que não aguenta? O que essa sensação de desconexão faz com você para que a considere horrível e intolerável?

JULIE: Pode ficar tão intensa, que toma conta de mim.

TERAPEUTA: E se ela tomar conta de você, o que vai acontecer?

JULIE: Eu poderia ficar tão aflita, que perderia o contato com a realidade.

TERAPEUTA: E o que significaria você perder o contato com a realidade?

JULIE: Que eu estaria em outro estado mental para sempre, eu nunca voltaria à realidade. Que eu ficaria tão louca, que teria de ser levada do cinema em uma maca para um hospital psiquiátrico e trancada lá para sempre.

Autodeclarações muito genéricas, como "Eu me sinto horrível", "Alguma coisa horrível poderia acontecer", são insuficientes, não terapêuticas e podem servir para intensificar a ansiedade por causa de sua natureza global e não diretiva. Em lugar disso, detalhes no conteúdo dos pensamentos, como "Tenho medo de que, se ficar muito ansiosa enquanto estiver dirigindo, eu perca o controle da direção, saia da estrada e morra", possibilitam reestruturação cognitiva posterior.

A análise do conteúdo dos pensamentos ansiosos mostra dois fatores amplos, que são chamados de *risco* e *valência*. Esses dois tipos principais de erros cognitivos são descritos aos pacientes. O risco se traduz em estimativas exageradas, ou conclusões apressadas, ao se verem os eventos negativos como prováveis, quando, na verdade, eles têm pouca probabilidade de ocorrer. O paciente deve identificar essas estimativas de incidentes de ansiedade e pânico nas duas últimas semanas: "Consegue pensar em eventos que você tinha certeza de que iam acontecer quando entrou em pânico, para descobrir depois que não aconteceram?". Geralmente, os pacientes conseguem identificar esses eventos com facilidade, mas protestam, como no seguinte exemplo:

JULIE: Bom, muitas vezes eu pensei que ia perder o controle... que eu ia ter um chilique e nunca mais voltaria à realidade. Nunca aconteceu de verdade, *mas* ainda pode acontecer.

TERAPEUTA: Por que você acha que "isso" ainda pode acontecer?

JULIE: Uma parte de mim se sente como se eu sempre tivesse conseguido escapar disso bem na hora, seja me afastando da situação, seja recebendo ajuda do meu marido, seja aguentando o suficiente para que a sensação passasse. Mas e se na próxima vez eu não conseguir aguentar?

TERAPEUTA: Sabendo o que sabemos sobre nossos pensamentos quando estamos ansiosos, você consegue classificar como estimativa exagerada qualquer uma das ideias que acabou de expressar, como "simplesmente aguentar" ou "escapar bem na hora"?

JULIE: Suponho que você esteja dizendo que eu consigo aguentar ou que sempre escapo bem na hora.

TERAPEUTA: Mais do que você sentir necessidade de aguentar ou escapar, porque está superestimando a probabilidade de ter um chilique e nunca retornar à realidade.

JULIE: Mas parece que isso vai me acontecer.

TERAPEUTA: A confusão entre o que você acha que vai acontecer e o que realmente vai acontecer é exatamente o problema que estamos tratando nesta sessão.

Exploram-se as razões pelas quais as estimativas exageradas persistem apesar de repetidas refutações. Geralmente, os pacientes fazem atribuições equivocadas da ausência de perigo a sinais ou comportamentos de segurança externos (p. ex., "Só consegui porque achei alguém para me ajudar a tempo", "Se eu não tivesse tomado o alprazolam na semana passada quando entrei em pânico na loja, tenho certeza de que teria desmaiado", "Eu não teria conseguido se não tivesse saído da estrada a tempo") ou à "sorte", em lugar de entender a imprecisão dos indicadores iniciais. Da mesma forma, os pacientes podem supor que a única razão para ainda estarem vivos, sãos e salvos é que o "grande ataque" ainda não aconteceu. Nesse caso, erram ao pressupor que a intensidade dos ataques de pânico aumenta os riscos de resultados catastróficos.

O método para refutar os erros de estimativas exageradas é questionar as evidências dos julgamentos de probabilidade. O formato geral é tratar os pensamentos como hipóteses ou palpites em vez de fatos ou examinar as evidências e gerar indicadores alternativos mais realistas. Isso se faz melhor com o uso do questionamento socrático por parte do terapeuta, de forma que os pacientes adquiram a habilidade de examinar o conteúdo de suas declarações e chegar a declarações ou indicadores alternativos depois de ter refletido sobre todas as evidências. Nesse sentido, é útil questionar a lógica (p. ex., "Como a aceleração dos batimentos leva a um ataque cardíaco?") ou as evidências a partir das quais os julgamentos são feitos (p. ex., informações equivocadas de outras pessoas, sensações incomuns). Continuando com o exemplo anterior de Julie, o questionamento tomou o seguinte rumo:

TERAPEUTA: Um dos pensamentos específicos que você identificou é que vai ter um chilique e nunca retornar à realidade. O que, de forma específica, leva você a pensar que isso provavelmente vai acontecer?

JULIE: Bom, acho que é assim que eu me sinto.

TERAPEUTA: Você pode descrever os sentimentos?

JULIE: Ah! Eu me sinto fora do ar e irreal, como se as coisas ao meu redor fossem diferentes e eu não estivesse conectada.

TERAPEUTA: E por que você acha que esses sentimentos realmente querem dizer que você vai perder o contato com a realidade?

JULIE: Não sei, eu sinto que é assim.

TERAPEUTA: Então, vamos examinar essa suposição. Como é o seu comportamento quando você se sente irreal? Por exemplo, você responde se alguém lhe faz uma pergunta durante esses episódios?

JULIE: Eu respondo a você, mesmo que às vezes me sinta assim aqui.

TERAPEUTA: E você consegue caminhar, escrever ou dirigir quando se sente assim?

JULIE: Consigo, mas tenho uma sensação diferente.

TERAPEUTA: Mas você faz essas atividades mesmo se sentindo desconectada. Então, o que isso lhe diz?

JULIE: Pode ser que eu não tenha perdido completamente o contato com a realidade. Mas e se eu perder?

TERAPEUTA: Quantas vezes você já se sentiu desconectada?

JULIE: Centenas e centenas de vezes.

TERAPEUTA: E quantas vezes já perdeu permanentemente o contato com a realidade?

JULIE: Nunca. Mas e se essas sensações não desaparecerem?

TERAPEUTA: Então, o que mais lhe diz que isso é possível?

JULIE: E o meu primo em segundo grau? Ele piorou quando tinha uns 25 anos, e agora a cabeça dele está uma confusão. Ele mal consegue funcionar e fica entrando e saindo de hospitais psiquiátricos. Eles dão um monte de drogas pesadas para ele. Eu nunca vou me esquecer da vez em que o vi totalmente fora de si. Ele não dizia coisa com coisa.

TERAPEUTA: Então, você estabelece uma conexão entre ele e você?

JULIE: Sim.

TERAPEUTA: Quais são as semelhanças entre vocês dois?

JULIE: Na verdade, não existe nenhuma. Só que ele é o que eu acho que vou virar.

TERAPEUTA: Ele alguma vez se sentiu como você se sente agora?

JULIE: Não sei.

TERAPEUTA: E se outro de seus primos tivesse problemas graves de coluna, você estaria preocupada com ter graves problemas de coluna?

JULIE: Não.

TERAPEUTA: Por que não?

JULIE: Porque nunca passou pela minha cabeça. Não é algo com que eu me preocupo.

TERAPEUTA: Então, parece que você acha que vai acabar como seu primo porque tem medo de acabar como ele.

JULIE: Acho que sim.

TERAPEUTA: Vamos examinar todas as evidências e considerar algumas alternativas. Você já se sentiu irreal centenas de vezes e nunca perdeu o contato com a realidade, porque continuou a funcionar no meio de todas essas sensações e sentimentos, e eles nunca duraram muito. Você está com medo de ficar como seu primo, mas não há nenhum dado que mostre que ele e você tenham o mesmo problema. Na verdade, os dados sugerem o contrário, porque você consegue funcionar e ele não. Então, qual é a probabilidade realista de que você venha a perder o contato com a realidade permanentemente? Usando uma escala de 0 a 100, em que 0 = *Nenhuma chance* e 100 = *Certamente vai acontecer*.

JULIE: Bom, talvez seja menor do que eu pensei. Quem sabe uns 20%.

TERAPEUTA: Isso significaria que você de fato perdeu o contato com a realidade uma a cada cinco vezes em que se sentiu irreal.

JULIE: Dito assim, acho que não. Talvez seja uma possibilidade muito pequena.

TERAPEUTA: Então, qual seria uma explicação alternativa?

JULIE: Talvez os sentimentos de irrealidade sejam causados por me sentir ansiosa ou ofegante, e ter esses sentimentos não quer dizer que eu esteja realmente perdendo o contato com a realidade, e não sou nem um pouco como meu primo.

Como trabalho de casa, além da continuação do automonitoramento e da prática de respiração diafragmática, Julie deveria identificar seus pensamentos ansiosos em relação a cada item da sua lista de hierarquia de agorafobia e usar os passos na sessão para examinar as evidências e gerar interpretações baseadas em evidências alternativas para os erros de superestimativa de risco. Ela deveria fazer a mesma coisa para cada ataque de pânico que ocorresse na semana seguinte.

Sessão 3

Os objetivos da sessão 3 são desenvolver o retreinamento de respiração e continuar a reestruturação cognitiva ativa. O terapeuta revisa a prática de respiração diafragmática do paciente durante a semana. Julie estava decepcionada com suas tentativas de praticar.

JULIE: Simplesmente parecia que eu não conseguia fazer certo. Às vezes, eu começava bem, e, quanto mais eu tentava, mais achava que ia ficar sem ar, e tinha de respirar bem fundo entre cada respiração. Outras vezes, eu ficava tonta, os sentimentos de irrealidade começavam, e, nesse momento, eu parava e ocupava a minha mente com alguma coisa.

TERAPEUTA: Parece que tem muita coisa acontecendo. Em primeiro lugar, não se esqueça de que isso é uma habilidade, como aprender a andar de bicicleta, e não se pode esperar que seja fácil desde o início. Segundo, parece que você sentiu alguns sintomas físicos desagradáveis que a preocuparam. Você disse que parecia que estava ficando sem ar. Com base no que conversamos na semana passada, o que você acha que pode ter causado esse sentimento?

JULIE: Vai ver que eu não estava recebendo ar suficiente nos pulmões, porque eu acho muito difícil usar o diafragma. Parecia que eu estava me sufocando.

TERAPEUTA: Talvez seja só uma questão de aprender a usar o diafragma. Mas você estava mesmo sufocando ou foi uma interpretação de que você poderia estar sufocando?

JULIE: Não sei. Já tive esse sentimento de sufocar antes, principalmente quando estou trancada em uma sala cheia de gente.

TERAPEUTA: Então como você sabe que estava sufocando?

JULIE: Eu não sei. Apenas me senti assim.

TERAPEUTA: Vamos juntar as evidências. Você já teve essas sensações antes e nunca sufocou. Como discutimos na última vez, a ansiedade pode criar uma sensação de falta de ar mesmo que você tenha todo o ar de que precisa. Você consegue pensar em uma explicação alternativa?

JULIE: Bom, talvez eu não estivesse sufocando. Talvez eu só sentisse isso.

As reclamações de Julie representavam preocupações típicas que deveriam ser tratadas. O passo seguinte é diminuir o ritmo da respiração até que o paciente consiga realizar um ciclo completo de inspiração e expiração de 6 segundos. Mais uma vez, o terapeuta mostra como se diminui a respiração e, depois, fornece *feedback* corretivo sobre a prática na sessão. O paciente é instruído a continuar a praticar a respiração lenta em ambientes "seguros" ou relaxantes, e desestimulado a aplicar essa respiração lenta quando estiver ansioso ou em pânico, até que tenha dominado completamente a habilidade.

Além disso, a reestruturação cognitiva é continuada abordando-se o segundo erro de pensamento, que é considerar um elemento como "perigoso", "insuportável" ou "catastrófico". Os exemplos típicos de erros catastróficos são "Se eu desmaiar, as pessoas vão pensar que eu sou fraco, e isso seria insuportável", ou "Os ataques de pânico são a pior coisa que eu consigo imaginar", ou "Se eu começar a me sentir ansioso, vou arruinar toda a noite". *Descatastrofizar* significa encarar o pior, entender que as ocorrências não são tão *catastróficas* quanto se diz e pensar em maneiras concretas de enfrentar os eventos negativos em vez de pensar em como eles são *ruins*. Um princípio fundamental por detrás de descatastrofizar é que os eventos podem ser suportados mesmo que sejam desconfortáveis. O reconhecimento da duração limitada do desconforto contribui para desenvolver uma sensação de capacidade de enfrentar. A distinção crítica, nesse caso, é que, embora os pacientes possam preferir que esses eventos não ocorram, eles são capazes de tolerar o desconforto, se for necessário. Sendo assim, para a pessoa que declara que julgamentos negativos por parte de outras são insuportáveis, é importante discutir o que ela faria para enfrentar um julgamento negativo direto por parte de alguém. Igualmente, para a pessoa que declara que os sintomas físicos de pânico são intoleravelmente constrangedores, o tipo de questionamento a seguir é útil:

JULIE: Estou realmente preocupada com perder o controle e fazer alguma coisa louca, como berrar, gritar.

TERAPEUTA: Encaremos o pior para descobrir o que tem de tão ruim nisso. O que seria tão ruim em gritar e berrar?

JULIE: Eu nunca suportaria.

TERAPEUTA: Bom, vamos pensar nisso. Quais são as várias coisas que você poderia fazer nessa situação? Você acaba de gritar e berrar, e agora?

JULIE: Acho que os gritos e berros acabariam parando.

TERAPEUTA: Certo, no mínimo, você acabaria se cansando. O que mais?

JULIE: Talvez eu explicasse às pessoas ao meu redor que estava tendo um dia muito ruim, mas que ficaria bem. Em outras palavras, tranquilizá-las.

TERAPEUTA: Bom. E o que mais?

JULIE: Talvez eu simplesmente fosse embora, encontrasse algum lugar para me acalmar e tranquilizasse a mim mesma de que o pior já passou.

TERAPEUTA: Bom.

JULIE: Mas e se a polícia viesse, me levasse e me trancasse em um hospital psiquiátrico?

TERAPEUTA: De novo, vamos encarar o pior. E se a polícia viesse mesmo, você estivesse gritando e berrando, e a polícia levasse você? Por mais que isso possa parecer assustador para você, vamos pensar no que aconteceria.

JULIE: Eu tenho essa imagem em que não consigo dizer para eles o que realmente está acontecendo — estou tão fora de mim, que não sou capaz de dizer para eles que só estou ansiosa.

TERAPEUTA: Se você estivesse tão perturbada, que nem conseguisse se comunicar claramente, quanto isso duraria?

JULIE: Você tem razão. Eu acabaria me cansando e conseguiria falar com mais clareza. Mas e se eles não acreditassem em mim?

TERAPEUTA: E se eles não acreditassem em você no início? Quanto tempo levaria para eles se darem conta de que você não é louca?

JULIE: Acho que logo depois eles veriam que estou bem, e talvez eu pudesse ligar para um amigo ou para o meu médico para explicar o que estava acontecendo.

O trabalho de casa para essa sessão, além de continuar o automonitoramento, é praticar a respiração lenta e diafragmática em ambientes relaxantes e identificar erros de catastrofização em relação a cada item na hierarquia de agorafobia, seguido pela prática de descatastrofizar e criar maneiras de enfrentamento. Além disso, Julie deveria usar a habilidade de descatastrofizar para os ataques de pânico que ocorressem durante a semana.

Sessão 4

O principal objetivo da sessão 4 é usar as habilidades de retreinamento de respiração como ferramenta de enfrentamento, revisar habilidades de reestruturação cognitiva e começar a exposição *in vivo* ao primeiro item da hierarquia da agorafobia.

Agora que já praticaram a respiração lenta e diafragmática o suficiente em ambientes relaxantes, os pacientes estão prontos para usar esses métodos em ambientes com distrações e em situações de ansiedade. Eles são estimulados a usar as habilidades de respiração como técnica de enfrentamento diante do medo, da ansiedade e de situações que a provoquem. Alguns pacientes usam habilidades respiratórias como sinal ou comportamento de segurança; em outras palavras, acreditam que correrão risco de alguma calamidade mental, física ou social se não respirarem corretamente. Essa questão surgiu com Julie.

JULIE: Quando entrei em pânico durante a semana, tentei usar a respiração, mas não funcionou. Isso me fez sentir pior.

TERAPEUTA: Parece que você tentou usar o exercício de respiração numa tentativa desesperada de controlar as coisas que estava sentindo.

JULIE: É, é isso.

TERAPEUTA: O que você acha que teria acontecido se não tivesse conseguido controlar esses sentimentos?

JULIE: Eu estava muito preocupada de não conseguir lidar com eles.

TERAPEUTA: E se você não conseguisse lidar com eles, o que aconteceria?

JULIE: Simplesmente parece que eu vou perder o controle, de forma permanente.

TERAPEUTA: Esse é um dos pensamentos de que falamos na última vez. O que as evidências lhe dizem sobre a probabilidade de perder permanentemente o contato com a realidade?

JULIE: Quer dizer que, mesmo que eu não controle a minha respiração, eu vou ficar bem?

TERAPEUTA: Bom, você não perdeu o contato com a realidade permanentemente antes de aprender o exercício. O que isso lhe diz?

JULIE: Está bem, entendo.

TERAPEUTA: O exercício da respiração é melhor como ferramenta para ajudá-la a enfrentar o que quer que esteja causando ansiedade. Então, à medida que você enfrenta situações e sua ansiedade aumenta, use o exercício de respiração para ajudar você a enfrentar, em lugar de fugir da ansiedade. O exercício da respiração pode ser útil para ajudar você a lidar com essas situações ou para estar nelas, mas, na verdade, você não *precisa* dele para lidar com elas e aceitar sua ansiedade.

Aos pacientes que usam constantemente suas habilidades de respiração como comportamento de segurança, pode-se recomendar que não o façam, pois assim aprendem que aquilo com que estão se preocupando não acontece ou pode ser administrado sem o uso dessas habilidades.

Em termos de reestruturação cognitiva, os terapeutas dão *feedback* corretivo aos pacientes sobre os métodos de questionar as evidências para gerar probabilidades realistas, encarar o pior e gerar formas de enfrentar cada item na hierarquia de agorafobia e quaisquer ataques de pânico que tenham ocorrido na semana anterior. O *feedback* corretivo específico é dado quando os pacientes não são específicos em sua reestruturação cognitiva (p. ex., pacientes que registram que o que mais os preocupa é o pânico devem ser estimulados a detalhar o que os preocupa em relação a entrar em pânico) ou contam com garantia geral (p. ex., pacientes que registram que "tudo vai dar certo" como suas evidências e/ou sua forma de enfrentamento devem ser estimulados a listar as evidências e/ou gerar passos de enfrentamento reais).

Em seguida, trata-se de como praticar o primeiro item na hierarquia de agorafobia. Se for o caso, revisam-se as razões pelas quais tentativas anteriores de exposição *in vivo* falharam. As razões típicas para os fracassos anteriores de exposição *in vivo* incluem tentativas muito casuais e/ou breves ou muito espaçadas entre si, além de tentativas realizadas sem uma sensação de domínio ou enquanto se mantêm crenças de que a catástrofe é muito possível. Julie já havia tentado enfrentar situações agorafóbicas no passado, mas todas as vezes ela havia fugido, sentindo-se tomada pelo pânico e apavorada com a possibilidade de perder contato com a realidade permanentemente. O terapeuta a ajudou a entender como abordar as situações agorafóbicas de outra forma, para obter benefícios da exposição. Os sinais de segurança típicos de Julie eram a presença de seu marido — ou, pelo menos, o conhecimento de seu paradeiro — e o clonazepam (que ela levava consigo, mas raramente usava). O terapeuta discutiu a importância de ela eventualmente abandonar esses sinais de segurança.

Como mencionado anteriormente, o objetivo da terapia da exposição não é a redução imediata do medo e da ansiedade, e sim que o paciente aprenda algo novo como resultado da exposição. Para uma exposição efetiva, é essencial a clarificação do que os pacientes mais se preocupam quando se deparam com as situações que temem e quais são as condições que mais os ajudam a aprender que as coisas das quais têm mais medo raramente acontecem, e/ou que eles podem enfrentar a situação e tolerar a ansiedade. Se o que mais preocupa um paciente é que o medo e a ansiedade se mantenham elevados durante toda a prática, a aprendizagem corretiva envolve tolerar a ansiedade constante. Para Julie, a primeira situação em sua hierarquia era dirigir sozinha do trabalho para casa. Ela declarou que o que mais a preocupava nessa situação era que ela entraria em pânico e perderia o contato com a realidade, como consequência, perderia o controle do carro e morreria em um acidente. Ela também declarou que dirigir ao entardecer era a condição sob a qual mais estava convencida dessas eventualidades. Sendo assim, a tarefa que o terapeuta considerou mais eficaz para lhe ensinar que ela não perderia o contato com a realidade ou que ela poderia enfrentar as sensações de irrealidade e pânico era dirigir do trabalho para casa ao entardecer.

Explique da forma mais concreta possível a tarefa de exposição, para que o paciente entenda exatamente o que a prática implica (p. ex., "Caminhe sozinha dentro de um *shopping center* por 10 minutos"). É importante que a prática não seja interrompida por causa da ansiedade (p. ex., "Continue dirigindo na rodovia até ficar ansiosa"), porque a prática de exposição reforçaria a evitação da ansiedade.

Julie foi relembrada que usasse suas habilidades de enfrentamento se entrasse em pânico ao praticar a tarefa, ou seja, em momentos de medo, recomenda-se que os pacientes usem suas habilidades de respiração e pensamento para realizar as tarefas designadas. As habilidades de enfrentamento não são pensadas como meios para reduzir o medo e a ansiedade, e sim para tolerá-los. A aceitação e a observação não julgadora de sensações físicas e pensamentos podem ser outra estratégia a se usar em meio à terapia de exposição.

Recomenda-se que os pacientes mantenham um plano regular de práticas repetidas de exposição *in vivo* pelo menos três vezes por semana e as realizem independentemente de fatores internos (p. ex., ter um "dia ruim", sentir-se doente) ou externos (mau tempo, agenda lotada) que possam gerar atitudes de protelação. Julie expressou algumas preocupações sobre sua capacidade de praticar pelo menos três vezes na semana seguinte:

JULIE: Não sei se consigo praticar três vezes, porque na maioria dos dias eu me sinto muito desgastada. Talvez eu possa praticar na segunda e na terça-feira, pois é nesses dias que eu geralmente me sinto melhor.

TERAPEUTA: O que poderia acontecer se praticasse os exercícios em um dia em que já se sinta cansada?

JULIE: Eu me sinto mais frágil nesses dias.

TERAPEUTA: E se você se sentir mais frágil, o que pode acontecer?

JULIE: Eu simplesmente não acho que conseguiria. Seria difícil demais. Posso me descontrolar e perder de vez o contato com a realidade.

TERAPEUTA: Certo, então vamos pensar sobre esse pensamento. O que lhe diz a sua experiência? Quantas vezes você já perdeu o contato com a realidade, incluindo dias em que se sentia muito cansada?

JULIE: Bom, nunca.

TERAPEUTA: Então, o que isso lhe diz?

JULIE: Está bem, mas ainda sinto dificuldade de dirigir nesses dias.

TERAPEUTA: Que tal você começar com segunda ou terça-feira, mas em seguida avançar para os outros dias da semana em que se sente muito cansada, para que tenha uma ótima oportunidade para aprender se vai perder o contato com a realidade permanentemente ou não?

O trabalho de casa de Julie para essa sessão é continuar o automonitoramento, continuar usando a reestruturação cognitiva e o retreinamento de respiração se houver ansiedade ou pânico elevados, e praticar o primeiro item da hierarquia da agorafobia pelo menos três vezes, das quais pelo menos uma será sem seu marido, Larry.

Sessão 5

Os objetivos da sessão 5 são revisar a prática da exposição *in vivo*, formular outra tarefa de exposição a ser praticada na semana seguinte e começar a exposição interoceptiva. Observe que as exposições *in vivo* e interoceptiva podem ser realizadas simultânea ou sequencialmente. No caso de Julie, a exposição *in vivo* foi iniciada na sessão 4, ao passo que a exposição interoceptiva começou na sessão 5, mas poderiam ter sido feitas na ordem inversa, sem problemas.

É essencial revisar a prática da semana da exposição *in vivo*. Uma avaliação objetiva do desempenho é considerada necessária para compensar autoavaliações subjetivas e prejudiciais. Como demonstrado na literatura experimental sobre aprendizagem e condicionamento, as avaliações de eventos aversivos após eles terem ocorrido podem influenciar a ansiedade quanto a encontros futuros com os mesmos tipos de eventos aversivos. Qualquer prática que seja interrompida prematuramente deve ser revisada com cuidado em busca de fatores contribuintes que podem ser incorporados a exposições *in vivo* subsequentes. É importante reconhecer o precipitante da fuga, porque essa necessidade geralmente está baseada na previsão de que a resistência contínua resultaria em algum tipo de perigo. Por exemplo, os pacientes podem ter expectativas de que as sensações se tornem intensas e levem a uma reação fora de controle. Essa expectativa pode ser discutida como obtenção de conclusões precipitadas e exagero. Ao mesmo tempo, a própria fuga não precisa ser vista catastroficamente (isto é, como constrangedora ou como um sinal de fracasso). Além disso, os terapeutas reforçam o uso de habilidades respiratórias e cognitivas (ou habilidades de aceitação) para ajudar os pacientes a permanecerem na situação até que a duração ou a tarefa especificadas tenham sido completadas, apesar das sensações desconfortáveis. Contudo, se os pacientes conseguirem se manter na situação sem o uso explícito de habilidades de enfrentamento, não há problema algum. Na verdade, essa abordagem pode ajudar os pacientes a aprender que eles conseguem tolerar a ansiedade sem tentar gerenciá-la, ou mesmo que ela pode desaparecer sozinha quando há um aprendizado corretivo, sem o uso de habilidades de enfrentamento.

Mais uma vez, é importante que os pacientes reconheçam que o objetivo é enfrentar as situações repetidamente, apesar da ansiedade, e não atingir uma ausência total de ansiedade. O objetivo de cada prática de exposição não é reduzir imediatamente o medo, mas, sim, tolerá-lo. Essa postura acaba por levar à redução do medo. A ansiedade que não diminui depois de dias de exposição *in vivo* pode ser resultado de uma ênfase demasiada na redução imediata do medo e da ansiedade, ou seja, esforçar-se muito ou querer demais que a ansiedade diminua geralmente a mantém.

Julie teve êxito com sua primeira prática de exposição *in vivo*, conseguindo ir embora do trabalho de carro ao entardecer, sozinha, quatro vezes. Ela observou que a primeira vez foi mais fácil do que esperava; a segunda foi mais difícil, e ela teve que parar no acostamento uma vez. O terapeuta a ajudou a identificar os pensamentos e as sensações que a levaram a "fugir" da situação: as sensações de irrealidade e o medo de perder o contato com a realidade. Julie esperou por uns minutos e depois continuou dirigindo para casa — uma ação que foi muito reforçada pelo terapeuta. A terceira e a quarta vez foram mais fáceis.

O marido de Julie, Larry, participou da sessão 5, para que ele pudesse aprender a ajudar Julie a lidar com o pânico e a agorafobia. Ele apoiava e estava ávido por ajudar de qualquer maneira possível, expressando frustração por não ter tido ideia de como ajudar no passado.

Há princípios gerais de envolvimento de pessoas significativas no tratamento do paciente. Em primeiro lugar, apresenta-se a essa pessoa uma conceituação do tratamento para reduzir sua frustração e/ ou suas atribuições negativas para o funcionamento emocional do paciente (p. ex., "Ah, isso é só invenção dela, não tem nada de errado com ela" ou "Ele sempre foi assim, desde antes de nos casarmos, e nunca vai mudar"). A forma como o problema agorafóbico prejudicou as rotinas cotidianas e a distribuição de tarefas familiares também é investigada e discutida. Os exemplos podem incluir atividades sociais, de lazer e tarefas domésticas. O terapeuta explica que as atividades familiares podem ser estruturadas em torno do medo e da evitação para ajudar o paciente a funcionar sem ansiedade intensa. Ao mesmo tempo, dar a essa pessoa as tarefas do paciente pode acabar reforçando o padrão de comportamento agorafóbico. Consequentemente, destaca-se a importância de cumprir as instruções para a exposição *in vivo*, mesmo que o paciente venha a sentir desconforto inicialmente.

A pessoa significativa que está na sessão com o paciente é estimulada a se tornar um participante ativo, expondo sua percepção dos comportamentos e dos medos do paciente, bem como seu impacto no ambiente doméstico. Às vezes, essa pessoa apresenta informações das quais o paciente não estava totalmente ciente ou não as informou, especialmente em relação a como o comportamento do paciente afeta o funcionamento dessa pessoa. Larry, por exemplo, descreveu como se sentia preso em casa à noite, pois antes ele costumava jogar basquete com seus amigos em um ginásio local, mas agora fica em casa porque se sente culpado se deixa Julie sozinha.

O passo seguinte é descrever o papel dessa pessoa nas tarefas de exposição *in vivo*. Ela é considerada um instrutor, e se recomenda que o casal trate as tarefas como uma equipe de solução de problemas. Isso inclui decidir exatamente onde e quando praticar a exposição *in vivo*. Para se preparar para as práticas, o paciente identifica suas avaliações equivocadas em relação à tarefa e gera alternativas cognitivas. A outra pessoa deve ajudar o paciente a questionar seus próprios pensamentos "ansiosos". Na sessão, podem ser realizadas dramatizações desse tipo de questionamento do paciente por parte da outra pessoa, para que o terapeuta possa dar *feedback* corretivo a cada uma delas. Por meio da exposição *in vivo*, a outra pessoa lembra o paciente de aplicar os questionamentos cognitivos, as habilidades respiratórias ou as habilidades de aceitação. Como essa pessoa geralmente é um sinal de segurança, as tarefas provocam menos ansiedade. No entanto, com o tempo o paciente deve ser desligado desse sinal de segurança. Assim, as tentativas iniciais de enfrentar situações agorafóbicas são realizadas com essa pessoa, e as posteriores, por conta própria. O desligamento da pessoa significativa pode ser feito de forma gradual, como no caso de Julie: (1) dirigir inicialmente com Larry no carro, (2) com ele em um carro atrás do dela, (3) encontrá-lo em um ponto de chegada e (4) dirigir sozinha.

O estilo de comunicação é muito importante para essa cooperação. Por um lado, recomenda-se que as pessoas não aumentem a experiência de pânico do paciente e o ajudem a aplicar as declarações de enfrentamento quando estiver ansioso. Por outro, essas pessoas devem ter paciência, pois o progresso do paciente pode ser irregular. O paciente e a pessoa significativa devem usar uma escala de classificação de 0 a 10 pontos para se comunicar em relação ao atual nível de ansiedade ou desconforto do paciente, como forma de reduzir o desconforto associado à discussão da ansiedade, especialmente em situações públicas. O paciente é alertado sobre a motivação potencial para evitar discutir o que sente com essa pessoa, em razão do constrangimento ou da tentativa de evitar a ansiedade por medo de que essa discussão ou a concentração na ansiedade possa intensificar seu nível de desconforto. Desaconselha-se evitar o que se sente, porque a distração é considerada menos benéfica no longo prazo do que efetivamente encarar o que está incomodando e aprender que as catástrofes previstas não ocorrem. Volta-se a garantir ao paciente que o desconforto e o constrangimento iniciais provavelmente vão diminuir à medida que os parceiros se familiarizem mais com a discussão sobre os níveis de ansiedade e seu manejo. Além disso, são abordadas as preocupações do paciente com a possível insensibilidade ou pressão da outra pessoa. Por exemplo, a pessoa significativa pode supor que conhece o nível de ansiedade do paciente e seus pensamentos ansiosos sem a confirmação do próprio paciente, ou pode se irritar com o paciente por este evitar as situações ou fugir delas, ou por ter medo. Todas essas questões são descritas como padrões de comunicação relativamente comuns e compreensíveis que, mesmo assim, precisam ser corrigidos. A dramatização, durante a sessão, de estilos de comunicação mais adaptativos durante episódios de elevada ansiedade é uma técnica útil de aprendizagem. Ocasionalmente, o treinamento mais específico em comunicações pode ser benéfico, em especial se os parceiros brigam frequentemente em suas tentativas de criar itens ou métodos para realizar a exposição *in vivo*.

A próxima tarefa de exposição *in vivo* para Julie foi se sentar em um cinema lotado, passando aos poucos do corredor para um lugar mais próximo da metade da fila, pois essa era a situação em que ela sentia mais preocupação de perder o controle e chamar a atenção para si. Julie e Larry ensaiaram sua postura para a exposição *in vivo* na sessão, enquanto o terapeuta dava *feedback* corretivo, usando os princípios de comunicação e enfrentamento descritos antes. Eles foram instruídos a praticar essa tarefa, no mínimo, três vezes durante a semana. Pelo menos em uma ocasião, Julie deveria praticá-la sozinha.

Em seguida, introduziu-se a exposição interoceptiva. Por meio de exposições repetidas às sensações temidas, os pacientes aprendem que essas sensações não lhes causam danos, e eles adquirem cada vez mais confiança em sua capacidade de tolerar os sintomas de ansiedade. O procedimento começa com uma avaliação da resposta do paciente a uma série de exercícios padronizados. Primeiro, o terapeuta mostra como é o exercício. Então, após o paciente tê-lo realizado, o terapeuta registra as sensações, o nível de ansiedade (0 a 10), a intensidade das sensações (0 a 10) e a semelhança com as sensações de pânico que ocorrem naturalmente (0 a 10). Os exercícios incluem sacudir a cabeça de um lado para o outro por 30 segundos, colocá-la entre as pernas por 30 segundos e levantá-la rapidamente; correr no mesmo lugar ou subir degraus por 1 minuto; prender a respiração pelo maior tempo possível; contrair os músculos do corpo todo por 1 minuto ou ficar em posição de fazer flexões pelo maior tempo possível; dar voltas em uma cadeira giratória por 1 minuto; hiperventilar por 1 minuto; respirar por meio de um canudinho (com as narinas fechadas) ou respirar o mais lentamente possível por 2 minutos; e olhar fixamente para um ponto na parede ou para a própria imagem em um espelho por 90 segundos. Se nenhum desses exercícios produzir sensações pelo menos um pouco parecidas com as que ocorrem naturalmente, criam-se outros exercícios individualizados. Por exemplo, o aperto no peito pode ser induzido respirando-se profundamente antes de hiperventilar; o calor pode ser induzido usando-se roupas quentes em uma sala aquecida; a sensação de se engasgar pode ser induzida por um abaixador de língua, um blusão de gola alta ou uma gravata; e o susto pode ser induzido por um ruído abrupto e alto no meio do relaxamento. Para Julie, as sensações produzidas ao hiperventilar, girar e olhar fixo para um ponto na parede são as que mais provocam ansiedade.

Pacientes que relatam sentir pouco ou nenhum medo porque se sentem seguros na presença do terapeuta devem experimentar cada exercício sozinhos, seja com o terapeuta fora do consultório, seja em suas casas. Ao mesmo tempo, discutir a influência da segurança percebida como fator moderador sobre a quantidade de medo que se experimenta reforça o valor da reestruturação cognitiva. Para uma minoria de pacientes, a causa conhecida e o rumo das sensações superam a resposta de medo; ou seja, como as sensações são previsivelmente relacionadas a uma causa clara (o exercício interoceptivo) e como as sensações podem ser controladas com relativa facilidade, simplesmente interrompendo-se o exercício interoceptivo, o medo é mínimo. Sob essas condições, a discussão pode centrar-se produtivamente nas suposições equivocadas que tornam as sensações que ocorrem naturalmente mais assustadoras do que as produzidas pelos exercícios interoceptivos. Geralmente, essas suposições são de que as sensações que ocorrem naturalmente são imprevisíveis; de que as sensações imprevisíveis são mais danosas; e de que, se as sensações que ocorrem naturalmente não forem controladas, elas representarão uma ameaça potencial. A maioria dos pacientes teme pelo menos alguns dos exercícios interoceptivos, apesar de conhecer a causa das sensações e saber que são controláveis.

Os exercícios interoceptivos que sejam considerados produtores de sensações ao menos um pouco parecidas com as do pânico de ocorrência natural (pelo menos 3 na escala de 0 a 10 pontos) são selecionados para exposição repetida. Usa-se uma abordagem gradual para a exposição interoceptiva, começando com o item mais baixo na hierarquia estabelecida na sessão 4. Para cada exposição, o paciente deve começar a indução, indicar quando as sensações acontecem pela primeira vez (p. ex., levantando a mão) e continuar a indução por, pelo menos, mais 30 segundos para permitir a aprendizagem corretiva. Depois de terminar a indução, a ansiedade é avaliada, e o paciente tem tempo para aplicar as habilidades de enfrentamento cognitivas e respiratórias, caso necessário, para manter-se envolvido. Embora certa reestruturação cognitiva possa ocorrer naturalmente durante essa exposição, não é necessário o uso explícito de reestruturação cognitiva ou de habilidades de respiração diafragmática entre essa exposição. É adequado que se permita aos pacientes experimentar e tolerar a ansiedade durante o exercício, fazer uma breve interrupção, e começar uma nova tentativa sem fazer esforço para lidar com a ansiedade. Por fim, o terapeuta revisa a experiência de indução e a aplicação das estratégias de administração com o paciente. Durante a revisão, o terapeuta destaca a importância de vivenciar integralmente as sensações durante a indução; concentrar-se objetivamente nas sensações, em vez de se distrair delas; e identificar cognições específicas e questioná-las ao levar em consideração todas as evidências. Além disso, o terapeuta faz perguntas-chave para ajudar o paciente a se dar conta de sua segurança (p. ex.: "O que teria acontecido se você tivesse continuado girando por mais 60 segundos?") e generalizá-la para experiências que ocorrem naturalmente (p. ex.: "Qual é a diferença de quando você fica tonto no trabalho?"). Em outras palavras, a reestruturação cognitiva expande o reprocessamento cognitivo que já está acontecendo como resultado da exposição interoceptiva repetida.

Às vezes, durante a exposição repetida, surgem cognições específicas que antes não eram reconhecidas. Por exemplo, quando começou a realizar exposições repetidas, a hiperventilar e a girar, Julie ficou mais ciente de sua suposição implícita de que as sensações de estar fora do ar ou com a cabeça vazia a fariam perder o controle de seus membros. Isso estava relacionado à sua preocupação com causar um acidente ao dirigir. Durante os exercícios repetidos de hiperventilação, e com estímulos do tipo *e se* por parte do terapeuta, ela descobriu seu medo de não conseguir mexer os braços e as pernas. Então, o terapeuta questionou sua suposição ao fazer com que Julie respirasse em excesso por períodos mais longos, seguidos imediatamente de caminhar, agarrar objetos, e assim por diante.

O trabalho de casa é muito importante, porque os sinais de segurança que estão presentes no *setting* clínico ou derivados do próprio terapeuta podem, mais uma vez, impedir a generalização ao contexto natural. Os pacientes são instruídos a praticar itens interoceptivos realizados na sessão diariamente, três vezes por dia. Julie deveria praticar a hiperventilação na semana seguinte. Ela manifestou alguma preocupação com fazer exercícios sozinha, de forma que o terapeuta a ajudou a usar suas habilidades de reestruturação cognitiva em relação a estar só. Além disso, foi sugerido um trabalho de casa mais gradual, para que, nos primeiros dias, ela praticasse a hiperventilação quando seu marido estivesse em casa e, depois, nos outros dias, quando ele não estivesse.

Sessões 6 e 7

O objetivo fundamental das sessões 6 e 7 é repassar a semana anterior em termos das práticas de exposição *in vivo*, formular novas exposições, revisar as práticas de exposição interoceptiva entre sessões, realizar exposição interoceptiva repetida dentro da sessão e estabelecer essas atividades como trabalho de casa para a semana seguinte.

A exposição *in vivo* é revisada, assim como nas sessões anteriores. Nesse caso, Julie e Larry haviam se saído bem com a prática do cinema. Julie até praticou ir ao cinema sozinha, ocasião em que disse sentir mais ansiedade do que quando estava com Larry, por medo de ter de se levantar e sair do cinema, e por preocupações com incomodar as outras pessoas na plateia. O terapeuta ajudou Julie a identificar qual preocupação a levou a ir embora. Em outras palavras, o que ela achava que poderia acontecer se não pudesse ir embora? Quando Julie disse que tinha preocupações com perder o controle e fazer uma cena, recomendou-se a ela que aplicasse suas habilidades de reestruturação cognitiva, ou seja, análise baseada em evidências e descatastrofização. Ela estava pronta para avançar aos itens seguintes em sua hierarquia: passar 2 horas em casa sozinha durante o dia e ficar sozinha em casa ao anoitecer. Assim como em todas as tarefas de exposição *in vivo*, Julie identificou o que mais temia nessas situações e as melhores condições para praticar a aprendizagem de que esses eventos não iriam acontecer e/ou de que ela seria capaz de enfrentar o pior.

A semana anterior de prática de exposição interoceptiva é revisada na sessão com a atenção voltada à evitação, seja uma falha na prática (isto é, não conseguir praticar), seja uma evitação disfarçada, minimizando a intensidade ou a duração das sensações induzidas, ou limitando a prática à presença de um sinal de segurança (p. ex., uma pessoa significativa) ou a momentos em que a ansiedade de fundo é mínima. As razões para evitação podem ser a interpretação equivocada permanente dos riscos das sensações corporais (p. ex., "Não quero hiperventilar, porque tenho medo de não conseguir parar de respirar em excesso e de não ter alguém para me ajudar") ou a crença de que a ansiedade não vai reduzir com a repetição da tarefa.

Na primeira semana, Julie praticou exercícios de exposição interoceptiva cerca de metade dos dias entre as sessões. O terapeuta usou um método de *seta descendente* para explorar as razões que ela tinha para não praticar todos os dias.

JULIE: Eu tentei hiperventilar por conta própria, mas não consegui muito, porque fiquei com muito medo e parei assim que notei as sensações esquisitas.

TERAPEUTA: O que você achou que iria acontecer se as sensações se tornassem mais intensas?

JULIE: Eu achei que as sensações piorariam cada vez mais e simplesmente tomariam conta de mim. E eu não queria ter aquele sentimento de pânico de novo.

TERAPEUTA: Se realmente tomassem conta, o que aconteceria com você?

JULIE: Aí eu me sentiria horrível, de verdade.

TERAPEUTA: E se você se sentisse horrível?

JULIE: Sei lá, nada, eu só me sentiria horrível.

TERAPEUTA: A palavra *horrível* é carregada de muito significado. Vamos ver se a gente consegue identificar seus pensamentos ansiosos que tornam esses sentimentos tão horríveis.

JULIE: Eu simplesmente não consigo aguentar o sentimento.

TERAPEUTA: O que lhe faz pensar que não consegue aguentar? Como sabe que não consegue aguentar?

A discussão continuou, para que Julie entendesse o que era mais importante aprender com a repetição da hiperventilação: conseguir aguentar as sensações e a ansiedade. Entretanto, depois da semana seguinte de prática repetida, Julie permaneceu cautelosa por medo de que os exercícios a fizessem retornar a seu estado de várias semanas antes, ou seja, ela estava preocupada com o fato de que as induções a deixariam em um estado sintomático permanente. Além disso, ela estava particularmente relutante em relação a praticar a exposição interoceptiva no fim do dia, quando era mais provável que se sentisse irreal, ou em um dia em que houvesse marcado um evento social importante. Mais uma vez, esses padrões de evitação estavam relacionados a medos de que os sintomas se tornassem intensos demais ou resultassem em algum tipo de catástrofe mental ou social. Esses tipos de padrões de evitação são tratados na vinheta a seguir:

TERAPEUTA: Quando você praticou deliberadamente girar e hiperventilar?

JULIE: Geralmente, de manhã. Um dia eu deixei para o fim do dia, e acabou sendo uma má ideia. Eu me senti muito mal.

TERAPEUTA: Vamos pensar nisso mais um pouco. Por que foi horrível quando você praticou no fim do dia?

JULIE: Bom, eu já estava me sentindo bastante irreal — como costumo me sentir a essa hora do dia. Então eu fiquei muito mais ansiosa em relação aos sintomas.

TERAPEUTA: Estar mais ansiosa implica que você tenha pensado que seus sintomas eram mais danosos. Foi isso que aconteceu no dia em que você praticou a exposição interoceptiva quando já estava se sentindo irreal?

JULIE: Foi, eu senti isso porque já estava me sentindo irreal. Eu estava no limite, e senti que podia passar do limite se tentasse aumentar as sensações de irrealidade.

TERAPEUTA: O que você quer dizer com "passar do limite"?

JULIE: Que eu tornaria as sensações tão intensas, que realmente perderia o controle — eu iria enlouquecer.

TERAPEUTA: Então, aí está uma dessas hipóteses: sentir uma irrealidade mais intensa significa estar mais perto de enlouquecer. Vamos examinar as evidências. Será que uma irrealidade mais intensa significa necessariamente que você está mais perto da loucura?

Nas sessões, o terapeuta continuava a praticar a exposição interoceptiva com o item seguinte da hierarquia de Julie, que era olhar fixo para um ponto na parede e girar.

O trabalho de casa dessa sessão era continuar o automonitoramento, a exposição *in vivo* a um item da hierarquia de agorafobia pelo menos três vezes, e a prática diária da exposição interoceptiva.

Sessões 8 e 9

Os principais objetivos das sessões 8 e 9 são continuar a exposição *in vivo*, como descrito nas sessões anteriores, e estender a exposição interoceptiva para atividades naturais. Julie havia praticado ficar em casa sozinha por 2 horas durante o dia e quando anoitecesse, com bons resultados. Em particular, ela teve alguns ataques de pânico durante essas práticas de exposição *in vivo*, mas continuou com as práticas estabelecidas mesmo assim. Isso foi fundamental, já que lhe permitia aprender que podia sobreviver à sensação de pânico; era a primeira vez que ela tinha permanecido em uma situação apesar de sentir pânico.

Ao revisar a prática da semana de exposição interoceptiva, ficou visível que ela estava separando as práticas das experiências reais das sensações corporais de forma a limitar a generalização. Isso foi tratado como segue:

JULIE: Depois de girar e hiperventilar várias vezes, eu realmente me sinto muito menos ansiosa. Eu ficava apavorada no início, mas agora me sinto só um pouco ansiosa, quando me sinto. Mas isso é diferente do que me acontece quando estou na estrada ou em casa.

TERAPEUTA: Em que é diferente?

JULIE: Não sei quando as sensações de tontura e irrealidade vão aparecer.

TERAPEUTA: A partir de nossas discussões anteriores, vamos pensar nas razões potenciais pelas quais você pode se sentir tonta ou irreal em um determinado momento.

JULIE: Eu sei. Eu tenho de ficar pensando que poderia ser a minha respiração, ou simplesmente me sentir ansiosa, ou cansada, ou um monte de outras coisas.

TERAPEUTA: Certo, e por que é tão importante saber quando as sensações vão surgir?

JULIE: Porque eu não quero sentir isso.

TERAPEUTA: E por que não?... Do que você tem medo?

JULIE: Acho aquela velha coisa... que eu vou perder o controle de alguma forma?

TERAPEUTA: Então vamos voltar à reestruturação cognitiva que você tem feito. De que exatamente você tem medo? Qual é a probabilidade de isso acontecer? Quais são as alternativas?

JULIE: Sei...

TERAPEUTA: Sendo assim, agora você vê que as sensações de tontura ou irrealidade são produzidas por ansiedade, por respirar em excesso, por dietas ou pelos exercícios que fazemos aqui, são todos a mesma coisa, são só sensações físicas desconfortáveis. A única razão pela qual elas a perturbam mais quando você está dirigindo ou está em casa é o sentido que você ainda atribui a elas nessas situações.

A exposição *naturalística* interoceptiva é aquela exposição a tarefas ou atividades diárias que têm sido evitadas ou suportadas com pavor em função das sensações associadas a elas. Entre os exemplos típicos, estão praticar exercícios aeróbicos ou atividade física vigorosa, subir correndo lances de escada, comer alimentos que geram uma sensação de estar cheio ou são associados a sensações de se engasgar, saunas ou duchas com muito vapor, dirigir com as janelas fechadas e a calefação ligada, consumir cafeína e assim por diante. (É claro que esses exercícios podem ser modificados em caso de complicações concretas de saúde, como asma e pressão sanguínea elevada.) De uma lista de atividades temidas típicas e da geração de itens específicos da experiência do próprio indivíduo, estabelece-se uma hierarquia. Cada item recebe uma classificação de ansiedade (0 a 10). A hierarquia de Julie era a seguinte: olhar para fora através de venezianas (ansiedade = 3), assistir a *Um estranho no ninho* (ansiedade = 4), jogar tênis (ansiedade = 4), olhar rótulos em uma prateleira de supermercado (ansiedade = 5), concentrar-se em tricotar por 1 hora (ansiedade = 6), dirigir com as janelas fechadas e a calefação ligada (ansiedade = 7), uma discoteca com luzes estroboscópicas (ansiedade = 8) e brincar na Disneylândia (ansiedade = 10).

Assim como no exercício dos sintomas, os exercícios de atividades são projetados para serem sistematicamente graduais e repetitivos. Os pacientes podem aplicar as habilidades respiratórias e cognitivas enquanto a atividade está em andamento. Isso contrasta com os exercícios de indução de sintomas, nos quais as habilidades de enfrentamento só são usadas após a realização do exercício de sintomas, porque as atividades costumam ser consideravelmente mais longas do que os exercícios de indução. Não obstante, os pacientes são estimulados a se concentrar nas sensações e vivenciá-las integralmente por meio da atividade, e a não usar as habilidades de enfrentamento para impedir ou remover as sensações.

Os pacientes são instruídos a identificar cognições mal-adaptativas e ensaiar a reestruturação cognitiva antes de começar cada atividade. A repetição da preparação cognitiva em sessão permite que os terapeutas ofereçam *feedback* corretivo. Julie fez isso com seu terapeuta para as duas primeiras atividades naturalísticas, que eram olhar através de venezianas e assistir a *Um estranho no ninho*. Ela se deu conta de que estava mais preocupada com sensações de irrealidade e medos de enlouquecer, muito embora, como resultado de seus vários exercícios de exposição até aquele momento, em seguida tenha conseguido reconhecer que essas sensações eram inofensivas e que conseguiria aguentá-las, e que esses medos não eram realistas, baseando-se nas evidências.

Assim como em todas as exposições, é importante identificar e remover (gradualmente, se necessário) os sinais de segurança ou os comportamentos de proteção, como telefones portáteis, amuletos, caminhar devagar, levantar-se lentamente e ficar perto de atendimento de saúde. Esses sinais e comportamentos de segurança reforçam as interpretações equivocadas catastróficas em relação às sensações corporais. Os comportamentos de segurança de Julie que foram identificados eram ver as horas no relógio (para garantir que ela estava em contato com a realidade) e se beliscar (de novo, para sentir a realidade). Pediu-se que ela praticasse as duas exposições naturalísticas interoceptivas pelo menos três vezes antes de cada sessão de tratamento, sem os comportamentos de segurança.

Sessões 10 e 11

Os objetivos principais das sessões 10 e 11 são revisar os exercícios de exposição *in vivo* e exposição naturalística da semana anterior, além de combinar a exposição a situações agorafóbicas temidas e evitadas com indução deliberada das sensações temidas nessas situações. Assim como em tarefas de casa de exposição interoceptiva anteriores, é importante avaliar e corrigir as tendências a evitar esse tipo de tarefa, principalmente levando-se em conta as suposições equivocadas que estão levando à evitação. Lembremo-nos, também, de que uma forma de evitação é usar sinais ou comportamentos de segurança, de forma que um questionamento cuidadoso de como e em quais condições se realizou a exposição naturalística pode ajudar a identificar um uso inadvertido dessas precauções desnecessárias. Julie informou que estava olhando com êxito pelas venezianas, mesmo que experimentasse sensações de irrealidade. Ela teve mais dificuldade para assistir a *Um estranho no ninho*, porque tratava diretamente de seus piores medos de perder permanentemente o contato com a realidade. Ela tentou, mas não chegou até o fim do filme. Na segunda vez, ela assistiu com Larry, que a fez lembrar-se de suas habilidades cognitivas e respiratórias, e ela conseguiu assistir a todo o filme. Ela assistiu ao filme mais uma vez sozinha. Dois outros itens de exposição naturalística foram escolhidos para a semana seguinte, com atenção especial a remover ou desabituá-la de sinais e comportamentos de segurança, e ao ensaio da reestruturação cognitiva na sessão. Para Julie, eles eram jogar tênis (algo que ela tinha evitado durante anos) e passar os olhos em objetos em prateleiras de supermercado.

A noção de induzir deliberadamente as sensações corporais temidas dentro do contexto de situações agorafóbicas deriva das evidências que compõem as relações entre gatilhos externos e internos que podem ser o agente ansiogênico mais potente (isto é, extinção profunda, como visto nas sessões anteriores). Ou seja, não é a situação nem a sensação corporal que desencadeiam o estresse, e sim a combinação de ambas. Dessa forma, a exposição eficaz visa a ambos os tipos de gatilho. Caso contrário, os pacientes correriam o risco de voltar a sentir o medo depois. Por exemplo, a prática repetida de caminhar por um *shopping center* sem sentir tontura não prepara adequadamente os pacientes para ocasiões em que se sentem tontos ao caminhar por *shopping centers*, e, sem essa preparação, eles podem entrar em pânico e fugir se ficarem tontos em uma situação dessas no futuro. Vestir roupas pesadas em um restaurante ajuda os pacientes a ter menos medo não apenas do restaurante, mas também de sentir calor nesses locais. Outros exemplos incluem tomar café antes de qualquer das tarefas agorafóbicas, desligar o ar-condicionado ou ligar a calefação enquanto dirige, respirar muito lentamente em um lugar lotado, e assim por diante.

Os pacientes escolhem um item da hierarquia de situações agorafóbicas, seja um já realizado ou um item novo, e também escolhem qual sintoma induzir e as formas de indução nessa situação. A tarefa de Julie foi tomar café enquanto ia ao cinema. Ela manifestou as seguintes preocupações:

JULIE: Você acha mesmo que eu estou pronta para tomar café e ir ao cinema?

TERAPEUTA: O que a preocupa na combinação de café e cinema?

JULIE: Bom, eu pratiquei muito nos cinemas, então me sinto bem, mas o café vai me fazer sentir muito ansiosa.

TERAPEUTA: E se você se sentir ansiosa no cinema, o que acontece?

JULIE: Aí eu não sei. Talvez eu tenha de novo aquelas velhas sensações, de que tenho de sair.

TERAPEUTA: Com base em tudo o que aprendeu, como você pode administrar essas sensações?

JULIE: Bom, acho que minha regra número um é nunca sair de uma situação por me sentir ansiosa. Vou aguentar, não importa o que aconteça.

TERAPEUTA: Parece ótimo. Quer dizer que você está aceitando a ansiedade e aproveitando a oportunidade de aprender que consegue tolerar isso. Que mais?

JULIE: Posso me perguntar qual é a pior coisa que pode acontecer. Sei que não vou morrer ou enlouquecer. Provavelmente, vou sentir o coração acelerando muito por causa do café.

TERAPEUTA: E se seu coração acelera, o que quer dizer?

JULIE: Acho que só quer dizer que meu coração bate mais rápido.

TERAPEUTA: Essa seria uma boa maneira de você aprender que consegue tolerar a ansiedade e os sintomas de um coração batendo acelerado.

A tarefa de casa para essa sessão é continuar o automonitoramento, praticar a exposição *in vivo* combinada com a exposição interoceptiva e continuar a exposição naturalística interoceptiva.

Sessão 12

A última sessão de tratamento revisa os princípios e as habilidades e dá à paciente um modelo de técnicas de enfrentamento para situações de alto risco potencial no futuro. Julie terminou o programa depois de 12 sessões, quando então não havia entrado em pânico por oito semanas, raramente havia tido tontura ou sensação de irrealidade e estava dirigindo por distâncias mais longas. Havia algumas situações que ainda demandavam práticas de exposição (p. ex., dirigir por distâncias muito longas, longe de casa e na estrada, ao entardecer). Porém, Julie e Larry concordaram em dar continuidade às práticas de exposição *in vivo* pelos meses seguintes para consolidar sua aprendizagem e continuar seus avanços.

CONCLUSÃO

Como observado anteriormente neste capítulo, o tratamento cognitivo-comportamental para transtorno de pânico e agorafobia é muito eficaz e representa uma das histórias de sucesso da psicoterapia. Entre 80 e 100% dos pacientes que se submetem a esse tratamento deixarão de sentir pânico no fim do tratamento e manterão esses ganhos por até dois anos. Esses resultados refletem ser substancialmente mais duradouros do que os tratamentos medicamentosos. Mais além, entre 50 e 80% desses pacientes atingem um *estado superior*, o que significa que seus sintomas e seu funcionamento estarão dentro de esferas normais, e grande parte do restante só tem sintomatologia residual. Entretanto, permanecem grandes dificuldades.

Em primeiro lugar, esses tratamentos não são perfeitos. Até 50% dos pacientes mantêm sintomatologia substancial apesar de melhorias em relação aos níveis basais, e isso é especialmente provável no caso daqueles com agorafobia mais grave. É necessário fazer mais pesquisas para determinar como os tratamentos podem ser melhorados ou mais individualizados para aliviar o sofrimento constante. Por exemplo, um de nós (D. H. B.) atendeu um paciente há vários anos que tinha completado um tratamento inicial, mas precisou de consultas periódicas por quatro anos. Esse paciente melhorou gradualmente por cerca de nove meses, mas teve recaída durante um período particularmente estressante em seu trabalho. Algumas sessões de reforço restauraram seu funcionamento, mas ele estava de volta ao consultório seis meses depois, com retorno dos sintomas. Esse padrão continuou basicamente por quatro anos e se caracterizava por períodos livres de sintomas seguidos por recaídas relacionadas (aparentemente) ao estresse. Além disso, o pânico que ressurgia durava, às vezes, entre três e seis meses antes de desaparecer novamente, talvez com a ajuda de uma sessão de reforço.

Embora esse caso tenha sido um pouco incomum em nossa experiência, não havia explicação fácil para esse padrão de recaídas e remissões. O paciente, que tem instrução superior, entendeu e aceitou o modelo de tratamento e cumpriu integralmente o programa. Também não havia dúvidas de que ele entendia a natureza da ansiedade e do pânico, bem como as complexidades das estratégias terapêuticas. Enquanto estava no consultório, ele sabia descrever de cor e salteado a natureza desses estados emocionais, assim como o processo detalhado de sua própria reação durante esses estados. Não obstante, longe do consultório, ele se via repetidamente esperando não "cair do precipício" durante um ataque de pânico, apesar de verbalizar muito claramente a irracionalidade desse conceito enquanto estava no consultório. Ele também continuava tentando reduzir sintomas psicológicos menores associados à ansiedade e ao pânico, apesar de um entendimento racional total sobre a natureza desses sintomas (incluindo o fato de serem os mesmos que ele havia experimentado durante um estado de excitação, o que ele apreciou). Sua tolerância limitada a essas sensações físicas também era intrigante em função de sua enorme capacidade de suportar a dor.

Qualquer grupo de fatores explicaria o que parecia ser uma "ideação supervalorizada" ou ideias irracionais muito intensas durante períodos de ansiedade, incluindo o fato de o paciente ter vários familiares que já foram internados muitas vezes por transtornos emocionais (aparentemente, transtornos do humor ou transtorno esquizoafetivo). Mesmo assim, continuamos sem saber por que esse paciente não respondia tão rapidamente quanto a maioria das pessoas. Mais tarde, ele se recuperou completamente, teve várias promoções no trabalho e considerava o tratamento como sendo o ponto de virada em sua vida, mas isso levou cinco anos.

Outros pacientes, como observado anteriormente, parecem desinteressados em fazer o tratamento, preferindo conceituar seus problemas como desequilíbrios químicos. Outros, ainda, têm dificuldades de entender algumas das estratégias cognitivas, e são necessárias outras tentativas para tornar esses tratamentos mais "fáceis de usar".

Também pode parecer que esse tratamento estruturado e baseado em protocolos seja aplicado de maneira muito padronizada em pessoas diferentes. Nada poderia ser mais distante da verdade. A sensibilidade clínica envolvida nisso, e em todos os tratamentos descritos neste livro, requer uma adaptação cuidadosa dessas estratégias de tratamento a cada caso específico. Muitos dos sintomas de Julie giravam em torno de sensações de irrealidade (desrealização e despersonalização). Um aspecto importante do programa de tratamento é enfatizar as explicações racionais para a produção dessas sensações, assim como adaptar os exercícios cognitivos e de exposição para maximizá-los. Embora os exercícios de provocação interoceptiva padronizados pareçam suficientes para produzir sintomatologia suficiente no caso de Julie, tivemos de desenvolver novos procedimentos para lidar com pessoas que tenham sintomas e medos mais idiossincrásicos, especialmente os que envolvem sensações de irrealidade ou dissociação. Cada terapeuta terá de fazer outras inovações nos procedimentos cognitivos e comportamentais à medida que aplica esses procedimentos.

Embora esses novos tratamentos pareçam extremamente bem-sucedidos quando aplicados por terapeutas com treinamento, o tratamento não está prontamente disponível a indivíduos com esses transtornos. Na verdade, embora sejam breves e estruturados, esses tratamentos são muito mais difíceis de aplicar do que, por exemplo, os farmacológicos (também aplicados equivocadamente com frequência). Além disso, poucas pessoas têm atualmente as habilidades para sua aplicação. O que parece ser necessário para esses e outros tratamentos psicossociais bem-sucedidos é um novo método para sua disseminação, para que atinjam um número máximo de pacientes. A modificação desses protocolos de tratamento para formatos mais fáceis de usar, assim como períodos breves de formação para terapeutas até um ponto de certificação, seriam passos importantes na aplicação bem-sucedida. Isso pode ser difícil de conseguir.

NOTA

1. Não se avaliaram fobias específicas, mas, por serem mais restritas, a hipótese é que elas tenham menos efeito na afetividade negativa.

REFERÊNCIAS

Aaronson, C. J., Shear, M. K., Goetz, R. R., Allen, L. B., Barlow, D. H., White, K. S., et al. (2008). Predictors and time course of response among panic disorder patients treated with cognitive-behavioral therapy. *Journal of Clinical Psychiatry, 69*, 418–424.

Allen, L. B., White, K. S., Barlow, D. H., Shear, M. K., Gorman, J. M., & Woods, S. W. (2010). Cognitive-behavior therapy (CBT) for panic disorder: Relationship of anxiety and depression comorbidity with treatment outcome. *Journal of Psychopathology and Behavioral Assessment, 32*, 185–192.

Alneas, R., & Torgersen, S. (1990). DSM-III personality disorders among patients with major depression, anxiety disorders, and mixed conditions. *Journal of Nervous and Mental Disease, 178*, 693–698.

American Psychiatric Association. (1980). *Diagnostic and statistical manual of mental disorders* (3rd ed.). Washington, DC: Author.

American Psychiatric Association. (2013). *Diagnostic and statistical manual of mental disorders* (5th ed.). Arlington, VA: Author.

Amering, M., Katschnig, H., Berger, P., Windhaber, J., Baischer, W., & Dantendorfer, K. (1997). Embarrassment about the first panic attack predicts agoraphobia in disorder patients. *Behaviour Research and Therapy, 35*, 517–521.

Andrews, G., Cuijpers, P., Craske, M. G., McEvoy, P., & Titov, N. (2010). Computer therapy for the anxiety and depressive disorders is effective, acceptable and practical health care: A meta-analysis. *PLOS ONE, 5*, e13196.

Antony, M. M., Brown, T. A., Craske, M. G., Barlow, D. H., Mitchell, W. B., & Meadows, E. A. (1995). Accuracy of heartbeat perception in panic disorder, social phobia, and nonanxious subjects. *Journal of Anxiety Disorders, 9*, 355–371.

Antony, M. M., Ledley, D. R., Liss, A., & Swinson, R. P. (2006). Responses to symptom induction exercises in panic disorder. *Behaviour Research and Therapy, 44*, 85–98.

Antony, M. M., Meadows, E. A., Brown, T. A., & Barlow, D. H. (1994). Cardiac awareness before and after cognitivebehavioral treatment for panic disorder. *Journal of Anxiety Disorders, 8*, 341–350.

Arch, J. J., Eifert, G. H., Davies, C., Plumb, J. C., Rose, R. D., & Craske, M. G. (2012). Randomized trial of cognitive behavioral therapy versus acceptance and commitment therapy for the treatment of mixed anxiety disorders. *Journal of Consulting and Clinical Psychology, 80*, 750–765.

Arnow, B. A., Taylor, C. B., Agras, W. S., & Telch, M. J. (1985). Enhancing agoraphobia treatment outcome by changing couple communication patterns. *Behavior Therapy, 16*, 452–467.

Arrindell, W., & Emmelkamp, P. (1987). Psychological states and traits in female agoraphobics: A controlled study. *Journal of Psychopathology and Behavioral Assessment, 9*, 237–253.

Asselmann, E., Wittchen, H., Lieb, R., & Beesdo-Baum, K. (2016). Risk factors for fearful spells, panic attacks and panic disorder in a community cohort of adolescents and young adults. *Journal of Affective Disorders, 193*, 305–308.

Baldwin, D. S. (1998). Depression and panic: Comorbidity. *European Psychiatry, 13*, 65s–70s.

Bandelow, B., Spath, C., Tichaner, G. A., Brooks, A., Hajak, G., & Ruther, E. (2002). Early traumatic life events, parental attitudes, family history, and birth risk factors in patients with panic disorder. *Comprehensive Psychiatry, 43*, 269–278.

Barlow, D. H. (1988). *Anxiety and its disorders: The nature and treatment of anxiety and panic*. New York: Guilford Press.

Barlow, D. H. (2002). *Anxiety and its disorders: The nature and treatment of anxiety and panic* (2nd ed.). New York: Guilford Press.

Barlow, D. H., Brown, T. A., & Craske, M. G. (1994). Definitions of panic attacks and panic disorder in the DSM-IV: Implications for research. *Journal of Abnormal Psychology, 103*, 553–564.

Barlow, D. H., Cohen, A., Waddell, M., Vermilyea, J., Klosko, J., Blanchard, E., et al. (1984). Panic and generalized anxiety disorders: Nature and treatment. *Behavior Therapy, 15*, 431–449.

Barlow, D. H., & Craske, M. G. (1994). *Mastery of your anxiety and panic* (2nd ed.) San Antonio, TX: Harcourt Brace.

Barlow, D. H., & Craske, M. G. (2006). *Mastery of your anxiety and panic: Patient workbook* (4th ed.). New York: Oxford University Press.

Barlow, D. H., Craske, M. G., Cerny, J. A., & Klosko, J. S. (1989). Behavioral treatment of panic disorder. *Behavior Therapy, 20*, 261–282.

Barlow, D. H., Ellard, K. K., Sauer-Zavala, S., Bullis, J. R., & Carl, J. R. (2014). The origins of neuroticism. *Perspectives on Psychological Science, 9*(5), 481–496.

Barlow, D. H., Gorman, J. M., Shear, M. K., & Woods, S. W. (2000). Cognitive-behavioral therapy, imipramine, or their combination for panic disorder: A randomized controlled trial. *Journal of the American Medical Association, 283*(19), 2529–2536.

Barlow, D. H., O'Brien, G. T., & Last, C. G. (1984). Couples treatment of agoraphobia. *Behavior Therapy, 15*(1), 41–58.

Barlow, D. H., O'Brien, G. T., Last, C. G., & Holden, A. E. (1983). Couples treatment of agoraphobia. In K. D. Craig & R. J. McMahon (Eds.), *Advances in clinical behavior therapy* (pp. 99–127). New York: Brunner/Mazel.

Barlow, D. H., Sauer-Zavala, S., Carl, J. R., Bullis, J. R., & Ellard, K. K. (2014). The nature, diagnosis, and treatment of neuroticism: Back to the future. *Clinical Psychological Science, 2*(3), 344–365.

Barsky, A. J., Cleary, P. D., Sarnie, M. K., & Ruskin, J. N. (1994). Panic disorder, palpitations, and the awareness of cardiac activity. *Journal of Nervous and Mental Disease, 182*, 63–71.

Basoglu, M., Marks, I. M., Kilic, C., Brewin, C. R., & Swinson, R. P. (1994). Alprazolam and exposure for panic disorder with agoraphobia: Attribution of improvement to medication predicts subsequent relapse. *British Journal of Psychiatry, 164*, 652–659.

Beck, J. G., & Shipherd, J. C. (1997). Repeated exposure to interoceptive cues: Does habituation of fear occur in panic disorder patients?: A preliminary report. *Behaviour Research and Therapy, 35*, 551–557.

Beck, J. G., Shipherd, J. C., & Zebb, B. J. (1997). How does interoceptive exposure for panic disorder work?: An uncontrolled case study. *Journal of Anxiety Disorders, 11*, 541–556.

Beck, J. G., Stanley, M. A., Baldwin, L. E., Deagle, E. A., & Averill, P. M. (1994). Comparison of cognitive therapy and relaxation training for panic disorder. *Journal of Consulting and Clinical Psychology, 62*, 818–826.

Beesdo, K., Knappe, S., & Pine, D. S. (2007). Anxiety and anxiety disorders in children and adolescents: Developmental issues and implications for DSM-V. *Psychiatric Clinics of North America, 32*, 483–524.

Biederman, J., Faraone, S. V., Marrs, A., & Moore, P. (1997). Panic disorder and agoraphobia in consecutively referred children and adolescents. *Journal of the American Academy of Child and Adolescent Psychiatry, 36*(12), 214–223.

Bittner, A., Egger, H. L., Erkanli, A., Costello, J., Foley, D. L., & Angold, A. (2007). What do childhood anxiety disorders predict? *Journal of Child Psychology and Psychiatry, 48*, 1174–1183.

Black, D. W., Monahan, P., Wesner, R., Gabel, J., & Bowers, W. (1996). The effect of fluvoxamine, cognitive therapy, and placebo on abnormal personality traits in 44 patients with panic disorder. *Journal of Personality Disorders, 10*, 185–194.

Bland, K., & Hallam, R. (1981). Relationship between response to graded exposure and marital satisfaction in agoraphobics. *Behaviour Research and Therapy, 19*, 335–338.

Block, R. I., Ghoneim, M. M., Fowles, D. C., Kumar, V., & Pathak, D. (1987). Effects of a subanesthetic concentration of nitrous oxide on establishment, elicitation and semantic and phonemic generalization of classically conditioned skin conductance responses. *Pharmacological and Biochemical Behavior, 28*, 7–14.

Bohni, M. K., Spindler, H., Arendt, M., Hougaard, E., & Rosenberg, N. K. (2009). A randomized study of massed three-week cognitive behavioural therapy schedule for panic disorder. *Acta Psychiatrica Scandinavica, 120*(3), 187–195.

Bonn, J. A., Harrison, J., & Rees, W. (1971). Lactate-induced anxiety: Therapeutic application. *British Journal of Psychiatry, 119*, 468–470.

Bouchard, S., Gauthier, J., Laberge, B., French, D., Pelletier, M., & Godbout, D. (1996). Exposure versus cognitive restructuring in the treatment of panic disorder with agoraphobia. *Behaviour Research and Therapy, 34*, 213–224.

Bouchard, S., Paquin, B., Payeur, R., Allard, M., Rivard, V., Gournier, T., et al. (2004). Delivering cognitive-behavior therapy for panic disorder with agoraphobia in videoconference [Special issue: Telemedicine in Canada]. *Telemedicine and e-Health, 10*(1), 13–24.

Bouton, M. E. (1993). Context, time and memory retrieval in the interference paradigms of Pavlovian learning. *Psychological Bulletin, 114*, 90–99.

Bouton, M. E., Mineka, S., & Barlow, D. H. (2001). A modern learning-theory perspective on the etiology of panic disorder. *Psychological Review, 108*(1), 4–32.

Bouton, M. E., & Swartzentruber, D. (1991). Sources of relapse after extinction in Pavlovian conditioning and instrumental conditioning. *Behavioral Neuroscience, 104*, 44–55.

Broocks, A., Bandelow, B., Pekrun, G., George, A., Meyer, T., Bartmann, U., et al. (1998). Comparison of aerobic exercise, clomipramine, and placebo in the treatment of panic disorder. *American Journal of Psychiatry, 155*, 603– 609.

Brown, T. A., Antony, M. M., & Barlow, D. H. (1995). Diagnostic comorbidity in panic disorder: Effect on treatment outcome and course of comorbid diagnoses following treatment. *Journal of Consulting and Clinical Psychology, 63*, 408–418.

Brown, T. A., & Barlow, D. H. (1995). Long-term outcome in cognitive-behavioral treatment of panic disorder: Clinical predictors and alternative strategies for assessment. *Journal of Consulting and Clinical Psychology, 63*, 754–765.

Brown, T. A., & Barlow, D. H. (2014). *Anxiety Disorders Interview Schedule–5*. New York: Oxford University Press.

Brown, T. A., Campbell, L. A., Lehman, C. L., Grisham, J. R., & Mancill, R. B. (2001). Current and lifetime comorbidity of the DSM-IV anxiety and mood disorders in a large clinical sample. *Journal of Abnormal Psychology, 110*(4), 585–599.

Brown, T. A., Chorpita, B. F., & Barlow, D. H. (1998). Structural relationships among dimensions of the DSM-IV anxiety and mood disorders and dimensions of negative affect, positive affect, and autonomic arousal. *Journal of Abnormal Psychology, 107*(2), 179–192.

Brown, T. A., Di Nardo, P. A., Lehman, C. L., & Campbell, L. A. (2001). Reliability of DSM-IV anxiety and mood disorders: Implications for the classification of emotional disorders. *Journal of Abnormal Psychology, 110*(1), 49–58.

Brown, T. A., & Tung, E. S. (2018). The contribution of worry behaviors to the diagnosis of generalized anxiety disorder. *Journal of Psychopathology and Behavioral Assessment, 40*, 636–644.

Brown, T. A., White, K. S., Forsyth, J. P., & Barlow, D. H. (2004). The structure of perceived emotional control: Psychometric properties of a revised Anxiety Control Questionnaire. *Behavior Therapy, 35*(1), 75–99.

Buglass, P., Clarke, J., Henderson, A., & Presley, A. (1977). A study of agoraphobic housewives. *Psychological Medicine, 7*, 73–86.

Butler, A. C., Chapman, J. E., Forman, E. M., & Beck, A. T. (2006). The empirical status of cognitive-behavioral therapy: A review of meta-analyses. *Clinical Psychology Review, 26*, 17–31.

Campbell-Sills, L., Barlow, D. H., Brown, T. A., & Hofmann, S. G. (2006). Acceptability and suppression of negative emotion in anxiety and mood disorders. *Emotion, 6*(4), 587–595.

Carlbring, P., Ekselius, L., & Andersson, G. (2003). Treatment of panic disorder via the Internet: A randomized trial of CBT vs. applied relaxation. *Journal of Behavior Therapy and Experimental Psychiatry, 34*, 129–140.

Carlbring, P., Nilsson-Ihrfelt, E., Waara, J., Kollenstam, C., Buhrman, M., Klado, V., et al. (2005). Treatment of panic disorder: Live therapy vs. self-help via the Internet. *Behaviour Research and Therapy, 43*, 1321–1333.

Carter, M. M., Sbrocco, T., Gore, K. L., Marin, N. W., & Lewis, E. L. (2003). Cognitive-behavioral group therapy versus a wait-list control in the treatment of African American women with panic disorder. *Cognitive Therapy and Research, 27*(5), 505–518.

Cerny, J. A., Barlow, D. H., Craske, M. G., & Himadi, W. G. (1987). Couples treatment of agoraphobia: A two-year follow-up. *Behavior Therapy, 18*, 401–415.

Chambless, D. L., Caputo, G., Bright, P., & Gallagher, R. (1984). Assessment of fear in agoraphobics: The Body Sensations Questionnaire and the Agoraphobic Cognitions Questionnaire. *Journal of Consulting and Clinical Psychology, 52*, 1090–1097.

Chambless, D. L., Caputo, G., Gracely, S., Jasin, E., & Williams, C. (1985). The Mobility Inventory for Agoraphobia. *Behaviour Research and Therapy, 23*, 35–44.

Chambless, D. L., & Renneberg, B. (1988, September). *Personality disorders of agoraphobics*. Paper presented at World Congress of Behavior Therapy, Edinburgh, Scotland.

Clark, D. M. (1986). A cognitive approach to panic. *Behaviour Research and Therapy, 24*, 461–470.

Clark, D. M. (1996). Panic disorder: From theory to therapy. In P. M. Salkovskis (Ed.), *From frontiers of cognitive therapy: The state of art and beyond* (pp. 318–344). New York: Guilford Press.

Clark, D. M., & Ehlers, A. (1993). An overview of the cognitive theory and treatment of panic disorder. *Applied and Preventive Psychology, 2*, 131–139.

Clark, D. M., Salkovskis, P., & Chalkley, A. (1985). Respiratory control as a treatment for panic attacks. *Journal of Behavior Therapy and Experimental Psychiatry, 16*, 23–30.

Clark, D. M., Salkovskis, P., Gelder, M., Koehler, C., Martin, M., Anastasiades, P., et al. (1988). Tests of a cognitive theory of panic. In I. Hand & H. Wittchen (Eds.), *Panic and phobias II* (pp. 71–90). Berlin: Springer-Verlag.

Clark, D. M., Salkovskis, P. M., Hackmann, A., Middleton, H., Anastasiades, P., & Gelder, M. (1994). A comparison of cognitive therapy, applied relaxation and imipramine in the treatment of panic disorder. *British Journal of Psychiatry, 164*, 759–769.

Clark, D. M., Salkovskis, P. M., Hackmann, A., Wells, A., Ludgate, J., & Gelder, M. (1999). Brief cognitive therapy for panic disorder: A randomized controlled trial. *Journal of Consulting and Clinical Psychology, 67*, 583–589.

Côté, G., Gauthier, J. G., Laberge, B., Cormier, H. J., & Plamondon, J. (1994). Reduced therapist contact in the cognitive behavioral treatment of panic disorder. *Behavior Therapy, 25*, 123–145.

Cox, B. J., Endler, N. S., & Swinson, R. P. (1995). An examination of levels of agoraphobic severity in panic disorder. *Behaviour Research and Therapy, 33*, 57–62.

Craske, M. G., & Barlow, D. H. (1988). A review of the relationship between panic and avoidance. *Clinical Psychology Review, 8*, 667–685.

Craske, M. G., & Barlow, D. H. (1989). Nocturnal panic. *Journal of Nervous and Mental Disease, 177*(3), 160–167.

Craske, M. G., & Barlow, D. H. (2007). *Mastery of your anxiety and panic: Therapist guide* (3rd ed.). New York: Oxford University Press.

Craske, M. G., Brown, T. A., & Barlow, D. H. (1991). Behavioral treatment of panic disorder: A two-year follow-up. *Behavior Therapy, 22*, 289–304.

Craske, M. G., DeCola, J. P., Sachs, A. D., & Pontillo, D. C. (2003). Panic control treatment of agoraphobia. *Journal of Anxiety Disorders, 17*(3), 321–333.

Craske, M. G., Farchione, T., Allen, L., Barrios, V., Stoyanova, M., & Rose, D. (2007). Cognitive behavioral therapy for panic disorder and comorbidity: More of the same or less of more. *Behaviour Research and Therapy, 45*(6), 1095–1109.

Craske, M. G., & Freed, S. (1995). Expectations about arousal and nocturnal panic. *Journal of Abnormal Psychology, 104*, 567–575.

Craske, M. G., Glover, D., & DeCola, J. (1995). Predicted versus unpredicted panic attacks: Acute versus general distress. *Journal of Abnormal Psychology, 104*, 214–223.

Craske, M. G., Golinelli, D., Stein, M. B., Roy-Byrne, P., Bystritsky, A., & Sherbourne, C. (2005). Does the addition of cognitive behavioral therapy improve panic disorder treatment outcome relative to medication alone in the primary-care setting? *Psychological Medicine, 35*(11), 1645–1654.

Craske, M. G., Kircanski, K., Epstein, A., Wittchen, H.-U., Pine, D. S., Lewis-Fernandez, R., et al. (2010). Panic disorder: A review of DSM-IV panic disorder and proposals for DSM-V. *Depression and Anxiety, 27*, 93–112.

Craske, M. G., Kircanski, K., Zelikowsky, M., Mystkowski, J., Chowdhury, N., & Baker, A. (2008). Optimizing inhibitory learning during exposure therapy. *Behaviour Research and Therapy, 46*, 5–27.

Craske, M. G., Lang, A. J., Aikins, D., & Mystkowski, J. L. (2005). Cognitive behavioral therapy for nocturnal panic. *Behavior Therapy, 36*, 43–54.

Craske, M. G., Lang, A. J., Rowe, M., DeCola, J. P., Simmons, J., Mann, C., et al. (2002). Presleep attributions about arousal during sleep: Nocturnal panic. *Journal of Abnormal Psychology, 111*, 53–62.

Craske, M. G., Liao, B., Brown, L., & Vervliet, B. (2012). Role of inhibition in exposure therapy. *Journal of Experimental Psychopathology, 3*(3), 322–345.

Craske, M. G., Maidenberg, E., & Bystritsky, A. (1995). Brief cognitive-behavioral versus non directive therapy for panic disorder. *Journal of Behavior Therapy and Experimental Psychiatry, 26*, 113–120.

Craske, M. G., Miller, P. P., Rotunda, R., & Barlow, D. H. (1990). A descriptive report of features of initial unexpected panic attacks in minimal and extensive avoiders. *Behaviour Research and Therapy, 28*, 395–400.

Craske, M. G., Poulton, R., Tsao, J. C. I., & Plotkin, D. (2001). Paths to panic–agoraphobia: An exploratory analysis from age 3 to 21 in an unselected birth cohort. *American Journal of Child and Adolescent Psychiatry, 40*, 556–563.

Craske, M. G., Rapee, R. M., & Barlow, D. H. (1988). The significance of panic–expectancy for individual patterns of avoidance. *Behavior Therapy, 19*, 577–592.

Craske, M. G., Rose, R. D., Lang, A., Welch, S., Campbell-Sills, L., Sullivan, G., et al. (2009). Computer-assisted delivery of cognitive-behavioral therapy for anxiety disorders in primary care settings. *Depression and Anxiety, 26*, 235–242.

Craske, M. G., & Rowe, M. K. (1997). Nocturnal panic. *Clinical Psychology: Science and Practice, 4*, 153–174.

Craske, M. G., Rowe, M., Lewin, M., & Noriega-Dimitri, R. (1997). Interoceptive exposure versus breathing retraining within cognitive-behavioural therapy for panic disorder with agoraphobia. *British Journal of Clinical Psychology, 36*, 85–99.

Craske, M. G., Roy-Byrne, P., Stein, M. B., Donald-Sherbourne, C., Bystritsky, A., Katon, W., et al. (2002). Treating panic disorder in primary care: A collaborative care intervention. *General Hospital Psychiatry, 24*(3), 148–155.

Craske, M. G., Roy-Byrne, P., Stein, M. B., Sullivan, G., Hazlett-Stevens, H., Bystritsky, A., et al. (2006). CBT intensity and outcome for panic disorder in a primary care setting. *Behavior Therapy, 37*, 112–119.

Craske, M. G., Stein, M. B., Sullivan, G., Sherbourne, C., Bystritsky, A., Rose, D., et al. (2011). Disorder specific impact of CALM treatment for anxiety disorders in primary care. *Archives of General Psychiatry, 68*, 378–388.

Craske, M. G., & Tsao, J. C. I. (1999). Self-monitoring with panic and anxiety disorders. *Psychological Assessment, 11*, 466–479.

Culver, N., Stoyanova, M. S., & Craske, M. G. (2012). Emotional variability and sustained arousal during exposure. *Journal of Behavior Therapy and Experimental Psychiatry, 43*, 787–793.

Culver, N., Vervliet, B., & Craske, M. G. (2015). Compound extinction: Using the Rescorla–Wagner model to maximize the effects of exposure therapy for anxiety disorders. *Clinical Psychological Science, 3*, 335–348.

Dattilio, F. M., & Salas-Auvert, J. A. (2000). *Panic disorder: Assessment and treatment through a wide-angle lens*. Phoenix, AZ: Zeig, Tucker.

de Beurs, E., Lange, A., van Dyck, R., & Koele, P. (1995). Respiratory training prior to exposure *in vivo* in the treatment of panic disorder with agoraphobia: Efficacy and predictors of outcome. *Australian and New Zealand Journal of Psychiatry, 29*, 104–113.

de Beurs, E., van Balkom, A. J., Lange, A., Koele, P., & van Dyck, R. (1995). Treatment of panic disorder with agoraphobia: Comparison of fluvoxamine, placebo, and psychological panic management combined with exposure and of exposure *in vivo* alone. *American Journal of Psychiatry, 152*, 683–691.

De Cort, K., Hermans, D., Spruyt, A., Griez, E., & Schruers, K. (2008). A specific attentional bias in panic disorder? *Depression and Anxiety, 25*(11), 951–955.

de Jong, M. G., & Bouman, T. K. (1995). Panic disorder: A baseline period: Predictability of agoraphobic avoidance behavior. *Journal of Anxiety Disorders, 9*, 185–199.

de Jonge, P., Roest, A. M., Lim, C. C., Florescu, S. E., Bromet, E. J., Stein, D. J., et al. (2016). Cross-national epidemiology of panic disorder and panic attacks in the world mental health surveys. *Depression and Anxiety, 33*(12), 1155–1177.

Deacon, B., & Abramowitz, J. (2006). A pilot study of two-day cognitive-behavioral therapy for panic disorder. *Behaviour Research and Therapy, 44*, 807–817.

Deacon, B., Lickel, J. J., Nelson, E. A., Abramowitz, J. S., Mahaffey, B., & Wolitzky-Taylor, K. B. (2012). Do cognitive reappraisal and diaphragmatic breathing augment interoceptive exposure for anxiety sensitivity? *Journal of Cognitive Psychotherapy, 26*, 257–269.

Debiec, J., & LeDoux, J. E. (2004). Disruption of reconsolidation but not consolidation of auditory fear conditioning by noradrenergic blockade in the amygdala. *Neuroscience, 129*(2), 267–272.

Deckert, J., Nothen, M. M., Franke, P., Delmo, C., Fritze, J., Knapp, M., et al. (1998). Systematic mutation screening and association study of the A1 and A2a adenosine receptor genes in panic disorder suggest a contribution of the A2a gene to the development of disease. *Molecular Psychiatry, 3*, 81–85.

Dewey, D., & Hunsley, J. (1990). The effects of marital adjustment and spouse involvement on the behavioral treatment of agoraphobia: A meta-analytic review. *Anxiety Research, 2*(2), 69–83.

Di Nardo, P., Brown, T. A., & Barlow, D. H. (1994). *Anxiety Disorders Interview Schedule — Fourth Edition (ADIS-IV)*. New York: Oxford University Press.

Domschke, K., Agineszka, G., Winter, B., Hermann, M. J., Warrings B., Muhlberger, A., et al. (2011). ADORA2A gene variation, caffeine, and emotional processing: A multi-level interaction on startle reflex. *Neuropsychopharmacology, 37*, 759–769.

Dow, M., Kenardy, J., Johnston, D., Newman, M., Taylor, C., & Thomson, A. (2007). Prognostic indices with brief and standard CBT for panic disorder: I. Predictors of outcome. *Psychological Medicine, 27*, 1493–1502.

Dreessen, L., Arntz, A., Luttels, C., & Sallaerts, S. (1994). Personality disorders do not influence the results of cognitive behavior therapies for anxiety disorders. *Comprehensive Psychiatry, 35*(4), 265–274.

Dworkin, B. R., & Dworkin, S. (1999). Heterotopic and homotopic classical conditioning of the baroreflex. *Integrative Physiological and Behavioral Science, 34*(3), 158–176.

Ehlers, A. (1995). A 1-year prospective study of panic attacks: Clinical course and factors associated with maintenance. *Journal of Abnormal Psychology, 104*, 164–172.

Ehlers, A., & Breuer, P. (1992). Increased cardiac awareness in panic disorder. *Journal of Abnormal Psychology, 101*, 371–382.

Ehlers, A., & Breuer, P. (1996). How good are patients with panic disorder at perceiving their heartbeats? *Biological Psychology, 42*, 165–182.

Ehlers, A., Breuer, P., Dohn, D., & Fiegenbaum, W. (1995). Heartbeat perception and panic disorder: Possible explanations for discrepant findings. *Behaviour Research and Therapy, 33*, 69–76.

Ehlers, A., & Margraf, J. (1989). The psychophysiological model of panic attacks. In P. M. G. Emmelkamp (Ed.), *Anxiety disorders: Annual series of European research in behavior therapy* (Vol. 4, pp. 1–29). Amsterdam: Swets.

Ehlers, A., Margraf, J., Davies, S., & Roth, W. T. (1988). Selective processing of threat cues in subjects with panic attacks. *Cognition and Emotion, 2*, 201–219.

Ehlers, A., Margraf, J., Roth, W. T., Taylor, C. B., & Birnbaumer, N. (1988). Anxiety induced by false heart rate feedback in patients with panic disorder. *Behaviour Research and Therapy, 26*(1), 1–11.

Eifert, G. H., & Heffner, M. (2003). The effects of acceptance versus control contexts on avoidance of panic-related symptoms. *Journal of Behavior Therapy and Experimental Psychiatry, 34*(3–4), 293–312.

Eley, T. C. (2001). Contributions of behavioral genetics research: Quantifying genetic, shared environmental and nonshared environmental influences. In M. W. Vasey & M. R. Dadds (Eds.), *The developmental psychopathology of anxiety* (pp. 45–59). New York: Oxford University Press.

Emmelkamp, P. (1980). Agoraphobics' interpersonal problems: Their role in the effects of exposure in vivo therapy. *Archives of General Psychiatry, 37*, 1303–1306.

Emmelkamp, P. M., & Wittchen, H.-U. (2009). Specific phobias. In G. Andrews (Ed.), *Stress-induced and fear circuitry disorders: Advancing the research agenda for DSM-V* (pp. 77–104). Arlington, VA: American Psychiatric Association.

Evans, L., Holt, C., & Oei, T. P. S. (1991). Long term follow-up of agoraphobics treated by brief intensive group cognitive behaviour therapy. *Australian and New Zealand Journal of Psychiatry, 25*, 343–349.

Eysenck, H. J. (1967). *The biological basis of personality*. Springfield, IL: Charles C Thomas.

Faravelli, C., Pallanti, S., Biondi, F., Paterniti, S., & Scarpato, M. A. (1992). Onset of panic disorder. *American Journal of Psychiatry, 149*, 827–828.

Feigenbaum, W. (1988). Long term efficacy of ungraded versus graded massed exposure in agoraphobics. In I. Hand & H. Wittchen (Eds.), *Panic and phobias: Treatments and variables affecting course and outcome* (pp. 83–88). Berlin: Springer-Verlag.

Foa, E. B., & Kozak, M. J. (1986). Emotional processing of fear: Exposure to corrective information. *Psychological Bulletin, 99*, 20–35.

Foa, E. B., & McNally, R. J. (1996). Mechanisms of change in exposure therapy. In R. M. Rapee (Ed.), *Current controversies in the anxiety disorders* (pp. 329–343). New York: Guilford Press.

Forsyth, J. P., Palav, A., & Duff, K. (1999). The absence of relation between anxiety sensitivity and fear conditioning using 20% versus 13% CO_2-enriched air as unconditioned stimuli. *Behaviour Research and Therapy, 37*(2), 143–153.

Friedman, S., & Paradis, C. (1991). African-American patients with panic disorder and agoraphobia. *Journal of Anxiety Disorders, 5*, 35–41.

Friedman, S., Paradis, C. M., & Hatch, M. (1994). Characteristics of African-American and white patients with panic disorder and agoraphobia. *Hospital and Community Psychiatry, 45*, 798–803.

Fry, W. (1962). The marital context of an anxiety syndrome. *Family Process, 1*, 245–252.

Garssen, B., de Ruiter, C., & van Dyck, R. (1992). Breathing retraining: A rational placebo? *Clinical Psychology Review, 12*, 141–153.

Ghosh, A., & Marks, I. M. (1987). Self-treatment of agoraphobia by exposure. *Behavior Therapy, 18*, 3–16.

Glenn, D., Golinelli, D., Rose, R., Roy-Byrne, P., Stein, M., Sullivan, G., et al. (2013). Who gets the most out of cognitive behavioral therapy for anxiety disorders?: The role of treatment dose and patient engagement. *Journal of Consulting and Clinical Psychology, 81*, 639–649.

Gloster, A. T., Hauke, C., Höfler, M., Einsle, F., Fydrich, T., Hamm, A., et al. (2013). Long-term stability of cognitive behavioral therapy effects for panic disorder with agoraphobia: A two-year follow-up study. *Behaviour Research and Therapy, 51*(12), 830–839.

Gloster, A. T., Wittchen, H.-U., Einsle, F., Lang, T., Helbig-Lang, S., Fydrich, T., et al. (2011). Psychological treatment for panic disorder with agoraphobia: A randomized controlled trial to examine the role of therapist-guided exposure in situ in CBT. *Journal of Consulting and Clinical Psychology, 79*, 406–420.

Goisman, R. M., Goldenberg, I., Vasile, R. G., & Keller, M. B. (1995). Comorbidity of anxiety disorders in a multicenter anxiety study. *Comprehensive Psychiatry, 36*, 303–311.

Goisman, R. M., Warshaw, M. G., Peterson, L. G., Rogers, M. P., Cuneo, P., Hunt, M. F., et al. (1994). Panic, agoraphobia, and panic disorder with agoraphobia: Data from a multicenter anxiety disorders study. *Journal of Nervous and Mental Disease, 182*, 72–79.

Goldstein, A. J., & Chambless, D. L. (1978). A reanalysis of agoraphobia. *Behavior Therapy, 9*, 47–59.

Goodwin, R. D., Fergusson, D. M., & Horwood, L. J. (2005). Childhood abuse and familial violence and the risk of panic attacks and panic disorder in young adulthood. *Psychological Medicine, 35*, 881–890.

Gorman, J. M., Papp, L. A., Coplan, J. D., Martinez, J. M., Lennon, S., Goetz, R. R., et al. (1994). Anxiogenic effects of CO_2 and hyperventilation in patients with panic disorder. *American Journal of Psychiatry, 151*(4), 547–553.

Gould, R. A., & Clum, G. A. (1995). Self-help plus minimal therapist contact in the treatment of panic disorder: A replication and extension. *Behavior Therapy, 26*, 533–546.

Gould, R. A., Clum, G. A., & Shapiro, D. (1993). The use of bibliotherapy in the treatment of panic: A preliminary investigation. *Behavior Therapy, 24*, 241–252.

Gray, J. A. (1982). *The neuropsychology of anxiety: An enquiry into the functions of the septo-hippocampal system*. New York: Oxford University Press.

Griez, E., & van den Hout, M. A. (1986). CO_2 inhalation in the treatment of panic attacks. *Behaviour Research and Therapy, 24*, 145–150.

Grilo, C. M., Money, R., Barlow, D. H., Goddard, A. W., Gorman, J. M., Hofmann, S. G., et al. (1998). Pretreatment patient factors predicting attrition from a multicenter randomized controlled treatment study for panic disorder. *Comprehensive Psychiatry, 39*, 323–332.

Haby, M., Donnelly, M., Corry, J., & Vos, T. (2006). Cognitive behavioural therapy for depression, panic disorder and generalized anxiety disorder: A meta-regression of factors that may predict outcome. *Australian and New Zealand Journal of Psychiatry, 40*, 9–19.

Hafner, R. J. (1984). Predicting the effects on husbands of behavior therapy for agoraphobia. *Behaviour Research and Therapy, 22*, 217–226.

Hamilton, S. P., Fyer, A. J., Durner, M., Heiman, G. A., Baisre de Leon, A., Hodge, S. E., et al. (2003). Further genetic evidence for a panic disorder syndrome mapping to chromosome 13q. *Proceedings of National Academy of Sciences of the USA, 100*, 2550–2555.

Hamilton, S. P., Slager, S. L., De Leon, A. B., Heiman, G. A., Klein, D. F., Hodge, S. E., et al. (2004). Evidence for genetic linkage between a polymorphism in the adenosine 2A receptor and panic disorder. *Neuropsychopharmacology, 29*, 558–565.

Hamilton, S. P., Slager, S. L., Helleby, L., Heiman, G. A., Klein, D. F., Hodge, S. E., et al. (2001). No association or linkage between polymorphisms in the genes encoding cholecystokinin and the cholecystokinin B receptor and panic disorder. *Molecular Psychiatry, 6*, 59–65.

Hand, I., & Lamontagne, Y. (1976). The exacerbation of interpersonal problems after rapid phobia removal. *Psychotherapy: Theory, Research and Practice, 13*, 405–411.

Haslam, M. T. (1974). The relationship between the effect of lactate infusion on anxiety states and their amelioration by carbon dioxide inhalation. *British Journal of Psychiatry, 125*, 88–90.

Hayes, S. C., Strosahl, K. D., & Wilson, K. G. (1999). *Acceptance and commitment therapy: An experiential approach to behavior change*. New York: Guilford Press.

Hayes, S. C., Wilson, K. G., Gifford, E. V., & Follette, V. M. (1996). Experiential avoidance and behavioral disorders: A functional dimensional approach to diagnosis and treatment. *Journal of Consulting and Clinical Psychology, 64*(6), 1152–1168.

Hayward, C., Killen, J. D., Hammer, L. D., Litt, I. F., Wilson, D. M., Simmonds, B., et al. (1992). Pubertal stage and panic attack history in sixth-and seventh-grade girls. *American Journal of Psychiatry, 149*, 1239–1243.

Hayward, C., Killen, J. D., Kraemer, H. C., & Taylor, C. B. (2000). Predictors of panic attacks in adolescents. *Journal of the American Academy of Child and Adolescent Psychiatry, 39*(2), 1–8.

Hecker, J. E., Losee, M. C., Fritzler, B. K., & Fink, C. M. (1996). Self-directed versus therapist-directed cognitive behavioral treatment for panic disorder. *Journal of Anxiety Disorders, 10*, 253–265.

Hecker, J. E., Losee, M. C., Roberson-Nay, R., & Maki, K. (2004). Mastery of your anxiety and panic and brief therapist contact in the treatment of panic disorder. *Journal of Anxiety Disorders, 18*(2), 111–126.

Hedman, E., Ljótsson, B., Rück, C., Bergström, J., Andersson, G., Kaldo, V., et al. (2013). Effectiveness of Internet-based cognitive behaviour therapy for panic disorder in routine psychiatric care. *Acta Psychiatrica Scandinavica, 128*(6), 457–467.

Helbig-Lang, S., & Petermann, F. (2010). Tolerate or eliminate?: A systematic review on the effects of safety behavior across anxiety disorders. *Clinical Psychology: Science and Practice, 17*(3), 218–233.

Heldt, E., Manfro, G. G., Kipper, L., Blaya, C., Isolan, L., & Otto, M. W. (2006). One-year follow-up of pharmacotherapy-resistant patients with panic disorder treated with cognitive-behavior therapy: Outcome and predictors of remission. *Behaviour Research and Therapy, 44*(5), 657–665.

Hermans, D., Craske, M. G., Mineka, S., & Lovibond, P. F. (2006). Extinction in human fear conditioning. *Biological Psychiatry, 60*, 361–368.

Heuzenroeder, L., Donnelly, M., Haby, M. M., Mihalopoulos, C., Rossell, R., Carter, R., et al. (2004). Cost-effectiveness of psychological and pharmacological interventions for generalized anxiety disorder and panic disorder. *Australian and New Zealand Journal of Psychiatry, 38*(8), 602–612.

Hibbert, G., & Pilsbury, D. (1989). Hyperventilation: Is it a cause of panic attacks? *British Journal of Psychiatry, 155*, 805–809.

Himadi, W., Cerny, J., Barlow, D., Cohen, S., & O'Brien, G. (1986). The relationship of marital adjustment to agoraphobia treatment outcome. *Behaviour Research and Therapy, 24*, 107–115.

Hoffart, A. (1995). A comparison of cognitive and guided mastery therapy of agoraphobia. *Behaviour Research and Therapy, 33*, 423–434.

Hoffart, A. (1997). Interpersonal problems among patients suffering from panic disorder with agoraphobia before and after treatment. *British Journal of Medical Psychology, 70*(2), 149–157.

Hoffart, A., & Hedley, L. M. (1997). Personality traits among panic disorder with agoraphobia patients before and after symptom-focused treatment. *Journal of Anxiety Disorders, 11*, 77–87.

Hoffart, A., Sexton, H., Hedley, L., & Martinsen, E. W. (2008). Mechanisms of change in cognitive therapy for panic disorder with agoraphobia. *Journal of Behavior Therapy and Experimental Psychiatry, 39*(3), 262–275.

Hofmann, S. G., Shear, M. K., Barlow, D. H., Gorman, J. M., Hershberger, D., Patterson, M., et al. (1988). Effects of panic disorder treatments on personality disorder characteristics. *Depression and Anxiety, 8*(1), 14–20.

Hofmann, S. G., Suvak, M. K., Barlow, D. H., Shear, M. K., Meuret, A. E., et al. (2007). Preliminary evidence for cognitive mediation during cognitive-behavioral therapy of panic disorder. *Journal of Consulting and Clinical Psychology, 75*(3), 374–379.

Holden, A. E. O., O'Brien, G. T., Barlow, D. H., Stetson, D., & Infantino, A. (1983). Self-help manual for agoraphobia: A preliminary report of effectiveness. *Behavior Therapy, 14*, 545–556.

Holt, P., & Andrews, G. (1989). Hyperventilation and anxiety in panic disorder, agoraphobia, and generalized anxiety disorder. *Behaviour Research and Therapy, 27*, 453–460.

Hope, D. A., Rapee, R. M., Heimberg, R. G., & Dombeck, M. J. (1990). Representations of the self in social phobia: Vulnerability to social threat. *Cognitive Therapy and Research, 14*, 177–189.

Hornsveld, H., Garssen, B., Fiedeldij Dop, M., & van Spiegel, P. (1990). Symptom reporting during voluntary hyperventilation and mental load: Implications for diagnosing hyperventilation syndrome. *Journal of Psychosomatic Research, 34*, 687–697.

Huppert, J. D., Bufka, L. F., Barlow, D. H., Gorman, J. M., Shear, M. K., & Woods, S. W. (2001). Therapist, therapist variables, and cognitive-behavioral therapy outcome in a multicenter trial for panic disorder. *Journal of Consulting and Clinical Psychology, 69*(5), 747–755.

Huppert, J. D., Kivity, Y., Barlow, D. H., Gorman, J. M., Shear, M. K., & Woods, S. W. (2014). Therapist effects and the outcome–alliance correlation in cognitive behavioral therapy for panic disorder with agoraphobia. *Behaviour Research and Therapy, 52*, 26–34.

Issakidis, C., & Andrews, G. (2004). Pretreatment attrition and dropout in an outpatient clinic for anxiety disorders. *Acta Psychiatrica Scandinavica, 109*(6), 426–433.

Ito, L. M., Noshirvani, H., Basoglu, M., & Marks, I. M. (1996). Does exposure to internal cues enhance exposure to external exposure to external cues in agoraphobia with panic. *Psychotherapy and Psychosomatics, 65*, 24–28.

Izard, C. E. (1992). Basic emotions, relations among emotions, and emotion cognition relations. *Psychological Review, 99*, 561–565.

Jacob, R. G., Furman, J. M., Clark, D. B., & Durrant, J. D. (1992). Vestibular symptoms, panic, and phobia: Overlap and possible relationships. *Annals of Clinical Psychiatry, 4*(3), 163–174.

Kampfe, C. K., Gloster, A. T., Wittchen, H.-U., HelbigLang, S., Lang, T., & Gerlach, A. L. (2012). Experiential avoidance and anxiety sensitivity in patients with panic disorder and agoraphobia: Do both constructs measure the same? *International Journal of Clinical and Health Psychology, 12*, 5–22.

Kampman, M., Keijsers, G. P. J., Hoogduin, C. A. L., & Hendriks, G.-J. (2002). A randomized, double-blind, placebo-controlled study of the effects of adjunctive paroxetine in panic disorder patients unsuccessfully treated with cognitive-behavioral therapy alone. *Journal of Clinical Psychiatry, 63*(9), 772–777.

Katon, W., Von Korff, M., Lin, E., Lipscomb, P., Russo, J., Wagner, E., et al. (1990). Distressed high utilizers of medical care: DSM-III-R diagnoses and treatment needs. *General Hospital Psychiatry, 12*(6), 355–362.

Katschnig, H., & Amering, M. (1998). The long-term course of panic disorder and its predictors. *Journal of Clinical Psychopharmacology, 18*(6, Suppl. 2), 6S–11S.

Keijsers, G. P., Kampman, M., & Hoogduin, C. A. (2001). Dropout prediction in cognitive behavior therapy for panic disorder. *Behavior Therapy, 32*(4), 739–749.

Keijsers, G. P., Schaap, C. P., Hoogduin, C. A., & Lammers, M. W. (1995). Patient–therapist interaction in the behavioral treatment of panic disorder with agoraphobia. *Behavior Modification, 19*, 491–517.

Keller, M. L., & Craske, M. G. (2008). Panic disorder and agoraphobia. In J. Hunsley & E. J. Mash (Eds.), *A guide to assessments that work* (pp. 229–253). New York: Oxford University Press.

Kendler, K. S., Bulik, C. M., Silberg, J., Hettema, J. M., Myers, J., & Prescott, C. A. (2000). Childhood sexual abuse and adult psychiatric and substance use disorders in women: An epidemiological and co-twin analysis. *Archives of General Psychiatry, 57*, 953–959.

Kendler, K. S., Heath, A. C., Martin, N. G., & Eaves, L. J. (1987). Symptoms of anxiety and symptoms of depression: Same genes, different environments? *Archives of General Psychiatry, 44*, 451–457.

Kessler, R. C., Berglund, P., Demler, O., Jin, R., & Walters, E. E. (2005). Lifetime prevalence and age-of-onset distributions of DSM-IV disorders in the National Comorbidity Survey Replication. *Archives of General Psychiatry, 62*, 593–602.

Kessler, R. C., Chiu, W. T., Demler, O., & Walters, E. E. (2005). Lifetime prevalence and age-of-onset distributions of DSM-IV disorders in the National Comorbidity Survey Replication. *Archives of General Psychiatry, 62*(6), 593–602.

Kessler, R. C., Chiu, W. T., Jin, R., Ruscio, A. M., Shear, K., & Walters, E. E. (2006). The epidemiology of panic attacks, panic disorder, and agoraphobia in the National Comorbidity Survey Replication. *Archives of General Psychiatry, 63*, 415–424.

Kessler, R. C., Davis, C. G., & Kendler, K. S. (1997). Childhood adversity and adult psychiatric disorder in the U.S. National Comorbidity Survey. *Psychological Medicine, 27*, 1101–1119.

Kessler, R. C., Petukhova, M., Sampson, N. A., Zaslavsky, A. M., & Wittchen, H.-U. (2012). Twelve-month and lifetime prevalence and lifetime morbid risk of anxiety and mood disorders in the United States. *International Journal of Methods in Psychiatric Research, 21*(3), 169–184.

Keyl, P. M., & Eaton, W. W. (1990). Risk factors for the onset of panic disorder and other panic attacks in a prospective, population-based study. *American Journal of Epidemiology, 131*, 301–311.

Kikuchi, M., Komuro, R., Hiroshi, O., Kidani, T., Hanaoka, A., & Koshino, Y. (2005). Panic disorder with and without agoraphobia: Comorbidity within a half-year of the onset of panic disorder. *Psychiatry and Clinical Neurosciences, 58*, 639–643.

Kindt, M., Soeter, M., & Vervliet, B. (2009). Beyond extinction: Erasing human fear responses and preventing the return of fear. *Nature Neuroscience, 12*, 256–258.

Kircanski, K., Craske, M. G., Epstein, A. M., & Wittchen, H.-U. (2009). Subtypes of panic attacks: A critical review of the empirical literature. *Depression and Anxiety, 26*, 878–887.

Kircanski, K., Mortazavi, A., Castriotta, N., Baker, A., Mystkowski, J., Yi, R., et al. (2011). Challenges to the traditional exposure paradigm: Variability in exposure therapy for contamination fears. *Journal of Behavior Therapy and Experimental Psychiatry, 43*, 745–751.

Kiropoulos, L. A., Klein, B., Austin, D. W., Gilson, K., Pier, C., Mitchell, J., et al. (2008). Is internet-based CBT for panic disorder and agoraphobia as effective as face-to-face CBT? *Journal of Anxiety Disorders, 22*, 1273–1284.

Kraft, A. R., & Hoogduin, C. A. (1984). The hyperventilation syndrome: A pilot study of the effectiveness of treatment. *British Journal of Psychiatry, 145*, 538–542.

Kroeze, S., & van den Hout, M. A. (2000). Selective attention for cardiac information in panic patients. *Behaviour Research and Therapy, 38*, 63–72.

Krystal, J. H., Woods, S. W., Hill, C. L., & Charney, D. S. (1991). Characteristics of panic attack subtypes: Assessment of spontaneous panic, situational panic, sleep panic, and limited symptom attacks. *Comprehensive Psychiatry, 32*(6), 474–480.

Kushner, M. G., Donahue, C., Sletten, S., Thuras, P., Abrams, K., Peterson, J., & Frye, B. (2006). Cognitive behavioral treatment of comorbid anxiety disorder in alcoholism treatment patients: Presentation of a prototype program and future directions. *Journal of Mental Health, 15*(6), 697–707.

Kushner, M. G., Maurer, E. W., Thuras, P., Donahue, C., Frye, B., Menary, K. R., et al. (2013). Hybrid cognitive behavioral therapy versus relaxation training for co-occurring anxiety and alcohol disorder: A randomized clinical trial. *Journal of Consulting and Clinical Psychology, 81*, 422–429.

Lake, R. I., Eaves, L. J., Maes, H. H., Heath, A. C., & Martin, N. G. (2000). Further evidence against the environmental transmission of individual differences in neuroticism from a collaborative study of 45,850 twins and relatives of two continents. *Behavior Genetics, 30*(3), 223–233.

Lang, A. J., & Craske, M. G. (2000). Manipulations of exposure-based therapy to reduce return of fear: A replication. *Behaviour Research and Therapy, 38*, 1–12.

Lehman, C. L., Brown, T. A., & Barlow, D. H. (1998). Effects of cognitive-behavioral treatment for panic disorder with agoraphobia on concurrent alcohol abuse. *Behavior Therapy, 29*, 423–433.

Lelliott, P., Marks, I., McNamee, G., & Tobena, A. (1989). Onset of panic disorder with agoraphobia: Toward an integrated model. *Archives of General Psychiatry, 46*, 1000–1004.

Levitt, J. T., Brown, T. A., Orsillo, S. M., & Barlow, D. H. (2004). The effects of acceptance versus suppression of emotion on subjective and psychophysiological response to carbon dioxide challenge in patients with panic disorder. *Behavior Therapy, 35*, 747–766.

Lewis-Fernandez, R., Hinton, D. E., Laria, A. J., Patterson, E. H., Hofmann, S. G., Craske, M. et al. (2010). Culture and the anxiety disorders: Recommendations for DSM-V. *Depression and Anxiety, 27*, 212–229.

Lidren, D. M., Watkins, P., Gould, R. A., Clum, G. A., Asterino, M., & Tulloch, H. L. (1994). A comparison of bibliotherapy and group therapy in the treatment of panic disorder. *Journal of Consulting and Clinical Psychology, 62*, 865–869.

Lissek, S., Powers, A. S., McClure, E. B., Phelps, E. A., Wolderhawariat, G., Grillon, C., et al. (2005). Classical fear conditioning in the anxiety disorders: A meta-analysis. *Behaviour Research and Therapy, 43*, 1391–1424.

Lissek, S., Rabin, S. J., Heller, R. E., Lukenbaugh, D., Geraci, M., Pine, D. S., et al. (2010). Overgeneralization of conditioned fear as a pathogenic marker of panic disorder. *American Journal of Psychiatry, 167*(1), 47–55.

Lissek, S., Rabin, S. J., McDowell, D. J., Divir, S., Bradford, D. E., Geraci, M., et al. (2009). Impaired discriminative fear-conditioning resulting from elevated fear responding to learned safety cues among individuals with panic disorder. *Behaviour Research and Therapy, 47*(2), 111–118.

Lovibond, P. F., Davis, N. R., & O'Flaherty, A. S. (2000). Protection from extinction in human fear conditioning. *Behaviour Research and Therapy, 38*, 967–983.

Maidenberg, E., Chen, E., Craske, M., Bohn, P., & Bystritsky, A. (1996). Specificity of attentional bias in panic disorder and social phobia. *Journal of Anxiety Disorders, 10*, 529–541.

Maier, S. F., Laudenslager, M. L., & Ryan, S. M. (1985). Stressor controllability, immune function and endogenous opiates. In F. R. Brush & J. B. Overmeier (Eds.), *Affect, conditioning and cognition: Essays on the determinants of behavior* (pp. 183–201). Hillsdale, NJ: Erlbaum.

Maller, R. G., & Reiss, S. (1992). Anxiety sensitivity in 1984 and panic attacks in 1987. *Journal of Anxiety Disorders, 6*(3), 241–247.

Mannuzza, S., Fyer, A. J., Liebowitz, M. R., & Klein, D. F. (1990). Delineating the boundaries of social phobia: Its relationship to panic disorder and agoraphobia. *Journal of Anxiety Disorders, 4*(1), 41–59.

Marchand, A., Goyer, L. R., Dupuis, G., & Mainguy, N. (1998). Personality disorders and the outcome of cognitive-behavioural treatment of panic disorder with agoraphobia. *Canadian Journal of Behavioural Science, 30*(1), 14–23.

Margraf, J., Taylor, C. B., Ehlers, A., Roth, W. T., & Agras, W. S. (1987). Panic attacks in the natural environment. *Journal of Nervous and Mental Disease, 175*, 558–565.

Marks, I. M., Swinson, R. P., Basoglu, M., Kuck, K., Noshirvani, H., O'Sullivan, G., et al. (1993). Alprazolam and exposure alone and combined in panic disorder with agoraphobia: A controlled study in London and Toronto. *British Journal of Psychiatry, 162*, 776–787.

Martin, N. G., Jardine, R., Andrews, G., & Heath, A. C. (1988). Anxiety disorders and neuroticism: Are there genetic factors specific to panic? *Acta Psychiatrica Scandinavica, 77*, 698–706.

Mavissakalian, M., & Hamman, M. (1987). DSM-III personality disorder in agoraphobia: II. Changes with treatment. *Comprehensive Psychiatry, 28*, 356–361.

McLean, P. D., Woody, S., Taylor, S., & Koch, W. J. (1998). Comorbid panic disorder and major depression: Implications for cognitive-behavioral therapy. *Journal of Consulting and Clinical Psychology, 66*, 240–247.

McNally, R. J., & Lorenz, M. (1987). Anxiety sensitivity in agoraphobics. *Journal of Behavior Therapy and Experimental Psychiatry, 18*(1), 3–11.

McNally, R. J., Riemann, B. C., Louro, C. E., Lukach, B. M., & Kim, E. (1992). Cognitive processing of emotional information in panic disorder. *Behaviour Research and Therapy, 30*, 143–149.

McNamee, G., O'Sullivan, G., Lelliott, P., & Marks, I. M. (1989). Telephone-guided treatment for housebound agoraphobics with panic disorder: Exposure vs. relaxation. *Behavior Therapy, 20*, 491–497.

Mellman, T. A., & Uhde, T. W. (1989). Sleep panic attacks: New clinical findings and theoretical implications. *American Journal of Psychiatry, 146*, 1204–1207.

Messenger, C., & Shean, G. (1998). The effects of anxiety sensitivity and history of panic on reactions to stressors in a non-clinical sample. *Journal of Behavior Therapy, 29*, 279–288.

Meuret, A. E., Rosenfield, D., Seidel, A., Bhaskara, L., & Hofmann, S. G. (2010). Respiratory and cognitive mediators of treatment change in panic disorder: Evidence for intervention specificity. *Journal of Consulting and Clinical Psychology, 78*, 691–704.

Meuret, A. E., Twohig, M. P., Rosenfield, D., Hayes, S. C., & Craske, M. G. (2012). Brief acceptance and commitment therapy and exposure for panic disorder: A pilot study. *Cognitive and Behavioral Practice, 19*(4), 606–618.

Meuret, A. E., Wilhelm, F. H., Ritz, T., & Roth, W. T. (2008). Feedback of end-tidal pCO_2 as a therapeutic approach for panic disorder. *Journal of Psychiatric Research, 42*(7), 560–568.

Michelson, L., Mavissakalian, M., Marchione, K., Ulrich, R., Marchione, N., & Testa, S. (1990). Psychophysiological outcome of cognitive, behavioral, and psychophysiologically based treatments of agoraphobia. *Behaviour Research and Therapy, 28*, 127–139.

Milton, F., & Hafner, J. (1979). The outcome of behavior therapy for agoraphobia in relation to marital adjustment. *Archives of General Psychiatry, 36*, 807–811.

Mineka, S., Cook, M., & Miller, S. (1984). Fear conditioned with escapable and inescapable shock: The effects of a feedback stimulus. *Journal of Experimental Psychology: Animal Behavior Processes, 10*, 307–323.

Mitsopoulou, T., Kasvikis, Y., Koumantanou, L., Giaglis, G., Skapinakis, P., & Mavreas, V. (2020). Manualized single-session behavior treatment with self-help manual for panic disorder with or without agoraphobia. *Psychotherapy Research, 30*, 776–787.

Moisan, D., & Engels, M. L. (1995). Childhood trauma and personality disorder in 43 women with panic disorder. *Psychological Reports, 76*, 1133–1134.

Murphy, M. T., Michelson, L. K., Marchione, K., Marchione, N., & Testa, S. (1998). The role of self-directed *in vivo* exposure in combination with cognitive therapy, relaxation training, or therapist-assisted exposure in the treatment of panic disorder with agoraphobia. *Behaviour Research and Therapy, 12*, 117–138.

Mystkowski, J. L., Craske, M. G., Echiverri, A. M., & Labus, J. S. (2006). Mental reinstatement of context and return of fear in spider-fearful participants. *Behavior Therapy, 37*(1), 49–60.

Nader, K., Schafe, G. E., & LeDoux, J. E. (2000). Fear memories require protein synthesis in the amygdala for reconsolidation after retrieval. *Nature, 406*, 722–726.

Nations, K. R., Smits, J. A., Tolin, D. F., Rothbaum, B. O., Hofmann, S. G., Tart, C. D., et al. (2012). Evaluation of the glycine transporter inhibitor Org 25935 as augmentation to cognitive-behavioral therapy for panic disorder: A multicenter, randomized, double-blind, placebo-controlled trial. *Journal of Clinical Psychiatry, 73*, 647–653.

Néron, S., Lacroix, D., & Chaput, Y. (1995). Group vs individual cognitive behaviour therapy in panic disorder: An open clinical trial with a six month follow-up. *Canadian Journal of Behavioural Science, 27*, 379–392.

Neumann, D. L., Lipp, O. V., & Cory, S. E. (2007). Conducting extinction in multiple contexts does not necessarily attenuate the renewal of shock expectancy in a fearconditioning procedure with humans. *Behaviour Research and Therapy, 45*, 385–394.

Niles, A. N., Sherbourne, C., Roy-Byrne, P., Stein, M., Sullivan, G., Bystritsky, A., et al. (2013). Anxiety treatment improves physical functioning with oblique scoring of the SF-12 Short Form Health Survey. *General Hospital Psychiatry, 35*(3), 291–296.

Norberg, M. M., Krystal, J. H., & Tolin, D. F. (2008). A meta-analysis of D-cycloserine and the facilitation of fear extinction and exposure therapy. *Biological Psychiatry, 63*, 1118–1126.

Nordgreen, T., Haug, T., Öst, L. G., Andersson, G., Carlbring, P., Kvale, G., et al. (2016). Stepped care versus direct face-to-face cognitive behavior therapy for social anxiety disorder and panic disorder: A randomized effectiveness trial. *Behavior Therapy, 47*(2), 166–183.

Norton, G. R., Cox, B. J., & Malan, J. (1992). Nonclinical panickers: A critical review. *Clinical Psychology Review, 12*, 121–139.

Norton, P., & Price, E. (2007). A meta-analytic review of adult cognitive-behavioral treatment outcome across the anxiety disorders. *Journal of Nervous and Mental Disease, 195*, 521–531.

Noyes, R., Clancy, J., Garvey, M. J., & Anderson, D. J. (1987). Is agoraphobia a variant of panic disorder or a separate illness? *Journal of Anxiety Disorders, 1*, 3–13.

Noyes, R., Crowe, R. R., Harris, E. L., Hamra, B. J., McChesney, C. M., & Chaudhry, D. R. (1986). Relationship between panic disorder and agoraphobia: A family study. *Archives of General Psychiatry, 43*, 227–232.

Noyes, R., Reich, J., Suelzer, M., & Christiansen, J. (1991). Personality traits associated with panic disorder: Change associated with treatment. *Comprehensive Psychiatry, 32*, 282–294.

Okamura, N., Garau, C., Duangdao, D. M., Clark, S. D., Jungling, K., Hans-Christian, P., et al. (2011). Neuropeptide S enhances memory during the consolidation phase and interacts with noradrenergic systems in the brain. *Neuropsychopharmacology, 36*(4), 744–752.

Olatunji, B. O., & Wolitzky-Taylor, K. B. (2009). Anxiety sensitivity and the anxiety disorders: A meta-analytic review and synthesis. *Psychological Bulletin, 135*, 974–999.

Öst, L.-G. (1988). Applied relaxation vs. progressive relaxation in the treatment of panic disorder. *Behaviour Research and Therapy, 26*, 13–22.

Öst, L.-G., Thulin, U., & Ramnero, J. (2004). Cognitive behavior therapy vs exposure *in vivo* in the treatment of panic disorder with agoraphobia. *Behaviour Research and Therapy, 42*(1), 1105–1127.

Öst, L.-G., & Westling, B. E. (1995). Applied relaxation vs cognitive behavior therapy in the treatment of panic disorder. *Behaviour Research and Therapy, 33*, 145–158.

Öst, L.-G., Westling, B. E., & Hellström, K. (1993). Applied relaxation, exposure *in vivo*, and cognitive methods in the treatment of panic disorder with agoraphobia. *Behaviour Research and Therapy, 31*, 383–394.

Otto, M. W., Pollack, M. H., & Sabatino, S. A. (1996). Maintenance of remission following cognitive behavior therapy for panic disorder: Possible deleterious effects of concurrent medication treatment. *Behavior Therapy, 27*, 473–482.

Otto, M. W., Tolin, D. F., Simon, N. M., Pearlson, G. D., Basden, S., Meunier, S. A., et al. (2010). Efficacy of Dcycloserine for enhancing response to cognitive-behavior therapy for panic disorder. *Biological Psychiatry, 67*(4), 365–370.

Pauli, P., Amrhein, C., Muhlberger, A., Dengler, W., & Wiedemann, G. (2005). Electrocortical evidence for an early abnormal processing of panic-related words in panic disorder patients. *International Journal of Psychophysiology, 57*, 33–41.

Pennebaker, J. W., & Roberts, T. (1992). Toward a his and hers theory of emotion: Gender differences in visceral perception. *Journal of Social and Clinical Psychology, 11*(30), 199–212.

Perna, G., Bertani, A., Arancio, C., Ronchi, P., & Bellodi, L. (1995). Laboratory response of patients with panic and obsessive–compulsive disorders to 35% CO_2 challenges. *American Journal of Psychiatry, 152*, 85–89.

Prenoveau, J. M., Zinbarg, R. E., Craske, M. G., Mineka, S., Griffith, J. W., & Epstein, A. (2010). Testing a hierarchical model of anxiety and depression in adolescents: A trilevel model. *Journal of Anxiety Disorders, 24*, 334–344.

Rachman, S., Lopatka, C., & Levitt, K. (1988). Experimental analyses of panic: II. Panic patients. *Behaviour Research and Therapy, 26*, 33–40.

Rachman, S., Shafran, R., Radomsky, A. S., & Zysk, E. (2011). Reducing contamination by exposure plus safety behaviour. *Journal of Behavior Therapy and Experimental Psychiatry, 42*, 397–404.

Rapee, R. (1986). Differential response to hyperventilation in panic disorder and generalized anxiety disorder. *Journal of Abnormal Psychology, 95*, 24–28.

Rapee, R. M. (1994). Detection of somatic sensations in panic disorder. *Behaviour Research and Therapy, 32*, 825–831.

Rapee, R. M., Brown, T. A., Antony, M. M., & Barlow, D. H. (1992). Response to hyperventilation and inhalation of 5.5% carbon dioxide-enriched air across the DSM-III-R anxiety disorders. *Journal of Abnormal Psychology, 101*, 538–552.

Rapee, R. M., Craske, M. G., & Barlow, D. H. (1990). Subject described features of panic attacks using a new self-monitoring form. *Journal of Anxiety Disorders, 4*, 171–181.

Rapee, R. M., Craske, M. G., & Barlow, D. H. (1995). Assessment instrument for panic disorder that includes fear of sensation-producing activities: The Albany Panic and Phobia Questionnaire. *Anxiety, 1*, 114–122.

Rapee, R. M., Craske, M. G., Brown, T. A., & Barlow, D. H. (1996). Measurement of perceived control over anxiety-related events. *Behavior Therapy, 27*(2), 279–293.

Rapee, R. M., & Medoro, L. (1994). Fear of physical sensations and trait anxiety as mediators of the response to hyperventilation in nonclinical subjects. *Journal of Abnormal Psychology, 103*(4), 693–699.

Rapee, R. M., & Murrell, E. (1988). Predictors of agoraphobic avoidance. *Journal of Anxiety Disorders, 2*, 203–217.

Rathus, J. H., Sanderson, W. C., Miller, A. L., & Wetzler, S. (1995). Impact of personality functioning on cognitive behavioral treatment of panic disorder: A preliminary report. *Journal of Personality Disorders, 9*, 160–168.

Razran, G. (1961). The observable unconscious and the inferable conscious in current Soviet psychophysiology: Interoceptive conditioning, semantic conditioning, and the orienting reflex. *Psychological Review, 68*, 81–147.

Reich, J., Perry, J. C., Shera, D., Dyck, I., Vasile, R., Goisman, R. M., et al. (1994). Comparison of personality disorders in different anxiety disorder diagnoses: Panic, agoraphobia, generalized anxiety, and social phobia. *Annals of Clinical Psychiatry, 6*(2), 125–134.

Reiss, S. (1980). Pavlovian conditioning and human fear: An expectancy model. *Behavior Therapy, 11*, 380–396.

Reiss, S., Peterson, R., Gursky, D., & McNally, R. (1986). Anxiety sensitivity, anxiety frequency, and the prediction of fearfulness. *Behaviour Research and Therapy, 24*, 1–8.

Rescorla, R. A. (2006). Deepened extinction from compound stimulus presentation. *Journal of Experimental Psychology: Animal Behavior Processes, 32*, 135–144.

Richards, J. C., Klein, B., & Austin, D. W. (2006). Internet cognitive behavioural therapy for panic disorder: Does the inclusion of stress management information improve endstate functioning? *Clinical Psychologist, 10*(1), 2–15.

Richards, J., Klein, B., & Carlbring, P. (2003). Internet-based treatment for panic disorder. *Cognitive Behaviour Therapy, 32*, 125–135.

Rowe, M. K., & Craske, M. G. (1998). Effects of an expanding-spaced vs massed exposure schedule on fear reduction and return of fear. *Behaviour Research and Therapy, 36*, 701–717.

Roy-Byrne, P. P., & Cowley, D. S. (1995). Course and outcome in panic disorder: A review of recent follow-up studies. *Anxiety, 1*, 151–160.

Roy-Byrne, P., Craske, M. G., Stein, M. B., Sullivan, G., Bystritsky, A., Katon, W., et al. (2005). A randomized effectiveness trial of cognitive-behavioral therapy and medication for primary care panic disorder. *Archives of General Psychiatry, 62*, 290–298.

Roy-Byrne, P., Craske, M. G., Sullivan, G., Rose, R. D., Edlund, M. J., Lang, A. J., et al. (2010). Delivery of evidence-based treatment for multiple anxiety disorders in primary care. *Journal of American Medicine, 303*(19), 1921–1928.

Roy-Byrne, P. P., Mellman, T. A., & Uhde, T. W. (1988). Biologic findings in panic disorder: Neuroendocrine and sleep-related abnormalities [Special issue: Perspectives on Panic-Related Disorders]. *Journal of Anxiety Disorders, 2*, 17–29.

Roy-Byrne, P., Stein, M. B., Russo, J., Craske, M. G., Katon, W., Sullivan, G., et al. (2005). Medical illness and response to treatment in primary care panic disorder. *General Hospital Psychiatry, 27*(4), 237–243.

Roy-Byrne, P. P., Stein, M. B., Russo, J., Mercier, E., Thomas, R., McQuaid, J., et al. (1999). Panic disorder in the primary care setting: Comorbidity, disability, service utilization, and treatment. *Journal of Clinical Psychiatry, 60*(7), 492–499.

Rudaz, M., Craske, M. G., Becker, E. S., Ledermann, T., & Margraf, J. (2010). Health anxiety and fear of fear in panic disorder and agoraphobia vs. social phobia: A prospective longitudinal study. *Depression and Anxiety, 27*(4), 404–411.

Safren, S. A., Gershuny, B. S., Marzol, P., Otto, M. W., & Pollack, M. H. (2002). History of childhood abuse in panic disorder, social phobia, and generalized anxiety disorder. *Journal of Nervous and Mental Disease, 190*(7), 453–456.

Salkovskis, P. M. (1991). The importance of behaviour in the maintenance of anxiety and panic: A cognitive account [Special issue: The Changing Face of Behavioural Psychotherapy]. *Behavioural Psychotherapy, 19*(1), 6–19.

Salkovskis, P. M., Clark, D. M., & Gelder, M. G. (1996). Cognition–behaviour links in the persistence of panic. *Behaviour Research and Therapy, 34*, 453–458.

Salkovskis, P., Clark, D., & Hackmann, A. (1991). Treatment of panic attacks using cognitive therapy without exposure or breathing retraining. *Behaviour Research and Therapy, 29*, 161–166.

Schade, A., Marquenie, L. A., van Balkom, A. J., Koeter, M. W., de Beurs, E., van den Brink, W., et al. (2005). The effectiveness of anxiety treatment on alcohol-dependent patients with a comorbid phobic disorder: A randomized controlled trial. *Alcoholism: Clinical and Experimental Research, 29*(5), 794–800.

Schmidt, N. B., Lerew, D. R., & Jackson, R. J. (1997). The role of anxiety sensitivity in the pathogenesis of panic: Prospective evaluation of spontaneous panic attacks during acute stress. *Journal of Abnormal Psychology, 106*, 355–364.

Schmidt, N. B., Lerew, D. R., & Jackson, R. J. (1999). Prospective evaluation of anxiety sensitivity in the pathogenesis of panic: Replication and extension. *Journal of Abnormal Psychology, 108*, 532–537.

Schmidt, N. B., McCreary, B. T., Trakowski, J. J., Santiago, H. T., Woolaway-Bickel, K., & Ialong, N. (2003). Effects of cognitive behavioral treatment on physical health status in patients with panic disorder. *Behavior Therapy, 34*(1), 49–63.

Schmidt, N. B., Woolaway-Bickel, K., Trakowski, J., Santiago, H., Storey, J., Koselka, M., et al. (2000). Dismantling cognitive-behavioral treatment for panic disorder: Questioning the utility of breathing retraining. *Journal of Consulting and Clinical Psychology, 68*(3), 417–424.

Schmidt, N. B., Zvolensky, M. J., & Maner, J. K. (2006). Anxiety sensitivity: Prospective prediction of panic attacks and Axis I pathology. *Journal of Psychiatric Research, 40*(8), 691–699.

Schneider, A. J., Mataix-Cols, D., Marks, I. M., & Bachofen, M. (2005). Internet-guided self-help with or without exposure therapy for phobic and panic disorders. *Psychotherapy and Psychosomatics, 74*(3), 154–164.

Schumacher, J., Jamra, R. A., Becker, T., Klopp, N., Franke, P., Jacob, C., et al. (2005). Investigation of the DAOA/ G30 locus in panic disorder. *Molecular Psychiatry, 10*, 428–429.

Seidel, A., Rosenfield, D., Bhaskara, L., Hofmann, S. G., & Meuret, A. E. (2009). *Pathways of biobehavioral change in exposure therapy of panic disorder*. Paper presented at the 43rd annual convention of the Association of Advancement for Behavioral and Cognitive Therapies, New York.

Sharp, D. M., Power, K. G., Simpson, R. J., Swanson, V., & Anstee, J. A. (1997). Global measures of outcome in a controlled comparison of pharmacological and psychological treatment of panic disorder and agoraphobia in primary care. *British Journal of General Practice, 47*, 150–155.

Sharp, D. M., Power, K. G., & Swanson, V. (2004). A comparison of the efficacy and acceptability of group versus individual cognitive behaviour therapy in the treatment of panic disorder and agoraphobia in primary care. *Clinical Psychology and Psychotherapy, 11*(2), 73–82.

Shear, M. K., Brown, T. A., Barlow, D. H., Money, R., Sholomskas, D. E., Woods, S. W., et al. (1997). Multicenter collaborative Panic Disorder Severity Scale. *American Journal of Psychiatry, 154*, 1571–1575.

Shear, M. K., Rucci, P., Williams, J., Frank, E., Grochocinski, V., Vander-Bilt, J., et al. (2001). Reliability and validity of the Panic Disorder Severity Scale: Replication and extension. *Journal of Psychiatric Research, 35*(5), 293–296.

Shear, M. K., & Schulberg, H. C. (1995). Anxiety disorders in primary care. *Bulletin of the Menninger Clinic, 59*(2, Suppl. A), A73–A85.

Shulman, I. D., Cox, B. J., Swinson, R. P., Kuch, K., & Reichman, J. T. (1994). Precipitating events, locations and reactions associated with initial unexpected panic attacks. *Behaviour Research and Therapy, 32*, 17–20.

Sloan, T., & Telch, M. J. (2002). The effects of safety-seeking behavior and guided threat reappraisal on fear reduction during exposure: An experimental investigation. *Behaviour Research and Therapy, 40*(3), 235–251.

Soeter, M., & Kindt, M. (2010). Dissociating response systems: Erasing fear from memory. *Neurobiology of Learning and Memory, 94*(1), 30–41.

Sokolowska, M., Siegel, S., & Kim, J. A. (2002). Intraadministration associations: Conditional hyperalgesia elicited by morphine onset cues. *Journal of Experimental Psychology: Animal Behavior Processes, 28*(3), 309–320.

Sotres-Bayon, F., Cain, C. K., & LeDoux, J. E. (2006). Brain mechanisms of fear extinction: Historical perspectives on the contribution of prefrontal cortex. *Biological Psychiatry, 60*, 329–336.

Spiegel, D. A., Bruce, T. J., Gregg, S. F., & Nuzzarello, A. (1994). Does cognitive behavior therapy assist slow-taper alprazolam discontinuation in panic disorder? *American Journal of Psychiatry, 151*(6), 876–881.

Stein, M. B., Walker, J. R., Anderson, G., Hazen, A. L., Ross, C. A., Eldridge, G., et al. (1996). Childhood physical and sexual abuse in patients with anxiety disorders and a community sample. *American Journal of Psychiatry, 153*, 275–277.

Sturges, L. V., Goetsch, V. L., Ridley, J., & Whittal, M. (1998). Anxiety sensitivity and response to hyperventilation challenge: Physiologic arousal, interoceptive acuity, and subjective distress. *Journal of Anxiety Disorders, 12*(2), 103–115.

Suárez, L., Bennett, S., Goldstein, C., & Barlow, D. H. (2008). Understanding anxiety disorders from a "triple vulnerabilities" framework. In M. M. Anthony & M. B. Stein (Eds.), *Oxford handbook of anxiety and related disorders* (pp. 153–172). New York: Oxford University Press.

Swinson, R. P., Fergus, K. D., Cox, B. J., & Wickwire, K. (1995). Efficacy of telephone-administered behavioral therapy for panic disorder with agoraphobia. *Behaviour Research and Therapy, 33*, 465–469.

Taylor, S., Koch, W. J., & McNally, R. J. (1992). How does anxiety sensitivity vary across the anxiety disorders? *Journal of Anxiety Disorders, 6*, 249–259.

Taylor, S., Zvolensky, M. J., Cox, B. J., Deacon, B., Heimberg, R. G., Ledley, D. R., et al. (2007). Robust dimensions of anxiety sensitivity: Development and initial validation of the Anxiety Sensitivity Index–3. *Psychological Assessment, 19*(2), 176–188.

Teachman, B. A., Marker, C. D., & Smith-Janik, S. B. (2008). Automatic associations and panic disorder: Trajectories of change over the course of treatment. *Journal of Consulting and Clinical Psychology, 76*(6), 988–1002.

Telch, M. J., Brouillard, M., Telch, C. F., Agras, W. S., & Taylor, C. B. (1989). Role of cognitive appraisal in panic-related avoidance. *Behaviour Research and Therapy, 27*, 373–383.

Telch, M. J., Lucas, J. A., & Nelson, P. (1989). Nonclinical panic in college students: An investigation of prevalence and symptomatology. *Journal of Abnormal Psychology, 98*, 300–306.

Telch, M. J., Lucas, J. A., Schmidt, N. B., Hanna, H. H., LaNae Jaimez, T., & Lucas, R. A. (1993). Group cognitive-behavioral treatment of panic disorder. *Behaviour Research and Therapy, 31*, 279–287.

Telch, M. J., Sherman, M., & Lucas, J. (1989). Anxiety sensitivity: Unitary personality trait or domain specific appraisals? *Journal of Anxiety Disorders, 3*, 25–32.

Thorgeirsson, T. E., Oskarsson, H., Desnica, N., Kostic, J. P., Stefansson, J. G., Kolbeinsson, H., et al. (2003). Anxiety with panic disorder linked to chromosome 9q in Iceland. *American Journal of Human Genetics, 72*, 1221–1230.

Thyer, B. A., Himle, J., Curtis, G. C., Cameron, O. G., & Nesse, R. M. (1985). A comparison of panic disorder and agoraphobia with panic attacks. *Comprehensive Psychiatry, 26*, 208–214.

Tiemens, B. G., Ormel, J., & Simon, G. E. (1996). Occurrence, recognition, and outcome of psychological disorders in primary care. *American Journal of Psychiatry, 153*, 636–644.

Tsao, J. C. I., Lewin, M. R., & Craske, M. G. (1998). The effects of cognitive-behavior therapy for panic disorder on comorbid conditions. *Journal of Anxiety Disorders, 12*, 357–371.

Tsao, J. C. I., Mystkowski, J. L., Zucker, B. G., & Craske, M. G. (2002). Effects of cognitive-behavioral therapy for panic disorder on comorbid conditions: Replication and extension. *Behavior Therapy, 33*, 493–509.

Tsao, J. C. I., Mystkowski, J. L., Zucker, B. G., & Craske, M. G. (2005). Impact of cognitive-behavioral therapy for panic disorder on comorbidity: A controlled investigation. *Behaviour Research and Therapy, 43*, 959–970.

Uhde, T. W. (1994). The anxiety disorders: Phenomenology and treatment of core symptoms and associated sleep disturbance. In M. Kryger, T. Roth, & W. Dement (Eds.), *Principles and practice of sleep medicine* (pp. 871–898). Philadelphia: Saunders.

van Balkom, A. J., de Beurs, E., Koele, P., Lange, A., & van Dyck, R. (1996). Long-term benzodiazepine use is associated with smaller treatment gain in panic disorder with agoraphobia. *Journal of Nervous and Mental Disease, 184*, 133–135.

van Beek, N., Schruers, K. R., & Friez, E. J. (2005). Prevalence of respiratory disorders in first-degree relatives of panic disorder patients. *Journal of Affective Disorders, 87*, 337–340.

van den Hout, M., Arntz, A., & Hoekstra, R. (1994). Exposure reduced agoraphobia but not panic, and cognitive therapy reduced panic but not agoraphobia. *Behaviour Research and Therapy, 32*, 447–451.

van den Hout, M., Brouwers, C., & Oomen, J. (2006). Clinically diagnosed Axis II co-morbidity and the short term outcome of CBT for Axis I disorders. *Clinical Psychology and Psychotherapy, 13*(1), 56–63.

van Megen, H. J., Westenberg, H. G., Den Boer, J. A., & Kahn, R. S. (1996). The panic-inducing properties of the cholecystokinin tetrapeptide CCK4 in patients with panic disorder. *European Neuropsychopharmacology, 6*, 187–194.

Vansteenwegen, D., Vervliet, B., Iberico, C., Baeyens, F., van den Bergh, O., & Hermans, D. (2007). The repeated confrontation with videotapes of spiders in multiple contexts attenuates renewal of fear in spider-anxious students. *Behaviour Research and Therapy, 45*(6), 1169–1179.

Veltman, D. J., van Zijderveld, G., Tilders, F. J., & van Dyck, R. (1996). Epinephrine and fear of bodily sensations in panic disorder and social phobia. *Journal of Psychopharmacology, 10*(4), 259–265.

Verburg, K., Griez, E., Meijer, J., & Pols, H. (1995). Respiratory disorders as a possible predisposing factor for panic disorder. *Journal of Affective Disorders, 33*, 129–134.

Vos, S. P., Huibers, M. J., Diels, L., & Arntz, A. (2012). A randomized clinical trial of cognitive behavioral therapy and interpersonal psychotherapy for panic disorder with agoraphobia. *Psychological Medicine, 42*(12), 2661–2672.

Wade, W. A., Treat, T. A., & Stuart, G. L. (1998). Transporting an empirically supported treatment for panic disorder to a service clinic setting: A benchmarking strategy. *Journal of Consulting and Clinical Psychology, 66*, 231–239.

Walker, D. L., & Davis, M. (2002). The role of amygdala glutamate receptors in fear learning, fear-potentiated startle, and extinction. *Pharmacology, 71*, 379–392.

Wardle, J., Hayward, P., Higgitt, A., Stabl, M., Blizard, R., & Gray, J. (1994). Effects of concurrent diazepam treatment on the outcome of exposure therapy in agoraphobia. *Behaviour Research and Therapy, 32*, 203–215.

Watson, D., & Clark, L. A. (1984). Negative affectivity: The disposition to experience aversive emotional states. *Psychological Bulletin, 96*(3), 465–490.

Weck, F., Grikscheit, F., Höfling, V., Kordt, A., Hamm, A. O., Gerlach, A. L., et al. (2016). The role of treatment delivery factors in exposure-based cognitive behavioral therapy for panic disorder with agoraphobia. *Journal of Anxiety Disorders, 42*, 10–18.

Weems, C. F., Hayward, C., Killen, J., & Taylor, C. B. (2002). A longitudinal investigation of anxiety sensitivity in adolescence. *Journal of Abnormal Psychology, 111*(3), 471–477.

Welkowitz, L., Papp, L., Cloitre, M., Liebowitz, M., Martin, L., & Gorman, J. (1991). Cognitive-behavior therapy for panic disorder delivered by psychopharmacologically oriented clinicians. *Journal of Nervous and Mental Disease, 179*, 473–477.

Westra, H. A., Stewart, S. H., & Conrad, B. E. (2002). Naturalistic manner of benzodiazepine use and cognitive behavioral therapy outcome in panic disorder and agoraphobia. *Journal of Anxiety Disorders, 16*(3), 223–246.

White, K. S., Allen, L. B., Barlow, D. H., Gorman, J. M., Shear, M. K., & Woods, S. W. (2010). Attrition in a multicenter clinical trial of panic disorder. *Journal of Nervous and Mental Diseases, 198*, 665–671.

White, K. S., Payne, L. A., Gorman, J. M., Shear, M. K., Woods, S. W., Saska, J. R., et al. (2013). Does maintenance CBT contribute to long-term treatment response of panic disorder with or without agoraphobia?: A randomized controlled clinical trial. *Journal of Consulting and Clinical Psychology, 81*, 47–57.

Wilkinson, D. J., Thompson, J. M., Lambert, G. W., Jennings, G. L., Schwarz, R. G., Jefferys, D., et al. (1998). Sympathetic activity in patients with panic disorder at rest, under laboratory mental stress, and during panic attacks. *Archives of General Psychiatry, 55*(6), 511–520.

Williams, K. E., & Chambless, D. (1990). The relationship between therapist characteristics and outcome of *in vivo* exposure treatment for agoraphobia. *Behavior Therapy, 21*, 111–116.

Williams, K. E., & Chambless, D. L. (1994). The results of exposure-based treatment in agoraphobia. In S. Friedman (Ed.), *Anxiety disorders in African Americans* (pp. 149–165). New York: Springer.

Williams, S. L., & Falbo, J. (1996). Cognitive and performance-based treatments for panic attacks in people with varying degrees of agoraphobic disability. *Behaviour Research and Therapy, 34*, 253–264.

Williams, S. L., & Zane, G. (1989). Guided mastery and stimulus exposure treatments for severe performance anxiety in agoraphobics. *Behaviour Research and Therapy, 27*, 237–245.

Wittchen, H.-U., Gloster, A. T., Beesdo-Baum, K., Fava, G. A., & Craske, M. G. (2010). Agoraphobia: A review of the diagnostic classificatory position and criteria. *Depression and Anxiety, 27*, 113–133.

Wolitzky-Taylor, K., Castriotta, N., Lenze, E., Stanley, M. A., & Craske, M. G. (2010). Anxiety disorders in older adults: A comprehensive review. *Depression and Anxiety, 27*, 190–211.

Wolitzky-Taylor, K., Krull, J. L., Rawson, R., Roy-Byrne, P., Ries, R., & Craske, M. G. (2018). Randomized clinical trial evaluating the preliminary effectiveness of an integrated anxiety disorder treatment in substance use disorder specialty clinics. *Journal of Consulting and Clinical Psychology, 86*, 81–88.

Zinbarg, R. E., & Barlow, D. H. (1996). Structure of anxiety and the anxiety disorders: A hierarchical model. *Journal of Abnormal Psychology, 105*(2), 184–193.

Zinbarg, R. E., Barlow, D. H., & Brown, T. A. (1997). Hierarchical structure and general factor saturation of the Anxiety Sensitivity Index: Evidence and implication. *Psychological Assessment, 9*, 277–284.

Zoellner, L. A., & Craske, M. G. (1999). Interoceptive accuracy and panic. *Behaviour Research and Therapy, 37*, 1141–1158.

CAPÍTULO 2

Transtorno de estresse pós-traumático

Candice M. Monson
Philippe Shnaider
Kathleen M. Chard

Traumas graves e inesperados ocorrem em menos de um minuto, mas suas consequências duram toda a vida. A tragédia representada pelo transtorno de estresse pós-traumático (TEPT) fica muito visível quando as origens do trauma acontecem no contexto da desumanidade do homem com seus pares. Neste capítulo, o caso de "Tom" ilustra a psicopatologia associada ao TEPT em todas as suas nuanças e apresenta uma descrição bastante pessoal de seu impacto. Em um dos vários eventos descritos de forma seca nas páginas internas dos jornais, Tom, no meio da confusão da Guerra do Iraque, atira em uma mulher grávida e a mata, com seu filho pequeno, na presença de seu marido, pai da criança. O impacto desse evento o deixa devastado. A intervenção terapêutica sensível e especializada descrita neste capítulo é um modelo para novos terapeutas e refuta a noção de que, nesses casos graves, a terapia manualizada pode ser mecânica e automatizada. Além disso, a *terapia de processamento cognitivo*, o tratamento baseado em evidências para TEPT usado neste caso, é detalhada o suficiente para permitir que profissionais com boa formação incorporem esses programas de tratamento à sua prática. Esse programa de tratamento abrangente aproveita as mais recentes evoluções em nosso conhecimento sobre o impacto da psicopatologia do trauma, incorporando estratégias elaboradas especificamente para superá-la, e o faz no contexto de mudanças significativas nos critérios diagnósticos do DSM-5.

— D. H. B.

PREVALÊNCIA

Estudos epidemiológicos documentam significativas taxas de exposição ao trauma e transtorno de estresse pós-traumático (TEPT) na população mundial (p. ex., Atwoli, Stein, Koenen, & McLaughlin, 2015; Kessler, Sonnega, Bromet, Hughes, & Nelson, 1995; Kessler, Berglund, et al., 2005; Kessler, Chiu, Demler, Merikangas, & Walters, 2005; Kilpatrick, Saunders, Veronen, Best, & Von, 1987; Kulka et al., 1990). Em uma amostra de probabilidade aleatória nos Estados Unidos, com 4.008 mulheres, Resnick, Kilpatrick, Dansky, Saunders e Best (1993) encontraram uma taxa elevada de experiências traumáticas (69%). Quando extrapolaram seus resultados para a população norte-americana com base em estatísticas do censo de 1989, estimaram que 66 milhões de mulheres nos Estados Unidos haviam tido pelo menos uma experiência traumática grave. Entre as que haviam vivenciado um fator de estresse do critério A, Resnick et al. encontraram as seguintes taxas de TEPT na vida: estupro consumado, 32%; outras agressões sexuais, 31%; agressão física, 39%; homicídio de familiar ou amigo, 22%; ser vítima de qualquer crime, 26%; traumas não relacionados a crimes (p. ex., desastres naturais ou causados pelo ser humano, acidentes, lesões), 9%.

No primeiro grande estudo nacional de prevalência com civis sobre os efeitos psicológicos do trauma, Kessler et al. (1995) pesquisaram uma amostra representativa nos Estados Unidos de 5.877 pessoas (2.812 homens e 3.065 mulheres). Os autores avaliaram 12 categorias de estressores traumáticos e concluíram que a maioria das pessoas havia experimentado pelo menos um grande evento traumático. Segundo eles, ao passo que 20,4% das mulheres e 8,2% dos homens tinham probabilidade de desenvolver TEPT após exposição ao trauma, as taxas de traumas específicos eram frequentemente mais altas. Por exemplo, o estupro foi identificado como o trauma com maior probabilidade de levar a TEPT entre homens, assim como entre as mulheres, e 65% deles e 46% delas que identificaram o estupro como seu pior trauma desenvolveram TEPT. Entre os homens que identificaram outros traumas como sendo extremamente desconfortáveis, a probabilidade de desenvolver TEPT foi de 39% entre os expostos à guerra, de 24% entre os que sofreram negligência infantil e de 22% entre os que tinham sofrido abusos físicos na infância. Entre as mulheres, fora o estupro, o TEPT estava associado a abusos físicos na infância (49%), ameaças com arma (33%), agressões sexuais (27%) e ataques físicos (21%). Assim como no estudo de Resnick et al. (1993), os acidentes e os desastres naturais foram muito menos propensos a precipitar o TEPT entre homens e mulheres. Por outro lado, Norris (1992) indicou que, embora os acidentes de carro sejam menos frequentes do que alguns traumas (p. ex., morte trágica ou arrombamento) e menos traumáticos do que alguns eventos (agressão sexual e física), quando se consideram juntos impacto e frequência, eles podem ser os eventos de maior importância isolada. A frequência desses acidentes ao longo da vida é de 23%, e a taxa de TEPT, de 12%, o que resulta em uma taxa de 28 pessoas com problemas graves para cada mil adultos nos Estados Unidos, somente como decorrência de um tipo de evento. Kessler, Berlund et al. (2005) publicaram mais um National Comorbidity Survey de grande porte, que foi respondido por 9,2 mil pessoas. A prevalência geral de TEPT foi de 6,8%, em comparação com 7,8% de prevalência na população relatada no estudo de 1995.

Atwoli et al. (2015) revisaram a prevalência do TEPT de uma perspectiva mais global. Eles observaram que as taxas de traumatização, e até mesmo o tipo de trauma sofrido, podem variar significativamente por país ou região, muitas vezes devido a razões sociais ou políticas (p. ex., guerra civil ou discriminações sancionadas pelo Estado). Eles concluíram que as taxas de exposição a trauma eram mais elevadas em países com baixa renda, e as taxas de TEPT chegavam ao máximo em ambientes pós-conflito. Dos países estudados, a maioria relatou taxas globais de vida entre 1,3% (Japão) e 2,4% (Itália), com a Irlanda do Norte apresentando a taxa mais alta, de 8,8%. Usando 26 pesquisas populacionais obtidas junto à Organização Mundial da Saúde, Koenen et al. (2017) encontraram uma prevalência global de 5,6% de TEPT ao longo da vida naqueles que haviam sido expostos a um evento traumático.

O maior estudo com veteranos de guerra feito até hoje, o National Vietnam Veterans Readjustment Study (NVVRS; Kulka et al., 1990), foi encomendado pelo Congresso dos Estados Unidos em 1983 para avaliar o TEPT e outros problemas psicológicos após a Guerra do Vietnã. Nos anos da guerra, mais de 8 milhões de pessoas serviram nas forças armadas do país. Dessas, 3,1 milhões serviram no Vietnã (veteranos de combate), e o restante serviu em outras regiões ou dentro do próprio país (veteranos da mesma época). As mulheres correspondiam a 7,2 mil dos militares servindo no Vietnã e a mais de 255 mil dos que estavam servindo em outros locais durante a guerra. O NVVRS realizou entrevistas detalhadas e avaliações com três grupos: 1.632 veteranos que serviram no Vietnã, 716 veteranos ativos na época da guerra (mas não no Vietnã) e 668 não veteranos/civis, para um total de 3.016 participantes.

Os resultados do NVVRS indicaram que a maioria dos veteranos que serviram no Vietnã se adaptaram bem à vida civil e não sofreram TEPT ou outros problemas, mas os pesquisadores também encontraram 31% de homens e 27% de mulheres veteranos que tiveram um diagnóstico integral de TEPT em algum momento de suas vidas. Além disso, 15% dos homens e 9% das mulheres tinham TEPT na época do estudo, mais de uma década depois do fim da guerra. Essas taxas se traduziam em 479 mil veteranos do Vietnã com TEPT na época.

Os dados do NVVRS foram reavaliados usando-se critérios muito estritos que só incluíam os incidentes que pudessem ser verificados em registros históricos. Dohrenwend et al. (2006) encontraram pouquíssima falsificação de eventos e uma forte relação entre a quantidade de exposição ao trauma e as taxas de TEPT (ou seja, a relação dose–resposta). Contudo, encontraram taxas menores de TEPT depois de realizar controle para pessoas que desenvolveram o transtorno antes ou depois de seu envio ao Vietnã e eliminar as pessoas com eventos não verificáveis. Usando esses critérios mais estritos, concluíram que 18,7% dos veteranos cumpriam os critérios para TEPT relacionado à guerra em algum momento e 9,1 % ainda tinham TEPT quando avaliados, entre 11 e 12 anos depois. Essas taxas posteriores deveriam ser consideradas taxas de probabilidades mínimas, já que as pessoas podem ser traumatizadas por eventos que podem não ser verificáveis (p. ex., estupro, acidentes) em descrições históricas da guerra. Um estudo de seguimento, chamado National Vietnam Veterans Longitudinal Study (NVVLS; Marmar et al., 2015), avaliou os efeitos em longo prazo da exposição ao trauma na mesma amostra. Os pesquisadores conseguiram obter dados de 78,8% da amostra original ($N = 1.450$), e identificaram uma taxa atual de TEPT de 4,5% e uma taxa de vida de 17%, 40 anos após o término da guerra.

Os conflitos no Iraque e no Afeganistão geraram as primeiras tentativas de avaliar o TEPT *durante* uma guerra (Hoge et al., 2004; Hoge, Auchterlonie, & Milliken, 2006). Hoge et al. (2004) estudaram 2.530 soldados do exército e fuzileiros navais antes e 3.671 depois de seu envio ao Iraque e ao Afeganistão. Eles concluíram que os problemas de saúde mental eram muito maiores entre os que haviam retornado do serviço do que entre os que ainda estavam nele, e que esses problemas eram maiores nos que serviam no Iraque do que nos que estavam no Afeganistão. Antes do serviço, 9% do pessoal ultrapassava o ponto de corte usado para provável TEPT, ao passo que 11,5% dos enviados ao Afeganistão e de 18 a 20% dos enviados ao Iraque ultrapassavam o ponto de corte. Havia uma relação linear entre o número de tiroteios informados e a gravidade do TEPT. Ter sido ferido ou sofrer uma lesão física de alguma outra forma também foi associado a maior sintomatologia de TEPT.

Como os militares dos Estados Unidos começaram a fazer triagem com todo o pessoal para diagnosticar TEPT depois do serviço, um estudo populacional com 303.905 soldados do exército e fuzileiros navais que haviam servido no Afeganistão, no Iraque e em outros locais pôde ser realizado por um período de um ano — de maio de 2003 a abril de 2004 (Hoge et al., 2006). Assim como no relatório anterior, os homens e as mulheres em serviço militar foram mais propensos a informar problemas de saúde mental depois de servir no Iraque (19,1%) do que no Afeganistão (11,3%) ou em outros lugares (8,5%). O estudo também avaliou 32,5 mil mulheres, compondo 10,7% da amostra total. Havia uma diferença geral relacionada ao sexo nas preocupações com a saúde mental: 23,6% das mulheres relataram alguma preocupação com o tema, em comparação com 18,6% dos homens. Contudo, essa comparação de sexo não levou em conta traumas anteriores ou TEPT, exposição a traumas de guerra ou agressão sexual, ou outras variáveis que pudessem ser usadas para explicar essas diferenças (Street, Gradus, Vogt, Giasson, & Resick, 2013).

O National Health Study for a New Generation of U.S. Veterans (NewGen; Dursa, Reinhard, Barth, & Schneiderman, 2014) foi lançado pelo U.S. Department of Veterans Affairs para determinar as taxas de TEPT nos veteranos do Iraque e do Afeganistão (15,8%) comparados aos veteranos não enviados a uma missão (10,9%). Foram identificadas taxas de TEPT mais elevadas entre afro-americanos (razão de probabilidade [*odds ratio*, OR] = 1,61), aqueles que serviram no exército (OR = 2,67) e aqueles em serviço ativo (OR = 1,69). Uma metanálise (Fulton et al., 2015) de 33 estudos publicada entre 2007 e 2013 revelou uma taxa de prevalência de TEPT entre veteranos que serviram no Iraque e/ou no Afeganistão de cerca de 23% (variação entre 1,4 e 60%). Os autores descobriram que disparidades em prevalência frequentemente se relacionavam a métodos de obtenção de diagnóstico, anonimidade de registro, grau de exposição ao combate e *status* militar (p. ex., militares na ativa *versus* na reserva). De modo condizente com conclusões anteriores, veteranos não caucasianos tinham maior probabilidade de ter um diagnóstico de TEPT; mas, nesse estudo, os homens eram mais propensos do que as mulheres a sofrerem de TEPT.

MODELOS TEÓRICOS

Quando começaram a estudar e tratar os sobreviventes de trauma de estupro entre veteranos do Vietnã na década de 1970, pesquisadores e clínicos comportamentais deram início ao uso da teoria da aprendizagem para explicar os sintomas que estavam observando. A teoria de dois fatores de Mowrer (1947) sobre condicionamento clássico e operante foi proposta inicialmente para explicar os sintomas de pós-trauma (Becker, Skinner, Abel, Axelrod, & Cichon, 1984; Holmes & St. Lawrence, 1983; Keane, Zimering, & Caddell, 1985; Kilpatrick, Veronen, & Best, 1985; Kilpatrick, Veronen, & Resick, 1982). O condicionamento clássico foi usado para explicar os altos níveis de aflição e medo observados nas vítimas como reação a estímulos relacionados ao trauma. O condicionamento operante explicava o desenvolvimento dos sintomas de evitação do TEPT e a manutenção do medo com o passar do tempo, apesar de o estímulo não condicionado, isto é, o estressor traumático, não ser recorrente. Como a memória traumática e outros gatilhos (estímulos condicionados) geram medo e ansiedade (respostas emocionais condicionadas), as pessoas evitam esses gatilhos (ou escapam deles), e o resultado é uma redução do medo e da ansiedade. Dessa maneira, a evitação dos estímulos condicionados é reforçada de modo negativo, o que impede a deterioração do vínculo entre os gatilhos traumáticos e a ansiedade, que normalmente seria esperada sem a repetição do próprio trauma.

Embora explique grande parte do início e da manutenção do medo e da evitação no TEPT, a teoria da aprendizagem não explica integralmente os sintomas de intrusão. Baseados na teoria do processamento da informação de Lang (1977) sobre desenvolvimento de ansiedade, Foa, Steketee e Rothbaum (1989) sugeriram que o TEPT surge em razão do desenvolvimento de uma rede de medo na memória que gera comportamentos de fuga e evitação. As estruturas mentais do medo incluem elementos de estímulo, resposta e significado. Qualquer fator associado ao trauma pode evocar a estrutura ou o esquema do medo e o comportamento evitativo subsequente. A rede do medo em pessoas com TEPT é considerada estável e muito generalizada, sendo acessada com facilidade. Chemtob, Roitblat, Hamada, Carlson e Twentyman (1988) propuseram que essas estruturas estão sempre, pelo menos um pouco, ativadas em pessoas com TEPT e orientam a interpretação que elas fazem dos eventos como potencialmente perigosos. Quando a rede do medo é ativada por elementos que lembram o trauma, a informação que está nela entra na consciência (sintomas intrusivos). As tentativas de evitar essa ativação resultam nos sintomas de evitação do TEPT. Segundo a teoria do processamento de informação, a exposição repetitiva à recordação traumática em um ambiente seguro resulta em habituação ao medo e alteração posterior de sua estrutura. À medida que a emoção diminui, os pacientes com TEPT começam a modificar espontaneamente seus elementos de significado e, como consequência, mudam suas autodeclarações e reduzem sua generalização.

As teorias sociocognitivas também tratam do processamento da informação, mas se concentram no efeito do trauma sobre o sistema de crenças de uma pessoa e sobre os ajustes que são necessários para conciliar um evento traumático com crenças e expectativas anteriores. O primeiro e mais influente teórico cognitivo, Horowitz (1986), avançou de uma teoria mais psicodinâmica para uma teoria do processamento cognitivo. Esse autor propôs que o processamento é movido por uma *tendência a completar*, isto é, a necessidade psicológica de que informações novas e incompatíveis sejam integradas a crenças existentes. A tendência a completar mantém a informação do trauma na memória ativa até que o processamento seja completado, e o evento, resolvido. Horowitz também teorizou que existe um conflito básico entre a necessidade da pessoa de resolver e conciliar o evento com sua história e o desejo de evitar o sofrimento emocional. Quando as imagens do evento (*flashbacks*, pesadelos, lembranças intrusivas), os pensamentos sobre os significados do trauma e as emoções associadas a ele se tornam insuportáveis, os mecanismos psicológicos de defesa tomam conta, e a pessoa apresenta entorpecimento ou evitação. Horowitz sugeriu que uma pessoa com TEPT oscila entre fases de intrusão e evitação e que, se bem processadas, as oscilações se tornam cada vez menos frequentes e menos intensas. Segundo essa teoria, o TEPT crônico permanece na memória ativa sem se tornar totalmente integrado e, portanto, ainda consegue estimular reações intrusivas e evitativas.

Vários outros pesquisadores e teóricos sociocognitivos propõem que as suposições básicas sobre o mundo e sobre si mesmo são "destruídas" após a exposição a um evento traumático. As teorias construtivistas são baseadas na ideia de que as pessoas criam ativamente suas próprias representações internas do mundo (e de si mesmas). Novas experiências ganham significado com base no modelo de mundo da pessoa (Janoff-Bulman, 1985, 1992; Mahoney & Lyddon, 1988; McCann & Pearlman, 1990). A tarefa da recuperação é reconstruir as crenças fundamentais e estabelecer o equilíbrio. Janoff-Bulman (1985) sugeriu que esse processo é realizado por meio da reinterpretação do evento para reduzir a distância entre as crenças anteriores e as novas. Outros teóricos propuseram que, se as crenças preexistentes de uma pessoa são particularmente positivas ou particularmente negativas, isso resulta em sintomas mais graves de TEPT (McCann & Pearlman, 1990; Resick, Monson, & Chard, 2017; Resick & Schnicke, 1992). Foa et al. (1989) concentraram-se particularmente nas crenças relacionadas à previsibilidade e à controlabilidade do trauma, ao passo que McCann e Pearlman (1990) propuseram que várias áreas de cognição podem ser prejudicadas ou aparentemente confirmadas, ou seja, as crenças relacionadas à segurança, confiança, controle/poder, estima e intimidade. O modelo de Resick, Monson e Chard (2017) se concentra particularmente no mito do "mundo justo" e no desejo (e ilusão) humano de que podemos prever e controlar nossas vidas.

Em um modelo sociocognitivo, a expressão afetiva é necessária não para a habituação, e sim para que a recordação do trauma seja processada integralmente. Supõe-se que o afeto natural, uma vez acessado, dissipe-se bastante rapidamente e que o trabalho de acomodar a recordação às crenças possa começar. Uma vez que se questionem as crenças equivocadas sobre o evento (p. ex., responsabilizar-se, culpar-se) e as supergeneralizações sobre si mesmo e o mundo (p. ex., segurança, confiança, controle, estima, intimidade), as emoções secundárias também diminuem, assim como as lembranças intrusivas. O fato de tanto o treinamento de inoculação de estresse (TIE) sem exercícios de exposição ao trauma (Foa, Rothbaum, Riggs, & Murdock, 1991; Foa et al., 1999) quanto a terapia cognitiva sem relatos escritos ou orais da experiência traumática (p. ex., Ehlers et al., 2003; Resick et al., 2008; Resick, Wachen, et al., 2017; Tarrier et al., 1999) serem tratamentos eficazes para o TEPT enfraquece a suposição de que a habituação ou a extinção são os únicos mecanismos de mudança. De fato, trabalhos recentes têm sugerido que a mudança cognitiva possa ser um mecanismo fundamental por meio do qual as teorias baseadas na exposição tratam o TEPT (p. ex., Zalta et al., 2014).

Ehlers e Clark (2000) propuseram um modelo cognitivo de TEPT concentrado na ameaça percebida e na recordação. Embora o evento tenha ocorrido no passado, os autores propõem que as pessoas que têm o transtorno são incapazes de considerar o evento limitado no tempo e pressupõem que ele tem implicações maiores para o futuro. Essas pessoas avaliam o evento de tal forma que acreditam que estão em risco. Há várias maneiras pelas quais essas avaliações equivocadas acontecem. Uma delas é supergeneralizar com base no evento e partir do pressuposto de que as atividades normais são mais perigosas do que elas objetivamente são. Os indivíduos podem superestimar a probabilidade de que o evento venha a se repetir. Após a ocorrência do trauma, eles interpretam mal o sentido de seus sintomas de TEPT a tal ponto que percebem a si próprios em grande perigo (os alarmes falsos são considerados verdadeiros) ou interpretam seus sintomas como um sinal de que não conseguirão lidar com eventos futuros.

A teoria cognitiva de Ehlers e Clark (2000) também considera o aparente prejuízo de memória que ocorre, visto que pessoas com TEPT podem ter dificuldades de acessar intencionalmente sua recordação do evento, mas têm intrusões involuntárias de partes do evento. Os autores propõem que, como a recordação codificada na época do trauma é pouco elaborada e integrada a outras recordações em termos de detalhes, contexto temporal, sequência, e assim por diante, isso pode explicar por que as pessoas com TEPT têm pouca memória autobiográfica, mas, ainda assim, podem ter fragmentos de memória com qualidades de aqui e agora (sem contexto temporal) e não dispor de avaliações pós-traumáticas adequadas (p. ex., "eu não morri"). Assim como os modelos de processamento emocional, Ehlers e Clark também propõem que uma aprendizagem associativa forte está ligada a respostas de medo e pode se tornar generalizada. Em resposta às percepções de ameaça, as pessoas com TEPT adotam várias estratégias de enfrentamento mal-adaptativas, dependendo de suas avaliações. Por exemplo, as pessoas que acreditam que enlouquecerão se pensarem no evento traumático tentam evitar esses pensamentos e manter suas mentes ocupadas o maior tempo possível. Alguém que acredite que deve descobrir por que o evento pós-traumático aconteceu para impedi-lo de acontecer de novo vai ruminar sobre como ele poderia ter sido impedido. As que pensam que estavam sendo punidas por suas ações podem se tornar imobilizadas e incapazes de tomar decisões. Essas estratégias mal-adaptativas, geralmente comportamentos de evitação, podem: (1) aumentar os sintomas, (2) prevenir mudanças nas avaliações negativas ou (3) prevenir mudanças na recordação do trauma.

Em uma tentativa de conciliar as teorias sobre TEPT, Brewin, Dalgleish e Joseph (1996; Brewin, Gregory, Lipton, & Burgess, 2010) propuseram uma teoria da representação dupla que incorpora teorias de processamento de informação e sociocognitivas e apresenta pesquisas e teorias da ciência cognitiva relativas à memória. Eles sugeriram que o conceito de uma memória emocional única é estreito demais para descrever todo o leque de memórias que já ficou evidente em pesquisas e observações clínicas. Com base em pesquisas anteriores, propuseram que as informações sensoriais estão sujeitas a memórias e representações tanto de baixo nível quanto de alto nível. As memórias e representações de alto nível compreendem informações que são limitadas e representadas pelo contexto (memória contextual [*C-memory*]). As representações contextuais (C-reps) dessas memórias podem ser deliberadamente resgatadas e manipuladas. As C-reps contêm algumas informações sensoriais, informações sobre reações emocionais e físicas e o significado pessoal do evento. Embora possam ser razoavelmente detalhadas, as C-reps também podem ser muito seletivas, porque a atenção é estreitada sob condições de estresse e a capacidade de memória de curto prazo pode ser reduzida.

Por outro lado, a memória e a representação de baixo nível consistem de elementos sensoriais e afetivos (memória baseada em sensações [*S-memory*]). As representações dessas memórias (S-reps) não podem ser acessadas deliberadamente e não são tão facilmente alteradas ou editadas quanto as C-reps, que são acessadas de maneira mais explícita. Consequentemente, as S-reps são tipicamente sentidas como imagens ou rápidas recordações sensoriais intrusivas e acompanhadas de ativação psicológica.

A teoria da representação dupla postula dois tipos de reação emocional. Um deles é condicionado durante o evento (p. ex., medo, raiva), registrado na *S-memory* e ativado com as informações sensoriais e fisiológicas revividas. O outro, as emoções secundárias, resulta das consequências e implicações (significado) do trauma.

Brewin et al. (1996) propuseram que o processamento emocional do trauma tem dois elementos. Um elemento do processamento é a ativação das S-reps (como sugerido pelas teorias do processamento de informação), cujo propósito é ajudar no reajuste cognitivo ao fornecer informações sensoriais e fisiológicas detalhadas em relação ao trauma. A ativação das S-reps pode acabar diminuindo em frequência quando elas são bloqueadas pela criação de novas S-reps ou quando são alteradas pela incorporação de novas informações. Com o tempo, se as S-reps são substituídas ou alteradas o suficiente, há uma redução nas emoções negativas e uma redução subsequente no viés de atenção e na acessibilidade da memória.

O segundo elemento (da forma proposta pelos teóricos sociocognitivos) é a tentativa consciente de buscar sentido, atribuir causa ou culpa e resolver conflitos entre o evento e expectativas e crenças anteriores a ele. O objetivo desse processo é reduzir as emoções negativas e restaurar uma sensação de relativa segurança e controle sobre o próprio ambiente. Para atingir esse segundo objetivo, a pessoa traumatizada pode ter de editar sua memória autobiográfica (C-reps) para conciliar conflitos entre o evento e o próprio sistema de crenças.

Brewin et al. (1996) sugerem que, para casos em que as emoções são primárias e movidas por S-reps, a terapia de exposição pode ser suficiente. Contudo, quando há emoções secundárias, como autoacusações, culpa, vergonha e consequente depressão, pode ser necessário fazer terapia cognitiva. Embora se tenha concluído que as terapias de exposição e cognitiva são eficazes no tratamento do TEPT, nenhuma pesquisa até o momento associou tipos de terapia a perfis de pacientes.

Outro modelo cognitivo multirrepresentativo, chamado sistema representacional esquemático, propositivo, análogo e associativo (*schematic, propositional, analogue, and associative representational system* — SEPAAR; Dalgleish, 2004) foi proposto originalmente para explicar a experiência emocional cotidiana e, depois, foi aplicado ao TEPT. Esse modelo também tenta englobar teorias anteriores e propõe quatro tipos ou níveis para os sistemas de representação mental: esquemático, propositivo, análogo e associativo. O nível esquemático representa informação genérica abstrata ou esquemas. A informação de nível propositivo compreende os significados verbalmente acessíveis, semelhantes a C-reps, ao passo que a informação em nível análogo é armazenada em "imagens" entre todos os tipos de sistemas sensoriais, semelhantes a S-reps. As representações associativas são semelhantes às estruturas de medo, que, segundo a hipótese da teoria de processamento emocional, representam as conexões entre outros tipos de representações. No modelo SEPAAR, as emoções são geradas por meio de duas rotas. Uma delas, semelhante ao modelo cognitivo de Ehlers e Clark (2000), dá-se por avaliações em nível esquemático, no qual os eventos são comparados com objetivos importantes. Uma pessoa avalia um evento como ameaçador se ele bloqueia um objetivo importante e, então, sente medo. Como os eventos traumáticos são ameaças à sobrevivência, eles são avaliados como ameaçadores e evocam medo. A segunda rota à emoção se dá por meio da aprendizagem associativa, que é automática e semelhante à ativação do medo descrita por Foa et al. (1989).

No modelo SEPAAR, um evento traumático desencadeia medo intenso movido por avaliações de desamparo ou pavor, bem como uma série de outras emoções. As informações sobre o evento traumático são codificadas nos níveis esquemático, propositivo e análogo ao mesmo tempo. Como a recordação do evento traumático representa uma ameaça permanente aos objetivos, a pessoa tem ativação do medo em nível reduzido, viés cognitivo para avaliar ameaças e imagens sensoriais e avaliações intrusivas. A recordação do trauma existe em diferentes níveis de representação mental, mas é desligada das representações mentais mais amplas da pessoa. A recordação pode ser evocada como *flashbacks* ou como pesadelos. Tais recordações e intrusões emocionais tão fortes resultam em esforços para enfrentá-las por meio de evitação.

As pesquisas sobre problemas de relacionamento íntimo associados ao TEPT (Taft, Watkins, Stafford, Street, & Monson, 2011) têm destacado a importância do contexto interpessoal no qual o TEPT existe e têm levado ao desenvolvimento de novidades para a abordagem dessas preocupações (p. ex., Monson & Fredman, 2012). Nesse sentido, modelos interpessoais de TEPT têm sido propostos a fim de explicar a ocorrência, a manutenção e as associações recíprocas entre o TEPT e os problemas de relacionamento interpessoal. Esses modelos incluem a teoria cognitivo-comportamental interpessoal (TCCI) do TEPT (Monson, Fredman, & Dekel, 2010), assim como o modelo de adaptação do casal ao estresse (*couple adaptation to stress* — CATS; Nelson Goff & Smith, 2005), que colocam o TEPT em um relacionamento diádico. A teoria TCCI propõe que fatores cognitivos, comportamentais e emocionais no nível individual de cada parceiro, bem como os fatores compartilhados no nível de seu relacionamento e que existem dentro do relacionamento diádico servem para influenciar a recuperação, o bem-estar psicológico de um parceiro e o funcionamento do relacionamento após a exposição a um evento traumático. Considera-se que cada fator contribua de modo único para outros fatores do modelo, além de interagir com ele, impactando cada parceiro e seu ajuste na adaptação (Monson et al., 2010). De modo semelhante, o modelo CATS propõe três fatores que influenciam a adaptação pós-trauma: o funcionamento individual de cada parceiro, fatores e recursos que o predisponham e o funcionamento no nível do casal. Considera-se que esses fatores interajam entre si influenciando as reações pós-traumáticas de cada parceiro (Nelson Goff & Smith, 2005). Tanto o modelo TCCI quanto o CATS destacam a natureza interpessoal do TEPT, propondo relações bidirecionais entre a psicopatologia individual e o funcionamento do relacionamento.

AVALIAÇÃO

Qualquer avaliação abrangente de TEPT deve captar se um acontecimento na vida da pessoa cumpre ou não os requisitos de um fator de estresse traumático (critério A), bem como a presença e a gravidade dos 20 sintomas associados (critérios B–E) listados na quinta edição do *Manual diagnóstico e estatístico de transtornos mentais* (DSM-5; American Psychiatric Association, 2013). Embora as medidas baseadas em entrevistas sejam consideradas "padrão ouro" para avaliar TEPT, foram desenvolvidas várias medidas de autoavaliação nos últimos anos para proporcionar um método mais rápido e que exija menos recursos para avaliar o TEPT.

Avaliação de eventos traumáticos

O primeiro passo essencial na avaliação de TEPT é identificar traumas importantes na história do paciente. Isso muitas vezes é difícil de atingir porque muitos sobreviventes de trauma, especialmente de estupro e abuso sexual na infância, não expõem espontaneamente sua história, o que é coerente com padrões gerais de evitação de recordações relacionadas ao trauma e pode refletir vergonha, constrangimento e autorrecriminação pelos incidentes. Mesmo quando buscam tratamento para problemas de saúde mental, os sobreviventes de trauma costumam não conseguir reconhecer que suas dificuldades psicológicas podem estar associadas à sua história traumática. Há outras razões pelas quais os sobreviventes podem não expor essa informação, como o medo de uma reação negativa, especialmente se uma exposição anterior resultou em descrença e acusação. Além disso, muitos sobreviventes de trauma não reconhecem ou denominam sua experiência como "trauma", "estupro" ou "abuso", especialmente se o agressor é um conhecido ou familiar ou se o trauma foi vivenciado por muitas pessoas, como no caso da guerra. Por fim, na ausência de uma aliança forte com o terapeuta, muitas pessoas optam por não expor essas informações tão profundamente pessoais. Assim, é importante que o clínico forje uma aliança positiva o mais cedo possível e seja franco em relação ao propósito do questionamento, a quaisquer limites de confidencialidade e a como será usada a informação obtida (p. ex., para diagnóstico, planejamento de tratamento, pesquisa).

Em termos dos questionamentos relacionados à presença de experiências traumáticas, um indutor comportamental e descritivo como "Alguém já fez com que você tivesse contato sexual indesejado, por meio de força física ou ameaça de força?" é mais detalhado e preferível do que perguntar "Você já foi estuprado?". No segundo caso, alguém que seja casado (ou tenha namorado) e que tenha sido agredido sexualmente poderá dizer que "não", porque "estupro" pode ser um termo que ele ou ela não associam ao sexo forçado pelo parceiro. O mesmo problema pode acontecer no caso de abuso infantil. O paciente pode indicar não ter sofrido abuso quando criança, mas admite prontamente, quando perguntado, que um dos pais bateu nele com um cinto até deixá-lo com hematomas. Em geral, recomenda-se que o clínico sempre comece com perguntas amplas sobre vivências e depois avance para questões de base comportamental, mais específicas.

Foram desenvolvidas algumas entrevistas estruturadas com o propósito básico de avaliar traumas mais detalhadamente. A Entrevista sobre Eventos Potencialmente Estressantes (Potential Stressful Events Interview; Kilpatrick, Resnick, & Freedy, 1991) contém questões de base comportamental particularmente adequadas para se avaliarem agressões interpessoais, assim como uma série de outros fatores de estresse. A versão do DSM-5 da Escala de TEPT Administrada por Clínicos (Clinical-Administred PTSD Scale for DSM-5 — CAPS-5; Weathers et al., 2018), revisada mais detalhadamente depois, inclui uma escala de triagem de autoavaliação (Lista de Eventos da Vida, ou Life Events Checklist), seguida de lembretes para o entrevistador estabelecer se um trauma atende ao critério A.

Além da Lista de Eventos da Vida, o Breve Questionário sobre o Histórico de Trauma (Brief Trauma Questionnaire — BTQ; Schnurr, Spiro, Vielhauer, Findler, & Hamblen, 2002), o Questionário sobre o Histórico de Trauma (Trauma History Questionnaire — THQ; Hooper, Stockton, Krupnick, & Green, 2011), o Questionário de Eventos Traumáticos na Vida (Traumatic Life Events Questionnaire — TLEQ; Kubany et al., 2000) e a Triagem sobre o Histórico do Trauma (Trauma History Screen; Carlson et al., 2011) avaliam, todos eles, uma série de diferentes tipos de trauma, incluindo acidentes, desastres naturais, agressão sexual e ameaça ou consumação de agressão física. A Escala de Diagnóstico de Estresse Pós-Traumático (Posttraumatic Stress Diagnostic Scale — PDS; Foa et al., 2016) tem duas sessões anteriores à avaliação de sintomas. A primeira seção avalia 13 eventos potencialmente traumáticos, ao passo que a segunda tem perguntas para determinar se o evento atende à definição do critério A.

Entrevistas estruturadas para diagnóstico

A CAPS-5 (Weathers et al., 2018), uma medida de avaliação "padrão ouro", é uma das entrevistas diagnósticas mais usadas para TEPT. Além de uma avaliação detalhada de vivências individuais de trauma com a Lista de Eventos da Vida, ela avalia a gravidade e a frequência dos sintomas, usando critérios específicos relacionados à mudança de comportamento após o evento traumático. A CAPS-5 também inclui perguntas sobre características associadas de TEPT, incluindo dissociação, culpa do sobrevivente e prejuízos sociais e profissionais. A CAPS-5 tem um amplo corpo de pesquisa demonstrando sua confiabilidade e sua validade em uma ampla variedade de populações com trauma. Uma desvantagem é a duração de sua administração (uma média de cerca de 45 minutos) e a necessidade de ser aplicada por um profissional da saúde mental.

A Entrevista Clínica Estruturada para o DSM-5 (Structured Clinical Interview for DSM-5 — SCID-5; First, Williams, Karg, & Spitzer, 2016), uma das escalas de entrevista diagnóstica mais usadas, inclui avaliações da sintomatologia de TEPT e foi desenvolvida para ser usada por profissionais clínicos experientes. Embora avalie todos os sintomas de TEPT e possa proporcionar informações que indiquem se uma pessoa atende aos critérios do diagnóstico, é importante observar que a entrevista não avalia a frequência nem a gravidade de sintomas individuais. Portanto, usando a SCID-5, pode-se estabelecer apenas uma contagem do número de sintomas positivos, limitando, assim, sua utilidade em ambientes clínicos ou de pesquisa, nos quais pode ser desejável ter uma medida contínua de gravidade.

A Escala para Sintomas de TEPT — Entrevista para o DSM-5 (PTSD Symptom Scale — Interview for DSM-5 — PSS-I-5; Foa et al., 2016) tem uma vantagem particular em sua facilidade de administração e sua brevidade. A PSS-I-5 consiste de 24 itens que correspondem aos 20 critérios de sintomas de TEPT no DSM-5, bem como de questões relacionadas ao nível de incômodo e ao início e à duração dos sintomas. O PSS-I-5 pode resultar em escores contínuos que refletem a frequência dos sintomas ou determinam o diagnóstico de TEPT.

Instrumentos de autoavaliação

Há diversas escalas para autoavaliação de TEPT que apresentam boas propriedades psicométricas e que são consistentes com a nomenclatura do DSM-5. As duas mais famosas são a PDS-5 (Foa et al., 2016) e a PTSD Checklist–5 (PCL-5; Weathers et al., 2013). A PCL-5 de 20 itens também tem uma versão mais extensa, que inclui uma exploração de experiências do critério A. Assim como acontece com qualquer escala de autoavaliação, há limitações para que se possa trabalhar apenas com questionários para estabelecer diagnóstico ou gravidade dos sintomas. Entretanto, usados em conjunto com entrevistas estruturadas, eles podem ser úteis para o propósito de triagem ou para demonstrar mudanças ao longo do tempo resultantes de uma determinada intervenção. Também há evidências de que autoavaliações e entrevistas com clínicos para sintomas de TEPT estão correlacionadas no decorrer do tratamento (Monson et al., 2008).

Em resposta à necessidade de fazer a triagem de um grande número de pessoas para TEPT depois de guerras ou desastres, ou em contextos médicos quando há tempo limitado, desenvolveu-se uma triagem breve de TEPT para uso em atenção primária ou para administração em grandes grupos, como militares após envio a missões. A Triagem de TEPT para Atenção Primária para DSM-5 (Primary Care PTSD Screen — PC-PTSD-5; Prins et al., 2016) foi desenvolvida com esse propósito e agora está sendo usada de forma rotineira nos Estados Unidos, com qualquer pessoa que retorne de missões militares ou receba qualquer tipo de tratamento no sistema médico da VA (Hoge et al., 2006). Essa escala inclui um item inicial para determinar a exposição ao trauma, seguido por cinco questões do tipo sim ou não que representam os cinco principais grupos de sintomas encontrados na maioria dos estudos sobre TEPT baseados em análise fatorial que separam o esforço de evitação do entorpecimento. Um ponto de corte de 3 foi recomendado como escore de eficiência ótimo para homens e mulheres, e o ponto de corte de 2 foi recomendado para sensibilidade máxima.

Outras considerações sobre a avaliação

A avaliação ideal deve ser feita em diversos canais de resposta, incluindo as respostas fisiológicas. Isso se aplica especialmente à avaliação do TEPT, porque a reatividade fisiológica aos sinais de trauma é um dos critérios do transtorno. As pesquisas que tentam identificar as bases biológicas para o TEPT, incluindo os níveis orgânico, celular e molecular, têm explodido nos últimos 20 anos, com o objetivo potencial de se estabelecer um teste biológico para o TEPT. Esses trabalhos têm enfocado as áreas de estudo sobre neuroimaginação estrutural e funcional, endocrinologia e biologia genética e molecular. Embora o estado atual das pesquisas, os custos, a tecnologia exigida e os conhecimentos necessários possam prevenir a testagem psicológica em *settings* clínicos, é importante estar ciente das pesquisas nessa área e alerta para sintomas fisiológicos evidentes nos pacientes quando falam de suas experiências de trauma (p. ex., sinais de agitação, suor, rubor). As pesquisas demonstraram diferenças coletivas consistentes na reatividade fisiológica entre indivíduos com e sem TEPT quando expostos a estímulos relacionados a traumas, tais como o uso de roteiros de trauma individualizados (para uma revisão sistemática desse corpo de pesquisa, ver Pitman et el., 2012). Veteranos do Vietnã com TEPT foram considerados consistentemente mais reativos a imagens de combate do que os veteranos de guerra sem TEPT, mesmo quando as amostras de comparação continham outros transtornos de ansiedade ou outros problemas psicológicos (Keane et al., 1998; Pitman, Orr, Forgue, & Altman, 1990). Resultados semelhantes foram encontrados em pessoas com TEPT decorrente de acidentes automobilísticos e abuso sexual na infância (Blanchard, Hickling, Buckley, & Taylor, 1996; Orr et al., 1998).

Em geral, há duas metas principais na avaliação da prática clínica: diagnóstico e planejamento de tratamento. Quer o propósito principal da avaliação seja o diagnóstico, quer seja planejar o tratamento, é desejável uma abordagem multidimensional, multiaxial. Certamente, para fins de tratamento, a avaliação permanente dos padrões de sintomas e da eficácia do tratamento é essencial. Além disso, dada a probabilidade de condições e problemas de comorbidade, recomenda-se uma avaliação objetiva desses possíveis sintomas e problemas. Em virtude da significativa comorbidade entre indivíduos com diagnóstico de TEPT e transtorno depressivo, bem como do papel da depressão no aumento do risco de suicídio em pacientes com TEPT, a depressão também deve ser avaliada em pacientes com provável diagnóstico de TEPT (Panagioti, Gooding, & Tarrier, 2012; Stanley, Rogers, Hanson, Gutierrez, & Joiner, 2019). Em segundo lugar, um crescente corpo de pesquisa sugere que indivíduos com TEPT têm maior risco de agredir fisicamente outras pessoas McFall, Fontana, Raskind e Rosenheck (1999) concluíram que pacientes do sexo masculino veteranos do Vietnã internados com TEPT eram mais propensos a realizar atos de violência contra objetos ou outras pessoas do que internados sem TEPT ou do que uma amostra comunitária de veteranos do Vietnã. Essas conclusões foram replicadas em uma enquete feita com 1.388 veteranos das guerras do Iraque e do Afeganistão, mostrando que os veteranos com TEPT e uso abusivo de álcool (35,9%) e aqueles com apenas TEPT (10%) tinham mais probabilidade de cometer atos de violência do que aqueles sem um diagnóstico de TEPT (5,3%; Elbogem et al., 2014). Tendo em vista, também, que surtos de raiva são um dos sintomas do DSM-5 para TEPT, é importante avaliar e tratar cuidadosamente a história de conduta agressiva (sob o critério E), assim como impulsos atuais para a agressão (p. ex., surto de raiva no critério D).

TRATAMENTO

Tipos de tratamento para TEPT

Diretrizes e revisões de tratamento identificaram quatro tipos predominantes de terapias baseadas em evidências para TEPT: tratamentos baseados em exposições, terapia cognitiva, dessensibilização e reprogramação por meio de movimentos oculares (*eye movement desensitization and reprocessing* — EMDR) e tratamentos enfocados em habilidades (p. ex., Ostacher & Cifu, 2019; Schnyder & Clotire, 2015). Além disso, há vários tratamentos promissores que têm apresentado bons resultados em estudos iniciais, mas que precisam de mais pesquisas independentes para determinar sua eficácia, incluindo terapia cognitiva-comportamental conjunta (CBCT; Monson & Fredman, 2012), terapia comportamental dialética/exposição prolongada (*dialectical behavior therapy/prolonged exposure* — DBT/PE; Harned, Korslund, & Linehan, 2014), terapia interpessoal (TIP; Bleiberg & Markowitz, 2019), terapia da exposição narrativa (TEN; Schauer, Neuner, & Elbert, 2011), treinamento de habilidades na regulação afetiva e interpessoal (THRAI; Cloitre, Koenen, Cohen, & Han, 2002) e terapia da exposição escrita (TEE; Sloan & Marx, 2019). Antes de revisar a pesquisa sobre resultados de tratamento para

TEPT, descreveremos os protocolos de tratamento com mais suporte empírico.

Técnicas de exposição

A partir do início da década de 1980, investigaram-se formas de terapia de exposição como tratamento para TEPT. Embora se tenha demonstrado que a dessensibilização sistemática (DS) seja eficaz para tratar o TEPT em uma série de relatos de estudos de caso e estudos controlados, ela não foi amplamente adotada como forma de tratamento preferencial (Bowen & Lambert, 1986; Brom, Kleber, & Defares, 1989; Shalev, Orr, & Pitman, 1992). Como as pessoas com TEPT podem temer e evitar uma ampla gama de estímulos relacionados ao trauma, é possível que a DS demande várias hierarquias que podem ser muito ineficazes.

A exposição ampliada a gatilhos de medo ou à própria recordação do trauma é um tratamento mais eficiente e tem sido mais explorado. Conhecidas de várias formas, como exposição terapêutica direta (ETD), inundação, ou exposição prolongada (EP), essas técnicas de exposição requerem que os pacientes confrontem *in vivo* as situações temidas, imaginem-se em uma situação que gere medo ou relembrem seu trauma particular por longos períodos. Além disso, vários pesquisadores têm demonstrado que a exposição em imaginação pode ser facilitada com o uso de técnicas de realidade virtual (terapia de exposição à realidade virtual — TERV; Kothgassner et al., 2019; Rothbaum, Hodges, Ready, Graap, & Alarcon, 2001). A TERV é seguidamente utilizada com veteranos com TEPT e permite que façam uma viagem virtual de helicóptero no Vietnã, incluindo troca de tiros, ou dirijam um veículo em ruas do Oriente Médio, bem como vivenciem outros estímulos que possam evocar recordações de eventos traumáticos.

Foa et al. (1991) foram os primeiros a tratar amplamente a recordação traumática específica em lugar de estímulos que produzam medo. A exposição prolongada é realizada individualmente em 8 a 15 sessões semanais ou quinzenais de 90 minutos. As duas primeiras sessões são para coleta de informação, planejamento de tratamento e explicação da fundamentação do tratamento. Gera-se uma lista hierárquica de estímulos importantes que são temidos e evitados. Os pacientes são instruídos a confrontar os gatilhos temidos por, pelo menos, 30 a 45 minutos por dia, começando com um estímulo que provoque ansiedade moderada na hierarquia. A partir da terceira sessão, a cena do trauma é revivida na imaginação, e o paciente deve descrevê-la em voz alta, usando frases no presente. O nível de detalhamento é deixado para o paciente nas duas primeiras exposições, mas depois ele é estimulado a incluir mais e mais detalhes sobre gatilhos internos e externos, como pensamentos, respostas fisiológicas e consequências temidas. As descrições são repetidas várias vezes em cada sessão (por 30 a 45 minutos) e gravadas em áudio. Os pacientes têm tarefas de casa, como ouvir a gravação e realizar tarefas *in vivo*. Toma-se cuidado para garantir que a ansiedade do paciente e diminua antes do fim da sessão, com ajuda do terapeuta, se necessário (Foa, Hembree, Rothbaum, & Rauch, 2019).

Intervenções cognitivas

A terapia cognitiva para TEPT costuma assumir duas formas. Uma delas é mais voltada ao presente e geralmente usa diários ou formas de acompanhamento para evocar pensamentos que o paciente tenha registrado durante a semana. Esses formulários de tarefa de casa são a base das intervenções cognitivas que ocorrem durante o tratamento por meio do uso de ensinamento e questionamento socrático. Os pacientes são ensinados a identificar e questionar seus pensamentos irrealistas ou exagerados acerca deles próprios, do mundo e de seu futuro, com raciocínio mais probabilístico e argumento baseado em evidências. Entre os pesquisadores que usaram esse modelo de reestruturação cognitiva, estão Blanchard et al. (2003) e Foa et al. (2005).

A outra forma de terapia cognitiva, focada no trauma e construtivista (p. ex., Ehlers & Clark, 2000; Resick et al., 2017), concentra-se nos significados específicos que o evento (ou os eventos) tem para o paciente e como essas interpretações contradizem ou aparentemente confirmam crenças anteriores sobre si e sobre outras pessoas. Essas premissas distorcidas em relação ao evento (p. ex., "Eu deveria ter sido capaz de interromper o evento, então é minha culpa que isso tenha acontecido") podem sustentar uma crença em um mundo justo ou em uma sensação de controlabilidade, mas geralmente à custa de autoestima reduzida, vergonha ou culpa. O tratamento se concentra em como os pacientes podem ter distorcido o evento em si para sustentar crenças anteriores sobre a justiça e o papel dos outros (assimilação) ou, por outro lado, em como podem ter modificado demais suas crenças sobre si mesmos e o mundo (superacomodação) em uma tentativa de recuperar uma sensação de controle ou de segurança no presente ou no futuro ("Não posso mais confiar nem um pouco nos outros"). O tratamento inclui o questionamento socrático e o uso de formulários cognitivos para ensinar os pacientes a questionar seu pensamento sobre os eventos traumáticos e as implicações que eles construíram.

A terapia de processamento cognitivo (TPC) foi desenvolvida inicialmente com o objetivo de tratar os sintomas específicos de TEPT em sobreviventes de violência sexual (Resick & Schnicke, 1992, 1993), mas, desde então, tem sido atualizada e aplicada a outras populações (Resick et al., 2017). A TPC, que pode ser aplicada em formatos individuais ou em grupo, é um programa de terapia estruturada de 12 sessões (podendo encerrar antes ou depois, dependendo da resposta nos sintomas) que é predominantemente uma terapia cognitiva. Após uma apresentação dos sintomas de

TEPT e da terapia, pede-se aos pacientes que escrevam uma Declaração de Impacto, que é uma descrição de como o seu evento traumático mais angustiante os afetou. Os pacientes devem se concentrar em qualquer culpa ou recriminação com relação ao trauma e aos efeitos do evento em suas crenças sobre si e sobre os outros. Essa declaração é usada para entender como eles podem ter distorcido a causa do evento ou supergeneralizado seu significado, de tal modo que o seu funcionamento tenha sido comprometido. Por exemplo, se o indivíduo pensa que deveria ter sido capaz de parar o evento, ele pode sentir culpa posteriormente. Se um paciente decidiu que o evento significa que ninguém é confiável, ele vai se comportar como se isso fosse verdade. Esses pressupostos distorcidos são rotulados como pontos travados (*stuck points*) que têm impedido a recuperação do paciente e estabelecido um registro para exames futuros.

Antes de questionar os pontos travados em profundidade, o paciente é ensinado a dar nome às emoções e reconhecer a conexão entre eventos, pensamentos e sentimentos. O terapeuta ajuda o paciente a questionar seu pensamento problemático sobre o evento traumático com diálogo socrático e, então, ensina-lhe a habilidade de questionar pensamentos e suposições com perguntas socráticas para si mesmo, por meio de uma série de formulários. Inicialmente, o paciente é ensinado a questionar um único pensamento; em seguida, a procurar padrões de pensamento problemático; e, por último, a gerar pensamentos alternativos e mais equilibrados sobre o evento em si e, depois, suposições supergeneralizadas sobre ele mesmo e o mundo. Nas últimas cinco sessões, os pacientes recebem módulos para ajudá-los a pensar em temas específicos que costumam ser prejudicados após eventos traumáticos: segurança, confiança, poder e controle, estima e intimidade. Uma versão alternativa de TPC, a TPC+A, pede ao paciente que ele escreva um relato de seu evento mais traumático após as sessões 3 e 4, e o leia sozinho todos os dias e também ao terapeuta nas sessões seguintes. Ao ler o relato, o paciente é encorajado a sentir suas emoções naturais decorrentes do evento e a identificar qualquer ponto travado associado ao(s) evento(s).

Dessensibilização e reprogramação por meio de movimentos oculares

A EMDR é uma terapia polêmica, que evoluiu não a partir da teoria nem da aplicação de técnicas eficazes para outros transtornos, e sim de uma observação pessoal. Na forma desenvolvida originalmente por Shapiro (2018), a EMDR se baseava na observação casual de que os pensamentos preocupantes foram resolvidos quando seus olhos seguiram a oscilação de folhas em uma caminhada no parque. Shapiro desenvolveu a EMDR com base nessa observação e afirmou que os movimentos laterais dos olhos facilitam o processamento cognitivo do trauma. Posteriormente, a EMDR foi conceituada como um tratamento cognitivo-comportamental voltado a facilitar o processamento de informações de eventos traumáticos e intervenções cognitivas para cognições negativas relacionadas ao trauma e/ou uma terapia de exposição enfocada em reviver na mente as memórias traumáticas.

A EMDR para TEPT geralmente segue um desenrolar semelhante ao de outras terapias para traumas, incluindo sessões semanais de 60 a 90 minutos por até três meses. A EMDR é descrita atualmente como um tratamento em oito fases: anamnese, preparação do paciente, avaliação do objetivo, dessensibilização, instalação, varredura do corpo, fechamento e reavaliação dos efeitos do tratamento. A maioria das sessões de EMDR inclui componentes de exposição e cognitivos, bem como movimentos laterais dos olhos. No protocolo básico de EMDR, os pacientes devem identificar uma imagem ou recordação traumática e se concentrar nela (fase de avaliação do objetivo). Em seguida, o terapeuta evoca cognições ou crenças negativas em relação à recordação. Os pacientes devem atribuir uma classificação à recordação e à cognição negativa em uma escala de aflição de 11 pontos e identificar a localização física da ansiedade. O terapeuta ajuda os pacientes a gerar cognições positivas que seriam associadas preferencialmente à recordação, que são classificadas em uma escala de sete pontos sobre o quanto o paciente acredita na declaração. Uma vez que o terapeuta tenha explicado o procedimento básico de EMDR, o paciente deve fazer quatro coisas ao mesmo tempo (fase de dessensibilização): (1) visualizar a recordação; (2) repassar as cognições negativas; (3) concentrar-se nas sensações físicas da ansiedade; e (4) acompanhar visualmente o dedo indicador do terapeuta. Enquanto o paciente faz isso, o terapeuta movimenta rapidamente o indicador para a direita e para a esquerda, entre 30 e 35 cm do rosto do paciente, com dois movimentos de ida e vinda por segundo. Eles são repetidos 24 vezes. Em seguida, pede-se ao paciente que esvazie a recordação e respire fundo. Depois, ele traz de volta a recordação e as cognições e classifica o nível de aflição. Conjuntos de movimentos dos oculares (sacádicos) são repetidos até que as classificações de aflição sejam iguais a 0 ou 1. Nesse momento, o paciente fala sobre o que sente com relação à cognição positiva e lhe dá uma classificação (fase de instalação).

Tratamentos focados em habilidades

Duas terapias têm focado menos nas memórias traumáticas ou nos pensamentos que ressonam das memórias, dando mais ênfase às habilidades de aprendizado para gerenciar as relações doentias atuais ou as interações comportamentais do paciente. Ambas as terapias vêm sendo utilizadas como tratamentos comparativos em estudos sobre resultados e têm sido aplicadas em populações variadas.

TREINAMENTO DE INOCULAÇÃO DE ESTRESSE

Baseada na abordagem de Meichenbaum (1985) à ansiedade, o objetivo do TIE é dar aos pacientes um senso de domínio de seus medos ao lhes ensinar uma variedade de habilidades de enfrentamento. Originariamente descrita como uma abordagem para ser utilizada especificamente com sobreviventes de estupro (Kilpatrick & Amick, 1985; Kilpatrick et al., 1982), o TIE vem sendo empregado em indivíduos com outros traumas, inclusive veteranos de guerra (Jackson, Baity, Bobb, Swick, & Giorgio, 2019). A abordagem é adaptada aos problemas e necessidades individuais de cada paciente, sendo flexível e podendo ser utilizada em *settings* individuais ou grupais. O TIE costuma durar cerca de três meses e incluir sessões semanais de 60 a 90 minutos, que são abordadas em fases. A primeira fase, o preparo para o tratamento, inclui um elemento educativo que visa a oferecer uma estrutura explanatória ou conceitual a partir da qual o paciente pode entender a natureza e a origem de seu medo e sua ansiedade e dar sentido ao trauma e a suas consequências. No TIE, usa-se uma explicação da teoria do aprendizado social. Junto com isso, as reações de medo e da ansiedade são explicadas como ocorrendo ao longo de três canais (Lang, 1968): (1) o canal físico ou autonômico; (2) o canal comportamental ou motor; e (3) o canal cognitivo. Exemplos específicos são dados para cada um desses canais, e o paciente identifica suas próprias reações dentro de cada um deles. As inter-relações entre os três canais são explicadas e discutidas. A segunda fase do TIE é o treinamento das habilidades de enfrentamento direcionadas a cada um desses três canais de resposta. Ela inclui, em sequência, uma definição da habilidade de enfrentamento, uma fundamentação, uma explicação do mecanismo por meio do qual a habilidade funciona, a aplicação que o paciente faz da habilidade a uma área problemática não relacionada aos comportamentos-alvo, uma revisão do nível de funcionamento da habilidade e, por fim, a aplicação e prática da habilidade com um dos medos-alvo. As habilidades mais comuns para se lidar com o medo no canal físico são o relaxamento muscular e o controle da respiração.

Para o canal comportamental, a modelagem velada e a dramatização são as habilidades de enfrentamento geralmente ensinadas. Ensina-se ao paciente como visualizar uma situação que lhe provoca medo ou ansiedade e como se imaginar confrontando-a com sucesso. Para o canal cognitivo, é ensinado ao paciente um autodiálogo guiado. O paciente aprende a focar em seu diálogo interno e treina como rotular afirmações sobre si que são negativas, irracionais e mal-adaptativas. Então, ensina-se ao paciente como substituir essas afirmações por autoverbalizações mais adaptativas. O autodiálogo é ensinado em quatro categorias: preparo, confrontação e gestão, enfrentamento dos sentimentos de se sentir oprimido e reforço. Para cada uma dessas categorias, uma série de questões e/ou afirmativas é gerada, encorajando o paciente a avaliar a real probabilidade de que o evento negativo ocorra, administrando o medo opressivo e o comportamento evitativo e controlando a autocrítica e a autodesvalorização, envolvendo-se no comportamento temido e, por fim, reforçando o paciente por ter feito a tentativa e seguido os passos.

TERAPIA CENTRADA NO PRESENTE

A terapia centrada no presente (PCT; Frost, Laska, & Wampold, 2014; Schnurr et al., 2003) foi originariamente elaborada como uma condição de controle para estudos sobre o resultado de tratamento que explicasse os elementos não específicos da psicoterapia. Os principais elementos de mudança incluem a psicoeducação perante o impacto do trauma, a análise do relacionamento ou dos padrões de comportamento mal-adaptativos atuais e as técnicas de resolução de problemas. O tratamento não envolve um exame direto dos eventos traumáticos, e as tarefas de casa são mínimas, focando apenas nas escolhas de solução de problemas identificados pelo paciente. A terapia costuma envolver 15 sessões semanais e pode ser conduzida em formato individual ou em grupo.

Evidências da eficácia do tratamento

As metanálises e as revisões sistemáticas que embasam as diretrizes de tratamento têm resumido o grande número de ensaios clínicos que vêm sendo conduzidos a fim de investigar a eficácia de várias intervenções do TEPT. Nas diferentes metanálises, as terapias cognitivo-comportamentais focadas no trauma — como a terapia da exposição, incluindo a TEPT, e a terapia cognitiva, incluindo a TPC, bem como a EMDR — têm demonstrado aumentos significativos no tamanho do efeito para o tratamento do TEPT (Cusak et al., 2016; Forbes, Bisson, Monson, & Berliner, 2021; Watts et al., 2013). Ao examinar e mensurar a força das evidências que suportam esses tratamentos, as diretrizes de tratamento múltiplo para o TEPT têm recomendado a exposição focada no trauma e a terapia cognitiva focada no trauma, assim como a EMDR, como tratamentos de primeira linha (Department of Veterans Affairs & Department of Defense, 2017; Forbes et al., 2021; National Institute for Health and Care Excellence, 2018; Phoenix Australia Centre for Posttraumatic Mental Health, 2013). Em contraposição, outros têm dado maior apoio para as terapias cognitivo-comportamentais focadas no trauma do que para o uso da EMDR (American Psychological Association, 2017).

As metanálises também têm revelado que as terapias cognitivo-comportamentais focadas no trauma e a EMDR são significativamente mais efetivas do que as condições de lista de espera e tratamento usual, e, em geral, são melhores do que as terapias elaboradas para controlar os elementos essenciais e não específicos de psicoterapia eficaz (Forbes et al., 2021). Além disso, as comparações entre a exposição focada no trauma e as terapias cognitivas focadas no trauma, bem como as terapias cognitivo-comportamentais e a

EMDR, têm demonstrado conclusões ambíguas (Forbes et al., 2021) ou têm indicado evidências insuficientes para sugerir uma diferença (Cusack et al., 2016).

As evidências para intervenções focadas em habilidades, frequentemente chamadas de terapias não focadas no trauma, que incluem a TIE e a PCT, têm sido mais modestas nas comparações com as intervenções cognitivo-comportamentais focadas no trauma e a EMDR analisada anteriormente. Embora essas intervenções tenham se mostrado capazes de levar a melhorias significativas quando comparadas às condições de lista de espera e tratamento usual, o número relativamente limitado de estudos tem dificultado seu suporte (Cusak et al., 2016; Forbes et al., 2021; Watts et al., 2013). Quando são possíveis as comparações, as evidências suportam o uso das terapias cognitivo-comportamentais focadas no trauma, em detrimento da PCT (Forbes et al., 2021). As diretrizes para tratamento existentes têm sido mais imprecisas em seu endosso a essas intervenções, geralmente indicando que elas talvez sejam consideradas nos casos em que as terapias focadas no trauma não estão disponíveis ou não têm sintomas suficientemente abordados, bem como nos casos em que um indivíduo não está disposto a participar em uma terapia para TEPT focada no trauma (Department of Veterans Affairs & Department of Defense, 2017; Forbes et al., 2021; National Institute for Health and Care Excellence, 2018; Phoenix Australia Centre for Posttraumatic Mental Health, 2013).

Ultimamente, inúmeras intervenções também têm chamado atenção e surgido como práticas promissoras no tratamento do TEPT. Essas intervenções têm sido desenvolvidas com base nas pesquisas sobre fatores associados ao TEPT e seu tratamento para o desenvolvimento de maneiras inovadoras para o atendimento daqueles com essa condição. Baseando-se em pesquisas sobre o transtorno da personalidade *borderline* e o TEPT, bem como no aumento do suicídio entre aqueles nessas condições, Harned et al. (2014) investigaram uma abordagem que combina a DBT com a PE. De maneira similar, ao analisar o contexto interpessoal da recuperação do trauma, Monson e Fredman (2012) desenvolveram a CBCT para TEPT, que já foi testada em vários estudos (ver Liebman, Whitfield, Sijercic, Ennis, & Monson, 2020). Por fim, ao examinar se existe a necessidade de que a exposição seja incluída no tratamento do TEPT, Markowitz et al. (2015) estudaram a eficácia da TIP. Os resultados desses estudos demonstraram eficácia preliminar para essas intervenções. Embora a evidência para essas abordagens ainda seja incipiente, elas representam maneiras únicas e inovadoras para o atendimento a indivíduos com TEPT.

Moderadores e fatores de processo associados ao tratamento

À medida que cresce a evidência para tratamentos de TEPT, tem aumentado a atenção a fatores que possam moderar os resultados do tratamento. Isso tem incluído um exame de como as variáveis específicas a cada paciente e ao nível de tratamento impactam os resultados. Em particular, uma vez que as terapias para TEPT focadas no trauma têm sido as mais pesquisadas, o exame dessas variáveis moderadoras se limita, em grande parte, a essas intervenções.

Entre as pesquisas disponíveis, há algumas evidências sugerindo que fatores do paciente, como o gênero e ser ou não um militar veterano, pode estar associado ao resultado do tratamento. Os trabalhos existentes sugerem que as mulheres tendem a se beneficiar mais da psicoterapia para o TEPT, e que os homens tendem mais a abandonar o tratamento (Wade et al., 2016). Por outro lado, outros trabalhos têm indicado que essas diferenças talvez possam ser mais bem explicadas pela confusão de variáveis, pela sub-representação de gêneros nos estudos de tratamento das amostras de tipos específicos de exposição ao trauma (p. ex., a sub-representação dos homens nos estudos de agressões sexuais e das mulheres nos estudos de traumas de combate), bem como pelo fato de os estudos não serem elaborados ou serem mal preparados para avaliar as diferenças de gênero (ver Blain, Galovski, & Robinson, 2010, para uma revisão). Com relação ao *status* civil ou de veterano, os estudos têm documentado diferenças na resposta ao tratamento, como o fato de as amostras de veteranos mostrarem menos melhorias no tamanho dos efeitos do tratamento quando comparadas às amostras dos civis (Dillon, LoSavio, Henry, Murphy, & Resick, 2019; Gobin et al., 2018; Goodson et al., 2011; Morland et al., 2015). Também têm sido foco de investigações recentes fatores no nível do tratamento associados às decisões clínicas sobre como avançar com o tratamento com base na apresentação dos sintomas e questões de comorbidade. Isso tem incluído pesquisas sobre como seria a melhor forma de avançar quando os indivíduos apresentam TEPT comórbido e transtornos por uso de substâncias. A alta taxa de comorbidade entre o TEPT e os transtornos por uso de substâncias tem sido bem documentada (Pietrzak, Goldstein, Southwick, & Grant, 2011), levando os profissionais da saúde a se questionarem se o uso de substâncias precisa ser tratado efetivamente antes de se tentar tratar o TEPT. As pesquisas existentes, contudo, sugerem que, apesar de resultados piores entre indivíduos com TEPT comórbido e transtornos por uso de substância, as terapias focadas no trauma oferecem alguns benefícios (Roberts, Roberts, Jones, & Bisson, 2016), resultando em diretrizes para tratamento que sugerem que o tratamento do TEPT deva ser oferecido a indivíduos com essa comorbidade (Department of Veterans Affairs & Department of Defense, 2017).

Dentro da TPC, as pesquisas preliminares sugerem efeitos diferenciais baseados na presença de sintomas dissociativos. Em um ensaio de desmantelamento (*dismantling trial*) de TPC com mulheres que foram vítimas de violência interpessoal, Resick, Suvak, Johnides, Mitchell e Iverson (2012) documentaram um efeito diferencial nos tratamentos com base nos sintomas de dissociação. As mulheres com níveis mais elevados de dissociação pré-tratamento demonstraram uma melhor resposta ao tratamento quando receberam a versão da TPC que incluía relatos escritos dos traumas (TPC+A). Em contraposição, as mulheres com níveis baixos de dissociação pré-tratamento tiveram uma melhor resposta ao tratamento quando receberam a versão sem os relatos por escrito dos traumas (TPC; Resick et al., 2012). Os autores do estudo sugeriram que essa resposta diferencial talvez seja explicada pelos relatos escritos do trauma, que ajudaram a reconstruir uma memória fragmentada do trauma entre aqueles que são extremamente dissociativos, antes de ajudá-los a processar a memória do trauma e desafiar as cognições mal-adaptativas associadas a ela por meio do diálogo socrático.

Os trabalhos recentes também têm questionado se os tratamentos existentes para o TEPT abordam de maneira adequada o construto do dano moral, que é distinto, mas relacionado. O *dano moral* envolve a violação das profundas crenças e expectativas de um indivíduo, e pode ocorrer por meio da perpetração de atos, ou por se testemunhá-los ou se saber sobre eles (ver Litz et al., 2009, para um resumo). Os eventos traumáticos, em particular aqueles de natureza interpessoal, muitas vezes incluem um elemento de dano moral. Com o crescente número de pesquisas nessa área, alguns vêm propondo que os tratamentos existentes para o TEPT talvez não abordem de modo adequado o dano moral, destacando que questões associadas ao TEPT inicialmente sejam conceitualizadas como um transtorno baseado no medo, bem como seu tratamento sendo desenvolvido como uma resposta a essa conceitualização baseada no medo. Além disso, alguns têm argumentado que as cognições que embasam o dano moral talvez sejam fundamentalmente diferentes daqueles por trás do TEPT que resulta de outros eventos traumáticos (ver Held, Klassen, Brennan, & Zalta, 2018, para um resumo). Em resposta a essas críticas, estudos preliminares têm examinado a aplicação dos tratamentos para TEPT de primeira linha existentes em indivíduos considerados vítimas de um dano moral. Embora se limitem a estudos de caso, as conclusões preliminares sustentam que as intervenções existentes para o TEPT, como a TPC e a PE, possam abordar essa questão adequadamente e sem modificações (Held et al., 2018).

Fatores associados ao modo e formato da entrega do tratamento também vêm sendo examinados, no intuito de se entregar com mais eficiência serviços aos pacientes. A entrega do tratamento em formato de grupo frequentemente é considerada em contextos nos quais a disponibilidade de serviços é baixa, buscando-se tratar um número de indivíduos cada vez maior. Embora limitadas, há certas evidências de que as intervenções grupais para tratar o TEPT podem ser benéficas (Resick et al., 2015, 2017; Schnurr et al., 2003), com estudos favorecendo grupos de terapia cognitivo-comportamental focada no trauma, em vez daquela com grupos de PCT (Forbes et al., 2021). No entanto, é importante observar que a maior parte das evidências favorece a terapia individual do TEPT, e não aquela em grupo (Cusak et al., 2016; Forbes et al., 2021; Resick et al., 2017; Watts et al., 2013).

Os avanços na tecnologia também têm possibilitado a entrega de tratamentos por meio de teleconsultas (ou seja, de serviços entregues por videochamadas ou ligações telefônicas). Os estudos sobre o tratamento para TEPT entregue por meio de teleconsultas têm mostrado que este é eficaz no tratamento do TEPT, não sendo inferior ao tratamento presencial. Além disso, as taxas de abandono do tratamento não parecem ser negativamente impactadas quando o tratamento é feito por teleconsulta, e talvez sejam ainda melhores do que as da terapia presencial (ver Moring et al., 2020, para uma revisão). Embora os fatores relacionados à garantia da privacidade e da confidencialidade, ao estabelecimento das expectativas relacionadas à sua participação via teleconsulta e ao compartilhamento de arquivos e documentos exijam ajustes quando se migra para uma consulta virtual, as pesquisas existentes sugerem que essas são barreiras transponíveis e que a teleconsulta apresenta uma oportunidade única para se entregar efetivamente o tratamento do TEPT.

Por fim, os estudos também vêm examinando a importância da fidelidade do tratamento quando se entregam terapias com protocolo para o TEPT (Farmer, Mitchell, Parker-Guilbert, & Galovski, 2017; Holder, Holliday, Williams, Mullen, & Surís, 2018; Marques et al., 2019). Esses estudos têm testado se a adesão aos "elementos essenciais" das terapias com protocolo para o TEPT, assim como a competência em sua entrega estão associadas aos resultados do tratamento. Embora o padrão de conclusões difira conforme os estudos, grosso modo elas sugerem que tanto a adesão a ele quanto a competência estejam associadas a melhorias no TEPT e a sintomas comórbidos (Farmer et al., 2017; Holder et al., 2018; Marques et al., 2019). Além disso, quando se consideram as modificações dos terapeutas durante a entrega de uma terapia com protocolo, as modificações que são classificadas como consistentes com a fidelidade parecem ser associadas com maiores reduções de TEPT e dos sintomas comórbidos quando comparadas com aquelas inconsistentes com a fidelidade (Marques et al., 2019). Essas conclusões destacam a importância da adesão e da competência do terapeuta na entrega dos ingredientes essenciais dos tratamentos para TEPT baseados em evidências, ao mesmo tempo que demonstram que é possível fazer adaptações ao tratamento a fim de atender melhor o paciente, mas de uma maneira que se preserve a fidelidade a essas terapias com protocolo.

ESTUDO DE CASO

"Tom" é um rapaz de 25 anos, casado, que se apresentou para tratamento há cerca de um ano, após um evento traumático que aconteceu durante seu serviço militar no Iraque. Ele recebeu TPC enquanto ainda estava na ativa no exército.

Antecedentes

Tom é o terceiro entre os quatro filhos de seus pais. Ele descreveu o pai como um alcoolista que estava ausente de casa com muita frequência, por causa de viagens de trabalho, antes do divórcio de seus pais. Tom informou que seu pai sempre foi emocionalmente distante da família, em especial após o divórcio. Tom era próximo de sua mãe e de seus irmãos. Ele nega ter tido qualquer problema de saúde mental relevante ou problemas de saúde física na infância, mas descreveu dois eventos traumáticos na adolescência, em especial ter assistido a seu melhor amigo cometer suicídio com um tiro na cabeça. Tom afirmou que esse evento o afetou gravemente, assim como toda a sua comunidade. Ele afirmava ainda se sentir responsável por não ter impedido o suicídio do amigo. O segundo evento traumático foi a morte de seu irmão em um acidente de carro quando Tom tinha 17 anos. Ele não recebeu qualquer tratamento de saúde mental durante sua infância nem após esses eventos traumáticos, embora tenha indicado que começou a usar álcool e substâncias ilícitas depois desses fatos, em sua juventude. Admitiu usar maconha quase todos os dias quando cursava o ensino médio, bem como álcool, diariamente, bebendo até 24 latas de cerveja por dia, até perder a consciência. Ele informou ter reduzido o consumo de álcool e deixado de usar maconha após o alistamento.

Tom serviu na infantaria, tendo realizado seu treinamento básico e depois cursado uma escola avançada de treinamento antes de ser mandado diretamente para o Iraque. Enquanto estava lá, testemunhou e vivenciou vários incidentes traumáticos. Ele falava de companheiros mortos e feridos em serviço, bem como de comboios que viu serem atingidos por bombas improvisadas. Entretanto, o evento traumático que ele identificou como mais problemático e gerador de ansiedade foi ter atirado em uma mulher grávida e em seu filho.

Sua descrição do evento foi a seguinte: homens-bomba haviam detonado várias bombas na área onde ele servia, sendo instalado um posto de controle. Nos últimos dias de seu tempo de serviço, Tom estava patrulhando esse posto de controle e estava escuro. Um carro se aproximou, e os soldados começaram a fazer sinais para que parasse. O carro não parou, apesar dos avisos, continuando a se aproximar do posto e entrando em uma área em que o próximo nível de soldados da infantaria guardava a entrada. Por protocolo, Tom fez um disparo para o alto com vistas a parar o carro que se aproximava, mas o carro continuou em direção ao posto de controle. A pouco mais de 20 metros do portão do ponto de controle, Tom e ao menos outro soldado dispararam contra o carro várias vezes.

Depois de um curto período de desorientação, um homem saiu do carro chorando, com as roupas cheias de sangue e as mãos para o ar. O homem rapidamente caiu de joelhos, com as mãos e a cabeça no chão. Tom o ouvia soluçar e contou que os soluços eram guturais e cheios de desespero. Tom olhou para dentro do carro e viu, no assento do passageiro, uma mulher morta, que parecia estar grávida. No banco de trás, uma criança pequena também estava morta. Tom nunca confirmou essa informação, mas ele e seus companheiros achavam que o homem na estrada era o marido da mulher e pai da criança e do feto.

Tom ficou imediatamente abalado pelo evento, e uma unidade de combate ao estresse o retirou de campo porque ele tinha cada vez mais sintomas intrusivos de hipervigilância. Tom acabou sendo trazido a um grande hospital do exército, onde recebeu TPC individual.

Tom foi submetido à CAPS no pré-tratamento. Seu escore estava na faixa grave, e ele cumpria os critérios diagnósticos para TEPT. Também preencheu o Questionário sobre a Saúde do Paciente-9 (Patient Health Questionnaire-9 — PHQ-9) e o questionário Transtorno de Ansiedade Generalizada-7 (Generalized Anxiety Disorder-7 — GAD-7). Seus sintomas de depressão e ansiedade no pré-tratamento estavam na faixa grave, e ele foi informado sobre os resultados de sua avaliação em uma sessão que se concentrou em um panorama geral de seus resultados de avaliação psicológica e em obter seu consentimento informado para TPC. Depois de lhe informar sobre sua avaliação, o terapeuta descreveu em termos gerais a TPC, com ênfase em sua natureza voltada ao trauma, expectativa de adesão à prática fora de sessão e papel ativo do paciente em sua própria melhora. Tom assinou um *Contrato de Tratamento por TPC*, que detalhava essa informação, e recebeu uma cópia para guardá-la. O protocolo da TPC começou na sessão seguinte.

Sessão 1

Tom chegou 15 minutos antes de sua primeira consulta para TPC. Sentou-se na cadeira que a terapeuta indicou para ele se sentar, mas imediatamente ficou inquieto, mudando de posição com frequência. Em seguida, pediu para mudar para outra cadeira na sala a fim de não ficar de costas para a porta da rua, de modo que seu olhar pudesse monitorar a porta e a janela. Ele perguntou à terapeuta quanto tempo a sessão duraria e se ele teria de "sentir alguma coisa". A terapeuta respondeu que a sessão duraria entre 50 e 60 minutos e que, comparada às sessões seguintes, ela falaria mais. Ela acrescentou que, como se discutiu na sessão de contrato do tratamento, o foco estaria nos sentimentos de Tom em reação ao evento traumático, mas que aquela sessão trataria menos disso. A terapeuta também explicou que teria em seu colo o manual de tratamento e sempre o consultaria para certificar-se de que aplicaria a psicoterapia conforme o prescrito. Ela incentivou Tom a fazer perguntas que surgissem no desenrolar da sessão.

A terapeuta explicou que, no começo de cada sessão, eles estabeleceriam uma agenda. Os propósitos da primeira sessão eram:

1. descrever os sintomas de TEPT;
2. dar a Tom uma estrutura para entender por que esses sintomas não haviam tido remissão;
3. apresentar uma visão geral do tratamento para ajudá-lo a entender por que a prática fora das sessões e o comparecimento às sessões eram importantes para gerar cooperação e explicar a natureza progressiva da terapia;
4. construir sintonia entre paciente e terapeuta;
5. dar ao paciente uma oportunidade de falar brevemente sobre o evento mais traumático ou outras questões.

Em seguida, a terapeuta passou a dar informações didáticas sobre os sintomas de TEPT. Ela pediu a Tom que desse exemplos dos vários conjuntos de sintomas de TEPT que estava sentindo, enfatizando como a volta deles estava relacionada a pensamentos e emoções sobre o trauma, que estão amarrados aos sintomas de ativação. Ela enfatizou como os sintomas de hiperexcitação geram o desejo de evitar ou de se tornar entorpecido. Também foi discutido o efeito paradoxal da evitação na manutenção, ou até no aumento, dos sintomas de TEPT. Tom indicou que essa era a primeira vez que alguém lhe explicava os sintomas de TEPT e os colocava "em movimento", descrevendo como eles interagiam.

A terapeuta passou a descrever os efeitos secundários do trauma dentro de uma estrutura de processamento de informações. Ela descreveu em termos leigos como os traumas podem ser eventos discrepantes dos esquemas, ou seja, os eventos traumáticos muitas vezes não se encaixam nas crenças anteriores que a pessoa tem sobre si mesma, de outros ou do mundo. Para incorporar esse evento à própria memória, a pessoa pode alterar sua percepção sobre ele (assimilar o evento em um sistema de crenças já existente). Entre os exemplos de assimilação, estão ver o evento depois e achar que algum outro tipo de ação deveria ter sido desenvolvido ("desfazer" o evento) ou se recriminar por ele ter ocorrido. A terapeuta passou a explicar que Tom também poderia ter tentado mudar radicalmente seu sistema anterior de crenças para fazer uma superadaptação do evento a suas crenças anteriores. A *superadaptação* foi descrita como uma mudança excessiva das próprias crenças em função do evento traumático (p. ex., "Eu não posso confiar em mim mesmo para nada"). Ela explicou que várias áreas de crenças costumam ser afetadas pelo trauma, incluindo segurança, confiança, poder/controle, estima e intimidade. Ela explicou, ainda, que essas crenças poderiam estar relacionadas a si e/ou aos outros. A terapeuta descreveu como as pessoas têm crenças nessas áreas em relação a si e aos outros. Também indicou que, se Tom tivesse crenças negativas anteriores ao evento traumático em relação a qualquer desses tópicos, esse evento poderia servir para fortalecer essas crenças negativas.

Nesse momento, Tom descreveu suas experiências de infância e adolescência, e como elas tinham contribuído para suas crenças traumáticas anteriores ao serviço militar. A terapeuta observou que ele tendia a se recriminar e a internalizar as coisas ruins que aconteceram em sua família e o suicídio de seu amigo. Ela também apontou seu comentário: "Eu fico me perguntando se meu pai bebia para aguentar a mim e aos meus irmãos". No caso de Tom, parecia provável que a experiência do trauma tivesse servido para confirmar ainda mais suas crenças preexistentes de que ele causara ou contribuíra para que coisas ruins acontecessem ao seu redor e a ele.

Em seguida, Tom passou algum tempo descrevendo como as coisas tinham mudado muito depois de seus traumas militares. Antes de suas experiências militares e, especificamente, dos tiros na mulher e na criança, Tom se dizia "orgulhoso de ser soldado" e de "levar bem a sua vida". Ele indicou que a estrutura militar tinha sido muito boa para ele, desenvolvendo autodisciplina e melhorando sua autoestima. Ele disse que se sentia bem com "a missão de acabar com o terrorismo" e tinha orgulho de servir a seu país. Sentia companheirismo por seus colegas soldados e cogitava uma carreira militar. Negava qualquer problema com autoridade e, na verdade, achava que seus comandantes tinham sido modelos do tipo de líder que ele gostaria de ser. Depois de sua volta, Tom disse que já não confiava em ninguém, especialmente alguém associado ao governo dos Estados Unidos. Ele expressava sua decepção com o esforço de guerra e a falta de confiança nos indivíduos que comandavam sua unidade. Ele também expressava não confiar em si mesmo: "Eu sempre tomo decisões erradas quando as situações se apresentam". Ele declarava que se sentia completamente inseguro em seu ambiente. Às vezes, logo depois de sua baixa do serviço militar, Tom acreditava que franco-atiradores o haviam colocado na mira para matá-lo. Ele indicou que mal aguentava estar perto de sua esposa, incluindo contato sexual entre eles.

A terapeuta introduziu a noção de *pontos travados*, formas de entender o trauma ou pensar em si mesmo, em outros e no mundo, que estavam dificultando sua recuperação dos eventos traumáticos. A terapeuta chamou sua atenção para o fato de que uma grande quantidade de pessoas está exposta ao trauma. Na verdade, os militares estão entre os indivíduos mais expostos, mas a maioria se recupera de sua exposição. Assim, um objetivo central da terapia era descobrir o que havia impedido Tom de se recuperar (ou seja, como seu pensamento o havia deixado "travado", levando à manutenção de seus sintomas de TEPT).

Então, a terapeuta pediu a Tom que desse uma descrição de cinco minutos de seu evento traumático em questão. Ele respondeu imediatamente: "Tinha tanta coisa ruim lá. Como é que eu vou escolher uma?". A terapeuta perguntou: "De qual desses eventos você tem mais imagens ou pensamentos? Qual é o que você menos gosta de recordar?". A terapeuta indicou que Tom não precisava dar uma imagem detalhada do evento, e sim uma visão geral do que aconteceu. Tom forneceu um rápido relato dos tiros que deu na mulher e na criança. A terapeuta o elogiou por contar a ela sobre o evento e lhe perguntou sobre seus sentimentos por compartilhar essas informações. Tom disse que se sentia ansioso e queria que a sessão terminasse. A terapeuta usava isso como oportunidade para descrever as diferenças entre emoções naturais e fabricadas.

Ela começou descrevendo as emoções *naturais* como aqueles sentimentos que são reações condizentes com experiências que ocorreram. Por exemplo, se percebemos que alguém abusou de nós, é natural sentir raiva. Se nos deparamos com uma situação ameaçadora, é natural sentir medo. As emoções naturais têm um rumo autolimitado e decrescente. Se nos permitimos sentir essas emoções naturais, elas vão se dissipar naturalmente. A terapeuta usou a analogia da energia contida em uma garrafa de refrigerante para ilustrar esse conceito. Se a tampa da garrafa é removida, a pressão inicialmente sai com alguma força, mas essa força acaba cedendo, e em algum momento não haverá mais energia para sair. Por outro lado, há emoções *fabricadas*, ou emoções em cuja produção a pessoa cumpre um papel. Nossos pensamentos contribuem para a natureza e o rumo dessas emoções. Quanto mais "alimentamos" essas emoções com nossas autodeclarações, mais podemos aumentar a "pressão" dessas emoções. Por exemplo, se uma pessoa diz a si mesma repetidas vezes que é burra e relembra muitas situações em que percebeu que cometeu erros, é mais provável que tenha cada vez mais raiva de si. A terapeuta resumiu para Tom os três principais objetivos da terapia:

1. relembrar e aceitar o que lhe aconteceu, não evitando essas recordações e os sentimentos associados a elas;
2. permitir-se sentir suas emoções naturais e deixar que sigam seu curso, de forma que a recordação possa ser colocada de lado sem sentimentos tão fortes ainda associados;
3. equilibrar crenças que haviam sido interrompidas ou reforçadas, de forma que Tom não fabricasse sentimentos inúteis.

A terapeuta argumentou fortemente em favor da importância da prática fora da sessão antes de dar a Tom sua primeira tarefa prática, dizendo que parecia não haver melhor indicador de sucesso de um tratamento do que a quantidade de esforço que o paciente dedicava. Ela mostrou que, das 168 horas da semana, Tom passaria entre 1 e 2 em sessões de psicoterapia (*nota*: achamos útil fazer sessões duas vezes por semana, pelo menos no início da terapia, para facilitar a construção do *rapport*, para superar a evitação e para capitalizar os ganhos iniciais da terapia). Se Tom passasse apenas o tempo das sessões concentrado nessas questões, ele estaria passando menos de 1% de sua semana cuidando de sua recuperação. Para melhorar, ele usaria formulários diários e outras tarefas escritas para promover as habilidades necessárias em sua vida cotidiana e reduzir sua evitação. A terapeuta também disse que, no início de cada sessão, eles revisariam o trabalho de casa que Tom tivesse feito. A terapeuta lhe perguntou se isso fazia sentido, e ele respondeu: "Claro, faz sentido que se receba no que se investiu".

A primeira tarefa de Tom foi redigir uma Declaração de Impacto sobre o significado do evento para determinar como ele via o evento traumático e para ajudá-lo a começar a determinar que assimilação, acomodação e superacomodação haviam acontecido desde o evento. Os pontos travados que dificultam a recuperação são identificados com essa primeira tarefa. Tom foi instruído a começar a escrever o trabalho posteriormente, naquele mesmo dia, para tratar diretamente de qualquer evitação em relação a realizar a tarefa. Ele foi relembrado especificamente de que *não* era uma descrição do trauma (que viria depois), e sim que essa tarefa era formulada especificamente para chegar ao significado do evento em sua vida, e como ele tinha influenciado seus sistemas de crença.

A tarefa específica era a seguinte:

> "Por favor, escreva pelo menos uma página sobre *por que* você pensa que aconteceu o seu evento traumático mais estressante. *Não* está sendo pedido a você para escrever sobre detalhes específicos do evento. Escreva sobre aquilo que esteve pensando sobre a *causa* do evento. Além disso, reflita sobre os efeitos que o evento teve em suas crenças a respeito de si mesmo, suas crenças sobre outras pessoas e suas crenças a respeito do mundo. Também reflita sobre os seguintes tópicos ao escrever sua resposta: segurança, confiança, poder/controle, estima e intimidade. Traga essa declaração consigo na próxima sessão."

Sessão 2

Os propósitos da segunda sessão são:

1. discutir o sentido do evento;
2. ajudar Tom a começar a reconhecer seus pensamentos, dar nomes aos sentimentos e enxergar a conexão entre o que ele diz a si mesmo e o que sente.

Tom chegou com raiva visível e parecia defensivo durante a maior parte da sessão. Ele disse que tinha sentido muita raiva toda a semana e que sentia "asco" da sociedade e especialmente dos políticos, que trabalhavam, todos eles, "por interesses próprios ou para servir aos que têm dinheiro". Ele expressou muita raiva em relação às informações sobre supostas torturas na prisão de Abu Ghraib, que era uma notícia importante na época de sua terapia. A terapeuta estava interessada nos pensamentos por detrás da raiva de Tom em relação aos eventos em Abu Ghraib, mas antes revisou a tarefa de casa, a Declaração de Impacto, para reforçar a realização desse trabalho e manter a estrutura que ela havia estabelecido na primeira sessão.

A terapeuta pediu a Tom que lesse sua Declaração de Impacto em voz alta. Sempre se pede aos pacientes de TPC individual que leiam seus trabalhos de casa em voz alta. Se o terapeuta os lesse, o paciente poderia dissociar ou evitar as próprias reações ao conteúdo do trabalho. Tom escreveu:

> "A razão pela qual esse evento traumático me aconteceu foi porque fui um imbecil e tomei uma decisão errada. Eu matei uma família inocente sem pensar. Assassinei a esposa e o filho de um homem. Eu nem acredito que fiz isso. Eu tirei a mulher e o filho do homem, e, ah, também seu filho que ainda não tinha nascido. Acho que não mereço viver, muito menos ter uma mulher e um filho que vai nascer em breve. Por que deveria ser feliz quando aquele homem está tomado pelo desespero, e aquela mulher, aquela criança e aquele bebê inocentes estão mortos? Agora, sinto-me totalmente inseguro. Não me sinto seguro nem dentro do hospital, muito menos na cidade ou em casa, com a minha família. Eu sinto como se alguém estivesse me observando e fosse atirar em mim porque os terroristas tinham informações sobre a situação e as passaram adiante. Também não acho que as pessoas estejam seguras perto de mim. Eu posso explodir e machucar alguém, e Deus me livre que seja a minha família. Com minha mulher grávida, estou realmente preocupado que possa machucá-la. Não confio em ninguém ao meu redor, principalmente alguém do governo. Não acredito nem nos militares que estão me tratando. Também não acredito em mim. Se tomei uma decisão errada naquela vez, quem vai dizer que não vou tomar outra decisão errada? Quanto a poder e controle, sinto-me completamente sem controle sobre mim mesmo e gosto que os militares e meu oficial superior tenham completo controle sobre mim. Minha autoestima está na sarjeta. Por que ela não sofreria pelas coisas horríveis que fiz? Não acho que haja muitas coisas positivas que eu tenha feito na minha vida e, nos momentos críticos, sempre fracasso e decepciono os outros. Não tenho certeza do que significa gostar dos outros, mas gosto da minha mulher. Na verdade, não acho que ela mereça lidar comigo e acho que eles estariam melhor se eu estivesse longe. Eu não quero estar perto da minha mulher, nem de ninguém mais. Quando ela me toca, tenho vontade de me arrastar para fora do meu corpo. Acho que nunca vou sair disso. Não era para ser assim."

Primeiramente, a terapeuta elogiou Tom por ter feito sua tarefa em casa. Então, ela perguntou a Tom como ele se sentia escrevendo e depois lendo em voz alta a Declaração de Impacto. Ele respondeu que tinha sido difícil e que tinha evitado a tarefa até a noite anterior à sua sessão de psicoterapia. A terapeuta imediatamente reforçou o esforço de Tom para completar a tarefa. Ela também usou a oportunidade para tratar suavemente do papel da evitação na manutenção dos sintomas de TEPT. Ela fez perguntas socráticas específicas voltadas a elucidar a aflição associada à ansiedade pela expectativa, e refletiu em voz alta com Tom sobre como teria sido ter feito a tarefa em um momento anterior da semana. Ela também fez perguntas socráticas com vistas a destacar o fato de que Tom se sentia melhor, e não pior, depois de realizar a tarefa.

A primeira Declaração de Impacto de Tom e as informações fornecidas por ele na primeira sessão deixaram evidentes os pontos travados que teriam de ser enfrentados. Na TPC, as áreas de assimilação são priorizadas como os primeiros alvos do tratamento. A assimilação é visada em primeiro lugar, porque as mudanças na interpretação do próprio evento estão integralmente relacionadas às outras crenças, mais generalizadas, envolvidas na superacomodação. No caso de Tom, ele estava assimilando o evento ao se recriminar. Ele usou o termo *assassino* para descrever seu papel no evento, deixando de considerar importantes fatores contextuais que o cercavam. Essas crenças seriam as primeiras prioridades para questionamento. A superadaptação de Tom fica clara em sua desconfiança geral em relação à sociedade e às figuras de autoridade, e em sua crença de que tomará decisões erradas em situações difíceis. A superadaptação também fica evidente em sua sensação de ameaça em seu ambiente (p. ex., os franco-atiradores), na dificuldade de ter intimidade emocional e física com sua mulher e em sua estima reduzida por si e pelos outros.

A terapeuta retomou a raiva de Tom em relação a Abu Ghraib para entender melhor possíveis pontos travados e também para fazer uma experiência com o nível de sua rigidez cognitiva e de sua abertura a questionamento cognitivo. Tom e a terapeuta tiveram o seguinte diálogo:

TERAPEUTA: Antes você mencionou que estava com raiva pelas notícias de Abu Ghraib. Você pode me dizer o que o deixa com raiva?

TOM: Não posso acreditar que eles fizeram isso com os prisioneiros.

TERAPEUTA: O que, especificamente, o incomoda em Abu Ghraib?

TOM: Você não viu as notícias? Não posso acreditar que eles os humilharam e torturaram daquela maneira. Mais uma vez, o uso da força pelos militares dos Estados Unidos é inaceitável.

TERAPEUTA: Você acha que seu uso da força como militar dos Estados Unidos foi inaceitável?

TOM: Sim, eu assassinei civis inocentes. Eu não sou diferente daqueles militares em Abu Ghraib. Na verdade, sou pior porque os assassinei.

TERAPEUTA: *Assassinato*. Essa palavra é forte.

TOM: É?

TERAPEUTA: Pelo que você me contou, parece que você matou pessoas que poderiam ser "inocentes" ou não. Seu tiro ocorreu em um lugar e em um momento muito específicos, e sob determinadas circunstâncias.

TOM: Foi, eles morreram nas minhas mãos.

TERAPEUTA: Sim, eles morreram, e parece que, pelo menos em parte, por causa dos seus tiros. Isso faz de você um assassino?

TOM: Gente inocente morreu, e eu puxei o gatilho. Eu os assassinei. Isso é pior do que o que aconteceu em Abu Ghraib.

TERAPEUTA: (*Em voz baixa.*) Você acha mesmo que é pior?

TOM: Acho. Em um dos casos, as pessoas morreram e, no outro, não. Os dois são ruins e os dois foram causados por soldados, mas eu matei pessoas, e eles, não.

TERAPEUTA: Os resultados são diferentes, isso é verdade. Eu gostaria de saber se a forma *como* aconteceu importa.

TOM: Como?

TERAPEUTA: Importa saber quais eram as intenções dos soldados nessas situações, independentemente do resultado?

TOM: Não. No fim das contas é matar *versus* não matar.

TERAPEUTA: (*Dando-se conta de que há flexibilidade mínima neste ponto.*) Concordo que não se pode mudar o fato de que a mulher e a criança morreram e que os tiros que você deu tiveram alguma relação com isso. Mas acho que talvez nós discordemos um pouco no uso do termo *assassinato*. Está claro que tem sido muito difícil para você aceitar suas mortes e que você está tentando entender isso. A visão que você parece ter tido de suas mortes é que é um *assassino*. Acho que isso é um bom exemplo desses pontos travados que parecem ter impedido que você se recupere desse evento traumático. Certamente passaremos mais tempo juntos tentando entender seu papel nessas mortes.

Além de testar a flexibilidade cognitiva de Tom, a terapeuta também queria semear uma interpretação diferente sobre o evento. Ela tomou cuidado para não pressionar muito e recuou quando ficou claro que Tom não estava aberto a interpretações alternativas nesse ponto da terapia. Ele já estava defensivo e com um pouco de raiva, e ela não queria exacerbar sua postura defensiva ou possivelmente contribuir para que ele desistisse da terapia.

A partir dali, a terapeuta descreveu a importância de ele ser capaz de dar nome aos sentimentos e começar a identificar o que estava dizendo a si mesmo. A terapeuta e Tom discutiram como as diferentes interpretações dos eventos podem levar a reações emocionais muito distintas. Eles geraram vários exemplos de como as mudanças de pensamento resultam em sentimentos muito diferentes. A terapeuta também lembrou Tom de que algumas interpretações e reações são naturais como decorrência de situações e não precisam ser alteradas. Por exemplo, Tom indicou que já estava entristecido pela morte de seu familiar; a terapeuta não questionou essa declaração e o estimulou a sentir sua tristeza e deixar que ela seguisse seu curso. Ele reconheceu que tinha perdido alguma coisa e que era perfeitamente natural sentir tristeza por isso. Nesse momento, Tom respondeu: "Eu não gosto de me sentir triste. Na verdade, não gosto de sentir nada. Eu tenho medo de enlouquecer". A terapeuta questionou essa crença, de forma suave: "Você alguma vez já se permitiu sentir tristeza?". Tom respondeu que tinha se esforçado muito para evitar todo e qualquer sentimento. A terapeuta o estimulou: "Bom, considerando-se que você não tem muita experiência em sentir seus sentimentos, não *sabemos* se você vai enlouquecer se senti-los, não é?". Ela também perguntou se ele havia observado alguém em sua vida que tivesse se sentido triste e não tivesse enlouquecido. Ele riu. A terapeuta acrescentou: "Não sentir seus sentimentos não funcionou até agora. Esta é sua oportunidade de experimentar esses sentimentos naturais em relação ao evento traumático para ver se isso lhe ajuda a se recuperar do que aconteceu".

Tom recebeu uma série de Formulários A-B-C (Activating Event, Belief, Consequence — Evento Ativador, Crença, Consequência) como tarefa prática para começar a identificar o que ele estava dizendo a si mesmo e as emoções resultantes disso. Na primeira coluna, em A, "Acontece alguma coisa", ele foi instruído a contar um evento. Na coluna do meio, B, "Digo alguma coisa a mim mesmo", ele deveria registrar seus pensamentos sobre o evento. Na coluna C, "Sinto e/ou faço alguma coisa", Tom deveria anotar suas respostas comportamentais e emocionais ao evento. A terapeuta apontou que se ele dissesse algo a si mesmo com muita frequência, isso se tornaria automático. Depois de algum tempo, não precisaria ter o pensamento conscientemente, podendo ir diretamente ao sentimento. É importante parar e reconhecer os pensamentos automáticos para decidir se eles fazem sentido ou se devem ser questionados e modificados.

Sessão 3

Tom deu sua tarefa prática à terapeuta assim que chegou. Ela repassou os Formulários A-B-C que havia preenchido e enfatizou seu bom trabalho em identificar os sentimentos e reconhecer os pensamentos. Parte do trabalho é mostrado na Figura 2.1.

O objetivo de revisar esse trabalho de casa nesse momento da terapia é identificar pensamentos e sentimentos, e não desafiar muito o conteúdo. A terapeuta fez uma pequena correção na identificação que Tom fez do pensamento "Me sinto uma má pessoa" (em negrito na Fig. 2.1) como um sentimento. Ela comentou que os sentimentos quase sempre são uma única palavra e aquilo que você sente de forma visceral e que acrescentar a palavra "sinto" não necessariamente transforma isso em sentimento. A terapeuta observou o padrão de pensamentos que Tom tendia a registrar (ou seja, internalização e autorrecriminação), assim como os sentimentos característicos que ele relatava.

A terapeuta observou os temas da assimilação que mais uma vez surgiam (isto é, recriminar-se) e optou por questionar levemente esses pensamentos relacionados. Ela escolheu se concentrar especificamente nos pensamentos e sentimentos de Tom em relação à gravidez de sua esposa, que pareciam estar relacionados, em última análise, à sua assimilação do evento traumático.

TERAPEUTA: Você acha que não merece ter uma família? Você poderia falar mais sobre isso?

TOM: Por que deveria ter uma família, se tirei a de outra pessoa?

TERAPEUTA: Certo, parece que isso está relacionado ao primeiro pensamento que você escreveu no Formulário A-B-C sobre ser um assassino. Quando diz a si mesmo "Eu tirei a família de outra pessoa", como você se sente?

TOM: Eu me sinto mal.

TERAPEUTA: Vamos ver se conseguimos ser um pouco mais precisos. Que tipo de mal você sente? Você se lembra de que conversamos sobre as cores primárias do sentimento? Qual dessas pode ser a que você sente?

TOM: Sinto muita raiva de mim por ter feito o que fiz.

TERAPEUTA: Certo, vamos anotar isso — raiva de si mesmo. Então, estou curiosa, Tom. As outras pessoas a quem você contou sobre essa situação, ou que estavam lá no momento, acham que o que você fez foi errado?

TOM: Não, mas não foram elas que fizeram isso, e elas não se importam com os iraquianos como eu me importo.

TERAPEUTA: Humm... Isso me faz pensar em uma coisa, Tom, na zona de combate em que você estava no Iraque, era fácil saber contra quem você estava lutando?

TOM: Nem sempre era muito fácil. Havia muitos insurgentes que se pareciam com pessoas comuns.

TERAPEUTA: Como civis? Civis *inocentes*? (*Pausa.*)

TOM: Já entendo aonde você quer chegar. Eu acho que isso está errado porque eles morreram.

EVENTO ATIVADOR A "Acontece alguma coisa."	CRENÇA/PONTO TRAVADO B "Digo alguma coisa a mim mesmo."	CONSEQUÊNCIA C "Sinto alguma coisa."
Matei uma família inocente.	"Eu sou um assassino."	**Eu me sinto uma pessoa má.** Evito falar sobre isso.
Minha mulher está grávida.	"Não mereço ter uma família."	Culpado
Abu Ghraib	"O governo é uma porcaria."	Com raiva
Fazer terapia.	"Sou fraco. Eu não deveria ter TEPT. O TEPT é só para os fracos."	Com raiva

Meus pensamentos em B são realistas ou úteis? Sim.

O que posso dizer a mim mesmo em ocasiões como essa no futuro? ?

FIGURA 2.1 Formulário A-B-C para Tom. Adaptada de Resick, Monson e Chard (2017). Direitos autorais © 2017 The Guilford Press. Adaptada com permissão.

TERAPEUTA: Eu acredito quando você diz que se *sente* assim, mas sentir alguma coisa não quer dizer que necessariamente ela esteja baseada nos fatos ou na verdade. Vamos trabalhar para ver se esse sentimento de culpa ou de equívoco faz sentido quando olhamos com muito cuidado para a situação em nosso trabalho juntos.

Como o objetivo é que Tom questione e desarme suas próprias crenças, a terapeuta sondou e semeou interpretações alternativas desse evento traumático, mas não foi muito longe nisso. Embora Tom tenha alterado um pouco sua postura extrema na sessão, a terapeuta não tinha expectativa de mudanças profundas e se concentrava mais em ajudá-lo a estabelecer as conexões entre seus pensamentos, sentimentos e comportamentos e em desenvolver uma relação de colaboração, na qual se pudessem fazer as intervenções cognitivas com sucesso.

A terapeuta elogiou Tom por sua capacidade de reconhecer e dar nome a pensamentos e sentimentos e lhe deu a tarefa para completar um Formulário A-B-C todos os dias, enfocando seus pensamentos sobre o trauma inicial de ter atirado na mulher grávida e na criança no posto de controle.

Sessão 4

Tom chegou à sessão com um Formulário A-B-C preenchido para cada dia desde a sessão anterior. A terapeuta elogiou-o por ter trabalhado duro e, então, pediu-lhe que compartilhasse com ela os formulários que ele achava serem os mais úteis e/ou difíceis para ele. Um dos formulários relacionados ao trauma que Tom compartilhou tinha relação com o pensamento "Eu matei uma criança inocente" e aos sentimentos de culpa e vergonha associados. A terapeuta aproveitou para passar do formulário a um diálogo socrático com Tom sobre se culpar e também para encorajá-lo a trabalhar nos sentimentos naturais que ele vinha evitando.

TERAPEUTA: Tom, tudo bem se eu lhe fizer algumas perguntas de seguimento sobre esses pensamentos?

TOM: Claro. E faria alguma diferença se eu disse que não? (*Tom e a terapeuta dão uma leve risada.*)

TERAPEUTA: Claro que eu não posso fazer você falar sobre isso, Tom... Mesmo assim, eu realmente acredito que você possa melhorar se falar sobre isso. Você pode me explicar um pouco mais sobre a cena que o leva à conclusão de que as assassinou.

TOM: Eu sinto náuseas. Sinto-me como me senti naquela hora, com vontade de vomitar. Também estou com nojo e triste. Eu matei uma criança inocente. Tinha tanta coisa que poderia ter feito de outra forma para não tirar a vida dela.

[*A terapeuta está ciente do processo de assimilação no uso que Tom faz de sua visão* a posteriori. *Ela guarda aquela informação para referências futuras, pois quer ter certeza de que ele está sentindo com muita intensidade o máximo possível de suas emoções naturais sobre o evento traumático.*]

TERAPEUTA: Continue sentindo essas coisas. Não fuja delas. Há mais alguma coisa que você esteja sentindo?

TOM: Sinto-me com raiva de mim mesmo, culpado.

TERAPEUTA: Você tinha raiva e culpa de si mesmo naquele momento?

TOM: Não. Eu estava horrorizado.

TERAPEUTA: Certo, vamos ficar com esse sentimento.

TOM: (*Pausa.*) Eu não quero mais sentir isso.

TERAPEUTA: Eu sei que você não quer mais sentir isso. Você está se saindo muito bem em não evitar seus sentimentos aqui. Para não sentir isso por muito tempo, você precisa sentir esses sentimentos absolutamente naturais. Deixe que eles sigam seu rumo. Eles vão diminuir se você se mantiver com eles.

Depois de um período em que Tom vivenciou seus sentimentos relacionados à situação e permitiu que eles se dissipassem, seguiu-se uma discussão com relação a quão sofrido foi para ele ouvir as reações de outras pessoas à guerra. Ele expressou frustração específica com a administração governamental e sua política sobre a guerra. A terapeuta redirecionou suavemente a discussão mais filosófica de Tom sobre política internacional para os efeitos que o trauma teve sobre ele. Em seguida, ele contou uma história de como havia descrito sua experiência traumática para um amigo da escola. Tom achou que essa pessoa reagiu negativamente a ele por causa da história e se sentiu julgado e não apoiado pelo amigo. Desde essa experiência com o amigo, Tom tinha deixado de contar a outras pessoas sobre sua experiência em combate. Usando o questionamento socrático, a terapeuta perguntou-lhe se poderia haver alguma razão, fora de suas ações, para que alguém pudesse ter uma reação negativa ao ouvir sobre os tiros. Durante essa conversa, Tom conseguiu reconhecer que quando as outras pessoas ouvem falar em eventos traumáticos, elas também estão tentando entender essas experiências à luz de seus sistemas de crenças. Em outras palavras, outros à sua volta podem cair na crença do "mundo justo" de que as coisas ruins só acontecem para as pessoas ruins. Elas podem também não levar em conta todo o contexto em que Tom atirou nos passageiros do carro. Esse reconhecimento resultou em Tom sentir menos raiva de seu amigo pelo julgamento que ele percebia. Ele também tinha alguma disposição de admitir que essa interpretação da reação de seu amigo pode ter sido influenciada por seu próprio julgamento de si mesmo. Em um momento posterior da terapia, Tom conseguiu perguntar diretamente a seu amigo sobre sua reação percebida, e o amigo disse que tinha sido difícil escutar, mas que ele não tinha julgado Tom de forma alguma. Na verdade, ele tinha pensado sobre a situação horrível a que Tom tinha sido submetido na época.

A terapeuta perguntou a Tom quais pontos travados ele tinha identificado na escrita e na leitura de seu relato, e eles tiveram o seguinte diálogo:

TOM: Eu não tenho certeza do que são pontos travados, mas, pelo que você tem me perguntado, acho que o que você questiona é se eu matei ou não aquela família.

TERAPEUTA: É verdade. Acho que vale a pena discutirmos a diferença entre recriminação e responsabilidade. Comecemos com a responsabilidade. Segundo seu relato, parece que você foi *responsável* por atirar na família. Parece que outras pessoas também podem ter sido responsáveis, já que você não foi o único que atirou neles.

(*A terapeuta guarda esse fato na cabeça, para questionar Tom mais tarde, sobre a adequação de suas atitudes. Isso também dá uma boa oportunidade para reforçar Tom por agir bem em uma situação de estresse.*)

TERAPEUTA: A questão principal é que a responsabilidade tem a ver com o seu comportamento causar um determinado resultado. A *recriminação* tem a ver com sua intenção. Tem a ver com suas motivações naquele momento. Nesse caso, você entrou na situação com a motivação e a intenção de matar uma família?

TOM: Não, mas o resultado é que matei.

TERAPEUTA: Alguém *morreu*. Pelo que você contou, se nos colocarmos de volta na situação daquele momento, não era nem um pouco a sua intenção que eles morressem. Eles estavam descendo a estrada em alta velocidade, não respondiam aos esforços muito claros de alerta para que parassem. A sua intenção, assim como a de outros, era fazê-los parar no posto de controle. Sua intenção naquele momento não parece ter sido matá-los. Na verdade, sua intenção não era bem o contrário?

TOM: Era. (*Começa a chorar.*)

TERAPEUTA: (*Faz uma pausa até que Tom pare um pouco de chorar.*) Não parece que sua intenção fosse matá-los, de jeito nenhum. Sendo assim, a palavra *recriminação* não é adequada. Assassinato ou se considerar um assassino não parece ser adequado à situação. A razão pela qual eu questionei os termos *assassinato* ou *assassino* todo o tempo foi porque não parece que sua intenção fosse atirar neles.

TOM: Mas por que me sinto culpado?

TERAPEUTA: Boa pergunta. Qual é seu melhor palpite para isso?

TOM: (*Ainda chorando.*) Se alguém morre, alguém deve assumir a responsabilidade.

TERAPEUTA: Você acha que é possível assumir a responsabilidade sem se recriminar? Uma situação que é sua responsabilidade, mas que você não tinha intenção que acontecesse? Se uma pessoa atirou em alguém, mas não tinha intenção de fazê-lo, como chamaríamos isso?

TOM: Um acidente, acho.

TERAPEUTA: Isso. Na verdade, que nome você daria à ação de atirar em uma pessoa ao tentar proteger alguém ou alguma coisa?

TOM: Legítima defesa.

TERAPEUTA: Isso, muito bem. Você não era responsável por guardar o posto de controle?

TOM: Era.

TERAPEUTA: Sendo assim, se você estava responsável por guardar o posto de controle e eles continuassem, isso não colocaria a área em risco?

TOM: Sim, mas era uma família, e não insurgentes.

TERAPEUTA: Como você sabia disso naquele momento?

TOM: Havia uma mulher e uma criança no carro.

TERAPEUTA: Você sabia disso naquela hora?

TOM: Não.

TERAPEUTA: Então, somente olhando agora é que você sabe que era uma família que *poderia* não ter más intenções. Na verdade, não sabemos qual era a intenção da família. Eles não atenderam aos vários avisos, não foi?

TOM: Sim. (*Pausa.*) Não tinha me ocorrido que eles pudessem pensar em fazer algo ruim com uma mulher e uma criança no carro.

TERAPEUTA: Não sabemos, e nunca saberemos, infelizmente. Mas o que sabemos é o que *você* sabia na época. O que você sabia na época é que eles não atenderam aos avisos, que você era responsável por garantir a segurança do posto de controle e que você agiu quando tinha de agir para proteger o posto. Pensando nesses fatos, no que aconteceu e no que você sabia naquela época, como você se sente?

TOM: Humm... Acho que me sentiria menos culpado.

TERAPEUTA: Você se sentiria menos culpado ou se sente menos culpado?

TOM: Quando penso bem, eu me sinto menos culpado.

TERAPEUTA: Pode haver momentos em que você comece a se sentir culpado de novo. Seria importante que você se ativesse aos fatos do que aconteceu, em vez de recorrer à sua interpretação automática, que você tem há um tempo. Tem alguma parte nisso da qual você tem orgulho?

TOM: Orgulho?

TERAPEUTA: Sim, parece que você fez exatamente o que deveria fazer em uma situação estressante. Você não demonstrou coragem em combate?

TOM: É difícil para mim considerar corajoso o fato de tê-los matado.

TERAPEUTA: Claro. Você não tinha pensado por esse lado antes, mas é algo a ser considerado.

O diálogo socrático da terapeuta visava a ajudar Tom a considerar todo o contexto no qual estava operando. Ela também começou a semear a ideia de que ele não só não fez nada errado, como também fez o que deveria fazer para proteger o posto de controle. Sempre que possível, apontar atos de heroísmo ou coragem pode ser uma poderosa intervenção com sobreviventes de traumas.

A terapeuta observou que outro dos formulários de Tom continha crenças superacomodadas sobre os militares dos Estados Unidos. Ele havia entrado no exército com uma imagem muito positiva dos militares. Tom tinha um histórico familiar de serviços militares e acreditava em servir ao país e na "perfeição" das forças armadas. Contudo, após seu evento traumático e sua missão no Iraque, ele havia desenvolvido uma imagem negativa dos militares que ele transferiu ao governo federal como um todo. A terapeuta usou esse conteúdo para introduzir a primeira série de ferramentas que ajudaria a desafiar os pontos travados de Tom. Ela também enfatizou como ele poderia gradualmente assumir o papel de seu próprio terapeuta, conseguindo desafiar seus próprios padrões de pensamento, que o mantinham "travado".

TERAPEUTA: Então, parece que você tem opiniões muito fortes sobre os militares norte-americanos e o governo dos Estados Unidos desde seu serviço militar. Eu gostaria de usar essas opiniões para introduzir novos materiais que vão o ajudar a começar a questionar seus pontos travados por conta própria. Você fez um ótimo trabalho ao refletir sobre a forma como pensa e sente as coisas. Você tem estado muito aberto para considerar interpretações alternativas das coisas. A começar nesta sessão, vou ajudar você a se tornar seu próprio terapeuta e a atacar diretamente seus próprios pontos travados.

TOM: Certo.

TERAPEUTA: Hoje trataremos do primeiro conjunto de habilidades. Vamos construir suas habilidades durante as próximas sessões. A primeira ferramenta é uma planilha chamada de Formulário de Questionamento de Crenças. Nosso primeiro passo é identificar uma única crença que você tenha que possa ser um ponto travado. Como eu disse, eu gostaria que usássemos suas crenças sobre o governo federal agora. Então, se você fosse resumir o que pensa sobre o governo federal e os militares, o que diria?

TOM: Não sei, não tenho certeza, acho que diria que os militares norte-americanos são extremamente corruptos.

TERAPEUTA: Muito bem, isso é muito claro e direto. Então vamos repassar essas questões e respondê-las naquilo que elas se relacionam com essas crenças. A primeira pergunta que você se faz é: "Quais são as evidências a favor e contra essa ideia?".

TOM: A evidência a favor é Abu Ghraib. Dá para acreditar que eles fizeram isso? Eu também teria colocado os tiros que dei na lista *a favor*, mas estou começando a questionar.

TERAPEUTA: Quais são as outras evidências de corrupção?

TOM: Ah, essas empresas de reconstrução... que escândalo! Isso me leva à atual administração e a seus interesses em ir à guerra e ganhar dinheiro em contratos bélicos. Além disso, é claro, em ganhar dinheiro com o petróleo que vem desses países!

TERAPEUTA: Certo, parece que você tem algumas evidências a favor. E as evidências *contra*?

TOM: Bom, alguns dos meus colegas soldados eram muito bons. Eles tinham muito compromisso com seu serviço e sua missão. Eu também tive vários bons líderes, ainda que alguns deles fossem uns sacanas. Alguns eram uns "filhos da mãe" em busca de poder.

TERAPEUTA: Então, parece que você tem alguns prós e contras que sustentam a corrupção dos militares norte-americanos. No processo de mudança, não é incomum ter pensamentos em ambos os lados. Essa é uma ótima notícia! Significa que você está considerando diferentes alternativas e não está "travado" em uma forma de ver as coisas. Vejamos a seguinte...

A terapeuta passou o restante da sessão repassando a lista de questões para ter certeza de que Tom as entendia. Embora a maioria das questões fosse sobre corrupção militar, outros pontos também foram trazidos para ilustrar o significado das questões. Por exemplo, ela introduziu as questões sobre probabilidade com o exemplo da vida de Tom, no qual ele acreditava que seria baleado por um atirador quando estivesse de volta em casa. Essas questões são mais bem ilustradas com relação a temas de segurança. A terapeuta apontou o fato de que talvez nem todas as questões se aplicassem à crença com a qual Tom estava trabalhando. A questão "Você está pensando em termos de tudo ou nada?" parecia estar mais em sintonia com Tom, porque se aplicava à sua crença sobre os militares. Ele comentou que estava aplicando alguns exemplos do que parecia ser corrupção ao conjunto dos militares. Ele também indicou que sua descrição dos militares como "extremamente corruptos" era coerente com a pergunta "Você está usando palavras ou expressões que são extremas ou exageradas?". Indicando seu entendimento do formulário, Tom também observou que a pergunta "Você está tirando exemplos específicos de contexto?" se aplicava à sua visão anterior de seu comportamento como assassino no evento traumático.

Como tarefa prática anterior à sessão 5, Tom aceitou preencher um Formulário de Perguntas Desafiadoras por dia. Antes do fim da sessão, ele e a terapeuta fizeram um *brainstorm* sobre pontos travados potenciais, para facilitar a realização da tarefa prática. Esses pontos travados incluíam "Eu não mereço ter uma família", "Eu assassinei uma família inocente" e "Eu sou fraco porque tenho TEPT". Antes de finalizar a sessão, a terapeuta verificou o estado emocional de Tom para ter certeza de que ele estava mais calmo do que tinha estado durante a sessão. Ela também perguntou sobre sua reação à sessão de terapia, e ele comentou que tinha sido muito difícil, mas que se sentia melhor do que esperava indo ao âmago do que tinha acontecido. Ele também observou que havia coisas que ele não tinha levado em consideração sobre o evento que "davam o que pensar".

Sessão 5

Tom chegou à sessão 5 com um aspecto melhor e olhando mais nos olhos da terapeuta. Seus sintomas de TEPT autoavaliados haviam diminuído, e ele espontaneamente observou que estava sentindo menos culpa.

TERAPEUTA: Você disse que está se sentindo menos culpado agora. Por quê?

TOM: Estou começando a me dar conta de que não fui o único a tentar fazê-los parar. Vários de nós estavam tentando. Ainda há alguma culpa de que fui *eu* quem atirou neles.

TERAPEUTA: Se um dos soldados tivesse atirado neles, você o culparia por isso? Você esperaria que ele se sentisse culpado pelo que fez?

TOM: (*Ri.*) Comecei a pensar nisso esta semana. Isso me fez pensar se fui eu mesmo que atirei neles. Enquanto escrevia e pensava mais nisso, entendi que pode ser que um dos guardas tenha atirado ao mesmo tempo.

TERAPEUTA: E o que significaria se um deles tivesse atirado ao mesmo tempo?

TOM: Se um deles estivesse atirando ao mesmo tempo, isso significaria que ele pensou que atirar neles talvez fosse a coisa certa a fazer naquela situação.

TERAPEUTA: *Talvez* fosse a coisa certa a fazer?

TOM: (*Sorrindo.*) Sim, eu ainda questiono se poderíamos ter feito alguma outra coisa.

TERAPEUTA: Parece que você está tentando "desfazer" o que aconteceu. Estou curiosa, o que mais vocês poderiam ter feito?

TOM: Não ter atirado neles.

TERAPEUTA: E então, o que teria acontecido?

TOM: Eles poderiam ter parado. (*Pausa.*) Ou, então, acho que eles poderiam ter passado pelo posto e ferido outras pessoas depois. Acho que eles poderiam estar equipados com um carro-bomba que poderia ter ferido muitas outras pessoas. Mas parece difícil acreditar nisso, por causa da mulher e da criança no carro.

TERAPEUTA: É impossível nós sabermos quais eram as suas intenções, como já discutimos. A questão é que você até agora tendeu a supor que fazer alguma coisa diferente, ou não fazer nada, levaria a um resultado melhor.

TOM: É verdade. Eu ainda me sinto triste.

TERAPEUTA: É claro que se sente, é natural. Eu considero um bom sinal que você se sinta triste. A tristeza parece uma reação muito natural e adequada diante do que aconteceu — muito mais coerente com o que aconteceu do que a culpa e a autorrecriminação que você estava sentindo.

Tom e a terapeuta discutiram que o objetivo da terapia não era esquecer o que aconteceu, e sim ter uma recordação sem toda a ansiedade, a culpa e outros sentimentos negativos associados. Tom disse que estava tendo menos medo e era mais capaz de tolerar seus sentimentos, mesmo quando eram intensos. Ele reconheceu que estava ficando mais fácil ler sua descrição, falar sobre seu trauma e vir às sessões de psicoterapia, e que seus sentimentos negativos estavam começando a diminuir.

Tom completou Formulários de Perguntas Desafiadoras sobre todos os pontos travados que ele e a terapeuta tinham gerado. Ela revisou esses formulários para determinar se ele tinha usado as perguntas como estava previsto. Perguntou a Tom qual dos formulários ele tinha achado *menos* útil, e ele respondeu que havia tido mais dificuldade de completar o que dizia respeito a ter uma família. Depois, a terapeuta revisou esse formulário em detalhe com Tom (ver Fig. 2.2).

TERAPEUTA: Então, eu notei que, em suas respostas sobre as evidências a favor e contra a ideia de merecer uma família, você incluiu como evidência o fato de ter tirado a família de outro homem. Fico feliz em ver que você não incluiu a palavra *assassinato*. É um avanço. Mas como isso é uma evidência de que *você* não merece ter uma família?

TOM: É uma evidência porque acho que tirei a família de alguém; então não mereço ter uma. Parece justo.

TERAPEUTA: Lembre-me de ver o que você colocou na questão 9, sobre misturar sentimentos e fatos. Por enquanto, ajude-me a entender a matemática de por que você não merece uma família, e sua felicidade com sua família, por causa do que aconteceu.

TOM: Não sei. Só não parece justo.

TERAPEUTA: Justo? Isso quer dizer que você fez algo ruim, que merece ser punido.

A seguir, uma lista de perguntas a ser usada para ajudá-lo a questionar seus pontos travados ou suas crenças problemáticas. Nem todas as perguntas serão adequadas para a crença que você decidir questionar. Responda abaixo o máximo possível de perguntas sobre a crença que você decidir questionar.

Crença: *Eu não mereço ter uma família.*

1. Quais são as evidências a favor e contra essa ideia?

   A favor: *Tirei a família de outro homem.*

   Contra: *Eu não queria ter atirado em ninguém. "Olho por olho" não se aplica nesse caso.*

2. Seu ponto travado é um hábito ou está baseado em fatos?

   É um hábito para mim pensar assim. Os fatos são que não fiz nada errado para ser punido dessa forma.

3. De que maneira seu ponto travado não está incluindo todas as informações?

   Minha interpretação da situação original foi bastante fora da realidade e é de onde tiro essa crença.

4. Seu ponto travado inclui termos do tipo "tudo ou nada"?

   Sem resposta.

5. Você está usando palavras ou expressões extremas ou exageradas? (como "sempre", "eternamente", "nunca", "é preciso", "deve", "tem que", "não pode" e "todas as vezes")

   Acho que talvez a palavra "merece" seja uma palavra extrema.

6. De que maneira seu ponto travado está enfocado em apenas uma parte da história?

   Sim, como na pergunta número 3, eu tendo a me esquecer do que estava acontecendo no momento em que atirei.

7. De onde esse ponto travado veio? Sua fonte de informação é confiável?

   Não, eu não ando muito confiável ultimamente.

8. Como seu ponto travado está confundindo algo que é possível com algo que é provável?

   Sem resposta.

9. De que maneiras seu ponto travado se baseia em sentimentos em vez de fatos?

   Estou me sentindo culpado como se tivesse feito alguma coisa errada, quando a verdade é que fiz o que devia ter feito.

10. De que maneiras esse ponto travado está enfocado em partes não relacionadas à história?

    Talvez o fato de eu merecer uma família não tenha nada que ver com outra pessoa perder a dela?

FIGURA 2.2 Formulário de Perguntas Desafiadoras para Tom. Adaptada de Resick, Monson e Chard (2017). Direitos autorais © 2017 The Guilford Press. Adaptada com permissão.

TOM: Eu tenho pensado mais nisso. Eu não acho que fiz nada de ruim quando penso bem, mas ainda *sinto* que fiz alguma coisa errada e que não deveria ter alguma coisa boa, como uma mulher e um filho em minha vida.

TERAPEUTA: Quem sabe damos uma olhada na sua resposta à questão 9? O que você escreveu em resposta à pergunta "De que maneiras seu ponto travado se baseia em sentimentos em vez de fatos?".

TOM: Eu escrevi: "Estou me sentindo culpado como se tivesse feito alguma coisa errada, quando a verdade é que fiz o que devia ter feito". Eu tento me lembrar do que conversamos e do que minha mulher também me disse em relação a eles não terem respondido aos avisos e eu ter atirado neles, que pode ter impedido alguma outra coisa que seria ruim. Eu ainda me sinto mal, não tão mal quanto antes, mas ainda acho que fiz alguma coisa errada.

(A terapeuta usa isso como oportunidade de falar da necessidade de praticar novos pensamentos alternativos com vistas a evocar mudanças emocionais.)

TERAPEUTA: Você está no caminho, Tom, para destravar e se recuperar. Sua cabeça está começando a entender, e seus sentimentos precisam alcançá-la. Já faz algum tempo que você tem pensado no que aconteceu e no que fez de uma determinada maneira. Você já se culpou muitas vezes, dizendo a si mesmo que fez alguma coisa errada. Você se aplicou uma dieta forte desse tipo de raciocínio, o que o fez sentir-se culpado pelo que aconteceu. É como uma trilha de pensamento que já está aberta em seu cérebro e que automaticamente o leva pelo caminho de sentir culpa. O que você precisa fazer agora é começar um novo caminho de pensamentos, mais verdadeiro e realista, em relação à situação que, com o tempo, será uma trilha conhecida. Qual é a visão mais realista de seu papel nesse evento?

TOM: (*Em lágrimas.*) Eu tive de atirar no carro, e morreu gente.

TERAPEUTA: É isso. E vamos fingir, por um momento, que você realmente acredita nessa ideia. Nesse caso, o que sentiria?

TOM: Eu me sentiria muito mais leve. Não me sentiria culpado. Continuaria triste com essa situação horrível, mas não me recriminaria.

TERAPEUTA: Vamos avançar ao próximo passo. Se você não se responsabilizasse e se sentisse culpado, então acreditaria que merece ser feliz com sua mulher e com o bebê que já vai chegar?

TOM: Claro.

TERAPEUTA: Então, Tom, seu trabalho é praticar, praticar e praticar uma nova e mais precisa forma de ver o que aconteceu e seu papel nisso. Com a prática, o que você sente vai começar a corresponder à verdade do que aconteceu e ao fato de que você não é culpado.

TOM: É como treinar para usar uma arma. Eles nos fizeram praticar coisas com as nossas armas muitas vezes, até ficar automático. Depois de um tempo, era muito automático.

TERAPEUTA: É isso. Há outras questões nesse formulário que podem ser úteis para convencê-lo da verdade sobre isso em sua prática.

Esse diálogo ilustra uma ocorrência comum nesse tipo de terapia. Tom estava começando a experimentar a mudança cognitiva, mas sua mudança emocional estava mais atrasada. A terapeuta reforçou a necessidade de praticar novas formas de pensar para se sentir diferente. Também é importante destacar os ganhos dos pacientes em mudar seu pensamento, mesmo se o que sentem não tenha mudado ou seja equivalente. Uma mudança de pensamento é mais do que meio caminho para uma mudança de sentimentos. Com efeito, mudar o pensar envolve pensamentos conflitantes ou aprendizagem, e, com mais repetições do novo pensamento, o sentimento associado vem e acaba prevalecendo.

Na última parte desta sessão, a terapeuta introduziu o Formulário de Padrões de Pensamento Problemático e deu uma explicação de como essa lista era diferente do Formulário de Perguntas Desafiadoras (ver Fig. 2.3). Mais especificamente, ela indicou que o Formulário de Padrões

Estão listados abaixo vários tipos de padrões de pensamento problemático que as pessoas usam em diferentes situações da vida. Esses padrões muitas vezes se tornam automáticos e habituais, fazendo-nos desenvolver comportamentos de autossabotagem. Considerando seus próprios pontos travados, encontre exemplos para cada um desses padrões. Anote os pontos travados abaixo do padrão adequado e descreva como eles se encaixam naquele padrão. Pense sobre como esse padrão afeta você.

1. **Tirar conclusões precipitadas** ou prever o futuro.
   Tendo a tirar conclusões precipitadas de que eu fiz alguma coisa errada quando acontecem coisas ruins. Parto do pressuposto de que sou culpado pelas coisas.
2. **Exagerar ou minimizar** uma situação (aumentar ou diminuir muito a importância das coisas).
   Minimizo as coisas que fiz bem como militar.
3. **Desconsiderar aspectos importantes** de uma situação.
   No passado, tendi a negligenciar o importante aspecto de que vários de nós tentaram impedir que o carro passasse pelo posto de controle.
4. **Supersimplificar** as coisas como boas ou más ou como certas ou erradas.
   Às vezes, sou capaz de pensar que todos os iraquianos são maus.
5. **Supergeneralizar** a partir de um único incidente (p. ex., um evento negativo é considerado um padrão eterno).
   Supus que, em função de meu evento traumático, não poderia estar em segurança com meu filho que vai nascer.
6. **Leitura de pensamentos** (você parte do pressuposto de que as pessoas estão pensando mal de você quando não há evidências disso).
   Eu acho que todo mundo me considera uma pessoa horrível, um assassino, por causa do que eu fiz.
7. **Raciocínio emocional** (você tem um sentimento e pressupõe que deve haver uma razão para isso).
   Essa é fácil — eu me sinto culpado, então devo ser.

FIGURA 2.3 Formulário de Padrões de Pensamento Problemático para Tom. Adaptada de Resick, Monson e Chard (2017). Direitos autorais © 2017 The Guilford Press. Adaptada com permissão.

de Pensamento Problemático diz respeito a padrões mais gerais de pensamento em relação a questionar pensamentos mais individuais que Tom pudesse ter. O Formulário de Padrões de Pensamento Problemático lista sete tipos de padrões equivocados de pensamento (p. ex, supersimplificação, supergeneralização e raciocínio emocional).

Tom e a terapeuta repassaram a lista e geraram exemplos para cada um dos padrões. Por exemplo, para "Não levar em consideração aspectos importantes de uma situação" a terapeuta apontou uma coisa que Tom havia mencionado várias vezes durante a terapia. Inicialmente, ele não havia incluído a importante informação de que ele e outros guardas tinham tentado parar o carro antes de atirar nele. Ela também apontou que o raciocínio emocional era semelhante a confundir um sentimento com um fato, que havia sido um foco central da sessão.

Quando chegaram ao item "Supergeneralização de um incidente isolado", Tom disse que havia observado que estava começando a mudar suas ideias em relação ao governo e seus líderes. Ele comentou que tinha sido muito forte para ele refletir sobre o fato de que, em uma série de casos, seus colegas soldados tinham agido com integridade e estavam comprometidos com a missão e com a segurança e a proteção de outras pessoas. Tom disse, espontaneamente: "Acho que isso também é como tirar conclusões precipitadas quando faltam evidências ou elas são até mesmo contraditórias". Ele disse que tinha começado a formar estereótipos após o evento traumático, aplicando atributos e opiniões negativas a todos os militares e ao governo de forma demasiado ampla. Tom e a terapeuta discutiram que o objetivo da terapia era encontrar uma visão equilibrada e realista das coisas, em vez da versão excessivamente ideal que ele tinha antes do trauma ou da visão excessivamente pessimista que passou a ter após o trauma. Em outras palavras, o objetivo era encontrar matizes e equilíbrio em seu pensamento sobre o governo, os militares e sua liderança. Tom acrescentou um exemplo de seu pensamento: "Há pelo menos algumas pessoas no governo que querem fazer o bem para os outros".

Tom recebeu como tarefa prática ler a lista no Formulário de Padrões de Pensamento Problemático e apontar exemplos de vezes em que ele usou cada um dos padrões de pensamento problemático.

Sessão 6

Tom começou a sessão dizendo estar se sentindo melhor e que sua mulher também tinha observado a diferença nele e estava menos preocupada com a possibilidade de que a terapia o deixasse pior em vez de melhorá-lo. A terapeuta perguntou a Tom se ele tinha realizado sua tarefa prática, preencher o Formulário de Padrões de Pensamento Problemático. Ele disse que não, mas que tinha pensando nisso durante a semana. Ele também riu e disse que tinha observado os padrões de pensamento em sua esposa e em outros. A terapeuta pediu a Tom que completasse parte do formulário na sessão. Nesse ponto da terapia, a terapeuta pouco interferiu enquanto Tom assumia o papel de questionar suas próprias cognições. Ela proporcionava esclarecimentos mínimos e também exemplos adicionais que ela observava no trabalho com ele.

Nesta sessão, a terapeuta introduziu o Formulário de Questionamento de Crenças. Ela tomou o cuidado de apontar que o formulário integrava todos os trabalhos anteriores que Tom havia feito e acrescentava alguns elementos novos. O diálogo a seguir ilustra a introdução dessa planilha (ver Fig. 2.4).

TERAPEUTA: Quero lhe mostrar o último formulário que vamos usar.

TOM: Certo. Puxa, esse parece complicado!

TERAPEUTA: Na verdade, você já fez quase tudo o que está nesse formulário. Ele junta em um só lugar tudo o que já andamos trabalhando.

TOM: Se você diz, eu aceito, doutora.

TERAPEUTA: Você se lembra dos Formulários A-B-C lá do início?

TOM: Lembro.

TERAPEUTA: (*Apontando as três primeiras colunas do Formulário de Questionamento de Crenças.*)

Estas são A, B e C. Na coluna A, você tem a situação, ou o "Evento ativador" que havia no Formulário A-B-C. Na coluna B, estão os "Pensamentos automáticos", que é a parte "Crença" do Formulário A-B-C. Por fim, a coluna C, "Emoções", é a parte "Consequência" do Formulário A-B-C.

TOM: Por enquanto, tudo tranquilo.

TERAPEUTA: A coluna D é onde você identifica as "Perguntas desafiadoras" daquele formulário que se aplicam ao pensamento ou ponto travado em que está trabalhando. Na coluna E, você identifica os tipos de "Padrões de pensamento problemático" que se aplicam ao pensamento ou ponto travado em que está trabalhando. Dá para entender?

TOM: Dá.

TERAPEUTA: Então, só a coluna F, "Pensamento alternativo", é nova. Aqui, você identifica pensamentos alternativos que poderia ter sobre a situação. Em outras palavras, estamos em busca de declarações alternativas que você faz a si mesmo ou interpretações diferentes do evento. Nas colunas G e H, você pode ver como as suas crenças em seus pensamentos originais pode mudar e como os novos pensamentos afetam seus sentimentos.

TOM: Certo.

TERAPEUTA: Então vejamos um ponto travado e comecemos a usar este Formulário de Questionamento de Crenças. Com qual ponto travado você gostaria de aprender?

<table>
<tr><th>A. Situação</th><th>B. Pensamento/ ponto travado</th><th>D. Questionar pensamentos</th><th>E. Padrões problemáticos</th><th>F. Pensamento alternativo</th></tr>
<tr><td>Descreva o evento, pensamento ou crença que leva à emoção desagradável ou às emoções desagradáveis.</td><td>Escreva o pensamento/ponto travado relacionado à coluna A. Gradue a crença em cada pensamento abaixo, entre 0% e 100%. (O quanto você acredita nesse pensamento?)</td><td>Use Perguntas de Questionamento para examinar seus pensamentos automáticos da coluna B. Analise se o pensamento é equilibrado e baseado em fatos, ou extremo.</td><td>Use os Padrões de Pensamento Problemático para decidir se este é um deles.</td><td>O que mais posso dizer em vez do que foi apresentado na coluna B? De que outras formas posso interpretar o evento em vez de usar esse pensamento? Gradue sua crença no(s) pensamento(s) alternativo(s), de 0% a 100%.</td></tr>
<tr><td rowspan="3">No mercado, de farda.</td><td rowspan="2">Esse cara está incomodado porque sou militar. (100%)</td><td rowspan="3">Há evidências a favor?

Há evidências contra?

É um hábito ou um fato?
É um hábito eu pensar que ninguém gosta de mim porque estive no Iraque.
Não está incluindo todas as informações?

É um pensamento do tipo "tudo ou nada"?

É um pensamento extremo ou exagerado?

É um pensamento focado em apenas um aspecto?

A fonte é confiável? Eu

Está confundindo possível com provável?

Baseia-se em sentimentos ou fatos?

Está focado em aspectos não relacionados?</td><td rowspan="3">Tirando conclusões precipitadas?

Exagerando ou minimizando?

Desconsiderando aspectos importantes?

Supersimplificando?

Supergeneralizando?

Está lendo pensamentos?
Estou pressupondo que ele está pensando o pior de mim.

Raciocínio emocional?</td><td>Não sei se ele está incomodado. (60%)

Se ele não está incomodado, eu não sei o que é — talvez nem seja nada comigo, muito menos sobre eu ter servido no Iraque. (80%)</td></tr>
<tr><td>G. Gradue novamente o velho pensamento/ponto travado
Gradue o quanto você agora acredita no pensamento/ponto travado apresentado na seção B, de 0% a 100%.
35%</td></tr>
<tr><td>C. Emoção/emoções
Especifique suas emoções (tristeza, raiva, etc.) e avalie a intensidade de cada uma, de 0% a 100%.
Raiva (80%)
Medo (30%)</td><td>H. Emoção/emoções
O que você sente agora? Gradue de 0% a 100%.
Raiva (20%)
Medo (15%)</td></tr>
</table>

FIGURA 2.4 Formulário de Questionamento de Crenças para Tom, sessão 6. De Resick, Monson e Chard (2017). Direitos autorais © 2017 The Guilford Press. Reimpressa com permissão.

TOM: Bom, eu ainda me pergunto se há pessoas no mundo que queiram me fazer mal, mesmo que agora eu entenda que não tem nenhum franco-atirador querendo me acertar.

TERAPEUTA: Então vejamos um evento específico — quanto mais específico, melhor.

TOM: Eu estava no mercado, e estava com a minha farda. Tinha um cara que parecia estar incomodado com isso, como se me odiasse ou alguma coisa do tipo.

TERAPEUTA: Então anote o evento na coluna A. (*Pausa.*) Qual foi o seu pensamento? Você já mencionou um deles.

TOM: Aquele cara estava incomodado comigo porque eu sou militar.

TERAPEUTA: Bom, quanto você acredita nesse pensamento?

TOM: 100%.

TERAPEUTA: Certo, anotemos isso próximo ao pensamento. Agora, estamos classificando o quanto você acredita em seus pensamentos, porque vamos ver, no fim, o quanto o seu pensamento mudou. Qual sentimento, ou sentimentos, está associado a esses pensamentos?

TOM: Definitivamente, raiva.

TERAPEUTA: Seu pensamento tem sentido. Quanta raiva, entre 0 e 100%, com 100% sendo o máximo de raiva?

TOM: Humm... Eu diria 80%.

TERAPEUTA: Algum outro sentimento? Você pode ter mais de um.

TOM: Acho que, se eu pensar bem, também há um pouco de medo.

TERAPEUTA: Isso também tem sentido. Quanto medo, de 0 a 100%?

TOM: Ah, talvez uns 30%. Não é o sentimento mais forte, mas existe, porque eu fico pensando se ele vai dizer alguma coisa ou fazer alguma coisa.

TERAPEUTA: Bom trabalho. Passemos à coluna seguinte, que está relacionada ao Formulário de Perguntas Desafiadoras que você já fez. Dê uma olhada nessa lista. Quais perguntas podem se aplicar nesse caso?

TOM: Acho que posso estar confundindo um hábito com um fato. Parece que tenho o hábito de pressupor que todo mundo me detesta porque eu estive no Iraque. Eu realmente não sei se é por isso que ele parecia estar incomodado. Acho que nem tenho certeza se ele estava. Ele não me disse nada. (*Pausa.*) Acho que isso também é um exemplo de que a fonte de informação não é confiável, e a fonte sou eu! (*Ri.*)

TERAPEUTA: Enquanto você estava falando, eu estava pensando que as mesmas coisas se aplicam. Então, você escreveria essas nessa coluna. Você também pode escolher outras perguntas de questionamento que podem se aplicar, mas geralmente duas ou três chegam. Na coluna seguinte, vamos consultar o Formulário de Padrões de Pensamento Problemático. O que pode se encaixar lá?

TOM: Acho que a gente age como se lesse pensamentos.

TERAPEUTA: Como assim?

TOM: Estou pressupondo que ele está pensando o pior de mim e de eu ter servido ao meu país nessa guerra. Eu sou bom nisso.

TERAPEUTA: Escreva isso. Você pode acrescentar outras coisas mais tarde, se elas parecerem se aplicar. A coluna seguinte é muito importante. É aqui que você começa a se treinar para ter pensamentos ou percepções alternativas sobre a situação. Depois de ter feito a si mesmo essas perguntas e observado os padrões de pensamento problemático, de que outras formas você pode pensar sobre essa situação?

TOM: Acho que uma coisa que eu posso me dizer é: "Eu não sei se ele está incomodado". Eu também poderia dizer: "Se ele está mesmo incomodado, eu não sei a que se refere — talvez nem tenha a ver comigo, muito menos com eu ter servido no Iraque".

TERAPEUTA: Ótimo! Você está se saindo muito bem nisso. Vamos anotar isso. Também anotemos o quanto você acredita nesses dois novos pensamentos. Abaixo desses pensamentos alternativos, está a coluna que lhe pede para reconsiderar o quanto você acredita em seus pensamentos originais, aqui na coluna B. Quanto você acredita neles depois de passar por esse processo? Antes, você havia dito 100%.

TOM: Agora eu diria que são uns 35%.

TERAPEUTA: É uma mudança grande. Você passou de 100% de certeza para 35% de que ele estava incomodado porque você foi à guerra.

TOM: Até eu estou um pouco surpreso com isso.

TERAPEUTA: Passemos ao último passo. O que você está sentindo agora? Vamos reclassificar.

TOM: Minha raiva está muito reduzida — eu diria que uns 20%. A ansiedade ainda existe, porque eu realmente não queria ter de me proteger, e ele poderia estar incomodado comigo. Diminuiu um pouco, porque sei que não tenho 100% de certeza de que ele quer me pegar. Eu diria uns 15% de medo.

TERAPEUTA: Você tem alguma pergunta sobre o que acabamos de fazer aqui?

TOM: No momento, não. Mas eu lhe digo.

TERAPEUTA: Vou lhe pedir que faça um desses formulários sobre pontos travados por dia, até nos encontrarmos de novo. Também vou lhe dar alguns formulários como exemplo, que outros pacientes fizeram, que podem ser úteis.

TOM: Certo, isso deve ser interessante...

A terapeuta alertou Tom de que ele não deveria esperar que suas crenças e sentimentos mudassem completamente no processo de preencher o formulário. O pensamento antigo teria de ser completamente desarmado, e o novo teria de se tornar mais habitual para que ele visse uma mudança permanente. A terapeuta sugeriu a Tom que lesse para si mesmo os formulários que completou, várias vezes, para facilitar o processo. Tom foi instruído a completar um Formulário de Questionamento de Crenças por dia antes da próxima sessão, tirando ideias de seu Registro de Pontos Travados para desafiá-los. Ela também lembrou que ele deveria finalizar a tarefa com o Formulário de Padrões de Pensamento Problemático da última sessão.

Sessão 7

Tom chegou para a sessão tendo preenchido o Formulário de Padrões de Pensamento Problemático, bem como dois Formulários de Questionamento de Crenças. A terapeuta deu uma olhada em suas respostas ao Formulário de Padrões de Pensamento Problemático, porque não queria mandar inadvertidamente a mensagem de que fazer as tarefas não era importante. Ela pediu que Tom lesse os padrões que havia preenchido em casa, em oposição aos de sua sessão anterior.

Tom completou dois Formulários de Questionamento de Crenças. Dessa forma, a terapeuta enfatizou como ele poderia usar esse processo de forma mais geral em sua vida cotidiana e ressaltou que mais prática levaria a mais resultados. Ela observou que usar o processo em temas menos aflitivos emocionalmente poderia até ajudar no seu domínio. Sempre é mais fácil aprender alguma coisa quando não se está lidando com as circunstâncias mais desafiadoras. Ela usou uma analogia militar com Tom, em relação a aprender a carregar uma arma e atirar, que se aprende melhor em uma situação fora de conflito, de forma que o comportamento seja habitual em um tiroteio.

A terapeuta passou os olhos nos dois formulários que Tom havia preenchido e observou que ele tivera mais dificuldade para produzir declarações alternativas sobre suas próprias sensações de ser perigoso em relação ao parto iminente de sua mulher, ao que se seguiu este diálogo (ver Fig. 2.5):

TERAPEUTA: Observei que pode ser que você tenha tido mais dificuldades de gerar pensamentos alternativos sobre o quanto pode estar seguro com sua mulher e seu filho que está para nascer.

TOM: É, não gosto muito de falar nisso. Isso faz minha mulher ter chiliques. Eu fico desconfortável perto dela, o que a faz sentir-se mal, mas eu só estou com medo de machucá-la ou machucar a criança.

TERAPEUTA: Vejamos seu primeiro pensamento, porque é meio geral. Como você acha que vai machucá-las? Você quer dizer física ou mentalmente?

TOM: Ah, é fisicamente que eu falo. Não sei bem como, mas de alguma maneira, de algum jeito, eu acho.

TERAPEUTA: Isso torna a coisa um pouco mais concreta. Como você acha que vai machucá-las fisicamente? Você acha que vai atirar nelas, em função de sua história de trauma?

TOM: Não, de modo algum.

TERAPEUTA: Então, em que você pensou?

TOM: Acho que eu me preocupo que possa ficar violento fisicamente, do nada.

TERAPEUTA: Certo, agora estamos nos entendendo. Vamos anotar isso. "Do nada, vou ficar fisicamente violento". Notei que na coluna C você não mencionou nada sobre probabilidades. Questões de segurança quase sempre têm a ver com avaliar as probabilidades. O mundo não é um lugar completamente seguro, e todos os dias corremos riscos calculados sobre nossa segurança com base na probabilidade de que aconteçam coisas ruins a nós ou a outras pessoas. Como você acha que as questões de probabilidade podem se aplicar?

TOM: Você está sugerindo que eu estou confundindo uma probabilidade baixa com uma probabilidade alta?

TERAPEUTA: Exatamente. Como você acha que isso se aplica aqui?

TOM: Estou convencido que, "de alguma forma, de algum jeito", eu vou machucar a minha família; então, acredito que essa seja uma probabilidade alta, e não baixa. Acho que você julga ser baixa a probabilidade de que eu faça isso. Mas eu ainda estou preocupado com isso.

TERAPEUTA: Falemos dessa probabilidade concreta. Quantas vezes você machucou fisicamente sua família?

TOM: Nunca. Você está me gozando?

TERAPEUTA: Eu achei que não, mas fiz com que soasse como se fosse muito provável que acontecesse. Acho que isso é parte do problema, não é?

TOM: Você tem razão.

TERAPEUTA: Com que frequência você foi violento fisicamente com qualquer pessoa?

TOM: Não fui, além dos tiros. E com certeza não espero isso. Agora que falamos nisso, parece meio bobo.

TERAPEUTA: Então, parece que o que precisamos agora é descobrir qual é a probabilidade real disso. Pelo que conversamos, qual é uma declaração alternativa que você pode fazer a si mesmo e quanto acredita nela?

TOM: É improvável que eu machuque a minha família, e mais improvável que isso seja súbito e inesperado, já que nunca aconteceu.

A. Situação	B. Pensamento/ ponto travado	D. Questionar pensamentos	E. Padrões problemáticos	F. Pensamento alternativo
Descreva o evento, pensamento ou crença que leva à emoção desagradável ou às emoções desagradáveis.	Escreva o pensamento/ponto travado relacionado à coluna A. Gradue a crença em cada pensamento abaixo, entre 0% e 100%. O quanto você acredita nesse pensamento?	Use **Perguntas de Questionamento** para examinar seus pensamentos automáticos da coluna B. Analise se o pensamento é equilibrado e baseado em fatos, ou extremo	Use os **Padrões de Pensamento Problemático** para decidir se este é um deles.	O que mais posso dizer em vez do que foi apresentado na coluna B? De que outras formas posso interpretar o evento em vez de usar esse pensamento? Gradue sua crença no(s) pensamento(s) alternativo(s), de 0% a 100%.
Estar com minha mulher e minha filha.	*Do nada, ser violento, fisicamente. (80%)* **C. Emoção/emoções** Especifique suas emoções (tristeza, raiva, etc.) e avalie a intensidade de cada uma, de 0% a 100%. *Medo (85%)*	Há evidências a favor? Há evidências contra? É um hábito ou um fato? Não está incluindo todas as informações? É um pensamento do tipo "tudo ou nada"? É um pensamento extremo ou exagerado? É um pensamento focado em apenas um aspecto? A fonte é confiável? Está confundindo possível com provável? *Dado o meu histórico, a probabilidade é, na verdade, baixa, e não alta.* Baseia-se em sentimentos ou fatos? Está focado em aspectos não relacionados?	Tirando conclusões precipitadas? Exagerando ou minimizando? *Estou exagerando a probabilidade de que eu fique violento.* Desconsiderando aspectos importantes? Supersimplificando? Supergeneralizando? *Estou pressupondo que, já que eu atirei uma vez em determinada situação, serei violento, em geral.* Está lendo pensamentos? Raciocínio emocional?	*É improvável que eu machuque minha família, e ainda mais improvável que isso aconteça de maneira repentina e inesperada. (95%)* **G. Gradue novamente o velho pensamento/ponto travado** Gradue o quanto você agora acredita no pensamento/ponto travado apresentado na seção B, de 0% a 100%. *10%* **H. Emoção/emoções** O que você sente agora? Gradue de 0% a 100%. *Medo (<10%)*

FIGURA 2.5 Formulário de Questionamento de Crenças para Tom, sessão 7. De Resick, Monson e Chard (2017). Direitos autorais © 2017 The Guilford Press. Reimpressa com permissão.

TERAPEUTA: Continuemos para ver como isso pode mudar a forma como você se sente. Você escreveu que tinha 85% de medo. Qual é a porcentagem agora?

TOM: Menos de 10%. Há algum medo agora que eu sei que sou capaz de machucar uma família, mas, como já falamos — e que eu tenho de me lembrar —, é que isso aconteceu em uma determinada situação, e não em minha vida cotidiana, como civil, com minha família.

Esse diálogo entre Tom e a terapeuta ilustra o papel fundamental da probabilidade nas avaliações e crenças sobre segurança. É importante dar-se conta de que há algumas situações e comportamentos objetivamente inseguros, e que não devem ser minimizados nem questionados. Se houver precauções ou crenças de segurança não razoáveis, a probabilidade real de dano deve ser cuidadosamente avaliada, tendo-se em mente que raramente se garantem 100% de segurança, se é que alguma vez isso acontece.

O módulo de Segurança foi então introduzido. Segurança é o primeiro de cinco módulos (materiais com duas ou três páginas), que também incluem Confiança, Poder/Controle, Autoestima e Intimidade. A terapeuta orientou Tom sobre o formato do módulo, que incluía uma discussão sobre como as crenças sobre si próprio e os outros nessa área podem sofrer uma ruptura ou ser aparentemente confirmadas por um evento traumático, dependendo do histórico da pessoa antes do evento traumático. Os módulos descrevem como essas crenças problemáticas se manifestam emocional e comportamentalmente (p. ex., deixando de sair de casa em virtude da crença de que o mundo é inseguro). O módulo também oferece autoafirmações alternativas que são mais equilibradas e realistas em cada área.

Tom se sentia seguro com outras pessoas antes de o evento traumático ter ocorrido, mas seu senso de segurança havia sido afetado, como evidenciava sua ideia de que os outros ao seu redor estavam atrás dele. Antes do trauma, Tom também não se sentia um perigo para as outras pessoas. Após o trauma, ele acreditava que não poderia estar seguro com os outros, o que se manifestava especificamente em suas preocupações sobre estar ao redor de sua esposa grávida. A terapeuta sugeriu a Tom que completasse pelo menos um Formulário de Pontos Travados sobre os outros estarem seguros, bem como sobre ele ser um possível perigo para os outros.

Sessão 8

Tom fez um excelente trabalho ao completar os Formulários de Questionamento de Crenças diariamente, inclusive aqueles sobre o tema da segurança. Cerca de metade da sessão foi gasta para que Tom compartilhasse com a terapeuta suas respostas a esses formulários, e eles trabalhassem juntos para melhor completá-los de modo a ajudar Tom.

A terapeuta conduziu a sessão para introduzir o módulo de Confiança. Tom observou que tinha uma confiança bastante boa em si mesmo e em outras pessoas antes que seu melhor amigo cometesse suicídio quando estavam no ensino médio. Tom disse que, depois dessa experiência, ele às vezes não confiava em seu julgamento em relação a outras pessoas e que se considerava responsável por não ter previsto o suicídio do amigo. O evento traumático militar serviu para confirmar essa crença de que ele não poderia confiar em seus julgamentos em relação às intenções de outros. Suas preocupações em relação à sua capacidade de estar em segurança com sua mulher e seu filho que está para nascer também correspondiam à questão da confiança. A terapeuta e Tom repassaram as informações no texto do módulo de Confiança, e ele parecia corresponder a todos os efeitos potenciais. Ele informou que tinha realmente tentado se abrir com sua mulher, e não evitá-la; observou que eles estavam se comunicando mais, o que os deixou mais relaxados e confortáveis nos últimos dias da gravidez.

A terapeuta encerrou a sessão recomendando a ele que preenchesse Formulários de Questionamento de Crenças diariamente, pedindo a Tom que fizesse pelo menos um sobre o tópico da confiança. Ela relembrou que, assim como em outras áreas, o objetivo é desenvolver pensamentos alternativos equilibrados. No caso da confiança, ela indicou que os pontos travados relacionados à confiança muitas vezes giram em torno de julgamentos do tipo "tudo ou nada", ou seja, confiar ou não confiar. O objetivo é considerar a confiança como multidimensional, com diferentes tipos de questões resultando em níveis diferentes de confiança em situações diferentes. Tom também concordou em completar o Formulário de Estrelas de Confiança (*Trust Star Worksheet*), que é um instrumento planejado para auxiliar o paciente a identificar os diferentes tipos de confiança e os níveis de cada tipo.

Sessão 9

Tom chegou à sessão tendo completado vários Formulários de Questionamentos de Crenças. Vários deles eram sobre confiança, incluindo seu nível de confiança em seu governo e em si mesmo como pai. Ele também tinha usado os formulários sobre tópicos não relacionados à confiança em sua vida cotidiana. Ele comentou que os formulários tinham sido úteis para trabalhar seu pensamento antes de se tornar impulsivo ou se sentir muito mal.

A terapeuta o elogiou por preencher tão bem os formulários e perguntou a Tom se ele achava que seria útil ter alguma ajuda em algum deles. Ele respondeu em seguida que queria se concentrar no formulário sobre paternidade, pois estava sentindo muita ansiedade pelo nascimento iminente de seu filho. Ao voltar sua atenção a esse formulário, a terapeuta imediatamente notou que Tom provavelmente havia tido dificuldades com ele, porque havia listado muitos tipos diferentes de pensamento que estavam estimulando sua ansiedade por se tornar pai. Ela usou isso como uma oportunidade para realizar ajustes finos no uso que Tom fazia dos formulários. A opção da terapeuta por quais pensamentos questionar antes também ilustra a priorização de alvos de tratamento que contivessem restos de assimilação. Os pensamentos de Tom sobre merecer ser feliz e começar uma família, em função da morte da mulher, do feto e da criança, sugeriam que ele não tinha aceitado integralmente o evento traumático e as circunstâncias que o circundavam. Então ela primeiramente tratou desse pensamento (ver a Fig. 2.6).

TERAPEUTA: Puxa, você tem muita coisa passando pela cabeça em relação a ser pai, não é? Um formulário diferente para cada um dos grupos de pensamentos que você está tendo sobre o assunto. Acho que isso vai melhorar seu uso do Formulário de Questionamento de Crenças. Parece que alguns pensamentos estão diretamente relacionados à sua experiência traumática, outros têm relação mais direta com a gravidez e o parto de sua mulher, e outros, ainda, estão diretamente relacionados ao seu trauma. Você escreveu que um de seus sentimentos foi a culpa (85%), e estou pressupondo que esteja relacionado ao seu sentimento de que não está certo que você seja feliz com um filho para nascer, considerando-se o que aconteceu.

TOM: É verdade. Se eu for realmente honesto, ainda me sinto culpado porque a iraquiana estava grávida e ia ter um filho, e os tiros tiraram sua possibilidade de ter um filho e ser feliz, e eu estou me aprontando para ter essa felicidade.

TERAPEUTA: Já falamos nisso, mas nos concentramos mais no homem envolvido na situação.

TOM: É, acho que quanto mais minha mulher se aproxima do parto, mais eu penso na iraquiana. Fico imaginando que ela não era parte de uma trama potencial de atividade terrorista, mas uma participante inocente. Aí eu vou e volto, pensando que ela poderia ter estado envolvida e não me importo de ela estar grávida. Ou talvez tenha sido só um acidente, e eles não chegaram a entender que tinham de parar. Ahhhh, isso é exaustivo.

TERAPEUTA: E você nunca vai saber. Se seu amigo estivesse lhe dizendo tudo isso, como você responderia a ele?

TOM: Eu diria a ele que parasse de se machucar e se sentir culpado.

TERAPEUTA: É mais fácil dizer que fazer. Alguma outra coisa? Talvez ajudasse dar uma olhada nos Formulários de Perguntas Desafiadoras e de Padrões de Pensamento Problemático. Fico pensando se você está se concentrando em fatores irrelevantes, no item 10 das Perguntas Desafiadoras...

TOM: Hummm... O que é irrelevante nesse caso?

TERAPEUTA: Qual é a relevância das intenções *dela* para que você mereça ser feliz por ter um filho?

TOM: (*Pausa.*) Vou ter de pensar um pouco sobre isso.

TERAPEUTA: Não são as *suas* intenções nessa situação que são relevantes? Sua intenção naquele momento era tirar dela o direito de ter um filho e viver feliz para sempre?

TOM: Não, claro que não.

TERAPEUTA: Então, por que se sentir culpado? O que você fez de errado que mereceria punição?

TOM: Ah, olha só. Eu não tinha pensado nisso. As intenções dela são irrelevantes. Tentar entrar na cabeça dela só me faz enlouquecer. Acho que isso seria ler pensamentos, não seria?

TERAPEUTA: Muito bom, uma visão diferente da leitura de pensamentos. Então, qual seria o pensamento alternativo, mais equilibrado e realista?

TOM: São as minhas intenções que importam; eu não tinha intenção de que ela ou o bebê perdessem a vida.

TERAPEUTA: Continue... Você não tem todo o direito do mundo de experimentar a felicidade?

TOM: Acho que sim. Só que parece estranho.

TERAPEUTA: É claro que parece. É diferente do que você tem pensado a respeito há um tempo. Diga, o que você sentiria se dissesse a si mesmo: "Eu não fiz nada intencionalmente para tirar de outra pessoa a felicidade em família. Eu mereço ser feliz por me tornar pai".

TOM: Eu me sentiria menos culpado, com certeza, e até feliz.

TERAPEUTA: Vamos escrever tudo isso. Agora sua tarefa é manter essas novas ideias e praticá-las. Releia esse formulário todos os dias até vir de novo consultar. Eu também gostaria que você pegasse esses outros pensamentos que estão em seu Formulário de Questionamento de Crenças original em relação a esse assunto, e os colocasse em um formulário separado. Você se compromete a fazer isso?

TOM: Sim, já me sinto mais leve.

TERAPEUTA: Este é um momento que entusiasma. Você tem de continuar a trabalhar nisso, para que possa ter o prazer que merece!

Nesse momento, a terapeuta introduziu o módulo de Poder/Controle. Tom admitiu que, antes do evento traumático, ele era uma pessoa que gostava de estar no controle. Ele não gostava de imprevisibilidade, e notou que essa tendência ficou especialmente pior depois do suicídio de seu amigo. O estilo de vida militar parecia ser congruente com essa tendência. Tom disse que não teve problemas com autoridade antes do evento traumático, mas observava que questionava mais a autoridade desde seu trauma militar. Assim como em sessões anteriores, Tom recebeu a tarefa prática de preencher Formulários de Questionamento de Crenças todos os dias antes da sessão seguinte, e pelo menos uma foi designada a Poder/Controle.

A. Situação	B. Pensamento/ ponto travado	D. Questionar pensamentos	E. Padrões problemáticos	F. Pensamento alternativo
Descreva o evento, pensamento ou crença que leva à emoção desagradável ou às emoções desagradáveis.	Escreva o pensamento/ponto travado relacionado à coluna A. Gradue a crença em cada pensamento abaixo, entre 0% e 100%. O quanto você acredita nesse pensamento?	Use **Perguntas de Questionamento** para examinar seus pensamentos automáticos da coluna B. Analise se o pensamento é equilibrado e baseado em fatos, ou extremo.	Use os **Padrões de Pensamento Problemático** para decidir se este é um deles.	O que mais posso dizer em vez do que foi apresentado na coluna B? De que outras formas posso interpretar o evento em vez de usar esse pensamento? Gradue sua crença no(s) pensamento(s) alternativo(s), de 0% a 100%.
Matar uma grávida iraquiana e seu filho.	*Não está certo que eu esteja feliz com um bebê a caminho, devido ao que aconteceu. (80%)* *Talvez ela não fosse parte de um plano terrorista, e sim apenas uma passageira. (50%)* **C. Emoção/emoções** Especifique suas emoções (tristeza, raiva, etc.) e avalie a intensidade de cada uma, de 0% a 100%. *Culpa (85%)*	Há evidências a favor? Há evidências contra? É um hábito ou um fato? Não está incluindo todas as informações? É um pensamento do tipo "tudo ou nada"? É um pensamento extremo ou exagerado? É um pensamento focado em apenas um aspecto? A fonte é confiável? Está confundindo possível com provável? Baseia-se em sentimentos ou fatos? Está focado em aspectos não relacionados? *Suas intenções não eram relevantes. As minhas, sim.*	Tirando conclusões precipitadas? Exagerando ou minimizando? Desconsiderando aspectos importantes? Supersimplificando? Supergeneralizando? Está lendo pensamentos? *Estou tentando entender o que se passava na cabeça dela.* Raciocínio emocional?	*As minhas intenções são o que importa. Eu não pretendia fazer nada para tirar a felicidade em família de outra pessoa. (85%)* **G. Gradue novamente o velho pensamento/ponto travado** Gradue o quanto você agora acredita no pensamento/ponto travado apresentado na seção B, de 0% a 100%. *15% (O segundo não importa.)* **H. Emoção/emoções** O que você sente agora? Gradue de 0% a 100%. *Culpa (5%)* *Felicidade (10%)*

FIGURA 2.6 Formulário de Questionamento de Crenças para Tom, sessão 9. De Resick, Monson e Chard (2017). Direitos autorais © 2017 The Guilford Press. Reimpressa com permissão.

Sessão 10

Tom começou a sessão dizendo que sua mulher tinha ido ao obstetra no dia anterior, e que o parto seria induzido dentro de uma semana se ela não entrasse em trabalho de parto natural antes disso. Ele contou que a última sessão havia sido muito boa para ajudá-lo a estar mais feliz com o nascimento iminente de seu filho, e que tinha lido o Formulário de Questionamento de Crenças sobre merecer ser feliz várias vezes antes da última sessão, e cada vez acreditava mais nisso. Contou que ainda tinha alguma ansiedade sobre ser pai, preocupando-se para que tudo saísse bem com o parto de sua mulher. A terapeuta situou como normal um pouco da ansiedade de Tom, algo bastante natural em alguém que seria pai pela primeira vez, e Tom conseguiu reconhecer essa ansiedade em outros que ele tinha visto terem filhos.

Tom declarou que, desde que leu o módulo de Poder/ Controle na última sessão, começou a entender que nem todo mundo que tinha autoridade sobre ele havia usado essa autoridade de forma malévola. Isso era muito importante em função de sua história anterior de desejar exercer controle. Ele tinha confrontado diretamente sua ilusão de controle. A terapeuta e Tom repassaram esse formulário.

Tom continuou descrevendo como sua crença de que ele poderia e *deveria* controlar tudo resultava em baixa autoestima. Em geral, quando as coisas não saíam como ele desejava, ele se sentia fracassado por não controlar o resultado. Essa estrutura de crença o levou a pensar que deveria ter sido capaz de controlar seu amigo e impedir que ele cometesse suicídio. Também o levou a acreditar que deveria ter sido capaz de gerar um resultado positivo para o evento militar traumático. Essa discussão serviu como uma transição natural para o tópico seguinte, a estima. Tom admitia ter se tornado uma pessoa que crescia muito a partir de conquistas. Isso havia afetado sua autoestima e fora especialmente importante para sua crença de que não havia conquistado seu objetivo na atividade militar, pois teve de ser retirado de avião do país depois do evento traumático no posto de controle.

Depois de revisar o módulo de Estima, a terapeuta pediu a ele que preenchesse Formulários de Questionamento de Crenças sobre seus pontos travados restantes, assim como sobre qualquer ponto travado relacionado a estima. Ele também recebeu duas outras tarefas: praticar dar e receber elogios todos os dias e fazer alguma coisa boa para si mesmo diariamente, que não estivesse relacionada a "conquistar" alguma coisa. Essas tarefas deveriam ajudá-lo com sua autoestima e sua estima pelos outros.

Sessão 11

Tom preencheu um formulário sobre sua autoestima, relacionado à crença de que não teria conquistado seu objetivo no serviço militar. A terapeuta e Tom repassaram esse formulário, e ambos observaram que ele havia tido avanços importantes usando o formulário para mudar a forma como pensava e sentia acerca de si mesmo. Ele afirmou que estava começando a ver que as pessoas são muito mais do que suas realizações profissionais; elas também têm outras atividades e relações com suas famílias, com seus amigos e consigo mesmas.

A terapeuta perguntou sobre a tarefa de dar e receber elogios. Tom respondeu que tinha ido bem, mesmo que parecesse um pouco estranho e forçado. Ele até conseguiu observar que, quando fazia elogios e era mais positivo com outras pessoas, parecia receber respostas mais positivas. A terapeuta observou que vários dos elogios eram para sua mulher, e disse que Tom parecia estar mais conectado a ela. Ele disse que estava começando a sentir um pouco de entusiasmo com o nascimento do filho, e relatou que ainda estava sentindo um pouco de ansiedade em relação a se tornar pai e sobre como seria o trabalho de parto, mas a ansiedade estava menor e mais administrável. Quando a terapeuta perguntou sobre Tom *receber* elogios, ele descreveu mais dificuldades. Ela perguntou o que ele costumava fazer quando o elogiavam, e ficou claro que ele costumava esquivar-se ou minimizar o que as pessoas diziam. Na mesma linha, disse que só tinha feito uma coisa boa por si mesmo desde a última sessão, e que tinha sido desconfortável. Esse padrão parecia se adequar ao esquema geral que ele tinha de ter pouco valor e merecimento. Seguiu-se um diálogo entre a terapeuta e Tom:

TERAPEUTA: Parece que você tem dificuldades de deixar que alguém seja legal com você e também de ser legal com você mesmo.

TOM: É.

TERAPEUTA: Por que você acha que isso acontece?

TOM: Não sei. (*Pausa.*) Eu não gosto disso. Parece que *as pessoas* não deveriam me tratar bem, e que *eu* não deveria me tratar bem.

TERAPEUTA: Humm... Fico pensando se tem alguma coisa não dita em relação a esse pensamento? O que você acha?

TOM: Quando me escuto dizer, soa um pouco estranho. Soa como se eu não merecesse ter coisas boas. Tipo não merecer ter uma família...

TERAPEUTA: Isso parece uma tendência mais ampla em sua vida — um desses padrões de pensamento problemáticos. Qual padrão você ouve em seu pensamento? Consulte o formulário, se quiser.

TOM: Talvez o raciocínio emocional. Eu me sinto como se não merecesse; então, não devo merecer. Isso parece o melhor. Talvez eu também esteja tirando uma conclusão quando não há evidências.

TERAPEUTA: Concordo. Considerando-se o quanto você parece seguir esse padrão de pensamento, aposto que ele já existe há tempos, talvez até mesmo antes do que aconteceu no Iraque.

TOM: Existe há tempos, sim. Acho que tem a ver com o meu pai, seu alcoolismo e com ele não estar próximo de mim. Quando eu era criança, eu sempre achava que tinha feito alguma coisa errada, ou que eu era tão ruim que ele não queria estar perto de mim.

TERAPEUTA: Agora, com seus olhos de adulto, o que você pensa em relação a seu pai não estar perto de você?

TOM: Eu entendi que ele bebia por uma razão, e que pode ter sido eu, meus irmãos e minhas irmãs.

TERAPEUTA: Por que você supõe que ele bebia por causa de vocês?

TOM: Não sei, acho que era estressante ter quatro filhos.

TERAPEUTA: Talvez fosse às vezes, mas, quando você se ouve falando disso, o que está faltando em como você entendeu a bebida e a distância dele em relação a você?

TOM: Eu conheço outras pessoas que tinham quatro filhos e não tinham problemas com a bebida. Onde eu cresci havia um monte de famílias grandes. Além disso, eu sei que ele e minha mãe tinham problemas financeiros quando nós éramos pequenos e que brigavam muito.

TERAPEUTA: Então, mais uma vez, por que você supõe que era *você* que o fazia beber e ficar distante?

TOM: Quando falamos disso, acho que entendo que pode não ter sido só eu.

TERAPEUTA: Ou pode nem ter sido você, *de forma alguma*. Todo mundo tem opção de como lidar com seu estresse, e parece que ele é distante de todo mundo, não só de você.

TOM: É verdade, mas ainda me *sinto* daquele jeito.

TERAPEUTA: Parece haver uma trilha bem definida na sua cabeça para supor que, quando há alguma coisa errada, você culpa a si mesmo. O passo a seguir é que você merece ser punido, ou pelo menos que não merece nada de bom. Eu não acho que essa tendência vá mudar de um dia para o outro. Você vai ter de se esforçar para dizer a si mesmo, de forma mais racional, para mudar o que sente. Para que essa nova trilha fique conhecida, você vai ter de percorrê-la algumas vezes. Em seguida, ela será mais familiar e automática. Vai dar um pouco de trabalho, mas você pode mudar a forma como se sente automaticamente. Eu gostaria que você fizesse um Formulário de Questionamento de Crenças sobre o que acabamos de conversar. Quando tivermos um bom formulário sobre isso, você poderá lê-lo e consultá-lo como parte da construção de um novo caminho. Pode fazer isso?

TOM: Certo, acho que seria bom.

Essa conversa sobre o pai de Tom se ajustava bem ao módulo final, Intimidade. A terapeuta observou que as pessoas tendem a pensar na intimidade em termos de relacionamentos românticos e principalmente em termos de intimidade sexual. Ela destacou que existem todos os tipos de intimidade com diferentes pessoas. Em essência, a intimidade diz respeito ao quanto uma pessoa se sente aberta e próxima de outras. Ela continuou discutindo a noção de intimidade consigo próprio e de como nós cuidamos, apoiamos e confortamos a nós mesmos. Em outras palavras, reflete a qualidade do relacionamento que temos conosco. Tom admitiu ter dificuldades de se aproximar de outras pessoas, o que havia ficado claro no trabalho que fez sobre sua mulher e sobre o filho ainda por nascer. Como se observou antes, ele também tinha dificuldades de fazer coisas boas e cuidar de si mesmo. Essas ideias pareciam ser afetadas por seu esquema subjacente, segundo o qual ele não tinha méritos nem valor.

A terapeuta estabeleceu a tarefa diária de preencher Formulários de Questionamento de Crenças e pediu a ele que preenchesse alguns sobre ser bom com ele próprio e estar próximo de sua mulher. Além disso, pediu a Tom que escrevesse uma Declaração de Impacto final, especificamente em relação ao seu entendimento atual do trauma, depois de todo o trabalho que ele tinha feito. Ela pediu a ele que escrevesse sobre seus pensamentos/crenças atuais nas áreas de segurança, confiança, poder/controle, estima e intimidade.

Sessão 12

No dia seguinte à sessão 11, Tom deixou um recado dizendo que sua mulher tinha dado à luz uma menina saudável. Ele dizia que se sentia feliz e aliviado, e o quanto a bebê era bonita, como sua mulher tinha ido bem no parto, como ele havia sentido prazer em segurar a filha em seus braços pela primeira vez. A sessão 12 foi postergada em uma semana por causa da chegada da menina.

A esposa e a filha de Tom o acompanharam à última sessão. A terapeuta passou algum tempo admirando a filha recém-nascida e parabenizou a mulher antes de começar a sessão final. Tom parecia estar verdadeiramente orgulhoso e feliz com sua filha e disse que se tornar pai tinha sido mais natural do que ele esperava. Ele comentou que tinha se preocupado com a possibilidade de não querer segurar a menina, por medo de machucá-la ou porque faria alguma coisa errada. Em vez disso, ele achou que era quase "instintivo" segurá-la nos braços, e que cuidar dela era algo que tinha vindo de forma mais natural do que ele havia esperado. Tom parecia surpreso com o quão natural estava sendo seu papel de pai.

A terapeuta perguntou como tinha ido o trabalho de casa. Ele disse que não tinha feito o quanto esperava fazer em função da chegada da filha, mas que tinha preenchido formulários sobre seu pai e sobre estar próximo à sua mulher. A terapeuta olhou os formulários, que Tom tinha feito muito bem, e perguntou-lhe o quanto eles tinham o ajudado, ao que Tom respondeu que havia sido bastante. Ele acrescentou que estava tendo dificuldades com o tema de seu pai, mas que começava a achar que nem tudo tinha a ver com ele, Tom, o que fazia com que se sentisse melhor consigo mesmo e menos culpado em termos gerais. Ele disse que estava pensando em escrever uma carta ao pai em função da chegada da filha e que pensava em perguntar o porquê de ele beber e se distanciar da família. A terapeuta reforçou Tom por cogitar isso e por não fazer suposições cegas sobre seu papel na bebida de seu pai, mas também tentou instigá-lo para a possibilidade de seu pai culpar a ele ou aos seus irmãos por seu alcoolismo (dado que ela não conhecia o pai dele ou sua história) e que isso não significaria necessariamente que fosse verdade. Ela lembrou que ele precisava levar em consideração a fonte de informação, e que qualquer bom detetive se serviria de bons informantes. Tom parecia gostar da ideia de obter mais informações de outras pessoas, mencionando que ele e seus irmãos nunca tinham conversado de verdade sobre sua crença de que eles fossem culpados pelo alcoolismo do pai.

Tom também contou que tinha entendido melhor a ideia de ter intimidade, sem sexo, em sua relação com sua mulher. Ele disse que, desde o nascimento de sua filha, sentia-se mais próximo da mulher e estava mais aberto a ela e presente em termos gerais. A terapeuta perguntou-lhe sobre fazer coisas boas por si mesmo, e Tom riu, dizendo que estava mais aberto a isso, mas que tinha menos tempo por causa de um novo bebê.

Ela pediu a Tom que lesse a Declaração de Impacto final sobre o significado do evento para ele após o trabalho que tinha feito. Ele a leu:

> "Não resta dúvida de que esse evento traumático teve um impacto profundo em mim. Meus pensamentos sobre mim mesmo, sobre as outras pessoas e sobre o mundo foram modificados. Quando comecei a fazer terapia, acreditava que era um assassino. Eu me culpava completamente. Agora, acredito que atirei em uma família, mas não assassinei. Entendo que eu e outros ao meu redor tínhamos de fazer o que fizemos naquele momento, e que escolhemos atirar porque assim tínhamos de fazer. Eu nunca vou saber o que aquele homem, ou talvez até a família, estava tentando fazer ao passar pelo posto de controle, mas agora sei que não tive escolha que não fosse atirar para pará-los. Em relação à segurança, eu costumava pensar que as pessoas estavam tentando me pegar, mas agora entendo que a probabilidade disso é pequena. Ainda me sinto um pouco ansioso em relação a mim, à minha mulher e, agora, à minha filha, quanto a nos machucarmos, mas não por causa de um franco-atirador. Isso é improvável. Agora eu me preocupo com as coisas com as quais todo mundo se preocupa, como motoristas loucos, doenças ou algum acidente. Em relação à segurança, eu costumava me preocupar que iria 'explodir' e machucar a minha família. Não acho que vá fazer isso, porque nunca fiz isso, e, basicamente, esse trauma bagunçou a minha cabeça em relação à probabilidade de que eu tivesse de machucar alguém a menos que precisasse. Estou confiando mais em mim em termos das decisões que tomo, e tenho um pouco mais de fé e confiança em meu governo, agora que entendo que deveria atirar naquela situação. Acho que talvez eu sempre tenha dificuldades com o poder e o controle das situações, mas estou trabalhando com o fato de não controlar tudo. Eu não tenho controle, mesmo que goste de pensar que tenho. Minha autoestima está melhorando. Tenho de me lembrar que nem tudo o que acontece de ruim é minha culpa, e mereço ser feliz mesmo que ainda não acredite totalmente nisso. Uma das maiores coisas que parece estar mudando é que estou gostando de estar próximo à minha esposa e à minha filha. Eu costumava evitar minha esposa, porque achava que não merecia ser feliz e poderia machucá-la. Aos poucos, vou entendendo que não é muito provável que eu machuque minha mulher e minha filha pequena, pelo menos intencionalmente. A minha mulher parece mais feliz agora. Eu quero aproveitar esta época de minha vida e dar uma vida boa para minha mulher e minha filha. Fico feliz que minha filha não vá conhecer alguém que acha que há franco-atiradores querendo pegá-la, e que era ansioso, evitava tudo e todos. Parece bobo, mas, de certa forma, fico feliz por ter passado por tudo isso, porque acho que, assim, vou ser melhor como pai e pessoa".

Tom tinha lágrimas nos olhos quando terminou de ler. A terapeuta lhe perguntou se ele se lembrava do que tinha escrito na primeira vez. Ele disse que não, e então ela leu para ele a sua primeira Declaração de Impacto. Ela apontou que Tom tinha percorrido um longo caminho, e ele concordou. Os dois repassaram todo o processo terapêutico, os pontos de que tinham tratado e os pontos travados que Tom tinha questionado. Ele disse que continuaria usando os formulários, porque tinham ajudado muito a pensar sobre as coisas em lugar de simplesmente reagir. Os formulários ajudaram a planejar um pouco, e a terapeuta perguntou a Tom o que ele poderia fazer se sentisse que estava enfrentando TEPT ou sintomas depressivos, ou colocando em xeque sua nova forma de pensar. Ele disse que mostraria os materiais à sua mulher, porque ela era muito boa para o ajudar a "colocar a cabeça no lugar". Ele também incluiu em sua primeira lista uma revisão dos materiais que havia preenchido durante a terapia. A sessão de terapia terminou com uma discussão do objetivo de Tom de escrever uma carta a seu pai e aumentar o contato com seus irmãos. Ele estava planejando usar esses contatos para descobrir mais sobre as razões pelas quais seu pai era alcoolista e parecia ter abandonado sua família. Tom também contou seu objetivo sobre o tipo de pai e marido que pretendia ser, e qual era o seu futuro profissional quando deixasse o serviço militar. A terapeuta deu os parabéns a Tom por sua disposição de fazer o árduo trabalho de se recuperar do que havia acontecido e lhe desejou o melhor. Tom expressou seu agradecimento pela terapia.

REFERÊNCIAS

American Psychiatric Association. (2013). *Diagnostic and statistical manual of mental disorders* (5th ed.). Arlington, VA: Author.

American Psychological Association. (2017). *Clinical Practice Guideline for the Treatment of PTSD*. Washington, DC: Author.

Atwoli, L., Stein, D. J., Koenen, K., & McLaughlin, K. A. (2015). Epidemiology of posttraumatic stress disorder: Prevalence, correlates and consequences. *Current Opinion in Psychiatry, 28*, 307–311.

Becker, J. V., Skinner, L. J., Abel, G. G., Axelrod, R., & Cichon, J. (1984). Sexual problems of sexual assault survivors. *Women and Health, 9*, 5–20.

Blain, L. M., Galovski, T. E., & Robinson, T. (2010). Gender differences in recovery from posttraumatic stress disorder: A critical review. *Aggression and Violent Behavior, 15*, 463–474.

Blanchard, E. B., Hickling, E. J., Buckley, T. C., & Taylor, A. E. (1996). Psychophysiology of posttraumatic stress disorder related to motor vehicle accidents: Replication and extension. *Journal of Consulting and Clinical Psychology, 64*, 742–751.

Blanchard, E. B., Hickling, E. J., Devinei, T., Veazey, C. H., Galovski, T. E., & Mundy, E. (2003). A controlled evaluation of cognitive behavioral therapy for posttraumatic stress in motor vehicle accident survivors. *Behaviour Research and Therapy, 41*, 79–96.

Bleiberg, K. L., & Markowitz, J. C. (2019). Interpersonal psychotherapy for PTSD: Treating trauma without exposure. *Journal of Psychotherapy Integration, 29*, 15–22.

Bowen, G. R., & Lambert, J. A. (1986). Systematic desensitization therapy with post-traumatic stress disorder cases. In C. R. Figley (Ed.), *Trauma and its wake: Vol. II. Traumatic stress theory, research, and intervention* (pp. 280–291). New York: Brunner/Mazel.

Brewin, C. R., Dalgleish, T., & Joseph, S. (1996). A dual representation theory of posttraumatic stress disorder. *Psychological Review, 103*, 670–686.

Brewin, C. R., Gregory, J. D., Lipton, M., & Burgess, N. (2010). Intrusive images in psychological disorders characteristics, neural mechanisms, and treatment implications. *Psychological Review, 117*, 210–232.

Brom, D., Kleber, R. J., & Defares, P. B. (1989). Brief psychotherapy for PTSD. *Journal of Consulting and Clinical Psychology, 57*, 607–612.

Carlson, E. B., Smith, S. R., Palmieri, P. A., Dalenberg, C. J., Ruzek, J. I., Kimerling, R., et al. (2011). Development and validation of a brief self-report of trauma exposure: The Trauma History Screen. *Psychological Assessment, 23*, 463–477.

Chemtob, C., Roitblat, H. L., Hamada, R. S., Carlson, J. G., & Twentyman, C. T. (1988). A cognitive action theory of post-traumatic stress disorder. *Journal of Anxiety Disorders, 2*, 253–275.

Cloitre, M., Koenen, K. C., Cohen, L. R., & Han, H. (2002). Skills training in affective and interpersonal regulation followed by exposure: A phase-based treatment for PTSD related to childhood abuse. *Journal of Consulting and Clinical Psychology, 70*, 1067–1074.

Cusack, K., Jonas, D. E., Forneris, C. A., Wines, C., Sonis, J., Middleton, J. C., et al. (2016). Psychological treatments for adults with posttraumatic stress disorder: A systematic review and meta-analysis. *Clinical Psychology Review, 43*, 128–141.

Dalgleish, T. (2004). Cognitive approaches to posttraumatic stress disorder: The evolution of multirepresentational theorizing. *Psychological Bulletin, 130*, 228–260.

Department of Veterans Affairs & Department of Defense. (2017). *VA/DoD clinical practice guideline for the management of posttraumatic stress disorder and acute stress disorder*. Washington, DC: Author.

Dillon, K. H., LoSavio, S. T., Henry, T. R., Murphy, R. A., & Resick, P. A. (2019). The impact of military status on cognitive processing therapy outcomes in the community. *Journal of Traumatic Stress, 32*, 330–336.

Dohrenwend, B. P., Turner, J. B., Turse, N. A., Adams, B. G., Koenen, K. C., & Marshall, R. (2006). The psychological risks of Vietnam for U.S. veterans: A revisit with new data and methods. *Science, 313*, 979–982.

Dursa, E. K., Reinhard, M. J., Barth, S. K., & Schneiderman, A. I. (2014). OEF/OIF-era veterans in a large population-based cohort. *Journal of Traumatic Stress, 27*, 542–549.

Ehlers, A., & Clark, D. M. (2000). A cognitive model of posttraumatic stress disorder. *Behaviour Research and Therapy, 38*, 319–345.

Ehlers, A., Clark, D. M., Hackmann, A., McManus, F., Fennell, M., Herbert, C., et al. (2003). A randomized controlled trial of cognitive therapy, a self-help booklet, and repeated assessments as early interventions for posttraumatic stress disorder. *Archives of General Psychiatry, 60*, 1024–1032.

Elbogen, E. B., Johnson, S. C., Wagner, H. R., Sullivan, C., Taft, C. T., & Beckham, J. C. (2014). Violent behaviour and post-traumatic stress disorder in US Iraq and Afghanistan veterans. *British Journal of Psychiatry, 204*, 368–375.

Farmer, C. C., Mitchell, K. S., Parker-Guilbert, K., & Galovski, T. E. (2017). Fidelity to the cognitive processing therapy protocol: Evaluation of critical elements. *Behavior Therapy, 48*, 195–206.

First, M. B., Williams, J. B. W., Karg, R. S., & Spitzer, R. L. (2016). *User's guide for the Structured Clinical Interview for DSM-5 Disorders: Clinician Version (SCID-5-CD)*. Arlington, VA: American Psychiatric Press.

Foa, E. B., Dancu, C. V., Hembree, E. A., Jaycox, L. H., Meadows, E. A., & Street, G. P. (1999). A comparison of exposure therapy, stress inoculation training, and their combination for reducing posttraumatic stress disorder in female assault victims. *Journal of Consulting and Clinical Psychology, 67*, 194–200.

Foa, E. B., Hembree, E. A., Cahill, S. E., Rauch, S. A. M., Riggs, D. S., Feeny, N. C., et al. (2005). Randomized trial of prolonged exposure for posttraumatic stress disorder with and without cognitive restructuring: Outcome at academic and community clinics. *Journal of Consulting and Clinical Psychology, 73*, 953–964.

Foa, E. B., Hembree, E. A., Rothbaum, B. O., & Rauch, S. (2019). *Prolonged exposure for PTSD: Emotional processing of traumatic experiences: Therapist guide* (2nd ed.). New York: Oxford University Press.

Foa, E. B., McLean, C. P., Zang, Y., Zhong, J., Powers, M. B. Kauffman, B. Y., et al. (2016). Psychometric properties of the Posttraumatic Diagnostic Scale for DSM-5 (PDS-5). *Psychological Assessment, 28*, 1166–1171.

Foa, E. B., Rothbaum, B., Riggs, D., & Murdock, T. (1991). Treatment of posttraumatic stress disorder in rape victims: A comparison between cognitive-behavioral procedures and counseling. *Journal of Consulting and Clinical Psychology, 59*, 715–723.

Foa, E. B., Steketee, G., & Rothbaum, B. O. (1989). Behavioral/ cognitive conceptualizations of post-traumatic stress disorder. *Behavior Therapy, 20*, 155–176.

Forbes, D., Bisson, J. I., Monson, C. M., & Berliner, L. A. (2021). *Effective treatments for PTSD: Practice guidelines from the International Society for Traumatic Stress Studies* (3rd ed.). New York: Guilford Press.

Frost, N. D., Laska, K. M., & Wampold, B. E. (2014). The evidence for present-centered therapy as a treatment for posttraumatic stress disorder. *Journal of Traumatic Stress, 27*, 1–8.

Fulton, J. J., Calhoun, P. S., Wagner, H. R., Schry, A. R., Hair, L. P., Feeling, N., et al. (2015). The prevalence of posttraumatic stress disorder in Operation Enduring Freedom/Operation Iraqi Freedom (OEF/OIF) veterans: A meta-analysis. *Journal of Anxiety Disorders, 31*, 98–107.

Gobin, R. L., Mackintosh, M. A., Willis, E., Allard, C. B., Kloezeman, K., & Morland, L. A. (2018). Predictors of differential PTSD treatment outcomes between veteran and civilian women after cognitive processing therapy. *Psychological Trauma: Theory, Research, Practice and Policy, 10*, 173–182.

Goodson, J., Helstrom, A., Halpern, J. M., Ferenschak, M. P., Gillihan, S. J., & Powers, M. B. (2011). Treatment of posttraumatic stress disorder in U.S. combat veterans: A meta-analytic review. *Psychological Reports, 109*, 573- 599.

Harned, M. S., Korslund, K. E., & Linehan, M. M. (2014). A pilot randomized controlled trial of dialectical behavior therapy with and without the dialectical behavior therapy prolonged exposure protocol for suicidal and self-injuring women with borderline personality disorder and PTSD. *Behaviour Research and Therapy, 55*, 7–17.

Held, P., Klassen, B. J., Brennan, M. B., & Zalta, A. K. (2018). Using prolonged exposure and cognitive processing therapy to treat veterans with moral injury-based PTSD: Two case examples. *Cognitive and Behavioral Practice, 25*, 377–390.

Hoge, C. W., Auchterlonie, J. L., & Milliken, C. S. (2006). Mental health problems, use of mental health services, and attrition from military service after returning from deployment to Iraq or Afghanistan. *Journal of the American Medical Association, 295*, 1023–1032.

Hoge, C. W., Castro, C. A., Messer, S. C., McGurk, D., Cotting, D. I., & Koffman, R. L. (2004). Combat duty in Iraq and Afghanistan, mental health problems, and barriers to care. *New England Journal of Medicine, 351*, 13–22.

Holder, N., Holliday, R., Williams, R., Mullen, K., & Suris, A. (2018). A preliminary examination of the role of psychotherapist fidelity on outcomes of cognitive processing therapy during an RCT for military sexual trauma-related PTSD. *Cognitive Behaviour Therapy, 47*, 76–89.

Holmes, M. R., & St. Lawrence, J. S. (1983). Treatment of rape-induced trauma: Proposed behavioral conceptualization and review of the literature. *Clinical Psychology Review, 3*, 417–433.

Hooper, L., Stockton, P., Krupnick, J., & Green, B. (2011). Development, use and psychometric properties of the Trauma History Questionnaire. *Journal of Loss and Trauma, 16*, 258–283

Horowitz, M. J. (1986). *Stress response syndromes* (2nd ed.). New York: Jason Aronson.

Jackson, S., Baity, M. R., Bobb, K., Swick, D., & Giorgio, J. (2019). Stress inoculation training outcomes among veterans with PTSD and TBI. *Psychological Trauma: Theory, Research, Practice and Policy, 11*, 842–850.

Janoff-Bulman, R. (1985). The aftermath of victimization: Rebuilding shattered assumptions. In C. R. Figley (Ed.), *Trauma and its wake: Vol. I. The study and treatment of posttraumatic stress disorder* (pp. 15–35). New York: Brunner/ Mazel.

Janoff-Bulman, R. (1992). *Shattered assumptions: Towards a new psychology of trauma*. New York: Free Press.

Keane, T. M., Kolb, L. C., Kaloupek, D. G., Orr, S. P., Blanchard, E. B., Thomas, R. G., et al. (1998). Utility of psychophysiology measurement in the diagnosis of posttraumatic stress disorder: Results from a Department of Veteran's Affairs cooperative study. *Journal of Consulting and Clinical Psychology, 66*, 914–923.

Keane, T. M., Zimering, R. T., & Caddell, J. M. (1985). A behavioral formulation of posttraumatic stress disorder. *Behavior Therapist, 8*, 9–12.

Kessler, R. C., Berglund, P., Demler, O., Jin, R., Merikangas, K. R., & Walters, E. E. (2005). Lifetime prevalence and age-of-onset distributions of DSM-IV disorders in the National Comorbidity Survey Replication. *Archives of General Psychiatry, 62*, 593–602.

Kessler, R. C., Chiu, W. T., Demler, O., Merikangas, K. R., & Walters, E. E. (2005). Prevalence, severity, and comorbidity of 12-month DSM-IV disorders in the National Comorbidity Survey Replication. *Archives of General Psychiatry, 62*, 617–627.

Kessler, R. C., Sonnega, A., Bromet, E., Hughes, M., & Nelson, C. B. (1995). Posttraumatic stress disorder in the National Comorbidity Survey. *Archives of General Psychiatry, 52*, 1048–1060.

Kilpatrick, D. G., & Amick, A. E. (1985). Rape trauma. In M. Hersen & C. Last (Eds.), *Behavior therapy casebook* (pp. 86–103). New York: Springer.

Kilpatrick, D. G., Resnick, H. S., & Freedy, J. R. (1991). *The Potential Stressful Events Interview*. Unpublished instrument, National Crime Victims Research and Treatment Center, Medical University of South Carolina, Charleston, SC.

Kilpatrick, D. G., Saunders, B. E., Veronen, L. J., Best, C. L., & Von, J. M. (1987). Criminal victimization: Lifetime prevalence, reporting to police, and psychological impact. *Crime and Delinquency, 33*, 479–489.

Kilpatrick, D. G., Veronen, L. J., & Best, C. L. (1985). Factors predicting psychological distress among rape victims. In C. R. Figley (Ed.), *Trauma and its wake: Vol. I. The study and treatment of posttraumatic stress disorder* (pp. 114–141). New York: Brunner/Mazel.

Kilpatrick, D. G., Veronen, L. J., & Resick, P. A. (1982). Psychological sequelae to rape: Assessment and treatment strategies. In D. M. Doleys, R. L. Meredith, & A. R. Ciminero (Eds.), *Behavioral medicine: Assessment and treatment strategies* (pp. 473–497). New York: Plenum Press.

Koenen, K. C., Ratanatharathorn, A., Ng, L., McLaughlin K. A., Bromet, E. J., Stein D. J., et al. (2017). Posttraumatic stress disorder in the World Mental Health Surveys. *Psychological Medicine, 47*, 2260–2274.

Kothgassner, O. D., Goreis, A., Kafka, J. X., Van Eickels, R. L., Plener, P. L., & Felnhofer, A. (2019). Virtual reality exposure therapy for posttraumatic stress disorder (PTSD): A meta-analysis. *European Journal of Psychotraumatology, 10*, 1–5.

Kubany, E. S., Haynes, S. N., Leisen, M. B., Owens, J. A., Kaplan, A. S., Watson, S. B., et al. (2000). Development and preliminary validation of a brief broad-spectrum measure of trauma exposure: The Traumatic Life Events Questionnaire. *Psychological Assessment, 12*, 210–224.

Kulka, R. A., Schlenger, W. E., Fairbank, J. A., Hough, R. L., Jordan, B. K., Marmar, C. R., et al. (1990). *Trauma and the Vietnam war generation: Report of findings from the National Vietnam Veterans Readjustment Study*. New York: Brunner/Mazel.

Lang, P. J. (1968). Fear reduction and fear behavior: Problems in treating a construct. In J. M. Schlien (Ed.), *Research in psycho-*

therapy (pp. 90–102). Washington, DC: American Psychological Association.

Lang, P. J. (1977). Imagery in therapy: An information processing analysis of fear. *Behavior Therapy, 8*, 862–886.

Liebman, R. E., Whitfield, K., Sijercic, I., Ennis, N., & Monson, C. M. (2020). Harnessing the healing power of relationships in trauma recovery: A review of cognitivebehavioral conjoint therapy for PTSD. *Current Treatment Options in Psychiatry, 7*, 203–220.

Litz, B. T., Stein, N., Delaney, E., Lebowitz, L., Nash, W. P., Silva, C., & Maguen, S. (2009). Moral injury and moral repair in war veterans: A preliminary model and intervention strategy. *Clinical Psychology Review, 29*, 695–706.

Mahoney, M. J., & Lyddon, W. J. (1988). Recent developments in cognitive approaches to counseling and psychotherapy. *Counseling Psychologist, 16*, 190–234.

Markowitz, J. C., Petkova, E., Neria, Y., Van Meter, P. E., Zhao, Y., Hembree, E., et al. (2015). Is exposure necessary?: A randomized clinical trial of interpersonal psychotherapy for PTSD. *American Journal of Psychiatry, 172*, 430–440.

Marmar, C. R., Schlenger, W., Henn-Haase, C., Quian, M., Purchia, E., Li, M., et al. (2015). Course of posttraumatic stress disorder 40 years after the Vietnam War: Findings from the National Vietnam Veterans Longitudinal Study. *JAMA Psychiatry, 72*, 875–881.

Marques, L., Valentine, S. E., Kaysen, D., Mackintosh, M. A., Dixon De Silva, L. E., Ahles, E. M., et al. (2019). Provider fidelity and modifications to cognitive processing therapy in a diverse community health clinic: Associations with clinical change. *Journal of Consulting and Clinical Psychology, 87*, 357–369.

McCann, I. L., & Pearlman, L. A. (1990). Vicarious traumatization: A framework for understanding the psychological effects of working with victims. *Journal of Traumatic Stress, 3*, 131–149.

McFall, M., Fontana, A., Raskind, M., & Rosenheck, R. (1999). Analysis of violent behavior in Vietnam combat veteran psychiatric inpatients with posttraumatic stress disorder. *Journal of Traumatic Stress, 12*, 501–517.

Meichenbaum, D. H. (1985). *Stress inoculation training*. Elmsford, NY: Pergamon Press.

Monson, C. M., & Fredman, S. J. (2012). *Cognitive-behavioral conjoint therapy for posttraumatic stress disorder: Harnessing the healing power of relationships*. New York: Guilford Press.

Monson, C. M., Fredman, S. J., & Dekel, R. (2010). Posttraumatic stress disorder in an interpersonal context. In J. G. Beck (Ed.), *Interpersonal processes in the anxiety disorders: Implications for understanding psychopathology and treatment* (pp. 179–208). Washington, DC: American Psychological Association.

Monson, C. M., Gradus, J. L., Young-Xu, Y., Schnurr, P. P., Price, J. A., & Schumm, J. A. (2008). Change in posttraumatic stress disorder symptoms: Do clinicians and patients agree? *Psychological Assessment, 20*, 131–138.

Moring, J. C., Dondanville, K. A., Fina, B. A., Hassija, C., Chard, K., Monson, C. M., et al. (2020, May 13). Cognitive processing therapy for posttraumatic stress disorder via telehealth: Practical considerations during the COVID-19 pandemic. *Journal of Traumatic Stress, 10*. [Epub ahead of print]

Morland, L. A., Mackintosh, M. A., Rosen, C. S., Willis, E., Resick, P., Chard, K., et al. (2015). Telemedicine versus in-person delivery of cognitive processing therapy for posttraumatic stress disorder: A randomized noninferiority trial. *Depression and Anxiety, 32*, 811–820.

Mowrer, O. H. (1947). On the dual nature of learning — a re-interpretation of "conditioning" and "problem-solving." *Harvard Educational Review, 14*, 102–148.

National Institute for Health and Care Excellence. (2018). Post-traumatic stress disorder: NICE Guidelines. Retrieved from *www.nice.org.uk/guidance/ng116*.

Nelson Goff, B. S., & Smith, D. B. (2005). Systemic traumatic stress: The couple adaptation to traumatic stress model. *Journal of Marital and Family Therapy, 31*, 145–157.

Norris, F. H. (1992). Epidemiology of trauma: Frequency and impact of different potentially traumatic events on different demographic groups. *Journal of Consulting and Clinical Psychology, 60*, 409–418.

Orr, S. P., Lasko, N. B., Metzger, L. J., Berry, N. J., Ahern, C. E., & Pitman, R. K. (1998). Psychophysiologic assessment of women with posttraumatic stress disorder resulting from childhood sexual abuse. *Journal of Consulting and Clinical Psychology, 66*, 906–913.

Ostacher, M. J., & Cifu, A. S. (2019). Management of posttraumatic stress disorder. *Journal of the American Medical Association, 321*, 200–201.

Panagioti, M., Gooding, P. A., & Tarrier, N. (2012). A metaanalysis of the association between posttraumatic stress disorder and suicidality: The role of comorbid depression. *Comprehensive Psychiatry, 53*, 915–930.

Phoenix Australia Centre for Posttraumatic Mental Health. (2013). *Australian guidelines for the treatment of acute stress disorder and posttraumatic stress disorder*. Melbourne, Australia: Author.

Pietrzak, R. H., Goldstein, R. B., Southwick, S. M., & Grant, B. F. (2011). Prevalence and Axis I comorbidity of full and partial posttraumatic stress disorder in the United States: Results from Wave 2 of the National Epidemiologic Survey on Alcohol and Related Conditions. *Journal of Anxiety Disorders, 25*, 456–465.

Pitman, R. K., Orr, S. P., Forgue, D. F., & Altman, B. (1990). Psychophysiologic responses to combat imagery of Vietnam veterans with posttraumatic stress disorder versus other anxiety disorders. *Journal of Abnormal Psychology, 99*, 49–54.

Pitman, R. K., Rasmusson, A. M., Koenen, K. C., Shin, L. M., Orr, S. P., Gilbertson, M. W., et al. (2012). Biological studies of posttraumatic stress disorder. *Nature Reviews Neuroscience, 13*, 769–787.

Prins, A., Bovin, M. J., Smolenski, D. J., Marx, B. P., Kimerling, R., Jenkins-Guarnieri, M. A., et al. (2016). The Primary Care PTSD Screen for DSM-5 (PC-PTSD-5): Development and evaluation within a Veteran primary care sample. *Journal of General Internal Medicine, 31*, 1206–1211.

Resick, P. A., Galovski, T. E., Uhlmansiek, M. O., Scher, C. D., Clum, G., & Young-Xu, Y. (2008). A randomized clinical trial to dismantle components of cognitive processing therapy for posttraumatic stress disorder in female victims of interpersonal violence. *Journal of Consulting and Clinical Psychology, 76*, 243–258.

Resick, P. A., Monson, C. M., & Chard, K. M. (2017). *Cognitive processing therapy for PTSD: A comprehensive manual*. New York: Guilford Press.

Resick, P. A., & Schnicke, M. K. (1992). Cognitive processing therapy for sexual assault victims. *Journal of Consulting and Clinical Psychology, 60*, 748–756.

Resick, P. A., & Schnicke, M. K. (1993). *Cognitive processing therapy for rape victims: A treatment manual*. Newbury Park, CA: SAGE.

Resick, P. A., Suvak, M. K., Johnides, B. D., Mitchell, K. S., & Iverson, K. M. (2012). The impact of dissociation on PTSD treatment with cognitive processing therapy. *Depression and Anxiety, 29*, 718–730.

Resick, P. A., Wachen, J. S., Dondanville, K. A., Pruiksma, K. E., Yarvis, J. S., Peterson, A. L., et al. (2017). Effect of group vs individual cognitive processing therapy in activeduty military seeking treatment for posttraumatic stress disorder: A randomized clinical trial. *JAMA Psychiatry, 74*, 28–36.

Resick, P. A., Wachen, J. S., Mintz, J., Young-McCaughan, S., Roache, J. D., Borah, A. M., et al. (2015). A randomized clinical trial of group cognitive processing therapy compared with group present-centered therapy for PTSD among active duty military personnel. *Journal of Consulting and Clinical Psychology, 83*, 1058–1068.

Resnick, H. S., Kilpatrick, D. G., Dansky, B. S., Saunders, B. E., & Best, C. L. (1993). Prevalence of civilian trauma and posttraumatic stress disorder in a representative national sample of women. *Journal of Consulting and Clinical Psychology, 61*, 984–991.

Roberts, N. P., Roberts, P. A., Jones, N., & Bisson, J. I. (2016). Psychological therapies for post-traumatic stress disorder and comorbid substance use disorder. *Cochrane Database of Systematic Reviews, 4*, CD010204.

Rothbaum, B. O., Hodges, L. F., Ready, D., Graap, K., & Alarcon, R. (2001). Virtual reality exposure therapy for Vietnam veterans with PTSD. *Journal of Clinical Psychiatry, 62*, 617–622.

Schauer, M., Neuner, F., & Elbert, T. (2011). *Narrative exposure therapy: A short term treatment for traumatic stress disorders* (2nd ed.). Cambridge, MA: Hogrefe.

Schnurr, P. P., Friedman, M. J., Foy, D. W., Shea, M. T., Hsieh, F. Y., Lavori, P. W., et al. (2003). Randomized trial of trauma-focused group therapy for posttraumatic stress disorder: Results from a Department of Veterans Affairs Cooperative Study. *Archives of General Psychiatry, 60*, 481–489.

Schnurr, P. P., Spiro, A., III, Vielhauer, M. J., Findler, M. N., & Hamblen, J. L. (2002). Trauma in the lives of older men: Findings from the Normative Aging Study. *Journal of Clinical Geropsychology, 8*, 175–187.

Schnyder, U., & Cloitre, M. (2015). *Evidence based treatments for trauma-related psychological disorders: A practice guide for clinicians*. Cham, Switzerland: Springer International.

Shalev, A. Y., Orr, S. P., & Pitman, R. K. (1992). Psychophysiologic response during script-driven imagery as an outcome measure in posttraumatic stress disorder. *Journal of Clinical Psychiatry, 53*, 324–326.

Shapiro, F. (2018). *Eye movement desensitization and reprocessing (EMDR) therapy: Basic principles, protocols, and procedures* (3rd ed.). New York: Guilford Press.

Sloan, D. M., & Marx, B. P. (2019). *Written exposure therapy for PTSD: A brief treatment approach for mental health professionals*. New York: American Psychological Association.

Stanley, I. H., Rogers, M. L., Hanson, J. E., Guiterrez, P. M., & Joiner, T. E. (2019). PTSD symptom clusters and suicide attempts among high-risk military service members: A three-month prospective investigation. *Journal of Consulting and Clinical Psychology, 87*, 67–78.

Street, A. E., Gradus, J. L., Vogt, D. S., Giasson, H. L., & Resick, P. A. (2013). Gender differences among veterans deployed in support of the wars in Afghanistan and Iraq. *Journal of General Internal Medicine, 28*, 556–562.

Taft, C. T., Watkins, L. E., Stafford, J., Street, A. E., & Monson, C. M. (2011). Posttraumatic stress disorder and intimate relationship problems: A meta-analysis. *Journal of Consulting and Clinical Psychology, 79*, 22–33.

Tarrier, N., Pilgrim, H., Sommerfield, C., Faragher, B., Reynolds, M., Graham, E., et al. (1999). A randomized trial of cognitive therapy and imaginal exposure in the treatment of chronic posttraumatic stress disorder. *Journal of Consulting and Clinical Psychology, 67*, 13–18.

Wade, D., Varker, T., Kartal, D., Hetrick, S., O'Donnell, M., & Forbes, D. (2016). Gender difference in outcomes following trauma-focused interventions for posttraumatic stress disorder: Systematic review and meta-analysis. *Psychological Trauma: Theory, Research, Practice and Policy, 8*, 356–364.

Watts, B. V., Schnurr, P. P., Mayo, L., Young-Xu, Y., Weeks, W. B., & Friedman, M. J. (2013). Meta-analysis of the efficacy of treatments for posttraumatic stress disorder. *Journal of Clinical Psychiatry, 74*, 541–550.

Weathers, F., Bovin, M., Sloan, D., Schnurr, D., Schnurr, P., Kaloupek, D., et al. (2018). The Clinician-Administered PTSD Scale for DSM-5 (CAPS-5): Development and initial psychometric evaluation in military veterans. *Psychological Assessment, 30*, 383–395.

Weathers, F. W., Litz, B., Keane, K. M., Palmieri, P. A., Marx, B., & Schnurr, P. P. (2013). *PTSD Checklist–5*. Washington, DC: U.S. Veterans Affairs National Center for Posttraumatic Stress Disorder.

Zalta, A. K., Gillihan, S. J., Fisher, A. J., Mintz, J., McLean, C. P., Yehuda, R., et al. (2014). Change in negative cognitions associated with PTSD predicts symptom reduction in prolonged exposure. *Journal of Consulting and Clinical Psychology, 82*, 171–175.

CAPÍTULO 3

Ansiedade social

Uma abordagem de tratamento baseada no processo

Idan M. Aderka
Stefan G. Hofmann

Muitas pessoas são bastante tímidas e um tanto inibidas. Por essa razão, o sofrimento associado ao transtorno de ansiedade social é frequentemente minimizado como sendo um traço comum na população que não exigiria a artilharia pesada de intervenções formais de tratamento (sejam medicamentos, sejam terapias psicológicas). Contudo, nada poderia estar mais longe da verdade. Para os membros de uma parcela muito significativa da sociedade que sofrem de ansiedade social incapacitante (mais de 12%, e em ascensão) em algum momento de suas vidas, o processo aparentemente simples de interagir com pessoas ou formar relacionamentos gera um terror paralisante e costuma ser evitado. Seus efeitos na carreira e na qualidade de vida da pessoa também podem ser devastadores. Assim como cada vez é mais verdade em nossa nova geração de intervenções psicológicas, as abordagens cognitivo-comportamentais têm se mostrado significativamente melhores do que outras intervenções igualmente sérias, mas menos focadas, e seus efeitos estão se tornando cada vez mais poderosos com o passar do tempo. Este capítulo, de autoria de Aderka e Hofmann, é uma das novidades desta edição e ilustra uma nova estratégia cognitivo-comportamental, chamada de "terapia baseada no processo" (TBP; process-based therapy [PBT]) quando aplicada ao transtorno de ansiedade social. A TBP vai além da abordagem estática do DSM ao diagnóstico e tratamento mais padronizado ao enfatizar uma abordagem muito idiográfica ou individual à avaliação e ao tratamento no contexto específico do paciente, junto com o processamento contínuo e o *feedback*. Portanto, o tratamento talvez pareça ser muito diferente de um paciente para outro, tanto no conteúdo quanto na sequência de fases. Essa abordagem é ilustrada na avaliação e no tratamento de "Mark", demonstrando bem a maturidade e a sofisticação clínica dessa admirável nova abordagem à ansiedade social.

—D. H. B.

Todos nós já sentimos ansiedade social em algum momento de nossas vidas. Seja quando estamos realizando uma apresentação para outras pessoas, participando de um primeiro encontro amoroso, falando em uma reunião, indo a uma festa ou mesmo sendo observados enquanto executamos uma tarefa, a ansiedade social é onipresente em nossas vidas e uma resposta natural a muitas situações sociais. Contudo, para algumas pessoas, a ansiedade social é tão severa que pode acarretar disfuncionalidade substancial em muitos aspectos da vida cotidiana. Os indivíduos com transtorno de ansiedade social (TAS) costumam temer e evitar situações nas quais sejam avaliados por outros. Nessas situações, eles temem agir de uma maneira (ou mostrar sintomas de ansiedade) que os possa constranger ou humilhar. Portanto, os indivíduos com TAS frequentemente evitam situações sociais que lhes provoquem ansiedade, ou as toleram com sofrimento significativo. No entanto, é importante observar que a ansiedade social é uma experiência relacionada à cultura (Hofmann, Asnaani, & Hinton, 2010) que varia da ansiedade social normativa que causa leve incômodo ou disfuncionalidade à ansiedade social grave e evitação que pode praticamente inviabilizar a capacidade do indivíduo de funcionar em importantes esferas de sua vida.

O TAS é um dos transtornos psicológicos mais comuns, e um grande estudo epidemiológico conduzido nos Estados Unidos (National Comorbidity Survey Replication Study) identificou uma taxa de prevalência ao longo da vida de 12,1% para esse transtorno (Kessler, Chiu, Demler, & Walters, 2005). Em uma revisão de estudos comunitários do mundo inteiro, Furmark (2002) concluiu que a prevalência do TAS é de 7–13% nos países ocidentais.

A incapacitação pelo TAS pode afetar todas as facetas da vida cotidiana, inclusive os relacionamentos pessoais, o trabalho e os estudos (Aderka et al., 2012). Quando comparados aos indivíduos que não apresentam o transtorno, aqueles com TAS têm maior probabilidade de desistir de seus estudos antes de finalizá-los (Stein & Kean,

2000), ter resultados acadêmicos mais baixos (Katzelnick & Greist, 2001; Wittchen, Stein, & Kessler, 1999), ter ocupações abaixo de seu nível de qualificação (Katzelnick & Greist, 2001), ter renda inferior e estar desempregados (Lecrubier et al., 2000), e, ainda que estejam empregados, tendem a ter oito vezes mais faltas no trabalho (Wittchen, Fuetsch, Sonntag, Müller, & Liebowitz, 2000). Os indivíduos com TAS relatam pior qualidade de vida (Alonso et al., 2004) e têm maior probabilidade de tentar o suicídio (Wunderlich, Bronisch, & Wittchen, 1998) e de ser dependentes do álcool e da nicotina (Wittchen et al., 1999).

Também há várias diferenças de gênero entre as pessoas que sofrem de TAS. Em primeiro lugar, as mulheres são mais propensas a ter essa doença, o que tem sido replicado em estudos conduzidos no mundo inteiro (para revisões, ver Asher, Asnaani, & Aderka, 2017; Fehm, Pelissolo, Furmark, & Wittchen, 2005; Furmark, 2002). Essa diferença relacionada ao gênero é maior entre os adolescentes e parece diminuir ao longo da vida. Além dessa prevalência mais elevada, as mulheres também relatam maior gravidade clínica, algo indicado por sintomas mais severos (Asher & Aderka, 2018), níveis mais altos de medos sociais (Crome, Baillie, & Taylor, 2012) e um número maior desses temores (Xu et al., 2012). Assim como ocorre em todos os transtornos de ansiedade, o TAS é mais incapacitante nas mulheres do que nos homens, especialmente entre mulheres brancas e, até certo ponto, mulheres hispânicas (McLean, Asnaani, Litz, & Hofmann, 2011). Curiosamente, ao passo que as mulheres têm maior tendência a sofrer de TAS e de demonstrar maior gravidade clínica, os homens com o transtorno costumam buscar mais o tratamento (Asher, Hermesh, Gur, Marom, & Aderka, 2019).

TERAPIAS PSICOLÓGICAS PARA O TAS

Pesquisadores têm examinado a eficácia de muitos tratamentos psicológicos para o TAS, incluindo (mas não se limitando a eles) tratamentos cognitivos e comportamentais, terapia de aceitação e compromisso (ACT), psicoterapia interpessoal (TIP), treinamento de *mindfulness*, modificação do viés de atenção, treinamento de interpretações, terapia psicodinâmica e treinamento em habilidades sociais. Um grande número de formatos de tratamento também vem sendo examinado, incluindo a terapia individual, a terapia em grupo, o tratamento de exposição à realidade virtual, o tratamento *on-line* e a administração computadorizada (ou seja, para a modificação do viés de atenção). Embora uma revisão completa e exaustiva de cada uma dessas terapias e formatos de tratamento fuja ao escopo deste capítulo, apresentaremos um panorama geral da literatura dos resultados de tratamento para o TAS, focando na terapia cognitivo-comportamental (TCC), na ACT e em outras intervenções sustentadas por evidências e baseadas no processo (p. ex., Hofmann & Hayes, 2018).

A TCC é o tratamento mais pesquisado para o TAS. Em uma metanálise de ensaios controlados randomizados para o TAS (Carpenter et al., 2018), os autores encontraram um tamanho do efeito controlado médio de 0,41 da TCC quando comparada à condição do placebo. É importante notar que já se concluiu que a TCC para o TAS é efetiva em condições menos controladas, do mundo real (Stewart & Chambless, 2009). Por fim, a eficácia da TCC vem sendo demonstrada de modo metanalítico na terapia individual (Aderka, 2009; Carpenter et al., 2018; Mayo-Wilson et al., 2014), na terapia em grupo (p. ex., Wersebe, Sijbrandij, & Cuijpers, 2013), no tratamento de exposição à realidade virtual (p. ex., Carl et al., 2019; Chesham, Malouff, & Schutte, 2018) e nos tratamentos *on-line* (p. ex., Kampmann, Emmelkamp, & Morina, 2016).

Tem-se concluído que a ACT também é efetiva para o tratamento do TAS. Em uma revisão de estudos que examinaram a ACT para o TAS, foram encontrados tamanhos do efeito de médio a moderado em 10 estudos (Swain, Hancock, Hainsworth, & Bowman, 2013). Além disso, em um ensaio relativamente recente, concluiu-se que a ACT se compara à TCC na maioria das medidas de resultados do TAS (Craske et al., 2014). Também se observou que a ACT é eficaz no formato de grupos (Kocovski, Fleming, Hawley, Huta, & Antony, 2013) e como tratamento *on-line* (Ivanova et al., 2016), e ela foi considerada efetiva em contextos naturalistas (Dalrymple & Herbert, 2007).

Vários estudos têm examinado a TIP para o tratamento do TAS. Lipsitz et al. (2008) examinaram 70 indivíduos com TAS que foram tratados com TIP ou terapia de apoio. Eles concluíram que a TIP resultava em melhorias significativas durante o tratamento. Contudo, a TIP não foi significativamente superior à terapia de apoio naquele estudo. Em outro estudo, Borge et al. (2008) examinaram 80 indivíduos com TAS crônico e grave em um contexto residencial que haviam recebido TCC ou TIP. Eles concluíram que ambos os tratamentos foram efetivos, e não encontraram diferenças entre eles. Por fim, Stangier, Schramm, Heidenreich, Berger e Clark (2011) conduziram um estudo randomizado com 117 indivíduos com TAS em lista de espera, terapia cognitiva e TIP. Eles concluíram que tanto a terapia cognitiva quanto a TIP tiveram desempenho superior à lista de espera. Todavia, descobriram que a TCC era significativamente mais eficaz do que a TIP. Mais recentemente, Dagöö et al. (2014) examinaram as versões *on-line* da TCC e da TIP. Sua conclusão foi que a TCC tinha desempenho bem superior à TIP nesse meio de administração. Portanto, a maioria dos estudos concluiu que a TIP é um tratamento efetivo para o TAS, mas, na maior parte dos estudos, a TCC traz resultados superiores.

A redução do estresse baseada em *mindfulness* (TCBM) também foi examinada como tratamento para o TAS.

Em um ensaio controlado randomizado, Goldin et al. (2016) examinaram o efeito da TCBM, da TCC e da lista de espera em 108 indivíduos com TAS. Eles descobriram que a TCC e a TCBM resultaram em melhorias similares e na maioria das medidas de resultado adicionais. Em contraposição, Koszycki, Benger, Shlik e Bradwejn (2007), que examinaram a TCC e a TCBM, concluíram que, embora ambos os tratamentos tenham melhorado a ansiedade social, a TCC trouxe resultados melhores. Portanto, *mindfulness* talvez seja um tratamento efetivo para o TAS, embora mais estudos sejam necessários para que possamos tirar conclusões seguras sobre o efeito da *mindfulness* nos sintomas de ansiedade social.

UM MODELO PSICOLÓGICO DA ANSIEDADE SOCIAL

Hofmann (2007) desenvolveu um modelo integrado de TCC que descreve o processo pelo qual a ansiedade social é mantida e exacerbada. Antes que descrevamos o modelo, é importante lembrar que a vivência da ansiedade social é heterogênea (Hofmann, Heinrichs, & Moscovitch, 2004) e que nem todos os fatores de manutenção do modelo desempenham um papel relevante para todos os indivíduos. Ao contrário: é mais provável que alguns dos fatores de manutenção sejam mais destacados para algumas pessoas do que para outras. Consequentemente, é necessária uma abordagem idiográfica que avalie quais processos de manutenção são relevantes para cada indivíduo e em quais contextos a fim de se personalizarem as intervenções a pacientes particulares (Hayes et al., 2019; Hofmann & Hayes, 2018).

O processo central de provocação da ansiedade social

O modelo descreve um processo circular que mantém ou exacerba a ansiedade social (veja a Figura 3.1). De acordo com o modelo, os indivíduos que sofrem com a ansiedade social têm um forte desejo de dar uma impressão favorável perante os outros, mas têm dúvidas e incertezas sobre suas capacidades de consegui-la (Clark & Wells, 1995; Leary, 2010; Trower & Gilbert, 1989). Isso também pode ser entendido como uma discrepância entre os padrões sociais percebidos e as habilidades sociais percebidas (Alden, Bieling, & Wallace, 1994). Mais especificamente, os indivíduos socialmente ansiosos percebem os padrões sociais como altos e suas habilidades sociais próprias como baixas (Moscovitch, Orr, Rowa, Reimer, & Antony, 2009). Essas discrepâncias resultam em apreensão social quanto ao seu desempenho em situações sociais e quanto à sua habilidade de causar uma impressão favorável nos outros.

É importante observar que os padrões sociais não precisam ser necessariamente elevados para gerar apreensão social. As pesquisas têm demonstrado que a apreensão social também pode surgir quando os padrões são ambíguos ou maldefinidos. Por exemplo, Moscovitch e Hofmann (2007) examinaram indivíduos com TAS e controles não ansiosos que foram expostos a gatilhos que indicavam que os padrões de desempenho eram altos, baixos ou ambíguos antes de lhes pedirem para desempenhar uma tarefa socialmente ameaçadora. Os resultados mostraram que os indivíduos com TAS classificaram seu desempenho como sendo pior sob condições de padrões altos, mas o consideraram ainda mais prejudicados quando os padrões eram ambíguos. Não se observou qualquer diferença na avaliação na condição de padrões baixos. Portanto, quando os padrões são maldefinidos ou ambíguos, os indivíduos com TAS percebem suas habilidades como piores e vivenciam um nível de apreensão social mais elevado.

Atenção autofocada

A apreensão social pode levar à atenção autofocada elevada, na qual os indivíduos voltam suas atenções para dentro de si e se envolvem em um processo de monitoramento e observação detalhados de si próprios (Hirsch, Clark, Mathews, & Williams, 2003). Essa mudança de atenção tem diversas consequências que podem aumentar a ansiedade. Em primeiro lugar, os sintomas fisiológicos são percebidos como mais destacados quando se direciona a atenção a eles. Portanto, os indivíduos com ansiedade social se tornam mais cientes de seus sintomas fisiológicos relacionados à ansiedade (p. ex., ruborização, tremores, suores), e esses são percebidos como mais salientes, o que, por sua vez, aumenta o nível de ansiedade ("E se alguém notar que estou ficando vermelho/tremendo/suando?"). Em segundo lugar, quando suas atenções estão muito autofocadas, os indivíduos socialmente ansiosos têm imagens de si próprios que são excessivamente negativas, espontâneas e recorrentes, que eles acreditam serem corretas no momento em que ocorrem (Hackmann, Surawy, & Clark, 1998; Hackmann, Clark, & McManus, 2000; Hofmann & Heinrichs, 2003). Essas imagens negativas também podem exacerbar a ansiedade. Em terceiro lugar, a atenção autofocada pode levar à atenção externamente reduzida e fazer com que indivíduos socialmente ansiosos deixem de notar importantes sinais positivos enviados por outros durante as interações sociais (p. ex., alguém que sorri).

Processos cognitivos e emocionais exacerbados pela atenção focada em si próprio

A atenção focada em si próprio e vivenciada em situações socialmente ameaçadoras também pode funcionar como gatilho ou aumentar uma série de outros processos cognitivos e emocionais. Um desses processos é a *autopercepção negativa*, na qual são vivenciadas como mais salientes as autopercepções negativas sobre a inferioridade, a inadequação ou os defeitos do próprio indiví-

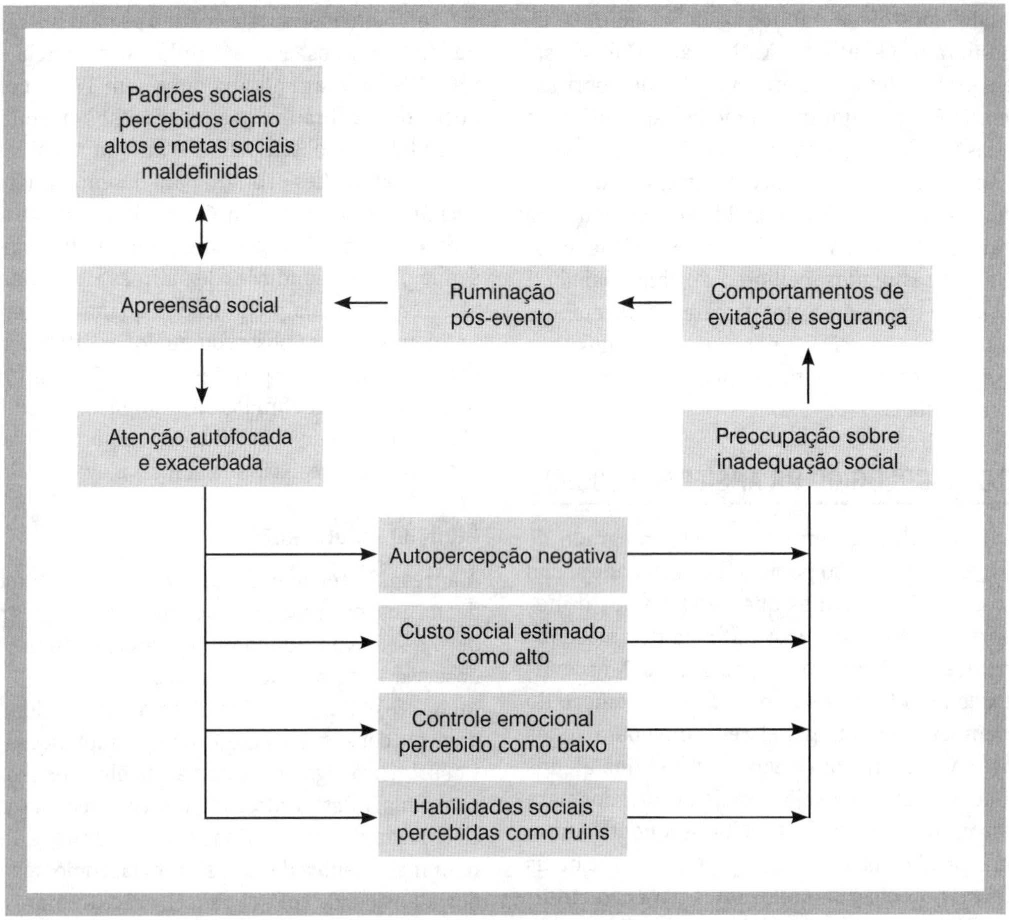

FIGURA 3.1 Um modelo psicológico da ansiedade social. Direitos autorais © 2007 Stefan G. Hofmann. Reimpressa com permissão.

duo (Beck & Emery, 1985; Clark & Wells, 1995; Rapee & Heimberg, 1997). Outro desses processos cognitivos são as *habilidades sociais percebidas como ruins*, em que indivíduos socialmente ansiosos subestimam suas habilidades e capacidades, além de seus desempenhos reais em situações sociais (p. ex., Rapee & Lim, 1992). Um terceiro processo cognitivo é o *alto custo social estimado*, no qual as consequências da incapacidade de uma pessoa para cumprir os padrões sociais são percebidas como sendo catastróficas ou desastrosas. Assim, os indivíduos socialmente ansiosos acreditam que os eventos sociais negativos têm mais probabilidade de ocorrer do que os eventos sociais positivos (Lucock & Salkovskis, 1988) e supõem que a maioria das pessoas intrinsecamente criticam as outras e tendem a avaliá-las de modo negativo (Leary & Kowalski, 1995). O quarto processo aprimorado pela atenção focada em si próprio é o *baixo controle emocional percebido*. Sendo mais específicos, podemos afirmar que os indivíduos ansiosos acreditam que têm pouco controle sobre suas respostas emocionais em situações sociais ameaçadoras e que esse descontrole pode ser facilmente notado pelas outras pessoas.

Processos emocionais

Ao passo que o modelo desenvolvido por Hofmann (2007) focava especificamente no controle emocional, teorias mais recentes (p. ex., Hofmann, 2014), bem como estudos empíricos (p. ex., Kashdan & Steger, 2006; Kashdan et al., 2013), identificaram vários processos emocionais relacionados à ansiedade social e ao TAS. Por conseguinte, neste capítulo apresentamos uma atualização e ampliação do modelo de Hofmann (2007) baseada em modelos teóricos e estudos empíricos da emoção na ansiedade social e no TAS. Focaremos especificamente em três processos emocionais: a diferenciação de emoções, a evitação de experiências e a regulação emocional. Todos esses três processos podem ser vistos como contribuintes à falta de controle sobre as emoções associadas à ansiedade social e ao TAS.

A *diferenciação das emoções* é definida como o grau em que uma pessoa é capaz de classificar vivências tidas em categorias distintas de emoções (Kashdan & Farmer, 2014). Ela também se refere ao nível de especificidade com o qual as pessoas distinguem seus estados emocionais (Erbas, Ceulemans, Koval, & Kuppens, 2015). Diversos pesquisadores (p. ex., Boden, Thompson, Dizén,

Berenbaum, & Baker, 2013; Kashdan, Barrett, & McKnight, 2015) já propuseram que a regulação efetiva das emoções depende, em grande parte, do conhecimento das emoções vivenciadas que são o alvo da regulação. Em outras palavras, é mais difícil regular ou controlar emoções que não sabemos nomear ou diferenciar como sendo um estado distinto. Concluiu-se que os indivíduos com TAS têm dificuldades para diferenciar entre emoções negativas (mas não entre as positivas; Kashdan & Farmer, 2014), e isso pode contribuir para um baixo controle emocional percebido da ansiedade e de outras emoções negativas vivenciadas em situações sociais.

A *evitação de experiências* reflete esforços para controlar ou evitar eventos internos desagradáveis, como emoções aflitivas, pensamentos negativos e sensações físicas indesejadas (Hayes, Wilson, Gifford, Follette, & Strosahl, 1996). A evitação de experiências pode acarretar baixo controle emocional, pois, quando as emoções são evitadas, elas se tornam mais difíceis de regular ou influenciar. Além disso, a evitação de experiências pode resultar em efeitos paradoxais e aumentar a experiência da própria emoção que o indivíduo está tentando evitar (p. ex., Campbell-Sills, Barlow, Brown, & Hofmann, 2006; Gross & Levenson, 1997). Isso pode resultar em uma enxurrada de emoções negativas que são, por sua parte, difíceis de controlar. Em dois exames de indivíduos com e sem TAS usando a amostragem de experiências, Kashdan et al. (2013, 2014; Estudo 1) concluíram que, quando comparados aos controles saudáveis, os indivíduos com TAS relataram um maior uso da evitação de experiências em suas interações diárias e presenciais, e essa associação não podia ser atribuída à ansiedade comórbida e a transtornos depressivos. Além disso, a associação entre evitação de experiências e ansiedade social foi maior nos indivíduos com TAS, quando comparados àqueles de controle saudáveis (Kashdan et al., 2014, Estudo 1). Por fim, Dalrymple e Herbert (2007) examinaram indivíduos com TAS que fizeram a ACT. Os resultados mostraram que o tratamento resultou em reduções tanto na evitação de experiências quanto nos sintomas de TAS. As mudanças na evitação de experiências também eram preditores de mudanças subsequentes nos sintomas de TAS ao longo do desenvolvimento da terapia.

A regulação emocional também pode contribuir para o baixo controle emocional percebido. Especificamente, concluiu-se que indivíduos com TAS dependem excessivamente da supressão expressiva, que está associada às consequências sociais e emocionais negativas, e usam a reavaliação cognitiva sem efetividade, inibindo, portanto, os possíveis benefícios emocionais dessa estratégia (ver Dryman & Heimberg, 2018, para uma revisão). Essas dificuldades na regulação emocional podem acarretar um baixo controle emocional percebido.

Evitação e comportamentos de segurança

Os comportamentos de evitação e segurança constituem uma parte central do modelo, uma vez que criam um ciclo de retroalimentação que mantém a ansiedade. Ao passo que o termo *evitação* reflete a evitação de certas situações que provocam a ansiedade antes que elas ocorram (algo similar ao conceito de seleção de situações nos modelos de regulação emocional; Gross, 1998), os *comportamentos de segurança* refletem qualquer tentativa de reduzir a ansiedade ou de evitá-la dentro de situações sociais (espelhando o conceito de modificação das situações nos modelos de regulação emocional). Ambas as formas de evitação são o resultado da ansiedade e servem como estratégias possivelmente desadaptativas para a regulação da ansiedade, e ambas as formas de evitação aumentam a ansiedade em longo prazo, criando, portanto, o ciclo de retroalimentação da manutenção da ansiedade. Já se concluiu que a adoção de comportamentos de segurança leva a efeitos negativos diversos em indivíduos socialmente ansiosos, como o desempenho prejudicado (Rowa et al., 2015), a ansiedade momentaneamente aumentada (para uma revisão, ver Piccirillo, Taylor Dryman, & Heimberg, 2016) e até mesmo sentimentos de inautenticidade e rejeição interpessoal, o que alimenta ainda mais a ansiedade futura (Plasencia, Taylor, & Alden, 2016; Taylor & Alden, 2010).

O processamento pós-evento

O *processamento pós-evento* se refere a um processo que se segue a situações sociais estressantes. Durante o processamento pós-evento, os indivíduos socialmente ansiosos revisam a interação social em detalhes, focando sentimentos de ansiedade e percepções negativas de si próprios. Esse processo de focar em aspectos negativos tipicamente faz com que indivíduos socialmente ansiosos lembrem a interação como sendo mais negativa do que realmente foi e resulta em uma ansiedade elevada em relação a situações futuras. Por exemplo, Abbott e Rapee (2004) concluíram que, quando comparados aos indivíduos sem ansiedade social, aqueles com TAS faziam uma avaliação mais negativa de uma tarefa de fala improvisada imediatamente após executá-la. Além disso, ao passo que indivíduos com TAS mantinham sua avaliação negativa durante a semana seguinte à da tarefa e se envolviam com mais ruminação e processamento pós-evento, os indivíduos sem ansiedade social desenvolviam uma postura mais positiva sobre seus desempenhos ao longo daquela semana.

UMA TERAPIA PARA ANSIEDADE SOCIAL BASEADA NO PROCESSO

O tratamento descrito neste capítulo se baseia em uma abordagem baseada no processo (Hayes & Hofmann, 2018; Hofmann & Hayes, 2018). Em vez de ter uma estrutura predeterminada ao tratamento — com certas sessões que incluem intervenções específicas em uma ordem particular —, a abordagem baseada no processo busca oferecer mais flexibilidade aos terapeutas e pacientes. Essa estratégia descreve uma ampla variedade de possíveis intervenções que podem ser aplicadas com flexibilidade e são baseadas em uma análise idiográfica que é adaptada ao paciente e a um contexto em particular. Por exemplo, alguns indivíduos com TAS têm marcantes autopercepções negativas e percepções de suas habilidades sociais ruins, e esses problemas podem ser tratados por meio da reavaliação cognitiva e da modificação de crenças centrais, ao passo que a ansiedade social de outros pode ter um forte componente emocional, com dificuldade de diferenciar entre emoções negativas e um medo da ansiedade e das emoções relacionadas, e essas pessoas são mais bem tratadas por meio da psicoeducação das emoções, trabalhando-se na diferenciação das emoções e cultivando-se a aceitação psicológica. Até mesmo para um mesmo indivíduo, esses fatores salientes podem variar conforme o contexto. Por exemplo, indivíduos socialmente ansiosos podem ser extremamente preocupados com os sintomas fisiológicos e a possibilidade de que os outros os notem e os julguem negativamente quando fizerem uma apresentação na frente de uma turma, mas estarem muito mais preocupados com a aparência pessoal e habilidades sociais ruins ("Vou dizer alguma coisa idiota ou entediante") quando saírem com alguém. Assim, um primeiro passo importante para a seleção e implementação de qualquer intervenção neste tratamento é fazer uma cuidadosa análise idiográfica que considere o indivíduo e seu contexto.

Com base na enorme diversidade de pacientes e seus contextos as intervenções a serem consideradas podem incluir gestão de contingência, controle de estímulos, modelagem, autogestão, redução da ativação, enfrentamento e regulação emocional, solução de problemas, estratégias de exposição, ativação comportamental, habilidades interpessoais, reestruturação cognitiva, modificação de crenças centrais, desfusão cognitiva, cultivo da aceitação psicológica, escolha e clarificação de valores, prática de *mindfulness*, aumento da motivação e gerenciamento de crises (para uma descrição detalhada dessas intervenções, ver Hayes & Hofmann, 2018). Neste capítulo, focamos em três dessas intervenções que consideramos especialmente relevantes à maioria dos indivíduos com TAS e ansiedade social elevada: reestruturação cognitiva, exposições e experimentos comportamentais, e diferenciação e regulação emocional.

Estágios da TBP da ansiedade social

A TBP da ansiedade social inclui um processo com três estágios que se repetem ao longo de todo o tratamento: avaliação idiográfica contextual, intervenção, e processamento e *feedback*. O tratamento inicia com uma avaliação idiográfica contextual que identifica um alvo para intervenção. Essa análise busca ser um processo colaborativo no qual tanto o paciente quanto o terapeuta examinam um contexto ou uma situação particular e usam os conhecimentos únicos do paciente sobre si próprio e os conhecimentos únicos de psicologia do terapeuta (p. ex., o modelo descrito anteriormente) para formular um entendimento compartilhado do processo que ocorre em um contexto em particular e para identificar alvos para intervenção. Por exemplo, às vezes os pacientes compartilham que passarão por situações estressantes em seus futuros imediatos (como uma festa, uma apresentação ou um encontro amoroso), e essas situações se tornam o foco da investigação. Outras vezes, o terapeuta pode sugerir um contexto possível baseado em sua familiaridade com o paciente. No entanto, esse processo de gerar um entendimento comum da situação e de escolher um alvo para intervenção é sempre colaborativo. Muitas vezes, o processo também inclui desenhar um esquema dos processos relevantes (ou seja, desenhar uma versão simplificada do modelo que é específico para aquele indivíduo e seu contexto). Esse modelo ou esquema conceitual registra o entendimento conjunto do paciente e do terapeuta, e é importante que o paciente sinta que ele é uma boa representação de sua vivência.

Uma vez que tenha havido um entendimento colaborativo e tenha sido identificado um alvo para intervenção, entramos no estágio da intervenção, que inclui sua escolha, seu planejamento e sua implementação. Por exemplo, se o modelo identificado é um comportamento de segurança importante em determinado contexto (p. ex., praticar assuntos para conversar antes de um encontro amoroso), então o planejamento da exposição junto com o abandono do comportamento de segurança representa uma opção válida (p. ex., fazer perguntas sobre o que o outro disse, em vez de falar de assuntos ensaiados). Contudo, para cada alvo identificado, costuma haver inúmeras intervenções possíveis. Por exemplo, a reestruturação cognitiva focando no ensaio de assuntos também pode ser uma opção, assim como o uso de estratégias que cultivem a aceitação da ansiedade percebida em virtude da incerteza de não saber os tópicos que surgirão antes que uma conversa de verdade ocorra. A escolha de uma intervenção também é um processo colaborativo que considera o contexto, as preferências e os valores do paciente e a experiência e os conhecimentos do terapeuta.

Após a escolha e a implementação de uma intervenção, podem ocorrer seu processamento e a evocação do *feedback*. O processamento da intervenção inclui discutir as experiências do paciente durante a intervenção. Ele também pode incluir a discussão do que se aprendeu com a intervenção, ou do que saiu errado e impediu um aprendizado significativo. Por fim, receber *feedback* sobre a intervenção é essencial para se decidir se ela será adaptada ou modificada e realizada novamente (p. ex., se algo deu errado, foi mal-entendido, não foi bem planejado), se uma intervenção diferente será escolhida para o mesmo alvo ou se passarão a outro contexto ou alvo terapêutico. Portanto, a evocação de um *feedback* oferece informações essenciais que podem trazer subsídios ao próximo ciclo, iniciando com a avaliação idiográfica (ou seja, o segundo ciclo de avaliação idiográfica incluirá informações sobre as experiências do paciente e o processamento da primeira intervenção).

Resumindo, o manual da TBP para a ansiedade social funciona de modo distinto de outros manuais. Ao passo que os manuais costumam distribuir conteúdo e intervenções ao longo das sessões (p. ex., primeiramente três sessões de reestruturação cognitiva, seguidas de seis sessões de exercícios de exposição), a flexibilidade do TBP inclui qualquer conteúdo ou intervenção que seja baseado em uma avaliação idiográfica contextual. Uma maneira de facilitar e guiar uma avaliação idiográfica contextual é usar uma rede analítico-funcional baseada no metamodelo evolucionário estendido (MMEE; Hayes et al., 2019). Essa de modo algum é a única maneira de conduzir ou organizar uma avaliação idiográfica contextual. Em vez disso, ela representa um esquema de avaliação completo e específico que considera a contribuição potencial de várias dimensões e vários níveis para o espaço de problemas particulares de determinado indivíduo.

O MMEE (Fig. 3.2) utiliza várias dimensões para descrever problemas-alvo. Especificamente, os problemas podem ser descritos como tendo uma ou mais das seguintes facetas ou existindo em uma ou mais das seguintes dimensões: afetiva, cognitiva, de atenção, autorrelatada, motivacional e comportamental explícita. Em cada uma dessas dimensões, os problemas podem envolver questões de variação, seleção, retenção e contexto. Por exemplo, se um paciente tem um pensamento automático cada vez que fala com uma pessoa em particular do escritório, esse problema pode ser conceitualizado como pertencente à dimensão cognitiva e envolvendo uma baixa variação (ou seja, o paciente tem acesso a esse pensamento, mas não a outros pensamentos alternativos) e um forte componente contextual (uma pessoa específica do escritório). As possíveis intervenções poderiam incluir a variação do alvo (p. ex., o desenvolvimento de pensamentos alternativos) e a facilitação da seleção de maneiras de pensar apropriadas e úteis. Também é importante aplicar tais intervenções de uma maneira que leve em consideração o contexto (p. ex., aplicando-as no escritório) e maximize a retenção (p. ex., aplicando-as, inicialmente, a outras pessoas do escritório e, mais tarde, ao alvo). As estratégias de tratamento específicas para os problemas-alvo serão discutidas a seguir.

Reestruturação cognitiva

A *reestruturação cognitiva* se refere ao processo de mudar o significado de um estímulo ou de uma situação a fim de alterar as respostas emocionais (Gross, 1998). Esse processo pode ajudar os pacientes a adotarem novas perspectivas; a pensarem de diferentes maneiras sobre si mesmos, os ou-

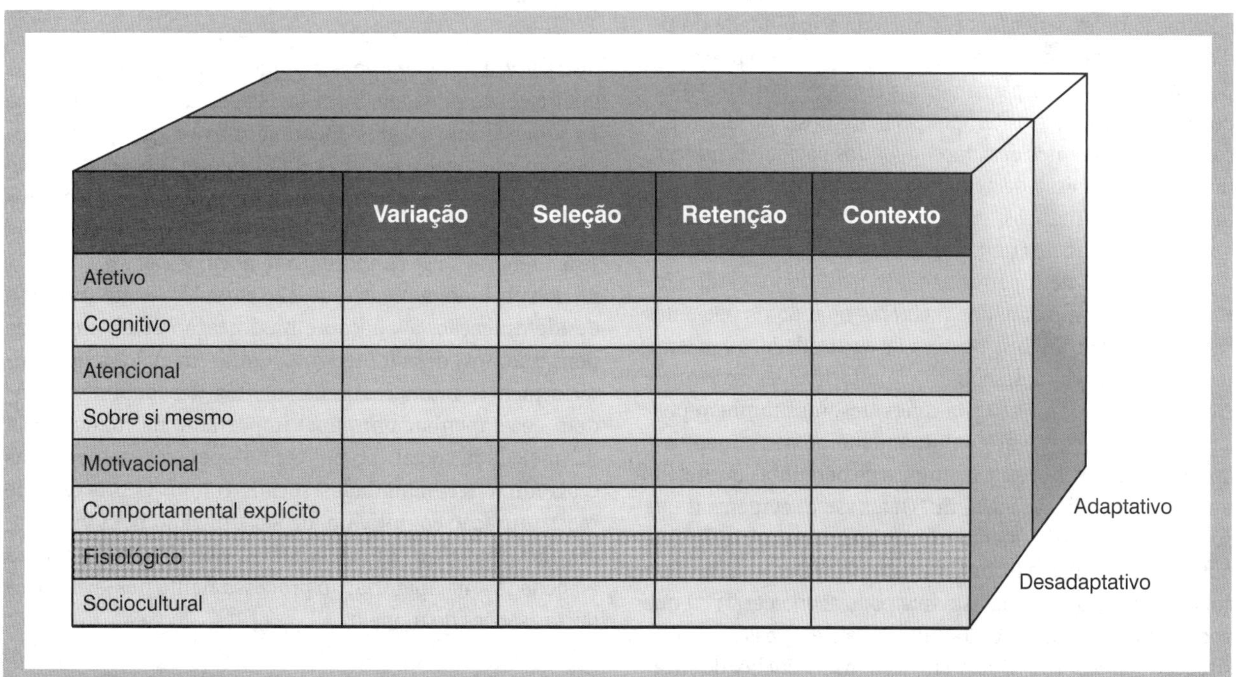

FIGURA 3.2 Metamodelo evolucionário estendido (MMEE) para organizar problemas-alvo e identificar intervenções apropriadas. Direitos autorais © 2019 Steven C. Hayes & Stefan G. Hofmann. Reimpressa com permissão.

tros, suas vidas e situações cotidianas; e a considerarem múltiplos pontos de vista sobre importantes questões. A reestruturação cognitiva pode ser dividida em três etapas: identificação do pensamento desadaptativo, avaliação do pensamento desadaptativo e modificação do pensamento desadaptativo (Wenzel, 2018).

A identificação do pensamento desadaptativo, a primeira fase da reestruturação cognitiva, costuma envolver a identificação de um contexto ou de uma situação em que os pacientes recentemente vivenciaram altos níveis de afeto negativo e o questionamento para que eles evoquem seus pensamentos. Os terapeutas podem fazer perguntas como: "O que estava passando na sua cabeça durante a situação?" ou "No que você estava pensando quando *X* aconteceu?". Ainda que essas perguntas pareçam fáceis de responder, nem todos os pacientes acham fácil descrever verbalmente seus pensamentos. Quando evocar pensamentos for difícil para os pacientes, os terapeutas poderão pedir a eles que imaginem o que estavam pensando, ou tentem imaginar o que outra pessoa estaria pensando em uma situação similar. Os terapeutas também poderão sugerir vários pensamentos possíveis e ver se os pacientes se identificam com um ou mais desses pensamentos.

A identificação de pensamentos desadaptativos pode ser vista como a base para etapas posteriores da reestruturação cognitiva, mas ela também pode ter valor terapêutico em si. Especificamente, o processo de identificação dos pensamentos desadaptativos aumenta a consciência dos processos psicológicos internos e facilita a conexão com as experiências que uma pessoa teve. Isso pode servir para reduzir a evitação de experiências e aumentar a habilidade do indivíduo de experimentar plenamente o momento presente.

Uma vez que os pensamentos tenham sido identificados e os pacientes e os terapeutas tenham se familiarizado com os pensamentos desadaptativos dos pacientes, pode-se iniciar um processo de avaliação. Na avaliação dos pensamentos desadaptativos, é importante que os terapeutas se abstenham de adotar uma postura ostensivamente desafiadora, crítica ou de superioridade. Em vez disso, geralmente se conseguem resultados melhores quando os pacientes são abordados com uma postura de curiosidade, ao mesmo tempo facilitando a descoberta de informações adicionais e o exame de pontos de vista diferentes, mas também possíveis. A ideia é avaliar conjuntamente os pensamentos e aprender mais sobre eles. Exemplos de perguntas que facilitariam essa avaliação incluem: "Quais são as evidências que sustentam este pensamento e quais iriam contra ele?"; "Que outras explicações adicionais existem?"; "Qual é a melhor coisa, a pior e a mais realista que pode acontecer?"; "O que você diria a um amigo ou familiar se ele estivesse em uma situação parecida?"; "Quais são as consequências de focar neste pensamento, em vez de pensar de modo diferente, ou focar em outra coisa?". Essa lista de perguntas não pretende ser, de modo algum, exaustiva, mas apenas dar alguns exemplos de perguntas possíveis que talvez iniciem um processo de descoberta conjunta dos pensamentos dos pacientes e de familiarização com perspectivas adicionais.

A *modificação do pensamento desadaptativo*, a terceira e última etapa da reestruturação cognitiva, se refere a um processo colaborativo no qual os pacientes (com a orientação do terapeuta), desenvolvem pensamentos alternativos e mais equilibrados usando as descobertas da fase de avaliação. O objetivo desta etapa não é remover os pensamentos desadaptativos, substituí-los ou descartar aqueles que estão "errados". Em vez disso, o objetivo é incluir novas informações em pensamentos existentes a fim de criar uma maneira de pensar mais equilibrada ou multifacetada.

Por exemplo, um paciente de um dos autores (I. M. A.) estava ansioso a respeito de um encontro amoroso que teria em breve. Ele identificou vários pensamentos desadaptativos relacionados à sua ansiedade antecipatória, mas um pensamento central e representativo era "Eu vou estragar tudo. Ela vai me odiar e nunca mais vai querer me encontrar". Durante a etapa de avaliação, o terapeuta perguntou ao paciente se essa cadeia de eventos certamente aconteceria e se ela representa 100% dos cenários possíveis. Quando o paciente respondeu que não, seguiu-se uma discussão de cenários alternativos para o encontro. Incluindo esses cenários no pensamento original, o paciente conseguiu desenvolver a seguinte perspectiva: "É perfeitamente possível que eu estrague tudo, que ela me odeie e nunca mais queira me ver. Na verdade, essa é uma parte fundamental de qualquer encontro amoroso. Porém, também é possível que as coisas não sejam tão ruins. Talvez a gente se dê bem, quem sabe ela goste de mim e a gente possa se encontrar outra vez. E também pode ser que eu não goste dela e não queira continuar a encontrá-la. Na verdade, não tem como eu saber direito até nos encontrarmos". Esse tipo de pensamento flexível e multifacetado mantém o pensamento original, mas o considera como apenas um entre muitos resultados possíveis, ao mesmo tempo que aceita a incerteza inerente de se conhecer uma nova pessoa.

Resumindo, a reestruturação cognitiva é um processo de identificação, avaliação e modificação colaborativa de pensamentos desadaptativos. Como mencionamos anteriormente, inúmeros pensamentos desadaptativos podem desempenhar um papel importante na manutenção da ansiedade social (p. ex., ter autopercepções negativas e acreditar ter habilidades sociais ruins). O processo de reestruturação cognitiva pode ser utilizado para visar esses elementos (ou pensamentos adicionais relacionados à ansiedade antecipatória, ao processamento pós-evento e a outras seções do modelo).

Experimentos comportamentais e de exposição

A *exposição* é um processo colaborativo no qual o paciente (com a orientação do terapeuta) decide se envolver sistematicamente com situações que lhe provoquem medo, ansiedade ou outras emoções negativas, ou abordar estímulos que desencadeiam as mesmas sensações. Essa definição destaca três características importantes da exposição. Em primeiro lugar, trata-se de um processo colaborativo. Portanto, as exposições efetivas não são "prescrições" administradas aos pacientes pelos terapeutas. Ao contrário; a escolha das exposições e seu planejamento são parte de uma discussão colaborativa na qual objetivos, regras e definição de sucesso são discutidas e mutuamente acordadas. Em segundo lugar, o paciente faz uma escolha explícita ao se envolver com uma situação ou abordar um estímulo. Portanto, a ação e a volição do paciente são extremamente importantes na exposição e representam o comportamento de abordagem necessário para que se facilitem novos aprendizados. Em terceiro lugar, a exposição é sistemática e inclui o planejamento, a progressão gradual e a repetição apropriada. A exposição pode ser dividida em três fases: estabelecimento das bases teóricas da exposição, escolha e planejamento das exposições, e processamento das exposições (após seu término).

Estabelecer as bases teóricas da exposição é extremamente importante, uma vez que os pacientes dificilmente se envolverão com elas sem que haja uma explicação clara e convincente de como elas funcionam. Como a TBP busca melhorar a flexibilidade e usar intervenções feitas para cada indivíduo e baseadas na avaliação idiográfica, oferecemos três fundamentos lógicos para a exposição que podem ser apresentados a diferentes pacientes, cada um com suas características próprias. O primeiro fundamento é a base comportamental da exposição, cujo centro está na habituação. De acordo com esse fundamento lógico, a exposição repetida a situações que provocam ansiedade resulta na habituação, e as experiências e reações emocionais a essas situações diminuem com exposições repetidas. O segundo fundamento é a base cognitiva da exposição, cujo foco é gerar mudanças cognitivas ou ter um novo aprendizado como resultado da exposição. As exposições com esse fundamento teórico costumam ser chamadas de *experimentos comportamentais*. A fundamentação está na ideia de que, sem a exposição, os pacientes não testam seus pensamentos e crenças a respeito de si próprios, de outros ou da ansiedade (ou somente o fazem de maneira filosófica ou teórica). Contudo, durante a exposição, os pacientes podem testar suas crenças e usar experiências do mundo real a fim de orientar novos aprendizados e facilitar as mudanças cognitivas. Essa fundamentação também é similar ao conceito de *empirismo colaborativo*, no qual o terapeuta e o paciente preparam experimentos (ou seja, exposições) a fim de testar as crenças. A terceira base teórica para a exposição (a base emocional) foca em vivenciar completamente as emoções e cultivar a aceitação dessas emoções (ou seja, reduzir a evitação de experiências). De acordo com ela, a exposição é utilizada para abordar as emoções que costumam ser evitadas e para vivenciar essas emoções sem lutar contra elas ou as evitar. Esse tipo de experiência reduz o medo das emoções e melhora a aceitação das emoções e a tolerância a elas. Essas fundamentações podem ser utilizadas separadamente ou combinadas para facilitar as discussões com os pacientes sobre a exposição.

Escolher e planejar as exposições é a segunda etapa desta intervenção. A fim de facilitar a seleção apropriada das exposições, pode-se estabelecer conjuntamente uma hierarquia para a orientação da tomada de decisões. Em uma hierarquia, as situações ou as possíveis exposições são organizadas por nível de ansiedade ou dificuldade. Para a seleção de exposições, geralmente recomendamos que se comece com as situações que geram de 30% a 40% da ansiedade máxima e gradualmente aumentar os níveis de ansiedade das exposições subsequentes, tendo-se como base o progresso dos pacientes. Uma estratégia alternativa para a seleção de exposições é não apenas escolher situações que provoquem ansiedade que é claramente sentida (ou situações que o paciente percebe como significativamente difíceis), mas também incluir exposições que o paciente sente que consegue completar. Normalmente, escolhem-se exposições que são percebidas como difíceis, mas também possíveis.

Uma vez escolhida a exposição, pode-se começar o planejamento. Como descrevemos no modelo, os indivíduos com TAS costumam ter padrões ambíguos ou objetivos maldefinidos nas situações sociais. Portanto, ao planejar as exposições, os objetivos devem ser claramente definidos a fim de prevenir que os processos de manutenção patológica minem a intervenção. Os objetivos devem ser definidos de forma objetiva e incluir comportamentos que estejam sob o controle do paciente. Ter uma conversa de 15 minutos com um estranho é um exemplo de objetivo maldefinido, pois não é específico e envolve outras pessoas que não estão sob o controle do paciente. Contudo, iniciar uma conversa com um funcionário do supermercado e lhe fazer duas perguntas é um objetivo muito melhor, pois é muito mais definido e está sob o controle do paciente. Os objetivos devem ser individualmente preparados para o paciente em si, seus contextos e pensamentos ou crenças específicas que precisam ser examinados. Ao planejar as exposições, pode ser muito útil evocar previsões nos pacientes (p. ex., "A ansiedade vai durar horas", "Todo mundo vai me tratar mal o tempo todo"). Evocar previsões que sejam claras e definidas de modo objetivo pode facilitar a mudança cognitiva quando elas são justapostas aos resultados reais durante o processamento das exposições completas.

A etapa final de exposição inclui o processamento de exposições completas. Se os objetivos para a exposição são atingidos, os terapeutas deverão elogiar os pacientes e destacar seus feitos, suas conquistas e seu sucesso (p. ex., "Você acaba de fazer uma coisa que evita há muito tempo! Eu tenho certeza que você ficou tentado a pular esta exposição e achar uma desculpa para não a fazer, mas você decidiu fazer o mais difícil, e isso é uma grande conquista"). Embora a dedicação de tempo para promover o senso de conquista do paciente possa ser facilmente deixada de lado na terapia, pesquisas recentes demonstram claramente sua importância para o tratamento. Por exemplo, em um dos maiores estudos feitos sobre tratamentos, que incluiu mais de 90 mil sessões, concluiu-se que o elogio do terapeuta foi o melhor preditor dos resultados terapêuticos na TCC (Ewbank et al., 2019). Na mesma linha, concluiu-se que os aumentos na autoeficácia como resultado de se completarem as exposições eram indicadores da melhoria na terapia de exposição (Jones & Menzies, 2000). Se os objetivos da exposição não forem alcançados, o terapeuta e seu paciente deverão discutir a exposição a fim de entender o que pode ter dado de errado e decidir que modificações serão feitas nas futuras exposições (p. ex., reduzir o nível de dificuldade da próxima exposição, mudar os objetivos ou selecionar um diferente contexto).

Outra parte importante do processamento da exposição é a discussão de seu significado e daquilo que foi aprendido com ela. Questões importantes que devem ser perguntadas ao paciente incluem "O que você aprendeu ao terminar esta exposição?" e "O que você agora sabe que não sabia antes?". Discutir os resultados da exposição e o novo aprendizado que ocorreu são importantes para facilitar a consolidação das mudanças cognitivas.

Em suma, a exposição é uma das mais efetivas intervenções para a ansiedade social. As bases teóricas para as exposições devem ser discutidas, e os pacientes precisam "comprar a ideia" antes que elas sejam implementadas. Em seguida, as exposições são planejadas e executadas de maneira sistemática, e, por fim, processadas após seu término a fim de melhorar a autoeficácia do paciente, evocar *feedback* e obter informações que possam ser utilizadas em intervenções futuras e consolidar os novos aprendizados

A melhoria dos processos emocionais

Os indivíduos com TAS ou socialmente ansiosos mostram uma capacidade reduzida de diferenciação das emoções negativas. Isso é importante, uma vez que é praticamente impossível regular emoções ou aceitar emoções que não se sabe diferenciar. Assim, para alguns indivíduos socialmente ansiosos, trabalhar a diferenciação das emoções pode ser um pré-requisito para trabalhar com a regulação emocional e a aceitação emocional.

O trabalho com a diferenciação emocional pode envolver diversas ferramentas ou técnicas. Em primeiro lugar, a psicoeducação sobre as emoções é extremamente importante, não apenas a psicoeducação sobre as emoções em geral, bem como sua função e seus padrões de experiência (como se faz em muitos tratamentos), mas também a psicoeducação sobre as emoções específicas, suas definições e as diferenças entre elas. Por exemplo, discutir as diferenças entre vergonha e culpa, raiva e frustração e desespero e solidão e definir os contextos nos quais essas emoções são vivenciadas e as cognições associadas a elas oferece bons fundamentos para a diferenciação das emoções. Outra importante ferramenta para facilitar a diferenciação das emoções é o Registro das Emoções, no qual os pacientes monitoram e registram as emoções durante a semana. Esse registro (que também inclui o contexto/a situação e os pensamentos ocorridos) pode ajudar o paciente a reconhecer as emoções diferentes e também é discutido e processado na terapia, a fim de aprimorar o aprendizado. Uma terceira ferramenta para melhorar a diferenciação das emoções é ler relatos de outras pessoas e adivinhar suas emoções. Caso os pacientes tenham dificuldade de identificar suas próprias emoções, uma alternativa útil pode ser praticar a identificação e diferenciação das emoções usando relatos de outras pessoas.

Uma vez que os pacientes tenham melhorado na identificação e na denominação de suas emoções, aprendendo a diferenciá-las, pode-se começar a trabalhar a regulação emocional ou a aceitação emocional. Uma maneira de ajudar os pacientes a melhorar suas capacidades de regular emoções é praticar a reestruturação cognitiva (veja a seção anterior) em múltiplos contextos e para diversas emoções (Aldao & Plate, 2018). Isso é importante, pois a regulação de certas emoções pode ser mais difícil do que outras para um paciente em particular e seu contexto. Por exemplo, ainda que pacientes socialmente ansiosos passem por níveis exacerbados de ansiedade, a prática da reestruturação quando se vivencia a raiva, a culpa, a solidão ou a vergonha pode se mostrar muito valiosa. A prática da reestruturação em diferentes contextos (p. ex., durante a sessão, em casa sozinho, com pessoas íntimas, com estranhos ou no trabalho) também é muito útil para melhorar a capacidade do paciente de regular suas emoções.

Outra habilidade emocional que pode ser considerada como complementar à regulação emocional é a aceitação emocional (Forsyth & Ritzert, 2018). A aceitação emocional reflete um foco na aceitação das emoções como elas são e na adoção de uma postura intencionalmente aberta, receptiva, flexível e não julgadora com respeito à experiência de momento a momento (Hayes, Strosahl, & Wilson, 2012). A prática de *mindfulness* das emoções próprias é uma maneira excelente de facilitar a aceitação emocional. Nos exercícios de *mindfulness*, os pacientes praticam a observação de suas emoções, junto com as sensações físicas que as acompanham, de uma maneira curiosa e não julgadora. *Mindfulness* ajuda os pacientes a experimentar suas emoções como elas são, sem tentar trocá-las ou modificá-las, e sem lutar com elas ou as evitar. Outro conjunto de exercícios que facilita a aceitação emocional são os exercícios de *desfusão*. Nesses exercícios, o foco é a criação de um distanciamento entre os estímulos internos, como os pensamentos e as emoções, e o *self*. Quando estamos com nossas emoções "fundidas", elas determinam nosso comportamento sem entradas adicionais. Portanto, a desfusão busca criar uma distância entre as emoções e o *self*, de modo que os valores e outras considerações também orientem o comportamento. Quando vivenciamos as emoções dessa maneira, não há necessidade de lutar contra elas, evitá-las ou alterá-las de maneira alguma. Em vez disso o indivíduo pode vivenciar essas emoções como elas são e, ainda assim, tomar decisões e se comportar de acordo com seus valores. Portanto, a desfusão pode ajudar na facilitação da aceitação emocional.

Embora não seja uma lista exaustiva, a reestruturação cognitiva, a exposição, os experimentos comportamentais e as intervenções focadas na emoção representam importantes as intervenções a serem consideradas no tratamento da ansiedade social. A TBP inclui a implementação flexível dessas intervenções baseadas na avaliação idiográfica contextual que se conduz repetida vezes ao longo de todo o tratamento. O estudo de caso a seguir exemplifica o uso dessas estratégias.

ESTUDO DE CASO

Apresentação do problema

"Mark", um homem de 25 anos, buscou tratamento devido à intensa ansiedade que sentia nas interações interpessoais. Mark relatou que se preocupava constantemente com o risco de dizer algo estranho, inapropriado, bobo ou irrelevante e com o temor de que as outras pessoas o julgassem, tivessem pensamentos negativos sobre ele e, por fim, decidissem se manter afastadas dele. Mark descreveu as conversas individuais como particularmente incômodas, e mencionou que raramente compartilhava informações pessoais suas, bem como pensamentos e sentimentos, na tentativa de manter as conversas o mais curtas possível. Ele se descreveu como sendo inseguro, e sua voz era muito baixa. A interação com as mulheres intimidava Mark e lhe causava ansiedade, e ele dividiu com o terapeuta que jamais tivera um relacionamento amoroso e que, na verdade, nunca tinha saído com uma mulher. Mark disse que havia uma garota na faculdade que mostrara interesse amoroso por ele, mas que ele não conseguiu lidar com a ansiedade de encontrá-la, sair com ela e dividir informações pessoais e, por fim, decidiu evitá-la. Ao refletir sobre isso, Mark relatou que queria o relacionamento, mas sentia mais terror do que desejo, o que levou à sua decisão de se retrair.

Histórico

Mark, o mais jovem de três irmãos, descreveu seu relacionamento com seus pais como íntimo e afetuoso. Mark cresceu em um lar judeu e considerava a religião como um aspecto importante de sua vida. Na escola, seu desempenho fora excelente, e nunca tivera qualquer problema de comportamento. Contudo, algumas dificuldades interpessoais já haviam surgido desde o ensino fundamental. Mark não gostava de falar na frente da turma e privava-se de responder às perguntas feitas pelos professores, mesmo quando sabia a resposta certa. Ele tinha alguns amigos íntimos (dois ou três), mas sempre achava difícil começar relacionamentos e costumava evitar festas e outros eventos sociais na sua adolescência. Após terminar o ensino médio, estudou engenharia de *software* na faculdade. Ele relatou sofrer significativa ansiedade ao fazer provas, o que agravava com a atmosfera competitiva da universidade. Em especial, ele tinha dificuldade para dormir nas noites antes das provas e achava difícil se concentrar nos estudos ou quando fazia alguns dos testes de avaliação. Contudo, não obstante sua ansiedade, Mark foi bem na faculdade e se formou com boas notas. Socialmente, Mark evitava festas e muitas atividades sociais. Ele disse que essas festas (com álcool ou drogas) eram incompatíveis com seus valores religiosos, mas, na verdade, ele também evitava outras atividades sociais que o interessavam, como aulas de escrita. Mark fez alguns amigos na faculdade, mas ele considerava essas conexões superficiais e não se manteve em contato com eles após a graduação. Em vez disso, ele manteve contato com seus amigos de infância, com os quais se sentia mais confortável. Após a formatura, Mark começou a trabalhar em uma empresa de *software* e alugou um pequeno apartamento. Todos os seus amigos estavam em um relacionamento, e alguns estavam noivos. Para Mark, isso, assim como suas dificuldades para construir novos relacionamentos no trabalho, indicava que havia algo claramente "errado" com ele. À medida que o tempo passava, ele se sentia cada vez mais isolado e pensava que sua ansiedade social jamais desapareceria, e isso o impediria de ter uma vida plena e satisfatória. Assim, decidiu buscar tratamento psicológico.

Avaliação pré-tratamento

Mark passou por uma entrevista de diagnóstico estruturada, a Anxiety Disorders Interview Schedule for DSM-5 (ADIS-5; Brown & Barlow, 2014). Mark cumpria os critérios para TAS, com gravidade clínica de 5 (em uma escala de 0 a 8, sendo 4 o ponto de corte clínico), e também atendia aos critérios para transtorno depressivo maior, com nível 4 de gravidade clínica. Mark completou uma série de medidas de autorrelato, incluindo a Escala de Ansiedade Social de Liebowitz — versão autoaplicada (LSAS-SR; Liebowitz, 1987), o Inventário de Fobia Social (SPIN; Connor et al., 2000), o Questionário de Ansiedade Social para Adultos (Caso; Caballo, Arias, Salazar, Irurtia, & Hofmann, 2015), a Escala de Crenças e Pensamentos Sociais (EPCS; Turner, Johnson, Beidel, Heiser, & Lydiard, 2003), o Inventário de Depressão de Beck-II (BDI-II; Beck, Steer, & Brown, 1996) e a Escala de Incapacidade de Sheehan (SDS; Sheehan, 1983).

O escore total de Mark na LSAS-SR foi 72. Essa pontuação está acima do corte de 60, o que indica um nível clínico de gravidade (Rytwinski et al., 2009). Da mesma maneira, sua pontuação no SPIN foi 39, o que está acima do corte clínico de 20 (Connor et al., 2000) e representa níveis moderados a altos de ansiedade social clinicamente significativa. Por fim, o escore de Mark no Caso foi 110, acima do corte clínico de 89 para homens (Caballo et al., 2015). Vale destacar que o LSAS-SR foca 24 situações sociais corriqueiras (p. ex., ir a uma festa) e avalia a ansiedade e a evitação para cada uma dessas situações. Em contraposição, o SPIN examina os sintomas da ansiedade social em geral, sem necessariamente se referir a uma situação em particular (p. ex., o medo da crítica ou de ruborizar em geral). Portanto, essas medidas podem ser consideradas complementares, com o LSAS-SR sendo extremamente contextualizado, mas focado apenas nos sintomas de ansiedade e evitação, ao passo que o SPIN é menos contextualizado, mas inclui muitos sintomas adicionais (p. ex., os sintomas fisiológicos e cognitivos). Por fim, um aspecto ou vantagem ímpar do Caso em relação tanto ao LSAS-SR quanto ao SPIN é ter pontos de corte empiricamente separados para homens e para mulheres. Isso é extremamente importante, pois as diferenças de gênero desempenham um papel significativo na ansiedade social (Asher et al., 2017). Portanto, o Caso pode ser visto como mais sensível ao gênero.

O escore de Mark no EPCS (uma medida das cognições relacionadas à ansiedade social) era 50, acima do ponto de corte clínico de 40 (Turner et al., 2003). O escore de Mark no BDI-II era 21, indicando um nível moderado de depressão. Ele não relatou qualquer ideação suicida. Sua pontuação no SDS era de 6 para o trabalho, 9 para a vida social e 4 para sua casa. Isso indica um nível de disfuncionalidade moderada no trabalho, marcante na vida social e leve na vida familiar ou nas responsabilidades do lar.

Estabelecimento da aliança terapêutica e identificação dos objetivos de tratamento

O estabelecimento de uma aliança terapêutica forte é importante em todos os tratamentos, e a criação de uma forte consciência do relacionamento terapêutico é um importante aspecto das terapias baseadas no processo (Hofmann & Hayes, 2018). Tem sido comprovado que a aliança terapêutica prediz o resultado do tratamento melhor e além das orientações terapêuticas (para uma metanálise, ver Flückiger, Del, Wampold, & Horvath, 2018), e essa utilidade preditiva pode ser válida ainda que a melhoria dos sintomas seja levada em conta (p. ex., Zilcha-Mano, Dinger, McCarthy, & Barber, 2014). A aliança terapêutica tem três facetas importantes: vínculo, objetivos e tarefas (Bordin, 1979). O *vínculo* se refere à conexão emocional entre o terapeuta e o paciente (p. ex., o nível no qual ambos os membros da díade terapêutica gostam um do outro, se respeitam e confiam um no outro). Os *objetivos* se referem à concordância dos objetivos da terapia (ou do foco terapêutico em um ponto determinado da terapia), e as *tarefas* se referem ao acordo sobre as ações necessárias para que tais objetivos sejam alcançados (p. ex., as intervenções empregadas, os papéis do terapeuta e do paciente nessas intervenções). Uma forte aliança terapêutica pode facilitar muitas das intervenções no tratamento (p. ex., a exposição provavelmente seja facilitada quando existe confiança na díade terapêutica) e também pode ser benéfica em si e por si só (ter uma forte aliança com o terapeuta pode servir como um modelo implícito positivo para outros relacionamentos na vida do paciente). Para uma discussão detalhada dessas duas possíveis contribuições da aliança terapêutica às intervenções cognitivas e comportamentais, veja Persons (2008).

Durante a primeira sessão, o terapeuta fez uma série de perguntas abertas sobre os motivos que haviam levado Mark a buscar tratamento e sobre suas principais áreas de dificuldade. Essa costuma ser uma boa maneira de ajudar os pacientes a conversar e compartilhar seus pensamentos e sentimentos, e, em geral, pode conduzir a um bom relacionamento. Contudo, as respostas de Mark foram muito breves, e parecia que lhe era muito difícil explicar e compartilhar informações pessoais. Em geral, ele respondia com duas ou três sentenças curtas, e então se tornava ansioso com o silêncio que seguia. O terapeuta rapidamente se adaptou e começou a assumir um papel mais ativo na sessão. Assim, ele começou a fazer perguntas mais específicas e a guiar Mark em seus relatos ("E o que aconteceu depois?"; "Como é que você acha que isso aconteceu?"; "O que passava pela sua cabeça?"; "Alguma coisa mais aconteceu antes disso ocorrer?"). Além disso, o terapeuta decidiu não focar apenas nas experiências de Mark durante a sessão, mas também começou a discutir certos aspectos do modelo descrito anteriormente e a examinar se Mark sentia que esses aspectos eram relevantes para ele, ou se encontravam eco dentro dele. Esse tipo de troca ajudou a tornar a conversa mais fluida, contribuindo para criar uma atmosfera de curiosidade sobre o que o terapeuta e o tratamento tinham a oferecer.

Ao longo das sessões seguintes, o terapeuta focou a facilitação de uma forte aliança terapêutica ao discutir os objetivos e as prioridades e chegar a um acordo sobre eles, além de conversar, em linhas gerais, sobre o que seria necessário para alcançar esses objetivos (ou seja, abordou os diferentes aspectos das tarefas). Em especial, Mark e o terapeuta discutiram a depressão e a ansiedade social de Mark e como priorizar esses problemas. O terapeuta perguntou a Mark o que ele gostaria de focar no tratamento e se ele via a depressão ou a ansiedade social como suas maiores preocupações. O terapeuta usou a metáfora da "varinha de condão" e perguntou a Mark se ele acreditava que sua ansiedade social permaneceria se o terapeuta usasse uma varinha para remover magicamente a depressão, e se ele acreditava que sua depressão permaneceria se o terapeuta fosse capaz de remover magicamente a ansiedade social. Mark respondeu que sua ansiedade social provavelmente continuaria se a depressão fosse removida, mas ele não ficaria mais deprimido se sua ansiedade social deixasse de ser um problema. Como resultado desse processo de tomada de decisão, Mark e o terapeuta decidiram juntos que a ansiedade social seria sua prioridade de tratamento. Uma vez tomada essa decisão, o terapeuta e Mark começaram a discutir vários contextos nos quais Mark não funcionava bem em virtude de sua ansiedade social, e eles começaram dando prioridade a esses contextos. Mark e o terapeuta decidiram que, apesar do fato de que os relacionamentos amorosos representavam o contexto no qual Mark se sentia mais incapacitado, eles inicialmente focariam em outros contextos menos afetados (como o ambiente de trabalho) para começar a praticar as habilidades. Depois, eles iriam se voltar para os contextos mais difíceis usando as habilidades adquiridas e as lições aprendidas nos contextos relacionados ao trabalho.

Uma vez estabelecidos os objetivos e uma estratégia abrangente, o terapeuta compartilhou suas ideias sobre as intervenções que provavelmente seriam úteis. Ele disse a Mark que eles provavelmente passariam parte do tempo da terapia examinando os pensamentos de Mark e tentando conhecê-los melhor. Ele também acrescentou que talvez devessem dedicar algum tempo para discutir e desenvolver novas maneiras de pensar sobre as situações sociais e sobre a experiência e o comportamento de Mark em tais situações. Por fim, o terapeuta observou que também poderia ser explorada a ideia de que os pensamentos são meros pensamentos, que nem sempre representam adequadamente o mundo ou a nós mesmos. Isso significaria desenvolver uma maneira diferente de pensar sobre os pensamentos ou se relacionar com eles. O terapeuta também discutiu a importância da exposição a situações sociais. Ele iniciou uma discussão sobre a evitação e a ansiedade, bem como o relacionamento entre elas, e também orientou Mark no exame de seus problemas de comportamento prévios (que incluíam um nível considerável de evitação) e suas consequências em longo prazo. O terapeuta então sugeriu que a abordagem no tratamento poderia ser uma que se dedicasse a situações previamente evitadas a fim de reduzir a ansiedade em longo prazo por meio de sua experiência em curto prazo. Por fim, o terapeuta disse que eles poderiam focar os sentimentos em algumas sessões. As intervenções focadas nas emoções poderiam ajudar Mark a conhecer melhor suas próprias emoções (assim como as emoções em geral). Nessa abordagem, perceber as emoções e descrever a experiência seriam os objetivos, ainda que os sentimentos fossem desagradáveis. Essas discussões serviram a vários objetivos: (1) preparar Mark para futuras intervenções; (2) envolver Mark nas decisões sobre possíveis intervenções como parte de um processo colaborativo; e (3) receber informações e ideias de Mark sobre essas intervenções (tais informações podem facilitar as decisões clínicas tomadas ao longo do desenvolvimento do tratamento).

Além de trabalhar na aliança terapêutica e chegar a um acordo sobre objetivos e tarefas (assim como cultivar uma atmosfera de colaboração), Mark e o terapeuta começaram a fazer uma avaliação idiográfica contextual. Para isso, eles revisaram três possíveis situações relacionadas ao trabalho e desenharam um modelo para cada situação ou contexto (com base no modelo geral de TAS apresentado anteriormente; ou seja, Hofmann, 2007). Essas situações incluíram pedir ajuda a um colega, solicitar pessoalmente ao chefe de Mark um dia de folga (em vez de enviar um *e-mail*) e iniciar uma conversa com alguém no trabalho que ele não conheça (ou com quem nunca tenha falado). Todas essas eram situações que Mark havia indicado como sendo difíceis e que lhe provocavam ansiedade; e, por meio da avaliação idiográfica contextual, Mark e o terapeuta puderam aprender muito sobre os processos que ocorriam nesses contextos, as similaridades entre eles e os aspectos únicos de cada um. Por exemplo, ainda que a autopercepção negativa desempenhasse um papel em todos os três contextos, as habilidades sociais ruins percebidas e a preocupação com um revés eram especialmente pertinentes quando se iniciava uma conversa com alguém no trabalho que ele não conhecia. Os pensamentos de Mark para aquela situação foram "Eu não saberia o que dizer"; "Eu não sou bom em bater papo"; "Eu vou dizer uma coisa estranha ou irrelevante"; "Ele/ela não vai querer conversar comigo". Os comportamentos de segurança também eram diferentes para cada contexto. Mark e o terapeuta conseguiram identificar comportamentos de segurança específicos que Mark talvez usasse quando pedia ajuda (p. ex., começasse pedindo desculpas ou dando uma longa explicação dos motivos pelos quais estava pedindo ajuda), quando solicitava presencialmente um dia de folga (p. ex., não fazer contato visual com o chefe) e quando iniciava uma conversa com alguém pela primeira vez (p. ex., praticar antecipadamente tópicos para a conversa). Usando a avaliação idiográfica contextual, Mark e o terapeuta foram capazes de aprimorar seu entendimento da ansiedade social de Mark e dos processos que a mantinham em cada um desses contextos. A Figura 3.3 é um esquema do modelo elaborado durante uma dessas sessões (com base em uma abordagem de rede dinâmica; Hofmann, Curtiss, & Hayes, 2020).

Reestruturação cognitiva

Durante a avaliação idiográfica contextual, Mark e o terapeuta puderam identificar um grande número de pensamentos automáticos negativos que Mark tinha durante as situações sociais no trabalho. Mark pareceu aprender essa habilidade rapidamente e conseguiu formular seus pensamentos e expressá-los em palavras com relativa facilidade. Ele também fez várias afirmações que sugeriam que ele conseguia ver esses pensamentos como irracionais — ao menos no contexto da terapia. Por exemplo, na discussão sobre pedir a seu chefe um dia de folga, Mark disse que estava preocupado que seu chefe pudesse ficar chateado com ele por pedir isso, ou ficasse brabo porque isso poderia causar atrasos no trabalho de Mark. Contudo, após identificar esse pensamento, Mark imediatamente prosseguiu, dizendo que sabia que alguns dias de folga faziam parte de seu emprego, e que seus colegas os tiravam regularmente. Além disso, isso não parecia ter qualquer efeito negativo na produtividade deles ou no relacionamento com o chefe. A habilidade de Mark de facilmente identificar pensamentos automáticos, assim como sua capacidade de vê-los como inadequados ou exagerados, sugeriu ao terapeuta que usar a reestruturação cognitiva neste contexto provavelmente fosse útil.

Para facilitar a reestruturação cognitiva, o terapeuta usou uma técnica que diferencia entre Mark e sua ansiedade social e cria alguma distância ou desfusão entre os dois (p. ex., Barrera, Szafranski, Ratcliff, Garnaat, & Norton, 2016; Kocovski, Fleming, & Rector, 2009; Kross, Gard, Deldin, Clifton, & Ayduk, 2012). Dessa maneira, os pensamentos automáticos negativos são atribuídos à ansiedade social, ao passo que uma visão mais racional é atribuída ao próprio indivíduo (ou seja, a Mark). Isso implicitamente ajuda Mark a identificar mais alternativas racionais e cria uma aliança entre Mark e o terapeuta em seu esforço conjunto para lidar com a ansiedade social distanciada ou desfusionada. Além disso, pensar na ansiedade social como uma entidade que é (em parte) distinta da pessoa de Mark tem a vantagem de facilitar o discurso entre Mark e sua ansiedade social.

TERAPEUTA: O que você acha que passaria em sua mente se fosse pessoalmente pedir a seu chefe um dia de folga?

MARK: Acho que eu ficaria preocupado com ele ficar desapontado ou brabo comigo por tirar uma folga. Porque isso talvez atrasasse algumas das coisas nas quais atualmente estou trabalhando.

TERAPEUTA: Eu entendo perfeitamente. Ao tirar uma folga, você se preocupa que seu chefe possa pensar que você está abandonando parte de suas tarefas ou de suas responsabilidades. Você acha que poderia anotar esses pensamentos e formulá-los da mesma maneira que fizemos com aqueles pensamentos anteriores?

MARK: Claro. (*escrevendo e lendo em voz alta*) "Meu chefe vai ficar desapontado ou brabo por eu tirar uma folga." (*olhando para o texto*) Quero dizer, eu sei que não faz sentido algum. Todo mundo pode tirar uma folga — meus colegas fazem isso o tempo todo, e está tudo bem. Só que quando eu preciso fazer isso, eu fico ansioso.

TERAPEUTA: Acho que você está dizendo alguma coisa importante aqui. Você sabe que, sendo realista, não há nada de errado com você tirar uma folga. Mesmo assim, quando você pede, é como se a ansiedade social lhe dissesse que você está fazendo algo errado. Ou seja, que seu chefe ficará brabo ou desapontado com você. E isso faz com que você comece a hesitar. Você fica ansioso.

MARK: Eu nunca tinha pensado assim antes.

TERAPEUTA: Isso me parece ser um bom sinal. Nós estamos aqui para ver se podemos pensar diferente sobre as coisas. Como você acha que poderia responder à ansiedade social quando ela lhe diz que seu chefe ficaria desapontado ou bravo com você?

MARK: Bem, exatamente o que eu disse antes — que as outras pessoas fazem isso o tempo todo, e que não tem problema.

TERAPEUTA: Essas respostas são ótimas! Tem algo mais que você poderia dizer para ela?

MARK: Não tenho certeza.

TERAPEUTA: E se você pensasse sobre as outras vezes em que você pediu uma folga? Alguma vez seu chefe se mostrou desapontado ou brabo?

MARK: Não. Ele sempre aceitou muito bem.

TERAPEUTA: Então você provavelmente poderia responder à ansiedade social que, em todas as outras vezes, foi tranquilo.

MARK: É verdade. (*parando para pensar*) Eu também poderia dizer que meu chefe também tira folgas. Na verdade, ele tem tirado várias ultimamente.

TERAPEUTA: Muito bem! Eu gosto do jeito como você está lidando com isso. O que você acha que diria a um amigo que viesse até você com esse tipo de problema? Como você sugeriria ao amigo que ele poderia pensar sobre isso, ou o que ele poderia responder à sua ansiedade social?

MARK: Que meu amigo não deveria se importar tanto sobre o que o chefe pensa. Ele poderia tirar um dia de folga se quisesse, que ele tem o direito, mesmo que seu chefe não goste disso.

TERAPEUTA: Isso mesmo! Então nós temos várias respostas possíveis para a ansiedade social nessa situação, se ela começar a estressá-lo de novo. O que você acha?

MARK: Acho ótimo. Acho que eu estava tão ocupado com minha ansiedade, que nunca pensei que poderia responder à ansiedade e mudar as coisas.

TERAPEUTA: Você está coberto de razão. Quando pensamos de uma maneira diferente, frequentemente também nos sentimos diferentes. Acho que você acaba de sentir isso.

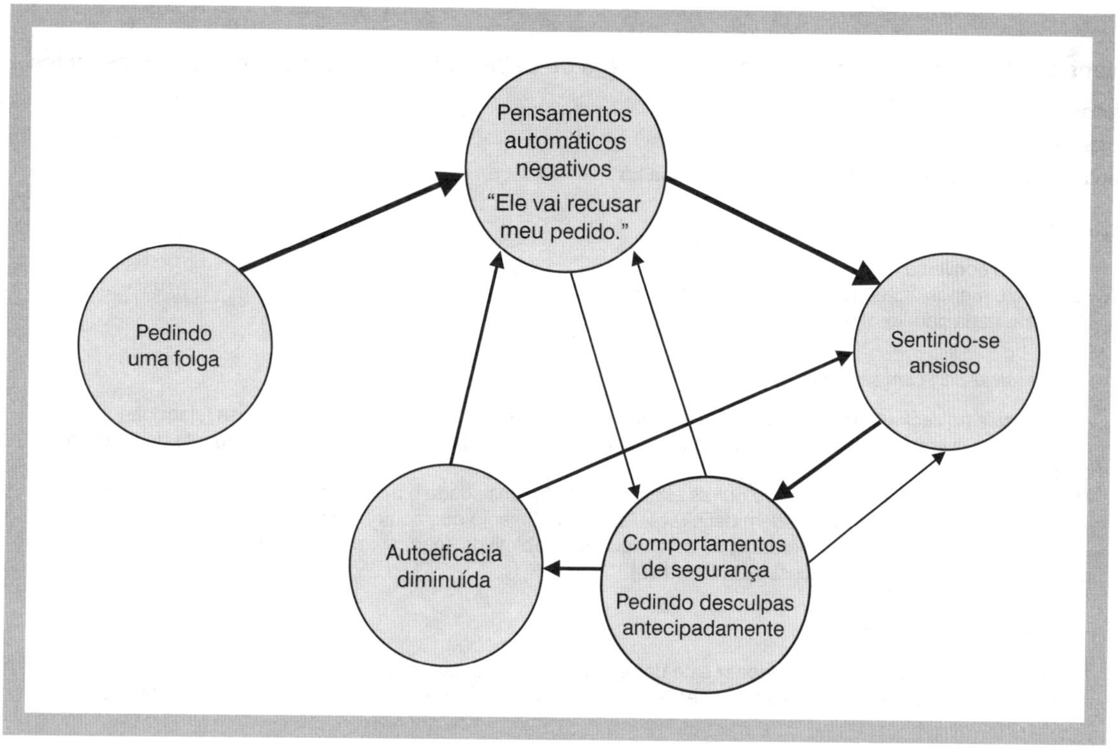

FIGURA 3.3 Modelo de rede dinâmica para Mark. As setas em negrito representam conexões mais fortes entre os componentes do modelo.

Mark respondeu muito bem à reestruturação cognitiva nos contextos profissionais. Com a orientação do terapeuta, ele conseguiu adotar pensamentos alternativos (isto é, respostas à sua ansiedade social) e usá-los. Mark se sentiu fortalecido por essa habilidade, e sua capacidade de se distanciar de sua ansiedade social e "responder a ela" o ajudou a se sentir mais autoconfiante e aumentou sua autoeficácia.

Exposições e experimentos comportamentais

Encorajados pelo sucesso obtido por Mark na reestruturação cognitiva, Mark e seu terapeuta voltaram suas atenções às exposições/experimentos comportamentais no trabalho. Eles começaram a planejar tais exposições, enfatizando a definição de objetivos de uma maneira precisa, objetiva e claramente definida (porque já foi comprovado que objetivos ambíguos aumentam e mantêm a ansiedade social; Moscovitch & Hofmann, 2007), assim como garantindo que os objetivos sempre permanecessem dentro do controle de Mark e não incluíssem as respostas dos outros ou a própria ansiedade de Mark. Por exemplo, é claro que o objetivo de ter uma conversa quando todo mundo responde positivamente ou mostra interesse foge ao nosso controle e, portanto, não é um objetivo útil para a exposição. Da mesma maneira, ter uma conversa ao mesmo tempo que nossa ansiedade é zero ou mínima também não é uma ideia muito útil como objetivo, pois ela envolve emoções que não estão sob nosso controle direto ou explícito. Além disso, talvez isso transmita a mensagem (imprecisa) de que a ansiedade é "ruim" e também deveria ser reduzida ao máximo (em vez da ideia de que a ansiedade é uma emoção humana natural que deve ser totalmente vivenciada, mas que nem sempre precisa ditar nossas ações).

Ao planejar as exposições, Mark e o terapeuta registraram suas decisões e outras informações importantes, criando um formulário para exposições (com a caligrafia de Mark). Um exemplo desse formulário para a exposição de iniciar uma conversa com um colega de trabalho é apresentado na Figura 3.4. Esse formulário inclui tanto uma seção de planejamento que é preenchida com o terapeuta na consulta anterior à exposição quanto uma seção de processamento que é preenchida com o terapeuta na consulta seguinte.

TERAPEUTA: Assim como fizemos nas exposições anteriores, estamos apenas estabelecendo objetivos que estejam sob seu controle. Dessa maneira, o sucesso ou o fracasso dependem somente (ou tanto quanto possível) de você.

MARK: Sim, eu me lembro. Mas como é que podemos fazer isso quando estamos conversando com alguém? As coisas não dependem sempre da outra pessoa?

TERAPEUTA: Essa é uma pergunta excelente. Assim como você disse, quando estamos conversando com alguém, a conversa sempre depende da outra pessoa. No entanto, em uma exposição, podemos estabelecer objetivos

Exposição 3: Iniciar uma conversa com um colega de trabalho com o qual eu nunca conversei antes

Planejamento da exposição

Horário e lugar

Segunda-feira de manhã (antes do almoço) no trabalho

Objetivos

1. Iniciar uma conversa com Jack, meu colega.
2. Fazer, pelo menos, duas perguntas abertas a Jack.
3. Não fazer nada para terminar a conversa.

Coisas que talvez pareçam ser objetivos, mas não são:

1. *As respostas de Jack* (Ainda que Jack dê respostas curtas, mostre pouco interesse, não possa falar quando eu começar a conversa, me ignore ou diga alguma coisa grosseira — meu sucesso depende somente de meus três objetivos.)
2. *Minha experiência da ansiedade e de outras emoções* (Minha ansiedade e minhas emoções não estão sob meu controle direto, então elas não podem definir meu sucesso. Mesmo que eu fique muito ansioso, posso ter sucesso se atingir meus três objetivos. Na verdade, se eu atingir meus objetivos enquanto me sentir extremamente ansioso, isso poderá ser considerado um sucesso ainda maior.)

Comportamentos de segurança

1. Não fazer contato visual (Vou abandonar este comportamento de segurança.)
2. Treinar assuntos ou perguntas para a conversa (Tudo bem, por ora, mas, na próxima vez, não vou fazer isso.)

Pensamentos automáticos negativos (ou previsões)

1. Vou dizer alguma coisa idiota ou esquisita.
2. Jack não vai querer conversar comigo.

Pensamentos alternativos

1. É possível que eu diga algo idiota, mas, na maioria das vezes, digo coisas adequadas.
2. Ainda que eu diga alguma besteira e Jack não queira conversar comigo, vou me sentir mal por alguns dias, mas a sensação vai passar, aos poucos, e não vai ser o fim do mundo.

Processamento da exposição

O que, na verdade, aconteceu?

O Jack foi muito legal. Nós conversamos alguns minutos, e foi tudo bem. Também começamos a dizer "Oi!" de manhã, depois de termos conversado.

O que aprendemos com essa exposição?

As coisas nem sempre são tão ruins como são em meus pensamentos.

Eu posso fazer as coisas mesmo que esteja ansioso.

FIGURA 3.4 Formulário de exposição (seções de planejamento e processamento).

que apenas dependam de seu comportamento. Por exemplo, podemos decidir que o primeiro objetivo é iniciar a conversa. Assim, o objetivo seria garantir que é você quem aborda o outro e começa o diálogo, em vez de ser a pessoa que responde a algo que o outro disse. Outro objetivo seria fazer duas perguntas. Alcançar esse objetivo não depende do fato de a outra pessoa responder ou da maneira como ela respondeu. O objetivo só tem a ver com você fazer as perguntas. Mesmo que o outro esteja com pressa, em geral a gente consegue fazer umas duas perguntas. Por exemplo, perguntar como foi o fim de semana dela, e, se ela estiver com pressa e não conseguir falar naquele momento, você ainda assim poderá perguntar quando seria um bom horário para conversar. Assim, mesmo nesse pior cenário, a gente consegue fazer duas perguntas.

MARK: Entendo. Mas seria bem ruim se alguém respondesse dessa maneira. Eu tenho certeza que não iria me parecer um sucesso. Isso provavelmente seria a pior coisa que poderia acontecer. Significa que, exatamente como eu pensei, as pessoas não querem conversar comigo porque sou esquisito e não sei como ter uma conversa.

TERAPEUTA: Eu entendo perfeitamente. Se o seu objetivo é ter uma conversa com alguém, então não conseguir fazer isso parece ser um fracasso. Porém, em nosso caso, estamos interessados em algo mais. Você não tem como controlar as pessoas, e você tem razão ao pensar que talvez se sentisse rejeitado. No entanto, estou sugerindo que o sucesso, no nosso caso, é conseguir *arriscar ser rejeitado*. A rejeição pode acontecer. Nós todos já fomos rejeitados, e eu sei que a sensação é horrível e que ninguém gosta disso, mas é algo que foge ao nosso controle. Mas conseguir se *arriscar* a sofrer uma rejeição é extremamente importante, e é isso que estamos praticando aqui. Correr um risco em vez de evitar fazer as coisas já de cara: isso é o sucesso.

MARK: Arriscar ser rejeitado... (*refletindo*) Isso é muito diferente do que eu sempre fiz, não é? Não é nada fácil.

TERAPEUTA: Sem dúvida. É muito difícil, e pode exigir envolver toda a nossa energia, mas também pode ser muito útil.

MARK: Então é só eu me aproximar de alguém e começar a fazer perguntas?

TERAPEUTA: Sim, de certa maneira. Nós vamos planejar, ver todos os detalhes e nos certificar de que você consiga aproveitar ao máximo a exposição. Vamos começar com a pessoa que escolheremos. Você tem alguém em vista? Alguém do trabalho com quem você realmente ainda não conversou?

MARK: Bem, há uma pessoa. O escritório dele é no mesmo corredor que o meu. Ele parece ser um cara legal, mas, na verdade, nunca conversei com ele.

TERAPEUTA: Então realmente é uma possibilidade. Qual é o nome dele?

MARK: Jack.

TERAPEUTA: Mais alguém que você acha que poderíamos considerar? Quem sabe uma mulher do escritório?

MARK: (*apavorado*) Não, não! Isso é muito mais difícil. Eu provavelmente vou travar e não vou conseguir conversar nada.

TERAPEUTA: Tudo bem, então parece que vamos começar com um homem e, então, ver como as coisas vão e quais serão os próximos passos. Quando seria uma boa hora para se abordar alguém e começar uma conversa?

Mark e o terapeuta prosseguiram, discutindo e registrando todos os detalhes da exposição (veja a Fig. 3.4). De acordo com a nossa experiência, quanto mais tempo dedicarmos para chegar a um acordo sobre todos os detalhes relevantes, discutir os cenários possíveis, abordar as possíveis respostas dos outros e a ansiedade de Mark (e como elas não se relacionam com o sucesso da exposição) e quanto mais adaptada individualmente for a exposição, melhores serão os resultados. Assim, especialmente nas primeiras exposições, pode ser muito útil passar uma quantidade substancial de tempo preparando-as.

Ao longo de várias sessões, Mark e o terapeuta planejaram e executaram uma série de exposições no trabalho. Após cada exposição, o terapeuta dedicou algum tempo para processar a experiência de Mark durante a exposição, elogiá-lo por executá-la e ter atingido seus objetivos e discutir o que Mark aprendera com a exposição, bem como as mudanças no modo como ele percebia a si próprio, sua ansiedade e os outros (veja a Fig. 3.4 como exemplo). Mark relatou melhorias significativas no trabalho: sua ansiedade diminuiu, pensamentos alternativos começaram a surgir, e crenças de Mark nesses pensamentos aumentaram e ele conseguiu expandir seu repertório comportamental ao iniciar conversas com colegas de trabalho, pedir ajuda e se reunir com os outros no almoço. Mark relatou que ele se sentia muito melhor no trabalho, que estava mais confortável e menos ansioso.

Estratégias que focam processos emocionais

Apesar da melhoria de Mark no trabalho, suas dificuldades em relacionamentos amorosos permaneceram praticamente idênticas. Portanto, não havia muita generalização de novos aprendizados dos contextos profissional aos contextos de sua vida social e seus relacionamentos amorosos. Mark e o terapeuta conduziram outra avaliação idiográfica contextualizada para aumentar o entendimento desse contexto e os possíveis desafios e barreiras à mudança que talvez estivessem presentes. Essa análise forneceu uma grande quantidade de informações importantes.

Primeiramente, Mark dividiu com o terapeuta a experiência de ser totalmente oprimido por suas emoções, "travar", não conseguir conversar ou se mover, e simplesmente ter pavor do que estava acontecendo com ele. A sensação era tão aversiva que só pensar nela ou imaginá-la fez com que Mark quisesse fugir e falar sobre outra coisa. Essa resposta emocional forte, arrebatadora e paralisante não estava presente em contextos de trabalho e representava um aspecto ímpar do contexto dos relacionamentos amorosos. Quando o terapeuta discutiu essa sensação com Mark e se referiu a ela como sendo ansiedade, Mark respondeu que ela parecia "muito mais" do que ansiedade. O terapeuta inquiriu sobre esse sentimento, mas Mark apenas disse que era uma espécie de onda de emoções que caía sobre ele. Mark frequentemente conversava sobre a intensidade de suas emoções e sua natureza sufocante, mas suas descrições eram sempre amplas e genéricas, carecendo de especificidade emocional ou de discernimento emocional detalhado. Para Mark, o contexto dos relacionamentos amorosos incluía um forte componente de falta de controle das emoções que se relacionava à dificuldade de diferenciar e regular emoções e ao uso da evitação dessas experiências. O terapeuta acreditava que o represamento emocional que Mark sentia representava um componente central que mantinha sua ansiedade social em relacionamentos amorosos.

Um segundo fator que surgiu durante essa avaliação idiográfica contextual envolvia os valores de Mark e, em particular, sua religião e espiritualidade. Tanto os valores (Hayes et al., 2012) quanto a religião e a espiritualidade em particular (Rosmarin, Pargament, & Mahoney, 2009; Rosmarin, Auerbach, Bigda-Peyton, Björgvinsson, & Levendusky, 2011), podem desempenhar um importante papel na psicoterapia. Especificamente, durante a avaliação idiográfica contextual, o terapeuta sugeriu que, como parte da estratégia do tratamento, Mark poderia criar um perfil em um *site* de relacionamento, escrever para as mulheres que ele estava interessado em encontrar e trabalhar para ter encontros. A resposta de Mark deixou claro que essa sugestão não estava alinhada com seus valores. Ele afirmou que, em sua comunidade, encontros amorosos costumavam ser arranjados por membros da família ou conhecidos que apresentariam indivíduos solteiros para esse fim. Mark disse que preferia encontrar mulheres dessa maneira, e que via os *sites* de relacionamento como sendo "só para sexo".

Após a avaliação idiográfica contextual, ficou claro para o terapeuta que uma estratégia baseada na exposição seria uma opção ruim para Mark nesse contexto, apesar de seu sucesso em outros contextos. A resposta emocional de Mark era forte demais, e ela provavelmente interferiria no desenvolvimento de um senso de autoeficácia necessário às exposições. Além do mais, basear-se nos outros para marcar encontros significava que isso não estava sob o controle direto de Mark, e o número de encontros possíveis talvez fosse limitado. A TBP é ideal para essas situações, pois ela oferece flexibilidade no uso de intervenções terapêuticas, em vez de adesão a um protocolo rígido e baseado em sessões. Usando as informações obtidas com a avaliação idiográfica contextual, Mark e o terapeuta decidiram dedicar as próximas sessões a intervenções focadas nas emoções.

Como um primeiro passo, Mark e o terapeuta adotaram a psicoeducação sobre as emoções. Essa psicoeducação incluiu uma discussão das emoções em geral, sua função e seus padrões de experiência, como ocorre em muitos tratamentos para ansiedade. Vale ressaltar que o terapeuta enfatizou que as emoções representam uma parte natural da experiência humana, que elas mudam bastante rapidamente e que elas oferecem, para nós, importantes informações sobre nós mesmos e os outros. Ainda que essas informações possam e devam ser utilizadas como subsídios para a tomada de decisões diárias, elas não devem ser a única fonte de apoio, e outros fatores (p. ex., pensar racionalmente, valores) também deveriam contribuir para o processo de tomada de decisões. Esse equilíbrio, ou apoio em fontes múltiplas de informações (inclusive emoções) foi discutido como uma maneira saudável de se tomar decisões em nossas vidas. Assim, Mark e o terapeuta começaram discutindo dois objetivos para as intervenções focadas nas emoções: (1) vivenciar as emoções do modo mais completo possível (sem lutar contra elas ou evitá-las) e (2) basear as decisões nas considerações múltiplas, incluindo não somente as emoções, mas também os valores, os objetivos futuros e o pensamento racional.

Além dessa forma comum de psicoeducação, Mark e o terapeuta começaram a focar em emoções *específicas* a fim de melhorar a familiaridade com elas e facilitar a diferenciação e o discernimento detalhado. Um foco maior foi dado a emoções negativas, pois já está comprovado que indivíduos com TAS têm problemas com a diferenciação de emoções negativas, mas não de positivas (Kashdan & Farmer, 2014). Ou seja, Mark e o terapeuta discutiram ansiedade, frustação, inveja, culpa, constrangimento, vergonha, raiva, solidão, tristeza e desespero. Eles descreveram essas emoções, definiram-nas e discutiram os contextos que costumavam levar a elas, assim como os pensamentos associados, as sensações corporais e as metáforas para essas emoções.

Por exemplo, quando discutiram a inveja, eles descreveram-na e definiram-na como uma emoção que surge quando outra pessoa possui algo (seja material ou imaterial) que desejamos, mas que não acreditamos que temos. Podemos sentir inveja de alguém que tem mais dinheiro do que nós, de sua aparência, de certas características que eles têm (mas nós não), e assim por diante. Eles também discutiram vários fatos sobre essa emoção (oriundos de pesquisas em psicologia). Por exemplo, que, quanto mais similaridades entre o indivíduo invejado e aquele que sente inveja houver (em tudo, exceto na característica desejada), mais forte será a inveja (Smith & Kim, 2007). Da mesma maneira, quanto mais central for o traço ou a característica desejada à autoestima de alguém, maior será a inveja (Smith & Kim, 2007). Por fim, eles falaram sobre como, às vezes, a inveja pode ser associada a um desejo de "se tornar" a outra pessoa, e que, ocasionalmente, ela pode estar vinculada a pensamentos de ferir a outra pessoa a fim de reduzir a discrepância entre o invejoso e a pessoa invejada (van de Ven, Zeelenberg, & Pieters, 2009). Ao discutir a inveja, Mark observou que a Bíblia incluía várias parábolas sobre essa emoção, como a de José (seus irmãos o invejavam, lhe faziam mal, mas, no fim, foram punidos por isso). Esse foi um importante momento da terapia, pois Mark conseguiu conectar o contexto discutido nas sessões com seus valores, suas crenças religiosas e sua espiritualidade. O terapeuta e Mark discutiram como os irmãos foram punidos, em primeiro lugar, não por vivenciarem a emoção, mas por agir com base nela e prejudicarem alguém. Isso contribuiu para que se fizesse a distinção entre vivenciar emoções (o que é visto como uma parte natural das experiências humanas) e agir somente com base nessas emoções, sem considerar as consequências (o que pode levar a resultados adversos).

Depois que Mark e o terapeuta concluíram sua discussão sobre emoções distintas, eles começaram a praticar a identificação dessas emoções e a diferenciá-las umas das outras. O terapeuta descreveu cenários diários hipotéticos que provavelmente evocariam certas emoções, e a Mark incumbiu identificar essas emoções. Mark e o terapeuta, então, discutiram esses cenários e como Mark poderia determinar a emoção que provavelmente seria vivenciada pelo protagonista. Em seguida, o terapeuta pediu a Mark que descrevesse uma situação na qual ele sentira aquelas emoções em particular. Isso aumentou a habilidade de Mark de identificar as emoções e diferenciá-las em termos do comportamento perante os outros e ele próprio. Mark foi encorajado a identificar três situações durante a semana em que ele observou outras pessoas se comportarem ou falarem de tal maneira que sugerisse que elas estavam vivenciando certa emoção, assim como três situações nas quais ele próprio houvesse vivenciado uma emoção (entre três emoções distintas). Mark registrou essas situações, descreveu-as e trouxe o registro na sessão seguinte, para processamento.

Na etapa final do trabalho de identificação e diferenciação de emoções, Mark começou a diferenciar e a desemaranhar o rolo de emoções que ele sentia quando interagia com as mulheres, especialmente em contextos amorosos. Mark imaginou interações anteriores que ele havia tido com mulheres no escritório e na escola, e identificou sua resposta emocional. Mark conseguiu observar que ele não vivenciava apenas ansiedade nessas situações ("Ela vai achar que sou esquisito e não vai mais querer falar comigo"), mas também frustração ("Por que eu sempre me sinto assim quando converso com as mulheres?"), vergonha ("Espero que ela não veja como eu estou ansioso"), inveja ("Por que todo mundo consegue fazer isso, mas eu não?") e desespero ("Sou uma causa perdida. Eu nunca vou conseguir ter um relacionamento normal com uma mulher"). Isso representou uma melhoria significativa na capacidade de Mark de identificar e diferenciar suas emoções, e ele começou a ver sua resposta emocional como uma variedade de emoções, em vez de reuni-las em um emaranhado de vivências emocionais opressivas.

O terapeuta e Mark também executaram duas exposições durante as próprias sessões. Especificamente, o terapeuta convidou duas terapeutas (uma em cada sessão) a fim de terem conversas do tipo "se conhecendo" com Mark. Os objetivos de Mark nessas sessões eram: (1) vivenciar suas emoções da maneira mais plena possível, sem lutar contra elas ou as evitar; (2) continuar interagindo, sejam quais forem suas reações emocionais; e (3) após a interação, identificar, discutir e processar sua experiência emocional com o terapeuta. Embora essas possam ser consideradas exposições, é importante observar que as bases teóricas para o uso dessas intervenções não eram facilitar a habituação das respostas emocionais nem examinar as crenças ou previsões que Mark tinha sobre si próprio e/ou os demais nessas situações. O único foco era experimentar as emoções e processá-las de tal modo que elas aprimorassem o vocabulário emocional de Mark e reduzissem o medo e a evitação dessas emoções (ou seja, reduzissem sua evitação emocional).

Mark estava extremamente ansioso sobre essas conversas, e o terapeuta o lembrou que elas eram oportunidades para praticar situações que simulavam encontros amorosos, para vivenciar as emoções associadas, conhecê-las melhor e ter certeza de que elas não controlavam livremente o comportamento de Mark. O terapeuta disse a Mark que, de certo modo, ele estava se apropriando cada vez mais de seu espaço emocional, em vez de evitá-lo e deixar que as emoções corressem livres. Mark se beneficiou enormemente dessas exposições e conseguiu completar as interações, apesar de ter ficado muito angustiado. Mark aprendeu que ele podia conversar com as mulheres ainda que estivesse angustiado e que não precisava necessariamente evitar essas emoções ou fugir delas. Além disso, também foi valioso para Mark saber que o *feedback* das parceiras de interação foi que sua perturbação interna era menos visível aos outros do que ele percebia, pois isso o ajudou a se dar conta de que a presença de suas emoções não significava que as conversas precisavam ser evitadas.

Na última parte da terapia de Mark, ele começou a sair com mulheres (pela primeira vez na sua vida). Mark rapidamente descobriu que os encontros amorosos não eram necessariamente os encontros aterrorizadores que ele temera, e que se pareciam mais com conversas do dia a dia. Em uma dessas sessões, Mark comparou um encontro com mulheres com uma entrevista de emprego, que, ainda que fosse estressante, não precisava ser opressiva. No início, Mark se surpreendeu que as mulheres mostravam interesse por ele, mas ele gradualmente se mostrou mais autoconfiante à medida que esse processo continuou. Nesse ponto do tratamento, o terapeuta focou com Mark no processamento desses encontros amorosos, nas coisas novas que Mark estava aprendendo sobre si próprio e os outros em um contexto de encontro e em ajudar Mark a compartilhar informações com suas parceiras, de modo que elas pudessem conhecê-lo melhor e ele conseguisse saber mais sobre elas.

Embora a terapia não tenha encerrado com Mark envolvido em um relacionamento amoroso, ele conseguiu sair com várias mulheres (uma delas por quatro semanas) e sentiu que sua ansiedade e sua disfuncionalidade haviam reduzido muito. Mark sugeriu que podia continuar por conta própria e que já havia superado as barreiras que faziam com que, para ele, os encontros amorosos fossem tarefas hercúleas. Ele achava que seu próximo desafio seria encontrar uma parceira com a qual combinasse bem.

Ao término da terapia, os escores de Mark nas medidas de autorrelato eram de 35 no LSAS, 12 no SPIN, 80 no Caso, 20 no EPCS e 6 no BDI-II. Ele relatou que sua incapacidade era de 3 no trabalho, 4 na vida social e 2 em casa.

Essas pontuações refletem melhorias significativas, e seus níveis de sintomas estavam abaixo dos níveis clínicos.

INDICADORES DO SUCESSO NO TRATAMENTO

Diversos indicadores de sucesso (e fracasso) foram abordados ao longo deste capítulo (p. ex., a aliança terapêutica). Além de tais preditores, gostaríamos de enfatizar a importância da motivação do paciente e de suas preferências, bem como de seus relacionamentos dentro do modelo baseado no processo que descrevemos.

Os pacientes que não estão motivados a mudar ou que vivenciam altos níveis de ambivalência perante a mudança têm risco mais elevado de fracasso em qualquer tratamento (Miller & Rollnick, 2012). Portanto, o uso de avaliações idiográficas para averiguar a motivação do paciente é importante e pode contribuir para as intervenções terapêuticas. Para alguns pacientes, a evocação da motivação e a redução das barreiras para a mudança são extremamente importantes e podem ser um pré-requisito para o sucesso de outros processos com bases empíricas. As estratégias focadas na motivação (p. ex., a entrevista motivacional; Miller & Rollnick, 2012) devem ser utilizadas e priorizadas em tais casos.

As preferências dos pacientes a respeito das intervenções também devem ser levadas em consideração. Isso era verdade para Mark no caso apresentado neste capítulo, e também vem sendo corroborado empiricamente em vários contextos e tratamentos (para uma metanálise, ver Lindhiem, Bennett, Trentacosta, & McLear, 2014). As preferências dos pacientes deveriam ser avaliadas durante a avaliação idiográfica contextual e utilizadas para embasar as decisões do tratamento. As intervenções que são percebidas pelos pacientes como inadequadas, insuficientes, irrelevantes ou inferiores a outras opções tendem a não ter sucesso. Nesses casos, conduzir uma profunda discussão com os pacientes quanto à intervenção e suas bases teóricas é importante, mas, caso os pacientes não "comprem a ideia", os terapeutas devem utilizar intervenções alternativas. Em geral, intervenções múltiplas podem ser utilizadas para se atingir qualquer objetivo ou meta terapêutica em particular. Isso permite aos terapeutas a flexibilidade necessária para individualizar o tratamento para os pacientes e suas preferências.

RESUMO

Neste capítulo, descrevemos a TBP e como ela pode ser aplicada ao tratamento da ansiedade social. Acreditamos que esse tratamento ofereça flexibilidade aos pacientes e terapeutas e possa ser empregado em intervenções personalizadas e embasadas empiricamente que podem reduzir a ansiedade social e sua disfuncionalidade associada, além de melhorar a qualidade de vida dos indivíduos com ansiedade social e transtorno de ansiedade social.

REFERÊNCIAS

Abbott, M. J., & Rapee, R. M. (2004). Post-event rumination and negative self-appraisal in social phobia before and after treatment. *Journal of Abnormal Psychology, 113*(1), 136–144.

Aderka, I. M. (2009). Factors affecting treatment efficacy in social phobia: The use of video feedback and individual vs. group formats. *Journal of Anxiety Disorders, 23*, 12–17.

Aderka, I. M., Hofmann, S. G., Nickerson, A., Hermesh, H., Gilboa-Schechtman, E., & Marom, S. (2012). Functional impairment in social anxiety disorder. *Journal of Anxiety Disorders, 26*(3), 393–400.

Aldao, A., & Plate, A. J. (2018). Coping and emotion regulation. In S. C. Hayes & S. G. Hofmann (Eds.), *Processbased CBT: The science and core clinical competencies of cognitive-behavioral therapy* (pp. 261–272). Oakland, CA: New Harbinger.

Alden, L. E., Bieling, P. J., & Wallace, S. T. (1994). Perfectionism in an interpersonal context: A self-regulation analysis of dysphoria and social anxiety. *Cognitive Therapy and Research, 18*(4), 297–316.

Alonso, J., Angermeyer, M. C., Bernert, S., Bruffaerts, R., Brugha, T. S., Bryson, H., et al. (2004). Disability and quality of life impact of mental disorders in Europe: Results from the European Study of the Epidemiology of Mental Disorders (ESEMeD) project. *Acta Psychiatrica Scandinavica, 109*(Suppl. 420), 38–46.

Asher, M., & Aderka, I. M. (2018). Gender differences in social anxiety disorder. *Journal of Clinical Psychology, 74*(10), 1730–1741.

Asher, M., Asnaani, A., & Aderka, I. M. (2017). Gender differences in social anxiety disorder: A review. *Clinical Psychology Review, 56*, 1–12.

Asher, M., Hermesh, H., Gur, S., Marom, S., & Aderka, I. M. (2019). Do men and women arrive, stay, and respond differently to cognitive behavior group therapy for social anxiety disorder? *Journal of Anxiety Disorders, 64*, 64–70.

Barrera, T. L., Szafranski, D. D., Ratcliff, C. G., Garnaat, S. L., & Norton, P. J. (2016). An experimental comparison of techniques: Cognitive defusion, cognitive restructuring, and in-vivo exposure for social anxiety. *Behavioural and Cognitive Psychotherapy, 44*(2), 249–254.

Beck, A. T., & Emery, G. (1985). *Anxiety disorders and phobias: A cognitive perspective*. New York: Basic Books.

Beck, A. T., Steer, R. A., & Brown, G. K. (1996). *Beck Depression Inventory–II manual*. San Antonio, TX: Psychological Corporation.

Boden, M. T., Thompson, R. J., Dizén, M., Berenbaum, H., & Baker, J. P. (2013). Are emotional clarity and emotion differentiation related? *Cognition and Emotion, 27*(6), 961–978.

Bordin, E. S. (1979). The generalizability of the psychoanalytic concept of the working alliance. *Psychotherapy: Theory, Research and Practice, 16*(3), 252–260.

Borge, F.-M., Hoffart, A., Sexton, H., Clark, D. M., Markowitz, J. C., & McManus, F. (2008). Residential cognitive therapy versus residential interpersonal therapy for social phobia: A randomized clinical trial. *Journal of Anxiety Disorders, 22*(6), 991–1010.

Brown, T. A., & Barlow, D. H. (2014). *Anxiety and Related Disorders Interview Schedule for DSM-5 (ADIS-5L) — Lifetime Version: Client Interview Schedule 5 — Copy Set*. New York: Oxford University Press.

Caballo, V. E., Arias, B., Salazar, I. C., Irurtia, M. J., & Hofmann, S. G. (2015). Psychometric properties of an innovative self-report measure: The Social Anxiety Questionnaire for adults. *Psychological Assessment, 27*(3), 997–1012.

Campbell-Sills, L., Barlow, D. H., Brown, T. A., & Hofmann, S. G. (2006). Effects of suppression and acceptance on emotional responses of individuals with anxiety and mood disorders. *Behaviour Research and Therapy, 44*(9), 1251–1263.

Carl, E., Stein, A. T., Levihn-Coon, A., Pogue, J. R., Rothbaum, B., Emmelkamp, P., et al. (2019). Virtual reality exposure therapy for anxiety and related disorders: A meta-analysis of randomized controlled trials. *Journal of Anxiety Disorders, 61*, 27–36.

Carpenter, J. K., Andrews, L. A., Witcraft, S. M., Powers, M. B., Smits, J. A. J., & Hofmann, S. G. (2018). Cognitive behavioral therapy for anxiety and related disorders: A meta-analysis of randomized placebo-controlled trials. *Depression and Anxiety, 35*(6), 502–514.

Chesham, R. K., Malouff, J. M., & Schutte, N. S. (2018). Meta-analysis of the efficacy of virtual reality exposure therapy for social anxiety. *Behaviour Change, 35*(3), 152- 166.

Clark, D. M., & Wells, A. (1995). A cognitive model of social phobia. In R. G. Heimberg, M. R. Liebowitz, D. A. Hope, & F. R. Schneier (Eds.), *Social phobia: Diagnosis, assessment, and treatment* (pp. 69–93). New York: Guilford Press.

Connor, K. M., Davidson, J. R. T., Churchill, L. E., Sherwood, A., Foa, E., & Weisler, R. H. (2000). Psychometric properties of the Social Phobia Inventory (SPIN): New self-rating scale. *British Journal of Psychiatry, 176*, 379–386.

Craske, M. G., Niles, A. N., Burklund, L. J., Wolitzky-Taylor, K. B., Vilardaga, J. C. P., Arch, J. J., et al. (2014). Randomized controlled trial of cognitive behavioral therapy and acceptance and commitment therapy for social phobia: Outcomes and moderators. *Journal of Consulting and Clinical Psychology, 82*(6), 1034–1048.

Crome, E., Baillie, A., & Taylor, A. (2012). Are male and female responses to social phobia diagnostic criteria comparable? *International Journal of Methods in Psychiatric Research, 21*(3), 222–231.

Dagöö, J., Asplund, R. P., Bsenko, H. A., Hjerling, S., Holmberg, A., Westh, S., et al. (2014). Cognitive behavior therapy versus interpersonal psychotherapy for social anxiety disorder delivered via smartphone and computer: A randomized controlled trial. *Journal of Anxiety Disorders, 28*(4), 410–417.

Dalrymple, K. L., & Herbert, J. D. (2007). Acceptance and commitment therapy for generalized social anxiety disorder: A pilot study. *Behavior Modification, 31*(5), 543–568.

Dryman, M. T., & Heimberg, R. G. (2018). Emotion regulation in social anxiety and depression: A systematic review of expressive suppression and cognitive reappraisal. *Clinical Psychology Review, 65*, 17–42.

Erbas, Y., Ceulemans, E., Koval, P., & Kuppens, P. (2015). The role of valence focus and appraisal overlap in emotion differentiation. *Emotion, 15*(3), 373–382.

Ewbank, M. P., Cummins, R., Tablan, V., Bateup, S., Catarino, A., Martin, A. J., et al. (2019). Quantifying the association between psychotherapy content and clinical outcomes using deep learning. *JAMA Psychiatry, 77*(1), 35–43.

Fehm, L., Pelissolo, A., Furmark, T., & Wittchen, H.-U. (2005). Size and burden of social phobia in Europe. *European Neuropsychopharmacology, 15*(4), 453–462.

Flückiger, C., Del, A. C., Wampold, B. E., & Horvath, A. O. (2018). The alliance in adult psychotherapy: A meta-analytic synthesis. *Psychotherapy, 55*(4), 316–340.

Forsyth, J. P., & Ritzert, T. R. (2018). Enhancing psychological acceptance. In S. C. Hayes & S. G. Hofmann (Eds.), *Process-based CBT: The science and core clinical competencies of cognitive-behavioral therapy* (pp. 363–374). Oakland, CA: New Harbinger.

Furmark, T. (2002). Social phobia: Overview of community surveys. *Acta Psychiatrica Scandinavica, 105*, 84–93.

Goldin, P. R., Morrison, A., Jazaieri, H., Brozovich, F., Heimberg, R., & Gross, J. J. (2016). Group CBT versus MBSR for social anxiety disorder: A randomized controlled trial. *Journal of Consulting and Clinical Psychology, 84*(5), 427–437.

Gross, J. J. (1998). The emerging field of emotion regulation: An integrative review. *Review of General Psychology, 2*(3), 271–299.

Gross, J. J., & Levenson, R. W. (1997). Hiding feelings: The acute effects of inhibiting negative and positive emotion. *Journal of Abnormal Psychology, 106*(1), 95–103.

Hackmann, A., Clark, D. M., & McManus, F. (2000). Recurrent images and early memories in social phobia. *Behaviour Research and Therapy, 38*(6), 601–610.

Hackmann, A., Surawy, C., & Clark, D. M. (1998). Seeing yourself through others' eyes: A study of spontaneously occurring images in social phobia. *Behavioural and Cognitive Psychotherapy, 26*(1), 3–12.

Hayes, S. C., & Hofmann, S. G. (Eds.). (2018). *Process-based CBT: The science and core clinical competencies of cognitive-behavioral therapy*. Oakland, CA: New Harbinger.

Hayes, S. C., Hofmann, S. G., Stanton, C. E., Carpenter, J. K., Sanford, B. T., Curtiss, J. E., et al. (2019). The role of the individual in the coming era of process-based therapy. *Behaviour Research and Therapy, 117*, 40–53.

Hayes, S. C., Strosahl, K. D., & Wilson, K. G. (2012). *Acceptance and commitment therapy* (2nd ed.). New York: Guilford Press.

Hayes, S. C., Wilson, K. G., Gifford, E. V., Follette, V. M., & Strosahl, K. (1996). Experiential avoidance and behavioral disorders: A functional dimensional approach to diagnosis and treatment. *Journal of Consulting and Clinical Psychology, 64*(6), 1152–1168.

Hirsch, C. R., Clark, D. M., Mathews, A., & Williams, R. (2003). Self-images play a causal role in social phobia. *Behaviour Research and Therapy, 41*(8), 909–921.

Hofmann, S. G. (2007). Cognitive factors that maintain social anxiety disorder: A comprehensive model and its treatment implications. *Cognitive Behaviour Therapy, 36*(4), 193–209.

Hofmann, S. G. (2014). Interpersonal emotion regulation model of mood and anxiety disorders. *Cognitive Therapy and Research, 38*(5), 483–492.

Hofmann, S. G., Asnaani, A., & Hinton, D. E. (2010). Cultural aspects in social anxiety and social anxiety disorder. *Depression and Anxiety, 27*(12), 1117–1127.

Hofmann, S. G., Curtiss, J. E., & Hayes, S. C. (2020). Beyond linear mediation: Toward a dynamic network approach to study treatment processes. *Clinical Psychology Review, 76*, Article 101824.

Hofmann, S. G., & Hayes, S. C. (2018). The future of intervention science: Process-based therapy. *Clinical Psychological Science, 7*(1), 37–50.

Hofmann, S. G., & Heinrichs, N. (2003). Differential effect of mirror manipulation on self-perception in social phobia subtypes. *Cognitive Therapy and Research, 27*(2), 131–142.

Hofmann, S. G., Heinrichs, N., & Moscovitch, D. A. (2004). The nature and expression of social phobia: Toward a new classification. *Clinical Psychology Review, 24*(7), 769–797.

Ivanova, E., Lindner, P., Ly, K. H., Dahlin, M., Vernmark, K., Andersson, G., et al. (2016). Guided and unguided acceptance and commitment therapy for social anxiety disorder and/or panic disorder provided via the Internet and a smartphone application: A randomized controlled trial. *Journal of Anxiety Disorders, 44*, 27–35.

Jones, M. K., & Menzies, R. G. (2000). Danger expectancies, self-efficacy and insight in spider phobia. *Behaviour Research and Therapy, 38*(6), 585–600.

Kampmann, I. L., Emmelkamp, P. M. G., & Morina, N. (2016). Meta-analysis of technology-assisted interventions for social anxiety disorder. *Journal of Anxiety Disorders, 42*, 71–84.

Kashdan, T. B., Barrett, L. F., & McKnight, P. E. (2015). Unpacking emotion differentiation. *Current Directions in Psychological Science, 24*(1), 10–16.

Kashdan, T. B., & Farmer, A. S. (2014). Differentiating emotions across contexts: Comparing adults with and without social anxiety disorder using random, social interaction, and daily experience sampling. *Emotion, 14*(3), 629–638.

Kashdan, T. B., Farmer, A. S., Adams, L. M., Ferssizidis, P., McKnight, P. E., & Nezlek, J. B. (2013). Distinguishing healthy adults from people with social anxiety disorder: Evidence for the value of experiential avoidance and positive emotions in everyday social interactions. *Journal of Abnormal Psychology, 122*(3), 645–655.

Kashdan, T. B., Goodman, F. R., Machell, K. A., Kleiman, E. M., Monfort, S. S., Ciarrochi, J., et al. (2014). A contextual approach to experiential avoidance and social anxiety: Evidence from an experimental interaction and daily interactions of people with social anxiety disorder. *Emotion, 14*(4), 769–781.

Kashdan, T. B., & Steger, M. F. (2006). Expanding the topography of social anxiety: An experience-sampling assessment of positive emotions, positive events, and emotion suppression. *Psychological Science, 17*(2), 120–128.

Katzelnick, D. J., & Greist, J. H. (2001). Social anxiety disorder: An unrecognized problem in primary care. *Journal of Clinical Psychiatry, 62*(Suppl. 1), 11–16.

Kessler, R. C., Chiu, W. T., Demler, O., & Walters, E. E. (2005). Prevalence, severity, and comorbidity of 12-month DSM-IV disorders in the National Comorbidity Survey Replication. *Archives of General Psychiatry, 62*(6), 617–627.

Kocovski, N. L., Fleming, J. E., Hawley, L. L., Huta, V., & Antony, M. M. (2013). Mindfulness and acceptance-based group therapy versus traditional cognitive behavioral group therapy for social anxiety disorder: A randomized controlled trial. *Behaviour Research and Therapy, 51*(12), 889–898.

Kocovski, N. L., Fleming, J. E., & Rector, N. A. (2009). Mindfulness and acceptance-based group therapy for social anxiety disorder: An open trial. *Cognitive and Behavioral Practice, 16*(3), 276–289.

Koszycki, D., Benger, M., Shlik, J., & Bradwejn, J. (2007). Randomized trial of a meditation-based stress reduction program and cognitive behavior therapy in generalized social anxiety disorder. *Behaviour Research and Therapy, 45*(10), 2518–2526.

Kross, E., Gard, D., Deldin, P., Clifton, J., & Ayduk, O. (2012). "Asking why" from a distance: Its cognitive and emotional consequences for people with major depressive disorder. *Journal of Abnormal Psychology, 121*(3), 559–569.

Leary, M. R. (2010). Social anxiety as an early warning system: A refinement and extension of the self-presentation theory of social anxiety. In S. G. Hofmann & P. M. Di Bartolo (Eds.), *Social anxiety: Clinical, developmental, and social perspectives* (pp. 471–486). London: Elsevier.

Leary, M. R., & Kowalski, R. M. (1995). The self-presentation model of social phobia. In R. G. Heimberg, M. R. Liebowitz, D. A. Hope, & F. R. Schneier (Eds.), *Social phobia: Diagnosis, assessment, and treatment* (pp. 94–112). New York: Guilford Press.

Lecrubier, Y., Wittchen, H. U., Faravelli, C., Bobes, J., Patel, A., & Knapp, M. (2000). A European perspective on social anxiety disorder. *European Psychiatry, 15*(1), 5–16.

Liebowitz, M. R. (1987). Social phobia. *Modern Problems of Pharmacopsychiatry, 22*, 141–173.

Lindhiem, O., Bennett, C. B., Trentacosta, C. J., & McLear, C. (2014). Client preferences affect treatment satisfaction, completion, and clinical outcome: A meta-analysis. *Clinical Psychology Review, 34*(6), 506–517.

Lipsitz, J. D., Gur, M., Vermes, D., Petkova, E., Cheng, J., Miller, N., et al. (2008). A randomized trial of interpersonal therapy versus supportive therapy for social anxiety disorder. *Depression and Anxiety, 25*(6), 542–553.

Lucock, M. P., & Salkovskis, P. M. (1988). Cognitive factors in social anxiety and its treatment. *Behaviour Research and Therapy, 26*(4), 297–302.

Mayo-Wilson, E., Dias, S., Mavranezouli, I., Kew, K., Clark, D. M., Ades, A. E., et al. (2014). Psychological and pharmacological interventions for social anxiety disorder in adults: A systematic review and network meta-analysis. *Lancet Psychiatry, 1*(5), 368–376.

McLean, C. P., Asnaani, A., Litz, B. T., & Hofmann, S. G. (2011). Gender differences in anxiety disorders: Prevalence, course of illness, comorbidity and burden of illness. *Journal of Psychiatric Research, 45*(8), 1027–1035.

Miller, W. R., & Rollnick, S. (2012). *Motivational interviewing: Helping people change*. New York: Guilford Press.

Moscovitch, D. A., & Hofmann, S. G. (2007). When ambiguity hurts: Social standards moderate self-appraisals in generalized social phobia. *Behaviour Research and Therapy, 45*(5), 1039–1052.

Moscovitch, D. A., Orr, E., Rowa, K., Reimer, S. G., & Antony, M. M. (2009). In the absence of rose-colored glasses: Ratings of self-attributes and their differential certainty and importance across multiple dimensions in social phobia. *Behaviour Research and Therapy, 47*(1), 66–70.

Persons, J. B. (2008). *The case formulation approach to cognitive-behavior therapy*. New York: Guilford Press.

Piccirillo, M. L., Taylor Dryman, M., & Heimberg, R. G. (2016). Safety behaviors in adults with social anxiety: Review and future directions. *Behavior Therapy, 47*(5), 675–687.

Plasencia, M. L., Taylor, C. T., & Alden, L. E. (2016). Unmasking one's true self facilitates positive relational outcomes. *Clinical Psychological Science, 4*(6), 1002–1014.

Rapee, R. M., & Heimberg, R. G. (1997). A cognitive-behavioral model of anxiety in social phobia. *Behaviour Research and Therapy, 35*(8), 741–756.

Rapee, R. M., & Lim, L. (1992). Discrepancy between self- and observer ratings of performance in social phobics. *Journal of Abnormal Psychology, 101*(4), 728–731.

Rosmarin, D. H., Auerbach, R. P., Bigda-Peyton, J. S., Björgvinsson, T., & Levendusky, P. G. (2011). Integrating spirituality into cognitive behavioral therapy in an acute psychiatric setting: A pilot study. *Journal of Cognitive Psychotherapy, 25*(4), 287–303.

Rosmarin, D. H., Pargament, K. I., & Mahoney, A. (2009). The role of religiousness in anxiety, depression, and happiness in a Jewish community sample: A preliminary investigation. *Mental Health, Religion and Culture, 12*(2), 97–113.

Rowa, K., Paulitzki, J. R., Ierullo, M. D., Chiang, B., Antony, M. M., McCabe, R. E., et al. (2015). A false sense of security: Safety behaviors erode objective speech performance in individuals with social anxiety disorder. *Behavior Therapy, 46*(3), 304–314.

Rytwinski, N. K., Fresco, D. M., Heimberg, R. G., Coles, M. E., Liebowitz, M. R., Cissell, S., et al. (2009). Screening for social anxiety disorder with the self-report version of the Liebowitz Social Anxiety Scale. *Depression and Anxiety, 26*, 34–38.

Sheehan, D. V. (1983). *The anxiety disease*. New York: Scribner & Sons.

Smith, R. H., & Kim, S. H. (2007). Comprehending envy. *Psychological Bulletin, 133*(1), 46–64.

Stangier, U., Schramm, E., Heidenreich, T., Berger, M., & Clark, D. M. (2011). Cognitive therapy vs interpersonal psychotherapy in social anxiety disorder: A randomized controlled trial. *Archives of General Psychiatry, 68*(7), 692–700.

Stein, M. B., & Kean, Y. M. (2000). Disability and quality of life in social phobia: Epidemiologic findings. *American Journal of Psychiatry, 157*(10), 1606–1613.

Stewart, R. E., & Chambless, D. L. (2009). Cognitive-behavioral therapy for adult anxiety disorders in clinical practice: A meta-analysis of effectiveness studies. *Journal of Consulting and Clinical Psychology, 77*(4), 595–606.

Swain, J., Hancock, K., Hainsworth, C., & Bowman, J. (2013). Acceptance and commitment therapy in the treatment of anxiety: A systematic review. *Clinical Psychology Review, 33*(8), 965–978.

Taylor, C. T., & Alden, L. E. (2010). Safety behaviors and judgmental biases in social anxiety disorder. *Behaviour Research and Therapy, 48*(3), 226–237.

Trower, P., & Gilbert, P. (1989). New theoretical conceptions of social anxiety and social phobia. *Clinical Psychology Review, 9*(1), 19–35.

Turner, S. M., Johnson, M. R., Beidel, D. C., Heiser, N. A., & Lydiard, R. B. (2003). The Social Thoughts and Beliefs Scale: A new inventory for assessing cognitions in social phobia. *Psychological Assessment, 15*(3), 384–391.

van de Ven, N., Zeelenberg, M., & Pieters, R. (2009). Leveling up and down: The experiences of benign and malicious envy. *Emotion, 9*(3), 419–429.

Wenzel, A. (2018). Cognitive reappraisal. In S. C. Hayes & S. G. Hofmann (Eds.), *Process-based CBT: The science and core clinical competencies of cognitive-behavioral therapy* (pp. 325–338). Oakland, CA: New Harbinger.

Wersebe, H., Sijbrandij, M., & Cuijpers, P. (2013). Psychological group-treatments of social anxiety disorder: A meta-analysis. *PLOS ONE, 8*(11), e79034.

Wittchen, H. U., Fuetsch, M., Sonntag, H., Müller, N., & Liebowitz, M. (2000). Disability and quality of life in pure and comorbid social phobia: Findings from a controlled study. *European Psychiatry, 15*(1), 46–58.

Wittchen, H. U., Stein, M. B., & Kessler, R. C. (1999). Social fears and social phobia in a community sample of adolescents and young adults: Prevalence, risk factors and co-morbidity. *Psychological Medicine, 29*(2), 309–323.

Wunderlich, U., Bronisch, T., & Wittchen, H. U. (1998). Comorbidity patterns in adolescents and young adults with sucide attempts. *European Archives of Psychiatry and Clinical Neuroscience, 248*(2), 87–95.

Xu, Y., Schneier, F., Heimberg, R. G., Princisvalle, K., Liebowitz, M. R., Wang, S., et al. (2012). Gender differences in social anxiety disorder: Results from the national epidemiologic sample on alcohol and related conditions. *Journal of Anxiety Disorders, 26*(1), 12–19.

Zilcha-Mano, S., Dinger, U., McCarthy, K. S., & Barber, J. P. (2014). Does alliance predict symptoms throughout treatment, or is it the other way around? *Journal of Consulting and Clinical Psychology, 82*(6), 931–935.

CAPÍTULO 4

Transtorno obsessivo-compulsivo

Martin E. Franklin
Edna B. Foa

O leitor não demorará a ver que a terapia bem-sucedida para o transtorno obsessivo-compulsivo (TOC) é bastante diferente, em termos de estrutura e conteúdo, das abordagens terapêuticas comuns. Por isso, infelizmente, poucos terapeutas se sentem com autoeficácia suficiente para adotar essa terapia, ainda que a abordagem seja claramente a opção de tratamento com melhores efeitos de curto e de longo prazo no TOC, segundo estudos clínicos. As informações apresentadas detalhadamente neste capítulo devem ser suficientes para qualquer profissional de saúde mental com boa formação realizar o tratamento, principalmente se houver poucas alternativas disponíveis. O sofrimento envolvido no TOC pode ser muito grande, e mesmo tentativas imperfeitas de terapia podem aliviá-lo muito. Este capítulo descreve a conduta detalhada de sessões diárias intensivas que envolvem prática *in vivo*, por imagens e direta. Também é digna de nota a criatividade que os terapeutas precisam ter (p. ex., onde se encontram animais mortos?). A importância de envolver outras pessoas que façam parte da vida do paciente é um tema que foi descrito inicialmente por Craske, Wolitzky-Taylor e Barlow, no Capítulo 1, em que cônjuges/parceiros ou outras pessoas próximas ao indivíduo com o problema se tornam uma parte importante do tratamento. Por fim, este capítulo contém uma revisão da atual situação das abordagens psicológicas e farmacológicas do TOC.

— D. H. B.

Os avanços nos tratamentos farmacológicos e cognitivo-comportamentais nas últimas quatro décadas melhoraram o prognóstico para pacientes com transtorno obsessivo-compulsivo (TOC). Neste capítulo, discutimos inicialmente questões diagnósticas e teóricas do TOC e revisamos os tratamentos disponíveis; em seguida, descrevemos os procedimentos de avaliação e ilustramos detalhadamente como implementar o tratamento cognitivo-comportamental (TCC) intensivo envolvendo exposição e prevenção de ritual (EPR) para TOC. Ao longo do capítulo, usamos casos para ilustrar as interações que acontecem entre terapeuta e paciente, com vistas a demonstrar o processo que ocorre durante o tratamento.

DEFINIÇÃO

Conforme a 11ª edição da *Classificação international de doenças* (CID-11; World Health Organization, 2021), o TOC é caracterizado por obsessões e/ou compulsões recorrentes que prejudicam substancialmente o funcionamento cotidiano (Stein et al., 2016). Entre as obsessões comuns, estão pensar repetidas vezes sobre ferir os outros, contaminar-se, e ficar em dúvida sobre ter fechado a porta de casa. As compulsões comuns incluem lavar as mãos, verificar e contar. O TOC é classificado entre os transtornos obsessivo-compulsivos e relacionados (p. ex., Stein et al., 2010, 2016), que destacam a semelhança formal e funcional entre o TOC e várias outras doenças que envolvem ansiedade intensa e compulsões associadas (p. ex., transtorno dismórfico corporal — TDC), bem como os que envolvem comportamentos repetitivos que parecem ser conduzidos por impulsos apetitivos (p. ex., tricotilomania [arrancar o cabelo] e transtorno de escoriação [*skin picking*]; Stein et al., 2016).

Enfatiza-se a relação funcional entre obsessões e compulsões: as *obsessões* são definidas como pensamentos, imagens ou impulsos que *causam* ansiedade ou aflição intensos, e as *compulsões* são definidas como ações explícitas (comportamentais) ou implícitas (mentais) realizadas como tentativa de *reduzir* a aflição causada por obsessões ou por regras rígidas. Essa modificação é sustentada por conclusões de um grande número de estudos de campo sobre TOC, em que 90% dos participantes informaram que o objetivo de suas compulsões era impedir os problemas associados a suas obsessões ou reduzir a aflição causada por elas (Foa et al., 1995).

Dados do mesmo grande estudo de campo também indicam que a ampla maioria (mais de 90%) dos indivíduos com TOC tem obsessões e rituais comportamentais. Quando há rituais mentais incluídos, somente 2% da amostra informaram obsessões "puras" (Foa et al., 1995). Os rituais comportamentais (p. ex., lavar as mãos) são equivalentes aos rituais mentais (p. ex., repetir silenciosamente orações especiais) em seu relacionamento funcional com as obsessões, ou seja, ambos servem para reduzir a aflição das obsessões, para impedir prejuízos temidos ou para restaurar a segurança. Assim, ao passo que todas as obsessões são, na verdade, eventos mentais, as compulsões podem ser mentais ou comportamentais. A identificação de rituais mentais é um aspecto importante do planejamento do tratamento, já que as obsessões e as compulsões são tratadas com técnicas diferentes. Por exemplo, uma vez tratamos um paciente que se descrevia como "obsessivo puro", que experimentava imagens intrusivas e indesejadas de danos causados à sua namorada pelo ataque de um animal. O paciente inseria rápida e intencionalmente sua própria imagem na cena para se tornar a vítima do ataque do animal, reduzindo, assim, sua aflição e, segundo sua avaliação, diminuindo a probabilidade de que algum prejuízo futuro acontecesse à sua namorada. Colocar sua própria imagem na cena constituía um ritual mental, e o sucesso de exercícios de exposição a imagens requeria que o paciente abandonasse essa forma de compulsão.

Um consenso cada vez maior sobre um *continuum* de *insight* nas pessoas com TOC em relação ao seu problema (p. ex., Foa et al., 1995; Insel & Akiskal, 1986) levou à designação de um subtipo de TOC "com *insight* reduzido" para incluir indivíduos que de fato têm obsessões e compulsões, mas não reconhecem sua falta de sentido (Stein et al., 2016), embora os médicos tenham dificuldade de aplicar um classificador de *insight* de três níveis (*insight* bom ou razoável, *insight* pobre ou *insight* ausente) nas vinhetas de caso de TOC (Kogan et al., 2020). Os indivíduos são classificados como tendo *insight* bom ou razoável, *insight* pobre ou *insight* ausente/crenças delirantes, o que reflete ainda mais reconhecimento de um *continuum* de *insight* no TOC (Leckman et al., 2010). Clinicamente, é importante avaliar até que ponto a pessoa tem consciência antes de iniciar a TCC, porque se concluiu que a crença fixa em relação às consequências de se abster de compulsões e comportamentos evitativos está associada a resultados inferiores no tratamento (p. ex., Foa, Abramowitz, Franklin, & Kozak, 1999; Neziroglu, Stevens, Yaryura-Tobias, & McKay, 2000; Visser et al., 2017).

Para haver diagnóstico de TOC, as obsessões e/ou as compulsões devem ser consideradas graves o suficiente para causar aflição acentuada, perda de tempo e prejuízos ao funcionamento cotidiano. Se houver outro transtorno de Eixo I presente, as obsessões e as compulsões não poderão estar restritas ao conteúdo desse transtorno (p. ex., preocupação com a comida na presença de transtornos alimentares).

PREVALÊNCIA E CURSO DO TOC

Depois de já ter sido considerado um transtorno extremamente raro, o TOC teve uma prevalência de 12 meses estimada em 1% no recente National Comorbidity Survey Replication, que envolveu mais de 9 mil participantes adultos nos Estados Unidos (Kessler et al., 2005). Estudos epidemiológicos realizados com crianças e adolescentes sugerem taxas de prevalência durante a vida semelhantes nessas amostras (p. ex., Dalsgaard et al., 2020; Flament et al., 1988; Valleni-Basille et al., 1994). Pouco mais da metade dos adultos que sofrem de TOC são mulheres (Rasmussen & Tsuang, 1986), mas se observou uma razão de 2:1 entre homens e mulheres em várias amostras clínicas pediátricas (p. ex., Hanna, 1995; Swedo, Rapoport, Leonard, Lenane, & Cheslow, 1989). A idade de início do transtorno geralmente vai do começo da adolescência ao começo da idade adulta, com início anterior em homens; o início modal é entre 13 e 15 anos em homens e entre 20 e 24 em mulheres (Rasmussen & Eisen, 1990). Entretanto, foram documentados casos de TOC em crianças de até 2 anos (Rapoport, Swedo, & Leonard, 1992).

O desenvolvimento do transtorno geralmente é gradual, mas já foi relatado início agudo em alguns casos. Embora seja comum uma oscilação na intensidade dos sintomas, cursos episódicos e de deterioração foram observados em cerca de 10% dos pacientes (Rasmussen & Eisen, 1989). Em alguns casos de TOC pediátrico e transtornos de tique, o início é súbito e está associado à infecção por estreptococo; o tratamento da infecção está associado à redução substancial dos sintomas, mas a recorrência da infecção associa-se novamente à exacerbação dos sintomas (Swedo et al., 1998). A apresentação do TOC nesses casos, que é muito mais comum em meninos do que em meninas, ficou conhecida *como transtorno neuropsiquiátrico pediátrico associado a processo autoimune desencadeado por infecção estreptocócica* (PANDAS) e mais recentemente foi revisto e ampliado sob o termo geral *síndrome neuropsiquiátrica pediátrica autoimune* (PANS; Swedo, Leckman, & Rose, 2012); a prevalência do PANDAS ou PANS ainda precisa ser determinada. O TOC está frequentemente associado a prejuízos ao funcionamento geral, como dificuldade de se manter em um emprego (Koran, 2000; Leon, Portera, & Weissman, 1995; Torres et al., 2006) e dificuldades de relacionamento interpessoal (Emmelkamp, de Haan, & Hoogduin, 1990; Riggs, Hiss, & Foa, 1992; Torres et al., 2006). Adolescentes diagnosticados com TOC (Flament et al., 1988) informaram, em um estudo de seguimento, que haviam se retraído socialmente para impedir a contaminação e para conservar energia para comportamentos obsessivo-compulsivos (Flament et al., 1990). Muitos indivíduos com TOC sofrem durante anos antes de procurar tratamento (p. ex., García-Soriano, Rufer, Delsignore, & Weidt, 2014). Em um estudo, indivíduos se apresentaram pela primeira vez para tratamento sete anos após o início de sintomas relevantes (Rasmussen & Tsuang, 1986). O transtorno pode causar prejuízos graves ao funcionamento, resultando em perda do emprego e impedindo relacionamentos conjugais e outras relações pessoais. Os problemas conjugais são relatados em cerca de 50% dos indivíduos casados que procuram tratamento para TOC (Emmelkamp et al., 1990; Riggs et al., 1992).

COMORBIDADE

Dados epidemiológicos e clínicos convergentes indicam que poucas vezes o TOC ocorre isoladamente. Embora as taxas de comorbidade sejam diferentes entre estudos, em função de escolha de população e de metodologia, a comorbidade geralmente é alta. Por exemplo, Weissman et al. (1994) concluíram que 49% das pessoas diagnosticadas com TOC sofriam de um transtorno de ansiedade comórbido e 27% de transtorno depressivo maior (TDM) comórbido. Entre estudos realizados especificamente dentro de clínicas de ansiedade, há muita variabilidade, mas as condições comórbidas geralmente são comuns (para uma revisão, ver Ledley, Pai, & Franklin, 2007). No maior estudo realizado no contexto de uma clínica de ansiedade, Brown, Campbell, Lehman, Grisham e Mancill (2001) concluíram que 57% de 77 adultos com um diagnóstico principal de TOC tinham, na época, uma comorbidade de Eixo I; a quantidade subiu para 86% para problemas comórbidos de Eixo I ao longo da vida. De modo mais específico, quando o TOC ocorre com outros transtornos de ansiedade, geralmente ele é o principal diagnóstico (p. ex., o diagnóstico de maior gravidade; ver Antony, Downie, & Swinson, 1998). Também parece ser o caso de que o início do TDM tende a seguir o do TOC, sugerindo que a depressão pode ser uma resposta a sintomas de TOC (Bellodi, Sciuto, Diaferia, Ronchi, & Smeraldi, 1992; Diniz et al., 2004).

Os dados são ambíguos com relação à influência da comorbidade sobre a apresentação do TOC. Em um estudo, Denys, Tenney, van Megen, de Geus e Westenberg (2004) concluíram que a comorbidade não influencia a gravidade dos sintomas de TOC, ao passo que outros (Angst, 1993; Tukel, Polat, Ozdemir, Aksut, & Turksov, 2002) identificaram uma relação entre a comorbidade e a gravidade dos sintomas de TOC. Uma conclusão mais constante é a de que a comorbidade está associada à qualidade de vida mais baixa, especialmente no caso de depressão comórbida (Lochner & Stein, 2003; Masellis, Rector, & Richter, 2003).

Com relação ao efeito de ansiedade e depressão comórbidas sobre os resultados do tratamento, a influência da depressão recebeu mais atenção empírica até o momento. Alguns estudos concluíram que altos níveis de depressão no pré-tratamento estão relacionados a resultados inferiores (p. ex., Keijsers, Hoogduin, & Schaap, 1994; Steketee, Chambless, & Tran, 2001), ao passo que outros encontraram pouco ou nenhum efeito (Mataix-Cols, Marks, Greist, Kobak, & Baer, 2002; O'Sullivan, Noshirvani, Marks, Monteiro, & Lelliott, 1991; Steketee, Eisen, Dyck, Warshaw, & Rasmussen, 1999). Alguns sugeriram que, mais especificamente, a *gravidade* da depressão comórbida pode influenciar seus efeitos sobre o resultado do tratamento do TOC: Abramowitz, Franklin, Street, Kozak e Foa (2000) concluíram que apenas os pacientes gravemente deprimidos tinham menor probabilidade de responder à terapia EPR para TOC. Da mesma forma, pacientes com TOC extremamente deprimidos parecem correr mais riscos de recaída depois da interrupção do tratamento (Abramowitz & Foa, 2000; Basoglu, Lax, Kasvikis, & Marks, 1988). A influência dos transtornos de ansiedade comórbidos sobre os resultados recebeu menos atenção até agora: um estudo relatou que pacientes com TOC e transtorno de ansiedade generalizada (TAG) comórbido interrompem o tratamento para TOC mais do que outros pacientes (Steketee et al., 2001), e outro concluiu que a existência de transtorno de estresse pós-traumático (TEPT) em pacientes com TOC atenua a resposta à EPR (Gershuny, Baer, Jenike, Minichiello, & Wilhelm, 2002). Especificamente dentro do TOC pediátrico, a comorbidade que não seja um segundo transtorno de ansiedade (p. ex., transtorno externalizante, transtorno do humor) foi associada a pior resposta aguda a TCC (Storch et al., 2008), e outro relatório recente indicou que especificamente a comorbidade de transtorno de déficit de atenção/hiperatividade (TDAH) atenuava os resultados da TCC no seguimento entre crianças e adolescentes (Farrell, Waters, Milliner, & Ollendick, 2012). Contudo, os mecanismos pelos quais essas condições comórbidas influenciam os resultados ainda precisam ser investigados.

A síndrome de Tourette e outros transtornos de tique também parecem estar relacionados ao TOC, embora não o suficiente para serem agrupados dentro dos transtornos obsessivo-compulsivos e relacionados (Stein et al., 2016). As estimativas de comorbidade de síndrome de Tourette e TOC vão de 28 a 63% (Comings, 1990; Kurlan et al., 2002; Leckman & Chittenden, 1990; Pauls, Towbin, Leckman, Zahner, & Cohen, 1986). Por outro lado, considera-se que até 17% dos pacientes com TOC possam ter síndrome de Tourette (Comings, 1990; Kurlan et al., 2002; Rasmussen & Eisen, 1989). A relação entre a comorbidade de tique e o resultado do tratamento é complexa: em um estudo a presença de tique foi associada a resultados de tratamento mais pobres (Matsunaga et al., 2005), ao passo que em outro estudo a comorbidade de tique diminuiu o resultado do tratamento farmacológico, mas não o resultado da TCC (March et al., 2007). Em um ensaio mais recente sobre o aumento da TCC em jovens que recebiam um inibidor seletivo de recaptação de serotonina (ISRS), a presença de tique não foi preditora dos resultados de nenhum tratamento (Conelea et al., 2014); e os tiques também não foram preditores do resultado da TCC isolada em um grande ensaio com jovens com TOC que não recebiam qualquer ISRS (Højgaard et al., 2017).

DIAGNÓSTICO DIFERENCIAL

A alta comorbidade do TOC com outros transtornos mencionados anteriormente, assim como as semelhanças dos critérios para TOC e para outros transtornos psiquiátricos podem representar dilemas diagnósticos. A seguir, examinamos algumas das dificuldades de diagnóstico que os profissionais enfrentam com mais frequência e oferecemos recomendações para a realização desses difíceis julgamentos diagnósticos.

Obsessões *versus* ruminação depressiva

Por vezes, é difícil diferenciar ruminações depressivas de obsessões. A distinção está situada principalmente no conteúdo dos pensamentos e na resistência a esses pensamentos reportada pelo paciente. Diferentemente das obsessões, as *ruminações* são geralmente ideias pessimistas em relação a si e ao mundo, cujo conteúdo muda com frequência. Além disso, os ruminadores depressivos tendem a não fazer repetidas tentativas de suprimir suas ruminações da maneira como as pessoas com TOC tendem a suprimir as obsessões. Quando a depressão e o TOC ocorrem ao mesmo tempo, ambos os fenômenos podem estar presentes, mas apenas as obsessões devem ser visadas com os exercícios de exposição. Também concluímos clinicamente que a apresentação geralmente pessimista dos pacientes deprimidos pode prejudicar a esperança de melhorar com a EPR; dessa forma, essas crenças podem demandar intervenção terapêutica, mesmo que não sejam obsessivas.

Transtornos de ansiedade

O TOC foi classificado anteriormente como um transtorno de ansiedade, e com frequência ele coocorre com transtornos de ansiedade. Por vezes, os critérios de diagnóstico são semelhantes entre esses transtornos (de ansiedade) relacionados, mas os sintomas associados a cada diagnóstico geralmente podem ser diferenciados. Por exemplo, as excessivas preocupações características de TAG podem parecer semelhantes às do TOC, mas, diferentemente das obsessões, as preocupações são inquietações excessivas com circunstâncias da vida real, e o indivíduo as considera adequadas (egossintônicas). Em contraste, o pensamento obsessivo tem mais probabilidade de ser mágico ou estar fora da realidade, e o indivíduo geralmente considera as obsessões inadequadas (egodistônicas). Há, contudo, exceções em relação a essa regra geral: as pessoas que têm TAG ou TOC podem se preocupar com questões cotidianas como, por exemplo, com seus filhos ficarem doentes. No entanto, quando se preocupam com a possibilidade de seus filhos pegarem um resfriado, os pais com TAG podem dirigir suas atenções às consequências de longo prazo (p. ex., prejuízos escolares, desenvolver um padrão de fragilidade para toda a vida). Os pais com TOC, por sua vez, podem se concentrar mais no aspecto de contaminação da enfermidade (p. ex., que seus filhos sejam infectados com "germes de resfriado"). O problema de se distinguirem obsessões e preocupações em um determinado paciente é mais relevante quando a pessoa não exibe compulsões, mas, como mencionamos anteriormente, os obsessivos puros são cerca de 2% dos indivíduos com TOC (Foa et al., 1995).

Na ausência de rituais, a evitação associada a fobias específicas também pode parecer semelhante ao TOC. Por exemplo, o medo excessivo de germes e as fobias específicas podem resultar, ambos, em medo persistente de cachorros. Porém, ao contrário de um indivíduo com TOC, uma pessoa que tem uma fobia específica pode conseguir evitar cachorros na maior parte do tempo ou reduzir a aflição rapidamente escapando deles quando a evitação não é viável. Em comparação, o indivíduo com TOC que está obcecado com "germes de cachorros" continua a se sentir contaminado mesmo depois de o cachorro ter ido embora, e, às vezes, saber que várias horas antes um cachorro esteve nas proximidades pode produzir aflição obsessiva mesmo que não haja possibilidade de o cachorro voltar. Essa aflição muitas vezes desencadeia comportamentos evitativos subsequentes (p. ex., tirar roupas que possam ter estado próximas ao cachorro contaminante) que geralmente não são observados em fobias específicas.

Transtorno dismórfico corporal

A preocupação com defeitos físicos imaginados do TDC é formalmente semelhante às obsessões do TOC, e o TDC é agrupado com os transtornos obsessivo-compulsivos e outros relacionados. A melhor maneira de diferenciar esse transtorno do TOC é procurar especificidade no conteúdo dos pensamentos que causam medo. A maioria das pessoas com TDC tem uma única obsessão, ao passo que a maior parte dos indivíduos com TOC tem múltiplas obsessões.

Síndrome de Tourette e transtornos de tique

Para diferenciar os transtornos motores estereotipados que caracterizam a síndrome de Tourette e o transtorno de tique das compulsões, deve-se examinar a relação funcional entre esses comportamentos e quaisquer pensamentos obsessivos. Os tiques motores geralmente são involuntários e não visam a neutralizar a aflição causada por obsessões. Não há maneira convencional de diferenciá-los de compulsões "puras", mas o TOC com compulsões "puras" é extremamente raro (Foa et al., 1995). Como observado anteriormente, parece existir uma alta taxa de comorbidade entre TOC e transtorno de tique (p. ex., Pauls et al., 1986); sendo assim, um paciente pode apresentar ambos os transtornos ao mesmo tempo. Curiosamente, os tiques responderam de forma semelhante a um protocolo de EPR quando comparados, em um estudo randomizado, ao treinamento para reversão de hábitos, no qual uma resposta concorrente substitui o tique; essa conclusão sugere que o modelo conceitual subjacente ao tratamento do tique pode requerer modificação (Verdellen, Keijsers, Cath, & Hoogduin, 2004).

Transtorno delirante e esquizofrenia

Indivíduos com TOC podem apresentar obsessões de intensidade delirante (para uma revisão, ver Kozak & Foa, 1994). Cerca de 5% dos pacientes com TOC relatam ter convicção total de que suas obsessões e compulsões são realistas, com outros 20% informando ter convicção forte, mas não fixa. Sendo assim, é importante considerar o diagnóstico de TOC "com *insight* reduzido" mesmo que essas crenças sejam muito fortes. A diferenciação entre transtorno delirante e TOC pode depender da presença dessas compulsões no TOC (Eisen et al., 1998). No TOC, as obsessões de intensidade delirante geralmente são acompanhadas por compulsões.

Também é importante reconhecer que o conteúdo das obsessões no TOC pode ser bastante bizarro, assim como os delírios na esquizofrenia, mas isso, por si só, não indica um diagnóstico de TOC. Por exemplo, uma paciente atendida em nosso centro tinha receio de que pedacinhos de sua "essência" se perdessem para sempre se ela passasse muito perto de latas de lixo. Essa paciente não informava outros sintomas de transtorno formal do pensamento, como afrouxamento do curso associativo, alucinações, afeto embotado ou muito inadequado e inserção ou projeção de pensamentos. A partir do desenvolvimento da EPR que se concentrava em exercícios voltados a expor a paciente à perda de sua "essência" (p. ex., passar dirigindo pelo depósito de lixo da cidade), seus sintomas de TOC foram reduzidos de maneira substancial. Ocasionalmente, os pacientes realmente cumprem os critérios para TOC e esquizofrenia, casos esses em que um diagnóstico duplo é pertinente. É importante fazer EPR com esses pacientes somente se os exercícios de tratamento associados não exacerbarem os sintomas do transtorno de pensamento comórbido.

MODELOS COGNITIVOS E COMPORTAMENTAIS

A teoria de duas etapas de Mowrer (1939) sobre aquisição e manutenção de comportamento de medo e evitação foi adotada com frequência para explicar fobias e TOC. Na forma aprofundada por Mowrer (1960), essa teoria propõe que, na primeira etapa, um evento neutro é associado ao medo ao ser relacionado a um estímulo que, por natureza, causa aflição ou ansiedade. Mediante processos de condicionamento, objetos, bem como pensamentos e imagens, adquirem capacidade de produzir aflição. Na segunda etapa desse processo, desenvolvem-se respostas de fuga ou evitação para reduzir a ansiedade ou a aflição evocada pelos vários estímulos condicionados, que são mantidos por seu êxito. Dollard e Miller (1950) adotaram a teoria de duas etapas de Mowrer para explicar o desenvolvimento de fobias e de neurose obsessivo-compulsiva. Como observado anteriormente, em função da natureza intrusiva das obsessões, muitas situações que provocam obsessões não podem ser evitadas prontamente. Os comportamentos passivos de evitação, como os utilizados por fóbicos, também são menos eficazes para controlar a aflição causada pelas obsessões. Em seguida, são desenvolvidos padrões de evitação ativa na forma de rituais, que se mantêm em função do quanto aliviam a aflição.

Devido à frágil sustentação empírica da teoria das duas etapas e às suas limitações, Rescorla (1982) propôs um modelo de teoria de aprendizagem que enfatiza a mudança nas expectativas como o mecanismo de mudança no condicionamento e na extinção. Influenciados por sua teoria, Foa, Yadin e Lichner (2012) adotaram a teoria do processamento emocional (Foa & Kozak, 1986) para explicar o mecanismo de exposição e prevenção da resposta e sugeriram que a desconfirmação de crenças é a base dos efeitos deste tratamento (ou seja, os pacientes aprendem que o resultado negativo esperado por eles ao serem expostos à sua situação ameaçadora não se concretizava).

Outra explicação foi proposta pela análise cognitiva do TOC de Salkovskis (1985). Ele postulou que os pensamentos obsessivos intrusivos são estímulos que podem provocar certos tipos de pensamentos automáticos negativos. Um pensamento intrusivo só levaria a mais perturbações se desencadeasse pensamentos automáticos por meio da interação entre a intrusão inaceitável e o sistema de crenças do indivíduo (p. ex., só as pessoas ruins têm pensamentos sexuais). Segundo Salkovskis, o sentido de responsabilidade exagerada e a autorrecriminação são os temas fundamentais no sistema de crenças de uma pessoa com TOC. A neutralização, na forma de compulsões comportamentais ou cognitivas, pode ser vista como uma tentativa de reduzir esse sentido de responsabilidade e impedir a autorrecriminação. Além disso, pensamentos frequentes com relação a ações inaceitáveis podem ser percebidos pelo indivíduo com TOC como equivalentes às ações em si, de forma que, por exemplo, mesmo que a pessoa não tenha pecado, pensar em pecar é tão ruim quanto o próprio pecado.

Salkovskis (1985) propôs ainda que cinco premissas disfuncionais caracterizam os indivíduos com TOC e os diferenciam de pessoas sem o transtorno: (1) Ter um pensamento sobre uma ação é como realizar a ação; (2) deixar de impedir (ou deixar de tentar impedir) o prejuízo a si ou a outros é o mesmo que causar o prejuízo; (3) a responsabilidade não é amenizada por outros fatores (p. ex., baixa probabilidade de ocorrência); (4) não neutralizar quando ocorre uma intrusão é semelhante ou equivalente a buscar ou querer que o prejuízo envolvido nessa intrusão aconteça de verdade; (5) a pessoa deve (e pode) exercer controle sobre os pensamentos.

Sendo assim, se a obsessão pode ser egodistônica, o pensamento automático que ela gera será egossintônico. Por extensão, esse modelo sugere que o tratamento do TOC deve se concentrar principalmente na identificação das premissas equivocadas e modificar os pensamentos automáticos. Essa teoria abriu caminho para várias elaborações nos modelos cognitivos, estudos experimentais do modelo e o desenvolvimento de terapias cognitivas que derivam do papel central desses fatores cognitivos fundamentais.

A teoria de Salkovskis (1985) estimulou o exame do papel da responsabilidade na psicopatologia do TOC (Ladoucer et al., 1995; Rachman, Thordarson, Shafran, & Woody, 1995; Rhêame, Freeston, Dugas, Letarte, & Ladoucer, 1995). Examinou-se também o que Rachman (1998) chamou de *fusão de pensamento-ação* (FPA), em que as pessoas acreditam que o simples fato de se ter um pensamento inaceitável aumenta a probabilidade de ocorrência de um evento temido, e que pensar em realizar atividades repugnantes equivale a realmente tê-las realizado. Teóricos cognitivos contemporâneos sugeririam, então, que as crenças obsessivo-compulsivas como a FPA, o excesso de responsabilidade e a intolerância à incerteza provavelmente resultariam em esforços maiores e inúteis de supressão de pensamentos, assim como outras estratégias de controle mental infrutíferas, que acabariam por aumentar a frequência desses pensamentos e da aflição associada a eles (Purdon & Clark, 2002). Assim, um ciclo vicioso de evitação mantém e fortalece o TOC, e as terapias cognitivas que derivam desses modelos contemporâneos visariam diretamente a essas crenças obsessivo-compulsivas em um esforço de romper o ciclo.

Em uma explicação cognitivo-comportamental integrada, Foa e Kozak (1985, 1986) conceituaram os transtornos de ansiedade em geral como prejuízos específicos às redes de memória emocional. A partir de Lang (1979), os autores consideram o medo como uma rede de informações existente na memória, que inclui representação sobre estímulos temidos, respostas baseadas ao medo e seu significado. Com relação a conteúdos relacionados ao medo, Foa e Kozak (1986) sugeriram que as redes de medo dos indivíduos com transtornos de ansiedade são caracterizadas pela presença de avaliações equivocadas sobre ameaças, valência negativa excepcionalmente elevada atribuída ao evento temido e a elementos de resposta excessivos (p. ex., reatividade fisiológica), e são resistentes à modificação. Essa persistência pode refletir a incapacidade de acessar a rede do medo, em função de evitação ativa ou porque o conteúdo dessa rede impede encontros espontâneos com situações que evoquem a ansiedade na vida cotidiana. Mais do que isso, a ansiedade pode persistir em função de algum prejuízo no mecanismo de extinção. Defesas cognitivas, excitação excessiva com incapacidade de se habituar, premissas incorretas e regras equivocadas de inferência são problemas que prejudicariam o processamento da informação necessária para modificar a estrutura do medo e reduzir o comportamento relacionado a ele.

Foa e Kozak (1985) sugeriram várias formas de medo que ocorrem em indivíduos com TOC. O paciente que tem medo de contrair doenças venéreas em banheiros públicos e se lava para se prevenir tem uma estrutura de medo que inclui associações excessivas entre os estímulos (p. ex., um banheiro) e as respostas de ansiedade/aflição, bem como crenças equivocadas sobre o dano relacionado ao estímulo. Para outros indivíduos com TOC, as respostas de medo estão associadas a significados equivocados em lugar de um determinado estímulo. Por exemplo, alguns pacientes incomodados pela percepção de assimetria e que reduzem sua aflição reorganizando objetos não temem os objetos em si nem preveem desastres em função da assimetria; o que os incomoda é sua visão de que determinadas disposições de estímulos são "inadequadas".

Assim como Reed (1985), Foa e Kozak (1985) propuseram que, além do conteúdo patológico das obsessões, o TOC se distingue de outros transtornos pela patologia nos mecanismos subjacentes ao processamento de informações. Especificamente, sugeriram que os pacientes com TOC têm dificuldades de avaliar as regras para fazer inferências em relação a danos, concluindo muitas vezes que uma situação é perigosa com base na ausência de evidências de segurança, e que costumam não fazer inferências desse tipo sobre segurança a partir de informações sobre a ausência de perigo. Consequentemente, os rituais realizados para reduzir a probabilidade de dano nunca conseguem proporcionar a segurança e precisam ser repetidos. Em uma reflexão sobre a teoria do processamento emocional e o mecanismo de funcionamento da exposição, Foa, Huppert e Cahill (2006) sugeriram que a exposição *in vivo* ao estímulo temido na ausência do dano previsto corrige a estimativa de probabilidade exagerada; a exposição a imagens não apenas corrige o custo exagerado, mas também fortalece a discriminação entre *pensamentos sobre dano* e *dano real*, alterando, assim, as associações entre o significado da ameaça do estímulo e/ou elementos de resposta na estrutura do medo.

Os modelos de condicionamento e extinção do medo em animais (ver Bouton, 1993) têm sugerido que a associação original entre estímulo condicionado (EC) e estímulo não condicionado (ENC) aprendida durante o condicionamento ao medo não é eliminada durante um procedimento de extinção, mas se torna ambígua à medida que novas informações são aprendidas quando o EC já não prevê o ENC. Esse processo significa que o EC agora tem dois significados: o significado excitatório original mais um significado inibitório adicional (Craske, Treanor, Conway, Zbozinek, & Vervliet, 2014). Em termos de sua aplicação a seres humanos, Craske e seus colaboradores propuseram que indivíduos ansiosos mostram déficits nos mecanismos que são considerados fundamentais ao aprendizado da extinção. Assim, há valor clínico em se otimizar o aprendizado inibidor durante a terapia de exposição para se maximizarem os resultados do tratamento. Uma dessas estratégias envolve o estabelecimento explícito de exposições como testes das expectativas dos pacientes a fim de criar oportunidades máximas para a violação de tais expectativas. Para isso, é importante evitar se falar na habituação do paciente, concentrando-se em se ele está aprendendo que suas expectativas de resultado negativo não ocorrem. Além disso, a aplicação de um modelo de aprendizagem inibitória no tratamento incluiria enfatizar a importância da descontextualização de associações inibitórias, bem como ajudar o paciente a desenvolver a tolerância ao sofrimento (Blakey & Abramowitz, 2016). Testes experimentais da eficácia relativa dessa abordagem para conduzir a exposição *versus* outras estratégias (p. ex., modelos que enfatizam a habituação durante a sessão) ainda precisam ser realizados especificamente com pacientes com TOC clínico. Também será importante determinar se os pacientes com TOC com consequências explícitas temidas (p. ex., "Vou matar meu bebê se eu não fizer o ritual como resposta aos pensamentos de machucá-la") funcionam melhor com o uso do modelo de aprendizagem inibitória quando comparados àqueles cujos impulsos para ritualizar são acionados mais por sentimentos de repulsão ou por experiências "de que algo não está certo", sem que haja medo relacionado a consequências externas específicas.

TRATAMENTOS

Exposição e prevenção de rituais

O quadro de prognóstico para TOC melhorou muito desde que Victor Meyer (1966) relatou pela primeira vez o caso de dois pacientes que responderam bem a um tratamento com exposição prolongada a gatilhos obsessivos e rígida prevenção de rituais. Esse procedimento, conhecido na época como *exposição e prevenção de rituais* (EPR), foi mais tarde considerado muito bem-sucedido em 10 ou 15 casos e parcialmente eficaz no restante. Os pacientes tratados com esse regime também pareciam manter as melhoras que tiveram em decorrência do tratamento: em um seguimento de cinco anos, apenas dois desses pacientes tiveram recaída (Meyer & Levy, 1973; Meyer, Levy, & Schnurer, 1974).

Como no programa de Meyer, os atuais tratamentos com EPR geralmente incluem exposição prolongada a gatilhos obsessivos e procedimentos voltados a bloquear rituais. Costumam ser feitos exercícios de exposição em contextos reais (*in vivo*), como, por exemplo, pedir ao paciente que tem medo de causar um incêndio por ter deixado o fogão aceso que saia de casa sem verificar os queimadores. Quando os pacientes relatam temer consequências específicas ao se abster de rituais, esses temores também podem ser tratados por meio de exposição por imagens. Na verdade, exercícios de exposição *in vivo* e por imagens são formulados especificamente para desencadear aflição obsessiva. Acredita-se que a exposição repetida e prolongada a pensamentos e situações temidas proporciona informações que refutam associações e avaliações equivocadas realizadas pelos pacientes e, assim, geram habituação (Foa & Kozak, 1986). A exposição geralmente é feita confrontando-se gradualmente situações que gerem aflição moderada antes de se enfrentarem outras mais incômodas. Trabalhos de casa envolvendo exposição são regularmente estabelecidas entre as sessões, e também se pede aos pacientes que se abstenham de rituais.

Desde o relatório positivo inicial de Meyer (1966) sobre a eficácia da EPR, muitos estudos subsequentes de EPR indicaram que a maioria das pessoas que realizam esses tratamentos obtém e mantém ganhos clínicos importantes. Ensaios controlados randomizados (ECRs) indicaram que a EPR é superior a uma série de tratamentos de controle, incluindo placebo (Marks, Stern, Mawson, Cobb, & McDonald, 1980; Foa et al., 2003), relaxamento (Fals-Stewart, Marks, & Schafer, 1993; Simpson et al., 2008) e treinamento para o manejo da ansiedade (Lindsay, Crino, & Andrews, 1997). As conclusões de metanálises recentes que examinaram ensaios randomizados claramente corroboram a eficácia da TCC tanto para adultos (Öst, Havnen, Hansen, & Kvale, 2015) quanto para crianças (Öst, Riise, Wergeland, Hansen, & Kvale, 2016). Além disso, vários estudos já indicaram que esses resultados animadores para EPR não se limitam a amostras de ECR extremamente selecionadas (Franklin, Abramowitz, Kozak, Levitt, & Foa, 2000; Kay, Eken, Jacobi, Riemann, & Storch, 2016; Rothbaum & Shahar, 2000; Valderhaug, Larsson, Gotestam, & Piacentini, 2007; Warren & Thomas, 2001).

Em geral, a EPR tem sido considerada bastante eficaz para melhorar sintomas de TOC e tem gerado ganhos de alta durabilidade depois do encerramento do tratamento. Em nossa revisão da literatura, também ficou claro que, entre as muitas variantes do tratamento com EPR, algumas são relevantes para os resultados e outras não o são. Revisamos a literatura sobre a eficácia relativa dos ingredientes que compõem a EPR para ajudar os profissionais a decidir quais de seus componentes são mais essenciais.

Variáveis de tratamento com EPR

EXPOSIÇÃO *VERSUS* PREVENÇÃO DE RITUAIS *VERSUS* EPR

Para separar os efeitos de EPR nos sintomas de TOC, Foa, Steketee, Grayson, Turner e Latimer (1984) designaram randomicamente pacientes com rituais de lavagem para tratamento somente por exposição (EX), somente por prevenção de rituais (PR) ou sua combinação (EPR). Cada tratamento foi realizado de forma intensiva (15 sessões diárias de duas horas, durante três semanas) e seguido de uma visita em casa. Concluiu-se que os pacientes de cada condição melhoraram no pós-tratamento e no seguimento, mas a EPR foi superior a um tratamento único em quase todas as medidas de sintomas, em ambos os pontos de avaliação. Na comparação entre EX e PR, os pacientes submetidos a EX informaram sentir menos ansiedade ao enfrentar os contaminantes temidos do que os submetidos à PR, ao passo que este último grupo relatou uma maior redução no impulso de ritualizar do que o primeiro. Dessa forma, parece que a EX e a PR afetam diretamente os sintomas de TOC. As conclusões desse estudo sugerem claramente que a EX e a PR devem ser implementadas simultaneamente. Os tratamentos que não incluem ambos os componentes dão resultados inferiores. É importante transmitir essa informação aos pacientes, especialmente quando eles estiverem com dificuldades de se abster de rituais ou de realizar efetivamente exercícios de exposição durante as sessões e entre elas.

IMPLEMENTAÇÃO DE PREVENÇÃO DE RITUAIS

A promoção da abstinência de rituais durante o tratamento é considerada essencial para os bons resultados do tratamento, mas o método preferido de PR mudou com o passar dos anos. No programa de tratamento de EPR de Meyer (1966), funcionários do hospital impediam fisicamente os pacientes de realizar os rituais (p. ex., cortando a água no quarto). Contudo, a intervenção física por parte de funcionários ou familiares para impedir que os pacientes façam os rituais não é mais comum nem recomendada. Acredita-se que essas técnicas de prevenção são coercitivas demais para serem aceitas atualmente. Além disso, o impedimento físico por parte de outras pessoas pode acabar limitando a aplicabilidade para situações não terapêuticas em que não haja outras pessoas para interceder. Em vez disso, recomendam-se agora instruções e estímulos para se abster de rituais e da evitação. Como observado anteriormente, embora a exposição em si possa reduzir a aflição obsessiva, ela não é tão eficaz na redução das compulsões. Para maximizar os efeitos do tratamento, o paciente deve se abster de forma voluntária dos rituais ao mesmo tempo que realiza exercícios de exposição sistemáticos. O terapeuta deve enfatizar muito a importância de se abster de rituais e ajudar o paciente com essa difícil tarefa, dando-lhe apoio, estímulo e sugestões sobre alternativas aos rituais.

USO DE EXPOSIÇÃO POR IMAGENS

O tratamento de exposição por imagens mais EPR *in vivo* foi superior, no seguimento, a um programa de EPR *in vivo* que não incluía exposição por imagens (Foa, Steketee, Turner, & Fischer, 1980; Steketee, Foa, & Grayson, 1982). Entretanto, um segundo estudo não concluiu que acrescentar exposição por imagens melhorasse a eficácia de longo prazo em comparação com somente a exposição (De Araujo, Ito, Marks, & Deale, 1995). O programa de tratamento do primeiro estudo (Foa et al., 1980) difere do aplicado por De Araujo et al. (1995) em vários parâmetros (p. ex., exposições por imagens com duração de 90 minutos em comparação com 30 minutos, respectivamente), de forma que a origem das inconsistências desses estudos não pode ser identificada.

Em nosso trabalho clínico, concluímos que a exposição por imagens ajuda os pacientes que relatam que haverá consequências desastrosas se eles se abstiverem dos rituais. Como muitas dessas consequências não podem ser traduzidas prontamente em exercícios de exposição *in vivo* (p. ex., arder nas chamas do inferno), a exposição por imagens dá ao paciente uma oportunidade de confrontar esses pensamentos temidos. Acrescentando-se imagens a uma exposição *in vivo* também se pode desviar das estratégias de evitação cognitiva usadas pelos pacientes que tentem intencionalmente não levar em conta as consequências da exposição ao mesmo tempo que confrontam situações temidas *in vivo*. Em suma, embora a exposição por imagens não pareça essencial para os resultados imediatos, ela pode melhorar a manutenção de longo prazo e ser usada como um coadjuvante a exercícios *in vivo* para pacientes que temem consequências desastrosas. Para pacientes que apenas informam aflição extrema como consequência de se abster de seus rituais e comportamentos de evitação, a exposição por imagens pode ser desnecessária.

EXPOSIÇÕES GRADUAIS *VERSUS* EXPOSIÇÕES ABRUPTAS

Não foram detectadas diferenças na redução dos sintomas de TOC em um estudo comparando pacientes que enfrentaram as situações mais aflitivas desde o início da terapia em relação àqueles que enfrentaram inicialmente situações menos aflitivas, mas, mesmo assim, os pacientes preferiram a abordagem mais gradual (Hodgson, Rachman, & Marks, 1972). Como a motivação dos pacientes e a concordância com os objetivos do tratamento são elementos fundamentais para o êxito da EPR, as situações de dificuldade mais moderada geralmente são enfrentadas antes, seguidas por vários passos intermediários, antes de se tentarem exposições mais aflitivas. Dessa forma, enfatizamos que a exposição acontecerá em um ritmo aceitável para o paciente e que nenhum tipo de exposição será tentado sem sua aprovação. Ao mesmo tempo, é preferível enfrentar o item mais elevado na hierarquia do tratamento em um momento relativamente inicial (p. ex., na primeira semana de tratamento intensivo) para dar tempo suficiente para que se repitam essas exposições difíceis em sessões posteriores.

DURAÇÃO DA EXPOSIÇÃO

Já se acreditou que a duração da exposição era importante para o resultado, considerando-se a prolongada e contínua como mais eficaz do que a curta e interrompida (Rabavilas,

Boulougouris, & Perissaki, 1979). De fato, a redução da ansiedade (habituação) entre sessões foi associada à melhoria após tratamentos baseados em exposição para TOC e para TEPT (p. ex., Jaycox, Foa, & Morral, 1998; Kozak, Foa, & Steketee, 1988; van Minnen & Hagenaars, 2002). Entretanto, são vários os estudos que não encontraram forte relação entre a habituação dentro da sessão e a redução de medos e sintomas (Jaycox et al., 1998; Kozak et al., 1988; Mathews, Johnston, Shaw, & Gelder, 1974; Rowe & Craske, 1998). Em uma reflexão sobre a teoria de processamento emocional, Foa et al. (2006) concluíram que a recente falta de ênfase na relação entre a habituação dentro da sessão e o resultado não é fundamental para essa teoria, porque o mecanismo proposto subjacente à redução de sintomas é a modificação das associações equivocadas relevantes mediante informações que as refutem, e não a habituação em si. Em termos práticos, isso significa que os pacientes devem saber que, embora o ideal seja persistir com a exposição até que se reduza bastante a ansiedade, o fator mais importante é repetir as mesmas exposições para, com o passar do tempo, reduzir a ansiedade associada. Os pacientes com TOC são particularmente vulneráveis a medos de interromper as exposições "cedo demais" e, assim, fazer o tratamento de forma incorreta. Essa nova instrução pode estimulá-los a realizar suas atividades sem rituais ou evitações, independentemente da ansiedade ainda se manter depois de uma tarefa de exposição. A diminuição na ênfase da importância fundamental da habituação no momento é mais pronunciada em termos de processo quando se usa terapia de aceitação e compromisso (p. ex., Twohig et al., 2010). Porém, em termos gerais, esse ponto de vista parece também estar ganhando aceitação entre terapeutas cognitivo-comportamentais. Por exemplo, clinicamente, muitas vezes lembramos os pacientes de que eles estarem ansiosos ou não é menos relevante do que o que eles fazem (ou não fazem) quando estão ansiosos, já que a ritualização e a evasão manterão o medo durante o processo.

FREQUÊNCIA DAS SESSÕES DE EXPOSIÇÃO

A frequência ideal das sessões de exposição ainda está para ser estabelecida. Os programas intensivos de terapia de exposição que atingiram resultados excelentes (p. ex., Foa, Kozak, Steketee, & McCarthy, 1992) geralmente envolvem sessões diárias no decorrer de aproximadamente um mês, mas também já se atingiram resultados bastante favoráveis com sessões mais espaçadas (p. ex., Abramowitz, Foa, & Franklin, 2003; De Araujo et al., 1995; Franklin et al., 1998). Um recente ECR para TOC pediátrico não encontrou diferenças entre tratamento intensivo e semanal (Storch et al., 2007). Clinicamente, concluímos que sessões menos frequentes podem ser suficientes para pacientes extremamente motivados, com sintomas de TOC leves a moderados e que entendem prontamente a importância do trabalho de exposição diária feito em casa. Aos pacientes com sintomas muito graves ou aos que, por várias razões, não conseguem cumprir de pronto as tarefas de EPR entre as sessões, geralmente se oferece tratamento intensivo.

EXPOSIÇÃO ASSISTIDA POR TERAPEUTA *VERSUS* AUTOEXPOSIÇÃO

Avaliações da presença de um terapeuta durante a exposição geraram resultados inconsistentes. Em um estudo, os pacientes com TOC que receberam exposição assistida por terapeuta apresentaram uma maior melhora imediatamente após o tratamento do que os que receberam clomipramina e autoexposição, mas essa diferença não ficou evidente no seguimento (Marks et al., 1988). Entretanto, esses resultados são de difícil interpretação à luz do delineamento complexo do programa. Um segundo estudo usando pacientes com TOC também indicou que a exposição assistida por terapeuta não era superior à autoexposição no pós-tratamento ou no seguimento (Emmelkamp & van Kraanen, 1977), mas o número de pacientes em cada condição era pequeno demais para fazer com que esses resultados fossem conclusivos. Em contraste com as conclusões negativas de Marks et al. (1988) e de Emmelkamp e van Kraanen (1977), a presença do terapeuta tinha resultado superior a partir de uma sessão única de exposição de três horas, comparada com a autoexposição para pessoas com fobias específicas (Öst, 1989). Como as fobias específicas são, como um todo, menos prejudiciais e mais fáceis de tratar do que o TOC, pode-se supor que a presença do terapeuta também deve influenciar o resultado do tratamento no TOC. Além disso, por meio de metanálises, Abramowitz (1996) concluiu que a exposição controlada por terapeuta estava associada a mais melhorias em sintomas de TOC e TAG em comparação com procedimentos autocontrolados. Resultados comparáveis foram encontrados para pacientes que receberam EPR com assistência de terapeuta e os que receberam teleterapia (Lovell et al., 2006), o que mais uma vez coloca em questão a necessidade de assistência do terapeuta para bons resultados. À luz dessas conclusões diferentes, não há resposta clara disponível sobre o papel do terapeuta em tarefas de exposição no tratamento para TOC. Entretanto, concluímos clinicamente que a presença de um terapeuta pode ajudar os pacientes a permanecerem nas exposições quando a ansiedade for alta, para evitar rituais ou comportamentos de evitação sutis durante a exposição (p. ex., distração, rituais mentais), e a continuarem suficientemente motivados, apesar da aflição. Os pesquisadores começaram a examinar se a terapia por telefone ou Skype também seria eficaz, incluindo protocolos de TCC adaptados especificamente para síndrome de Tourette (Himle, Olufs, Himle, Tucker, & Woods, 2010) e TOC (p. ex., Bachofen et al., 1999; Comer et al., 2017). Essa pesquisa pode proporcionar uma maior segurança para o uso eficaz desses métodos, o que ajudará a resolver o problema permanente da escassez de especialistas em tratamento de TOC que assola a maioria das comunidades.

A EPR versus *outras abordagens de tratamento*

Nesta seção, revisamos a literatura sobre a eficácia do tratamento individual padrão com EPR em comparação com outras abordagens terapêuticas, incluindo tratamento de grupo, tratamento de família com EPR, terapia cognitiva e farmacoterapia.

EPR INDIVIDUAL *VERSUS* GRUPAL

A EPR individual intensiva, embora eficaz, pode apresentar obstáculos práticos, como alto custo do tratamento e problemas de agenda para paciente e terapeuta. Além disso, como os especialistas em tratamento com EPR são poucos e dispersos, os pacientes também podem ter de esperar muito tempo ou viajar distâncias longas para se tratar. Por isso, alguns pesquisadores têm começado a examinar a eficácia de modalidades de tratamento mais acessíveis e eficientes. Uma dessas alternativas é o tratamento em grupo. Fals-Stewart et al. (1993) realizaram um estudo controlado no qual pacientes com TOC foram distribuídos aleatoriamente em condições de EPR individual, EPR em grupo ou uma condição de controle psicossocial (relaxamento). Cada um dos tratamentos ativos durou 12 semanas, com sessões duas vezes por semana, e incluía trabalho de casa com exposição diária. Observaram-se melhorias importantes nos sintomas de TOC em ambos os tratamentos ativos, sem que se detectassem diferenças entre EPR individual e em grupo, imediatamente após o tratamento ou em seis meses de seguimento. A análise do perfil dos escores de sintomas de TOC coletadas durante o tratamento indicou, isso sim, uma redução mais rápida nos sintomas dos pacientes que receberam tratamento individual. Esses resultados oferecem evidências da eficácia do tratamento em grupo, mas, como os pacientes eram excluídos desse estudo se fossem diagnosticados com *qualquer* transtorno da personalidade ou com depressão comórbida, pode ser que a amostra tenha sido um pouco atípica. Além disso, nenhum dos participantes tinha recebido tratamento para TOC anteriormente, o que também é incomum para essa população e sugestiva de uma amostra menos sintomática. Sendo assim, deve-se ter cuidado ao fazer inferências em relação à população mais ampla com TOC, até que esses resultados sejam replicados.

Barrett, Healy-Farrell e March (2004) concluíram que a TCC individual e em grupo foram muito e igualmente eficazes para crianças e adolescentes com TOC, em comparação com um grupo-controle de lista de espera; isso levanta a possibilidade de que as intervenções de grupo possam ser especialmente promissoras no tratamento de jovens com TOC. Também em jovens, Asbahr et al. (2005) concluíram que a TCC em grupo e a sertralina foram semelhantes no pós-tratamento, mas com menos recaída na segunda condição. Outro grupo de pesquisa australiano encontrou resultados semelhantes para tratamento em grupo em comparação com tratamento individual, sendo ambos superiores a um controle de lista de espera (Anderson & Rees, 2007). Não surpreende, contudo, que o tratamento individual tenha sido associado a uma resposta mais rápida.

ENVOLVIMENTO DA FAMÍLIA *VERSUS* TRATAMENTO EPR PADRÃO

Emmelkamp et al. (1990) examinaram se o envolvimento da família no tratamento aumentaria a eficácia de EPR para TOC. Pacientes casados ou que moravam com um companheiro afetivo foram designados randomicamente para receber EPR com ou sem envolvimento do companheiro no tratamento. Os resultados indicaram que os sintomas de TOC foram significativamente reduzidos após o tratamento, para ambos os grupos. Não surgiram diferenças entre os tratamentos, e certa aflição conjugal inicial não predisse o resultado. Entretanto, a redução de ansiedade/aflição para a amostra como um todo foi modesta (33%), o que pode ter sido resultado das sessões de tratamento relativamente curtas e da ausência de exercícios de exposição *in vivo* nas sessões de tratamento.

Mehta (1990) também examinou o efeito do envolvimento de familiares no resultado do tratamento com EPR. Para adaptar o tratamento ao grande número de jovens solteiros que buscam tratamento para TOC e ao "sistema de família ampliada" predominante na Índia, Mehta usou um tratamento baseado na família, em lugar de baseado no cônjuge. Pacientes que não haviam respondido à farmacoterapia anteriormente foram distribuídos de forma aleatória para receber tratamento por dessensibilização sistemática e EPR, com ou sem colaboração da família. As sessões de ambas as condições foram realizadas duas vezes por semana, durante 12 semanas; a prevenção de resposta foi descrita como "gradual". Na condição em que se contava com a família, um familiar designado (pai, cônjuge ou filho adulto) ajudava com o trabalho estabelecido para casa e com a terapia de relaxamento supervisionada, participava na prevenção de resposta e era instruído para prestar apoio. Nos sintomas de TOC autoavaliados, encontrou-se uma melhoria maior para a intervenção baseada em família no pós-tratamento e seguimento de seis meses. Embora apresente problemas metodológicos que complicam a interpretação das conclusões (p. ex., uso apenas de medidas de autoavaliação para o TOC, descrição imprecisa de procedimentos de tratamento), esse estudo oferece algumas evidências preliminares de que o envolvimento da família pode ajudar no tratamento do transtorno. Clinicamente, recrutamos regularmente o apoio de familiares na EPR, proporcionando-lhes psicoeducação em relação à doença e suas consequências nas primeiras etapas de planejamento do tratamento, bem como aconselhamento e estímulo para gerenciar as demandas de garantias do paciente, seus comportamentos evitativos e suas violações das regras de EPR entre sessões. Também tentamos reduzir a crítica por parte do familiar em relação ao paciente e discussões que não são construtivas sobre TOC e questões relacionadas quando essas questões surgem na terapia.

Estudos randomizados que foram publicados sobre TCC para TOC com jovens incluíram os pais no tratamento, pelo menos em algum grau (Barrett et al., 2004; de Haan, Hoogduin, Buitelaar, & Keijsers, 1998; Pediatric OCD Treatment Study Team, 2004), e ainda está sendo conduzida uma comparação direta de TCC, com e sem o componente familiar, usando um protocolo semelhante nos outros aspectos, sobre TOC pediátrico. Entretanto, pesquisas sobre a hipótese de o envolvimento familiar melhorar os resultados da TCC em outros transtornos de ansiedade geraram conclusões contraditórias, e um ECR amplo recentemente completado indicou que ambas as formas de tratamento são eficazes e essencialmente equivalentes (Bogels & Bodden, 2005). Famílias mais disfuncionais foram associadas a resultados inferiores no longo prazo em um estudo recente (Barrett, Farrell, Dadds, & Boulter, 2005), bem como especificamente a acomodação dos rituais de TOC pelas famílias (Peris et al., 2012), e, neste momento, pode ser prudente em termos clínicos incluir um componente familiar mais abrangente quando a família estiver envolvida muito diretamente nos rituais do paciente (p. ex., busca de reasseguramentos) ou quando a psicopatologia familiar ameaçar a aplicabilidade dos ganhos de tratamento em um ambiente doméstico caótico. Também pode ser necessário um maior envolvimento da família no tratamento quando o paciente é muito jovem (Freeman et al., 2003, 2007, 2014).

EPR *VERSUS* TERAPIAS COGNITIVAS

O interesse crescente na terapia cognitiva (p. ex., Beck, 1976; Ellis, 1962), associado à insatisfação com formulações de tratamento mediadas por processos como extinção (Stampfl & Levis, 1967) ou habituação (Watts, 1973), faz avançar o exame da eficácia dos procedimentos cognitivos para transtornos de ansiedade em geral e para TOC em particular. Vários estudos iniciais encontraram poucas diferenças entre tratamentos comportamentais tradicionais e aqueles aprimorados com diversas abordagens cognitivas (p. ex., Emmelkamp & Beens, 1991; Emmelkamp, Visser, & Hoekstra, 1988). Avanços recentes nas conceituações cognitivas de TOC têm gerado, aparentemente, tratamentos cognitivos mais eficazes e duráveis. Freeston et al. (1997) concluíram que uma intervenção cognitivo-comportamental era eficaz em comparação com um grupo de controle de lista de espera, para pacientes com obsessões "puras". Vários outros estudos (Cottraux et al., 2001; McLean et al., 2001; Vogel, Stiles, & Götestam, 2004; Whittal, Thordarson, & McLean, 2005) sugeriram resultados equivalentes para TCC e EPR, respectivamente, embora alguma superposição de procedimentos entre as duas condições nesses estudos dificulte a interpretação de suas conclusões. Em sintonia com estudos que atestam a utilidade de abordagens de orientação cognitiva para problemas bastante semelhantes ao TOC, como hipocondria (Barsky & Ahern, 2004; Warwick, Clark, Cobb, & Salkovskis, 1996), as terapias cognitivas parecem ser promissoras para tratar TOC e podem ser uma alternativa eficaz à EPR (Öst et al., 2015). Mais recentemente, no entanto, Whittal, Woody, McLean, Rachman e Robichaud (2010) não conseguiram encontrar diferença entre terapia cognitiva e treinamento de manejo do estresse (TME) para uma amostra com obsessões e rituais mentais primários, embora isso pareça se dever ao fato de que o TME proporcionava benefícios substanciais e duradouros em comparação com pré-tratamento, e não porque a terapia cognitiva não os proporcionasse.

Geralmente é difícil discernir se a terapia cognitiva melhora a eficácia da EPR, porque a terapia de exposição e a terapia cognitiva têm por objetivo modificar cognições equivocadas. Um estudo controlado randomizado que comparou formas "puras" de terapia cognitiva ou EPR, com ou sem medicação, encontrou resultados semelhantes, ainda que um pouco atenuados, em relação àquilo que geralmente se espera de ambos os tratamentos (van Balkom et al., 1998). Foa e Kozak (1986) afirmaram que a interrupção de associações e crenças equivocadas é um mecanismo crucial por detrás da eficácia dos tratamentos de exposição, questionando, portanto, discussões de que se pode esperar que as cognições equivocadas a partir da EPR prejudiquem os resultados. Por exemplo, paciente e terapeuta sentados no chão de um banheiro público realizando uma exposição a superfícies contaminadas geralmente discutem avaliações de risco, superestimativas de probabilidades, e assim por diante, enquanto o terapeuta ajuda o paciente a adquirir a modificação cognitiva necessária para melhorar. A questão prática de interesse é como maximizar a eficácia: a discussão informal das distorções cognitivas durante os exercícios de exposição é suficiente ou o terapeuta deveria realizar questionamento socrático formal em relação a hipóteses distorcidas, como excesso de responsabilidade? Particularmente, em uma metanálise, as terapias cognitivas para TOC que incluíam alguma forma de exposição para estímulos temidos foram superiores às que não a incluíam, sugerindo que a exposição pode ser necessária para melhorar os resultados (Abramowitz, Franklin, & Foa, 2002).

Para aprofundar essa questão, Hiss, Foa e Kozak (1994) investigaram se as técnicas formais de prevenção à recaída após EPR intensiva melhoraram a manutenção dos ganhos. Especificamente, foram removidas as discussões sobre fatores cognitivos geralmente incluídas durante o tratamento principal (p. ex., discussão de lapso *versus* recaída, instruções sobre exposição pós-tratamento, temas de culpa e responsabilidade pessoal e consequências temidas). Os pacientes receberam essa EPR modificada, seguida de um tratamento para prevenção de recaída ou um tratamento de controle psicossocial (terapia associativa). Todos os pacientes em ambas as condições foram classificados como *respondedores no pós-tratamento* (o que foi definido como 50% ou mais de redução nos sintomas de TOC), com ganhos de tratamento mais sustentados no grupo de prevenção de recaída do que na condição de terapia associativa em um seguimento de seis meses. As porcentagens dos que responderam no seguimento foram de 75% na condição de prevenção de recaída e de 33% na de terapia associativa. A taxa de recaída acima do normal que se observou na terapia associativa pode ter sido resultado da remoção das técnicas cognitivas geralmente usadas durante o tratamento principal, como discussão das consequências temidas. Essas conclusões, e as que foram discutidas anteriormente, reforçam ainda mais a nossa visão de que o tratamento misto voltado a dar aos pacientes a oportunidade de refutar suas cognições distorcidas faz mais sentido em termos clínicos. Nessa linha, nossa abordagem incorpora claramente procedimentos cognitivos informais, e as discussões do resultado das exposições são voltadas a questionar visões equivocadas, o que se consegue no contexto de uma abordagem de tratamento que ainda enfatiza a importância da EPR para gerar essas mudanças.

Medicamentos serotonérgicos

Eficácia dos medicamentos

O uso de medicamentos serotonérgicos no tratamento de TOC vem recebendo muita atenção. Entre os antidepressivos tricíclicos, a clomipramina (CMI) foi o mais estudado. Em estudos controlados, ela foi considerada repetidas vezes superior ao placebo (p. ex., DeVeaugh-Geiss, Landau, & Katz, 1989). Resultados semelhantes foram obtidos com inibidores seletivos da recaptação de serotonina (ISRSs), fluoxetina, fluvoxamina e sertralina (ver Öst et al., 2015). Cada uma dessas medicações foi aprovada pela U.S. Food and Drug Administration (FDA) como tratamento para TOC em adultos. Como um todo, esses estudos sugerem que até 60% dos pacientes apresentam alguma resposta ao tratamento com ISRSs, mas mesmo o ganho de tratamento médio em pacientes que responderam ao tratamento é, na melhor das hipóteses, moderado (Greist, 1990). Além disso, a melhora dos sintomas obsessivo-compulsivos só se mantém enquanto o medicamento está sendo usado. Por exemplo, em um estudo controlado, duplo-cego, realizado há tempos, sobre interrupção da medicação, 90% dos pacientes tiveram recaída algumas semanas após a suspensão da CMI (Pato, Zohar-Kadouch, Zohar, & Murphy, 1988). Estudos mais recentes sobre interrupção da medicação com períodos de diminuição mais lentos não tiveram esses resultados tão dramáticos, mas ainda assim convergiam para sugerir que a manutenção do tratamento é necessária para sustentar ganhos obtidos somente com a farmacoterapia para TOC (Dougherty, Rauch, & Jenike, 2002).

EPR versus *farmacoterapia*

Muitos estudos controlados têm mostrado que os antidepressivos serotonérgicos são superiores ao placebo na melhora dos sintomas do TOC (para uma revisão, ver Greist, Jefferson, Kobak, Katzelnick, & Serlin, 1995). Entretanto, somente alguns poucos estudos controlados compararam de forma direta a eficácia relativa ou combinada das medicações antidepressivas e da EPR, e diversos estudos que realizaram essa comparação incluíram delineamentos complexos, o que torna difícil traçar conclusões confiáveis sobre sua eficácia relativa e combinada (Marks et al., 1980, 1988). Cottraux et al. (1990) compararam a fluvoxamina (FLV) com instruções antiexposição, FLV mais EPR semanal, e placebo (PBO) mais EPR, e concluíram que FLV + EPR e FLV + instruções antiexposição foram superiores a PBO + EPR; houve tendência a uma vantagem do tratamento combinado, mas ela não foi significativa. Hohagen et al. (1998) compararam EPR + FLV com EPR + PBO e concluíram que ambos os grupos melhoraram de forma significativa e comparável nas compulsões, mas os pacientes que receberam EPR + FLV estavam bem melhores no pós-tratamento em termos de obsessões do que os que receberam EPR + PBO. Subanálises indicaram que os pacientes com depressão secundária também tiveram melhores resultados quando recebiam EPR + FLV.

A eficácia relativa e combinada da CMI e da EPR intensiva foi examinada em um ECR multicêntrico realizado em nosso centro (Pensilvânia) e na Columbia University. As conclusões obtidas com pacientes que completaram o tratamento e com dados sobre *intention-to-treat* (ITT) indicaram, no pós-tratamento, que os tratamentos ativos foram superiores ao placebo, que a EPR foi superior à CMI e que a combinação dos dois tratamentos não foi superior à EPR isolada (Foa et al., 2005); a recaída foi mais visível depois da interrupção do tratamento no grupo de CMI do que em qualquer tratamento que incluiu EPR intensiva (EPR, EPR + CMI; Simpson et al., 2004). Entretanto, o delineamento usado no estudo Pensilvânia-Columbia pode não ter promovido em nível ideal um efeito adicional para CMI, porque a parte intensiva do programa de EPR foi completada, em grande parte, antes que os pacientes atingissem sua dose máxima de CMI. Além disso, os efeitos do tratamento combinado podem ser mais evidentes quando não se usa EPR (Foa, Franklin, & Moser, 2002). Especificamente, foi encontrado um efeito aditivo para o tratamento combinado em um estudo recente sobre TOC pediátrico feito nas universidades da Pensilvânia, Duke e Brown (Pediatric OCD Treatment Study Team, 2004), embora o exame de tamanho de efeito por centro indicasse que o efeito de monoterapia com TCC na Pensilvânia foi muito alto e não se tenha encontrado efeito adicional para o tratamento combinado nesse centro.

Em suma, embora haja claras evidências de que tanto o tratamento farmacológico com medicação serotonérgica quanto o tratamento com EPR sejam eficazes para TOC, há poucas informações sobre suas eficácias relativa e combinada, pois a maioria dos estudos que examinaram essas questões foi limitada metodologicamente. Não obstante, nenhum estudo encontrou superioridade clara em longo prazo para a combinação de farmacoterapia e EPR sobre a EPR simples. Mesmo na ausência de resultados conclusivos, muitos especialistas continuam a defender os procedimentos combinados como sendo o tratamento de escolha mais indicado para TOC (p. ex., Greist, 1992). Na prática clínica, é comum ver pacientes em tratamento para EPR que estejam tomando ISRSs de forma concomitante. Em estudos não controlados de resultados de tratamento de EPR para adultos (Franklin, Abramowitz, Bux, Zoellner, & Feeny, 2002) e jovens (Franklin et al., 1998; Piacentini, Bergman, Jacobs, McCracken, & Kretchman, 2002) tratados em clínicas ambulatoriais para TOC, não foram detectadas diferenças pós-tratamento na gravidade dos sintomas entre os pacientes que receberam somente EPR e os que receberam medicação ISRS ao mesmo tempo. A partir desses dados, pode-se concluir que a farmacoterapia concomitante não é necessária para que cada paciente tenha benefícios com a EPR, e que essa farmacoterapia não parece inibir a resposta ao tratamento com EPR. Com relação a aumentar a EPR em pacientes que respondem parcialmente a ISRSs, já existem evidências de estudos randomizados indicando que a EPR melhorou o resultado do tratamento em comparação com apenas medicação em jovens (Franklin et al., 2011) e em relação ao treinamento de manejo de estresse em adultos (Simpson et al., 2010). Contudo, para se obterem conclusões mais definitivas sobre os efeitos de aumentar a farmacoterapia com EPR, seria necessário um estudo controlado mais cuidadoso.

AVALIAÇÃO

Após uma entrevista diagnóstica para certificar-se da presença de TOC, é recomendável quantificar a gravidade dos sintomas com um ou mais dos instrumentos descritos a seguir. A quantificação da gravidade dos sintomas ajuda o terapeuta a avaliar o sucesso do tratamento para um determinado paciente. Em nossa clínica, usamos vários instrumentos de avaliação. Entretanto, como acontece na maioria dos estudos clínicos do TOC, o principal instrumento de medida da gravidade dos sintomas de TOC usado em nosso centro é a Escala Obsessivo-Compulsiva de Yale-Brown (Yale-Brown Obsessive-Compulsive Scale — Y-BOCS; Goodman et al., 1989a, 1989b).

Escala Obsessivo-Compulsiva de Yale-Brown

A Y-BOCS (Goodman et al., 1989a, 1989b), uma entrevista padronizada e semiestruturada, leva aproximadamente 30 minutos para ser realizada. A escala Y-BOCS tem 10 itens (cinco avaliam obsessões e cinco, compulsões), cada um deles classificado em uma escala de cinco pontos, entre 0 (nenhum sintoma) e 4 (sintomas graves). Avaliadores classificam o tempo ocupado pelas obsessões e pelas compulsões, o grau de interferência no funcionamento, o nível de aflição, tentativas de resistir aos sintomas e o nível de controle sobre eles. A Y-BOCS demonstrou concordância entre classificadores, consistência interna e validade adequadas (Goodman et al., 1989a, 1989b). A Y-BOCS serviu como instrumento principal para avaliar resultados na maioria dos estudos publicados sobre tratamento para TOC com farmacoterapia e TCC nos anos de 1990.

Medidas de autoavaliação

Inventário Obsessivo-Compulsivo — Revisado

O Inventário Obsessivo-Compulsivo — Revisado (Obsessive-Compulsive Inventory — Revised — OCI-R; Foa, Huppert et al., 2002) é um instrumento de autoavaliação com 18 itens que avalia a aflição associada com as obsessões e as compulsões. Além do escore total, são calculados os escores de seis subescalas separadas, adicionando-se os três itens que perfazem cada subescala: Lavagem, Verificação, Ordenamento, Obsessão, Colecionismo e Neutralização. Foa, Huppert et al. relataram boa consistência interna, confiabilidade teste-reteste e validade discriminante em pacientes clínicos com TOC, TEPT, fobia social generalizada e controles não ansiosos. O escore total vai de 0 a 72, e cada subescala vai de 0 a 12.

Outras medidas de autoavaliação

Alguns instrumentos de autoavaliação para sintomas de TOC, como o Inventário de Obsessão de Leyton (Leyton Obsessional Inventory; Kazarian, Evans, & Lefave, 1977) e o Questionário Obsessivo-Compulsivo de Lynfield (Lynfield Obsessional-Compulsive Questionnaire; Allen & Tune, 1975), também estão disponíveis. Esses instrumentos são limitados, no sentido de que avaliam apenas determinadas formas de comportamento obsessivo-compulsivo e/ou incluem itens que não estão relacionados aos sintomas de TOC. Mais recentemente, Storch et al. (2009) desenvolveram o Inventário Obsessivo-Compulsivo Infantil da Flórida (Children's Florida Obsessive-Compulsive Inventory), que está voltado principalmente a propósitos de triagem.

ENTREVISTA INICIAL

Depois de estabelecido um diagnóstico de TOC e antes de começar concretamente o tratamento, o terapeuta deve agendar de 4 a 6 horas de consulta com o paciente. Nessas sessões, o terapeuta precisa realizar três importantes tarefas. Em primeiro lugar, as sessões são usadas para coletar as informações necessárias para desenvolver um plano de tratamento. Especificamente, o terapeuta deve primeiro identificar sinais específicos que causem aflição ao paciente (sinais de ameaça), evitação, rituais e consequências temidas. Em segundo, o terapeuta deve estabelecer um bom *rapport* com o paciente, que vai realizar exercícios de exposição para gerar ansiedade e aflição durante a EPR intensiva — a falta de uma boa relação entre terapeuta e paciente pode comprometer o resultado. Em terceiro, o terapeuta precisa explorar a crença do paciente sobre o TOC e as consequências percebidas de abster-se dos rituais e da evitação, pois essa informação guia as discussões informais dos processos cognitivos que acontecem durante a EPR.

Os sinais de ameaça podem ser (1) objetos tangíveis no ambiente ou (2) pensamentos, imagens ou impulsos que as pessoas tenham (por falta de termos melhores, chamamos a eles "sinais externos" e "sinais internos", respectivamente). A evitação passiva e o comportamento ritualístico (às vezes chamado "evitação ativa") servem para reduzir a aflição associada aos sinais de ameaça. Os rituais podem ser ainda divididos em formas (mentais) explícitas e implícitas. É essencial que os pacientes entendam a diferença entre obsessões e compulsões mentais, porque aquelas são tratadas com exposição sistemática, e estas com prevenção de rituais. Durante o tratamento, os pacientes devem ser instruídos a informar quaisquer compulsões mentais ao terapeuta, já que realizar essas compulsões durante os exercícios de exposição atenua os efeitos desses exercícios da mesma forma que as compulsões comportamentais.

Sinais externos de medo

A maioria das pessoas com TOC sente medo como reação a sinais ambientais específicos (objetos, pessoas ou situações), mas cada paciente tem seus próprios sinais idiossincráticos. Por exemplo, pessoas que têm medo de contaminação em banheiros podem temer todos os banheiros ou apenas os que são abertos ao público. Um paciente pode temer apenas o vaso sanitário, ao passo que outros podem ter medo do chão dos banheiros, das maçanetas e das torneiras. Da mesma forma, duas pessoas podem experenciar aflição ante a perspectiva de que sua casa vá pegar fogo, mas, ao passo que um indivíduo a sente somente quando é o último a sair de casa, outro a sente antes de ir dormir, quando seus filhos estão presentes.

O terapeuta precisa coletar informações específicas em relação aos sinais que geram a aflição do paciente ao identificar as fontes básicas de medo. Identificar a fonte básica é importante para planejar o programa de tratamento. É essencial que a pessoa confronte as fontes de medo para que o tratamento comportamental para TOC funcione. Muitas vezes, quando essa exposição não acontece durante o tratamento, há recaída. Por exemplo, uma paciente que tinha medo de se contaminar em sua cidade natal foi tratada com EPR a 4.500 km dessa cidade. Em função das distâncias envolvidas, era impossível uma exposição direta à cidade, de forma que o tratamento consistiu em uma exposição a objetos contaminados direta ou indiretamente por contato com a cidade. Embora tenha se habituado aos objetos usados nas sessões de exposição, a paciente continuou a ter medo de sua cidade natal. Um ano depois de iniciado o tratamento, ela tinha desenvolvido medos em relação a novos objetos relacionados à sua cidade natal. Somente quando realizou exposições repetidas à própria cidade foi que teve melhorias duradouras.

É importante que o terapeuta realize uma investigação minuciosa de objetos, situações e lugares que evoquem aflição obsessiva para o paciente na época da apresentação e no início dos problemas. Essas informações ajudam a identificar a fonte da aflição. Para facilitar a comunicação com o paciente sobre situações que evocam aflição, introduziu-se uma Escala de Unidades Subjetivas de Desconforto (Subjective Units of Discomfort Scale — SUDS) variando de 0 a 100 pontos. Pede-se aos pacientes que classifiquem cada situação com relação ao nível de aflição que esperam sentir com a exposição. A fonte de aflição deve ser 100. O diálogo entre terapeuta e paciente apresentado a seguir ilustra o processo de coleta de informações em relação a situações aflitivas.

TERAPEUTA: Quando você sente necessidade de lavar as mãos?

PACIENTE: Em muitos lugares. Há tantos lugares.

TERAPEUTA: Há lugares onde a necessidade é especialmente forte?

PACIENTE: Ah! Quando estou sentada na sala da minha casa, principalmente perto da lareira. Também na lavanderia, aonde nunca vou. E quando caminho no parque.

TERAPEUTA: Vamos falar da sala da sua casa. Até que ponto você se sente incomodada quando está sentada em frente à lareira?

PACIENTE: É ruim, acho que uns 90.

TERAPEUTA: Você pode me dizer o que a faz se sentir incomodada quando está na sua sala?

PACIENTE: Bom, é uma longa história. Eu sei que não tem sentido.

TERAPEUTA: Prossiga. É importante que a gente entenda o que a faz se sentir desconfortável e com medo na sala da sua casa.

PACIENTE: Faz uns dois anos, eu me levantei de manhã e fui até a sala e vi um esquilo morto na lareira. Acho que ele entrou pela chaminé. Então, pensei que, se o esquilo estava morto, devia estar doente. Eu sei que muitos esquilos têm raiva, então pensei que, se o esquilo tivesse morrido de raiva, haveria germes em toda a chaminé.

TERAPEUTA: Você tentou limpar a chaminé e a lareira?

PACIENTE: Tentei, nós contratamos uma empresa que limpou tudo, mas eu não tenho certeza de que eles tiraram todos os germes.

TERAPEUTA: Entendo. E a lavanderia, o quanto a incomoda estar ali?

PACIENTE: Isso seria 100 e por isso eu nem vou lá.

TERAPEUTA: Como foi que a lavanderia ficou tão perigosa?

PACIENTE: Ah! Essa é outra história. Até um ano atrás, meus filhos deixavam seus porquinhos-da-índia na lavanderia. Um dia encontramos a fêmea morta. Então pensei que ela provavelmente também tinha morrido de raiva.

TERAPEUTA: Ah! Entendo. Então você tem um medo geral de que vai contrair raiva se entrar em contato com coisas que você acha que estão contaminadas pelos germes da raiva. É isso?

PACIENTE: Exatamente. É por isso que não gosto de caminhar entre as árvores ou no parque. Você sabe que esses lugares têm todo tipo de bicho e nunca dá para saber onde podem estar os germes.

Está claro, a partir dessa conversa, que não era de salas de estar, de lavanderias e de parques em si que a paciente tinha medo. Qualquer situação ou objeto que, em sua mente, tivesse alguma probabilidade de estar infestado com germes da raiva se tornava uma fonte de contaminação. Alguns pacientes que têm medo de contaminação, contudo, não conseguem especificar as consequências temidas de entrar em contato com estímulos que percebem como contaminados. Para esses, o medo principal é não conseguir tolerar a extrema aflição gerada por estar contaminados. Com tais pacientes, também é importante investigar mais, para discernir se eles têm medos relacionados a consequências de longo prazo à sua saúde por experimentar alta e constante ansiedade em resposta a estímulos que desencadeiam obsessões.

Sinais internos de medo

A ansiedade e a aflição também podem ser geradas por imagens, impulsos ou pensamentos abstratos que a pessoa considere perturbadores, constrangedores ou nojentos. Entre os exemplos desses sinais, estão impulsos de esfaquear o próprio filho, pensamentos sobre o cônjuge ferido em um acidente ou imagens de figuras religiosas em atividade sexual. Claramente, os sinais internos de ameaças podem ser gerados por situações externas, como a visão de uma faca que desencadeia o impulso de esfaquear o próprio filho. Alguns pacientes podem sentir aflição ao experienciar algumas sensações corporais, como pequenas dores que desencadeiam o medo de ter câncer.

Em muitos casos, os pacientes podem relutar em expressar seus pensamentos obsessivos porque têm vergonha ou porque temem que isso poderia aumentar a probabilidade de que se concretizassem. Nesses casos, o terapeuta precisa estimular a expressão desses pensamentos por meio de questionamento direto e de uma atitude racional. Às vezes, ajuda dizer ao paciente que muitas pessoas com ou sem TOC têm pensamentos indesejados (até 85% de indivíduos normais; Rachman & DeSilva, 1978). Também pode ajudar lembrar o paciente de que falar sobre as obsessões será parte da terapia; a sessão de avaliação é uma boa oportunidade de começar esse processo.

TERAPEUTA: Então me conte, quando você sente necessidade incontrolável de fazer contagem?

PACIENTE: Parece que estou sempre contando alguma coisa, mas é mais quando penso em determinadas coisas.

TERAPEUTA: Que tipo de coisas?

PACIENTE: Não sei, coisas ruins.

TERAPEUTA: Você pode me dar alguns exemplos de pensamentos ruins que a farão querer contar?

PACIENTE: (*Breve silêncio.*) Eu realmente prefiro não falar deles. Isso piora as coisas.

TERAPEUTA: Você quer dizer que torna o contar ainda pior?

PACIENTE: Torna.

TERAPEUTA: Está certo. Agora eu já sei que, quando você pensa ou fala sobre certas coisas ruins, tem uma necessidade de contar, mas ainda não sei quais são essas coisas ruins. E se você me contar para que eu possa a ajudar com elas?

PACIENTE: Eu realmente prefiro não falar. Podemos falar de outra coisa?

TERAPEUTA: É importante que eu saiba quais são os pensamentos para poder planejar seu tratamento. Vou tentar ajudá-la. Os pensamentos têm a ver com alguém se machucar?

PACIENTE: Têm.

TERAPEUTA: Os pensamentos estão relacionados apenas a certas pessoas se machucarem ou poderia ser qualquer um?

PACIENTE: Mais a minha família.

TERAPEUTA: Certo, o que mais você pode me contar sobre os pensamentos?

PACIENTE: Eu realmente não quero dizer mais nada.

TERAPEUTA: Eu sei que é assustador, mas lembre-se de que a base deste tratamento está toda em você enfrentar seus medos.

PACIENTE: Está bem, nem sempre são pensamentos. Às vezes, vejo imagens na minha mente, nas quais meu irmão, meu pai ou minha mãe estão mortos. Fico com medo de falar desses pensamentos e imagens e eles morrerem de verdade.

TERAPEUTA: Muitas pessoas têm pensamentos que não gostam de ter. Mesmo as pessoas que não têm TOC. Só porque você tem esses pensamentos, ou fala deles, não quer dizer que coisas ruins vão acontecer de verdade ou que você queira que elas aconteçam.

É importante reafirmar ao paciente que pensamentos desagradáveis acontecem muitas vezes e enfatizar a distinção entre pensamentos e realidade. Muitos pacientes com TOC têm ideias mágicas nas quais a distinção entre *pensar* e *fazer as coisas acontecerem* fica confusa, um processo chamado por Salkovskis (1985) de *fusão pensamento-ação* (FPA). É importante apontar ao paciente que os pensamentos são diferentes das ações. Muitos pacientes também acham que, se entram pensamentos negativos em sua mente, quer dizer que eles desejam que aconteçam coisas ruins. O terapeuta deve garantir ao paciente que pensar em coisas ruins não significa que a pessoa queira que elas aconteçam. Esse tipo de discussão informal sobre visões equivocadas faz parte da implementação correta da EPR, deve acompanhar o processo de planejamento do tratamento e deve ser reiterada, segundo a necessidade, durante os exercícios de exposição. Contudo, é importante que essas discussões acompanhem os exercícios de EPR em vez de os substituir.

Consequências temidas

Muitos indivíduos com TOC têm medo de que alguma coisa terrível aconteça se eles deixarem de realizar seus rituais. Os pacientes que têm, por exemplo, rituais de lavagem geralmente têm medo de que eles próprios e/ou outra pessoa fiquem doentes ou deficientes, ou morram, como consequência de contaminação. Muitos pacientes com rituais de verificação temem que, em função de sua negligência, aconteçam determinadas catástrofes, como sua casa se incendiar ou que eles venham a matar alguém dirigindo. Alguns têm só uma vaga ideia de quais podem ser essas consequências negativas (p. ex., "Eu não sei exatamente o que vai acontecer, mas sinto que, se não contar até sete, algo ruim vai acontecer com a minha família"). Outros não têm medo de nenhuma catástrofe, mas não conseguem aguentar a aflição emocional que sentem se não realizam rituais. Alguns temem que, a menos que ritualizem, a ansiedade vai aumentar cada vez mais, até eles terem um colapso nervoso. Aproximadamente dois terços dos pacientes com TOC conseguem identificar claramente as consequências além da aflição emocional se não realizassem seus rituais, ao passo que o restante não consegue relatar nenhuma consequência (Foa et al., 1995).

É importante identificar os detalhes específicos das consequências temidas do paciente para planejar um programa de exposição eficaz. Por exemplo, o conteúdo da exposição por imagens para um paciente que fica verificando enquanto dirige, por medo de ter atropelado um pedestre e ir para a cadeia, difere do conteúdo para um paciente que tem medo de que esse mesmo fato resulte em punição de Deus. Da mesma forma, os pacientes que colocam ritualisticamente objetos em uma determinada ordem serão diferentes com relação a suas catástrofes temidas. Alguns realizam o ritual para prevenir consequências catastróficas (p. ex., a morte dos pais), ao passo que outros o fazem para reduzir a aflição gerada por objetos que estejam fora de ordem. Os primeiros se beneficiariam de tratamentos que incluem exposição *in vivo* e por imagens, ao passo que os outros provavelmente seriam beneficiados apenas por exposição *in vivo*.

Intensidade da crença

Observações clínicas sugerem que os indivíduos com TOC que têm *insight* pobre de sua crença não respondem bem à exposição e à prevenção de resposta, embora dois estudos posteriores não tenham encontrado uma relação linear entre intensidade da crença em catástrofes temidas e melhorias após exposição e prevenção de resposta (Foa et al., 1999; Lelliott, Noshirvani, Basoglu, Marks, & Monteiro, 1988). Duas questões têm de ser consideradas na avaliação desses resultados coletivos. Em primeiro lugar, não se conhecem a confiabilidade e a validade de instrumentos de intensidade da crença usadas em estudos anteriores. Em segundo, a relação entre ideação supervalorizada e resultado do tratamento pode não ser linear. A observação clínica sugere que somente os pacientes que expressem crença extrema em sua ideação obsessiva apresentam resultado baixo. De fato, Foa et al. (1999) concluíram que somente uma forte crença (crença fixa) estava associada a resultados atenuados. Esses pacientes podem parecer delirantes quando discutem as catástrofes que temem. Levantamos a hipótese de que o efeito da crença fixa sobre os resultados pode ser mediado pelo cumprimento do tratamento: os pacientes que estão convencidos de que os desastres que temem vão acontecer se eles realizarem os exercícios prescritos provavelmente não vão cumprir as tarefas designadas.

Ao avaliar a intensidade da crença, é importante lembrar que o *insight* do paciente em relação à falta de sentido dela muitas vezes flutua. Alguns pacientes reconhecem prontamente que suas crenças obsessivas são irracionais, mas, ainda assim, elas causam muita aflição. Alguns acreditam firmemente que suas obsessões e compulsões são racionais. Na maioria dos pacientes, todavia, a intensidade da crença flutua entre diferentes situações, dificultando que se tenha certeza do grau no qual eles acreditam que as obsessões são irracionais. O exemplo a seguir é uma investigação sobre a intensidade da crença de uma paciente em seu medo obsessivo de contrair a síndrome de imunodeficiência adquirida (aids).

TERAPEUTA: Qual é a probabilidade de que você contraia aids por usar um banheiro público?

PACIENTE: Eu fico realmente apavorada de pegar aids se usar o banheiro de um restaurante.

TERAPEUTA: Sei que você tem medo de pegar aids, mas, se pensar de forma lógica, que probabilidade você acha que tem de pegar a doença se sentar em um sanitário público?

PACIENTE: Eu acho que vou pegar aids se usar um banheiro público.

TERAPEUTA: Então, você quer dizer que tem uma chance de 100% de pegar aids se sentar em um sanitário público uma vez?

PACIENTE: Bom, não sei se for uma vez, mas se eu ficasse fazendo isso muitas vezes, pegaria.

TERAPEUTA: E as outras pessoas? Elas vão pegar aids se usarem o banheiro público?

PACIENTE: Acho que sim. Não tenho certeza.

TERAPEUTA: Como a maioria das pessoas usa banheiros públicos, quase todo mundo já deveria ter aids. Como você explica o fato de que um número relativamente pequeno de pessoas tem aids?

PACIENTE: Talvez nem todo mundo seja tão suscetível à aids como eu.

TERAPEUTA: Você acha que é mais suscetível do que outras pessoas?

PACIENTE: Não tenho certeza. Talvez minha probabilidade de pegar aids seja de apenas 50%.

Com base na interação recém-descrita, o terapeuta concluiu que a paciente não tinha uma ideia supervalorizada, de forma que seu prognóstico é melhor do que seria se ela continuasse a manter sua crença original. Nessa linha, a implementação de EPR para ela seguiria as diretrizes padronizadas.

Evitação e rituais

Para maximizar a eficácia do tratamento, todos os comportamentos ritualísticos e de evitação, mesmo os que são aparentemente pequenos, devem ser impedidos. Dessa forma, o terapeuta deve coletar informações completas sobre todos os rituais e todas as evitações passivas. Quando estiver em dúvida sobre se um determinado comportamento de evitação está relacionado a TOC, deve sugerir um "experimento" no qual o paciente é exposto à situação evitada. Se o paciente sentir ansiedade ou aflição, o comportamento de evitação deverá ser impedido como parte do tratamento. Igualmente, se não estiver claro se determinada ação constitui um ritual, poderá ser implementado um "experimento" de prevenção de resposta. Se a contenção da ação causar aflição, a ação será identificada como um ritual e deverá ser tratada na terapia.

Indivíduos com TOC, assim como os que têm fobia específica, costumam tentar evitar situações que evoquem ansiedade. A maioria das estratégias passivas de evitação é bastante óbvia (p. ex., não entrar em banheiros públicos, não preparar refeições e não levar o lixo para fora). Entretanto, o terapeuta também precisa prestar atenção a formas mais sutis de evitação, como levar dinheiro nos bolsos para evitar abrir a carteira, usar sapatos sem cadarços para evitar tocá-los e usar canudos para evitar contato com copos e latas. Os pacientes obsessivo-compulsivos com rituais de verificação também têm comportamentos sutis de evitação que são importantes de explorar, como organizar seus horários de trabalho de forma a ser raramente, ou nunca, a última pessoa a sair da empresa, garantindo, assim, que a responsabilidade de verificar o cofre recaia sobre um colega de trabalho.

Os rituais ativos, da mesma forma que a evitação passiva, podem ser explícitos (p. ex., lavar-se por muito tempo, verificar portas repetidamente e organizar objetos) e/ou sutis (p. ex., esfregar as mãos nas calças, piscar e ter pensamentos "bons"). É importante que o terapeuta identifique rituais explícitos e sutis, para que ambos possam ser abordados durante o tratamento.

Embora os rituais compulsivos busquem reduzir a aflição associada a obsessões, às vezes, os pacientes informam que realizar esses rituais é aversivo em si. Por exemplo, S., que era obcecada com a organização de suas prateleiras, considerava aversivo reorganizá-las porque não conseguia encontrar o lugar "perfeito" para cada coisa. Da mesma forma, J., que se sentia contaminado por produtos químicos, considerava aversivo o ato de se descontaminar lavando-se continuamente, porque não conseguia decidir quando suas mãos estavam suficientemente limpas; então, lavava até que suas mãos ficassem esfoladas. Os rituais também se tornam aversivos em função de sua intrusão em outros aspectos da vida da pessoa. Por exemplo, J., que tomava banhos de duas horas para se sentir adequadamente limpo, foi repreendido várias vezes por seu supervisor por chegar atrasado ao trabalho.

Quando determinadas compulsões se tornam aversivas, alguns pacientes reduzem o tempo que gastam realizando o ritual ao aumentar comportamentos de evitação, ou os substituindo por outros, que levem menos tempo. Por exemplo, E., que estava obcecada pelo medo de ser contaminada por objetos relacionados a enterros (p. ex., cemitérios e gente que voltasse de enterros), respondia tomando banho e lavando as mãos durante horas. Ela acabava se retirando a seu quarto e evitava contato com o mundo exterior. J., descrita anteriormente, às vezes evitava durante vários dias tomar banho, mas, entre cada banho, limpava as mãos compulsivamente e evitava tocar em sua esposa. Em alguns casos, rituais aparentemente "novos" podem se desenvolver durante o tratamento para funcionar no lugar daqueles que foram identificados anteriormente e eliminados. Por exemplo, F., que se preocupava com que suas mãos fossem contaminadas, conseguia resistir ao impulso de lavar as mãos, mas, imediatamente após a implementação da prevenção de resposta, começava a esfregar as mãos com força para "descontaminá-las". Quando se identifica um substituto desse tipo, ele também deve ser alvo do tratamento para prevenção de rituais. Os terapeutas devem não apenas ficar alertas para esse tipo de mudança nos rituais, mas também alertar os pacientes para essa possibilidade.

História da queixa principal e história de tratamento

Muitos indivíduos com TOC não são capazes de dar uma descrição detalhada do início de seus sintomas, porque estes começaram sutilmente, muitos anos atrás. Não obstante, os terapeutas devem tentar coletar o máximo possível de informações sobre o início e o desenvolvimento do transtorno, pois elas podem proporcionar sinais sobre aspectos da rede de medo e as variáveis associadas à manutenção de sintomas, e podem ajudar a prever dificuldades que talvez surjam durante o tratamento (p. ex., antigas obsessões ou rituais que possam ressurgir à medida que os outros, mais destacados, diminuem).

Muitos desses indivíduos também têm uma longa história de tratamentos psicológicos e farmacológicos, e é importante que se faça uma investigação detalhada sobre o resultado de tratamentos anteriores. Se o paciente tiver sido tratado com EPR, o terapeuta deverá avaliar se o tratamento foi implementado adequadamente e se o paciente seguiu suas orientações. Para elaborar o programa de tratamento, é importante saber se um paciente teve dificuldades de cumprir as instruções da prevenção de resposta ou quais terapias anteriores não conseguiram proporcionar experiências adequadas de exposição nem instruções de prevenção de resposta. Outros fatores que podem ter impedido os bons resultados ou causado recaída, como estresse no trabalho, morte na família ou gravidez, devem ser discutidos. Ao mesmo tempo, uma tentativa anterior fracassada de EPR não deve ser vista necessariamente como prognóstica, sobretudo se o paciente reconhecer por que a terapia teve menos êxito no passado. Um de nossos pacientes, que tinha fracassado em várias tentativas de EPR menos intensiva, veio a nosso centro sabendo que a falta de cumprimento dos exercícios de exposição entre as sessões semanais tinha reduzido em muito os efeitos do tratamento. Ele também observou que o progresso lento dessas terapias anteriores o desestimulou e causou menos envolvimento com o tratamento. Quando lhe ofereceram uma chance de sessões diárias em lugar de duas vezes por semana, ele as aceitou, observando que a abordagem mais intensa poderia reduzir as chances de lapsos semelhantes e já completou com sucesso o regime intensivo.

Em nossa clínica, observamos que uma maioria significativa de pacientes ambulatoriais tem sido tratada, ou está sendo tratada atualmente, com medicações serotonérgicas. Alguns buscam EPR para aumentar os ganhos parciais que atingiram com a medicação. Outros gostariam de interromper a medicação porque ela não foi eficaz, em função de seus efeitos colaterais ou porque não querem continuar tomando remédios indefinidamente. A avaliação dos objetivos do tratamento dos pacientes é necessária para planejar seu programa de tratamento.

Funcionamento social

Os sintomas obsessivo-compulsivos podem prejudicar gravemente o funcionamento cotidiano dos pacientes. Os terapeutas devem avaliar o impacto dos sintomas de TOC nas várias áreas de funcionamento. Quando for o caso, essas informações devem ser usadas para formular exercícios de exposição adequados. Por exemplo, D. tinha dificuldades de completar as tarefas no trabalho porque conferia repetidas vezes cada uma delas. O tratamento se baseou em exposições à realização de tarefas no trabalho sem verificar. Mesmo se o paciente não estiver trabalhando no momento, as exposições simulando situações do trabalho podem ser necessárias se os sintomas criaram dificuldades em empregos anteriores.

O TOC tem claramente um efeito deletério sobre os relacionamentos íntimos de muitos pacientes. Cerca de metade dos indivíduos casados que buscavam tratamento para TOC experimentavam problemas conjugais (Emmelkamp et al., 1990; Riggs et al., 1992). Outros relacionamentos familiares e sociais também podem sofrer como resultado dos sintomas de TOC. O prejuízo ao funcionamento social pode surgir porque o contato social é percebido como algo ameaçador (p. ex., "Eu posso passar germes para as outras pessoas") ou porque muito do tempo e da energia do paciente é investido na realização de rituais e em planejar formas de evitar situações desconfortáveis. Mais uma vez, as informações sobre a relação entre disfunção social e sintomas de TOC podem levar o terapeuta a incluir exposições específicas voltadas a aliviar essas dificuldades sociais.

A avaliação do funcionamento social também deve incluir um exame do papel, se é que há algum, cumprido por outras pessoas nos rituais compulsivos do paciente. Se o paciente conta com os outros para reasseguramento ou acomodação aos rituais (p. ex., os familiares devem tirar os sapatos antes de entrar em casa), o terapeuta deve instruir os familiares como responder adequadamente quando lhes for pedido que participem dos rituais do paciente. É necessária uma análise cuidadosa do relacionamento antes de dar instruções específicas a pessoas que participam da vida do paciente. Além disso, se os membros da família tendem a criticar o paciente quando surge a aflição obsessiva, é importante dar conta dessas interações negativas no tratamento. Muitas vezes, tratamos essa questão com uma combinação de discussão empática sobre a frustração vivenciada pelo familiares e dramatização de respostas mais eficazes.

Estado de humor

Embora alguns pacientes com depressão e TOC graves possam ser ajudados com a terapia comportamental (Foa, Franklin et al., 1992), as pesquisas sugerem que a depressão grave pode limitar a redução dos sintomas de TOC e a manutenção desses ganhos (p. ex., Abramowitz et al., 2000). Portanto, é importante avaliar o estado de humor do paciente antes de começar a terapia comportamental. Pacientes com depressão grave devem ser tratados com medicação antidepressiva ou com terapia cognitiva para reduzir os sintomas depressivos antes de implementar a terapia comportamental para o TOC. O tratamento com antidepressivos serotonérgicos pode reduzir os sintomas de TOC, assim como a depressão. Como os efeitos dessa medicação sobre os sintomas podem não ficar claros por até três meses após o início do tratamento, o terapeuta precisa usar sua capacidade de discernimento para decidir começar a EPR quando a depressão diminuir ou esperar até que os efeitos da medicação sobre os sintomas de TOC possam ser avaliados.

Escolha de tratamento

Como o terapeuta deve escolher o tratamento mais adequado para determinado paciente? Como discutido anteriormente, a exposição e a prevenção de resposta, assim como a medicação serotonérgica, demonstraram ser eficazes para o TOC. O terapeuta e o paciente têm as opções de EPR, farmacoterapia ou uma combinação de ambos. Nenhum tratamento funciona com todos os pacientes, e não se identificou nenhum preditor consistente de quem se beneficiará de cada modalidade de tratamento. Assim, a menos que o paciente tenha sido particularmente bem ou malsucedido com determinada linha de tratamento, a decisão deve se basear em fatores como a disponibilidade do tratamento, a quantidade de tempo que o paciente pode ou está disposto a investir no tratamento e sua motivação ou disposição para tolerar efeitos colaterais.

O tratamento intensivo requer um investimento de tempo considerável em um período de várias semanas. Muitos pacientes não podem ou não se dispõem a dedicar 4 ou 5 horas por dia para o tratamento. Esses pacientes devem ser orientados a experimentar o tratamento farmacológico, que não demanda tanto compromisso de tempo. Investigações recentes sobre os efeitos do regime de EPR duas vezes por semana comparado com o tratamento intensivo sugeriram resultados comparáveis no seguimento (Abramowitz et al., 2003; Storch et al., 2007); dessa forma, em nosso centro, oferecemos regularmente os dois programas a pacientes que estejam considerando EPR. Alguns pacientes podem não estar dispostos (o que às vezes se expressa como "Isso eu não consigo fazer") a experimentar o desconforto temporário causado pela EPR. A esses pacientes também se pode recomendar que experimentem a medicação. A necessidade de desenvolver "programas de prontidão" voltados a prepará-los para aceitar o tratamento com EPR costuma ser mencionado à luz do nível de recusa relativamente alto entre pacientes a quem se oferece EPR. Esses programas podem incluir testemunhos de pacientes que já foram tratados, estratégias cognitivas projetadas para ajudar os pacientes a calcular os riscos objetivos com mais precisão, psicoeducação em relação a TOC e EPR e uma revisão da literatura sobre resultados dos vários tratamentos (Tolin, Maltby, Diefenbach, Hannan, & Worhunsky, 2004). Um ensaio randomizado controlado com EPR aliado a entrevista motivacional não deu resultados superiores aos obtidos com o uso de EPR isolada (Simpson et al., 2010), mas o estudo não recrutou especificamente pacientes que estivessem sentindo baixa motivação. Manualizar tratamentos específicos para esses pacientes, examinar a taxa de aceitação e a eficácia da EPR aliada com entrevista motivacional constituem o próximo passo nessa linha de pesquisa.

Pacientes que estejam preocupados com os efeitos colaterais potenciais (ou já vivenciados) das medicações ou de seus efeitos de longo prazo desconhecidos muitas vezes preferem a EPR. Outros pacientes estão preocupados com a perspectiva de entrar em um tratamento "interminável", pois, segundo os conhecimentos atuais, quando a medicação é suspensa, ocorre recaída (Pato et al., 1988; Thoren, Asberg, Chronholm, Journestedt, & Traskman, 1980). Essa preocupação é particularmente relevante para mulheres que planejam ter filhos e precisam suspender a medicação durante a gravidez. A EPR deve ser recomendada a essas pacientes, pois seus efeitos são mais duradouros.

Como discutido anteriormente, os efeitos de longo prazo da combinação de EPR e medicação não estão claros, de forma que é prematuro recomendar programas de tratamento que combinem as duas terapias. Entretanto, alguns pacientes que se apresentam para tratamento já estão tomando medicação antidepressiva. Como se concluiu que essas medicações não prejudicam a eficácia da EPR (Franklin et al., 2000), recomenda-se que os pacientes continuem a tomá-las se tiveram alguma melhora nos sintomas obsessivo-compulsivos ou na depressão. Entretanto, se o paciente não sentiu melhora com a medicação, deve-se considerar sua retirada antes ou durante a EPR. Devem-se examinar especialmente os pacientes com depressão grave concomitante com TOC. Recomenda-se que esses pacientes sejam tratados com antidepressivos ou com terapia cognitiva para a depressão antes de entrar em EPR intensiva para o TOC, em função de descobertas recentes que apontam resultados um pouco inferiores para pacientes severamente deprimidos (Abramowitz et al., 2000).

EPR INTENSIVA

O programa de tratamento intensivo inclui quatro fases:

1. coleta de informações;
2. EPR intensiva;
3. visita domiciliar;
4. manutenção e prevenção à recaída.

Coleta de informações e planejamento do tratamento

A primeira etapa da coleta de informações consiste em uma avaliação diagnóstica minuciosa para determinar se a principal patologia do paciente é o TOC. O segundo passo é avaliar se o paciente é adequado para EPR. Recomendamos que os indivíduos que tenham problemas com drogas ou álcool sejam tratados para isso antes do tratamento intensivo para TOC. Os pacientes que têm delírios ou alucinações evidentes também são maus candidatos para o tratamento intensivo. Pessoas com TDM grave devem ser tratadas para a depressão antes de começar o tratamento para TOC. A motivação do paciente para cumprir as demandas do tratamento intensivo deve ser avaliada cuidadosamente. É importante descrever o programa de tratamento em detalhes suficientes para que o paciente não se surpreenda quando o tratamento iniciar. Se o paciente não expressar forte motivação e compromisso, pode ser preferível postergar a implementação do tratamento intensivo ou oferecer alternativas, como a medicação. Como observado anteriormente, um estudo de EPR menos intensiva para pacientes que parecem motivados, mas não conseguem encaixar o regime diário em suas agendas, sugeriu um resultado comparável com o do tratamento intensivo; é necessário fazer mais pesquisa, com amostras muito maiores, para determinar se os fatores relacionados aos pacientes indicam um resultado distinto em ambos os tratamentos.

Quando um paciente é considerado adequado para o tratamento intensivo, começa a coleta de informações para o planejamento do tratamento. Essa fase geralmente leva entre 4 e 6 horas de contato com o paciente em um período de 2 a 3 dias. Nessa fase, o terapeuta coleta informações sobre os sintomas obsessivo-compulsivos do paciente e sua história geral e de tratamento para TOC, como descrito anteriormente. Durante essas sessões, o terapeuta discute a fundamentação do tratamento, descreve o programa em detalhe, ensina os pacientes a monitorar seus rituais e desenvolve um plano de tratamento.

Primeira sessão de coleta de informações

É muito importante discutir a fundamentação do tratamento e descrever o programa em detalhe. Ele requer que o paciente abandone seus hábitos obsessivo-compulsivos e, portanto, sinta temporariamente um desconforto substancial. Se os pacientes não entenderem por que é pedido que sofram essa aflição de curto prazo ou não estiverem convencidos de que o tratamento vai funcionar, é improvável que cumpram as instruções. A fundamentação do tratamento é explicada da seguinte forma:

> "Você tem um conjunto de hábitos que, como você mesmo sabe, são chamados de sintomas obsessivo-compulsivos. São hábitos de pensamento, sentimento e ação extremamente desagradáveis, causam desperdício e são difíceis de abandonar por conta própria. Geralmente, esses hábitos envolvem pensamentos, imagens ou impulsos que costumam vir à sua mente mesmo que você não queira. Junto desses pensamentos, você tem sensações indesejadas de extrema aflição e ansiedade, e forte impulso para fazer alguma coisa para reduzir a aflição. Para tentar eliminar a ansiedade, as pessoas desenvolvem o hábito de realizar vários pensamentos ou ações, que chamamos de 'rituais'.
>
> Infelizmente, como você sabe, os rituais não funcionam tão bem assim, e a aflição se reduz por um tempo curto, e depois volta. Com o tempo, você pode se encontrar fazendo mais e mais rituais para tentar reduzir a ansiedade, mas, mesmo nesse caso, o alívio é temporário, e você tem de repetir o ritual muitas vezes. Aos poucos, você passa a gastar tanto tempo e energia com esses rituais — que nem funcionam tão bem — que as outras áreas da sua vida são muito prejudicadas.
>
> O tratamento que estamos por começar é chamado de exposição e prevenção à resposta e é voltado a romper dois tipos de associação. A primeira delas é a associação entre sensações de ansiedade e os objetos, as situações e os pensamentos que produzem essa aflição. [O terapeuta

usa as informações coletadas como exemplos, como: 'Sempre que você toca alguma coisa que está associada a urina, sente-se ansioso, aflito ou contaminado'.] A segunda associação que queremos romper é entre realizar um comportamento ritualístico e a sensação de menos ansiedade ou menos aflição. Em outras palavras, depois de [especifica os rituais identificados], você sente menos aflição por um tempo e, por isso, continua a realizar esse comportamento frequentemente. O tratamento que oferecemos rompe a ligação automática entre as sensações de aflição/ansiedade/contaminação de [especifica a obsessão] e seus rituais. Também vai treiná-lo para não ritualizar quando estiver ansioso."

Depois de apresentar a fundamentação para o tratamento, o terapeuta deve começar a coletar informações sobre os sintomas de TOC do paciente. A fundamentação para a coleta de informações e uma descrição do tratamento é apresentada da seguinte forma:

"Nas duas sessões seguintes, vou lhe fazer perguntas específicas em relação a várias situações e pensamentos que lhe causam aflição e ansiedade. Vamos ordená-los segundo o grau de aflição que eles causam em você em uma escala de 0 a 100, em que 0 significa *Sem ansiedade* e 100 significa *Máxima ansiedade ou pânico*. O programa de tratamento por exposição envolve fazê-lo enfrentar situações e pensamentos que evita porque eles geram ansiedade e impulsos de realizar rituais. Queremos expô-lo a lugares e objetos que vão deixá-lo desconfortável, situações que você tem tentado evitar, mesmo que com muito custo, sabe por quê? Porque, quando as pessoas são expostas a situações das quais elas têm medo, a ansiedade se reduz gradualmente. Por meio da exposição, a associação entre ansiedade e [especifica a obsessão] enfraquece, porque você está repetidamente exposto a essas situações, de forma que a ansiedade evocada anteriormente diminui com o tempo.

Para muitas pessoas com TOC, as obsessões ocorrem na imaginação e raramente na realidade. Isso impede que se pratique a exposição confrontando realmente essas situações por períodos prolongados. Por exemplo, se uma pessoa tiver medo de que sua casa se incendeie, com certeza não vamos querer que sua casa pegue fogo para praticar a exposição; tampouco apostaríamos que alguém que receia ter atropelado uma pessoa que estaria deitada em uma estrada seja exposta realmente a essa situação.

Se for necessário enfrentar a situação para reduzir as obsessões, como você pode melhorar sem esse confronto direto? Pode confrontar esses medos por meio de imagens mentais, na quais visualiza as circunstâncias que tem medo que aconteçam. Nessa prática, você cria imagens mentais detalhadas das consequências terríveis que teme se não realizar o comportamento ritualístico. Durante exposição prolongada a essas imagens, o nível de aflição associado a elas diminui aos poucos.

Quando pessoas com TOC se encontram com as situações temidas em seus pensamentos obsessivos, ficam ansiosas ou desconfortáveis e se sentem compelidas a realizar o comportamento ritualístico como forma de reduzir a aflição. As práticas de exposição podem causar a mesma aflição e necessidade de ritualizar. Geralmente, a realização de rituais fortalece o padrão de aflição e a ritualização. Portanto, no tratamento, a prevenção de rituais é praticada para romper o hábito de ritualizar. Isso exige que você pare de fazê-lo, mesmo que ainda sinta necessidade. Ao enfrentar seus medos sem recorrer a compulsões, você vai se tornando gradualmente menos ansioso. Terapeutas comportamentais chamam esse processo de *habituação*. Sendo assim, durante três semanas de exposição intensiva, a associação entre alívio da ansiedade e [especifica os rituais do paciente] vai diminuindo, porque não lhe será permitido realizar esses comportamentos. Portanto, você verá que sua ansiedade diminui mesmo que você não recorra a essas atividades."

A sessão inicial de coleta de informações também é usada para começar a treinar o paciente para que monitore seus rituais de forma precisa. Relatos precisos da frequência e da duração do comportamento ritualístico são importantes para avaliar os avanços do tratamento e para demonstrar a realidade das mudanças ao paciente. Em alguns casos, o monitoramento também cumpre um papel ativo no tratamento. Os pacientes começam a reconhecer que os rituais não ocorrem verdadeiramente "o dia todo", e o ato de monitorá-los pode reduzir sua frequência e duração.

"É muito importante para o programa de tratamento que tenhamos um quadro preciso do grau em que você tem pensamentos obsessivos e comportamentos compulsivos. Ter um quadro claro de quanto do seu tempo é tomado por seu problema vai nos ajudar a monitorar seu progresso e ajustar o programa de tratamento. Assim, durante esta semana, enquanto eu ainda estou coletando informações para construir um programa de tratamento, gostaria que você registrasse seus sintomas todos os dias. Não é fácil informar o quanto você tem comportamentos obsessivo-compulsivos, então passaremos algum tempo, agora e na próxima sessão, repassando as regras de como vai registrar seus sintomas. Estas são algumas formas de monitoramento nas quais você vai registrar seus pensamentos e rituais."

O terapeuta deve especificar qual ritual (ou quais rituais) o paciente deve registrar, repassar as instruções cuidadosamente e praticar o preenchimento do formulário com o paciente usando um "dia imaginário" de sua vida. As seguintes regras ajudam a monitorar os rituais:

1. Use seu relógio para monitorar o tempo que gasta em seus rituais.
2. Não estime o tempo que gasta nos rituais; seja preciso.
3. Anote imediatamente o tempo em seu formulário de monitoramento.
4. Não deixe para fazer o registro no fim do dia ou no início do dia seguinte.
5. Escreva uma sentença curta para descrever o gatilho do ritual.

Antes de começar o tratamento, o paciente identifica um indivíduo (p. ex., pais, cônjuge ou amigo íntimo) que pode servir como uma pessoa de apoio durante o programa de tratamento intensivo. O paciente é instruído a contar com essa pessoa para que o apoie durante as exposições, e se pede que ela monitore o cumprimento das instruções de prevenção de resposta. Se o paciente tiver dificuldades de resistir ao impulso de ritualizar, a pessoa de apoio deve ser contatada para que o ajude. Como essa pessoa está envolvida na terapia, o terapeuta dá tempo durante a fase de coleta de informações para descrever o tratamento e discutir sua fundamentação com ela.

O terapeuta faz um esforço para garantir que essa pessoa de apoio e o paciente concordem que ela vai oferecer críticas e observações construtivas. Ao fazer as sugestões, a pessoa de apoio deve ser sensível a quaisquer dificuldades que tenham surgido no passado. Por exemplo, B., que serviu como fonte principal de reasseguramento da esposa, também a criticava severamente quando a "pegava" realizando seu ritual de lavar as mãos. Para impedir que essas respostas prejudiquem o tratamento e para ajudar o marido a supervisionar a prevenção de resposta da mulher, o terapeuta passou algum tempo com o casal negociando respostas adequadas, não críticas, às demandas de reasseguramento da mulher.

A pessoa de apoio está em contato regular (pelo menos duas vezes por semana) com o terapeuta e não apenas é informada sobre as tarefas de casa de exposição que o paciente tem de realizar, mas também repassa suas observações sobre o comportamento fora das sessões. Além disso, com o consentimento do paciente, deverá contatar o terapeuta se acontecerem grandes violações do tratamento (p. ex., recusar-se a fazer o trabalho de casa ou dedicar-se ao comportamento ritualístico).

Segunda sessão de coleta de informações

No início da segunda sessão de coleta de informações, o terapeuta dedica algum tempo ao formulário de automonitoramento do paciente, o que inclui examinar as descrições de situações que são gatilhos do comportamento ritualístico e oferecer comentários construtivos quando for necessário. O terapeuta relembra o paciente de usar frases curtas para descrever as situações gatilho, avalia a precisão de suas estimativas de tempo e enfatiza a necessidade de medições precisas.

Criando um plano de tratamento

O núcleo da segunda sessão de coleta de informações é dedicado a coletar informações detalhadas sobre os sintomas do paciente e, com base no que se aprende sobre os sintomas, desenvolver com ele um tratamento. É importante explicar ao paciente de que forma os exercícios de exposição que compõem seu tratamento vão reduzir os sintomas de TOC. Por exemplo, ao paciente com obsessões religiosas se diz que a exposição por imagens relacionadas a queimar no inferno em detalhes excruciantes visa a reduzir sua aflição obsessiva quando uma imagem menos elaborada de queimar no inferno vier à mente. É importante que os pacientes entendam a fundamentação do conceito central da EPR, de que confrontar um estímulo evocador de obsessões durante o tratamento aumenta seu sofrimento no curto prazo, mas o reduzirá no longo prazo. Muitas vezes, dizemos aos pacientes que as dificuldades que eles vivenciam durante a primeira semana de sessões de exposição provavelmente diminuirão com a implementação adequada da EPR.

Descrevendo o trabalho de casa

No fim da segunda sessão de coleta de informações, o terapeuta descreve as tarefas de casa incluídas no programa de tratamento. Essas tarefas, que geralmente demandam de 2 a 3 horas, além da sessão de tratamento de duas horas, consistem em exercícios de exposição extra a serem feitos entre as sessões de tratamento na casa do paciente ou em outro lugar (p. ex., em um *shopping center* ou na casa de um familiar). Sugerimos que o paciente monitore seu nível SUDS a cada 10 minutos durante exposições feitas como trabalho de casa. Em alguns casos, quando for impossível para o paciente manter uma exposição por 45 a 60 minutos, o terapeuta trabalha com ele para desenvolver um plano que possibilite prolongar a exposição. Por exemplo, em lugar de pedir ao paciente que passe 45 minutos sentado no banheiro de um restaurante, o terapeuta pode sugerir que ele contamine um lenço no assento do vaso sanitário e carregue esse "trapo contaminado" no bolso.

Período de tratamento

O programa de tratamento em nosso centro geralmente é de 15 sessões de duas horas, realizadas diariamente, durante três semanas. A observação clínica sugere que as sessões concentradas produzem melhores resultados do que as mais espaçadas. Portanto, recomendamos um mínimo de três sessões por semana. Cada sessão começa com uma discussão de 10 a 15 minutos do trabalho de casa e do monitoramento de rituais no dia anterior. Os 90 minutos seguintes são divididos em dois períodos de 45 minutos, de exposição *in vivo* e por imagens. Os 15 minutos finais são usados para discutir o trabalho de casa do dia seguinte. Esse formato pode ser ajustado quando for necessário. Por exemplo, se uma exposição *in vivo* requer que o terapeuta e o paciente se desloquem a um centro comercial para contaminar as roupas dos filhos, toda a sessão é dedicada a essa atividade. Alguns pacientes têm dificuldades de se envolver emocionalmente em exposições por imagens (ou seja, as imagens não conseguem gerar aflição). Nesses casos, o tratamento deve se concentrar exclusivamente em exercícios *in vivo*.

Recomendamos que o terapeuta discuta com o paciente o plano para a sessão no início desta. Com exceção de quaisquer circunstâncias incomuns (p. ex., a objeção declarada do paciente a prosseguir com a exposição planejada), é importante limitar essas discussões a não mais que 15 minutos. Os pacientes com TOC geralmente têm muito medo de realizar tarefas de exposição, e a discussão minuciosa da tarefa em questão serve como forma de evitar seguir em frente com a exposição. Essas discussões pré-exposição também são terreno fértil para a busca de garantias de segurança (isto é, o paciente perguntar ao terapeuta se ele tem certeza de que o exercício proposto é seguro). O terapeuta deve responder a essas perguntas com cuidado, evitando qualquer extremo (ou seja, nem oferecendo reasseguramento compulsivo, nem transmitindo ao paciente a ideia de que a exposição proposta é objetivamente perigosa).

Os exercícios de exposição por imagens geralmente são realizados antes dos exercícios *in vivo* em cada sessão, muitas vezes como prelúdio a um exercício *in vivo* que foi marcado. Durante a exposição por imagens, o paciente está sentado em uma cadeira confortável e recebe as seguintes instruções:

> "Hoje você vai começar a imaginar [descreve a cena]. Vou pedir que você feche os olhos para não se distrair. Por favor, tente enxergar essa cena da forma mais completa e vívida que conseguir, não como se estivessem lhe contando uma história, mas como se você estivesse vivendo isso agora, aqui mesmo. De tanto em tanto, vou pedir que você classifique seu nível de ansiedade em uma escala de 0 a 100. Responda rápido e tente não sair da imagem."

As sessões de exposição por imagens são gravadas, e o paciente deve repetir a exposição ouvindo a gravação como parte de seu trabalho de casa daquele dia. As situações incluídas na exposição *in vivo* variam muito de um paciente para outro (principalmente com os que têm rituais de verificação intensos). A seguir são apresentados alguns exemplos de instruções que podem ser oferecidas aos pacientes durante os exercícios de exposição *in vivo*.

Para pacientes com rituais de lavagem intensos:

> "Hoje, você vai tocar [especifica itens]. Isso quer dizer que vou lhe pedir que toque isso com sua mão inteira, não só com os dedos, e que depois toque isso em seu rosto, suas roupas, todo o seu corpo, para sentir que nenhuma parte de você evitou a contaminação. Depois, vou lhe pedir para se sentar e repetidamente tocar isso em seu rosto, seu cabelo e suas roupas durante o resto da sessão. Sei que isso provavelmente vai deixá-lo incômodo, mas lembre-se de que a ansiedade vai acabar diminuindo. Também quero que você se deixe preocupar com o dano que vai acontecer — por exemplo, doença —, já que não vai se lavar nem se limpar depois da exposição. Lamento que esse tratamento tenha de ser difícil e cause tanto desconforto, mas tenho certeza de que você consegue. Você vai ver que fica mais fácil com o tempo. Então, aqui está, vá em frente e toque isso."

O terapeuta deve dar ao paciente o objeto para segurar, pedir que ele o toque, e depois pedir que encoste o objeto ou suas mãos "contaminadas" diretamente em seu rosto, seu cabelo e suas roupas. A cada 10 minutos, deve-se perguntar ao paciente: "Qual é o seu nível de ansiedade ou aflição entre 0 e 100 neste momento, pensando no que você está tocando?". Isso pode ser resumido em "Qual é o seu SUDS?" quando o paciente já entender a pergunta.

Para pacientes com rituais de verificação intensos:

> "Eu gostaria que você [p. ex., preenchesse seus cheques para pagar suas contas do mês sem conferi-los depois de terminar; simplesmente os coloque em um envelope e os mandaremos imediatamente, sem conferir depois]. Depois, vamos [p. ex., dirigir em uma estrada esburacada sem olhar o retrovisor] da mesma forma. Enquanto você faz isso, eu gostaria que você se preocupasse com o dano que pode acontecer porque você não está conferindo suas ações, mas não deixe que os pensamentos interfiram na realização dessas atividades."

Os pacientes devem ser relembrados das instruções específicas para prevenção de respostas no primeiro dia e periodicamente no decorrer do tratamento. Concluímos que dar uma cópia impressa das regras para prevenção de respostas pode ajudá-los a entender e se lembrar delas. Se as regras, como se explica ao paciente, não cobrem adequadamente o tipo de ritual (ou rituais) que ele apresenta, o terapeuta deve dar um conjunto de instruções escritas, moldado com base nesses formulários.

Durante as últimas sessões do tratamento, devem-se apresentar ao paciente as regras para se lavar, limpar ou conferir coisas de forma "normal". Os requisitos de prevenção de respostas devem ser relaxados para possibilitar ao paciente voltar ao que se considera uma rotina normal.

Visita domiciliar

É importante garantir que os avanços que os pacientes têm a partir do programa de tratamento se generalizem para o ambiente doméstico. Geralmente, as tarefas de casa funcionam para produzir essa generalização, mas concluímos que as visitas do terapeuta à casa do paciente podem ajudar, principalmente em casos em que os pacientes não conseguem voltar para casa todos os dias durante a etapa de tratamento intensivo (p. ex., os pacientes que são de fora da cidade ou estão hospitalizados). A visita também dá ao terapeuta e ao paciente uma oportunidade de discutir diretrizes de comportamento "normal". O terapeuta deve discutir os planos para essas visitas com o paciente e a sua família antes de finalizar o tratamento. Também é importante observar que, em alguns casos, a maioria das sessões de tratamento precisa ser realizada na casa do paciente, como quando se trata um acumulador. A frequência das visitas domiciliares durante a parte principal do tratamento deve ser baseada em se os sintomas de TOC do paciente são prontamente "transportáveis" para situações fora de casa ou se eles são específicos da casa. Para pacientes com rituais de lavagem intensos, com quartos e áreas "seguros" em suas casas, a contaminação dessas áreas é imperativa e também bastante difícil. Muitas vezes é aconselhável que o terapeuta auxilie diretamente nas exposições em casa, quando há dúvidas se o paciente conseguirá contaminar esses "santuários" por conta própria.

Geralmente, as visitas domésticas consistem em sessões de quatro horas, realizadas a cada dois dias, no fim do programa de tratamento. A maior parte do tempo dessas sessões é usada para realizar exposições adicionais a estímulos obsessivos na casa ou no trabalho do paciente e em seu entorno. Por exemplo, o terapeuta pode acompanhar o paciente quando ele contamina objetos em torno da casa ou na mercearia local. Da mesma forma, pode lhe pedir que acenda e apague o fogão sem conferir e saia de casa com o terapeuta. A maioria dos pacientes, especialmente os que conseguiram voltar para casa durante o tratamento, relata pouca ou nenhuma aflição ao realizar essas exposições, porque elas representam repetição de tarefas de casa. Em alguns casos, contudo, o terapeuta descobrirá áreas que o paciente não contaminou, ou algumas partes da casa que continuam a gerar aflição apesar de exposições anteriores. A visita deve se concentrar em exposição a situações ou objetos que permaneçam problemáticos.

Com o desenvolvimento mais recente de plataformas como Skype, Zoom, etc., as visitas domésticas se tornaram caras, em virtude do tempo gasto e das despesas de deslocamento do terapeuta. Os objetivos das visitas domésticas podem ser alcançados por meio do uso de plataformas *on-line*.

Período de manutenção

Além de prescrever tarefas de autoexposição continuadas para ajudar o paciente a manter os ganhos da terapia, o terapeuta pode marcar sessões de manutenção regulares. Essas sessões podem ser usadas para planejar mais exposições, para refinar as orientações de comportamento normal e para lidar com questões que surjam à medida que o paciente se adapta à vida sem o TOC.

Existem algumas evidências de que o contato permanente com o terapeuta após as sessões da terapia intensiva é benéfico para os pacientes. Em um estudo, 12 sessões semanais de terapia de apoio (sem exercícios de exposição) pareceram reduzir o número de recaídas em uma amostra de indivíduos com TOC tratados com três semanas de EPR intensiva (Foa et al., 1992). Em outro estudo, uma semana de sessões cognitivo-comportamentais diárias após o tratamento intensivo, seguida de oito contatos telefônicos breves (de 10 minutos), resultou em melhores resultados de longo prazo do que uma semana de tratamento com associação livre após o tratamento intensivo (Hiss et al., 1994).

Setting terapêutico

É aconselhável que os pacientes permaneçam em seus ambientes usuais durante o tratamento intensivo, principalmente aqueles cujos sintomas são desencadeados por estímulos em seu ambiente doméstico. O hospital pode ser um *setting* protegido artificialmente, em especial para pacientes com rituais de verificação intensos, que podem não se sentir responsáveis por seu entorno e, como resultado disso, não sentem a necessidade de verificar coisas. Se os pacientes moram longe demais para se deslocar a sessões diárias, recomendamos que aluguem um apartamento ou um quarto de hotel próximo à clínica. Quando isso não for possível, deve-se cogitar a hospitalização, que é recomendada para pacientes em risco de suicídio ou surto psicótico e para aqueles que precisam ser supervisionados de perto, mas carecem de um sistema de apoio suficiente durante o tratamento.

Se o paciente está empregado e seus sintomas de TOC estão relacionados ao trabalho, ele deve ser estimulado a continuar trabalhando, de forma que as exposições relevantes a isso possam ser incluídas no tratamento. Contudo, como o tratamento demanda 5 ou 6 horas por dia, o paciente pode optar por trabalhar em meio expediente durante o tratamento intensivo.

Quando os sintomas do paciente não estão relacionados ao trabalho, ele pode decidir não continuar trabalhando durante o tratamento intensivo. Como o tratamento demanda tempo, costumamos sugerir que os pacientes se licenciem do trabalho por algum tempo. Se não for possível se licenciar por três semanas inteiras, o terapeuta pode sugerir que o paciente trabalhe apenas em um turno ou tire folgas durante a primeira e a segunda semana do programa de tratamento.

Variáveis do terapeuta

O tratamento intensivo, com exposição a situações temidas e prevenção de resposta de comportamento ritualístico, gera estresse considerável para os pacientes. Sua disposição de se submeter a essa "tortura" atesta sua forte motivação para se livrar de sintomas do TOC. O regime de tratamento intensivo requer que o terapeuta mantenha um equilíbrio delicado entre pressionar o paciente a se envolver no tratamento e se solidarizar com sua aflição. Observações clínicas e resultados de um estudo de Rabavilas et al. (1979) sugerem que um terapeuta respeitoso, compreensivo, encorajador, explícito e desafiador tem mais probabilidade de êxito do que um terapeuta permissivo e tolerante. Os pacientes de terapeutas bem supervisionados, não especializados em EPR, parecem ter bons resultados com a EPR (Franklin, Abramowitz, Furr, Kalsy, & Riggs, 2003; Valderhaug et al., 2007).

Durante o tratamento, o comportamento dos pacientes pode ir desde a cooperação e a disposição extrema para participar de exposições até a manipulação e a recusa ostensiva a seguir as instruções do terapeuta. Uma pessoa pode oscilar dependendo do tipo de exposição que for realizada em uma sessão específica. Em grande parte, a "arte" de realizar a terapia comportamental para TOC demanda saber quando pressionar, quando confrontar e quando ser mais flexível. Essas decisões requerem que o terapeuta observe com cuidado as reações do paciente e avalie com base em sua experiência. Tanto quanto for possível, o terapeuta deve demonstrar uma atitude que equilibre a dureza do programa do tratamento, ao mesmo tempo que mantém as regras da terapia estabelecidas no início do programa. O terapeuta deve garantir ao paciente que não usará a força para implementar a exposição e que nenhuma exposição será planejada sem o consentimento do paciente. Se o paciente não puder confiar que o terapeuta vai seguir essas diretrizes essenciais, o tratamento provavelmente será comprometido. Também garantimos aos pacientes que se pedirá aos membros da família para que não apresentem exposições não planejadas (p. ex., levar o lixo para fora) sem discuti-las.

Variáveis do paciente

Um fator fundamental que influencia o potencial de um paciente para se beneficiar do tratamento comportamental intensivo é o nível de sua motivação. Como a EPR gera aflição, os pacientes precisam estar muito motivados para fazer o tratamento. Muitas vezes, o nível de motivação está relacionado à gravidade dos sintomas do paciente. Quando os sintomas são toleráveis o suficiente, os pacientes têm maior probabilidade de tolerar um desconforto considerável por um curto período, para ter um alívio dos sintomas no longo prazo. Tolin et al. (2004) também discutiram a importância da prontidão motivacional em EPR e sugeriram especificamente como melhor preparar os pacientes para o regime de tratamento, muitas vezes exaustivo.

Às vezes, os indivíduos são pressionados para entrar na terapia por suas famílias, e concordam em participar do tratamento apenas para agradar um cônjuge ou um dos pais. Esses pacientes provavelmente não vão seguir estritamente as instruções do terapeuta e, portanto, não terão ganhos duradouros com a terapia. À luz dessas observações, não recomendamos que os pacientes entrem em EPR se não estiverem comprometidos a seguir as instruções; e há outras estratégias de tratamento que costumam ser recomendadas nessas circunstâncias.

É importante que o terapeuta explique claramente ao paciente que um mês de terapia, ainda que intensiva, não deve eliminar os sintomas do TOC. Os pacientes devem esperar que sua ansiedade e seu impulso de ritualizar diminuam e se tornem mais administráveis. Uma expectativa de eliminar completamente os sintomas no fim do tratamento pode levar à decepção e potencializar a recaída, porque a manutenção dos ganhos do tratamento geralmente requer esforços continuados no decorrer do tempo após o tratamento intensivo. Assim, na entrevista inicial, dizemos aos pacientes que não temos uma "cura" para TOC, mas sim um tratamento que deve ajudar a reduzir substancialmente os sintomas, no curto e no longo prazo.

Também é importante explicar que o tratamento com EPR não é uma panaceia para todos os seus problemas psicológicos e interpessoais. Esse tratamento visa especificamente a reduzir as obsessões e os impulsos de ritualizar. Os problemas que existiam antes do tratamento (p. ex., divergências conjugais e depressão) provavelmente se manterão, embora possam ser um pouco aliviados após o tratamento.

Como mencionado anteriormente, os pacientes com depressão grave e/ou crença extremamente forte na realidade do medo obsessivo podem se beneficiar da EPR. Um outro fator que foi identificado como potencial problema no tratamento cognitivo-comportamental e farmacológico para TOC é o transtorno da personalidade esquizotípica associado (Jenike, Baer, Minichiello, Schwartz, & Carey, 1986). Embora se tenham levantado algumas questões em relação ao método usado para diagnosticar a esquizotipia (ver Stanley, Turner, & Borden, 1990), os terapeutas devem ser alertados para a probabilidade de que os pacientes com transtorno da personalidade esquizotípica possam ter uma baixa resposta ao tratamento para TOC.

ESTUDO DE CASO

Nesta seção, demonstramos por meio de transcrições literais o processo de coleta de informações relevantes ao tratamento, o planejamento do programa de tratamento e a condução das sessões de exposição.

Descrição do caso

"June", uma mulher casada de 26 anos que acabava de se formar em enfermagem, buscou tratamento para um problema grave com lavagem e limpeza. Ela estava extremamente agitada na primeira entrevista e disse que estava "chorando muito" nas seis semanas anteriores. Ela chegou na companhia do marido, com quem estava casada havia seis meses, e de sua cunhada, a quem considerava uma boa amiga. Tratamentos anteriores por meio de dessensibilização sistemática, antidepressivos, ansiolíticos e reestruturação cognitiva não tinham dado resultado. June não tinha podido procurar trabalho de enfermeira em função dos sintomas.

Essas informações foram coletadas na avaliação inicial de June para participação no tratamento com EPR. Depois de se confirmar que não havia psicose, abuso de álcool ou drogas, nem transtornos orgânicos, um terapeuta foi indicado a June.

Coleta de informações

Sintomas atuais

Inicialmente, o terapeuta buscou informações de June em relação ao conteúdo das obsessões, incluindo sinais internos e externos de medo, crenças sobre consequências e informações sobre padrões de evitação passivos e tipos de rituais. Como os rituais são o sintoma mais concreto, costuma ser conveniente começar a investigação descrevendo seu comportamento.

TERAPEUTA: Segundo o que me disse o Dr. F., você está tendo muitos problemas com lavagem e limpeza. Pode me falar mais sobre esse problema?

JUNE: Ultimamente, parece que não consigo controlar. Eu me lavo demais. Os meus banhos estão demorando muito, e meu marido está muito chateado comigo. Ele e minha cunhada estão tentando me ajudar, mas não consigo parar. Estou todo o tempo incomodada e tenho chorado muito. (*Quase em lágrimas.*) Parece que nada adianta.

TERAPEUTA: Entendo. Você parece incomodada agora. Por favor, tente explicar como tem se lavado nos últimos dias, para que eu consiga entender. Quanto você tem se lavado?

JUNE: Demais. Os meus banhos usam toda a água quente. E tenho que lavar as mãos, parece, o tempo todo. Nunca me sinto limpa o suficiente.

TERAPEUTA: Mais ou menos quanto tempo demora um banho? Quantos minutos ou horas você diria?

JUNE: Uns 45 minutos, acho. Tento sair antes. Às vezes, peço a Kenny que me faça parar.

TERAPEUTA: E com que frequência você toma banho?

JUNE: Geralmente só duas vezes, uma de manhã e uma de noite, antes de dormir, mas às vezes, se estou muito incomodada com alguma coisa, tomo mais um.

TERAPEUTA: E lavar as mãos? Quanto tempo leva?

JUNE: Você quer dizer quantas vezes eu me lavo?

TERAPEUTA: Quanto tempo leva cada vez que você lava as mãos e quantas vezes você lava as mãos por dia?

JUNE: Hum... Umas 20 vezes por dia. Provavelmente leva uns cinco minutos cada vez, talvez às vezes mais. Sempre tenho a sensação de que elas não estão limpas de verdade, como, por exemplo, quando toco as mãos no canto da pia depois de enxaguá-las e, então, acho que elas estão sujas de novo.

O terapeuta já tem alguma informação básica sobre os rituais mais intensos. Mais algumas perguntas esclarecem se há outras compulsões em evidência.

TERAPEUTA: Você faz alguma outra coisa para se sentir limpa?

JUNE: Sim, passo álcool nas coisas. Esfrego com álcool, por exemplo, o banco do carro antes de me sentar

TERAPEUTA: Você se esfrega com álcool?

JUNE: Não, só as coisas que acho que estão sujas.

TERAPEUTA: Você consegue me dizer o quanto faz isso?

JUNE: Eu uso cerca de uma garrafa de álcool por semana.

Nessa situação, o terapeuta teve de escolher se perguntava quais objetos June limpava ou sobre possíveis rituais adicionais. Ele escolheu perguntar sobre rituais e tratar do tema *contaminantes* assim que as perguntas terminassem.

TERAPEUTA: Certo, você consegue pensar em outras coisas que faz para se limpar, ou em outras coisas à sua volta que acha que estão sujas?

JUNE: Agora só consigo pensar nisso.

TERAPEUTA: E outros tipos do que chamamos de atividades *compulsivas*? Você tem de conferir ou repetir as coisas muitas vezes?

JUNE: Não, só quando eu lavo, se não acho que foi suficiente. Aí lavo de novo.

TERAPEUTA: Nenhuma outra ação repetitiva além de lavar?

Como essa paciente parecia não ter muitos tipos de rituais, o terapeuta voltou-se ao conteúdo obsessivo. Geralmente se indaga sobre sinais externos primeiro.

TERAPEUTA: Quais são as coisas que fazem você querer lavar? Por exemplo, por que você esfrega o banco do carro com álcool?

JUNE: Acho que posso ter trazido cocô de cachorro quando entrei antes, ou Kenny pode ter trazido.

TERAPEUTA: Dos seus sapatos?

JUNE: É. Também me preocupo com a ponta do meu vestido tocando o assento. Fico me preocupando que o meu sapato possa tocar a barra da minha saia ou, quando subo um degrau, como para entrar em um prédio, que o vestido possa tocar o degrau.

TERAPEUTA: Um vestido como esse? June estava com um vestido um pouco abaixo do joelho. [A probabilidade de que pudesse ter tocado um meio-fio ou a sola do seu sapato era muito pequena.]

JUNE: É.

TERAPEUTA: Alguma vez a sua saia já ficou suja com fezes de cachorro?

JUNE: Acho que não, mas, na minha cabeça, acho que talvez pudesse ter um pouco. Acho que isso seria difícil de acontecer, não é?

Os pensamentos de que eventos muito improváveis poderiam ter acontecido são comuns no TOC. Essas distorções podem ser resultado de ansiedade intensa. As dúvidas em relação à "segurança" costumam levar a pedidos de reasseguramento ou a rituais. Reassegurar June de que seu vestido provavelmente não estaria sujo teria sido antiterapêutico, porque perpetuaria os temores neuróticos. Em vez disso, o terapeuta perguntou mais sobre as obsessões.

TERAPEUTA: O "cocô" de cachorro é a coisa mais desagradável com que você se preocupa?

JUNE: Provavelmente sim, acho que é, mas os germes de banheiro também são muito ruins.

TERAPEUTA: Que tipo de germes?

JUNE: Do vaso sanitário. Sabe como é, quando a gente vai ao banheiro.

TERAPEUTA: Urina e fezes?

JUNE: É, a urina não me incomoda tanto quanto a outra.

TERAPEUTA: Por quê?

JUNE: Porque aprendi na faculdade de enfermagem que ela é quase estéril. Foi difícil a cadeira de microbiologia, porque me incomodava aprender sobre bactérias e micro-organismos. Eles fazem parecer como se tudo estivesse coberto de todos os tipos de germes muito perigosos. Não aprendi muito bem; tentava evitar pensar nisso.

As preocupações de June com cocô de cachorro e germes de banheiro sugerem que sua estrutura de medo inclui preocupação em relação a doenças potenciais. O terapeuta a questionou para melhor entender a natureza das consequências que ela temia a partir da contaminação.

TERAPEUTA: Você tem medo de doenças que poderiam vir das fezes?

JUNE: Acho que tenho. Mesmo que saiba que outras pessoas não se preocupam com isso como eu. Elas só vão ao banheiro, lavam as mãos e nem se preocupam com isso. Mas não consigo tirar da cabeça que pode ser que não tenha me lavado o suficiente.

TERAPEUTA: Se você não se lavasse o suficiente, você ficaria doente ou faria que alguma outra pessoa ficasse doente?

JUNE: Em geral me preocuparia com ficar doente, mas às vezes me preocupo com o Kenny também.

TERAPEUTA: Você se preocupa com algum tipo específico de doença?

JUNE: Não tenho certeza. Alguma doença.

Não é raro que os pacientes que têm medo do que pode acontecer se eles não cumprirem seus rituais sejam incapazes de identificar uma consequência temida específica. Os pacientes com proeminentes rituais de verificação muitas vezes temem esquecer ou jogar fora alguma coisa importante, mas nem sempre sabem exatamente o que vai ser. Os repetidores podem ter medo de que aconteça algo ruim a uma pessoa querida, mas muitas vezes não conseguem especificar exatamente qual desastre vai recair sobre eles. Entretanto, muitos indivíduos com TOC têm medo de consequências determinadas (p. ex., cegueira ou leucemia). Nesse momento, o terapeuta pode optar por completar o questionamento sobre sinais externos de ameaça ou realizar a investigação sobre as consequências temidas e a crença de que esse dano tem realmente probabilidades de ocorrer. Neste caso, foi feita a segunda opção.

TERAPEUTA: Digamos que você realmente tivesse tocado em fezes de cachorro ou humanas, e não se desse conta disso, então não se lavasse para removê-la. Qual seria a probabilidade de que você ou Kenny ficassem muito doentes?

JUNE: Bom, eu sinto como se realmente pudesse acontecer.

TERAPEUTA: Eu acho que, quando isso acontece e você fica muito aflita, é como se você realmente ficasse doente, mas e se eu lhe pedir para avaliar objetivamente, agora, qual são as chances de você ficar doente por tocar em fezes e não se lavar? Por exemplo, se você tocasse em fezes 10 vezes, quantas vezes ficaria doente?

JUNE: Ah, sei que é muito improvável, mas às vezes parece muito real.

TERAPEUTA: Você consegue colocar um número nisso? Qual é a chance porcentual de que, se você tocar em uma pequena quantidade de fezes, e não se lavar, ficará doente?

JUNE: Acho que pouca, menos de 25%.

TERAPEUTA: Isso significa que uma vez em cada quatro você ficaria doente.

JUNE: Não, não é verdade, acho que é menos de 1%.

A partir desse diálogo, fica claro que June não acredita realmente que os desastres que teme aconteceriam, embora sua estimativa da probabilidade fosse alta. Uma pessoa com *insight* pobre em relação à falta de sentido de seus sintomas de TOC teria atribuído probabilidades mais altas (geralmente acima de 80%) e insistiria na precisão dessa estimativa, mesmo diante de questionamento persistente. Observe que essa interação é um exemplo da reestruturação cognitiva que acompanha a EPR que discutimos anteriormente: o terapeuta pode ter de repetir essa discussão durante sessões de exposição posteriores quando June, muito ansiosa por ter de confrontar os contaminantes, reajustar suas estimativas de probabilidade quando estiver ansiosa. A intensidade da crença pode mudar em um determinado paciente, mas é mais forte quando o paciente percebe uma ameaça.

TERAPEUTA: Certo. Agora, além da doença, o que mais poderia acontecer se você se sujasse com fezes?

JUNE: Acho que eu também me preocupo com o que outras pessoas poderiam pensar se eu tivesse fezes de cachorro no meu sapato ou no meu vestido. Alguém iria ver as fezes ou sentir o cheiro delas e achar que isso é muito nojento e que sou uma pessoa suja. Acho que receio que elas achem que não sou uma boa pessoa.

Então o terapeuta questionou June em relação a essa consequência temida, interrogando-a sobre a possibilidade de outros avaliarem seu caráter negativamente por ela ter fezes no vestido. O conteúdo relacionado às consequências temidas foi coletado para ser incluído posteriormente em cenas de exposição por imagens. Para concluir o questionamento sobre a natureza das obsessões, o terapeuta esclarece mais os estímulos externos temidos.

TERAPEUTA: Além de fezes de cachorro e humanas, o que mais pode lhe *contaminar*? Está bem se eu usar a palavra *contaminada* para descrever como você se sente se toca nessas coisas?

JUNE: Está bem, é como se eu sentisse na pele, mesmo que não possa ver. Hum... Também fico incomodada se vejo cocô de passarinho no meu carro.

TERAPEUTA: Fezes de pássaros? Aquelas manchas esbranquiçadas?

JUNE: É, tenho que agarrar a minha saia perto de mim para não tocar essas manchas com a roupa.

TERAPEUTA: Certo, cocô de passarinho, e que mais?

JUNE: Animais mortos, tipo, no acostamento. Acho que os germes, ou o que for, grudam nos pneus a partir do asfalto e entram no carro. Mesmo que eu não passe por cima deles. É como se eles estivessem espalhados pela rua.

TERAPEUTA: O que você faz se vê um animal morto?

JUNE: Eu desvio bastante. Uma vez estacionei, e, quando saí, vi um gato morto bem atrás dele. Eu tive que lavar todas as minhas roupas e tomar um banho imediatamente. Fiquei muito mal naquele dia.

TERAPEUTA: Parece que isso foi muito difícil para você. Além de animais mortos, há mais alguma coisa que a contamine?

JUNE: Não me lembro de nada. Há muitos lugares que evito, mas é pelas coisas que acabamos de falar.

O terapeuta questiona June um pouco mais em relação a outras coisas que têm probabilidade de estar contaminadas, em função de sua relação potencial com as que ela acaba de apontar.

TERAPEUTA: E o lixo?

JUNE: É, isso me incomoda. E também evito as sarjetas.

TERAPEUTA: O que a incomoda na sarjeta?

JUNE: Bichos mortos, eu acho. E depois a chuva espalha os germes pela rua toda. Também o lixo podre. É muito sujo. Às vezes as sarjetas são muito nojentas.

TERAPEUTA: Ah... Certo. Você tem medo de ficar doente por causa de animais mortos e lixo?

JUNE: Tenho, é como os vasos sanitários e o cocô de cachorro.

Para se preparar para um programa de exposição no qual os objetos são apresentados hierarquicamente em relação à sua capacidade de provocar desconforto, June deve classificar seus principais contaminantes. Aqui ela também apresentou informações sobre comportamentos evitativos associados a esses contaminantes.

TERAPEUTA: Vamos fazer uma lista das principais coisas que a incomodam. Vou lhe perguntar o quanto você se sentiria incomodada, em uma escala 0 a 100, se tocasse a coisa que vou citar. Zero indica nenhuma aflição, e 100, extremo incomodo, o máximo que já sentiu.

JUNE: Está bem.

TERAPEUTA: E se você tocasse cocô de cachorro?

JUNE: E pudesse lavar as mãos quanto quisesse?

TERAPEUTA: Não, digamos que não pudesse se lavar por um tempo.

JUNE: 100.

TERAPEUTA: Um animal morto.

JUNE: Também 100.

TERAPEUTA: Cocô de passarinho em seu carro.

JUNE: Isso depende de se é seco ou molhado.

TERAPEUTA: Me diga dos dois.

JUNE: 100, molhado, e 95, seco.

TERAPEUTA: Sarjeta.

JUNE: 95.

TERAPEUTA: Lixo na sua pia em casa.

JUNE: Não é tão ruim, só 50. Mas as latas de lixo na frente de casa seriam 90.

TERAPEUTA: Por que a diferença?

JUNE: Porque a parte de dentro da lata de lixo está suja com muito lixo velho.

TERAPEUTA: Sei. E o assento do vaso sanitário de um banheiro público?

JUNE: Isso é ruim, 95.

TERAPEUTA: Pneus de carro?

JUNE: Geralmente 90, mas, se eu tivesse acabado de passar por um bicho morto, seria 99.

TERAPEUTA: E a maçaneta de um banheiro público?

JUNE: A maçaneta de fora é pouco, uns 40, mas a de dentro é 80, porque as pessoas tocam nela imediatamente depois de usarem o banheiro, e vi que algumas não lavam as mãos.

TERAPEUTA: Entendo. E a grama num parque onde há cachorros por perto?

JUNE: Se eu caminhasse na grama, seria 80 ou 85, mas geralmente não caminho. Eu também tenho muito problema nas calçadas. Sabe como é, as manchas marrons no concreto. Acho que a maioria é só ferrugem ou outras sujeiras, mas acho que poderia ser cocô de cachorro.

TERAPEUTA: Quanto isso a incomoda?

JUNE: Pisar em uma mancha marrom? Uns 90. Sempre desvio delas.

O terapeuta deve continuar assim até formar uma lista de 10 a 20 itens. Podem ser necessários mais itens para pacientes com vários medos obsessivos ou rituais. Os itens são ordenados de baixo a alto nível de medo, em preparação para o tratamento por exposição. Itens equivalentes em relação a seu nível de perturbação são agrupados. Além disso, é importante investigar a razão de um estímulo diferente da de outro, porque isso dá mais informações sobre a "lógica do TOC" do paciente. Essa informação é muito relevante para construir a hierarquia de exposição e para as discussões cognitivas informais sobre avaliação de riscos, responsabilidade, e assim por diante.

Da entrevista prévia sobre sinais externos de ameaça surgem informações consideráveis sobre padrões de evitação e rituais. Mais detalhes podem ser obtidos pedindo-se ao paciente que dê uma descrição passo a passo das atividades de um dia típico, desde o momento em que ele acorda até ir dormir. Geralmente, os pacientes não são totalmente precisos quando descrevem suas compulsões durante a entrevista, porque, como nos disse uma paciente, ela não "tinha pensado em seu TOC dessa forma". Assim, as tarefas de automonitoramento ajudam os pacientes a aumentar sua consciência de seus padrões de TOC e dão ao terapeuta dados mais precisos sobre rituais e comportamentos evitativos.

Estávamos particularmente preocupados com as rotinas de June no banheiro, com seu banho, seu uso do vaso sanitário e sua maneira de manusear toalhas e roupas sujas e de se vestir e calçar os sapatos. Podem-se obter mais informações sobre padrões evitativos indagando os pacientes sobre outras atividades de rotina, como fazer compras, comer fora, fazer faxina, preparar a comida, trabalhar, e assim por diante. O diálogo a seguir exemplifica o grau de detalhe desejado.

TERAPEUTA: June, para que a gente possa planejar com cuidado o seu tratamento, preciso saber o que você evita em sua rotina diária. Comece descrevendo o que faz quando acorda.

JUNE: Primeiro vou ao banheiro.

TERAPEUTA: De pijama ou sem?

JUNE: Eu tiro o pijama porque não quero que ele toque no vaso. Assim vai estar limpo à noite, depois de tomar banho.

TERAPEUTA: Continue.

JUNE: Uso o vaso, acho que uso um monte de papel higiênico, porque não quero ficar com nada na mão. Aí tenho de tomar banho depois de evacuar.

TERAPEUTA: Como você se apronta para tomar banho?

JUNE: Tenho de colocar uma toalha nova no gancho perto do chuveiro. Não gosto que ela toque em nada antes de eu usar. Ah... Eu ponho meu chinelo de frente para a porta, perto do chuveiro, para poder calçá-lo sem pisar no chão do banheiro quando saio do banho. Aí entro no banho.

TERAPEUTA: Você disse que toma um banho de 45 minutos. Por que demora tanto?

JUNE: Tenho de me lavar em uma ordem especial e conto quantas vezes lavo cada parte. Tipo, lavo os braços quatro vezes. É por isso que demora tanto.

TERAPEUTA: Qual é a ordem que você usa?

JUNE: Primeiro lavo as mãos, o rosto e o cabelo, e depois vou de cima para baixo.

TERAPEUTA: E a região genital e anal? [Essa região deve ser a que mais perturba essa paciente, porque ela tem medo de contaminação por "germes" fecais.]

JUNE: Ah, claro, essas são as últimas, depois dos pés.

Uma descrição tão detalhada ajuda o terapeuta a prever possíveis evitações por parte do paciente durante o tratamento e planejar instruções específicas de exposição. A supervisão do comportamento normal para se lavar, no fim do tratamento, tratará da tendência de June a contar e organizar seu ato de lavar. Durante a sessão inicial de coleta de informações, June foi instruída a monitorar a frequência e a duração de suas compulsões.

TERAPEUTA: Entre agora e a nossa próxima sessão, eu gostaria que você registrasse sempre que lavar ou limpar, incluindo quando esfrega as coisas com álcool. Você pode usar este formulário. (*Dá a ela um formulário de automonitoramento de rituais.*) Anote sempre que se lavar, o tempo de lavagem, o que fez com que você se lavasse e o quanto estava ansiosa antes disso. Esse tipo de registro vai nos ajudar a identificar qualquer fonte de contaminação que você tenha se esquecido de mencionar, e também podemos usá-lo para medir seus avanços durante o tratamento.

JUNE: Você quer que eu escreva em cada espaço, a cada meia hora?

TERAPEUTA: Não, só quando você se lavar ou passar álcool em alguma coisa.

JUNE: Certo.

Histórico dos sintomas e histórico dos tratamentos

Após avaliar os atuais sintomas da paciente, o terapeuta buscou informações sobre o início do problema, com referência específica à presença de determinados fatores de estresse na época, e se eles ainda estão presentes.

TERAPEUTA: Há quanto tempo você se lava assim?

JUNE: Começou há dois anos, no meu primeiro ano na faculdade de enfermagem. Não era muito forte no início. Começou com o centro da cidade. Eu tinha de ir ao centro para as aulas, e ele me parecia muito sujo.

TERAPEUTA: A enfermagem teve alguma coisa a ver com isso?

JUNE: Pode ser. Eu estava sob muita tensão. Tive de largar meu emprego de secretária e foi bem difícil, sem ter uma renda e tendo de pagar as despesas da faculdade. Minha mãe e meu pai não ajudaram muito. E aí começamos a aprender todas as técnicas de esterilização, e já lhe contei sobre a disciplina de microbiologia.

TERAPEUTA: Piorou com o tempo?

JUNE: Em geral, sim, mas observei que ficou muito pior depois de um estágio na cirurgia, quando fiquei muito preocupada com os germes contaminando os instrumentos. Foi aí que comecei a me lavar mais do que o normal.

TERAPEUTA: Você procurou ajuda na época?

JUNE: Eu já estava consultando com o Dr. W. na universidade, e ele tentou me ajudar.

TERAPEUTA: Você já estava em tratamento com ele? Por que razão?

JUNE: Ele estava me ajudando com um problema alimentar. Eu tinha anorexia. Fazia mais ou menos um ano que me tratava com ele quando começou o problema de lavar.

TERAPEUTA: Anorexia? E o tratamento ajudou?

JUNE: Sim, eu tinha baixado a 38 quilos e agora tenho uns 47. Ele me pediu que aumentasse meu peso a cada semana e fez "terapia cognitiva", acho que era assim que ele chamava.

TERAPEUTA: Certo, e o problema de lavar?

JUNE: Ele tentou o mesmo tipo de terapia, mas não funcionou para isso. É por isso que estou aqui. Minha cunhada ouviu falar nisso, e o Dr. W. disse que eu deveria vir.

TERAPEUTA: E remédios? Alguma vez lhe deram medicação para esse problema?

JUNE: Sim, experimentei Anafranil [clomipramina] por um tempo e ajudou um pouco, mas me deixava tonta e com sono, então decidi parar de tomar. E também ouvi falar que não se pode tomar a medicação durante a gravidez, e Kenny e eu queremos ter um filho em seguida. Antes disso, tomei Xanax [alprazolam]; me acalmou, mas não parou com o hábito de lavar.

TERAPEUTA: Você já experimentou algum outro tratamento?

JUNE: Só para a anorexia. Fui a outro centro de terapia na universidade por cerca de um ano, mas esse não adiantou nada.

A história de June só era incomum no início relativamente recente de seus sintomas. Geralmente, os pacientes em nossa clínica apresentam uma duração muito mais longa de sintomas, com uma média de cerca de oito anos. Outros centros, na Inglaterra e na Holanda, informam números semelhantes. O histórico de tratamento de June, experimentando vários tratamentos psicoterapêuticos e farmacológicos antes de buscar a EPR, é bastante típico. Como não consta que o fracasso anterior com tratamentos não comportamentais influencie os resultados da exposição e prevenção de respostas, o clínico não deve se sentir desestimulado com esses antecedentes. Entretanto, em função de uma possível atitude cética em relação ao valor do tratamento, o terapeuta deve dar ao paciente uma fundamentação clara para o tratamento com EPR, na linha do que se discutiu antes e se demonstra a seguir.

TERAPEUTA: Antes de eu continuar a coletar mais informações sobre seu problema, deixe-me explicar o tratamento.

JUNE: Bom, o Dr. F. me contou um pouco, mas eu ainda não sei bem como vai ser esse tratamento.

TERAPEUTA: O tratamento é chamado de exposição e prevenção de rituais. Vou lhe pedir que confronte situações que a assustam ou que a fazem sentir-se contaminada. Faremos isso aos poucos, até chegar às coisas mais difíceis. Por exemplo, podemos começar com as maçanetas externas dos banheiros e trabalhar até chegar aos vasos sanitários e ao cocô de passarinho. Faremos isso juntos, e eu vou estar junto para ajudá-la. As sessões vão durar uma hora e meia ou duas, e nos encontraremos todos os dias da semana. Além disso, vou lhe dar trabalho de casa para fazer entre as sessões de terapia.

JUNE: Você quer dizer que tenho de tocar até em cocô de cachorro?

TERAPEUTA: Isso. Para superar esse tipo de medo, as pessoas têm de aprender a confrontar as coisas de que têm medo e ficar com isso até diminuir a aflição.

JUNE: Mesmo que eu fizesse isso, provavelmente levaria um ano até me acostumar.

TERAPEUTA: Lembre-se, você nem sempre se sentiu assim em relação a cocô de cachorro. Quando você era pequena, alguma vez pisou nele e simplesmente limpou na grama e foi brincar?

JUNE: É, tinha me esquecido disso. Parece que faz tanto tempo. Eu costumava nem pensar duas vezes nesse tipo de coisa.

TERAPEUTA: Para fazê-la voltar a se sentir como antes, precisamos expô-la diretamente àquilo de que tem medo. E há uma segunda parte do tratamento. Também vou lhe pedir que, por três dias seguidos, você não se lave. Sem lavar as mãos nem tomar banho, por três dias. Depois você pode tomar banho, mas vai ter de limitá-lo a 10 minutos. Após o banho, terá de se contaminar de novo e, depois, ficar mais três dias sem banho.

JUNE: Não acredito! Nunca vou conseguir. Se conseguisse, não estaria aqui. Como é que eu não vou me lavar? Todos os dias decido parar, mas sempre desisto. Você quer dizer que não poderia me lavar depois de usar o banheiro, nem antes de comer? As outras pessoas se lavam depois de ir ao banheiro. Por que eu simplesmente não me lavo menos, como fazem as pessoas normais?

TERAPEUTA: Outras pessoas não têm TOC. Lembre-se de que, para você, se lavar faz com que se sinta menos "contaminada" e menos ansiosa. Não é?

JUNE: É.

TERAPEUTA: Se você se lavar, mesmo que pouco, sempre que se sentir "contaminada", nunca vai conseguir aprender que a sensação de contaminação some por si só, sem se lavar. Se você realmente está muito ansiosa, pode levar um tempo, até mesmo várias horas, antes de que você se sinta melhor, mas vai acabar acontecendo. Por outro lado, se você se lavar, mesmo que pouco, de tantas em tantas horas, isso vai reforçar sua ideia de que tem de se lavar para se sentir melhor.

JUNE: Mas por que três dias? Não posso tomar banho uma vez por dia, como outras pessoas?

TERAPEUTA: Pela mesma razão. Você ainda sentiria alívio, mesmo que esperasse 24 horas entre cada vez. E isso reforçaria sua crença de que tem de se "descontaminar" se lavando. Você tem que aprender a usar água e sabão para se sentir limpa e renovada, mas não para se "descontaminar".

JUNE: Acho que entendo. Sei que tomo banho agora para tirar do meu corpo as coisas que me assustam. Eu tomava banho só para limpar o suor e a sujeira, e era bom. Mas ainda não sei se aguento não me lavar por tanto tempo.

TERAPEUTA: O tratamento é muito exigente. Antes de começarmos o programa de tratamento, você vai ter de se comprometer consigo mesma que, ainda que se sinta muito desconfortável e às vezes até incomodada, não vai se lavar. Vou tentar ajudá-la o máximo que puder planejando o tratamento de forma que você saiba o que esperar todos os dias e lhe dando apoio sempre que precisar. Alguém vai ter de ficar disponível para ajudar a supervisioná-la e apoiá-la quando você precisar. Entre as sessões, você sempre poderá me ligar aqui ou para casa, se surgir algum problema. Sei que o tratamento não vai ser fácil, mas tenho certeza de que você vai conseguir se estiver convencida.

Nesse momento, não se deve exigir um compromisso firme, e sim conscientizar o paciente daquilo que lhe será exigido, para que possa se adaptar a essas expectativas e planejar atividades de acordo com isso durante o período de tratamento. O paciente deve tomar as providências necessárias para ir a sessões diárias durante 3 ou 4 semanas. Como se discutiu anteriormente, 2 ou 3 sessões por semana podem ser suficientes para pacientes com sintomas menos graves. É importante que o paciente não minimize a dificuldade do regime do tratamento, a fim de estar preparado para se esforçar e entrar no tratamento com prontidão para mobilizar recursos internos e suporte emocional da família e dos amigos.

A história do paciente geralmente é coletada na primeira sessão. Como a coleta das histórias dos pacientes com TOC não é diferente da coleta das de outros pacientes psiquiátricos, não entraremos em detalhes aqui.

Planejamento do tratamento

O terapeuta começou a segunda sessão repassando brevemente o formulário de automonitoramento de rituais do paciente. O restante da sessão foi dedicado a desenvolver um plano de tratamento.

TERAPEUTA: Certo, agora quero discutir o nosso plano para cada dia durante a primeira semana de terapia. Precisamos expô-la, na imaginação e na realidade, às coisas que a incomodam, das quais falamos nas nossas primeiras sessões. Como já disse, também vamos limitar o quanto você vai lavar. As exposições reais vão se concentrar em confrontar as coisas que podem contaminá-la. A restrição a lavar vai lhe ensinar como viver sem rituais. Na exposição por imagens, você vai imaginar que está tocando alguma coisa de que tem medo, como vasos sanitários, e não se lavando, e depois ficando doente. Podemos imaginar que você vai a um médico que não consegue descobrir qual é o problema e não sabe como resolvê-lo. É esse tipo de medo que você tem, não é?

JUNE: É, isso e que o Kenny fique doente e que seja minha culpa.

TERAPEUTA: Certo, então, em algumas cenas você vai ficar doente e, em outras, Kenny fica doente. Devo acrescentar que outras pessoas a culpem por não tomar cuidado? É disso que você tem medo?

JUNE: Sim, principalmente a minha mãe.

TERAPEUTA: Está bem. Faremos com que ela a critique por não tomar cuidado suficiente. Você consegue se lembrar de alguma outra coisa que poderíamos acrescentar à imagem?

JUNE: Não, é mais ou menos isso.

TERAPEUTA: Podemos compor as cenas em detalhes depois que planejarmos as exposições reais. Vamos revisar a lista de coisas que você evita ou tem medo de tocar e ter certeza de que listamos na ordem certa. Então decidimos no que trabalhar em cada dia. Pode ser?

JUNE: Pode.

June revisou a lista, que incluía itens como latas de lixo, chão da cozinha, chão do banheiro, tapete de lugares públicos, terra de plantas, poças d'água, pneus, cocô de cachorro seco e cocô de pássaro. As mudanças foram feitas segundo a necessidade.

TERAPEUTA: Bem, agora vamos planejar o tratamento. No primeiro dia, começamos com coisas que você classificou abaixo de 60, como tocar neste tapete, maçanetas que não estejam dentro de banheiros, livros nas minhas prateleiras, interruptores e corrimãos. No segundo dia, faremos os níveis 60 a 70, como torneiras, chão, roupa suja e coisas na escrivaninha do Kenny. [O terapeuta continua a detalhar as sessões 3 a 5, aumentando o nível de dificuldade a cada dia.] Na segunda semana, repetiremos as piores situações, como sarjetas, pneus, banheiros públicos, cocô de passarinho e de cachorro e também acharemos um animal morto para caminhar perto e tocar a rua próxima a ele.

Em raras ocasiões, a confrontação direta com um objeto temido (p. ex., pesticidas ou outras substâncias químicas) pode causar danos reais. Nesses casos, o terapeuta deve usar seu discernimento para encontrar um meio-termo entre a evitação total e o perigo. No caso de substâncias químicas, por exemplo, os pacientes são expostos a pequenas quantidades que objetivamente não são prejudiciais. No caso de June, o terapeuta decidiu que o contato direto com um animal morto não era necessário e que pisar a pele do animal com a sola de seu sapato e depois tocar a sola já seria exposição suficiente. Em geral, o terapeuta deve avaliar o nível de aflição obsessiva que será evocado por uma dada exposição, com os riscos objetivos acarretados pela exposição completa. Os pacientes com TOC têm dificuldades de avaliar esse risco de forma realista, então é responsabilidade do terapeuta avaliar se é o caso de fazer a exposição. Por exemplo, os pacientes com medo de contrair HIV certamente ficariam muito aflitos se lhes fosse pedido que manuseassem uma seringa hipodérmica encontrada em uma sarjeta, mas, como a exposição a esse tipo de estímulo tem riscos objetivos, eles não devem ser incluídos na hierarquia de tratamento.

TERAPEUTA: Como lhe parece esse plano?

JUNE: A primeira semana está bem, mas estou com muito medo da segunda. Não sei se vou estar pronta para os banheiros e o cocô de cachorro nesse momento.

TERAPEUTA: Muitas pessoas se sentem assim no início, mas, no fim da primeira semana, você não vai estar com tanto medo quanto agora de tocar pneus ou banheiros públicos. Lembre-se de que vou estar aqui para ajudá-la, porque provavelmente vai ser difícil no começo.

JUNE: Sim, eu sei disso. De qualquer forma, acho que não tenho escolha. Essa coisa de lavar é uma loucura, e fico enojada comigo mesma. Acho que mais pronta que estou não vou ficar.

TERAPEUTA: Que bom. Então então não se esqueça, vou pedir que você continue trabalhando nessas coisas por 2 a 3 horas em casa, depois de cada sessão, mas você já vai ter feito todas elas comigo, então não acho que vá ser tão difícil. Suponho que você terá falado com Kenny para ajudá-la, já que vi que ele estava na sala de espera.

JUNE: Falei, e ele disse que tudo bem. Ele queria saber o que tem de fazer.

TERAPEUTA: Vamos chamá-lo aqui. Você falou com sua cunhada sobre estar disponível quando Kenny estiver trabalhando durante o dia?

JUNE: Falei, e ela foi muito legal, mas não podia vir hoje por causa das crianças.

TERAPEUTA: Se for difícil para ela vir, posso falar com ela por telefone. Por que você não vai buscar o Kenny agora?

Tratamento

June teve 15 sessões de tratamento, todos os dias da semana, por três semanas. Na quarta semana, o terapeuta a visitou duas vezes em sua casa, durante quatro horas cada vez. Nessas visitas, sob supervisão do terapeuta, ela contaminou toda a casa e se expôs a objetos, na casa e na vizinhança, que lhe causavam aflição. A partir dali, foram instituídas sessões de seguimento uma vez por semana para garantir a manutenção dos ganhos e tratar de alguma outra questão que a preocupasse.

Como discutido antes, o tratamento começa com a exposição a itens de dificuldade moderada na hierarquia e avança para os mais perturbadores no início da segunda semana. Os itens mais desconfortáveis são repetidos durante o restante da segunda e da terceira semana. A sequência a seguir, que ocorreu no sexto dia do tratamento, exemplifica esse processo.

TERAPEUTA: Como foi o seu fim de semana?

JUNE: Não muito bom. Acho que foi como eu poderia esperar. Tomei meu banho no domingo e fiquei tão nervosa com terminar no tempo, que nem sei se me lavei direito.

TERAPEUTA: A maioria das pessoas se sente assim. Lembre-se, contudo, de que você não precisa se lavar "direito", só se lavar. O Kenny cronometrou?

JUNE: Sim, ele disse os minutos como você mandou, "5, 7, 9", e depois "parar".

TERAPEUTA: Você parou quando ele disse?

JUNE: Parei, mas não foi fácil.

TERAPEUTA: Eu sei. Fico muito contente que você tenha cumprido as regras.

JUNE: Já decidi que essa é a minha chance de melhorar, então estou me esforçando.

TERAPEUTA: Ótimo. Fico feliz que você esteja tão positiva. Como foi a tarefa de casa?

JUNE: Eu toquei no chão, na sola do meu sapato e no cimento. Está tudo escrito lá, no formulário diário. No sábado, fui à casa da minha irmã para poder brincar com as crianças, como conversamos. Eles pisaram em mim quando eu estava deitada no chão, e tentei tocar o traseiro deles quando os abracei. No domingo, Kenny e eu fomos ao parque. Eu não me sentei na grama, mas caminhei um pouco e depois toquei nos meus sapatos.

TERAPEUTA: Nas solas?

JUNE: É. Também fomos ao centro, e coloquei umas coisas no lixo e empurrei-as para baixo, tentando tocar os lados. É meio difícil porque me sentia exposta, mas fiz mesmo assim.

TERAPEUTA: Isso parece muito bom. Fico feliz por ouvir. E quanto a caminhar no jardim?

JUNE: Fiquei de pé no jardim, mas não consegui tocar na terra. O cachorro do vizinho sempre corre por tudo. Eu sei que deveria ter tocado, mas não tive coragem.

TERAPEUTA: Bom, você já fez muitas coisas. Vamos planejar sair para a rua hoje e fazer isso juntos, aí vai ser mais fácil para você caminhar no jardim quando for para casa.

JUNE: Está bem.

June cumpriu muito bem o regime de tratamento. Alguns pacientes podem ter lapsos na prevenção de respostas, principalmente durante a primeira semana do programa de tratamento. O terapeuta deve reforçar o paciente pelo cumprimento parcial, enfatizando a necessidade de cumprir integralmente as instruções do tratamento.

Com relação ao trabalho de exposição, não é raro que os pacientes deixem de realizar algumas tarefas de casa. Mais uma vez, eles devem receber reforço pelo que realizaram e ser estimulados a completar todas as tarefas.

TERAPEUTA: Como vão você e Kenny?

JUNE: Ele ficou irritado no domingo de noite, depois do banho, porque eu comecei a perguntar como ele se lavava e se eu estava limpa o suficiente. Acho que o incomodei demais, e ele perdeu a calma. Ficamos assistindo à televisão e, depois de um tempo, conversamos um pouco e ele se desculpou por ter se irritado. Mas entendo, pergunto muita coisa. Fora isso, o resto da semana foi bem.

TERAPEUTA: Bom, é uma pena que Kenny tenha se irritado, mas é bom que não tenha respondido às suas perguntas. Ele não deve dar reasseguramento a você sobre limpeza.

JUNE: Acho que ele tem dificuldade de saber quando responder e quando não. Nem eu tenho certeza. Você poderia conversar com ele antes de quarta-feira, quando eu tomar banho de novo?

TERAPEUTA: É uma boa ideia. Vou ligar para ele depois que terminarmos a sessão de hoje. Agora vamos começar com uma cena de você dirigindo seu carro para vir à sessão comigo, o pneu fura e você tem de trocá-lo. Os carros atiram água da poça perto de você, e ela cai no carro e em você. Aí você vê um animal morto quando caminha atrás do carro, e está bem detrás de você. Você realmente se sente contaminada. Vai até o posto de gasolina próximo para ver se eles podem consertar o pneu e tem tanta vontade de urinar que tem de usar o banheiro. Eles vão consertar o pneu se você o tirar e trouxer para eles, porque, caso contrário, estão ocupados demais. É claro que isso significa que você precisa manusear o pneu contaminado pelo animal morto. Vamos botar um pouco de cocô de pássaro na rua e na calçada. Aí, mais tarde, você começa a se sentir mal e acha que é por causa do animal morto. Parece ruim o suficiente?

JUNE: Sim, hummmm... Essa é péssima. Tenho mesmo de fazer isso? Deixe para lá, já sei a resposta.

TERAPEUTA: Bom, eu quero que você feche os olhos agora e imagine que está dirigindo seu carro na avenida perto de sua casa.

Observe que o terapeuta conferiu a tarefa que a paciente tinha do dia anterior para ver se ela fez e se não teve evitação e rituais. Isso dá uma oportunidade para reforçar a autoexposição. É importante acompanhar a realização do trabalho de casa, porque os pacientes nem sempre fornecem voluntariamente informações sobre omissões, mas admitem quando deixam de cumprir se lhes for perguntado diretamente e, sem dúvida, realizarão a próxima tarefa se forem reforçados adequadamente.

Com relação ao conflito entre June e Kenny, é nossa experiência que, assim como Kenny, a maioria dos familiares está bastante disposta a ajudar, mas podem surgir dificuldades quando eles não conseguem ajudar sem ficar chateados, aumentando, assim, a tensão do paciente. Dar-lhes uma oportunidade de liberar sua frustração ao entrar em contato com o terapeuta, que também pode orientá-los em relação a outras reações possíveis, pode reduzir a tensão familiar.

As mesmas sessões também incluíam exposição por imagens em um cenário planejado com antecedência. Como esse cenário já havia sido discutido em detalhes com a paciente, não foi uma surpresa para ela. Isso é apresentado por até uma hora, ou até que fique clara uma redução substancial na ansiedade. A seguir, o paciente enfrenta *in vivo* situações como as que estavam incluídas na cena imaginada.

TERAPEUTA: Agora está na hora de fazer para valer. Eu procurei um animal morto ao lado da estrada ontem e encontrei um, cerca de um quilômetro e meio daqui. Acho que deveríamos ir até lá.

JUNE: Ah, que maravilha! Você teve de encontrar um só para mim!

TERAPEUTA: Hoje é nosso dia de sorte. Você sabia que teríamos de encontrar um hoje, de qualquer forma. Pelo menos está perto.

JUNE: Ótimo.

O humor é recomendado e pode ajudar muito se o paciente for capaz de responder a ele. Ao mesmo tempo, é importante que o terapeuta ria *com* a paciente, e não *da* paciente. É comum que pacientes e terapeutas desenvolvam um código para discutir o TOC e seu tratamento, que é específico deles e voltado a promover a adesão ao tratamento. Por exemplo, uma dupla paciente-terapeuta começou a discutir o trabalho de casa de exposição como sendo "engolir o sapo", com base em um provérbio que a paciente introduziu. Quando o terapeuta perguntou à paciente se ela tinha "engolido o sapo" naquela manhã, isso transmitia a dificuldade das tarefas de exposição que ela tinha de fazer entre sessões. É importante que o terapeuta observe o estilo interpessoal do paciente para determinar se essa brincadeira vai ajudar a promover os objetivos terapêuticos.

TERAPEUTA: (*Fora do consultório.*) Lá está, atrás do carro. Vamos até lá e tocaremos o meio-fio e a rua em torno dele. Não acho que você precise tocá-lo diretamente, porque tem um cheiro meio ruim, mas quero que você pise perto dele, e depois toque a sola do seu sapato.

JUNE: Ah! Está morto mesmo. Que nojo!

TERAPEUTA: É, é um pouco nojento, mas, pensando bem, é só um gato morto. Que mal pode fazer?

JUNE: Não sei, e seu eu pegar germes na minha mão?

TERAPEUTA: Que tipo de germes?

JUNE: Germes de gato morto.

TERAPEUTA: De que tipo são?

JUNE: Não sei, só germes.

TERAPEUTA: Como os germes do banheiro que acabamos de manusear?

JUNE: Mais ou menos. As pessoas não saem por aí tocando em gatos mortos.

TERAPEUTA: Elas também não vão correndo para casa tomar banho ou passar álcool dentro do carro. Está na hora de superar isso. Então, chegue perto e vou fazer primeiro. (*June segue.*) Certo, toque o meio-fio e a rua. Aqui tem uma pedra que você pode levar e um pedaço de papel que estava debaixo do rabo do gato. Vamos, pegue.

JUNE: (*Parecendo muito incomodada.*) Ah!

TERAPEUTA: Vamos segurar os dois. Agora encoste na sua testa e em sua saia, no rosto e no cabelo. Assim. Isso mesmo. Qual é o seu nível de ansiedade?

JUNE: Ah! 99. Eu diria que 100, mas é quase pânico. Se você não estivesse aqui, seria 100.

TERAPEUTA: Você já sabe, de experiências anteriores, que isso vai ficar muito mais fácil daqui a um tempo. Simplesmente mantenha e ficaremos bem aqui. Você está se saindo bem.

JUNE: (*Passam alguns minutos, em que ela se sente muito incomodada.*) Você faria isso se não fosse por mim?

TERAPEUTA: Claro, se esse carro fosse meu e eu derrubasse a chave aqui, simplesmente a pegaria e seguiria adiante.

JUNE: Você não teria de lavar?

TERAPEUTA: Não. Os animais mortos não são uma beleza, mas são parte do mundo em que nós vivemos. Quais são as chances de que a gente fique doente por causa disso?

JUNE: Muito poucas, acho. Eu me sinto um pouco melhor do que no início. É uns 90 agora.

TERAPEUTA: Muito bom! Apenas se mantenha assim agora.

A sessão continuou por mais 45 minutos ou até que a ansiedade diminuísse bastante. Durante esse período, a conversa se concentrou, geralmente, nas situações temidas e nas reações da paciente a elas. O terapeuta perguntou sobre o nível de ansiedade de June a cada 10 minutos, aproximadamente. É importante observar que ela e o terapeuta desenvolveram uma conversa por meio da tarefa de exposição, discutindo questões como habituação, risco, responsabilidade e resultados de longo prazo. Ao mesmo tempo, é imperativo recolocar o foco do paciente na tarefa de exposição em questão para garantir que ele permaneça engajado nela. Então, pedir classificações SUDS cumpre dois propósitos: fornece dados sobre redução de medos e devolve o foco do paciente à exposição. Contudo, se a discussão informal funcionar como fator de distração, ajudando o paciente a *não pensar sobre* o que está fazendo, o terapeuta deverá limitar essas conversas.

TERAPEUTA: Como você está se sentindo?

JUNE: Bom, está mais fácil, mas com certeza não me sinto ótima.

TERAPEUTA: Você consegue dar um número para isso?

JUNE: Uns 55 ou 60, eu diria.

TERAPEUTA: Você se esforçou muito hoje. Deve estar cansada. Vamos parar agora. Quero que você leve o graveto e a pedrinha com você para que continue contaminada. Você pode deixá-los no seu bolso e tocar neles muitas vezes por dia. Quero que você contamine a sua sala de trabalho e seu apartamento com eles. Encoste em tudo o que estiver à volta, inclusive tudo o que estiver na cozinha, cadeiras, sua cama e as roupas em sua cômoda. Ah, eu também gostaria que você passasse de carro por este lugar quando fosse trabalhar e na volta do trabalho. Você consegue fazer isso?

JUNE: Acho que sim. O problema é ir para casa com toda essa sujeira.

TERAPEUTA: Por que você não liga para o Kenny e combina de chegar em casa depois dele, assim ele pode estar por perto para ajudá-la. Lembre-se de que você sempre pode me telefonar se tiver problemas.

JUNE: É, essa é uma boa ideia, vou sair do trabalho depois de ele sair. Até amanhã.

Esse cenário ilustra o processo da exposição *in vivo*. O terapeuta respondeu com clareza as perguntas levantadas, sem se desviar do propósito essencial da sessão, a exposição a um contaminante temido. Após o aumento inicial, para alguns pacientes a ansiedade pode começar a decair relativamente rápido, ao passo que, para outros, pode ser necessário mais tempo. Como observado anteriormente, é recomendável que se continue a exposição até que o paciente pareça estar visivelmente mais à vontade e informe uma redução substancial na ansiedade (40 ou 50%).

Depois de 10 a 15 sessões, espera-se que o nível de ansiedade informado pelo paciente diminua consideravelmente. Na 15ª sessão, June relatava sentir um desconforto máximo de 70 SUDS (ainda um pouco alto, embora reduzido em relação a 99 SUDS), que durou alguns minutos. Sua ansiedade mínima foi de 35 SUDS. Seu nível de ansiedade médio durante essa sessão foi de 45 SUDS. Em termos ideais, no fim do tratamento, o nível mais alto não deve passar de 50 SUDS e deve cair abaixo de 20 no fim da sessão. No caso de June, foram necessárias mais sessões de seguimento, porque sua ansiedade ainda estava bastante alta.

Para facilitar uma transição para um comportamento normal em termos de limpeza e lavagem, o terapeuta instituiu um regime de lavagem normal durante a terceira semana do tratamento. Permitiu-se que a paciente tomasse um banho de 10 minutos por dia e lavasse as mãos não mais do que cinco vezes de 30 segundos, quando houvesse sujeira visível ou quando elas estivessem pegajosas.

Quando o terapeuta chegou para uma sessão de tratamento em casa na semana seguinte, aconteceu a seguinte conversa:

TERAPEUTA: Como você passou o fim de semana?

JUNE: Nada mal, mas fiquei um pouco chateada no sábado. Fomos a um piquenique, e havia vários montes de cocô de cachorro ao redor. Eu tinha meus chinelos e queria jogar vôlei. Não se pode de chinelos, então fui de pés descalços.

TERAPEUTA: Isso é ótimo! Que bom ouvir isso.

JUNE: É, mas aí fiquei muito chateada de ir para casa e levar sujeira para dentro do apartamento. E fiz isso. Eu caminhei por tudo de pés descalços e de chinelos, mas me preocupei com isso o dia inteiro, até conversar com Kenny sobre o que estava pensando no domingo, perto do meio-dia. Eu me senti melhor quando ele disse que não se preocuparia com isso. Parece que me sinto culpada ou alguma coisa assim, se a casa não está limpa o suficiente. Mas ultimamente, se ele diz que está limpa, tenho conseguido aceitar sua palavra.

TERAPEUTA: Com o tempo, você vai poder fazer esse tipo de julgamento por conta própria. E sobre a limpeza?

JUNE: Foi tranquilo. Eu me lavei por um minuto antes de comer, porque tinha poeira do jogo de vôlei. Deliberadamente deixei de me lavar quando cheguei em casa, porque me senti mal e sabia que, se me lavasse, isso seria me "descontaminar". Tomei banho no sábado de noite e me senti aliviada, mas sabia que tinha de caminhar de pés descalços e tocar no chão em que caminhasse, então fiz isso.

TERAPEUTA: Que ótimo! Parece que você deu conta de tudo. Fico realmente satisfeito. Você evitou se lavar quando isso significaria reduzir os sentimentos de contaminação e se expôs quando estava preocupada com germes. Isso é excelente. Agora, vamos ver as situações problemáticas que ainda precisam ser trabalhadas aqui na casa. Que coisas a incomodam?

JUNE: O porão. Eu não tenho mexido muito na caixa do gato e nos sapatos velhos que joguei lá há um ano, porque ficaram contaminados. No armário ainda tem umas roupas contaminadas. E ainda me preocupo um pouco com o pátio. E a varanda. As pombas pousam no telhado e tem pingos no corrimão, então pensei em esperar até você vir para fazer isso.

TERAPEUTA: Certo, comecemos por baixo e vamos subindo. O que é mais fácil?

JUNE: O porão e os armários.

TERAPEUTA: Bom, vamos lá para baixo.

A exposição aos contaminantes durante a visita em casa é conduzida da mesma maneira que aquelas que ocorrem durante as sessões. Geralmente, as sessões em casa duram mais, de 2 até 4 horas, até que todos os itens "sujos" sejam tocados e os lugares "limpos" estejam contaminados. Essas visitas devem ser repetidas caso o paciente expresse considerável preocupação a respeito de sua capacidade de adotar uma prática permanente de não evitação.

Sessões de seguimento

June fez consultas semanais por três meses, até que teve uma recaída depois de desenvolver uma nova obsessão. Ela começou a ficar preocupada com atropelar um pedestre ao dirigir. Pensamentos sobre "ter atropelado alguém" invadiam sua cabeça, especialmente depois de ter dobrado uma esquina ou de olhar no espelho para mudar de pista. Uma vez evocados, persistiam por várias horas. Para superar esse problema, o terapeuta a orientou a dirigir mais e se abster de voltar ou olhar no espelho para buscar pessoas atropeladas. Ele disse a June que ela só poderia parar o carro se tivesse certeza de que bateu em alguém. Os pensamentos de que isso *poderia* ter acontecido deveriam ser ignorados. Para reduzir a ansiedade de June sobre ter obsessões (p. ex., "Meu Deus, vai acontecer de novo, é horrível"), ela foi aconselhada a esperar ocasionais recorrências dos pensamentos obsessivos. A frequência das obsessões sobre atropelar alguém diminuiu de várias vezes ao dia a uma vez por semana, depois de três semanas de autoexposição, e a ansiedade associada diminuiu de 95 a 50 SUDS ou menos.

Entre as obsessões de June relacionadas aos germes, somente a das fezes de cachorro voltava parcialmente. Os medos de banheiros públicos e de animais mortos permaneciam baixos. O terapeuta achava que o medo que ela tinha de fezes de cachorro tinha recebido atenção insuficiente durante o tratamento. Para tratar desse retorno do medo, June tinha consultas três vezes por semana, para sessões de exposição de uma hora, nas quais ela tocava em manchas marrons na calçada e passava perto de fezes de cachorro, e depois pisava nelas. As tarefas de casa eram ir a parques, caminhar nas calçadas sem olhar, pisar em fezes de cachorro e pisar na grama onde ela achava que os cachorros tinham passado. Esse tratamento continuou por quatro semanas e foi reduzido a duas vezes por semana, por mais três semanas. Depois disso, June vinha uma vez por semana por outras seis semanas, nas quais o terapeuta prescreveu autoexposição e lidava com suas preocupações cotidianas. Matérias sobre herpes na imprensa fizeram com que ela desenvolvesse uma breve preocupação com banheiros públicos, mas isso se dissipou em alguns dias.

No diálogo a seguir, o terapeuta repassava com June seu progresso em um seguimento de nove meses.

TERAPEUTA: Eu queria saber como você se sente em comparação com quando veio aqui, há nove meses.

JUNE: Com certeza estou muito melhor, mas ainda tenho dias ruins, quando me preocupo com alguma coisa e me recrimino. Mas, quando me lembro de como estava incomodada no verão passado e como me lavava, está realmente muito melhor. Talvez 80% melhor. Ainda não estou pronta para ser a enfermeira-chefe do andar, mas o emprego que consegui depois do tratamento está bem bom, por agora. Kenny e eu estamos bem, fora que ele está muito sensível se menciono um dos meus medos. Eu queria que ele só ouvisse e dissesse "Está bom" ou alguma coisa em vez de me olhar preocupado. Parece que ele tem medo de que eu fique mal de novo. Assim fica difícil me sentir à vontade para falar, mas às vezes ele consegue lidar bem com isso. Eu não posso reclamar. Ele também teve de aguentar muita coisa, eu estava muito mal no ano passado, e antes disso.

TERAPEUTA: Fico feliz de ouvir que você se sente muito melhor. Você parece muito mais relaxada, está rindo mais. Não sei se você lembra, mas você nunca ria, no início.

JUNE: Lembro.

TERAPEUTA: O que restou agora, os outros 20%?

JUNE: Obsessões, acho. Ainda poderia trabalhar com o meu medo de atropelar alguém. Em geral dura menos de 15 minutos, mas às vezes entra pela noite.

TERAPEUTA: Com que frequência?

JUNE: Uma vez por semana ou a cada duas semanas. Eu ainda sinto necessidade de evitar caminhar pela grama nos parques. Fico superalerta. Faço isso com muita frequência, mas tenho consciência do que estou fazendo.

TERAPEUTA: Você quer dizer que precisa relembrar a si mesma de não evitar as fezes de cachorro?

JUNE: Vejo as coisas em preto e branco, tudo bom ou tudo ruim. Quando vejo, estou me sentindo culpada por coisas tolas, como comer sobremesa depois de uma refeição completa. Consigo parar, mas é como se quisesse me punir e ter pensamentos ruins sobre o que fiz. Tenho de fiscalizar. Mesmo assim, esses pensamentos não são nem parecidos com o que eram. Agora consigo me divertir. E o trabalho me absorve muito, então consigo ficar dias inteiros sem me recriminar por alguma coisa. Será que sempre vou fazer isso?

TERAPEUTA: Talvez um pouco. Sabemos que você tem tendência a obsessões. A maioria das pessoas que têm um problema obsessivo-compulsivo diz que os rituais e a necessidade de realizá-los diminui mais depressa do que as ideias obsessivas. Você poderá ter pensamentos perturbadores por um tempo, mas pode esperar que eles se tornem menos frequentes se tiver cuidado de não tentar controlá-los com rituais e evitando coisas. Você consegue dar conta disso?

JUNE: Acho que sim. Não é muito divertido, mas acho que estou tendo uma vida normal de novo. Acho que todo mundo tem problemas para enfrentar.

É raro os pacientes relatarem uma remissão completa de todas as obsessões. Seria fora da realidade levar um paciente a pensar que quatro semanas de tratamento resultariam em uma ausência total de obsessões e rituais. Os pacientes devem esperar alguma luta permanente com as obsessões e os impulsos de ritualizar. As estratégias para enfrentar essas dificuldades ocasionais devem ser ensaiadas.

COMPLICAÇÕES DURANTE O TRATAMENTO COMPORTAMENTAL

É claro que podem surgir dificuldades durante a implementação do tratamento com EPR para TOC. A seguir, descrevem-se várias dessas e se discutem possíveis soluções.

Não adesão à prevenção de resposta

As pessoas com TOC costumam relatar que realizaram rituais apesar das instruções para prevenção de resposta. Na maioria dos casos, eles representam breves "deslizes" que o terapeuta trata reiterando a fundamentação do regime de tratamento e a necessidade de seguir à risca as instruções de prevenção. O terapeuta também pode sugerir formas com as quais o ritual pode ser "desfeito" (p. ex., recontaminar ou voltar a acender e apagar o fogão).

Às vezes, as pessoas que estão apoiando o paciente relatam descumprimento da prevenção de resposta ao terapeuta, que deve discutir com o paciente, enfatizando o fato de que deixar de cumprir continuamente as instruções pode fazer o tratamento fracassar. A seguir, um exemplo de como se pode apresentar ao paciente o descumprimento da prevenção de resposta.

> "Eu entendi, a partir do que seu pai disse, que por três vezes, neste fim de semana, viu você conferindo a porta da frente cinco ou seis vezes antes de sair de casa. Como combinamos na primeira sessão, ele me telefonou para informar das suas verificações. Tenho certeza de que você se lembra de que combinamos que só iria conferir a porta uma vez e que, se tivesse algum problema, discutiria com seu pai ou comigo imediatamente, para que pudéssemos ajudá-la a superar seu impulso de ritualizar. Você pode me explicar o que aconteceu?"

Se o paciente reconhece o deslize e responde renovando o acordo para seguir instruções, o terapeuta não precisa seguir com a questão. Entretanto, se acontece uma segunda infração importante, o terapeuta deve relembrar o paciente das regras da terapia e da fundamentação dessas regras, resolvendo os problemas específicos de como implementar com sucesso a prevenção de rituais. No decorrer dessa discussão, se ficar claro que o paciente não está disposto a considerar essas recomendações e que continua comprometido com os rituais e com a evitação como forma de reduzir a aflição das obsessões, o terapeuta pode mencionar interromper o tratamento a menos que o paciente esteja pronto para cumpri-lo.

> "Parece que, neste momento, você não está em condições de parar de ritualizar. Para que o tratamento funcione, é essencial que você pare *completamente* com seus rituais. Sempre que aliviar o seu desconforto por meio dos rituais, você impede a si mesma de aprender que a ansiedade acabaria diminuindo sem rituais, e não permite que seus medos obsessivos sejam desconectados da aflição e da ansiedade. Expor-se a situações de que tem medo sem parar com seus rituais não vai ajudar. Se você não conseguir seguir à risca a regra de não realizar rituais, temos de parar com o tratamento agora e esperar até que você esteja realmente preparada para cumprir todos os requisitos. É muito difícil que as pessoas resistam ao impulso de ritualizar, e pode ser que você ainda não esteja pronta e vá se sentir com mais capacidade para fazê-lo no futuro. É muito melhor parar com o tratamento agora do que continuar em condições nas quais você provavelmente não vai se beneficiar. Isso só faria com que você tivesse menos esperanças de melhorar no futuro."

Como discutido anteriormente, os pacientes às vezes substituem os rituais identificados por padrões de evitação menos óbvios. Por exemplo, um paciente pode usar creme de mãos para "descontaminar" as mãos em vez de lavar exageradamente como antes. Se isso acontecer, o terapeuta deve orientar imediatamente o paciente para que pare com o novo ritual. Outros exemplos de rituais de lavagem substitutos são esfregar as mãos ou assoprar os "germes", e as verificações amplas costumam ser substituídas por olhadas rápidas. Deve-se questionar diretamente o paciente, solicitando esse tipo de informação, da seguinte forma:

> "Agora que você parou com seus rituais de lavagem, você se surpreende fazendo outras coisas para aliviar sua ansiedade? Por exemplo, algumas pessoas começam a esfregar as mãos com papel-toalha ou lenços de papel como substituto para a lavagem com água e sabão. Você está fazendo alguma coisa desse tipo?"

Se a resposta for "sim", o terapeuta deverá identificar esses novos comportamentos como rituais e instruir o paciente a resistir a eles da mesma forma que resiste a outras compulsões.

Evitação passiva continuada

Os pacientes que continuam a evitar situações que provavelmente provocariam aflição obsessiva também vão experimentar resultados menos intensos de EPR. Por exemplo, o paciente pode colocar roupas "contaminadas" de volta no armário como foi instruído, mas, ao fazê-lo, certificar-se de que elas não toquem as roupas limpas. Esse tipo de evitação reflete uma atitude ambivalente em relação ao tratamento e prejudica a habituação da ansiedade a situações temidas.

Como esse tipo de processo pode prejudicar os resultados, a presença de comportamentos de evitação continuados e frequentes demanda que o terapeuta e o paciente reavaliem se o tratamento deve continuar.

TERAPEUTA: Jim, vamos ver se você está fazendo seu trabalho de casa da forma correta. Eu sei que você tinha dificuldades de colocar sua roupa íntima suja junto com as outras roupas usadas. Como está isso?

PACIENTE: Bom, eu tinha receio de que você perguntasse. Eu ainda não as misturei. Fiquei com muito medo de fazer isso.

TERAPEUTA: Falamos disso há vários dias, e sua orientação era fazer naquela noite. Teria sido melhor que você me dissesse no dia seguinte que não havia conseguido. O que eu queria que você fizesse para amanhã é trazer umas roupas sujas. Traga as roupas íntimas e as outras roupas em sacos separados, e nós vamos misturá-las aqui no consultório. Há alguma outra coisa que você tenha evitado e não me contou?

PACIENTE: Acho que não.

TERAPEUTA: Quero que você preste muita atenção a coisas que tem feito, ou não tem feito, e faça uma lista de algo que esteja evitando, principalmente o que deveria fazer para a terapia. É muito importante que você não se proteja evitando situações desconfortáveis, pois, se não enfrentar essas situações, seus sintomas obsessivo-compulsivos não vão melhorar. Vamos tentar mais uma vez, mas, se você não conseguir enfrentar essas situações problemáticas sem essas pequenas evitações, talvez fosse melhor adiar seu tratamento para um momento posterior, quando você tiver mais condições de cumprir o tratamento.

Discussões

Alguns indivíduos que realizam a exposição solicitada sem ritualizar podem tentar envolver o terapeuta em discussões sobre as tarefas. É bastante tentador se envolver em brigas com os pacientes sobre o que farão ou deixarão de fazer durante o tratamento. Para evitar isso, é importante que o terapeuta e o paciente concordem com algumas regras básicas antes de começar o programa intensivo. Os pacientes devem concordar em seguir o plano de tratamento que desenvolveram em conjunto com o terapeuta e se expor às situações aflitivas sem discutir. Novas situações temidas que venham a ser descobertas devem ser discutidas e um novo programa de exposições deve ser desenvolvido de comum acordo antes de se realizarem exposições a novas situações. Se um paciente questionar ou tentar alterar uma exposição planejada, o terapeuta deverá reconhecer e se solidarizar com o desconforto do paciente, indagá-lo sobre as razões para a hesitação e estimulá-lo a prosseguir, da seguinte forma:

"Que pena que você está tendo tanto problema para se sentar no chão. Sei que é difícil e que você está assustado, mas não vai ajudar nada se postergarmos a exposição para outro dia ou se deixarmos que você simplesmente não a execute. Você realmente precisa tocar o chão. Então, vamos em frente e façamos isso agora mesmo. Concordamos que hoje é o 'dia do chão', e eu não ajudaria nada se o deixasse evitar isso. Lembre-se, contudo, de que estou aqui para apoiá-lo quando você ficar chateado."

Em alguns casos, as dificuldades podem ser superadas expondo o paciente, inicialmente, a itens semelhantes que gerem um nível inferior de aflição. Por exemplo, se um paciente se recusa a tocar um vaso sanitário, o terapeuta pode lhe pedir que comece tocando o chão do banheiro e a porta do *box*. Posteriormente, ele pode tocar as paredes do *box* e a descarga antes de passar ao assento do vaso.

Sobrecarga emocional

Ocasionalmente, durante o tratamento, o paciente pode se sentir sobrecarregado por medo ou outra emoção que não esteja diretamente relacionada a seus sintomas de TOC. Por exemplo, pode estar chateado com um evento recente (como a morte de um parente) ou com medo de enfrentar planos futuros (p. ex., morar sozinho ou conseguir emprego). A implementação de exercícios de exposição não é recomendável quando o paciente estiver extremamente incomodado, porque é pouco provável que ele preste a devida atenção ao estímulo da exposição. Sendo assim, a habituação à ansiedade não acontece. Em vez disso, o terapeuta deve discutir a situação desconfortável com o paciente e só continuar com a exposição quando ele estiver mais calmo. Em raras ocasiões, a exposição pode ser adiada até a sessão do dia seguinte. Se esse padrão começa a se repetir, pode ser recomendável interromper o tratamento até que a crise termine.

Reações não ansiosas a exposições

Ocasionalmente, os pacientes respondem a exposições com outras emoções que não ansiedade ou aflição, como, por exemplo, raiva ou depressão. As observações clínicas sugerem que a raiva muitas vezes serve como meio para evitar a aflição ou a ansiedade que é alvo da exposição. Se isso acontecer, a raiva deverá ser considerada como evitação. O terapeuta deve redirecionar o foco do paciente aos aspectos que geram ansiedade na situação e indicar a ele que a raiva atrapalha os avanços.

Às vezes, durante a exposição por imagens, o paciente se deprime ao ser exposto às consequências temidas de seus comportamentos. Essa depressão e outras reações emocionais podem reduzir a eficácia do tratamento, e o terapeuta precisa ajudar o paciente a voltar sua atenção aos sinais que evocam a ansiedade. Isso pode ser feito direcionando-se o conteúdo da exposição por imagens das consequências temidas para os sinais externos de ameaça.Em alguns casos, esse redirecionamento não resolve o problema, e o paciente continua a apresentar reação depressiva à exposição. Quando isso acontece, devem-se desenvolver cenários alternativos que não evoquem a depressão.

Rituais e medos emergentes

Como mencionamos anteriormente, às vezes os pacientes desenvolvem *novos* medos ou rituais durante o tratamento. O conteúdo desses novos sintomas costuma estar muito relacionado aos medos originais e pode ser tratado aplicando-se a esses medos as instruções de EPR dadas anteriormente no tratamento. Por exemplo, depois da implementação com êxito da prevenção de resposta para seu hábito de se lavar compulsivamente, F. começou a esfregar as mãos para descontaminá-las. O terapeuta identificou isso como outro ritual e o instruiu a resistir ao impulso de esfregar as mãos. Em seguida, F. começou a esfregar sutilmente os dedos nas palmas das mãos para limpá-las e reduzir a ansiedade. O terapeuta pediu que parasse com esse ritual, como tinha feito com os outros, e ele conseguiu, mais uma vez.

Alguns medos que surgem podem não estar conectados tão claramente aos medos originais do paciente. Por exemplo, o medo que June desenvolveu de atropelar alguém ao dirigir não tinha uma relação evidente com seus medos de contaminação. Uma avaliação mais aprofundada muitas vezes resulta na descoberta de um vínculo conceitual entre os dois medos relatados. No caso de June, seu medo de ser responsabilizada por fazer alguém adoecer ou morrer e sua preocupação com ser considerada uma "má pessoa" por ter matado alguém ou porque cheirava a fezes de cachorro podem ter sido a conexão entre os dois medos identificados. Nesses casos, é importante que o terapeuta desenvolva exposições que incluam sinais para esse medo mais geral. O terapeuta de June poderia realizar exposições por imagens que incluíssem pessoas que a criticam ou a responsabilizam por causar a morte de alguém.

Reações familiares negativas

Como os familiares geralmente já vivenciaram anos de frustração com os sintomas do paciente, não surpreende que alguns percam a paciência, por esperar que o tratamento avance sem percalços e resulte em remissão total dos sintomas. Não é raro que membros da família se decepcionem ou se irritem quando percebem que os sintomas não estão cedendo com a rapidez que gostariam. Nesses casos, o terapeuta deve assegurar aos familiares que eventuais reações ansiosas são normais e não refletem fracasso. Deve-se recomendar que a família reaja com calma e dê apoio ao paciente se ele tiver um surto de ansiedade.

Muitas vezes, as famílias desenvolveram padrões de comportamento voltados a reduzir a aflição do paciente. Alguns familiares podem dar continuidade a esses padrões, numa tentativa de proteger o paciente de situações desconfortáveis ou porque é difícil romper hábitos estabelecidos ao longo de anos para acomodar as solicitações do paciente. Por exemplo, P., que estava acostumado a entrar em casa pelos fundos, tirando a roupa imediatamente e tomando banho, em função de sua mulher, foi instruído a entrar pela porta da frente e jogar o casaco no sofá. Da mesma forma, os familiares podem continuar a realizar uma série de atividades domésticas que passaram a considerar sua responsabilidade em função do desejo do paciente de evitar a aflição causada pela tarefa. Por exemplo, P. era responsável por preparar todas as refeições da família porque sua mulher tinha medo de contaminar a comida sem querer. Como esse tipo de padrão familiar pode atrapalhar o avanço do tratamento, o terapeuta deve perguntar ao paciente e a seus familiares sobre esses hábitos e prescrever alternativas adequadas que maximizem a exposição e minimizem a evitação.

Funcionando sem sintomas

No final do tratamento, muitas pessoas com TOC sentem um vazio considerável em suas rotinas cotidianas. O fato de não mais precisarem alocar uma parte considerável de seu dia a rituais as deixa pensando no que fazer. O terapeuta deve ser sensível a essas questões e ajudá-las a planejar novos objetivos sociais ou ocupacionais a serem atingidos depois da terapia. Se for necessário, o terapeuta deverá realizar sessões extras ou encaminhar o paciente a outro terapeuta, que tratará de questões de ajuste. Também pode ser o caso de que os tratamentos comportamentais, como a Terapia de Aceitação e Compromisso (TAC), sejam diretamente aplicáveis a esse problema devido a um foco explícito no funcionamento. Os pacientes com TOC podem ser mais vulneráveis à crença de que não conseguirão avançar em suas vidas a menos que suas obsessões sejam eliminadas, e a TAC é particularmente adequada para tratar esse tipo de problema. Evidências preliminares de uma série de estudos de caso sugerem a aplicabilidade da TAC ao TOC (Twohig, Hayes, & Masuda, 2006), e um ensaio controlado randomizado proporciona fortes evidências da eficácia da TAC (Twhohig et al., 2010).

Como passaram anos realizando seus rituais, os pacientes podem estar incertos sobre o que é o comportamento normal. O terapeuta deve oferecer orientações sobre como lavar, conferir, repetir ou organizar de maneira apropriada. Se ainda houver rituais presentes, será preciso instruir os pacientes a continuar a prevenção de resposta de alguns comportamentos, para garantir a manutenção dos ganhos do tratamento. O paciente também pode desenvolver um medo de que os sintomas de TOC voltem. O terapeuta deve deixar claro que simplesmente lavar as mãos uma vez não sinaliza o começo de uma recaída.

CONCLUSÃO

Neste capítulo, revisamos a literatura sobre TOC e seu tratamento, e apresentamos transcrições de interações entre paciente e terapeuta para demonstrar como a EPR é implementada. Nossa revisão ilustra claramente que muito já se sabe sobre a TCC e a farmacoterapia para TOC. Em nossa prática clínica com adultos, somos guiados pela pesquisa empírica resumida neste capítulo, embora nem todas as nossas decisões clínicas estejam sustentadas em estudos empíricos. Por exemplo, nenhum estudo controlado, de comparação direta, indicou que a EPR oferece resultados superiores aos obtidos com tratamentos menos intensivos, mas, mesmo assim, geralmente damos tratamento intensivo a nossos pacientes adultos com TOC pelo menos moderadamente grave. Embora nossa experiência clínica sugira que sessões semanais são provavelmente insuficientes para gerar ganhos significativos na maioria dos pacientes adultos com TOC, ainda é preciso estabelecer se 2 ou 3 sessões semanais teriam resultados comparáveis aos obtidos com sessões diárias, imediatamente após o tratamento e no seguimento. Pesquisas futuras devem examinar essa questão importante para estabelecer uma curva de "dose-resposta" para EPR. Em nossa opinião, clinicamente, a gravidade inicial, a comorbidade e a prontidão motivacional do paciente para se envolver no tratamento influenciam nossas recomendações relativas ao cronograma de visitas de EPR. Outra questão importante é como combinar EPR à medicação. Pesquisas futuras nos permitirão identificar o tratamento ideal para determinado paciente.

Resultados empíricos e observações clínicas convergem para indicar que o tratamento psicossocial para TOC deve envolver exposição e instruções para prevenção de rituais, e deixar de realizar as exposições às situações que geram mais ansiedade provavelmente vai comprometer os resultados. Em relação à questão da exposição com ajuda do terapeuta comparada à autoexposição, costumamos optar pela primeira em nossa atividade clínica. Atualmente, parece prematuro eliminar a ajuda do terapeuta nos exercícios de exposição, pois os estudos existentes têm problemas metodológicos, como tamanhos de amostra insuficientes, e um ensaio randomizado controlado sobre TOC pediátrico concluído recentemente indicou que EPR com exposição durante a sessão foi superior a uma forma breve de EPR que não incluía esse procedimento (Franklin et al., 2011). Em relação ao papel cumprido pelas intervenções cognitivas no tratamento de TOC, o programa de EPR descrito neste capítulo é um tratamento *cognitivo-comportamental* no sentido de que visa a cognições e comportamentos. Entretanto, geralmente não incluímos a reestruturação cognitiva formal. Pesquisas futuras precisam delinear quais procedimentos cognitivos e comportamentais são mais eficazes para corrigir emoções patológicas específicas. Os procedimentos cognitivos também podem ser usados em *programas de prontidão* voltados a ajudar os pacientes que estejam muito ambivalentes em relação à EPR a entender que o tratamento é tolerável e eficaz. Ensaios clínicos até o momento sugerem que, embora os medicamentos antidepressivos para TOC não interfiram na eficácia da TCC, o tratamento combinado não é necessariamente mais eficaz do que somente a EPR. Contudo, a redução parcial dos sintomas geralmente encontrada em estudos sobre a farmacoterapia para TOC pode tornar alguns pacientes mais dispostos a tolerar a aflição associada à EPR, de forma que a pré-medicação pode ajudar a aumentar a prontidão nesses casos.

Quais fatores parecem melhorar a eficácia em longo prazo da EPR para TOC? Estudos sugerem que os pacientes com TOC que melhoram muito imediatamente após a TCC têm mais probabilidades de manter seus ganhos no seguimento do que os que têm apenas ganhos moderados pós-tratamento (p. ex., Simpson et al., 2004). Assim, a ênfase em procedimentos que provavelmente levem a uma máxima eficácia de curto prazo também gera ganhos mais permanentes. Em nossa experiência clínica, o entendimento da fundamentação do tratamento, o envolvimento ativo nos exercícios de exposição, o cumprimento à risca das instruções de prevenção a rituais, a disposição de formular e implementar exercícios de exposição entre as sessões e a disposição de confrontar mesmo as tarefas mais difíceis na hierarquia de medo são todos fatores associados aos resultados positivos do tratamento. Sendo assim, o reforço verbal aos pacientes quando eles atingem esses objetivos e a reorientação quando isso não acontece são importantes na promoção de melhorias duradouras. Além disso, as técnicas de prevenção de recaída elaboradas especificamente para TOC foram consideradas eficazes para promover a manutenção de ganhos no seguimento (Hiss et al., 1994). Na prática clínica, começamos a discutir procedimentos de prevenção de recaída muito antes de o tratamento ser completado e concentramos a atenção na manutenção dos ganhos nas últimas sessões de tratamento ativo. A continuação de algum contato com o profissional que fez o tratamento também pode trazer benefícios, de forma que sessões de seguimento breves são realizadas nos primeiros meses após o tratamento ativo ter terminado, e, depois dessa fase, haverá contatos segundo a necessidade. Como parte da prevenção de recaída, muitas vezes pedimos aos nossos pacientes para planejar exercícios de EPR para obsessões hipotéticas com que possam se deparar no futuro (p. ex., "Se, dentro de seis meses, você ficar obcecado de que tocar em cascas de árvore o faria contrair uma doença terrível, quais exercícios deveria fazer?") para estimulá-los a resolver por contra própria problemas de TOC, em lugar de depender da instrução do terapeuta. Também enfatizamos que a ocorrência ocasional de obsessões não deve ser causa de muito alarme, desde que os pacientes implementem exposição e prevenção de rituais para combater essas obsessões e impulsos de ritualizar recorrentes. Os pacientes que aceitam essa realidade costumam ser os que mais conseguem aplicar o que aprenderam no tratamento, e esse processo os capacita para manter seus sintomas de TOC sob controle por muito tempo depois de terminarem o tratamento.

REFERÊNCIAS

Abramowitz, J. S. (1996). Variants of exposure and response prevention in the treatment of obsessive–compulsive disorder: A meta-analysis. *Behavior Therapy, 27*, 583–600.

Abramowitz, J. S., & Foa, E. B. (2000). Does major depressive disorder influence outcome of exposure and response prevention for OCD? *Behavior Therapy, 31*, 795–800.

Abramowitz, J. S., Foa, E. B., & Franklin, M. E. (2003). Exposure and ritual prevention for obsessive–compulsive disorder: Effects of intensive versus twice-weekly sessions. *Journal of Consulting and Clinical Psychology, 71*, 394–398.

Abramowitz, J. S., Franklin, M. E., & Foa, E. B. (2002). Empirical status of cognitive-behavioral therapy for obsessive–compulsive disorder: A meta-analytic review. *Romanian Journal of Cognitive and Behavior Psychotherapies, 2*, 89–104.

Abramowitz, J. S., Franklin, M. E., Street, G. P., Kozak, M. J., & Foa, E. B. (2000). Effects of comorbid depression on response to treatment for obsessive–compulsive disorder. *Behavior Therapy, 31*, 517–528.

Allen, J. J., & Tune, G. S. (1975). The Lynfield Obsessional/ Compulsive Questionnaire. *Scottish Medical Journal, 20*, 21–24.

Angst, J. (1993). Comorbidity of anxiety, phobia, compulsion and depression. *International Clinical Psychopharmacology, 8*(Suppl. 1), 21–25.

Anderson, R. A., & Rees, C. S. (2007). Group versus individual cognitive-behavioural treatment for obsessive–compulsive disorder: A controlled trial. *Behaviour Research and Therapy, 45*(1), 123–137.

Antony, M. M., Downie, F., & Swinson, R. P. (1998). Diagnostic issues and epidemiology in obsessive–compulsive disorders. In R. P. Swinson, M. M. Antony, S. Rachman, & M. A. Richter (Eds.), *Obsessive–compulsive disorder: Theory, research and treatment* (pp. 3–32). New York: Guilford Press.

Asbahr, F. R., Castillo, A. R., Ito, L. M., Latorre, R. D., Moreira, M. N., & Lotufo-Neto, F. (2005). Group cognitive-behavioral therapy versus sertraline for the treatment of children and adolescents with obsessive–compulsive disorder. *Journal of the American Academy of Child and Adolescent Psychiatry, 44*(11), 1128–1136.

Bachofen, M., Nakagawa, A., Marks, I. M., Park, J., Greist, J. H., Baer, L., et al. (1999). Home self-assessment and self-treatment of obsessive–compulsive disorder using a manual and a computer-conducted telephone interview: Replication of a UK–US study. *Journal of Clinical Psychiatry, 60*, 545–549.

Barrett, P., Farrell, L., Dadds, M., & Boulter, N. (2005). Cognitive-behavioral family treatment of childhood obsessive–compulsive disorder: Long-term follow-up and predictors of outcome. *Journal of the American Academy of Child and Adolescent Psychiatry, 44*, 1005–1014.

Barrett, P., Healy-Farrell, L., & March, J. S. (2004). Cognitive-behavioral family treatment of childhood obsessive–compulsive disorder: A controlled trial. *Journal of the American Academy of Child and Adolescent Psychiatry, 43*, 46–62.

Barksy, A. J., & Ahern, D. K. (2004). Cognitive behavior therapy for hypochondriasis: A randomized controlled trial. *JAMA, 291*(12), 1464–1470.

Basoglu, M., Lax, T., Kasvikis, Y., & Marks, I. M. (1988). Predictors of improvement in obsessive–compulsive disorder. *Journal of Anxiety Disorders, 2*, 299–317.

Beck, A. T. (1976). Cognitive therapy and the emotional disorders. Retrieved from *https://proxy.library.upenn. edu/login?url=https://www-proquest-com.proxy.library.upenn.edu/books/cognitive-therapy-emotional-disorders/docview/616069239/se-2?accountid=14707*.

Bellodi, L., Scuito, G., Diaferia, G., Ronchi, P., & Smeraldi, E. (1992). Psychiatric disorders in the families of patients with obsessive–compulsive disorder. *Psychiatry Research, 42*(2), 111–120.

Blakey, S. M., & Abramowitz, J. S. (2016). The effects of safety behaviors during exposure therapy for anxiety: Critical analysis from an inhibitory learning perspective. *Clinical Psychology Review, 49*, 1–15.

Bogels, S. M., & Bodden, D. (2005, November). *Family versus child CBT for childhood anxiety disorders: Short and longterm results of a multicenter study*. In S. M. Bogels (Chair), Family-Based Prevention and Treatment of Childhood Anxiety Disorders symposium presented at the annual meeting of the Association for Behavioral and Cognitive Therapies, Washington, DC.

Bouton, M. E. (1993). Context, time, and memory retrieval in the interference paradigms of Pavlovian learning. *Psychological Bulletin, 114*(1), 80–99.

Brown, T., Campbell, L., Lehman, C., Grisham, J., & Mancill, R. (2001). Current and lifetime comorbidity of the DSM-IV anxiety and mood disorders in a large clinical sample. *Journal of Abnormal Psychology, 110*(4), 585–599.

Comer, J. S., Furr, J. M., Kerns, C. E., Miguel, E., Coxe, S., Elkins, R. M., et al. (2017). Internet-delivered, family-based treatment for early-onset OCD: A pilot randomized trial. *Journal of Consulting and Clinical Psychology, 85*(2), 178–186.

Comings, D. E. (1990). *Tourette syndrome and human behavior*. Duarte, CA: Hope Press.

Conelea, C. A., Walther, M. R., Freeman, J. B., Garcia, A. M., Sapyta, J., Khanna, M., et al. (2014). Tic-related obsessive–compulsive disorder (OCD): Phenomenology and treatment outcome in the pediatric OCD treatment study II. *Journal of the American Academy of Child and Adolescent Psychiatry, 53*(12), 1308–1316.

Cottraux, J., Mollard, L., Bouvard, M., Marks, L., Sluys, M., Nury, A. M., et al. (1990). A controlled study of fluvoxamine and exposure in obsessive–compulsive disorder. *International Clinical Psychopharmacology, 5*, 17–30.

Cottraux, J., Note, I., Yao, S. N., Lafont, S., Note, B., Mollard, E., et al. (2001). A randomized controlled trial of cognitive therapy versus intensive behavior therapy in obsessive–compulsive disorder. *Psychotherapy and Psychosomatics, 70*(6), 288–297.

Craske, M. G., Treanor, M., Conway, C. C., Zbozinek, T., & Vervliet, B. (2014). Maximizing exposure therapy: An inhibitory learning approach. *Behaviour Research and Therapy, 58*, 10–23.

Dalsgaard, S., Thorsteinsson, E., Trabjerg, B. B., Schullehner, J., Plana-Ripoll, O., Brikell, I., et al. (2020). Incidence rates and cumulative incidences of the full spectrum of diagnosed mental disorders in childhood and adolescence. *JAMA Psychiatry, 77*(2), 155–164.

De Araujo, L. A., Ito, L. M., Marks, I. M., & Deale, A. (1995). Does imaginal exposure to the consequences of not ritualising enhance live exposure for OCD?: A controlled study: I. Main outcome. *British Journal of Psychiatry, 167*, 65–70.

de Haan, E., Hoogduin, K. A., Buitelaar, J. K., & Keijsers, G. P. (1998). Behavior therapy versus clomipramine for the treatment of obsessive–compulsive disorder. *Journal of the American Academy of Child and Adolescent Psychiatry, 37*, 1022–1029.

Denys, D., Tenney, N., van Megen, J. G., de Geus, F., & Westenberg, H. G. (2004). Axis I and II comorbidity in a large sample of patients with obsessive–compulsive disorder. *Journal of Affective Disorders, 80*, 155–162.

DeVeaugh-Geiss, J., Landau, P., & Katz, R. (1989). Treatment of OCD with clomipramine. *Psychiatric Annals, 19*, 97–101.

Diniz, J. B., Rosario-Campos, M. C., Shavitt, R. G., Curi, M., Hounie, A. G., Brotto, S. A., et al. (2004). Impact of age at onset and duration of illness on the expression of comorbidities in obsessive–compulsive disorder. *Journal of Clinical Psychiatry, 65*, 22–27.

Dollard, J., & Miller, N. E. (1950). *Personality and psychotherapy: An analysis in terms of learning, thinking, and culture*. New York: McGraw-Hill.

Dougherty, D. D., Rauch, S. L., & Jenike, M. A. (2002). Pharmacological treatments for obsessive compulsive disorder. In P. E. Nathan & J. M. Gordon (Eds.), *A guide to treatments that work* (2nd ed., pp. 387–410). New York: Oxford University Press.

Eisen, J. L., Phillips, K. A., Baer, L., Beer, D. A., Atala, K. D., & Rasmussen, S. A. (1998). The Brown Assessment of Beliefs Scale: Reliability and validity. *American Journal of Psychiatry, 155*, 102–108.

Ellis, A. (1962). *Reason and emotion in psychotherapy*. New York: Lyle Stuart.

Emmelkamp, P. M. G., & Beens, H. (1991). Cognitive therapy with obsessive–compulsive disorder: A comparative evaluation. *Behaviour Research and Therapy, 29*, 293–300.

Emmelkamp, P. M. G., de Haan, E., & Hoogduin, C. A. L. (1990). Marital adjustment and obsessive–compulsive disorder. *British Journal of Psychiatry, 156*, 55–60.

Emmelkamp, P. M. G., & van Kraanen, J. (1977). Therapistcontrolled exposure *in vivo*: A comparison with obsessive–compulsive patients. *Behaviour Research and Therapy, 15*, 491–495.

Emmelkamp, P. M. G., Visser, S., & Hoekstra, R. J. (1988). Cognitive therapy vs. exposure *in vivo* in the treatment of obsessive–compulsives. *Cognitive Therapy and Research, 12*, 103–114.

Fals-Stewart, W., Marks, A. P., & Schafer, J. (1993). A comparison of behavioral group therapy and individual behavior therapy in treating obsessive–compulsive disorder. *Journal of Nervous and Mental Disease, 181*, 189–193.

Farrell, L. J., Waters, A., Milliner, E., & Ollendick, T. (2012). Comorbidity and treatment response in pediatric OCD: A pilot study of group cognitive-behavioral treatment. *Psychiatry Research, 199*, 115–123.

Flament, M., Koby, E., Rapoport, J. L., Berg, C., Zahn, T., Cox, C., et al. (1990). Childhood obsessive–compulsive disorder: A prospective follow-up study. *Journal of Child Psychology and Psychiatry and Allied Disciplines, 31*, 363– 380.

Flament, M., Whitaker, A., Rapoport, J. L., Davies, M., Berg, C., Kalikow, K., et al. (1988). Obsessive compulsive disorder in adolescence: An epidemiological study. *Journal of the American Academy of Child and Adolescent Psychiatry, 27*, 764–771.

Foa, E. B., Abramowitz, J. S., Franklin, M. E., & Kozak, M. J. (1999). Feared consequences, fixity of belief, and treatment outcome in patients with obsessive–compulsive disorder. *Behavior Therapy, 30*, 717–724.

Foa, E. B., Franklin, M. E., & Moser, J. (2002). Context in the clinic: How well do CBT and medications work in combination? *Biological Psychiatry, 51*, 989–997.

Foa, E. B., Huppert, J. D., & Cahill, S. P. (2006). Emotional processing theory: An update. In B. O. Rothbaum (Ed.), *Pathological anxiety: Emotional processing in etiology and treatment* (pp. 3–24). New York: Guilford Press.

Foa, E. B., Huppert, J. D., Leiberg, S., Langner, R., Kichic, R., & Hajcak, G., et al. (2002). The Obsessive–Compulsive Inventory: Development and validation of a short version. *Psychological Assessment, 14*(4), 485–495.

Foa, E. B., & Kozak, M. J. (1985). Treatment of anxiety disorders: Implications for psychopathology. In A. H. Tuma & J. D. Maser (Eds.), *Anxiety and the anxiety disorders* (pp. 421–452). Hillsdale, NJ: Erlbaum.

Foa, E. B., & Kozak, M. J. (1986). Emotional processing of fear: Exposure to corrective information. *Psychological Bulletin, 99*, 20–35.

Foa, E. B., Kozak, M. J., Goodman, W. K., Hollander, E., Jenike, M. A., & Rasmussen, S. (1995). DSM-IV field trial: Obsessive–compulsive disorder. *American Journal of Psychiatry, 152*, 90–96.

Foa, E. B., Kozak, M. J., Steketee, G., & McCarthy, P. R. (1992). Treatment of depressive and obsessive–compulsive symptoms in OCD by imipramine and behavior therapy. *British Journal of Clinical Psychology, 31*, 279–292.

Foa, E. B., Liebowitz, M. R., Kozak, M. J., Davies, S. O., Campeas, R., Franklin, M. E., et al. (2005). Treatment of obsessive–compulsive disorder by exposure and ritual prevention, clomipramine, and their combination: A randomized, placebo-controlled trial. *American Journal of Psychiatry, 162*, 151–161.

Foa, E. B., Steketee, G., Grayson, J. B., Turner, R. M., & Latimer, P. (1984). Deliberate exposure and blocking of obsessive–compulsive rituals: Immediate and long-term effects. *Behavior Therapy, 15*, 450–472.

Foa, E. B., Steketee, G., Turner, R. M., & Fischer, S. C. (1980). Effects of imaginal exposure to feared disasters in obsessive–compulsive checkers. *Behaviour Research and Therapy, 18*, 449–455.

Foa, E. B., Yadin, E., & Lichner, T. K. (2012). *Exposure and response (ritual) prevention for obsessive–compulsive disorder: Therapist guide* (2nd ed.). New York: Oxford University Press.

Franklin, M. E., Abramowitz, J. S., Bux, D. A., Zoellner, L. A., & Feeny, N. C. (2002). Cognitive behavioral therapy with and without medication in the treatment of obsessive–compulsive disorder. *Professional Psychology: Research and Practice, 33*, 162–168.

Franklin, M. E., Abramowitz, J. S., Furr, J., Kalsy, S., & Riggs, D. S. (2003). A naturalistic examination of therapist experience and outcome of exposure and ritual prevention for OCD. *Psychotherapy Research, 13*, 153–167.

Franklin, M. E., Abramowitz, J. S., Kozak, M. J., Levitt, J., & Foa, E. B. (2000). Effectiveness of exposure and ritual prevention for obsessive–compulsive disorder: Randomized compared with non-randomized samples. *Journal of Consulting and Clinical Psychology, 68*, 594–602.

Franklin, M. E., Kozak, M. J., Cashman, L., Coles, M., Rheingold, A., & Foa, E. B. (1998). Cognitive-behavioral treatment of pediatric obsessive–compulsive disorder: An open clinical trial. *Journal of the American Academy of Child and Adolescent Psychiatry, 37*, 412–419.

Franklin, M., Sapyta, J., Freeman, J., Khanna, M., Compton, S., Almirall, D., et al. (2011). Cognitive-behavior therapy augmentation of pharmacotherapy in pediatric obsessive-compulsive disorder: The Pediatric OCD Treatment Study II (POTS II). *Journal of the American Medical Association, 306*, 1224–1232.

Freeman, J. B., Choate-Summers, M. L., Moore, P. S., Garcia, A. M., Sapyta, J. J., Leonard, H. L., et al. (2007). Cognitive behavioral treatment of young children with obsessive–compulsive disorder. *Biological Psychiatry, 61*, 337–343.

Freeman, J. B., Garcia, A. M., Fucci, C., Karitani, M., Miller, L., & Leonard, H. L. (2003). Family-based treatment of early-onset obsessive–compulsive disorder [Special issue]. *Journal of Child and Adolescent Psychopharmacology, 13*(2), 71–80.

Freeman, J., Sapyta, J., Garcia, A., Compton, S., Khanna, M., Flessner, C., et al. (2014). Family-based treatment of early childhood obsessive–compulsive disorder: The Pediatric Obsessive–Compulsive Disorder Treatment Study for Young Children (POTS Jr) — a randomized clinical trial. *JAMA Psychiatry, 71*(6), 689–698.

Freeston, M. H., Ladouceur, R., Gagnon, F., Thibodeau, N., Rhéaume, J., Letarte, H., et al. (1997). Cognitive-behavioral treatment of obsessive thoughts: A controlled study. *Journal of Consulting and Clinical Psychology, 65*, 405–413.

García-Soriano, G., Rufer, M., Delsignore, A., & Weidt, S. (2014). Factors associated with non-treatment or delayed treatment seeking in OCD sufferers: A review of the literature. *Psychiatry Research, 220*(1–2), 1–10.

Gershuny, B. S., Baer, L., Jenike, M. A., Minichiello, W. E., & Wilhelm, S. (2002). Comorbid posttraumatic stress disorder: Impact on treatment outcome for obsessive–compulsive disorder. *American Journal of Psychiatry, 159*, 852–854.

Goodman, W. K., Price, L. H., Rasmussen, S. A., Mazure, C., Delgado, P., Heninger, G. R., et al. (1989a). The Yale–Brown Obsessive–Compulsive Scale: II. Validity. *Archives of General Psychiatry, 46*, 1012–1016.

Goodman, W. K., Price, L. H., Rasmussen, S. A., Mazure, C., Fleischmann, R. L., Hill, C. L., et al. (1989b). The Yale–Brown Obsessive–Compulsive Scale: I. Development, use, and reliability. *Archives of General Psychiatry, 46*, 1006–1011.

Greist, J. H. (1990). Treatment of obsessive–compulsive disorder: Psychotherapies, drugs, and other somatic treatments. *Journal of Clinical Psychiatry, 51*, 44–50.

Greist, J. H. (1992). An integrated approach to treatment of obsessive compulsive disorder. *Journal of Clinical Psychiatry, 53*(Suppl.), 38–41.

Greist, J. H., Jefferson, J. W., Kobak, K. A., Katzelnick, D. J., & Serlin, R. C. (1995). Efficacy and tolerability of serotonin reuptake inhibitors in obsessive–compulsive disorder: A meta-analysis. *Archives of General Psychiatry, 46*, 53–60.

Hanna, G. L. (1995). Demographic and clinical features of obsessive–compulsive disorder in children and adolescents. *Journal of the American Academy of Child and Adolescent Psychiatry, 34*, 19–27.

Himle, M. B., Olufs, E., Himle, J., Tucker, B., & Woods, D. W. (2010). Behavior therapy for tics via videoconference delivery: An initial pilot test in children. *Cognitive and Behavioral Practice, 17*, 329–337.

Hiss, H., Foa, E. B., & Kozak, M. J. (1994). Relapse prevention program for treatment of obsessive–compulsive disorder. *Journal of Consulting and Clinical Psychology, 62*, 801–808.

Hodgson, R. J., Rachman, S., & Marks, L. M. (1972). The treatment of chronic obsessive–compulsive neurosis: Follow-up and further findings. *Behaviour Research and Therapy, 10*, 181–189.

Hohagen, F., Winkelmann, G., Rasche-Raeuchle, H., Hand, I., Konig, A., Munchau, N., et al. (1998). Combination of behaviour therapy with fluvoxamine in comparison with behaviour therapy and placebo: Results of a multicentre study. *British Journal of Psychiatry, 173*, 71–78.

Højgaard, D. R. M. A., Skarphedinsson, G., Nissen, J. B., Hybel, K. A., Ivarsson, T., & Thomsen, P. H. (2017). Pediatric obsessive–compulsive disorder with tic symptoms: Clinical presentation and treatment outcome. *European Child and Adolescent Psychiatry, 26*(6), 681–689.

Insel, T. R., & Akiskal, H. (1986). Obsessive–compulsive disorder with psychotic features: A phenomenologic analysis. *American Journal of Psychiatry, 12*, 1527–1533.

Jaycox, L. H., Foa, E. B., & Morral, A. R. (1998). Influence of emotional engagement and habituation on exposure therapy for PTSD. *Journal of Consulting and Clinical Psychology, 66*, 185–192.

Jenike, M., Baer, L., Minichiello, W., Schwartz, C., & Carey, R. (1986). Concomitant obsessive–compulsive disorder and schizotypal personality disorder. *American Journal of Psychiatry, 143*, 530–532.

Kay, B., Eken, S., Jacobi, D., Riemann, B., & Storch, E. A. (2016). Outcome of multidisciplinary, CBT-focused treatment for pediatric OCD. *General Hospital Psychiatry, 42*, 7–8.

Kazarian, S. S., Evans, D. L., & Lefave, K. (1977). Modification and factorial analysis of the Leyton Obsessional Inventory. *Journal of Clinical Psychology, 33*, 422–425.

Keijsers, G. P., Hoogduin, C. A., & Schaap, C. P. (1994). Predictors of treatment outcome in the behavioural treatment of obsessive–compulsive disorder. *British Journal of Psychiatry, 165*, 781–786.

Kessler, R. C., Demier, O., Frank, R. G., Olfson, M., Pincus, H. A., Walters, E. E., et al. (2005). Prevalence and treatment of mental disorders, 1990 to 2003. *New England Journal of Medicine, 352*(24), 2515–2523.

Kogan, C. S., Stein, D. J., Rebello, T. J., Keely, J. W., Chan, K., Jacky, K. J., et al. (2020). Accuracy of diagnostic judgments using ICD-11 vs. ICD-10 diagnostic guidelines for obsessive-compulsive and related disorders. *Journal of Affective Disorders, 273*, 329–340.

Koran, L. M. (2000). Quality of life in obsessive–compulsive disorder. *Psychiatric Clinics of North America, 23*, 509–517.

Kozak, M. J., & Foa, E. B. (1994). Obsessions, overvalued ideas, and delusions in obsessive–compulsive disorder. *Behaviour Research and Therapy, 32*, 343–353.

Kozak, M. J., Foa, E. B., & Steketee, G. (1988). Process and outcome of exposure treatment with obsessive–compulsives: Psychophysiological indicators of emotional processing. *Behavior Therapy, 19*, 157–169.

Kurlan, R., Como, P. G., Miller, B., Palumbo, D., Deeley, C., Andersen, E. M., et al. (2002). The behavioral spectrum of tic disorders: A community-based study. *Neurology, 59*, 414–420.

Ladoucer, R., Rhéame, J., Freeston, M. H., Aublet, F., Jean, K., Lachance, S., et al. (1995). Experimental manipulations of responsibility: An analogue test for models of obsessive–compulsive disorder. *Behaviour Research and Therapy, 33*, 937–946.

Lang, P. J. (1979). A bio-informational theory of emotional imagery. *Psychophysiology, 6*, 495–511.

Leckman, J. F., & Chittenden, E. H. (1990). Gilles de la Tourette syndrome and some forms of obsessive–compulsive disorder may share a common genetic diathesis. *L'Encephale, 16*, 321–323.

Leckman, J. F., Denys, D., Simpson, H. B., Mataix-Cols, D., Hollander, E., Saxena, S., et al. (2010). Obsessive–compulsive disorder: A review of the diagnostic criteria and possible subtypes and dimensional specifiers for DSM-V. *Depression and Anxiety, 27*, 507–527.

Ledley, D. R., Pai, A., & Franklin, M. E. (2007). Treating comorbid presentations: Obsessive–compulsive disorder, anxiety, and depression. In M. M. Antony, C. Purdon, & L. Summerfeldt (Eds.), *Psychological treatment of OCD: Fundamentals and beyond* (pp. 281–293). Washington, DC: American Psychological Association Press.

Lelliott, P. T., Noshirvani, H. F., Basoglu, M., Marks, I. M., & Monteiro, W. O. (1988). Obsessive–compulsive beliefs and treatment outcome. *Psychological Bulletin, 18*, 697–702.

Leon, A. C., Portera, L., & Weissman, M. M. (1995). The social costs of anxiety disorders. *British Journal of Psychiatry, 166*(Suppl.), 19–22.

Lindsay, M., Crino, R., & Andrews, G. (1997). Controlled trial of exposure and response prevention in obsessive–compulsive disorder. *British Journal of Psychiatry, 171*, 135–139.

Lochner, C., & Stein, D. J. (2003). Heterogeneity of obsessive-compulsive disorder: A literature review. *Harvard Review of Psychiatry, 11*(3), 113–132.

Lovell, K., Cox, D., Haddock, G., Jones, C., Raines, D., Garvey, R., et al. (2006). Telephone administered cognitive behaviour therapy for treatment of obsessive compulsive disorder: Randomised controlled non-inferiority trial. *British Medical Journal, 333*, 883.

March, J. S., Franklin, M. E., Leonard, H., Garcia, A., Moore, P., Freeman, J., et al. (2007). Tics moderate the outcome of treatment with medication but not CBT in pediatric OCD. *Biological Psychiatry, 61*, 344–347.

Marks, I. M., Lelliott, P., Basoglu, M., Noshirvani, H., Monteiro, W., Cohen, D., et al. (1988). Clomipramine self-exposure, and therapist-aided exposure for obsessive–compulsive rituals. *British Journal of Psychiatry, 152*, 522– 534.

Marks, I. M., Stern, R. S., Mawson, D., Cobb, J., & McDonald, R. (1980). Clomipramine and exposure for obsessive–compulsive rituals: I. *British Journal of Psychiatry, 136*, 1–25.

Masellis, M., Rector, N. A., & Richter, M. A. (2003). Quality of life in OCD: Differential impact of obsessions, compulsions, and depression comorbidity. *Canadian Journal of Psychiatry, 48*(2), 72–77.

Mataix-Cols, D., Marks, I. M., Greist, J. H., Kobak, K. A., & Baer, L. (2002). Obsessive–compulsive symptoms dimensions as predictors of compliance with and response to behaviour therapy: Results from a controlled trial. *Psychotherapy and Psychosomatics, 71*, 255–262.

Mathews, A. M., Johnston, D. W., Shaw, P. M., & Gelder, M. G. (1974). Process variables and the prediction of outcome in behavior therapy. *British Journal of Psychiatry, 125*, 256–264.

Matsunaga, H., Kiriike, N., Matsui, T., Oya, K., Okino, K., & Stein, D. (2005). Impulsive disorders in Japanese adult patients with obsessive–compulsive disorder. *Comprehensive Psychiatry, 46*, 43–49.

McLean, P. L., Whittal, M. L., Thordarson, D. S., Taylor, S., Sochting, I., Koch, W. J., et al. (2001). Cognitive versus behavior therapy in the group treatment of obsessive–compulsive disorder. *Journal of Consulting and Clinical Psychology, 69*, 205–214.

Mehta, M. (1990). A comparative study of family-based and patients-based behavioural management in obsessive–compulsive disorder. *British Journal of Psychiatry, 157*, 133–135.

Meyer, V. (1966). Modification of expectations in cases with obsessional rituals. *Behaviour Research and Therapy, 4*, 273–280.

Meyer, V., & Levy, R. (1973). Modification of behavior in obsessive–compulsive disorders. In H. E. Adams & P. Unikel (Eds.), *Issues and trends in behavior therapy* (pp. 77–136). Springfield, IL: Charles C Thomas.

Meyer, V., Levy, R., & Schnurer, A. (1974). A behavioral treatment of obsessive–compulsive disorders. In H. R. Beech (Ed.), *Obsessional states* (pp. 233–258). London: Methuen.

Mowrer, O. H. (1939). A stimulus–response analysis of anxiety and its role as a reinforcing agent. *Psychological Review, 46*, 553–565.

Mowrer, O. H. (1960). *Learning theory and behavior*. New York: Wiley.

Neziroglu, F., Stevens, K. P., Yaryura-Tobias, J. A., & McKay, D. (2000). Predictive validity of the Overvalued Ideas Scale: Outcome in obsessive–compulsive and body dysmorphic disorder. *Behaviour Research and Therapy, 39*, 745–756.

Öst, L. G. (1989). One-session treatment for specific phobias. *Behaviour Research and Therapy, 27*, 1–7.

Öst, L., Havnen, A., Hansen, B., & Kvale, G. (2015). Cognitive behavioral treatments of obsessive–compulsive disorder: A systematic review and meta-analysis of studies published 1993–2014. *Clinical Psychology Review, 40*, 156–169.

Öst, L., Riise, E. N., Wergeland, G. J., Hansen, B., & Kvale, G. (2016). Cognitive behavioral and pharmacological treatments of OCD in children: A systematic review and meta-analysis. *Journal of Anxiety Disorders, 43*, 58–69.

O'Sullivan, G., Noshirvani, H., Marks, I., Monteiro, W., & Lelliott, P. (1991). Six-year follow-up after exposure and clomipramine therapy for obsessive–compulsive disorder. *Journal of Clinical Archives, 52*, 150–155.

Pato, M. T., Zohar-Kadouch, R., Zohar, J., & Murphy, D. L. (1988). Return of symptoms after discontinuation of clomipramine in patients with obsessive–compulsive disorder. *American Journal of Psychiatry, 145*, 1521–1525.

Pauls, D. L., Towbin, K. E., Leckman, J. F., Zahner, G. E., & Cohen, D. J. (1986). Gilles de la Tourette syndrome and obsessive–compulsive disorder. *Archives of General Psychiatry, 43*, 1180–1182.

Pediatric OCD Treatment Study Team. (2004). Cognitive-behavioral therapy, sertraline, and their combination for children and adolescents with obsessive–compulsive disorder: The Pediatric OCD Treatment Study (POTS) randomized controlled trial. *Journal of the American Medical Association, 292*, 1969–1976.

Peris, T. S., Sugar, C. A., Bergman, L., Chang, S., Langley, A., & Piacentini, J. (2012). Family factors predict treatment outcome for pediatric obsessive-compulsive disorder. *Journal of Consulting and Clinical Psychology, 80*, 255–263.

Piacentini, J., Bergman, R. L., Jacobs, C., McCracken, J. T., & Kretchman, J. (2002). Open trial of cognitive behavior therapy for childhood obsessive–compulsive disorder. *Journal of Anxiety Disorders, 16*, 207–219.

Purdon, C., & Clark, D. A. (2002). The need to control thoughts. In R. Frost & G. Steketee (Eds.), *Cognitive approaches to obsessions and compulsions: Theory, research, and treatment* (pp. 29–43). Oakland, CA: New Harbinger.

Rabavilas, A. D., Boulougouris, J. C., & Perissaki, C. (1979). Therapist qualities related to outcome with exposure *in vivo* in neurotic patients. *Journal of Behavior Therapy and Experimental Psychiatry, 10*, 293–299.

Rachman, S. (1998). A cognitive theory of obsessions: Elaborations. *Behaviour Research and Therapy, 36*, 385–401.

Rachman, S., & DeSilva, P. (1978). Abnormal and normal obsessions. *Behaviour Research and Therapy, 16*, 233–248.

Rachman, S., Thordarson, D. S., Shafran, R., & Woody, S. R. (1995). Perceived responsibility: Structure and significance. *Behaviour Research and Therapy, 33*(7), 779–784.

Rapoport, J. L., Swedo, S. E., & Leonard, H. L. (1992). Childhood obsessive compulsive disorder (144th annual meeting of the American Psychiatric Association: Obsessive Compulsive Disorder: Integrating Theory and Practice [1991, New Orleans, LA]). *Journal of Clinical Psychiatry, 53*(Suppl. 4), 11–16.

Rasmussen, S. A., & Eisen, J. L. (1989). Clinical features and phenomenology of obsessive-compulsive disorder. *Psychiatric Annals, 19*, 67–73.

Rasmussen, S. A., & Eisen, J. L. (1990). Epidemiology of obsessive-compulsive disorder. *Journal of Clinical Psychiatry, 51*, 10–14.

Rasmussen, S. A., & Tsuang, M. T. (1986). Clinical characteristics and family history in DSM III obsessive-compulsive disorder. *American Journal of Psychiatry, 1943*, 317–382.

Reed, G. E. (1985). *Obsessional experience and compulsive behavior: A cognitive structural approach*. Orlando, FL: Academic Press.

Rescorla, R. A. (1982). Some consequences of associations between the excitor and the inhibitor in a conditioned inhibition paradigm. *Journal of Experimental Psychology: Animal Behavior Processes, 8*(3), 288–298.

Rhéaume, J., Freeston, M. H., Dugas, M. J., Letarte, H., & Ladouceur, R. (1995). Perfectionism, responsibility, and obsessive-compulsive symptoms. *Behaviour Research and Therapy, 36*, 385–402.

Riggs, D. S., Hiss, H., & Foa, E. B. (1992). Marital distress and the treatment of obsessive-compulsive disorder. *Behavior Therapy, 23*, 585–597.

Rothbaum, B. O., & Shahar, F. (2000). Behavioral treatment of obsessive-compulsive disorder in a naturalistic setting. *Cognitive and Behavioral Practice, 7*, 262–270.

Rowe, M. K., & Craske, M. G. (1998). Effects of an expanding-space vs. massed exposure schedule on fear reduction and return of fear. *Behaviour Research and Therapy, 36*, 701–717.

Salkovskis, P. M. (1985). Obsessional compulsive problems: A cognitive-behavioral analysis. *Behaviour Research and Therapy, 23*, 571–583.

Simpson, H. B., Foa, E. B., Liebowitz, M. R., Ledley, D. R., Huppert, J. D., Cahill, S., et al. (2008). A randomized, controlled trial of cognitive-behavioral therapy for augmenting pharmacotherapy in obsessive-compulsive disorder. *American Journal of Psychiatry, 165*(5), 621–630.

Simpson, H. B., Liebowitz, M. R., Foa, E. B., Kozak, M. J., Schmidt, A. B., Rowan, V., et al. (2004). Post-treatment effects of exposure therapy and clomipramine in obsessive-compulsive disorder. *Depression and Anxiety, 19*, 225–233.

Simpson, H. B., Zuckoff, A. M., Maher, M. J., Page, J. R., Franklin, M. E., & Foa, E. B. (2010). Challenges using motivational interviewing as an adjunct to exposure therapy for obsessive-compulsive disorder. *Behaviour Research and Therapy, 48*, 941–948.

Stampfl, T. G., & Levis, D. J. (1967). Essentials of implosive therapy: A learning-based psychodynamic behavioral therapy. *Journal of Abnormal Psychology, 72*, 496–503.

Stanley, M. A., Turner, S. M., & Borden, J. W. (1990). Schizotypal features in obsessive-compulsive disorder. *Comprehensive Psychiatry, 31*, 511–518.

Stein, D. J., Fineberg, N. A., Bienvenu, O. J., Denys, D., Lochner, C., Nestadt, G., et al. (2010). Should OCD be classified as an anxiety disorder in DSM V? *Depression and Anxiety, 27*, 495–506.

Stein, D. J., Kogan, C. S., Atmacca, M., Fineberg, N. A., Fontanelle, L. F., Grant, J. E., et al. (2016). The classification of obsessive-compulsive and related disorders in the ICD-11. *Journal of Affective Disorders, 190*, 663–674.

Steketee, G., Chambless, D. L., & Tran, G. Q. (2001). Effects of Axis I and II comorbidity on behavior therapy outcome for obsessive-compulsive disorder and agoraphobia. *Comprehensive Psychiatry, 42*, 76–86.

Steketee, G., Eisen, J., Dyck, I., Warshaw, M., & Rasmussen, S. (1999). Predictors of course in obsessive-compulsive disorder. *Psychiatry Research, 89*, 229–238.

Steketee, G. S., Foa, E. B., & Grayson, J. B. (1982). Recent advances in the treatment of obsessive-compulsives. *Archives of General Psychiatry, 39*, 1365–1371.

Storch, E., Geffken, G., Merlo, L., Mann, G., Duke, D., Munson, M., et al. (2007). Family-based cognitive-behavioral therapy for pediatric obsessive-compulsive disorder: Comparison of intensive and weekly approaches. *Journal of American Academy of Child and Adolescent Psychiatry, 46*, 469–478.

Storch, E. A., Khanna, M., Merlo, L. J., Loew, B. A., Franklin, M., Reid, J. M., et al. (2009). Children's Florida Obsessive Compulsive Inventory: Psychometric properties and feasibility of a self-report measure of obsessive-compulsive symptoms in youth. *Child Psychiatry and Human Development, 40*(3), 467–483.

Storch, E. A., Merlo, L. J., Larson, M. J., Geffken, G. R., Lehmkuhl, H. D., Jacob, M. L., et al. (2008). Impact of comorbidity on cognitive-behavioral therapy response in pediatric obsessive-compulsive disorder. *Journal of the American Academy of Child and Adolescent Psychiatry, 47*, 83–92.

Swedo, S. E., Leckman, J. F., & Rose, N. R. (2012). From research subgroup to clinical syndrome: Modifying the PANDAS criteria to describe PANS (pediatric acute-onset neuropsychiatric syndrome). *Pediatric Therapeutics, 2*, 2.

Swedo, S. E., Leonard, H. L., Garvey, M., Mittleman, B., Allen, A. J., Perlmutter, S., et al. (1998). Pediatric autoimmune neuropsychiatric disorders associated with streptococcal infections: Clinical description of the first 50 cases. *American Journal of Psychiatry, 155*, 264–271.

Swedo, S. E., Rapoport, J. L., Leonard, H. L., Lenane, M., & Cheslow, D. (1989). Obsessive-compulsive disorder in children and adolescents: Clinical phenomenology of 70 consecutive cases. *Archives of General Psychiatry, 46*, 335–341.

Thorén, P., Asberg, M., Cronholm, B., Jörnestedt, L., & Träskman, L. (1980). Clomipramine treatment of obsessive-compulsive disorder: I. A controlled clinical trial. *Archives of General Psychiatry, 37*, 1281–1285.

Tolin, D. F., Maltby, N., Diefenbach, G. J., Hannan, S. E., & Worhunsky, P. (2004). Cognitive-behavioral therapy for medication nonresponders with obsessive-compulsive disorder: A wait-list-controlled open trial. *Journal of Clinical Psychiatry, 65*, 922–931.

Torres, A. R., Prince, M. J., Bebbington, P. E., Bhugra, D., Brugha, T. S., Farrell, M., et al. (2006). Obsessive-compulsive disorder: Prevalence, comorbidity, impact, and help-seeking in the British National Psychiatric Morbidity Survey of 2000. *American Journal of Psychiatry, 163*(11), 1978–1985.

Tukel, R., Polat, A., Ozdemir, O., Aksut, D., & Turksov, N. (2002). Comorbid conditions in obsessive-compulsive disorder. *Comprehensive Psychiatry, 43*, 204–209.

Twohig, M. P., Hayes, S. C., & Masuda, A. (2006). Increasing willingness to experience obsessions: Acceptance and commitment therapy as a treatment for obsessive-compulsive disorder. *Behavior Therapy, 37*, 3–13.

Twohig, M., Hayes, S. C., Plumb, J., Pruitt, L. D., Collins, A. B., Hazlett-Stevens, H., et al. (2010). A randomized controlled trial of acceptance and commitment therapy versus progressive relaxation training for obsessive–compulsive disorder. *Journal of Consulting and Clinical Psychology, 78*, 705–716.

Valderhaug, R., Larsson, B., Gotestam, K. G., & Piacentini, J. (2007). An open clinical trial of cognitive-behaviour therapy in children and adolescents with obsessive–compulsive disorder administered in regular outpatient clinics. *Behaviour Research and Therapy, 45*, 577–589.

Valleni-Basille, L. A., Garrison, C. Z., Jackson, K. L., Waller, J. L., McKeown, R. E., Addy, C. L., et al. (1994). Frequency of obsessive–compulsive disorder in a community sample of young adolescents. *Journal of the American Academy of Child and Adolescent Psychiatry, 33*, 782–791.

van Balkom, A. J., de Haan, E., van Oppen, P., Spinhoven, P., Hoogduin, K. A., Vermeulen, A. W. A., et al. (1998). Cognitive and behavioral therapies alone and in combination with fluvoxamine in the treatment of obsessive compulsive disorder. *Journal of Nervous and Mental Disease, 186*, 492–499.

van Minnen, A., & Hagenaars, M. (2002). Fear activation and habituation patterns as early process predictors of response to prolonged exposure treatment in PTSD. *Journal of Traumatic Stress, 15*, 359–367.

Verdellen, C. W., Keijsers, G. P., Cath, D. C., & Hoogduin, C. A. (2004). Exposure with response prevention versus habit reversal in Tourette syndrome: A controlled study. *Behaviour Research and Therapy, 42*, 501–511.

Visser, H., van Megen, H., van Oppen, P., Hoogendoorn, A., Glas, G., Neziroglu, F., & van Balkom, A. (2017). The impact of poor insight on the course of obsessive-compulsive disorder in patients receiving naturalistic treatment. *Journal of Obsessive–Compulsive and Related Disorders, 13*, 42–48.

Vogel, P. A., Stiles, T. C., & Götestam, K. G. (20040. Adding cognitive therapy elements to exposure therapy for obsessive–compulsive disorder: A controlled study. *Behavioural and Cognitive Psychotherapy, 32*, 275–290.

Warren, R., & Thomas, J. C. (2001). Cognitive-behavior therapy of obsessive–compulsive disorder in private practice: An effectiveness study. *Journal of Anxiety Disorders, 15*, 277–285.

Warwick, H. M., Clark, D. M., Cobb, A. M., & Salkovskis, P. M. (1996). A controlled trial of cognitive-behavioural treatment of hypochondriasis. *British Journal of Psychiatry, 169*(2), 189–195.

Watts, F. N. (1973). Desensitization as an habituation phenomenon: II. Studies of interstimulus interval length. *Psychological Reports, 33*, 715–718.

Weissman, M. M., Bland, R. C., Canino, G. J., Greenwald, S., Hwu, H. G., Lee, C. K., et al. (1994). The cross national epidemiology of obsessive compulsive disorder: The Cross National Collaborative Group. *Journal of Clinical Psychiatry, 55*(3, Suppl.), 5–10.

Whittal, M. L., Thordarson, D. S., & McLean, P. D. (2005). Treatment of obsessive–compulsive disorder: Cognitive behavior therapy vs. exposure and response prevention. *Behaviour Research and Therapy, 43*, 1559–1576.

Whittal, M. L., Woody, S. R., McLean, P. D., Rachman, S., & Robichaud, M. (2010). Treatment of obsessions: A randomized controlled trial. *Behaviour Research and Therapy, 48*, 295–303.

World Health Organization. (2021). *International classification of diseases for mortality and morbidity statistics* (11th Revision). Retrieved from *https://icd.who.int/browsell/l-m/en*.

CAPÍTULO 5

Transtorno de ansiedade generalizada

Uma terapia comportamental baseada na aceitação

Lizabeth Roemer
Elizabeth H. Eustis
Susan M. Orsillo

O transtorno de ansiedade generalizada (TAG) tem sido chamado de o transtorno de ansiedade *básico*, no sentido de que a ansiedade generalizada é, por definição, um componente de outros transtornos de ansiedade correlatos. Na verdade, embora caracterizado por flutuações intensas, o TAG é crônico. Já houve até mesmo quem considerasse que a ansiedade generalizada poderia ser mais bem conceituada como um transtorno da personalidade ou a manifestação clínica do temperamento de neuroticismo em si, já que muitos indivíduos com esse problema não conseguem informar uma idade de início definitiva, dizendo que ela os tem acompanhado a vida toda. Tratamentos psicológicos e medicamentosos, embora muitas vezes avaliados, não produziram os resultados sólidos que se observam em outros transtornos de ansiedade. Por isso, é ainda maior a urgência de se fazerem estudos mais aprofundados de novos protocolos de tratamento.

O protocolo apresentado neste capítulo, recentemente desenvolvido pelas Dras. Roemer e Orsillo em nosso Center for Anxiety and Related Disorders, ilustra uma abordagem de ponta ao TAG, baseada na aceitação, que teve um elevado índice de sucesso. O protocolo também ilustra, juntamente com o Capítulo 3, que descreve a terapia cognitivo-comportamental baseada em processo para o transtorno de ansiedade social, os princípios associados à chamada *terceira onda* da abordagem cognitivo-comportamental aos transtornos psicológicos. Profissionais e estudantes interessados em como essa abordagem é implementada na prática vão considerar o estudo de caso de "Héctor" particularmente fascinante.

— D. H. B.

O transtorno de ansiedade generalizada (TAG) é um transtorno de ansiedade crônico, definido fundamentalmente por ansiedade e preocupação excessivas (ver American Psychiatric Association, 2013, para os critérios de diagnóstico). Estudos epidemiológicos conduzidos nos Estados Unidos revelaram uma prevalência ao longo da vida de 5,7–9,0% para o TAG usando-se critérios do DSM-IV (Kessler et al., 2005; Kessler, Petukhova, Sampson, Zaslavsky, & Wittchen, 2012), e de 7,8% usando-se critérios do DSM-5 (Ruscio et al., 2017). Prevalências menores ao longo da vida têm sido relatadas em países de renda média e baixa (Ruscio et al., 2017).

O TAG está associado a níveis elevados de comorbidade com outros transtornos psicológicos. Mais de 90% dos indivíduos que cumprem os critérios do TAG durante suas vidas também cumprem os critérios de pelo menos mais um transtorno (Bruce, Machan, Dyck, & Keller, 2001), e estudos prospectivos indicam que o TAG é um fator de risco específico para o desenvolvimento de outros transtornos mentais, principalmente depressão maior (Bruce et al., 2001). O TAG também está associado a uma significativa redução da qualidade de vida (Hoffman, Dukes, & Wittchen, 2008). Além disso, os indivíduos com TAG fazem mais consultas médicas por ano do que outros pacientes (Belanger, Ladouceur, & Morin, 2005) e são mais propensos a procurar tratamento médico para seus sintomas, em vez de cuidados de saúde mental (Wang et al., 2005). Na verdade, o TAG é o transtorno de ansiedade mais comum encontrado entre os pacientes de atenção primária (Ballenger et al., 2001) e o custo médico médio anual do TAG é US$ 2.138 maior do que o de outros transtornos de ansiedade (média = US$ 6.475; Revicki et al., 2012). Considerando-se que o TAG está associado a uma série de queixas e condições físicas, incluindo sintomas de dor física (Romera et al., 2010), sintomas gastrintestinais (Mussell et al., 2008) e queixas cardiológicas (Logue, Thomas, Barbee, & Hoehn-Saric, 1993), não surpreende que os pacientes com TAG tenham tendência a superutilizar os serviços médicos (Ballenger et al., 2001) e subutilizar os serviços psiquiátricos (Kennedy & Schwab, 1997).

Embora os critérios diagnósticos anteriores para TAG incorporassem sintomas de excitação autonômica (p. ex., frequência cardíaca acelerada), várias linhas de pesquisa convergiram para apoiar a remoção desses critérios do DSM-IV. Um estudo de grande porte sobre sintomas associados relatados por pacientes indicou que sintomas autonômicos foram confirmados com menor frequência do que sintomas de tensão muscular, vigilância e busca de sinais no ambiente, tais como os descritos anteriormente (Marten et al., 1993). Além disso, estudos fisiológicos revelaram que o TAG foi caracterizado com mais precisão pela redução da variabilidade da frequência cardíaca, principalmente pelo reflexo vagal durante períodos de preocupação e imaginário negativo (Levine, Fleming, Piedmont, Cain, & Chen, 2016), do que pelo aumento da excitação autonômica (p. ex., Thayer, Friedman, & Borkovec, 1996). Por fim, estudos experimentais sobre preocupação revelaram que se preocupar antes da exposição a um estímulo temido causa menos excitação autonômica do que relaxar antes da exposição a um estímulo temido (p. ex., Borkovec & Hu, 1990). Como um todo, esses estudos sugerem que a excitação autonômica não é necessariamente uma característica do TAG.

Em vez disso, a principal característica definidora do TAG é a preocupação excessiva, ou pensar repetidamente sobre os piores cenários envolvendo possíveis eventos futuros. Estudos revelam que o conteúdo da preocupação não difere entre os indivíduos que cumprem os critérios para TAG e os que não os cumprem, exceto pelo fato de que os que têm TAG informam se preocupar com temas diversos, principalmente questões menores, mais do que os que não cumprem os critérios (p. ex., Roemer, Molina, & Borkovec, 1997). Como observado anteriormente, indivíduos com TAG informam ter dificuldade de interromper sua preocupação depois que ela começa, e os pacientes observam frequentemente que se preocupar com um tópico pode levar a se preocupar com outro. Essas conclusões e observações sugerem que a preocupação é um hábito cognitivo, com os pacientes que cumprem os critérios para TAG ficando "presos" em ciclos de preocupação sobre uma ampla gama de temas, que são difíceis de parar, uma vez iniciados. Todos os tratamentos cognitivo-comportamentais para TAG enfatizam a interrupção desse ciclo, embora os métodos para fazê-lo variem.

Estudos descritivos sobre TAG e preocupação revelaram correlatos afetivos, cognitivos e interpessoais que podem ter implicações importantes para o tratamento. A pesquisa seminal de Borkovec revelou que a preocupação cumpre uma função evitativa, por sua associação percebida com a redução da probabilidade de ocorrência dos eventos negativos em nível basal e com a redução da excitação fisiológica observada anteriormente (Borkovec, Alcaine, & Behar, 2004), bem como com a distração em relação a temas mais emocionais, por autoavaliação (Borkovec & Roemer, 1995). Mennin, Holaway, Fresco, Moore e Heimberg (2007) demonstraram que o TAG está associado a déficits autoavaliados na regulação da emoção e a limites na regulação implícita do processamento emocional (Etkin & Schatzberg, 2011). Estudos nessa área também revelaram que o TAG está associado a medo ou angústia em relação à ansiedade (e outras emoções; Lee, Orsillo, Roemer, & Allen, 2010; Mennin et al., 2007), a preocupar-se com a preocupação (ou metapreocupação; Wells, 2005), assim como à evitação habitual de experiências internas (ou seja, evitação de experiências; Lee et al., 2010). Além disso, em uma amostra clínica, tanto a preocupação quanto o TAG foram associados exclusivamente à incontrolabilidade percebida das reações emocionais, para além da variância compartilhada com outros conhecidos preditores cognitivos do TAG (Stapinski, Abbott, & Rapee, 2010). Muitas pesquisas também documentam uma associação entre TAG e intolerância à incerteza (tendência a responder negativamente a eventos e situações incertos; Gentes & Ruscio, 2011), incluindo um estudo experimental que mostra que a incerteza manipulada leva ao aumento da preocupação (Ladouceur, Gosselin, & Dugas, 2000). Além disso, alguns pesquisadores defendem que a preocupação no TAG possa contribuir para a continuação ou manutenção de estados emocionais negativos, evitando-se uma mudança ou um contraste nas emoções que possam ser aversivas (Newman & Llera, 2011; Crouch, Lewis, Erickson, & Newman, 2017). O TAG também está associado a problemas interpessoais (Przeworski et al., 2011), incluindo o aumento de desavenças conjugais (Whisman, 2007).

PANORAMA DAS EVIDÊNCIAS PARA TRATAMENTOS PSICOSSOCIAIS DO TAG

Metanálises revelam que terapias cognitivo-comportamentais (TCCs) são eficazes para TAG, com grandes tamanhos de efeito que se mantêm durante períodos de seguimento (Borkovec & Ruscio, 2001; Covin, Ouimet, Seeds, & Dozois, 2008; Cuijpers et al., 2014; Hanrahan, Field, Jones, & Davey, 2013) e evidências de eficácia comparativa com relação a terapia não diretiva (Borkovec & Costello, 1993). Dentro das TCCs, uma metanálise revelou efeitos comparáveis da terapia cognitiva e da terapia de relaxamento no tratamento de TAG (Siev & Chambless, 2007), ao passo que outra encontrou alguma indicação de que a TCC era mais efetiva em um seguimento de 12 meses, mas não em um de 24 meses (Cuijpers et al., 2014), com pouquíssimos estudos comparativos diretos para que se chegasse a conclusões seguras. No entanto, o TAG continua sendo um dos transtornos de ansiedade com menos sucesso no tratamento (Waters & Craske, 2005), com a maioria dos estudos indicando que menos de 65% dos pacientes cumprem os critérios de alta para funcionamento no pós-tratamento (Ladouceur et al., 2000; Newman et al., 2011), e uma metanálise descobriu que apenas 46% dos pacientes no pós-tratamento e 57% de pacientes no seguimento de 12 meses foram classificados como recuperados (com base em uma medida de preocupação; Hanrahan et al., 2013).

Como já explicamos brevemente, pesquisas recentes refinaram e ampliaram nossa compreensão do TAG, em um esforço para identificar fatores causais e de manutenção a serem tratados em terapia e para melhorar sua eficácia (ver Behar, DiMarco, Hekler, Mohlman, & Staples, 2009, para uma revisão ampla). Ensaios controlados randomizados (ECRs) informados por esses modelos indicam que tratar os aspectos interpessoais e voltados à emoção do TAG (Newman et al., 2011) e à intolerância à incerteza (Dugas et al., 2010) tem efeitos comparáveis às TCCs existentes para TAG. Um ECR comparando um tratamento que enfocava a metacognição (p. ex., a metapreocupação) para o controle da TCC e da lista de espera concluiu que tanto a terapia metacognitiva (TMC) quanto a TCC produziam resultados melhores do que os da lista de espera e que a TMC gerava reduções significativamente maiores na preocupação no pós-tratamento, bem como taxas de recuperação maiores (com base em uma medição de preocupação) no pós-tratamento e no seguimento quando comparada à TCC (Nordahl et al., 2018). Por fim, um ECR comparando a terapia de regulação da emoção (TRE; Mennin & Fresco, 2014; Renna, Quintero, Fresco, & Mennin, 2017) para o TAG em uma condição de controle da atenção descobriu que os participantes randomizados em um ECR relataram melhorias clinicamente significativas e significativamente maiores na ansiedade, na depressão e na qualidade de vida tanto em medições feitas por um avaliador quanto naquelas autoavaliadas (Mennin, Fresco, O'Toole, & Heimberg, 2018).

Desenvolvemos a terapia comportamental baseada em aceitação descrita neste capítulo (voltada explicitamente à reatividade [desconforto] em relação a experiências internas e à evitação de experiências e comportamentos, como descrito a seguir) em um esforço para melhor tratar o TAG e transtornos comórbidos. Usamos o termo *terapia comportamental baseada em aceitação* (TCBA; Roemer & Orsillo, 2009) para nos referirmos à ampla classe de terapias baseadas na teoria cognitivo-comportamental, mas que incorporam explicitamente métodos para promover a aceitação de experiências internas (p. ex., terapia de aceitação e compromisso [ACT; S. C. Hayes, Strosahl, & Wilson, 2012]; terapia comportamental dialética [DBT; Linehan, 1993]; terapia cognitiva baseada em *mindfulness* [TCBM; Segal, Williams, & Teasdale, 2002]). Essa TCBA para TAG, que se baseia nesses tratamentos, bem como na TCC de Borkovec para TAG (Borkovec & Sharpless, 2004), foi examinada por meio de um ensaio aberto e dois ECRs. O primeiro ensaio aberto revelou efeitos grandes e significativos sobre a gravidade do TAG avaliada pelos pacientes e profissionais, bem como os sintomas depressivos e efeitos médios marginalmente significativos em diagnósticos adicionais avaliados por profissionais e a qualidade de vida avaliada pelo paciente (Roemer, Orsillo, & Salters-Pedneault, 2008). Efeitos grandes significativos também surgiram em evitação de experiências autorrelatadas e *mindfulness*, dois mecanismos para mudança propostos no tratamento. Todos os efeitos foram mantidos no seguimento de nove meses. Dos pacientes tratados, 77% preencheram os critérios para alto estágio final de funcionamento (caindo para a faixa normativa na maioria das medidas de ansiedade) no pós-tratamento; essa proporção aumentou ligeiramente (não significativamente) com o tempo. Nesse ensaio, a TCBA gerou um aumento significativo na participação em atividades valorizadas ou pessoalmente significativas (Michelson, Lee, Orsillo, & Roemer, 2011). Além disso, a TCBA teve impactos significativos sobre as variáveis de desfecho propostas em outros modelos como sendo centrais ao TAG (déficits de regulação emocional, intolerância à incerteza e controle percebido sobre eventos relacionados à ansiedade; Treanor, Erisman, Salters-Pedneault, Roemer, & Orsillo, 2011). Depois, conduzimos um ECR comparando a TCBA com relaxamento aplicado, um tratamento empírico para TAG, que revelou efeitos comparáveis sobre sintomas de TAG avaliados por profissionais e autoavaliados, diagnósticos comórbidos avaliados por profissionais, e sintomas depressivos e qualidade de vida autoavaliados (Hayes-Skelton, Roemer, & Orsillo, 2013). Uma alta proporção de pacientes em ambas as condições cumpriu os critérios para alto estágio final de funcionamento (alguns dos mais altos índices relatados na literatura em cada condição), e os ganhos foram mantidos no seguimento de seis meses.

Por fim, há evidências de que a TCBA funciona por meio de seus mecanismos propostos. Mudanças efetivadas sessão a sessão na aceitação de experiências internas e engajamento em atividades significativas predisseram resultados para além da mudança na preocupação (S. A. Hayes, Orsillo, & Roemer, 2010). Além disso, descobriu-se que a mudança na descentralização precedia e predizia mudanças subsequentes nos sintomas de ansiedade, ao passo que mudanças na ansiedade não precediam nem predizíam mudanças na descentralização (Hayes-Skelton, Calloway, Roemer, & Orsillo, 2015). Também se concluiu que reduções na evitação de experiências eram preditoras nos resultados de sintomas e qualidade de vida no pós-tratamento, acima e além da descentralização (Eustis, Hayes-Skelton, Orsillo, & Roemer, 2016). Além disso, os participantes relataram reduções significativas nos problemas interpessoais durante o tratamento, com o aumento do *mindfulness* prevendo essas reduções além da variância compartilhada com a gravidade do TAG (Millstein, Orsillo, Hayes-Skelton, & Roemer, 2015). Curiosamente, na maioria dessas análises secundárias, tais mecanismos também surgiram como preditores do resultado nos participantes do relaxamento aplicado (ver Hayes-Skelton, Usmani, Lee, Roemer, & Orsillo, 2012, para uma discussão mais aprofundada).

Arch et al. (2012) examinaram a eficácia relativa da TAC comparada à TCC em uma amostra de ansiedade mista e encontraram efeitos comparáveis em toda a amostra. Embora o pequeno tamanho da subamostra de TAG impossibilitasse análises em subgrupos, o exame dos meios sugere que a TAC foi efetiva na redução de sintomas de TAG classificados pelos profissionais e autoavaliados nesse estudo. Um pequeno ECR encontrou uma redução significativa em sintomas de TAG autoavaliados em indivíduos recebendo TCBA em relação àqueles em uma condição controlada (Zargar et al., 2012). Outro ECR revelou efeitos significativos em uma TCBA para TAG realizada por meio da internet em sintomas de TAG e depressão quando comparada a um controle de lista de espera (Dahlin et al., 2016). Por fim, um ECR recente revelou mudanças mais rápidas nos sintomas de TAG e ansiedade para uma TCBA baseada em grupo comparada a uma terapia de grupo de apoio não direcionada (de Almeida Sampaio et al., 2020).

Tomados em conjunto, esses resultados sugerem que os tratamentos psicossociais para TAG são eficazes, e as adaptações da TCC que visam especificamente a características do TAG determinadas empiricamente são promissores, com evidências crescentes que apoiam a eficácia da TCBA apresentada neste capítulo. Assim como acontece com todos os tratamentos baseados na teoria comportamental, uma conceituação de caso bem desenvolvida é um ponto de partida necessário para usar tratamentos baseados em evidências de forma eficaz com um paciente específico.

UM MODELO COMPORTAMENTAL DE TAG BASEADO EM ACEITAÇÃO

O modelo comportamental de TAG baseado na aceitação é fundamentado na teoria da aprendizagem comportamental. Em sintonia com outras teorias, postulamos que indivíduos com TAG desenvolvem o hábito da preocupação, antecipando repetidamente perigos e ameaças potenciais. Tais hábitos são reforçados por meio de repetição e reforço de consequências. Esse processo de preocupação é reforçado negativamente tanto pela não ocorrência de desfechos temidos quanto pela reduzida ativação fisiológica, que é uma consequência positiva da preocupação (Borkovec et al., 2004).

Além disso, os indivíduos com TAG passam a associar estados humanos funcionais universais, como medo, ansiedade, outras respostas emocionais, e mesmo a preocupação, a características pessoais negativas. Como resultado, respondem a pensamentos e estados emocionais relacionados à ansiedade com autocrítica e julgamento. Em uma tentativa de evitar ou escapar à experiência incômoda e indesejada da preocupação e à autoavaliação negativa associada, os indivíduos com TAG têm uma variedade de comportamentos potencialmente problemáticos. Embora interfiram na qualidade de vida, esses comportamentos proporcionam alívio, no curto prazo, em relação à excitação e ao afeto negativo.

Com base em décadas de pesquisas sobre TAG, outros transtornos de ansiedade e modelos mais amplos de psicopatologia (p. ex., S. C. Hayes et al., 2012), levantamos a hipótese de que os três comportamentos aprendidos em seguida contribuem para o desenvolvimento e a manutenção do TAG.

Reagindo a experiências internas com desconforto, críticas e julgamento (levando a enredamento/fusão)

Um dos resultados mais formativos e constantes a surgir no campo dos transtornos de ansiedade tem sido o de que a experiência de ansiedade, ou o medo em si (p. ex., sensações de pânico, pensamentos de preocupação, imagens catastróficas, memórias dolorosas recorrentes), não é evidência de um transtorno. Em vez disso, as reações a esses sintomas, ou *reações a nossas reações* (Borkovec & Sharpless, 2004), agravam sua intensidade e sua duração, causam sofrimento e interferem na qualidade de vida, levando ao diagnóstico de transtorno de ansiedade. A centralidade das *reações às reações* para o conceito de transtornos psicológicos foi documentada recentemente em um ensaio de tratamento. Alterações na *reatividade* às emoções foram preditoras de variância única em todas as variáveis de desfecho para além de mudanças na *frequência* das respostas emocionais em um estudo do protocolo unificado para transtornos emocionais (Sauer-Zavala et al., 2012; ver Payne, Ellard, Farchione, Fairholme, & Barlow, Cap. 6, neste volume).

Indivíduos com TAG relatam aumento da sensibilidade à ansiedade (ou seja, medo das sensações corporais relacionadas à ansiedade; Olatunji & Wolitzky-Taylor, 2009), reatividade negativa a suas respostas emocionais (p. ex., Lee et al., 2010; Mennin et al., 2007) e preocupação com a sua própria preocupação (Wells, 2005). Além disso, a ansiedade leva a um foco de atenção mais estreito (tanto externo quanto interno) na ameaça potencial (Cisler & Koster, 2010), o que provavelmente exacerba essas reações e é reforçado pela reatividade, perpetuando os ciclos de resposta ansiosa. Essas reações podem levar os indivíduos a se enredar (Germer, 2005) ou se "viciar" (Chodron, 2007) em suas experiências de ansiedade e preocupação, de modo que a ansiedade passa a parecer autodefinidora e totalizante. Em vez de considerar a ansiedade uma resposta que é evocada em um determinado contexto, os indivíduos podem vir a se definir como "ansiosos", fundindo sua identidade com essas experiências (p. ex., S. C. Hayes et al., 2012). Assim, a reatividade negativa às emoções pode evoluir para julgamentos pessoais negativos ("Como eu sou fraco!"; "Outras pessoas não se preocupam como eu"), o que, por sua vez, pode aumentar a ansiedade e a preocupação.

Enredar-se ou se fundir com experiências internas torna muito mais difícil ver as formas como pensamentos, sentimentos e sensações naturalmente surgem, desaparecem e mudam ao longo do tempo. Também pode interferir na capacidade de compreender e responder de forma eficaz aos estados emocionais, levando a experiências difusas de sofrimento que não fornecem informações motivacionais claras. Quando são percebidos como desconfortáveis, definidores e inflexíveis, o medo, a ansiedade e a preocupação naturalmente provocam tentativas de fugir e evitar.

Tentativas rígidas de evitar o desconforto interno (evitação de experiências)

Tentar não pensar, sentir ou se lembrar de algo desconfortável é uma resposta natural. Todas as pessoas usam estratégias para desviar sua atenção do desconforto interno às vezes, a fim de chamar a atenção para a tarefa em questão. No entanto, estudos experimentais mostram que esforços rígidos e repetidos para tirar pensamentos, sentimentos, sensações ou memórias (p. ex., evitação de experiências; S. C. Hayes, Wilson, Gifford, Follette, & Strosahl, 1996) de nossas mentes costumam não ser bem-sucedidas e podem realmente aumentar pensamentos, sentimentos ou sensações desconfortáveis (p. ex., Gross, 2002; Levitt, Brown, Orsillo, & Barlow, 2004; Najmi & Wegner, 2008). Além disso, esforços instruídos para não pensar em situações podem aumentar a ansiedade relatada em associação com a situação visada (Roemer & Borkovec, 1994), sugerindo que a evitação de experiências aumenta o desconforto em relação a pensamentos e emoções. Tomados em conjunto, esses estudos sugerem que esforços rígidos para evitar pensamentos, sentimentos, sensações e memórias desconfortáveis podem aumentar a frequência dessas experiências, bem como o sofrimento associado a elas, fortalecendo ainda mais o ciclo de reatividade e evasão. Os esforços para evitar experiências tendem a reduzir o sofrimento no curto prazo e levar, pelo menos às vezes, a reforço negativo imediato, fortalecendo ainda mais essa resposta habitual.

Relatos de evitação de experiências estão associados a diagnósticos de TAG, mesmo para além de variância compartilhada com sintomas depressivos (Lee et al., 2010). Além disso, conforme descrito anteriormente, estudos experimentais demonstram que a própria preocupação cumpre uma função de evitação de experiência ao reduzir a excitação fisiológica em resposta a estímulos temidos e distrair os indivíduos de temas mais desconfortáveis (Borkovec et al., 2004).

Engajamento limitado em ações pessoalmente significativas (evitação comportamental)

As reações a experiências internas e a evitação rígida de experiências não apenas se alimentam, em um ciclo que cresce continuamente, mas também levam naturalmente à evitação de contextos que provoquem ansiedade ou outras experiências de desconforto. A evitação comportamental é uma característica fundamental de outros transtornos de ansiedade, mas tem sido menosprezada no TAG. No entanto, indivíduos com TAG muitas vezes evitam certas situações, passam muito tempo se preparando para situações, procrastinam ou adiam a tomada de decisões, ou buscam reasseguramento, tudo em um esforço para evitar desconforto, ansiedade e/ou incerteza (Andrews et al., 2010). Pacientes com TAG relatam que realizam ações valorizadas de forma bem menos consistente (ou seja, fazem o que consideram pessoalmente significativo) do que os indivíduos sem esse diagnóstico (Michelson et al., 2011).

Pacientes com TAG limitam seu engajamento com ações pessoalmente significativas de muitas maneiras diferentes. Encontramos indivíduos que assumem evitação comportamental ostensiva, como recusar um convite para sair com um possível parceiro ou recusar uma oportunidade de promoção no trabalho. Os pacientes variam quanto à sua consciência dos gatilhos emocionais específicos para essas escolhas: às vezes estão cientes de sua ansiedade, seus medos de serem rejeitados ou sua preocupação e muitas vezes têm um senso mais generalizado de tentar reduzir o "estresse". Outras vezes, os pacientes que parecem estar envolvidos em uma ampla gama de comportamentos que são importantes (p. ex., assumir desafios no trabalho, realizar atividades com seus filhos) podem relatar que estão constantemente preocupados com o que vai acontecer, em vez de prestar atenção ao que estão fazendo no momento. Borkovec observa esse foco no futuro e não no presente como uma característica central do TAG (p. ex., Borkovec & Sharpless, 2004), e pesquisas indicam que TAG e preocupação estão associados a relatos de baixa *mindfulness* (consciência no momento presente; Roemer et al., 2009). Esse foco contínuo no que poderia dar errado no futuro pode levar os pacientes a se sentirem como espectadores de suas próprias vidas, ou seja, envolvidos comportamentalmente em ações importantes para si, mas não emocionalmente. Também vemos alguns pacientes cujas vidas estão tão ocupadas com atividades que eles se sentem compelidos a realizar para reduzir o estresse (p. ex., de tarefas domésticas, tarefas relacionadas ao trabalho) ou para controlar o incontrolável (p. ex., buscar na internet maneiras de manter as pessoas amadas seguras ou de garantir que seu filho se tornará um adulto feliz), que lhes sobra pouco tempo para se engajarem em ações baseadas em valores.

Esse modelo conceitual destaca três alvos para intervenção no tratamento de pacientes com TAG e outros transtornos comórbidos: (1) formas problemáticas de se relacionar com experiências internas, (2) estratégias rígidas destinadas à evitação de experiências e (3) participação limitada em ações pessoalmente significativas. Com base nesse modelo, os objetivos de uma TCBA para TAG são: (1) cultivar uma postura *ampliada* (em oposição a uma estreita) e uma consciência *compassiva* (em oposição a uma crítica e julgadora), *descentrada* (em oposição a uma enredada e fundida) em relação a experiências internas; (2) aumentar a aceitação/disposição de ter experiências internas; e (3) ter comportamentos pessoalmente significativos de forma consciente.

APLICANDO A TCBA

Contexto da terapia

Nosso primeiro estudo de caso de TCBA aconteceu em um formato de grupo (Orsillo, Roemer, & Barlow, 2003). Embora tenham se beneficiado do contexto de grupo em alguns aspectos, os pacientes disseram que queriam um foco mais individualizado para ajudá-los a esclarecer seus valores (ou seja, o que é importante para eles) e aplicar o tratamento a seus contextos específicos. Como resultado, todos os nossos ensaios posteriores usaram terapia individual. No entanto, consideramos que a modalidade de tratamento pode ser ajustada para melhor atender a contextos específicos. Na verdade, um estudo recente descobriu que uma versão de grupo de nosso protocolo levou a reduções significativas da ansiedade, da preocupação e dos sintomas de TAG autoavaliados em um contexto comunitário (Heatherington et al., 2014) e levou a mudanças sintomáticas mais rápidas do que uma terapia de grupo não diretiva (de Almeida Sampaio et al., 2020). Além disso, vários elementos da TCBA (p. ex., psicoeducação, prática de *mindfulness*, compromisso com ações valorizadas) foram realizados com eficácia em contextos de grupo em outras abordagens de tratamento relacionadas (p. ex., Evans et al., 2008; Kocovski, Fleming, Hawley, Huta, & Antony, 2013).

Considerando-se a prevalência do TAG em contextos de atenção primária, estamos interessados em adaptar o tratamento para que ele possa ser usado como parte da atenção primária integradora. Fuchs, Haradhvala et al. (2016) conduziram um estudo preliminar que corroborava a viabilidade de uma terapia em grupo usando essa abordagem. Escrevemos um livro de autoajuda (Orsillo & Roemer, 2011) e um livro de exercícios (Orsillo & Roemer, 2016) que pode ser benéfico neste contexto. Um ECR preliminar revelou que o livro de exercícios resultou em reduções mais significativas na ansiedade e na preocupação em comparação com uma lista de espera (Serowik, Roemer, Suvak, Liverant, & Orsillo, 2020). Também estamos interessados no uso da tecnologia como uma maneira de aumentar o acesso a cuidados baseados em evidências; como observamos antes, uma TCBA por meio da internet pode ser efetiva para o tratamento do TAG (Dahlin et al., 2016).

Oficinas mais breves (p. ex., Blevins, Roca, & Spencer, 2011; Brown et al., 2011) também podem ser uma modalidade útil para a aplicação do modelo conceitual e de sugestões para práticas de *mindfulness* e ações valorizadas em contextos em que a terapia individual for menos viável em virtude de restrições econômicas ou de tempo. Nossos grupos de pesquisa têm desenvolvido várias oficinas breves (de uma sessão) de prevenção e intervenção baseadas em nosso modelo conceitual de TCBA para estudantes universitários (Danitz & Orsillo, 2014; Danitz, Suvak, & Orsillo, 2016; Eustis et al., 2017; Eustis, Hayes-Skelton, Orsillo, & Roemer, 2018; Sagon, Danitz, Suvak, & Orsillo, 2018) que têm resultado em melhorias sintomáticas tanto presenciais quanto *on-line*. Essas oficinas incluem a psicoeducação em ansiedade, estresse e consequências da evitação e oferecem esclarecimentos sobre *mindfulness*, aceitação e clarificação de valores, assim como ações baseadas em valores como habilidades a serem usadas em resposta à ansiedade e ao estresse. Dada a alta prevalência do racismo e da discriminação nos Estados Unidos e os impactos deletérios que essas experiências injustas podem ter na saúde mental, outro foco tem sido no desenvolvimento e exame de intervenções baseadas na TCBA especificamente desenhados para se lidar com o racismo e a discriminação. Entre os exemplos dessas intervenções, podemos citar o programa de uma hora por meio do computador enfocado no estresse relacionado ao racismo para pessoas não caucasianas, que tem demonstrado uma redução significativa no racismo internalizado (Martinez & Roemer, 2019), e uma oficina presencial adaptada culturalmente para estudantes latinos, que reduziu os sintomas de sofrimento (Arbid, 2020).

Características do terapeuta

Um aspecto central da TCBA envolve a modelagem como maneira de responder a experiências internas desafiadoras com curiosidade, consciência, compaixão e aceitação. Portanto, terapeutas de TCBA bem-sucedidos são capazes de diferenciar emoções, validar e normalizar seu surgimento e dar espaço para o sofrimento do paciente durante a sessão. Ao reconhecer continuamente as emoções, voltando-se a elas para tentar expandir a conscientização e aumentar o entendimento, validando sua presença com compaixão e lhes permitindo estar presentes ao mesmo tempo que se considera uma variedade de opções comportamentais, os terapeutas da TCBA oferecem ao paciente um exemplo de como eles poderiam responder de modo diferente a suas próprias experiências e reduzir o ciclo de reatividade e evitação que contribui para a manutenção de seus sintomas. Os terapeutas também modelam uma conscientização descentralizada de experiências internas na maneira como falam de pensamentos, emoções, sensações internas e comportamento. Por exemplo, em vez de dizer "Vejo que você estava muito ansioso naquela situação", o terapeuta talvez observe: "Parece que muitos dos pensamentos de preocupação estavam presentes e que você notou sensações de tensão e aflição em seu corpo". Essas características, combinadas com um entendimento claro do modelo e de como ele se aplica a casos específicos, ajudam os terapeutas a desenvolver uma aliança de trabalho forte e positiva, que foi significativamente associada ao resultado em nosso estudo mais recente (Calloway, Hayes-Skelton, Roemer, & Orsillo, 2017).

Como descrevemos mais detalhadamente a seguir, a TCBA deve ser aplicada de forma flexível, com os terapeutas adaptando suas abordagens, as estratégias que usam e as tarefas a serem realizadas entre sessões para atender à apresentação e ao contexto dos pacientes. Assim, a flexibilidade pode ser uma importante característica do terapeuta. Em um pequeno estudo qualitativo, parte de nosso ECR mais recente, entrevistamos pacientes que se identificaram com origens marginalizadas em termos de raça, etnia, orientação sexual, condição socioeconômica ou religião. Os pacientes identificaram a flexibilidade de seus terapeutas como um fator importante para que considerassem o tratamento útil e para que ele se ajustasse a seu contexto específico (Fuchs, West et al., 2016).

Características do paciente

Nossos estudos sobre TCBA para TAG tiveram pouquíssimos critérios de exclusão, com o objetivo de maximizar a generalização de nossas conclusões. Os pacientes frequentemente apresentam diagnósticos comórbidos, mais comumente transtorno depressivo maior, transtorno de ansiedade social e outros transtornos de ansiedade. Como a TCBA visa a mecanismos que tendem a também estar por trás de outras doenças subjacentes a essas, o tratamento pode afetar positivamente essas condições comórbidas (p. ex., Roemer et al., 2008). No entanto, fora das limitações da terapia baseada em protocolo, recomendamos integrar elementos de métodos baseados em evidências (p. ex., ativação comportamental, exposição), quando indicado. Os transtornos que descartamos em nossos ensaios clínicos randomizados, principalmente porque precisam de tratamentos específicos, incluem dependência de substâncias, transtorno bipolar, esquizofrenia e transtornos do espectro autista. Assim, não podemos determinar o impacto da TCBA sobre essas apresentações comórbidas.

Até o momento, exploramos apenas de forma preliminar os potenciais preditores de resposta à TCBA. Nossos dados sugerem que gênero, idade, gravidade do TAG, frequência e intensidade da preocupação, sintomas depressivos e diagnósticos comórbidos não são preditores significativos de desfecho (Orsillo, Roemer, & Salters-Pedneault, 2008).

Como acontece com a maioria dos tratamentos baseados em evidências, são necessárias consideravelmente mais pesquisas para determinar as maneiras como uma TCBA para TAG pode beneficiar pessoas de origens culturais marginalizadas ou não dominantes. Uma metanálise indicou resultados promissores para TCBAs de forma mais ampla (Fuchs, Lee, Roemer, & Orsillo, 2013). Nosso pequeno estudo qualitativo revelou que pacientes de origens marginalizadas geralmente consideram a TCBA útil (Fuchs, West et al., 2016). Os pacientes observaram particularmente que a flexibilidade do terapeuta e o foco na vida valorizada os ajudaram a se envolver no tratamento e considerá-lo relevante. No entanto, alguns pacientes relataram que a inflexibilidade do terapeuta ou a falta de conexão com exercícios específicos de *mindfulness* eram uma barreira. Assim como todos os tratamentos, considerações culturais e adaptações são parte necessária de uma TCBA culturalmente responsiva (para mais discussões aprofundadas dessas considerações sobre *mindfulness* e terapias baseadas na aceitação, ver Hall, Hong, Zane, & Meyer, 2011; Harrell, 2018; Proulx et al., 2018; Roemer & Orsillo, 2020; Sobczak & West, 2013).

Tratamento farmacológico associado

A farmacoterapia, incluindo inibidores seletivos de recaptação de serotonina (ISRSs), inibidores de recaptação de serotonina e noradrenalina (ISRNs), e pregabalina, é o modo de tratamento mais comum para o TAG (He et al., 2019) e frequentemente é considerada uma opção de tratamento de primeira linha (Katzman et al., 2014). Os benzodiazepínicos (BZs) continuam sendo geralmente prescritos para o TAG (Baldwin, Allgulander, Bandelow, Ferre, & Pallanti, 2012), apesar de seus riscos de tolerância e dependência (Baldwin, Hou, Gordon, Huneke, & Garner, 2017). Uma recente metanálise da farmacoterapia para o TAG demonstrou um efeito pequeno a médio dos ISRSs, ISRNs e BZs em relação ao placebo (Gomez, Barthel, & Hofmann, 2018). Contudo, as intervenções farmacológicas podem produzir efeitos colaterais adversos, incluindo disfunção sexual, sonolência e ganho de peso, o que leva muitos pacientes ao abandono precoce do tratamento (Baldwin et al., 2017); elas são abordagens menos interessantes em termos de custo do que abordagens psicoterapêuticas como a TCC (Heuzenroeder et al., 2004) e podem ser associadas ao aumento do uso de cuidados da saúde (Berger et al., 2011).

Pacientes que se encontravam estáveis sob medicação foram incluídos em nossos ensaios clínicos. Dentro da TCBA, as medicações são conceituadas como uma das várias maneiras de reduzir a intensidade das reações internas para que seja mais fácil aceitá-las, ter compaixão por si mesmo e realizar ações significativas. Dessa forma, pode-se apontar uma função de evitação para a medicação não baseada em experiências (a medicação ajuda a pessoa a se envolver mais plenamente na vida e aceitar o que quer que venha), de modo que ela é coerente com o resto do tratamento.

Panorama dos elementos do tratamento

Em nossos ensaios clínicos, seguimos um protocolo individual semanal de 16 sessões para TCBA, com as duas últimas sessões mais espaçadas (a cada duas semanas) e focadas na prevenção de recaída. As primeiras sete sessões são direcionadas à psicoeducação e construção de habilidades, e as sessões restantes se concentram na aplicação das habilidades enquanto o paciente realiza ações pessoalmente significativas e valorizadas. A seguir, fornecemos um breve panorama de cada elemento do tratamento, seguido de um compósito de caso para ilustrar a maneira como cada elemento é abordado durante todo o decorrer da terapia. Os interessados em obter mais detalhes sobre a nossa abordagem devem consultar nosso manual para terapeutas (Roemer & Orsillo, 2020), nosso livro de autoajuda (Orsillo & Roemer, 2011) e nosso manual para o paciente (Orsillo & Roemer, 2016).

Avaliação clínica para desenvolver uma conceituação comportamental baseada em aceitação

Para desenvolver uma conceituação de caso que oriente a aplicação flexível dos elementos de tratamento, avaliamos sintomas, contexto e os três componentes do modelo.

SINTOMAS

A avaliação da ansiedade do paciente e sintomas relacionados fornece informações úteis sobre alvos para a mudança, além de apoiar o objetivo terapêutico de mudança da relação do paciente com a ansiedade. A avaliação dos pensamentos, dos sentimentos, das sensações físicas e dos comportamentos relacionados à ansiedade, dos contextos em que a ansiedade normalmente ocorre e a da frequência e da gravidade dos sintomas ajuda os pacientes a começar a observar com mais precisão elementos específicos de suas respostas à ansiedade. O automonitoramento contínuo dos sintomas diários de ansiedade, bem como a recordação guiada de imagens, podem fornecer uma avaliação mais precisa dos sintomas específicos do que o relato geral, já que pacientes que fazem evitação ou supressão habituais de sua ansiedade muitas vezes não têm uma percepção precisa da frequência, da duração ou da variabilidade ao longo do tempo. Também podem ser usadas medidas de autoavaliação breves, mas específicas (p. ex., as Escalas de Depressão, Ansiedade e Estresse [Lovibond & Lovibond, 1995]) ou o Questionário de Preocupação da Penn State, tanto a versão que avalia traços estáveis de preocupação quanto a que avalia "na última semana" [Meyer, Miller, Metzger, & Borkovec, 1990; Stöber & Bittencourt, 1998]), tanto para obter medidas basais sobre os sintomas quanto para controlar suas flutuações semanais.

Entrevistas clínicas semiestruturadas, como o Calendário para Entrevista de Transtornos (Brown & Barlow, 2014), podem ser usadas para determinar transtornos principais e comórbidos, com o objetivo de orientar a seleção e a ênfase de estratégias de tratamento específicas. A depressão é um importante alvo de avaliação, assim como as outras apresentações clínicas, como transtornos alimentares e transtornos relacionados a consumo de substâncias, que podem indicar estratégias específicas de evitação a ser tratadas.

REAÇÕES A EXPERIÊNCIAS INTERNAS

Avaliar como os pacientes respondem a seus sintomas de ansiedade, bem como a experiências internas (p. ex., pensamentos, emoções, sensações, recordações) de forma mais geral contribui para a conceituação do caso. Os terapeutas podem fazer perguntas como "Quando você percebe que está se preocupando, quais são seus pensamentos, seus sentimentos e suas sensações?", "Você se vê tendo pensamentos críticos sobre suas experiências de ansiedade?" e "Que tipos de pensamentos você tem?", ou usar medidas de autoavaliação que captem esses construtos. A autocrítica, o julgamento e a reatividade que surgem para os pacientes em resposta a seus próprios pensamentos e sentimentos são importantes alvos para intervenção. Medidas como a Escala de Controle Afetivo (Williams, Chambless, & Ahrens, 1997), uma medida do desconforto em resposta a ansiedade, depressão, raiva e emoções positivas, e a Escala de Autocompaixão (Neff, 2003) podem ajudar a identificar reatividade a emoções e autocrítica.

EVITAÇÃO DE EXPERIÊNCIAS

Os terapeutas também avaliam as estratégias que os pacientes usam na tentativa de suprimir, evitar ou mudar experiências internas (S. C. Hayes et al., 1996). As estratégias de evitação de experiências podem ser internas, como supressão de pensamentos ou emoções (Gross & Levenson, 1997; Najmi & Wegner, 2008), ou externas, como uso de substâncias, automutilação ou restrição da alimentação. O terapeuta pode perguntar aos pacientes o que eles fazem para tentar administrar seu desconforto ou sua ansiedade, e tentar encontrar nas respostas as estratégias de evitação. As iniciativas automáticas ou rígidas dos pacientes têm mais probabilidade de levar a aumentos paradoxais do desconforto e dos sintomas. Os terapeutas precisam distinguir entre esforços para modular ou regular o desconforto emocional e esforços rígidos para evitá-lo; muitas vezes, a diferença fica clara no que acontece depois que a estratégia é usada. As primeiras iniciativas tendem a ser benéficas e podem ser pontos fortes de apoio na terapia, se usados de forma flexível, ao passo que as últimas têm mais probabilidade de levar a um aumento do desconforto e da interferência. Por exemplo, uma paciente com quem trabalhamos contou que fazia caminhadas para tentar limpar a cabeça da preocupação. Quando sua terapeuta perguntou o que ela fazia quando voltava, ela disse que era mais capaz de se concentrar em estar com seus filhos e desfrutar desse tempo juntos. Por outro lado, outra paciente que disse assistir à televisão regularmente para se distrair de suas preocupações relatou que, assim que desligava o aparelho, seus pensamentos preocupados retornavam com força, de modo que ela se viu assistindo à televisão durante horas consecutivas em vez de realizar as atividades que tinha planejado durante o dia. Ao passo que os passeios da primeira paciente podem ser incorporados ao tratamento como forma de ela cuidar de si mesma e de ajudá-la a lidar de forma mais eficaz com seus filhos, a terapeuta da segunda paciente pode ajudá-la a desenvolver formas alternativas de responder à ansiedade. O Questionário de Aceitação e Ação (Bond et al., 2011) e o Questionário da Evitação Experimental Multidimensional (Gámez, Chmielewski, Kotov, Ruggero, & Watson, 2011) podem ajudar a identificar estratégias de evitação de experiências; a Escala de Dificuldades de Regulação das Emoções (Gratz & Roemer, 2004) avalia a regulação emocional de forma mais ampla.

ENGAJAMENTO EM AÇÕES BASEADAS EM VALORES

Os terapeutas também devem avaliar como os pacientes estão funcionando em suas vidas cotidianas e as formas como a ansiedade e a preocupação estão interferindo. Baseando-nos na TAC (Wilson & Murrell, 2004), vamos nos concentrar principalmente no grau em que os pacientes estão fazendo o que é importante para eles (isto é, aquilo que valorizam). Avaliamos isso com o Valued Living Questionnaire (Wilson, Sandoz, Kitchens, & Roberts, 2010), ao mesmo tempo que os convidamos a escrever sobre as formas como a ansiedade interfere em seus relacionamentos, em sua gestão de trabalho-estudo-casa, no cuidado de si e em seu envolvimento na comunidade. Isso proporciona não apenas informações importantes sobre o funcionamento atual, mas também um objetivo e uma motivação para que o tratamento ajude os pacientes a levar vidas mais plenas e mais dotadas de sentido. Essa avaliação costuma ser um primeiro passo importante em direção à mudança do objetivo da terapia, da redução da ansiedade à valorização da vida.

CONTEXTO E HISTÓRICO

Tal como acontece com todas as abordagens de tratamento, é importante avaliar o contexto em torno de um paciente. Os terapeutas precisam aprender como o paciente (bem como seus familiares e amigos) entende sua ansiedade, sua perspectiva sobre mudanças psicológicas e sua visão sobre a psicoterapia. Os terapeutas também devem explorar a identidade cultural multifacetada dos pacientes, com atenção a fontes específicas de enfrentamento e força, visões sobre as emoções e a expressão emocional influenciadas pela cultura, o nível de conforto com o engajamento da prática de *mindfulness* e as maneiras pelas quais o individualismo ou a interdependência podem influenciar valores pessoais. A avaliação da presença de estressores contextuais nas vidas dos pacientes, incluindo desafios físicos, pobreza e discriminação, reconhece o papel-chave que esses estressores podem desempenhar na manutenção do sofrimento psicológico e aumenta a conscientização do terapeuta a respeito dos possíveis obstáculos que poderão surgir ao longo do tratamento. Em suma, a avaliação da cultura e do contexto ajuda a validar as experiências dos pacientes, a construir uma aliança terapêutica, a aprofundar a conceitualização do caso e a garantir que a terapia prossiga de uma maneira culturalmente sensível e responsiva (Hays, 2016; Sue & Sue, 2016).

Essa avaliação abrangente prepara o terreno para elementos do tratamento destinados a (1) cultivar uma consciência ampliada (em oposição a uma estreita) e uma postura compassiva (em oposição a uma crítica e julgadora), descentrada (em oposição a uma enredada e fundida) em relação a experiências internas; (2) aumentar a aceitação/disposição a ter experiências internas; e (3) usar *mindfulness* em comportamentos pessoalmente significativos.

Relação terapêutica

A relação terapêutica fornece um contexto importante para a mudança terapêutica. Na TCBA, o terapeuta oferece aceitação e compaixão que permitem que os pacientes comecem a reagir de forma diferente a suas próprias experiências internas. Os terapeutas validam explicitamente a humanidade e a naturalidade de todas as respostas que os pacientes compartilham, enfatizando a forma como a constituição biológica e a história de aprendizado da pessoa podem facilmente levar a respostas ansiosas e outras reações emocionais, e a maneira que até mesmo pensamentos aparentemente "irracionais" podem ser aprendidos a partir de influências sociais e familiares. Por exemplo, quando um paciente observou na sessão que sabia que não deveria estar ansioso por causa de uma entrevista de emprego, o terapeuta respondeu que ansiedade antes de uma entrevista é uma resposta muito natural, já que ele realmente quer o trabalho e nós somos programados para temer a rejeição social. Essa resposta modelou uma reação diferente à ansiedade dele e foi o primeiro passo para cultivar uma resposta nova, menos autocrítica.

Pode ser difícil ter empatia com alguns pacientes e validá-los, principalmente quando são hostis ou não respondem. Compreender a história de aprendizagem e o contexto que produz e mantém esses comportamentos difíceis, mas também, em alguns aspectos, funcionais, ajuda os terapeutas a cultivar a compaixão. Quando um terapeuta expressa compaixão genuína por um paciente, suas reações costumam mudar, pelo menos um pouco, dando mais oportunidades para conexão, validação, empatia e mais mudanças.

Outro desafio para a aliança terapêutica pode resultar de diferenças entre paciente e terapeuta em aspectos de identidade (p. ex., idade, sexo, raça, religião, etnia, orientação sexual, situação de imigração ou classe social; Hays, 2016; Sue & Sue, 2016). Iniciar uma discussão sobre as diferenças potenciais no início da terapia proporciona uma oportunidade para uma comunicação aberta sobre potenciais fontes de mal-entendidos e pode fazer o paciente se sentir mais confortável, trazendo à tona os problemas que surjam no curso do tratamento. Os terapeutas assumem a responsabilidade de aprender sobre o contexto cultural do paciente por conta própria, enquanto se mantêm sensíveis às experiências individuais e aos contextos de vida de cada paciente, de modo que possam considerar de que forma os fatores culturais e sistêmicos podem influenciar as respostas do paciente e ser usados para promover o crescimento e a adaptação positiva. Comunicar consciência e sensibilidade às áreas de privilégio relativo do próprio terapeuta também pode contribuir para uma aliança terapêutica mais forte.

Psicoeducação

Assim como outras TCCs, a psicoeducação é um componente importante da TCBA. Os terapeutas apresentam conceitos usando folhetos, principalmente durante a primeira metade da terapia (depois, eles revisitam esses conceitos conforme a necessidade, na segunda fase do tratamento, a da aplicação). Para cada conceito, os terapeutas recuperam exemplos da vida do paciente (usando formulários de monitoramento, material de avaliação ou pedindo especificamente exemplos ao paciente) para garantir que o material seja relevante.

A psicoeducação começa com uma discussão sobre a natureza do medo, da ansiedade e da preocupação (incluindo uma discussão sobre a função da preocupação), seguida de exploração da função das emoções de forma mais ampla, enfatizando a natureza habitual da nossa resposta emocional e o modo como a repetição reforça esses hábitos, ao passo que a interrupção pode enfraquecê-los. Os terapeutas ensinam os pacientes sobre a inclinação natural a evitar estímulos dolorosos ou ameaçadores, bem como desafios e custos associados à tentativa de controlar rigidamente experiências internas e evitar situações que provoquem ansiedade. Os terapeutas estabelecem uma distinção entre emoções claras (que fornecem informações sobre uma resposta a um contexto atual) e emoções turvas (que podem ser difusas, confusas, residuais ou mais duradouras). Eles também diferenciam preocupação da resolução de problemas, salientando as diferenças entre os eventos e resultados sobre os quais temos, ou não temos, influência ou controle. Os terapeutas também descrevem habilidades de *mindfulness*, observando especificamente as formas como essas habilidades podem ser usadas para esclarecer as respostas emocionais e potencializar a participação em atividades de vida valorizadas.

A psicoeducação fornece uma fundamentação para o resto do tratamento, incentivando comportamentos que levem bastante tempo (p. ex., a prática de *mindfulness*) ou esforço (p. ex., ações valorizadas). A psicoeducação também pode ajudar a promover, ela própria, uma nova relação com experiências internas. Perceber como as próprias emoções se tornam turvas e avassaladoras como resultado de uma série de processos compreensíveis (p. ex., não dormir o suficiente, ainda se sentir chateado por uma briga anterior com um parceiro) pode reduzir a autocrítica e o julgamento, o que, por sua vez, pode reduzir a turvação e a reatividade. Para alguns pacientes, a psicoeducação, por si só, já leva ao envolvimento em novos comportamentos e a um novo aprendizado que promove a aceitação de respostas a experiências internas e maior envolvimento na vida. No entanto, a aprendizagem por meio de experiências muitas vezes é necessária para completar essa estratégia clínica.

Muitos desafios podem surgir quando se apresenta o material psicoeducacional. Em primeiro lugar, pode ser difícil dar atenção a preocupações específicas do paciente ao mesmo tempo que se apresentam muitas informações novas. Usar exemplos dos pacientes ao ensinar e pedir frequentemente a eles que compartilhem suas reações pode ajudar a equilibrar essas demandas conflitantes. Além disso, às vezes os pacientes não concordam com o material que está sendo apresentado. Por exemplo, eles podem insistir que a evitação é uma estratégia eficaz. Discutir com os pacientes raramente é produtivo e pode enfraquecer a relação terapêutica. Além disso, as conceituações de caso são apenas hipóteses baseadas na literatura e na observação clínica; por isso, é importante não se apegar rigidamente a elas. Nessa situação, consideramos útil perguntar aos pacientes se estão dispostos a simplesmente observar o conceito ao longo das próximas semanas para ver se podem aprender algo novo sobre sua experiência. Isso promove uma abordagem colaborativa ao tratamento e ajuda a envolvê-los, ao mesmo tempo que os incentiva a dar uma valiosa opinião sobre nossa conceituação.

Desenvolvimento de habilidades de mindfulness

Mindfulness (Kabat-Zinn, 2003) — ou seja, prestar atenção ao momento presente com abertura, curiosidade e compaixão — é uma habilidade central que os pacientes podem usar para alterar a natureza de sua relação com suas experiências internas (p. ex., começar a ver os pensamentos como pensamentos, ou *descentrar*), aumentar sua disposição para ter qualquer reação que surja, e se envolver em vidas com realização e sentido. Usamos uma ampla gama de métodos para ajudar os pacientes a trazer sua consciência para o momento presente e saudamos suas experiências com curiosidade, bondade e compaixão.

AUTOMONITORAMENTO

O automonitoramento é um método comum, usado em todas as TCCs. Semelhante a essas abordagens, a terapia começa com os pacientes monitorando as situações em que surge a preocupação. A cada semana, com base no que é tratado na sessão, novos aspectos da experiência são acrescentados (p. ex., emoções, esforços para evitar experiências, realização de ações valorizadas). O processo de monitoramento de preocupações, outras experiências internas e comportamentos ajuda a promover a consciência e o descentramento; os pacientes se voltam a suas experiências internas em vez de habitualmente se afastar delas e enxergam cada aspecto de sua experiência em vez de misturar os componentes (p. ex., percebem pensamentos, emoções e comportamentos separadamente). À medida que começam a notar a distinção entre emoção e comportamento, os pacientes são mais capazes de considerar a variedade de opções comportamentais disponíveis a eles, mesmo quando surgem emoções fortes.

O automonitoramento pode ser um desafio para alguns pacientes. Eles podem se esquecer de preencher formulários de monitoramento, vê-los como uma "lição de casa" feita apenas a pedido do terapeuta ou terminá-los na sala de espera em vez de preenchê-los no momento. Os terapeutas podem ajudar os pacientes a enxergar a utilidade dessa prática, informando-lhes claramente as razões do monitoramento, ressaltando que é uma habilidade que pode ser usada para esclarecer emoções, reduzir a aflição e aumentar o envolvimento em atividades valorizadas; e rever o monitoramento em cada sessão, conectando as observações aos objetivos do tratamento. Os terapeutas também podem adaptar com flexibilidade tarefas de monitoramento à vida do paciente (p. ex., reduzir o monitoramento a uma situação por dia) ao mesmo tempo que sublinham a importância de fazer algum monitoramento no momento em que ocorre uma reação, para facilitar o desenvolvimento da consciência à medida que os padrões ansiosos habituais se desdobram.

PRÁTICA FORMAL DE *MINDFULNESS*

Mindfulness é uma habilidade. Portanto, praticá-la regularmente pode ser extremamente útil. Os terapeutas ajudam os pacientes a determinar quando terão algum tempo para direcionar sua consciência, uma e outra vez, a algum aspecto de sua experiência, como respiração, sensações físicas ou pensamentos. Em tratamentos à base de *mindfulness*, como a TCBM, os pacientes praticam 45 minutos por dia. Nós geralmente usamos práticas de *mindfulness* mais curtas e permitimos que os pacientes escolham a duração de sua prática. Fazemos com que todos os pacientes pratiquem um relaxamento muscular progressivo adaptado, no qual tensionam e relaxam uma série de grupos musculares, observando as sensações que vivenciam.[1] Isso dá a pacientes ansiosos uma exposição maior à *mindfulness*, enquanto proporciona um foco de atenção que pode facilitar uma prática mais prolongada. Os pacientes variam no quanto mantêm essa prática específica em relação a outras, mais curtas.

Em nossa abordagem, os terapeutas ensinam aos pacientes uma progressão de práticas durante todo o tratamento, começando com foco na respiração e no corpo, passando à consciência de paladares e sons, e a práticas da consciência de emoções e pensamentos mais desafiadoras. Pacientes e terapeutas praticam juntos, inicialmente em sessão, e depois discutem a experiência do paciente com o exercício. Inicialmente, os pacientes costumam rotular a prática como"boa" ou "ruim", "relaxante" ou "estressante". Os terapeutas os ajudam a avançar em direção a simplesmente observar e descrever sua experiência durante a prática, reconhecendo que toda prática é útil e que a chamada "má prática" pode ensinar muito sobre até que ponto sua mente está ativa e com que frequência trazer a consciência de volta ao momento, apesar de a mente se dispersar.

Ao discutir a prática realizada em sessão, os terapeutas estabelecem conexões entre ela e os problemas dos pacientes. Por exemplo, uma paciente relatou que, quando praticava *mindfulness* à sua respiração, sua mente continuava se dispersando à frustração com sua companheira de apartamento, e ficou claro que ela era ruim em *mindfulness* e nunca melhoraria. Sua terapeuta relacionou esses pensamentos autocríticos e previsões negativas àqueles que muitas vezes surgiam quando a paciente assumia uma nova tarefa no trabalho. A terapeuta sugeriu que, se praticasse a observação de pensamentos críticos com compaixão e curiosidade durante a *mindfulness* formal, ela poderia conseguir levar essas mesmas habilidades a situações de trabalho desafiadoras.

Os pacientes muitas vezes têm dificuldade de reservar tempo para praticar *mindfulness* regularmente. Estratégias tradicionais de solução de problemas podem ser usadas para encontrar momentos para a prática (no metrô para o trabalho, depois de colocar as crianças na cama). Os terapeutas também apontam que praticar *mindfulness* pode ajudar o paciente a se tornar mais eficiente e alerta durante todo o dia, de forma que pode valer a pena usar algum tempo. Os pacientes também usam *mindfulness* como uma estratégia de evitação, principalmente se já no início considerarem a prática relaxante. Os terapeutas precisam prestar atenção à função de praticar comportamento para ter certeza de que os pacientes não a estão usando para evitar experiências internas indesejadas.

PRÁTICA INFORMAL DE *MINDFULNESS*

Embora reservar tempo para praticar possa ser uma excelente maneira de desenvolver qualquer habilidade, o objetivo é sempre usar a habilidade enquanto se está envolvido na vida. Os pacientes praticam *mindfulness* informalmente se estão realizando conscientemente tarefas diárias, como lavar louça (Nhat Hanh, 1992), comer, tomar banho ou dobrar roupa lavada. Eles começam gradualmente a praticar em contextos mais difíceis, como durante conversas, encontros, reuniões de trabalho ou eventos da comunidade. Os terapeutas inicialmente ajudam os pacientes a se lembrar de praticar *mindfulness* durante as sessões; com o tempo, os pacientes começam a se lembrar de voltar ao momento presente enquanto estão envolvidos na terapia, fortalecendo essa habilidade para que possam utilizá-la de forma mais eficaz em suas vidas.

Realizando ações

Por fim, os terapeutas ajudam os pacientes a afastar sua atenção e seu esforço da tentativa de controlar suas experiências internas e a concentrá-los no envolvimento mais pleno com suas vidas. Os pacientes começam a explorar o que é importante para eles por meio de uma série de tarefas escritas. Em primeiro lugar, descrevem como a ansiedade atrapalhou suas vidas em vários domínios (relacionamentos, gestão de trabalho/estudo/casa e cuidados pessoais, e envolvimento na comunidade). Em seguida, escrevem sobre como gostariam de ser nessas áreas, se não tivessem qualquer ansiedade. Embora essas práticas de escrita sejam um método de identificação dos valores que se tornarão o foco do avanço da terapia, a exploração e o esclarecimento durante a sessão frequentemente são necessários para suplementar tais tarefas. Os pacientes às vezes têm muita dificuldade em diferenciar valores de objetivos, articular valores que reflitam padrões perfeccionistas ou se concentrar muito estreitamente em ações baseadas em valores específicos. Ajudar os pacientes a esclarecer valores pessoais que podem orientar o comportamento e aprimorar seus sensos de propósito e significado é um passo crítico em direção a uma mudança comportamental efetiva. A partir daí, a terapia envolve fazer planos comportamentais todas as semanas para incorporar ações baseadas em valores na vida cotidiana do paciente. Isso pode incluir a adoção de novas atividades que um paciente poderia tentar (p. ex., fazer uma conexão social, posicionar-se assertivamente no trabalho, associar-se a uma organização comunitária) ou ajudar o paciente a identificar momentos de sua vida em que ele pode escolher respostas que reflitam ações baseadas em valores (p. ex., considerar valores pessoais ao se envolver em conflitos e permitir que os valores orientem suas respostas). Os pacientes são incentivados a usar suas habilidades de *mindfulness* para reconhecer oportunidades ao realizar ações baseadas em valores, usar a intenção em vez do hábito para orientar seu comportamento e aumentar a aceitação e a disposição ao desafiar experiências internas, como o surgimento da ansiedade.

Passar da evitação habitual ao envolvimento é um processo longo e contínuo. Alguns pacientes têm dificuldade de formular seus valores porque, por muito tempo, todos os seus recursos de atenção e comportamento foram direcionados à gestão da ansiedade. Uma vez que os pacientes tenham esclarecido o que consideram importante, aproximar-se dessas ações pode provocar ansiedade extrema e ser muito difícil de fazer. No entanto, o incentivo do terapeuta, o cultivo de habilidades de *mindfulness* e o desmembramento das tarefas em partes gerenciáveis específicas (p. ex., convidar um colega para almoçar ou ter uma conversa aberta com um dos pais) podem ajudar o paciente a se dispor a fazer essas primeiras mudanças comportamentais importantes, mesmo que a ansiedade esteja inevitavelmente presente. Com o tempo, a experiência de se engajar em atividades valorizadas pode ser um reforço natural, mas são necessárias consciência e prática continuadas para não recair em padrões antigos e naturais de evitação devido à ansiedade.

Muitos desafios surgem quando se implementam ações baseadas em valores. Primeiro, como observam Hayes et al. (2012), os pacientes muitas vezes pensam em termos de objetivos (p. ex., encontrar um parceiro, perder 8 quilos) em oposição aos valores (p. ex., compartilhar pensamentos e sentimentos íntimos com os outros, engajar-se em hábitos saudáveis). Concentrar-se em querer perder 8 quilos pode levar à autocrítica no momento, o que pode interferir nesse objetivo. Por outro lado, uma pessoa pode realizar ações no momento que sejam coerentes com seu desejo de se engajar em hábitos saudáveis (p. ex., ir à academia ou comer um almoço saudável) e que, por sua vez, também ajudem em um objetivo. Os terapeutas trabalham para ajudar os pacientes a identificar os valores e sentidos que estão por trás de todos os objetivos declarados, para que eles possam se envolver em ações, naquele momento, que sejam gratificantes e significativas.

Os terapeutas precisam tomar cuidado para não impor seus próprios valores aos pacientes. A sensibilidade cultural é particularmente importante nesse aspecto do tratamento. Por exemplo, um paciente que tratamos com TCBA descreveu como valor a capacidade de sustentar financeiramente seus pais, o que o levou a escolher uma profissão que lhe era intrinsecamente menos interessante, mas lhe permitiria sustentar sua família. Seu terapeuta tinha uma origem mais individualista e teve uma reação inicial de que era importante escolher uma profissão intrinsecamente mais gratificante. No entanto, o terapeuta reconheceu que isso imporia seus próprios valores ao paciente em vez de ajudá-lo a fazer escolhas coerentes com seus próprios valores.

Os terapeutas também precisam ser sensíveis às limitações da vida real que possam impedir os pacientes de realizar ações importantes para eles. Condicionantes externos, tais como recursos limitados, desigualdades e contextos familiares, precisam ser validados e levados em conta no desenvolvimento de tarefas de tratamento. De um modo semelhante, os pacientes podem querer que os outros em suas vidas ajam de forma diferente. Embora esse seja um desejo muito razoável, nem sempre é possível mudar outras pessoas. Os pacientes podem solicitar mudanças nos outros ou dar passos para lidar com as injustiças em diferentes contextos, mas os terapeutas não podem garantir que essas coisas vão levar às mudanças que o paciente espera. Em vez disso, o terapeuta pode ajudar o paciente a fazer as melhores escolhas possíveis diante dessas restrições, o que certamente pode incluir pedir mudanças e sair de situações quando possível, se necessário.

Prevenção de recaída

A ansiedade é uma resposta natural e habitual, assim como a reatividade a experiências internas e a evitação de experiências. Os terapeutas ajudam os pacientes a desenvolver um plano para manter as práticas que eles considerarem mais úteis para o tratamento e para se preparar para possíveis "lapsos" no futuro. Os pacientes são incentivados a consultar seus folhetos e formulários de monitoramento quando surgirem dificuldades e a rever conceitos e práticas que consideraram úteis no tratamento.

ESTUDO DE CASO

Este compósito de caso é baseado, em termos gerais, em um único paciente, mas foram acrescentados detalhes de outros para ilustrar certos argumentos. Informações de identificação foram alteradas para proteger a confidencialidade.

Informações preliminares

Héctor era um homem de origem latino-americana de 24 anos que se apresentou para tratamento depois de ter sido colocado sob observação acadêmica. Embora tivesse um histórico acadêmico extremamente bom nas cadeiras básicas, Héctor estava tendo dificuldades para acompanhar as exigências das disciplinas da faculdade de medicina. Inicialmente, ele procurou tratamento com sua profissional de cuidados de saúde primária para uma ampla variedade de sintomas relacionados ao estresse, incluindo frequentes dores de cabeça, tensão muscular e desconforto gastrointestinal. No entanto, ela pediu a ele que procurasse terapia para o que ela acreditava ser um transtorno de ansiedade.

Na avaliação inicial, Héctor confirmou sintomas compatíveis com TAG. Ele descreveu uma longa história de preocupação que começou no ensino fundamental. Sua preocupação estava dirigida principalmente a suas demandas de ensino. Ele informou se preocupar constantemente com a qualidade do seu trabalho, a suficiência de seu conhecimento e sua capacidade de cumprir as expectativas acadêmicas — as suas e as de outros. Héctor foi a primeira pessoa da família a se formar em uma faculdade, e toda a sua família estava extremamente orgulhosa dele e havia investido muito para que ele obtivesse um diploma de médico. A mãe de Héctor tinha assumido um segundo emprego para ajudar a pagar os custos cada vez maiores da educação dele, um de seus tios se ofereceu para ser fiador de um financiamento, e seu primo lhe ofereceu um lugar para morar sem pagar aluguel. Embora estivesse extremamente agradecido pelo apoio deles, Héctor se preocupava constantemente com a possibilidade de decepcioná-los.

Héctor também estava invadido por preocupações com a saúde e o bem-estar de sua mãe. Ele estava preocupado que ela estivesse se desgastando demais com dois empregos e pudesse ter um ataque cardíaco ou adormecer enquanto dirigia para casa e viesse a morrer em um acidente de carro. Héctor também se preocupava muito com seus dois sobrinhos. Em sua opinião, eles passaram tempo demais assistindo à televisão e jogando *videogames*, e precisavam de mais estrutura e orientação do que seu irmão estava oferecendo.

Héctor descreveu uma série de dores que atribuía a seu alto nível de tensão física constante. Ele observou que tinha grande dificuldade de adormecer todas as noites, enquanto sua mente repassava constantemente uma série de resultados negativos potenciais que o dia seguinte poderia trazer. Não surpreendentemente, ele descreveu que tinha muita dificuldade de se concentrar principalmente enquanto estava em sala de aula e quando tentava fazer a tarefa de leitura. Quando a ansiedade e a preocupação ficavam graves demais, ele matava aula e ia à academia de ginástica. No passado, quando fazia exercícios suficientes, ficava tão cansado fisicamente que pegava no sono assim que a "cabeça tocava no travesseiro". Infelizmente, essa estratégia de enfrentamento vinha se tornando cada vez menos eficaz. No início, ele viu que estava matando aula e indo à academia cada vez com mais frequência, a ponto de não conseguir manter boas notas. Além disso, embora ainda pegasse no sono com bastante rapidez após fazer exercícios, agora ele acordava depois de apenas 1 ou 2 horas de sono.

Quando estava no ensino médio, Héctor também descobriu que passar tempo com amigos e parentes mantinha seus sintomas de TAG sob controle. No entanto, seis meses antes, ele havia deixado sua rede de apoio para trás em Miami e se mudado para Boston, para estudar medicina. Embora, no início, ele saísse para comer com colegas de aula e participasse de grupos de estudo com eles de vez em quando, ele nunca se sentiu totalmente confortável nesses eventos. Ele se preocupava com a possibilidade de que seus colegas não achassem que ele pertencesse a uma faculdade de medicina de tanto prestígio, e Héctor estava ciente de que era um dos poucos alunos de minorias étnicas.

Sessão de engajamento

Nesta sessão, Héctor revelou que sua família não sabia que ele estava em terapia, e que tinha muita vergonha de contar a eles sobre seus problemas acadêmicos. Héctor reconheceu que manter esses segredos era doloroso e desconfortável, principalmente porque exigia que ele se distanciasse ainda mais de sua principal fonte de apoio social.

Embora tivesse feito algumas sessões em seu primeiro semestre na faculdade, Héctor não tinha outro histórico de psicoterapia. Ele descreveu sua breve terapia anterior como sendo principalmente de apoio e observou que os poucos encontros com seu terapeuta de origem latino-americana, sobretudo para falar sobre fatores acadêmicos de estresse, tinham sido extremamente úteis em sua transição para a faculdade. Essa experiência fez com que ele ficasse cautelosamente otimista sobre a terapia atual, embora reconhecesse um medo de que seus problemas já estivessem graves demais para serem superados completamente.

Tendo em conta as consideráveis demandas fora da terapia associadas à TCBA, a terapeuta perguntou a Héctor sobre potenciais obstáculos ao tratamento. Embora tivesse uma agenda um pouco reduzida em função de estar sob observação acadêmica, ele ainda cursava três disciplinas e trabalhava de 20 a 30 horas por semana. A terapeuta validou os compromissos que Héctor tinha no momento, mas também quis ser realista na descrição do compromisso de tempo extra que poderia ser necessário, principalmente nas primeiras 6 a 8 sessões de terapia. A terapeuta usou uma analogia com o treinamento para uma maratona para transmitir a importância de reservar tempo suficiente para as tarefas fora da terapia. Ela observou que o hábito de preocupação de Héctor estava profundamente enraizado e que aprender novos métodos para responder a isso exigiria algum compromisso com a prática. Um atleta que esteja treinando para uma maratona não pode manter os mesmos horários de trabalho/vida ao mesmo tempo que acrescenta treinos. Em vez disso, precisa fazer alguns ajustes temporários para ter tempo de correr. Da mesma forma, um paciente com TAG não pode desenvolver novos hábitos e manter a mesma agenda lotada. Algum tempo e atenção devem ser alocados temporariamente para refletir sobre o tratamento e praticar novas formas de resposta.

Por fim, a terapeuta (branca) explorou como seu gênero, sua raça e sua etnia poderiam afetar o tratamento.

TERAPEUTA: Parece que uma das melhores coisas da sua terapia anterior foi que você realmente se sentiu compreendido por seu terapeuta.

HÉCTOR: Sim, eu fiquei surpreso de me sentir tão confortável com ele. Eu esperava que fosse uma terapeuta mulher, e fiquei meio hesitante em falar com um homem no início... Eu pensava que ele poderia me achar fraco por procurar terapia.

TERAPEUTA: Eu acho que a maioria de nós vai à terapia com expectativas sobre nosso terapeuta. Podemos esperar que o terapeuta seja mais velho ou mais jovem, homem ou mulher, ou de uma determinada etnia. Dependendo de ele atender ou não às nossas expectativas, podemos ficar mais ou menos confortáveis e nos sentir mais ou menos entendidos. Você tinha alguma expectativa quando veio hoje?

HÉCTOR: Sinceramente? Eu sabia que iria consultar com uma mulher, por causa do seu nome. E eu não tinha certeza de qual era a sua etnia. Mas eu realmente não esperava uma terapeuta de origem latino-americana, com base nos profissionais que eu já consultei neste centro.

TERAPEUTA: Você tem alguma ideia ou preocupação, por trabalhar comigo, da qual queira falar?

HÉCTOR: Não, acho que não...

TERAPEUTA: Eu espero que nós possamos trabalhar muito bem juntos, mas seria compreensível se você não confiasse necessariamente em mim ou não se sentisse confortável comigo logo de início. Você não me conhece, e pode ser muito difícil se abrir para um estranho. Além disso, eu sei que algumas pessoas podem se importar com o fato de eu não ser latina, mas branca. Às vezes, isso pode fazer alguém achar que não vou conseguir entender alguns tipos de experiência, como as relacionadas a ser de uma minoria ou uma pessoa que não é branca. Mas o meu objetivo é fazer o que puder para ser sensível e entender suas experiências singulares. Eu trago alguns conhecimentos gerais sobre ansiedade para o nosso trabalho, incluindo formas como as experiências com discriminação podem se relacionar à ansiedade, às vezes de formas sutis, mas você é o especialista em sua própria experiência. Então, eu sempre vou tentar confirmar com você se as coisas que discutimos e as sugestões que faço se ajustam à sua experiência. Por favor, fique à vontade para me apontar quando eu disser ou fizer algo insensível, ou se você achar que não estou entendendo totalmente o que você está me dizendo. Definitivamente, eu cometo erros, mas minha intenção é tentar ajudá-lo, da melhor maneira que puder, a atingir seus objetivos com a terapia.

A terapeuta terminou a sessão de engajamento dando a Héctor algumas atividades para que ele as fizesse antes da sessão seguinte. Primeiro, ela lhe explicou um formulário de monitoramento usado durante todo o tratamento (embora os domínios a monitorar mudem à medida que se introduz novo material de sessão, essa versão inclui apenas data, situação e tópico de preocupação, na forma de colunas) e pediu a ele que começasse a observar quando se preocupava. Ela também lhe deu uma cópia do Questionário sobre o Viver Valorizado (Valued Living Questionnaire) para preencher, com as seguintes instruções:

"Às vezes, a ansiedade e a preocupação podem nos impedir de realizar algumas ações que sejam coerentes com os nossos valores. Por exemplo, você disse que mata aula quando se sente muito ansioso, mesmo também tendo dito que se importa muito com ser um bom aluno. A ansiedade e a preocupação também podem fazer as pessoas se sentirem como se estivessem no piloto automático, ou que suas vidas são consumidas por coisas que elas *têm* de fazer em vez de coisas que elas *escolhem* fazer. Este questionário é um primeiro passo para identificar algumas das maneiras como a ansiedade e a preocupação podem estar interferindo na sua vida. Às vezes, é doloroso pensar sobre as formas como nossas vidas não são como gostaríamos que fossem. Mas essa consciência é o primeiro passo para fazer uma mudança. Assim, observe qualquer sentimento que surgir quando você preencher os formulários, e nós falaremos deles na próxima semana."

Sessão 1

O objetivo da sessão 1 é proporcionar um panorama da estrutura de tratamento (funções de paciente e terapeuta, tarefas entre sessões, etc.) e planejar e discutir a fundamentação do tratamento que é informada por uma conceituação personalizada dos problemas que o paciente apresenta, baseada em TCBA. A terapeuta pediu a Héctor que fizesse um exercício experiencial que envolvia se imaginar de volta em uma das situações causadoras de ansiedade que ele anotou em seu formulário de monitoramento. Usando imagem guiada, ela o ajudou a observar que sua experiência de ansiedade se caracterizava por um ciclo inter-relacionado de pensamentos (preocupações), sensações fisiológicas (tensão nos ombros e no peito) e comportamentos (sair da aula mais cedo, ir para a academia).

HÉCTOR: Eu não percebia muito bem o que estava acontecendo quando eu estava ansioso. Normalmente, logo que noto que estou ansioso, eu simplesmente faço tudo o que posso para impedir que aumente.

TERAPEUTA: Isso não me surpreende. Você desenvolveu um hábito forte. Quando fica ansioso, você imediatamente tenta afastar sua atenção de sua experiência e busca maneiras de controlar ou atenuar suas emoções. Foi muito difícil se imaginar de volta na sala de aula na segunda-feira?

HÉCTOR: Foi surpreendentemente fácil. Ao me lembrar, eu me senti tão ansioso quanto no momento em que estava sentado na sala de aula.

TERAPEUTA: É ótimo observar isso. Uma coisa exclusiva dos seres humanos é a nossa capacidade de nos lembrarmos e imaginarmos eventos vividamente. Assim como outros animais, nós somos programados para sentir medo diante de uma ameaça — como se um predador estivesse se aproximando de nós. Mas os seres humanos também podem simplesmente *imaginar* uma ameaça em suas mentes e sentir a mesma resposta programada à ameaça. Você tem alguma ideia do que estava imaginando na sala de aula naquele dia?

HÉCTOR: Na segunda-feira, minha mente simplesmente foi de 0 a 100 — eu mal tinha consciência de que estava pensando. Mas quando fizemos o exercício hoje, notei uma série de imagens na minha mente. Primeiro, pensei: eu não estou preparado para a aula. Então imaginei o professor gritando comigo, meus colegas de turma rindo de mim, a decepção da minha família...

TERAPEUTA: Humm... Se você imaginou todas essas pessoas o rejeitando ao mesmo tempo, não é de estranhar que tenha sentido medo. Nós estamos programados para buscar aprovação social. Se toda a comunidade acadêmica, seus amigos e parentes o rejeitassem, você teria um bom motivo para sentir medo. Infelizmente, nossas mentes não distinguem as ameaças reais das imaginadas.

A terapeuta e Héctor discutiram o modelo de medo, ansiedade e preocupação que orienta a TCBA para TAG. A terapeuta explicou que o medo e a ansiedade têm funções adaptativas. A ansiedade nos permite imaginar ameaças futuras e nos preparar para elas. O medo nos energiza para evitar e escapar do perigo. Nos dois estados, nossa atenção se concentra estritamente na ameaça e em nosso plano de fuga, bloqueando outras informações. Infelizmente, nossa capacidade de pensar, imaginar (o futuro) e lembrar (o passado) nos permite imaginar ameaças intermináveis, e responder com medo, mesmo quando não há ameaça presente (ou seja, nossas representações mentais desenvolvem as mesmas propriedades emocionais dos próprios eventos, levando-nos a responder a ameaças que não existem no ambiente). Além disso, embora sejamos programados para escapar ou evitar a ameaça, às vezes, para fazer as coisas que são importantes para nós, temos de enfrentar situações que provavelmente provocarão ansiedade (p. ex., nos permitirmos ser vulneráveis para obter intimidade, correr um risco no trabalho para negociar com êxito um desafio). Muitos de nós respondem a esse enigma julgando duramente nossas respostas naturais e fazendo tudo o que podemos para evitar vivenciá-las.

A terapeuta e Héctor também discutiram a função da preocupação. Embora esteja associada a consequências negativas claras (interfere na concentração, resulta em tensão e fadiga), ela também cumpre uma função.

HÉCTOR: Por mais que a minha preocupação me incomode, de certa forma, eu tenho receio de abrir mão dela. Às vezes, ela parece ser a única coisa que posso fazer para controlar o incontrolável.

TERAPEUTA: Ótima observação. Fale mais sobre isso.

HÉCTOR: Bem, às vezes acho que, se eu parar de me preocupar com a saúde da minha mãe, ela vai ter um ataque do coração. Ou acredito que, se não me preocupar com uma prova, não vou estudar de verdade.

TERAPEUTA: Algumas pessoas observam que se preocupar com assuntos cotidianos menores afasta sua mente de pensamentos e emoções mais dolorosas. Você já observou algo assim?

HÉCTOR: (*Com lágrimas nos olhos.*) Às vezes acho que me preocupar com as provas, com chegar atrasado para a aula ou com o que devo vestir para um evento da escola é a única coisa que me impede de perceber o quão solitário sou. Às vezes sinto que, se eu parasse de me preocupar, ficaria tão triste e deprimido que nunca conseguiria sair da cama.

TERAPEUTA: Isso parece muito doloroso. Quando sua mente está cheia de preocupações, é um desafio se concentrar em qualquer outra coisa, e você sente seu corpo tenso e inquieto. Por outro lado, há uma verdadeira tristeza em você estar longe de sua família e sentindo saudades dela, e a preocupação às vezes pode distraí-lo dessa tristeza.

Perto do fim da sessão, a terapeuta resumiu sua conceituação e seu plano de tratamento.

> "A ansiedade e a preocupação estreitam o nosso foco e direcionam nossa atenção ao futuro. Esse ciclo acontece fora de nossa consciência e pode ser difícil de mudar. Neste tratamento, vamos usar habilidades de *mindfulness* para abordar esse hábito. *Mindfulness* aumenta e amplia o nosso foco no momento presente e nos permite perceber e romper o ciclo. Temos também uma tendência a julgar e controlar nossas emoções porque pensamos que elas estão nos impedindo de ter uma vida satisfatória. Neste tratamento, vamos explorar se essa reação a nossas respostas emocionais é útil ou prejudicial, e vamos discutir maneiras alternativas de responder. Por fim, a preocupação é antecipatória, de forma que nos impede de nos envolvermos em atividades que poderiam ser ameaçadoras. Mas às vezes nós queremos abordar essas situações — principalmente se elas vão nos ajudar a viver o tipo de vida que valorizamos. Neste tratamento, vamos aprender a nos tornar mais flexíveis — a considerar diferentes respostas comportamentais — em vez de automaticamente evitar situações que possam provocar ansiedade."

No fim da sessão 1, a terapeuta conduziu Héctor em um exercício de respiração com *mindfulness*. Ela começou orientando-o a perceber a forma como ele estava sentado na cadeira, e depois chamou sua atenção para os pontos onde ele poderia sentir a respiração em seu corpo. Em seguida, a terapeuta orientou Héctor a redirecionar suavemente sua consciência para as sensações de suas inspirações e expirações nos vários minutos seguintes, enquanto aprofundava a respiração, não importando quantas vezes a sua mente se dispersasse para outras coisas. Após a terapeuta e Héctor discutirem a experiência dele com esse exercício, ela lhe pediu para praticá-lo diariamente entre as sessões.

Sessão 2

A sessão 2 se concentra basicamente em uma introdução à *mindfulness*. A terapeuta fez com Héctor um exercício de respiração com *mindfulness*, e depois os dois a analisaram juntos.

TERAPEUTA: O que você observou?

HÉCTOR: Bem, eu estou muito estressado hoje, então o exercício não funciona tão bem como quando pratiquei esta semana.

TERAPEUTA: Fale mais disso.

HÉCTOR: Eu usei a respiração quase todas as noites desta semana, para adormecer. E realmente pareceu ajudar. Pelo menos me acalmou, para que eu pudesse pegar no sono mais rápido. Mas hoje eu simplesmente me senti mais estressado.

TERAPEUTA: Eu consigo entender por que você talvez sinta que sua prática tenha "funcionado" em alguns dias, mas não "em outros". Na mídia, a gente frequentemente ouve falar de práticas de respiração e *mindfulness* como algo que podemos fazer em certos momentos para nos sentirmos menos ansiosos. E, como você viu em sua experiência, isso pode levar a uma sensação de calma. Infelizmente, como já discutimos, não há exatamente uma estratégia específica que podemos usar em um momento particular que fará com que sua ansiedade desapareça. Por outro lado, a prática de *mindfulness* pode nos ajudar a nos sentirmos mais cientes de nossa experiência. E essa consciência pode ajudar a aumentar nossa autocompaixão, uma vez que simplesmente notamos como nossas mentes podem estar ocupadas e críticas. O aumento da consciência também pode nos ajudar a notar hábitos que se somam ao nosso sofrimento e podem nos proporcionar oportunidades para tentar novas maneiras de resposta. Vamos tratar dessas coisas mais tarde em nossa terapia, mas agora o foco é notar e aceitar qualquer estado em que estejamos. O que mais você observou?

HÉCTOR: Eu não consegui manter minha atenção na minha respiração. Ela estava totalmente dispersa. Eu não sei se tenho a personalidade necessária para a prática da *mindfulness*.

TERAPEUTA: Que ótima observação! Primeiro, você observou que sua atenção foi puxada em direções diferentes.

Eu aposto que isso também acontece em outros momentos do dia. É útil saber o quanto as nossas mentes estão ocupadas.

HÉCTOR: Eu nunca pensei nisso dessa forma. Eu acho que faz sentido que eu me esforce para me concentrar em aula se estiver tendo tantos pensamentos diferentes o tempo todo.

TERAPEUTA: Além disso, eu não sugeri que você deveria manter sua atenção em sua respiração, apenas que observasse onde sua atenção estava e a guiasse continuamente de volta à respiração. É interessante como nossas mentes rapidamente julgam se estamos fazendo algo "certo" ou "errado", não é?

HÉCTOR: (*Rindo.*) Eu mais ou menos sei o que você vai dizer, mas também achei que estava respirando da forma errada. Eu ficava respirando pela boca e soava muito alto em comparação à sua respiração.

TERAPEUTA: (*Sorrindo.*) Ótima observação! Se nossas mentes são tão críticas sobre algo tão simples e natural como respirar, imagine os pensamentos críticos que estão presentes quando estamos na sala de aula, no trabalho, com amigos. Parece que você realmente usou esse exercício como uma oportunidade para conhecer os hábitos de sua mente.

A terapeuta também orientou Héctor no Exercício da Uva Passa, que é simplesmente comer uma uva passa com *mindfulness*. Após esse exercício, ela se concentrou na habilidade de *mindfulness* chamada "mente de iniciante", essencialmente destacando as maneiras em que "saber" o que esperar pode nos impedir de observar com precisão diferentes experiências. A sessão terminou com a terapeuta orientando Héctor em um relaxamento muscular progressivo ligeiramente modificado, destinado a ajudá-lo a praticar a observação de sensações e abandonar a tensão (em vez de reduzir a ansiedade).

Sessão 3

A terapeuta deu início à sessão 3 com o exercício de *mindfulness* conhecido como "*mindfulness* aos sons". Héctor conseguiu ver a semelhança entre essa prática e o exercício da uva passa, da sessão 2. Especificamente, ele observou que era difícil para sua mente observar o tom, o timbre e o volume dos sons ao seu redor, sem tentar rotular (um caminhão dando ré) nem julgar ("É alto e irritante") sua experiência. A terapeuta teve o cuidado de normalizar essa resposta e destacar a utilidade de nos conscientizarmos daquilo que todos somos naturalmente inclinados a fazer.

Depois de examinar a tarefa de casa sobre monitoramento e *mindfulness* realizada por Héctor, a terapeuta introduziu um novo tópico psicoeducativo — a função das emoções. Héctor rapidamente deu um exemplo da forma como emoções como o medo podem cumprir uma função comunicativa. Ele descreveu um incidente que aconteceu quando estava voltando para casa da biblioteca, tarde da noite. Embora não tenha ouvido nem visto nada fora do comum, Héctor teve a sensação de que estava em perigo, e tomou uma série de medidas de precaução: tirou os fones de ouvido, atravessou a rua para estar em um ambiente mais iluminado e telefonou a seu companheiro de quarto pelo celular. Na manhã seguinte, Héctor leu que houve um assalto no *campus* na noite anterior, e se convenceu de que os sinais de medo que ele havia recebido o protegeram. A terapeuta deu um exemplo das consequências de ignorar as mensagens das nossas emoções.

TERAPEUTA: Imagine que você esteja sentindo tristeza e decepção porque seu trabalho atual não é gratificante. Essa tristeza é desconfortável, então é natural que você queira se livrar dela. Você pode passar suas tardes esvaziando a cabeça sozinho na frente da televisão, tentando "relaxar", ou pode começar a ficar na rua até tarde da noite com os amigos, beber e tentar se divertir para não perceber que está se sentindo triste nessa área de sua vida. Você pode começar a encontrar razões para faltar ao trabalho ou sonhar acordado quando está nele. Todas essas estratégias são destinadas a reduzir a sua tristeza. E podem funcionar no curto prazo, mas nenhuma delas resolve o problema. E o pior é que essas estratégias podem até criar novos problemas à medida que você começar a dormir menos, e a ter um desempenho pior e mais conflitos no trabalho. Mesmo que você esteja fazendo tudo o que pode para evitar se sentir triste, a tristeza está lá por uma razão. O primeiro passo para avançar nessa situação é perceber que você está se sentindo triste e reconhecer que sua situação de trabalho está provocando essas emoções. Só então você poderá decidir quais atitudes tomar.

HÉCTOR: Faz sentido. Mas e o medo que sinto quando penso em pedir a um colega para estudar comigo?

TERAPEUTA: O que você acha que o seu medo está lhe dizendo nessa situação?

HÉCTOR: Que ele poderia pensar em alguma desculpa para me rejeitar e dizer não.

TERAPEUTA: Claro. Como seres humanos, somos programados para buscar apoio social e aprovação. Pode ser absolutamente arriscado nos expormos para ser aceitos ou rejeitados, mas a questão é a seguinte: embora seja importante reconhecer a mensagem que as nossas emoções estão nos enviando, nem sempre temos de seguir os conselhos delas. As emoções estão associadas a tendências de ação — quando sentimos medo, estamos preparados para fugir, quando sentimos raiva, estamos preparados para lutar. Mas as nossas emoções não controlam realmente o nosso comportamento. E muitas vezes, quando consideramos realizar uma ação que poderia ser realmente significativa — nos abrir e parecer vulneráveis a alguém ou assumir um desafio acadêmico —, nossas emoções nos alertam de que esse passo é arriscado. Nesses casos, é preciso reconhecer a mensagem que estamos recebendo, mas ainda podemos optar pela ação que valorizamos.

HÉCTOR: Eu acho que faz sentido. Eu certamente sabia que me afastar da minha família e começar a faculdade de medicina era arriscado. Eu senti muito medo, mas, mesmo assim, fiz isso, porque era importante para a minha família que eu conseguisse. A minha *abuela* [avó] sempre diz que coragem é agir com o coração. Ter medo, mas fazer algo mesmo assim, por amor ou paixão.

No entanto, Héctor também teve alguma dificuldade ao tentar determinar a função de suas emoções em alguns outros contextos.

HÉCTOR: Eu posso ver como as emoções, às vezes, podem cumprir uma função, mas, outras vezes, essa função parece muito menos clara para mim. Por exemplo, eu sei que sentir um pouco de ansiedade com relação a uma prova pode ser útil e motivador, mas por que me sinto apavorado algumas noites, quando estou estudando? Eu fico tão assustado e ansioso que me paraliso. Meu problema é que a maior parte do tempo fico confuso com as minhas emoções e a intensidade delas.

TERAPEUTA: Nós distinguimos o que chamamos de emoções *claras* e *turvas*. As emoções claras se referem a uma reação emocional muito forte a uma situação; por exemplo, sentimos muito medo quando um carro se aproxima de nós na rua, que é o que poderíamos chamar de uma resposta emocional *clara*. As emoções que são complexas, confusas ou muito intensas e duradouras para a situação são o que chamamos de *turvas*.

Juntos, Héctor e sua terapeuta examinaram a forma como falhas no cuidado consigo (p. ex., deixar de dormir o suficiente, de comer bem ou de fazer exercícios regularmente) aumentam a probabilidade de haver emoções turvas. Eles também examinaram como a preocupação (a capacidade de imaginar coisas que ainda não aconteceram) e a ruminação (lembrar repetidamente eventos passados) podem evocar emoções que não têm qualquer relação com tudo o que está se desenrolando no momento presente. Por fim, discutiram a forma como as nossas "reações às nossas reações" podem turvar as nossas respostas emocionais.

"Outra coisa que pode tornar as nossas emoções confusas e turvas é que, muitas vezes, quando temos uma resposta emocional, não temos apenas aquela resposta — temos uma série de respostas que são acionadas por aquela primeira emoção. Por exemplo, podemos sentir medo, depois raiva por ter sentido medo, depois medo de que o sentimento fique mais forte, depois vergonha de ter medo, e assim por diante. Também podemos ter pensamentos que surgem como respostas a uma emoção clara, como 'Eu não deveria me sentir assim' e 'Isso é sinal de que sou uma pessoa fraca'. Uma reação que muitas vezes temos é tentar controlar as respostas emocionais. Falaremos mais sobre isso na próxima sessão. Por fim, as respostas emocionais também podem parecer muito mais intensas quando começamos a nos sentir definidos por nossas emoções — quando as vemos como características estáveis que representam a nossa personalidade, em vez de respostas humanas naturais a eventos que vêm e vão."

Normalmente, a sessão 3 terminaria com a revisão da primeira tarefa escrita realizada (isto é, escrever sobre como a ansiedade e a preocupação interferem nos relacionamentos, na gestão de estudos/trabalho/casa, no cuidado de si e no envolvimento com a comunidade). No entanto, Héctor admitiu que não tinha terminado a tarefa. Ele observou que a semana havia sido cheia de provas e que ele teve dificuldades de reservar tempo para si. Juntos, Héctor e sua terapeuta ficaram pensando em formas como ele poderia encaixar a tarefa de escrever sobre valores em sua agenda. No entanto, ela também observou que se sentar e considerar formas como a ansiedade está interferindo nas coisas que mais importam poderia ser um exercício muito doloroso. A terapeuta sugeriu a Héctor que reconhecesse que a dor tinha uma função (dizendo-lhe que eram necessárias mudanças para que ele tivesse uma vida pessoal mais gratificante) e lhe falou que procurar terapia era um sinal de que ele reconhecia a dor e estava disposto a fazer algumas mudanças. A terapeuta também deu a Héctor novos formulários de monitoramento que tinham uma nova coluna para emoções, para que ele pudesse começar a controlar suas respostas emocionais, além de sua preocupação.

Sessão 4

Héctor chegou à sessão 4 visivelmente chateado. Ele tinha acabado de voltar de uma visita à sua casa em Miami e estava extremamente chateado com suas interações com seu irmão. Quando ele começou a descrever a situação, a terapeuta interrompeu-o suavemente.

"Desculpe-me por interrompê-lo, Héctor, mas tenho uma pergunta importante. Eu vejo que essa visita foi muito perturbadora para você, e nós vamos garantir uma boa parte da sessão de hoje para falar sobre isso. Mas, se você não se importa, eu gostaria que a gente começasse a nossa sessão, como sempre fazemos, com uma breve prática de *mindfulness*. Pode ser realmente difícil fazer a prática quando você está experimentando um monte de emoções e pensamentos, mas também pode ser extremamente útil. Se não se importa, eu gostaria que começássemos pela conscientização das sensações físicas que estamos experimentando atualmente. Eu gostaria de ouvir sobre a sua visita, e há outro exercício de *mindfulness* que pode nos ajudar a explorar mais o que você está sentindo agora. Pode ser assim?"

Héctor concordou, e a terapeuta introduziu um exercício de *mindfulness* baseado no aumento da consciência das sensações físicas. Durante a análise da prática, Héctor admitiu que considerou particularmente desafiador ficar redirecionando sua atenção das imagens da sua visita às sensações físicas do momento, mas observou que ficou mais fácil com o tempo. A terapeuta disse a Héctor que ele parecia mais centrado do que quando entrou. Ele respondeu que se sentia mais presente e pronto para discutir suas preocupações.

TERAPEUTA: Você usou seu formulário de monitoramento neste fim de semana para ajudá-lo a trabalhar alguns dos desafios que surgiram durante sua estada em casa?

HÉCTOR: Sem dúvida, eu estava tão chateado que precisava colocar os meus pensamentos no papel. Como escrevi aqui, no sábado, quando estava na casa dos meus pais, mas apenas o meu irmão e seus filhos estavam lá, fui inundado com preocupações. Meus sobrinhos eram uns menininhos muito queridos, mas agora eles mal olham para mim quando eu os cumprimento. Eles passam o tempo todo colados aos seus aparelhos eletrônicos, jogando *videogames* violentos. E meu irmão os ignora completamente — só o que ele quer é falar comigo sobre as suas mais recentes aventuras amorosas.

TERAPEUTA: Você anotou as preocupações específicas que estava enfrentando?

HÉCTOR: Sim, escrevi que estou preocupado com a possibilidade de que o meu irmão e meus sobrinhos sejam demais para minha mãe, que eles estejam drenando a saúde e as finanças dela. E que meus sobrinhos não tenham uma boa educação e que se metam com as pessoas erradas. E que meu irmão esteja bebendo demais e seja muito egoísta.

TERAPEUTA: Bom trabalho em observar suas respostas. E as suas emoções? Você conseguiu identificar quais emoções estavam presentes?

HÉCTOR: Eu estava muito chateado. Principalmente com raiva, eu acho. Não sei... Essa é uma daquelas situações em que me senti confuso sobre meus sentimentos.

A terapeuta sugeriu a Héctor que tentasse fazer uma prática de *mindfulness* destinada a observar suas reações emocionais. Ela pediu a ele que fechasse os olhos e imaginasse vividamente sua interação com seu irmão e o instruiu a perceber estímulos visuais e auditivos, concentrando-se nas sensações físicas em seu corpo para direcionar sua atenção aos pensamentos que passavam por sua mente e, por fim, a suas emoções. Ela lembrou-o de simplesmente observar sua experiência, acrescentando curiosidade e compaixão ao que ele estava sentindo, observando o que acontecia quando sentia emoções fortes, sem alterá-las nem as julgar. Ela lembrou-o de observar se havia mais do que uma emoção e de perceber qualquer aumento ou redução em suas emoções. Depois de vários momentos, ela lhe pediu que abrisse os olhos.

TERAPEUTA: O que você observou?

HÉCTOR: No início, só sentia raiva. Então notei que estava sentindo medo. Mas o que realmente me surpreendeu é que me senti muito triste. É interessante, porque naquele momento achei que estava simplesmente com raiva, mas, pensando agora, me dei conta de que minhas emoções pareciam ir e vir. Acho que outra coisa interessante é que comecei apenas sentindo as emoções. Mas, durante o exercício, comecei a reparar que as estava observando. Foi muito útil manter alguma distância — antes disso, acho que apenas me sentia consumido pela emoção.

TERAPEUTA: Ótimas observações. Conte um pouco mais sobre suas respostas a essas emoções, e todos os pensamentos que você tem sobre a função delas.

HÉCTOR: Eu acho que sentia raiva porque discordo da forma como o meu irmão está criando os filhos. Mas aí fiquei com raiva de mim mesmo por sentir raiva. O meu irmão não teve as oportunidades que tenho, e pensar nisso me fez sentir culpado.

TERAPEUTA: Você observou qualquer resposta a seus sentimentos de culpa?

HÉCTOR: Eu odeio me sentir culpado. É um peso enorme no meu peito. Eu acho que tentei me distanciar desse sentimento e comecei a imaginar todos os problemas que poderiam resultar dos erros do meu irmão, e fui consumido pelo medo e pela preocupação. Mas então, quando você me incentivou, voltei a observar as minhas emoções. Então, quanto mais me concentrava nas minhas emoções, mais começava a perceber que me sentia muito, muito triste. Mas o interessante é que acho que simplesmente aceitava que era uma situação triste. Normalmente, não suporto me sentir triste. Fico com medo de que isso signifique que vou ficar deprimido e recuar ao meu mundo. Mas acho que reconheci que é só uma situação triste. Sinto falta da minha família. Eu gostaria de poder resolver os problemas do meu irmão, mas não posso.

A terapeuta associou a experiência de Héctor ao tema das emoções claras e turvas. Ela destacou que a raiva é uma resposta natural, que surge quando alguém age contra a nossa vontade. E a tristeza é uma resposta normal a uma situação dolorosa. Ela também ajudou Héctor a identificar por que sua raiva foi tão intensa no início. Além de ficar irritado com a situação no sábado, ele também estava sentindo raiva pelas muitas vezes em que seu irmão o incomodara no passado. Héctor também estava imaginando que seu irmão continuaria a cometer erros, o que alimentava ainda mais a sua raiva. As "reações às reações" que Héctor sentia também aumentavam a intensidade de sua resposta. Por exemplo, ao julgar o sentimento de raiva como inaceitável, Héctor começou a se sentir culpado. E, quando o sentimento de culpa ficava doloroso demais, ele se distraía com várias preocupações sobre o futuro.

Em seguida, a terapeuta passou algum tempo sobre o conceito principal da sessão — os limites e as consequências dos esforços de controle interno. Ela pediu a Héctor que fizesse uma série de exercícios experienciais destinados a demonstrar os efeitos muitas vezes paradoxais dos esforços para controlar experiências internas, como pensamentos, emoções e imagens. Por exemplo, a terapeuta pediu a Héctor que imaginasse que ele "precisava de uma boa noite de sono" antes de uma prova importante. Ela lhe perguntou o que poderia acontecer se, alarmado por já ser tarde, ele tentasse deliberadamente induzir um estado de sonolência. Héctor observou que isso acontecia com frequência e que quanto mais ele tentava, mais angustiado e desperto ficava.

Por fim, a terapeuta repassou a tarefa de Héctor sobre valores. Ele facilmente identificara muitas maneiras como sua ansiedade estava interferindo nos estudos e no trabalho. Ele observou que estava ficando cada vez mais difícil se concentrar, tanto durante a aula quanto ao fazer sua lição de casa, porque sua mente era consumida por preocupações — preocupações sobre faltar à aula, sobre decepcionar sua família e sobre a saúde e o bem-estar de seus parentes. Héctor também observou que, quando sua ansiedade com relação aos parentes ficava forte demais, ele telefonava ou planejava uma visita a eles. Mas descobriu que, quando encontrava tempo para falar ou estar com eles, ele era consumido pela preocupação sobre o tempo que estava tirando dos estudos. Héctor escreveu sobre o medo de nunca encontrar uma parceira para a vida. Ele estava ocupado demais com a faculdade e sua família para namorar, e acreditava que seu destino era acabar sozinho. Ele estava apavorado com essa possibilidade, porque se descrevia como alguém muito voltado à família.

Quando a sessão terminou, a terapeuta deu a Héctor um formulário de monitoramento que acrescentava uma coluna de "esforços para controlar", para que ele pudesse começar a observá-los à medida que ocorressem ao longo da semana. Ela também deu a Héctor uma segunda tarefa sobre valores, a ser feita para a sessão seguinte. A terapeuta observou que, muitas vezes, nossas tentativas de evitar ansiedade, preocupação e estresse nos levam a realizar mudanças sutis no nosso comportamento, de modo que começamos a fazer o que "deveríamos" estar fazendo e perdemos a noção daquilo que *queremos* fazer, ou do que é *pessoalmente importante* para nós como indivíduos. A terapeuta repassou a distinção entre valores e objetivos, enfatizando a importância de identificar a direção que Héctor quer seguir, em vez de apenas os objetivos a alcançar. A terapeuta observou que essa próxima tarefa visava a explorar ainda mais três áreas da vida para ver quais mudanças poderiam ser necessárias para melhorar a qualidade de vida de Héctor.

> "Escolha duas ou três relações que sejam importantes para você. Você pode escolher relações reais (a sua com seu irmão) ou alguma que você gostaria de ter ('Eu gostaria de fazer parte de um casal', 'Eu gostaria de ter mais amigos'). Resumidamente, escreva sobre como você gostaria de ser nessas relações. Pense em como você gostaria de se *comunicar com outras pessoas* (p. ex., até onde gostaria de ser aberto ou privado, direto ou passivo ao pedir o que necessita e dar opiniões aos outros). Pense sobre *que tipo de apoio você gostaria de receber* de outras pessoas e *que tipo de apoio você pode dar* sem sacrificar o cuidado consigo. Eu também gostaria que você escrevesse um pouco sobre o tipo de trabalho que gostaria de ter e *porque ele agrada a você*. Em seguida, escreva sobre o *estudante* que você gostaria de ser no que diz respeito aos seus hábitos de trabalho e às suas relações com seus professores e colegas, sobre o que é importante para você com relação ao *produto de seu trabalho/estudo*. Como você gostaria de se *comunicar com outras pessoas* sobre o seu trabalho? Como você gostaria de *responder às opiniões delas sobre você*? Que outros *desafios* você gostaria de assumir? Por fim, eu gostaria que você escrevesse brevemente sobre como gostaria de passar o seu tempo livre. O que você gostaria de fazer para cuidar melhor de si (p. ex., exercício, alimentação, espiritualidade) ou para contribuir com a sua comunidade?"

Sessões 5–7

Nas sessões 5–7 do tratamento, o foco está em incentivar o paciente a passar de uma postura de resistência e evitação a uma de disposição. Usa-se uma série de exercícios de *mindfulness* e outros exercícios experienciais para ajudar os pacientes a praticar a observação de seus pensamentos, emoções e sensações físicas como eventos transitórios. Por exemplo, Héctor praticou imaginar que seus pensamentos e sentimentos estavam passando em uma tela de cinema à sua frente. Uma vez que os pacientes sejam capazes de neutralizar ou tirar o foco de suas experiências internas, e já não se sintam definidos ou ameaçados por elas, eles costumam ficar mais dispostos a se aproximar e se envolver em uma série de atividades.

Como muitos pacientes, Héctor teve um pouco de dificuldade inicial com o conceito de vontade. No princípio, ele pensou que a terapeuta estava sugerindo que ele deveria enxergar sua ansiedade sob uma luz mais positiva ou que deveria aprender a aceitar sua ansiedade, porque era isso o que um "homem forte" precisava fazer. Usando uma metáfora adaptada da TAC, a terapeuta tentou esclarecer o conceito de disposição, comparando-o à disposição de uma pessoa para atravessar um pântano para chegar a uma bela montanha.

> "Assumir uma postura de disposição sugere que você vai aceitar e seguir em frente com os pensamentos e sentimentos (racionais ou irracionais) que aparecem quando você percorre seu caminho na vida, realizando as ações que vão ajudá-lo a obter as coisas que você valoriza na vida. Por exemplo, digamos que você queira perguntar a seus colegas se pode participar do grupo de estudo deles. Fazer isso provavelmente provocará sentimentos de medo e pensamentos sobre uma possível rejeição. No entanto, você pode estar disposto a vivenciar esses pensamentos e sentimentos se eles surgem quando você realiza ações coerentes com o seu valor de se envolver em seus estudos. Você pode não gostar dos sentimentos, você pode desejar que fosse diferente, mas pode estar disposto a experimentar o que quer que surja para realizar uma ação valorizada.
>
> É como se você estivesse indo a uma montanha muito bonita. Mas no caminho você encontra um pântano nojento e sombrio. Você não quer andar pelo pântano, e pode não parecer justo que tenha de fazê-lo, mas você pode escolher percorrê-lo, se decidir que o percurso à montanha vale a pena para você.
>
> Agora, se o pântano está ao lado do seu caminho, você não precisa necessariamente passar por ele, e não tem de mergulhar no pântano e rolar nele. Você pode calçar botas ou atravessar por uma prancha, em um esforço para não se sujar. No entanto, você ainda pode tropeçar e cair no pântano, e a disposição significa que você aceita essa possibilidade ao avançar no caminho que escolheu."

Várias tarefas baseadas em valores são usadas para ajudar os pacientes a definir seu percurso, ou sua "jornada" à montanha. Como observado anteriormente, pediu-se a Héctor que escrevesse sobre seus valores em três domínios específicos. Essa pode ser uma tarefa desafiadora, e muitas vezes os pacientes confundem valores com objetivos, descrevem valores que sugerem a necessidade de controle ou perfeição ou se concentram no que consideram ser obstáculos intransponíveis para viver de forma coerente com seus valores. Assim, muitas vezes várias sessões são dedicadas a discutir a atribuição de valores, e não é incomum os pacientes reverem seus valores várias vezes em sessão e em trabalhos de casa. Por exemplo, a redação inicial de Héctor gerou alguns valores que ele poderia ter tido problemas para implementar.

HÉCTOR: Meu valor na área dos estudos é tirar as notas mais altas em todo o meu curso. Eu quero ser o melhor aluno da minha turma de formandos para deixar a minha família orgulhosa.

TERAPEUTA: O objetivo de ter a nota perfeita em uma prova seria um exemplo de valor ou de objetivo?

HÉCTOR: Certo, notas são resultados, então acho que esses são objetivos.

TERAPEUTA: Imagine que você está trabalhando como médico. Você está navegando na internet e tropeça em uma página em que os pacientes classificam seu médico e deixam comentários sobre ele. O que você iria querer que a página dissesse? O meu médico tem boa pontuação em testes padronizados?

HÉCTOR: (*Rindo.*) Bom, não. Eu acho que gostaria que eles dissessem que sou atencioso e compassivo. E que me disponho a trabalhar em um problema de saúde até ter o diagnóstico correto e o melhor tratamento que possa fornecer.

TERAPEUTA: Ótimo, isso soa mais como valores. Então, seria justo dizer que você quer se envolver com o material que está aprendendo? E que você quer ser gentil e compassivo com seus pacientes e comprometido com a saúde deles?

HÉCTOR: Sim, isso é o que valorizo. Eu fico pensando que as minhas notas importam mais, mas sei, no fundo, que não é por isso que estou na faculdade de medicina. Eu não estou aqui para impressionar meus professores e colegas de classe. Eu quero ser um médico que faz a diferença na vida dos outros.

Héctor também teve dificuldade para expressar seus valores sobre relações:

HÉCTOR: Eu escrevi que queria estar sempre disponível para a minha mãe, sempre que ela precisasse de mim. Eu quero ser a rocha dela. Eu fico com muita raiva de mim, até quando estou cansado demais para retornar os telefonemas dela à noite. Ou quando ela precisa que se conserte algo, como a torneira da cozinha que está pingando, e não posso resolver porque estou aqui em Boston e ela está em Miami. Além disso, eu me sinto mal quando ela está só. Eu quero impedir que ela tenha qualquer sofrimento além do que ela já tem.

TERAPEUTA: Eu sei que você se importa profundamente com sua mãe, e consigo entender completamente o seu desejo de cuidar dela. Mas, mesmo assim, da mesma forma como é humanamente impossível impedir que você sinta emoções, eu acho que é humanamente impossível garantir que nossos entes queridos nunca tenham sofrimento ou necessidades. Mesmo se você abandonasse a faculdade de medicina e voltasse para casa, há limites ao que você pode fazer por ela. E isso pode ser uma coisa muito difícil e dolorosa de aceitar. Parece que o valor é que você quer manter um relacionamento intenso e solidário com a sua mãe. Você concorda?

HÉCTOR: Totalmente.

TERAPEUTA: E consertar uma torneira e retornar um telefonema são ações coerentes com esses valores. Existem outras ações que você pode realizar que reflitam seus valores? Em outras palavras, se você está em Boston e ela está em Miami, você pode cuidar dela sem consertar a torneira?

HÉCTOR: Bom, eu poderia falar com ela sobre isso. Ela aprecia quando eu a ouço desabafar sobre seus problemas.

TERAPEUTA: Ótimo, que mais?

HÉCTOR: Eu acho que poderia chamar um encanador para ela. Ou pedir ao meu irmão para ajudar.

TERAPEUTA: Perfeito. A questão é: há muitas ações que podemos realizar que são coerentes com um valor. Se definirmos ação valorizada como apenas uma ou duas respostas e, por qualquer motivo, não pudermos responder dessas formas, podemos acabar nos sentindo impotentes e infelizes. Viver de forma coerente com os próprios valores significa considerar, de forma flexível, várias opções para agir de maneiras que sejam significativas para nós.

Héctor também teve dificuldades para expor seus valores em relação a seu irmão e seus sobrinhos:

HÉCTOR: Eu quero estar perto de meu irmão e dos filhos dele, mas não posso. Não importa como os trate, eles são egoístas e nunca querem passar um tempo comigo.

TERAPEUTA: Uma das coisas mais complicadas sobre valores de relacionamento é que nós só controlamos metade do relacionamento. Você não pode controlar como seu irmão age; só pode escolher como quer se aproximar dele.

HÉCTOR: Você está dizendo que eu deveria simplesmente deixar meu irmão viver sua vida como ele vive atualmente? Deixar que ele crie os filhos para serem desrespeitosos e grosseiros?

TERAPEUTA: É muito sofrido para você assistir a seu irmão fazendo escolhas incompatíveis com os valores que você tem. E sei que, se pudesse controlar o comportamento dele, você faria isso. Parece que você continua tentando e tentando descobrir como controlar uma situação que pode simplesmente estar fora do seu controle. Às vezes, as habilidades de *mindfulness* podem nos ajudar a aceitar claramente a realidade de uma situação. E com "aceitar" quero dizer reconhecer a realidade da situação, e não que você deva gostar ou apoiar a postura dele. Mas você pode ter de aceitar a realidade de que só tem controle sobre algumas partes dessa situação muito sofrida. Parece-me que você pode controlar como escolhe definir seus valores a respeito de como se relaciona com o seu irmão, mas não pode controlar o comportamento dele. Se você agir com amor para com ele e tentar estabelecer uma relação próxima, seu irmão poderá responder da mesma forma. E esse vínculo pode permitir que você fale com ele sobre suas preocupações em relação aos filhos dele. Ou vocês podem ter um relacionamento mais próximo e ele continuar com seus hábitos atuais. Ou ele pode rejeitar completamente os seus esforços para se aproximar. Escolher as nossas ações é como mirar uma flecha. Nós podemos fazer escolhas sobre como miramos e quando soltar a flecha. Não temos controle sobre onde a flecha cai, mas podemos perceber onde ela cai e usar essa informação para regular o modo como vamos mirar ou quando vamos atirar da próxima vez. De maneira semelhante, podemos escolher as ações que queremos realizar repetidas vezes, embora não tenhamos controle sobre as consequências de nossas ações.

Héctor continuou trabalhando na definição de seus valores, até achar que poderia formular claramente o que era importante nos domínios de relacionamentos, estudos, cuidados de si e envolvimento na comunidade. Embora os pacientes tenham que alcançar esse marco para que possam avançar à próxima fase do tratamento, é importante reconhecer que formular os valores é um processo dinâmico. Ter valores definidos é útil para orientar as últimas nove sessões do tratamento, mas o mais importante é que os pacientes adotem a perspectiva geral de que a valorização pode fornecer uma bússola para orientar o comportamento e melhorar a qualidade de vida.

Durante essas sessões, Héctor recebeu uma versão final do formulário de monitoramento que representava uma aplicação do modelo completo. Ele incluía colunas para data/hora, situação, primeiras reações (pensamentos, sentimentos, sensações), segundas reações (esforços para controlar, turvação, disposição, aceitação) e ações/respostas (p. ex., evitação, ação valorizada, aplicação de habilidades de *mindfulness*).

Sessões 8–12

O objetivo das sessões 8–12 era personalizar os conceitos introduzidos na primeira fase do tratamento e ajudar Héctor a aplicar *mindfulness* e engajamento em ações valorizadas à sua vida cotidiana. No início de cada sessão, Héctor e a terapeuta trabalhavam em conjunto para escolher uma prática de *mindfulness*. A cada semana, eles escolhiam exercícios de acordo com objetivos, incluindo alguns que Héctor considerava particularmente desafiadores, os que ele achava mais úteis e os que pareciam melhor se adequar às suas necessidades, dada a dificuldade específica que ele estava enfrentando (ver Tab. 5.1).

TABELA 5.1 Escolher uma prática de *mindfulness*

Título	Foco de atenção	Como pode ser útil	Onde encontrar
Mindfulness à respiração	Respiração	• Portátil. • Pode ser centradora. • Ótima introdução aos hábitos da mente (ocupada, crítica).	MP3 disponível *on-line*[a]; Kabat-Zinn (1990); Roemer & Orsillo (2020); Orsillo & Roemer (2011)
Mindfulness a sons	Sons	• Ajuda a perceber nossa tendência a categorizar/julgar. • Permite praticar a "mente de principiante" — ver as coisas totalmente como elas são, e não como imaginamos que elas serão.	MP3 disponível *on-line*; Segal et al. (2002); Orsillo & Roemer (2011)
Espaço de 3 minutos para respirar	Sensações físicas (incluindo respiração), pensamentos, emoções	• Ajuda a nos centrarmos e estarmos presentes quando passamos de uma atividade a outra. • Útil quando queremos "confirmar" algo com nós mesmos.	Segal et al. (2002); Roemer & Orsillo (2020); Orsillo & Roemer (2011)
Mindfulness a sensações físicas	Sensações físicas	• Boa prática para trazer curiosidade e compaixão a sensações físicas que normalmente são temidas e evitadas. • Traz consciência a sensações no corpo, sem julgamento nem evitação.	MP3 disponível *on-line*; Orsillo & Roemer (2011)
Relaxamento de *mindfulness* progressivo	Tensão muscular/ relaxamento	• Aumenta a consciência das sensações de tensão e relaxamento. • Forma concreta de praticar "abrir mão". • Pode provocar um estado de relaxamento.	MP3 disponível *on-line*; Orsillo & Roemer (2011)
Mindfulness a emoções e sensações físicas	Emoções e/ ou sensações físicas que as acompanham	• Aumenta a consciência de toda a gama de emoções presentes. • Útil quando se está desconfortável ou confuso de forma geral. • Útil para avaliar emoções claras e turvas.	MP3 disponível *on-line*; Orsillo & Roemer (2011)
Mindfulness a nuvens e céu	Pensamentos, sentimentos e imagens	• Permite a prática de ver pensamentos e sentimentos como transitórios e separados da pessoa. • Ajuda com descentralização/defusão.	MP3 disponível *on-line*; Roemer & Orsillo (2020); Orsillo & Roemer (2011)
Aceitar uma dificuldade e trabalhar nela por meio do corpo	Sensações físicas relacionadas à experiência dolorosa	• Ajuda a cultivar a disposição a experimentar emoções dolorosas. • Primeiro passo útil quando um paciente está tendo dificuldades de aceitar uma realidade dolorosa.	MP3 disponível *on-line*; Williams et al. (2007); Roemer & Orsillo (2020); Orsillo & Roemer (2011)

(*Continua*)

TABELA 5.1 Escolher uma prática de *mindfulness* (*Continuação*)

Título	Foco de atenção	Como pode ser útil	Onde encontrar
Sua experiência pessoal com a autocompaixão/ observação com *mindfulness* de pensamentos autocríticos	Pensamentos autocríticos	• Traz consciência a experiências de críticas no passado e no presente. • Ajuda a identificar as barreiras à autocompaixão.	MP3 disponível *on-line*; Orsillo & Roemer (2011)
Meditação da montanha	Imagem da montanha — transitoriedade de eventos externos à montanha	• Usa a imagem de uma montanha para promover a visão da experiência de pensamentos, sentimentos e emoções como sendo mutáveis e transitórias. • Particularmente útil para cultivar um sentido de força interna ou estabilidade, mesmo diante de desconforto e reatividade.	MP3 disponível *on-line*; Kabat-Zinn (1995); Orsillo & Roemer (2011)

[a]Em www.mindfulwaythroughanxiety.com.

A maior parte dessas sessões se concentrou em usar as estratégias de *mindfulness* e aceitação introduzidas na Fase I para aumentar a disposição de Héctor a se envolver nas ações valorizadas que ele formulou pessoalmente. Héctor continuou a monitorar ações valorizadas que realizou, oportunidades perdidas, *mindfulness* e obstáculos à disposição (ver Fig. 5.1).

Por exemplo, na sessão 10, Héctor contou que tinha perdido uma oportunidade de se envolver em uma ação valorizada. Mais especificamente, um de seus professores favoritos se oferecera para se reunir com ele e discutir o processo de seleção de residentes, mas Héctor tinha cancelado a reunião.

REGISTRO DE ATIVIDADE VALORIZADA

Por favor, preencha este formulário no fim de cada dia.

Esta semana, no fim de cada dia, nós gostaríamos que você pensasse sobre uma ação que realizou que seja coerente com um de seus valores, ou uma oportunidade que você tenha perdido de realizar uma ação coerente com o seu valor. Faça uma breve descrição da ação e marque um R para realizada ou P para perdida.

Em uma escala de 0 a 100, classifique o quanto você estava atento (*mindfulness*) durante a ação ou a oportunidade perdida.

Anote quaisquer obstáculos que tenha observado, que o tenham impedido de realizar ações (ou que poderiam tê-lo impedido).

Não há respostas certas ou erradas nessa tarefa — todos optamos por não nos envolver em ações valorizadas por uma série de razões. Esta é apenas uma maneira de começarmos a ter uma melhor noção do que pode estar o impedindo de fazer escolhas sobre a forma como gostaria de agir.

Data	Ação	Realizada (R) ou perdida (P)	*Mindfulness* (0–100)	Obstáculos

FIGURA 5.1 Formulário de monitoramento de valores.

TERAPEUTA: O que você observou sobre sua resposta à oferta dele?

HÉCTOR: No começo, eu estava animado, mas com o passar do tempo fui ficando cada vez mais ansioso.

TERAPEUTA: Você consegue identificar as emoções claras que surgiram?

HÉCTOR: Na verdade, usei o exercício de *mindfulness* à emoção para resolver isso um pouco. Eu me senti animado sobre dar o próximo passo na minha educação, feliz por meu professor ter me escolhido e nervoso com relação aos desafios que tinha à frente na minha carreira.

TERAPEUTA: Excelente. Você também conseguiu observar sua reação às suas reações?

HÉCTOR: Honestamente, não até hoje. Eu acho que naquele momento eu só ficava preso nas minhas reações, em vez de observá-las. Mas, durante a prática de *mindfulness* hoje, notei algumas das mesmas antigas respostas que sempre tenho. Eu estava com medo de me sentir bem comigo mesmo e das minhas perspectivas para o futuro. Eu tive a mesma sensação de preocupação com o que poderia dar errado para garantir que não estragasse tudo. Eu também fiz muitas críticas e julgamentos sobre a minha ansiedade.

TERAPEUTA: O que você acha que poderia ter feito diferente?

HÉCTOR: Eu me tornei meio negligente ao preencher os formulários de monitoramento. Mas estava pensando sobre o que você disse na semana passada. Eu acho que o processo de preencher fisicamente o formulário no meio do meu desconforto pode me ajudar a fazer uma pausa... e a me lembrar de algumas das minhas habilidades.

A sessão 11 trouxe um problema mais desafiador para a terapia. Héctor ficou extremamente aflito por causa de uma interação que teve com um guarda da universidade. Ele voltava para casa depois de uma longa noite estudando quando foi abordado por um guarda que lhe pediu que apresentasse o seu cartão de identificação da universidade. Embora fosse quase meia-noite, Héctor observou pelo menos outros cinco estudantes atravessando o *campus*, mas ele foi o único a ser questionado. Héctor já havia notado que era a única pessoa não branca na biblioteca naquela noite. Estava estressado por causa das provas, com saudades da família e dos amigos e muito cansado de lidar com a discriminação sutil e óbvia com que se deparava diariamente. Assim, ele se recusou a mostrar o cartão de identificação, dizendo que o havia "perdido", e gritou com o guarda. Embora a situação tenha acabado se resolvendo, Héctor ficou irritado, envergonhado por seu comportamento na situação, e confuso.

HÉCTOR: Esse incidente realmente está me incomodando. Minha mente está acelerada, eu me sinto todo tenso e não consigo enxergar o que é claro e o que é turvo e, mais importante, qual ação valorizada eu poderia ter escolhido.

TERAPEUTA: É natural sentir uma onda de pensamentos e emoções conflitantes em uma interação tão dolorosa. Eu lamento que, em função do racismo inerente à nossa sociedade, você esteja sujeito a um tratamento diferenciado por causa de sua aparência. Esse problema estrutural existe fora de você e não é culpa sua. E eu realmente entendo como a dor e a raiva podem se acumular quando você tem de lidar com coisas como essa o tempo todo. Eu certamente não quero sugerir que você tenha de mudar quem você é, quando é o sistema que precisa mudar. No entanto, eu gostaria que nós trabalhássemos com essa situação para ajudar a encontrar uma forma eficaz de lidar com esse tipo de coisa, porque nós dois sabemos que o racismo não vai desaparecer imediatamente, e isso significa que você tem de fazer escolhas sobre como quer responder. Se você estiver disposto, vamos passar algum tempo fazendo uma prática de *mindfulness* para ver se isso nos ajuda a obter alguma clareza.

HÉCTOR: Eu não me sinto muito aberto agora, mas acho que "aceitar uma dificuldade e trabalhar com ela por meio do corpo" (ver Fig. 5.2) poderia ser um primeiro passo.

Após o exercício, Héctor parecia mais estável, embora também tivesse lágrimas nos olhos.

TERAPEUTA: O que você observou?

HÉCTOR: Foi muito fácil localizar a tensão — estava na boca do estômago. Mas realmente tive dificuldades de me abrir a ela. Minha primeira resposta foi: "Eu não quero abrir mão da luta contra o racismo. Por que eu deveria aceitá-lo?". Mas aí me lembrei da última vez em que fizemos esse exercício, e me lembrei que só tinha de estar aberto para o momento presente. Eu me lembrei de que aceitação não significa me resignar a uma situação. Em vez disso, me concentrei em aceitar que o incidente tinha ocorrido e que eu estava rigidamente tensionando o meu corpo.

TERAPEUTA: Eu estou muito impressionada de você ter conseguido fazer isso. O que aconteceu depois?

HÉCTOR: Eu continuei a respirar com o abdome e trabalhei para relaxar a minha tensão. Quando o meu corpo ficou mais relaxado, eu direcionei a minha atenção aos meus pensamentos sobre o incidente.

TERAPEUTA: E o que você observou?

HÉCTOR: Eu tive uns pensamentos sobre o racismo, e como é injusto que as pessoas sejam tratadas de maneira diferente com base na aparência. Eu senti raiva, que eu acho que foi uma emoção clara, mas depois comecei a sentir vergonha do meu comportamento.

TERAPEUTA: E essa reação foi clara ou confusa?

Antes de começar este exercício, pense em uma dificuldade que está experimentando agora. Não tem de ser uma dificuldade importante, mas escolha algo que ache desagradável, algo que não esteja resolvido. Pode ser algo com que você esteja preocupado, uma discussão ou um mal-entendido que tenha tido, algo que lhe cause raiva, ressentimento, culpa ou frustração. Se nada estiver acontecendo, pense em algum momento no passado recente em que você tenha se sentido assustado, preocupado, frustrado, ressentido, com raiva ou culpado, e use isso.

Perceba a maneira como está sentado na cadeira ou no chão. Perceba onde seu corpo está tocando na cadeira ou no chão. Traga sua atenção para a respiração por um momento. Perceba a inspiração... e a expiração... Agora, amplie suavemente sua consciência, aceite o corpo como um todo. Perceba qualquer sensação que surgir, respirando com todo o seu corpo.

Quando estiver pronto, traga à mente qualquer situação que venha lhe gerando emoções difíceis. Traga sua atenção às emoções específicas que surgem e a quaisquer reações que você tenha a essas emoções. E, à medida que se concentra nessa situação preocupante e em sua reação emocional, permita-se entrar em sintonia com todas as **sensações físicas** no corpo que você perceba que estão surgindo... Conscientize-se dessas sensações físicas... Então, de forma deliberada, mas suave, direcione sua atenção à região do corpo onde as sensações são mais fortes no gesto de um abraço, um acolhimento... Observe que é assim que é agora... e **inspire naquela parte do corpo** na inspiração e expire daquela parte na expiração, explorando as sensações, observando sua intensidade aumentar e diminuir de um momento para o outro.

Agora, veja se consegue trazer para essa atenção uma atitude ainda mais profunda de compaixão e abertura a quaisquer que sejam as sensações, os pensamentos ou as emoções que estiver enfrentando, por mais desagradáveis que sejam, dizendo a si mesmo, de vez em quando: "Certo. Seja o que for, já está aqui. Vou me abrir a isso".

Fique com a consciência dessas sensações internas, respire com elas, aceite-as, deixe-as ser e permita que elas sejam exatamente como são. Diga a si mesmo novamente, se você achar que é útil: "Está aqui agora. Seja o que for, já está aqui. Vou me abrir a isso". Relaxe e se abra para a sensação de que você se conscientiza, deixando de lado qualquer tensionamento e contenção. Se quiser, você também pode manter na consciência tanto as sensações do corpo quanto o sentimento da respiração entrando e saindo, à medida que respira com as sensações, momento a momento.

E, quando perceber que as sensações corporais não estão mais atraindo sua atenção no mesmo grau, basta devolver 100% para a respiração e continuar com isso como principal objeto de atenção. Em seguida, traga delicadamente sua consciência para a forma como está sentado na cadeira, para sua respiração, e, quando estiver pronto, abra os olhos.

FIGURA 5.2 Aceitando uma dificuldade e trabalhando com ela por meio do corpo. Adaptada de Williams, Teasdale, Segal e Kabat-Zinn (2007, p. 151–152). Direitos autorais © 2007 The Guilford Press. Adaptada com permissão.

HÉCTOR: Bom, acho que um pouco de cada um. Eu definitivamente consegui trazer um pouco de compaixão para mim mesmo. Ninguém quer ser tratado de forma diferente por sua aparência.

TERAPEUTA: Ótimo. Eu sei que não é fácil para você assumir uma postura compassiva para com seus pensamentos e ações. O que você acha que foi claro sobre a resposta?

HÉCTOR: Tenho vergonha do meu comportamento. É incompatível com os meus valores tratar quem quer que seja da forma como tratei aquele guarda, mesmo que ele mereça. Sinceramente, não me importa o que ele pensa de mim, mas me importo com o que eu penso de mim mesmo.

TERAPEUTA: Parece que você fez e disse algumas coisas que eram incompatíveis com os seus valores, mas você conseguiu trazer um pouco de compaixão a si mesmo por isso. Essa foi uma situação extremamente carregada de emoções, e você ficou vulnerável ao entrar nela. Nesse momento, há alguma ação baseada em valores que lhe vem à mente?

HÉCTOR: Esse incidente me fez perceber que meus valores têm estado um pouco fora de equilíbrio recentemente. Eu tenho prestado muita atenção à área do estudo e bastante atenção à dos relacionamentos, mas acho que preciso realizar algumas ações coerentes com os meus valores a respeito de cuidar de mim e da comunidade. No início do semestre, peguei um panfleto da Associação dos Estudantes de Medicina de Origem Latino-Americana, e acho que vou entrar em contato com eles para ver se existem atividades em que possa me envolver.

TERAPEUTA: Parece ótimo.

HÉCTOR: Eu também acho que poderia tentar me reunir com alguém da segurança do *campus*. Eu acho que quero me desculpar pelo meu comportamento, mas também quero falar com eles sobre treinamento de sensibilidade cultural. E não se preocupe, não me esqueci da coisa da flecha, de que falamos algumas semanas atrás. Eu só posso mirar a flecha, não posso controlar onde ela cai. Eu sei que não posso mudar as práticas deles, mas essas ações são coerentes com os meus valores.

Sessões 13–16

Héctor completou uma tarefa escrita de reflexão sobre o tratamento que preparou o cenário para as quatro sessões finais da terapia. Ele identificou algumas ações valorizadas específicas que queria realizar antes do fim da terapia. Ele também reconheceu que, embora estivesse mantendo uma prática de *mindfulness* formal bastante estável, ele havia tido menos foco na *mindfulness* informal. Héctor também fez grandes avanços em sua autocompaixão, mas sentiu que precisava de mais prática enquanto ainda tinha o apoio da terapia.

Assim, as sessões 13–15 continuaram seguindo a estrutura das sessões 8–12, mas com mais foco em questões de manutenção. A terapeuta se tornou cada vez menos diretiva ao longo desse tempo, permitindo a Héctor ultrapassar os obstáculos e vivenciar ele próprio o sucesso. Durante esse tempo, Héctor começou a namorar e a ampliar sua rede social, a se sentir mais satisfeito com seus relacionamentos com os familiares e a obter mais sucesso e satisfação em seus estudos.

Durante a sessão final, a terapeuta previu que haveria momentos em que Héctor se sentiria tomado pela emoção, se afastaria de sua prática de *mindfulness* e perderia de vista seus valores, apesar de todos os avanços notáveis que ele relatava. Ela descreveu esses "lapsos" como parte natural do processo de vida e ajudou Héctor a fazer planos para lidar com eles. Especificamente, ela sugeriu a ele que revisse os folhetos em sua pasta, recomeçasse o automonitoramento, aumentasse ou retomasse a prática de *mindfulness* e pensasse em escrever algo sobre valores. A terapeuta e Héctor desenvolveram colaborativamente uma lista personalizada de elementos que foram particularmente úteis a ele, e acrescentaram essa lista à sua pasta. Héctor expressou tristeza por se despedir da terapeuta e também empolgação por se sentir capaz de continuar seu progresso por conta própria e usar o tempo destinado à terapia para se envolver em outras ações valorizadas que lhe possibilitassem avançar.

CONCLUSÃO

As evidências sugerem que esta TCBA para TAG pode ter como alvo sintomas do TAG, problemas que apresentam comorbidades e mecanismos propostos que estão por trás dessas apresentações clínicas, ao mesmo tempo que ajuda os pacientes a se envolver em suas vidas de maneira satisfatória. Este capítulo apresentou uma base conceitual para esse tratamento, bem como orientações para sua aplicação flexível, mantendo-se sensível ao contexto específico de um determinado paciente. São necessárias mais pesquisas para compreender melhor os mecanismos e os processos de mudança, bem como a forma de divulgar o tratamento em cenários de comunidade e atenção primária.

AGRADECIMENTOS

Agradecemos a terapeutas, estudantes e pacientes com quem trabalhamos ao longo dos anos, por tudo o que nos ensinaram, assim como ao National Institutes of Health, por financiar nosso trabalho (Bolsa MH074589). Agradecemos também a Dave Barlow, Tim Brown, Bonnie Brown e aos funcionários do Center for Anxiety and Related Disorders, por colaborar com nossa pesquisa. Dedicamos este capítulo a Tom Borkovec, cujo trabalho seminal no tratamento do TAG é a sólida base em que nosso trabalho se apoia.

NOTA

1. Os registros de áudio desse exercício, bem como outros exercícios de *mindfulness* que usamos, estão disponíveis em www.mindfulwaythroughanxiety.com. Os roteiros para muitos desses exercícios de *mindfulness* estão disponíveis em Orsillo e Roemer (2011, 2016) e Roemer e Orsillo (2020).

REFERÊNCIAS

American Psychiatric Association. (2013). *Diagnostic and statistical manual of mental disorders* (5th ed.). Arlington, VA: Author.

Andrews, G., Hobbs, M. J., Borkovec, T. D., Beesdo, K., Craske, M. G., Heimberg, R. G., et al. (2010). Generalized worry disorder: A review of DSM-IV generalized anxiety disorder and options for DSM-V. *Depression and Anxiety, 27*(2), 134–147.

Arbid, N. (2020, November). *A culturally adapted mindfulness and acceptance-based stress management prevention workshop for Latinx students*. Paper presented at the 54th annual meeting of the Association for Behavioral and Cognitive Therapies, Philadelphia, PA.

Arch, J. J., Eifert, G. H., Davies, C., Vilardaga, J. C. P., Rose, R. D., & Craske, M. G. (2012). Randomized clinical trial of cognitive behavioral therapy (CBT) versus acceptance and commitment therapy (ACT) for mixed anxiety disorders. *Journal of Consulting and Clinical Psychology, 80*(5), 750–765.

Baldwin, D. S., Allgulander, C., Bandelow, B., Ferre, F., & Pallanti, S. (2012). An international survey of reported prescribing practice in the treatment of patients with generalized anxiety disorder. *World Journal of Biological Psychiatry, 13*(7), 510–516.

Baldwin, D. S., Hou, R., Gordon, R., Huneke, N. T. M., & Garner, M. (2017). Pharmacotherapy in generalized anxiety disorder: Novel experimental medicine models and emerging drug targets. *CNS Drugs, 31*(4), 307–317.

Ballenger, J. C., Davidson, J. R. T., Lecrubier, Y., Nutt, D. J., Borkovec, T. D., Rickels, K., et al. (2001). Consensus statement on generalized anxiety disorder from the International Consensus Group on Depression and Anxiety. *Journal of Clinical Psychiatry, 62*, 53–58.

Behar, E., DiMarco, I. D., Hekler, E. B., Mohlman, J., & Staples, A. M. (2009). Current theoretical models of generalized anxiety disorder (GAD): Conceptual review and treatment implications. *Journal of Anxiety Disorders, 23*(8), 1011–1023.

Belanger, L., Ladouceur, R., & Morin, C. M. (2005). Generalized anxiety disorder and health care use. *Canadian Family Physician, 51*(10), 1362–1363.

Berger, A., Edelsberg, J., Bollu, V., Alvir, J. M., Dugar, A., Joshi, A. V., et al. (2011). Healthcare utilization and costs in patients beginning pharmacotherapy for generalized anxiety disorder: A retrospective cohort study. *BMC Psychiatry, 11*, 193.

Blevins, D., Roca, J. V., & Spencer, T. (2011). Life guard: Evaluation of an ACT-based workshop to facilitate reintegration of

OIF/OEF veterans. *Professional Psychology: Research and Practice, 42*(1), 32–39.

Bond, F. W., Hayes, S. C., Baer, R. A., Carpenter, K. M., Guenole, N., Orcutt, H. K., et al. (2011). Preliminary psychometric properties of the Acceptance and Action Questionnaire–II: A revised measure of psychological inflexibility and experiential avoidance. *Behavior Therapy, 42*, 676–688.

Borkovec, T. D., Alcaine, O. M., & Behar, E. (2004). Avoidance theory of worry and generalized anxiety disorder. In R. G. Heimberg, C. L. Turk, & D. S. Mennin (Eds.), *Generalized anxiety disorder: Advances in research and practice* (pp. 77–108). New York: Guilford Press.

Borkovec, T. D., & Costello, E. (1993). Efficacy of applied relaxation and cognitive-behavioral therapy in the treatment of generalized anxiety disorder. *Journal of Consulting and Clinical Psychology, 61*(4), 611–619.

Borkovec, T. D., & Hu, S. (1990). The effect of worry on cardiovascular response to phobic imagery. *Behaviour Research and Therapy, 28*(1), 69–73.

Borkovec, T. D., & Roemer, L. (1995). Perceived functions of worry among generalized anxiety disorder subjects: Distraction from more emotionally distressing topics? *Journal of Behavior Therapy and Experimental Psychiatry, 26*(1), 25–30.

Borkovec, T. D., & Ruscio, A. M. (2001). Psychotherapy for generalized anxiety disorder. *Journal of Clinical Psychiatry, 62*, 37–42.

Borkovec, T. D., & Sharpless, B. (2004). Generalized anxiety disorder: Bringing cognitive-behavioral therapy into the valued present. In S. C. Hayes, V. M. Follette, & M. M. Linehan (Eds.), *Mindfulness and acceptance: Expanding the cognitive-behavioral tradition* (pp. 209–242). New York: Guilford Press.

Brown, L. A., Forman, E. M., Herbert, J. D., Hoffman, K. L., Yuen, E. K., & Goetter, E. M. (2011). A randomized controlled trial of acceptance-based behavior therapy and cognitive therapy for test anxiety: A pilot study. *Behavior Modification, 35*(1), 31–53.

Brown, T. A., & Barlow, D. H. (2014). *Anxiety and Related Disorders Interview Schedule for DSM-5 (ADIS-5) — Adult Version: Client Interview Schedule 5-Copy Set*. New York: Oxford University Press.

Bruce, S. E., Machan, J. T., Dyck, I., & Keller, M. B. (2001). Infrequency of "pure" GAD: Impact of psychiatric comorbidity on clinical course. *Depression and Anxiety, 14*(4), 219–225.

Calloway, A., Hayes-Skelton, S. A., Roemer, L., & Orsillo, S. (2017, April). *Working alliance over time across an acceptance-based behavioral therapy and applied relaxation for clients with generalized anxiety disorder*. Paper presented at the annual meeting of the Anxiety and Depression Association of America, San Francisco, CA.

Chodron, P. (2007). *Practicing peace in times of war*. Boston: Shambhala.

Cisler, J. M., & Koster, E. H. W. (2010). Mechanisms of attentional biases towards threat in anxiety disorders: An integrative review. *Clinical Psychology Review, 30*(2), 203–216.

Covin, R., Ouimet, A. J., Seeds, P. M., & Dozois, D. J. A. (2008). A meta-analysis of CBT for pathological worry among clients with GAD. *Journal of Anxiety Disorders, 22*(1), 108–116.

Crouch, T. A., Lewis, J. A., Erickson, T. M., & Newman, M. G. (2017). Prospective investigation of the contrast avoidance model of generalized anxiety and worry. *Behavior Therapy, 48*(4), 544–556.

Cuijpers, P., Sijbrandij, M., Koole, S. Huibers, M., Berking, M., & Andersson, G. (2014). Psychological treatment of generalized anxiety disorder: A meta-analysis. *Clinical Psychology Review, 34*, 130–140.

Dahlin, M., Andersson, G., Magnusson, K., Johansson, T., Sjögren, J., Håkansson, A., et al. (2016). Internet-delivered acceptance-based behavior therapy for generalized anxiety disorder: A randomized controlled trial. *Behavior Research and Therapy, 77*, 86–95.

Danitz, S. B., & Orsillo, S. M. (2014). The mindful way through the semester: An investigation of the effectiveness of an acceptance-based behavioral therapy program on psychological wellness in first-year students. *Behavior Modification, 38*(4), 549–566.

Danitz, S. B., Suvak, M. K., & Orsillo, S. M. (2016). The mindful way through the semester: Evaluating the impact of integrating an acceptance-based behavioral program into a first-year experience course for undergraduates. *Behavior Therapy, 47*(4), 487–499.

de Almeida Sampaio, T. P., Jorge, R. C., Martins, D. S., Gandarela, L. M., Hayes-Skelton, S., Bernik, M. A., et al. (2020, April 25). Efficacy of an acceptance-based group behavioral therapy for generalized anxiety disorder. *Depression and Anxiety*. [Epub ahead of print]

Dugas, M. J., Brillon, P., Savard, P., Turcotte, J., Gaudet, A., Ladouceur, R., et al. (2010). A randomized clinical trial of cognitive-behavioral therapy and applied relaxation for adults with generalized anxiety disorder. *Behavior Therapy, 41*(1), 46–58.

Etkin, A., & Schatzberg, A. F. (2011). Common abnormalities and disorder-specific compensation during implicit regulation of emotional processing in generalized anxiety and major depressive disorders. *American Journal of Psychiatry, 168*(9), 968–978.

Eustis, E. H., Hayes-Skelton, S., Orsillo, S. M., & Roemer, L. (2016). Reductions in experiential avoidance as a mediator of change in symptom outcome and quality of life in acceptance-based behavior therapy and applied relaxation for generalized anxiety disorder. *Behaviour Research and Therapy, 87*, 188–195.

Eustis, E. H., Hayes-Skelton, S. A., Orsillo, S. M., & Roemer, L. (2018). Surviving and Thriving During Stress: A randomized clinical trial comparing a brief web-based therapist assisted acceptance-based behavioral intervention versus waitlist control for college students. *Behavior Therapy, 49*, 889–903.

Eustis, E. H., Krill Williston, S., Morgan, L. P., Graham, J. R., Hayes-Skelton, S. A., & Roemer, L. (2017). Development, acceptability, and effectiveness of an acceptancebased behavioral stress/anxiety management workshop for university students. *Cognitive and Behavioral Practice, 24*, 174–186.

Evans, S., Ferrando, S., Findler, M., Stowell, C., Smart, C., & Haglin, D. (2008). Mindfulness-based cognitive therapy for generalized anxiety disorder. *Journal of Anxiety Disorders, 22*(4), 716–721.

Fuchs, C., Lee, J. K., Roemer, L., & Orsillo, S. M. (2013). Using mindfulness- and acceptance-based treatments with clients from nondominant and/or marginalized backgrounds: Clinical considerations, meta-analysis findings, and introduction to the special series. *Cognitive and Behavioral Practice, 20*(1), 1–12.

Fuchs, C. H., Haradhvala, N., Evans, D. R., Nash, J. M., Weisberg, R. B., & Uebelacker, L. A. (2016). Implementation of an acceptance- and mindfulness-based group for depression and anxiety in primary care: Initial outcomes. *Families, Systems, and Health, 34*(4), 386–395.

Fuchs, C. H., West, L. M., Graham, J. R., Kalill, K. S., Morgan, L. P. K., Hayes-Skelton, S. A., et al. (2016). Reactions to an acceptance-based behavior therapy for GAD: Giving voice to the experiences of clients from marginalized backgrounds. *Cognitive Behavioral Practice, 23*, 473–484.

Gámez, W., Chmielewski, M., Kotov, R., Ruggero, C., & Watson, D. (2011). Development of a measure of experiential avoidance: The Multidimensional Experiential Avoidance Questionnaire. *Psychological Assessment, 23*(3), 692–713.

Gentes, E. L., & Ruscio, A. M. (2011). A meta-analysis of the relation of intolerance of uncertainty to symptoms of generalized anxiety disorder, major depressive disorder, and obsessive–compulsive disorder. *Clinical Psychology Review, 31*(6), 923–933.

Germer, C. K. (2005). Anxiety disorders: Befriending fear. In C. K. Germer, R. D. Siegel, & P. R. Fulton (Eds.), *Mindfulness and psychotherapy* (pp. 152–172). New York: Guilford Press.

Gomez, A. F., Barthel, A. L., & Hofmann, S. G. (2018). Comparing the efficacy of benzodiazepines and serotonergic anti-depressants for adults with generalized anxiety disorder: A meta-analytic review. *Expert Opinion on Pharmacotherapy, 19*(8), 883–894.

Gratz, K. L., & Roemer, L. (2004). Multidimensional assessment of emotion regulation and dysregulation: Development, factor structure, and initial validation of the Difficulties in Emotion Regulation Scale. *Journal of Psychopathology and Behavioral Assessment, 26*(1), 41–54.

Gross, J. J. (2002). Emotion regulation: Affective, cognitive, and social consequences. *Psychophysiology, 39*(3), 281–291.

Gross, J. J., & Levenson, R. W. (1997). Hiding feelings: The acute effects of inhibiting negative and positive emotion. *Journal of Abnormal Psychology, 106*(1), 95–103.

Hall, G. C. N., Hong, J. J., Zane, N. W. S., & Meyer, O. L. (2011). Culturally-competent treatment for Asian Americans: The relevance of mindfulness- and acceptance-based psychotherapies. *Clinical Psychology: Science and Practice, 18*, 215–231.

Hanrahan, F., Field, A. P., Jones, F. W., & Davey, G. C. L. (2013). A meta-analysis of cognitive therapy for worry in generalized anxiety disorder. *Clinical Psychology Review, 33*, 120–132.

Harrell, S. P. (2018). Soulfulness as an orientation to contemplative practice: Culture, liberation, and mindful awareness. *Journal of Contemplative Inquiry, 5*(1), 9–40.

Hayes, S. A., Orsillo, S. M., & Roemer, L. (2010). Changes in proposed mechanisms of action during an acceptance-based behavior therapy for generalized anxiety disorder. *Behaviour Research and Therapy, 48*(3), 238–245.

Hayes, S. C., Strosahl, K. D., & Wilson, K. G. (2012). *Acceptance and commitment therapy: The process and practice of mindful change* (2nd ed.). New York: Guilford Press.

Hayes, S. C., Wilson, K. G., Gifford, E. V., Follette, V. M., & Strosahl, K. (1996). Experiential avoidance and behavioral disorders: A functional dimensional approach to diagnosis and treatment. *Journal of Consulting and Clinical Psychology, 64*(6), 1152–1168.

Hayes-Skelton, S. A., Calloway, A., Roemer, L., & Orsillo, S. M. (2015). Decentering as a potential common mechanism across two therapies for generalized anxiety disorder. *Journal of Consulting and Clinical Psychology, 83*(2), 395–404.

Hayes-Skelton, S. A., Roemer, L., & Orsillo, S. M. (2013). A randomized clinical trial çomparing an acceptance-based behavior therapy to applied relaxation for generalized anxiety disorder. *Journal of Consulting and Clinical Psychology, 81*(5), 761–773.

Hayes-Skelton, S. A., Usmani, A., Lee, J. K., Roemer, L., & Orsillo, S. M. (2012). A fresh look at potential mechanisms of change in applied relaxation for generalized anxiety disorder: A case series. *Cognitive and Behavioral Practice, 19*(3), 451–462.

Hays, P. A. (2016). *Addressing cultural complexities in practice: Assessment, diagnosis and therapy* (3rd ed.). Washington, DC: American Psychological Association.

He, H., Xiang, Y., Gao, F., Bai, L., Gao, F., Fan, Y., et al. (2019). Comparative efficacy and acceptability of first-line drugs for the acute treatment of generalized anxiety disorder in adults: A network meta-analysis. *Journal of Psychiatric Research, 118*, 21–30.

Heatherington, L., Harrington, N. T., Harrington, J., Neimeyer, K. F., Weinberg, S. C., & Friedlander, M. L. (2014). Applying group cognitive behavior therapy for anxiety disorders in community settings: Retention, outcome, and clinical considerations. *Journal of Cognitive Psychotherapy, 28*(2), 117–133.

Heuzenroeder, L., Donnelly, M., Haby, M. M., Mihalopoulos, C., Rossell, R., Carter, R., et al. (2004). Cost-effectiveness of psychological and pharmacological interventions for generalized anxiety disorder and panic disorder. *Australian and New Zealand Journal of Psychiatry, 38*(8), 602–612.

Hoffman, D. L., Dukes, E. M., & Wittchen, H. (2008). Human and economic burden of generalized anxiety disorder. *Depression and Anxiety, 25*(1), 72–90.

Kabat-Zinn, J. (1990). *Full catastrophe living: Using the wisdom of your body and mind to face stress, pain, and illness*. New York: Delta.

Kabat-Zinn, J. (1995). *Wherever you go there you are: Mindfulness meditation in everyday life*. New York: Hyperion.

Kabat-Zinn, J. (2003). Mindfulness-based interventions in context: Past, present, and future. *Clinical Psychology: Science and Practice, 10*(2), 144–156.

Katzman, M. A., Bleau, P., Blier, P., Chokka, P., Kjernisted, K., & Van Ameringen, M. (2014). Canadian clinical practice guidelines for the management of anxiety, posttraumatic stress and obsessive-compulsive disorders. *BMC Psychiatry, 14*(Suppl. 1), S1.

Kennedy, B. L., & Schwab, J. J. (1997). Utilization of medical specialists by anxiety disorder patients. *Psychosomatics, 38*(2), 109–112.

Kessler, R. C., Berglund, P., Demler, O., Jin, R., Merikangas, K. R., & Walters, E. E. (2005). Lifetime prevalence and age-of-onset distributions of DSM-IV disorders in the National Comorbidity Survey Replication. *Archives of General Psychiatry, 62*(6), 593–602.

Kessler, R. C., Petukhova, M., Sampson, N. A., Zaslavsky, A. M., & Wittchen, H. (2012). Twelve-month and lifetime prevalence and lifetime morbid risk of anxiety and mood disorders in the United States. *International Journal of Methods in Psychiatric Research, 21*(3), 169–184.

Kocovski, N. L., Fleming, J. E., Hawley, L. L., Huta, V., & Antony, M. M. (2013). Mindfulness and acceptance-based group therapy versus traditional cognitive behavioral group therapy for social anxiety disorder: A randomized controlled trial. *Behaviour Research and Therapy, 51*, 889–898.

Ladouceur, R., Gosselin, P., & Dugas, M. J. (2000). Experimental manipulation of intolerance of uncertainty: A study of a theoretical model of worry. *Behaviour Research and Therapy, 38*(9), 933–941.

Lee, J. K., Orsillo, S. M., Roemer, L., & Allen, L. B. (2010). Distress and avoidance in generalized anxiety disorder: Exploring the relationships with intolerance of uncertainty and worry. *Cognitive Behaviour Therapy, 39*(2), 126–136.

Levine, J. C., Fleming, R., Piedmont, J. I., Cain, S. M., & Chen, W. J. (2016). Heart rate variability and generalized anxiety disorder during laboratory-induced worry and aversive imagery. *Journal of Affective Disorders, 205*, 207–215.

Levitt, J. T., Brown, T. A., Orsillo, S. M., & Barlow, D. H. (2004). The effects of acceptance versus suppression of emotion on subjective and psychophysiological response to carbon dioxide challenge in patients with panic disorder. *Behavior Therapy, 35*(4), 747–766.

Linehan, M. M. (1993). *Cognitive-behavioral treatment of borderline personality disorder*. New York: Guilford Press.

Logue, M. B., Thomas, A. M., Barbee, J. G., & Hoehn-Saric, R. (1993). Generalized anxiety disorder patients seek evaluation for cardiological symptoms at the same frequency as patients with panic disorder. *Journal of Psychiatric Research, 27*(1), 55–59.

Lovibond, S. H., & Lovibond, P. F. (1995). *Manual for the Depression Anxiety Stress Scales*. Sydney: Psychology Foundation of Australia.

Marten, P. A., Brown, T. A., Barlow, D. H., Borkovec, T. D., Shear, M. K., & Lydiard, R. B. (1993). Evaluation of the ratings comprising the associated symptom criterion of DSM-III-R generalized anxiety disorder. *Journal of Nervous and Mental Disease, 181*(11), 676–682.

Martinez, J. H., & Roemer, L. A. (2019, November). *A brief mindfulness- and acceptance-based intervention for coping with race-related stress*. Paper presented at the annual meeting of the Association for Behavioral and Cognitive Therapies, Atlanta, GA.

Mennin, D. S., & Fresco, D. M. (2014). Emotion regulation therapy. In J. J. Gross (Ed.), *Handbook of emotion regulation* (2nd ed., pp. 469–490). New York: Guilford Press.

Mennin, D. S., Fresco, D. M., O'Toole, M. S., & Heimberg, R. G. (2018). A randomized controlled trial of emotion regulation therapy for generalized anxiety disorder with and without co-occurring depression. *Journal of Consulting and Clinical Psychology, 86*(3), 268–281.

Mennin, D. S., Holaway, R. M., Fresco, D. M., Moore, M. T., & Heimberg, R. G. (2007). Delineating components of emotion and its dysregulation in anxiety and mood psychopathology. *Behavior Therapy, 38*(3), 284–302.

Meyer, T. J., Miller, M. L., Metzger, R. L., & Borkovec, T. D. (1990). Development and validation of the Penn State Worry Questionnaire. *Behaviour Research and Therapy, 28*(6), 487–495.

Michelson, S. E., Lee, J. K., Orsillo, S. M., & Roemer, L. (2011). The role of values-consistent behavior in generalized anxiety disorder. *Depression and Anxiety, 28*(5), 358–366.

Millstein, D. J., Orsillo, S. M., Hayes-Skelton, S. A., & Roemer, L. (2015). Interpersonal problems, mindfulness, and therapy outcome in an acceptance-based behavior therapy for generalized anxiety disorder. *Cognitive Behaviour Therapy, 44*(6), 491–501.

Mussell, M., Kroenke, K., Spitzer, R. L., Williams, J. B. W., Herzog, W., & Löwe, B. (2008). Gastrointestinal symptoms in primary care: Prevalence and association with depression and anxiety. *Journal of Psychosomatic Research, 64*(6), 605–612.

Najmi, S., & Wegner, D. M. (2008). Thought suppression and psychopathology. In A. J. Elliot (Ed.), *Handbook of approach and avoidance motivation* (pp. 447–459). New York: Psychology Press.

Neff, K. D. (2003). The development and validation of a scale to measure self-compassion. *Self and Identity, 2*(3), 223–250.

Newman, M. G., Castonguay, L. G., Borkovec, T. D., Fisher, A. J., Boswell, J. F., Szkodny, L. E., et al. (2011). A randomized controlled trial of cognitive-behavioral therapy for generalized anxiety disorder with integrated techniques from emotion-focused and interpersonal therapies. *Journal of Consulting and Clinical Psychology, 79*(2), 171–181.

Newman, M. G., & Llera, S. J. (2011). A novel theory of experiential avoidance in generalized anxiety disorder: A review and synthesis of research supporting a contrast avoidance model of worry. *Clinical Psychology Review, 31*(3), 371–382.

Nhat Hanh, T. (1992). *Peace is every step: The path of mindfulness in everyday life*. New York: Bantam Books.

Nordahl, H. M., Borkovec, T., Hagen, R., Kennair, L. E. O., Hjemdal, O., Solem, S., et al. (2018). Metacognitive therapy versus cognitive-behavioural therapy in adults with generalized anxiety disorder. *BJPsych Open, 4*(5), 393–400.

Olatunji, B. O., & Wolitzky-Taylor, K. B. (2009). Anxiety sensitivity and the anxiety disorders: A meta-analytic review and synthesis. *Psychological Bulletin, 135*(6), 974–999.

Orsillo, S. M., & Roemer, L. (2011). *The mindful way through anxiety: Break free from chronic worry and reclaim your life*. New York: Guilford Press.

Orsillo, S. M., & Roemer, L. (2016). *Worry less, live more: The mindful way through anxiety workbook*. New York: Guilford Press.

Orsillo, S. M., Roemer, L., & Barlow, D. H. (2003). Integrating acceptance and mindfulness into existing cognitive-behavioral treatment for GAD: A case study. *Cognitive and Behavioral Practice, 10*(3), 222–230.

Orsillo, S. M., Roemer, L., & Salters-Pedneault, K. (2008, November). *Acceptance-based behavioral therapy for GAD: Predictors of change*. Paper presented at the annual meeting of the Association for Behavioral and Cognitive Therapies, Orlando, FL.

Proulx, J., Croff, R., Oken, B., Aldwin, C. M., Fleming, C., Bergen-Cico, D., et al. (2018). Considerations for research and development of culturally relevant mindfulness interventions in American minority communities. *Mindfulness, 9*(2), 361–370.

Przeworski, A., Newman, M. G., Pincus, A. L., Kasoff, M. B., Yamasaki, A. S., Castonguay, L. G., et al. (2011). Interpersonal pathoplasticity in individuals with generalized anxiety disorder. *Journal of Abnormal Psychology, 120*(2), 286–298.

Renna, M. E., Quintero, J. M., Fresco, D. M., & Mennin, D. S. (2017). Emotion regulation therapy: A mechanism-targeted treatment for disorders of distress. *Frontiers in Psychology, 8*, 98.

Revicki, D. A., Travers, K., Wyrwich, K. W., Svedsäter, H., Locklear, J., Mattera, M., et al. (2012). Humanistic and economic burden of generalized anxiety disorder in North America and Europe. *Journal of Affective Disorders, 140*(2), 103–112.

Roemer, L., & Borkovec, T. D. (1994). Effects of suppressing thoughts about emotional material. *Journal of Abnormal Psychology, 103*(3), 467–474.

Roemer, L., Lee, J. K., Salters-Pedneault, K., Erisman, S. M., Orsillo, S. M., & Mennin, D. S. (2009). Mindfulness and emotion regulation difficulties in generalized anxiety disorder: Preliminary evidence for independent and overlapping contributions. *Behavior Therapy, 40*(2), 142–154.

Roemer, L., Molina, S., & Borkovec, T. D. (1997). An investigation of worry content among generally anxious individuals. *Journal of Nervous and Mental Disease, 185*(5), 314–319.

Roemer, L., & Orsillo, S. M. (2020). *Acceptance-based behavioral therapy: Treating anxiety and related challenges*. New York: Guilford Press.

Roemer, L., Orsillo, S. M., & Salters-Pedneault, K. (2008). Efficacy of an acceptance-based behavior therapy for generalized anxiety disorder: Evaluation in a randomized controlled trial. *Journal of Consulting and Clinical Psychology, 76*(6), 1083–1089.

Romera, I., Fernández-Pérez, S., Montejo, Á. L., Caballero, F., Caballero, L., Arbesú, J. Á., et al. (2010). Generalized anxiety disorder, with or without co-morbid major depressive disorder, in primary care: Prevalence of painful somatic symptoms, functioning and health status. *Journal of Affective Disorders, 127*(1–3), 160–168.

Ruscio, A. M., Hallion, L. S., Lim, C. C. W., Aguilar-Gaxiola, S., Al-Hamzawi, A., Alonso, J., et al. (2017). Cross-sectional comparison of the epidemiology of DSM-5 generalized anxiety disorder across the globe. *JAMA Psychiatry, 74*(5), 465–475.

Sagon, A. L., Danitz, S. B., Suvak, M. K., & Orsillo, S. M. (2018). The Mindful Way through the Semester: Evaluating the feasibility of delivering an acceptance-based behavioral program online. *Journal of Contextual Behavioral Science, 9*, 36–44.

Sauer-Zavala, S., Boswell, J. F., Gallagher, M. W., Bentley, K. H., Ametaj, A., & Barlow, D. H. (2012). The role of negative affectivity and negative reactivity to emotions in predicting outcomes in the unified protocol for the transdiagnostic treatment of emotional disorders. *Behaviour Research and Therapy, 50*(9), 551–557.

Segal, Z. V., Williams, J. M., & Teasdale, J. D. (2002). *Mindfulness-based cognitive therapy for depression: A new approach to preventing relapse*. New York: Guilford Press.

Serowik, K. L., Roemer, L., Suvak, M., Liverant, G., & Orsillo, S. M. (2020). A randomized controlled pilot study evaluating *Worry Less, Live More: The Mindful Way through Anxiety Workbook*. *Cognitive Behaviour Therapy, 49*(5), 412–424.

Siev, J., & Chambless, D. L. (2007). Specificity of treatment effects: Cognitive therapy and relaxation for generalized anxiety and panic disorders. *Journal of Consulting and Clinical Psychology, 75*(4), 513–522.

Sobczak, L. R., & West, L. M. (2013). Clinical considerations in using mindfulness- and acceptance-based approaches with diverse populations: Addressing challenges in service delivery in diverse community settings. *Cognitive and Behavioral Practice, 20*(1), 13–22.

Stapinski, L. A., Abbott, M. J., & Rapee, R. M. (2010). Fear and perceived uncontrollability of emotion: Evaluating the unique contribution of emotion appraisal variables to prediction of worry and generalised anxiety disorder. *Behaviour Research and Therapy, 48*(11), 1097–1104.

Stöber, J., & Bittencourt, J. (1998). Weekly assessment of worry: An adaptation of the Penn State Worry Questionnaire for monitoring changes during treatment. *Behaviour Research and Therapy, 36*(6), 645–656.

Sue, D. W., & Sue, D. (2016). *Counseling the culturally diverse: Theory and practice* (7th ed.). New York: Wiley.

Thayer, J. F., Friedman, B. H., & Borkovec, T. D. (1996). Autonomic characteristics of generalized anxiety disorder and worry. *Biological Psychiatry, 39*(4), 255–266.

Treanor, M., Erisman, S. M., Salters-Pedneault, K., Roemer, L., & Orsillo, S. M. (2011). Acceptance-based behavioral therapy for GAD: Effects on outcomes from three theoretical models. *Depression and Anxiety, 28*(2), 127–136.

Wang, P. S., Lane, M., Olfson, M., Pincus, H. A., Wells, K. B., & Kessler, R. C. (2005). Twelve-month use of mental health services in the United States: Results from the National Comorbidity Survey Replication. *Archives of General Psychiatry, 62*(6), 629–640.

Waters, A. M., & Craske, M. G. (2005). Generalized anxiety disorder. In M. M. Antony, D. R. Ledley, & R. G. Heimberg (Eds.), *Improving outcomes and preventing relapse in cognitive-behavioral therapy* (pp. 77–127). New York: Guilford Press.

Wells, A. (2005). The metacognitive model of GAD: Assessment of meta-worry and relationship with DSM-IV generalized anxiety disorder. *Cognitive Therapy and Research, 29*(1), 107–121.

Whisman, M. A. (2007). Marital distress and DSM-IV psychiatric disorders in a population-based national survey. *Journal of Abnormal Psychology, 116*(3), 638–643.

Williams, J. M. G., Teasdale, J. D., Segal, Z. V., & Kabat-Zinn, J. (2007). *The mindful way through depression: Freeing yourself from chronic unhappiness*. New York: Guilford Press.

Williams, K. E., Chambless, D. L., & Ahrens, A. (1997). Are emotions frightening?: An extension of the fear of fear construct. *Behaviour Research and Therapy, 35*(3), 239–248.

Wilson, K. G., & Murrell, A. R. (2004). Values work in acceptance and commitment therapy: Setting a course for behavioral treatment. In S. C. Hayes, V. M. Follette, & M. M. Linehan (Eds.), *Mindfulness and acceptance: Expanding the cognitive-behavioral tradition* (pp. 120–151). New York: Guilford Press.

Wilson, K. G., Sandoz, E. K., Kitchens, J., & Roberts, M. (2010). The Valued Living Questionnaire: Defining and measuring valued action within a behavioral framework. *Psychological Record, 60*(2), 249–272.

Zargar, F., Farid, A. A. A., Atef-Vahid, M. K., Afshar, H., Maroofi, M., & Omranifard, V. (2012). Effect of acceptance-based behavior therapy on severity of symptoms, worry and quality of life in women with generalized anxiety disorder. *Iranian Journal of Psychiatry and Behavioral Sciences, 6*(2), 23–32.

CAPÍTULO 6

Transtornos emocionais

Um protocolo unificado para tratamento transdiagnóstico

Laura A. Payne
Kristen K. Ellard
Todd J. Farchione
David H. Barlow

Neste capítulo, descrevemos o Protocolo Unificado para o Tratamento Transdiagnóstico de Transtornos Emocionais, um dos primeiros protocolos de tratamento do tipo, que já foi adotado no mundo inteiro e traduzido para mais de 10 idiomas. Desenvolvido no Center for Anxiety and Related Disorders da Boston University, este protocolo para diagnóstico "unificado" resume princípios terapêuticos comuns ao tratamento psicológico de vários transtornos e integra tais princípios em um único protocolo que é, em tese, aplicável a toda uma variedade de transtornos emocionais. O que torna essa abordagem única é a maneira sistemática pela qual os componentes do tratamento são aplicados em vários transtornos, assim como os avanços teóricos que levam à reconceituação do principal alvo do tratamento, temperamentos de ordem mais alta que estão por trás de transtornos emocionais, em vez de grupos de sistemas definidos pelo DSM. O protocolo está profundamente embasado na ciência das emoções e, em particular, na função revolucionária adaptativa das emoções. A principal vantagem de uma abordagem transdiagnóstica é, naturalmente, que essa estratégia, além de simplificar muito a disseminação ao eliminar vários protocolos para o tratamento de transtorno único que se sobrepõem, também leva em consideração a alta comorbidade frequentemente encontrada nos transtornos emocionais. Neste capítulo, ilustramos o protocolo unificado por meio de um estudo de caso da terapia de "Marianne".

— D. H. B.

Quando a primeira edição deste livro foi publicada em 1985, estavam nascendo os tratamentos psicológicos baseados em evidências. Na época, foram incluídas apenas descrições dos tratamentos que tivessem sustentação clínica suficiente, que fossem aplicáveis a grandes quantidades de indivíduos com várias formas de psicopatologia. Em sucessivas edições desta obra, foram acrescentadas novas abordagens de tratamento com amplo apelo e forte sustentação clínica, ao passo que outras foram eliminadas. Além disso, o campo amadureceu a ponto de os serviços públicos de saúde em todo o mundo orientarem que os tratamentos psicológicos baseados em evidências se tornem parte dos sistemas de saúde devido à sua eficácia, eficiência e durabilidade (Clark, 2012; Nathan & Gorman, 2007; Ruzek, Karlin, & Zeiss, 2012). Também é um sinal de maturidade que um campo examine de perto as limitações das evidências existentes. Obviamente, um número considerável de pacientes ainda não responde tão bem quanto se gostaria ao nosso arsenal atual de tratamentos psicológicos (ou medicamentosos), e há espaço de sobra para melhorar.

Outro problema que ficou visível, especialmente no contexto dos transtornos emocionais, é que agora há inúmeros protocolos de tratamento para cada um dos diferentes transtornos de ansiedade e do humor. Embora esses protocolos, em geral, tenham se mostrado úteis e tenham sido bem recebidos, é necessária muita formação para se conhecerem suficientemente bem os diferentes protocolos e se conseguir integrá-los em uma prática clínica (Barlow, Bullis, Comer, & Ametaj, 2013). A menos que esses tratamentos se tornem mais fáceis de usar, como recomendado, os profissionais têm menos probabilidade de ter uma compreensão suficiente desses tratamentos baseados em evidências para os transtornos emocionais ou de ter acesso a eles (McHugh & Barlow, 2012). Neste capítulo, apresentamos um protocolo unificado (PU) de tratamento transdiagnóstico para transtornos emocionais. Em nossa concepção, a expressão "transtornos emocionais" inclui não apenas os transtornos de ansiedade, depressivos, obsessivo-compulsivos e relacionados a traumas, mas também outros tipos de transtornos nos quais a experiência e a regulação emocional cumprem um papel de destaque, como os transtornos somáticos, os transtornos dissociativos e, em certa medida, os transtornos alimentares. O transtorno da personalidade *borderline* também pode ser conceituado como um transtorno de desregulação emocional extrema (Sauer-Zavala & Barlow, 2014; Neacsiu, Zerubavel, Nylocks, & Linehan, Cap. 10 deste livro) e pode se encaixar em nossa conceituação de PU (p. ex., Lopez et al., 2015). Nossa ciência e nossa prática avançaram o suficiente para que já existam vários argumentos consistentes para o desenvolvimento dessa abordagem, além da vantagem bastante prática de reduzir em muito o número de protocolos existentes. Repassamos esses argumentos antes de descrever os componentes do tratamento do protocolo em algum detalhe, de acordo com o formato há muito estabelecido para este livro.

FUNDAMENTAÇÃO PARA UMA ABORDAGEM UNIFICADA

Talvez o argumento mais forte para uma abordagem unificada de tratamento transdiagnóstico dos transtornos emocionais seja um corpo emergente de evidências que sustentam semelhanças na etiologia desses transtornos que resumimos na forma de um modelo etiológico chamado "tripla vulnerabilidade" (Barlow, 1991, 2000, 2002; Barlow, Ellard, Sauer-Zavala, Bullis, & Carl, 2014; Suárez, Bennett, Goldstein, & Barlow, 2009). Desde a época em que o PU apareceu pela primeira vez nesta obra, o interesse e as pesquisas sobre processos transdiagnósticos têm crescido exponencialmente, passando de 43 estudos publicados entre 2004 e 2009 para mais de 2 mil estudos publicados entre 2010 e 2020. Em especial, no ano de 2010, o National Institute of Mental Health lançou a iniciativa Critérios de Domínio de Pesquisa (Research Domain Criteria — RDoC) a fim de promover as pesquisas nas dimensões transdiagnósticas de funcionamento em múltiplos níveis de análise, de gens a moléculas, neurocircuitos, comportamento e autoavaliação, no esforço de elucidar com mais clareza e definir a etiologia e os marcadores de psicopatologias além dos limites das categorias de diagnóstico definidas pelo DSM (Insel et al., 2010). Embora as pesquisas nessa área ainda estejam em suas etapas preliminares e os caminhos etiológicos compartilhados ou os processos patológicos também não estejam bem estabelecidos, as evidências que surgem sobre os processos patológicos compartilhados hoje são suficientemente fortes para justificar um tratamento transdiagnóstico, uma questão que retomaremos a seguir.

Um segundo argumento trata das concepções dos principais transtornos emocionais que enfatizam seus aspectos comuns em lugar de suas diferenças. A abordagem de *espectro* é uma manifestação dessa concepção. Por exemplo, altas taxas de comorbidade sugerem uma superposição considerável entre transtornos. Os efeitos observados dos atuais tratamentos psicológicos sobre condições comórbidas também apontam para uma não especificidade pelo menos parcial da resposta ao tratamento. De uma perspectiva fenomenológica, pesquisas recentes sobre a estrutura latente das características dimensionais dos transtornos emocionais revelam uma estrutura hierárquica que pode acomodar esses transtornos. As seções a seguir revisam brevemente as evidências relevantes para esses argumentos.

Etiologia

Descrevemos em algum detalhe um conjunto de vulnerabilidades ou diáteses que interagem entre si, que é relevante para o desenvolvimento de ansiedade, transtornos de ansiedade e transtornos emocionais relacionados a isso. Essa teoria da tripla vulnerabilidade engloba vulnerabilidade biológica geral, vulnerabilidade psicológica geral e vulnerabilidade psicológica específica que surge das primeiras aprendizagens (Barlow, 2000, 2002; Barlow, Ellard et al., 2014; Sauer-Zavala & Barlow, 2021). Grande parte da pesquisa sobre essas vulnerabilidades biológicas e psicológicas generalizadas tratou dos temperamentos chamados "neuroticismo", "afeto negativo", "inibição comportamental" ou "ansiedade-traço". Embora as relações entre esses traços e temperamentos intimamente relacionados ainda precisem ser formuladas integralmente, parece que eles coincidem substancialmente e representam um tema comum associado a uma vulnerabilidade biológica a desenvolver transtornos emocionais (Barlow, 2000, 2002; Campbell-Sills, Liverant, & Brown, 2004; Suárez et al., 2009). Passamos a nos referir a esse temperamento pelo seu nome mais tradicional, "neuroticismo" (Barlow, Sauer-Zavala, Carl, Bullis, & Ellard, 2014; Eysenck, 1947; Sauer-Zavala & Barlow, 2021). Uma vulnerabilidade biológica generalizada envolve contribuições genéticas não específicas para o desenvolvimento do neuroticismo. Além disso, experiências precoces na vida que promovam uma sensação de que os eventos, particularmente os negativos, são imprevisíveis ou incontroláveis contribuem para uma vulnerabilidade psicológica generalizada, ou *diátese*, com desenvolvimento posterior de neuroticismo. Se uma vulnerabilidade biológica geral e uma vulnerabilidade psicológica geral se alinham e são potencializadas pela influência do estresse da vida, o resultado provável é o desenvolvimento de duas síndromes clínicas muito relacionadas, de transtorno de ansiedade generalizada (TAG) e/ou transtornos depressivos. Observe que também podem acontecer alarmes falsos (ataques de pânico) em função de acontecimentos estressantes, facilitados por altos níveis de ansiedade basal. Contudo, esses alarmes falsos parecem ter uma herdabilidade diferente da ansiedade e não estão necessariamente implicados em um transtorno clínico. Para que isso ocorra, deve ser considerada uma camada extra de uma vulnerabilidade mais específica.

Sabemos, da ciência das emoções, que as associações aprendidas entre emoções fortes e certos contextos, gatilhos ou "significados" se tornam codificadas na memória e servem para direcionar nossos comportamentos de modo automático, reativo. Com o passar do tempo, aprendemos que "quando sinto *isso*, isso significa *isso* sobre eu e o mundo, e eu respondo *desta* maneira". Do ponto de vista evolutivo, codificar essas associações na memória nos permite desenvolver um "esquema" do mundo para guiar nossos comportamentos, de modo que possamos responder aos gatilhos rapidamente e evitemos a reinterpretação constante de significados e a reinvenção de respostas. Contudo, esse processo adaptativo evolucionário pode se tornar desadaptativo quando as associações entre emoções, significados e respostas já não são úteis ou precisas. Portanto, uma vulnerabilidade ao desenvolvimento de transtornos de ansiedade específicos pode ocorrer quando a propensão biológica de se experienciarem emoções fortes é vinculada a associações aprendidas desadaptativas. Em particular, determinadas experiências de aprendizagem parecem concentrar a ansiedade em circunstâncias de vida específicas, e essas circunstâncias ou eventos estão associados a um sentido mais elevado de ameaça ou perigo. Por exemplo, experiências de aprendizado específicas no início da vida parecem determinar a possibilidade de os indivíduos considerarem sensações somáticas, pensamentos intrusivos ou avaliação social como especificamente perigosos (Barlow, 2002; Bouton, Mineka, & Barlow, 2001); ou seja, para citarmos um exemplo, vários indivíduos com ansiedade social relatam em sua história advertências de pais ou familiares para sempre se comportarem da melhor maneira e ter a melhor aparência, a fim de evitar a temida consequência de ser avaliados negativamente ou "desaprovados" por outras pessoas. Crianças criadas em ambientes nos quais o comportamento dos cuidadores é imprevisível podem aprender a associar gatilhos sociais ambíguos a ameaças, levando ao desenvolvimento de ansiedade social, ou ao perigo, levando ao desenvolvimento de TAG. É essa vulnerabilidade psicológica específica que, quando combinada com as vulnerabilidades biológica geral e psicológica geral mencionadas antes, parece contribuir para o desenvolvimento de transtornos de ansiedade específicos, como transtorno de ansiedade social, transtorno de pânico e fobias específicas. Em outras palavras, a apresentação de sintomas específicos que correspondem a categorias do DSM pode, na verdade, refletir manifestações superficiais circunstanciais de vulnerabilidades biológicas e psicológicas subjacentes. Esse modelo também é aplicável ao transtorno obsessivo-compulsivo (TOC) e transtornos relacionados a traumas e fatores de estresse. Por exemplo, no TOC, os indivíduos costumam informar que aprendem com figuras de autoridade que ter um pensamento é tão ruim quanto praticar a ação (ou seja, pensar em sacudir um recém-nascido para acalmá-lo é tão ruim quanto realmente sacudir o bebê). Evidências existentes desse modelo de tripla vulnerabilidade já foram revisadas em detalhe (Bouton et al., 2001; Chorpita & Barlow, 1998; Sauer-Zavala & Barlow, 2021) e são coerentes com a importância maior de fatores comuns na gênese e na apresentação dos transtornos emocionais.

Estrutura latente dos transtornos emocionais

Embora o *Manual diagnóstico e estatístico de transtornos mentais*, quarta e quinta edições (DSM-IV-TR e DSM-5; American Psychiatric Association, 2000, 2013), destaque uma abordagem à nosologia baseada na divisão, em uma tentativa de atingir altas taxas de confiabilidade diagnóstica, isso pode ter vindo à custa da validade diagnóstica. Ou seja, o atual sistema pode estar destacando categorias que são variações menores de síndromes subjacentes, mais fundamentais. Abordagens quantitativas que usam metodologia de variáveis latentes conseguem agora examinar toda a gama de transtornos de ansiedade e humor e suas relações, sem as restrições de categorias artificiais (possivelmente) existentes (Brown, Chorpita, & Barlow, 1998; Chorpita, Albano, & Barlow, 1998; Clark, 2005; Clark & Watson, 1991; Grisanzio et al., 2018; Watson, 2005). Temos estudado essa questão há vários anos. Por exemplo, Brown et al. (1998), usando uma amostra de 350 pacientes com transtornos de ansiedade e humor do DSM-IV, confirmaram uma estrutura hierárquica para os transtornos emocionais. Nela, o traço de afeto negativo e o traço de afeto positivo são identificados como fatores cruciais, de ordem superior, para os fatores de transtorno do DSM-IV, com caminhos significativos desde o afeto negativo até cada um dos cinco fatores do DSM-IV (TAG, fobia social, transtorno de pânico, TOC e depressão maior). Curiosamente, o baixo afeto positivo só apareceu com caminhos significativos para depressão maior e fobia social. Nesse modelo, a excitação autonômica representa o fenômeno do pânico, e essa excitação surge como fator de ordem inferior com caminhos significativos para o transtorno de pânico e para o TAG (em que a relação foi negativa).

Em um estudo independente que acompanhou 606 pacientes com ansiedade e transtornos do humor segundo o DSM-IV durante dois anos, Brown (2007) encontrou mais sustentação para esse modelo hierárquico. Replicando achados transversais anteriores, as duas dimensões de temperamentos de ordem superior de neuroticismo/inibição comportamental/afetividade negativa e ativação comportamental/afetividade positiva responderam por praticamente toda a covariância entre construtos de transtornos do DSM-IV (TAG, fobia social e depressão maior). Além disso, a taxa de mudança em neuroticismo/inibição comportamental ao longo do período de estudo foi responsável por praticamente toda a covariância entre a taxa de mudança nos construtos de transtornos do DSM-IV.

As abordagens utilizando computador, como o aprendizado por máquinas e as análises gráfico-teóricas baseadas em redes, têm confirmado ainda mais as dimensões que atravessam as categorias tradicionais de diagnóstico do DSM. Por exemplo, um estudo recente usou a análise de componentes principais da Escala de Depressão, Ansiedade e Estresse de 21 itens (Depression Anxiety and Stress Scale – DASS-21; Lovibond & Lovibond, 1995) para identificar os grupos de dimensões em uma amostra com 248 pacientes diagnosticados com uma ampla variedade de transtornos de ansiedade e humor e com 249 indivíduos de controle saudáveis. Três grupos estáveis emergiram, sendo identificados pelos autores como tensão, ativação da ansiedade e anedonia, que são construtos que se sobrepõem ao afeto negativo alto, ao afeto negativo baixo e à ativação autonômica (Grisanzio et al., 2018). O aprendizado por máquinas sem supervisão foi, então, utilizado para classificar pacientes e controles dentro dessas três dimensões, resultando em seis subtipos, definidos como humor normativo, tensão, ativação da ansiedade, ansiedade geral, anedonia e melancolia. Vale ressaltar que, de modo similar ao que concluímos, os subtipos identificados não se alinhavam com os diagnósticos do DSM, mas, em vez disso, ultrapassavam os limites de diagnóstico do DSM.

Esses resultados sugerem que aquilo que é comum aos transtornos emocionais é maior do que as diferenças. Concluímos com essa pesquisa que as categorias de transtornos emocionais do DSM seriam mais bem consideradas como conceitos ou construtos úteis que surgem como uma pequena interferência em um quadro geral de neuroticismo/inibição comportamental, mas podem não ser a melhor forma de organizar a nosologia (Brown & Barlow, 2009).

Sobreposição de transtornos

Em nível de diagnóstico, a sobreposição entre transtornos emocionais fica mais evidente nas altas taxas de comorbidade corrente e ao longo de toda a vida (p. ex., Brown, Campbell, Lehman, Grisham, & Mancill, 2001; Kessler et al., 1996; Roy-Byrne, Craske, & Stein, 2006; Tsao, Mystowski, Zucker, & Craske, 2002, 2005). Resultados de Brown, Campbell et al. (2001) indicam que 55% dos pacientes com um transtorno de ansiedade principal tinham pelo menos mais um transtorno de ansiedade ou transtorno depressivo na época da avaliação. Contudo, examinando-se a presença de um transtorno no decorrer da vida do paciente, estando ou não presente na época da entrevista, essa taxa sobe para 76%. Para citar um exemplo, 60% dos 324 pacientes diagnosticados com transtorno de pânico com ou sem agorafobia (TP/A) cumpriam os critérios de mais um transtorno de ansiedade ou do humor, ou ambos. Especificamente, 47% apresentaram mais um transtorno de ansiedade, e 33%, outro transtorno do humor. Quando se consideram os diagnósticos durante a vida, as porcentagens sobem a 77% de pessoas que vivenciam qualquer transtorno de ansiedade ou do humor, caindo a 56% para qualquer transtorno de ansiedade e 60% para qualquer transtorno do humor. Se o transtorno de estresse pós-traumático (TEPT) ou o TAG fossem os diagnósticos principais (mais graves), as taxas de comorbidade ficariam nos níveis mais elevados. Merikangas, Zhang e Aveneoli (2003) acompanharam quase 500 pessoas por 15 anos e descobriram que relativamente poucas sofriam de ansiedade e depressão isoladas. Quando ocorria um transtorno único em determinado momento, o outro estado do humor quase certamente surgiria depois.

Várias explicações possíveis para essas altas taxas de comorbidade já foram revisadas amplamente em outros trabalhos (Brown & Barlow, 2002). Entre elas, estão questões relativamente triviais, com critérios definidores sobrepostos; razões artificiais, como níveis basais diferenciados de ocorrência em nosso *setting*; e a possibilidade de que os transtornos estejam relacionados sequencialmente e que as características de um atuem como fator de risco para outro. Por exemplo, a depressão parece seguir o TP/A, e este, o TEPT. Mas a explicação mais intrigante, para nossos propósitos, apresentada inicialmente por pessoas como Gavin Andrews e Peter Tyrer (Andrews, 1990, 1996; Tyrer, 1989; Tyrer et al., 1998), é que esse padrão de comorbidade indica a existência do que se chamou "síndrome neurótica geral" (Barlow, Ellard, et al., 2014; Sauer-Zavala & Barlow, 2021). Andrews e Tyrer sugeriam que as diferenças na expressão de sintomas de transtornos emocionais (variação individual na importância da ansiedade social, ataques de pânico, anedonia, etc.) representam simplesmente uma variação trivial na manifestação de uma síndrome mais ampla. Isso, por sua vez, é coerente com os modelos de tripla vulnerabilidade mencionados antes, de que os transtornos de ansiedade (e de humor) surgem a partir de diáteses psicossociais e biológicas/genéticas comuns. Se for esse o caso, um protocolo de tratamento unificado que cubra categorias de diagnóstico atuais para abordar características centrais de transtorno de ansiedade e do humor poderia ser uma opção mais parcimoniosa e, talvez, mais poderosa.

Revisamos as evidências genéticas e neurobiológicas sobre as semelhanças entre ansiedade e estados depressivos em outra publicação (Barlow, 2002, Caps. 3, 6-8; Bouton, 2005; Brown, 2007; Suárez et al., 2009). Por exemplo, a maioria dos trabalhos sobre as contribuições genéticas à ansiedade e à depressão sustenta o que Ken Kendler disse já no início (1996; Kendler et al., 1995), "mesmos genes, ambiente diferente" (Hettema, Neale, & Kendler, 2001; Rutter, Moffit, & Caspi, 2006). Em consonância com a teoria sobre uma vulnerabilidade genética subjacente, as variações genéticas foram associadas tanto a ansiedade-traço quanto a emoções negativas (ou neuroticismo) (Montag, Fiebach, Kirsch, & Reuter, 2011; Stein, Campbell-Sills, & Gelernter, 2009; Tabak et al., 2020), e se constatou que influenciam o desenvolvimento posterior de psicopatologias a partir de fatores de estresse na vida (Caspi et al., 2003). Recentemente, um corpo de literatura cada vez maior no campo da genética observou ligações entre polimorfismos genéticos com a função e a estrutura das vias neurais envolvidas no processamento emocional, o que sugere uma associação entre predisposição genética, processamento de emoções ineficiente ou desadaptativo e o desenvolvimento de transtornos emocionais. Por exemplo, variações genéticas têm sido associadas a hiperativação em estruturas neurais envolvidas na geração de emoções (Drabant et al., 2012; Lonsdorf et al., 2011; Munafò, Brown, & Hariri, 2008; Tabak et al., 2020), diminuição do volume de matéria cinzenta em regiões límbicas e conectividade funcional reduzida entre regiões geradoras de emoção e estruturas envolvidas em seu controle inibitório (McTeague et al., 2020; Pezawas et al., 2005; Sharp, Miller, & Heller, 2015).

O aumento da percepção das emoções como sendo incontroláveis e intoleráveis, o aumento do processamento evitativo e o aumento das tentativas de controle emocional também foram demonstrados nos transtornos (Campbell-Sills, Barlow, Brown, & Hofmann, 2006a, 2006b; Sloan et al., 2017; Weinberg & Hajcak, 2010; Weiser, Pauli, Weyers, Alpers, & Mühlberger, 2009). A intolerância à incerteza e a aflição foram demonstradas em uma ampla gama de transtornos, incluindo depressão, TAG, ansiedade social e TOC (Boelen, Vrinssen, & van Tulder, 2010; Boswell, Thompson-Holland, Farchione, & Barlow, 2013; Lee, Orsillo, Roemer, & Allen, 2010). Além disso, cada vez mais estudos demonstram que os indivíduos com transtornos de ansiedade e do humor tendem a usar estratégias desadaptativas de regulação emocional, incluindo tentativas de evitar ou atenuar a intensidade das emoções desconfortáveis, que acabam saindo pela culatra e contribuem para a manutenção dos sintomas (p. ex., Campbell-Sills et al., 2006a, 2006b; Liverant, Brown, Barlow, & Roemer, 2008; Mennin, Heimberg, Turk, & Fresco, 2005; Sloan et al., 2017; Tull & Roemer, 2007). Tomadas em conjunto, as evidências vindas da genética, da neurociência, dos estudos comportamentais e da pesquisa em psicopatologia sugerem que uma característica comum e sobreposta entre os transtornos é a propensão ao aumento da reatividade emocional e o controle regulatório ineficiente ou deficiente, somado a uma tendência acentuada a ver essas experiências como aversivas, e isso se manifesta em tentativas de alterar, evitar ou controlar a resposta emocional.

Em suma, a literatura existente sustenta vários argumentos para recuar de categorias de diagnósticos individuais do DSM e protocolos psicológicos específicos de transtornos associados a elas, e cogitar uma abordagem transdiagnóstica mais unificada, baseada em novas conclusões sobre a natureza da psicopatologia e do campo emergente das ciências das emoções. Além disso, os atuais protocolos de terapia cognitivo-comportamental (TCC) baseados em evidências para transtornos emocionais têm muito em comum e se resumem a três princípios de mudança amplos: alterar avaliações equivocadas de eventos importantes baseados em emoções; impedir a evitação de gatilhos negativos, emocionalmente carregados interna ou externamente, bem como modificar comportamentos emocionais (tendências a ações) e facilitar a extinção do medo; e reduzir a ansiedade e o desconforto relacionados com a experiência de emoções intensas (Mennin, Ellard, Fresco, & Gross, 2013).

Evidências da eficácia do PU

Desde seu surgimento, no início dos anos 2000, o PU tem acumulado um considerável suporte empírico como tratamento de uma ampla gama de problemas que se apresentam. Em 2020, Cassiello-Robbins, Southward, Tirpak e Sauer-Zavala revisaram sistematicamente 77 estudos sobre o resultado de tratamentos que usaram o PU em 11 países e com inúmeras adaptações. Nesses estudos, o PU foi entregue em vários formatos (p. ex., em grupo, individual, digital), em inúmeros *settings* clínicos distintos (ou seja, com pacientes ambulatoriais, ambulatoriais intensivos, hospitalizados) e para uma ampla variedade de apresentações de diagnóstico. Grosso modo, os autores concluíram que o PU é aceitável tanto para pacientes quanto para terapeutas e que pode ser aplicado com flexibilidade a uma variedade de diagnósticos do DSM-IV e do DSM-5, assim como para problemas sem diagnóstico, como automutilação não suicida, apresentações subclínicas e estresse de minoria sexual. Contudo, eles também observaram que a maioria dos estudos focou nos pacientes com transtorno de ansiedade primária ou condições intimamente relacionadas (isto é, TOC); assim, as conclusões tiradas que não se referem a transtornos de ansiedade e depressão deveriam ser consideradas mais preliminares. Sakiris e Berle (2019) realizaram uma metanálise que examinou a eficácia do PU em um subconjunto de 15 estudos de resultados (N = 1.244) descrito na revisão de Cassiello-Robbins et al. (2020). Da mesma maneira que nas conclusões de Cassiello-Robbins et al., o PU foi associado a melhorias de grande tamanho de efeito em transtornos de ansiedade e depressão, TOC e transtorno da personalidade *borderline*. Além disso, as conclusões sugerem que o PU levou ao aumento do uso de estratégias adaptativas e à redução do uso de estratégias desadaptativas para a regulação emocional, bem como a melhoras no funcionamento e na qualidade de vida. Essa revisão metanalítica incluiu vários ensaios controlados e randomizados, inclusive um dos maiores ensaios sobre PU já feitos (N = 223), no qual comparamos a efetividade do PU aos protocolos consolidados para um único transtorno, como o transtorno de ansiedade social, o TOC e o TAG (Barlow et al., 2017). Naquele estudo em particular, em relação aos protocolos de transtorno único, o PU foi associado a menores taxas de abandono e levou a melhoras similares em uma variedade de resultados, incluindo a gravidade do diagnóstico, os sintomas de ansiedade e depressão, os ajustamentos sociais e laborais, a esperança, a qualidade de vida, o afeto positivo e vários transtornos comórbidos (Barlow et al., 2017; Gallagher et al., 2020; Steele et al., 2018; Wilner Tirpak et al., 2019), tanto ao término do tratamento quanto no seguimento de seis meses. Esses dados sustentam a eficácia do PU aplicado a uma variedade de populações e sintomas. A seguir, veremos uma explicação completa desse protocolo e a descrição de sua aplicação com um paciente em uma apresentação complexa, ainda que comum.

VARIÁVEIS DO TRATAMENTO

Setting

O PU foi administrado em vários *settings* diferentes, incluindo centros médicos, unidades de internação e mesmo abrigos para moradores de rua, mas o *setting* mais comum foi o de consultório. Nosso próprio *setting* de consultório foi o Center for Anxiety and Related Disorders (CARD), da Boston University. Nossa clínica recebe mais de 600 novos pacientes por ano, e a muitos deles se oferece tratamento após a avaliação inicial de admissão. O CARD, além de ter psicólogos e psiquiatras em sua equipe, também é um centro de formação para estudantes de doutorado e residentes em psiquiatria, e diversos estudos de tratamento e pesquisa financiados pelo National Institutes of Health (NIH) costumam estar em andamento nele. Com relação ao perfil do diagnóstico dos pacientes que buscam tratamento, o diagnóstico mais comum é o TAG, seguido de fobia social, TP/A, fobias específicas, TOC e TEPT, mas se avalia e se trata a gama completa de transtornos do "espectro neurótico". Uma pequena porcentagem recebe dois "diagnósticos principais", referentes aos casos em que dois diagnósticos separados são considerados de igual gravidade.

Antes da avaliação de admissão, cada paciente recebe por correio um conjunto de questionários para que preencha e traga à avaliação, cujos escores são calculados e interpretados depois da entrevista. A maior parte da consulta de admissão diz respeito à administração da Entrevista Estruturada para Transtornos de Ansiedade para DSM-5 (ADIS-5; Brown, Di Nardo, & Barlow, 2014). Após a finalização de todo o processo de avaliação, os diagnósticos de consenso são determinados durante uma reunião semanal de equipe, depois da qual o paciente é informado sobre o diagnóstico e as recomendações de tratamento. Com base nas informações da entrevista, pode-se oferecer ao paciente uma das várias opções de tratamento do centro, encaminhamento a um ensaio clínico se o paciente se qualificar a tratamento totalmente sem custos ou um encaminhamento a um profissional da comunidade.

Formato

O tratamento com PU geralmente é realizado em formato individual, embora ele tenha sido feito com sucesso em formato de grupo, com pacientes que tinham diagnósticos principais mistos de transtornos emocionais (Bullis et al., 2015; de Ornelas Maia, Nardi, & Cardoso, 2015; Reinholt et al., 2017). O tratamento descrito neste capítulo reflete o protocolo de tratamento individual, que permite dar mais atenção à descrição e à aplicação de componentes de tratamento durante cada sessão. Contudo, quando administrado em *setting* de grupo, os pacientes identificaram com facilidade os aspectos comuns entre suas diversas queixas, e essa compreensão muitas vezes criava um vínculo forte entre os membros do grupo. Portanto, pode ser útil adaptar o protocolo para tratamento em grupo, como fizemos no CARD.

Variáveis do terapeuta

O PU tem sido administrado por terapeutas com graus variados de experiência clínica e especialização no protocolo. Segundo nosso conhecimento, tanto os terapeutas iniciantes (mesmo os que nunca tenham tido experiência com tratamento cognitivo-comportamental) quanto os terapeutas mais experientes (isto é, com quatro anos ou mais de experiência em tratamento) têm conseguido adaptar o PU sem grandes dificuldades. Com certeza, uma formação em técnicas cognitivo-comportamentais pode ajudar no uso do protocolo (p. ex., facilitando a reavaliação cognitiva, e elaborando e realizando exposições). Evidências sugerem algum benefício da experiência do terapeuta, pelo menos ao tratar TP/A com um protocolo muito estruturado de TCC (Huppert et al., 2001).

O PU compreende cinco módulos, que focam mecanismos compartilhados e associados ao neuroticismo e à desregulação emocional, em especial a avaliação negativa e a evitação de experiências emocionais intensas (Sauer-Zavala et al., 2012) que estão por trás de todos os tipos de ansiedade, depressão e transtornos relacionados (Barlow, Sauer-Zavala, et al., 2014). Em todos esses módulos centrais e no protocolo, de forma geral, os exercícios do tratamento enfocam a evocação e a mudança de respostas a uma variedade de emoções e gatilhos emocionais. Talvez um dos aspectos mais desafiadores para o terapeuta é ser capaz de criar e usar com eficácia exposições que provoquem emoções, o que começa no início do tratamento e continua ao longo dele. Mais importante, o terapeuta deve poder sentir quando um paciente está evitando o processo de vivenciar, expressar ou aceitar as emoções, e isso muitas vezes é indicado por sinais comportamentais muito sutis, como evitar olhar nos olhos, mudar de assunto, chegar tarde à sessão e não realizar (ou "fazer demais") os trabalhos de casa. Cada um desses comportamentos representa tentativas de controlar emoções desconfortáveis, seja por meio de evitação direta, seja por meio de controle exagerado. É essencial que o terapeuta consiga reconhecer e tratar esses comportamentos quando eles acontecerem, dando, assim, a oportunidade para uma exposição eficaz das emoções e discussão da evitação, a fim de facilitar o processamento emocional.

Um segundo desafio para o terapeuta é ser capaz de tolerar e vivenciar a expressão das emoções pelo paciente. É comum que terapeutas menos experientes rapidamente "racionalizem" as reações emocionais do paciente, o que só faz alimentar o ciclo de emoções e evitação. Em todos os passos, o terapeuta deve estimular a expressão e a aceitação das emoções, ao mesmo tempo que guia o paciente sobre como "examiná-las", sem deixar que a emoção "tome conta". Nesses casos, seguir o modelo de um terapeuta experiente e/ou uma supervisão prolongada podem representar uma instrução útil para terapeutas menos experientes.

Variáveis do paciente

Como mencionado anteriormente, a taxa de comorbidade entre pacientes com um transtorno principal de ansiedade ou do humor é de aproximadamente 55% (Brown, Campbell, et al., 2001), dependendo do diagnóstico principal. Na maioria dos protocolos de TCC, os diagnósticos comórbidos nunca são foco do tratamento, embora o tratamento bem-sucedido de um transtorno de ansiedade principal muitas vezes resulte em redução da comorbidade (p. ex., Allen et al., 2010; Brown, Antony, & Barlow, 1995; Davis, Barlow, & Smith, 2010). Em um estudo recente feito por nosso grupo de pesquisa, o PU e os protocolos para um único transtorno tiveram o mesmo nível de eficácia na redução de sintomas de transtornos emocionais comórbidos logo após o fim do tratamento (Steele et al., 2018). Uma das vantagens de uma abordagem unificada de tratamento é que os sintomas relacionados a diagnósticos comórbidos podem ser discutidos em sessões de tratamento, e podem até ser o foco de uma exposição a emoções. Por exemplo, um paciente com TAG que tenha preocupações crônicas com questões cotidianas também pode se sentir ansioso em situações sociais, de forma que a exposição emocional desse paciente na sessão pode ser uma conversa com um estranho ou falar a um grupo pequeno de pessoas. Ao contrário de protocolos tradicionais, o alvo do tratamento está em experimentar qualquer emoção, o que pode ser particularmente benéfico para pacientes com comorbidade significativa ou para aqueles que gostariam de tratar de diversas questões durante o decorrer do tratamento.

Tratamento medicamentoso simultâneo

Muitos pacientes que se apresentam para tratamento também estão tomando alguma medicação psicoativa. No CARD, os pacientes devem ter estabilizado a dosagem de medicação antes da entrevista de admissão, para que o terapeuta tenha um quadro claro dos sintomas atuais (diferentemente dos sintomas que podem ser causados pela introdução ou remoção da medicação). Enquanto o uso simultâneo de medicações como inibidores seletivos da recaptação de serotonina (ISRSs) e inibidores seletivos da recaptação de serotonina e noradrenalina (ISRSNs) não parece ter um impacto inicial negativo no resultado do tratamento, uma vez removida a medicação, as evidências sugerem que os pacientes que receberam somente a medicação ou TCC associada à medicação têm mais probabilidades de recaída (p. ex., Barlow, Gorman, Shear, & Woods, 2000; Heimberg et al., 1998; Liebowitz et al., 1999). Os mecanismos específicos subjacentes ao retorno dos sintomas não estão claros, embora alguns autores tenham sugerido a possibilidade de os pacientes atribuírem o sucesso do tratamento ao uso de medicação e, uma vez retirada, não acreditam mais na sua capacidade de administrar os sintomas. Entretanto, em uma pesquisa usando os dados de um estudo multicêntrico comparativo para tratamento do transtorno de pânico, os resultados indicaram que os pacientes que receberam TCC mais placebo tiveram a mesma probabilidade de acreditar que tinham recebido medicação dos que aqueles que realmente a receberam (Raffa et al., 2008). Mesmo assim, os que estavam na condição de TCC mais placebo tiveram menos probabilidades de ter recaídas, em comparação com os que receberam TCC mais medicação ou somente medicação. Assim, parece improvável que as taxas mais elevadas de recaída na condição de medicação se devessem exclusivamente a essa "hipótese de atribuição". Uma outra hipótese para explicar maior recaída entre os pacientes que receberam tratamento psicofarmacológico é que a medicação proporciona um efeito "protetor" não intencional contra o aumento da excitação fisiológica e da ansiedade. Entretanto, evocar ansiedade e pânico é um componente fundamental dos protocolos de TCC, de forma que os pacientes que estejam tomando medicação (1) podem ter experimentado sensações físicas mais intensas quando a medicação foi removida e/ou (2) nunca conseguiram confrontar integralmente a excitação fisiológica e o pânico durante o tratamento. Entretanto, essas hipóteses ainda precisam ser investigadas completamente.

Uma consideração frequente é o uso de benzodiazepínicos segundo a necessidade durante o decorrer do tratamento. Seguindo concepções explicadas no PU, qualquer estratégia usada para reduzir a intensidade das emoções no momento é considerada uma estratégia de evitação emocional e acaba por contribuir para níveis mais elevados de ansiedade e reatividade emocional. Sendo assim, o uso de benzodiazepínicos (ou outros medicamentos de ação rápida) não é recomendado, principalmente se a pessoa levar consigo a medicação como sinal de segurança.

AVALIAÇÃO

Estudo de caso

"Marianne" era uma mulher solteira de 43 anos que estava desempregada havia oito meses. Antes disso, ela havia trabalhado como supervisora em uma grande empresa de biotecnologia, mas foi demitida em virtude de profundas mudanças na companhia e, desde então, não conseguia encontrar um novo emprego. Marianne procurou nosso Centro em busca de ajuda não somente devido ao considerável sofrimento emocional dos últimos tempos, mas também pela história de uma vida inteira de depressão e ansiedade que, segundo ela, interferia em sua carreira e seus relacionamentos (especialmente os românticos) ao longo de toda a sua vida. Embora ela jamais houvesse buscando tratamento, a perda recente e inesperada de seu emprego aumentou seus sentimentos de depressão e sua ansiedade. Ela recentemente também teve um inesperado ataque de pânico em um ônibus, algo por que jamais havia passado antes. Marianne, então, deu-se conta de que já não podia mais ignorar seus sintomas.

Durante a entrevista de admissão, Marianne afirmou que vinha se sentindo cada vez mais deprimida havia vários meses. Ela descreveu se sentir muito letárgica e tendo dificuldade para se motivar para procurar um novo emprego e se candidatar a ele. Isso se devia, em parte, à sua dificuldade de se concentrar nas tarefas, o que era necessário tanto para ler os anúncios de emprego quanto para completar as fichas para se candidatar a eles. Ela também achava difícil assistir à televisão ou ler livros, pois não conseguia focar nas informações, e se senta muito "inquieta". Marianne relatou que passava muito tempo em seu apartamento e que evitava atividades que outrora apreciava, como passar tempo com suas duas melhores amigas e fazer jardinagem. Essa mudança era particularmente significativa para Marianne, pois ela não tinha um círculo social muito grande e estava distante de sua família; suas duas amigas eram suas principais fontes de apoio social. Da mesma maneira, a jardinagem tinha sido uma atividade que sempre melhorava seu humor, mas ela já não se sentia motivada para cuidar de seu jardim. Ela se sentia culpada por evitar essas atividades, embora não conseguisse se forçar a ser mais ativa. Marianne também relatou que dormia de madrugada, pois tinha dificuldade de cair no sono à noite. Levantar-se tarde piorava ainda mais seus sentimentos de que ela não tinha valor algum, criando um círculo vicioso de sono ruim e desânimo. Marianne disse que os sintomas de depressão eram parte de sua vida desde sempre, embora não conseguisse se lembrar de ter se sentido tão mal quanto agora. Desde sua infância ela tinha um histórico de desesperança e baixa autoestima crônicas, bem como falta de energia. Ela atribuía sua experiência de depressão contínua ao longo da vida a ter crescido em um ambiente familiar disfuncional e caótico. Seu pai lutava contra o alcoolismo, e uma de suas irmãs nascera com uma séria condição cardíaca que exigiu muitos cuidados e atenções durante toda a sua infância. Seus pais raramente estiveram disponíveis emocionalmente para Marianne, e assim ela aprendeu a atender às suas necessidades de modo a não criar um estresse adicional para eles. Além disso, o alcoolismo de seu pai lhe aumentava a ansiedade, devido a seu humor imprevisível. Quando bebia, ele podia se tornar irascível e abusar verbalmente de Marianne e sua irmã, embora nunca fosse violento em termos físicos.

Marianne também descreveu o histórico de ansiedade e preocupação que acompanhavam sua depressão ao longo de sua vida. Ela se preocupava com a saúde e os relacionamentos de seus familiares, assim como seu próprio futuro. Na escola, ela era uma aluna excelente, mas afirmou que frequentemente ficava paralisada com ansiedade ao pensar nas provas e nos temas que tinha de fazer. Atualmente, Marianne evitava ler jornais ou o noticiário *on-line*, pois essas informações acionavam seus gatilhos de preocupação com as mudanças climáticas e "a situação do mundo". Incapaz de parar de se preocupar, Marianne descobriu que evitar os gatilhos era sua única estratégia para o controle da ansiedade. Ela relatou que estava inquieta, mas também exausta na maior parte do tempo. Ela também sofria de tensão crônica nos músculos. Marianne descreveu que se preocupava com tanta frequência (em particular nos últimos oito meses), que as tarefas facilmente se tornavam sufocantes, o que interferia nos passos que ela precisava tomar para encontrar um novo emprego. Ela também relatou a interferência das preocupações e da ansiedade em seus relacionamentos sociais, pois muito de seus amigos eram extremamente bem-sucedidos, o que a fazia se preocupar, pensando que eles já não queriam ser seus amigos, pois ela não era "boa o suficiente" para eles.

Por fim, Marianne também descreveu sentir frequentes dores de cabeça e, ocasionalmente, enxaquecas nos últimos anos. Ela relatou que, na maioria dos dias, acordava com uma leve dor de cabeça, que piorava lentamente ao longo do dia, tornando difícil para ela se concentrar no que estava fazendo. Ela disse que a dor piorava nos dias próximos ao início de seu ciclo menstrual e que não conseguira fazer um tratamento suficiente para seus sintomas com os medicamentos prescritos por um neurologista com quem estava consultando. As dores de cabeça estavam presentes em 90% dos dias e faziam com que ela evitasse ainda mais as atividades e seus amigos.

Uma avaliação objetiva do estado emocional de Marianne feita com o uso de questionários de autoavaliação resultou em um escore de 53 pontos no Inventário de Depressão de Beck-II (Beck Depression Inventory-II [BDI-II]; Beck, Steer, & Brown, 1996), o que significava uma depressão grave; e um escore de 65 no Questionário de Preocupação do Estado da Pensilvânia (Penn State Worry Questionnaire [PSWQ]; Meyer, Miller, Metzger, & Borkovec, 1990), refletindo níveis moderados de preocupação. Seu escore de 18 pontos na Escala Geral de Gravidade e Prejuízo da Depressão (Overall Depression Severity and Impairment Scale [ODSIS]; Bentley, Gallagher, Carl, & Barlow, 2014) e de 12 pontos na Escala Geral de Gravidade e Prejuízo da Ansiedade (Overall Anxiety Severity and Impairment Scale [OASIS]; Campbell-Sills et al., 2009; Norman, Cissell, Means-Christensen, & Stein, 2006) foi consistente com essas outras medidas, sugerindo níveis graves de depressão e níveis de ansiedade entre moderados e graves, respectivamente. Uma entrevista para diagnóstico usando o Anxiety and Related Disorders Interview Schedule for DSM-5 — Lifetime Version (ADIS-5L; Brown & Barlow, 2014) revelou um diagnóstico principal de transtorno depressivo maior (TDM), episódio único, grave em uma classificação de gravidade clínica (*clinical severity rating* — CSR; descrita a seguir) de 7, em uma escala de 0 a 8 pontos (veja a seguir), e um diagnóstico adicional de transtorno depressivo persistente, com início precoce (CSR = 5). Marianne não recebeu um diagnóstico separado de TAG, uma vez que seus sintomas de ansiedade e preocupação estavam presentes havia tanto tempo quanto o transtorno depressivo persistente e, portanto, foram incluídos nesse diagnóstico.

Entrevistas

Existem várias entrevistas clínicas estruturadas e semiestruturadas que podem ser adequadas para diagnosticar transtornos emocionais. A Entrevista Clínica Estruturada para o DSM-V (SCID-5; First, Williams, Karg, & Spitzer, 2016) é muito usada e avalia diagnósticos. Por ser extremamente estruturada e tratar apenas da contagem de sintomas atuais, essa entrevista adquire um alto grau de confiabilidade entre avaliadores para muitos diagnósticos. Contudo, não inclui avaliação dimensional de frequência e gravidade de sintomas, de forma que pode ser menos útil para elaborar um perfil mais detalhado dos transtornos emocionais.

A ADIS-5 (Brown et al., 2014), uma entrevista de diagnóstico clínico semiestruturada, enfoca os diagnósticos do DSM para ansiedade, TOC e transtornos relacionados, e transtornos ligados a traumas e fatores de estresse e os estados do humor que os acompanham, bem como transtornos somáticos e dissociativos e transtornos relacionados a substâncias e adições. As informações derivadas da entrevista usando o ADIS possibilitam aos profissionais determinar diagnósticos diferenciais e obter uma compreensão clara do nível e da gravidade de cada diagnóstico. Os diagnósticos principal e adicionais têm atribuído a si uma avaliação de gravidade CSR em uma escala de 0 (*Sem sintomas*) a 8 (*Sintomas extremamente graves*), com uma classificação de 4 ou acima (*Definitivamente prejudicial/incapacitante*) passando do limiar clínico para critérios diagnósticos do DSM. As perguntas sobre ideação suicida fazem parte da entrevista. Uma versão anterior do ADIS baseada nos critérios do DSM-IV demonstrou confiabilidade entre avaliadores entre aceitável e excelente para ansiedade e transtornos do humor (Brown, Di Nardo, Lehman, & Campbell, 2001).

Outras duas medidas avaliadas por clínicos que proporcionam uma gama mais ampla de escores são:

1. Guia de Entrevista Estruturada para a Escala Hamilton de Classificação de Ansiedade (Structured Interview Guide for the Hamilton Anxiety Rating Scale — SIGH-A; Shear, Vander Bilt, & Rucci, 2001);
2. Guia de Entrevista Estruturada para a Escala Hamilton de Classificação de Depressão (Structured Interview Guide for the Hamilton Depression Rating Scale — SIGH-D; Williams, 1988).

O SIGH-A foi desenvolvido para criar um formato estruturado para administrar a Escala Hamilton de Classificação de Ansiedade (HARS; Hamilton, 1959). Os respondentes devem indicar a presença e a gravidade de uma série de sintomas que podem ter se apresentado na última semana, incluindo humor ansioso, tensão, problemas de sono, irritabilidade, e assim por diante. O profissional também deve avaliar o comportamento do paciente na entrevista. A SIGH-A inclui instruções específicas sobre administração e pontos fundamentais para atribuição de classificações de gravidade. Esse instrumento demonstrou ter boa confiabilidade entre avaliadores e no teste-reteste (Shear et al., 2001). Além disso, os escores são semelhantes à HARS (embora constantemente mais elevados).

Assim como a SIGH-A, a SIGH-D foi desenvolvida para dar instruções mais específicas para administração e escore da Escala Hamilton de Classificação de Depressão (HDRS; Hamilton, 1960). Mais uma vez, pergunta-se aos pacientes sobre a presença e a gravidade de uma série de sintomas depressivos na semana anterior, incluindo humor depressivo, ideação suicida, fadiga, sensações de desamparo, perda de peso, e assim por diante. A SIGH-D também demonstrou boa confiabilidade entre avaliadores e no teste-reteste e produz escores semelhantes aos da HDRS (Williams, 1988).

Avaliações médicas

Geralmente, são indicadas avaliações médicas antes de firmar diagnóstico e iniciar o tratamento, para descartar causas orgânicas para os sintomas de transtornos emocionais. Alguns problemas, como hipotireoidismo, hipertireoidismo, hipoglicemia, prolapso da válvula mitral ou abstinência de álcool ou drogas podem gerar problemas semelhantes aos associados a TAG ou TP/A. Embora o diagnóstico dessas condições de saúde não afaste a necessidade de uma avaliação psicológica, costuma-se recomendar que elas sejam examinadas por um médico, porque poderá haver indicação de um tratamento clínico alternativo.

Automonitoramento

Os formulários de automonitoramento são uma parte importante do protocolo de tratamento, por várias razões. Em primeiro lugar, o terapeuta consegue discutir situações ou eventos específicos que aconteceram na semana anterior e que podem ter contribuído para reações emocionais. Esses registros podem facilitar discussões de conceitos presentes durante as sessões e ajudar o terapeuta a integrar os componentes do tratamento geral aos sintomas específicos do paciente. Em segundo, algumas evidências sugerem que a lembrança retrospectiva que os pacientes têm de episódios de ansiedade podem ser exageradas, especialmente quando se lembram de ataques de pânico (Margraf, Taylor, Ehlers, Roth, & Agras, 1987; Rapee, Craske, & Barlow, 1990). Os formulários de automonitoramento possibilitam uma descrição prospectiva e talvez mais precisa dos episódios de ansiedade, e podem, assim, ser mais úteis terapeuticamente. Além disso, coerente com os temas delineados no PU, acredita-se que a prática da consciência das emoções no momento presente seja um componente importante para mudar padrões desadaptativos de resposta emocional. A própria natureza do automonitoramento requer que o paciente se desconecte, mesmo que por pouco tempo, do processo ansioso habitual para anotar pensamentos, sentimentos e comportamentos concretos, ajudando-o a começar a adotar uma postura mais objetiva em relação a suas próprias experiências emocionais. O desenvolvimento desse hábito acaba por ajudar os pacientes a começar a mudar as reações emocionais e os comportamentos resultantes.

Os formulários de tratamento usados no PU incluem automonitoramento para consciência emocional, pensamentos automáticos, evitação de emoções, bem como formulários que acompanham exposição interoceptiva e situacional baseada na exposição às emoções. A Figura 6.1 ilustra o Formulário Seguindo o seu ARCO (Antecedente Resposta Consequência; Following Your ARC Form), que foi projetado para ajudar os pacientes a acompanhar suas experiências emocionais durante as fases iniciais do tratamento (veja a descrição de ARCO a seguir). À medida que são introduzidas novas habilidades para responder às emoções de uma forma mais adaptativa, serão utilizadas outras formas de automonitoramento. Por exemplo, os pacientes são solicitados a monitorar situações, identificar comportamentos emocionais e ações alternativas, assim como as consequências imediatas e em longo prazo de cada ação alternativa no Formulário Enfrentando Comportamentos Emocionais (Countering Emotional Behaviors Form) (veja a Fig. 6.2).

Vários problemas podem surgir com a introdução e o preenchimento de formulários de automonitoramento. Em primeiro lugar, alguns pacientes podem não cumprir a tarefa de preencher os formulários de monitoramento e os trabalhos de casa, o que é uma questão importante a ser tratada na sessão. Adotar uma abordagem que potencialize a motivação, evocar razões subjacentes à ambivalência do paciente em relação a fazer o trabalho de casa ou o monitoramento pode ser uma técnica valiosa (ou seja, evocar razões pelas quais o paciente possa não querer fazer o trabalho de casa e benefícios percebidos de não o fazer). Esse processo é crucial, uma vez que permite ao terapeuta identificar avaliações cognitivas desadaptativas e razões emocionais que contribuam para o não preenchimento dos formulários de monitoramento. Uma vez identificadas essas razões, também podem ser usadas estratégias terapêuticas, como reavaliação cognitiva, para aumentar a disposição dos pacientes para preencher formulários de trabalho de casa, ao tratar de algumas das razões levantadas pelo paciente para o descumprimento. Além disso, refletir seletivamente sobre os benefícios de fazer o trabalho de casa e os custos associados a não o fazer pode ajudar a construir a motivação para preencher os formulários. Em alguns casos, principalmente quando a autoeficácia do paciente para fazer isso é baixa, o próprio preenchimento dos formulários de trabalho de casa pode se tornar uma exposição a emoções, e o avanço em direção a esse objetivo também deve ser reforçado de modo adequado.

Outro problema comum com a realização do automonitoramento pode ser a tendência de alguns pacientes (especialmente aqueles com características mais obsessivas ou "perfeccionistas", como em TAG e TOC) a exagerar no preenchimento, ou seja, o paciente pode escrever uma descrição extremamente longa e envolvida de uma situação e de suas reações a ela. Isso é comum com pacientes que sentem que precisam "descarregar" todas as informações sobre o evento. Embora o paciente esteja fazendo o trabalho de casa, seu envolvimento exagerado pode estar facilitando o processo de ansiedade e preocupação. Se isso ficar visível, o terapeuta poderá discutir a tendência a se envolver demasiadamente no trabalho de casa como um comportamento emocional e encorajar o monitoramento de situações e eventos usando descrições de uma ou duas palavras, ou mesmo implementar um limite de tempo para ajudar a garantir que os pacientes não passem longos períodos gerando descrições.

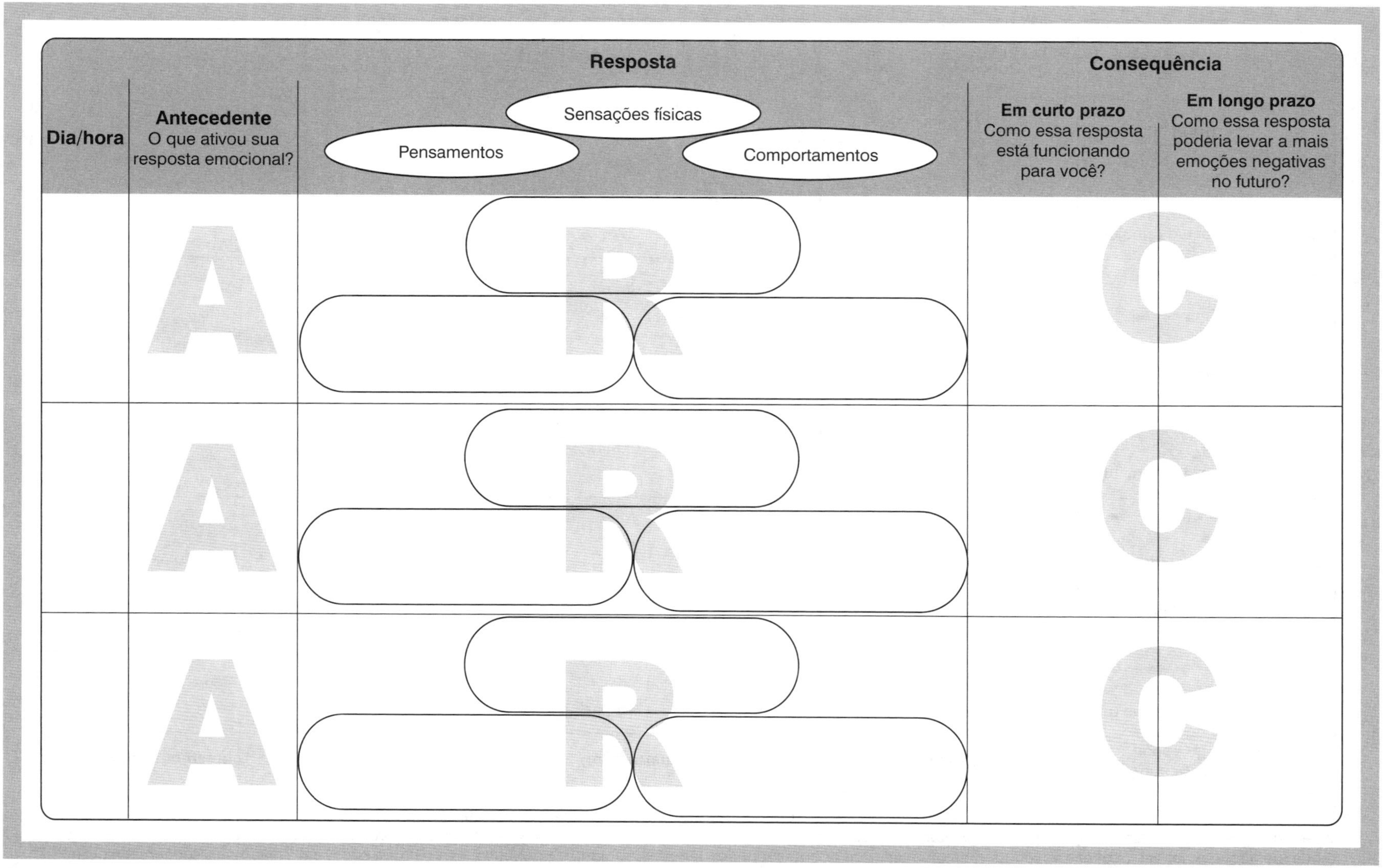

FIGURA 6.1 Formulário Seguindo o seu ARCO. Reimpressa com permissão de Oxford University Press.

Use este formulário para ajudá-lo a pensar em *ações alternativas* para os comportamentos emocionais que você gostaria de mudar. Use a primeira coluna para identificar situações que trazem emoções fortes e use a segunda coluna para anotar as emoções que normalmente surgem nessa situação. Na terceira coluna, anote o(s) comportamento(s) emocional(is) que você costuma ter. Por fim, use as duas últimas colunas para fazer um *brainstorming* de ações alternativas e para considerar as consequências em curto prazo e em longo prazo de se envolver em um novo comportamento.

Situação/gatilho	Emoção(ões)	Comportamento emocional	Ação(ões) alternativa(s)	Consequências das ações alternativas
				Em curto prazo: Em longo prazo:
				Em curto prazo: Em longo prazo:
				Em curto prazo: Em longo prazo:

FIGURA 6.2 Formulário Enfrentando Comportamentos Emocionais. Reimpressa com permissão de Oxford University Press.

Questionários

Em nossa pesquisa, vários questionários de autoavaliação são usados no decorrer do tratamento. Descrevemos a maioria deles aqui, entendendo que, por razões exclusivamente clínicas, seria necessário apenas um subconjunto. Dois questionários gerais (não específicos em termos de diagnóstico) destinados a medir sintomas e prejuízos associados a esses sintomas são administrados semanalmente, antes da sessão, para acompanhar sintomas e prejuízos durante todo o tratamento. Uma bateria maior de questionários é administrada antes, no meio e depois do tratamento para se obter uma visão mais abrangente das preocupações apresentadas pelos pacientes, bem como seu funcionamento geral e sua qualidade de vida. Essa bateria inclui questionários gerais (medidas destinadas a avaliar uma série de sintomas associados a transtornos de ansiedade e de humor, bem como medidas relacionadas a transtornos específicos, concebidos para acompanhar os sintomas associados a esses transtornos).

Medidas gerais semanais

A OASIS (Campbell-Sills et al., 2009; Norman et al., 2006), um questionário breve, de cinco itens, desenvolvido como medida contínua da gravidade e dos prejuízos causados pelos sintomas relacionados à ansiedade, pode ser usada em diferentes transtornos de ansiedade, com vários deles ao mesmo tempo, além de sintomas de ansiedade subclínica. Essa medida tem boa coerência interna, excelente confiabilidade teste-reteste e validade convergente e divergente (Campbell-Sills et al., 2009; Norman et al., 2006). A ODSIS (Bentley et al., 2014), uma adaptação direta da OASIS, foi modificada para ser aplicável à depressão. É um questionário breve, de cinco itens, que avalia a gravidade e os prejuízos dimensionais dos sintomas relacionados à depressão e que pode ser usado em todos os transtornos depressivos, com apresentações de comorbidade variadas e sintomas depressivos subclínicos. Ambas as medidas se concentram na gravidade e nos prejuízos associados a sintomas específicos durante a semana anterior, oferecendo uma medida geral, não específica em termos de diagnóstico, destinada a acompanhar as mudanças à medida que elas ocorrem durante o tratamento.

Medidas gerais opcionais

Na Escala de Afeto Positivo e Negativo (Positive and Negative Affect Scale — Trait version — PANAS; Watson, Clark, & Tellegen, 1988), uma medida breve, confiável e válida de afeto positivo e negativo, os indivíduos avaliam a frequência com que experimentam 20 palavras relacionadas a sentimentos ou emoções *em geral*. A PANAS avalia afeto negativo central e déficits no afeto positivo nos transtornos com essa característica (ou seja, agorafobia, transtorno de ansiedade social, depressão) e é útil para determinar mudanças nos afetos positivo e negativo ao longo do tratamento. Em um esforço para estabelecer o grau de interferência dos sintomas em vários domínios de vida, a Escala de Trabalho e Ajuste Social (Work and Social Adjustment Scale [WSAS]; Hafner & Marks, 1976) inclui cinco itens que pedem aos participantes para classificar o grau de interferência causada pelos sintomas em seu trabalho, na administração do lar, no lazer privado, no lazer social e nas relações familiares. A WSAS, uma medida descritiva de interferência subjetiva em vários domínios de vida, já foi usada com sucesso em estudos anteriores (p. ex., Brown & Barlow, 1995).

Medidas de qualidade de vida e bem-estar

O Questionário de Satisfação com a Qualidade de Vida e o Prazer (Quality of Life and Enjoyment Satisfaction Questionnaire — QLESQ; Endicott, Nee, Harrison, & Blumenthal, 1993), uma medida de 14 itens que avalia prazer e satisfação em diferentes áreas da vida na semana anterior, é muito usado e foi validado para uso em populações clínicas, demonstrando ser sensível à mudança. O Contínuo de Saúde Mental — Formulário Curto (Mental Health Continuum — Short Form — MHC-SF; Keyes, 2005, 2006; Keyes et al., 2008; Lamers, Westerhof, Bohlmeijer, ten Klooster, & Keyes, 2011; Westerhof & Keyes, 2009) é uma medida de 14 itens destinada a avaliar o bem-estar social, emocional e psicológico. A medida mostrou ter excelente coerência interna e validade discriminante em adolescentes e adultos nos Estados Unidos, na Holanda e na África do Sul (Keyes, 2005, 2006; Keyes et al., 2008; Lamers et al., 2011; Westerhof & Keyes, 2009).

Medidas relacionadas a diagnósticos específicos

Para além de medidas gerais (não relacionadas a diagnósticos específicos), é importante avaliar os sintomas ligados especificamente às preocupações apresentadas pelo indivíduo que são relacionadas a determinados diagnósticos. Usamos as seguintes medidas que avaliam a gravidade dos sintomas durante a semana anterior e que podem ser administradas como medidas de autoavaliação ou avaliadas pelo clínico, aumentando sua utilidade clínica. A Escala Obsessivo-Compulsiva de Yale-Brown (Yale-Brown Obsessive-Compulsive Scale — Y-BOCS-II; Storch et al., 2010) é uma versão revista da Y-BOCS (Goodman et al., 1989), elaborada para avaliar a presença e a gravidade dos sintomas de TOC.

A Escala de Gravidade do Transtorno de Pânico (Panic Disorder Severity Scale — PDSS; Shear et al., 1997), uma escala de sete itens, proporciona avaliações das principais características do transtorno de pânico (frequência do pânico, incômodo durante o pânico, ansiedade antecipatória, evitação de situações e sensações relacionadas ao pânico) e o grau de trabalho e insuficiência/prejuízo social devido ao TP/A.

A Escala de Ansiedade Social de Liebowitz (Liebowitz Social Anxiety Scale — LSAS; Liebowitz, 1987) é uma escala de 24 itens muito usada, elaborada para avaliar a gama de situações de interação e desempenho social que os pacientes com ansiedade social podem temer e/ou evitar (Heimberg et al., 1999; Safren et al., 1999).

A Escala de Gravidade do Transtorno de Ansiedade Generalizada (Generalized Anxiety Disorder Severity Scale — GADSS; Shear, Belnap, Mazumdar, Houck, & Rollman, 2006) é uma escala de seis itens que avalia as principais características do TAG.

A Escala para Sintomas de TEPT (PTSD Symptom Scale — PSS; Foa, Riggs, Dancu, & Rothbaum, 1993) é uma medida de 17 itens elaborada para avaliar os sintomas de TEPT segundo o DSM-IV. Cada item, correspondente a sintomas de TEPT, compreende uma breve pergunta que é classificada entre 0 (*Nenhum*) e 3 (*Cinco ou mais vezes por semana/Muito*). Essa medida resulta em um escore total de gravidade do TEPT, bem como subescores de Revivescência, Evitação e Excitação (Foa & Tolin, 2000).

Análise funcional

Independentemente do diagnóstico, é essencial fazer uma análise funcional clara do comportamento do paciente antes de se iniciar o tratamento. Vários componentes devem ser considerados quando se diagnostica um paciente com base em uma análise funcional. Eles incluem um exame atento da topografia de sintomas (incluindo duração da doença, sensações físicas, nível de incômodo e interferência de sintomas), gatilhos (situações, sintomas físicos, lugares, pensamentos, etc.), cognições (crenças sobre sintomas e avaliações equivocadas), respostas comportamentais às emoções (incluindo evitação de situações, lugares, pessoas ou gatilhos, bem como comportamentos de fuga) e as consequências de reações comportamentais (que limitam a qualidade de vida, reduzem a zona de conforto, etc.). O Formulário de Conceitualização do Caso do PU é apresentado na Figura 6.3; para uma descrição detalhada da avaliação transdiagnóstica e conceitualização do caso, veja Boettcher e Conklin (2018).

Marianne, no nível do diagnóstico, atendia aos critérios do que frequentemente chamamos "depressão dupla", pois ela sofria de um transtorno depressivo persistente ao longo de toda a sua vida, mas agora também estava tendo um episódio depressivo maior. Sua preocupação principal envolvia sentimentos significativos de depressão, fadiga, dificuldade de concentração e anedonia, e Marianne claramente cumpria os critérios de TDM, episódio único. Contudo, seus sentimentos de baixa autoestima, desesperança e fadiga também haviam estado presentes desde sua infância, embora Marianne conseguisse enfrentá-los, não obstante seu grave desconforto e a interferência em seus relacionamentos. Portanto, o diagnóstico de transtorno depressivo persistente também foi feito. Marianne também apresentava significativa ansiedade e uma preocupação incontrolável com seus familiares e a saúde deles, a situação do mundo e seus relacionamentos. Essas preocupações, embora fossem claramente significativas, apenas surgiam durante o transcurso do transtorno depressivo persistente. Por conseguinte, ainda que Marianne atendesse aos critérios diagnósticos para TAG, não foi feito um diagnóstico adicional.

Embora os sintomas de Marianne merecessem o diagnóstico de vários transtornos concorrentes, é importante observar que, no nível fenomenológico, esses sintomas específicos a um diagnóstico compartilhavam uma sobreposição significativa. Essa foi uma consideração importante para o tratamento, e justificou claramente que se tomasse uma abordagem transdiagnóstica unificada. Por exemplo, a baixa autoestima de Marianne, acionada por suas ruminações depressivas, resultavam em muita ansiedade e preocupação quando ela enfrentava situações nas quais estava sendo avaliada por outros. Por sua vez, essa ansiedade focada na avaliação negativa aumentava as crenças negativas de Marianne a respeito de si própria e de sua vida, retroalimentando seus comportamentos emocionais, como, por exemplo, isolar-se, o que era uma tentativa de evitar sentir-se ainda pior consigo mesma. Sem qualquer contato social ou experiência fora de seu apartamento, ela se tornou muito focada em seus sintomas físicos, particularmente em suas dores de cabeça, o que, então, lhe gerava ansiedade e obstáculos adicionais para a melhoria de seu funcionamento. Ao evitar se candidatar a empregos e se envolver com outras atividades que lhe provocavam ansiedade, Marianne de forma não intencional reforçava sua crença negativa de que era incompetente e não conseguiria fazer mudanças em sua vida. Marianne atribuía esse círculo negativo a suas experiências de infância, quando sua incapacidade de mudar suas dinâmicas familiares, em especial com seu pai, consolidou a sensação de que era muito difícil mudar suas circunstâncias. Assim, todas essas crenças, comportamentos e respostas fisiológicas interagiam com as experiências emocionais de Marianne, independentemente de sua classificação diagnóstica específica, e afetavam sua capacidade de funcionar de maneira adaptativa. O tratamento dos sintomas de Marianne por meio do PU, que foca em como as interações entre pensamentos, sentimentos e comportamentos em dado momento influenciam suas experiências emocionais como um todo e as ações subsequentes, nos permitiu focar diretamente nos padrões fenomenológicos da disfunção, em vez de focar no diagnóstico de um conjunto específico de sintomas em determinado momento.

COMPONENTES DO TRATAMENTO

A estrutura do PU apresenta cinco módulos centrais de tratamento e três módulos adicionais, que devem ser aplicados durante 12 a 18 sessões individuais de tratamento, de 50 a 60 minutos cada uma, realizadas semanalmente.

Paciente: ___________

APRESENTAÇÃO DOS PROBLEMAS:

EMOÇÕES DESCONFORTÁVEIS E FORTES:

REAÇÕES AVERSIVAS:

ENFRENTAMENTO EVITATIVO

ESCAPISMO/EVITAÇÃO SITUACIONAL:

EVITAÇÃO COMPORTAMENTAL SUTIL:

EVITAÇÃO COGNITIVA:

SINAIS DE SEGURANÇA:

PLANO DE TRATAMENTO: FOCO/APLICAÇÃO DOS MÓDULOS CENTRAIS

MÓDULO 3:

MÓDULO 4:

MÓDULO 5:

MÓDULO 6:

MÓDULO 7:

FIGURA 6.3 Formulário de Conceitualização do Caso do PU. Reimpressa com permissão de Oxford University Press.

Sessões finais poderão ser realizadas a cada duas semanas para permitir que os pacientes consolidem os ganhos e proporcionar uma espécie de "suavizador" fora da terapia semanal. Contudo, esse formato para as sessões finais não é uma exigência, e pode ser mais benéfico para o paciente continuar a ter sessões semanais, se ele tiver problemas para usar os conceitos do tratamento de forma constante, sem o reforço semanal das sessões. Portanto, o espaçamento das sessões finais é determinado pelo terapeuta, que leva em consideração o avanço do paciente e qualquer dificuldade prevista após o tratamento.

Os cinco módulos centrais do tratamento voltados aos aspectos do processamento e regulação emocional são os seguintes: (1) Aumento da Consciência de Emoções Voltadas ao Presente (Módulo 3); (2) Flexibilidade Cognitiva (Módulo 4); (3) Enfrentamento de Comportamentos Emocionais (Módulo 5); (4) Compreensão e Confrontação de Sensações Físicas (Módulo 6); e (5) Exposições à Emoção (Módulo 7). Precedendo esses componentes principais, há um módulo voltado a aumentar a motivação e a prontidão para a mudança e a adesão ao tratamento (Módulo 1 — Estabelecimento de Objetivos e Manutenção da Motivação), bem como um módulo introdutório que oferece psicoeducação sobre a natureza das emoções e uma estrutura para compreender as experiências emocionais (Módulo 2 — Entendimento das Emoções). Um módulo final analisa os avanços no decorrer do tratamento e desenvolve estratégias de prevenção de recaída (Módulo 8 — Reconhecimento das Conquistas e Visão para o Futuro). Esse tratamento, que ocorre em um contexto de provocação da expressão emocional (exposição à emoção) por meio de sinais situacionais, internos e somáticos (interoceptivos), bem como por meio de exercícios tradicionais de indução de humor, varia de paciente para paciente somente nos sinais situacionais e nos exercícios usados. Além disso, a "exposição" não é conceituada como um mecanismo de ação. Pelo contrário, provocar com sucesso emoções cria uma condição de *setting* para implementar os componentes essenciais de tratamento. A exposição a emoções começa com estímulos gerais (p. ex., indução de humor e provocação interoceptiva) e mais tarde é adaptada para responder às preocupações e aos sintomas específicos de cada paciente. Embora cada sessão aborde um componente específico do protocolo, a expectativa é de que os pacientes "levem consigo" para sessões futuras as estratégias que aprendem (p. ex., os pacientes aprendem estratégias de reavaliação cognitiva no Módulo 4, mas se espera que continuem a usá-las no restante do tratamento).

Módulo 1: Estabelecimento de Objetivos e Manutenção da Motivação

Neste módulo inicial do tratamento, que se baseia nos princípios e técnicas terapêuticas usados na Entrevista Motivacional (EM; Miller & Rollnick, 2013), os terapeutas trabalham para aumentar a prontidão e a motivação do paciente para a mudança de comportamento, e para fomentar um sentimento de autoeficácia ou a crença do paciente em sua capacidade de mudar. O módulo foi incluído no protocolo como resposta à recente pesquisa de Westra et al. (Westra, Arkowitz, & Dozois, 2009; Westra & Dozois, 2006) que sugeriu que a EM pode aumentar a eficácia da TCC para transtornos de ansiedade. Este módulo usa dois exercícios motivacionais específicos: (1) um exercício de balança decisional, em que o terapeuta trabalha com o paciente para identificar e pesar as vantagens e desvantagens de mudar ou permanecer o mesmo; e (2) um exercício de definição de objetivos do tratamento que ajuda os pacientes a articular mais claramente objetivos alcançáveis e concretos para o tratamento. Este módulo e os princípios e técnicas nele contidos são usados principalmente para ajudar a "preparar o terreno" para a aprendizagem posterior nos módulos principais. No entanto, os princípios também podem ser aplicados ao longo do tratamento para aumentar a adesão e manter a motivação do paciente para a mudança de comportamento.

Módulo 2: Entendimento das Emoções

Após a sessão inicial de aumento da motivação, os pacientes recebem psicoeducação sobre a natureza e a função das emoções, incluindo ansiedade, raiva, tristeza, vergonha/culpa e medo. Neste módulo (que costuma acontecer em uma a duas sessões), os pacientes recebem informações sobre as sequelas cognitivas, fisiológicas e comportamentais das reações emocionais e sobre a forma como esses três componentes interagem. É importante que o paciente comece a considerar que suas reações são funcionais e cumprem o propósito de fornecer informações sobre o ambiente, além de proteger contra danos. Em seguida, esse modelo de três componentes é aplicado a uma situação ou um evento recente que o paciente tenha vivido, de modo que ele possa compreender melhor os aspectos de cada componente e como eles interagem. Os pacientes também aprendem a monitorar e acompanhar suas respostas emocionais com mais atenção, e, como resultado, espera-se que desenvolvam uma maior consciência dos seus próprios padrões de resposta emocional, incluindo potenciais fatores de manutenção (p. ex., gatilhos comuns e/ou contingências ambientais).

Como observamos anteriormente, o PU usa a sigla ARCO para descrever a sequência de eventos ao redor das emoções. As emoções sempre têm como gatilho um evento, uma situação ou uma experiência conhecida como um *antecedente* (o A de ARCO). Frequentemente há múltiplos antecedentes, que podem incluir eventos recentes ou distantes. A *resposta* do indivíduo à experiência emocional (o R de ARCO) corresponde a todas as cognições, sensações somáticas e comportamentos do modelo de três componentes. Por fim, os resultados em curto e longo prazo da resposta emocional são denominados *consequências*, ou o CO de ARCO. Durante essa explicação, o terapeuta examina com clareza um exemplo com o paciente.

Outro aspecto importante da psicoeducação é o conceito de reforço negativo. Especificamente, essa é uma discussão detalhada de como a resposta comportamental do paciente a um episódio emocional (geralmente a fuga ou alguma forma de evitação emocional) é problemática porque reduz a emoção no curto prazo (isto é, removendo a pessoa do estímulo emocional), mas reforça o ciclo de emoções em longo prazo (ou seja, ensina à pessoa que fugir/evitar é a única maneira de gerenciar esses sentimentos no futuro). É extremamente importante que o paciente entenda a conexão entre as respostas comportamentais e o reforço da emoção, para que seja mais capaz de apreciar a finalidade e a função das exposições à emoção introduzidas em sessões futuras.

Módulo 3: Aumento da Consciência de Emoções Voltadas ao Presente

O primeiro módulo central (que normalmente dura uma ou duas sessões de tratamento) é voltado a ajudar os pacientes a identificar melhor como estão reagindo e respondendo às suas emoções, ao promover uma abordagem à experiência das emoções que seja menos baseada em julgamento e mais voltada ao presente. Muitas vezes, os pacientes informam sentir que suas emoções são confusas ou que parecem apenas acontecer "automaticamente" e/ou de tal maneira que estão fora de sua consciência imediata (ou seja, "inconscientemente"). Ao longo deste módulo, os pacientes aprendem a se conscientizar da interação entre pensamentos, sentimentos e comportamentos, e a ver as suas emoções de uma forma mais objetiva e com foco no presente. Isso ocorre no contexto específico da situação em que a experiência emocional está se desenrolando. O foco nas experiências do momento presente é importante, e se acredita que coloque o paciente em uma posição melhor para identificar mais claramente os padrões de resposta emocional e/ou as estratégias de regulação emocional que estão sendo empregadas na situação específica. Isso, por sua vez, torna o paciente mais capaz de modificar a resposta emocional de forma adaptativa, para torná-la mais constante ou compatível com as demandas situacionais ou motivacionais permanentes. Além disso, também se exploram reações secundárias às experiências emocionais do paciente, e o terapeuta introduz a ideia de que não são as emoções em si que são problemáticas, mas sim a forma como o paciente reage a elas. Como essas reações tendem a ser carregadas de julgamentos (p. ex., ver a ansiedade como um sinal de incapacidade de enfrentar, um indicativo de fraqueza ou um sinal de fracasso) e muitas vezes não se baseiam em informações contextuais do momento presente, elas podem impedir o processamento de informações potencialmente corretivas, que permitiriam uma mudança na resposta emocional. Espera-se que, à medida que desenvolvem uma postura menos julgadora em relação às suas emoções, os pacientes sejam mais capazes de identificar os pensamentos, as sensações físicas e os comportamentos específicos que possam estar contribuindo para seu desconforto, e, assim, estejam em uma posição melhor para implementar estratégias que alterem de forma adaptativa sua resposta emocional. Essas habilidades são desenvolvidas por meio da prática de breves exercícios de *mindfulness* e indução de emoções e de uma conferência de três pontos que usa a conscientização das emoções no contexto de uma situação que provoque emoções. A conscientização das emoções, portanto, também serve para facilitar a extinção da reatividade e do mal-estar associado a experiências emocionais.

Módulo 4: Flexibilidade Cognitiva

A terapia cognitiva, inicialmente desenvolvida por Aaron T. Beck para tratar a depressão (Beck, 1967; Beck, Rush, Shaw, & Emery, 1979; também discutida em profundidade em Young, Ward-Ciesielski, Rygh, Weinberger, & Beck, Cap. 7 deste livro), tornou-se uma parte fundamental dos tratamentos psicológicos. Os indivíduos com transtornos emocionais provavelmente terão avaliações e interpretações de eventos externos que são caracterizados por vieses cognitivos, como a tendência a superestimar a probabilidade da ocorrência de eventos negativos e a subestimar a capacidade de lidar com eles. Assim, o objetivo da terapia cognitiva é estimar objetivamente a probabilidade dessas avaliações negativas e incorporar outras, mais realistas e baseadas em evidências, sobre o desfecho de uma situação. À primeira vista, essa técnica pode parecer uma maneira de suprimir ou controlar pensamentos negativos ao "racionalizá-los", e é assim que às vezes a terapia cognitiva é usada incorretamente, como apontado por Hayes, Strosahl e Wilson (1999). Entretanto, essa estratégia também pode ser conceituada de uma perspectiva da regulação emocional, principalmente se as reavaliações forem consideradas uma das muitas interpretações possíveis de uma situação.

A meta principal deste módulo é estimular mais flexibilidade no pensamento (o módulo costuma ser administrado em uma ou duas sessões). Isso é feito inicialmente ajudando os pacientes a desenvolver um entendimento de como interpretam ou avaliam as situações, e como suas avaliações influenciam os padrões de resposta emocional, e, depois, os ensinando a gerar várias atribuições e avaliações alternativas quando vivenciarem fortes experiências emocionais. Como suas interpretações iniciais geralmente são mais negativas ou ansiosas, os pacientes são incentivados a ser mais flexíveis em sua forma de pensar (ou seja, gerar avaliações alternativas) e aprendem estratégias de reavaliação.

Da forma adaptada em nosso uso, o PU se concentra em corrigir duas avaliações equivocadas fundamentais encontradas com frequência em indivíduos com transtornos emocionais: a probabilidade de um evento negativo acontecer (superestimação de probabilidades) e as consequências se o evento negativo acontecer (catastrofização) (Barlow & Craske, 2007; Craske & Barlow, 2006). Embora várias outras avaliações equivocadas sejam observadas em outros protocolos tradicionais de TCC, a maioria delas pode ser condensada em uma das duas avaliações listadas aqui.

Módulo 5: Enfrentamento de Comportamentos Emocionais

O Módulo 5 geralmente compreende uma ou duas sessões. Este módulo foca no componente comportamental da emoção. Especificamente, os pacientes aprendem habilidades de avaliar e se preparar para mudar "comportamentos emocionais", que são aqueles que ocorrem como antecipação a uma emoção, ou como resposta a ela. Os comportamentos emocionais caem em duas categorias genéricas: comportamentos que previnem a experiência completa da emoção (evitação), ou comportamentos orientados pela própria emoção (comportamentos orientados pela emoção [COEs]). O conceito da evitação da emoção tende a ser particularmente importante para pacientes que não evitam as situações ou escapam fisicamente delas, mas, ainda assim, sofrem de altos níveis de ansiedade, sem muito alívio. O terapeuta deve transmitir a ideia de que, ainda que a pessoa esteja fisicamente envolvida com a situação, ela provavelmente se envolverá em vários outros comportamentos sutis a fim de prevenir a ativação emocional completa. *Qualquer* técnica ou estratégia que o paciente use para reduzir ou limitar emoções pode ser conceituada como estratégia de evitação emocional, e é essencial que a evitação emocional seja eliminada antes do envolvimento em exposições emocionais, para possibilitar o processamento emocional completo. Assim, para cada paciente, deve ser obtida uma descrição muito detalhada de estratégias de evitação emocional. Exemplos comuns de comportamentos emocionais associados a diferentes emoções são apresentados na Figura 6.4.

Dentro dos comportamentos emocionais, identificamos quatro categorias genéricas deles que servem como estratégias de evitação: (1) evitação ostensiva, (2) evitação comportamental sutil, (3) evitação cognitiva e (4) sinais de segurança. A *evitação ostensiva* se refere a evitar diretamente uma situação, tarefa, pessoa ou lugar em virtude da emoção antecipada que ela acionará. As estratégias *sutis de evitação emocional* podem consistir em uma série de comportamentos diferentes, com alguns deles ocorrendo mais frequentemente em alguns transtornos determinados. Por exemplo, evitar cafeína no transtorno de pânico ou na fobia social (antes de um compromisso social) é uma tentativa de impedir os sintomas fisiológicos de se tornarem fortes em situações que provocam ansiedade. Os pacientes com fobia social também podem evitar contato visual ou usar óculos escuros ao interagir em ambientes sociais. Os indivíduos com TAG podem exagerar no planejamento, na preparação, ou escrever listas de coisas a fazer, em uma tentativa de controlar desfechos potencialmente negativos. Ao mesmo tempo, a procrastinação também é uma forma de evitação comportamental sutil, se uma tarefa ou projeto específico parece gerar excitação emocional demais para o paciente. É muito importante realizar uma análise funcional dos comportamentos sutis para determinar os que são estratégias de evitação, ou seja, os comportamentos que servem para reduzir ou evitar a experiência emocional e são respostas funcionais a situações. Lembremos, também, que aquilo que pode representar estratégia de evitação para uma pessoa pode ser uma resposta funcional para outra. As estratégias de *evitação cognitiva* geralmente são mais difíceis de identificar, porque elas tendem a ocorrer fora da consciência do paciente. Algumas dessas estratégias incluem distração, "desligar-se", conferir listas mentalmente ou revisar conversas passadas. Contudo, os dados também sugerem que as preocupações e a ruminação funcionam, na verdade, como uma forma de regular e evitar as emoções (p. ex., Borkovec, 1994). A função da preocupação é possibilitar que a pessoa se prepare para uma possível ameaça. Entretanto, quando alguém vivencia preocupações crônicas e ansiedade associada, sua atenção está centrada no futuro, e não no momento presente. As pesquisas demonstraram que, ao se depararem com um evento emocionalmente excitante, os preocupados crônicos vivenciam o impacto emocional total daquele evento, porque (1) andaram se "estimulando" para que alguma coisa ruim acontecesse, e (2) seu foco já foi redirecionado a outros eventos negativos futuros (Borkovec, Hazlett-Stevens, & Diaz, 1999). Assim, a preocupação funciona como uma estratégia de evitação cognitiva e serve apenas como tentativa desadaptativa de obter controle de eventos futuros aparentemente incontroláveis. As obsessões, que são comuns aos indivíduos com TOC, também podem funcionar da mesma maneira.

Os *sinais de segurança* são mais comuns em pacientes com TP/A, embora também possam estar presentes em pessoas com TAG, TOC ou outros transtornos emocionais. Esses sinais incluem qualquer objeto que o paciente porte para se sentir mais seguro ou "confortável", particularmente se estiver entrando em uma situação emocionalmente excitante. Os sinais de segurança podem ir de medicação (como benzodiazepínicos para reduzir a excitação fisiológica ou medicação para desconforto gastrintestinal), frascos vazios de medicações, até objetos "da sorte" (p. ex., um talismã, um ursinho de pelúcia, a caneta "da sorte", etc.). Não importando qual o objeto em si, se sua função é ajudar o paciente a reduzir a excitação emocional no momento, então ele também é problemático, porque alimenta o ciclo de reforço negativo.

Emoção	Comportamento emocional	Tipo
Ansiedade	Caminhar, em vez de usar o transporte público	Ostensivo
	Evitar uma conversa com uma pessoa atraente	Ostensivo
	Enviar mensagens de texto nas festas para evitar conversas casuais	Comportamental sutil
	Dizer "Não sei"	Comportamental sutil
	Ouvir música enquanto caminha	Cognitivo
	Preocupar-se com a lista de tarefas de amanhã	Cognitivo
	Iniciar comportamentos de conferência (fechaduras, fogão, etc.)	COE
	Pedir reasseguramento	COE
Tristeza	Recusar convites para ver amigos	Ostensivo
	Evitar exercício físico	Ostensivo
	Falar em voz baixa	Comportamental sutil
	Ter o mínimo de contato visual	Comportamental sutil
	Assistir à televisão	Cognitivo
	Dormir excessivamente	Cognitivo
	Pensar em tudo o que você fez de errado	COE
	Adotar comportamentos autodestrutivos	COE
Raiva	Recusar-se a dirigir durante o horário de pico	Ostensivo
	Evitar conversar com pessoas provocativas	Ostensivo
	Fazer comentários agressivos	Comportamental sutil
	Fazer piadas depreciativas	Comportamental sutil
	Amaldiçoar em silêncio	Cognitivo
	Ruminar	Cognitivo
	Insultar alguém	COE
	Gritar com alguém ou agredi-lo fisicamente	COE
Culpa	Não dizer "não" a tarefas	Ostensivo
	Não expressar sua opinião	Ostensivo
	Mexer os pés ou as mãos inquietamente	Comportamental sutil
	Falar em voz baixa	Comportamental sutil
	Preocupar-se	Cognitivo
	Ruminar	Cognitivo
	Exagerar no pedido de desculpas	COE
	Fazer coisas "a mais" para "compensar por ter feito algo errado"	COE
Felicidade	Evitar atividades prazerosas	Ostensivo
	Evitar ter contato com pessoas agradáveis	Ostensivo
	Fazer comentários que prejudicam o aproveitamento de uma situação	Comportamental sutil
	Lembrar-se de que os sentimentos bons não duram	Comportamental sutil
	Preocupar-se	Cognitivo
	Ruminar	Cognitivo
	Fazer algo que faz com que nos sintamos mal	COE
	Exagerar nas atividades prazerosas a fim de não interromper os sentimentos bons.	COE

FIGURA 6.4 Exemplos de comportamentos emocionais. Reimpressa com permissão de Oxford University Press.

Além de alterar os padrões de evitação de emoções, este módulo também se concentra em ajudar os pacientes a identificar e, posteriormente, mudar COEs. Os dados e as hipóteses da ciência da emoção sugerem que a forma mais eficiente e eficaz de alterar emoções é mudar as respostas a elas (Barlow, 1988; Izard, 1971). Portanto, pode-se dizer que o mecanismo de mudança durante uma exposição é prevenir a tendência de ação associada a uma experiência emocional específica. Há várias décadas, as pesquisas tratam dessas tendências de ação, e sua modificação se tornou um importante componente de tratamento para ansiedade, assim como outros transtornos emocionais (Barlow, 1988; Linehan, 1993). Por exemplo, Beck et al. (1979) basearam grande parte de seu tratamento para depressão na mudança das tendências de ação de seus pacientes, que eram de se comportar de "maneira passiva, retardada e apática" (p. 312). Mais recentemente, as estratégias de ativação comportamental se tornaram uma característica central de tratamentos novos contra depressão (Dimidjian et al., 2006; Jacobson, Martell, & Dimidjian, 2001); para uma discussão mais profunda, ver Dimidjian, Martell, Herman-Dunn e Hubley (Cap. 9 deste livro).

Ao passo que a função das estratégias de evitação emocional é regular ou suprimir as emoções, os COEs incluem um conjunto específico de comportamentos reativos associados com cada emoção. Por exemplo, o COE para um ataque de pânico é escapar (luta ou fuga), e para a ansiedade é a hipervigilância. Da mesma forma, a emoção da raiva evoca um COE caracterizado por atacar/defender, e o COE para a tristeza é a redução e a retração cognitiva, emocional. É importante observar, contudo, que o terapeuta deve se concentrar em mudar *todos* os comportamentos emocionais, desde mudar os COEs até prevenir todos os tipos de evitação emocional. Por exemplo, um paciente com fobia social pode conseguir manter contato visual e se envolver integralmente em situações sociais, mas pode fugir da situação quando sua ansiedade se elevar ao nível de pânico. Por outro lado, o mesmo paciente pode conseguir se manter na situação o tempo que for necessário, mas pode estar se distraindo todo o tempo ou evitando conversas com as pessoas. Ambos os cenários são problemáticos, porque o paciente está impedindo a si mesmo de aprender que pode vivenciar emoções integralmente sem sair da situação.

Após revisar e identificar os comportamentos emocionais na sessão, os pacientes identificam vários comportamentos emocionais que eles às vezes adotam, e, então, pensam em ações alternativas possíveis a esses comportamentos emocionais. Uma *ação alternativa* é qualquer comportamento que seja diferente do comportamento emocional. As possíveis consequências em curto e longo prazo de se adotar as ações alternativas também são destacadas e revisadas durante a sessão.

Módulo 6: Compreensão e Confrontação de Sensações Físicas

Este módulo (geralmente de uma sessão) foi formulado para conscientizar os pacientes sobre o papel das sensações físicas como um componente fundamental das experiências emocionais e promover maior tolerância a essas sensações. Neste módulo, os pacientes são convidados a participar de uma série de exercícios de exposição interoceptiva (EI) destinados a induzir sensações físicas análogas às que costumam ser associadas a sentimentos de ansiedade e desconforto emocional que ocorrem naturalmente (p. ex., falta de ar, palpitações, tonturas), que se tornam muitas vezes, eles próprios, sinais para a ansiedade por meio do condicionamento interoceptivo (Barlow, 2002). Exemplos de exercícios de EI incluem hiperventilação, girar (em pé e/ou em uma cadeira), correr no mesmo lugar, e respirar por um canudo fino. O uso da EI tem se limitado muito ao tratamento de TP/A, e já se demonstrou que é eficaz na redução da frequência dos ataques de pânico e do medo de sensações físicas que ocorre como uma função primária da doença (p. ex., Barlow et al., 2000; Craske, Rowe, Lewin, & Noriega-Dimitri, 1997). No entanto, considerando-se que a elevada excitação fisiológica e a sensibilidade às sensações físicas são observadas em outros transtornos emocionais, as EIs são aplicadas em diagnósticos, independentemente de as sensações físicas representarem ou não um foco específico de ansiedade do paciente.

Módulo 7: Exposições à Emoção

Neste último módulo central, os conceitos de tratamento são praticados e ampliados durante exposições à emoção em sessão, criadas pelo terapeuta e adaptadas aos sintomas de cada paciente (é o módulo mais longo, normalmente com duração de 4 a 6 sessões). Por meio de exposição a sinais internos e externos, os pacientes acabam aumentando sua tolerância a experiências emocionais intensas e desconfortáveis. As exposições realizadas em sessão podem incluir uma exposição por meio de imagens a um evento emocional passado (para TEPT ou TAG), uma conversa com um estranho (para fobia social), entrar em um banheiro sujo (para TOC) ou assistir a um filme ou clipe triste (para TDM ou transtorno depressivo persistente). Além disso, para alguns pacientes, a participação contínua em EIs pode ser indicada para promover mais tolerância a sensações físicas desconfortáveis. O objetivo das exposições é a introdução gradual a situações e experiências que servem como gatilhos externos de experiências emocionais. Ao se evocarem as emoções que os pacientes vêm evitando, eles têm a oportunidade de praticar as técnicas ensinadas no tratamento (consciência com foco no presente, reavaliação cognitiva e envolver-se em ações alternativas). Nesse sentido, a exposição à emoção propriamente dita é o mecanismo de ação necessário para a mudança.

Assim, o contexto situacional real da exposição se torna menos importante. Os terapeutas devem ser criativos na concepção da exposição para maximizar a provocação de emoções para o paciente.

Módulo 8: Reconhecimento das Conquistas e Visão para o Futuro

O tratamento termina com uma revisão geral de seus princípios e uma discussão sobre os avanços do paciente (geralmente, em uma sessão). Neste módulo, terapeuta e paciente identificam estratégias específicas para manter e ampliar os ganhos do tratamento e para responder a dificuldades futuras que possam surgir. Por exemplo, destaca-se que um retorno de ansiedade e/ou dificuldades de humor não reflete recaída, podendo ser uma flutuação mais natural de emoções que pode ser resolvida usando-se as habilidades desenvolvidas no tratamento.

DESCRIÇÃO DETALHADA DO PROTOCOLO

A seguir, são apresentadas as descrições das sessões e as transcrições que as acompanham do caso de "Marianne", exposto anteriormente, que foi tratada por um dos autores (L. A. P.).

Sessão 1: Avaliação funcional e introdução ao tratamento

Durante a sessão introdutória, os objetivos do programa de tratamento são identificados e revisados. O PU tem como objetivo ajudar os pacientes a se conscientizar e compreender melhor as experiências e reações emocionais, e se contrapor a respostas desadaptativas a emoções desconfortáveis. Modificar respostas desadaptativas pode ajudar a reduzir a intensidade e a frequência das emoções desconfortáveis, e ainda permite que os pacientes as vivenciem de uma forma adaptativa. Também é importante ressaltar que modificar essas respostas pode ser difícil, e que a mudança muitas vezes não ocorre de forma linear.

Após essa introdução ao tratamento, segue uma apresentação detalhada da queixa. Nela, a terapeuta aborda as emoções que resultam em maior desconforto e/ou interferência na vida da paciente, as situações e os contextos em que essas emoções ocorrem, e como a paciente tem tentado administrá-las. A seguir, Marianne descreve como a depressão tem interferido em sua procura por um emprego:

TERAPEUTA: Marianne, você disse que os sentimentos de depressão têm lhe dificultado encontrar um novo emprego. Você pode me falar mais sobre isso?

MARIANNE: Bem, quando eu perdi meu último emprego, eu me senti muito mal comigo mesma. Mesmo sabendo que não tinha muito a ver com meu desempenho. E, desde então, eu me sinto uma fracassada. Sempre que eu penso sobre procurar um novo emprego, simplesmente não tenho vontade de ir atrás.

TERAPEUTA: Por quê?

MARIANNE: Todas as vezes que vejo uma lista de empregos que talvez sejam relevantes às minhas qualificações, automaticamente penso: "Eles nunca iriam me querer. Eu não sou tão inteligente. Não sou muito organizada, e sou totalmente incompetente". Só *pensar* nessas coisas agora já me deixa com o estômago embrulhado.

TERAPEUTA: Então, e o que você faz quando se sente assim?

MARIANNE: Em geral, eu vou para minha cama. Às vezes tento assistir à TV, se conseguir me concentrar. Mas é muito difícil fazer qualquer coisa. Eu não quero continuar procurando um emprego, mas então eu só fico lá sentada, me sentindo péssima. Então começo a pensar sobre como estou me sentindo, e minha dor de cabeça piora. Depois disso, fico imprestável todo o resto do dia.

TERAPEUTA: Então, parece que o estresse de procurar um novo emprego também tem piorado seus sintomas físicos, as dores de cabeça em particular.

MARIANNE: Sim.

TERAPEUTA: Você encontrou alguma estratégia que tenha a ajudado?

MARIANNE: Na verdade, não. Eu estou completamente paralisada. Não consigo evitar me sentir mal, seja lá o que eu faça.

Note que, nessa primeira interação, a terapeuta já obteve informações importantes sobre as experiências emocionais da paciente e as formas como ela lida com emoções desconfortáveis. Neste caso, Marianne sente baixíssima autoestima e intensa autocrítica todas as vezes que inicia o processo de procurar um emprego. A terapeuta consegue coletar informações sobre algumas das avaliações negativas e automáticas de Marianne (p. ex., sua crença de que é incompetente e não é inteligente), sensações físicas relacionadas à ansiedade (p. ex., uma fisgada no estômago e dores de cabeça) e comportamentos desadaptativos (p. ex., preocupação, ruminação, evitação, procrastinação). A terapeuta também consegue obter informações sobre até onde as formas atuais com que a paciente responde às emoções desconfortáveis são úteis. Neste caso, Marianne está ciente de que evitar procurar um emprego não é a solução para suas dificuldades, mas ela fica tão paralisada pela emoção, que não sabe mais o que poderia fazer.

Embora a terapeuta vá usar uma boa parte da sessão examinando as queixas de Marianne e coletando mais informações sobre suas respostas às emoções, esse processo vai continuar durante as primeiras sessões. À medida que a terapeuta obtém mais informações sobre estratégias adaptativas (ou desadaptativas) para administrar emoções, evitação emocional ou situacional e COEs, isso vai sendo integrado à Planilha de Conceitualização do Caso do PU da paciente, e o plano de tratamento pode ser ajustado.

Módulo 1: Estabelecimento de Objetivos e Manutenção da Motivação

Este módulo se concentra em atingir os objetivos de preparar e desenvolver a disposição de cada paciente para fazer as mudanças comportamentais identificadas, com base nos princípios e técnicas da EM desenvolvidos por Miller e Rollnick (2013). Especificamente, os princípios de (1) expressar empatia, (2) desenvolver discrepância, (3) acompanhar a resistência e (4) reforçar a autoeficácia são usados neste módulo e durante todo o tratamento para apoiar mudanças de comportamento. Neste módulo, o terapeuta explora questões motivacionais com o paciente por meio de exercícios destinados a construir motivação (por intermédio da Planilha da Balança Decisional) e para aumentar a autoeficácia (usando a Planilha de Definição de Objetivos do Tratamento). O objetivo desses exercícios é destacar obstáculos potenciais à mudança, bem como identificar metas específicas e concretas, respectivamente.

TERAPEUTA: Vamos dar uma olhada em seu Formulário de Objetivos do Tratamento. Preenchemos parte dele na nossa última sessão, e você iria continuar isso em casa. Eu me lembro que conversamos especificamente sobre seus principais problemas na última vez, que você identificou como: "Eu não consigo encontrar um emprego" e "Eu não tenho muitos amigos". Que objetivos concretos você identificou para o problema de "Eu não consigo encontrar um emprego"?

MARIANNE: Bem, um objetivo é procurar por empregos de maneira ativa. Isso poderia ser procurando na internet ou entrando em contato com ex-colegas de trabalho. Outro objetivo poderia ser me candidatar, de maneira ativa, a empregos que pareçam fechar com as minhas habilidades.

TERAPEUTA: Isso é ótimo! Esses são dois bons objetivos para ajudá-la a trabalhar com esse problema principal. E em quais passos você pensou para cada um deles?

MARIANNE: Para o objetivo de procurar emprego, uma possibilidade seria entrar em contato com ex-colegas e chefes para lhes dizer que estou disponível, mas eu vou precisar atualizar meu currículo. Acho que isso também seria outro passo. Eu também posso procurar na internet. Mas eu já sei que deveria estar fazendo isso — o que acontece é que eu não consigo!

TERAPEUTA: Sem dúvida. Se você pudesse dar esses passos sozinha, já os teria dado! Mas ainda assim é útil que a gente os escreva, para que possamos consultá-los mais adiante em nosso tratamento e ter certeza que você e eu estamos na mesma página em relação a qual objetivo você está trabalhando. Dessa maneira, fica mais fácil ajudá-la a chegar lá. Quais são os objetivos concretos que você teve para o seu outro problema principal, "Eu não tenho muitos amigos".

MARIANNE: Não sei. Eu realmente não consegui pensar em nada. Talvez ter o objetivo de ter mais amigos?

TERAPEUTA: Sim, realmente parece que ter mais amigos é o *resultado* que você quer, mas vamos tentar nos manter focadas em algo mais claro e concreto que tenha a ver com seu próprio comportamento. Que tal o objetivo de desenvolver relacionamentos mais íntimos com os amigos que você já tem?

MARIANNE: Sim, acho que esse seria um bom objetivo. E talvez outro objetivo fosse me esforçar para conhecer novas pessoas.

TERAPEUTA: Isso é ótimo. E quais são alguns passos de cada um desses objetivos? Lembre-se: não estamos esperando que você tenha condições de dar esses passos imediatamente.

MARIANNE: Um passo para tentar ter relacionamentos mais íntimos com meus amigos atuais seria de fato participar de seus jantares semanais, em que cada um leva um prato. Eu não gosto de ir a esses encontros, talvez porque todo mundo sempre me pergunta se já consegui um novo emprego. Mas eu acho que eles realmente se divertem muito nesses jantares, e talvez eles nos aproximassem.

TERAPEUTA: Está bem, esse é um bom passo para aquele objetivo. E quanto ao outro objetivo de conhecer novas pessoas?

MARIANNE: Acho que eu poderia entrar em um tipo de clube ou fazer alguma atividade em grupo.

TERAPEUTA: Essa é uma ideia muito boa. OK, agora que pegou o jeito, você poderia pensar em alguns passos a mais para esses objetivos durante a semana que vem?

MARIANNE: Sim, acho que consigo fazer isso.

Módulo 2: Entendimento das Emoções

Entendendo suas emoções: o que é uma emoção?

O terapeuta começa este módulo oferecendo psicoeducação sobre a natureza das emoções e como elas se tornam desordenadas. É importante destacar o caráter funcional e adaptativo das emoções no início desta discussão, por duas razões: (1) para que o paciente possa entender por que não quer simplesmente eliminar emoções; e (2) para explorar as informações potencialmente importantes fornecidas pelas emoções adaptativas.

A seguir, o modelo de experiências emocionais formado por três componentes é descrito como uma estrutura para examinar as emoções dividindo-as em componentes (cognitivo, fisiológico e comportamental), o que as torna mais fáceis de administrar. O terapeuta orienta o paciente a identificar cada componente no exemplo e apresenta o modelo como base estrutural para o tratamento. Cada componente é tratado em separado ao longo do tratamento, como uma contribuição para a emoção geral, e como uma interação com os demais componentes. Como trabalho de casa nesta parte do módulo, o paciente deve preencher um modelo com três componentes, em que é convidado a desmembrar uma emoção da semana no modelo de três componentes apresentado na sessão, registrando pensamentos, comportamentos e sensações fisiológicas específicas desse exemplo.

TERAPEUTA: Quando estão funcionando de maneira adaptativa, as emoções nos dão algumas informações realmente úteis sobre o ambiente. A ansiedade nos avisa quando talvez haja uma ameaça — ela nos torna "hipervigilantes" (ou hiperconscientes) de nosso entorno. Isso é bom, porque assim podemos estar preparados, caso estejamos em uma situação perigosa. A raiva nos avisa quando sofremos algum tipo de injustiça, e nos encoraja a recuperar algo que nos foi tirado atacando ou nos defendendo. Assim, quando estamos funcionando de modo adaptativo, todas as nossas emoções são realmente importantes para nossa sobrevivência, e é por isso que não gostaríamos de nos livrar delas. Mas também pode ocorrer de nossas emoções começarem a se tornar desadaptativas, ou seja, elas passam a ocorrer com uma frequência ou intensidade muito alta ou em situações que não precisariam daquelas emoções. Como uma emoção também pode acionar todos os tipos de pensamentos, memórias, sensações físicas e comportamentos associados a ela — frequentemente a partir de outras experiências de nossas vidas —, podemos ser dominados por ela e ficar presos a nossas respostas emocionais. Parece ser algo com que não conseguimos lidar, de que não conseguimos nos livrar. Então, a tristeza que você sente por ter perdido seu emprego não está funcionando como uma maneira útil para avisá-la que você perdeu algo que lhe é importante e motivá-la a mudar a situação, que é, no fundo, a função adaptativa da tristeza. Em vez disso, a tristeza pode ser um gatilho para a ansiedade e se tornar paralisante, não lhe permitindo dar os passos certos para seguir em frente.

MARIANNE: Acho que é verdade, mas eu não me sinto triste por ter perdido aquele emprego em particular. Não era ruim, mas eu já estava mesmo pensando em ir embora em um ou dois anos.

TERAPEUTA: Sim, mas eu pergunto: você se sente triste por algo mais? Talvez não seja a perda desse emprego em si, mas talvez você tenha um sentimento de rejeição? A razão pela qual eu digo isso é porque acho que qualquer um se sentiria um pouco assim nessa situação. É natural e adaptativo que queiramos ser aceitos pelos outros, e então nos sentirmos rejeitados pode nos deixar tristes. Mas, para você, aquele sentimento de rejeição e tristeza talvez esteja associado a muitos outros pensamentos e sentimentos de suas experiências de vida, e, sendo assim, ele rapidamente se torna opressivo e insuportável. Então, para nos ajudar a entender melhor exatamente o que está acontecendo, precisamos dividir essas experiências emocionais em suas partes componentes a fim de fazer com que se tornem menos opressivas e que isso nos ajude a identificar como uma emoção como a tristeza vai de algo adaptativo e útil a algo que lhe "paralisa". Como já mencionei, as experiências são compostas de três partes principais: pensamentos, sensações físicas e comportamentos. O que precisamos fazer é ajudá-la a reconhecer cada uma dessas partes para que você se torne uma melhor monitora de suas experiências emocionais. Depois, ao longo do tratamento, vamos dar uma olhada mais de perto em cada um desses componentes individualmente, para ver como pensamentos, sentimentos ou sensações físicas e comportamentos específicos podem estar influenciando sua experiência global e fazendo com que ela deixe de ser algo útil e prático e se torne algo desconfortável e indesejado.

O entendimento de nossas emoções: seguindo o ARCO

Um passo importante para ampliar o entendimento das experiências emocionais é monitorar mais de perto quando, onde e por que as emoções estão ocorrendo. Isso é feito por meio da ilustração do ARCO das emoções. Nessa ilustração, é fundamental que o terapeuta trabalhe claramente o exemplo com o paciente, em particular as consequências em curto e longo prazo de suas *respostas* emocionais. As consequências são frequentemente negativas, mas é importante que o terapeuta destaque as possíveis consequências positivas das respostas emocionais (p. ex., a redução da ansiedade após escaparmos de uma situação difícil), já que esse processo de reforço negativo geralmente está mantendo o ciclo de emoções. As experiências positivas costumam ser em curto prazo, e os resultados negativos geralmente são percebidos em longo prazo.

Ampliando essa discussão, o terapeuta agora introduz o conceito de comportamentos aprendidos, com foco em como o paciente aprendeu respostas às emoções que são geralmente uma tentativa de administrá-las ou controlá-las, mas que muitas vezes acabam levando o paciente a se sentir pior. Responder habitualmente a emoções impede que se aprenda algo novo (ou seja, que a situação não é tão perigosa quanto parece durante a experiência de um ataque de pânico) e incapacita o paciente de desenvolver uma maneira de enfrentar. Isso também prejudica o senso de autoeficácia para lidar com as emoções negativas. Esse processo inteiro é o que torna as emoções adaptativas e as respostas emocionais desadaptativas. Ainda assim, saber que as respostas habituais oferecem algum conforto, ainda que mínimo, pode ajudar o paciente a entender por que ele continua a ter certos comportamentos.

Módulo 3: Aumento da Consciência de Emoções Voltadas ao Presente

O objetivo deste módulo é apresentar ao paciente o conceito de consciência das emoções e começar a desenvolver uma prática regular dessa habilidade. O terapeuta deve transmitir que a habilidade de consciência das emoções é diferente da atual sensação que o paciente tem de suas emoções. Essa habilidade permite que o paciente veja as emoções de uma perspectiva objetiva e sem julgamentos, para melhor identificar e alterar pensamentos e comportamentos desadaptativos, e processar a emoção de modo mais completo, em vez de evitá-la. Durante esta introdução, o terapeuta revisa o conceito de *consciência das emoções sem julgamentos*. O terapeuta discute como é fácil julgar e criticar as experiências emocionais, seja dizendo a si próprio que "deveria" ou "não deveria" estar tendo certas emoções, seja se apegando a crenças de que certos pensamentos ou emoções são "ruins" ou "nocivos". Ambas as abordagens são associadas a se tornar ansioso com as emoções, o que faz com que o paciente queira suprimir ou evitar essas experiências emocionais. Como discutimos no módulo anterior e em mais detalhes no Módulo 5, tentar controlar as emoções dessa maneira é exatamente o que as leva a se tornar cada vez mais desadaptativas. A consciência das emoções sem as julgar foca na aceitação das emoções à medida que elas vêm e vão, não importando sua qualidade ou sua intensidade. Trata-se de adotar uma abordagem "sem se envolver" nas experiências emocionais em um esforço para interromper o ciclo de evitação emocional e de emoções desadaptativas. O terapeuta também deve comunicar ao paciente que isso não significa um endosso da "desistência" ou a aceitação de que ele sempre se sentirá deprimido ou ansioso. Ao contrário: é um esforço para assumir mais o controle e a confiança ao observar as emoções em vez de reagir a elas.

O próximo componente é o aumento da *consciência das emoções focada no presente*, que é a habilidade de repetidamente retomar a atenção ao momento presente e àquilo que está acontecendo no "aqui e agora", ao contrário de permitir aos pensamentos que foquem em experiências passadas ou em preocupações futuras. Aprender a permanecer no presente também pode ser muito útil para determinar as respostas mais adaptativas a uma situação, bem como para torná-la mais manejável. Além disso, focar no momento presente pode ser útil para se conectar com emoções positivas, algo que pode ser difícil para muitos pacientes. Essa nova abordagem às emoções provavelmente seja muito distinta de como o paciente costuma vivenciar as emoções; então, o desenvolvimento dessa habilidade exige prática.

Quando praticamos o aumento da consciência das emoções focada no presente, é importante que o terapeuta lembre o paciente de vários pontos. Em primeiro lugar, esse tipo de prática pode nos fazer sentir incomodados ou desconfortáveis no início. O objetivo não é sermos perfeitos no exercício; em vez disso, o paciente deveria focar em se tornar um observador objetivo da experiência emocional e começar a desenvolver a habilidade de prestar atenção com aumento da consciência das emoções a cada momento. Também é natural que os pacientes julguem ou critiquem suas experiências durante essa prática, talvez porque achem difícil estar focados ou manter a calma. É um processo natural que a mente julgue, e o valor do exercício vem do simples ato da prática, e não de se sentir calmo ou permanecer focado. O objetivo é o comportamento da prática, e não a vivência de uma experiência específica durante a prática.

Meditação do aumento da consciência de emoções voltadas ao presente

O desenvolvimento da habilidade do aumento da consciência de emoções voltadas ao presente costuma iniciar com a prática de um exercício de meditação formal. Na sessão, o terapeuta pode ler o roteiro detalhado no protocolo. O paciente pode escolher entre gravar essa leitura em áudio ou ler o roteiro em casa e gravá-lo em áudio para sua prática durante a semana.

Indução do humor para o aumento da consciência de emoções voltadas ao presente

Depois que o paciente tiver a oportunidade de praticar o aumento da consciência de emoções voltadas ao presente, a próxima prática envolve usar a habilidade para perceber experiências emocionais ligeiramente mais fortes. Muitas vezes, é útil fazer o paciente identificar uma música importante para ouvir na sessão; caso contrário, o terapeuta também pode selecionar uma música. No fim da música, o terapeuta ajuda o paciente a suscitar pensamentos, sentimentos, ou outras reações, e praticar a discussão dessa experiência de forma objetiva e sem julgamentos. O trecho a seguir descreve a reação de Marianne ao ouvir uma música:

TERAPEUTA: O que você percebeu quando estava ouvindo a música?

MARIANNE: Notei que eu pensei em uma amiga que eu tinha quando estava na faculdade. Eu me lembrei de como era estar com ela. Então pensei em todos os empregos aos quais eu devia estar me candidatando neste momento e em como meus amigos são bem-sucedidos. Eu não consegui me concentrar na música.

TERAPEUTA: Parece que você conseguiu notar vários pensamentos diferentes durante esse exercício, e sua mente parecia pular de um assunto para o outro. Uma vez que o objetivo desse exercício é praticar a observação, simplesmente notar que seus pensamentos a levaram a outro lugar, mesmo que já tenha acontecido, conta. E as sensações físicas — você notou alguma delas?

MARIANNE: Não, eu não notei nenhuma sensação física. Eu só me senti como costumo me sentir.

TERAPEUTA: Eu estava observando você um pouco, e notei que, em certo momento, seus punhos estavam cerrados. Você notou isso?

MARIANNE: Não, eu não me dei conta disso. Mas, agora que você está me dizendo isso, eu também noto que minha mandíbula está tensa e dolorida.

TERAPEUTA: E quanto aos comportamentos? Você notou algum comportamento, ou a urgência de fazer alguma coisa?

MARIANNE: Bem, eu notei algumas vezes que me sentia desconfortável e com vontade de circular.

TERAPEUTA: E quanto à música em si? Você conseguiu notar a música em si?

MARIANNE: Acho que eu estava mais absorta em meus pensamentos. Mas houve um momento em que eu estava pensando em minha irmã. Algumas partes da música me lembraram de umas músicas que ela gostava.

TERAPEUTA: As nossas emoções podem fazer isso. Uma emoção pode desencadear todos os tipos de pensamentos, sentimentos e comportamentos associados, que têm muito pouco a ver com o que está acontecendo "na sala", mas a emoção desencadeada inicialmente, em si, está ligada a algo que ocorre no momento presente, como a música que você estava ouvindo, que era apenas sons acontecendo no momento presente. Aprimorar a observação de nossas reações ao gatilho (nesse caso, à música) pode nos ajudar a ver como muitos dos nossos pensamentos, sentimentos e comportamentos associados, na verdade, "se encaixam" no contexto atual, e quantos deles são apenas associações, que podem ou não se encaixar no contexto atual.

Ancorando-se no presente

A prática informal do aumento da consciência de emoções voltadas ao presente também é uma habilidade útil para os pacientes praticarem, uma vez que pode ser utilizada a qualquer momento. O terapeuta pode ajudar o paciente a encontrar um "gatilho" (p. ex., a respiração) para mudar o foco ao momento presente, particularmente em momentos de angústia. O objetivo dessa prática mais informal é parear repetidamente o gatilho escolhido pelo paciente com uma mudança de atenção e consciência do momento presente, focando em uma imagem, som ou outra sensação, de modo que, em determinado momento, o acionamento desse gatilho estará automaticamente vinculado à conscientização do momento presente. É importante para o terapeuta notar que a respiração (ou outro gatilho) *não* deveria ser utilizada como uma distração — ela somente deveria ser usada como gatilho para lembrar o paciente de estar consciente das emoções no momento presente. Em determinado momento, quando o paciente tiver sucesso em associar esse gatilho com a mudança de foco para o momento presente, ele poderá aprender a seguir esse procedimento com uma breve conferência de três pontos: pensamentos, sensações físicas e comportamentos. Ao observar o que está ocorrendo no momento dentro desses três domínios, o paciente poderá começar a identificar como as respostas em qualquer um dos domínios pode estar afetando a experiência emocional como um todo, a fim de comparar o que está acontecendo nesses domínios com as informações do contexto atual, e, por fim, identificar e alterar qualquer padrão desadaptativo de resposta.

Módulo 4: Flexibilidade Cognitiva

Inicialmente, a avaliação cognitiva envolve discutir o conceito de que as interpretações dependem, em grande parte, dos inúmeros aspectos (ou estímulos) nos quais uma pessoa escolhe se concentrar em determinada situação. Concentrar-se apenas em aspectos limitados ou específicos de uma situação é fundamental para nossa sobrevivência. Seríamos sobrecarregados com informações se nos concentrássemos em todos os estímulos, em todos os lugares a que fôssemos. Esse processo nos ajuda a avaliar rapidamente as situações de risco e perigo e nos permite estimar o que pode acontecer no futuro, e geralmente acontece fora da consciência. É importante ressaltar que as informações em que prestamos atenção e que percebemos como arriscadas ou perigosas tendem a ser o resultado de associações aprendidas entre informações ou estímulos específicos e o valor afetivo ou de ameaça desses estímulos. Por exemplo, se a avaliação negativa por parte de outros tiver sido associada à ameaça no passado, poderá haver um aumento da vigilância para avaliação negativa. As avaliações podem ter um forte impacto sobre os nossos sentimentos ou estados de humor, e vice-versa. O terapeuta pode ilustrar esse conceito perguntando como as avaliações podem variar se o paciente estiver se sentindo alegre, triste ou com raiva.

Um exercício a ser feito em sessão é usado para demonstrar as muitas avaliações diferentes que são possíveis e que podem ser geradas a partir de uma situação. O terapeuta mostra ao paciente uma imagem "ambígua" à qual se podem atribuir muitas avaliações cognitivas, instrui o paciente a olhar para a imagem por aproximadamente 30 segundos e, em seguida, evoca a avaliação inicial do paciente e pelo menos outras duas ou três. Além disso, pergunta ao paciente o que, especificamente, pode ter contribuído para a avaliação automática (p. ex., recordações de situações semelhantes, detalhes específicos na imagem). Esse exercício é usado para demonstrar como as situações podem ser interpretadas de várias maneiras se toda informação disponível for considerada.

As avaliações automáticas — interpretações de situações que acontecem muito rapidamente — costumam ser negativas ou pessimistas. Avaliações automáticas *centrais* (p. ex., "Eu sou um fracasso") são avaliações que podem estar estimulando muitas respostas emocionais. Será útil se o terapeuta puder identificar uma ou mais avaliações automáticas centrais usando a técnica da flecha descendente em vez de se concentrar apenas em avaliações superficiais relacionadas a uma situação específica.

As avaliações automáticas podem levar a uma heurística habitual e poderosa que começa a excluir outras avaliações possivelmente mais apropriadas ou realistas de uma situação ou evento. Essas avaliações automáticas são chamadas de "armadilhas do pensamento", porque, com o tempo, o paciente pode ficar "preso" a essa maneira de pensar. Conforme descrito anteriormente, duas armadilhas do pensamento comuns, a *superestimação de probabilidades* (tirar conclusões precipitadas), ou seja, a tendência a pressupor uma alta probabilidade de ocorrência de um evento negativo, e a *catastrofização* (pensar o pior), ou seja, supor que as consequências de um evento estarão além da capacidade de enfrentamento do indivíduo, são apresentadas como dois vieses cognitivos comuns a todos os transtornos emocionais. O terapeuta orienta o paciente a começar a identificar esses vieses no contexto da sua experiência. A seguir, a terapeuta discute esses dois vieses cognitivos com base em uma situação recente na qual Marianne se sentiu rejeitada por uma amiga.

TERAPEUTA: Conte-me o que aconteceu quando você sentiu como se sua amiga estivesse a ignorando.

MARIANNE: Bem, eu tinha meio que feito planos com minha amiga Carly para ir ao cinema. Isso é bem raro para mim, pois eu raramente quero sair de casa, mas havia um filme passando no nosso bairro e Carly me pediu para ir.

TERAPEUTA: E o que aconteceu depois?

MARIANNE: Eu não falava com ela havia algum tempo; então, no dia que era para irmos ao cinema, enviei-lhe uma mensagem e perguntei a ela se estava confirmada nossa ida. Ela só me respondeu várias horas depois, dizendo-me que estava cheia de trabalho e perguntando se podíamos remarcar.

TERAPEUTA: Você consegue lembrar o que te passou pela cabeça naquele momento?

MARIANNE: Sim, eu me lembro de ter pensado que estava bem óbvio que ela não quer mais estar comigo. Eu não tenho sido uma boa amiga, e, como em todos os meus relacionamentos, eu realmente estraguei tudo.

TERAPEUTA: Você comentou que pensou que ela não quer mais estar contigo — foi isso que ela disse?

MARIANNE: Não, não exatamente. Mas ela cancelou na última hora, com a desculpa de que estava muito ocupada com o trabalho.

TERAPEUTA: Então você não acha que ela estava ocupada com o trabalho?

MARIANNE: Bem, eu não sei. Ela acabou de começar em um novo emprego e os horários dela são bem malucos, mas, mesmo assim, eu me sinto mal. Tipo, eu sempre estrago meus relacionamentos.

TERAPEUTA: E as outras pessoas do seu círculo de amizades?

MARIANNE: Bem, eu não tenho um círculo de amizades grande — eu só tenho um ou dois outros bons amigos. Mas já faz algum tempo que não os vejo. As pessoas com quem eu trabalhava no meu último emprego... ainda somos amigos, mas não nos encontramos muito.

TERAPEUTA: Então parece que você ainda tem esses relacionamentos, mas essas pessoas não são tão íntimas como você gostaria. É a mesma coisa que "estragar todo o relacionamento"?

MARIANNE: Acho que não.

TERAPEUTA: Quais evidências você tem que sugerem que você "estraga" seus relacionamentos?

MARIANNE: Bem, sei lá... Meu pai e eu não temos um relacionamento muito bom. Não temos nenhuma intimidade, e a gente briga quando se encontra.

TERAPEUTA: Sim, eu me lembro de você me contar que o relacionamento com seu pai é difícil, muitas vezes porque ele bebe e perde as estribeiras. Então, tendo essa evidência, você tem certeza de que você "estraga" todos os seus relacionamentos?

MARIANNE: Bem, não tenho certeza.

TERAPEUTA: Exato, porque, ainda que nem todos os seus relacionamentos sejam como você gostaria, nós não temos certeza de que a responsabilidade por isso é sua. Na verdade, parece que suas amizades são boas, mas talvez não sejam tão íntimas quanto você gostaria, e seu relacionamento difícil com seu pai pode ser assim, ao menos em parte, por ele beber. Então uma possibilidade é que você tenha causado todos esses problemas em seus relacionamentos, mas será que você conseguiria pensar em alguma outra possibilidade? Se você estivesse conversando com alguém que expressasse as mesmas preocupações que você, o que você lhe diria?

MARIANNE: Acho que eu diria que a culpa não é toda sua. Suas amizades não são tão ruins assim, e seu pai age de uma maneira que torna difícil para qualquer um se dar bem com ele.

TERAPEUTA: Então, qual é a probabilidade de você achar que tenha sido você quem estragou todos os seus relacionamentos?

MARIANNE: Acho que não é muito provável. Vários deles nem são realmente ruins.

TERAPEUTA: Mas, para você, naquele momento em que você sentiu que sua amiga a rejeitou, o quanto você *sentiu* que seria responsável por estragar seus relacionamentos, em uma escala de 0%, significando de modo algum, a 100%, significando que você tem certeza absoluta disso?

MARIANNE: Naquele momento? Eu estava completamente convencida. 100%.

TERAPEUTA: E, sentada aqui e agora, qual é a probabilidade de você realmente achar que acabou com todos os seus relacionamentos, usando a mesma escala percentual?

MARIANNE: Não sei... Talvez 10%?

TERAPEUTA: E, naquele momento, que emoções você sentia?

MARIANNE: Tristeza, vergonha, e talvez um pouquinho de raiva.

TERAPEUTA: Você consegue lembrar alguma sensação física?

MARIANNE: Senti como um soco no estômago, e me lembro de ter ficado um pouco nauseada.

TERAPEUTA: Então, quando você estava sentindo tristeza, vergonha e raiva, e todas as sensações físicas associadas a esses sentimentos, os pensamentos que vieram junto com isso eram que você havia feito algo totalmente errado. E, naquele momento, esses pensamentos pareciam ser verdade. Agora, sentada aqui, sem a experiência dessas emoções ou os sintomas físicos associados a elas, qual é a probabilidade que você sente de esses pensamentos serem verdadeiros?

MARIANNE: Bem, agora que estou sentada aqui, eu consigo ver que talvez tenha chegado a umas conclusões um pouco precipitadas. E talvez eu também tenha catastrofizado a situação.

O terapeuta discute a importância de monitorar e registrar as avaliações automáticas para conscientizar o paciente de que elas estão ocorrendo, e lembra ao paciente que usar as habilidades de consciência com foco no presente, aprendidas no módulo anterior, pode ajudar nesse processamento — ao se ancorar no momento presente usando o sinal escolhido por ele (ou seja, respirar fundo e concentrar a atenção em um som ou sensação que ocorra no momento presente), o paciente pode usar a verificação de três pontos para observar quais pensamentos estão acontecendo naquele momento. O objetivo é observar os pensamentos automáticos que estão ocorrendo e, depois, por meio de informações da situação atual, considerar outras interpretações possíveis sobre o que está ocorrendo no contexto atual. Desse modo, o paciente pode aplicar de forma mais flexível informações oriundas de associações aprendidas (ou seja, recordação) e do contexto atual a avaliações mais adaptativas.

À medida que o paciente começa a registrar avaliações automáticas, o terapeuta pode ajudá-lo a começar a identificar padrões nos pensamentos automáticos. O terapeuta fornece orientações sobre a identificação de armadilhas do pensamento e tenta situar a atenção do paciente na avaliação central, usando o questionamento socrático da flecha descendente. O trecho a seguir é de uma discussão dos medos de Marianne de não ser qualificada o suficiente para achar outro emprego.

TERAPEUTA: Você falou sobre como está preocupada de não ter qualificações para conseguir outro emprego. O que especificamente a preocupa em termos das suas qualificações?

MARIANNE: Eu simplesmente não tenho tanta experiência quanto outras pessoas. Eu trabalhei com administração só uns anos, e, então, minha empresa me demitiu. É claro que eu não era tão valiosa quanto algumas outras pessoas; então talvez eu não tenha o que é preciso para conseguir um emprego bom como aquele.

TERAPEUTA: E o que a preocupa sobre "não ter o que é preciso"?

MARIANNE: Bem, eu só acho que eu não tenho o preparo e as habilidades inerentes para ter sucesso em um bom emprego. Eu simplesmente vou ficar emperrada em uma posição sem futuro para o resto da minha vida.

TERAPEUTA: E o que vai acontecer depois?

MARIANNE: Eu não vou ter sucesso, e vou ser infeliz para sempre.

TERAPEUTA: E o que isso significa?

MARIANNE: Que eu sou simplesmente uma inútil. Que tem algo de muito errado comigo que nunca vou conseguir mudar.

TERAPEUTA: Então, é exatamente isso que queremos, a questão fundamental: o que está a levando a essa interpretação. Muitos desses pensamentos autocríticos negativos que você frequentemente registra realmente resultam nas crenças de que há algo errado consigo. Então você pensa: "Se eu perder o único emprego que tenho, isso significa que minha vida vai ser horrível e será um indicador de que há algo de errado comigo", ou "Se eu fizer algo que incomode um amigo, isso significa que nunca vou conseguir ter amigos, e será uma prova de que há algo de errado comigo". É claro que qualquer um se sentiria constantemente mal se toda vez que algo não saísse conforme o planejado ou o esperado fosse um indicador de suas deficiências inerentes.

Como demonstrado anteriormente, o terapeuta envolve o paciente em uma discussão mais detalhada sobre essa reavaliação cognitiva central, com foco no pensamento flexível. Estratégias para se contrapor à superestimação de probabilidades e descatastrofizar são apresentadas como forma de gerar avaliações alternativas e reduzir o foco na avaliação automática. Para se contrapor à estimação de probabilidades, é necessário se basear em evidências do passado para examinar até onde a estimativa do paciente é realista quando ele sente uma emoção. O terapeuta orienta o paciente a fazer estimativas concretas e a comparar a estimativa original com uma mais realista. Descatastrofizar envolve ajudar o paciente a identificar sua capacidade de enfrentar a situação temida usando evidências anteriores e exemplos específicos (p. ex., experiências semelhantes do passado). É importante comunicar que essas estratégias não eliminam as avaliações negativas, mas proporcionam maior flexibilidade e permitem que o paciente tenha uma perspectiva sobre as situações temidas, usando informações mais precisas como guia, em vez de ficar preso a avaliações automáticas muito arraigadas.

Módulo 5: Enfrentamento de Comportamentos Emocionais

Comportamentos emocionais

Agora, o terapeuta apresenta o conceito de evitação das emoções, que são comportamentos que as pessoas adotam para manejar as emoções. Como observado anteriormente, embora o envolvimento nessas respostas possa ser prejudicial em longo prazo, elas normalmente oferecem algum alívio em curto prazo, e é por isso que os comportamentos são mantidos. São introduzidos os tipos de evitação emocional, incluindo evitação ostensiva (p. ex., não ir a um evento), evitação comportamental sutil (p. ex., evitar contato visual), evitação cognitiva (p. ex., distração), sinais de segurança (p. ex., carregar uma garrafa de água) e os COEs (p. ex., fugir). É importante que o paciente entenda por que e como o envolvimento em comportamentos emocionais é problemático. O terapeuta explica que os comportamentos emocionais que não ajudam, na verdade, (1) impedem a habituação ao estímulo temido, mantendo os níveis de medo em um nível elevado ou constante enquanto se está em contato com o estímulo; (2) interferem no processo de extinção, de forma que a associação condicionada entre sinal e resposta temida é mantida em vez de enfraquecida; (3) impedem o paciente de desenvolver uma sensação de controle ou autoeficácia na gestão do medo, porque os resultados positivos são atribuídos à estratégia de evitação; e (4) na verdade, sinalizam à pessoa que a situação, o contexto ou o estímulo é perigoso e deveria ser evitado. O terapeuta pede ao paciente para gerar exemplos pessoalmente relevantes de evitação e discute como essas estratégias têm mantido o ciclo de emoções.

TERAPEUTA: Agora, vamos mudar o nosso foco e ver como as respostas comportamentais às emoções, o que chamamos de "comportamentos emocionais", contribuem para suas experiências emocionais. Primeiro, vamos falar sobre evitação ostensiva. Às vezes, você pode evitar fazer coisas, como certas atividades, porque você antecipa que essa atividade vai deixá-la desconfortável. Por exemplo, você mencionou que, às vezes, seus amigos a convidam para sair com eles — para jantar ou para alguma outra atividade social —, o que é um gatilho para pensamentos de que você não é tão bem-sucedida nem tão "boa" quanto eles, certo?

MARIANNE: Sim, isso mesmo. É realmente muito difícil estar com eles, pois eles começam a falar sobre as coisas incríveis que estão fazendo, tipo como seus empregos e relacionamentos estão indo muito bem. E então eu penso na minha situação pessoal, e me sinto péssima comigo mesma.

TERAPEUTA: Então você evita sair com eles para não ter de enfrentar esses sentimentos negativos sobre si própria. Esse é um bom exemplo de uma das maneiras pelas quais tentamos evitar emoções desconfortáveis. Também há alguns comportamentos que podem ser mais sutis, coisas que nem nos damos conta de estarmos fazendo como estratégia de evitação, e isso é chamado "evitação comportamental sutil". Por exemplo, alguém que tem ataques de pânico pode evitar a cafeína para não sentir as sensações físicas da ativação aumentada. Você consegue pensar em algum exemplo de maneiras mais sutis para estar evitando emoções desconfortáveis?

MARIANNE: Eu acho que, quando eu realmente faço alguma coisa com meus amigos, geralmente evito falar sobre mim. Eu tento mudar de assunto porque não quero ter de explicar como as coisas estão ruins para mim.

TERAPEUTA: Então você está tentando evitar se sentir ainda pior consigo mesma ao não falar sobre sua situação?

MARIANNE: Sim, perfeito. Também estou tentando evitar me sentir constrangida na frente dos meus amigos.

TERAPEUTA: Então você pode ver que nós temos maneiras sutis ou mais explícitas de evitar as emoções desconfortáveis, mas a questão é: elas fazem o problema desaparecer?

MARIANNE: Na verdade, não. Quando eu não saio com meus amigos, sinto-me mal por não estar sendo uma boa amiga. Além disso, fico sentada em casa, sem nada para fazer. Se eu realmente saio e evito falar sobre mim, acabo não me sentindo muito íntima de nenhum deles.

TERAPEUTA: Então você pode ver que a evitação pode fazer com que o problema desapareça em curto prazo, mas, em longo prazo, essa estratégia não é especialmente útil, e talvez ela até faça a situação piorar. Na verdade, esses comportamentos de evitação podem reforçar a associação de medo e ansiedade com essas situações — quanto mais você evita ver seus amigos ou conversar com eles, mais difícil fica, cada vez mais!

Em seguida, são feitos exercícios durante a sessão para demonstrar os efeitos da evitação emocional. O primeiro exercício envolve pedir à paciente que suprima diretamente uma memória de quando ela se sentiu muito constrangida. Marianne, por exemplo, vinha tentando, de modo ativo, não pensar em um *e-mail* recente que ela havia enviado a seu chefe anterior, perguntando se ela poderia usá-lo como referência quando ela se candidatasse a um emprego. Ela estava preocupada, achando que ele responderia de modo negativo a seu *e-mail*, recusando-se a servir como referência. Pediu-se a Marianne que ela pensasse por 30 segundos nessa memória de enviar o *e-mail* e, depois, pensasse, também por 30 segundos, em qualquer *outra* coisa que não fosse aquele *e-mail*. Como era previsto, Marianne achou extremamente difícil evitar que as ruminações sobre as possíveis respostas de seu chefe viessem à sua mente. Assim, esse exercício apresenta uma demonstração tocante e pessoalmente relevante da futilidade das tentativas ativas de evitar situações ou tópicos incômodos.

Vale ressaltar que os comportamentos emocionais às vezes podem ser difíceis de identificar, e comportamentos específicos (p. ex., fugir, distrair-se) nem sempre são considerados comportamentos emocionais inúteis. Na verdade, depende da função do comportamento para cada paciente. Por exemplo, os pacientes podem se forçar a permanecer em uma situação quando se sentirem bravos, e então eles não sentem que estão "cedendo". Nessa situação, o comportamento emocional está permanecendo na situação — ele confere uma sensação de controle em curto prazo, mas alimenta a raiva em longo prazo. Assim, o escapismo talvez possa ser uma maneira *útil* de resposta. No caso de Marianne, ainda que a distração seja muitas vezes considerada um comportamento emocional pouco útil, ela pode ser, na verdade, adaptativa e útil se a distração lhe permitir prevenir que fique "travada" e ruminando sobre suas inadequações.

Ação alternativa

O conceito de ação alternativa será apresentado a seguir. *Ação alternativa* significa se envolver em *qualquer* comportamento que não seja o comportamento emocional, de modo que as emoções tipicamente evitadas são, ao contrário, sentidas ao máximo. Realizar uma ação alternativa em vez dos comportamentos emocionais nos oferece novas informações sobre uma situação e também reforça a capacidade do paciente de enfrentar o desconforto. Com o passar do tempo, o paciente também começa a se sentir diferente a respeito da situação. Na transcrição a seguir, Marianne descreve alguns exemplos de qual ação alternativa poderia servir para ela.

TERAPEUTA: Você mencionou que, de noite, frequentemente evita atividades por ter dor de cabeça. Você pode me dizer como é e o que você está fazendo durante esse horário?

MARIANNE: Sim. Minha cabeça frequentemente começa a doer entre as 16h e as 17h. Eu sinto um pouco de formigamento e, então, simplesmente sinto essa pressão imensa em toda a minha cabeça. Nessa hora, eu sinto que preciso me deitar. Então eu geralmente só fico um pouco deitada na cama.

TERAPEUTA: E como é que você se sente no momento exato em que decide que não vai sair e, em vez disso, vai ficar deitada?

MARIANNE: Eu sinto um certo alívio. Como eu disse, para mim é difícil sair, e, quando tenho dor de cabeça, é muito difícil.

TERAPEUTA: Então, parece que você adota a evitação ostensiva quando sente que uma dor de cabeça está chegando.

MARIANNE: É, acho que sim. Mas eu só fico preocupada que, se realmente sair, minha dor de cabeça vai piorar, e não vou conseguir chegar em casa rapidamente, e, então, vou me sentir muito mal.

TERAPEUTA: Então, você, no fim, se sente melhor ficando em casa deitada?

MARIANNE: Quero dizer... provavelmente não. No fim, só fico no meu quarto, olhando para a parede, tentando dormir e pensando que nunca vou conseguir fazer nada na minha vida. Eu acho que me sinto muito mal.

TERAPEUTA: OK, então vamos tentar pensar em algumas ações alternativas que você poderia adotar em vez de ficar deitada. Lembre-se: mudar seu comportamento não significa que você vá necessariamente se sentir melhor imediatamente, mas, quem sabe, isso a ajude a se sentir um pouco mais fortalecida, mesmo que sua dor de cabeça não vá embora. O que mais você poderia fazer?

MARIANNE: Eu poderia sair, mesmo que fosse por só uns minutos.

TERAPEUTA: Sim, isso mesmo! Você não tem de sair de sua casa por várias horas. Até sair de casa por alguns minutos poderia ser uma ação alternativa que poderia começar a interromper o ciclo de comportamentos emocionais. O que mais você poderia fazer?

MARIANNE: Eu poderia ficar em casa, mas não me deitar. Eu poderia fazer alguma coisa mais tranquila, tipo um jantarzinho gostoso, ou ouvir música em minha sala de estar.

TERAPEUTA: Esses são ótimos exemplos! A ação alternativa não é somente um comportamento. Ela pode ser muitos comportamentos diferentes que não são o comportamento emocional naquela situação.

Módulo 6: Compreensão e Confrontação de Sensações Físicas

O Módulo 6 introduz a primeira oportunidade de se envolver em uma exposição cujo foco é provocar sensações físicas que muitas vezes desencadeiam fortes reações emocionais, e começar a conscientizar o paciente acerca da contribuição das sensações físicas às experiências emocionais. Após uma introdução aos fundamentos de como se provocam sensações físicas, terapeuta e paciente trabalham em uma lista de exercícios destinados a provocar emoção por meio da ativação física, conhecida como Teste de Sensações Físicas. Alguns exemplos são hiperventilar, girar e correr no mesmo lugar. Além disso, podem ser acrescentados quaisquer exercícios que possam ser particularmente relevantes para o paciente. Por exemplo, em pacientes com depressão, um senso de "peso" pode ser induzido fazendo-se o paciente usar pesos em seus pulsos ou tornozelos enquanto caminha, carregar uma mochila pesada ou deitar-se com um peso sobre seu tórax. Antes de cada exercício, o terapeuta o demonstra, e, após o paciente o concluir, pede a ele que avalie a intensidade, o desconforto e a semelhança com sensações físicas geralmente experimentadas durante uma emoção, cada um em uma escala de 0 (*nem um pouco*) a 10 (*extrema*).

TERAPEUTA: Então, hoje nós vamos fazer uma série de exercícios para induzir algumas dessas sensações físicas que costumam estar presentes quando você sente ansiedade ou outras emoções, e examinar a intensidade do desconforto e até que ponto essas sensações se aproximam de suas experiências durante emoções desconfortáveis. O primeiro que eu vou pedir para você fazer é o exercício de hiperventilação. (*Depois do exercício.*) Quais sensações você observa?

MARIANNE: Eu notei que meu coração começou a bater mais rápido, e me senti um pouco tonta. Achei um pouco desagradável.

TERAPEUTA: Então, você está tendo pensamentos e fazendo julgamentos sobre as sensações, algo que seria de se esperar. Em termos das sensações em si, como você classificaria seu nível de desconforto sobre essas sensações?

MARIANNE: Talvez um 3?

TERAPEUTA: E quanto à semelhança?

MARIANNE: Bem, eu não costumo me sentir tonta, então não muito semelhante. Talvez um 2.

Em seguida, a terapeuta começa outro exercício. A discussão a seguir ocorreu após Marianne ter a experiência de respirar através de um canudinho.

TERAPEUTA: E dessa vez, como você classificaria sua aflição?

MARIANNE: Foi muito assustador e realmente intenso. Eu diria um 9.

TERAPEUTA: O que você notou de diferente nesse exercício?

MARIANNE: Não sei. Eu só me senti muito presa quando tentava respirar pelo canudinho. Talvez soe estranho, mas simplesmente me senti como se não tivesse como fugir. E, então, comecei a ter todos aqueles sentimentos negativos sobre mim. Eu me senti assustada e triste.

TERAPEUTA: Isso é muito interessante. Então, as sensações acionaram outras emoções e pensamentos negativos?

MARIANNE: Sim, sem dúvida. Eu não me dei conta de que teria aquela reação.

TERAPEUTA: OK, vamos tentar outro exercício. Desta vez, quero que você se deite no chão, aqui. Eu tenho um livro pesado que vou lhe alcançar para que você coloque em seu peito e o deixe até o máximo que conseguir, ou até que eu lhe diga para parar.

MARIANNE: (*Depois do exercício.*) Uau, foi mais difícil do que eu pensei! A sensação que tive foi muito parecida com o peso que às vezes sinto no meu peito, quando me sinto muito deprimida.

TERAPEUTA: E que pontuação você daria para a semelhança na escala de 0 a 10?

MARIANNE: Eu acho que um 8, talvez.

TERAPEUTA: E quanto ao nível de sofrimento que você sentiu?

MARIANNE: Foi bastante alto. Acho que daria um 9. Essa sensação simplesmente foi gatilho para uma sensação muito forte de desesperança.

TERAPEUTA: Isso é muito interessante, e é ótimo que conseguimos ativar aquela resposta emocional evocando aquela sensação física de peso. Você notou como esse exercício foi diferente do outro?

MARIANNE: Sim, exato. Eles dois foram realmente desconfortáveis, mas de maneiras totalmente diferentes.

Após a conclusão de todos os exercícios escolhidos, terapeuta e paciente escolhem os mais relevantes para fazer regularmente na semana seguinte. A paciente é convidada a realizar um exercício várias vezes por dia, até que o desconforto associado diminua. Essa exposição repetida facilita o aprendizado de novas informações sobre a periculosidade (ou não) das sensações físicas, e pode ajudar a diminuir o desconforto futuro quando os sintomas físicos realmente ocorrerem.

Módulo 7: Exposições à Emoção

Este módulo de tratamento permite a aplicação de todas as habilidades aprendidas até agora a situações, eventos ou atividades reais que provoquem fortes níveis de emoções que o paciente tenha evitado anteriormente. O terapeuta começa com uma discussão sobre a fundamentação das exposições à emoção. Embora costume ser o mais desafiador, este módulo no programa de tratamento é a melhor oportunidade para fazer mudanças comportamentais e emocionais duradouras. As exposições à emoção têm três objetivos essenciais: (1) interpretações e avaliações sobre a periculosidade de situações (internas ou externas) são modificadas e substituídas por interpretações e avaliações novas e mais adaptativas; (2) a evitação e o desconforto relacionado são revertidos; e (3) comportamentos emocionais são reconhecidos e modificados. Tudo isso contribui para que se alcance o objetivo primário de se eliminarem as reações de ansiedade e sofrimento quando são sentidas emoções intensas.

Além de fazer exposições à emoção como trabalho de casa, uma parte importante deste módulo é praticar exposições à emoção em sessão. Isso é fundamental porque o terapeuta pode muitas vezes desafiar o paciente a se envolver em exposições mais difíceis na sessão e poderá observar quaisquer comportamentos emocionais que possam estar fora da consciência do paciente. As tarefas específicas de exposição em sessão variam de paciente para paciente, e é importante que o terapeuta consiga gerar uma série de diferentes tarefas possíveis a realizar. Uma vez que a tarefa tenha sido identificada, o terapeuta pode discutir quaisquer avaliações automáticas ansiosas ou negativas que estejam ocorrendo e ajudar o paciente a cogitar outras possibilidades. O terapeuta também deve lembrar o paciente de usar as habilidades de consciência com foco no presente e tentar impedir quaisquer estratégias de evitação que possam interferir na exposição. No fim de cada sessão, o terapeuta ajuda o paciente a escolher várias exposições à emoção para realizar fora da sessão, como trabalho de casa.

Para Marianne, várias exposições diferentes foram criadas para tratar sua intensa autocrítica e depressão. Os exemplos incluíram passar 15 minutos olhando *websites* de emprego, agendar atividades sociais com amigos, dar uma volta no quarteirão todos os dias, fazer jardinagem por pelo menos 15 minutos uma vez por semana, não cancelar planos devido à dor de cabeça e assistir a um filme triste e, depois, fazer alguma atividade.

Uma exposição perto do topo da hierarquia de Marianne foi, de fato, se candidatar a uma vaga de emprego, o que descreveremos a seguir. Isso exigiria que ela enfrentasse várias situações desafiadoras. Em primeiro lugar, ela teria de procurar e identificar um emprego possível, que se adequasse a suas qualificações. Contudo, para os propósitos da exposição, se ela não conseguisse encontrar um anúncio para um emprego que fosse diretamente relevante para sua experiência, ainda assim seria útil para se candidatar a *qualquer* emprego. Em segundo lugar, ela teria que escrever uma carta de apresentação detalhando sua experiência e como ela é uma boa candidata para a vaga. Em terceiro, ela precisaria se candidatar ao emprego, o que, por sua própria natureza, implicaria ser avaliada por outra pessoa. A seguir, veremos uma revisão dessa exposição na sessão seguinte.

TERAPEUTA: Uau, esse foi um exercício de exposição muito desafiador! Vamos do começo, quando você procurou a vaga de emprego. Você lembra o que estava sentindo logo antes de começar aquela busca na internet?

MARIANNE: Bem, eu fiz a busca de verdade há, mais ou menos, uma semana. Senti uma fisgada no estômago e muito pavor. Eu me senti cansada e pesada.

TERAPEUTA: Então, muitas das sensações físicas estavam associadas tanto à depressão quanto à ansiedade. E quando você de fato se candidatou ao emprego ontem?

MARIANNE: Foi a mesma sensação, mas bem pior. Eu estava até tremendo um pouco. Eu posterguei essa exposição até ontem, mas, então, sabia que tinha de fazer isso.

TERAPEUTA: Que bom! Então você notou alguns comportamentos emocionais, mas acabou conseguindo pôr em prática uma ação alternativa, candidatando-se para a vaga. Que tipos de pensamento você estava tendo?

MARIANNE: Eu não parava de pensar: "Não tem jeito, eu não consigo fazer isso". Pensei em me candidatar tantas vezes, mas simplesmente não conseguia fazer isso. Eu também tive os pensamentos de costume ("Eu sou inútil, eles nunca vão me contratar", esse tipo de coisa).

TERAPEUTA: Então, o que aconteceu quando você preencheu a ficha de emprego?

MARIANNE: Eu fiquei muito nervosa. Foi difícil manter a concentração, e não parei de me levantar para pegar água. Me ajudou a gente ter antes tido algumas exposições sobre o que eu colocaria na minha ficha.

TERAPEUTA: Isso é ótimo. E o que você tirou dessa experiência?

MARIANNE: Bem, foi muito, muito difícil. Mas uma coisa que realmente pensei foi que me senti bem como quando comecei a procurar empregos uma semana atrás, e, comparando com preencher e enviar as fichas de emprego, agora parecia tão fácil.

TERAPEUTA: O seu pensamento automático de "Eu não consigo" surgiu?

MARIANNE: Bem... acho que não. Quero dizer, eu consegui fazer. Acho que isso diz alguma coisa. Mas eu ainda não sei se eles vão me contratar.

TERAPEUTA: Isso é verdade. Às vezes nossos medos sobre o que vai acontecer no futuro não podem ser totalmente conferidos, porque as coisas ainda não aconteceram. Mas qual é seu medo, se você não for chamada para uma entrevista?

MARIANNE: Que eu vou entrar, de novo, em uma depressão muito profunda.

TERAPEUTA: E se isso realmente acontecer, como você a enfrentaria?

MARIANNE: Eu acho que simplesmente iria continuar fazendo o que estou fazendo. Eu tenho aprendido muitas novas estratégias que antes não conhecia, e minhas amizades estão melhorando um pouquinho, então tenho um pouco mais de apoio. Acho que, se consegui sobreviver a isso uma vez, consigo de novo.

Essa exposição foi um passo importante para que Marianne começasse a inverter o ciclo de comportamentos emocionais e introduzisse alguma flexibilidade em suas respostas às situações emocionais. Contudo, Marianne continuava apegada à crença central de que era "inútil" e "incompetente". Exposições adicionais foram, por conseguinte, elaboradas para atacar essas crenças diretamente.

TERAPEUTA: Parece que você tem feito algumas mudanças importantes em seus comportamentos nas últimas semanas, concorda?

MARIANNE: Sim, eu concordo que tenho tentado. Mas ainda ando pensado que sou totalmente sem valor e inútil.

TERAPEUTA: Sim, eu tenho pensado sobre isso. Você pode me falar um pouco mais sobre qual tem sido sua experiência?

MARIANNE: Bem, eu tenho me forçado a fazer essas exposições, mas simplesmente me obrigo a isso. Na maior parte do tempo, ainda me sinto muito mal comigo mesma.

TERAPEUTA: Eu me pergunto o quanto isso afeta seu comportamento durante as exposições. Você acha que ficar presa àquele pensamento central está fazendo com que você realize mudanças sutis em como está se comportando durante essas exposições?

MARIANNE: Eu não tenho certeza. Mas noto que realmente me desconcentro quando começo a pensar o quão inútil eu sou.

TERAPEUTA: OK, esse é um ótimo exemplo. Então o comportamento emocional seria ficar distraída. E qual seria a ação alternativa?

MARIANNE: Talvez me manter envolvida durante qualquer exposição? Usar a conscientização emocional para se manter no presente?

TERAPEUTA: Sim, isso é ótimo. E que outros comportamentos emocionais você poderia adotar nessas situações?

MARIANNE: É possível que eu fique curvada, e provavelmente pareça estar preocupada. As pessoas já me disseram isso antes.

TERAPEUTA: Sim, a postura corporal e as expressões faciais também são comportamentos emocionais. E quais seriam as alternativas a esses comportamentos emocionais?

MARIANNE: Eu poderia tentar me sentar mais ereta. E talvez tentar sorrir? Mas isso parece tão difícil!

TERAPEUTA: Sim, eu acho que sim, vai ser um desafio. Esses são comportamentos emocionais muito arraigados e associados à ansiedade e à depressão. E essa talvez seja a melhor maneira de inverter esse ciclo — vamos tentar!

Em sessões futuras, a terapeuta revisita a necessidade continuada que a paciente tem de exposições emocionais. Se ela conclui que a paciente se beneficiaria de outras exposições emocionais, elas podem continuar, tanto na sessão quanto em trabalhos de casa, neste momento. Além disso, a terapeuta pode se concentrar em quaisquer eventos ou reações emocionais ocorridos durante a semana anterior que possam ser processados em sessão. Os obstáculos à realização da exposição e reações a exposições são discutidos em sessão.

Módulo 8: Reconhecimento das Conquistas e Visão para o Futuro

Na sessão final do tratamento, o terapeuta repassa os principais conceitos apresentados no tratamento e os progressos do paciente. O terapeuta apresenta o Plano de Ação de Habilidades do PU, que consiste em usar a "conferência de três pontos" aprendida anteriormente, depois revisar brevemente todas as habilidades aprendidas no tratamento, incluindo a flexibilidade cognitiva, a conscientização e a tolerância das sensações físicas, e modificar os comportamentos emocionais. O progresso feito ao longo do tratamento pode ser revisado examinando-se as pontuações nos formulários OASIS e ODSIS, bem como fazendo com que o paciente complete a Avaliação do Progresso. Usando essas medidas, o terapeuta pode ressaltar tanto as áreas em que houve melhoria quanto aquelas que requerem prática continuada. As razões para a falta de melhora (p. ex., erro inicial na conceitualização, falta de entendimento dos princípios do tratamento, metas irreais e falta de motivação) também devem ser examinadas. O terapeuta, então, discute a inevitabilidade de fatores de estresse futuros e a potencial recorrência dos sintomas. A continuação das exposições informais à emoção e o uso de habilidades aprendidas são incentivados e detalhadas no Plano de Prática, no qual o paciente e o terapeuta podem trabalhar juntos durante a sessão a fim de identificar as habilidades concretas que exigirão prática contínua. O terapeuta pode ajudar ainda mais o paciente a permanecer comprometido com o tratamento ao estabelecer objetivos em longo prazo para ele.

RESULTADO DO CASO E CONCLUSÃO

Os sintomas de Marianne foram avaliados no pré e no pós-tratamento usando-se uma bateria de questionários de autoavaliação, conforme descrito anteriormente. Durante o tratamento, a pontuação de Marianne no BDI-II diminuiu de 53, no pré-tratamento, para 18, no pós-tratamento. Sua pontuação no PSWQ diminuiu de 65 para 29. Suas pontuações ODSIS e OASIS foram de 18 e 12 para 9 e 4, respectivamente. Funcionalmente, Marianne conseguiu atingir muitos de seus objetivos ao longo do tratamento. Por exemplo, ela conseguiu se candidatar a um emprego, uma tarefa que estava no topo de sua hierarquia de exposição e que, anteriormente, causava ansiedade significativa e reforçava suas crenças negativas sobre si mesma. Ao abordar essa tarefa, Marianne conseguiu ter um senso de autoconfiança maior quanto à sua capacidade de usar as habilidades aprendidas durante o tratamento e de enfrentar situações difíceis. Ela melhorou significativamente suas interações sociais com os amigos, o que aumentou sua autoconfiança e senso de valor próprio e desafiou sua crença de que estava "estragando" todas as suas amizades. Ela aprendeu a controlar seus sintomas de dor de cabeça, e já não adotava comportamentos de evitação relacionados a seus sintomas. Ao término do tratamento, Marianne ainda não havia conseguido um emprego, mas expressava um sentimento de esperança com relação a vários empregadores possíveis. Ela mantinha contato com seus colegas de trabalho anteriores, tanto social quanto profissionalmente. Marianne não participava de uma entrevista clínica pós-tratamento independente, mas sua terapeuta (L. A. P.) estimou que seu CSR para o TDM agora estava em um 3, que é considerado subclínico. O diagnóstico de transtorno depressivo persistente permaneceu em um 4, que é considerado logo acima da gravidade clínica com sintomas moderados. Além disso, ela relatou ter menos dores de cabeça, embora tenha observado que elas ainda eram frequentes o suficiente para causar alguma interferência em suas atividades.

Marianne retornou a nosso centro para uma avaliação de seguimento seis meses após o término do tratamento, a qual compreendia a readministração dos questionários ADIS-5 e de autoavaliação. No seguimento, Marianne havia melhorado significativamente, mesmo em relação a seu pós-tratamento. Durante a entrevista, Marianne relatou que havia sido contratada recentemente por uma *start-up* de biotecnologia. Ela também havia começado a namorar, e, apesar de se sentir um pouco ansiosa ao encontrar as pessoas, estava positiva quanto a esse processo. As pontuações clínicas usando-se o ADIS-5 pareceram coincidir em grande parte com a autoavaliação de Marianne. Sem ter tido níveis clínicos de depressão ou ansiedade há mais de cinco meses, o diagnóstico de transtorno depressivo persistente agora era considerado em remissão parcial, com sintomas subclínicos (CSR = 3). Os sintomas de TDM já não eram evidentes, e os sintomas residuais foram registrados no diagnóstico do transtorno depressivo persistente.

Com respeito aos questionários de autoavaliação, a pontuação do BDI-II de Marianne agora era 10, e sua pontuação no PSWQ era 20, o que refletia um nível moderado de ansiedade e preocupação. Sua pontuação ODSIS agora era 9, e sua pontuação OASIS se mantinha no 4. Esses questionários refletiram seu relato de sintomas significativamente melhorados, tanto em longo quanto em curto prazo. Embora ela ainda sofresse com sintomas residuais de depressão, conseguia lidar com eles com sucesso, de modo que não mais causavam uma interferência significativa em sua vida.

REFERÊNCIAS

Allen, L. B., White, K. S., Barlow, D. H., Shear, M. K., Gorman, J. M., & Woods, S. W. (2010). Cognitive-behavior therapy (CBT) for panic disorder: Relationship of anxiety and depression comorbidity with treatment outcome. *Journal of Psychopathology and Behavioral Assessment, 32*(2), 185–192.

American Psychiatric Association. (2000). *Diagnostic and statistical manual of mental disorders* (4th ed., text rev.). Washington, DC: Author.

American Psychiatric Association. (2013). *Diagnostic and statistical manual of mental disorders* (5th ed.). Arlington, VA: Author.

Andrews, G. (1990). Classification of neurotic disorders. *Journal of the Royal Society of Medicine, 83*(10), 606–607.

Andrews, G. (1996). Current controversies in the anxiety disorders. In R. M. Rapee (Ed.), *Comorbidity in neurotic disorders: The similarities are more important than the difference* (pp. 3–20). New York: Guilford Press.

Barlow, D. H. (1988). *Anxiety and its disorders: The nature and treatment of anxiety and panic.* New York: Guilford Press.

Barlow, D. H. (1991). Disorders of emotion. *Psychological Inquiry, 2*, 58–71.

Barlow, D. H. (2000). Unraveling the mysteries of anxiety and its disorders from the perspective of emotion theory. *American Psychologist, 55*(11), 1247–1263.

Barlow, D. H. (2002). *Anxiety and its disorders: The nature and treatment of anxiety and panic* (2nd ed.). New York: Guilford Press.

Barlow, D. H., Bullis, J. R., Comer, J. S., & Ametaj, A. A. (2013). Evidence-based psychological treatments: An update and the way forward. *Annual Review of Clinical Psychology, 9*, 1–27.

Barlow, D. H., & Craske, M. G. (2007). *Mastery of your anxiety and panic: Client workbook for anxiety and panic* (4th ed.). New York: Oxford University Press.

Barlow, D. H., Ellard, K. K., Sauer-Zavala, S., Bullis, J. R., & Carl, J. R. (2014). The origins of neuroticism. *Perspectives on Psychological Science, 9*(5), 481–496.

Barlow, D. H., Farchione, T. J., Bullis, J. R., Gallagher, M. W., Murray-Latin, H., Sauer-Zavala, S., et al. (2017). The Unified Protocol for Transdiagnostic Treatment of Emotional Disorders compared with diagnosis-specific protocols for anxiety disorders: A randomized clinical trial. *JAMA Psychiatry, 74*(9), 875–884.

Barlow, D. H., Gorman, J. M., Shear, M. K., & Woods, S. W. (2000). Cognitive-behavioral therapy, imipramine, or their combination for panic disorder: A randomized controlled trial. *Journal of the American Medical Association, 283*, 2529–2536.

Barlow, D. H., Sauer-Zavala, S. E., Carl, J. R., Bullis, J. R., & Ellard, K. K. (2014). The nature, diagnosis, and treatment of neuroticism: Back to the future. *Clinical Psychological Science, 2*(3), 344–365.

Beck, A. T. (1967). *The diagnosis and management of depression.* Philadelphia: University of Pennsylvania Press.

Beck, A. T., Rush, A. J., Shaw, B. F., & Emery, G. (1979). *Cognitive therapy of depression.* New York: Guilford Press.

Beck, A. T., Steer, R. A., & Brown, G. K. (1996). *Beck Depression Inventory manual* (2nd ed.). San Antonio, TX: Psychological Corporation.

Bentley, K. H., Gallagher, M. W., Carl, J. R., & Barlow, D. H. (2014). Development and validation of the Overall Depression Severity and Impairment Scale. *Psychological Assessment, 26*, 815–830.

Boelen, P. A., Vrinssen, I., & van Tulder, F. (2010). Intolerance of uncertainty in adolescents: Correlations with worry, social anxiety, and depression. *Journal of Nervous and Mental Disease, 198*, 194–200.

Boettcher, H., & Conklin, L. R. (2018). Transdiagnostic assessment and case formulation: Rationale and application with the Unified Protocol. In D. H. Barlow & T. J. Farchione (Eds.), *Applications of the unified protocol for transdiagnostic treatment of emotional disorder* (pp. 17–37) (ABCT Clinical Practice Series). New York: Oxford University Press.

Borkovec, T. D. (1994). The nature, functions, and origins of worry. In G. C. L. Davey & F. Tallis (Eds.), *Worrying: Perspectives on theory, assessment, and treatment* (pp. 5–34). New York: Wiley.

Borkovec, T. D., Hazlett-Stevens, H., & Diaz, M. L. (1999). The role of positive beliefs about worry in generalized anxiety disorder and its treatment. *Clinical Psychology and Psychotherapy, 6*, 126–138.

Boswell, J. F., Thompson-Holland, J., Farchione, T. J., & Barlow, D. H. (2013). The intolerance of uncertainty: A common factor in the treatment of emotional disorders. *Journal of Clinical Psychology, 69*, 630–645.

Bouton, M. E. (2005). Behavior systems and the contextual control of anxiety, fear, and panic. In L. Feldman Barrett, P. M. Niedenthal, & P. Winkielman (Eds.), *Emotion and consciousness* (pp. 205–227). New York: Guilford Press.

Bouton, M. E., Mineka, S., & Barlow, D. H. (2001). A modern learning theory perspective on the etiology of panic disorder. *Psychological Review, 108*, 4–32.

Brown, T. A. (2007). Temporal course and structural relationships among dimensions of temperament and DSM-IV anxiety and mood disorder constructs. *Journal of Abnormal Psychology, 116*, 313–328.

Brown, T. A., Antony, M. M., & Barlow, D. H. (1995). Diagnostic comorbidity in panic disorder: Effect on treatment outcome and course of comorbid diagnoses following treatment. *Journal of Consulting and Clinical Psychology, 63*, 408–418.

Brown, T. A., & Barlow, D. H. (1995). Long-term outcome in cognitive-behavioral treatment of panic disorder: Clinical predictors and alternative strategies for assessment. *Journal of Consulting and Clinical Psychology, 63*, 754–765.

Brown, T. A., & Barlow, D. H. (2002). Classification of anxiety and mood disorders. In D. H. Barlow (Ed.), *Anxiety and its disorders: The nature and treatment of anxiety and panic* (2nd ed., pp. 292–327). New York: Guilford Press.

Brown, T. A., & Barlow, D. H. (2009). A proposal for a dimensional classification system based on the shared features of the DSM-IV anxiety and mood disorders: Implications for assessment and treatment. *Psychological Assessment, 21*, 256–271.

Brown, T. A., & Barlow, D. H. (2014). *Anxiety and Related Disorders Interview Schedule for DSM-5® (ADIS-5L) — Lifetime Version*. New York: Oxford University Press.

Brown, T. A., Campbell, L. A., Lehman, C. L., Grisham, J. R., & Mancill, R. B. (2001). Current and lifetime comorbidity of the DSM-IV anxiety and mood disorders in a large clinical sample. *Journal of Abnormal Psychology, 110*, 49–58.

Brown, T. A., Chorpita, B. F., & Barlow, D. H. (1998). Structural relationships among dimensions of the DSM-IV anxiety and mood disorders and dimensions of negative affect, positive affect, and autonomic arousal. *Journal of Abnormal Psychology, 107*, 179–192.

Brown, T. A., Di Nardo, P. A., & Barlow, D. H. (2014). *Anxiety Disorders Interview Schedule for DSM-5*. New York: Oxford University Press.

Brown, T. A., Di Nardo, P. A., Lehman, C. L., & Campbell, L. A. (2001). Reliability of DSM-IV anxiety and mood disorders: Implications for the classification of emotional disorders. *Journal of Abnormal Psychology, 110*, 49–58.

Bullis, J. R., Sauer-Zavala, S., Bentley, K. H., Thompson--Hollands, J., Carl, J. R., et al. (2015). The Unified Protocol for transdiagnostic treatment of emotional disorders: Preliminary exploration of effectiveness for group delivery. *Behavior Modification, 39*, 295–321.

Campbell-Sills, L., Barlow, D. H., Brown, T. A., & Hofmann, S. G. (2006a). Acceptability and suppression of negative emotion in anxiety and mood disorders. *Emotion, 6*, 587–595.

Campbell-Sills, L., Barlow, D. H., Brown, T. A., & Hofmann, S. G. (2006b). Effects of suppression and acceptance on emotional responses in individuals with anxiety and mood disorders. *Behaviour Research and Therapy, 44*, 1251–1263.

Campbell-Sills, L., Liverant, G. I., & Brown, T. A. (2004). Psychometric evaluation of the behavioral inhibition/behavioral activation scales in a large sample of outpatients with anxiety and mood disorders. *Psychological Assessment, 16*(3), 244–254.

Campbell-Sills, L., Norman, S. B., Craske, M. G., Sullivan, G., Lang, A. J., & Chavira, D. A. (2009). Validation of a brief measure of anxiety-related severity and impairment: The Overall Anxiety Severity and Impairment Scale (OASIS). *Journal of Affective Disorders, 112*(1–3), 92–101.

Caspi, A., Sugden, K., Moffitt, T. E., Taylor, A., Craig, I. W., & Harrington, H. (2003). Influence of life stress on depression: Moderation by a polymorphism in the 5-HTT gene. *Science, 301*, 386–389.

Cassiello-Robbins, C., Southward, M. W., Tirpak, J. W., & Sauer--Zavala, S. (2020). A systematic review of Unified Protocol applications with adult populations: Facilitating widespread dissemination via adaptability. *Clinical Psychology Review, 78*, Article 101852.

Chorpita, B. F., Albano, A. M., & Barlow, D. H. (1998). The structure of negative emotions in a clinical sample of children and adolescents. *Journal of Abnormal Child Psychology, 107*, 74–85.

Chorpita, B. F., & Barlow, D. H. (1998). The development of anxiety: The role of control in the early environment. *Psychological Bulletin, 124*, 3–21.

Clark, D. M. (2012). The English Improving Access to Psychological Therapies (IAPT) program: History and progress. In R. K. McHugh & D. H. Barlow (Eds.), *Dissemination and implementation of evidence-based psychological interventions* (pp. 61–77). New York: Oxford University Press.

Clark, L. A. (2005). Temperament as a unifying basis for personality and psychopathology. *Journal of Abnormal Psychology, 114*, 505–521.

Clark, L. A., & Watson, D. (1991). Tripartite model of anxiety and depression: Psychometric evidence and taxonomic implications. *Journal of Abnormal Psychology, 103*, 103–116.

Craske, M. G., & Barlow, D. H. (2006). *Mastery of your anxiety and worry* (2nd ed.). New York: Oxford University Press.

Craske, M. G., Rowe, M., Lewin, M., & Noriega-Dimitri, R. (1997). Interoceptive exposure versus breathing retraining within cognitive-behavioural therapy for panic disorder with agoraphobia. *British Journal of Clinical Psychology, 36*, 85–99.

Davis, L., Barlow, D. H., & Smith, L. (2010). Comorbidity and the treatment of principal anxiety disorders in a naturalistic sample. *Behavior Therapy, 41*(3), 296–305.

de Ornelas Maia, C. A. C., Nardi, A. E., & Cardoso, A. (2015). The utilization of unified protocols in behavioral cognitive therapy in transdiagnostic group subjects: A clinical trial. *Journal of Affective Disorders, 172*, 179–183.

Dimidjian, S., Hollon, S. D., Dobson, K. S., Schmaling, K. B., Kohlenberg, R. J., & Addis, M. E. (2006). Randomized trial of behavioral activation, cognitive therapy, and antidepressant medication in the acute treatment of adults with major depression. *Journal of Consulting and Clinical Psychology, 74*(4), 658–670.

Drabant, E. M., Ramel, W., Edge, M. D., Hyde, L. W., Kuo, J. R., Goldin, P. R. (2012). Neural mechanisms underlying 5-HTTLPR-related sensitivity to acute stress. *American Journal of Psychiatry, 169*, 397–405.

Endicott, J., Nee, J., Harrison, W., & Blumenthal, R. (1993). Quality of Life Enjoyment and Satisfaction Questionnaire: A new measure. *Psychopharmacology Bulletin, 29*(2), 321–326.

Eysenck, H. J. (1947). *Dimension of personality*. London: Routledge & Kegan Paul.

First, M. B., Williams, J. B. W., Karg, R. S., & Spitzer, R. L. (2016). *Structured Clinical Interview for DSM-5 Disorders, Clinician Version (SCID-5-CV)*. Arlington, VA: American Psychiatric Association.

Foa, E. B., Riggs, D. S., Dancu, C. V., & Rothbaum, B. O. (1993). Reliability and validity of a brief instrument for assessment post-traumatic stress disorder. *Journal of Traumatic Stress, 6*(4), 459–473.

Foa, E. B., & Tolin, D. F. (2000). Comparison of the PTSD Symptom Scale — Interview Version and the Clinician-Administered PTSD scale. *Journal of Traumatic Stress, 13*(2), 181–191.

Gallagher, M. W., Long, L. J., Richardson, A., D'Souza, J., Boswell, J. F., Farchione, T. J., et al. (2020). Examining hope as a transdiagnostic mechanism of change across anxiety disorders and CBT treatment protocols. *Behavior Therapy, 51*(1), 190–202.

Goodman, W. K., Price, L. H., Rasmussen, S. A., Mazure, C., Fleischmann, R. L., & Hill, C. L. (1989). The Yale–Brown Obsessive Compulsive Scale: I. Development, use, and reliability. *Archives of General Psychiatry, 46*(11), 1006–1011.

Grisanzio, K. A., Goldstein-Piekarski, A. N., Wang, M. Y., Ahmed, A. P. R., Samara, Z., & Williams, L. M. (2018). Transdiagnostic symptom clusters and associations with brain, behavior, and daily function in mood, anxiety, and trauma disorders. *JAMA Psychiatry, 75*(2), 201–209.

Hafner, J., & Marks, I. M. (1976). Exposure *in vivo* of agoraphobics: Contributions of diazepam, group exposure, and anxiety evocation. *Psychological Medicine, 6*, 71–88.

Hamilton, M. (1959). The assessment of anxiety states by rating. *British Journal of Medical Psychology, 32*, 50–55.

Hamilton, M. (1960). A rating scale for depression. *Journal of Neurology, Neurosurgery and Psychiatry, 23*, 56–62.

Hayes, S. C., Strosahl, K. D., & Wilson, K. G. (1999). *Acceptance and commitment therapy: An experiential approach to behavior change*. New York: Guilford Press.

Heimberg, R. G., Horner, K. J., Juster, H. R., Safren, S. A., Brown, E. J., & Schneier, F. R. (1999). Psychometric properties of the Liebowitz Social Anxiety Scale. *Psychological Medicine, 29*(1), 199–212.

Heimberg, R. G., Liebowitz, M. R., Hope, D. A., Schneier, F. R., Holt, C. S., & Welkowitz, L. A. (1998). Cognitive behavioral group therapy vs phenelzine therapy for social phobia: 12-week outcome. *Archives of General Psychiatry, 55*(12), 1133–1141.

Hettema, J. M., Neale, M. C., & Kendler, K. S. (2001). A review and meta-analysis of the genetic epidemiology of anxiety disorders. *American Journal of Psychiatry, 158*, 1568–1578.

Huppert, J. D., Bufka, L. F., Barlow, D. H., Gorman, J. M., Shear, M. K., & Woods, S. W. (2001). Therapists, therapist variables and cognitive-behavioral therapy outcome in a multicenter trial for panic disorder. *Journal of Consulting and Clinical Psychology, 69*, 747–755.

Insel, T. R., Cuthbert, B. N., Garvey, M. B., Heinssen, R., Pine, D. S., Quinn, K., et al. (2010). Research domain criteria (RDoC): Toward a new classification framework for research on mental disorders. *American Journal of Psychiatry, 167*, 748–751.

Izard, C. E. (1971). *The face of emotion*. New York: Appleton-Century-Crofts.

Jacobson, N. S., Martell, C. R., & Dimidjian, S. (2001). Behavioral activation treatment for depression: Returning to contextual roots. *Clinical Psychology: Science and Practice, 8*, 255–270.

Kendler, K. S. (1996). Major depression and generalized anxiety disorder: Same genes, (partly) different environments — revisited. *British Journal of Psychiatry, 30*(Suppl.), 68–75.

Kendler, K. S., Walters, E. E., Neale, M. C., Kessler, R. C., Heath, A. C., & Eaves, L. J. (1995). The structure of genetic and environmental risk factors for six major psychiatric disorders in women: Phobia, generalized anxiety disorder, panic disorder, bulimia, major depression, and alcoholism. *Archives of General Psychiatry, 52*, 374–382.

Kessler, R. C., Nelson, C. B., McGonagle, K. A., Lui, J., Swartz, M., & Blazer, D. G. (1996). Comorbidity of DSM-III-R major depressive disorder in the general population: Results from the National Comorbidity Survey. *British Journal of Psychiatry, 168*, 17–30.

Keyes, C. L. M. (2005). Mental illness and/or mental health?: Investigating axioms of the complete state model of health. *Journal of Consulting and Clinical Psychology, 73*, 539–548.

Keyes, C. L. M. (2006). Mental health in adolescence: Is America's youth flourishing? *American Journal of Orthopsychiatry, 76*, 395–402.

Keyes, C. L., Wissing, M., Potgieter, J. P., Temane, M., Kruger, A., & van Rooy, S. (2008). Evaluation of the Mental Health Continuum — Short Form (MHC-SF) in Setswana-speaking South Africans. *Clinical Psychology and Psychotherapy, 15*(3), 181–192.

Lamers, S. M., Westerhof, G. J., Bohlmeijer, E. T., ten Klooster, P. M., & Keyes, C. L. (2011). Evaluating the psychometric properties of the Mental Health Continuum-Short Form (MHC-SF). *Journal of Clinical Psychology, 67*(1), 99–110.

Lee, J. K., Orsillo, S. M., Roemer, L., & Allen, L. B. (2010). Distress and avoidance in generalized anxiety disorder: Exploring the relationships with intolerance of uncertainty and worry. *Behavior Therapy, 39*, 126–136.

Liebowitz, M. R. (1987). Social phobia. *Modern Problems in Pharmacopsychiatry, 22*, 141–173.

Liebowitz, M. R., Heimberg, R. G., Schneier, F. R., Hope, D. A., Davies, S., & Holt, C. S. (1999). Cognitive-behavioral group therapy versus phenelzine in social phobia: Long-term outcome. *Depression and Anxiety, 10*(3), 89–98.

Linehan, M. M. (1993). *Cognitive-behavioral treatment of borderline personality disorder*. New York: Guilford Press.

Liverant, G. I., Brown, T. A., Barlow, D. H., & Roemer, L. (2008). Emotion regulation in unipolar depression: The effects of acceptance and suppression of subjective emotional experience on the intensity and duration of sadness and negative affect. *Behaviour Research and Therapy, 46*, 1201–1209.

Lonsdorf, T. B., Golkar, A., Lindstöm, K. M., Fransson, P., Schalling, M., & Ohman, A. (2011). 5-HTTLPR and COMT-val158met genotype gate amygdala reactivity and habituation. *Biological Psychology, 87*, 106–112.

Lopez, M. E., Stoddard, J. A., Noorollah, A., Zerbi, G., Payne, L. A., Hitchcock, C. A., et al. (2015). Examining the efficacy of the unified protocol for transdiagnostic treatment of emotional disorders in the treatment of individuals with borderline personality disorder. *Cognitive and Behavioral Practice, 22*(4), 522–533.

Lovibond, P. F., & Lovibond, S. H. (1995). The structure of negative emotional states: Comparison of the Depression Anxiety Stress Scales (DASS) with the Beck Depression and Anxiety Inventories. *Behaviour Research and Therapy, 33*(3), 335–343.

Margraf, J., Taylor, C. B., Ehlers, A., Roth, W. T., & Agras, W. S. (1987). Panic attacks in the natural environment. *Journal of Nervous and Mental Disease, 175*, 558–565.

McHugh, R. K., & Barlow, D. H. (Eds.). (2012). *Dissemination and implementation of evidence-based psychological interventions*. New York: Oxford University Press.

McTeague, L. M., Rosenberg, B. M., Lopez, J. W., Carreon, D. M., Huemer, J., Jiang, Y., et al. (2020). Identification of common neural circuit disruptions in emotional processing across psychiatric disorders. *American Journal of Psychiatry, 177*(5), 411–421.

Mennin, D. S., Ellard, K. K., Fresco, D. M., & Gross, J. J. (2013). United we stand: Emphasizing commonalities across cognitive-behavioral therapies. *Behavior Therapy, 44*(2), 234–248.

Mennin, D. S., Heimberg, R. G., Turk, C. L., & Fresco, D. M. (2005). Preliminary evidence for an emotion dysregulation model of generalized anxiety disorder. *Behaviour Research and Therapy, 43*, 1281–1310.

Merikangas, K. R., Zhang, H., & Aveneoli, S. (2003). Longitudinal trajectories of depression and anxiety in a prospective community study. *Archives of General Psychiatry, 60*, 993–1000.

Meyer, T. J., Miller, M. L., Metzger, R. L., & Borkovec, T. D. (1990). Development and validation of the Penn State Worry Questionnaire. *Behaviour Research and Therapy, 28*, 487–495.

Miller, W. R., & Rollnick, S. (2013). *Motivational interviewing: Preparing people for change* (3rd ed.). New York: Guilford Press.

Montag, C., Fiebach, C. J., Kirsch, P., & Reuter, M. (2011). Interaction of 5-HTTLPR and a variation on the oxytocin receptor gene influences negative emotionality. *Biological Psychiatry, 69*, 601–603.

Munafò, M. R., Brown, S. M., & Hariri, A. R. (2008). Serotonin transporter (5-HTTLPR) genotype and amygdala activation: A meta-analysis. *Biological Psychiatry, 63*, 852–857.

Nathan, P. E., & Gorman, J. M. (Eds.). (2007). *A guide to treatments that work* (3rd ed.). New York: Oxford University Press.

Norman, S. B., Cissell, S. H., Means-Christensen, A. J., & Stein, M. B. (2006). Development and validation of an Overall Anxiety Severity and Impairment Scale (OASIS). *Depression and Anxiety, 23*(4), 245–249.

Pezawas, L., Meyer-Lindenberg, A., Drabant, E. M., Verchinski, B. A., Munoz, K. E., & Kolachana, B. S. (2005). 5-HTTLPR polymorphism impacts human cingulate–amygdala interactions: A genetic susceptibility mechanism for depression. *Nature Neuroscience, 8*(6), 828–834.

Raffa, S. D., Stoddard, J. A., White, K. S., Barlow, D. H., Gorman, J. M., & Shear, M. K. (2008). Relapse following combined-treatment discontinuation in a placebo-controlled trial for panic disorder. *Journal of Nervous and Mental Disease, 196*(7), 548–555.

Rapee, R. M., Craske, M. G., & Barlow, D. H. (1990). Subject described features of panic attacks using a new self-monitoring form. *Journal of Anxiety Disorders, 4*, 171–181.

Reinholt, N., Aharoni, R., Winding, C., Rosenberg, N., Rosenbaum, B., & Arnfred, S. (2017). Transdiagnostic group CBT for anxiety disorders: The unified protocol in mental health services. *Cognitive Behaviour Therapy, 46*(1), 29–43.

Roy-Byrne, P. P., Craske, M. G., & Stein, M. B. (2006). Panic disorder. *Lancet, 368*, 1023–1032.

Rutter, M., Moffit, T. E., & Caspi, A. (2006). Gene–environment interplay and psychopathology: Multiple varieties but real effects. *Journal of Child Psychology and Psychiatry, 47*, 226–261.

Ruzek, J. I., Karlin, B. E., & Zeiss, A. (2012). Implementation of evidence-based psychological treatments in the Veterans Health Administration. In R. K. McHugh & D. H. Barlow (Eds.), *Dissemination and implementation of evidence-based psychological interventions* (pp. 78–96). New York: Oxford University Press.

Safren, S. A., Heimberg, R. G., Horner, K. J., Juster, H. R., Schneier, F. R., & Liebowitz, M. R. (1999). Factor structure of social fears: The Liebowitz Social Anxiety Scale. *Journal of Anxiety Disorders, 13*(3), 253–270.

Sakiris, N., & Berle, D. (2019). A systematic review and meta-analysis of the Unified Protocol as a transdiagnostic emotion regulation based intervention. *Clinical Psychology Review, 72*, Article 101751.

Sauer-Zavala, S. E., & Barlow, D. H. (2014). The case for borderline personality disorder as an emotional disorder: Implications for treatment. *Clinical Psychology: Science and Practice, 21*(2), 118–138.

Sauer-Zavala, S., & Barlow, D. H. (2021). *Neuroticism: A new framework for emotional disorders and their treatment*. New York: Guilford Press.

Sauer-Zavala, S., Boswell, J. F., Gallagher, M. W., Bentley, K. H., Ametaj, A., & Barlow, D. H. (2012). The role of negative affectivity and negative reactivity to emotions in predicting outcomes in the Unified Protocol for the transdiagnostic treatment of emotional disorders. *Behaviour Research and Therapy, 50*(9), 551–557.

Sharp, P. B., Miller, G. A., & Heller, W. (2015). Transdiagnostic dimensions of anxiety: Neural mechanisms, executive functions, and new directions. *International Journal of Psychophysiology, 98*(2), 365–377.

Shear, K., Belnap, B. H., Mazumdar, S., Houck, P., & Rollman, B. L. (2006). Generalized Anxiety Disorder Severity Scale (GADSS): A preliminary validation study. *Depression and Anxiety, 23*(2), 77–82.

Shear, M. K., Brown, T. A., Barlow, D. H., Money, R., Sholomskas, D. E., & Woods, S. W. (1997). Multicenter collaborative Panic Disorder Severity Scale. *American Journal of Psychiatry, 154*, 1571–1575.

Shear, M. K., Vander Bilt, J., & Rucci, P. (2001). Reliability and validity of a Structured Interview Guide for the Hamilton Anxiety Rating Scale (SIGH-A). *Depression and Anxiety, 13*, 166–178.

Sloan, E., Hall, K., Moulding, R., Bryce, S., Mildred, H., & Staiger, P. K. (2017). Emotion regulation as a transdiagnostic treatment construct across anxiety, depression, substance, eating and borderline personality disorders: A systematic review. *Clinical Psychology Review, 57*, 141– 163.

Steele, S. J., Farchione, T. J., Cassiello-Robbins, C., Ametaj, A., Sbi, S., Sauer-Zavala, S., et al. (2018). Efficacy of the Unified Protocol for transdiagnostic treatment of comorbid psychopathology accompanying emotional disorders compared to treatments targeting single disorders. *Journal of Psychiatric Research, 104*, 211–216.

Stein, M. B., Campbell-Sills, L., & Gelernter, J. (2009). Genetic variation in 5HTTLPR is associated with emotional resilience. *American Journal of Genetics B: Neuropsychiatric Genetics, 150*, 900–906.

Storch, E. A., Larson, M. J., Price, L. H., Rasmussen, S. A., Murphy, T. K., & Goodman, W. K. (2010). Psychometric analysis of the Yale–Brown Obsessive–Compulsive Scale Second Edition Symptom Checklist. *Journal of Anxiety Disorders, 24*, 650–656.

Suárez, L., Bennett, S. M., Goldstein, C., & Barlow, D. H. (2009). Understanding anxiety disorders from a "triple vulnerability" framework. In M. M. Antony & M. B. Stein (Eds.), *Handbook of anxiety and the anxiety disorders* (pp. 153–172). New York: Oxford University Press.

Tabak, B. A., Young, K. S., Torre, J. B., Way, B. M., Burklund, L. J., Eisenberger, N. I., et al. (2020). Preliminary evidence that CD38 moderates the association of neuroticism on amygdala–subgenual cingulate connectivity. *Frontiers in Neuroscience, 14*, 11.

Tsao, J. C. I., Mystkowski, J. L., Zucker, B. G., & Craske, M. G. (2002). Effects of cognitive-behavior therapy for panic disorder on comorbid conditions: Replication and extension. *Behavior Therapy, 33*, 493–509.

Tsao, J. C. I., Mystkowski, J. L., Zucker, B. G., & Craske, M. G. (2005). Impact of cognitive-behavioral therapy for panic disorder on comorbidity: A controlled investigation. *Behaviour Research and Therapy, 43*, 959–970.

Tull, M. T., & Roemer, L. (2007). Emotion regulation difficulties associated with the experience of uncued panic attacks: Evidence of experiential avoidance, emotional nonacceptance, and decreased emotional clarity. *Behaviour Research and Therapy, 38*, 378–391.

Tyrer, P. J. (1989). *Classification of neurosis*. Chichester, UK: Wiley.

Tyrer, P. J., Seivewright, N., Murphys, S., Ferguson, B., Kingdon, D., & Barczak, B. (1998). The Nottingham study of neurotic disorder: Comparison of drug and psychological treatments. *Lancet*, 2, 235–240.

Watson, D. (2005). Rethinking the mood and anxiety disorders: A quantitative hierarchical model for DSM-V. *Journal of Abnormal Psychology, 114*, 522–536.

Watson, D., Clark, L. A., & Tellegen, A. (1988). Development and validation of brief measures of positive and negative affect: The PANAS scales. *Journal of Personality and Social Psychology, 54*, 1063–1070.

Weinberg, A., & Hajcak, G. (2010). Electrocortical evidence for vigilance–avoidance in generalized anxiety disorder. *Psychophysiology, 48*(6), 1–10.

Weiser, M., Pauli, P., Weyers, P., Alpers, G., & Mühlberger, A. (2009). Fear of negative evaluation and the hypervigilance–avoidance hypothesis: An eye-tracking study. *Journal of Neural Transmission, 116*, 717–723.

Westerhof, G. J., & Keyes, C. L. (2009). Mental illness and mental health: The two continua model across the lifespan. *Journal of Adult Development, 17*(2), 110–119.

Westra, H. A., Arkowitz, H., & Dozois, D. J. A. (2009). Adding a motivational interviewing pretreatment to cognitive behavioral therapy for generalized anxiety disorder: A preliminary randomized controlled trial. *Journal of Anxiety Disorders, 23*, 1106–1117.

Westra, H. A., & Dozois, D. J. A. (2006). Preparing clients for cognitive behavioural therapy: A randomized pilot study of motivational interviewing for anxiety. *Cognitive Therapy and Research, 30*, 481–498.

Williams, J. B. (1988). A Structured Interview Guide for the Hamilton Depression Rating Scale. *Archives of General Psychiatry, 45*, 742–747.

Wilner Tirpak, J., Cassiello-Robbins, C., Ametaj A., Olesnycky, O. S., Sauer-Zavala, S., Farchione, T. J., et al. (2019). Changes in positive affect in cognitive-behavioral treatment of anxiety disorders. *General Hospital Psychiatry, 61*, 111–115.

CAPÍTULO 7

Terapia cognitiva para depressão

Jeffrey E. Young
Erin F. Ward-Ciesielski
Jayne L. Rygh
Arthur D. Weinberger
Aaron T. Beck

Um dos avanços mais importantes nas abordagens psicossociais aos problemas emocionais foi o sucesso da terapia cognitiva para depressão. As evidências da poderosa eficácia dessa abordagem aumentaram constantemente com o passar dos anos, particularmente em relação aos resultados de longo prazo. Empregando uma série de técnicas cognitivas e comportamentais bem especificadas, a terapia cognitiva também se diferencia pela estrutura detalhada de cada sessão, com suas pautas específicas, e pelo estilo terapêutico muito definido e claramente eficaz de interagir com o paciente por meio de várias perguntas (estilo socrático). Além disso, os autores destacam claramente a importância da relação de colaboração entre terapeuta e paciente e definem técnicas específicas para atingir esse estado de colaboração para que os dois constituam uma equipe de investigação. Neste capítulo, os autores tratam não apenas da terapia cognitiva tradicional, mas também de uma ampliação da terapia cognitiva chamada "terapia com foco no esquema". Essa abordagem se concentra na identificação e na modificação de esquemas iniciais desadaptativos ou "centrais", que seriam desenvolvidos durante a infância em pacientes mais gravemente deprimidos e resistentes ao tratamento, muitas vezes com transtornos da personalidade comórbidos, que podem torná-los vulneráveis à recaída. A explicação detalhada desse tratamento ampliado será fundamental para terapeutas cognitivos experientes, assim como para os que estão tendo contato com a terapia cognitiva para depressão pela primeira vez. Dois casos contundentes — "Denise", tratada com terapia cognitiva tradicional, e "Barbara", tratada com terapia do esquema — ilustram ambas as abordagens.

— D. H. B.

A depressão é um dos transtornos mais comuns encontrados por profissionais de saúde mental. Pesquisas feitas pelo U.S. National Epidemologic Survey on Alcohol and Related Conditions-III (NESARC-III; Hasin et al., 2018), pelos Centers for Disease Control and Prevention (CDC; 2010), pela Substance Abuse and Mental Health Services Administration (SAMHSA; 2008, 2009) e pela Organização Mundial da Saúde (WHO; 2017, 2020) indicam o seguinte:

- A estimativa de prevalência durante a vida para transtorno depressivo maior em adultos nos Estados Unidos é de 20,6% (Hasin et al., 2018).
- A estimativa de prevalência em 12 meses de transtorno depressivo maior nos Estados Unidos é de 10,4% (Hasin et al., 2018).
- Entre países e culturas, as estimativas de prevalência ao longo da vida do transtorno depressivo maior são de 14,6% em países de renda alta e de 11,1% nos de renda baixa a média; as estimativas de prevalência em 12 meses são de 5,5% em países de renda alta e de 5,9% nos de renda baixa a média (Kessler & Bromet, 2013). Além disso, o número de pessoas no mundo inteiro vivendo com a depressão aumentou em 18,4% entre 2005 e 2015 (WHO, 2017).
- Episódios depressivos maiores nos Estados Unidos são associados a índices mais elevados de dependência e abuso de substâncias entre adultos de 18 anos ou mais (21,5%) quando comparados com os índices em indivíduos sem episódios depressivos maiores (8,2%; SAMHSA, 2008), e jovens de 12 a 17 anos apresentam um padrão similar, em que o uso de substâncias é mais complexo do que entre aqueles sem episódios depressivos maiores (32,7% contra 14,0%; SAMHSA, 2019).

- A depressão aumenta o risco de ataques cardíacos e é mais comum em pessoas com problemas crônicos, como obesidade, diabetes, doença cardiovascular, câncer, asma e artrite (Chapman, Perry, & Strine, 2005; Strine et al., 2008).
- O transtorno depressivo maior nos Estados Unidos está associado a 27,2 dias de trabalho perdidos, e o transtorno bipolar (I ou II) a 65,5 dias de trabalho perdidos para cada trabalhador doente, por ano (Kessler et al., 2006).
- O transtorno depressivo maior é a principal causa de incapacidade nos Estados Unidos para pessoas com idade entre 15 e 44 anos (Friedrich, 2017), e contribui muito para o peso global da doença (PGD) (WHO, 2020; GDB 2017 Disease and Injury Incidence and Prevalence Collaborators, 2018).

O alto risco de recaída (Forte et al., 2015), o uso elevado de recursos (p. ex., Howland, 1993; Tusa et al., 2019) e a perda de capital humano (Berndt et al., 2000) associados à depressão revelam a gravidade do problema. A OMS (2004) projeta que a depressão estará entre as três principais causas do número total de anos de vida perdidos para doença, deficiência ou morte prematura até 2030. Como indicam esses relatórios, a depressão é disseminada, cara e potencialmente devastadora.

Nenhuma quantidade de dados consegue captar ou transmitir adequadamente a dor e o sofrimento pessoal vivenciados na depressão. Muitas pessoas deprimidas não recebem ajuda profissional (p. ex., Kohn, Saxena, Levav, & Saraceno, 2004; Wang et al., 2005), e, embora o número daqueles que procuram ajuda tenha aumentado na última década, a falta de tratamento continua sendo um problema sério (Olfson, Blanco, & Marcus, 2016; Wang et al., 2005). O custo e/ou a falta de cobertura suficiente por parte dos planos de saúde, as preocupações sobre confidencialidade, o estigma social continuado e a falta de informações sobre aonde ir e que tipo de serviços obter ainda são obstáculos a serviços de saúde mental adequados e suficientes (Mojtabai et al., 2011; SAMHSA, 2008). Obter o tipo certo de ajuda pode ser, ao mesmo tempo, inibidor e desanimador, principalmente para aqueles que já sofrem com limitações. A citação a seguir continua relevante ainda hoje:

> Os norte-americanos que buscam tratamento para os sintomas depressivos devem decidir onde buscar tratamento, qual o seu modelo e que tipo de profissional [...] o clínico deve escolher um tratamento somático, psicológico ou uma combinação, em uma determinada dose e/ou pauta de consultas [...] por meio desse procedimento, o paciente decide até que ponto vai cumprir as recomendações, por quanto tempo, diante de custos econômicos, práticos, físicos e emocionais reconhecidos e não reconhecidos [...]. Infelizmente, a falta de informações, assim como o estigma social que se mantém em relação à doença e ao tratamento psiquiátrico, influencia a tomada de decisões. Ao mesmo tempo, as decisões ocorrem em um ambiente cheio de debate e tensão social, política e econômica entre formuladores de políticas, convênios que pagam os custos, e profissionais, bem como entre diferentes tipos de associações profissionais. (Jarrett, 1995, p. 435)

Quando há tratamento disponível, ele costuma ser inadequado ou pouco adequado (Wang et al., 2005), o que pode deixar os indivíduos deprimidos se sentindo frustrados, desesperançosos ou ansiosos (Mago, Fagiolini, Weiller, & Weiss, 2018). Os tratamentos baseados em evidências ainda não foram amplamente adotados na prática clínica (Wiltsey Stirman et al., 2012), refletindo uma crise da saúde pública (Keller & Boland, 1998). Permanece essencial a necessidade de tratamentos que tenham eficácia comprovada e rápida.

Um dos principais avanços no tratamento da depressão foi o surgimento da terapia cognitiva, que se ampliou exponencialmente desde a publicação, por A. T. Beck, de um detalhado manual de tratamento para depressão em 1979 (Beck, 1967, 1976; Beck, Rush, Shaw, & Emery, 1979). A obra de Beck e seus colaboradores levou a uma mudança de paradigma dentro da psicoterapia (Salkovskis, 1996). Devido, em parte, ao desenvolvimento, por Beck, de hipóteses testáveis e protocolos clínicos, a terapia cognitiva recebeu muita atenção profissional (Hollon, 1998; McGinn & Young, 1996; Rehm, 1990). De todas as abordagens de tratamento cognitivo-comportamental para a depressão, o paradigma de Beck (Beck, 1967; Beck et al., 1979) recebeu a maior quantidade de estudos empíricos, validação e aplicação clínica (Barlow & Hofmann, 1997; de Oliveira, 1998; Dobson, 2016; Dobson & Pusch, 1993; Hollon, 1998; Hollon, Thase, & Markowitz, 2002; Jarrett & Thase, 2010; Rehm, 1990; Roberts & Hartlage, 1996; Scott, 1996; Vittengl, Clark, Dunn, & Jarrett, 2007). A terapia cognitiva se tornou o tratamento preferido para muitos transtornos (p. ex., Clark & Beck, 2010; Newman, Leahy, Beck, Reilly-Harrington, & Gyulai, 2002). Existem vários livros excelentes para profissionais que lecionam os procedimentos da terapia cognitiva (p. ex., J. S. Beck, 2021), bem como manuais e/ou guias para pacientes (p. ex., Fox & Sokol, 2011; Gilson, Freeman, Yates, & Freeman, 2009; Leahy, 2011; Wright & McCray, 2011).

Junto com essa atenção, contudo, veio a confusão sobre o que realmente significa a expressão *terapia cognitiva*. As estratégias cognitivas reais empregadas nos tratamentos *cognitivos* podem ser diferentes entre si em muitos aspectos, assim como daqueles prescritos por Beck et al. (1979) em seu manual para terapia cognitiva para depressão. Sendo assim, o leitor deve estar ciente de que o uso comum que se faz do termo *terapia cognitiva* não implica necessariamente uniformidade de procedimentos. A terapia descrita por Beck et al. envolve o uso de técnicas cognitivas e comportamentais, e pode, assim, ser chamada adequadamente *cognitivo-comportamental*. Entretanto, na literatura, ambos os termos têm sido usados para descrever os procedimentos de Beck et al., com alguns artigos usando a expressão *terapia cognitiva* (Sacco & Beck, 1995, p. 345).

PESQUISAS SOBRE O TRATAMENTO DA FASE AGUDA

A pesquisa sobre resultados concluiu que a terapia cognitiva é eficaz com populações clínicas em vários ensaios controlados (veja as análises de Beck & Alford, 2009; Dobson, 2016; Hollon & Shelton, 2001). Embora alguns estudos iniciais (Blackburn, Bishop, Glen, Whalley, & Christie, 1981; Rush, Beck, Kovacs, & Hollon, 1977) tenham sugerido que a terapia cognitiva pode ser superior ao tratamento medicamentoso para depressão no fim do tratamento, Meterissian e Bradwejn (1989) observaram que as intervenções psicofarmacológicas muitas vezes não foram implementadas adequadamente. Nas pesquisas em que as intervenções foram adequadas, a terapia cognitiva revelou, como regra geral, eficácia equivalente à das medicações antidepressivas, incluindo os antidepressivos tricíclicos (ADTs) e os inibidores seletivos de recaptação de serotonina (ISRSs) no tratamento de pacientes não internados com depressão não bipolar (DeRubeis et al., 2005; Hollon et al., 1992; Murphy, Simmons, Wetzel, & Lustman, 1984) e um inibidor da monoaminoxidase (IMAO) no tratamento de pacientes ambulatoriais com depressão atípica (Jarrett et al., 1999). Além disso, Cuijpers et al. (2013) não encontraram diferenças significativas entre a terapia cognitivo-comportamental (TCC) e a farmacoterapia em 20 ensaios. Somando-se a isso, em uma recente metanálise de dados no nível do paciente individual comparando a TCC aos antidepressivos (Weitz et al., 2015), ainda que as pontuações em uma medida de depressão aplicada por um profissional (ou seja, a Escala de Nível de Depressão de Hamilton) fossem significativamente mais afetadas pelos antidepressivos do que pela TCC, não havia diferenças de pontuação nas taxas de resposta ao tratamento ou na remissão entre os tratamentos.

Embora alguns revisores tenham relatado que a psicoterapia combinada à farmacoterapia seja superior a qualquer um desses tratamentos isolados para pacientes depressivos não internados (p. ex., Friedman et al., 2004; Pampallona, Bollini, Tibalbi, Kupelnick, & Munizza, 2004), vários pesquisadores não encontraram esse efeito nos ensaios que comparavam a TCC e medicamentos a seus componentes (Biggs & Rush, 1999; Evans et al., 1992; Hollon, Shelton, & Loosen, 1991; Scott, 1996; Shaw & Segal, 1999). Em particular, em sua metanálise, Cuijpers et al. (2013) concluíram que a TCC associada à farmacoterapia tinha desempenho significativamente melhor do que o uso de apenas a farmacoterapia em 11 ensaios relevantes que haviam sido incluídos no estudo. O incremento na eficácia parece ser, no máximo, modesto na fase aguda do tratamento, com aumento de eficácia entre 10 e 20% (Conte, Plutchik, Wild, & Karasu, 1986). Estudos específicos sobre o tratamento com pacientes deprimidos internados também sugeriram resultados positivos quando a TCC foi combinada à medicação (Cuijpers et al., 2011; Stuart & Bowers, 1995; Wright, 1996). Embora ela pareça ser um auxiliar útil ao tratamento padrão de pacientes internados, ainda não está claro se ela é suficiente quando empregada sozinha (Boschloo et al., 2019; Cuijpers et al., 2011; Hollon et al., 2002).

Embora muitos estudos comparando a TCC à farmacoterapia não tenham incluído condições com comprimidos de placebo, os estudos feitos por Jarrett et al. (1999) e DeRubeis et al. (2005) concluíram que os tratamentos ativos eram superiores ao placebo. É importante observar que apenas dois estudos que incluíam placebo concluíram que a terapia cognitiva era menos eficaz do que a intervenção psicofarmacológica. O primeiro foi o National Institute of Mental Health (NIMH) Treatment of Depression Collaborative Research Program (TDCRP), sobre depressão moderada a grave em adultos. O segundo foi o estudo multicêntrico Treatment for Adolescents with Depression Study (TADS) para redução de sintomas depressivos em adolescentes.

O NIMH TDCRP foi o primeiro estudo importante a incluir uma condição placebo. Os resultados iniciais do TDCRP (Elkin et al., 1989) sugeriam taxas mais reduzidas de melhora com a TCC do que estudos anteriores. Também parecia que, com grupos de pacientes mais gravemente deprimidos, a psicoterapia interpessoal e os antidepressivos poderiam ser superiores à TCC. A alta visibilidade e o prestígio do estudo do NIMH TDCRP geraram muito debate (Hollon, DeRubeis, & Evans, 1996; Wolpe, 1993), pois parecia que os benefícios da TCC na fase aguda do tratamento poderiam ter sido superestimados em estudos anteriores. Contudo, examinando posteriormente os dados, Elkin, Gibbons, Shea e Shaw (1996) reconheceram a observação de Jacobson e Hollon (1996) de que as pesquisas variavam segundo os locais, com a terapia cognitiva tendo um desempenho igual ao da medicação em um dos três locais com pacientes gravemente deprimidos. Jacobson e Hollon observaram que os melhores resultados foram obtidos onde havia terapeutas mais experientes. Hollon et al. (2002, p. 62) "suspeitam que a explicação não é que a terapia cognitiva não consegue ser eficaz com esses pacientes, e sim que o conhecimento do terapeuta pode fazer muita diferença, e essa diferença aumenta com a dificuldade de tratar a depressão". Além disso, um estudo de Albon e Jones (2003) levantou a questão da diferenciação dos dois tipos de tratamentos psicoterápicos no TDCRP. Albon e Jones, terapeutas especializados em TCC e psicoterapia interpessoal, desenvolveram protótipos de regimes ideais de seus próprios tratamentos. Em seguida, transcrições reais das sessões de tratamento do TDCRP foram comparadas a esses protótipos dos especialistas. Albon e Jones concluíram que ambas as sessões de TCC e de psicoterapia interpessoal estavam mais próximas ao protótipo cognitivo-comportamental, e que essa proximidade ao protótipo cognitivo-comportamental produzia correlações mais positivas com medidas de resultados entre ambos os tipos de tratamento. Talvez seja por isso que Quilty, McBride e Bagby (2008) encontraram resultados equivalentes com psicoterapia interpessoal, TCC e farmacoterapia, e Peeters et al. (2013) encontraram índices semelhantes de remissão com TCC, psicoterapia interpessoal e ambos os tratamentos combinados com medicação. Da mesma forma, Luty et al. (2007) concluíram que a psicoterapia interpessoal e a TCC foram igualmente eficazes em termos gerais, mas (em contraste com o estudo NIMH TDCRP) consideraram a TCC mais eficaz para depressão grave. Isso é corroborado por uma recente metanálise da TCC para depressão unipolar, na qual Johnsen e Friborg (2015) concluíram que profissionais experientes obtinham melhores resultados do que terapeutas menos experientes.

Em uma análise mais aprofundada do mesmo conjunto de dados usado no estudo de Luty et al. (2007), Joyce et al. (2007) concluíram que a comorbidade entre transtornos da personalidade e transtorno depressivo maior prejudicou a resposta ao tratamento com psicoterapia interpessoal, mas não com TCC. Bellino, Zizza, Rinaldi e Bogetto (2007) concluíram que a psicoterapia interpessoal e a TCC (cada uma combinada com fluoxetina) foram igualmente eficazes no tratamento da depressão em pacientes com personalidade *borderline* e transtorno depressivo maior. Fournier et al. (2008) constataram que, em 16 semanas de tratamento, a TCC foi mais eficaz na redução da depressão do que a medicação (paroxetina) para pacientes com depressão moderada a grave e sem transtorno da personalidade, mas menos eficaz para aqueles com transtorno da personalidade. Esse estudo não incluiu pacientes com transtornos da personalidade *borderline*, esquizotípica ou antissocial. Ainda não está clara a eficácia da TCC (sozinha ou como complemento ao tratamento psicofarmacológico) para transtornos depressivo maior e da personalidade coexistentes.

O segundo estudo com placebo, o estudo multilocal TADS (2004) para a redução de sintomas depressivos em adolescentes, descobriu que a combinação de medicamentos (fluoxetina) e TCC gerava o resultado mais positivo, e que o medicamento sozinho era superior ao uso de placebo, mas a TCC sozinha não diferia significativamente do uso de apenas placebo. Essas conclusões se baseiam em medições de resultados ao longo de 12 semanas. Todavia, análises (TADS, 2007) de dados com medições de resultados nas Semanas 18, 24 e 36, indicaram que, por volta da Semana 36, a efetividade da TCC havia aumentado significativamente e equivalia à da medicação, e que a combinação de medicamentos com a TCC era levemente mais efetiva do que o uso apenas da TCC ou da medicação.

Alguns autores argumentaram que as principais psicoterapias são praticamente iguais em eficácia, independentemente do transtorno estudado. Para testar essa hipótese, uma recente metanálise examinou se a TCC era superior a outras formas de psicoterapia em vários transtornos (Tolin, 2010). Os resultados mostraram que, *em todos os transtornos incluídos no estudo*, a TCC foi superior à terapia psicodinâmica, embora não às terapias interpessoal e de apoio, no pós-tratamento e no seguimento. No entanto, a análise constatou que a TCC foi significativamente superior às terapias alternativas estudadas para *transtornos depressivos e de ansiedade*. Tolin (2010) concluiu que "estes resultados vão contra afirmações anteriores sobre equivalência de tratamentos e sugerem que a TCC deve ser considerada um tratamento psicossocial de primeira linha, pelo menos para os pacientes com transtornos de ansiedade e depressão" (p. 710).

A TCC para a depressão também tem demonstrado efeitos consideráveis em crianças e adolescentes, não sendo somente para adultos. Spirito, Esposito-Smythers, Wolff e Uhl (2011) concluíram recentemente uma revisão atualizada de estudos sobre resultados referentes à TCC para depressão na adolescência e tendências suicidas. Eles resumiram os dados sobre depressão concluindo que "a TCC para depressão em adolescentes recebeu sustentação considerável na literatura de pesquisa. TCC individual e em grupo, com e sem o componente relacionado aos pais, parece estar bem estabelecida e/ ou ser eficaz para a maioria dos participantes" (p. 195). Isso é consistente com uma análise mais recente de TCC de meta-regressão para a depressão de crianças e adolescentes (Oud et al., 2019) que demonstrou sintomas depressivos reduzidos no pós-tratamento e no seguimento da TCC, quando comparada a condições de controle inativos. Com respeito à TCC e à ideação suicida em adolescentes, Spirito et al. (2011) concluíram que

> a maioria dos estudos de TCC para adolescentes deprimidos têm descoberto uma redução na ideação suicida, seja qual for o formato da TCC (ou seja, individual ou em grupo). Deve-se observar que as reduções na ideação suicida também foram encontradas em resposta à terapia familiar, à terapia suportiva e à farmacologia. Não obstante, quando várias formas de terapia resultaram em reduções comparáveis na ideação suicida em adolescente, a TCC tem se mostrado ser a maior promessa para se reduzirem, ao mesmo tempo, os diagnósticos e os sintomas do TDM (transtorno depressivo maior) e a ideação suicida. (p. 196)

Em particular, uma recente metanálise dos resultados de seguimento pós-tratamento (Rith-Najarian et al., 2019) concluiu que os ganhos de grande efeito do pré ao pós-tratamento foram mantidos por até dois anos em adolescentes em vários tratamentos de TCC para depressão, ansiedade e estresse pós-traumático.

Um avanço recente na literatura sobre o resultado de tratamentos é a disponibilidade de grandes números de ensaios de TCC que permitem procedimentos metanalíticos robustos. Por exemplo, uma metanálise feita por Cuijpers et al. (2013) incluiu 115 ensaios randomizados comparando a TCC a um grupo de controle ou a outro tratamento ativo para a depressão em adultos. Ainda que tenham descoberto que a TCC tenha tido o melhor resultado de todos os tratamentos comparados, eles advertiram que a qualidade do estudo mais alta estava associada a pequenos efeitos em favor da TCC. Isso sugere que os efeitos médios da TCC talvez estejam sendo superestimados. Com raras exceções, não descobriram qualquer diferença entre a terapia cognitiva e as condições de medicação ou psicoterapia, e as diferenças observadas devem ser interpretadas com cautela, uma vez que envolveram um pequeno número de estudos. Somando-se a isso, em uma metanálise recente (Johnsen & Friborg, 2015) com 70 ensaios com TCCs conduzidos entre 1977 e 2014, os autores descobriram que os efeitos da TCC que haviam sido documentados na literatura de pesquisa haviam reduzido com o passar do tempo. Essas e outras análises em larga escala oferecem-nos importantes informações sobre as áreas nas quais a TCC tem espaço para mais desenvolvimentos e melhorias.

Na tentativa de tornar a terapia cognitiva tradicional mais disponível e/ou financeiramente acessível ao público em geral, têm-se explorado TCCs em grupo (TCCG) e pela internet (TCCI). Em revisões sobre TCCI cujos dados se acumulam rapidamente (p. ex., Baumeister, Reichler, Munzinger, & Lin, 2014; Cowpertwait & Clarke, 2013; Johansson & Andersson, 2012; Karyotaki et al., 2017; Königbauer, Letsch, Doebler, Ebert, & Baumeister, 2017), os pesquisadores têm destacado que há sustentação crescente à eficácia da TCCI guiada (materiais de autoajuda estruturados e contato com o terapeuta por *e-mail*) em comparação com a TCCI não guiada (nenhum contato com terapeuta). As pesquisas também indicam que a TCCI guiada tem eficácia comparável à da terapia presencial e que tratamentos adaptados a cada paciente (que incluem outras técnicas específicas para diagnósticos coexistentes) são superiores aos tratamentos não adaptados (que usam o mesmo material para todos os pacientes) com depressão grave (Johansson & Anderson, 2012).

Quanto à TCCG, uma metanálise recente (Moore, Carr, & Hartnett, 2017) encontrou efeitos grandes e significativos ao comparar a TCCG ao tratamento convencional e a condições de controle de lista de espera, e efeitos médios nos grupos de controle ativos. Outra metanálise (Feng et al., 2012) também examinou características de tratamento associadas a resultados e revelou que a TCCG era mais efetiva em pacientes com depressão leve a moderada. O efeito reduzia à medida que aumentava a gravidade da depressão. Entre as importantes conclusões adicionais dessa revisão, podemos citar: a duração ideal da sessão era de 60 a 90 minutos; os trabalhos de casa melhoravam os resultados; e maiores taxas de rotatividade (*turnover rates*) dos pacientes no grupo estavam relacionadas a piores resultados.

PESQUISAS SOBRE PREVENÇÃO DE RECAÍDA[1]

Ainda que a ampla maioria dos pacientes se recupere de um episódio de depressão, eles permanecem vulneráveis à depressão futura.

A recorrência é um grande problema para muitos indivíduos que sofrem de depressão: pelo menos 50% das pessoas que têm um episódio depressivo terão outro dentro de 10 anos. As que têm dois episódios têm uma chance de 90% de ter um terceiro, ao passo que indivíduos com três ou mais episódios durante a vida têm taxas de recaída de 40% dentro de 15 semanas da recuperação de um episódio (Kupfer, Frank, & Wamhoff, 1996, p. 293).

Outros investigadores concluíram que 21% dos adultos com um episódio de depressão maior têm um novo episódio durante o período de seguimento de três anos (Hoertel et al., 2017) e que 85% dos pacientes com depressão unipolar tendem a sofrer com recorrências (Keller & Boland, 1998, p. 350). Wang (2004), em um seguimento de seis anos, constatou que 49,8% dos pacientes tratados para depressão maior desenvolveram episódios subsequentes do transtorno. Como esses números mostram claramente, há uma necessidade urgente de termos tratamentos que sejam capazes de minimizar ou mesmo prevenir a recaída.

Consideramos como uma descoberta muito animadora no tratamento da depressão com terapia cognitiva a observação constante (Paykel, 2007) de que os pacientes tratados com terapia cognitiva isolada ou combinada com medicação têm resultados muito melhores em termos de recaída do que aqueles tratados só com medicação (quando ambos os tratamentos são interrompidos no encerramento da terapia). Apesar das diferenças em características das amostras e metodologias nos diferentes estudos, a terapia cognitiva parece ter propriedades profiláticas importantes. Após seguimento de um ano, diversos estudos relataram taxas menores de recaída para pacientes tratados com terapia cognitiva do que para os tratados com antidepressivos. Simons, Murphy, Levine e Wetzel (1986) encontraram taxas de recaída de 12% com a terapia cognitiva *versus* 66% com antidepressivos; Bowers (1990) encontrou taxas de recaída de 20% com terapia cognitiva *versus* 80% com antidepressivos; Shea et al. (1992) relataram 9% de recaída com terapia cognitiva *versus* 28% com antidepressivos; Hollon et al. (2005) informaram taxas de recaída de 31% com terapia cognitiva *versus* 76% com antidepressivos. Os resultados da mais extensa metanálise até o momento revelaram que "em média, somente 29,5% dos pacientes tratados com terapia cognitiva tiveram recaída *versus* 60% dos tratados com antidepressivos" (Gloaguen, Cottraux, Cucherat, & Blackburn, 1998, p. 68). Isso também foi relatado em uma metanálise mais recente, na qual os participantes que fizeram psicoterapia (incluindo principalmente intervenções de TCC) isolada ou em combinação com outro tratamento tiveram menor probabilidade de outro episódio depressivo ao longo de mais de quatro anos de seguimento (Steinert, Hofmann, Kruse, & Leichsenring, 2014). Os benefícios profiláticos da terapia cognitiva são ainda mais significativos porque

> não há evidências de que a farmacoterapia proporcione qualquer proteção contra o retorno dos sintomas após o tratamento ser encerrado.[2] Como a maioria dos indivíduos deprimidos terá vários episódios, a capacidade de uma intervenção impedir o retorno dos sintomas após o tratamento deve ser pelo menos tão importante quanto sua capacidade de tratar o episódio presente. (Evans et al., 1992, p. 802)

Uma preocupação relacionada a isso — e uma das mais destacadas, mas não associada exclusivamente aos agentes psicotrópicos — é a presença de sintomas residuais após o tratamento: "O tratamento da depressão por meios farmacológicos provavelmente deixará uma quantidade substancial de sintomas residuais na maioria dos pacientes" (Fava, Rafanelli, Grandi, Conti, & Belluardo, 1998b, p. 820). Inevitavelmente, os pacientes que melhoram com antidepressivos continuam a manifestar alguns dos sintomas de depressão, e, como concluíram vários investigadores, a menos que os pacientes se recuperem integralmente, os sintomas residuais aumentam o risco de recaída (Evans et al., 1992; Fava et al., 1998b; Hardeveld, Spijker, de Graaf, Nolen, & Beekman, 2010; Keller & Boland, 1998; Rush et al., 2006).

Um grupo de investigadores preocupados com o risco de recaída associado aos sintomas residuais observou sintomas tardios após o tratamento com fluoxetina (Prozac). Nierenberg et al. (1999) concluíram que

> mesmo entre sujeitos dos quais se afirma terem respondido integralmente à fluoxetina 20 mg por cinco semanas, mais de 80% tinham um ou mais sintomas residuais conforme o DSM-III-R para transtorno depressivo maior, mais de 30% tinham três ou mais sintomas, e 10,2% cumpriam os critérios para depressão menor ou subsindrômica [...]. Essas conclusões implicam que os sintomas depressivos mínimos são prodrômicos e aumentam o risco de se desenvolver um episódio inicial total de depressão grave. (pp. 224-225).

Concluiu-se que a terapia cognitiva é eficaz na redução de sintomas residuais e da recaída após a suspensão da medicação: "A TCC de curto prazo, após terapia com medicação antidepressiva bem-sucedida, teve efeito substancial na taxa de recaída após a descontinuação da medicação antidepressiva. Os pacientes que receberam TCC informaram uma taxa de recaída substancialmente mais baixa (25%), no seguimento de dois anos, do que os que foram designados a [administração clínica] (80%)" (Fava et al., 1998b, p. 818). Os benefícios de proteção proporcionados pela terapia cognitiva ainda são observáveis em um estudo de seguimento de quatro anos, embora tendam a desaparecer após seis anos (Fava, Rafanelli, Grandi, Canestrari, & Morphy, 1998a). Outro estudo concluiu que apenas 5% do grupo "tratado com TCC e recuperado" buscou mais tratamento em comparação com 39% do grupo que recebeu antidepressivos (ver Williams, 1997). Paykel et al. (1999) encontraram taxas de recaída cumulativas significativamente mais baixas em 68 semanas, em pacientes que receberam 16 sessões de TCC após uma resposta parcial à farmacoterapia. Bockting et al. (2005) compararam tratamento tradicional (TT), que incluía continuação da medicação com TT acrescida de terapia cognitiva breve, e encontraram recaída significativamente mais baixa em pacientes com cinco ou mais episódios anteriores de depressão. As taxas de recaída foram de 72% para TT *versus* 46% para TT acrescida de terapia cognitiva breve. Além disso, em um seguimento de 10 anos desse ensaio, Bockting et al. (2015) relataram efeitos sustentados da terapia cognitiva, como ficou evidenciado por um período significativamente mais longo até a primeira recaída de depressão, quando comparada ao TT.

Uma estratégia preventiva usada por psiquiatras para lidar com as altas taxas de recaída associadas à medicação antidepressiva é a "medicação continuada" ou o "tratamento na fase da continuação", que é o tratamento de manutenção de longo prazo (e, em muitos casos, para toda a vida) (Evans et al., 1992; Fava et al., 1998b; Rush, Aaronson, & Demyttenaere, 2019) — geralmente na mesma dosagem dada na fase aguda do tratamento. As pesquisas comparando índices de recaída em pacientes que continuam a medicação no longo prazo com aqueles tratados, mas que depois saíram da terapia cognitiva não sugerem uma vantagem significativa a essa prática. Por exemplo, DeRubeis et al. (2005) concluíram que ambos os grupos tiveram taxas de recaída equivalentes (40%); Hollon et al. (2005) encontraram 31% de recaída quando tratados e depois interrompendo a terapia cognitiva, comparados com 47% que tiveram recaída quando tratados com medicação continuada. Fournier et al. (2008) descobriram que os pacientes com depressão maior e transtorno da personalidade que responderam positivamente a 16 semanas de TCC, com três sessões de reforço opcionais ao longo de 12 meses, apresentaram melhora contínua superior com a TCC, em comparação à retirada da farmacoterapia, e melhora equivalente à farmacoterapia com a continuação ao longo desses 12 meses. Dobson et al. (2008) acompanharam pacientes que responderam a um tratamento de TCC, ativação comportamental ou farmacoterapia para depressão aguda. Durante um seguimento de dois anos, os pacientes de psicoterapia não receberam mais tratamento, e os pacientes de farmacoterapia receberam a continuação dessa farmacoterapia ou placebo. Eles constataram que a TCC proporcionou a proteção mais forte; ambas as psicoterapias foram equivalentes à farmacoterapia com continuação; e ambas as psicoterapias foram superiores à continuação de placebo. Em um estudo de seguimento de pacientes deprimidos particularmente longo (até 12 anos), Peselow, Tobia, Karamians, Pizano e IsHak (2015) descobriram que 76,5% dos pacientes que inicialmente haviam respondido ao tratamento com um ISRS tiveram uma recorrência de episódio de depressão. Dentre os que receberam TCC concomitante durante a fase de manutenção, 58,8% tiveram uma recorrência, ao passo que 81,9% sem TCC tiveram recorrência.

Uma área de pesquisa adicional enfoca dar tratamento após um período padrão de TCC ou de medicação a fim de aumentar os ganhos do tratamento e/ou se prevenir a remissão da depressão. Recentemente, Dunlop et al. (2019) avaliaram o acréscimo da TCC ou da combinação de antidepressivos em pacientes que não tiveram remissão durante as 12 semanas do outro tratamento. Eles descobriram que os pacientes que não haviam tido remissão com TCC, mas que, então, receberam um tratamento antidepressivo mostraram maiores taxas de resposta ao longo de 12 semanas extras do que os pacientes que originariamente não responderam a antidepressivos e receberam TCC concorrente. Por outro lado, Biescheuvel-Leliefeld et al. (2015), em sua metanálise de intervenções feitas após a remissão a fim de prevenir a recaída, concluíram que as intervenções com terapia cognitiva tinham desempenho significativamente melhor do que o TT, mas não do que os antidepressivos. Considerados juntos, esses resultados sugerem uma relação complexa entre a ordem na qual os tratamentos são ministrados e os efeitos de longo prazo de cada um.

Alguns pesquisadores apontaram a natureza tautológica da solução do relapso de se continuar a medicação indefinidamente: "O tratamento com medicamentos resultou em um índice de recaída mais elevado do que a terapia cognitivo-comportamental; portanto, os pacientes devem ser mantidos com medicamentos para prevenir a recaída" (Antonuccio, Danton, & DeNelsky, 1995, p. 578). Embora os medicamentos ainda sejam a forma inicial e mais prescrita de tratamento para depressão maior nos Estados Unidos (Antonuccio et al., 1995; Purgato et al., 2014), bem como o método mais usado para manter os ganhos do tratamento (Geddes et al., 2003), três pontos importantes precisam ser considerados: interrupção precoce, efeitos iatrogênicos da farmacoterapia e relação custo-benefício.

As pesquisas têm mostrado que "um grupo razoável de pacientes escolhe não continuar a farmacoterapia no longo prazo, na ausência de sintomas depressivos, ou não consegue tomar a medicação por causa de um problema médico que impede o uso de antidepressivos, ou sofre efeitos colaterais intoleráveis" (Spanier, Frank, McEachran, Grochocinski, & Kupfer, 1999, p. 250). Embora os medicamentos "de primeira linha" mais recentes sejam mais toleráveis do que os mais antigos, 70% dos pacientes continuam a ter sintomas depressivos importantes com um desses medicamentos (Kato & Chang, 2013), e até 50% interrompem os testes devido a efeitos colaterais indesejados (Connolly & Thase, 2012). Thase (2011) observou que várias combinações de antidepressivos são amplamente prescritas como resultado de problemas com resposta insuficiente ou ausente, embora ainda não tenham sido realizados ensaios clínicos controlados e adequadamente elaborados nessas combinações.

Em relação aos efeitos iatrogênicos, um grupo de pesquisadores concluiu que

> há muitas evidências de que os antidepressivos não são tratamentos benignos [...]. Muitos antidepressivos são cardiotóxicos, têm efeitos colaterais perigosos e são usados com frequência em tentativas de suicídio [...]. [Eles também] resultam em conformidade mais baixa do que a psicoterapia, têm maior taxa de abandono e resultam em uma taxa de não resposta de até 60% com algumas populações de pacientes. (Antonuccio et al., 1995, p. 581)

Deve-se observar que a psicoterapia também pode ter efeitos colaterais indesejados e indesejáveis (Mohr, 1995), mas muito pouco se sabe sobre os efeitos negativos associados à terapia cognitiva.

A terceira consideração é a relação custo-benefício do tratamento. As pesquisas sobre o tema são relativamente limitadas. Antonuccio, Thomas e Danton (1997) realizaram uma análise de custo-benefício em vários estudos sobre resultados de tratamentos para depressão e descobriram que, durante um período de dois anos, o custo do tratamento apenas com fluoxetina foi 33% maior do que o da TCC individual, e que o custo do tratamento combinando fluoxetina com TCC foi 23% maior do que apenas TCC. Em um estudo australiano, Vos, Corry, Haby, Carter e Andrews (2005) analisaram os custos e os benefícios de TCC e drogas no tratamento episódico e de manutenção para depressão. Eles concluíram que o tratamento de manutenção com ISRS foi a opção mais cara, quase o dobro de biblioterapia, TCC em grupo, TCC individual e ADTs. Scott, Palmer, Paykel, Teasdale e Hayhurst (2003) examinaram a relação custo-benefício da prevenção de recaída em depressão comparando a TCC como tratamento auxiliar aos antidepressivos e manejo clínico, e apenas com antidepressivos e manejo clínico, em um período de 17 meses. Eles descobriram que acrescentar TCC foi mais caro, mas também mais eficaz na redução dos índices cumulativos de recaída (os índices de recaída foram de 29% com TCC auxiliar e 47% sem TCC auxiliar). Eles chamam atenção sobre terem observado que os custos associados à TCC auxiliar em seu estudo foram "um pior cenário", porque o seguimento durou apenas 17 meses; outras pesquisas (como observado na seção anterior) demonstraram manutenção dos ganhos e reduziram os índices de recaída em até seis anos com a TCC. Embora não tenham feito comparações estatísticas formais de custos entre as condições de tratamento, Dobson et al. (2008) observaram que o "custo acumulado do uso contínuo de medicamentos provou ser maior até o fim do primeiro ano de seguimento neste estudo" (p. 471). Scott et al. (2003) argumentaram que os custos ajustados progressivamente ao longo do tempo até a recaída devem ser levados em conta na tomada de decisão sobre o valor de vários tratamentos. Koeser, Donisi, Goldberg e McCrone (2015) realizaram uma análise comparando a relação custo-benefício da TCC ao tratamento farmacológico e ao tratamento combinado no Reino Unido, estudando 11 ensaios. Eles concluíram que, isoladamente, a TCC era mais interessante em termos de custo-benefício, sendo seguida da farmacoterapia. Uma revisão sistemática que incluiu sete ensaios controlados randomizados (ECRs) de TCCs comparadas à farmacoterapia, Karyotaki, Tordrup, Buntrock, Bertollini e Cuijpers (2017) concluíram que a TCC era mais efetiva em termos de custo do que a farmacoterapia. Esses resultados sugerem que a TCC, seja isoladamente ou em combinação com medicamentos, pode melhorar a relação custo-benefício, particularmente quando os custos mais elevados no curto prazo para tratamentos combinados são comparados com resultados melhores e custos marginais menores no longo prazo.

Quais são a frequência e a duração ideais das sessões de terapia cognitiva para que seja eficaz, tanto no encerramento quanto no seguimento de longo prazo? De acordo com Sacco e Beck (1995, p. 332):

> Orientações gerais sugerem 15 a 25 sessões (de 50 minutos) em intervalos semanais, com pacientes mais gravemente deprimidos, que geralmente requerem encontros duas vezes por semana nas primeiras 4 a 5 semanas. Para evitar um encerramento abrupto, recomenda-se um processo de "redução gradual", com as últimas sessões ocorrendo uma vez a cada duas semanas. Após o encerramento, alguns pacientes também podem precisar de algumas sessões de reforço (quatro ou cinco são comuns).

Alguns autores observaram que tratamentos mais longos podem ser necessários para uma recuperação total e mais duradoura (Elkin et al., 1996; Thase, 1992). Uma pesquisa de Jarrett et al. (2001) sugere que os índices de recaída em pacientes de alto risco com uma idade precoce de início ou remissão instável poderão ser reduzidos ainda mais com *terapia cognitiva em fase de continuação* (TC-C), que consiste em 10 sessões (duas vezes por semana nos primeiros dois meses e uma vez por mês durante os seis meses seguintes) após a fase aguda do tratamento. A fase de continuação tem foco na prevenção de recaída e na generalização de habilidades (em diferentes respostas, ambientes, estímulos e momentos). Essa estratégia é sustentada por estudos (Jarrett et al., 2001; Vittengl et al., 2007; Vittengl, Clark, & Jarrett, 2009) com o objetivo de prevenir a recaída em pacientes que respondem a uma série de modalidades de tratamento (farmacoterapia, psicoterapia interpessoal e/ou TCC) para a fase aguda da depressão. Em dois ensaios comparando C-CT a fluoxetina e a um controle com placebo (Jarrett, Minhajuddin, Gershenfeld, Friedman, & Thase, 2013; Vittengl, Clark, Thase, & Jarrett, 2014), a C-CT e a fluoxetina mostraram efeitos similares na recaída ao longo de oito meses e dois anos de seguimento. Como resultado desse e de outros estudos (Jarrett & Thase, 2010; Jarrett, Vittengl, & Clark, 2008; Vittengl, Clark, Thase, & Jarrett, 2017), os pesquisadores sugeriram o uso de escores de uma série de medidas (Escala de Avaliação de Depressão de Hamilton, Inventário de Depressão de Beck [BDI], Inventário para Sintomatologia Depressiva e Avaliação de Seguimento de Intervalo Longitudinal) para ajudar os terapeutas cognitivos a decidir quantas sessões a mais podem ser necessárias para ajudar a evitar recaída ou recorrência.

Outra alternativa para prevenir a recaída é a terapia cognitiva baseada em *mindfulness* (TCBM), desenvolvida por Teasdale, Segal e Williams (1995). A TCBM se baseia em estratégias de aceitação e meditação que também são fundamentais para a terapia comportamental dialética para personalidade *borderline* (Linehan, 1993a, 1993b). "A TCBM visa a conscientizar os participantes sobre pensamentos, sentimentos e sensações corporais indesejados, e mudar sua relação com eles, para que não os evitem nem reajam a eles de forma automática, e sim respondam de forma intencional e hábil" (Ma & Teasdale, 2004, p. 32). Teasdale et al. (Ma & Teasdale, 2004; Teasdale, 1997a, 1997b; Teasdale et al., 1995, 2002) argumentaram que o principal mecanismo de mudança terapêutica na terapia cognitiva reside em se distanciar ou descentrar da cognição em vez de alterar o conteúdo dos pensamentos. Dois estudos realizados sobre TCBM descobriram que o TT seguido por TCBM, em comparação com apenas TT, reduziu significativamente a recaída em pacientes com três ou mais episódios de depressão. No primeiro estudo, 66% recaíram apenas com TT, em comparação com 37% com TT seguido de TCBM (Teasdale et al., 2000). No segundo estudo, 78% recaíram apenas com TT, e 36% com TT seguido de TCBM (Ma & Teasdale, 2004). De modo encorajador, Mathew, Whitford, Kenny e Denson (2010) e Munshi, Eisendrath e Delucchi (2013) também relataram ganhos no tratamento mantido ao longo de períodos de seguimento ao longo de dois e quase cinco anos, respectivamente. Ao passo que Mathew et al. (2010) observaram uma redução gradual dos efeitos que pareciam estar relacionados à quantidade de prática de TCBM formal, Munshi et al. (2013) não encontraram uma associação entre a quantidade de prática e resultados na depressão. Em particular, Williams et al. (2014) compararam tratamentos de oito semanas com TCBM mais TT, psicoeducação mais TT e TT isoladamente. Eles não encontraram diferenças entre as condições de risco de recaída ao longo de um período de seguimento de 12 meses. Além disso, Kuyken et al. (2016), em uma metanálise de dados de pacientes individuais que incluiu nove estudos, concluíram que os pacientes que receberam TCBM tiveram um risco de recaída significativamente reduzido ao longo de cinco anos de seguimento em relação a condições de comparação, e houve alguma evidência de efeito maior em pacientes que apresentavam mais gravidade na depressão antes do tratamento.

Embora pesquisadores anteriores (Segal, Williams, & Teasdale, 2002) tenham presumido que a dificuldade de concentração e o pensamento negativo durante um episódio depressivo impediriam o treinamento em habilidades de controle de atenção com TCBM, van Aalderen et al. (2012) descobriram recentemente que TCBM mais TT, em comparação com apenas TT, apresentaram ganhos equivalentes em eficácia para pacientes em remissão e para aqueles atualmente deprimidos. Manicavasagar, Perich e Parker (2012) também examinaram a eficácia da TCBM na redução da depressão presente. Eles compararam TCCG e TCBM, e encontraram melhorias equivalentes em depressão. Curiosamente, não encontraram diferenças significativas entre as duas condições em escores de *mindfulness* ou ruminação. O potencial de redução dos custos associados a tratamentos que podem ser implementados em grupo sugere que eles podem ser interessantes não só para prevenir recaídas, mas também para depressão presente.

PESQUISAS SOBRE DEPRESSÃO CRÔNICA

Como mostram os dados anteriores, a TCC demonstrou ser um tratamento eficaz em uma ampla variedade de populações deprimidas. No entanto, muitos pacientes deprimidos ainda não respondem ao tratamento (Solomonov & Barber, 2016). A depressão resistente aos tratamentos atuais continua sendo um grave problema de saúde pública. De 40 a 50% dos pacientes podem não completar ou não responder ao tratamento com TCC para depressão aguda (DeRubeis et al., 2005; Jarret & Thase, 2010), e 50% não atingem remissão completa dos sintomas depressivos após dois ensaios de medicamentos (Mathys & Mitchell, 2011; Rush et al., 2006; Trivedi et al., 2006). Negt et al. (2016) observaram, com base nas pesquisas atuais, que 30% das depressões são crônicas e que 47% dos pacientes de saúde mental ambulatoriais sofrem de depressão crônica.

Com base em pesquisas existentes, McCullough (2003) afirmou que há diferenças qualitativas entre formas crônicas e não crônicas de depressão, e que elas demandam diferentes estratégias de tratamento. De acordo com o autor, a pesquisa "mostra que os transtornos crônicos, quando comparados à depressão maior aguda/episódica (tanto episódios individuais quanto recorrentes, com recuperação completa entre eles), diferem significativamente em termos de idade de início, padrões de desenvolvimento clínico, história do desenvolvimento, perfis de comorbidade modal do Eixo II, índices característicos de resposta ao tratamento, porcentagens de recaída previsíveis e necessidade de tratamento no longo prazo" (p. 243). Ele observa que essas diferenças, em grande parte, não foram abordadas na literatura sobre o tratamento; consequentemente, o trabalho terapêutico feito por psicólogos, psiquiatras e assistentes sociais foi conduzido como se os pacientes com depressão fossem uma população indiferenciada. Young, Klosko e Weishaar (2003) observaram que, embora a TCC tradicional seja extremamente eficaz para muitos pacientes, continua havendo um número significativo que não é ajudado ou continua a ter desconforto emocional e funcionamento prejudicado, principalmente aqueles com significativas patologias de caráter. Para os que têm problemas crônicos, pode ser necessária uma abordagem de tratamento mais ampla.

Antes de discutir tratamentos específicos para a depressão crônica, descrevemos as características gerais da população. Uma idade de início precoce (geralmente na metade da adolescência, antes dos 20 anos) na forma de distimia tende a diferenciar as formas crônicas e não crônicas de depressão em 70 a 75% das populações clínicas (Keller & Boland, 1998; Keller & Hanks, 1995; McCullough, 2000). Traumas no início da vida ou relações familiares adversas (perda de um dos pais na infância; abuso sexual, físico e/ou verbal; negligência; e superproteção) são mais evidentes em pessoas com depressão crônica (Chapman et al., 2004; Cong et al., 2012; Dube et al., 2001; Heim & Nemeroff, 2001; Kendler et al., 1995; Lizardi et al., 1995; Randolph & Dykman, 1998; Sachs-Ericsson, Verona, Joiner, & Preacher, 2006). Entre os pacientes com distimia de início precoce que têm estresse crônico, aqueles que ainda têm histórico familiar adverso mostram um aumento na gravidade da depressão ao longo do tempo, em comparação com os que não têm esses históricos familiares adversos, mas com históricos familiares de transtorno distímico* (Dougherty, Klein, & Davila, 2004). Há maior prevalência de transtornos comórbidos, principalmente os da personalidade (Garyfallos et al., 1999; Pepper et al., 1995). Transtornos da personalidade do Grupo C estão associados à depressão crônica (Hayden & Klein, 2001).

Foram desenvolvidos cinco tratamentos potencialmente promissores que ampliam a TCC e podem tratar a depressão crônica. Eles são a aplicação que Harley, Sprich, Safren, Jacob e Fava (2008) fizeram do treinamento para habilidades da terapia comportamental dialética (DBT)

*N. de T. No DSM-5-TR, transtorno depressivo persistente.

de Linehan (1993b); as aplicações (Barnhofer et al., 2009; Eisendrath, Chartier, & MacLane, 2011) da TCBM de Segal et al. (2002); a terapia metacognitiva (TMC) de Wells et al. (2012); o sistema de psicoterapia de análise cognitivo-comportamental (CBASP), de McCullough (2000); e a terapia do esquema (TE), de Young et al. (2003).

Harley et al. (2008) apresentaram evidências preliminares de que o treinamento de habilidades em DBT realizada em grupos pode ser uma alternativa eficaz para a depressão resistente ao tratamento. Os pacientes que não alcançaram remissão com medicação antidepressiva foram designados a uma condição de 16 sessões, uma vez por semana, de treinamento em habilidades de DBT (*mindfulness*, eficácia interpessoal, regulação emocional e tolerância ao desconforto) ou a uma condição de lista de espera. Eles constataram uma melhora significativamente maior (com grandes tamanhos de efeito na Escala de Avaliação de Hamilton e no BDI) em sintomas depressivos no grupo de treinamento de habilidades em DBT. Feldman, Harley, Kerrigan, Jacobo e Fava (2009) levantaram a hipótese de que o treinamento de habilidades em DBT ajuda os pacientes a processar sua experiência emocional de uma forma que reduz, em vez de agravar, os sintomas depressivos.

Outro estudo preliminar (Barnhofer et al., 2009) e um estudo de caso (Eisendrath et al., 2011) usaram com sucesso a TCBM para tratar depressão crônica. Barnhofer et al. (2009) compararam TCBM mais TT e apenas TT, e encontraram melhora significativamente maior na TCBM acrescida de TT em grupo. Eisendrath et al. (2011) trataram com sucesso um paciente usando uma versão modificada da TCBM. Eles acrescentaram exercícios e metáforas oriundos da terapia de aceitação e compromisso (ACT; Luoma, Hayes, & Walser, 2007; Zettle, 2007) e se concentraram na depressão presente em seu tratamento com TCBM. Com base nesses resultados, Meadows et al. (2014) conduziram um ensaio randomizado de TCBM mais monitoramento ativo de recaída de depressão (*depression relapse active monitoring* — MARD) comparado ao MARD isoladamente. Eles concluíram que os participantes que receberam o TCBM tiveram menos dias com depressão, e menos participantes tiveram recaídas tanto no seguimento de um ano quanto no de dois anos. Esses resultados iniciais são intrigantes, principalmente considerando-se que os tratamentos são de duração relativamente curta e propícios para um formato de grupo.

Wells et al. (2012) também realizaram um estudo preliminar no qual usaram TMC para tratar pacientes com depressão resistente ao tratamento, trabalhando controle da atenção, ruminação, preocupação e crenças metacognitivas em oito sessões de tratamento. Eles encontraram melhorias significativas, tanto no pós-tratamento quanto nos 12 meses de seguimento. Com base nesses resultados, Dammen, Papageorgiou e Wells (2015) fizeram um seguimento aberto de TMC entregue em um formato de grupo ao longo de 10 semanas. Todos os 11 pacientes foram classificados como recuperados, com base em seus sintomas de depressão, e as melhorias foram mantidas na avaliação do acompanhamento de seis meses. Por fim, Papageorgiou e Wells (2015) avaliaram uma TMC em grupo com 12 sessões e observaram melhorias na depressão que foram mantidas no seguimento de seis meses. Esse tratamento será foco de mais interesse se os resultados positivos puderem ser replicados em um estudo randomizado controlado.

O CBASP de McCullough (2000) é um tratamento integrador, de duração limitada, que contém elementos de psicoterapias cognitivas, comportamentais, interpessoais e psicodinâmicas. McCullough (2003) afirma:

> O tratamento começa com uma criança adulta com retardo cognitivo-emocional que traz uma visão "instantânea" negativa do mundo à sessão. O paciente crônico funciona, pelo menos na arena social interpessoal, com a mentalidade estrutural de uma criança pré-operacional de 4 a 6 anos (Piaget) [...]. Deve-se ensinar o paciente a funcionar formalmente, a perceber que seu comportamento tem consequências, a gerar empatia autêntica e a aprender a se afirmar efetivamente. A psicoterapia começa com uma "criança adulta" que deve ser ajudada a amadurecer em termos de desenvolvimento na esfera cognitivo-emotiva. (pp. 247, 248)

A mudança é causada por um programa de contingência que se baseia em reforço negativo. Em primeiro lugar, expõem-se as contingências entre comportamentos e consequências. A seguir, como resultado das mudanças positivas de comportamento, o desconforto e a aflição são reduzidos ou eliminados. Três técnicas são utilizadas para gerar mudança: análise situacional, exercício da discriminação interpessoal e ensaio/treinamento de habilidades comportamentais. Dois estudos usaram CBASP com pacientes cronicamente deprimidos ambulatoriais. O primeiro deles (Keller et al., 2000) comparou os efeitos do CBASP isoladamente, nefazodona isolado e tratamento combinado após 12 semanas de fase aguda do tratamento. A taxa de resposta geral foi de 48% para ambas as monoterapias e de 73% para o tratamento combinado. Entre os 76% (519 de 681) que completaram o estudo, 52% responderam ao CBASP, 55% responderam à nefazodona e 85% ao tratamento combinado. O segundo (Klein et al., 2004), um estudo de seguimento realizado um ano após esse estudo inicial, examinou a recaída e os sintomas depressivos com o passar do tempo nos pacientes que responderam ao CBASP, comparando os efeitos do CBASP continuado (16 sessões ao longo de 52 semanas) com somente avaliação. Houve significativamente menos recaídas e sintomas depressivos para os que estavam no CBASP continuado. Uma recente metanálise do CBASP para depressão crônica (Negt et al., 2016), incluindo esses estudos e cinco outros, encontrou resultados superiores para o CBASP, em particular quando comparado ao TT e a condições de controle da terapia interpessoal.

A TE também é uma terapia integradora (Young et al., 2003), com elementos de terapias cognitiva, comportamental, interpessoal e centradas na emoção. Hawke e Povencher (2011) observam que "a teoria do esquema de Young não tenta competir com a teoria beckiana tradicional, e sim a amplia aos pacientes resistentes ao tratamento cujos problemas psicológicos supostamente se mantêm com fundamentos caracterológicos complexos. E o faz dando mais ênfase para as origens do desenvolvimento de psicopatologia grave" (p. 258).

Um estudo realizado por Giesen-Bloo et al. (2006) encontrou resultados surpreendentemente fortes e significativos em favor da TE em comparação com a terapia focada na transferência para transtorno crônico da personalidade *borderline*. Após três anos de tratamento (sessões duas vezes por semana), 45% dos pacientes da TE (comparados a 24% em terapia focada na transferência) se recuperaram completamente. Um ano depois, mais de metade (52%) dos que estavam em TE se recuperaram totalmente (em relação a 29% em terapia focada na transferência) e dois terços (70%) dos que estavam em TE apresentaram melhoras significativas. Além disso, os pacientes da TE tiveram bem menos probabilidades de abandonar a terapia (27% abandonaram, e 50% abandonaram a terapia focada na transferência). Resultados ainda mais fortes foram relatados (Farrell, Shaw, & Webber, 2009) para a terapia focada no esquema em grupo (TEG; ver Farrell & Shaw, 2012) para pessoas com transtorno da personalidade *borderline*. Esse estudo comparou TT individual (TCC ou psicodinâmica) mais TEG auxiliar com TT isolada. Noventa e quatro por cento dos que receberam TT mais TEG, em comparação com apenas 16% que fizeram apenas TT, já não cumpriam os critérios para transtorno da personalidade *borderline* no fim de 20 meses de tratamento. Além disso, houve um índice de desistência de 0% na condição TEG mais TT em comparação com 25% na condição de TT. Dado o elevado grau de semelhança entre os pacientes com doenças crônicas (históricos adversos na infância, depressão com início precoce e uma infinidade de esquemas), acreditamos que a TE tem muitas probabilidades de ser um tratamento eficaz também para a população cronicamente deprimida.

As evidências dos estudos de séries de casos apoiam essa hipótese. Por exemplo, Malogiannis et al. (2014) conduziram um estudo de séries de casos individuais com 12 pacientes com depressão crônica. Os participantes completaram as fases iniciais (linha de base [*baseline*]), introdução e TE. No pós-tratamento, 60% dos participantes tiveram remissão ou responderam ao tratamento. Mais recentemente, Renner, Arntz, Peeters, Lobbestael e Huibers (2016) conduziram um estudo de linha de base múltipla de séries de caso com 25 participantes com depressão crônica. Os participantes completaram a fase da linha de base, uma fase exploratória, e, então, 65 sessões de TE. Comparada à fase de linha de base sem tratamento, a TE teve um grande e significativo efeito na depressão. Também uma metanálise feita por Körük e Özabaci (2018) incluiu cinco estudos experimentais adicionais de TE oferecida a participantes com transtornos depressivos e encontrou sustentação para a eficácia da TE. Dada a heterogeneidade substancial entre os estudos (duração, formato de entrega), são necessários estudos experimentais adicionais a fim de continuar a TE com pacientes deprimidos crônicos.

SITUAÇÃO ATUAL E PESQUISAS FUTURAS SOBRE O TRATAMENTO DA DEPRESSÃO

Existe um corpo considerável de pesquisa sobre tratamentos para a depressão. Certamente, ainda há incoerências suficientes na literatura para que se continuem o debate e a pesquisa sobre os méritos relativos dos diferentes tratamentos para depressão. No entanto, a eficácia da terapia cognitiva para a depressão é claramente um achado replicável e consistente.

Muitas perguntas importantes e não respondidas — além de conclusões de pesquisas divergentes — provavelmente impossibilitarão aos defensores de qualquer tratamento isolado fazer recomendações firmes em favor de um tratamento para depressão em detrimento de outro, em diferentes transtornos e populações. No espírito da ênfase de Beck nas hipóteses e protocolos testáveis, e por meio de estudos mais sofisticados, esperamos que seja possível avaliar quais tipos de pacientes deprimidos se beneficiarão mais de qual tipo de tratamento, ou combinação de tratamentos, e em qual sequência.

O restante deste capítulo é dedicado a descrever o modelo cognitivo de depressão e a TE, detalhar as características básicas da terapia cognitiva e demonstrar suas aplicações à depressão na prática clínica.

MODELO COGNITIVO DE DEPRESSÃO

O modelo cognitivo parte da premissa de que a cognição, o comportamento e a bioquímica são todos componentes importantes dos transtornos depressivos. Não os consideramos como teorias concorrentes da depressão, e sim como níveis diferentes de análise. Cada abordagem de tratamento tem seu próprio "foco de conveniência". O farmacoterapeuta intervém em nível bioquímico; o terapeuta cognitivo intervém nos níveis cognitivo, afetivo e comportamental. Nossa experiência sugere que, quando alteramos cognições depressivas, mudamos simultaneamente o humor característico, o comportamento e, como sugerem algumas evidências (p. ex., Free, Oei, & Appleton, 1998; Joffe, Segal, & Singer, 1996; Kéri, Szabó, & Kelemen, 2014; Mondin et al., 2015), a bioquímica da depressão. Embora o mecanismo exato da mudança permaneça sendo alvo de investigação, especulação e debate consideráveis (Barber & DeRubeis, 1989; Castonguay, Goldfried, Wiser, Raue, & Hayes, 1996; DeRubeis et al., 1990; DeRubeis & Feeley, 1990; Franklin, Carson, & Welch, 2016; Hayes & Strauss, 1998; Oei & Dingle, 2001; Oei & Free, 1995; Shea & Elkin, 1996; Whisman, 1993; Yang et al., 2018), "há indicações de que a terapia cognitiva funciona por meio da alteração de crenças e propensões de processamento de informações e que diferentes aspectos da cognição cumprem papéis distintos no processo de mudança" (Hollon et al., 1996, p. 314).

Nosso foco neste capítulo recai sobre as perturbações cognitivas na depressão. A pesquisa em ciência cognitiva enfatiza a importância do processamento de informações na sintomatologia depressiva (p. ex., Ingram & Holle, 1992; Park et al., 2019). Segundo essas teorias, a cognição de viés negativo é um processo central na depressão. Esse processo se reflete na "tríade cognitiva da depressão": os pacientes deprimidos geralmente têm uma visão negativa de si mesmos, de seu ambiente e do futuro. Eles se consideram inúteis, inadequados, não amáveis e deficientes. Esses pacientes veem o ambiente como algo sufocante, que apresenta obstáculos insuperáveis e que resulta continuamente em fracasso e perda. Sua visão de futuro também é sem esperança: seus esforços próprios serão insuficientes para mudar o rumo insatisfatório de suas vidas. Essa visão negativa do futuro costuma levar a ideação suicida e tentativas de suicídio propriamente ditas.

Pacientes deprimidos distorcem constantemente suas interpretações de eventos, de forma que mantêm visões negativas de si mesmos, do ambiente e do futuro. Beck sugere que grande parte desse processamento cognitivo distorcido ocorre fora da esfera da consciência, sob a forma de "pensamentos automáticos", aqueles que intervêm entre eventos de vida e reações emocionais do paciente a esses eventos. Os pensamentos automáticos muitas vezes passam despercebidos ao paciente porque estão fora da consciência, porque fazem parte de uma forma repetitiva ou habitual de pensar e porque ocorrem com muita frequência. Os pensamentos automáticos costumam ser o contrário daquilo que um paciente sabe ser verdade de forma lógica e consciente, e a maioria dos pacientes, antes da terapia, não consegue detê-los por meio de processos de pensamento racional.

Esse processo de distorção cognitiva é muito mais comum em pacientes deprimidos do que nos não deprimidos. Por exemplo, uma mulher deprimida cujo marido chega em casa tarde da noite pode concluir que ele está tendo um caso com outra mulher, mesmo que não haja nenhuma outra evidência sustentando essa conclusão. Esse exemplo ilustra a "inferência arbitrária", ou seja, chegar a uma conclusão que não se sustenta nas evidências disponíveis. Outras distorções são o pensamento tudo ou nada, a supergeneralização, a abstração seletiva e a magnificação (Beck et al., 1979).

TEORIA DO ESQUEMA

Segundo evoluções subsequentes dentro do modelo cognitivo, um fator predisponente importante para muitos pacientes com depressão é a presença de esquemas (Stein & Young, 1992; Young, 1990/1999).[3] Beck (1976) enfatizou a importância de esquemas na depressão e deu a seguinte definição: "Um esquema é uma estrutura cognitiva para selecionar, codificar e avaliar os estímulos que têm influência sobre o organismo. [...] Com base nessa matriz de esquemas, o indivíduo consegue se orientar em relação ao tempo e ao espaço e categorizar e interpretar as experiências de maneira que tenham sentido" (p. 233).

Além disso, Beck, Freeman et al. (1990) também observaram:

> No campo da psicopatologia, o termo "esquema" tem sido aplicado a estruturas com conteúdo idiossincrático extremamente personalizado que são ativadas durante transtornos como depressão, ansiedade, ataques de pânico e obsessões, e se tornam influentes. [...] Sendo assim, na depressão clínica, por exemplo, os esquemas negativos estão em ascendência, resultando em um viés negativo sistemático na interpretação e na lembrança de experiências, bem como nas predições de curto e longo prazo, ao passo que esquemas positivos se tornam menos acessíveis. É fácil para os pacientes deprimidos ver os aspectos negativos de um evento, mas é difícil para eles ver os positivos. Eles conseguem se lembrar de eventos negativos com muito mais prontidão que dos positivos. Eles dão mais peso às probabilidades de desfechos indesejáveis que às dos positivos. (p. 32)

Também se reconhece cada vez mais que "concentrar-se em esquemas principais é fundamental para a terapia de curto prazo eficaz" (Freeman & Davison, 1997, p. 8).

Por meio da observação clínica, Young identificou um subconjunto de esquemas que ele chama de *esquemas iniciais desadaptativos* (EIDs): "Esquemas iniciais desadaptativos são temas extremamente estáveis que se desenvolvem durante a infância e são elaborados ao longo da vida do indivíduo, e que são disfuncionais em um grau significativo" (Young, 1990/1999, p. 9). Os 18 EIDs identificados por Young estão listados na Figura 7.1.[4]

De acordo com a teoria de Young (ver Young et al., 2003), os esquemas precoces[5] resultam de uma interação entre o temperamento inato da criança e experiências negativas precoces, principalmente com pessoas significativas. As crianças constroem gradualmente pontos de vista desadaptativos difusos sobre si e sobre outras pessoas, que são filtrados por seus esquemas e são coerentes com eles.

Segundo Young, EIDs são (1) verdades apriorísticas sobre si mesmo e/ou o ambiente; (2) autoperpetuantes e resistentes à mudança; (3) disfuncionais; (4) muitas vezes

1. ABANDONO/INSTABILIDADE

   Instabilidade ou *falta de confiabilidade* percebida dos que estão disponíveis para estabelecer apoio e conexão. Envolve a sensação de que as pessoas significativas não serão capazes de continuar dando apoio emocional, conexão, força ou proteção concreta, porque são emocionalmente instáveis e imprevisíveis (p. ex., surtos de raiva), não confiáveis ou não estão presentes de forma estável; porque vão morrer de uma hora para outra; ou porque abandonarão o paciente por uma pessoa melhor.

2. DESCONFIANÇA/ABUSO

   Expectativas de que outros vão machucar, abusar, humilhar, enganar, mentir, manipular ou levar vantagem. Geralmente, envolve a percepção de que o prejuízo é intencional ou é resultado de negligência injustificada e extrema. Pode incluir a sensação de que sempre se acaba sendo enganado por outros ou "levando a pior".

3. PRIVAÇÃO EMOCIONAL

   Expectativas de que o desejo de ter um grau adequado de apoio emocional não será satisfeito pelos outros. As três formas mais importantes de privação são:
   A. *Privação de cuidado:* ausência de atenção, afeto, carinho ou companheirismo.
   B. *Privação de empatia:* ausência de compreensão, escuta, de uma postura aberta ou compartilhamento mútuo de sentimentos.
   C. *Privação de proteção:* ausência de força, direção ou orientação por parte de outros.

4. DEFECTIVIDADE/VERGONHA

   A sensação de ser imperfeito, mau, indesejado, inferior ou inválido em aspectos importantes, ou de não merecer ser amado por pessoas significativas quando está em contato com elas. Pode envolver hipersensibilidade a crítica, rejeição e postura acusatória; constrangimento, comparações e insegurança quando se está junto de outros; ou vergonha dos defeitos percebidos. Essas falhas podem ser *privadas* (p. ex., egoísmo, impulsos de raiva, desejos sexuais inaceitáveis) ou *públicas* (p. ex., aparência física indesejável, inadequação social).

5. ISOLAMENTO SOCIAL/ALIENAÇÃO

   Sentimento de estar isolado do resto do mundo, de ser diferente de outras pessoas e/ou não fazer parte da comunidade.

6. DEPENDÊNCIA/INCOMPETÊNCIA

   Crença de que se é incapaz de dar conta das *responsabilidades cotidianas* de forma competente sem uma considerável ajuda dos outros (p. ex., cuidar de si mesmo, resolver problemas cotidianos, exercer a capacidade de discernimento, cumprir novas tarefas, tomar decisões adequadas). Com frequência, apresenta-se como desamparo.

7. VULNERABILIDADE A DANOS OU DOENÇAS

   Medo exagerado de que uma catástrofe *iminente* cairá sobre si a qualquer momento e que não se será capaz de impedi-la. Os medos se dirigem a um ou mais dos seguintes: (A) *catástrofes médicas* (p. ex., ataques cardíacos, aids); (B) *catástrofes emocionais* (p. ex., enlouquecer); (C) *catástrofes externas* (p. ex., queda de elevadores, ataques criminosos, desastres de avião, terremotos).

8. EMARANHAMENTO/*SELF* NÃO DESENVOLVIDO

   Envolvimento emocional e intimidade em excesso com uma ou mais pessoas significativas (com frequência, os pais) à custa da individuação plena ou do desenvolvimento social normal. Muitas vezes, envolve a crença de que ao menos um dos indivíduos emaranhados não consegue sobreviver ou ser feliz sem o apoio constante do outro. Também pode incluir sentimentos de ser sufocado por outras pessoas, fundido com elas OU de insuficiente identidade individual. Com frequência, é vivenciado como uma sensação de vazio e desajeitamento, de não ter direção ou, em casos extremos, questionar a própria existência.

9. FRACASSO

   Crença de que se fracassou, de que se fracassará inevitavelmente ou de que se é fundamentalmente inadequado em relação aos iguais em áreas de realização (escola, carreira, esportes, etc.). Costuma envolver a crença de que se é burro, inepto, sem talento, ignorante, inferior, menos exitoso do que os outros, e assim por diante.

10. MERECIMENTO/GRANDIOSIDADE

    Crença de que se é superior a outras pessoas, de merecer direitos e privilégios especiais, ou de não ter de estar sujeito às regras de reciprocidade que orientam a interação social normal. Muitas vezes, envolve a insistência de que se deveria poder fazer o que se quer, independentemente da realidade, do que outros consideram razoável ou do custo para outras pessoas; OU um foco exagerado na superioridade (p. ex., estar entre os mais bem-sucedidos, famosos, ricos) para atingir *poder* ou *controle* (e não tanto para obter atenção ou aprovação). Às vezes, inclui competitividade excessiva ou dominação em relação a outros: afirmar o próprio poder, forçar o próprio ponto de vista ou controlar o comportamento de outros segundo os próprios desejos, sem empatia ou preocupação com as necessidades ou sentimentos dos outros.

FIGURA 7.1 Esquemas iniciais desadaptativos. Direitos autorais © 1999 Jeffrey E. Young. Reimpressa com permissão.

FIGURA 7.1 *(Continuação)*

11. AUTOCONTROLE/AUTODISCIPLINA INSUFICIENTES

Dificuldade geral ou recusa a exercer autocontrole e tolerância à frustração com relação aos próprios objetivos ou a limitar a expressão excessiva das próprias emoções e impulsos. Em sua forma mais branda, o paciente apresenta ênfase exagerada na *evitação do desconforto*: evitando dor, conflito, confrontação e responsabilidade ou exaustão à custa de realização pessoal, comprometimento ou integridade.

12. SUBJUGAÇÃO

Concessão excessiva do controle a outros, pois a pessoa se sente coagida, submetendo-se para evitar a raiva, a retaliação ou o abandono. As duas principais formas são:
A. *Subjugação das necessidades:* supressão das próprias preferências, decisões e desejos.
B. *Subjugação das emoções:* supressão de emoções, principalmente a raiva.
Geralmente, envolve a percepção de que os próprios desejos, opiniões e sentimentos não são válidos ou importantes para outros. Muitas vezes, apresenta-se como obediência excessiva, combinada com uma hipersensibilidade a se sentir encurralado. Costuma levar a aumento da raiva, manifestada em sintomas desadaptativos (p. ex., comportamento passivo-agressivo, explosões de descontrole, sintomas psicossomáticos, retirada do afeto, atuações, abuso de substâncias).

13. AUTOSSACRIFÍCIO

Foco excessivo no cumprimento *voluntário* das necessidades de outras pessoas em situações cotidianas, à custa da própria gratificação. As razões mais comuns são: não causar sofrimento a outros; evitar culpa por se sentir egoísta; ou manter a conexão com outros que são percebidos como carentes. Muitas vezes resulta de uma sensibilidade intensa ao sofrimento dos outros. Às vezes, leva a uma sensação de que as próprias necessidades não estão sendo adequadamente satisfeitas e a ressentimento em relação àqueles que estão sendo cuidados. (Sobrepõe-se ao conceito de codependência.)

14. BUSCA DE APROVAÇÃO/BUSCA DE RECONHECIMENTO

Ênfase excessiva na obtenção de aprovação, reconhecimento ou atenção de outras pessoas ou em se enquadrar, à custa do desenvolvimento de um sentido seguro e verdadeiro de *self*. A autoestima é dependente principalmente das reações de outros, em lugar das próprias inclinações naturais. Por vezes, inclui uma ênfase exagerada em *status*, aparência, aceitação social, dinheiro ou realizações como forma de obter *aprovação*, *admiração* ou *atenção* (não principalmente em função de poder ou controle). Frequentemente resulta em importantes decisões na vida que não são autênticas nem satisfatórias, ou em hipersensibilidade à rejeição.

15. NEGATIVISMO/PESSIMISMO

Um foco amplo e permanente nos aspectos negativos na vida (sofrimento, morte, perda, decepção, conflito, culpa, ressentimento, problemas não resolvidos, erros potenciais, traição, coisas que podem dar errado, etc.), ao passo que se minimizam ou negligenciam os aspectos positivos ou otimistas. Geralmente inclui uma expectativa exagerada — em uma ampla gama de situações profissionais, financeiras ou interpessoais — de que as coisas vão acabar dando muito errado, ou que aspectos da própria vida que parecem estar indo muito bem acabarão por desabar. Geralmente, envolve um medo exagerado de cometer erros que podem levar a colapso financeiro, perda, humilhação ou a se ver preso em uma situação ruim. Como exageram os resultados negativos potenciais, esses pacientes costumam se caracterizar por preocupação, vigilância, queixas ou indecisão crônicas.

16. INIBIÇÃO EMOCIONAL

Inibição excessiva da ação, dos sentimentos ou da comunicação espontâneos, geralmente para evitar desaprovação por parte de outros, sentimentos de vergonha ou perda de controle dos próprios impulsos. As áreas mais comuns da inibição envolvem: (a) inibição da *raiva* e da *agressão*; (b) inibição de *impulsos positivos* (p. ex., alegria, afeto, excitação sexual, brincadeira); (c) dificuldade de expressar *vulnerabilidade* ou *comunicar* livremente seus sentimentos, suas necessidades, e assim por diante; ou (d) ênfase excessiva na *racionalidade*, ao mesmo tempo que se desconsideram emoções.

17. PADRÕES INFLEXÍVEIS/CRÍTICA EXAGERADA

Crença subjacente de que se deve fazer um grande esforço para atingir elevados padrões *internalizados* muito elevados de comportamento e desempenho, geralmente para evitar críticas. Costuma resultar em sentimentos de pressão ou dificuldade de desacelerar e em posturas críticas exageradas com relação a si mesmo e a outros. Deve envolver importante prejuízo do prazer, do relaxamento, da saúde, da autoestima, do senso de realização ou dos relacionamentos satisfatórios. Os padrões inflexíveis geralmente se apresentam como: (A) *perfeccionismo*, atenção exagerada a detalhes ou uma subestimação de quão bom é seu desempenho em relação à norma; (B) *regras rígidas* e ideias de como as coisas "deveriam" ser em muitas áreas da vida, incluindo preceitos morais, éticos, culturais e religiosos elevados, fora da realidade; ou (C) preocupação com *tempo* e *eficiência*, necessidade de realizar mais.

18. CARÁTER PUNITIVO

Crença de que as pessoas devem ser punidas com severidade por cometer erros. Envolve a tendência a estar com raiva, ser intolerante, punitivo e impaciente com aquelas pessoas (incluindo a si próprio) que não correspondem às suas expectativas ou padrões. Geralmente, inclui dificuldades para perdoar erros em si e nos outros, em função de uma relutância a levar em consideração circunstâncias atenuantes, permitir a imperfeição humana ou empatizar com sentimentos.

desencadeadas por alguma mudança ambiental (p. ex., perda de emprego ou parceiro); (5) ligadas a elevados níveis de afeto quando ativados; e (6) como observado anteriormente, costumam resultar de uma interação do temperamento da criança com experiências de desenvolvimento disfuncionais com familiares, cuidadores e pares (Young, 1990/1999). Young diz ainda que, quando um EID é acionado, determinadas memórias precoces, crenças centrais, fortes emoções e reações fisiológicas também são ativadas. (No modelo de Young, as *crenças centrais* representam o componente cognitivo dos esquemas.)[6]

Os EIDs tendem a se desenvolver quando o ambiente não atende às principais necessidades da criança em termos de segurança, estabilidade ou previsibilidade, amor, cuidado e atenção, aceitação e reconhecimento, empatia, limites realistas e validação de sentimentos e necessidades. Quando suas principais necessidades não são satisfeitas, as crianças muitas vezes internalizam atitudes e crenças que acabam por se mostrar desadaptativas. Por exemplo, uma criança que é criticada repetidamente pode desenvolver um esquema de Fracasso, ou seja, uma sensação de que, não importa o que fizer, seu desempenho nunca será bom o suficiente.

O esquema geralmente ocorre fora da consciência e pode permanecer dormente até que um evento na vida o ative (p. ex., ser demitido do emprego). Nesse exemplo, uma vez que o esquema de Fracasso tiver sido ativado, o paciente categoriza, seleciona e codifica a informação de tal maneira que o esquema é mantido. Portanto, os EIDs predispõem muitos pacientes deprimidos a distorcer os eventos de uma forma característica, levando a uma visão negativa de si mesmos, do meio ambiente e do futuro.

Para os pacientes que têm um grande número de EIDs fortes e profundamente enraizados, e para os pacientes que lidam com seus esquemas evitando rigidamente certas situações de vida ou as hipercompensações, concluímos que o conceito de *modos esquemáticos* (Young et al., 2003) costuma ser muito útil para entender e mudar os pensamentos, sentimentos e comportamentos dos pacientes. O trabalho com modos fortalece e desenvolve modos saudáveis e enfraquece os modos disfuncionais, aumentando, assim, o controle da pessoa sobre suas respostas.

O conceito de modo de Young é semelhante ao de um estado do ego. Um *modo* é definido como "aqueles esquemas ou operações de esquema — adaptativos ou desadaptativos — que estão ativos no momento para um indivíduo" (Young et al., 2003, p. 271). Os modos incluem tudo o que a pessoa estiver pensando, sentindo e fazendo em um determinado momento e, portanto, podem ser considerados como estados, em vez de traços. Um modo disfuncional é ativado quando esquemas desadaptativos específicos surgem em emoções desconfortáveis, respostas evitativas ou comportamentos autodestrutivos que tomam conta e controlam o funcionamento de um indivíduo em determinado momento. Um indivíduo pode "virar" de um modo para outro. Quando ocorre essa mudança, suas cognições, emoções e respostas de enfrentamento também mudam. Young et al. identificaram quatro principais tipos de modos: modos de Criança (Fig. 7.2a), modos de Enfrentamento Desadaptativos (Fig. 7.2b), modos de Pais Disfuncionais (Fig. 7.2c), e modo do Adulto Saudável. O modo do Adulto Saudável é "a parte saudável e adulta do *self* que cumpre uma função 'executiva' em relação aos outros modos.

Modo de Criança	Descrição	Esquemas comumente associados
Criança Vulnerável	Experimenta afeto disfórico ou ansioso, especialmente medo, tristeza, desamparo, quando está "em contato" com esquemas associados.	Abandono, Desconfiança/Abuso, Privação Emocional, Defectividade, Isolamento Social, Dependência/Incompetência, Vulnerabilidade a Danos ou Doenças, Emaranhamento/*Self* não Desenvolvido, Negatividade/Pessimismo.
Criança Enraivecida	Libera raiva diretamente em resposta a necessidades fundamentais não satisfeitas ou tratamento injusto relacionado a esquemas centrais.	Abandono, Desconfiança/Abuso, Privação Emocional, Subjugação (ou, às vezes, qualquer um desses esquemas associados à Criança Vulnerável).
Criança Impulsiva/ Indisciplinada	Age impulsivamente, de acordo com desejos imediatos de prazer, sem considerar limites nem necessidades ou sentimentos de outras pessoas (não está ligado a necessidades centrais).	Merecimento, Autocontrole/Autodisciplina Insuficientes.
Criança Feliz	Sente-se amada, conectada, contente, satisfeita.	Nenhum. Ausência de esquemas ativados.

FIGURA 7.2A Modos de Criança. De Young, Klosko e Weishaar (2003). Direitos autorais © 2003 The Guilford Press. Reimpressa com permissão.

Modos de Enfrentamento Desadaptativos	Descrição
Capitulador Complacente	Adota um estilo de enfrentamento baseado em submissão e dependência.
Protetor Desligado	Adota um estilo de enfrentamento de retraimento emocional, desconexão, isolamento e evitação comportamental.
Hipercompensador	Adota um estilo de enfrentamento caracterizado por contra-ataque e controle. Pode hipercompensar por meios semiadaptativos, como trabalho em excesso.

FIGURA 7.2B Modos de Enfrentamento Desadaptativos. De Young, Klosko e Weishaar (2003). Direitos autorais © 2003 The Guilford Press. Reimpressa com permissão.

Modo Pais Disfuncionais	Descrição	Esquemas comumente associados
Pai/Mãe Punitivo/Crítico	Restringe, critica ou pune a si mesmo ou a outros.	Subjugação, Caráter Punitivo, Defectividade, Desconfiança/Abuso (como abusador).
Pai/Mãe Exigente	Estabelece expectativas e níveis de responsabilidade altos em relação aos outros; pressiona a si ou outros para cumpri-los.	Padrões Inflexíveis, Autossacrifício.

FIGURA 7.2C Modos Pais Disfuncionais. De Young, Klosko e Weishaar (2003). Direitos autorais © 2003 The Guilford Press. Reimpressa com permissão.

O adulto saudável ajuda a atender às necessidades emocionais básicas da criança. Construir e fortalecer o Adulto Saudável do paciente para trabalhar com os outros modos de forma mais eficaz é o objetivo primordial do trabalho com modos na TE." (Young et al., 2003, p. 277).

Pesquisas relacionadas à teoria do esquema

Um grande número de estudos examinou os 18 EIDs, medidos pelo Questionário de Esquemas de Young (YSQ; Young, 2005). Embora os resultados variem um pouco entre diferentes populações, todos os 18 EIDs têm sido aceitos em termos gerais (p. ex., Calvete, Orue, & Gonzálex-Diez, 2013; Lee, Taylor, & Dunn, 1999; Schmidt, 1994; Schmidt, Joiner, Young, & Telch, 1995).

Muitos estudos examinaram os EIDs em pacientes deprimidos. Hawke e Provencher (2011) fizeram uma excelente revisão de pesquisas sobre EIDs em transtornos do humor (Halvorsen et al., 2009; Halvorsen, Wang, Eisemann, & Waterloo, 2010; Özdin et al., 2018; Riso et al., 2003, 2006; Wang, Halvorsen, Eisemann, & Waterloo, 2010) e de ansiedade. Aumentos na maioria dos domínios esquemáticos, se não em todos, têm ficado evidentes ao se compararem pacientes deprimidos com controles que nunca ficaram doentes. Em um estudo comparando especificamente EIDs em pacientes com depressão crônica, depressão não crônica e controles saudáveis, Riso et al. (2003) constataram que os dois grupos deprimidos tiveram escores mais elevados em todos os domínios esquemáticos em comparação com controles saudáveis. No entanto, os escores do grupo com depressão crônica foram mais altos em esquemas nos domínios de desconexão e rejeição, prejuízo à autonomia e ao desempenho, e supervigilância, mesmo quando os pesquisadores fizeram controle para sintomas de transtornos depressivos e da personalidade. Hawke e Provencher (2011, p. 261) observam: "Isso sugere que a depressão crônica está associada mais fortemente a EIDs do que a forma não crônica, e que essa associação não é simplesmente uma função de sintomas depressivos ou de Eixo II atuais".

Renner, Lobbestael, Peeters, Arntz e Huibers (2012) também concluíram que os EIDs, em particular nos domínios da desconexão e da rejeição, bem como da autonomia e do desempenho prejudicados, estão relacionados à gravidade dos sintomas depressivos. Eles observam que, de acordo com a teoria de Beck, "essas conclusões são coerentes com o modelo cognitivo da depressão, situando os esquemas ou as crenças fundamentais nos domínios do fracasso, da perda e da inutilidade no centro dos sintomas depressivos" (p. 587). Em sua análise da consistência dos EIDs com tratamentos baseados em evidências (TCC e psicoterapia interpessoal, com e sem medicação) para depressão, eles descobriram que os EIDs se mantiveram relativamente estáveis ao longo do tempo (em pré e pós-tratamento). Esse resultado é coerente com a noção de Young et al. (2003) sobre os EIDs como crenças estáveis, semelhantes a traços, que permanecem mesmo após o tratamento bem-sucedido dos sintomas do Eixo I. De acordo com o modelo de esquemas, esses resultados não deveriam surpreender, uma vez que nenhum dos tratamentos nesse estudo visou especificamente à mudança de EIDs. Um estudo de Calvete, Orue e Hankin (2015) também revelou que os EIDs não moderaram o efeito dos estressores nos sintomas de depressão e ansiedade de adolescentes, sugerindo ainda mais a independência e talvez a estabilidade dos domínios de EIDs.

Em outro estudo que examinou a relação entre os EIDs e a depressão, Eberhart, Auerbach, Bigda-Peyton e Abela (2011) analisaram como os EIDs e o estresse influenciam os sintomas depressivos, comparando os dois modelos de estresse: estresse-diátese e geração de estresse. O modelo de estresse-diátese postula que os EIDs só geram vulnerabilidade à depressão ao interagir com altos níveis de estresse. O modelo de geração de estresse postula que os EIDs são fundamentais para a criação de condições de estresse que, em seguida, aumentam a depressão. Os resultados sustentam a hipótese da geração de estresse. Os pesquisadores observaram que

> uma série de esquemas desadaptativos nos domínios da desconexão e da rejeição, do prejuízo à autonomia e ao desempenho e do direcionamento aos outros eram preditores de geração de estressores dependentes e interpessoais. Esses estressores, por sua vez, indicavam aumento dos sintomas depressivos. Além disso, houve evidências de que esses estressores mediavam as relações entre esquemas desadaptativos e sintomas depressivos. Em particular, foram observados efeitos de mediação para esquemas de subjugação, esquemas de fracasso e uma série de esquemas relacionados a desconexão e rejeição. (p. 96)

Essa pesquisa destaca a importância da segmentação de EIDs no tratamento da depressão crônica.

Nas seções a seguir, apresentamos informações sobre as características gerais e a natureza da terapia cognitiva, uma discussão sobre o processo de terapia cognitiva, e, depois, dois exemplos de casos que ilustram a terapia cognitiva em ação. A paciente do primeiro caso tem uma forma não crônica de depressão e é tratada com terapia cognitiva "padrão" (como foi apresentada originalmente no livro de Beck et al. [1979]). A terapia cognitiva padrão tem foco na mudança do pensamento depressivo no presente. A paciente do segundo caso tem depressão crônica e é tratada com terapia cognitiva e TE. O foco da TE, nesse caso, está na identificação e na modificação dos esquemas subjacentes do paciente por meio de trabalho de modo.

CARACTERÍSTICAS DA TERAPIA COGNITIVA

A terapia cognitiva com adultos deprimidos ambulatoriais geralmente é realizada no consultório do terapeuta. Costuma ser mais bem aplicada em *setting* individual, mas a terapia cognitiva de grupo também demonstrou êxito com muitos pacientes com esse perfil (Oei, 2008), embora possa não ser tão eficaz quanto o tratamento individual, pelo menos no curto prazo (Cuijpers, van Straten, & Warmerdam, 2008; Huntley & Salisbury, 2012). Além disso, a terapia cognitiva assistida por computador parece promissora (Cowpertwait & Clark, 2013; Eells, Barrett, Wright, & Thase, 2014), embora as conclusões em diferentes ensaios tenham sido diferentes (So et al., 2013). É comum envolver cônjuges, parceiros, pais e outros familiares no tratamento. Por exemplo, eles podem dar informações que ajudem os pacientes a testar a validade de seu pensamento em relação a como são vistos por essas pessoas. Além disso, a terapia de casal baseada no modelo cognitivo costuma ser muito eficaz para aliviar a depressão relacionada a problemas interpessoais crônicos (p. ex., Beck, 1988; Cohen, O'Leary, & Foran, 2010).

Em nossa experiência clínica, uma série de características do terapeuta contribui para a terapia cognitiva eficaz. Em primeiro lugar, os terapeutas cognitivos deveriam demonstrar as habilidades de terapia "não específicas" identificadas por outros autores (ver, p. ex., Truax & Mitchell, 1971): eles devem ser capazes de transmitir cordialidade, autenticidade, sinceridade e franqueza. Em segundo, os terapeutas cognitivos mais eficazes também parecem conseguir ver os eventos da perspectiva de seus pacientes (empatia precisa). Eles conseguem suspender seus próprios pressupostos pessoais e vieses enquanto escutam os pacientes deprimidos descreverem suas reações e interpretações. Terceiro, os terapeutas cognitivos habilidosos conseguem raciocinar logicamente e planejar estratégias; eles não pensam de forma vaga. Nesse aspecto, lembram os bons advogados de tribunal, que conseguem identificar problemas às vezes sutis no raciocínio de outras pessoas e evocar de forma habilidosa uma interpretação mais convincente dos mesmos eventos. Terapeutas cognitivos habilidosos planejam as estratégias com bastante antecedência, prevendo o resultado desejado. Quarto, os melhores profissionais dessa abordagem são ativos. Eles têm que se sentir confortáveis ao assumir a liderança, fornecendo estrutura e orientação ao processo terapêutico.

Embora as características dos pacientes tenham recebido alguma atenção clínica (Eifert, Beach, & Wilson, 1998; Padesky & Greenberger, 2021; Persons, Burns, & Perloff, 1988; Schindler, Hiller, & Witthöft, 2013), ainda não temos conhecimento adequado sobre quais delas estão relacionadas ao sucesso na terapia cognitiva. Nossa experiência sugere que os pacientes com transtorno depressivo maior (ou formas mais brandas de depressão) respondem bem à abordagem da terapia cognitiva descrita neste capítulo. Se o paciente for diagnosticado com transtornos da personalidade de Eixo II e/ou se sua depressão for crônica, a combinação das terapias cognitiva e do esquema pode ser bem mais longa e crucial na obtenção de uma resposta positiva mais completa e duradoura.

A terapia cognitiva pode cumprir um papel importante de auxílio à farmacoterapia para transtornos bipolares (Ball et al., 2006; Basco & Rush, 1996; Chiang et al., 2017; Craighead, Miklowitz, Vajk, & Frank, 1998; Lam, Hayward, Watkins, Wright, & Sham, 2005) e é eficaz no tratamento de pacientes com depressão endógena grave (Thase, Bowler, & Harden, 1991; Whisman, 1993). Evidências preliminares também sugerem que a terapia cognitiva é eficaz no tratamento de mulheres com depressão pós-parto (Huang, Zhao, Qiang, & Fan, 2018).

É recomendável avaliar a adequação dos pacientes à terapia cognitiva (Padesky & Greenberger, 2021; Safran & Segal, 1990; Safran, Segal, Vallis, Shaw, & Samstag, 1993). Em nossa experiência, certas características dos pacientes são preditivas de uma resposta mais rápida. Os pacientes "ideais" de terapia cognitiva são adequadamente introspectivos e conseguem raciocinar de forma abstrata; são organizados, bons planejadores e conscienciosos em relação a assumir responsabilidades; estão empregados ou têm um histórico de emprego; não têm raiva excessiva deles mesmos ou de outras pessoas; são menos dogmáticos ou rígidos em seu pensamento; conseguem identificar um evento que claramente precipita o episódio depressivo; e têm relacionamentos íntimos com outras pessoas. A maioria dos pacientes desvia, em alguns aspectos, desse protótipo, e essas características não são essenciais para um tratamento bem-sucedido. Contudo, pacientes com mais desses atributos costumam apresentar avanços mais rápidos em sintomas depressivos por meio da terapia cognitiva.

A idade não é um obstáculo. Muitos estudos indicaram que crianças e adolescentes apresentaram melhora clínica significativa após a TCC (Oud et al., 2019; Reinecke, Ryan, & DuBois, 1998). Estudos com pacientes mais velhos mostram que "várias formas de psicoterapia cognitiva e comportamental podem ser eficazes no tratamento tanto de depressão geriátrica quanto das depressões que ocorrem em momentos anteriores da vida" (Futterman, Thompson, Gallagher-Thompson, & Ferris, 1995, p. 511; Francis & Kumar, 2013; Thomas et al., 2018).

COLABORAÇÃO

Um aspecto básico para a terapia cognitiva é uma relação de colaboração entre paciente e terapeuta. Quando trabalham juntos, a experiência de aprendizagem é melhorada para ambos e o espírito cooperativo que se desenvolve contribui em muito para o processo terapêutico. Igualmente importante, a abordagem colaborativa ajuda a garantir objetivos compatíveis para o tratamento e prevenir mal-entendidos e interpretações equivocadas entre paciente e terapeuta. Em função da importância da relação de colaboração, damos muita ênfase às habilidades interpessoais do terapeuta, ao processo de seleção conjunta dos problemas que devem ser trabalhados, ao *feedback* regular e ao processo de investigação a que chamamos "empirismo colaborativo".

Qualidades interpessoais

Como o trabalho conjunto requer que o paciente confie no terapeuta, enfatizamos as qualidades interpessoais que contribuem para a confiança. Como dito anteriormente, a cordialidade, a empatia acurada e a autenticidade são qualidades pessoais desejáveis para um terapeuta cognitivo, assim como para todos os psicoterapeutas. É importante que o terapeuta cognitivo não pareça estar cumprindo o *papel* de terapeuta. O terapeuta deve ser capaz de transmitir de forma verbal e não verbal que é sincero, aberto, preocupado e direto. Também é importante que o terapeuta não pareça estar retendo impressões ou informações ou se esquivando das perguntas. O terapeuta deve ter cuidado para não parecer crítico ou desaprovador da perspectiva do paciente.

O *rapport* entre paciente e terapeuta é crucial no tratamento de pacientes deprimidos. Quando o *rapport* é muito bom, os pacientes percebem o terapeuta como alguém que está sintonizado com seus sentimentos e atitudes, que é solidário e compreensivo e com quem eles podem se comunicar sem ter que expressar sentimentos em detalhe e explicar suas declarações. Nesse caso, terapeuta e paciente se sentem confortáveis e seguros.

Uma atitude segura e profissional também é importante na terapia cognitiva. Um terapeuta deve transmitir confiança em sua capacidade de ajudar o paciente deprimido. Essa confiança pode ajudar a neutralizar a desesperança no futuro que o paciente tem inicialmente. Como a terapia cognitiva deve às vezes ser diretiva e impor estrutura, especialmente no início do tratamento, é útil manter um sentido claro de profissionalismo.

Determinação conjunta dos objetivos da terapia

O paciente e o terapeuta trabalham em conjunto para estabelecer os objetivos terapêuticos, determinar prioridades entre eles e criar uma pauta para cada sessão. Entre os problemas a serem abordados durante a terapia, estão sintomas depressivos específicos (p. ex., desesperança, choro e dificuldade de se concentrar) e problemas externos (p. ex., dificuldades do casal, preocupações profissionais, preocupações com a educação dos filhos). Assim, as prioridades são determinadas de forma conjunta, segundo o nível de aflição gerada por um determinado problema e o quanto ele é tratável. Durante o período de estabelecimento da pauta de cada sessão (discutida em detalhe a seguir), o terapeuta e o paciente determinam juntos os itens a serem tratados naquela sessão. Por meio desse processo colaborativo, os problemas-alvo são escolhidos semanalmente.

O processo de seleção de problemas muitas vezes apresenta dificuldades para o terapeuta cognitivo iniciante, como não conseguir chegar a um acordo sobre problemas específicos sobre os quais se concentrar, não conseguir escolher preocupações periféricas, bem como a tendência a passar de um problema a outro em lugar de buscar com persistência uma solução satisfatória para um problema de cada vez. Como a seleção de problemas implica estruturação e colaboração por parte do terapeuta, é necessária uma habilidade considerável.

Feedback regular

O *feedback* feito com regularidade é especialmente importante na terapia com pacientes deprimidos, sendo um ingrediente crucial no desenvolvimento e na manutenção do relacionamento terapêutico colaborativo. O terapeuta cognitivo inicia o componente de *feedback* no começo da terapia, evocando pensamentos e sentimentos do paciente sobre muitos aspectos do tratamento, como o manejo de um problema específico, a maneira do terapeuta e exercícios de casa. Uma vez que muitos pacientes interpretam mal as afirmações e as perguntas dos terapeutas, é somente por meio de *feedback* regular que o terapeuta pode verificar se ele e o paciente estão na mesma "sintonia". O terapeuta também deve estar atento a pistas verbais e não verbais para encobrir reações negativas.

Como parte do processo de *feedback* regular, o terapeuta cognitivo compartilha a fundamentação de cada intervenção. Isso ajuda a desmistificar o processo terapêutico e facilita ao paciente questionar a validade de uma determinada abordagem. Além disso, quando o paciente entende de que forma uma determinada técnica ou exercício de casa pode ajudar na solução de um problema, é mais provável que participe com consciência.

Outro elemento central do processo de *feedback* é o terapeuta verificar regularmente se o paciente compreende suas formulações. Os pacientes, por vezes, concordam com uma formulação simplesmente por complacência, e pacientes deprimidos apresentam com frequência complacência e relutância em "falar claro" com seus terapeutas, por medo de ser rejeitados ou criticados, ou de cometer um erro. Portanto, o terapeuta deve fazer um esforço extra para evocar os sentimentos ou desejos do paciente que sejam relevantes para a complacência (p. ex., ansiedade com relação a rejeição, desejo de agradar) e estar alerta em busca de pistas verbais e não verbais de que o paciente realmente possa não entender as explicações.

No fim de cada sessão, o terapeuta cognitivo faz um resumo conciso do que ocorreu e pede ao paciente para resumir e anotar os pontos principais da sessão. O paciente mantém esse resumo para rever durante a semana. Na prática, o terapeuta usa os resumos muitas vezes durante uma entrevista terapêutica padrão: na preparação da pauta, em uma recapitulação do material tratado até um momento intermediário, e no resumo final dos principais pontos da entrevista. Os pacientes em geral respondem favoravelmente à evocação de *feedback* e à apresentação de resumos. Temos observado que o desenvolvimento de empatia e *rapport* é facilitado por essas técnicas.

Empirismo colaborativo

Quando um relacionamento terapêutico colaborativo está formado de modo adequado, paciente e terapeuta funcionam como uma equipe de investigação. Embora venhamos a aprofundar a discussão sobre o processo investigativo posteriormente, é importante introduzi-lo nesse contexto do relacionamento colaborativo. Como uma equipe, paciente e terapeuta abordam os pensamentos automáticos e os esquemas da mesma maneira com que os cientistas abordam cada pergunta: cada pensamento ou esquema se torna uma hipótese a ser testada, e são coletadas evidências que sustentem ou refutem as hipóteses. Os eventos do passado, as circunstâncias do presente e as possibilidades do futuro são dados que constituem essas evidências, e a conclusão de aceitar ou rejeitar a hipótese é conjunta, à medida que paciente e terapeuta submetem as evidências à análise lógica. Também se podem formular experimentos para testar a validade de determinadas cognições. Os terapeutas cognitivos não precisam persuadir os pacientes da falta de lógica ou incoerência com a realidade, porque os pacientes "descobrem" suas próprias inconsistências. Esse processo de descoberta guiada, um método educacional amplamente aceito, é um dos componentes vitais da terapia cognitiva.

O PROCESSO DA TERAPIA COGNITIVA

Aqui, tentamos transmitir uma ideia de como as sessões da terapia cognitiva são estruturadas e do desenvolvimento do tratamento. A discussão detalhada de técnicas específicas acontece após esta seção.

As primeiras sessões

Um objetivo terapêutico central das primeiras sessões é produzir algum alívio de sintomas. A redução do sofrimento do paciente ajuda a aumentar o *rapport*, a colaboração e a confiança no processo terapêutico. Entretanto, o alívio dos sintomas deve estar baseado em mais do que o *rapport*, a empatia e a promessa implícita de "cura". Nas primeiras sessões, o terapeuta cognitivo dá início ao processo de definir os problemas do paciente e demonstrar algumas das estratégias que serão usadas na terapia para lidar com esses problemas.

A definição dos problemas é um objetivo central dos primeiros estágios da terapia. O terapeuta trabalha em conjunto com o paciente para definir os problemas específicos dos quais tratarão nas sessões. O terapeuta cognitivo faz isso obtendo o quadro mais completo possível das dificuldades psicológicas e da vida do paciente. Ele também busca detalhes relacionados à gravidade da depressão e à sintomatologia específica. Os terapeutas cognitivos se preocupam especialmente com como os pacientes veem seus próprios problemas.

Uma vez que os problemas específicos tenham sido definidos, paciente e terapeuta estabelecem prioridade entre eles. Tomam-se decisões com base na susceptibilidade à mudança terapêutica e à centralidade do problema ou da cognição em relação à aflição emocional do paciente. Para ajudar a estabelecer as prioridades de forma eficaz, o terapeuta deve enxergar a relação entre problemas específicos, determinadas situações da vida e emoções aflitivas em particular.

Outro objetivo da sessão inicial é ilustrar a relação íntima entre cognição e emoção. Quando consegue observar a mudança de humor do paciente (p. ex., choro), o terapeuta aponta a alteração no afeto e pergunta pelos pensamentos do paciente um pouco antes da mudança de humor. Em seguida, identifica o pensamento negativo e nomeia sua relação com a mudança. Inicialmente o terapeuta dirige os exercícios de casa para ajudar o paciente a ver a conexão entre cognição e emoção.

Um requisito frequente nos primeiros estágios da terapia é dar ao paciente conhecimento sobre a terapia cognitiva. O paciente que já tenha feito terapia de orientação analítica ou rogeriana pode começar a terapia cognitiva com expectativa de uma abordagem terapêutica mais voltada ao *insight* e não diretiva. O terapeuta cognitivo pode facilitar a transição a uma abordagem mais ativa e estruturada ao manter uma postura voltada aos problemas, o que muitas vezes implica interromper gentilmente um paciente que tenda a especular em relação às fontes dos problemas e busque interpretações por parte do terapeuta.

Por fim, o terapeuta deve comunicar a importância do exercício de casa durante a sessão inicial, ao enfatizar que o realizar é, na verdade, mais importante que a própria terapia. O terapeuta também pode melhorar a motivação explicando que os pacientes que realizam os exercícios geralmente melhoram de forma mais rápida. A natureza e a implementação do exercício de casa são aprofundadas em uma seção posterior deste capítulo.

Progresso de uma sessão de terapia típica

Cada sessão começa com a definição de uma pauta, o que garante um uso ideal do tempo em uma abordagem relativamente de curto prazo, baseada na solução de problemas. A pauta geralmente começa com uma curta sinopse das vivências do paciente desde a última sessão, incluindo a discussão dos exercícios de casa. Em seguida, o terapeuta lhe pergunta em que ele quer trabalhar naquela sessão, muitas vezes oferecendo tópicos a serem incluídos.

Depois de completada uma lista curta de problemas ou tópicos, paciente e terapeuta determinam a ordem na qual os tratar e, se for necessário, o tempo a ser alocado a cada tópico. Várias questões devem ser consideradas ao se estabelecerem prioridades, incluindo o estágio da terapia, a gravidade da depressão, a probabilidade de avançar na solução do problema e a generalização potencial do efeito de um determinado tema ou tópico. O terapeuta cognitivo é sensível ao desejo ocasional do paciente de falar sobre algo que lhe parece importante no momento, mesmo que essa discussão não pareça produtiva em termos de outros objetivos. Esse tipo de flexibilidade caracteriza o relacionamento terapêutico colaborativo.

Após essas questões preliminares terem sido tratadas, paciente e terapeuta avançam para um ou dois problemas a serem tratados na sessão. O terapeuta começa a discussão de um problema fazendo uma série de perguntas voltadas a esclarecer a natureza da dificuldade do paciente. Ao fazê-lo, o terapeuta busca determinar se há esquemas iniciais desadaptativos, interpretação equivocada de problemas ou expectativas irreais envolvidas. O terapeuta também busca descobrir se o paciente tinha expectativas que não eram realistas, se o seu comportamento foi adequado e se todas as soluções possíveis para o problema foram consideradas. As respostas do paciente sugerem ao terapeuta uma conceituação cognitivo-comportamental de por que ele está tendo dificuldades nessa área. Nesse ponto, o terapeuta já percebeu um ou dois pensamentos, esquemas, imagens ou comportamentos a serem trabalhados. Quando esse problema-alvo for selecionado, o terapeuta escolhe as técnicas cognitivas ou comportamentais para aplicar e explica sua fundamentação ao paciente. As técnicas específicas usadas na terapia cognitiva são explicadas nas seções seguintes deste capítulo.

Ao finalizar a sessão, o terapeuta pede ao paciente um resumo, muitas vezes por escrito, das principais conclusões da sessão. O terapeuta pergunta pelas reações do paciente à sessão, para saber se foi dita alguma coisa perturbadora e prever alguma reação negativa retardada que possa se seguir à entrevista. Por fim, o terapeuta dá um exercício de casa voltado a ajudar o paciente a, durante a semana seguinte, aplicar ao problema as habilidades e os conceitos específicos da sessão.

Progresso do conteúdo da sessão ao longo do tempo

Embora a estrutura das sessões de terapia cognitiva não mude no decorrer do tratamento, o conteúdo costuma mudar bastante. A primeira fase do tratamento — redução de sintomas — concentra-se em superar a desesperança, identificar problemas, definir prioridades, apresentar a terapia cognitiva ao paciente, estabelecer uma relação de colaboração, demonstrar a relação entre cognição e emoção, rotular erros no pensamento e fazer progressos em relação a um problema-alvo. A terapia é voltada inicialmente aos sintomas do paciente, com atenção a dificuldades comportamentais e motivacionais.

Na segunda fase, cujo foco é mudar esquemas para prevenir recaídas e casos crônicos, terapeuta e paciente passam de pensamentos específicos sobre determinados problemas a esquemas centrais sobre o *self* e os outros, e para os modos associados a esses esquemas. Eles exploram como os esquemas e modos iniciam, agravam e mantêm muitos dos problemas do paciente. Em seguida, trabalham em colaboração para reestruturar e modificar os esquemas e os modos por meio de várias técnicas, o que acaba levando a uma melhoria mais ampla e mais geral no funcionamento na vida e no humor.

No decorrer da terapia, o paciente assume cada vez mais responsabilidade por identificar problemas, gerar soluções e implementá-las por meio dos exercícios de casa. O terapeuta cada vez mais assume o papel de orientador ou consultor, à medida que o paciente aprende a implementar técnicas sem apoio constante. À medida que o paciente se torna mais capaz de resolver problemas, a frequência das sessões vai sendo reduzida e a terapia eventualmente poderá ser encerrada.

O restante deste capítulo é dedicado a uma descrição detalhada da terapia cognitiva tradicional e das estratégias da TE.

REDUÇÃO DE SINTOMAS

Técnicas comportamentais

As técnicas comportamentais são usadas durante o transcurso da terapia cognitiva, mas geralmente estão concentradas nas etapas iniciais do tratamento. Elas são especialmente necessárias para os pacientes mais gravemente deprimidos que são passivos, anedônicos, socialmente retraídos e incapazes de se concentrar por períodos longos. Ao envolver a atenção e o interesse desses pacientes, o terapeuta cognitivo tenta induzi-los a contrapor o retraimento e se envolver mais na atividade construtiva. A partir de uma série de técnicas comportamentais, o terapeuta seleciona as que vão ajudar o paciente a enfrentar de forma mais eficaz os problemas situacionais e interpessoais. Por meio de exercícios de casa, o paciente implementa procedimentos específicos para lidar com situações concretas ou para usar o tempo de forma mais adaptativa.

O terapeuta cognitivo usa técnicas comportamentais com o objetivo de modificar pensamentos automáticos. Por exemplo, um paciente que acredite que "não consegue fazer mais nada" pode modificar esse pensamento após completar uma série de exercícios graduais voltadas a aumentar seu controle. O paciente gravemente deprimido cai em um ciclo vicioso em que o nível reduzido de atividade leva a uma visão negativa de si mesmo, que, por sua vez, resulta em mais desestímulo e consequente inatividade. A intervenção com as técnicas comportamentais pode alterar esse padrão autodestrutivo.

As técnicas comportamentais mais usadas incluem planejar atividades que abranjam exercícios de controle e de prazer, ensaio cognitivo, treinamento para autoconfiança, dramatização e técnicas de desvio de atenção. O planejamento das atividades costuma ser usado nas primeiras etapas da terapia cognitiva para se contrapor à perda de motivação, à desesperança e à ruminação excessiva. O terapeuta usa a Agenda de Atividades Semanais para planejar as atividades hora a hora, dia a dia (ver Fig. 7.3). O paciente mantém um registro das atividades desenvolvidas a cada hora. O planejamento das atividades também ajuda o paciente a ter mais prazer e uma maior sensação de realização a partir de atividades cotidianas. Os pacientes classificam cada atividade completada (usando uma escala de 0 a 10 pontos) em relação a controle e prazer. As graduações geralmente contradizem as crenças dos pacientes de que eles não conseguem mais realizar ou desfrutar de coisa alguma. Para ajudar alguns pacientes na iniciação de atividades de controle e prazer, o terapeuta pode considerar necessário subdividir uma atividade em segmentos, indo dos aspectos mais simples aos mais complexos. A isso chamamos *exercício graduado*. A subdivisão possibilita aos pacientes deprimidos realizar exercícios que antes seriam impossíveis, dando-lhes, assim, uma prova de sucesso.

O ensaio cognitivo possibilita que se peça ao paciente que visualize ou imagine cada passo envolvido na realização de um determinado exercício. Essa técnica pode ser especialmente útil com pacientes que tenham dificuldades de realizar exercícios que demandem vários passos para ser completadas. Às vezes, prejuízos à capacidade de concentração criam dificuldades para o paciente prestar atenção naquele exercício específico. As imagens evocadas pela técnica do ensaio cognitivo ajudam o paciente a se concentrar e o terapeuta a identificar obstáculos que tornem o exercício difícil para aquele paciente em particular.

Alguns pacientes deprimidos dependem de outras pessoas que cuidem da maioria de suas necessidades cotidianas. Com o treinamento para autoconfiança, o paciente assume cada vez maior responsabilidade por atividades de rotina, como tomar banho, arrumar sua cama, limpar a casa, cozinhar e fazer compras. O desenvolvimento da

Observação: classifique as atividades com *C* para controle e *P* para prazer, 0–10.								
		Seg.	Ter.	Qua.	Qui.	Sex.	Sáb.	Dom.
Manhã	6–7							
	7–8							
	8–9							
	9–10							
	10–11							
	11–12							
Tarde	12–1							
	1–2							
	2–3							
	3–4							
	4–5							
	5–6							
	6–7							
Noite	7–8							
	8–9							
	9–10							
	10–11							
	11–12							
	12–6							

Figura 7.3 Agenda de Atividades Semanais.

autoconfiança envolve a obtenção de maior controle sobre suas reações emocionais.

A dramatização tem muitos usos na terapia cognitiva. Em primeiro lugar, pode ser usada para trazer à tona pensamentos automáticos por meio da atuação de determinadas situações interpessoais, como uma interação com um supervisor no trabalho. Em segundo, também pode ser usada, por meio de exercícios de casa, para orientar o paciente na prática e na participação em novas respostas cognitivas em interações sociais problemáticas. Um terceiro uso da dramatização é ensaiar novos comportamentos. Dessa forma, a dramatização pode ser usada como parte do treinamento da assertividade e muitas vezes é acompanhada da modelagem e da orientação.

A inversão de papéis, uma variação da dramatização, pode ser muito eficaz para ajudar os pacientes a testar como outras pessoas veem seu comportamento. Isso fica bem ilustrado por uma paciente que teve uma "experiência humilhante" enquanto comprava roupas em uma loja. Após fazer o papel da atendente, a paciente teve de concluir que tinha dados insuficientes para sua ideia anterior de que parecia desajeitada e inepta. Por meio da inversão de papéis, os pacientes começam a se ver de forma menos severa ao se evocarem respostas de "autoempatia".

Por fim, o terapeuta pode introduzir várias técnicas de distração para ajudar o paciente a aprender a reduzir a intensidade de afetos dolorosos. O paciente aprende a desviar pensamentos negativos por meio de atividade física, contatos sociais, trabalho, lazer e imagens visuais. A prática com técnicas de distração também ajuda a obter mais controle sobre a reatividade emocional.

Técnicas cognitivas

As técnicas cognitivas específicas proporcionam pontos de entrada para a organização cognitiva do paciente. O terapeuta cognitivo usa técnicas para evocar e testar pensamentos automáticos e identificar esquemas para ajudar o terapeuta e o paciente a entender a construção que este faz da realidade. Ao aplicar técnicas cognitivas específicas, é importante que o terapeuta trabalhe dentro do quadro do modelo cognitivo da depressão. Cada conjunto de técnicas é discutido.

Evocando pensamentos automáticos

Os *pensamentos automáticos* são aqueles que intervêm entre eventos externos e as reações emocionais da pessoa a eles, muitas vezes passando despercebidos, porque são parte de um padrão repetitivo de pensamento e porque ocorrem com muita frequência e muito rapidamente. As pessoas raramente param para avaliar sua validade, porque eles são muito verossímeis, conhecidos e habituais. O paciente em terapia cognitiva deve aprender a reconhecer esses pensamentos automáticos para que a terapia avance com eficácia. O terapeuta cognitivo e o paciente fazem um esforço conjunto para descobrir os pensamentos específicos que precedem emoções como raiva, tristeza e ansiedade. O terapeuta usa questionamento, imagens mentais e dramatização para evocar pensamentos automáticos.

O método mais simples para revelar pensamentos automáticos é o terapeuta perguntar ao paciente quais pensamentos passaram pela sua cabeça em resposta a determinados eventos. Esse questionamento dá aos pacientes um modelo de exploração introspectiva que pode ser usado por conta própria, quando o terapeuta não estiver presente, e depois de completarem o tratamento.

Outra possibilidade é que, quando o paciente conseguir identificar os eventos externos e as situações que evocam determinada resposta emocional, o terapeuta use imagens mentais pedindo ao paciente que visualize a situação em detalhe. O paciente consegue identificar os pensamentos automáticos conectados com situações reais quando a imagem evocada está clara. Nessa técnica, os terapeutas pedem aos pacientes que relaxem, fechem os olhos e se imaginem na situação aflitiva. Os pacientes descrevem em detalhe o que está acontecendo à medida que revivem o evento.

Se um evento aflitivo for interpessoal, os terapeutas também podem usar a dramatização. O terapeuta faz o papel da outra pessoa na interação, e o paciente representa a si mesmo. Os pensamentos automáticos podem ser evocados quando o paciente se envolve o suficiente na dramatização.

Ao tentar evocar pensamentos automáticos, o terapeuta toma cuidado para observar e apontar quaisquer alterações de humor que aconteçam durante a sessão, e pergunta ao paciente sobre seus pensamentos imediatamente antes da mudança de humor. As mudanças de humor incluem qualquer reação emocional, como lágrimas ou raiva. Essa técnica pode ser especialmente útil quando o paciente estiver aprendendo a identificar pensamentos automáticos.

Quando os pacientes se familiarizam com as técnicas para identificar os pensamentos automáticos, pede-se que mantenham um Registro Diário de Pensamentos Disfuncionais (Beck et al., 1979; ver Fig. 7.4), no qual anotam as emoções e os pensamentos automáticos que acontecem em situações desagradáveis entre as sessões. Em sessões posteriores, os pacientes são ensinados a desenvolver respostas racionais a seus pensamentos automáticos disfuncionais e a registrá-los na coluna adequada. Terapeuta e paciente geralmente revisam o registro diário da semana anterior no começo da sessão seguinte. Em sessões com pacientes crônicos, o terapeuta também ensina a reconhecer os modos. Vários exercícios relacionados ao afeto são usados para gerar mudanças nos esquemas associados a esses modos.

A evocação de pensamentos automáticos deve ser distinguida do processo de interpretação de outras psicoterapias. Em geral, os terapeutas cognitivos trabalham apenas com os pensamentos automáticos que são mencionados pelos pacientes. Sugerir pensamentos aos pacientes pode prejudicar o trabalho conjunto e os inibir para aprender a continuar o processo por conta própria. No entanto, como último recurso, quando as estratégias não diretivas falham, o terapeuta cognitivo pode oferecer vários pensamentos automáticos possíveis e depois perguntar ao paciente se alguma dessas opções se enquadra.

Mesmo quando o terapeuta já fez muitos esforços para evocar pensamentos automáticos, às vezes eles permanecem inacessíveis. Nesse caso, ele tenta verificar o significado específico do evento que evocou a reação emocional. Por exemplo, uma paciente começava a chorar sempre que discutia com sua colega de dormitório, que era uma boa amiga. Os esforços para gerar pensamentos automáticos não funcionaram. Só depois que o terapeuta fez uma série de perguntas para determinar o sentido do evento ficou claro que a paciente associava discutir ou brigar a terminar a relação. Por meio desse processo, terapeuta e paciente conseguiram ver o significado que desencadeava o choro.

Testando pensamentos automáticos com pacientes não crônicos

Quando terapeuta e paciente conseguem isolar um pensamento automático chave, eles o abordam como uma hipótese testável. Nessa abordagem "científica", fundamental à terapia cognitiva, os pacientes aprendem a pensar de forma semelhante ao processo de investigação. Por meio dos procedimentos de coleta de dados, avaliação de evidências e formulação de conclusões, eles aprendem em primeira mão que sua visão da realidade pode ser muito diferente do que realmente acontece. Ao formular experimentos que submetam seus pensamentos automáticos a análise objetiva, os pacientes aprendem a modificar sua forma de pensar, porque aprendem o *processo* de pensamento empírico. Os pacientes que aprendem a pensar assim durante

DATA	SITUAÇÃO Descreva: 1. O evento real que leve a emoção desagradável ou 2. A sequência de pensamentos, imaginação ou lembrança que leve a emoção desagradável.	EMOÇÃO (EMOÇÕES) 1. Especifique: triste/ansioso/ com raiva, etc. 2. Classifique o grau de emoção, 1–100%.	PENSAMENTO(S) AUTOMÁTICO(S) 1. Escreva o(s) pensamento(s) automático(s) que precede(m) a emoção ou as emoções. 2. Classifique a crença no(s)pensamento(s) automático(s), 0–100%.	RESPOSTA RACIONAL 1. Escreva a resposta racional ao(s) pensamento(s) automático(s). 2. Classifique a crença na resposta racional, 0–100%.	RESULTADO 1. Reclassifique a crença em pensamentos automáticos, 0–100%. 2. Especifique e classifique as emoções subsequentes 0–100%.

Explicação: Quando você experimentar uma emoção desagradável, observe a situação que parecia estimular a emoção. (Se a emoção tiver ocorrido enquanto você estava pensando, sonhando acordado, etc., por favor, anote). Em seguida, observe o pensamento automático associado à emoção. Registre o grau em que você acredita nesse pensamento: 0% = nada; 100 % = completamente. Em graus de notação de emoção: 1 = um traço; 100 = o mais intenso possível.

FIGURA 7.4 Registro Diário de Pensamentos Disfuncionais.

o tratamento são mais capazes de continuar a abordagem empírica após o fim da terapia formal.

O terapeuta cognitivo aborda a testagem dos pensamentos automáticos pedindo ao paciente que liste evidências de sua experiência a favor e contra a hipótese. Às vezes, após considerar as evidências, o paciente imediatamente rejeita o pensamento automático, reconhecendo que ele é distorcido ou simplesmente falso.

Quando a experiência anterior não é suficiente ou adequada para testar a hipótese, o terapeuta pede ao paciente que elabore um experimento com esse objetivo. Em seguida, o paciente faz uma predição e passa a coletar dados. Se os dados contradizem a predição, o paciente pode rejeitar o pensamento automático. O resultado do experimento pode, é claro, confirmar a predição do paciente, de forma que é muito importante que o terapeuta *não parta do pressuposto* de que o pensamento automático do paciente está distorcido.

Alguns pensamentos automáticos não se prestam à testagem de hipóteses por meio de exame de evidências. Nesses casos, há duas opções disponíveis: o terapeuta pode produzir evidências a partir de sua própria experiência e oferecê-las na forma de uma pergunta que revele a contradição ou pode fazer uma pergunta voltada a revelar o erro lógico inerente às crenças do paciente. O terapeuta pode dizer, por exemplo, a um paciente homem que não tem certeza de poder sobreviver sem um relacionamento pessoal íntimo: "Você estava sozinho no ano passado, e ficou bem. O que o faz pensar que não conseguiria agora?".

Ao testar pensamentos automáticos, às vezes é necessário refinar o uso que o paciente faz de uma palavra. Isso se aplica especialmente a rótulos globais como *ruim*, *burro* ou *egoísta*. O que é necessário nesses casos é a definição operacional de uma palavra. Para ilustrar, um paciente em nossa clínica tinha o seguinte pensamento recorrente: "Sou um fracasso em matemática". Terapeuta e paciente tiveram de estreitar o sentido da palavra *fracasso* antes de poder testar o pensamento. Eles operacionalizaram "fracasso" em matemática como "não ser capaz de tirar nota C após ter investido um tempo considerável estudando tanto quanto um aluno médio da turma". Agora, tinham condições de examinar evidências passadas e testar a validade da hipótese. Esse processo pode ajudar os pacientes a ver a exagerada abrangência de suas autoavaliações negativas e a natureza idiossincrática de muitos pensamentos automáticos.

A reatribuição é outra técnica útil para ajudar o paciente a rejeitar um pensamento inadequado, culpando a si próprio. Um padrão cognitivo comum na depressão é atribuir a si mesmo a culpa ou a responsabilidade por eventos adversos. A reatribuição pode ser usada quando o paciente atribui, de forma não realista, ocorrências adversas a uma deficiência pessoal, como falta de capacidade ou de esforço. Terapeuta e paciente revisam os eventos relevantes e aplicam lógica às informações disponíveis para fazer uma avaliação mais realista da responsabilidade. A meta da reatribuição não é absolver o paciente de toda a responsabilidade, e sim examinar os muitos fatores que contribuem para eventos adversos. Por meio desse processo, os pacientes ganham objetividade, aliviam-se do fardo de se responsabilizarem e, depois, podem buscar formas de resolver problemas realistas ou impedir sua recorrência.

Outra estratégia envolvendo a reatribuição é os terapeutas demonstrarem aos pacientes que eles usam critérios mais rígidos para atribuir responsabilidades a seu próprio comportamento insatisfatório do que para avaliar o comportamento de outros. Os terapeutas cognitivos também usam reatribuição para mostrar aos pacientes que alguns de seus problemas de pensamento ou comportamento podem ser sintomas de depressão (p. ex., perda da concentração), e não sinais de decadência física.

Quando um paciente é acurado na identificação de um problema de vida realista ou uma deficiência das habilidades, o terapeuta cognitivo pode usar a técnica de gerar alternativas, na qual terapeuta e paciente buscam ativamente outras soluções. Como uma pessoa deprimida muitas vezes passa a ter restrições, o esforço para reconceituar o problema pode fazer o paciente enxergar uma solução viável que pode ter rejeitado anteriormente.

Deve-se observar que as técnicas cognitivas apontadas aqui implicam o uso de perguntas por parte do terapeuta. Um erro comum que observamos em terapeutas cognitivos principiantes é a atitude de dar conselhos. Identificamos que os terapeutas ajudam os pacientes a mudar seus pensamentos com mais eficácia usando perguntas cuidadosamente construídas. Se forem estimulados a abrir seu próprio caminho nos problemas e chegar às suas conclusões, os pacientes aprenderão um processo eficaz de solução de problemas. Aprofundamos o uso do questionamento na terapia cognitiva em uma parte posterior deste capítulo.

Questionamento

Como enfatizamos no decorrer deste capítulo, o questionamento é um dispositivo terapêutico importante na terapia cognitiva. Grande parte dos comentários dos terapeutas durante a sessão de terapia são perguntas. A mesma pergunta pode cumprir vários propósitos ao mesmo tempo, ao passo que séries de perguntas cuidadosamente elaboradas podem ajudar os pacientes a refletir sobre uma determinada questão, decisão ou opinião. O terapeuta cognitivo busca, por meio do questionamento, evocar o que os pacientes estão pensando, em vez de dizer a eles o que ele acredita que pensam.

No começo da terapia, as perguntas são empregadas para se obter um quadro completo e detalhado das dificuldades específicas do paciente; para se obterem antecedentes e dados diagnósticos; para se avaliar a tolerância do paciente ao estresse, sua capacidade de introspecção, seus métodos de enfrentamento, e assim por diante; para se obterem informações sobre a situação externa e o contexto interpessoal do paciente; e para se modificarem queixas vagas, trabalhando com o paciente para chegar a problemas específicos dos quais tratar.

À medida que a terapia avança, o terapeuta usa o questionamento para explorar abordagens aos problemas, para ajudar o paciente a avaliar vantagens e desvantagens de soluções possíveis, para examinar as consequências de se manterem comportamentos desadaptativos específicos, para evocar pensamentos automáticos e para demonstrar EIDs e suas consequências. Resumindo, o terapeuta usa o questionamento na maior parte das técnicas terapêuticas cognitivas.

Embora o questionamento seja, em si, uma forma de identificar e mudar pensamentos automáticos e esquemas, é importante que as questões sejam apresentadas de forma cuidadosa e habilidosa. Se elas forem usadas para "pegar em uma armadilha" os pacientes e fazer com que se contradigam, eles podem vir a se sentir atacados e manipulados pelo terapeuta. Muitas questões abertas podem deixar os pacientes se perguntando o que o terapeuta espera deles. Os terapeutas devem observar com cuidado a duração e a formulação das perguntas para ajudar os pacientes a reconhecer seus pensamentos e esquemas, e a avaliar as questões de forma objetiva.

Exercício de casa para autoajuda

Fundamentação

A atribuição regular de exercícios de casa é muito importante na terapia cognitiva. Quando aplicam sistematicamente o que aprenderam nas sessões a suas vidas fora delas, os pacientes têm maior probabilidade de fazer avanços significativos na terapia e conseguir manter esses ganhos depois de terminado o tratamento. Burns e Spangler (2000) concluíram que os pacientes que fizeram mais exercícios de casa apresentaram grandes e significativas reduções na depressão em comparação aos que seguiram menos as instruções. Os exercícios de casa muitas vezes são a forma com que os pacientes coletam dados, testam hipóteses e começam a modificar seus pensamentos e esquemas. Além disso, os dados oferecidos por meio dos exercícios de casa ajudam a redirecionar o foco da terapia, de preocupações subjetivas e abstratas a outras, mais concretas e objetivas. Quando um paciente e um terapeuta revisam as atividades da semana anterior durante o momento da entrevista em que se define a pauta, eles podem fazê-lo rapidamente, e o terapeuta pode estabelecer relações entre o que acontece na sessão e exercícios específicos, evitando, assim, questões tangentes e secundárias. Os exercícios de casa aumentam a autoconfiança do paciente e proporcionam métodos para que ele continue a trabalhar nos problemas depois do fim do tratamento. Os terapeutas cognitivos enfatizam a importância do exercício de casa ao explicar aos pacientes sua fundamentação na terapia. Também tomam o cuidado de explicar os benefícios específicos a serem derivados de cada exercício individual.

Estabelecendo e revisando o exercício de casa

O terapeuta cognitivo formula cada exercício para o paciente em questão. O exercício deve ter relação direta com o conteúdo da sessão terapêutica, para que o paciente entenda seu propósito e importância. Cada exercício deve ser formulado claramente e muito específico em sua natureza. Perto do fim de cada sessão, o exercício é escrito em duplicata, com uma cópia para o terapeuta e outra para o paciente.

Alguns exercícios de casa típicos são ler um livro ou artigo relacionado com um determinado problema, praticar técnicas de distração ou relaxamento, contar pensamentos automáticos em um cronômetro, classificar atividades em termos de prazer e controle na Agenda de Atividades Semanais, manter um Registro Diário de Pensamentos Disfuncionais e ouvir a gravação de uma sessão.

Durante a sessão, o terapeuta pergunta pelas reações do paciente aos exercícios de casa (p. ex., se o exercício é claro e exequível). Para identificar potenciais obstáculos, o terapeuta pode pedir ao paciente que imagine que dá os passos envolvidos no exercício. Essas técnicas podem ajudar muito, principalmente nos primeiros estágios da terapia. O paciente assume maior responsabilidade por fazer os exercícios de casa à medida que a terapia avança para seus estágios intermediários e finais.

É essencial que o paciente e o terapeuta revisem o exercício de casa da semana anterior na própria sessão. Se não o fizerem, o paciente poderá concluir que os exercícios de casa não são importantes. Na primeira parte das sessões, terapeuta e paciente discutem o exercício da semana anterior, e o terapeuta resume os resultados.

Dificuldades em completar o exercício de casa

Quando um paciente não faz o exercício de casa ou o faz sem convicção, o terapeuta cognitivo evoca pensamentos automáticos, esquemas ou problemas comportamentais que podem ajudar a ambos a entender onde reside a dificuldade. O terapeuta não pressupõe que o paciente esteja sendo "resistente" ou "passivo-agressivo". Quando as dificuldades foram identificadas, terapeuta e paciente trabalham juntos para superá-las. É claro que é comum que os pacientes tenham dificuldades de fazer os exercícios, e aqui examinamos alguns dos problemas típicos e formas de enfrentá-los.

Quando os pacientes não entendem o exercício estabelecido, o terapeuta deve explicá-lo melhor, especificando suas expectativas detalhadamente. Às vezes, a técnica comportamental do ensaio cognitivo (descrita anteriormente) pode ajudar nessas situações.

Alguns pacientes acreditam que são desorganizados por natureza e não conseguem manter registros e cumprir exercícios detalhados. Os terapeutas podem ajudar a refutar essas crenças gerais perguntando sobre outras circunstâncias nas quais eles fazem listas — por exemplo, quando planejam uma viagem de férias ou compras. Os terapeutas também podem perguntar aos pacientes se eles conseguiriam fazer o exercício se houvesse uma recompensa importante. Esse tipo de pergunta ajuda os pacientes a reconhecer que o problema não é o autocontrole, e sim que eles não acreditam que a gratificação seja suficiente. Quando os pacientes se dão conta de que o problema é de atitude, o terapeuta pode, junto com eles, listar as vantagens de completar os exercícios.

Pacientes mais deprimidos podem precisar de ajuda para estruturar seu tempo, para que o exercício de casa se torne uma atividade regular. Isso geralmente pode ser conseguido estabelecendo-se uma hora específica a cada dia para esse exercício. Se necessário, paciente e terapeuta podem estabelecer um sistema de recompensa para aumentar a motivação para o exercício de casa. Por exemplo, os pacientes podem se recompensar por realizar um exercício com uma compra especial.

Alguns pacientes têm medo de fracassar nos exercícios ou de não os fazer como deveriam. Nesses casos, o terapeuta pode explicar que se pode "falhar" nos exercícios de autoajuda. Realizar um exercício parcialmente é mais útil do que não o realizar, e os erros fornecem informações valiosas sobre os problemas que ainda têm de ser trabalhados. Além disso, como o desempenho não é avaliado, não há o que pacientes possam perder se enxergarem a atividade de um ponto de vista mais adaptativo.

Às vezes, os pacientes acreditam que seus problemas estão demasiado arraigados e complexos para serem resolvidos por meio de exercícios de casa. O terapeuta pode explicar que até mesmo os empreendimentos mais complexos começam e consistem em passos pequenos e concretos. Um escritor, por exemplo, pode resolver um "bloqueio de escritor" tomando uma atitude: "Se não consigo escrever um livro, vou escrever, pelo menos, um parágrafo". Quando houver parágrafos suficientes escritos, o resultado é um livro. Terapeuta e paciente podem considerar as vantagens e desvantagens de pensar que os problemas não podem ser resolvidos fazendo exercícios de casa, ou o terapeuta pode pedir ao paciente que experimente antes de chegar a uma conclusão. Em casos em que o paciente acredita que não avançou o suficiente e, portanto, que o exercício de casa não ajuda, o terapeuta pode detalhar o avanço que foi feito e ajudar o paciente a ver que pode ser necessário mais tempo para que se notem mudanças substanciais.

Quando os pacientes parecem se ressentir de receber exercícios, o terapeuta pode estimulá-los a desenvolver seus próprios exercícios de casa. O terapeuta também pode oferecer aos pacientes exercícios alternativos para serem escolhidos, sendo uma das alternativas não cumprir os exercícios de casa. Se os pacientes escolherem essa opção, o terapeuta poderá ajudá-los a examinar as consequências dessa escolha. Outra estratégia é apresentar aos pacientes um modelo de terapia de consumidor: os pacientes têm determinado objetivo (superar a depressão), e o terapeuta lhes oferece um meio para chegar a esse objetivo; os pacientes são livres para usar ou rejeitar as ferramentas, assim como são livres para comprar ou não comprar no mercado.

Alguns pacientes acreditam que podem melhorar da mesma forma sem o exercício de casa, caso em que os terapeutas têm duas opções. Em primeiro lugar, podem apresentar sua própria experiência clínica, que é sustentada por evidências clínicas existentes de que a maioria dos pacientes que não se envolvem ativamente e não completam os exercícios terapêuticos de casa avança mais lentamente na terapia. A outra opção é estabelecer um experimento para um dado período de tempo, durante o qual os pacientes não têm de realizar exercícios. No fim do período estabelecido, terapeutas e pacientes podem avaliar os avanços durante esse tempo. Mais uma vez, é importante que os terapeutas cognitivos tenham em mente que alguns pacientes conseguem realizar muitas mudanças sem completar formalmente os exercícios de casa.

Problemas especiais

O terapeuta cognitivo principiante muitas vezes erra por continuar usando o método padrão descrito aqui, mesmo se ele não estiver funcionando muito bem. O terapeuta cognitivo deve ser flexível o suficiente para se adaptar às necessidades dos pacientes e aos vários problemas especiais que costumam surgir na terapia. Agrupamos esses problemas especiais em duas categorias: as dificuldades na relação entre terapeuta e paciente e os problemas nos quais a própria terapia parece não estar funcionando.

Dificuldades na relação terapeuta-paciente

O primeiro conjunto de problemas está relacionado à própria relação entre terapeuta e paciente. Quando o terapeuta percebe pela primeira vez que um paciente está insatisfeito, contrariado, com raiva ou hostil, é imperativo que apresente essas observações ao paciente de forma empática. É importante que a resposta do terapeuta ao paciente não seja simplesmente mais e mais cumprimento rígido das regras prescritas ou da fundamentação da terapia. Também é importante que o terapeuta não faça críticas a si mesmo. Pesquisas indicam que essas respostas têm efeitos prejudiciais na relação terapêutica (Castonguay et al., 1996; Henry et al., 1993; Piper et al., 1999). Em lugar disso, pesquisas (Castonguay et al., 2004; Hatcher, 2015; Safran, Muran, Samstag, & Stevens, 2002; Safran et al., 2014) indicam que o uso que o terapeuta faz das habilidades de metacomunicação (discussão aberta sobre a reação negativa do paciente, exploração da experiência do paciente, reconhecimento e admissão da contribuição do terapeuta a essas reações negativas) tem muito mais probabilidades de consertar e restaurar — e mesmo melhorar — o vínculo terapêutico.

É essencial que os terapeutas estejam cientes de que muitas intervenções podem ser mal interpretadas de forma negativa por pacientes deprimidos. Os terapeutas abordam problemas de má interpretação da mesma forma que abordam outros pensamentos, ou seja, trabalhando com o paciente para coletar dados e buscar explicações alternativas das evidências. Dificuldades na relação entre terapeuta e paciente geralmente podem ser resolvidas por meio de diálogo. Algumas vezes, o terapeuta pode precisar adequar seu comportamento às necessidades específicas de um determinado paciente. Por exemplo, o terapeuta pode ficar mais à vontade para se abrir e ter as reações pessoais adequadas com vistas a responder às necessidades de um paciente que persiste em ver o terapeuta como impessoal. Igualmente, pode resolver verificar com mais frequência as formulações dos pensamentos do paciente, para atender às necessidades de alguém que continue a acreditar que o terapeuta não o entende.

É imperativo, em situações como essa, que o terapeuta não pressuponha que o paciente está sendo obstinadamente resistente ou irracional. Na verdade, a *reatância terapêutica* ("um estado motivacional caracterizado pela tendência a restaurar ou reafirmar a própria capacidade de ter liberdades percebidas como perdidas ou ameaçadas" [Arnow et al., 2003, p. 1026]) foi considerada um preditor positivo de resultado de tratamento na terapia diretiva com pacientes cronicamente deprimidos. Arnow et al. concluíram que o tratamento foi melhorado quando os terapeutas responderam de maneira flexível a esses comportamentos dos pacientes. Os terapeutas cognitivos trabalham com os pacientes para obter uma melhor compreensão de suas respostas. As próprias reações muitas vezes fornecem dados com relação aos tipos de distorções que os pacientes produzem em seus relacionamentos pessoais e outras relações sociais. Assim, as respostas dos pacientes dão aos terapeutas a oportunidade de trabalhar com eles em suas interpretações desadaptativas nas relações.

Progresso insatisfatório

Um segundo conjunto de problemas ocorre quando a terapia parece não estar funcionando, mesmo quando o paciente realiza conscienciosamente os exercícios de casa e a relação colaborativa parece bem-sucedida. Às vezes, surgem problemas a partir de expectativas indevidas por parte do paciente — ou expectativas irrealistas por parte do terapeuta — com relação à rapidez e à consistência da mudança.

Quando a terapia parece não estar avançando com a rapidez com que "deveria", paciente e terapeuta devem se lembrar com que os altos e baixos são previstos no decorrer do tratamento. É importante que os terapeutas não percam de vista que alguns pacientes simplesmente avançam mais lentamente do que outros. O terapeuta ou o paciente, ou ambos, podem estar minimizando pequenas mudanças que tenham acontecido. Nesse caso, o terapeuta pode enfatizar os pequenos ganhos e lembrar ao paciente que grandes objetivos são atingidos por meio de pequenos passos.

Às vezes, a desesperança dos pacientes os leva a invalidar as conquistas. Os terapeutas devem buscar descobrir os pensamentos automáticos desadaptativos, as distorções cognitivas e os esquemas precoces que contribuem para essa desesperança generalizada. Nesses casos, os terapeutas devem trabalhar para corrigir noções equivocadas sobre o processo de mudança e sobre a natureza da depressão antes que possa haver mais avanços na terapia.

Em alguns casos em que a terapia parece não estar funcionando bem, pode ser que algumas das técnicas terapêuticas não tenham sido usadas corretamente. Muitas vezes surgem problemas quando os pacientes não acreditam realmente nas respostas racionais ou não são capazes de se lembrar delas em momentos de aflição emocional. É importante que o terapeuta determine quanto o paciente acredita nas repostas racionais e o ajude a usar respostas novas, o mais próximo possível do momento em que os pensamentos automáticos ocorrem. Ao paciente que não acredita totalmente em uma resposta racional, o terapeuta pode sugerir uma postura experimental, de "experimentá-la para ver se serve". Ao paciente que não consegue pensar em respostas em função de perturbação emocional, deve-se dizer que esses estados de aflição emocional dificultam o raciocínio e que pensamentos como "se isso não funciona, nada vai funcionar" só fazem agravar o problema. Deve-se garantir aos pacientes que eles conseguirão pensar em respostas racionais mais rapidamente com a prática.

Outro problema derivado da má aplicação das técnicas de terapia cognitiva ocorre quando o terapeuta usa uma delas de forma inflexível. Muitas vezes, é necessário que o terapeuta experimente várias técnicas comportamentais ou cognitivas antes de encontrar uma abordagem à qual o paciente responda bem. O terapeuta cognitivo deve insistir por um tempo em uma determinada técnica quando parecer que o paciente não está melhorando. Para dar um exemplo específico, os exercícios de casa comportamentais podem ser mais úteis com alguns pacientes, mesmo que o terapeuta tenha todas as razões para predizer, de antemão, que os exercícios cognitivos serão mais eficazes.

Em alguns casos em que parece que se está avançando pouco na terapia, pode ser que o terapeuta tenha selecionado um problema tangencial. O terapeuta cognitivo deve estar alerta para essa possibilidade, principalmente nos primeiros estágios da terapia. Quando parece haver pouca ou nenhuma mudança no nível de depressão, mesmo que o paciente pareça ter feito progressos consideráveis em uma área problemática, o terapeuta deve cogitar a possibilidade de que o problema mais aflitivo ainda não tenha sido revelado. Um exemplo típico dessas dificuldades é o paciente que aponta problemas principais no trabalho, e depois se acaba revelando que problemas de relacionamento estão contribuindo muito para as dificuldades profissionais. A questão principal pode ser ocultada pelo paciente por parecer ser demasiado ameaçadora.

Por fim, a terapia cognitiva não é para todo mundo. Se o terapeuta experimentou todas as abordagens disponíveis ao problema e consultou outros terapeutas cognitivos, pode ser melhor encaminhar o paciente a outro terapeuta com orientação semelhante ou diferente.

Independentemente da razão pela qual a terapia não está avançando de forma satisfatória, os terapeutas cognitivos devem prestar atenção a seus próprios afetos e cognições. Eles devem manter uma postura disciplinada e voltada à solução de problemas. Se o terapeuta cognitivo se encontra indevidamente influenciado pelo desespero de um paciente ou começa a notar que seus próprios esquemas são desencadeados pelas interações terapêuticas, ele deve buscar supervisão. A desesperança em pacientes ou em terapeutas é um obstáculo à solução de problemas. Se conseguirem se contrapor efetivamente a suas próprias autoavaliações e a outros pensamentos disfuncionais, os terapeutas serão capazes de se concentrar mais em ajudar os pacientes a encontrar soluções para seus problemas.

Estudo de caso: depressão não crônica

No estudo de caso a seguir, descrevemos o desenvolvimento do tratamento de uma mulher deprimida de forma não crônica, "Denise", que foi atendida em nosso centro. Com o caso, ilustramos muitos dos conceitos já descritos neste capítulo, incluindo a evocação de pensamentos automáticos, a tríade cognitiva da depressão, o empirismo colaborativo, a estruturação de uma sessão e o *feedback*.

Avaliação e apresentação dos problemas

Na avaliação inicial, Denise, viúva de 59 anos, informou que havia morado sozinha no último ano. Seu marido havia sido diagnosticado com câncer no cérebro três anos antes e morrera havia aproximadamente um ano. Ela tinha dois filhos solteiros (de 25 e 27 anos), que estavam morando em outras partes do país por questões profissionais. Denise tinha curso superior incompleto e havia trabalhado até os 30 anos, mas parou depois de se casar. Ela descrevia seus principais problemas como depressão (no último ano e meio), dificuldade de dar conta da vida cotidiana e solidão. Ela informou um episódio prévio de depressão maior próximo aos 25 anos, depois da morte de seu pai.

Denise disse que tinha se tornado cada vez mais isolada socialmente, com o início da doença de seu marido (câncer no cérebro). Informou ter tido amizades normais quando criança, adolescente e adulta. Ela e o marido tiveram uma vida relativamente tranquila juntos, direcionada em sua maior parte a criar os filhos e a trabalhar. Quando tinham tempo livre, gostavam de fazer atividades intelectuais e culturais juntos (ir a museus, palestras, concertos e bons restaurantes). Os poucos amigos próximos com os quais conviviam haviam se aposentado e ido morar na Flórida e no Arizona durante a época da doença de seu marido.

Denise foi diagnosticada com transtorno depressivo maior, recorrente. Os escores de seus testes confirmavam o diagnóstico de depressão. Seu escore no BDI-II era 28, situando-a na faixa da depressão moderada a grave. Seus sintomas mais proeminentes de depressão eram falta de prazer, irritabilidade, retraimento social, incapacidade de tomar decisões, fadiga, culpa, dificuldade de se motivar para desempenhar as funções diárias e solidão.

Sessão 1

A sessão começa com Denise descrevendo a tristeza que tem sentido. O terapeuta começou a evocar, quase que imediatamente, os pensamentos automáticos da paciente durante esses períodos:

TERAPEUTA: Que tipo de pensamento passou pela sua cabeça quando você sentiu essa tristeza na última semana?

DENISE: Acho que fico pensando qual é a razão de tudo isso. Minha vida acabou. Não é mais a mesma coisa. Penso coisas como "O que eu vou fazer?". Às vezes sinto raiva dele, de meu marido. Como ele foi me deixar?... Isso não é uma coisa horrível da minha parte? O que está acontecendo comigo? Como posso ter raiva dele? Ele não queria ter morrido dessa maneira horrível. Eu deveria ter feito mais. Eu deveria tê-lo feito ir ao médico quando começou a ter dor de cabeça... Ah, mas de que adiantaria?

TERAPEUTA: Parece que você está se sentindo muito mal agora. É isso?

DENISE: É.

TERAPEUTA: Conte o que mais está passando pela sua cabeça agora.

DENISE: Não posso mudar nada. Acabou. Não sei... Parece tudo tão sem graça e triste. O que eu tenho para esperar do futuro... doença e, depois, morte?

TERAPEUTA: Então, um dos pensamentos é que você não pode mudar as coisas, e que elas não vão melhorar?

DENISE: É.

TERAPEUTA: E às vezes você acredita nisso completamente?

DENISE: É, acredito, às vezes.

TERAPEUTA: Neste momento, você acredita?

DENISE: Acredito, sim.

TERAPEUTA: Neste momento, você acredita que não tem como mudar as coisas e que isso não vai melhorar?

DENISE: Bom, há uma pontinha de esperança, mas é mais...

TERAPEUTA: Existe alguma coisa que você talvez espere, em termos de sua vida daqui para frente?

DENISE: O que eu espero é... Eu gosto de ver meus filhos, mas eles andam muito ocupados. Meu filho é advogado, e minha filha está estudando medicina. Então eles estão muito ocupados, e não têm tempo para estar comigo.

Ao interrogar sobre os pensamentos automáticos de Denise, o terapeuta começou a entender sua perspectiva de que ficaria para sempre, na maior parte do tempo, sozinha. Isso ilustra a desesperança em relação ao futuro que é característica da maioria dos pacientes deprimidos. Uma segunda vantagem dessa linha de investigação é que o terapeuta apresentou a Denise a ideia de observar seus próprios pensamentos, que é central à terapia cognitiva.

À medida que a sessão continuava, o terapeuta investigou a perspectiva que Denise tinha com relação a sua vida cotidiana. Ele escolheu se concentrar em sua inatividade e seu retraimento. Esse é com frequência o primeiro objetivo terapêutico ao se trabalhar com um paciente gravemente deprimido.

Na sequência a seguir, o terapeuta orientou Denise a examinar as vantagens e as desvantagens de ficar em casa o dia todo.

DENISE: Geralmente, eu não quero sair de casa. Eu quero ficar lá, simplesmente deixar as persianas baixas; sabe como é, a gente não quer fazer nada. Só quero deixar tudo lá fora, tudo longe de mim.

TERAPEUTA: Você se sente melhor quando fica em casa todo o dia tentando deixar tudo lá fora?

DENISE: Um pouco...

TERAPEUTA: O que você quer dizer?

DENISE: Bom, eu posso assistir à televisão todo o dia e simplesmente me perder nesses programas bobos. Isso me faz sentir menos sozinha e como se meus problemas não fossem tão ruins.

TERAPEUTA: E quanto tempo você fica fazendo isso?

DENISE: Ultimamente?... A maior parte do tempo. Ficar em casa e ver televisão é seguro, meio que protegido, tudo... como a minha solidão, parece mais distante.

TERAPEUTA: Depois de passar um tempo assim, como você se sente?

DENISE: Depois? Geralmente, eu tento não prestar muita atenção em como estou me sentindo.

TERAPEUTA: Mas quando presta, como se sente?

DENISE: Sinto-me mal. Mal por desperdiçar o dia. Não faço as coisas que tinha de fazer... como as minhas contas, limpar, tomar banho. Geralmente, acabo me sentindo meio patética... e culpada.

TERAPEUTA: Por um lado, você se sente aliviada e, por outro, depois, é meio crítica em relação a si mesma?

Observe que o terapeuta não tentou debater ou exortar Denise para que saia de casa ou se envolva com as tarefas necessárias do cotidiano, e sim, por meio de questionamento, estimulou-a a examinar mais de perto seu pressuposto de que estava melhor assistindo à televisão todo o dia em sua casa. Esse é o processo a que chamamos de "empirismo colaborativo". Na segunda sessão, Denise já tinha reexaminado sua hipótese sobre assistir à televisão e ficar em casa todo o dia.

DENISE: Sobre assistir à televisão em casa e sair, eu pensei nisso outro dia. Lembro-me de dizer que ficar em casa me fazia sentir melhor. Quando prestei atenção ao que eu realmente sentia, não me fazia sentir melhor. Isso só meio que bloqueava o sentir mal, mas eu não me sentia melhor.

TERAPEUTA: É engraçado. Quando você fala nisso, sua lembrança da experiência foi mais positiva do que realmente tinha sido, mas isso acontece com as pessoas às vezes. Acontece comigo, também. Eu acho uma coisa boa e não é tanto quando vou conferir de verdade.

Voltamos agora à primeira sessão. Depois de um pouco de investigação por parte do terapeuta, Denise mencionou que às vezes é como se a terapia cognitiva fosse sua "última esperança". O terapeuta usou isso como uma oportunidade de explorar sua desesperança e sua ideação suicida.

TERAPEUTA: O que estava passando pela sua cabeça quando você disse "Essa é a minha última esperança"? Você teve algum tipo de visão em sua mente?

DENISE: Tive. Se isso não funcionar, eu sinto que não consigo viver assim pelo resto da vida.

TERAPEUTA: E, se não funcionar, o que acontece?

DENISE: Ah, eu não me importo com o que aconteça comigo...

TERAPEUTA: Você tinha alguma coisa mais concreta em mente?

DENISE: Bom, neste momento eu não acho que conseguiria cometer suicídio, mas, se continuar me sentindo assim por muito tempo, talvez sim. Mas não sei. Já pensei em suicídio antes, mas nunca pensei realmente em como faria. Sei que algumas coisas me impedem, como os meus filhos. Acho que os machucaria de verdade, e outras pessoas, como a minha mãe. A minha mãe está bem de saúde agora, mas pode precisar de mim algum dia... Essas coisas me impedem, meus filhos e minha mãe.

TERAPEUTA: Então essas são as razões para não cometer suicídio. E quais seriam algumas das razões pelas quais você poderia querer fazer isso?

DENISE: Porque às vezes tudo parece tão vazio e sem esperança. Não há nada para esperar — todo dia é a mesma coisa. A minha vida é um desperdício, então por que não acabar com ela, simplesmente?

O terapeuta queria que Denise se sentisse o mais livre possível para discutir pensamentos suicidas; então, esforçou-se para entender as razões de sua desesperança e o que a impedia de cometer suicídio. Após determinar que ela não tinha planos iminentes de realizar uma tentativa, o terapeuta disse que trabalharia com ela para fazer algumas mudanças. Em seguida, pediu que escolhesse um pequeno problema em que eles pudessem trabalhar juntos.

TERAPEUTA: Há alguma coisa pequena que você poderia fazer que afetasse a sua vida imediatamente?

DENISE: Não sei. Bom, acho que simplesmente ligar para a minha amiga Diane, na Flórida. Ela me telefonou faz um mês e depois de novo na semana passada. Nas duas vezes, eu disse que estava ocupada e que ligaria para ela, mas não liguei. Tenho me sentido tão para baixo. Não tenho nada para dizer a ela.

TERAPEUTA: Quando ela morava perto, sobre quais coisas vocês conversavam?

DENISE: Temos filhos mais ou menos da mesma idade, então falávamos dos nossos filhos. Ambas gostamos de ler e frequentávamos um clube de leitura juntas — e depois falávamos dos livros que estávamos lendo. Nós duas gostamos de arte. Assistíamos a palestras no museu durante a semana e depois falávamos de arte e comentávamos as palestras. Tínhamos planos de fazer coisas juntas em nosso tempo livre. Sempre era muito interessante quando eu passava algum tempo com ela. Tínhamos tanta coisa em comum. Eu sinto muitas saudades dela.

TERAPEUTA: Parece que você costumava fazer muitas atividades interessantes. E agora?

DENISE: Depois que o meu marido ficou doente e os meus amigos se mudaram, eu simplesmente parei. Faz tempo que não faço nada disso.

TERAPEUTA: O que você acha de participar de um ciclo de palestras agora?

DENISE: Não sei.

TERAPEUTA: Bom, o que você acha da ideia?

DENISE: Certo, é uma ideia razoável, mas simplesmente parece demais. Não acho que eu vá me divertir... do jeito que me sinto... não sei.

TERAPEUTA: Você estaria disposta a testar esse pensamento de que não iria se divertir com isso atualmente?

DENISE: Não sei... Acho que sim.

TERAPEUTA: Isso é um "sim"?

DENISE: É, mas não sei como vou fazer para conseguir.

TERAPEUTA: Bom, como você iria ficar sabendo que há um ciclo de palestras?

DENISE: É só olhar na internet, na página do museu e ver o que está disponível.

TERAPEUTA: Certo, você tem computador?

DENISE: Tenho.

TERAPEUTA: Está funcionando?

DENISE: Está.

TERAPEUTA: E como você se sente para fazer isso?

DENISE: Acho que posso fazer... Eu sou tão patética, sei o que fazer. Eu não preciso que você me explique. Por que eu simplesmente não fiz isso antes?

TERAPEUTA: Bom, você provavelmente teve boas razões para não fazer isso antes. Provavelmente estava muito presa na desesperança.

DENISE: Acho que sim.

TERAPEUTA: Quando está sem esperanças, você tenta negar, por assim dizer, ou descartar possíveis soluções ou opções.

DENISE: É verdade.

TERAPEUTA: Quando você fica presa na desesperança, não tem nada que possa fazer. É isso que você acha?

DENISE: É.

TERAPEUTA: Então, em vez de se acusar de não ter feito isso antes, por que não vai e faz isso agora?

Esse trecho ilustra o processo de exercícios graduais, que é tão importante nas primeiras etapas da terapia com um paciente deprimido. O terapeuta fez à paciente uma série de perguntas para desmembrar em passos menores o processo de participar de um ciclo de palestras. Denise se deu conta de que todo o tempo sabia o que fazer, mas, como mostrou o terapeuta, sua desesperança a impedia de ver as opções.

DENISE: Dar esse passo vai ser difícil para mim.

TERAPEUTA: Os primeiros passos são mais difíceis para todo mundo, e é por isso que existe uma expressão antiga que diz assim: "Uma caminhada de mil quilômetros começa com o primeiro passo".

DENISE: Isso é bem verdade.

TERAPEUTA: É o primeiro passo que é tão importante, e depois você pode se preparar para o segundo, depois o terceiro, e assim por diante. Com o tempo, você pega o ritmo, e cada passo parece ser uma consequência mais natural. Mas, primeiro, tudo o que você tem que fazer é dar um pequeno passo. Você não tem que dar passos gigantes.

DENISE: Bom, sim, entendo. Acho que estava achando que cada passo fosse tão difícil quanto o primeiro. Talvez vá ficando mais fácil.

Na segunda sessão, Denise relatou ter tido sucesso.

DENISE: Verifiquei na internet sobre o ciclo de palestras e me surpreendi. Uma realmente parecia interessante, e estou pensando que vou me inscrever pela internet mesmo. Eu realmente não achava que algum desses sentimentos ainda estivesse presente. Estou com expectativas para o segundo passo.

No fim da primeira sessão, o terapeuta ajudou Denise a preencher a Agenda de Atividades Semanais para a semana seguinte. As atividades eram bastante simples, como levantar e tomar um banho, cozinhar, ir às compras e verificar o ciclo de palestras na internet. Por fim, o terapeuta pediu a Denise uma opinião em relação à sessão e à sua desesperança.

TERAPEUTA: Você tem alguma reação?

DENISE: Ainda estou me sentindo para baixo, mas me sinto um pouco melhor. É interessante que só a ideia de olhar quais palestras podem estar disponíveis já esteja me fazendo sentir um pouco mais leve. Até fiquei com vontade de ligar para Diane e comentar as alternativas... Isso é um sinal de que coisas melhores estão vindo?

TERAPEUTA: O que você acha?

DENISE: Pode ser.

Sessão 2

Na segunda sessão, o terapeuta começa trabalhando com Denise para definir uma pauta. Ela quer discutir o fato de que não vinha cuidando de suas contas nem das tarefas domésticas e que ainda passava grande parte do dia sozinha, na frente da televisão. O terapeuta usou isso como uma oportunidade para discutir a questão da atividade em relação à inatividade. Depois revisou o exercício de casa anterior. Denise tinha feito todas as atividades marcadas e também tinha listado alguns de seus pensamentos negativos entre sessões. Seu escore no BDI-II tinha caído um pouco (os pacientes costumam preencher o BDI-II antes de cada sessão, para que paciente e terapeuta possam monitorar o avanço do tratamento).

Em seguida, Denise mostrou ao terapeuta sua lista de pensamentos negativos. Uma preocupação foi que ela tinha expressado raiva do marido na primeira sessão.

DENISE: Não gosto de contar coisas de mim, mas você me pediu que eu anotasse meus pensamentos, então aí está. Quando fui dormir na noite seguinte à nossa primeira sessão, pensei no que tinha dito a você, sobre estar com raiva do meu marido. Fiquei pensando que você provavelmente havia achado que sou uma pessoa áspera e fria. Quer dizer, o meu marido teve uma morte horrível, e eu tenho essa reação dura, insensível. Comecei a pensar que agora você provavelmente tem um sentimento muito negativo a meu respeito, por causa dessa declaração, e que não quer trabalhar comigo.

TERAPEUTA: Fico muito contente que você esteja me contando esses pensamentos. Vou começar perguntando: quem é que está tendo esses pensamentos negativos?

DENISE: Você? Bom, não, na verdade, sou eu.

TERAPEUTA: Certo. Você acha que alguém como eu poderia ter outra reação em relação ao que você disse?

DENISE: Não sei. É que é muito duro sentir raiva de alguém que não tinha nenhum controle sobre o que estava acontecendo.

Em seguida, o terapeuta ofereceu a Denise uma perspectiva alternativa:

TERAPEUTA: Você acha que alguém pode reagir às suas reações com empatia?

DENISE: Como é que alguém poderia?

TERAPEUTA: Eu imagino que seria muito desagradável e desconfortável ter perdido seu marido e seus amigos, todos na mesma época. Mesmo que você os ame, é compreensível que sinta raiva. Parece uma reação bastante humana a eventos muito difíceis na sua vida.

DENISE: É, acho que isso faz sentido. Obrigada.

Isso ilustra como um terapeuta cognitivo pode usar os eventos durante uma sessão para ensinar o paciente a identificar pensamentos automáticos e a considerar interpretações alternativas. Além disso, o terapeuta apresentou o resumo de um tema fundamental que ele tinha identificado ao ouvir os pensamentos automáticos de Denise em relação a seu marido e à terapia. O tema era seu medo de ser julgada com severidade e potencialmente punida por sua declaração (esquema de caráter punitivo). Os terapeutas cognitivos muitas vezes identificam e começam a corrigir EIDs durante a primeira fase do tratamento. Podem ser necessários um trabalho mais intensivo e uma mudança de esquemas em uma fase posterior do tratamento para prevenir a recaída. Aprofundamos esse processo na próxima seção deste capítulo.

No segmento apresentado a seguir, o terapeuta explica como chegou à conclusão de que o caráter punitivo era um esquema importante para Denise.

TERAPEUTA: Quando você disse que pensava que eu teria uma opinião negativa sobre você e que não iria querer trabalhar com você porque você disse que sentia raiva de seu marido, parecia que estava realmente preocupada com poder ser julgada e punida com severidade pelo que disse.

DENISE: É verdade.

TERAPEUTA: Não quero fazer disso uma grande coisa agora, mas você também disse que, depois que seus amigos se mudaram, sentiu raiva deles e condenou sua decisão. Mesmo sabendo que cada grupo de amigos teve de se mudar por questões financeiras e de saúde específicas e estava nesse processo de mudança havia anos, parte de você ainda sentia raiva deles. Você mencionou que acreditava que os amigos devem se ajudar uns aos outros, especialmente em momentos de grande necessidade, e que, se um amigo decepciona outro, a relação deve acabar. É isso?

DENISE: É isso.

TERAPEUTA: Então você se afastou muito dessas relações importantes e agora está se sentindo muito solitária. A ideia de falar com esses amigos de novo lhe dá medo de que eles estejam com raiva e a punam pela reação que teve. Você fica em um beco sem saída. Não é isso?

DENISE: É, acho que é isso mesmo.

TERAPEUTA: Então, uma das coisas que podem afetá-la de verdade e fazê-la sentir-se muito mal é essa ideia de que as pessoas, incluindo você mesma, devem se comportar de determinadas maneiras, e, se eles ou você não se comportam da forma "certa", deve haver uma punição severa. É isso?

DENISE: É, acho que é isso. Mas, ouvindo você falar, não me parece que seja certo.

TERAPEUTA: O que você quer dizer?

DENISE: É muito extremo, é muito duro. As pessoas são humanas e têm limitações, e às vezes cometem erros.

TERAPEUTA: Que bom que você está começando a observar e avaliar esses pensamentos em vez de simplesmente reagir a eles automaticamente. O que isso nos diz é que você tem de estar alerta para qualquer momento em que tenha a sensação de que você ou os outros devem ser punidos severamente por se comportar de uma determinada maneira. A ideia de que as pessoas não devem ser tratadas com flexibilidade, mesmo em circunstâncias muito difíceis, pode não funcionar muito bem na vida real, com gente de verdade. Você disse que ambos os amigos lhe disseram que se sentiam muito mal por deixá-la nesse momento, e eles telefonam regularmente desde que foram embora. Você não acha que, se começar a responder e telefonar a eles, talvez reajam de um jeito diferente, da mesma forma como eu reagi de forma diferente da que você esperava?

DENISE: Acho, isso é bem provável.

Mais ou menos na metade da sessão, o terapeuta pediu um *feedback* da paciente até ali:

TERAPEUTA: Até aqui, há alguma coisa que tenhamos discutido hoje que a incomodou?

DENISE: Que me incomodou?

TERAPEUTA: Sim.

DENISE: Eu me sinto meio maluca.

TERAPEUTA: Isso é importante. Você poderia...

DENISE: Bom, estou tentando não me sentir assim, mas me sinto.

TERAPEUTA: Bom, se está, está. Por que você simplesmente não se deixa sentir maluca e me conta como é isso?

DENISE: Bom, eu estou me sentindo muito diferente de todo mundo. As outras pessoas não parecem ter os meus problemas. Elas ainda estão casadas e felizes e levando a vida. Eu me sinto muito diferente.

Esse comentário levou à identificação de um terceiro tema, o esquema do Isolamento Social/Alienação. Nos últimos anos, Denise vinha se vendo como se fosse cada vez mais diferente. Nesse momento, contudo, começava a entender a ideia de responder a seus pensamentos de forma mais racional. Depois que o terapeuta apontou o pensamento negativo no trecho anterior, a paciente disse espontaneamente:

DENISE: Eu sei o que fazer com a ideia de que sou "maluca".

TERAPEUTA: O que você vai fazer com ela neste momento?

DENISE: Vou dizer a mim mesma: "Eu não sou muito diferente das outras pessoas. Os outros também perderam seus companheiros. Eu não sou a única. Sou só a primeira no meu grupo de amigos. Com o tempo, eles também estarão na mesma situação. Faz parte da vida". Fazer tratamento não quer dizer que eu seja maluca. Você provavelmente atende muita gente e trata de problemas como os meus.

TERAPEUTA: É verdade.

Os mesmos pensamentos automáticos surgiram mais tarde na sessão, quando Denise observou a aliança de casamento do terapeuta. No trecho a seguir, o terapeuta a ajudou a elaborar um experimento para testar o seguinte pensamento: "Eu sou muito diferente dele".

TERAPEUTA: Certo, agora façamos um experimento e vejamos se você mesma consegue responder ao pensamento automático, e vejamos o que acontece com seu sentimento. Observe se responder racionalmente faz você se sentir melhor ou pior.

DENISE: Certo.

TERAPEUTA: Vamos lá: "Eu sou muito diferente dele". Qual é a resposta racional para isso? Uma resposta realista?

DENISE: Você está usando uma aliança de casamento, e isso é diferente de mim, porque estou só, sem companheiro.

TERAPEUTA: Sim, e?

DENISE: E?... Eu não sei muito de você, além de que é casado. Acho que, pelo que sei, essa informação também poderia ser considerada uma semelhança. Ambos nos casamos, e você sabe como é ser casado. Eu parto do princípio de que você nunca perdeu uma companheira, mas talvez isso não seja verdade. Você também pode ter perdido uma companheira.

TERAPEUTA: Então você é diferente ou eu sou diferente? Ou nós só temos situações diferentes com relação a nossos parceiros atualmente?

DENISE: Só temos situações diferentes no momento.

O diálogo anterior demonstra o uso de reatribuição. Inicialmente, Denise interpretou a aliança do terapeuta como evidência de que eles eram muito diferentes. Como resultado da abordagem da descoberta guiada, ela reatribuiu a diferença a um entre dois fatores: ela e o terapeuta eram diferentes ou a situação em relação a companheiros era diferente para ambos. No fim do experimento, Denise expressou satisfação por estar finalmente reconhecendo essa tendência a distorcer suas avaliações.

DENISE: Agora eu estou me sentindo satisfeita. Sinto-me um pouco melhor porque, pelo menos, alguém está me mostrando as coisas. Eu nunca tinha me dado conta de que julgava tanto a mim e aos outros, e que estava supondo que era tão diferente das outras pessoas.

TERAPEUTA: Então você se sente bem por ter feito essa observação a seu respeito?

DENISE: Sinto.

Depois de resumir os principais pontos da segunda sessão, o terapeuta estabeleceu o exercício de casa para a semana seguinte: preencher o Registro Diário de Pensamentos Disfuncionais (ver Fig. 7.4) e a Agenda de Atividades Semanais (com classificações de domínio e prazer; ver Fig. 7.3).

Sessão 3

No início da terceira sessão, o humor de Denise havia melhorado visivelmente. Ela tinha se inscrito para um ciclo de palestras no museu e estava com expectativas para ir à primeira. Ela também tinha telefonado para sua amiga Diane, com resultados muito positivos. Estava identificando pensamentos negativos e punitivos em relação aos outros e os questionando. O primeiro item da pauta em que ela escolheu trabalhar foi "Como eu me afasto de outras pessoas", um aspecto de seus esquemas de padrões inflexíveis, caráter punitivo e isolamento social/alienação.

DENISE: Quero parar de me afastar das pessoas. Quero aceitar mais os outros e me envolver com eles.

TERAPEUTA: E o que a impede de fazer isso?

DENISE: Parece-me que eu acho que tenho que ser um pouco distante e rígida em relação aos outros, senão eles vão fazer as coisas do jeito que quiserem. As pessoas têm de conhecer as minhas regras e cumpri-las se quiserem se relacionar comigo.

O terapeuta continuou investigando para entender por que Denise acreditava que tinha de fazer as outras pessoas aderirem a um conjunto de regras rígidas se quisessem ter uma relação com ela. À medida que a discussão avançava, ficava evidente, no resumo, que ela conseguia ver que essas regras rígidas não a levavam necessariamente a ter uma boa relação — na verdade, às vezes elas afastavam as pessoas. Mas em situações da vida real, Denise nunca achava que estava errada.

A tarefa seguinte do terapeuta foi ajudá-la a aplicar seu pensamento racional a seu pensamento distorcido no *contexto de um evento concreto*. Por solicitação do terapeuta, ela descreveu uma conversa com sua amiga Diane e como sua intolerância em relação à amiga ter se desviado de suas regras criou distância. Denise queria que Diane e seu marido viessem visitá-la no verão seguinte, mas Diane disse que seu cachorro andava muito doente e que, se o cachorro ainda estivesse vivo, ela nunca poderia deixá-lo. Denise considerou aquilo ridículo. Ela achava que a relação com um animal de estimação nunca deveria ter precedência sobre a relação com uma pessoa. Isso aconteceu quando Denise queria e esperava se reaproximar de Diane. O terapeuta a ajudou a usar sua lógica para avaliar seu esquema desadaptativo.

TERAPEUTA: Você pensou: "Tenho razão de lhe dizer exatamente o que penso. Ela não pode me colocar em segundo lugar em relação ao cachorro. Ela não pode fazer isso sem uma consequência". Parece provável que você acredite nesse pensamento e que acredite que estava correto. E, como acreditava que estava correto, achava que tinha de retirar seu afeto dela se ela não fizesse a sua vontade.

DENISE: Certo.

TERAPEUTA: Vamos examinar isso. Você acha que esse pensamento está correto?

DENISE: Bem, sim, isso é ofensivo.

TERAPEUTA: O que é ofensivo?

DENISE: Ela estar dando mais prioridade ao cachorro.

TERAPEUTA: Você já teve um animal de estimação?

DENISE: Não.

TERAPEUTA: Você acha que Diane possa sentir que o cachorro é parte da família?

DENISE: Nunca pensei nisso por esse ponto de vista.

TERAPEUTA: Se você olhar a situação dessa perspectiva, como se sente?

DENISE: Me sinto meio insensível... Isso não está certo. Não estou permitindo nenhuma outra perspectiva. Eu nunca tive animal de estimação, então não sei como é ter um animal. Não está correto que julgue tanto a Diane. Tenho de ser mais compreensiva. Eu não fui muito amiga. Na verdade, estou me comportando de uma forma que vai diretamente contra meus valores mais profundos.

TERAPEUTA: Então, segundo os seus próprios valores, isso está certo?

DENISE: Não, não está. Eu não estava respeitando os valores *dela*. Só estava exigindo que ela respeitasse os meus. Isso não está certo.

TERAPEUTA: Então esse é um dos problemas. Se você quiser superar essa sensação de que nunca deve abrir mão ou flexibilizar as suas regras por outras pessoas, uma das coisas que deve fazer é buscar esse pensamento: "Eu tenho razão e você deve sofrer uma consequência negativa por sua decisão 'errada'". E voltar a esta conversa que estamos tendo agora, e decidir por sua própria conta se realmente estava certa. Agora, se todas as vezes você encarar um conflito em uma relação e abrir a possibilidade de que possa não entender completamente, mas no fundo pensar realmente "Mas eu sei que tenho razão", você vai se sentir deixada de lado e não vai querer se envolver com essa pessoa. Não é assim?

DENISE: É, parece correto.

TERAPEUTA: Então nós temos de decidir aqui e agora. Você realmente acredita que tem razão em suspender seu julgamento negativo inicial e deixar aberta a possibilidade de reavaliar sua reação ao comportamento dela?

DENISE: Sim.

TERAPEUTA: Então, na próxima vez que pensar "Tenho razão e vou garantir que essa pessoa saiba disso", como vai responder a esse pensamento?

DENISE: Se eu tiver razão? Mas não tenho razão, necessariamente. Preciso levar em conta a perspectiva da outra pessoa.

TERAPEUTA: Você está dizendo isso porque é a resposta certa ou porque acredita de verdade?

DENISE: Não, eu acredito de verdade.

O terapeuta seguiu essa discussão com uma técnica chamada *ponto-contraponto* para ajudar Denise a praticar respostas racionais a seus pensamentos automáticos ainda com mais intensidade. Nesse trecho, ele expressou o pensamento negativo de Denise, e ela tentou se defender mais racionalmente.

TERAPEUTA: Agora eu vou agir como o promotor de justiça, e vou dizer: "Parece-me que você deixa sua amiga violar uma de suas regras de amizade. É isso?"

DENISE: É.

TERAPEUTA: "Parece-me que isso foi uma coisa que lhe custou muito fazer."

DENISE: Não, não foi difícil.

TERAPEUTA: "Você não acha que foi?"

DENISE: Não, eu deveria tentar entender sua perspectiva.

TERAPEUTA: "Você pode se sentar aí e dizer que tem de ser mais compreensiva, mas acho que antes você tinha dito que quer que as pessoas a respeitem."

DENISE: Quero, mas também tenho de respeitar os outros.

TERAPEUTA: "Eu sei disso, mas agora você está dizendo que vai deixar que ela faça isso sem que nada aconteça. E depois?"

DENISE: Depois, tudo o que pode acontecer é uma compreensão melhor entre nós duas. Vamos nos sentir mais próximas.

TERAPEUTA: "Mas como você pode se sentir mais próxima se ela não está respeitando as suas regras de relacionamento?"

DENISE: Talvez as minhas regras não sejam aplicáveis a essa situação. Tenho de aprender a ser mais compreensiva, flexível e tolerante com alguns desvios das minhas regras.

TERAPEUTA: "Mas aí você vai perder o controle da situação."

DENISE: Não, isso é exagero. Eu não tenho que controlar toda a situação. Ainda posso decidir o que faz sentido. Ainda estou no controle do que é importante.

TERAPEUTA: "E como pode ser isso?"

DENISE: Porque posso respeitar a mim mesma e respeitar a minha amiga, também. Não tenho de transformar tudo em uma situação ou-ou para tentar fazer com que ela veja e aja à minha maneira. Isso só dificulta o seu relacionamento comigo, e vou perder na relação em longo prazo se continuar insistindo que ela faça do meu jeito ou nada feito.

Por fim, o terapeuta voltou ao esquema e perguntou à paciente o quanto ela acreditava nessa nova perspectiva.

TERAPEUTA: Se você for flexível, você perde o controle. Você acredita nisso?

DENISE: Não.

TERAPEUTA: Você acredita nisso em parte?

DENISE: Não. Na verdade, é mais provável que eu perca o controle sobre qualquer possibilidade de conseguir o que quero se for tão inflexível. É como se perdesse a visão da importância da relação quando fico tão aferrada ao pensamento de que tenho de estar no controle e de que a outra pessoa tem de fazer as coisas da minha maneira.

TERAPEUTA: OK, então, agora, o quanto você acredita nisso?

DENISE: Completamente.

TERAPEUTA: 100%?

DENISE: Sim.

TERAPEUTA: Você tem 100% de certeza, e não 90 ou 80%?

DENISE: Não, 100%.

No resto da terceira sessão, Denise e o terapeuta repassaram outros casos em que ela havia notado que seus padrões não eram flexíveis e sentido a necessidade de ser punitiva quando suas regras não eram cumpridas. A sessão acabou com um resumo das principais questões levantadas nas três primeiras sessões.

Resumo das sessões iniciais

Nas três primeiras sessões, o terapeuta estabeleceu o fundamento para o resto do tratamento. Ele começou imediatamente ensinando Denise a identificar seus pensamentos automáticos negativos e, ao fazer isso, começou a entender os sentimentos que ela tinha de desesperança e a explorar seu isolamento. Ao identificar seus pensamentos em uma série de situações específicas, ele conseguiu deduzir vários esquemas-chave que mais tarde se mostraram centrais ao pensamento de Denise:

1. padrões inflexíveis;
2. caráter punitivo;
3. isolamento social/alienação.

Todos eles pareciam contribuir para o isolamento social e a depressão que ela sentia. O terapeuta fez uso particularmente habilidoso dos pensamentos de Denise durante a segunda sessão da terapia, para ajudá-la a ver que estava distorcendo evidências sobre a interação terapêutica e chegando a uma conclusão equivocada de que o terapeuta iria julgá-la e puni-la, e obter sentimentos positivos em relação a ela, da mesma forma com que ela própria tende a reagir a outras pessoas.

Além de identificar pensamentos e distorções, o terapeuta orientou Denise em passos concretos para superar sua inatividade e seu retraimento. Ele pediu a ela que avaliasse as vantagens e as desvantagens de ficar em casa todo o dia assistindo à televisão; desmembrou o exercício de ir a um ciclo de palestras no museu em passos pequenos e administráveis; e organizou com ela uma pauta de atividades para a semana.

Por fim, o terapeuta empregou várias estratégias para demonstrar a Denise que ela poderia testar a validade de seus pensamentos, desenvolver respostas racionais e se sentir melhor. Por exemplo, no decorrer das três sessões, o terapeuta estabeleceu um experimento, usou reatribuição, ofereceu perspectivas alternativas e praticou a técnica de ponto-contraponto.

Uma última questão que queremos enfatizar é que o modo terapêutico principal era o questionamento. A maioria dos comentários do terapeuta estava na forma de perguntas, e isso ajudou Denise a avaliar seus próprios pensamentos fora da sessão e impediu que ela se sentisse atacada por ele.

No fim dessas sessões iniciais, Denise informou estar mais otimista sobre a possibilidade de mudança em sua vida.

Sessões posteriores

Denise continuou a preencher o Registro Diário de Pensamentos Disfuncionais e a coletar evidências de que poderia relaxar seus padrões e ser mais tolerante com os pontos de vista e os defeitos de outras pessoas. Ela descobriu que se sentia feliz, consigo e com os outros, como resultado disso.

O terapeuta fez vários experimentos com Denise para testar uma série de crenças: de que seus amigos teriam uma atitude punitiva com ela quando não se comportasse de forma perfeita e de que seus relacionamentos se tornariam desagradáveis e indesejáveis se ela relaxasse qualquer um de seus rígidos padrões com relação a como os outros deveriam se comportar nos relacionamentos.

Por meio de exercícios graduais, Denise contra-atacou sua tendência a se retrair, aproximando-se gradualmente de situações novas e, por vezes, desconhecidas. Quando notava que impunha seus padrões de comportamento aos outros ou sentia a necessidade de ser punitiva, ela praticava comportamentos mais abertos e de maior aceitação (fazendo perguntas abertas que refletiam sua compreensão das respostas de outros e inibindo declarações rígidas ou de reprovação). Ela praticava tolerar o desconforto associado a esses novos comportamentos até que eles ficassem mais confortáveis e naturais.

Quando Denise encerrou a terapia, seu escore de BDI-II estava na faixa normal. A fase de redução de sintomas no tratamento foi completada com sucesso em 20 sessões.

A seção seguinte descreve e inclui um caso de TE para depressão crônica.

TERAPIA DO ESQUEMA PARA DEPRESSÃO CRÔNICA

A TE, desenvolvida por Young (1990/1999; Young et al., 2003), pode ser usada com pacientes que apresentem episódios de depressão recorrentes, transtorno distímico, início precoce da depressão, traumas precoces na vida e relações familiares adversas (p. ex., perda de pais na infância; abuso sexual, físico ou verbal; negligência; e superproteção), transtornos da personalidade comórbidos ou uma grande quantidade de EIDs (identificados com o YSQ [Young, 2005]). Young e Klosko (1994) publicaram um livro de autoajuda para auxiliar os pacientes a melhor entender seus esquemas.

Beck et al. (1990) observaram que

> os esquemas são difíceis de alterar. Eles são mantidos firmemente em seu lugar por elementos comportamentais, cognitivos e afetivos. A abordagem terapêutica deve ser tríplice. Assumir uma posição estritamente cognitiva e tentar convencer os pacientes a abandonar as suas distorções não vai funcionar. Causar sua catarse de fantasias e lembranças dentro da sessão não vai funcionar por si só, sendo essencial um programa terapêutico que aborde todas as três áreas. As distorções cognitivas de um paciente servem como indicações claras que apontam ao esquema. (p. 10)

Como resultado, a TE representa uma ampliação significativa da TCC. Ela dá mais ênfase para padrões iniciais de desenvolvimento e suas origens, dificuldades interpessoais de longo prazo, relacionamento entre terapeuta e paciente, e exercícios com foco nas emoções ou vivenciais.

Estudo de caso: depressão crônica

O segundo estudo de caso demonstra o uso da TE com uma paciente cronicamente deprimida, "Barbara".

Histórico e apresentação dos problemas

A paciente "Barbara" era uma mulher de 46 anos, extremamente atraente, casada havia 20 anos com George, um alcoolista funcional que trabalhava em um banco de investimentos em Wall Street. Era o primeiro casamento de ambos, mas estava sendo extremamente duro desde o início. Barbara quis ter filhos, mas não conseguiu conceber naturalmente. Embora tivessem discutido tratamento para fertilidade e adoção, ela contou que George resistia a essas opções, porque ele questionava a capacidade dela de ser uma mãe adequada.

No início do relacionamento, ela relatou que havia uma química sexual extremamente forte, mas informou que essa química agora era instável e muitas vezes desaparecia por longos períodos no transcorrer do relacionamento. Ela disse que só sentira felicidade real com George nos primeiros meses da relação, quando ele foi extremamente generoso e atencioso. Sua decisão de casar com George foi baseada em um sentimento de que foram feitos um para o outro. Eles se conheceram em um bar de luxo, onde ela trabalhava como garçonete. Contudo, quando o relacionamento se estabilizou, George continuava passando grande parte de seu tempo em bares sem ela, já que ela não gostava de beber.

Quando veio à sua primeira consulta, Barbara estava passando a maior parte do tempo na cama, assistindo à televisão. Ela raramente saía de casa, exceto para fazer compras. As saídas com sua mãe ou amigas para "levantar o astral" muitas vezes terminavam em muitas compras, seguidas de críticas verbais por parte de George, bêbado depois de chegar em casa do bar, em função do que ele considerava sua falta de gosto, discernimento e inteligência em relação às compras. Barbara iniciou tratamento porque seu marido disse que ela o estava "enlouquecendo com seu comportamento ridículo" e que ela tinha de "fazer algum tratamento". Ela reconhecia que se sentia muito deprimida, dizia que este episódio de depressão mais recente começou depois de uma briga particularmente desagradável com seu marido sobre adotar uma criança.

Barbara contou que tinha depressão leve a moderada na maior parte de sua vida, intercalada com múltiplos episódios de depressão maior. Ela se deu conta pela primeira vez de que se sentia moderadamente deprimida por volta dos 11 anos de idade. Filha única, ela inicialmente descreveu sua família na infância como "legal". Barbara descreveu sua mãe como extremamente atenciosa e dedicada: "Uma mãe muito boa, que fazia tudo por mim". Ela disse que sua mãe vivia para ela, mas também se lembrava de que a mãe ocasionalmente caía em depressão. Já aos 6 anos, ela se lembra de sua mãe não estar emocionalmente disponível quando estava deprimida.

Barbara descreveu seu pai como um *workaholic* que quase nunca estava em casa. Quando ele vinha para casa, estava distante, preferindo a solidão de seu gabinete a interagir com ela e com sua mãe. Se Barbara tentava interagir com ele como uma criança, ele a censurava, chamando-a de "chata simplória" e exigia que ela o deixasse em paz.

Ela descreveu seu primeiro episódio depressivo maior, que ocorreu por volta dos 16 anos, depois de terminar com seu primeiro namorado sério. Episódios posteriores foram desencadeados por outros rompimentos e pelos problemas de fertilidade.

Barbara teve um escore de 29 no BDI-II, o que a coloca na faixa de depressão moderada a grave. Ela também preencheu a terceira edição do YSQ (Questionário Longo; Young, 2005) e recebeu escores muito altos em Privação Emocional, Defectividade, Abandono, Dependência/Incompetência, Merecimento, Fracasso, Subjugação, Busca de Aprovação e Negatividade/Pessimismo. Seu Questionário dos Modos de Esquema (Schema Mode Questionnaire; Young et al., 2008) indicava que ela funcionava basicamente nos seguintes modos: Protetor Desligado, Capitulador Complacente, Pai/Mãe Punitivo e Criança Vulnerável.

Na primeira consulta de Barbara, o terapeuta realizou um trabalho de avaliação complementar por meio de imagens (um procedimento de avaliação padrão para TE). Durante essa avaliação, Barbara foi instruída: "Feche os olhos e deixe sua mente flutuar até suas primeiras lembranças de sua mãe". Barbara relatou lembranças dolorosas aos 6 anos, com sua mãe na cama, deprimida e emocionalmente indisponível. Ela disse que se sentia muito assustada e perdida nessa época. O mesmo exercício com imagens foi usado em uma sessão posterior, na qual Barbara foi convidada a recuperar uma memória precoce de seu pai. Nessa imagem, o pai de Barbara exibia comportamento intolerante, humilhante e rejeitador para com ela quando criança. Durante o exercício, ela relatou se sentir inaceitável, com vergonha de si mesma e indesejada por ele.

No Inventário Multimodal de História de Vida (*Multimodal Life History Inventory*; Lazarus & Lazarus, 1991), uma ferramenta de avaliação de 15 páginas que cobre uma ampla gama de questões que tratam de sentimentos, pensamentos, comportamentos e uma série de outras questões psicoterapêuticas, Barbara relatou seus principais problemas, como depressão, sentir-se infeliz consigo mesma, vazia e não amada, e desvalorizada. Ela também listou os seguintes comportamentos: procrastinação, retraimento, dificuldades de concentração, distúrbios do sono, choro e surtos ocasionais de perda de controle. Ela indicou ainda que se sentia triste, deprimida, infeliz, incorrigível, inútil e solitária. Ela confirmava as seguintes declarações: "Não sei o que fazer da minha vida", "A vida é vazia, um desperdício" e "Não há nada para esperar do futuro".

Com base na entrevista inicial, Barbara foi diagnosticada com transtorno depressivo maior, episódio recorrente no Eixo I, e transtorno da personalidade dependente no Eixo II, com base no DSM-IV-TR (American Psychiatric Association, 2000).

Trabalho com modos de esquemas

Esta seção demonstra o uso do trabalho com modos de esquema — um importante componente da abordagem da TE — com Barbara.

O terapeuta mudou para a TE porque a depressão de Barbara não estava cedendo com terapia cognitiva padrão. Embora tivesse aprendido a questionar seus pensamentos automáticos, identificasse e desafiasse suas principais crenças com respostas racionais, e cumprisse os exercícios comportamentais para testar seus pensamentos e crenças, Barbara nunca aceitou *emocionalmente* o ponto de vista racional, apesar de muitas evidências concretas. Ela continuava convencida de que não tinha valor, era inútil e sem esperança. Seus EIDs continuavam teimosamente enraizados. O terapeuta decidiu que o próximo passo seria a introdução de exercícios com foco na emoção para acessar os esquemas de Barbara em um nível emocional mais profundo, usando a abordagem dos modos de esquema.

Há sete passos gerais no trabalho com modos de esquemas:

1. aumentar a consciência sobre os modos ao identificar e dar nome aos modos do paciente;
2. explorar as origens dos modos na infância e na adolescência e discutir seu valor adaptativo;
3. relacionar modos desadaptativos a problemas e sintomas atuais;
4. demonstrar as vantagens e desvantagens de cada modo;
5. acessar o modo Criança Vulnerável por meio de imagens;
6. conduzir diálogos entre os modos;
7. generalizar os resultados do trabalho feito nas sessões para a vida do paciente fora delas.

As partes a seguir ilustram os passos do trabalho terapêutico com Barbara.

Passo 1: Aumentar a consciência sobre os modos ao identificar e nomear os modos com o paciente

Este passo ajuda o terapeuta e o paciente a conceituar os problemas em termos de diferentes partes do *self* ou modos. A partir do Questionário dos Modos de Esquema, o terapeuta já estava ciente de que Barbara funcionava principalmente nos modos Protetor Desligado, Capitulador Complacente, Pai/Mãe Punitivo e Criança Vulnerável. A sessão revela como o terapeuta questiona a paciente para que ela possa começar a reconhecer e diferenciar essas partes de si mesma.

Durante a sessão, ela é estimulada a dar nomes aos modos, com termos que pareçam adequados, em vez de simplesmente aplicar os termos genéricos do Questionário de Modos de Esquema. Recomenda-se que os pacientes encontrem termos que captem melhor os pensamentos, emoções e/ou comportamentos associados a cada modo. Um objetivo principal desse primeiro passo é ajudar o paciente a observar essas partes e a descentrar em relação a elas. Esse passo começa com o processo de interrupção da automaticidade dos modos.

TERAPEUTA: Tenho observado, em nossas sessões, que você às vezes parece muito triste e incomodada, crítica em relação a si mesma, e outras vezes parece um pouco distraída do que sente, como quando estava me contando do ótimo par de sapatos que encontrou quando saiu para fazer compras.

BARBARA: É, acho que é verdade. Falar de minhas compras me faz sentir melhor.

TERAPEUTA: Quando você diz "melhor", o que quer dizer?

BARBARA: Que me sinto bem.

TERAPEUTA: Tipo, feliz, em paz, contente?

BARBARA: Sinto prazer.

TERAPEUTA: De que forma isso é prazeroso?

BARBARA: Sinto prazer quando olho coisas bonitas com minha mãe ou com minhas amigas, e gosto de comprar essas coisas. Isso tira a minha cabeça de todo o resto.

TERAPEUTA: Como se você estivesse temporariamente distraída de outros sentimentos?

BARBARA: É, é isso.

TERAPEUTA: Quais são esses outros sentimentos?

BARBARA: Simplesmente se sentir muito mal. Não aguento sentir isso.

TERAPEUTA: Então, às vezes tem uma parte de você que só quer distância dessa outra parte que se sente mal?

BARBARA: É.

TERAPEUTA: Há outras coisas que você faça, além de comprar, que a ajudam a se distanciar dos sentimentos ruins?

BARBARA: Bom, eu durmo muito.

TERAPEUTA: Algo mais?

BARBARA: Eu vejo televisão, mas a televisão nem sempre ajuda.

TERAPEUTA: Essa parte de você que quer distância de se sentir mal — como poderíamos chamar essa parte?

BARBARA: Essa parte de mim? Não sei. Não sei como chamar.

TERAPEUTA: O que você sente?

BARBARA: Parece que estou escapando.

TERAPEUTA: Certo. Então chamamos essa parte de "a Escapista"?

BARBARA: Acho que sim... Parece correto.

TERAPEUTA: E essa parte de você da qual você escapou — você pode me falar mais dela?

BARBARA: Essa parte se sente mal, horrível.

TERAPEUTA: Deixe que eu escute essa parte falar desses sentimentos.

BARBARA: É que eu simplesmente sou uma pessoa ruim. (*Começa a chorar.*)... Não sirvo para nada. Eu me sinto tão incorrigível. Não sei o que fazer. Não consigo entender nada. Eu sou um zero, um fracasso... Temos mesmo que falar disso?

TERAPEUTA: Barbara, eu sei que não é bom entrar em contato com essa parte de você, mas, se puder aguentar por um tempinho, vai me ajudar a entender por que se sente tão mal. Você sabe o que essa parte de você quer?

BARBARA: Eu quero me sentir bem.

TERAPEUTA: O que você acha que a ajudaria a se sentir melhor?

BARBARA: Não sei. Realmente não sei. Só quero que você dê um jeito em mim. Meu marido tem razão. Sou uma pessoa ridícula.

TERAPEUTA: Parece que há uma parte de você que se sente realmente péssima, que acha que existe alguma coisa muito errada. Parece que essa parte está ouvindo e assumindo o que seu marido disse de você, que "é ridícula". Quero que você segure a parte que concorda com seu marido e quero que escute mais a parte que se sente péssima, a parte de você que quer que tudo seja consertado. Essa parte... você a sente?

BARBARA: Sinto.

TERAPEUTA: Conte mais. Quais são as coisas em que você quer que se dê um jeito?

BARBARA: Não sei. Só quero me sentir bem comigo mesma, orgulhosa de mim, mas simplesmente não me sinto. Quero ter um filho, mas meu marido não acha que consigo dar conta disso. Ele provavelmente tem razão. Eu preciso de muita ajuda só para a vida cotidiana. Eu não consigo dar conta de nada.

TERAPEUTA: Então essa parte de você, essa parte que se sente mal e desamparada, mas também quer se sentir melhor, como poderíamos chamar essa parte?

BARBARA: Não sei, o que você acha?

TERAPEUTA: Bom, o que você sente com ela?

BARBARA: Sinto-me inútil, constrangida.

TERAPEUTA: Com que idade você se sente quando está em contato com essa parte de você mesma?

BARBARA: Sinto-me jovem, muito jovem.

TERAPEUTA: Você quer chamar essa parte de "Barbarazinha Constrangida" [modo Criança Vulnerável, com os EIDs associados de Defectividade, Dependência/Incompetência e *Self* Emaranhado/não Desenvolvido]?

BARBARA: Certo.

TERAPEUTA: Certo, e agora essa outra parte, a parte que está concordando com seu marido e chama você de ridícula...

BARBARA: Bom, é que eu sou ridícula e boba. Não consigo enfrentar nada.

TERAPEUTA: Antes que você concorde com essa parte, quero que você simplesmente observe como ela soa. Como soa essa parte de você? Ela soa crítica?

BARBARA: Sim, mas eu mereço. Sou muito inútil.

TERAPEUTA: Parece que você está tendo dificuldades para simplesmente escutar essa parte sem concordar automaticamente com ela. É isso?

BARBARA: É, acho que é verdade.

TERAPEUTA: Então, como é que você quer chamar essa parte?

BARBARA: Eu não sei... Mas... você não vai me dizer como chamá-la, não é?

TERAPEUTA: É.

BARBARA: Está bem, acho que "a Crítica" [modo Pai/ Mãe Punitivo/Crítico associado com EIDs de Defectividade e Subjugação].

Nessa parte da sessão, o terapeuta ajudou Barbara a começar a reconhecer e nomear os modos: Protetor Desligado como "a Escapista", Pai/Mãe Punitivo/Crítico como "a Crítica" e Criança Vulnerável como "Barbarazinha Constrangida". Embora não seja completamente ilustrado aqui, o terapeuta também usou uma sequência semelhante de perguntas para ajudar Barbara a identificar outros modos. Dessa parte da sessão, fica claro que "a Crítica" (modo Pai/ Mãe Punitivo) está gerando uma quantidade enorme de afeto negativo nela. Sua única forma aparente de lidar com o ataque de crítica proveniente desse modo é por meio da "Escapista" (modo Protetor Desligado), no qual ela desperdiça grande parte de sua vida dormindo. Fora isso, a experiência básica de Barbara em relação a si mesma reside na "Barbarazinha Constrangida" (modo Criança Vulnerável), em que ela se sente defectiva, inútil, incorrigível e desamparada.

Passo 2: Explorar as origens dos modos na infância e/ou na adolescência

Esta seção ilustra como o terapeuta ajuda Barbara a reconhecer as origens desses modos. Além disso, avalia a força do modo Pai/Mãe Saudável.

TERAPEUTA: "A Crítica" soa como alguém que você conhece ou conheceu em sua vida?

BARBARA: Sim, como George.

TERAPEUTA: Alguém mais?

BARBARA: Ah, também soa como o meu pai... exatamente como o meu pai.

TERAPEUTA: Em que sentido?

BARBARA: Ele falava assim comigo... sempre que eu tentava chamar a atenção dele.

TERAPEUTA: Que idade você tinha?

BARBARA: Pequena, muito pequena... uns 3 ou 4 anos, pelo que me lembro.

TERAPEUTA: Você pode fechar os olhos e se deixar sentir como essa criança pequena de novo, com seu pai?

BARBARA: (*Fecha os olhos.*)

TERAPEUTA: Conte o que está acontecendo.

BARBARA: Ele está gritando comigo porque puxei o casaco dele.

TERAPEUTA: Deixe-me ouvir o que ele está lhe dizendo.

BARBARA: "Pare, sua pestinha. Você é uma abobada. Você não tem nada melhor para fazer do que puxar o meu casaco? Saia daqui!"

TERAPEUTA: E como você está se sentindo quando ele grita essas coisas para você?

BARBARA: Sinto-me idiota, uma imbecil. Eu não sou nada, uma peste inútil, um incômodo.

TERAPEUTA: Parece que ele tem razão, ou você está com raiva dele?

BARBARA: Não, não sinto raiva, só me sinto mal (*começa a chorar*) — eu simplesmente sou ruim.

TERAPEUTA: Então tem uma parte de você que concorda com ele, punindo-a — como seu pai —, e acha que você é ruim.

BARBARA: É.

TERAPEUTA: E onde está a sua mãe?

BARBARA: Ela está me dizendo para calar a boca e deixá-lo em paz. Ela diz que ele está cansado de trabalhar o dia todo.

TERAPEUTA: E o que você pensa e sente quando ela diz isso?

BARBARA: Eu estou pensando que sou uma pessoa horrível.

TERAPEUTA: Então você está entendendo o recado de que você é o problema, de ambos os seus pais. Parece que os dois estão dizendo que você merece esse tratamento duro, e há uma parte de você que acredita neles — que você merece ser punida porque incomodou seu pai. Isso é verdade?

BARBARA: É, é assim.

TERAPEUTA: Então também existe uma parte punitiva de você mesma, essa parte que aceitou a mensagem punitiva de seus pais, de que você é uma pessoa ruim, uma peste.

BARBARA: Sim.

TERAPEUTA: O que sua mãe está fazendo?

BARBARA: Depois de um tempo, ela sai comigo. Ela vê que estou triste e quer que me sinta bem. Ela tenta fazer com que me sinta melhor me dando alguma coisa, um brinquedo ou alguma coisa de comer. Muitas vezes ela me leva às compras e me compra alguma coisa especial.

TERAPEUTA: E como você se sente quando ela faz isso?

BARBARA: Eu me sinto um pouco melhor quando estamos na rua... mas, mais tarde, me sinto mal. Ainda sinto vergonha porque eu sou tão má e inútil.

TERAPEUTA: Então ainda há "a Barbarazinha Constrangida" por baixo?

BARBARA: É, isso mesmo.

TERAPEUTA: Se você pudesse reescrever o roteiro para sua família, uma família com pais ideais, o que teria acontecido?

BARBARA: Não tenho ideia. Eles não eram maus. Estavam fazendo o melhor que podiam.

TERAPEUTA: Certo, mas e se você tivesse tido um pai que ficasse entusiasmado de a encontrar no final de um dia de trabalho... um pai que gostasse de vir para casa e estar com sua família... que tivesse prazer em falar com você e conhecê-la, brincar com você?

BARBARA: Você quer dizer... um pai que me amasse?

TERAPEUTA: É, quero dizer um pai que conseguisse lhe demonstrar o seu amor com muitos tipos de atitudes.

BARBARA: Puxa, isso teria sido muito diferente.

TERAPEUTA: Você sente alguma raiva dele agora, ao pensar sobre como ele falou com você, uma criancinha que só tentava chamar a atenção dele?

BARBARA: Não, eu o atrapalhava. Ele trabalhava muito, e eu tinha que deixá-lo em paz.

TERAPEUTA: O que você acaba de dizer — soa como alguém que você conhece?

BARBARA: Sim, soa como a minha mãe.

TERAPEUTA: E o que você acha disso agora?

BARBARA: Bom, ela só estava tentando manter a paz e cumprir o papel que ele não cumpria.

TERAPEUTA: Mas e você, essa criança doce e inocente, que só quer o que todas as crianças querem — o amor e a atenção de seu pai?

BARBARA: É triste. Eu me sinto triste por mim.

TERAPEUTA: Isso mesmo. É triste para você. Você é uma criança fazendo o que as crianças fazem — crianças tentam chamar a atenção dos pais; crianças querem saber que são amadas, valorizadas, apreciadas. Você não era diferente de nenhuma outra criança, mas o que está acontecendo aqui?

BARBARA: (*Chora.*)

TERAPEUTA: Ninguém chama a atenção do seu pai pelo comportamento horrível que ele tem com você. Todo mundo acomoda as coisas para *ele* e fala com você como se *você* fosse o problema, quando você só está fazendo o que todas as crianças fazem. Mesmo assim, seu pai e sua mãe estão reagindo como se o problema fosse você.

BARBARA: É, você tem razão. Por que eles faziam isso?

TERAPEUTA: Você acha que havia alguma coisa errada com você ou com a maneira com que eles agiam em relação a você?

BARBARA: Na forma como eles agiam comigo... É um problema da forma como eles me tratavam.

TERAPEUTA: Certo. Eles é que deveriam se sentir constrangidos pela forma como se comportaram. Não havia nada de constrangedor em relação a você e o seu comportamento.

Na seção anterior, o terapeuta ajuda Barbara a entender a origem da "Crítica", a parte dela que aceitou a mensagem do "Pai/Mãe Punitivo" de que ela era o problema. As perguntas e os comentários do terapeuta também a ajudam a entender que o problema estava, na verdade, no comportamento dos seus pais em relação a ela, e não em um defeito inerente a ela.

O terapeuta direciona agora a atenção de Barbara à origem da "Escapista", essa parte que estava buscando alívio desses sentimentos horríveis em relação a ela mesma quando criança. O terapeuta também a ajuda a se tornar mais ciente de que "a Escapista" só consegue dar alívio no curto prazo.

TERAPEUTA: Quando você tinha esse sentimento ruim sobre si mesma quando criança, o sentimento de "Barbara Constrangida", como enfrentava esse sentimento? O que você fazia?

BARBARA: Muitas vezes, eu não fazia nada. Eu só sentava na minha cama, no meu quarto, imaginando coisas, querendo que tudo fosse diferente. Eu fantasiava que era uma estrela, uma pessoa linda que todo mundo adorava. As pessoas se encantavam comigo e me davam presentes caros e roupas que me deixavam ainda mais bonita. À vezes, quando minha mãe me levava para passear e me comprava coisas, era meio como se ela estivesse fazendo esse sonho virar realidade.

TERAPEUTA: Essa é sua parte "Escapista" tentando ajudar você a se sentir melhor?

BARBARA: É, certamente é.

TERAPEUTA: E aí, o que acontecia?

BARBARA: Eu me sentia melhor, principalmente quando cresci e chamava muita atenção por minha aparência, mas, em algum momento, meu pai acabava gritando comigo. Lembro-me de ele gritando com a minha mãe por "gastar dinheiro demais" só para fazer de mim uma "vagabunda bonitinha".

TERAPEUTA: Então os esforços para se sentir melhor acabavam saindo pela culatra.

BARBARA: É, eu nunca me senti muito bem por muito tempo. Nunca me senti bem por dentro.

Passo 3: Relacionar problemas e sintomas atuais a modos desadaptativos

Nesta seção, o terapeuta faz perguntas que ajudam Barbara a reconhecer de que forma esses modos que se desenvolveram na infância ainda estão em funcionamento. Ela começa a conectar esses modos com as razões para estar se sentindo tão deprimida, e começa a ver os padrões repetitivos em sua vida.

TERAPEUTA: Vamos dar uma olhada no que está acontecendo agora em sua vida. Você reconhece qualquer relação entre o que temos conversado — essas partes diferentes de você — e como você está pensando e se sentindo consigo mesma e enfrentando sua vida agora?

BARBARA: Sim, ainda estou tentando me sentir bem — ou apenas não sentir — por ser "a Escapista". Quando eu tenho esses surtos de comprar e deixo que minha mãe e minhas amigas me vistam, isso ainda assim não funciona melhor do que sempre foi. E dormir todo o tempo também não funciona.

TERAPEUTA: O que você quer dizer?

BARBARA: É que eu só me sinto bem por um tempinho. Depois, em vez de meu pai chegar em casa, eu chego em casa e está o George, ou ele chega e eu estou. George é tão cruel comigo e tão indisponível quanto meu pai.

TERAPEUTA: E, então, o que é que acontece?

BARBARA: Eu começo a me sentir mal de novo, muito deprimida. Eu me sinto como se fosse uma pessoa com quem não vale a pena estar, que sou chata e inútil. Estou dizendo tudo que é coisa ruim a meu respeito e concordo com tudo o que George diz de mim. Eu sou a minha pior "Crítica". No fim, eu ainda me sinto como a velha "Barbarazinha Constrangida" por dentro, que nunca realmente se sente melhor. Então, eu só quero ir dormir para me afastar de tudo isso. Finalmente, eu estou começando a ver tudo com mais clareza, girando no mesmo círculo — nada mudou e nada muda. Tenho sido muito infeliz a vida toda.

TERAPEUTA: Mas tem uma mudança muito importante.

BARBARA: Que é qual?

TERAPEUTA: Você está começando a ver e entender o que tem acontecido por muito tempo, em vez de só ficar no mesmo ciclo, sem qualquer consciência.

Passo 4: Revelar as vantagens e as desvantagens de cada modo

O terapeuta começa a perguntar a Barbara sobre as vantagens e as desvantagens de ouvir e agir sobre essas partes diferentes de si mesma. Isso a ajuda a se distanciar mais dos modos e a se conscientizar sobre outra forma possível para responder.

TERAPEUTA: Quando essas partes ou modos diferentes de você se desenvolvem, eles cumprem um propósito. Por que não falamos de cada um deles e exploramos suas vantagens e desvantagens, no passado e no presente? Comecemos com "a Escapista".

BARBARA: Essa parte faz com que eu me sinta bem, ou pelo menos que não me sinta mal.

TERAPEUTA: Por quanto tempo?

BARBARA: Por algum tempo.

TERAPEUTA: E no longo prazo? Essa parte a ajuda a sentir-se melhor?

BARBARA: Não, na verdade, não. Não consigo escapar de verdade de me sentir mal. Não posso dizer que me sinta melhor no longo prazo.

TERAPEUTA: Então há alguma vantagem nessa parte de você, na "Escapista"?

BARBARA: Fico confusa sobre isso.

TERAPEUTA: Claro. Entendo isso. Se você não conhece nenhuma outra maneira de se sentir melhor, qualquer alívio é melhor do que nenhum alívio.

BARBARA: É.

TERAPEUTA: Mas às vezes é bom se deixar sentir mal, porque, quando você se deixa entrar em contato com seus sentimentos, muitas vezes começa a reconhecer o que a faz se sentir melhor no longo prazo... como encontrar atividades que sejam realmente interessantes para você ou que lhe deem uma sensação de realização e propósito, ou que tragam à tona uma sensação de profundo prazer.

BARBARA: Isso faz sentido, mas eu não tenho a menor ideia de como encontrar essas coisas.

TERAPEUTA: Bom, isso é uma coisa em que podemos trabalhar.

BARBARA: Parece bom.

TERAPEUTA: E "a Crítica"? Há alguma vantagem em dar ouvidos a ela?

BARBARA: Essa parte me diz o que há de errado comigo.

TERAPEUTA: E o que "a Crítica" diz que está errado com você?

BARBARA: Que eu sou burra e boba, inútil e desagradável.

TERAPEUTA: Você acha que "a Crítica" tem razão?

BARBARA: Claro.

TERAPEUTA: Mas colocando as palavras da "Crítica" na boca do seu pai e escutando-o falar com a Barbarazinha, com 3 anos de idade, quando ela o cumprimenta entusiasmada quando ele chega em casa do trabalho, o que acha?

BARBARA: Dito assim, eu acho que ele é um imbecil, quer dizer, o que ele pensa que está fazendo com essa pobre menininha? O que há com ele?

TERAPEUTA: Certo. Então, há alguma vantagem em escutar essas palavras críticas?

BARBARA: Não... não, definitivamente não.

TERAPEUTA: Há alguma desvantagem em dar ouvidos à "Crítica"?

BARBARA: Sim, está ficando mais claro agora por que essa parte de mim está se sentindo tão mal. Tenho que parar de ouvir essa parte. Quando aceito que meu pai disse a verdade, eu me sinto mal, muito mal, comigo mesma.

TERAPEUTA: Você quer dizer que traz à tona esse sentimento de "Barbarazinha Constrangida"?

BARBARA: É.

TERAPEUTA: E ela? Do que ela precisa?

BARBARA: Ela precisa se sentir bem consigo mesma. Ela precisa ouvir coisas boas sobre ela mesma, ela precisa de alguém para escutá-la e prestar atenção nela — para amá-la.

TERAPEUTA: Concordo.

Passo 5: Usar imagens para acessar o modo Criança Vulnerável

O terapeuta começa agora a conversar com Barbara sobre o modo Criança Vulnerável. Ao acessar esse modo, terapeuta e paciente podem começar a trabalhar nos esquemas centrais que são parte da "Barbarazinha Constrangida".

TERAPEUTA: Eu sei que às vezes é desagradável se deixar entrar em contato com "a Barbarazinha Constrangida", mas você estaria disposta a isso, para que possamos conhecer essa parte de você e descobrir do que você realmente precisa para se sentir melhor e o que a está impedindo?

BARBARA: Acho que sim... (*Fecha os olhos.*)

TERAPEUTA: Diga o que você está sentindo e pensando neste momento.

BARBARA: É o mesmo sentimento de sempre — eu me sinto ruim... e inútil. (*Visivelmente começa a parecer desconfortável, e então abre os olhos.*)

TERAPEUTA: Você consegue voltar à "Barbarazinha Constrangida", consegue se deixar sentir como ela?

BARBARA: Certo. (*Fecha os olhos de novo.*)

TERAPEUTA: Onde você está? O que você está fazendo?

BARBARA: Estou sentada na minha cama, no meu quarto. Meu pai acaba de me dizer para sair.

TERAPEUTA: E como você está se sentindo?

BARBARA: Péssima.

TERAPEUTA: E o que você quer?

BARBARA: Quero que a minha mamãe venha e me faça sentir melhor.

TERAPEUTA: Onde ela está?

BARBARA: No quarto dela, deitada na cama. Ela também não está bem.

TERAPEUTA: Se você pudesse trazer uma mãe saudável para ficar com você agora mesmo, o que ela lhe diria? Quero ouvi-la falar com a Barbarazinha.

BARBARA: "Você sabe que ele só está cansado de trabalhar. Se você o deixar em paz, tudo vai ficar bem."

TERAPEUTA: Quero ouvir o que a Barbarazinha acha disso.

BARBARA: Não adianta muito. Ainda me sinto incomodada e ruim.

TERAPEUTA: E se eu vier ajudar?

BARBARA: Certo.

TERAPEUTA: Você é uma menininha muito querida. Muitos pais adorariam chegar em casa e encontrar um abraço de sua filhinha. Há alguma coisa errada com o papai. Por que ele não reconhece que você está lhe oferecendo algo que é valioso, muito especial?... Ouvindo isso, como se sente, Barbara?

BARBARA: Melhor.

TERAPEUTA: Agora me deixe falar com o seu pai.

BARBARA: Está bem.

TERAPEUTA: "Como você pode falar assim com a sua filha? Só o que ela fez foi recebê-lo com alegria e amor quando você chega em casa. E veja só como você está respondendo. Sua resposta a ela é completamente inapropriada. Você é muito fechado e distante de tudo. O que está acontecendo com você? Não vê que tem uma filha linda, criativa e amorosa? Barbara não merece esse tipo de tratamento. Eu não vou mais aguentar isso nem deixar que você a machuque."... Como a Barbarazinha se sente quando ouve isso?

BARBARA: Muito melhor. Eu queria que a minha mãe tivesse falado assim com o meu pai. Mas, sabe como é, se você realmente tivesse tentando dizer qualquer coisa assim para ele, ele não iria escutar. Ele nunca ouvia o que a minha mãe tinha para dizer. Ele provavelmente só iria dizer alguma coisa maldosa e fechar a porta.

TERAPEUTA: Certo. E, se isso acontecesse, o que você gostaria que ocorresse depois?

BARBARA: Não sei.

TERAPEUTA: Deixe que eu entre de novo e diga isso a ele pela porta. "Se você escolher escutar ou não, há um limite, um limite para o quanto estaremos à sua disposição. Se você escolher não estar disponível para nós, nós não estaremos disponíveis para você."

BARBARA: Não acho que ele vá mudar.

TERAPEUTA: Então eu e você, juntos, vamos deixá-lo e criar uma vida nova.

BARBARA: Isso realmente é possível.

TERAPEUTA: Você quer fazer isso acontecer?

BARBARA: Quero, mas e ele? Ele ficaria tão só.

TERAPEUTA: Quem seria solitário?

BARBARA: Ele, a menos que ficássemos.

TERAPEUTA: Mas, se você ficasse, quem se sentiria solitário?

BARBARA: Eu.

TERAPEUTA: Você quer continuar a estar à disposição de alguém que escolhe não estar disponível para você?

BARBARA: Ah, não, isso não está certo.

TERAPEUTA: Então, o que você quer fazer?

BARBARA: Quero ir embora.

Nessa parte da sessão, o terapeuta assumiu o modo "Pai/Mãe Saudável" para Barbara, porque ela não tem um modelo forte para esse modo. Esse é um exemplo do que se chama de *reparentalização limitada*. Nesse papel, o terapeuta entra em cena temporariamente para ajudar o paciente em relação a suas necessidades básicas não atendidas de segurança; estabilidade ou previsibilidade; amor, cuidado e atenção; aceitação e elogios; empatia; limites realistas; e validação de sentimentos e necessidades. O terapeuta também refuta e questiona quaisquer mensagens ou crenças irracionais de que essas necessidades devam permanecer não atendidas. À medida que começa a se sentir mais segura e mais protegida pelo "Pai/Mãe Saudável" no decorrer deste trabalho, "Barbarazinha" já não se sente envergonhada.

Passo 6: Realizar diálogos entre os modos

Quando os pacientes começam a internalizar o modo Pai/Mãe Saudável demonstrado pelo terapeuta, seu próprio modo Adulto Saudável se torna mais forte. O modo Adulto Saudável do paciente pode agora questionar ativamente e combater o modo Pai/Mãe Punitivo, apoiando, protegendo e curando a Criança Vulnerável, com a ajuda do terapeuta.

O terapeuta agora aborda o modo Escapista, ou Protetor Desligado. No segmento apresentado a seguir, o terapeuta estabelece um diálogo entre os modos Criança Vulnerável e Escapista.

TERAPEUTA: E que tal fazer com que "a Barbarazinha" fale com "a Escapista" sobre coisas de que ela realmente gosta?

BARBARA: Certo... mas como se faz isso?

TERAPEUTA: Em primeiro lugar, quero que você se sente neste lado do sofá. Quando estiver aqui, quero que entre em contato e fale com "a Barbarazinha". Faça com que ela fale sobre todas as coisas que lhe interessam — aquelas coisas que lhe interessam, a entusiasmam e a ajudam a se sentir viva. E, depois, quero que você se levante e se sente no outro lado do sofá. Quando estiver deste lado, quero que entre em contato e fale pela "Escapista". Vamos ir e vir entre essas duas partes de seu *self* e ver o que sai daí. Eu vou ajudar "a Barbarazinha" se ela precisar de mim.

BARBARA: [como "Barbarazinha"] Uma vez eu fiz um vestido na escola, e me dei conta de que realmente gostava de costurar. Era muito simples, nada especial, mas como me diverti fazendo aquilo! Acho que talvez eu queira fazer um curso para experimentar costurar de novo.

[como "a Escapista"] Por que você quer fazer isso? Se não der certo, você simplesmente vai se sentir mal consigo mesma. Talvez as pessoas achem que você é ridícula, nessa idade, tentando aprender a costurar. Por que se arriscar a se sentir ruim e burra? Por que você simplesmente não se deita e deixa isso para lá?

[como "Barbarazinha"] Mas eu posso gostar. Se eu não começar a experimentar as coisas que acho que posso gostar, nunca vou saber do que gosto ou o que me faz feliz... Se continuar escutando o que você diz, só o que eu vou fazer é dormir o resto da minha vida. Eu quero ter uma vida.

[como "a Escapista"] Não sei se vale a pena o risco de se sentir mal.

[como "Barbarazinha"] Mesmo se eu me sentir mal no princípio, será apenas temporário. Ou vou aprender a costurar bem ou vou encontrar alguma outra coisa em que seja boa. Vou acabar encontrando alguma coisa se continuar tentando.

[como a "Escapista"] Está bem, faça como achar melhor.

[como "Barbarazinha"] É isso que vou fazer.

Nesse ponto, o terapeuta visa a ajudar Barbara a descobrir o que lhe dá uma sensação interna de alegria e realização. Esse exercício é difícil para Barbara, porque ela passou muitos de seus primeiros anos dependente de sua mãe, não desenvolvendo nenhuma habilidade ou talento especial, e se rendendo ao que os outros queriam que ela fosse. No entanto, como ilustra o segmento anterior, Barbara começou a reconhecer a importância de experimentar novas atividades que lhe interessassem, apesar do desconforto temporário que poderia experimentar pela possibilidade de fracassar e se sentir burra novamente. O passo final da terapia é tomar essas lições que ela aprendeu nas sessões e integrá-las a suas experiências de vida cotidiana.

Passo 7: Generalizar os resultados a partir do trabalho com modos para a vida real

Barbara decidiu se inscrever em um curso de costura e se surpreendeu com seu desempenho, bastante bom. Em seguida, decidiu fazer mais dois, um de costura mais avançada e outro de *design* de figurinos. Depois desses cursos, ela trabalhou como voluntária para um grupo de teatro local, fazendo seus figurinos. Barbara recebeu muita atenção, elogios e apreciação de seus professores e amigos do teatro. Nesse momento do tratamento, ela comentou com seu terapeuta: "Sabe de uma coisa? Acho que é a primeira vez que me sinto bem e orgulhosa de mim mesma".

À medida que cresciam a autoconfiança e a rede de amigos de Barbara, ela começou a aceitar e a tolerar menos os comportamentos negligentes e depreciativos de George em relação a ela. Ela também começou a se incomodar cada vez mais com o padrão de comportamento de sua mãe, de desculpar os comportamentos dele em nome de estar "financeiramente confortável". Isso estava em claro contraste com a aceitação passiva de Barbara de seu relacionamento com o marido no início do tratamento.

Ao começar a ver paralelos entre como ela se sentia com ele e como se sentira quando criança, na casa de seus pais, Barbara passou a questionar se esse casamento era bom para ela. Ela reconheceu que muitos dos comportamentos de George eram prejudiciais de maneira semelhante aos de seus pais. Embora continuasse querendo adotar uma criança, ela começou a questionar a capacidade de George de ser um bom pai.

O trecho a seguir, de uma sessão posterior do tratamento de Barbara, ilustra o quanto ela se tornou muito mais saudável e afirmativa em relação a George.

BARBARA: Tenho observado que, quando George fala comigo num tom condescendente, me sinto como uma menininha com meu pai, de novo. Eu não quero isso. Eu quero ser tratada com amor e respeito, com igualdade. Não está certo aceitar seu comportamento, ser ignorada e diminuída por alguém que deveria me amar.

TERAPEUTA: Então, o que você quer fazer?

BARBARA: Acho que estou pronta para confrontar George em relação à bebida e ao seu comportamento abusivo. Nem consigo imaginar adotar uma criança e trazê-la para casa se ele continuar a se comportar assim.

TERAPEUTA: O que você quer que aconteça?

BARBARA: Quero que ele pare de beber e comece a me tratar com amor e respeito.

TERAPEUTA: E se ele não fizer isso?

BARBARA: Acho que vou ter que deixá-lo e me divorciar.

TERAPEUTA: E como seria isso para você, nessa pior hipótese que você consegue imaginar?

BARBARA: Na pior das hipóteses... Sabe, eu acho que vou ficar bem. Agora tenho minha própria vida. Tenho meus próprios amigos. E tenho você, se as coisas ficarem muito difíceis.

TERAPEUTA: Você pode contar comigo sempre que precisar de apoio.

BARBARA: É, acho que vou ficar bem.

Nesse momento do tratamento, Barbara incorporou completamente o modo Adulto Saudável, e curou os esquemas mais prejudiciais que haviam sido parte de seu modo Criança Vulnerável. Junto com essas mudanças, a depressão dela entrou em remissão completa. Pouco depois dessa sessão, ela confrontou seu marido. Apesar da terapia de casal, George se recusou a fazer qualquer mudança, e Barbara entrou com um pedido de divórcio.

Barbara chegou a ter uma recaída de depressão maior quando seu divórcio foi finalizado. "A Barbarazinha Constrangida" e "a Escapista" voltaram temporariamente durante esse período. Entretanto, Barbara conseguiu reconhecer o ressurgimento do modo Pai/Mãe Punitivo e conseguiu superá-lo com seu modo Adulto Saudável, agora mais forte. Ela conseguiu empatizar consigo mesma e se perdoar, e fazer o luto da oportunidade perdida de ter sua própria família. Ela decidiu voltar a estudar e conseguiu se tornar professora de nível médio, lecionando *design* de figurinos e artes dramáticas no departamento de teatro. Também desenvolveu um relacionamento duradouro com um homem solteiro, carinhoso e emocionalmente disponível, que compartilhava de sua paixão pelo teatro. Sua depressão crônica cedeu, e desde então Barbara tem estado livre de sintomas na maior parte do tempo.

CONCLUSÃO

As evidências da eficácia da terapia cognitiva no tratamento de depressão unipolar e bipolar continuam a crescer. Adolescentes, adultos e pacientes geriátricos têm mostrado que a terapia traz benefícios.

A terapia cognitiva também ajuda os pacientes a entender a relação entre pensamentos, comportamentos e sentimentos. As cognições são "postas à prova" pelo exame das evidências, pelo estabelecimento de experimentos *in vivo*, pela avaliação das vantagens e das desvantagens, pelas tentativas de exercícios graduais e pelo emprego de outras estratégias de intervenção. Mediante esse processo, os pacientes começam a enxergar a si e a seus problemas de forma mais realista, a se sentir melhor, a mudar seus padrões de comportamento desadaptativos e a dar passos para resolver dificuldades da vida real. Essas mudanças acontecem como resultado direto dos exercícios de casa baseados em autoajuda, cuidadosamente planejadas — uma das marcas do tratamento cognitivo. A terapia cognitiva reduz os sintomas, ajudando os pacientes a identificar e modificar pensamentos automáticos e os comportamentos associados a eles.

Uma ampliação da terapia cognitiva chamada de terapia do esquema (TE) foi desenvolvida para lidar com as estruturas psicológicas mais profundas que predispõem os pacientes à depressão crônica. Após usar intervenções voltadas à redução inicial de sintomas, muita atenção e esforços são direcionados para identificar e modificar esquemas e modos de esquema subjacentes, que muitas vezes predispõem os indivíduos à depressão crônica.

Depois de uma avaliação minuciosa, um amplo componente de mudança é desenvolvido e implementado. Durante essa fase do tratamento, os pacientes passam a entender seus próprios esquemas e modos de esquema, suas origens em termos de desenvolvimento, bem como a forma como são desencadeados, reforçados e mantidos.

Ao longo do tratamento, os terapeutas cognitivos mantêm uma aliança colaborativa com seus pacientes. Eles são muito ativos na estruturação das sessões, mas também fazem grandes esforços para ajudar os pacientes a tirar suas próprias conclusões. O terapeuta serve como guia, ajudando o paciente através de um labirinto de cognições e padrões de vida disfuncionais. Como resultado, os pacientes desenvolvem as ferramentas psicológicas de que precisam para fazer as mudanças cognitivas, afetivas, interpessoais e comportamentais necessárias para minimizar outros episódios de depressão.

NOTAS

1. Alguns pesquisadores consideraram útil diferenciar *recaída* (o retorno dos sintomas dentro de seis meses a partir do encerramento do tratamento) e *recorrência* (um episódio de depressão novo, que acontece pelo menos 12 meses depois do fim do tratamento; Gelder, 1994; ver, também, Overholser, 1998). Entretanto, essa distinção não foi incorporada uniformemente à literatura.
2. As taxas de recaída relatadas para pacientes tratados com medicação variaram, dependendo da definição de "recaída", da duração do período de seguimento e da gravidade da depressão dentro da população de pacientes (Williams, 1997). Por causa dessas diferenças, algumas das estimativas ficaram entre 34 e 92% (Frank, 1996; Overholser 1998; Versiani, 1998; Williams, 1997), embora também se tenham informado taxas mais baixas (Keller & Boland, 1998).
3. O livro de Young (1990/1999) citado aqui e ao longo do capítulo, *Cognitive Therapy for Personality Disorders: A Schema-Focused Approach*, é a terceira edição. Contudo, as ideias aqui expressas foram desenvolvidas em 1990, para a edição original. Da mesma forma, o Questionário de Esquemas de Young foi desenvolvido em 1990 e reimpresso na terceira edição.
4. Atualmente, o conceito de domínio esquemático não é um componente da teoria do esquema. Embora as primeiras pesquisas com análise fatorial tenham sustentadoo agrupamento dos 18 EIDs em cinco domínios mais amplos, estudos posteriores têm sido inconsistentes a respeito de como os esquemas se agrupam, e alguns domínios simplesmente não se sustentaram. No entanto, incluímos estudos que tratam desses cinco domínios, pois os resultados não esclarecem a relação entre esquemas e outros construtos. Estamos no processo de revisar toda a pesquisa disponível para poder reavaliar a questão de como os esquemas se agrupam.
5. No restante do capítulo, usamos o termo *esquema* para nos referir especificamente aos "esquemas iniciais desadaptativos" de Young.
6. Muitos terapeutas cognitivos também se concentram em "pressupostos subjacentes", que representam cognições "mais profundas" do que os pensamentos automáticos, mas menos centrais do que esquemas ou crenças centrais. Os pressupostos subjacentes são considerados crenças condicionais, ao passo que a maioria dos esquemas é incondicional. Em nosso próprio trabalho, não consideramos essa distinção necessária ao trabalhar com a maioria dos pacientes. Assim, crenças condicionais e incondicionais que sejam duradouras e difusas podem ser incorporadas ao construto mais amplo de um esquema.

REFERÊNCIAS

Albon, J. S., & Jones, E. E. (2003). Validity of controlled clinical trials of psychotherapy: Findings from the NIMH Treatment of Depression Collaborative Research Program. *American Journal of Psychiatry, 159*(5), 775–783.

American Psychiatric Association. (2000). *Diagnostic and statistical manual of mental disorders* (4th ed., text revision). Washington, DC: Author.

Antonuccio, D. O., Danton, W. G., & DeNelsky, G. Y. (1995). Psychotherapy versus medication for depression: Challenging the conventional wisdom with data. *Professional Psychology: Research and Practice, 26*(6), 574–585.

Antonuccio, D. O., Thomas, M., & Danton, W. G. (1997). A cost-effectiveness analysis of cognitive behavior therapy and fluoxetine (Prozac) in the treatment of depression. *Behavior Therapy*, 28, 187–210.

Arnow, B. A., Manber, R., Blasey, C., Klein, D. N., Blalock, J. A., Markowitz, J. C., et al. (2003). Therapeutic reactance as a predictor of outcome in the treatment of chronic depression. *Journal of Consulting and Clinical Psychology, 71*(6), 1025–1035.

Ball, J. R., Mitchell, P. B., Corry, J. C., Skillecorn, A., Smith, M., & Malhi, G. S. (2006). A randomized controlled trial of cognitive therapy for bipolar disorder: Focus on long-term change. *Journal of Clinical Psychiatry*, 67, 277–286.

Barber, J. P., & DeRubeis, R. J. (1989). On second thought: Where the action is in cognitive therapy for depression. *Cognitive Therapy and Research, 13*(5), 441–457.

Barlow, D. H., & Hofmann, S. G. (1997). Efficacy and dissemination of psychological treatments. In D. M. Clark & C. G. Fairburn (Eds.), *Science and practice of cognitive behaviour therapy* (pp. 95–117). Oxford, UK: Oxford University Press.

Barnhofer, T., Crane, C., Hargus, E., Amarasinghe, M., Winer, R., & Williams, J. M. (2009). Mindfulness-based cognitive therapy as a treatment for chronic depression: A preliminary study, *Behaviour Research and Therapy, 47*(5), 366–373.

Basco, M. R., & Rush, A. J. (1996). *Cognitive-behavioral therapy for bipolar disorder*. New York: Guilford Press.

Baumeister, H., Reichler, L., Munzinger, M., & Lin, J. (2014). The impact of guidance on Internet-based mental health interventions — A systematic review. *Internet Interventions, 1*(4), 205–215.

Beck, A. T. (1967). *Depression: Causes and treatment*. Philadelphia: University of Pennsylvania Press.

Beck, A. T. (1976). *Cognitive therapy and the emotional disorders*. New York: International Universities Press.

Beck, A. T. (1988). *Love is never enough*. New York: Harper & Row.

Beck, A. T., & Alford, B. A. (2009). *Depression: Causes and treatment*. Philadelphia: University of Pennsylvania Press.

Beck, A. T., Freeman, A., & Associates. (1990). *Cognitive therapy of personality disorders*. New York: Guilford Press.

Beck, A. T., Rush, A. J., Shaw, B. F., & Emery, G. (1979). *Cognitive therapy of depression*. New York: Guilford Press.

Beck, J. S. (2021). *Cognitive behavior therapy: Basics and beyond* (3rd ed.). New York: Guilford Press.

Bellino, S., Zizza, M., Rinaldi, C., & Bogetto, F. (2007). Combined therapy of major depression with concomitant borderline personality disorder: Comparison of interpersonal and cognitive psychotherapy. *Canadian Journal of Psychiatry, 52*(11), 718–725.

Berndt, E. R., Koran, L. M., Finkelstein, S. N., Gelenberg, A. J., Kornstein, S. G., Miller, I. M., et al. (2000). Lost human capital from early-onset chronic depression. *American Journal of Psychiatry, 157*, 940–947.

Biesheuvel-Leliefeld, K. E. M., Kok, G. D., Bockting, C. L. H., Cuijpers, P., Hollon, S. D., van Marwijk, H. W. J., et al. (2015). Effectiveness of psychological interventions in preventing recurrence of depressive disorder: Meta-analysis and meta-regression. *Journal of Affective Disorders, 174*, 400–410.

Biggs, M. M., & Rush, A. J. (1999). Cognitive and behavioral therapies alone or combined with antidepressant medication in the treatment of depression. In D. S. Janowsky (Ed.), *Psychotherapy indications and outcomes* (pp. 121–172). Washington, DC: American Psychiatric Press.

Blackburn, I. M., Bishop, S., Glen, A. I. M., Whalley, L. J., & Christie, J. E. (1981). The efficacy of cognitive therapy in depression: A treatment trial using cognitive therapy and pharmacotherapy, each alone and in combination. *British Journal of Psychiatry, 139*, 181–189.

Bockting, C. L. H., Schene, A. H., Spinhoven, P., Koeter, M. W. J., Wouters, L. F., Huyser, J., et al. (2005). Preventing relapse/recurrence in recurrent depression with cognitive therapy: A randomized controlled trial. *Journal of Consulting and Clinical Psychology, 73*, 647–657.

Bockting, C. L. H., Smid, N. H., Koeter, M. W. J., Spinhoven, P., Beck, A. T., & Schene, A. H. (2015). Enduring effects of preventive cognitive therapy in adults remitted from recurrent depression: A 10 year follow-up of a randomized controlled trial. *Journal of Affective Disorders, 185*, 188–194.

Boschloo, L., Bekhuis, E., Weitz, E. S., Reijnders, M., DeRubeis, R. J., Dimidjian, S., et al. (2019). The symptom-specific efficacy of antidepressant medication vs. cognitive behavioral therapy in the treatment of depression: Results from an individual patient meta-analysis. *World Psychiatry, 18*(2), 183–191.

Bowers, W. A. (1990). Treatment of depressed in-patients: Cognitive therapy plus medication, and medication alone. *British Journal of Psychiatry, 156*, 73–58.

Burns, D. D., & Spangler, D. L. (2000). Does psychotherapy homework lead to improvements in depression in cognitive--behavioral therapy or does improvement lead to increased homework compliance? *Journal of Consulting and Clinical Psychology, 68*(1), 46–56.

Calvete, E., Orue, I., & González-Diez, Z. (2013). An examination of the structure and stability of early maladaptive schemas by means of the Young Schema Questionnaire–3. *European Journal of Psychological Assessment, 29*(4), 283–290.

Calvete, E., Orue, I., & Hankin, B. L. (2015). A longitudinal test of the vulnerability–stress model with early maladaptive schemas for depressive and social anxiety symptoms in adolescents. *Journal of Psychopathology and Behavioral Assessment, 37*(1), 85–99.

Castonguay, L. G., Goldfried, M. R., Wiser, S., Raue, P. J., & Hayes, A. M. (1996). Predicting the effect of cognitive therapy for depression: A study of unique and common factors. *Journal of Consulting and Clinical Psychology, 64*(3), 497–504.

Castonguay, L. G., Schut, A. J., Aikens, D., Constantino, M. J., Laurenceau, J. P., Bolough, L., et al. (2004). Integrative cognitive therapy: A preliminary investigation. *Journal of Psychotherapy Integration, 14*(1), 4–20.

Centers for Disease Control and Prevention. (2010). Current depression among adults — United States, 2006 and 2008. *Morbidity and Mortality Weekly Report, 59*(38), 1229–1235.

Chapman, D. P., Perry, G. S., & Strine, T. W. (2005). The vital link between chronic disease and depressive disorders. *Preventing Chronic Disease, 2*(1), Article A14.

Chapman, D. P., Whitfield, C. L., Felitti, V. J., Dube, S. R., Edwards, V. J., & Anda, R. F. (2004). Adverse childhood experiences and the risk of depressive disorders in adulthood. *Journal of Affective Disorders, 82*(2), 217–225.

Chiang, K.-J., Tsai, J.-C., Liu, D., Lin, C.-H., Chiu, H.-L., & Chou, K.-R. (2017). Efficacy of cognitive-behavioral therapy in patients with bipolar disorder: A meta-analaysis of randomized controlled trials. *PLoS ONE, 12*(5), e0176849.

Clark, D. A., & Beck, A. T. (2010). *Cognitive therapy of anxiety disorders: Science and practice*. New York: Guilford Press.

Cohen, S., O'Leary, K. D., & Foran, H. (2010). A randomized clinical trial of a brief, problem-focused couple therapy for depression. *Behavior Therapy, 41*(4), 433–446.

Cong, E., Li, Y., Shao, C., Chen, J., Wu, W., Shang, X., et al. (2012). Childhood sexual abuse and the risk of recurrent major depression in Chinese women. *Psychological Medicine, 42*, 409–417.

Connolly, K. R., & Thase, M. E. (2012). Emerging drugs for major depressive disorder. *Expert Opinion on Emerging Drugs, 17*(1), 105–126.

Conte, H. R., Plutchik, R., Wild, K. V., & Karasu, T. B. (1986). Combined psychotherapy and pharmacotherapy for depression. *Archives of General Psychiatry, 43*, 471–479.

Cowpertwait, L., & Clarke, D. (2013). Effectiveness of web-based psychological interventions for depression: A meta-analysis. *International Journal of Mental Health and Addiction, 11*, 247–268.

Craighead, W. E., Miklowitz, D. J., Vajk, F. C., & Frank, E. (1998). Psychological treatments for bipolar disorder. In P. E. Nathan & J. M. Gorman (Eds.), *A guide to treatments that work* (pp. 240–248). New York: Oxford University Press.

Cuijpers, P., Berking, M., Andersson, G., Quigley, L., Kleiboer, A., & Dobson, K. S. (2013). A meta-analysis of cognitive-behavioural therapy for adult depression, alone and in comparison with other treatments. *Canadian Journal of Psychiatry, 58*(7), 376–385.

Cuijpers, P., Clignet, F., van Meijel., B., van Straten, A., Li, J., & Andersson, G. (2011). Psychological treatment of depression in inpatients: A systematic review and meta-analysis. *Clinical Psychology Review, 31*, 535–360.

Cuijpers, P., van Straten, A., & Warmerdam, L. (2008). Are individual and group treatments equally effective in the treatment of depression in adults?: A meta-analysis. *European Journal of Psychiatry, 22*(1), 38–51.

Dammen, T., Papageorgiou, C., & Wells, A. (2015). An open trial of group metacognitive therapy for depression in Norway. *Nordic Journal of Psychiatry, 69*(2), 126–131.

de Oliveira, I. R. (1998). The treatment of unipolar major depression: Pharmacotherapy, cognitive behaviour therapy or both? *Journal of Clinical Pharmacy and Therapeutics, 23*, 467–475.

DeRubeis, R. J., & Feeley, M. (1990). Determinants of change in cognitive therapy for depression. *Cognitive Therapy and Research, 14*(5), 469–482.

DeRubeis, R. J., Hollon, S. D., Amsterdam, J. D., Shelton, R. C., Young, P. R., Salomon, R. M., et al. (2005). Cognitive therapy vs. medications in the treatment of moderate to severe depression. *Archives of General Psychiatry, 62*, 409–416.

DeRubeis, R. J., Hollon, S. D., Grove, W. M., Evans, M. D., Garvey, M. J., & Tuason, V. B. (1990). How does cognitive therapy work?: Cognitive change and symptom change in cognitive therapy and pharmacotherapy for depression. *Journal of Consulting and Clinical Psychology, 58*(6), 862–869.

Dobson, K. S. (2016). New frontiers in cognitive-behavioral therapy for depression. *International Journal of Cognitive Therapy, 9*(2), 107–123.

Dobson, K. S., Hollon, S. D., Dimidjian, S., Schmaling, K. B., Kohlenberg, R. J., Gallon, R., et al. (2008). Randomized trial of behavioral activation, cognitive therapy, and antidepressant medication in the prevention of relapse and recurrence in major depression. *Journal of Consulting and Clinical Psychology, 76*(3), 468–477.

Dobson, K. S., & Pusch, D. (1993). Towards a definition of the conceptual and empirical boundaries of cognitive therapy. *Australian Psychologist, 28*(3), 137–144.

Dougherty, L. R., Klein, D. N., & Davila, J. (2004). A growth curve analysis of the course of dysthymic disorder: The effects of chronic stress and moderation by adverse parent–child relationships and family history. *Journal of Consulting and Clinical Psychology, 72*(6), 1012–1021.

Dube, S. R., Anda, R. F., Felitti, V. J., Chapman, D. P., Williamson, D. F., & Giles, W. H. (2001). Childhood abuse, household dysfunction, and the risk of attempted suicide throughout the life span: Findings from the adverse childhood experiences study. *Journal of the American Medical Association, 286*, 3089–3096.

Dunlop, B. W., LoParo, D., Kinkead, B., Mletzko-Crowe, T., Cole, S., Nemeroff, C. B., et al. (2019). Benefits of sequentially adding cognitive-behavioral therapy or antidepressant medication for adults with nonremitting depression. *American Journal of Psychiatry, 176*(4), 275–286.

Eberhart, N. K., Auerbach, R. P., Bigda-Peyton, J., & Abela, J. R. Z. (2011). Maladaptive schemas and depression: Tests of stress generation and diathesis–stress models. *Journal of Social and Clinical Psychology, 30*(1), 75–104.

Eells, T. D., Barrett, M. S., Wright, J. H., & Thase, M. (2014). Computer-assisted cognitive-behavior therapy for depression. *Psychotherapy, 51*(2), 191–197.

Eifert, G. H., Beach, B. K., & Wilson, P. H. (1998). Depression: Behavioral principles and implications for treatment and relapse prevention. In J. J. Plaud & G. H. Eifers (Eds.), *From behavior theory to behavior therapy* (pp. 68–97). Boston: Allyn & Bacon.

Eisendrath, S., Chartier, M., & McLane, M. (2011). Adapting mindfulness-based cognitive therapy for treatment-resistant depression: A clinical case study. *Cognitive Behavioral Practice, 18*(3), 362–370.

Elkin, I., Gibbons, R. D., Shea, M. T., & Shaw, B. F. (1996). Science is not a trial (but it can sometimes be a tribulation). *Journal of Consulting and Clinical Psychology, 64*(1), 92–103.

Elkin, I., Shea, M. T., Watkins, J. T., Imber, S. D., Sotsky, S. M., Collins, J. F., et al. (1989). National Institute of Mental Health Treatment of Depression Collaborative Research Program: General effectiveness of treatments. *Archives of General Psychiatry, 46*, 971–982.

Evans, M. D., Hollon, S. D., DeRubeis, R. J., Piaseki, J. M., Grove, W. M., Garvey, M. J., et al. (1992). Differential relapse following cognitive therapy and pharmacotherapy for depression. In D. S. Janowsky (Ed.), *Psychotherapy indication and outcomes* (pp. 802–808). Washington, DC: American Psychiatric Press.

Farrell, J., & Shaw, I. A. (2012). *Group schema therapy for borderline personality disorder: A step-by-step treatment manual with patient workbook*. Malden, MA: Wiley-Blackwell.

Farrell, J., Shaw, I. A., & Webber, M. (2009). A schema-focused approach to group psychotherapy for outpatients with borderline personality disorder: A randomized control trial. *Journal of Behavior Therapy and Experimental Psychiatry, 40*, 317–328.

Fava, G. A., Rafanelli, C., Grandi, S., Canestrari, R., & Morphy, M. A. (1998a). Six-year outcome for cognitive behavioral treatment of residual symptoms in major depression. *American Journal of Psychiatry, 155*(10), 1443–1445.

Fava, G. A., Rafanelli, C., Grandi, S., Conti, S., & Belluardo, P. (1998b). Prevention of recurrent depression with cognitive behavioral therapy: Preliminary findings. *Archives of General Psychiatry, 55*(9), 816–820.

Feldman, G., Harley, R., Kerrigan, M., Jacobo, M., & Fava, M. (2009). Change in emotional processing during a dialectical behavior therapy-based skills group for major depressive disorder. *Behaviour Research and Therapy, 47*(4), 316–321.

Feng, C. Y., Chu, H., Chen, C. H., Chang, Y. S., Chen, T. H. Chou, Y. H., et al. (2012). The effect of cognitive behavioral group therapy for depression: A meta-analysis 2000–2010. *Worldviews Evidence Based Nursing, 9*(1), 2–17.

Forte, A., Baldessarini, R. J., Tondo, L., Vásquez, G. H., Pompili, M., & Girardi, P. (2015). Long-term morbidity in bipolar-I, bipolar-II, and unipolar major depressive disorders. *Journal of Affective Disorders, 178*, 71–78.

Fournier, J. C., De Rubeis, R. J., Shelton, R. C., Gallop, R., Amsterdam, J. D., & Hollon, S. D. (2008). Antidepressant medications versus cognitive therapy in depressed patients with or without personality disorder. *British Journal of Psychiatry, 192*(2), 124–129.

Fox, M. G., & Sokol, L. (2011). *Think confidence, be confident for teens: A cognitive therapy guide to overcoming self-doubt and creating unshakable self-esteem*. Oakland, CA: New Harbinger.

Francis, J. L., & Kumar, A. (2013). Psychological treatment of late-life depression. *Psychiatric Clinics of North America, 36*(4), 561–575.

Frank, E. (1996). Long-term treatment of depression: Interpersonal psychotherapy with and without medication. In C. Mundt & M. J. Goldstein (Eds.), *Interpersonal factors in the origin and course of affective disorders* (pp. 303-315). London: Gaskell/ Royal College of Psychiatrists.

Franklin, G., Carson, A. J., & Welch, K. A. (2016). Cognitive behavioural therapy for depression: Systematic review of imaging studies. *Acta Neuropsychiatrica, 28*(2), 61–74.

Free, M. L., Oei, T. P. S., & Appleton, C. (1998). Biological and psychological processes in recovery from depression during cognitive therapy. *Journal of Behavior Therapy and Experimental Psychiatry, 29*, 213–226.

Freeman, A., & Davison, M. R. (1997). Short-term therapy for the long-term patient. In L. Vandecreek, S. Knapp, & T. L. Jackson (Eds.), *Innovations in clinical practice: A source book* (pp. 5–24). Sarasota, FL: Professional Resource Press.

Friedman, M. A., Detweiler-Bedell, J. B., Leventhal, H. E., Horne, R., Keitner, G. I., & Miller, I. W. (2004). Combined psychotherapy and pharmacotherapy for the treatment of major depressive disorder. *Clinical Psychology: Science and Practice, 11*, 47–68.

Friedrich, M. (2017). Depression is the leading cause of disability around the world. *Journal of the American Medical Association, 317*(15), 1517.

Futterman, A., Thompson, L., Gallagher-Thompson, D., & Ferris, R. (1995). Depression in later life: Epidemiology, assessment, etiology, and treatment. In E. E. Beckham & W. R. Leber (Eds.), *Handbook of depression* (2nd ed., pp. 494–525). New York: Guilford Press.

Garyfallos, G., Adarnopoulo, A., Karastergiou, A., Voikli, M., Sotiropoulo, A., Donias, S., et al. (1999). Personality disorders in dysthymia and major depression. *Acta Psychiatrica Scandinavica, 99*(5), 332–340.

GBD 2017 Disease and Injury Incidence and Prevalence Collaborators. (2018). Global, regional, and national incidence, prevalence, and years lived with disability for 354 diseases and injuries for 195 countries and territories, 1990–2017: A systematic analysis for the Global Burden of Disease Study 2017. *Lancet, 392*, 1789–1858.

Geddes, J. R., Carney, S. M., Davies, C., Furukawa, T. A., Kupfer, D. J., Frank, E., et al. (2003). Relapse prevention with antidepressant drug treatment in depressive disorders: A systematic review. *Lancet, 361*, 653–661.

Gelder, M. G. (1994). Cognitive therapy for depression. In H. Hippius & C. N. Stefanis (Eds.), *Research in mood disorders: An update* (Vol. 1, pp. 115–124). Göttingen, Germany: Hogrefe & Huber.

Giesen-Bloo, J., van Dyck, R., Spinhoven, P., van Tilburg, W., Dirksen, C., van Asselt, T., et al. (2006). Outpatient psychotherapy for borderline personality disorder: A randomized trial of schema-focused therapy vs. transference-focused therapy. *Archives of General Psychiatry, 63*, 649–658.

Gilson, M., Freeman, A. M., Yates, J., & Freeman, S. M. (2009). *Overcoming depression: A cognitive therapy approach* (2nd ed.). New York: Oxford University Press.

Gloaguen, V., Cottraux, J., Cucherat, M., & Blackburn, I. M. (1998). A meta-analysis of the effects of cognitive therapy in depressed patients. *Journal of Affective Disorders, 49*, 59–72.

Halvorsen, M., Wang, C. E., Eisemann, M., & Waterloo, K. (2010). Dysfunctional attitudes and early maladaptive schemas as predictors of depression: A 9-year follow-up study. *Cognitive Therapy Research, 34*, 368–379.

Halvorsen, M., Wang, C. F., Richter, J., Myrland, I., Pedersen, S. K., Eisemann, M., et al. (2009). Early maladaptive schemas, temperament and character traits in clinically depressed and previously depressed subjects. *Clinical Psychology and Psychotherapy, 16*(5), 394–407.

Hardeveld, F., Spijker, J., de Graaf, R., Nolen, W. A., & Beekman, A. T. F. (2010). Prevalence and predictors of recurrence of major depressive disorder in the adult population. *Acta Psychiatrica Scandinavia, 122*, 184–191.

Harley, R., Sprich, S., Safren, S., Jacob, M., & Fava, M. (2008). Adaptation of dialectical behavior therapy skills training group for treatment-resistant depression, *Journal of Nervous and Mental Disease, 196*(2), 136–143.

Hawke, L. D., & Provencher, M. D. (2011). Schema theory and schema therapy in mood and anxiety disorders: A review. *Journal of Cognitive Psychotherapy, 25*(4), 257–276.

Hasin, D. S., Sarvet, A. L., Meyers, J. L., Saha, T. D., Ruan, W. J., Stohl, M., et al. (2018). Epidemiology of adult DSM-5 major depressive disorder and its specifiers in the United States. *JAMA Psychiatry, 75*(4), 336–346.

Hatcher, R. L. (2015). Interpersonal competencies: Responsiveness, technique, and training in psychotherapy. *American Psychologist, 70*(8), 747–757.

Hayden, E. P., & Klein, D. N. (2001). Predicting outcome of dysthymic disorder at a 5-year follow-up: The impact of familial psychopathology, early adversity, personality, comorbidity, and chronic stress. *American Journal of Psychiatry, 158*, 1864–1870.

Hayes, A. M., & Strauss, J. L. (1998). Dynamic systems theory as a paradigm for the study of change in psychotherapy: An application to cognitive therapy for depression. *Journal of Consulting and Clinical Psychology, 66*(6), 939–947.

Heim, C., & Nemeroff, C. B. (2001). The role of childhood trauma in the neurobiology of mood and anxiety disorders: Preclinical and clinical studies. *Biological Psychiatry, 49*, 1023–1039.

Henry, W. P., Strupp, H. H., Butler, S. F., Schacht, T. E., & Binder, J. L. (1993). The effects of training in time-limited dynamic psychotherapy: Changes in therapist behavior. *Journal of Consulting and Clinical Psychology, 61*, 434–440.

Hoertel, N., Blanco, C., Oquendo, M. A., Wall, M. M., Olfson, M., Falissard, B., et al. (2017). A comprehensive model of predictors of persistence and recurrence in adults with major depression: Results from a national 3-year prospective study. *Journal of Psychiatry Research, 95*, 19–27.

Hollon, S. D. (1998). What is cognitive behavioural therapy and does it work? *Current Opinion in Neurobiology, 8*, 289–292.

Hollon, S. D., DeRubeis, R. J., & Evans, M. D. (1996). Cognitive therapy in the treatment and prevention of depression. In P. M. Salkovskis (Ed.), *Frontiers of cognitive therapy* (pp. 293–317). New York: Guilford Press.

Hollon, S. D., DeRubeis, R. J., Evans, M. D., Weimer, M. J., Garvey, M. J., Grove, W. M., et al. (1992). Cognitive therapy and pharmacotherapy: Singly and in combination. *Archives of General Psychiatry, 49*, 774–781.

Hollon, S. D., DeRubeis, R. J., Shelton, R. C., Amsterdam, J. D., Salomon, R. M., O'Reardon, J. P., et al. (2005). Prevention of relapse following cognitive therapy vs. medications in moderate to severe depression. *Archives of General Psychiatry, 62*, 417–422.

Hollon, S. D., & Shelton, R. C. (2001). Treatment guidelines for major depressive disorder. *Behavior Therapy, 32*, 235–258.

Hollon, S. D., Shelton, R. C., & Loosen, P. T. (1991). Cognitive therapy and pharmacotherapy for depression. *Journal of Consulting and Clinical Psychology, 59*(1), 88–99.

Hollon, S. D., Thase, M. E., & Markowitz, J. C. (2002). Treatment and prevention of depression. *Psychological Science in the Public Interest, 3*, 39–77.

Howland, R. H. (1993). Chronic depression. *Hospital and Community Psychiatry, 44*, 633–639.

Huang, L., Zhao, Y., Qiang, C., & Fan, B. (2018). Is cognitive behavioral therapy a better choice for women with postnatal depression?: A systematic review and meta-analysis. *PLoS ONE, 13*(10), e0205243.

Huntley, A. L., & Salisbury, C. (2012). Group psychological therapies for depression the community: Systematic review and meta-analysis. *British Journal of Psychiatry, 200*(3), 184–190.

Ingram, R. E., & Holle, C. (1992). Cognitive science of depression. In D. J. Stein & J. E. Young (Eds.), *Cognitive science and clinical disorders* (pp. 187–209). San Diego, CA: Academic Press.

Jacobson, N. S., & Hollon, S. D. (1996). Cognitive-behavior therapy versus pharmacotherapy: Now that the jury's returned its verdict, it's time to present the rest of the evidence. *Journal of Consulting and Clinical Psychology, 64*(1), 74–80.

Jarrett, R. B. (1995). Comparing and combining short-term psychotherapy and pharmacotherapy for depression. In E. E. Beckham & W. R. Leber (Eds.), *Handbook of depression* (2nd ed., pp. 435–464). New York: Guilford Press.

Jarrett, R. B., Kraft, D., Doyle, J., Foster, B. M., Eaves, G. G., & Silver, P. C. (2001). Preventing recurrent depression using cognitive therapy with and without continuation phase. *Archives of General Psychiatry, 58*(4), 381–388.

Jarrett, R. B., Minhajuddin, A., Gershenfeld, H., Friedman, E. S., & Thase, M. E. (2013). Preventing depressive relapse and recurrence in higher risk cognitive therapy responders: A randomized trial of continuation phase cognitive therapy, fluoxetine, or matched pill placebo. *JAMA Psychiatry, 70*(11), 1152–1160.

Jarrett, R. B., Schaffer, M., McIntire, D., Witt-Browder, A., Kraft, D., & Risser, R. C. (1999). Treatment of atypical depression with cognitive therapy or phenelzine: A double-blind, placebo-controlled trial. *Archives of General Psychiatry, 56*, 431–437.

Jarrett, R. B., & Thase, M. E. (2010). Comparative efficacy and durability of continuation phase cognitive therapy for preventing recurrent depression: Design of a double-blinded, fluoxetine-and pill-placebo-contolled, randomized trial with 2-year follow-up. *Contemporary Clinical Trials, 31*(4), 355–377.

Jarrett, R. B., Vittengl, J. R., & Clark, L. A. (2008). How much cognitive therapy, for which patients, will prevent depressive relapse. *Journal of Affective Disorders, 111*(2–3), 185–192.

Joffe, R., Segal, Z., & Singer, W. (1996). Change in thyroid hormone levels following response to cognitive therapy for major depression. *American Journal of Psychiatry, 153*(3), 411–413.

Johansson, R., & Andersson, G. (2012). Internet-based psychological treatments for depression. *Expert Review of Neurotherapeutics, 12*(7), 861–870.

Johnsen, T. J., & Friborg, O. (2015). The effects of cognitive behavioral therapy as an anti-depressive treatment is falling: A meta-analysis. *Psychological Bulletin, 141*(4), 747–768.

Joyce, P. R., McKenzie, J. M., Carter, J. D., Rae, A. M., Luty, S. E., Frampton, C. M. A., et al. (2007). Temperament, character and personality disorders as predictors of response to interpersonal psychotherapy and cognitive-behavioural therapy for depression. *British Journal of Psychiatry, 190*, 503–508.

Karyotaki, E., Riper, H., Twisk, J., Hoogendoorn, A., Kleiboer, A., Mira, A., et al. (2017). Efficacy of self-guided internet-based cognitive behavioral therapy in the treatment of depressive symptoms: A meta-analysis of individual participant data. *JAMA Psychiatry, 74*(4), 351–359.

Karyotaki, E., Tordrup, D., Buntrock, C., Bertollini, R., & Cuijpers, P. (2017). Economic evidence for the clinical management of major depressive disorder: A systematic review and quality appraisal of economic evaluations alongside randomized controlled trials. *Epidemiology and Psychiatric Sciences, 26*(5), 501–516.

Kato, M., & Chang, C.-M. (2013). Augmentation treatments with second-generation antipsychotics to antidepressants in treatment-resistant depression. *CNS Drugs, 27*, 11–19.

Keller, M. B., & Boland, R. J. (1998). Implications of failing to achieve successful long-term maintenance treatment of recurrent unipolar major depression. *Biological Psychiatry, 44*(5), 348–360.

Keller, M. B., & Hanks, D. L. (1995). Course and natural history of chronic depression. In J. H. Kocsis & D. N. Klein (Eds.), *Diagnosis and treatment of chronic depression* (pp. 58–72). New York: Guilford Press.

Keller, M. B., McCullough, J. P., Klein, D. F., Arnow, B., Dunner, D. L., Gelenberg, A. J., et al. (2000). A comparison of nefazodone, the cognitive behavioral-analysis system of psychotherapy, and their combination for the treatment of chronic depression. *New England Journal of Medicine, 342*, 1462–1470.

Kendler, K. S., Kessler, R. C., Walters, E. E., MacLean, C., Neale, M. C., Heath, A. C., et al. (1995). Stressful life events, genetic liability, and onset of an episode of major depression in women. *American Journal of Psychiatry, 152*, 833–842.

Kéri, S., Szabó, C., & Kelemen, O. (2014). Blood biomarkers of depression track clinical changes during cognitive-behavioral therapy. *Journal of Affective Disorders, 164*, 118–122.

Kessler, R. C., Akiskal, H. S., Ames, M., Birnbaum, H., Greenberg, P. A., Jin, R., et al. (2006). Prevalence and effects of mood disorders on work performance in a nationally representative sample of U.S. workers. *American Journal of Psychiatry, 163*(9), 1561–1568.

Kessler, R. C., & Bromet, E. J. (2013). The epidemiology of depression across cultures. *Annual Review of Public Health, 34*, 119–138.

Klein, D. N., Santiago, N. J., Vivian, D., Blalock, J. A., Kocsis, J. H., Markowitz, J. C., et al. (2004). Cognitive-behavioral analysis system of psychotherapy as a maintenance treatment for chronic depression. *Journal of Consulting and Clinical Psychology, 72*, 681–688.

Koeser, L., Donisi, V., Goldberg, D. P., & McCrone, P. (2015). Modelling the cost-effectiveness of pharmacotherapy compared with cognitive-behavioural therapy and combination therapy for the treatment of moderate to severe depression in the UK. *Psychological Medicine, 45*, 3019–3031.

Kohn, R., Saxena, S., Levav, I., & Saraceno, B. (2004). The treatment gap in mental health care. *Bulletin of the World Health Organization, 82*(11), 858–866.

Königbauer, J., Letsch, J., Doebler, P., Ebert, D., & Baumeister, H. (2017). Internet- and mobile-based depression interventions for people with diagnosed depression: A systematic review and meta-analysis. *Journal of Affective Disorders, 223*, 28–40.

Körük, S., & Özabaci, N. (2018). Effectiveness of schema therapy on the treatment of depressive disorders: A meta-analysis. *Current Approaches in Psychiatry, 10*(4), 470–480.

Kupfer, D. J., Frank, E., & Wamhoff, J. (1996). Mood disorders: Update on prevention of recurrence. In C. Mundt, M. M. Goldstein, K. Hahlweg, & P. Fiedler (Eds.), *Interpersonal factors in the origin and course of affective disorders* (pp. 289–302). London: Gaskell.

Kuyken, W., Warren, F. C., Taylor, R. S., Whalley, B., Crane, C., Bondolfi, G., et al. (2016). Efficacy of mindfulness-based cognitive therapy in prevention of depressive relapse: An individual patient data meta-analysis from randomized trials. *JAMA Psychiatry, 73*(6), 565–574.

Lam, D. H., Hayward, P., Watkins, E. R., Wright, K., & Sham, P. (2005). Relapse prevention in patients with bipolar disorder: Cognitive therapy outcome after 2 years. *American Journal of Psychiatry, 162*(2), 324–329.

Lazarus, A. A., & Lazarus, C. N. (1991). *Multimodal Life History Inventory* (2nd ed.). Champaign, IL: Research Press.

Leahy, R. L. (2011). *Beat the blues before they beat you: How to overcome depression*. New York: Hay House.

Lee, C. W., Taylor, G., & Dunn, J. (1999). Factor structure of the Schema Questionnaire in a large clinical sample. *Cognitive Therapy and Research, 23*(4), 441–451.

Linehan, M. M. (1993a). *Cognitive-behavioral treatment of borderline personality disorder*. New York: Guilford Press.

Linehan, M. M. (1993b). *Skills training manual for treating borderline personality disorder*. New York: Guilford Press.

Lizardi, H., Klein, D. N., Ouimette, P. C., Riso, L. P., Anderson, R. L., & Donaldson, S. K. (1995). Reports of the childhood home environment in early onset dysthymia and episodic major depression. *Journal of Abnormal Psychology, 104*, 132–139.

Luoma, J. B., Hayes, S. C., & Walser, R. D. (2007). *Learning ACT: An acceptance and commitment therapy skills-training manual for therapists*. Richmond, British Columbia, Canada: Raincoast Books.

Luty, S. E., Carter, J. D., McKenzie, J. M., Rae, A. M., Frampton, C. M. A., Mulder, R. T., et al. (2007). Randomized controlled trial of interpersonal psychotherapy and cognitive-behavioural therapy for depression. *British Journal of Psychiatry, 190*, 496–502.

Ma, S. H., & Teasdale, J. D. (2004). Mindfulness-based cognitive therapy for depression: Replication and exploration of differential relapse prevention effects. *Journal of Consulting and Clinical Psychology, 72*(1), 31–40.

Mago, R., Fagiolini, A., Weiller, E., & Weiss, C. (2018). Understanding the emotions of patients with inadequate resposnes to antidepressant treatments: Results of an international online survey in patients with major depressive disorder. *BMC Psychiatry, 18*, Article 33.

Malogiannis, I. A., Arntz, A., Spyropoulou, A., Tsartsara, E., Aggeli, A., Karveli, S., et al. (2014). Schema therapy for patients with chronic depression: A single case series study. *Journal of Behavior Therapy and Experimental Psychiatry, 45*(3), 319–329.

Manicavasagar, V., Perich, T., & Parker, G. (2012). Cognitive predictors of change in cognitive behavior therapy and mindfulness-based cognitive therapy for depression. *Behavioural and Cognitive Psychotherapy, 40*, 227–232.

Mathew, K. L., Whitford, H. S., Kenny, M. A., & Denson, L. A. (2010). The long-term effects of mindfulness-based cognitive therapy as a relapse prevention treatment for major depressive disorder. *Behavioural and Cognitive Psychotherapy, 38*, 561–576.

Mathys, M., & Mitchell, B. G. (2011). Targeting treatment-resistant depression. *Journal of Pharmacological Practice, 24*(6), 520–533.

McCullough, J. P., Jr. (2000). *Treatment for chronic depression: Cognitive behavioral analysis system of psychotherapy (CBASP)*. New York: Guilford Press.

McCullough, J. P., Jr. (2003). Treatment for chronic depression: Cognitive behavioral-analysis system of psychotherapy. *Journal of Psychotherapy Integration, 13*(3/4), 241–263.

McGinn, L. K., & Young, J. E. (1996). Schema-focused therapy. In P. M. Salkovskis (Ed.), *Frontiers of cognitive therapy* (pp. 182–207). New York: Guilford Press.

Meadows, G. N., Shawyer, F., Enticott, J. C., Graham, A. L., Judd, F., Martin, P. R., et al. (2014). Mindfulness-based cognitive therapy for recurrent depression: A translational research study with 2-year follow-up. *Australia and New Zealand Journal of Psychiatry, 48*(8), 743–755.

Meterissian, G. B., & Bradwejn, J. (1989). Comparative studies on the efficacy of psychotherapy, pharmacotherapy, and their combination in depression: Was adequate pharmacotherapy provided? *Journal of Clinical Psychopharmacology, 9*, 334–339.

Mohr, D. C. (1995). Negative outcome in psychotherapy: A critical review. *Clinical Psychology: Science and Practice, 2*, 1–27.

Mojtabai, R., Olfson, M., Sampson, N. A., Jin, R., Druss, B., Wang, P. S., et al. (2011). Barriers to mental health treatment: Results from the National Comorbidity Survey Replication (NCS-R). *Psychological Medicine, 41*(8), 1751–1761.

Mondin, T. C., de Azevedo Cardoso, T., Jansen, K., Del Grande da Silva, G., de Mattos, Souza, L. D., et al. (2015). Long-term effects of cognitive therapy on biological rhythms and depressive symptoms: A randomized clinical trial. *Journal of Affective Disorders, 187*, 1–9.

Moore, L. M., Carr, A., & Hartnett, D. (2017). Does group CBT for depression do what it says on the tin?: A systematic review and meta-analysis of group CBT for depressed adults (2000–2016). *Journal of Contemporary Psychotherapy, 47*, 141–152.

Munshi, K., Eisendrath, S., & Delucchi, K. (2013). Preliminary long-term follow-up of mindfulness-based cognitive therapy-induced remission of depression. *Mindfulness, 4*(4), 354–361.

Murphy, G. E., Simmons, A. D., Wetzel, R. D., & Lustman, P. J. (1984). Cognitive therapy and pharmacotherapy, singly and together, in the treatment of depression. *Archives of General Psychiatry, 41*, 33–41.

Negt, P., Brakemeier, E., Michalak, J., Winter, L., Bleich, S., & Kahl, K. G. (2016). The treatment of chronic depression with cognitive behavioral analysis system of psychotherapy: A systematic review and meta-analysis of randomized-controlled trials. *Brain and Behavior, 6*(8), e00486.

Newman, C. F., Leahy, R. L., Beck, A. T., Reilly-Harrington, N. A., & Gyulai, L. (2002). *Bipolar disorder: A cognitive therapy approach*. Washington, DC: American Psychological Association.

Nierenberg, A. A., Keefe, B. R., Leslie, V. C., Alpert, J. E., Pava, J. A., Worthington, J. J., III, et al. (1999). Residual symptoms in depressed patients who respond acutely to fluoxetine. *Journal of Clinical Psychiatry, 60*(4), 221–225.

Oei, T. P. S. (2008). The effectiveness of group cognitive behaviour therapy for unipolar depressive disorders. *Journal of Affective Disorders, 107*(1–3), 5–21.

Oei, T. P. S., & Dingle, G. (2001). Cognitive and biochemical processes in depressed adult outpatients: A test of the circular process model. *Journal of Behavior Therapy and Experimental Psychiatry, 32*(2), 91–104.

Oei, T. P. S., & Free, M. L. (1995). Do cognitive behavior therapies validate cognitive models of mood disorders?: A review of the empirical evidence. *International Journal of Psychology, 30*(2), 145–180.

Olfson, M., Blanco, C., & Marcus, S. C. (2016). Treatment of adult depression in the United States. *JAMA Internal Medicine, 176*(10), 1482–1491.

Oud, M., de Winter, L., Vermeulen-Smit, E., Bodden, D., Nauta, M., Stone, L., et al. (2019). Effectiveness of CBT for children and adolescents with depression: A systematic review and meta-regression analysis. *European Psychiatry, 57*, 33–45.

Overholser, J. C. (1998). Cognitive-behavioral treatment of depression, part X: Reducing the risk of relapse. *Journal of Contemporary Psychotherapy, 28*(4), 381–396.

Özdin, S., Sarisoy, G., Sahin, A. R., Arik, A. C., Güz, H. Ö., Böke, Ö., et al. (2018). Early maladaptive schemas in patients with bipolar and unipolar disorder. *International Journal of Psychiatry in Clinical Practice, 22*(2), 151–156.

Padesky, C. A., with Greenberger, D. (2021). *The clinician's guide to CBT using Mind over Mood* (2nd ed.). New York: Guilford Press.

Pampallona, S., Bollini, P., Tibalbi, G., Kupelnick, B., & Munizza, C. (2004). Combined pharmacotherapy and psychological treatment for depression: A systematic review. *Archives of General Psychiatry, 61*(7), 714–719.

Papageorgiou, C., & Wells, A. (2015). Group metacognitive therapy for severe antidepressant and CBT resistant depression: A baseline-controlled trial. *Cognitive Therapy and Research, 39*(1), 14–22.

Park, C., Rosenblat, J. D., Lee, Y., Pan, Z., Cao, B., Iacobucci, M., et al. (2019). The neural systems of emotion regulation and abnormalities in major depressive disorder. *Behavioural Brain Research, 367*, 181–188.

Paykel, E. S. (2007). Cognitive therapy in relapse prevention in depression. *International Journal of Neuropsychopharmacology, 10*, 131–136.

Paykel, E. S., Scott, J., Teasdale, J. D., Johnson, A. L., Garland, A., Moore, R., et al. (1999). Prevention of relapse in residual depression by cognitive therapy. *Archives of General Psychiatry, 56*, 829–835.

Peeters, F., Huibers, M., Roelofs, J., van Breulkelen, G., Hollon, S. D., Markowitz, J. C., et al. (2013). The clinical effectiveness of evidence-based interventions for depression: A pragmatic trial in routine practice. *Journal of Affective Disorders, 145*(3), 349–355.

Pepper, C. M., Klein, D. N., Anderson, R. L., Riso, L. P., Ouimette, P. C., & Lizardi, H. (1995). DSM-III-R axis II comorbidity in dysthymia and major depression. *American Journal of Psychiatry, 152*(2), 239–247.

Persons, J. B., Burns, D. D., & Perloff, J. M. (1988). Predictors of dropout and outcome in cognitive therapy for depression in a private practice setting. *Cognitive Therapy and Research, 12*(6), 557–575.

Peselow, E. D., Tobia, G., Karamians, R., Pizano, D., & IsHak, W. W. (2015). Prophylactic efficacy of fluoxetine, escitalopram, sertraline, paroxetine, and concomitant psychotherapy in major depressive disorder: Outcome after long-term follow-up. *Psychiatry Research, 225*, 680–686.

Piper, W. E., Ogrodniczuk, J. S., Joyce, A. S., McCallum, M., Rosie, J. S., O'Kelly, J. G., et al. (1999). Prediction of dropping out in time-limited, interpretive psychotherapy. *Psychotherapy, 36*, 114–122.

Purgato, M., Papola, D., Gastaldon, C., Trespidi, C., Magni, L. R., Rizzo, C., et al. (2014). Paroxetine versus other antidepressive agents for depression. *Cochrane Database of Systematic Reviews, 4*, CD006531

Quilty, L. C., McBride, C., & Bagby, R. M. (2008). Evidence for the cognitive mediational model of cognitive behavioral therapy for depression. *Psychological Medicine, 38*(11), 1531–1541.

Randolph, J. J., & Dykman, B. M. (1998). Perceptions of parenting and depression-proneness in the offspring: Dysfunctional attitudes as a mediating mechanism. *Cognitive Depressive Disorders, 21*, 401–449.

Rehm, L. P. (1990). Cognitive and behavioral theories. In B. B. Wolman & G. Stricker (Eds.), *Depressive disorders: Facts, theories, and treatment methods* (pp. 64-91). New York: Wiley.

Reinecke, M. A., Ryan, N. E., & DuBois, D. L. (1998). Cognitive-behavioral therapy of depression and depressive symptoms during adolescence: A review and meta-analysis. *Journal of the American Academy of Child and Adolescent Psychiatry, 37*(1), 26–34.

Renner, F., Arntz, A., Peeters, F. P. M. L., Lobbestael, J., & Huibers, M. J. H. (2016). Schema therapy for chronic depression: Results of a multiple single case series. *Journal of Behavior Therapy and Experimental Psychiatry, 51*, 66–73.

Renner, F., Lobbestael, J., Peeters, F., Arntz, A., & Huibers, M. (2012). Early maladaptive schemas in depressed patients: Stability and relation with depressive symptoms over the course of treatment. *Journal of Affective Disorders, 136*, 581–590.

Riso, L. P., du Toit, P. L., Blandino, J. A., Penna, S., Dacey, S., Duin, J. S., et al. (2003). Cognitive aspects of chronic depression. *Journal of Abnormal Psychology, 112*(1), 72–80.

Riso, L. P., Froman, S. E., Raouf, M., Gable, P., Maddux, R. E., Turini-Santorelli, N., et al. (2006). The long-term stability of early maladaptive schemas. *Cognitive Therapy and Research, 30*(4), 515–529.

Rith-Najarian, L. R., Mesri, B., Park, A. L., Sun, M., Chavira, D. A., & Chorpita, B. F. (2019). Durability of cognitive behavioral therapy effects for youth and adolescents with anxiety, depression, or traumatic stress: A meta-analysis on long-term follow-ups. *Behavior Therapy, 50*, 225–240.

Roberts, J. E., & Hartlage, S. (1996). Cognitive rehabilitation interventions for depressed patients. In P. W. Corrigan & S. C. Yudofsky (Eds.), *Cognitive rehabilitation for neuropsychiatric disorders* (pp. 371–392). Washington, DC: American Psychiatric Press.

Rush, A. J., Aaronson, S. T., & Demyttenaere, K. (2019). Difficult-to-treat depression: A clinical and research roadmap for when remission is elusive. *Australian and New Zealand Journal of Psychiatry, 53*(2), 109–118.

Rush, A. J., Beck, A. T., Kovacs, M., & Hollon, S. (1977). Comparative efficacy of cognitive therapy and imipramine in the treatment of depressed outpatients. *Cognitive Therapy and Research, 1*, 17–37.

Rush, A. J., Trivedi, M. H., Wisniewski, S. R., Nierenberg, A. A., Stewart, J. W., Warden, D., et al. (2006). Acute and longer-term outcomes in depressed outpatients requiring one of several treatment steps: A STAR*D report. *American Journal of Psychiatry, 163*, 1905–1917.

Sacco, W. P., & Beck, A. T. (1995). Cognitive theory and therapy. In E. E. Beckham & W. R. Leber (Eds.), *Handbook of depression* (2nd ed., pp. 329–351). New York: Guilford Press.

Sachs-Ericsson, N., Verona, E., Joiner, T., & Preacher, K. J. (2006). Parental abuse and mediating role of self-criticism in adult internalizing disorders. *Journal of Affective Disorders, 93*(1–3), 71–78.

Safran, J., Muran, J. C., Demaria, A., Boutwell, C., Eubanks-Carter, C., & Winston, A. (2014). Investigating the impact of alliance-focused training on interpersonal process and therapists' capacity for experiential reflection. *Psychotherapy Research, 24*(3), 269–285.

Safran, J. D., Muran, J. C., Samstag, L. W., & Stevens, C. (2002). Repairing alliance ruptures. In J. C. Norcross (Ed.), *Psychotherapy relationships that work: Therapist contributions and responsiveness to patients* (pp. 235–254). New York: Oxford University Press.

Safran, J. D., & Segal, Z. V. (1990). *Interpersonal processes in cognitive therapy*. New York: Basic Books.

Safran, J. D., Segal, Z. V., Vallis, T. M., Shaw, B. F., & Samstag, L. W. (1993). Assessing patient suitability for short-term cognitive therapy with an interpersonal focus. *Cognitive Therapy and Research, 17*(1), 23–38.

Salkovskis, P. M. (Ed.). (1996). *Frontiers of cognitive therapy: The state of the art and beyond*. New York: Guilford Press.

Schindler, A., Hiller, W., & Witthöft, M. (2013). What predicts outcome, response, and drop-out in CBT of depressive adults?: A naturalistic study. *Behaviour and Cognitive Psychotherapy, 41*(3), 365–370.

Schmidt, N. B. (1994). The Schema Questionnaire and the Schema Avoidance Questionnaire. *Behavior Therapist, 17*(4), 90–92.

Schmidt, N. B., Joiner, T. E., Young, J. E., & Telch, M. J. (1995). The Schema Questionnaire: Investigation of psychometric properties and the hierarchical structure of a measure of maladaptive schemata. *Cognitive Therapy and Research, 19*(3), 295–321.

Scott, J. (1996). Cognitive therapy of affective disorders: A review. *Journal of Affective Disorders, 37*, 1–11.

Scott, J., Palmer, S., Paykel, E., Teasdale, J., & Hayhurst, H. (2003). Use of cognitive therapy for relapse prevention in chronic depression. *British Journal of Psychiatry, 182*, 221–227.

Segal, Z. V., Williams, J. M. G., & Teasdale, J. D. (2002). *Mindfulness-based cognitive therapy for depression: A new approach to preventing relapse*. New York: Guilford Press.

Shaw, B. F., & Segal, Z. V. (1999). Efficacy, indications, and mechanisms of action of cognitive therapy of depression. In D. S. Janowsky (Ed.), *Psychotherapy indications and outcomes* (pp. 173–196). Washington, DC: American Psychiatric Press.

Shea, M. T., & Elkin, I. (1996). The NIMH Treatment of Depression Collaborative Research Program. In C. Mundt, M. J. Goldstein, K. Hahlweg, & P. Fiedler (Eds.), *Interpersonal factors in the origin and course of affective disorders* (pp. 316–328). London: Gaskell/Royal College of Psychiatrists.

Shea, M. T., Elkin, I., Imber, S. D., Sotsky, S. M., Watkins, J. T., Collins, J. F., et al. (1992). Course of depressive symptoms over follow-up: Findings from the National Institute of Mental Health Treatment of Depression Collaborative Research Program. *Archives of General Psychiatry, 49*(10), 782–787.

Simons, A. D., Murphy, G. D., Levine, J. L., & Wetzel, R. D. (1986). Cognitive therapy and pharmacotherapy for depression: Sustained improvement over 1 year. *Archives of General Psychiatry, 43*, 43–48.

So, M., Yamaguchi, S., Hashimoto, S., Sado, M., Furukawa, T. A., & McCrone, P. (2013). Is computerized CBT really helpful for adult depression?: A meta-analytic re-evaluation of C-CBT for adult depression in terms of clinical implementation and methodological validity. *BMC Psychiatry, 13*, Article 113.

Solomonov, N., & Barber, J. P. (2016). What we know, what we do not know, and where are we heading?: Efficacy and acceptability of psychological interventions for depression. *Epidemiology and Psychiatric Services, 25*, 301–308.

Spanier, C. A., Frank, E., McEachran, A. B., Grochocinski, V. J., & Kupfer, D. J. (1999). Maintenance interpersonal psychotherapy for recurrent depression: Biological and clinical correlates and future directions. In D. S. Janowsky (Ed.), *Psychotherapy indications and outcomes* (pp. 249– 273). Washington, DC: American Psychiatric Press.

Spirito, A., Esposito-Smythers, C., Wolff, J., & Uhl, K. (2011). Cognitive-behavioral therapy for adolescent depression and suicidality. *Child and Adolescent Psychiatric Clinics of North America, 20*(2), 191–204.

Stein, D. J., & Young, J. E. (1992). Schema approach to personality disorders. In *Cognitive science and clinical disorders* (pp. 271–288). San Diego, CA: Academic Press.

Steinert, C., Hofmann, M., Kruse, J., & Leichsenring, F. (2014). Relapse rates after psychotherapy for depression — stable long-term effects?: A meta-analysis. *Journal of Affective Disorders, 168*, 107–118.

Strine, T. W., Mokdad, A. H., Balluz, L. S., Gonzalez, O., Crider, R., Berry, J. T., et al. (2008). Depression and anxiety in the United States: Findings from the 2006 Behavioral Risk Factor Surveillance System. *Psychiatric Services, 59*(12), 1383–1309.

Stuart, S., & Bowers, W. A. (1995). Cognitive therapy with inpatients: Review and meta-analysis. *Journal of Cognitive Psychotherapy, 9*(2), 85–92.

Substance Abuse and Mental Health Services Administration. (2008). *Results from 2007 National Survey on Drug Use and Health: National findings* (Office of Applied Studies, NSDUH Series H-34, DHHS Publication No. SMA 08-4343). Rockville, MD: U.S. Department of Health and Human Services.

Substance Abuse and Mental Health Services Administration. (2019). Key substance use and mental health indicators in the United States: Results from the 2018 National Survey on Drug Use and Health (HHS Publication No. PEP19-5068, NSDUH Series H-54). Retrieved February 17, 2020, from *www.samhsa.gov/data*.

Teasdale, J. D. (1997a). Assessing cognitive mediation of relapse prevention in recurrent mood disorders. *Clinical Psychology and Psychotherapy, 4*, 145–156.

Teasdale, J. D. (1997b). The relationship between cognition and emotion: The mind-in-place in mood disorders. In D. M. Clark & C. G. Fairburn (Eds.), *Science and practice of cognitive behavior therapy* (pp. 67–93). Oxford, UK: Oxford University Press.

Teasdale, J. D., Moore, R. G., Hayhurst, H., Pope, M., Williams, S., & Segal, Z. V. (2002). Metacognitive awareness and prevention of relapse in depression: Empirical evidence. *Journal of Consulting and Clinical Psychology, 70*(2), 275–287.

Teasdale, J. D., Segal, Z. V., & Williams, J. M. G. (1995). How does cognitive therapy prevent depressive relapse and why should attentional control (mindfulness) training help? *Behaviour Research and Therapy, 33*, 25–39.

Teasdale, J. D., Segal, Z. V., Williams, J. M. G., Ridgeway, V. A., Soulsby, J. M., & Lau, M. A. (2000). Prevention of relapse/recurrence in major depression by mindfulness-based cognitive therapy. *Journal of Consulting and Clinical Psychology, 68*(4), 615–623.

Thase, M. E. (1992). Long-term treatments of recurrent depressive disorders. *Journal of Clinical Psychiatry, 53*(Suppl. 9), 32–44.

Thase, M. E. (2011). Antidepressant combinations: Widely used, but far from empirically validated. *Canadian Journal of Psychiatry, 56*(6), 317–323.

Thase, M. E., Bowler, K., & Harden, T. (1991). Cognitive behavior therapy of endogenous depression: Part 2. Preliminary findings in 16 unmedicated inpatients. *Behavior Therapy, 22*, 469–477.

Thomas, W. J., Hauson, A. O., Lambert, J. E., Stern, M. J., Gamboa, J. M., Allen, K. E., et al. (2018). A meta-analysis of the effectiveness of cognitive-behavioural therapies for late-life depression. *Canadian Journal of Counselling and Psychotherapy, 52*(1), 78–117.

Tolin, D. F. (2010). Is cognitive-behavioral therapy more effective than other therapies?: A meta-analytic review. *Clinical Psychology Review, 30*(6), 710–720.

Treatment for Adolescents with Depression Study (TADS) Team. (2004). Fluoxetine, cognitive-behavioral therapy, and their combination for adolescents with depression: Treatment for adolescents with depression study (TADS) randomized controlled trial. *Journal of the American Medical Association, 292*(7), 807–820.

Treatment for Adolescents with Depression Study (TADS) Team. (2007). Long term effectiveness and safety outcomes. *Archives of General Psychiatry, 64*, 1132–1144.

Trivedi, M. H., Fava, M., Wisniewski, S. R., Thase, M. E., Quitkin, F., Warden, D., et al. (2006). Medication augmentation after the failure of SSRIs for depression. *New England Journal of Medicine, 354*, 1243–1252.

Truax, C. B., & Mitchell, K. M. (1971). Research on certain therapist interpersonal skills in relation to process and outcome. In A. E. Bergin & S. L. Garfield (Eds.), *Handbook of psychotherapy and behavior change: An empirical analysis* (pp. 299–344). New York: Wiley.

Tusa, N., Koponen, H., Kautiainen, H., Korniloff, K., Raatikainen, I., Elfving, P., et al. (2019). The profiles of health care utilization among a non-depressed population and patients with depressive symptoms with and without clinical depression. *Scandinavian Journal of Primary Health Care, 37*, 312–318.

van Aalderen, J. R., Donders, A. R. T., Giommi, F., Spinhoven, P., Barendregt, H. P., & Speckens, A. E. M. (2012). The efficacy of mindfulness-based cognitive therapy in recurrent depressed patients with and without a current depressive episode: A randomized controlled trial. *Psychological Medicine, 42*, 989–1001.

Versiani, M. (1998). Pharmacotherapy of dysthymic and chronic depressive disorders: Overview with focus on moclobemide. *Journal of Affective Disorders, 51*(3), 323–332.

Vittengl, J. R., Clark, L. A., Dunn, T. D., & Jarrett, R. B. (2007). Reducing relapse and recurrence in unipolar depression: A comparative meta-analysis of cognitive-behavioral therapy's effects. *Journal of Consulting and Clinical Psychology, 75*(3), 475–488.

Vittengl, J. R., Clark, L. A., & Jarrett, R. B. (2009). Continuation-phase cognitive therapy's effect on remission and recovery from depression. *Journal of Consulting and Clinical Psychology, 77*(2), 367–371.

Vittengl, J. R., Clark, L. A., Thase, M. E., & Jarrett, R. B. (2014). Stable remission and recovery after acute-phase cognitive therapy for recurrent major depressive disorder. *Journal of Consulting and Clinical Psychology, 82*(6), 1049–1059.

Vittengl, J. R., Clark, L. A., Thase, M. E., & Jarrett, R. B. (2017). Initial steps to inform selection of continuation of cognitive therapy for fluoxetine for higher risk responders to cognitive therapy for recurrent major depression. *Psychiatry Research, 253*, 174–181.

Vos, T., Corry, J., Haby, M. M., Carter, R., & Andrews, G. (2005). Cost-effectiveness of cognitive-behavioural therapy and drug interventions for major depression. *Australian and New Zealand Journal of Psychiatry, 39*(8), 683–692.

Wang, C. E., Halvorsen, M., Eisemann, M., & Waterloo, K. (2010). Stability of dysfunctional attitudes and early maladaptive schemas: A 9-year follow-up study of clinically depressed subjects. *Journal of Behavior Therapy and Experimental Psychiatry, 41*(4), 389–396.

Wang, J. (2004). A longitudinal population-based study of treated and untreated major depression. *Medical Care, 42*(6), 543–550.

Wang, J., Patten, S. D., William, J. V., Currie, S., Beck, C. A., Maxwell, C. J., et al. (2005). Help seeking behaviors of individuals with mood disorders. *Canadian Journal of Psychiatry, 50*(10), 652–659.

Weitz, E. S., Hollon, S. D., Twisk, J., van Straten, A., Huibers, M. J. H., David, D., et al. (2015). Baseline depression severity as moderator of depression outcomes between cognitive behavioral therapy vs pharmacotherapy: An individual patient data meta-analysis. *JAMA Psychiatry, 72*(11), 1102–1109.

Wells, A., Fisher, P., Myers, S., Wheatley, J., Patel, T., & Brewin, C. R. (2012). Metacognitive therapy in treatment-resistant depression: A platform trial. *Behaviour Research and Therapy, 50*(6), 367–373.

Whisman, M. A. (1993). Mediators and moderators of change in cognitive therapy of depression. *Psychological Bulletin, 114*, 248–265.

Williams, J. M. G. (1997). Depression. In D. M. Clark & C. G. Fairburn (Eds.), *Science and practice of cognitive behaviour therapy* (pp. 259–283). Oxford, UK: Oxford University Press.

Williams, J. M. G., Crane, C., Barnhofer, T., Brennan, K., Duggan, D. S., Fennell, M. J. V., et al. (2014). Mindfulness-based cognitive therapy for preventing relapse in recurrent depression: A randomized dismantling trial. *Journal of Consulting and Clinical Psychology, 82*(2), 275–286.

Wiltsey Stirman, S. W., Miller, C. J., Toder, K., Calloway, A., Beck, A. J., Evans, A. C., et al. (2012). Perspectives on cognitive therapy training within community mental health settings: Implications for clinical satisfaction and skill development. *Depression Research and Treatment, 2012*, Article 391084.

Wolpe, J. (1993). Commentary: The cognitivist oversell and comments on symposium contributions. *Journal of Behavior Therapy and Experimental Psychiatry, 24*(2), 141–147.

World Health Organization. (2004). The Global Burden of Disease 2004 update. Retrieved from *https://apps.who.int/iris/bitstream/handle/10665/43942/9789241563710_eng.pdf?sequence=1&isAllowed=y*

World Health Organization. (2017). Depression and other common mental disorders: Global health estimates. Retrieved February 17, 2020, from *www.who.int/mental_ health/management/depression/prevalence_global_health_estimates/en*.

World Health Organization. (2020). Depression. Retrieved from *www.who.int/news-room/fact-sheets/detail/depression*.

Wright, J. H. (1996). Inpatient cognitive therapy. In P. M. Salkovskis (Ed.), *Frontiers of cognitive therapy* (pp. 208–225). New York: Guilford Press.

Wright, J. H., & McCray, L. W. (2011). *Breaking free from depression: Pathways to wellness*. New York: Guilford Press.

Yang, Z., Gu, S., Honnorat, N., Linn, K. A., Shinohara, R. T., Aselcioglu, I., et al. (2018). Network changes associated with transdiagnostic depression symptom improvement following cognitive behavioral therapy in MDD and PTSD. *Molecular Psychiatry, 23*(12), 2314–2323.

Young, J. E. (1999). *Cognitive therapy for personality disorders: A schema-focused approach* (3rd ed.). Sarasota, FL: Professional Resource Exchange. (Original work published 1990)

Young, J. E. (2005). *Young Schema Questionnaire* (3rd ed.). New York: Cognitive Therapy Center of New York.

Young, J. E., Arntz, A., Atkinson, T., Lobbestael, J., Weishaar, E., van Vreeswijk, M., et al. (2008). *Schema Mode Questionnaire (Version 1.1)*. New York: Cognitive Therapy Center of New York.

Young, J. E., & Klosko, J. S. (1994). *Reinventing your life: How to break free of negative life patterns*. New York: Plume.

Young, J. E., Klosko, J. S., & Weishaar, M. E. (2003). *Schema therapy: A practitioner's guide*. New York: Guilford Press.

Zettle, R. (2007). *ACT for depression: A clinician's guide to using acceptance and commitment therapy in treating depression*. Richmond, British Columbia, Canada: Raincoat Books.

CAPÍTULO 8

Psicoterapia interpessoal para depressão

Kathryn L. Bleiberg
John C. Markowitz

Na última década, surgiram muitas evidências sustentando a eficácia clínica da psicoterapia interpessoal (TIP) para diversos problemas (Raviz et al., 2019), especialmente a depressão. Uma vantagem importante desse tipo de terapia é a relativa facilidade com que os profissionais conseguem aprender a administrar esse protocolo em sua integridade. Neste capítulo, o processo da TIP é ilustrado, com algum detalhamento, no contexto do tratamento de "Sara", que sofria um episódio depressivo maior havia dois meses, relacionado ao luto pela morte de sua filha na 27ª semana de gestação. A primeira autora, Kathryn L. Bleiberg, autoridade internacional na formação em TIP, foi a terapeuta. Embora a TIP seja relativamente fácil de entender, os meandros que se encontram em sua administração (ou em qualquer abordagem terapêutica) ficam particularmente evidentes neste capítulo. A terapeuta se concentra habilidosamente em resolver o luto, bem como o isolamento social e os conflitos da paciente com o marido em relação a suas reações emocionais à perda. Sobre a TIP, também é importante a conclusão de que o tratamento tem mais sucesso quando é administrado com fidelidade aos objetivos da TIP e com aderência ao seu protocolo. O poder que têm um terapeuta e um paciente trabalhando juntos e se atendo às tarefas proporciona boas evidências dos efeitos específicos do foco interpessoal em psicoterapia.

— D. H. B.

A terapia interpessoal (TIP) é um tratamento de duração limitada, centrado no diagnóstico, pragmático e sustentado de forma empírica, desenvolvido originalmente para tratar pacientes ambulatoriais com depressão maior (Weissman, Markowitz, & Klerman, 2000). A TIP trata de eventos, dificuldades interpessoais e sintomas recentes. Usando o modelo médico e vinculando sintomas de humor aos eventos recentes na vida, o terapeuta de TIP ajuda a paciente a se sentir compreendida. A TIP ajuda na recuperação da depressão, aliviando os sintomas, ajudando a paciente a desenvolver estratégias mais eficazes para lidar com problemas interpessoais atuais relacionados ao início dos sintomas e mobilizando o apoio social (Bleiberg & Markowitz, 2007). O sucesso da TIP como tratamento individual para depressão maior levou à sua adaptação a subpopulações de pacientes com transtornos do humor, incluindo pacientes deprimidas com mais idade (Reynolds et al., 2006, 2010; Sholomskas, Chevron, Prusoff, & Berry, 1983), adolescentes deprimidas (Mufson, Moreau, & Weissman, 1993; Mufson, Weissman, Moreau, & Garfinkel, 1999; Mufson et al., 2004), pacientes HIV positivo deprimidas (Markowitz, Klerman, Perry, Clougherty, & Mayers, 1992; Markowitz, Kocsis, et al., 1998; Ransom et al., 2008; Heckman et al., 2017), pacientes com depressão pré-parto (Spinelli & Endicott, 2003; Swartz et al., 2008) e pós-parto (O'Hara, Stuart, Gorman, & Wenzel, 2000), transtorno distímico* (Markowitz, 1998) e transtorno bipolar (Frank, 2005; Frank et al., 2005; Swartz, Frank, & Cheng, 2012). A TIP foi adaptada para o transtorno de estresse pós-traumático (TEPT; Beliberg & Markowitz, 2005; Markowitz, Milrod, Bleiberg, & Marshall, 2009; Markowitz et al., 2015), incluindo a fobia social (Lipsitz, Fyer, Markowitz, & Cherry, 1999; Markowitz, Lipsitz, & Milrod, 2014), a bulimia nervosa (Fairburn, Jones, Peveler, Hope, & O'Connor, 1993; Fairburn et al., 1995), o transtorno de compulsão alimentar (Wilfley, 2008; Wilson, Wilfley, Agras, & Bryson, 2010) e o transtorno da personalidade *borderline* (Markowitz, Skodol, & Bleiberg, 2006). Além de sua adaptação para tratar pacientes com diferentes diagnósticos, a TIP tem sido cada vez mais praticada e estudada com pacientes de diferentes culturas (Markowitz & Weissman, 2012a). A TIP foi adaptada para tratar pacientes em diferentes *settings*, inclusive em áreas urbanas e rurais de países desenvolvidos ou em desenvolvimento (Ravitz et al., 2019; Weissman, 2020). A pandemia de 2019 da doença do coronavírus (covid-19) forçou os profissionais de saúde mental a oferecer, praticamente da noite para o dia, psicoterapia no modo remoto. Felizmente, a TIP foi adaptada e testada para vários formatos, inclusive ligações telefônicas e videoconsultas, ao longo dos últimos 20 anos (Dennis,

*N de T. No DSM-5-TR, transtorno depressivo persistente.

Grigoriadis, Zupancic, Kiss, & Ravitz, 2020; Heckman et al., 2017; Neugebauer et al., 2007; Ravizt et al., 2019). Além disso, a eficácia demonstrada da TIP no tratamento da depressão maior, do TEPT e de outros transtornos tem levado à sua incorporação a diretrizes nacionais de tratamento (American Psychiatric Association, 2010; Cuijpers et al., 2011; Curry et al., 2019; Weissman, 2020).

Este capítulo descreve princípios, características e técnicas da TIP individual para depressão maior e ilustra como um profissional implementa as técnicas da TIP com um paciente real.

DEPRESSÃO MAIOR

O transtorno depressivo maior (TDM), a doença depressiva mais comum, afeta milhões de norte-americanos todos os anos. O Global Burden of Disease Study (GBD) 2017 concluiu que a depressão é a terceira maior causa de incapacidade entre as mulheres e a quinta principal causa de incapacidade entre os homens no mundo inteiro (GBD 2017 Disease and Injury Incidence and Prevalence Collaborators, 2018). Além disso, o número de novos casos aumentou em cerca de 50%, passando de 172 milhões em 1990 para 258 milhões em 2017 (Lin et al., 2019), sugerindo que a depressão está cada vez mais sendo identificada e diagnosticada. O levantamento 2012–2013 National Epidemiologic Survey on Alcohol and Related Conditions–III (NESARC-III) revelou uma prevalência de 20,6% de TDM ao longo da vida entre adultos com 18 anos de idade ou mais, sendo 26,1% para as mulheres e 14,7% para os homens (Hasin et al., 2018). O National Institute of Mental Health (NIMH) relata que, nos Estados Unidos, a prevalência anual de TDM é de 7,1% entre adultos com 18 anos de idade ou mais, e de 13,3% entre adolescentes entre 12 e 17 anos, sendo a maioria dos casos de TDM associada a sintomas substanciais graves e à incapacitação no funcionamento (NIMH, 2019). Estudos nacionais e internacionais têm encontrado, de maneira consistente, prevalências de TDM mais elevadas em mulheres do que em homens — as mulheres têm duas vezes mais chances que os homens de sofrerem um episódio de TDM. Tanto o NIMH quanto a Organização Mundial da Saúde (OMS) recomendam a TIP como um tratamento de primeira linha para a depressão (NIMH, 2019; WHO, 2020a). Além disso, a U.S. Preventive Services Task Force (Força Tarefa de Serviços de Prevenção dos Estados Unidos) recentemente recomendou a TIP para a prevenção e o tratamento da depressão durante a gravidez (Curry et al., 2019; Weissman, 2020).

Um episódio depressivo maior compreende um período de, pelo menos, duas semanas durante o qual uma pessoa sofre de ânimo deprimido e/ou anedonia e vários sintomas cognitivos, somáticos e interpessoais. Os sintomas comuns incluem distúrbios no sono e no apetite; dificuldade para se concentrar e tomar decisões; falta de energia e motivação; e sensação de impotência, desesperança e falta de valor, bem como a ideação suicida. Para critérios adicionais, veja a quinta edição do *Manual diagnóstico e estatístico de transtornos mentais* (DSM-5; American Psychiatric Association, 2013) e a 11ª revisão da *Classificação internacional de doenças* (CID-11; WHO, 2020b).

O DESENVOLVIMENTO DA TIP

Klerman, Weissman et al. desenvolveram a TIP nos anos de 1970, como um braço de um estudo farmacoterápico para depressão (Markowitz & Weissman, 2012b). Como pesquisadores, desenvolveram uma psicoterapia baseada em dados de pesquisa. A pesquisa posterior à Segunda Guerra Mundial sobre os eventos da vida psicossocial e o desenvolvimento de transtornos mentais havia mostrado relações entre depressão e luto complicado (a morte de uma pessoa significativa), disputas de papel (ou seja, maus relacionamentos), transições de papel (p. ex., perder ou conseguir um emprego, ou qualquer outra mudança de vida significativa) e déficits interpessoais (isolamento social). Os eventos estressantes na vida podem desencadear episódios depressivos em pessoas vulneráveis, e os episódios depressivos comprometem o funcionamento interpessoal, dificultando a administração desses eventos e muitas vezes desencadeando mais eventos negativos na vida (Bleiberg & Markowitz, 2007).

A TIP também foi construída com base na teoria interpessoal de Adolph Meyer (1957) e Harry Stack Sullivan (1953), bem como na teoria do apego de John Bowlby (1973). Os terapeutas interpessoais ampliaram o alcance da psiquiatria enfatizando fatores sociais, culturais e interpessoais. Sullivan destacou o papel das relações interpessoais no desenvolvimento da doença mental e o uso dessas relações para entender, avaliar e tratar a doença mental. Ele também indicou que os acontecimentos na vida e os relacionamentos que ocorriam *após* o início da infância influenciavam a psicopatologia, em contradição com o foco de então nos eventos pré-edipianos.

Bowlby (1973) postulou que o rompimento de vínculos seguros pode contribuir para o início da depressão e que os transtornos psiquiátricos resultam das dificuldades de formar e manter vínculos seguros. De fato, os apoios sociais protegem contra a depressão. Na psiquiatria, a ideia de que a doença mental era influenciada por eventos atuais, e não (apenas) decorrente de experiências do início da infância, era nova em uma época dividida entre abordagens psicanalíticas e biológicas (Klerman, Weissman, Rounsaville, & Chevron, 1984).

PRINCÍPIOS DA TIP: O MODELO DE DEPRESSÃO

Dois princípios básicos da TIP explicam a depressão e a situação das pacientes, e são simples de entender, mesmo para uma paciente muito deprimida, com baixa concentração. Em primeiro lugar, o terapeuta da TIP define a depressão como um problema médico e explica que a paciente tem uma doença comum, que comporta um conjunto específico e previsível de sintomas, torna esses sintomas menos avassaladores e mais administráveis. O terapeuta assume que a etiologia da depressão é complexa e multideterminada, podendo incluir biologia, experiências de vida e história familiar, entre outros fatores. O terapeuta enfatiza que *a depressão é um problema médico tratável, e não culpa da paciente*. Explicar que a depressão é tratável dá às pacientes a esperança de se sentir melhor. A desesperança, um sintoma de depressão potencialmente fatal, distorce o prognóstico geralmente bom da doença. As pacientes deprimidas muitas vezes veem seus sintomas e dificuldades no funcionamento como reflexos de um fracasso, como falha de caráter ou fraqueza no plano pessoal.

Definir a depressão como uma doença sem responsável ajuda a combater a culpa e a autocrítica da paciente. O terapeuta diagnostica a depressão usando critérios do DSM-5 ou a CID-11 e avalia os sintomas usando escalas de classificação, como a Escala de Avaliação da Depressão de Hamilton (HDRS; Hamilton, 1960) ou o Inventário de Depressão de Beck-II (BDI-II; Beck, Steer, & Brown, 1996). O uso que a TIP faz do modelo médico para definir a depressão a distingue de outras psicoterapias e a torna extremamente compatível com a medicação antidepressiva no tratamento combinado.

O segundo princípio da TIP é o de que a depressão da paciente está relacionada a um evento recente em sua vida. Os eventos estressantes podem precipitar episódios depressivos em indivíduos vulneráveis, e a depressão, por sua vez, pode dificultar lidar com eventos estressantes. A TIP se concentra em resolver um problema interpessoal na vida da paciente[1], uma área problemática — luto complicado, disputa de papéis, transição de papéis ou déficits interpessoais — relacionada ao atual episódio depressivo da paciente. Ao resolver uma crise interpessoal, a paciente pode melhorar sua situação de vida, frequentemente ganhar novas habilidades sociais e, ao mesmo tempo, aliviar sintomas depressivos.

CARACTERÍSTICAS DA TIP

Várias características definem a TIP, às vezes a diferenciando de outras psicoterapias.

- *A TIP tem duração limitada e é focada*. O tratamento agudo é definido, no início, em 9, 12 ou 16 sessões semanais. Alguns estudos incluíram fases de manutenção e continuação, com sessões quinzenais e mensais. A duração limitada da TIP dá esperança às pacientes de que seus sintomas e sua situação de vida podem melhorar rapidamente. O limite de tempo estimula as pacientes a se manter concentradas no tratamento, e pressiona paciente e terapeuta a se esforçar e ser eficazes dentro da janela terapêutica de oportunidade. Ambos concordam em se concentrar em uma ou, no máximo, duas áreas problemáticas no início do tratamento.
- *A TIP tem base empírica*. Como a TIP demonstrou eficácia em repetidas pesquisas, os terapeutas podem oferecer e aplicar o tratamento com confiança e otimismo, e as pacientes podem se sentir esperançosas com o tratamento que estão recebendo.
- *A TIP é direcionada ao diagnóstico*. Concentra-se A TIP se concentra em um diagnóstico específico, seus sintomas e como eles interferem e interagem com o funcionamento social. Ela não é adequada a todas as pacientes, mas já foi submetida a uma série de ensaios randomizados controlados para determinar sua eficácia.
- *A TIP tem foco no "aqui e agora"*. A TIP é dirigida ao presente e à melhoria da situação da paciente para o futuro, e não ao que aconteceu no seu passado. O terapeuta da TIP relaciona sintomas e dificuldades interpessoais atuais com eventos recentes ou atuais. Embora episódios depressivos e relacionamentos passados sejam examinados e padrões de relacionamento sejam identificados, o tratamento visa aos relacionamentos atuais — construir apoios sociais e resolver disputas — e ao funcionamento social.
- *A TIP é voltada a problemas interpessoais*. O terapeuta pode reconhecer defesas intrapsíquicas, mas não vê as atuais dificuldades da paciente como resultado de conflitos internos. Em lugar disso, concentra-se nos relacionamentos interpessoais e no funcionamento.
- *A TIP trata do relacionamento entre humor e eventos recentes na vida*. O terapeuta da TIP enfatiza que eventos estressantes podem desencadear episódios de depressão maior e, reciprocamente, a depressão compromete o funcionamento psicossocial, o que torna mais difícil lidar com fatores estressores, levando a mais eventos negativos na vida.
- *A TIP enfatiza a evocação do afeto*. As pacientes deprimidas muitas vezes têm dificuldades de entender, identificar e expressar o que estão sentindo. Embora tendam a relatar que se sentem "mal", elas costumam ter dificuldades de identificar sentimentos negativos mais especificamente, como raiva, mágoa, vergonha, rejeição, decepção. Além disso, as que reconhecem esses afetos negativos tendem a se sentir constrangidas de ter esse tipo de emoções "ruins". O terapeuta da TIP ajuda a paciente a identificar melhor o que está sentindo, valida emoções como a raiva e a decepção como sendo sinais interpessoais normais e úteis e ajuda a paciente a usar essas emoções como um guia (Markowitz & Milrod, 2011). As pacientes aprendem a melhor administrar

seus sentimentos e os usar para decidir como se comportar e o que dizer em interações interpessoais.

A TIP COMPARADA A OUTRAS PSICOTERAPIAS

Embora tenha uma fundamentação distinta e seja diferençável de outras (Amole et al., 2017; Hill, O'Grady, & Elkin, 1992; Weissman et al., 2000), a TIP é uma psicoterapia eclética que usa técnicas presentes em outros tratamentos. Ela inclui os chamados fatores "comuns" da psicoterapia (Frank, 1971). A TIP compartilha o diagnóstico focado no "aqui e agora", a duração limitada e a abordagem ativa com a terapia cognitivo-comportamental (TCC). Tanto a TIP quanto a TCC incluem a dramatização e a construção de habilidades. A TIP, entretanto, é muito menos estruturada e não usa exercícios de casa formais, embora o terapeuta da TIP recomende atividades entre sessões para melhorar o humor, além de resolver os problemas da área interpessoal. Ao passo que o terapeuta da TCC define a depressão como consequência dos padrões disfuncionais de pensamento e a eles atribui as dificuldades da paciente, o terapeuta da TIP enfatiza que a depressão é um problema médico e relaciona as dificuldades a se sentir deprimida e a eventos recentes. A TIP destaca a evocação do afeto em vez de pensamentos automáticos ("quentes", carregados afetivamente). A TIP trata as questões interpessoais de forma semelhante à terapia de casal. Como terapeutas de apoio, os terapeutas da TIP proporcionam apoio e estímulo (Bleiberg & Markowitz, 2007).

A TIP já foi chamada psicoterapia "psicodinâmica", mas não o é (Markowitz, Svartberg, & Swartz, 1998). Ela emprega o modelo médico da doença depressiva, ao passo que a psicoterapia psicodinâmica usa uma abordagem baseada no conflito. O terapeuta da TIP não aborda os processos inconscientes nem explora ou interpreta a transferência, mas sim se concentra nos relacionamentos atuais fora do consultório. As experiências de infância são reconhecidas, mas não enfatizadas. O terapeuta da TIP relaciona os sintomas e os problemas interpessoais atuais a eventos recentes na vida da paciente, e não às suas experiências de infância. A TIP reconhece a influência de experiências passadas sobre as dificuldades atuais, mas apenas para identificar padrões de comportamento interpessoal e criar empatia com o esforço da paciente. Diferentemente do tratamento psicodinâmico, o objetivo da TIP é reduzir os sintomas e melhorar o funcionamento social, em vez de alterar o caráter e a personalidade. Entretanto, assim como o psicoterapeuta psicodinâmico, o terapeuta da TIP enfatiza a mobilização do afeto no consultório e a ajuda às pacientes para que se tornem cientes de sentimentos dos quais não estavam antes (Markowitz & Milrod, 2011; Weissman et al., 2000). A TIP e a terapia psicodinâmica coincidem no uso de mentalização (Markowitz, Milrod, Luytens, & Holmqvist, 2019) e podem, inclusive, compartilhar substratos neurais com outras psicoterapias focadas no afeto (Suarez-Jimenez et al., 2020).

O TERAPEUTA DA TIP

O terapeuta da TIP conduz o tratamento em um *setting* de consultório privado, acadêmico ou hospitalar e geralmente não se comunica com familiares ou amigos da paciente.

O terapeuta da TIP assume uma postura central, não neutra, oferecendo psicoeducação sobre depressão, enfatizando a base teórica desse tipo de terapia, ensinando habilidades sociais e disseminando esperança. Uma abordagem um tanto diretiva é essencial para cumprir a duração limitada na TIP e manter o tratamento concentrado no problema interpessoal. Assumir uma postura ativa pode ser desafiador para os terapeutas com orientação psicodinâmica que estão acostumados a uma postura neutra e a oferecer pouca orientação na sessão.

Por outro lado, o terapeuta da TIP não quer reforçar a passividade e a dependência que são características da depressão. O terapeuta que resolve todos os problemas pode reforçar a sensação de inadequação da paciente. Sendo assim, o terapeuta da TIP estimula a paciente a apresentar ideias, explorar opções e a testá-las entre sessões. Dessa forma, a paciente merece (e recebe) crédito por fazer as mudanças de vida que levam a melhoras no tratamento.

O terapeuta precisa ser apoiador, entusiasmado e otimista — sem banalizar ou falhar em reconhecer o sofrimento da paciente — para despertar a esperança de que a depressão melhorará e as mudanças virão, e para encorajar e inspirar a paciente a realizá-las. A estrutura do manual de TIP (Weissman, Markowitz, & Klerman, 2018) e a validação empírica da terapia em estudos randomizados controlados ajudam a aumentar a confiança do terapeuta. O terapeuta da TIP frequentemente congratula a paciente por seus progressos no tratamento e seus esforços para fazer mudanças.

Em função da ênfase em ajudar a paciente a identificar e expressar sentimentos, o terapeuta precisa se sentir confortável para encorajar a expressão do afeto e tolerar afetos negativos intensos. O terapeuta pode mostrar, com exemplos, que os sentimentos realmente são potentes, mas são apenas sentimentos e podem ser entendidos em um contexto interpessoal, e vão passar, se forem tolerados.

A PACIENTE DA TIP

As pesquisas já demonstraram que há uma ampla gama de pacientes com depressão maior que são boas candidatas para TIP. Essa terapia foi validada, com pequenas modificações, como tratamento para depressão em adolescentes, adultos, em periparto e pacientes geriátricos. Em termos ideais, a paciente deve ter tido algum fator de estresse recente e ter algum contato social. As pacientes com depressão que não informam algum evento recente e que não têm habilidades sociais básicas tendem a ter resultados inferiores na TIP. Essa terapia não é destinada a pacientes com depressão com sintomas psicóticos, que requer eletroconvulsoterapia ou farmacoterapia antidepressiva ou antipsicótica. As pacientes com transtorno da personalidade comórbido moderado ou grave podem ter menor probabilidade de responder à psicoterapia de curto prazo (Weissman et al., 2018). Dessa forma, uma recente adaptação da TIP para transtorno da personalidade *borderline* possibilita até 32 semanas de tratamento (Markowitz et al., 2006).

AS QUATRO ÁREAS-PROBLEMA INTERPESSOAIS

A TIP se concentra em resolver uma das quatro áreas-problema interpessoais relacionadas ao início ou à manutenção do episódio depressivo atual da paciente. O terapeuta da TIP segue estratégias específicas de cada área-problema.

Luto

Essa área-problema trata da dificuldade da paciente de passar pelo luto depois da morte de uma pessoa significativa. O terapeuta facilita o processo de elaboração da perda, estimula a catarse e, em última análise, ajuda a paciente a estabelecer novas relações e a encontrar novas atividades para compensar a perda. O terapeuta explora a relação e os sentimentos associados que a paciente tinha com a pessoa querida. As pacientes que passam por luto complicado muitas vezes tiveram um relacionamento conflituoso com o falecido, relatam sentimentos não resolvidos e raiva em relação a essa pessoa, e se sentem culpadas ou desconfortáveis com esses sentimentos. As pacientes podem se sentir culpadas pelo que disseram ou deixaram de dizer ou fazer pela pessoa que morreu. O terapeuta estimula a investigação desse sentimento, tratando como válidos e normais os sentimentos negativos e possibilitando à paciente abrir mão da culpa que sente.

A liberação de afetos negativos no consultório pode ajudar a diminuir sua intensidade. O terapeuta também explora os sentimentos positivos que a paciente tinha pela pessoa que perdeu e demonstra empatia em relação à sua perda. Por fim, ajuda a paciente a explorar opções para estabelecer novos relacionamentos e encontrar novas atividades que ajudem a substituir a relação perdida e deem à paciente um novo sentido de direção. A perda pode proporcionar oportunidades para a paciente conhecer pessoas e participar de atividades, o que, caso contrário, não teria acontecido.

Disputas de papel

Uma disputa de papel é um conflito com uma pessoa importante na vida da paciente: cônjuge, amigo, genitores, familiares, patrão, colega de trabalho ou amigo íntimo. Terapeuta e paciente exploram o relacionamento, a natureza da disputa e as opções para resolvê-la. As pacientes com depressão tendem a colocar as necessidades de outros antes das suas próprias. Elas têm dificuldades de ser assertivas, de confrontar os outros ou de efetivamente sentir raiva, o que lhes dificulta administrar conflitos interpessoais. O terapeuta discute essas tendências depressivas com as pacientes e explica: "Não é sua culpa. Você pode aprender como ser assertiva e se defender".

O terapeuta valida os sentimentos da paciente no relacionamento, reconhecendo a raiva como uma resposta natural a alguém que esteja, por exemplo, incomodando a paciente. A questão seguinte é como expressar esses sentimentos. O terapeuta ajuda a paciente a conceber formas de comunicar pensamentos e sentimentos mais efetivamente, e dramatiza com ela possíveis interações. Se, após explorar e tentar desenvolver opções para resolver a disputa, o conflito chegar a um impasse, o terapeuta ajuda a paciente a considerar formas de viver com o impasse ou de dar fim ao relacionamento.

Transições de papel

Uma transição de papel é uma mudança de situação de vida, como o começo ou o fim de uma relação, o começo de um emprego novo ou a perda do que se tinha, uma mudança geográfica, uma formatura ou aposentadoria, ter filhos ou receber o diagnóstico de uma doença. O terapeuta ajuda a paciente a elaborar a perda do antigo papel, a explorar aspectos positivos e negativos do novo papel e determinar quais aspectos positivos ela pode manter do antigo, se houver algum. Em última análise, o terapeuta ajuda a paciente a se adaptar e a ter uma sensação de domínio sobre o novo papel. Mesmo que seja desejado e positivo, um novo papel pode vir acompanhado de perda antecipada. Por exemplo, casar-se pode implicar passar menos tempo com a própria família de origem por ter de estar mais com a família do cônjuge. Mudar-se para uma casa nova, grande, em um bairro melhor, pode romper relações com amigos no antigo bairro. Se o novo papel for indesejado, a paciente poderá descobrir na terapia benefícios que não foram previstos. Uma paciente que tenha perdido o emprego pode vir a ver essa perda como uma oportunidade de ir em busca de outro melhor.

Déficits interpessoais

Os déficits interpessoais representam a menos desenvolvida das quatro áreas-problema e só são usados como foco da TIP para depressão maior quando a paciente não relata eventos recentes em sua vida e, portanto, não tem problema nas três primeiras áreas. As pacientes nessa categoria tendem a ser socialmente isolados e a ter pouco apoio social, além de uma história de dificuldades de formar e sustentar relações ou de não se sentir realizadas com elas. O objetivo do tratamento nessa área é reduzir o isolamento da paciente. Como ela carece de relacionamentos no momento, o tratamento se concentra em padrões de relações passadas e em começar a formar novas. O terapeuta repassa relacionamentos importantes do passado, explorando aspectos positivos e negativos e identificando problemas recorrentes. O terapeuta ajuda a paciente a explorar opções para conhecer pessoas e participar de atividades de que a paciente costumava gostar.

Diferentemente do tratamento para outras áreas-problema, o tratamento para déficits interpessoais pode se concentrar na relação com o terapeuta. Na ausência de outros relacionamentos, e com o entendimento de que a paciente provavelmente se sentirá desconfortável na situação terapêutica, o terapeuta a estimula a discutir seus sentimentos sobre o próprio terapeuta e a trabalhar em problemas que surjam em sua relação. Em termos ideais, a relação com o terapeuta pode servir de modelo para a paciente estabelecer relações. Como a TIP geralmente se direciona a um evento na vida das pacientes, não surpreende que aquelas que não têm esses eventos respondam menos ao tratamento. É importante identificar pacientes que tenham transtorno distímico subjacente, porque elas muitas vezes descrevem poucos eventos recentes em sua vida. Há um protocolo de TIP adaptado ao tratamento de pacientes distímicas (Markowitz, 1998; Weissman et al., 2018).

O PROCESSO DE TRATAMENTO COM TIP

O tratamento agudo com TIP para depressão maior compreende as fases inicial, intermediária e de encerramento. As técnicas ajudam a paciente a buscar os objetivos do tratamento para cada área-problema interpessoal. Essa seção leva a um exemplo que ilustra a implementação dessas técnicas.

A fase inicial (sessões 1–3)

As tarefas das sessões iniciais de TIP para depressão maior incluem evocar a queixa principal da paciente, examinar seus sintomas e estabelecer um diagnóstico, determinando o contexto interpessoal para o atual episódio depressivo, formar uma aliança terapêutica e definir o quadro do tratamento, incluindo seus objetivos e estratégias. Embora essas tarefas sejam comuns a outras intervenções psicoterapêuticas, as técnicas e os processos são próprios da TIP.

Diagnosticando a depressão maior

Para diagnosticar o TDM, o terapeuta examina os atuais sintomas de depressão usando os critérios do DSM-5 ou da CID-11, interrogando sobre cada sintoma e sobre qualquer histórico passado de depressão. O terapeuta poderá administrar uma escala de gravidade de sintomas, como a HDRS (Hamilton, 1960) ou o BDI-II (Beck et al., 1996), e repetir esses instrumentos em um intervalo de algumas semanas, para monitorar os avanços da paciente. O terapeuta descarta outros diagnósticos, como transtorno bipolar, depressão devido a condição de saúde geral ou uso de substâncias, e outros transtornos psiquiátricos. Se a paciente cumpre os critérios de TDM, o terapeuta lhe diz, descrevendo explicitamente cada sintoma que ele relatou:

> "Você tem uma doença chamada transtorno depressivo maior. Os sintomas que você relatou ter nos últimos meses — sentindo-se mal na maior parte do tempo, com dificuldade para desfrutar das coisas, tendo que fazer um esforço enorme para terminar as tarefas, com dificuldade para dormir, perda do apetite, com problema para se concentrar, sentindo-se muito autocrítica, desvalorizando-se e se sentindo pessimista em relação ao seu futuro — todos são sintomas de depressão. A depressão é uma doença tratável. Você não tem culpa de se sentir assim e de ter tido dificuldade para funcionar, assim como não seria sua culpa se você tivesse asma ou pressão alta, ou qualquer outro problema de saúde. E, embora você esteja se sentindo sem esperanças, isso é apenas um sintoma depressivo. O seu prognóstico com o tratamento é bastante bom. Você tem uma chance excelente de se sentir melhor."

Na fase inicial, e segundo a necessidade, no transcorrer do tratamento, o terapeuta oferece psicoeducação sobre a depressão e como ela afeta o funcionamento social. O terapeuta ajuda a paciente a identificar e entender seus sintomas depressivos, e a melhor administrá-los, bem como a distinguir a doença de suas qualidades e capacidades pré-mórbidas. O terapeuta determina a necessidade de medicação com base na gravidade dos sintomas, nas respostas passadas à medicação e nas preferências da paciente.

O "papel de doente"

O terapeuta da TIP atribui à paciente o "papel de doente" (Parsons, 1951), um papel temporário que tem por objetivo ajudar a paciente a reconhecer que sofre de uma doença envolvendo um conjunto específico de sintomas que prejudicam seu funcionamento. Ao assumir o papel de doente, a paciente deixa de se culpar e fica isenta de responsabilidades atribuídas pela depressão, até se recuperar. O terapeuta educa a paciente em relação à forma como a depressão pode prejudicar o funcionamento social e como explicar a doença à família e aos amigos para obter apoio. O papel de doente também dá à paciente a responsabilidade de trabalhar para melhorar seus sintomas no tratamento.

O inventário interpessoal

Na TIP, a história psiquiátrica inclui o *inventário interpessoal*, uma revisão minuciosa do funcionamento social da paciente no passado e no presente, suas relações íntimas, seus padrões de relacionamento, as expectativas que tem de outros nas relações e as expectativas que percebe nos outros em relação a si. O inventário interpessoal deve dar ao terapeuta uma ideia de como a paciente interage com outras pessoas. Deve esclarecer como as relações podem ter contribuído para o atual episódio depressivo e, por outro lado, como os sintomas depressivos podem estar afetando as relações atuais. Além disso, o inventário interpessoal avalia apoio social existente e potencial. Para coletar essa informação, o terapeuta faz perguntas detalhadas sobre as relações passadas e atuais da paciente. A busca por informações sobre relações atuais pode abarcar as seguintes perguntas: "Quem está na sua vida atualmente?"; "Você está em um relacionamento?"; "Namorado/namorada?"; "Como é sua relação com essa pessoa?"; "Do que você gosta nela?"; "Do que você não gosta?"; "Vocês discutem?"; "Por que tipo de coisa vocês discutem?"; "O que acontece quando vocês discutem — o que fazem/dizem?"; "O que você espera dessa pessoa?"; "O que você acha que ela espera de você?".

Identificação de áreas-problema interpessoais

O principal objetivo do inventário é determinar quais questões interpessoais estão mais ligadas ao atual episódio depressivo da paciente. O terapeuta deve identificar áreas-problema interpessoais importantes que possam se tornar o foco do tratamento. Ele pergunta sobre quaisquer mudanças que tenham ocorrido na vida da paciente em torno do início dos sintomas depressivos: "O que estava acontecendo em sua vida quando você se deprimiu?". O terapeuta também explora diferentes áreas da vida da paciente: casa, trabalho, relações com pessoas significativas em sua vida, membros da família e amigos. O terapeuta deve escolher uma área-problema na qual se concentrar, pois muitos focos de tratamento acabam gerando dispersão. O terapeuta relaciona a depressão a uma área-problema e apresenta essa relação à paciente em uma formulação (Markowitz & Swartz, 2007):

> "Pelo que você me contou, parece que o principal problema é você se entender com seu marido. Embora as causas da depressão sejam complexas e não estejam totalmente compreendidas, sabemos que os conflitos com pessoas significativas podem estar relacionados à depressão. Além disso, a depressão pode tornar difícil lidar com conflitos com outras pessoas. Sugiro que tenhamos encontros durante as próximas 12 semanas para descobrir como você pode lidar melhor com os problemas que descreveu com o seu marido. Na TIP, chamamos esse conflito de 'disputa de papel'. Ao resolver sua disputa de papel, sua vida e sua depressão devem melhorar. Isso faz sentido para você?"

Somente após a paciente concordar explicitamente em trabalhar nas áreas problemáticas escolhidas é que o terapeuta passa à fase intermediária do tratamento. A concordância da paciente com o foco permite ao terapeuta trazê-la de volta a esse tema posteriormente, mantendo um fluxo temático para o tratamento.

Exposição do contrato de tratamento e da abordagem da TIP

Além de chegar a um acordo em relação a um foco para o tratamento nas primeiras sessões, terapeuta e paciente discutem e chegam a um entendimento em relação a outros aspectos do tratamento. O terapeuta discute questões práticas, incluindo a limitação de tempo, a duração específica e a frequência das sessões, a data de término, o horário das consultas, os honorários, e assim por diante. O terapeuta explica que a TIP é um dos vários tratamentos para depressão que têm sustentação empírica, e descreve seus princípios básicos. Ele enfatiza o "aqui e agora" e o foco social e interpessoal do tratamento, explicando:

> "Vamos trabalhar juntos para entender como o estresse e as relações atuais podem estar afetando seu humor. Vamos tentar ajudá-la a administrar melhor esses estresses e os problemas que você pode estar tendo nos seus relacionamentos. Vamos explorar o que você quer e precisa nos seus relacionamentos, e ajudá-la a entender como conseguir o que quer e precisa. Vou me interessar por ouvir, a cada semana, o que está acontecendo em seus relacionamentos com outras pessoas, como essas interações a fazem sentir e também de que forma os seus sentimentos influenciam o que acontece com outras pessoas."

O terapeuta estimula a paciente a mencionar qualquer desconforto que sinta em relação às sessões: "Se alguma coisa a incomodar, por favor, diga. Eu não pretendo fazer nada que a deixe desconfortável, mas, se você se sentir assim, me conte para que possamos falar do assunto. Esse é o tipo de tensão interpessoal que nós precisamos focar também em sua vida fora daqui".

A fase intermediária (sessões 4–9)

Uma vez que se tenha estabelecido o contrato para o tratamento e se tenha escolhido uma área interpessoal como foco, o terapeuta pode avançar para a fase intermediária das sessões, na qual o objetivo é trabalhar para resolver a área-problema em foco.

Cada sessão começa com a pergunta "Como você se sentiu desde que nos vimos pela última vez?". Essa pergunta evoca um intervalo da história do humor, eventos e interações interpessoais que vieram à tona entre sessões. Ela também mantém a atenção da paciente voltada ao humor e à situação atuais. A paciente provavelmente responderá descrevendo um humor ("Senti-me muito para baixo") ou um acontecimento ("Meu marido e eu tivemos uma briga muito séria"). Depois de mais investigações, o terapeuta liga o humor da paciente a um acontecimento recente, ou um acontecimento recente ao seu humor ("Não é de se estranhar que você esteja deprimida, dada a briga que teve com seu marido!").

Perguntando sobre interações carregadas emocionalmente, o terapeuta usa *a análise de comunicação* — a reconstrução e a avaliação de interações afetivamente carregadas — para ajudar a paciente a entender como se sente na situação e o que poderia ter feito para se comunicar melhor. O terapeuta *explora os desejos e as opções da paciente*, ajudando-a a decidir o que quer e explorando as opções para chegar a isso: "O que você queria que acontecesse nessa situação?... O que você poderia ter feito para conseguir o que queria? Que outras opções você tem?"

As pacientes deprimidas costumam ter dificuldades de ver que têm opções, e sua tendência a considerar suas necessidades como menos importantes do que as dos outros contribui para sua dificuldade de ser assertivas. O terapeuta explica isso de forma empática, quando for o caso, responsabilizando a síndrome depressiva por suas dificuldades. Para ajudar a paciente em suas escolhas, o terapeuta usa a *análise de decisões*, aprofundada no caso apresentado posteriormente, neste capítulo.

O terapeuta faz *dramatizações* de possíveis interações com a paciente e a prepara para interações interpessoais na vida real. Em lugar de fornecer palavras à paciente durante a dramatização, o terapeuta a encoraja para que gere suas próprias palavras, o que a fortalece, porque estimula sua independência em relação ao terapeuta. O terapeuta mostra que a paciente tem condições de saber o que dizer em interações interpessoais, embora a depressão possa fazê-la se sentir incapaz. O terapeuta pergunta como a paciente se sente durante a dramatização, se o conteúdo e o tom de voz estão confortáveis, e como ela acha que se sentirá ao dizer as palavras na vida real. Quando uma paciente se comunica de forma eficaz durante a dramatização e consegue fazer isso na vida real, o terapeuta reforça o comportamento adaptativo com elogios e estímulos. Os êxitos na vida real não apenas melhoram o humor, mas também inspiram a paciente a tentar se afirmar em situações posteriores.

As pacientes deprimidas se retraem socialmente e perdem o interesse em atividades que antes consideravam prazerosas. O terapeuta estimula a paciente a retomar a atividade social e explorar opções de novas atividades e oportunidades de formar novos relacionamentos, se for o caso. Ele se solidariza com a dificuldade que a paciente tem de forçar um envolvimento com outras pessoas, mas insiste que, uma vez que isso aconteça, ela provavelmente se sentirá melhor. Na verdade, o terapeuta da TIP pede que a paciente corra riscos, afirmando-se diante de outros e forçando a voltar a se envolver em atividades sociais. O terapeuta reconhece explicitamente que está pedindo que a paciente corra riscos, mas, ainda assim, garante que esses riscos provavelmente melhorarão seu humor e sua situação de vida. O terapeuta estará disponível para discutir qualquer coisa que dê certo ou errado.

A fase de encerramento (sessões 10–12)

Nas sessões finais, o terapeuta analisa os avanços da paciente em termos de melhorar seus sintomas, assim como até onde se resolveu a área problemática em questão. Ao analisar por que a paciente está melhor, por meio das ações que esta realizou para resolver o foco interpessoal, o terapeuta reforça a crescente autoestima da paciente pontuando que suas ações levaram a seus ganhos. O terapeuta congratula a paciente por seu progresso e seu esforço e expressa otimismo em relação à manutenção do progresso independente do terapeuta.

O terapeuta trata da não resposta em pacientes cujo humor e situações de vida não melhoram, ou que melhoram apenas parcialmente. O terapeuta deve explicar que o que fracassou foi o *tratamento* — *não* a paciente. O terapeuta dá esperança à paciente, insistindo que a depressão é tratável e que existem muitos outros tratamentos eficazes, recomendando que sejam exploradas alternativas de tratamento.

O terapeuta investiga os sentimentos da paciente em relação ao tratamento e seu encerramento. Reconhece não somente a sua tristeza pelo fim de seu relacionamento, mas também a felicidade pela melhora da paciente e pela confiança de que ela conseguirá manter o progresso que fez no tratamento. Se os sintomas voltarem, a paciente terá obtido ferramentas para administrar os sintomas da depressão por contra própria. Além disso, se for necessário, ela poderá retornar à TIP para sessões de reforço.

Usando o modelo médico da TIP, o terapeuta oferece psicoeducação sobre recaída e recorrência de depressão maior e prepara a paciente para a possibilidade de que isso aconteça. As pacientes que vivenciaram um ou mais episódios de depressão maior são, infelizmente, vulneráveis a futuros episódios. O terapeuta explica isso e alerta para o fato de que, em função do vínculo entre eventos estressantes e humor, a paciente pode antecipar que poderia ter dificuldades com futuros acontecimentos estressantes em sua vida. Felizmente, ela pode usar as habilidades de enfrentamento que obteve no tratamento para evitar uma piora dos sintomas. Se a paciente houver melhorado com a TIP, mas tiver sintomas residuais relevantes ou uma história de múltiplos episódios, ela e o terapeuta poderão fazer um contrato para o prosseguimento ou manutenção da TIP, o que já demonstrou eficácia na prevenção de recaída (Frank et al., 2007).

ESTUDO DE CASO

O caso a seguir demonstra como uma terapeuta (K. L. B.) utilizou a TIP para depressão maior em um tratamento agudo de 12 semanas e ilustra como se trabalha com a área-problema do luto. Na TIP, o luto complicado é considerado uma área-problema focal quando o início da depressão está relacionado à morte de uma pessoa significativa e a paciente está tendo uma reação anormal de luto (Weissman et al., 2018). Embora os casos que focam a área-problema do luto geralmente tratem da perda complicada relacionada à morte de uma pessoa que realmente chegou a viver, o caso a seguir envolve um bebê natimorto (Bleiberg, 2012). Por favor, observe que as informações que poderiam permitir a identificação de um paciente real foram modificadas.

Antecedentes

Sara, uma mulher de 35 anos, casada e sem filhos, foi encaminhada para tratamento de depressão maior dois meses após a morte de sua filha no útero, na 27ª semana de gestação. Seu médico considerava que uma infecção bacteriana era a causa mais provável da morte do feto. A principal queixa de Sara era: "Eu acho que já deveria ter superado".

Na 27ª semana, depois de não sentir o bebê se mexer por várias horas, Sara telefonou para seu médico, que lhe disse que fosse ao hospital. O médico não identificou batimentos cardíacos e disse que precisava retirar o feto. Sara se lembra de se sentir chocada, sem reação e sem conseguir chorar no início. Ela recebeu medicação para induzir o parto e uma anestesia peridural, e teve parto vaginal. Apesar dos esforços para ressuscitá-lo, o bebê foi declarado morto pouco depois do parto. Sara pediu para segurá-lo em seus braços. Ela pegou o bebê no colo, enrolado em um cobertor branco e cor-de-rosa. Recorda que ela e o marido choraram descontroladamente enquanto se revezavam segurando a criança, e por muito tempo depois de devolvê-la ao médico. Ela lembra que o bebê era "muito bonitinho" e se parecia com seu marido. Ela recebeu fotos e impressões dos pés para levar para casa. Sara e o marido decidiram não fazer funeral nem cerimônia em memória da criança.

Sara informou que, desde que perdeu o bebê, dois meses antes, sente-se triste e irritadiça em boa parte do dia, quase todos os dias, sendo incapaz de desfrutar das coisas de que gostava, como ler ficção, cozinhar, ir ao cinema e fazer exercícios. Ela era enfermeira em um hospital de Nova York e, antes do acontecimento, gostava muito de seu trabalho. Agora, sentia-se incapaz de gostar do trabalho em função de seu humor e tinha medo de ter de falar disso com seus colegas de trabalho que sabiam que ela esteve grávida. Chorava com frequência, estava socialmente retraída, tinha pouca energia e dificuldades de se concentrar. Tinha pouco apetite e se sentia muito mal consigo mesma. Ela negava ideação suicida ou sentimentos de que a vida não valia a pena.

Sara dizia que tentava não pensar na morte do bebê, mas muitas vezes era interrompida por pensamentos sobre ele, com frequência pensando em como teria sido a sua vida se ele tivesse sobrevivido. Sara voltou a trabalhar três semanas depois de perder o bebê, esperando que isso servisse de distração e que a ajudasse a superar sua perda. Sentia muita raiva e evitava outras mulheres grávidas, incluindo amigas íntimas e mulheres com recém-nascidos, além de outras coisas que a fizessem lembrar de sua gravidez. Ela sentia raiva por ter precisado passar pela gravidez, pelo trabalho de parto e pelo parto sem o prazer de ter um filho.

Sara sofria pela culpa inadequada, porque temia ter feito alguma coisa para causar a perda, apesar de o médico ter dito que ela nada poderia ter feito para impedir. Ele explicou que, quando infecções bacterianas causam morte fetal, é comum que a mãe não sinta qualquer sintoma e não haja diagnóstico até que as complicações já sejam graves. Mesmo assim, Sara achava que deveria ter sabido da infecção e se sentia culpada por ter esperado até seus 35 anos para tentar ter filhos. Ela dizia que se sentia fracassada por ter perdido o bebê. Sara sentia culpa por ter decepcionado e aborrecido seu marido ao perder a criança, e não queria incomodá-lo com seus sentimentos em relação à perda.

Ela nunca tinha procurado tratamento antes de sua atual avaliação, e descreveu um episódio de depressão maior quando tinha quase 30 anos, que durou entre 4 e 6 semanas, provocado pelo rompimento com um namorado de muitos anos, mas contava que se sentia muito pior desde que perdera o bebê. Ela dizia que sua mãe tinha sido tratada para depressão com medicação antidepressiva, com bons resultados.

Sara era uma mulher atraente, de peso e altura médios, que aparentava a idade que declarava. Vestia-se de maneira casual, com *jeans* e um blusão grande. Seus movimentos eram um pouco lentos, e sua fala, fluente. Seu humor era deprimido, e seu afeto, coerente e choroso. Ela negava ter ideação suicida atualmente ou ter tido no passado, assim como história de uso de substâncias ou sintomas psicóticos. Também negava problemas de saúde atuais ou passados, incluindo disfunção da tireoide. Informava não ter conhecimento de gravidez anterior, interrupção de gestação ou problemas de fertilidade antes desse acontecimento. Na verdade, ela tinha concebido depois de poucos meses tentando engravidar.

Sara era uma boa candidata para TIP: cumpria os critérios de depressão maior e tinha vivenciado um evento recente próximo ao início de seus sintomas. Além disso, a TIP poderia lidar com os problemas interpessoais que ela estava tendo com relação ao início de seus sintomas. Sara também era uma candidata potencial para TCC, farmacoterapia ou psicoterapia (antidepressiva baseada em evidências) combinada com medicação. Ela não tinha interesse em fazer exercício de casa escrito e em tomar medicação, porque tinha esperanças de conceber de novo em um futuro próximo.

A TIP com Sara

Fase inicial (sessões 1–3)

O tratamento com Sara seguiu o formato da TIP para tratamento agudo. Nas três primeiras sessões, a terapeuta coletou minuciosamente a história psiquiátrica e estabeleceu a estrutura do tratamento. Na primeira sessão, ela obteve uma queixa principal e a história atual da doença de Sara. Como o tratamento aconteceu antes do lançamento do DSM-5, a terapeuta usou critérios do DSM-IV-TR (American Psychiatric Association, 2000) para determinar que Sara cumpria os critérios para transtorno depressivo maior. Ela aplicou a HDRS para avaliar a gravidade dos sintomas de Sara.

A terapeuta se solidarizou com ela pela perda de sua gravidez: "Lamento *muito*. Você teve uma perda horrível. É normal que você esteja se sentindo mal e tenha muitas dificuldades". A terapeuta apresentou a Sara seu diagnóstico de depressão maior, revisou os sintomas específicos, atribuiu a ela seu "papel de doente" e lhe ofereceu esperanças:

> "Os sintomas que você descreveu ter tido nos últimos meses — humor deprimido, não conseguir desfrutar das coisas e sua perda de interesse nelas, sentir-se mal consigo mesma e culpada, sua dificuldade de comer ou dormir e dificuldade de se concentrar — são sintomas de depressão maior. A depressão maior é uma *doença* que é *tratável*. *Não* é sua culpa estar se sentindo assim. E você tem boas chances de recuperação."

A terapeuta explicou que o escore da HDRS de 24 que Sara teve indicava depressão moderadamente grave e que teria de reaplicar a HDRS em intervalos regulares para monitorar o avanço de Sara. Em função da gravidade dos sintomas, de sua disposição para participar na psicoterapia e de sua relutância em tomar medicação, por querer engravidar novamente, a terapeuta não achava que era necessária medicação.

A terapeuta apresentou a TIP e a fundamentação do tratamento:

TERAPEUTA: Eu tenho formação em psicoterapia interpessoal, que acho que pode ajudá-la. Essa terapia, também chamada de TIP, é um tratamento de tempo limitado que se concentra em como acontecimentos e estresses recentes na vida — como perder um bebê — afetam o humor, e como os sintomas do humor tornam difíceis os eventos e os estresses da vida, principalmente os problemas nos relacionamentos. Vamos aproveitar as primeiras sessões para revisar sua história, mas nossas sessões se concentrarão no aqui e agora, e em suas dificuldades e relações *atuais*, e não no passado. Isso faz sentido para você?

SARA: Sim.

TERAPEUTA: As pessoas costumam responder ao tratamento com TIP em 12 sessões semanais. Proponho que nos encontremos uma vez por semana, para uma sessão de 50 minutos, nas próximas 12 semanas. Se ajudar, no fim das 12 semanas, podemos discutir se seria interessante ter mais sessões para trabalhar em questões específicas e manter seu progresso. O que você acha?

SARA: Parece bom. Espero poder me sentir melhor em 12 semanas.

TERAPEUTA: Você *pode* se sentir melhor em 12 semanas. A TIP já se mostrou eficaz em diversas pesquisas para tratar sintomas como os que você descreveu.

Depois da primeira sessão, Sara se sentia um pouco mais esperançosa, mas disse que não gostava da ideia de ter um diagnóstico de depressão maior. Embora entendesse que havia uma relação entre ter perdido o bebê e seu humor, ela achava que deveria estar se sentindo melhor depois de dois meses e não queria pensar em si mesma como uma pessoa deprimida, como sua mãe, e que precisava de tratamento. Sara disse que sempre foi "a forte" e estava acostumada a funcionar em um nível muito alto. A terapeuta não se surpreendeu com o ceticismo que ela demonstrou no princípio, porque pode levar tempo para a paciente aceitar o modelo médico. Além disso, as pacientes com depressão muitas vezes se sentem desconfortáveis ao buscar tratamento, porque têm receio de sobrecarregar os outros. Mesmo assim, paciente e terapeuta concordaram em trabalhar juntas por 12 semanas, e depois decidir se seriam necessárias mais sessões.

Para obter a história psiquiátrica de Sara, a terapeuta fez um *inventário interpessoal*, revisando cuidadosamente o funcionamento passado e atual da paciente e seus relacionamentos íntimos. Ela começou o inventário perguntando sobre a família de Sara: "Onde você cresceu?"; "Quem compunha sua família?"; "Como você descreveria sua relação com sua mãe?"; "Com seu irmão?".

Sara crescera no Canadá, com seus pais, ambos com 60 e poucos anos, e seu irmão mais moço, de 33, e todos eles ainda moravam perto de Toronto, onde ela havia sido criada. Seu pai trabalhava muito quando Sara era criança, e, embora ela gostasse dele, não se sentia próxima. Sara se sentia mais próxima da mãe, e falava com ela todas as semanas, mas se irritava facilmente com ela. Ela se incomodava pelo fato de a mãe não ser assertiva e por ser intermitentemente deprimida. Ela falava semanalmente com o irmão, que morava no Canadá com a mulher e o filho de 2 anos. Sara descrevia sua relação com o irmão como razoavelmente íntima. Contou que falava menos com ele desde que havia perdido o bebê, porque sentia ciúmes de ele ter um filho. Quando falavam, Sara evitava perguntar pelo sobrinho.

Depois de explorar as relações de Sara com sua família, a terapeuta perguntou sobre outras pessoas significativas na vida dela e sobre sua relação com o marido. Aos 33 anos, Sara conheceu seu marido, Steve, que era um ano mais jovem. Ela descreveu Steve como uma pessoa afetuosa e encantadora, e contou que ele cuidava muito bem dela. Ela achava que não "o merecia", porque ele era um "cara tão bom". Ela descreveu seus namorados anteriores como menos disponíveis emocionalmente e "não muito legais". Sara e Steve eram canadenses, mas se conheceram em Nova York, ao serem apresentados por amigos em comum. Sara se mudara para Nova York com 20 e poucos anos, e seu marido, dois anos antes de se conhecerem.

Desde a perda do bebê, Sara se sentia distante de Steve e discutia com ele por "coisas pequenas". Ela contava que se sentia culpada por tê-lo decepcionado ao perder o bebê e temia que ele a culpasse pela morte da criança. Ela não queria sobrecarregá-lo ainda mais dizendo que se sentia aflita com essa perda. Também achava que Steve não conseguiria entender seus sentimentos em relação a tentar ter filhos de novo.

Sara informou que tinha algumas amigas próximas, que moravam na região de Manhattan e, até a perda do bebê, falava com elas mais ou menos semanalmente. Ela tinha vários amigos no trabalho, com quem conversava quase diariamente antes da perda. Ela se descrevia como "independente", "extrovertida" e "alguém que não dependia de outras pessoas" antes de se sentir deprimida. Ao contrário, ela era a pessoa a quem os amigos, recorriam quando tinham problemas. Sara disse que, antes da depressão, seus amigos a descreviam como trabalhadora e cheia de energia. Sara raramente discutia com os amigos, porque se sentia "desconfortável" com o conflito. Ela evitava confrontar amigos e colegas de trabalho quando discordava ou sentia raiva deles.

A terapeuta perguntou a Sara se havia alguém a quem ela pudesse recorrer para confortá-la após a perda, porque é importante ter alguém com quem conversar depois de uma perda tão horrível ou qualquer experiência de estresse. Sara respondeu que estava evitando seus amigos e familiares desde a perda. Ela havia se sentido desconfortável conversando com amigos, familiares e colegas de trabalho em relação à sua gravidez quando estava grávida, porque não gostava de ser o centro das atenções e se sentia culpada por não ter gostado do primeiro trimestre da gravidez. Ela se sentia ainda mais desconfortável discutindo a perda do bebê. Seus pais e seus sogros vieram visitá-la após ela perder o bebê, mas ela não se sentiu capaz de conversar com eles sobre o que tinha acontecido e como se sentia. Seus colegas de trabalho sabiam que ela tinha estado grávida, e Sara se sentia na obrigação de dizer alguma coisa a eles sobre o que havia acontecido. A terapeuta observou que parecia que ela não confiava a ninguém seus sentimentos sobre o ocorrido. Sara não queria pedir ajuda a familiares ou amigos, tampouco queria que eles soubessem como ela se sentia mal. Ela explicava: "Eu não quero incomodar as pessoas com meus problemas. Não quero ser fraca".

A terapeuta reorganizou as dificuldades de Sara de pedir ajuda a outras pessoas, usando o modelo médico para explicar como a depressão afetava o funcionamento social:

TERAPEUTA: Você não é fraca; você está *deprimida*, e isso não é sua culpa. As pessoas com depressão tendem a minimizar suas próprias necessidades e evitar pedir ajuda aos amigos, como você tem feito, porque não querem ser um peso. Mas, não só é correto buscar a ajuda de outros, como já se provou que esse apoio pode *realmente* ser útil na recuperação da depressão. Eu entendo seu dilema. Uma depressão faz com que você se sinta desconfortável pedindo apoio, mas o apoio de outras pessoas já se mostrou útil para reduzir a depressão e proteger as pessoas de ficarem deprimidas. Isso faz sentido para você?

SARA: Sim, mas também não quero ouvir o que elas têm a dizer. Isso só me deixa mais incomodada. Elas não entendem o que eu passei.

TERAPEUTA: E que tipo de coisas as pessoas têm lhe dito?

Sara respondeu que se incomodava quando as pessoas diziam coisas como "Você vai engravidar de novo" ou "Eu conheço uma pessoa que perdeu um bebê". Essas coisas a irritavam. Ela achava que as outras pessoas não conseguiam entender o que ela tinha vivenciado. Uma amiga íntima havia tido seu primeiro filho recentemente, e Sara evitara telefonar para ela ou encontrá-la, pois achava injusto sua amiga ter um bebê enquanto ela não tinha. Uma colega de trabalho esteve grávida ao mesmo tempo, mas teve uma gravidez relativamente fácil. Sara achava que sua colega não tinha sido solidária com seu desconforto físico durante a gravidez.

No fim da primeira fase do tratamento, a terapeuta conectou o episódio depressivo grave de Sara a sua situação interpessoal, em uma *formulação* centrada em uma área focal problemática da TIP. A queixa central de Sara refletia o fato de que ela ainda estava sofrendo a perda de seu bebê e não conseguia retomar seu nível normal de funcionamento. Sua situação era um exemplo claro de uma área problemática relacionada ao luto: Sara sofria de luto complicado. Embora seja normal sofrer por meses depois de perder um ente querido, a gravidade dos sintomas de Sara — principalmente culpa excessiva, baixa autoestima e isolamento social — e sua evitação de pensamentos, sentimentos e coisas que lembrassem o bebê e sua morte refletiam uma reação de luto anormal. Ela não havia procurado apoio emocional depois da perda do bebê e não tinha realmente elaborado a perda. Na verdade, as pessoas muitas vezes desenvolvem luto complicado quando não têm ou não usaram sua rede social para ajudá-las a assimilar a perda do ente querido.

A terapeuta apresentou esta formulação a Sara:

TERAPEUTA: Pelo que você está me contando, fica claro que a perda do bebê desencadeou sua depressão atual. Você teve uma perda horrível e está tendo problemas para fazer o luto. Não me surpreende que você esteja passando por uma situação tão difícil. Não é sua culpa. Além disso, sua perda e sua depressão afetaram suas relações pessoais com pessoas de quem você gosta, como seu marido, seus amigos e seus colegas de trabalho, e você está tendo dificuldades para expressar seus sentimentos a eles. O luto é uma das áreas problemáticas que a TIP tem mostrado que pode tratar. Sugiro que concentremos nossas sessões em lidar com seu luto em relação a esse acontecimento terrível. Sugiro que trabalhemos para ajudá-la a fazer o luto da perda e para melhorar suas relações que foram afetadas por sua perda. O que lhe parece?

SARA: Pode ser.

Depois de Sara concordar explicitamente com o foco, a terapeuta começou a fase intermediária de tratamento.

Fase intermediária (sessões 4–9)

Durante a fase intermediária, terapeuta e paciente trabalham para resolver o problema interpessoal de Sara na TIP. Nesse tipo de terapia, a estratégia para trabalhar com o luto é ajudar a paciente a tolerar e administrar o afeto relacionado à perda e reunir o apoio social para ajudar a paciente ao longo da elaboração do luto. A terapeuta também ajuda a paciente a usar os apoios sociais existentes, a restabelecer interesses e relacionamentos e a formar novos relacionamentos e explorar novas atividades para compensar a perda (Weissman et al., 2018).

A terapeuta continuava proporcionando psicoeducação em relação ao luto complicado e a como a depressão afeta o funcionamento social, e ligava repetidamente a depressão de Sara à área problemática identificada. Ela começava cada sessão com a *pergunta inicial* "Como andam as coisas desde que nos vimos pela última vez?". Essa pergunta evocou o afeto e a história do humor de Sara e dos eventos entre as sessões, e a manteve concentrada em seu humor e nos eventos de sua vida atual.

Para facilitar o processo de elaboração, a terapeuta pediu a Sara que pensasse sobre a perda. Na verdade, esse processo havia começado durante a fase inicial, quando a terapeuta coletou a história dos eventos relacionados ao início da depressão de Sara. A terapeuta pediu a ela que descrevesse coisas que aconteceram antes, durante e depois da morte do bebê — muitas vezes uma fonte de culpa para as pacientes — e explorou os sentimentos que ela tinha associados a esses eventos. Ao ajudar uma paciente a elaborar a perda de um ente querido, o terapeuta da TIP lhe pede que descreva seus sentimentos em relação a essa perda e sobre a pessoa que morreu. O terapeuta explora o que faziam juntos, do que a paciente gostava e não gostava naquela pessoa e o que gostaria de ter feito junto com ela, mas não tiveram oportunidade. O terapeuta pede que a paciente descreva como a pessoa morreu e como ela ficou sabendo da morte, e explora os sentimentos da paciente. Levando-se em conta que o bebê de Sara morreu no útero, a terapeuta alterou um pouco suas perguntas, estimulando-a a falar sobre sua experiência de estar grávida, sobre o bebê e como imaginava que ele seria. A terapeuta perguntou a Sara do que ela gostava ao carregar o bebê no ventre, do que não gostava e quais expectativas tinha sobre o que fazer com ele.

Sara descreveu, em lágrimas, que seus sentimentos em relação à gravidez eram contraditórios. Ela contou que ela e o marido começaram a tentar ter um filho seis meses depois de casados e, para sua surpresa, ela engravidou depois de dois meses. Quando descobriu que estava grávida, sentiu-se muito feliz, mas assustada com a ideia de ser mãe, questionando se estava "pronta". Ela contou que se esforçou muito para tomar os devidos cuidados pré-natais: alimentava-se de forma saudável, com comidas seguras para a gravidez, tomou vitaminas pré-natais e começou aulas de ioga pré-natal. Tomar esses cuidados a fez sentir-se bem, "como se já fosse uma mãe cuidando do seu bebê".

Em pouco tempo, Sara começou a sentir extrema fadiga e náusea permanente, que duraram as primeiras 12 semanas de sua gravidez. Ela descreveu que se sentia como se a gravidez tivesse "tomado conta" e disse que adorava cozinhar, mas não queria fazê-lo porque se sentia muito enjoada. Apesar da náusea, ela garantia que estava ingerindo os nutrientes de que o bebê precisava. A fadiga e a náusea eram tão debilitantes que Sara não conseguia mais atender às demandas físicas de seu emprego de enfermeira. Como resultado, não conseguiu mais esconder a gravidez dos colegas. Ela contou ao supervisor, que ficou feliz de acomodá-la, dando-lhe mais responsabilidades administrativas em lugar de cuidar de pacientes, até que ela se sentisse melhor. Sara ficou ressentida de ter de abrir mão do trabalho clínico com pacientes, que era a parte do trabalho de que ela mais gostava. Ela se sentia constrangida em relação a seus sintomas e muito culpada de que seus colegas tivessem que absorver sua carga de trabalho, apesar de eles lhe darem muito apoio. Incomodava-a o fato de os outros idealizarem a gravidez, quando ela a considerava tão desagradável. Ao mesmo tempo, sentia-se culpada e egoísta de ter reclamado da gravidez, isto é, Sara achava que deveria ter se sentido agradecida por estar grávida.

A terapeuta se solidarizou com o desconforto de Sara no primeiro trimestre e validou sua necessidade de reclamar:

TERAPEUTA: O primeiro trimestre de gravidez pode ser realmente difícil e perturbador. Não seja tão rígida consigo mesma! Pode ser difícil gostar de estar grávida quando se está com sensações tão ruins. Parece que você gostava de estar grávida. Você fez um grande esforço para se cuidar, cuidando de sua alimentação e reorganizando sua situação profissional.

SARA: Não sei... Acho que é verdade.

Quando a exaustão e a náusea diminuíram em seu segundo trimestre, Sara começou a se sentir mais otimista e entusiasmada com ter um filho. Ver ultrassonografias fazia o bebê parecer "mais real" e a ajudou a se sentir mais conectada a ele. Na 16ª semana, Sara soube que era uma menina. Ficou entusiasmada e imediatamente começou a pensar em nomes e a imaginar como o bebê seria. Sara imaginava que seria uma combinação dela com seu marido, com olhos azuis e cabelo loiro e crespo. Ela achava que o bebê seria uma pessoa carinhosa, como seu marido. Ela se imaginava caminhando no parque com o bebê em um carrinho, e brincando com ele. Na 20ª semana, Sara começou a sentir a menina se mexer, e gostava muito. Quando isso acontecia, Sara parava o que quer que estivesse fazendo para cuidar e sentir sua barriga. Ela contou que sentia os movimentos como "alguns dos momentos mais felizes da minha vida". Nem ela nem o marido haviam pensado em um nome para a menina, mas a chamavam de "Docinho" no útero.

Durante semanas após a perda da criança, Sara lutou contra os aspectos físicos que a lembravam do bebê. Após o parto, saiu leite de seus seios por uns dias, e ela teve um sangramento vaginal por várias semanas. Ela contou que parecia grávida por semanas depois do parto, já que seu útero voltava lentamente ao tamanho anterior à gravidez. Na época de sua avaliação inicial, Sara contava que ainda tinha de perder 2 quilos e meio para voltar a seu peso original. Ela sentia falta de estar grávida e descrevia que se sentia "vazia" e "só" sem o bebê dentro dela. Ela estava ávida e pronta para ser mãe, mas se sentia assustada de engravidar de novo, por medo de perder outro bebê.

Algumas semanas depois da perda, seu médico estabeleceu que a causa havia sido uma infecção bacteriana. Ele explicou que não havia nada que Sara ou seu marido pudessem ter feito para impedir e que esse tipo de perda era muito raro. Apesar da explicação, ela se culpava pela morte do bebê e temia que o marido também a culpasse, embora ele negasse repetidas vezes. A terapeuta aprofundou o tema da perda de Sara:

TERAPEUTA: O que você poderia ter feito para impedir a morte de seu bebê?

SARA: (*Em lágrimas.*) Não sei... Eu deveria ter conseguido fazer alguma coisa.

A terapeuta ofereceu a Sara solidariedade e apoio, e relacionou sua culpa à depressão:

TERAPEUTA: Seria muito bom se houvesse alguma coisa que você pudesse ter feito para impedir essa tragédia, mas geralmente não há nada que os pais possam fazer para impedir a perda de uma gravidez. Parece que você fez tudo o que podia — cuidou muito bem de si. Você está lutando contra uma culpa indevida e exagerada, o que é um sintoma da depressão. Você está se culpando por uma coisa que não fez. Talvez, quando você vir que está se sentindo culpada, poderá tentar rotular isso como um sintoma de depressão.

SARA: Certo, eu acho que posso tentar.

Ao falar sobre a gravidez, o bebê e sua morte, e explorar sentimentos associados, Sara conseguiu desenvolver uma percepção mais equilibrada e realista de sua relação com o bebê e seu papel em sua morte. Ela se deu conta de que não tinha sido descuidada durante a gravidez. Na verdade, tinha feito tudo o que podia para administrar um difícil primeiro trimestre e cuidar do bebê. Além disso, sua experiência com a gravidez e com o bebê a fez entender que, apesar da ansiedade inicial, ela estava pronta e entusiasmada para ser mãe. No fim do primeiro mês de tratamento, seu humor tinha melhorado e seu escore na HDRS havia baixado para 18. Ela se criticava menos e estava mais esperançosa.

Um aspecto importante quando se trata o luto é facilitar a expressão do afeto relacionado à perda do ente querido. A terapeuta explorou os sentimentos de Sara enquanto ela falava de seu bebê e de sua perda, dando-lhe tempo para que formulasse o que estava sentindo e chorasse. Embora os terapeutas da TIP geralmente assumam uma postura ativa, quando se facilita a expressão de sentimentos dolorosos, é importante dar espaço para os silêncios. Ao ouvir em silêncio, a terapeuta mostrou que conseguia tolerar os sentimentos dolorosos de Sara, e essa catarse foi uma parte importante da elaboração de sua perda. Sara conseguiu expressar não apenas os sentimentos que estava evitando, mas aqueles de que nem tinha se dado conta.

Sara tinha evitado olhar as fotos e as impressões dos pés do bebê que lhe deram no hospital, e as tinha guardado em uma caixa debaixo de sua cama. Ela e a terapeuta exploraram como seria para ela olhar esses objetos. Sara tinha medo de que fosse assustador e que se sentisse realmente mal. A terapeuta estimulou delicadamente Sara a correr o risco e olhar, porque ela poderia se sentir melhor experimentando os sentimentos que estava evitando:

"Seus sentimentos não vão machucá-la. Você pode até se sentir melhor se liberar alguns dos sentimentos que tem tentado manter dentro de você. Eu sei que estou pedindo que você corra riscos, mas talvez você tenha uma boa surpresa".

Entre sessões, Sara olhou as fotos e as impressões. A terapeuta perguntou como foi.

SARA: Eu chorei muito. Ela era tão bonitinha. Não foi tão difícil quanto pensei que seria. Foi como uma libertação. Fiquei surpresa de me sentir melhor depois.

TERAPEUTA: Fico *tão* feliz que você tenha corrido o risco e olhado. Parece que fez você se sentir melhor.

Na verdade, de tantas em tantas semanas antes do fim do tratamento, Sara olhava as fotos e as impressões. Ela explicou que as imagens lhe davam um tipo de conforto, porque a faziam sentir uma conexão com seu bebê.

Além de estimular a catarse, a terapeuta encorajou Sara a trabalhar com suas interações interpessoais, refazer conexões com pessoas em sua vida, cogitar oportunidades de estabelecer novas relações, e iniciar novas atividades para compensar sua perda. A terapeuta explicou que as pessoas com depressão tendem a se isolar e parar de realizar atividades que antes eram prazerosas — duas coisas que podem perpetuar a depressão. Sara informou que não queria falar com as pessoas, porque temia ter de falar sobre sua perda, ou que as coisas que as pessoas diriam a fizessem se sentir pior. Na verdade, à medida que Sara e a terapeuta conversavam, *ela* guiava a conversa de forma que a fizesse sentir confortável. Elas exploravam as opções para manter o controle dessas situações e as dramatizavam. E Sara poderia dizer às pessoas o que a ajudaria. A terapeuta explicou:

> "As pessoas com depressão muitas vezes têm dificuldades de afirmar suas necessidades. Se você transmitir suas necessidades aos outros — como seu marido, seus amigos, seus colegas de trabalho e seus familiares —, você poderá melhorar essas relações *e* seu humor. As pessoas que estão presentes em sua vida podem não saber do que você precisa. Se você disser a elas, poderá não só receber seu apoio, mas também desfrutar novamente de sua companhia e se sentir melhor."

Usando *análise de comunicação*, a terapeuta pediu a Sara que relatasse discussões e interações desagradáveis com outras pessoas: o que ela estava sentindo durante a interação, o que disse ou fez e o que a outra pessoa disse ou fez. Elas exploraram o que Sara gostaria que as outras pessoas tivessem dito ou feito, quais *opções* ela tinha para pedir às pessoas que fizessem essas coisas, e *dramatizaram* Sara pedindo o que queria. Sara contou que detestava encontrar pessoas que sabiam que ela esteve grávida, mas que não sabiam que tinha perdido a criança, e até evitava ir a lugares porque temia ter de responder a perguntas sobre a perda. Sara e a terapeuta exploraram essas interações e como Sara poderia lidar melhor com elas:

TERAPEUTA: Que tipo de coisas as pessoas já perguntaram, ou o que você tem medo que elas perguntem?

SARA: As pessoas perguntaram "Como vai seu bebê?" ou "Você não estava grávida?"

TERAPEUTA: E como isso faz você se sentir?

SARA: Péssima!

TERAPEUTA: Como você lida com isso?

SARA: Não sei... Às vezes eu digo "Não deu certo" ou "Meu bebê morreu".

TERAPEUTA: Parece bem. Como você se sente dizendo isso?

SARA: Não há problema, mas aí elas querem saber o que houve e dizem bobagens do tipo "Pelo menos você sabe que pode engravidar" ou "Você pode ter outro".

TERAPEUTA: E o que você gostaria que elas dissessem ou fizessem?

SARA: Eu queria que elas só dissessem "Que pena", e não perguntassem nada. Eu não quero falar sobre o que aconteceu.

TERAPEUTA: E como você poderia transmitir isso?

SARA: Acho que eu poderia dizer "Não me leve a mal, mas eu prefiro não falar sobre isso".

TERAPEUTA: Como isso soa? Como você se sentiria dizendo isso?

SARA: Parece bom. Você não acha que é indelicado dizer isso?

TERAPEUTA: Não. Você disse de forma educada, e está certo você ser assertiva com suas necessidades. É uma situação desconfortável para você e para a pessoa que fez a pergunta. Se você for educada e direta com as pessoas, elas provavelmente vão entender. Mas por que não tentar e ver?

Sara informou que tinha evitado ligar para seus antigos amigos que haviam telefonado e deixado recados. Ela explicou que não se sentia confortável vendo as amigas que tinham bebês, porque lembraria do bebê que ela tinha perdido. Também não queira ter de falar da perda. Não queria contar a elas como se sentia, porque tinha medo de magoá-las. Sara e a terapeuta dramatizaram falar às amigas de seu desconforto e explicar que não queria ofendê-las. A dramatização ajudou Sara a se sentir preparada e menos ansiosa em relação a ir trabalhar, caminhar pelo bairro e conversar com velhos amigos. Como resultado, ela começou, aos poucos, a sair mais e a falar com velhos amigos. Ela voltou à academia onde havia feito a ioga pré-natal e começou a fazer aulas regulares, que ajudaram seu humor e lhe deram oportunidade de estar com outras pessoas. Na metade do tratamento, sua HDRS tinha se reduzido a 13, o que corresponde a depressão leve.

Desde a perda do bebê, Sara vinha discutindo com seu marido, Steve, "por bobagens" e se sentia "distante dele". A terapeuta lhe pediu que descrevesse um incidente recente. Sara contou que Steve voltou do trabalho e disse que a mulher de seu amigo acabara de ter um bebê. Ela achou que foi insensibilidade dele contar da experiência positiva de gravidez de outras pessoas. Ela se incomodou porque Steve não parecia estar tão desconfortável quanto ela com essa informação, e que ele não parecia mais tão incomodado como ela em relação à perda. A interação a fez se sentir *só*. Ela respondeu a ele dizendo "Que bom", e depois saiu da sala e ruminou pelo resto da noite sobre a insensibilidade dele.

Sara contou que eles tinham esse tipo de interação com frequência. A terapeuta, mais uma vez, relacionou a dificuldade de Sara em ser assertiva com seu marido à depressão e observou que manter seus sentimentos guardados poderia acabar fazendo com que ela se sentisse pior. Elas exploraram opções interpessoais para lidar com essa situação de forma que pudesse fazer Sara se sentir melhor. A terapeuta também ajudou Sara a explorar quais poderiam ter sido as intenções de seu marido na situação que ela descreveu. Ela se perguntava se ele estava tentando fazê-la se sentir melhor, porque a mulher de seu amigo havia tido vários abortos. Elas dramatizaram Sara dizendo ao marido como se sentia. Mais tarde, ao conseguir expressar seus sentimentos a ele, Sara descobriu que Steve estava lhe contando essas histórias para lhe dar esperança, e o marido lhe revelou que ainda estava triste pela perda do bebê, mas não queira *incomodá-la* contando seus sentimentos. Sara ficou aliviada por ela e Steve estarem "na mesma página" e ficou feliz de poder se sentir próxima a ele de novo. Posteriormente, eles conseguiram compartilhar mais de seus sentimentos ambivalentes em relação à experiência da gravidez.

Fase de encerramento (sessões 10–12)

Nas sessões finais, a terapeuta e Sara repassaram os progressos que ela havia feito. Ela informou que seu humor estava muito melhor. Sua HDRS estava em 5, o que indicava eutimia e remissão. O afeto de Sara estava mais vivo, e ela estava menos preocupada com a perda de seu bebê: "Ainda fico triste quando penso no meu bebê, mas não tanto. Não estraga todo o meu dia. Na verdade, estou conseguindo desfrutar de algumas coisas de novo". Além disso, Sara não se culpava mais pela morte do bebê. Ela se sentia bem por conseguir comunicar melhor seus sentimentos a seu marido, seus amigos e outras pessoas, e por voltar a desfrutar dessa convivência e de outras atividades.

A terapeuta deu os parabéns a Sara por seus esforços e suas conquistas e disse como estava feliz por ela se sentir tão melhor. Elas discutiram o potencial para recaída e como Sara poderia manter seus avanços. Em função da história de depressão de Sara, a terapeuta explicou que ela estava, infelizmente, vulnerável a episódios futuros, mas ela poderia antecipar que seria vulnerável no contexto de eventos estressantes — disputas de papel, transições de papel, mortes — e usar as habilidades de enfrentamento que havia aprendido no trabalho que fizeram juntas. Sara previa tentar uma nova gestação e esperava engravidar novamente — ambas transições de papel. A terapeuta e Sara exploraram formas de ela se cuidar durante esse tempo potencialmente estressante. Elas discutiram a ideia de Sara pedir ajuda a outras pessoas, transmitir a seu marido como estava se sentindo e se perdoar caso se encontrasse em dificuldades.

Na sessão final, Sara disse à terapeuta que havia relido as anotações feitas em seu diário nos dias anteriores a começar o tratamento, e não conseguia acreditar a que ponto tinha chegado, que a perda da gravidez a tinha forçado a buscar tratamento para depressão — o que agora ela entendia ter sido um problema da vida toda. Olhando em retrospectiva, ela tivera vários episódios de depressão leve a moderada. Sara admitiu que, em princípio, teve muita resistência ao modelo médico. Definir a depressão como problema médico acabou por aliviá-la da vergonha e da culpa em relação à dificuldade de funcionamento. Além disso, o fato de conseguir ver a depressão como um conjunto de sintomas específicos fez o problema parecer mais administrável. Sara relatou que estava se relacionando melhor com sua mãe. Agora que entendia a depressão, sentia-se mais solidária com a luta da mãe contra o problema. Ela estava agradecida pela oportunidade de aprender habilidades de enfrentamento que ela sentia capaz de manter. Sara disse também que não hesitaria em buscar tratamento no futuro, caso se sentisse deprimida de novo.

O estímulo frequente da terapeuta, a limitação de tempo e a breve duração da TIP a ajudaram a manter sua motivação. Ela disse que apreciava a oportunidade de falar de seus sentimentos em relação à gravidez, a seu bebê, à morte da filha, e que achava que a terapeuta a entendia e apoiava. Ela reconhecia que seus sentimentos, ainda que intensos, tinham sentido no contexto e haviam cedido com o exame. Sara confessou que gostava da "pressão" da terapeuta para que ela se reconectasse com outras pessoas. Ela não achava que daria conta de estar com outros, mas teve uma agradável surpresa.

Embora cada paciente seja único, a terapia de Sara lembrava outros tratamentos de TIP para depressão maior e é um bom exemplo de trabalho com a área-problema do luto. A exploração e a normalização do afeto, a análise da comunicação, a exploração de opções, o uso de dramatização, o estímulo a correr riscos sociais e outras técnicas usadas pela terapeuta de Sara são características desse trabalho com dificuldades interpessoais relacionadas a qualquer das quatro áreas-problema da TIP.

PROBLEMAS COMUNS QUE SURGEM DURANTE O TRATAMENTO

Os problemas que costumam surgir durante o tratamento com TIP para depressão maior são:

1. os inerentes a trabalhar com pacientes deprimidas;
2. os relacionados à estrutura terapêutica.

Embora esses problemas não sejam únicos da TIP, a forma como o terapeuta os vê e os trata a distingue de outras psicoterapias. Ao se manter nos temas importantes da TIP, o terapeuta atribui problemas à depressão e às dificuldades da paciente de lidar com interações interpessoais e se comunicar de forma eficaz fora do tratamento. O terapeuta continua a manter uma postura otimista, de apoio e sem julgamento, evitando interpretações transferenciais.

Por exemplo, as pacientes com depressão maior superposta a transtorno distímico ("dupla depressão") e seus terapeutas muitas vezes são desestimulados pelo caráter crônico dessa depressão. Nesses casos, o terapeuta deve manter as esperanças e o otimismo. Algumas pacientes deprimidas acham que sua depressão é incurável, apesar dos reasseguramentos por parte do terapeuta. Nesses casos, o terapeuta da TIP emprega o modelo médico, rotulando a desesperança como sintoma da depressão, e enfatiza que as pacientes não precisam se sentir sem esperança, pois a depressão é tratável. As pacientes deprimidas muitas vezes consideram o fato de procurarem tratamento como um fracasso pessoal. O terapeuta da TIP situa essa procura como a forma adequada e inteligente de tratar um problema médico e um passo positivo em direção a dominar seus problemas (Weissman et al., 2018).

O problema mais sério que pode surgir em qualquer tratamento para depressão é quando uma paciente expressa ideação suicida. Como em qualquer outro tratamento, o terapeuta determina se é necessária hospitalização, com base na seriedade da intenção e na disponibilidade da rede social da paciente. O terapeuta fica o mais disponível possível para a paciente e marca outras sessões, segundo a necessidade. Ele avalia as circunstâncias em que a ideação se desenvolveu e o que a paciente esperava conseguir pondo fim à sua vida, e examina como ela imagina que os outros iriam reagir ao seu suicídio. O terapeuta ajuda a explorar formas alternativas para expressar aquilo que ela tentava comunicar cometendo suicídio e dá psicoeducação sobre suicídio, explicando que é o sintoma mais mortal da depressão, e que eles dois têm que trabalhar juntos para manter a paciente viva por tempo suficiente para passar com êxito pelo tratamento, quando, então, a paciente desejará viver novamente. Deve-se considerar complementar a terapia com tratamento medicamentoso no caso de pacientes com tendência suicida grave. O terapeuta permanece otimista de que a depressão da paciente melhorará e que ela não sentirá mais que a vida não vale a pena (Weissman et al., 2018).

Podem surgir problemas na relação com o terapeuta. Por exemplo, uma paciente que tenha pouco apoio social pode vir a considerar a relação terapêutica como substituta para relações fora da terapia. Como a TIP tem como foco as relações *fora* do tratamento, o terapeuta suavemente redireciona a paciente para essas relações. Enquanto observa que a capacidade da paciente de se conectar dentro do relacionamento do tratamento reflete sua capacidade de estabelecer relações íntimas, o terapeuta esclarece que eles não são amigos nem familiares, e enfatiza a importância da vida da paciente fora do tratamento. O terapeuta ajuda a paciente a explorar opções para se conectar com o outro, que sejam semelhantes à forma como ela se conecta com o próprio terapeuta (Weissman et al., 2018).

Sessões às quais a paciente falta ou chega atrasada são consideradas sintomas de depressão. O terapeuta chama atenção e se solidariza com o fato de que a paciente faltou ou se atrasou para a sessão, e observa que a dificuldade de vir às sessões pode refletir funcionamento característico da depressão. É provável que a paciente se atrase para compromissos fora da terapia. O terapeuta pode relembrar à paciente da duração limitada da TIP para motivá-la a comparecer às sessões. Caso a paciente falte ou se atrase porque está desconfortável com o que se discute nas sessões ou porque tem algum outro sentimento negativo em relação ao tratamento ou ao terapeuta, este se solidariza com seus sentimentos e a ajuda a procurar formas de expressar esses sentimentos diretamente.

Quando uma paciente está em silêncio a ponto de parecer que está se recusando a contar seus sentimentos e pensamentos, ou quando evita temas, ou tem problemas para se abrir, o terapeuta aponta seu comportamento e explica os sentimentos da paciente relacionados a esses comportamentos. Esses comportamentos são especialmente problemáticos em um tratamento de tempo limitado e foco dirigido, como a TIP, porque dificultam o trabalho na área-problema escolhida. A paciente se sente desconfortável e constrangida de contar seus pensamentos e sentimentos ao terapeuta. O terapeuta assegura à paciente que há pouca coisa que o possa surpreender, e que não é necessário falar sobre tudo.

PREDITORES DE RESPOSTA

Embora haja evidências repetidas de que a TIP é um tratamento eficaz para depressão maior e outros transtornos, há poucos dados sobre os fatores preditores da resposta ao tratamento. Dados de estudos comparativos envolvendo a TIP sugerem alguns preditores clínicos de resposta. No estudo multicêntrico realizado pelo NIMH, chamado Treatment of Depression Collaborative Research Program (TDCRP; Elkin et al., 1989), 250 pacientes ambulatoriais com depressão maior foram distribuídos aleatoriamente nas seguintes condições: 16 semanas de imipramina (IMI), TIP, TCC ou placebo. O conjunto de dados do TD-CRP foi examinado em busca de preditores de resposta por vários pesquisadores. Sotsky et al. (1991) concluíram que os sujeitos do TDCRP com disfunção social com baixos níveis basais responderam bem à TIP, ao passo que os que tinham déficits interpessoais tiveram uma resposta inferior. Esses resultados sustentam a discussão anterior deste capítulo, de que a TIP funciona menos com pacientes que tenham pouco ou nenhum contato social, que não informem eventos recentes em suas vidas e cujo tratamento, portanto, seja dirigido à área-problema da TIP de déficits interpessoais. Alta gravidade de sintomas iniciais e prejuízos ao funcionamento predisseram resposta superior à TIP e à IMI em comparação com a TCC (Sotsky et al., 1991; Weissman et al., 2018). Em outra análise, os sujeitos do TDCRP com sintomas de depressão atípica, como reatividade do humor e sintomas neurovegetativos inversos, responderam melhor à TIP e à TCC do que à IMI ou ao placebo (Stewart, Garfinkel, Nunes, Donovan, & Klein, 1998).

Barber e Muenz (1996) concluíram que, entre pacientes que finalizaram tratamento no estudo TDCRP, a TIP foi mais eficaz do que a TCC para pacientes com transtorno da personalidade obsessivo-compulsiva, ao passo que a segunda foi melhor para pacientes com transtorno da personalidade evitativa, medido pela HDRS. Entretanto, outro estudo que examina a relação entre traços da personalidade e resultado não encontrou diferenças significativas entre diferentes traços no mesmo conjunto de dados (Blatt, Quinlan, Pilkonis, & Shea, 1995; Weissman et al., 2018).

Em outro estudo, Thase et al. (1997) concluíram que, entre 91 pacientes com depressão, os que tiveram padrões eletroencefalográficos (EEG) anormais de sono responderam de forma significativamente pior à TIP do que os que tinham perfis normais. Nesse estudo, diferentemente do de Sotsky et al. (1991), a gravidade de sintomas não foi um preditor significativo de resposta à TIP (Weissman et al., 2018). Outros preditores potenciais de resposta são apontados na seção que descreve a paciente de TIP Sara, anteriormente, neste capítulo.

CONCLUSÃO

A TIP é um tratamento manualizado de duração limitada, dirigido ao diagnóstico, com eficácia demonstrada para pacientes com depressão maior e outros transtornos do humor. Foi adaptada ao tratamento de transtornos de ansiedade, alimentares e, mais recentemente, da personalidade. Embora haja evidências significativas da eficácia da TIP para o tratamento de depressão maior e de outros transtornos do humor e outros transtornos psiquiátricos, são necessárias mais evidências dos preditores de resposta a essa terapia. Este capítulo se concentrou no protocolo original da TIP como tratamento individual para depressão maior.

A TIP emprega o modelo médico e se concentra em eventos, dificuldades interpessoais e sintomas recentes ou *atuais* da vida da paciente. Ela destaca a interrelação entre humor e eventos na vida: eventos negativos ou estressantes da vida afetam o humor e, por sua vez, estes afetam a maneira com a qual as pessoas administram eventos negativos ou estressantes. O tratamento enfoca uma entre quatro áreas interpessoais problemáticas: luto, disputas de papel, transições de papel e déficits interpessoais. O terapeuta ajuda a paciente a se recuperar da depressão aliviando os sintomas depressivos e ajudando a resolver a área problemática interpessoal escolhida. O terapeuta da TIP assume uma postura ativa, otimista e de apoio.

O caso de Sara demonstra as técnicas usadas e o processo de tratamento com TIP, um tratamento eclético, de eficácia comprovada, que usa técnicas empregadas por outras psicoterapias. A combinação dos princípios centrais da TIP, técnicas, estratégias, características do terapeuta e da paciente a distinguem de outros tratamentos para depressão.

Para mais informações sobre a TIP e suas adaptações, os leitores devem consultar *The Guide to Interpersonal Psychotherapy*, de Weissman et al. (2018), e o *Casebook of Interpersonal Psychotherapy* (Markowitz & Weissman, 2012a).

NOTA

1. Por simplicidade de estilo, os pacientes são referidos no feminino. De fato, a maior parte dos pacientes deprimidos são mulheres.

REFERÊNCIAS

American Psychiatric Association. (2000). *Diagnostic and statistical manual of mental disorders* (4th ed., text rev.). Washington, DC: Author.

American Psychiatric Association. (2010). Practice guideline for the treatment of patients with major depressive disorder, third edition. *American Journal of Psychiatry, 167*(Suppl.), S1–S152.

American Psychiatric Association. (2013). *Diagnostic and statistical manual of mental disorders* (5th ed.). Arlington, VA: Author.

Amole, M. C., Cyranowski, J. M., Conklin, L., Markowitz, J. C., Martin, S., & Swartz, H. A. (2017). Therapist use of specific and non-specific strategies across two affect-focused psychotherapies for depression: Role of adherence monitoring. *Journal of Psychotherapy Integration, 27*, 381–394.

Barber, J. P., & Muenz, L. R. (1996). The role of avoidance and obsessiveness in matching patients to cognitive and interpersonal psychotherapy: Empirical findings from the Treatment for Depression Collaborative Research Program. *Journal of Consulting and Clinical Psychology, 64*, 951–958.

Beck, A. T., Steer, R. A., & Brown, G. K. (1996). *Beck Depression Inventory manual* (2nd ed.). San Antonio, TX: Psychological Corporation.

Blatt, S. J., Quinlan, D. M., Pilkonis, P. A., & Shea, M. T. (1995). Impact of perfectionism and need for approval on the brief treatment of depression: The National Institute of Mental Health

Collaborative Research Program revisited. *Journal of Consulting and Clinical Psychology, 63*, 125–132.

Bleiberg, K. L. (2012). Interpersonal psychotherapy for peripartum depression. In J. C. Markowitz & M. M. Weissman (Eds.), *Casebook of interpersonal therapy* (pp. 224–242). New York: Oxford University Press.

Bleiberg, K. L., & Markowitz, J. C. (2005). Interpersonal psychotherapy for posttraumatic stress disorder. *American Journal of Psychiatry, 162*, 181–183.

Bleiberg, K. L., & Markowitz, J. C. (2007). Interpersonal psychotherapy and depression. In C. Freeman & M. Power (Eds.), *Handbook of evidence-based psychotherapies: A guide for research and practice* (pp. 41–60). Oxford, UK: Oxford University Press.

Bowlby, J. (1973). *Attachment and loss*. New York: Basic Books.

Cuijpers, P., Geraedts, A. S., van Oppen, P., Andersson, G., Markowitz, J. C., & van Straten, A. (2011). Interpersonal psychotherapy of depression: A meta-analysis. *American Journal of Psychiatry, 168*, 581–592.

Curry, S. J., Krist, A. H., Owens, D. K., Barry, M. J., Caughey, A. B., Davidson, K. W., et al. (2019). Interventions to prevent perinatal depression: U.S. Preventive Services Task Force recommendation statement. *Journal of the American Medical Association, 321*, 580–587.

Dennis, C. L., Grigoriadis, S., Zupancic, J., Kiss, A., & Ravitz, P. (2020). Telephone-based nurse-delivered interpersonal psychotherapy for postpartum depression: Nationwide randomized controlled trial. *British Journal of Psychiatry, 7*, 1–8.

Elkin, I., Shea, M. T., Watkins, J. T., Imber, S. D., Sotsky, S. M., Collins, J. F., et al. (1989). National Institute of Mental Health Treatment of Depression Collaborative Research Program: General effectiveness of treatments. *Archives of General of Psychiatry, 46*, 971–982.

Fairburn, C. G., Jones, R., Peveler, R. C., Hope, R. A., & O'Connor, M. (1993). Psychotherapy and bulimia nervosa: Longer-term effects of interpersonal psychotherapy, behavior therapy, and cognitive behavior therapy. *Archives of General Psychiatry, 50*, 419–428.

Fairburn, C. G., Norman, P. A., Welch, S. L., O'Connor, M. E., Doll, H. A., & Peveler, R. C. (1995). A prospective study of outcome in bulimia nervosa and the long-term effects of three psychological treatments. *Archives of General Psychiatry, 52*, 304–312.

Frank, E. (2005). *Treating bipolar disorder: A clinician's guide to interpersonal and social rhythm therapy*. New York: Guilford Press.

Frank, E., Kupfer, D. J., Buysse, D. J., Swartz, H. A., Pilkonis, P. A., Houck, P. R., et al. (2007). Randomized trial of weekly, twice-monthly, and monthly interpersonal psychotherapy as maintenance treatment for women with recurrent depression. *American Journal of Psychiatry, 164*, 761–767.

Frank, E., Kupfer, D. J., Thase, M. E., Mallinger, A. G., Swartz, H. A., Fagiolini, A. M., et al. (2005). Two-year outcomes for interpersonal and social rhythm therapy in individuals with bipolar I disorder. *Archives of General Psychiatry, 62*, 996–1004.

Frank, J. (1971). Therapeutic factors in psychotherapy. *American Journal of Psychotherapy, 25*, 350–361.

GBD 2017 Disease and Injury Incidence and Prevalence Collaborators. (2018). Global, regional, and national incidence, prevalence and years lived with disability for 354 diseases and injuries for 195 countries and territories, 1990–2017: A systematic analysis for the Global Burden of Disease Study 2017. *Lancet, 392*, 1789–1858.

Hamilton, M. (1960). A rating scale for depression. *Journal of Neurology, Neurosurgery, and Psychiatry, 2*, 56–62.

Hasin, D. S., Sarvet, A. L., Meyers, J. L., Saha, T. D., Ruan, W. J., Stohl, M., et al. (2018). Epidemiology of adult DSM-5 major depressive disorder and its specifiers in the United States. *JAMA Psychiatry, 75*, 336–346.

Heckman, T. G., Heckman, B. D., Anderson, T., Lovejoy, T. I., Markowitz, J. C., Shen, Y., et al. (2017). Tele-interpersonal psychotherapy acutely reduced depressive symptoms in depressed HIV-infected rural persons: A randomized clinical trial. *Behavioral Medicine, 43*, 285–295.

Hill, C. E., O'Grady, K. E., & Elkin, I. (1992). Applying the Collaborative Study Psychotherapy Rating Scale to rate therapist adherence in cognitive-behavior therapy, interpersonal therapy, and clinical management. *Journal of Consulting and Clinical Psychology, 60*, 73–79.

Klerman, G. L., Weissman, M. M., Rounsaville, B. J., & Chevron, E. S. (1984). *Interpersonal psychotherapy of depression*. New York: Basic Books.

Lin, Q., He, H., Yang, J., Feng, X., Zhao, F., & Lyu, J. (2019, August 8). Changes in the global burden of depression from 1990–2017: Findings from the Global Burden of Disease study. Retrieved March 30, 2020, from *www.sciencedirect.com/science/article/pii/S0022395619307381*.

Lipsitz, J. D., Fyer, A. J., Markowitz, J. C., & Cherry, S. (1999). An open trial of interpersonal psychotherapy for social phobia. *American Journal of Psychiatry, 156*, 1814- 1816.

Markowitz, J. C. (1998). *Interpersonal psychotherapy for dysthymic disorder*. Washington, DC: American Psychiatric Press.

Markowitz, J. C., Klerman, G. L., Perry, S. W., Clougherty, K. F., & Mayers, A. (1992). Interpersonal therapy of depressed HIV-seropositive patients. *Hospital and Community Psychiatry, 43*, 885–890.

Markowitz, J. C., Kocsis, J. H., Fishman, B., Spielman, L. A., Jacobsberg, L. B., Frances, A. J., et al. (1998). Treatment of HIV-positive patients with depressive symptoms. *Archives of General Psychiatry, 55*, 452–457.

Markowitz, J. C., Lipsitz, J., & Milrod, B. L. (2014). A critical review of outcome research on interpersonal psychotherapy for anxiety disorders. *Depression and Anxiety, 31*, 316–325.

Markowitz, J. C., & Milrod, B. (2011). The importance of responding to negative affect in psychotherapies. *American Journal of Psychiatry, 168*, 124–128.

Markowitz, J. C., Milrod, B., Bleiberg, K. L., & Marshall, R. D. (2009). Interpersonal factors in understanding and treating posttraumatic stress disorder. *Journal of Psychiatric Practice, 15*, 133–140.

Markowitz, J. C., Milrod, B., Luytens, P., & Holmqvist, R. (2019). Mentalizing in interpersonal psychotherapy. *American Journal of Psychotherapy, 72*, 95–100.

Markowitz, J. C., Petkova, E., Neria, Y., Van Meter, P. E., Zhao, Y., Hembree, E., et al. (2015). Is exposure necessary?: A randomized clinical trial of interpersonal psychotherapy for PTSD. *American Journal of Psychiatry, 172*, 430–440.

Markowitz, J. C., Skodol, A. E., & Bleiberg, K. (2006). Interpersonal psychotherapy for borderline personality disorder: Possible mechanisms of change. *Journal of Clinical Psychology, 62*, 431–444.

Markowitz, J. C., Svartberg, M., & Swartz, H. A. (1998). Is IPT time-limited psychodynamic psychotherapy? *Journal of Psychotherapy Practice and Research, 7*, 185–195.

Markowitz, J. C., & Swartz, H. A. (2007). Case formulation in interpersonal psychotherapy of depression. In T. D. Eells (Eds.),

Handbook of psychotherapy case formulation (2nd ed., pp. 221–250). New York: Guilford Press.

Markowitz, J. C., & Weissman, M. M. (Eds.). (2012a). *Casebook of interpersonal psychotherapy*. New York: Oxford University Press.

Markowitz, J. C., & Weissman, M. M. (2012b). IPT: Past, present, and future. *Clinical Psychology and Psychotherapy, 19*, 99–105.

Meyer, A. (1957). *Psychobiology: A science of man*. Springfield, IL: Charles C Thomas.

Mufson, L., Dorta, K. P., Wickramaratne, P., Nomura, Y., Olfson, M., & Weissman, M. M. (2004). A randomized effectiveness trial of interpersonal psychotherapy for depressed adolescents. *Archives of General Psychiatry, 61*, 577–584.

Mufson, L., Moreau, D., & Weissman, M. M. (1993). *Interpersonal psychotherapy for depressed adolescents*. New York: Guilford Press.

Mufson, L., Weissman, M. M., Moreau, D., & Garfinkel, R. (1999). Efficacy of interpersonal psychotherapy for depressed adolescents. *Archives of General Psychiatry, 56*, 573–579.

National Institute of Mental Health. (2019, February). Depression. Retrieved March 30, 2020, from *www.nimh.nih. gov/health/statistics/major-depression.shtml.*

Neugebauer, R., Kline, J., Bleiberg, K., Baxi, L., Markowitz, J. C., Rosing, M., et al. (2007). Preliminary open trial of interpersonal counseling for subsyndromal depression following miscarriage. *Depression and Anxiety, 24*, 219–222.

O'Hara, M. W., Stuart, S., Gorman, L. L., & Wenzel, A. (2000). Efficacy of interpersonal psychotherapy for postpartum depression. *Archives of General Psychiatry, 57*, 1039–1045.

Parsons, T. (1951). Illness and the role of the physician: A sociological perspective. *American Journal of Orthopsychiatry, 21*, 452–460.

Ransom, D., Heckman, T. G., Anderson, T., Garske, J., Holroyd, K., & Basta, T. (2008). Telephone-delivered interpersonal psychotherapy for HIV-infected rural persons with depression: A pilot trial. *Psychiatric Services, 50*, 871–877.

Ravitz, P., Watson, P., Lawson, A., Constantino, M. J., Bernecker, S., Park, J., & Swartz, H. (2019). Interpersonal psychotherapy: A Scoping Review and Historical Perspective (1974–2017). *Harvard Review of Psychiatry, 27*, 165–180.

Reynolds, C. F., III, Dew, M. A., Martire, L. M., Miller, M. D., Cyranowski, J. M., Lenze, E., et al. (2010). Treating depression to remission in older adults: A controlled evaluation of combined escitalopram with interpersonal psychotherapy versus escitalopram with depression care management. *International Journal of Geriatric Psychiatry, 25*, 1134–1141.

Reynolds, C. F., III, Dew, M. A., Pollock, B. G., Mulsant, B. H., Frank, E., Miller, M. D., et al. (2006). Maintenance treatment of major depression in old age. *New England Journal of Medicine, 354*, 1130–1138.

Sholomskas, A. J., Chevron, E. S., Prusoff, B. A., & Berry, C. (1983). Short-term interpersonal therapy (IPT) with the depressed elderly: Case reports and discussion. *American Journal of Psychotherapy, 36*, 552–566.

Sotsky, S. M., Glass, D. R., Shea, M. T., Pilkonis, P. A., Collins, J. F., Elkin, I., et al. (1991). Patient predictors of response to psychotherapy and pharmacotherapy: Findings in the NIMH Treatment of Depression Collaborative Research Program. *American Journal of Psychiatry, 148*, 997–1008.

Spinelli, M., & Endicott, J. (2003). Controlled clinical trial of interpersonal psychotherapy versus parenting education program for depressed pregnant women. *American Journal of Psychiatry, 160*, 555–562.

Stewart, J. W., Garfinkel, R., Nunes, E. V., Donovan, S., & Klein, D. F. (1998). Atypical features and treatment response in the National Institute of Mental Health Treatment of Depression Collaborative Research Program. *Journal of Clinical Psychopharmacology, 18*(6), 429–434.

Suarez-Jimenez, B., Zhu, X., Lazarov, A., Mann, J. J., Schneier, F., Gerber, A., et al. (2020). Anterior hippocampal volume predicts affect-focused psychotherapy outcome. *Psychological Medicine, 50*, 396–402.

Sullivan, H. S. (1953). *The interpersonal theory of psychiatry*. New York: Norton.

Swartz, H. A., Frank, E., & Cheng, Y. (2012). A randomized pilot study of psychotherapy and quetiapine for the acute treatment of bipolar II depression. *Bipolar Disorder, 14*, 211–216.

Thase, M. E., Buysse, D. J., Frank, E., Cherry, C. R., Cornes, C. L., Mallinger, A. G., et al. (1997). Which depressed patients will respond to interpersonal psychotherapy?: The role of abnormal EEG profiles. *American Journal of Psychiatry, 154*, 502–509.

Weissman, M. M. (2020). Interpersonal psychotherapy: History and future. *American Journal of Psychotherapy, 73*, 3–7.

Weissman, M. M., Markowitz, J. C., & Klerman, G. L. (2000). *Comprehensive guide to interpersonal psychotherapy*. New York: Basic Books.

Weissman, M. M., Markowitz, J. C., & Klerman, G. L. (2018). *The guide to interpersonal psychotherapy*. New York: Oxford University Press.

Wilfley, D. E. (2008). *Interpersonal psychotherapy for binge eating disorder (BED) therapist's manual*. Unpublished manuscript, Washington University School of Medicine, St. Louis, MO.

Wilson, G. T., Wilfely, D. E., Agras, W. S., & Bryson, S. W. (2010). Psychological treatments of binge eating disorder. *Archives of General Psychiatry, 67*, 94–101.

World Health Organization. (2020a, January 30). Depression. Retrieved March 30, 2020, from *www.who.int/news- room/fact--sheets/detail/depression.*

World Health Organization. (2020b). *International classification of diseases* (11th rev.). Geneva, Switzerland: Author.

CAPÍTULO 9

Ativação comportamental para depressão

Sona Dimidjian
Christopher R. Martell
Ruth Herman-Dunn
Samuel Hubley

A abordagem de ativação comportamental (AC) para o tratamento da depressão tem recebido uma sustentação empírica muito sólida nas últimas décadas, com resultados iguais ou melhores do que os obtidos com a terapia cognitiva e a medicação antidepressiva, mesmo para os casos mais graves de depressão. Ao contrário do que pareceria à primeira vista, esse tratamento não está voltado à noção *just do it*, mas faz uma cobertura abrangente de relações contingentes na vida do paciente em toda a gama de comportamento, cognição e afeto que pode estar mantendo a depressão. Como tal, esse enfoque bastante ideográfico não prescreve um número definido de sessões para chegar a determinados objetivos, sendo muito adaptável ao indivíduo com depressão. Na descrição detalhada e muito humana do tratamento de "Mark", os leitores também poderão observar um foco muito atualizado no papel que a ruminação tem na depressão (ou da preocupação na ansiedade) como uma técnica fundamentalmente evitativa. A ilustração de estratégias criativas para ativar os pacientes e a natureza muito adaptável e flexível da AC serão de interesse de todos os terapeutas que tratam depressão, já que pode ser um dos tratamentos psicológicos para depressão baseados em evidências mais fáceis de aprender e um dos mais dissemináveis.

— D. H. B.

A ativação comportamental (AC) é uma abordagem psicossocial estruturada e breve que visa a mitigar a depressão e impedir futuras recaídas, concentrando-se diretamente na mudança de comportamento. A AC se baseia na premissa de que os problemas na vida de indivíduos vulneráveis e suas respostas comportamentais a esses problemas reduzem suas capacidades de vivenciar gratificação positiva do ambiente. O tratamento está orientado para aumentar sistematicamente a ativação, de forma que ajude os pacientes a vivenciar mais contato com fontes de gratificação em suas vidas e para resolver problemas. Os procedimentos de tratamento estão voltados diretamente à ativação e aos processos que a inibem, como comportamentos de fuga e evitação e pensamento ruminativo, para aumentar as experiências agradáveis e produtivas e melhorar a vida. Acreditamos que a AC é um importante tratamento para depressão por duas razões principais. Primeira, sua eficácia é sustentada por uma robusta base de evidências; segunda, ela se baseia em princípios simples e de fácil compreensão e usa um conjunto pequeno de procedimentos diretos.

MODELOS COMPORTAMENTAIS DE DEPRESSÃO

Conceitos básicos

A premissa central em praticamente todos os modelos comportamentais é a de que a depressão está associada a relações específicas entre comportamento e ambiente que se desenvolvem com o tempo na vida de uma pessoa. O *comportamento* é um construto muito amplo nesses modelos e inclui qualquer coisa, desde dar uma caminhada até assimilar a morte de um ente querido. Os comportamentos podem ser bastante circunscritos (p. ex., deitar-se no sofá assistindo à televisão depois do jantar) ou podem ser parte de um repertório amplo (p. ex., evitar afirmar as próprias necessidades e desejos em interações conflituosas).

O *ambiente* também é um construto básico que pode ser mais bem concebido como os contextos em que geralmente ocorrem os comportamentos, bem como aqueles em que os comportamentos se desenvolveram com o transcorrer do tempo. A natureza temporal dos ambientes é crucial para se entenderem as abordagens comportamentais à depressão. Muitas vezes, o comportamento que parece não ter qualquer função no ambiente atual de uma pessoa cumpriu uma função muito importante no passado. Assim, quando os profissionais se perguntam por que uma pessoa deprimida tem um determinado conjunto de comportamentos, como permanecer em um emprego sem futuro, muitas vezes é necessário levar em consideração como determinados repertórios (p. ex., evitar perdas potenciais) se desenvolveram com o tempo.

Por fim, todos os modelos comportamentais de depressão destacam a importância das relações contingentes entre comportamentos e os ambientes nos quais eles ocorrem. Relações contingentes são relações do tipo "se... então" entre atividades humanas e suas consequências ambientais (muitas vezes, interpessoais). Por exemplo, profissionais que trabalham dentro de uma estrutura comportamental provavelmente estão menos interessados no *fato* de um paciente deprimido ficar na cama todas as manhãs se preocupando, digamos, com o futuro de um casamento que está com problemas, do que nas consequências desse comportamento. O que acontece como resultado disso? O paciente se torna mais deprimido ou menos? Ficando na cama, o paciente evita alguma coisa aversiva, como confrontar um cônjuge com relação a algum problema no casamento ou ir trabalhar e enfrentar uma pilha de tarefas por terminar? Entender as relações contingentes é um aspecto central dos modelos comportamentais da depressão e uma habilidade necessária de terapeutas de AC.

Raízes comportamentais da AC

Esses conceitos comportamentais gerais foram desenvolvidos e refinados para estruturas conceituais e tratamentos para depressão por Ferster (1973, 1981) e Lewinsohn et al. (Lewinsohn, 1974; Lewinsohn, Antonuccio, Steinmetz-Breckenridge, & Teri, 1984; Lewinsohn, Biglan, & Zeiss, 1976). O primeiro pressuposto de Ferster foi que a depressão era resultado de uma história de aprendizagem em que as ações do indivíduo não resultam em gratificação positiva por parte do ambiente ou são reforçadas porque lhe permitem escapar de uma condição aversiva. Com o tempo, o comportamento que geralmente produziria consequências positivas deixa de fazê-lo. Por exemplo, por várias razões, os esforços de uma pessoa de estabelecer relações íntimas com outras podem desaparecer aos poucos porque não são seguidos por reforço positivo (p. ex., esforços recíprocos por parte dos outros).

Ferster (1973, 1981) argumentou que essa redução no reforço positivo contingente às respostas produzia outras duas consequências que facilitavam a depressão. Em primeiro lugar, quando os esforços das pessoas não resultam em gratificações, é comum que elas se tornem mais concentradas em responder a seu próprio estado interno do que às fontes potenciais de reforço positivo no ambiente externo. Essa é uma atitude clássica de "voltar-se para dentro" comumente vista na depressão e que faz sentido de uma perspectiva comportamental. Quando aprendem que seu próprio comportamento é um preditor não confiável de consequências positivas em seu ambiente, as pessoas passam naturalmente menos tempo prestando atenção às contingências nesse ambiente.

A segunda consequência da redução dos níveis de reforço positivo que Ferster (1973, 1981) observou foi um estreitamento do repertório de comportamentos adaptativos do indivíduo. Isso também tem sentido em termos lógicos, pois um número cada vez menor de comportamentos está sendo mantido por reforço positivo. As pessoas podem adotar repertórios extremamente passivos (p. ex., "não fazer nada") porque suas tentativas de se envolver na vida não são recompensadas.

Por fim, Ferster (1973, 1981) observou que o aumento das consequências aversivas em função do comportamento geralmente leva os indivíduos deprimidos a ficar preocupados com fuga e evitação. Com efeito, gasta-se mais energia tentando evitar ou fugir de consequências aversivas previstas do que tentando estabelecer contatos com fatores de reforço positivo no ambiente.

O modelo comportamental inicial de Lewinsohn (1974) para a depressão foi bastante compatível com muitas das ideias propostas pela análise comportamental da depressão de Ferster (1973). Lewinsohn et al. também enfatizaram a importância do reforço contingente a respostas e afirmou que o nível em que ele acontecia era influenciado por três fatores: o número de eventos potencialmente reforçadores para um indivíduo, a disponibilidade de reforço no ambiente e o comportamento instrumental do indivíduo que é necessário para gerar o reforço. Lewinsohn também identificou a evitação social como parte central desse modelo. É importante observar que Lewinsohn, Sullivan e Grosscup (1980) desenvolveram o primeiro tratamento autônomo de orientação comportamental para a depressão. Mais tarde, Lewinsohn, Hoberman, Teri e Hautzinger (1985) propuseram um modelo integrado que pretendia explicar a natureza interativa e complexa da depressão, incluindo fatores relativos à disposição, como a cognição, usando fatores ambientais. O modelo não exagerava nem dava preferência aos fatores cognitivos ou aos ambientais na etiologia e na manutenção da depressão, e sim tentava explicar a complexidade da depressão. Pesquisas iniciadas no laboratório de Lewinsohn continuaram por meio do trabalho de ex-alunos e colegas, cobrindo diversos *settings* e populações (Dimidjian, Barrera, Martell, Muñoz, & Lewinsohn, 2011).

Beck, Rush, Shaw e Emery (1979) também foram pioneiros no trabalho com AC. Incorporando estratégias de AC como um elemento fundamental da terapia cognitiva (TC) para depressão, Beck et al. formalizaram e disseminaram muito uma das principais estratégias da AC usadas dentro de um modelo mais amplo, que enfatizava a importância da cognição na etiologia e no tratamento da depressão.

AC contemporânea

O trabalho de Ferster, Lewinsohn e Beck influenciou em aspectos importantes o desenvolvimento da AC contemporânea. Eles exerceram uma influência direta sobre as pesquisas iniciais e o desenvolvimento clínico da AC feitos por Jacobson et al. (Jacobson, Martell, & Dimidjian, 2001; Martell, Addis, & Jacobson, 2001; Martell, Dimidjian, & Herman-Dunn, 2010). Seu trabalho também formou o contexto de outros investigadores, como a equipe de Lejuez, Hopko, LePage, Hopko e McNeil (2001; Lejuez, Hopko, Acierno, Daughters, & Pagoto, 2011), que formularam uma abordagem à AC que é convergente na teoria e na ênfase clínica, ao visar à mudança de comportamento. Essa abordagem — tratamento com AC para depressão — foi sustentada em múltiplos estudos feitos por seu grupo (p. ex., Hopko, Lejuez, LePage, Hopko, & McNeil, 2003).

Com relação a um modelo conceitual de depressão, a atual conceituação se baseia muito no trabalho de Ferster (1973, 1981) e Lewinsohn (1974), no sentido de enfatizar a importância central que têm o contexto e a atividade para se entender a depressão. Ao mesmo tempo que reconhece que fatores genéticos, biológicos e outros fatores distais podem ter relação causal com a depressão, a atual conceituação comportamental se concentra nos aspectos do contexto da vida de uma pessoa que podem tê-la desencadeado, e em formas específicas de responder a esse contexto que podem estar mantendo a depressão. Especificamente, o modelo parte do pressuposto de que uma das razões pelas quais as pessoas se deprimem é porque as mudanças no contexto de suas vidas proporcionam baixos níveis de reforço positivo e altos níveis de controle aversivo. Vidas "menos gratificantes" podem levar à tristeza e ao humor deprimido. E, quando se deprimem, as pessoas muitas vezes se afastam do mundo em aspectos importantes, e as rotinas básicas de suas vidas facilmente se desfazem. Ambos os processos podem aumentar o humor deprimido e dificultar a solução efetiva de problemas na vida de uma pessoa. Na verdade, esses processos são conceituados como *comportamentos problemáticos secundários*, porque muitas vezes impedem as pessoas de:

1. conectar-se com aspectos de sua vida que poderiam proporcionar alguma melhoria do humor;
2. resolver problemas, diminuindo o estresse e melhorando o contexto de suas vidas.

A abordagem da AC à terapia está direcionada a ambos os fatores que podem estar contribuindo para a depressão: os aspectos da vida de uma pessoa que devem ser modificados para reduzir a depressão e as maneiras pelas quais seu retraimento em relação ao mundo pode estar mantendo ou aumentando a depressão. A AC atinge esses objetivos por meio da *ativação guiada*, que consiste no uso de uma série de estratégias para mudança de comportamento que o terapeuta e o paciente desenvolvem juntos com base em um exame cuidadoso de quais atividades têm papel de reforço para determinado paciente e ajudarão a interromper as relações que estão sustentando a depressão. A questão da AC não é realizar maior ativação de forma aleatória, nem atividades que "geralmente" se considerem prazerosas ou que melhorem o humor (p. ex., dar uma caminhada). Ao contrário, as estratégias de ativação são extremamente individualizadas e *personalizadas*. O papel do terapeuta de AC é agir como "treinador" enquanto o paciente implementa as estratégias de ativação, oferecendo ajuda especializada para estabelecer objetivos viáveis, desmembrar tarefas difíceis em unidades administráveis, resolver problemas que surjam e manter a motivação durante o processo de mudança.

CONTEXTO EMPÍRICO

O primeiro estudo a revitalizar o interesse em uma abordagem puramente comportamental para tratar a depressão foi realizado por Jacobson et al. (1996), que propuseram uma pergunta simples, mas provocadora: O componente comportamental da TC poderia explicar a eficácia que ela demonstrou em ensaios clínicos anteriores? Adultos com depressão maior foram distribuídos randomicamente a uma entre três condições de tratamento: somente AC, AC mais intervenções voltadas a modificar pensamentos automáticos e o pacote completo de TC. Os resultados sugeriram que a AC era comparável ao pacote completo de TC, tanto na eficácia aguda (Jacobson et al., 1996) quanto na prevenção de recaída em um período de seguimento de dois anos (Gortner, Gollan, Dobson, & Jacobson, 1998).

Com base nesses resultados, a AC foi desenvolvida, compondo-se uma intervenção comportamental completamente articulada que incluía os aspectos comportamentais da TC e incorporava os primeiros trabalhos comportamentais de Ferster (1973, 1981) e Lewinsohn (1974), como descrito anteriormente. Esse modelo ampliado de AC foi exposto em relatórios publicados (Jacobson et al., 2001; Martell et al., 2001, 2010) e em um manual de autoajuda para pacientes (Addis & Martell, 2004). A AC foi depois testada em um amplo ensaio clínico randomizado controlado com placebo (N = 241), que comparou sua eficácia aguda e de longo prazo com TC e medicação antidepressiva (MAD). Entre pacientes com depressão grave, seu desempenho foi comparado com o atual padrão de atendimento, a MAD, e demonstrou melhor adesão. Tanto a AC quanto a MAD foram superiores à TC entre pacientes mais gravemente deprimidos (Dimidjian et al., 2006). Além disso, os resultados do seguimento indicam que a

AC parece ter efeitos duradouros promissores (Dobson et al., 2008). Por fim, a AC pode demonstrar uma importante vantagem custo-benefício se comparada com manter os pacientes com medicação.

Esses resultados foram consistentes com uma série de outros estudos que sugerem que as intervenções de ativação são componentes particularmente importantes dos tratamentos cognitivo-comportamentais. Em um estudo clássico, Zeiss, Lewinsohn e Muñoz (1979) relataram resultados comparáveis para pacientes deprimidos que receberam tratamento voltado a habilidades interpessoais, atividades prazerosas ou mudanças cognitivas. Além disso, em um estudo com pacientes mais velhos deprimidos, Scogin, Jamison e Gochneaur (1989) não encontraram diferenças em resultados entre biblioterapia cognitiva e biblioterapia comportamental, entre adultos mais velhos com depressão leve e moderada. A importância das estratégias comportamentais também foi relatada em outros estudos entre várias categorias de diagnóstico (p. ex., Borkovec, Newman, Pincus, & Lytle, 2002; Foa, Rothbaum, & Furr, 2003; Gloaguen, Cottraux, Cucherat, & Blackburn, 1998). Outra pesquisa de orientação processual em TC também enfatizou a importância dos componentes de AC da TC (Bennett-Levy et al., 2004) e sugeriu a possibilidade de resultados negativos quando os terapeutas trabalham para mudar os pensamentos dos pacientes no que diz respeito a relações interpessoais, em vez de mudar as relações interpessoais em si (Hayes, Castonguay, & Goldfried, 1996).

Além disso, o foco inicial de Ferster na evitação também foi subestimado pelos terapeutas comportamentais contemporâneos. Especificamente, Linehan (1993) incorpora o uso de *ação oposta* para a tristeza como forma de trabalhar com a depressão em uma terapia comportamental dialética. E Hayes et al. (1996) enfatizaram o papel da evitação vivencial no desenvolvimento de uma ampla gama de psicopatologias e na conceituação da terapia de aceitação e compromisso (ACT; Hayes, Strosahl, & Wilson, 1999). Um estudo sobre um dos primeiros precursores da ACT concluiu que há benefícios importantes no tratamento para pacientes deprimidos, em comparação com a TC tradicional (Zettle & Rains, 1989).

Alguns estudos preliminares também sugerem que a ativação do paciente é um elemento importante do processo de mudança. Em um estudo sobre tratamento para uso de substâncias em que uma condição foi ampliada com intervenções de AC, aumentos no reforço ambiental entre pré e pós-tratamento foram associados a reduções nos sintomas depressivos e ansiosos desses pacientes, mas não daqueles que receberam apenas o tratamento para o uso de substâncias (Daughters et al., 2008). Em um estudo de terapia cognitivo-comportamental (TCC) para a depressão, aumentos em relação ao parâmetro de referência na ativação predisseram melhora na depressão pós-tratamento (Christopher, Jacob, Neuhaus, Neary, & Fiola, 2009). Em um estudo preliminar, Hoyer, Hoefler e Wuellhorst (2020) também concluíram que aumentos na atividade comportamental e a redução do humor deprimido prediziam um ao outro ao longo do tempo. Maitland, Neilson, Muñoz, Ybanez e Murray (2019) encontraram apoio para o modelo comportamental da depressão, especificamente, que um ambiente enriquecido (ou seja, em contato com gratificações ambientais) estava correlacionado com melhorias na depressão, e Santos et al. (2019) mostraram que o aumento da ativação estava associado ao aumento da pontuação em um *setting* de tratamento residencial. No Japão, Yamamoto, Hikida, Shudo e Sakai (2019) conduziram uma análise de mediação e concluíram que havia uma relação direta entre a ativação e a evitação na depressão, e que o reforço positivo mediava parcialmente a influência de ambos na depressão.

O entusiasmo contínuo pela AC é alimentado em grande parte pelo amplo potencial de disseminação de uma intervenção direta e parcimoniosa como essa. A aplicação da AC em *settings* novos e com populações diversas é foco de pesquisas muito recentes (veja a seguir a discussão detalhada sobre *settings* e variáveis relacionadas ao paciente). A tecnologia está cumprindo um papel cada vez mais importante na expansão da AC. A terapia por telefone e com tecnologia de videoconferência mostrou ser eficaz para depressão de adolescentes e idosos (Lazzari, Egan, & Rees, 2011; Quijano et al., 2007), bem como adaptações informatizadas da AC aplicadas pela internet (Acierno et al., 2012; Spates, Kalata, Ozeki, Stanton, & Peters, 2012; Spek et al., 2007, 2008; Van Voorhees et al., 2009; Warmerdam, Van Straten, Twisk, Riper, & Cuijpers, 2008). Isso se tornou particularmente importante no momento em que os terapeutas foram lançados ao mundo do tratamento *on-line* durante os períodos de isolamento da pandemia de covid-19. Por fim, métodos de treinamento inovadores também vêm sendo aprimorados com a tecnologia, inclusive no treinamento da AC (Hubley, Woodcock, Dimeff, & Dimidjian, 2015).

Em resumo, a pesquisa sobre AC proporciona uma base sólida para a aplicação clínica com pacientes deprimidos e, por extensão, a novas populações (Dimidjian et al., 2011). Essas conclusões são coerentes com outras metanálises que incorporam dados de ensaios clínicos de inúmeros estudos (Cuijpers, van Straten, & Warmerdam, 2007; Ekers, Richards, & Gilbody, 2008; Mazzucchelli, Kane, & Rees, 2009), inclusive com uma recente metanálise de 88 estudos, que concluiu que a AC tinha desempenho superior a condições de controle inativo na melhoria de depressão, ansiedade e ativação, embora não houvesse uma diferença significativa entre a AC e outras condições de controle ativo (Stein, Carl, Cuijpers, Karyotaki, & Smits, 2020). A AC também vem sendo representada em importantes diretrizes para tratamento (p. ex., National Institute for Health and Care Excellence, 2009).

AVALIANDO OS DOMÍNIOS DIAGNÓSTICO, CLÍNICO E FUNCIONAL

A aplicação da AC se baseia em uma ampla avaliação diagnóstica, clínica e funcional. Algumas dessas atividades de avaliação são realizadas como precursoras do início da terapia, e outras se dão enquanto ela transcorre.

Em nossa pesquisa com resultados de tratamento, usamos uma série de instrumentos de entrevista estruturada de diagnóstico para avaliar os diagnósticos do *Manual diagnóstico e estatístico de transtornos mentais* (DSM), incluindo a Entrevista Clínica Estruturada para Transtornos de Eixo I do DSM-IV (SCID-I; First, Spitzer; Gibbon, & Williams, 1997; First, Williams, Karg, & Spitzer, 2016; Tolin et al., 2018) e a Entrevista Clínica Estruturada para Transtornos da Personalidade de Eixo II do DSM-IV (SCID-II; First, Spitzer, Gibbons, Williams, & Benjamin, 1996). Usamos, também, instrumentos para avaliar a gravidade da depressão, incluindo a Escala Hamilton de Depressão (HDRS; Hamilton, 1960) administrada por profissional, o Inventário de Depressão de Beck II (BDI-II; Beck, Steer, & Brown, 1996) autoavaliada pelo paciente, e o Patient Health Questionnaire Depression Scale de nove itens (PHQ-9; Kroenke, Spitzer, & Williams, 2001).

Na prática clínica diária, recomenda-se realizar uma entrevista de diagnóstico basal (embora ela possa ser administrada usando-se um formato menos estruturado do que uma entrevista baseada em pesquisa), dando importância para o uso contínuo de uma escala para avaliar a gravidade da depressão. Geralmente, o instrumento que se utiliza com mais facilidade é uma medida de autoavaliação (p. ex., o Patient Health Questionnaire–9 [PHQ-9]; Kroeke, Spitzer, & Williams, 2001). Além disso, várias escalas de autoavaliação podem servir como um bom instrumento de avaliação do nível de atividade do paciente e da gratificação disponível em seu ambiente. A Escala de Ativação Comportamental para Depressão (Behavioral Activation for Depression Scale — BADS; Kanter, Mulick, Busch, Berlin, & Martell, 2007; Kanter, Rusch, Busch, & Sedivy, 2009) é uma escala de 29 itens de ativação do paciente que foi usada em vários estudos (p. ex., Weinstock, Munroe, & Miller, 2011) para medir mudanças nos níveis de ativação e evitação durante a AC. A BADS foi validada em espanhol europeu (Barraca, Pérez-Álvarez, & Lozano Bleda, 2011), persa (Mohammadi & Amiri, 2010) e holandês (Raes, Hoes, Van Gucht, & Kanter, 2010).

Além disso, foram desenvolvidos questionários de autoavaliação para medir a construção de reforço positivo contingente à resposta, incluindo a Escala de Observação da Recompensa Ambiental (Environmental Reward Observation Scale — EROS; Armento & Hopko, 2007; Valderrama-Diaz, Bianchi-Salguero, & Villalba-Garzon, 2016) e o Índice de Probabilidade de Recompensa (Reward Probability Index — RPI; Carvalho et al., 2011; Wagener & Blairy, 2015). Ambas as medidas são breves, e estudos indicam propriedades psicométricas promissoras. Os clínicos que queiram uma medida nomotética de atividades prazerosas para ampliar a avaliação comportamental ideográfica (descrita em mais detalhe a seguir) podem usar a Agenda de Eventos Prazerosos (Pleasant Events Schedule; Lewinsohn, & Graf, 1973). Essas medidas podem se revelar ferramentas clínicas úteis para serem administradas periodicamente durante o tratamento para avaliar a mudança em atividade e recompensa. Para uma discussão completa sobre as medidas disponíveis e as questões relacionadas à medição do modelo de AC, ver Manos, Kanter e Busch (2010).

Por ser a capacidade funcional um componente tão central no tratamento por AC, é importante coletar informações detalhadas sobre o impacto da depressão do paciente em seu funcionamento em muitos domínios da vida, incluindo profissional, familiar, social, e assim por diante. Esses domínios podem ser avaliados usando-se uma entrevista clínica ou instrumentos de avaliação padronizados (p. ex., a Escala de Ajuste Social [Social Adjustment Scale; Weissman & Bothwell, 1976] e o Estudo de Resultados Médicos de Pesquisa em Saúde, Forma Resumida de 36 Questões [Medical Outcomes Study 36-Item Short Form Health Survey; Ware & Sherbourne, 1992]).

DESENVOLVIMENTO DO TRATAMENTO

A AC é um tratamento baseado em teoria, em vez de baseado em protocolo, e, como tal, é extremamente ideográfico em sua aplicação. O tratamento não segue necessariamente um formato "sessão por sessão", e sim um desenvolvimento geral no transcurso do tempo. Esse desenvolvimento geral compreende as seguintes atividades, que são descritas em mais detalhes a seguir:

- Orientação ao tratamento
- Desenvolvimento de objetivos de tratamento
- Individualização de alvos de ativação e envolvimento
- Uso repetido de estratégias de ativação e envolvimento para aplicação e resolução de problemas
- Revisão e consolidação dos ganhos do tratamento

Orientação ao tratamento

A AC começa com uma orientação do paciente ao tratamento, um processo que geralmente é o centro das duas primeiras sessões. As tarefas básicas dessa fase inicial de tratamento são a discussão do modelo de depressão da AC e suas estratégias básicas de tratamento, bem como a apresentação de informações sobre a estrutura do tratamento e os papéis e responsabilidades do paciente e do terapeuta.

A apresentação do modelo de tratamento inclui a descrição da abordagem comportamental à depressão e o processo de mudança durante o tratamento, a discussão das formas específicas em que o modelo é adequado às experiências do paciente, e estímulo e resposta a perguntas e preocupações em relação ao modelo. O modelo é apresentado verbalmente durante a primeira sessão, em uma descrição breve e escrita, que é dada ao paciente no fim do encontro. Além disso, muitos pacientes consideram útil a ilustração apresentada na Figura 9.1 na orientação com relação ao modelo. Uma transcrição detalhada ilustrando a apresentação dos fundamentos do tratamento está incluída no estudo de caso a seguir, e os pontos fundamentais a serem tratados são resumidos na Tabela 9.1.

Durante a segunda sessão, terapeuta e paciente voltam a discutir o modelo de tratamento e as reações do paciente, incluindo questões que possam ter surgido após a primeira sessão. É essencial que o terapeuta obtenha informações iniciais do paciente, a partir dos elementos básicos do modelo de tratamento. A terapia funciona melhor se o paciente aceita e incorpora os fundamentos para o tratamento e a conceituação do caso (Addis & Carpenter, 2000), e as expectativas positivas do cliente com respeito ao tratamento são um preditor de bons resultados (Constantino, Vîslă, Coyen, & Boswell, 2018). O terapeuta deve ter cuidado para não avançar muito rapidamente se o paciente não expressar concordância com os preceitos básicos do modelo. Assim, durante as sessões iniciais, é essencial que o terapeuta estimule o paciente a fazer perguntas e evoque suas potenciais dúvidas e preocupações.

Por exemplo, alguns pacientes podem ter dificuldade de aceitar a ideia de que mudar diretamente o comportamento é uma maneira eficaz de trabalhar com a depressão. Muitas vezes, os pacientes estão muito comprometidos com uma explicação biológica para sua depressão. Não é aconselhável que os terapeutas debatam essa posição. Ao contrário, deve-se explicar que existem muitas fontes de vulnerabilidade à depressão e que uma das formas eficazes de modificá-la é mudar o que se faz. Às vezes, os pacientes também podem pensar que a ênfase na mudança de comportamento significa que tudo o que eles têm de fazer é mais exercícios, ir mais ao cinema ou dar mais caminhadas, e sua depressão vai entrar em remissão. Se os pacientes entenderem a AC dessa forma, não surpreenderá quando eles acharem que o tratamento desconsidera seu grau de aflição e a dificuldade que eles enfrentam para superar a depressão. Costumamos considerar útil conversar com os pacientes sobre duas questões. Primeiro, o comportamento pode ter um efeito poderoso sobre nosso humor, e as pessoas muitas vezes não estão cientes dessa relação, principalmente quando estão deprimidas. Por exemplo, mudar sutilmente a forma como se encaram as interações com familiares pode não livrar a pessoa da depressão, mas isso pode reduzir a gravidade do humor deprimido, estabelecendo o cenário para outras mudanças que, em seu conjunto, ajudam a reverter a depressão. A segunda questão é que a mudança comportamental não é fácil, ou todos nós nos comportaríamos exatamente como achamos que deveríamos todo o tempo (e sabemos que não é o caso!). Mudar comportamento requer saber o que mudar, e isso pode demandar um "trabalho de detetive" sério e sustentado na terapia. Mais uma vez, o terapeuta pode enfatizar seu papel como treinador para ajudar o paciente a descobrir o que mudar e como fazer isso.

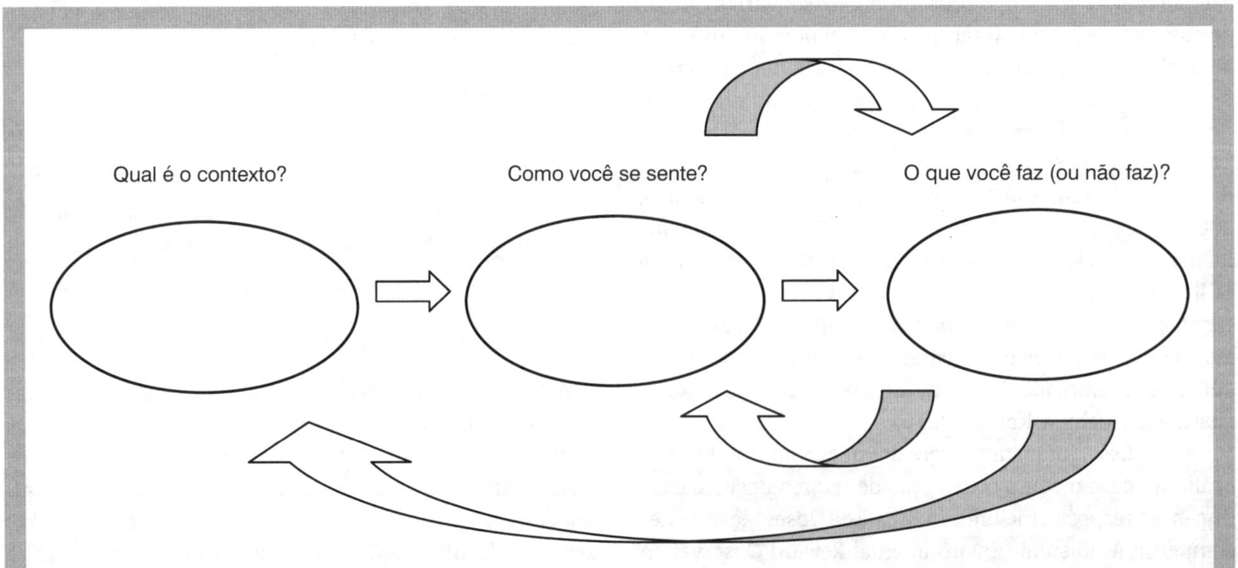

FIGURA 9.1 O modelo de tratamento da ativação comportamental.

TABELA 9.1 Dez pontos-chave a abordar quando se apresenta o modelo de tratamento

1. A ativação comportamental se baseia na ideia de que os acontecimentos em sua vida e como você reage a eles influenciam a forma como você se sente.
2. A AC parte do princípio de que as pessoas se deprimem se suas vidas estão oferecendo poucas gratificações e muitos problemas. Às vezes, é possível identificar facilmente os fatores de estresse ou os problemas; outras vezes, não há fatores claramente identificáveis, mas tampouco há gratificação adequada do ambiente.
3. Quando o contexto de vida de um indivíduo é difícil, é comum se sentir triste, negativo, desanimado, ansioso, cansado, esgotado, e assim por diante.
4. Quando a pessoa se sente assim, também é comum realizar (ou não) determinadas ações. As pessoas muitas vezes se afastam do mundo ao seu redor e descobrem que rotinas básicas em suas vidas se desorganizam.
5. É natural e compreensível que as pessoas se afastem do mundo quando se sentirem desanimadas. O problema é que isso desencadeia espirais descendentes em relação a como você se sente (p. ex., quanto menos você faz, pior você se sente, e, quanto pior se sente, menos faz).
6. Agir (ou deixar de agir) dessas maneiras também pode manter a depressão ao dificultar a solução de problemas da vida de forma eficaz. Isso desencadeia outra espiral descendente na qual o que você faz ou deixa de fazer torna o contexto da vida mais difícil ou impede que você melhore.
7. Neste tratamento, trabalharemos juntos para nos concentrar em coisas específicas que você possa fazer para alterar essas espirais descendentes e ajudar a ser mais ativo e envolvido em sua vida.
8. A AC não é só uma questão de "fazer mais". Se fosse tão fácil se sentir melhor, você já teria feito isso. Podemos trabalhar juntos para identificar as atividades que seriam mais úteis e os passos pequenos e gerenciáveis que você pode dar para começar. Você pode me considerar seu treinador ou consultor no processo de mudança.
9. Em cada sessão, serão dados passos práticos e viáveis para se envolver em atividades que melhorem o humor e resolvam problemas específicos da vida. Entre sessões, você vai trabalhar em exercícios de casa que desenvolveremos juntos. Esses exercícios são uma parte essencial da terapia e tratarão sobre reconectar ou construir partes de sua vida que aumentam os sentimentos de prazer ou realização e o aproximam de objetivos de vida importantes.
10. A ativação e o envolvimento, em formas específicas, podem ajudar a vivenciar mais gratificações e resolver problemas da vida. Quando você está ativo, envolvido e resolvendo problemas de forma eficaz, é provável que se aproxime de objetivos importantes na vida e se sinta melhor.

Além de apresentar e discutir o modelo de tratamento, também é importante discutir minuciosamente a estrutura e os papéis do terapeuta e do paciente. É necessário destacar três elementos fundamentais: a prática entre as sessões, a colaboração e a estrutura das sessões.

1. É importante, no início do tratamento, destacar a natureza ativa da AC e estabelecer a importância da prática entre sessões. O terapeuta dá o tom da terapia e das expectativas ao destacar que a AC é um tratamento muito voltado à ação e dirigido a problemas, no qual grande parte do "trabalho" da terapia acontece entre as sessões, à medida que o paciente implementa planos que ele e o terapeuta formulam nas sessões. As sessões seguintes examinam o que ele aprendeu, destacando consequências relevantes das atividades, bem como identificando barreiras e resolvendo problemas para aumentar a probabilidade de sucesso das futuras tentativas. A atribuição de exercícios de casa começa na primeira sessão, quando o terapeuta pede ao paciente para ler o texto curto que explica as ideias fundamentais da abordagem da AC (ver Martell et al., 2001).
2. Também é importante enfatizar que a AC é uma abordagem terapêutica baseada na colaboração, em que terapeuta e paciente trabalham juntos a serviço dos objetivos do paciente.
3. Também é útil orientar os pacientes em relação à natureza estrutural de cada sessão. Embora o foco específico de cada sessão varie segundo o paciente e o momento, cada uma continua seguindo uma pauta geral semelhante. Especificamente, assim como na TC para depressão (Beck et al., 1979), cada sessão começa com terapeuta e paciente definindo uma pauta conjuntamente. O objetivo dessa pauta é organizar o tempo de forma eficaz e garantir que a sessão trate dos temas mais importantes para o paciente, e tenha a maior probabilidade de ajudá-lo a atingir seus objetivos fundamentais. Como o objetivo do tratamento é a ativação, quanto mais controle se der ao paciente para definir a pauta, melhor. Além disso, por ser o exercício de casa parte integrante da AC, a maior parte de cada sessão é dedicada a revisar o exercício da sessão anterior e a atribuir mais exercícios para a seguinte. Essa é apenas uma maneira estruturada de discutir o que aconteceu

durante a semana, ao mesmo tempo que continua enfocada nos objetivos do tratamento. A finalização de cada sessão inclui pedir ao paciente que reitere a síntese da sessão, verificar se ele tem uma compreensão clara do que deve fazer em casa, bem como confirmar a hora da próxima sessão e os métodos para entrar em contato com o terapeuta nesse ínterim.

Ao dar atenção a cada uma dessas tarefas específicas, o terapeuta estabelece sua credibilidade como especialista que pode ajudar o paciente e transmite uma sensação de esperança. Ao estabelecer, no início do tratamento, um sólido alicerce de colaboração, paciente e terapeuta podem trabalhar juntos em direção aos objetivos do paciente.

Desenvolvendo objetivos de tratamento

O objetivo maior da AC é ajudar os pacientes a modificar seu comportamento para aumentar o contato com fontes de reforço positivo em suas vidas. Esse processo geralmente envolve (1) abordar inicialmente os padrões básicos de evitação e áreas de prejuízo às rotinas e (2) tratar de objetivos de curto e de longo prazo. Uma grande parte do tempo do terapeuta na AC é usada ajudando os pacientes a aumentar a consciência de seus repertórios de fuga e evitação e a praticar respostas de enfrentamento ativo. Muitas vezes, parte desse processo também envolve mudar suas rotinas básicas (p. ex., dormir, comer e contato social). Sendo assim, são estabelecidos objetivos de curto prazo para especificar realizações concretas que possam ajudar os pacientes a mudar a situação de suas vidas em uma direção menos depressiva. Muitas vezes, os terapeutas não têm certeza de como organizar a sequência de metas de tratamento. Em termos gerais, vamos nos concentrar inicialmente na mudança de comportamento que tem mais probabilidades de sucesso, a qual pode se basear na facilidade de realização ou no nível de importância para os valores e as prioridades do paciente. Entre os exemplos comuns, estão limpar a casa, conviver com amigos e familiares, mexer em uma pilha enorme de papéis em que o paciente tem adiado trabalhar, fazer exercícios com mais frequência, e assim por diante. Muitas vezes, os comportamentos necessários para avançar em objetivos de curto prazo podem ser agendados e organizados de tal maneira que sejam substitutos de respostas de enfrentamento baseadas em evitação ou retraimento maladaptativas. O terapeuta trabalha com o paciente para avançar em objetivos de curto prazo *independentemente de como o paciente estiver se sentindo*. Em outras palavras, um dos objetivos básicos do terapeuta é ajudar o paciente a mudar o padrão de comportamento comandado pelo humor. Visa-se a avançar nos objetivos não importando como a pessoa se sente em um determinado momento, com a premissa de que o avanço nos objetivos de vida é, em si, antidepressivo. Esse é um ponto crucial, porque os pacientes muitas vezes julgam o sucesso de determinado comportamento com base em como ele os faz sentirem no momento. Assim, é importante que os terapeutas se mantenham atentos às consequências de diferentes comportamentos, especificamente com relação a se ajudam os pacientes a avançar em direção a objetivos do tratamento ou a alcançá-los.

Uma vez abordados os objetivos de curto prazo em termos de evitação, retraimento e prejuízos à rotina, os pacientes são ajudados a tratar das circunstâncias de vida mais amplas que possam estar relacionadas à depressão. Objetivos de vida mais amplos são aquelas mudanças que levam tempo para se estabelecer, mas têm potencial de alterar a situação de vida da pessoa em aspectos importantes. Entre os exemplos comuns, estão conseguir um emprego novo, sair de um relacionamento problemático, começar um novo relacionamento ou se mudar de cidade. A AC pode ajudar a ensinar e estimular os pacientes a manter o avanço rumo a esses objetivos, mesmo que sua realização possa levar algum tempo. Essencialmente, na AC, os pacientes aprendem estratégias básicas que podem ser usadas para atingir objetivos de curto prazo e outros mais amplos.

Individualizando a ativação e os alvos de envolvimento

Não há duas pessoas iguais, e ninguém é exatamente o mesmo em diferentes situações. No contexto do tratamento da depressão, isso significa que as estratégias de ativação específicas que funcionam para uma pessoa podem não funcionar para outra, e podem funcionar para uma determinada pessoa às vezes, mas nem sempre. Se essas transações entre atividade e ambiente mudam o humor da pessoa em uma direção positiva ou negativa é uma questão empírica, cuja resposta requer atenção e avaliação cuidadosa. Grande parte das habilidades de fazer AC com competência depende exatamente desse tipo de exame cuidadoso. Na AC, esse processo é conhecido como *análise funcional*, que é a chave para individualizar os alvos de ativação e centro da AC. A análise funcional envolve a identificação, para cada paciente, das variáveis que mantêm a depressão e são mais suscetíveis à mudança. Essa compreensão forma a base da conceituação do caso e guia a aplicação ideográfica de estratégias de ativação específicas. Em geral, o terapeuta deve fazer o paciente se envolver em um exame detalhado do seguinte:

- O que está sustentando a depressão?
- O que está impedindo o envolvimento e o prazer com a vida?
- Quais comportamentos são bons candidatos a maximizar a mudança?

Esse processo parece simples, mas pode ser complicado na prática, porque muitas vezes não temos consciência das contingências que controlam nosso comportamento. Em função dessa realidade, no início do tratamento, falamos explicitamente sobre o objetivo (e o desafio!) de identificar essas relações.

Dois passos fundamentais estão envolvidos na identificação das contingências que controlam o comportamento. Em primeiro lugar, o terapeuta e o paciente devem definir clara e especificamente o comportamento de seu interesse, o que inclui definir a frequência, a duração, a intensidade e o contexto em que o comportamento acontece. Os comportamentos de maior interesse são os mais ligados a mudanças de humor. Para pacientes que estejam familiarizados com o tratamento com antidepressivos, costumamos explicar que queremos identificar os ingredientes de um antidepressivo comportamental que funcione para eles. Para isso, precisamos definir especificamente as atividades que mantêm a depressão (p. ex., atividades "para baixo") e as que melhoram o humor e o funcionamento (p. ex., atividades "para cima"). Por exemplo, para um paciente, a dificuldade de realizar tarefas domésticas básicas está sustentando e exacerbando sua depressão. Era importante especificar os seguintes problemas: (1) encher e fechar sacos de lixo e os deixar em uma despensa, em vez de levá-los a uma lixeira atrás da casa pelas seis últimas semanas, e (2) receber contas por correio e as colocar fechadas em uma pasta nos últimos quatro meses. O tratamento com esse paciente começou com diversas tarefas graduais para atingir o objetivo de levar o lixo para fora. Isso foi identificado especificamente como uma possível *atividade positiva* (mesmo que, reconhecidamente, não fosse prazerosa) e escolhido como foco inicial porque terapeuta e paciente decidiriam que era mais facilmente realizável do que cuidar das contas, que o paciente sentia como uma sobrecarga.

Em segundo lugar, terapeuta e paciente podem começar a identificar os antecedentes e as consequências do comportamento, com o objetivo de especificar as variáveis que desencadeavam ou reforçavam a depressão. Em termos do modelo da AC, isso é paralelo a identificar as conexões entre contexto e humor, ação e humor, e as espirais descendentes que podem manter a depressão ao longo do tempo. Entender os princípios comportamentais básicos pode ser de grande valia na identificação dessas relações contingentes. O que isso significa em termos práticos? Para pacientes deprimidos, costuma-se observar uma série de relações contingentes. Como discutimos anteriormente, contingências de reforço negativo costumam ser generalizantes. *Reforço negativo* significa que a probabilidade de que um comportamento ocorra é aumentada pela remoção de alguma coisa do ambiente, geralmente uma condição aversiva. As contingências de reforço negativo podem ser uma parte muito adaptativa do comportamento humano. Por exemplo, colocar um casaco para evitar um resfriado, parar em sinais de "pare" para não se acidentar, e ser muito gentil com o pai ou com a mãe depois de bater o carro para evitar ser punido são exemplos de formas em que o reforço negativo pode servir bem a uma pessoa. Infelizmente, contudo, quando uma pessoa se deprime, seus repertórios comportamentais podem ser dominados por comportamentos de fuga e evitação que permitem à pessoa escapar temporariamente de sentimentos sofridos ou situações interpessoais difíceis. Dessa forma, muitos comportamentos de evitação e fuga podem ser entendidos como respostas secundárias de enfrentamento, ou seja, esforços para enfrentar a experiência da depressão que, infelizmente, acabam por piorá-la. Por exemplo, uma pessoa pode tentar escapar de sentimentos de desesperança e fadiga fazendo uma sesta longa no meio da tarde. Como consequência, isso pode remover a pessoa temporariamente do contexto aversivo, mas também pode impedi-la de dar os passos necessários para mudar para um contexto geral menos depressivo (fazer exercícios, procurar emprego, limpar a casa, etc.). Abuso de substâncias, dormir excessivamente, assistir à televisão em demasia e inatividade geral são exemplos comuns de respostas secundárias de enfrentamento que podem ser sustentadas pelo reforço negativo. Esses tipos de contingências de reforço negativo muitas vezes são centrais para impedir que as pessoas entrem em contato com ambientes potencialmente reforçadores que contribuem para uma vida mais adaptativa e envolvida. É necessária uma avaliação cuidadosa para se identificar como e se contingências de reforço negativo específicas estão ativas na vida do paciente. As contingências de reforço positivo também podem ser problemáticas para os pacientes. Nesses casos, a probabilidade de um comportamento é aumentada, pois ele é contingencialmente associado às consequências positivas. Por exemplo, o ato de ir dormir cedo pode ser reforçado positivamente por familiares que oferecem empatia e apoio. Alguns comportamentos, como comer demais e abusar de substâncias, também podem dar reforço positivo imediato, mas prejudicam objetivos de longo prazo, sustentando a depressão.

Como fazemos uma análise funcional na AC? Existem dois suportes principais para o terapeuta de AC que esteja fazendo análises funcionais: o modelo da AC e o monitoramento de atividades. Primeiro, o modelo da AC usado para orientar os pacientes no início do tratamento pode ser usado durante todo o tratamento para guiar a avaliação de eventos específicos que surjam na vida do paciente, para ajudar a identificar ligações fundamentais entre atividade e humor. Por exemplo, se a paciente começa a falar em sessão sobre se sentir perturbada por uma difícil interação com seu filho, o terapeuta pode sugerir que eles usem o modelo para entender os componentes da interação. Juntos, podem discutir e anotar especificamente o que aconteceu (p. ex., "Meu filho disse que ele estava indo mal em matemática"), como a paciente se sentiu (p. ex., "Eu me senti triste por ver o quanto nossas vidas parecem ser sempre difíceis, e tive medo de que ele não se formasse") e o que a paciente fez (p. ex., "Parei de jantar, fui para o meu quarto e pensei em como eu estava falhando como mãe"). Esses componentes podem ser conectados para identificar a espiral descendente que mantém o humor negativo (p. ex., isolar-se e ruminar aumentam a ansiedade e a tristeza) e a espiral descendente que impede a solução eficaz de problemas (p. ex., "Eu não falei diretamente com ele, e ele ficou irritado, saiu com os amigos e só voltou para casa no meio da noite"). Esse processo de avaliação ajuda a identificar metas de ativação para esse evento difícil (p. ex., gerar e praticar alternativas para abandonar a interação e a ruminação, identificar e implementar medidas para resolver o problema do mau desempenho de seu filho em matemática). A aplicação repetida do modelo em sessão e para uso como exercício de casa entre sessões também vai ajudar terapeuta e paciente a identificar padrões de ações maladaptativas ao longo do tempo e em diferentes lugares. Por fim, o uso repetido desse modelo ensina ao paciente um método para guiar suas ações muito tempo depois de a terapia ter terminado.

Em segundo lugar, o monitoramento da atividade no contexto da vida cotidiana é o centro do processo de avaliação na AC. Por intermédio de um monitoramento de atividades detalhado e permanente que o paciente faz entre sessões, ele e o terapeuta podem trabalhar juntos para desenvolver uma compreensão das questões listadas anteriormente. Em função do papel do monitoramento de atividades, é importante que o terapeuta, no início do tratamento, explique claramente como fazê-lo, definindo o que monitorar e quando fazê-lo. Além disso, os terapeutas devem revisar os exercícios de monitoramento de forma cuidadosa e habilidosa para reforçar os esforços do paciente com vistas a começar a desenvolver as tarefas de ativação e envolvimento.

Os terapeutas podem escolher usar uma série de formatos diferentes para monitorar atividades, sendo a forma mais básica registrar uma atividade e uma classificação de humor para cada hora que o paciente passa acordado no dia. Os terapeutas também podem optar por fazer os pacientes monitorarem o domínio (sentimento de realização) ou o prazer (diversão) associados a atividades específicas. Em termos gerais, aconselhamos os pacientes a registrar informações suficientes sobre as atividades, de forma que possamos começar a identificar as ligações entre o que eles estavam fazendo e como estavam se sentindo, mas não informação demais, a ponto de a tarefa se tornar demasiado pesada. Também é útil identificar em quais intervalos durante o dia o paciente vai anotar as observações (p. ex., manhã, almoço, jantar, antes de dormir). Se o registro a cada hora for muito desgastante para o paciente, também poderão ser usados procedimentos de amostragem de tempo. Nesse tipo de procedimento, paciente e terapeuta chegam a um acordo sobre determinado número de horas em que as atividades serão monitoradas durante a semana entre as sessões. Os procedimentos de amostragem de tempo devem incluir várias situações nas quais o paciente funciona durante a semana. Em geral, os terapeutas incentivarão os pacientes a fazer anotações completas em intervalos regulares ao longo do dia, e se aconselha que trabalhem com os pacientes para desenvolver planos de registro que aproveitem sinais e ritmos naturais em suas vidas, com vistas a facilitar esse registro regular.

Os terapeutas podem dar aos pacientes um Registro de Atividades semanal simples para monitorar as tarefas (ver Fig. 9.2). Entretanto, como se enfatiza na AC, a função do comportamento é mais importante do que a sua forma; então, os pacientes podem não monitorar em um Registro de Atividades, mas estar confortáveis com o uso de agendas, *smartphones* e outros métodos de registro idiossincráticos. Recomenda-se adaptar o exercício de monitoramento a uma forma que seja compatível com a rotina normal do paciente. Por exemplo, pacientes que passam muito tempo no carro podem deixar os registros presos no quebra-sol; outros podem preferir deixá-los colados com fita adesiva na geladeira ou no espelho do banheiro; outros, ainda, podem querer levá-los consigo no bolso, na mochila ou em sua pasta.

Quando um paciente realizou um exercício de monitoramento de atividades, é essencial que o terapeuta o revise em detalhe. Deixar de revisar os registros de monitoramento de atividades pode significar perder uma oportunidade de reforçar o comportamento do paciente e desenvolver a conceituação de caso. Grande parte da AC competente reside em revisar habilidosamente um Registro de Atividades que tenha sido realizado. Em que o terapeuta competente presta atenção quando revisa os registros? Em geral, é melhor que o terapeuta tenha em mente as questões de conceituação do caso quando revisar um registro. O terapeuta revisa o Registro de Atividades para entender as atividades do paciente, sua rotina e seu contexto de vida, e para começar a identificar padrões que possam estar sustentando ou exacerbando o humor deprimido.

A seguir são listadas perguntas específicas que os terapeutas podem usar para orientar sua revisão das tabelas de atividades:

- O que o paciente poderia fazer se não estivesse deprimido (trabalhar, administrar responsabilidades familiares, fazer exercícios, relacionar-se, realizar atividades de lazer, comer, dormir, etc.)?
- O paciente está envolvido em um amplo leque de atividades, ou suas atividades se estreitaram?
- Qual é a relação entre atividades específicas e humor?
- Qual é a relação entre contextos de vida (problemas específicos) e humor?
- De que formas a evitação e o retraimento estão sustentando ou exacerbando a depressão? O que o paciente evita ou do que está se afastando? De que formas específicas?

Instruções: Registre sua atividade para cada hora do dia e uma classificação do humor associado a cada atividade. Use a escala abaixo, com as âncoras que você e seu terapeuta desenvolveram para orientar sua classificação do humor. Tente fazer anotações em seu Registro de Atividades pelo menos a cada 3-4 horas, todos os dias.

	Segunda	Terça	Quarta	Quinta	Sexta	Sábado	Domingo
5–6							
6–7							
7–8							
8–9							
9–10							
10–11							
11–12							
12–1							
1–2							
2–3							
3–4							
4–5							
5–6							
6–7							
7–8							
8–9							
9–10							
10–11							
11–12							
12–1							
1–2							
2–3							
3–4							
4–5							

Classificações do humor:

0: Descrição, com exemplos de atividades associadas: ____________________

5: Descrição, com exemplos de atividades associadas: ____________________

10: Descrição, com exemplos de atividades associadas: ____________________

FIGURA 9.2 Registro de Atividades (a cada hora).

- Há prejuízos à rotina?
- Onde se perdeu o contato com os fatores de reforço?
- Há déficits em habilidades e estratégias de enfrentamento?

Para responder a essas perguntas, é essencial concentrar-se nas partes da atividade do paciente que mudam e nas partes que se mantêm com o tempo. Não é raro os pacientes deprimidos relatarem que seu humor está sempre baixo, não importando o que fazem ou onde estão. Eles podem descrever que simplesmente se sentem "negativos" o tempo todo ou que talvez seu humor mude, mas essas mudanças são menores e irrelevantes. Uma premissa central da AC, contudo, é que a variabilidade está em todas as partes, embora às vezes seja difícil de detectar. Além disso, a variabilidade não é aleatória. Ao contrário, *as variações de comportamento e seus contextos têm um efeito direto no humor de uma pessoa* e, como tal, proporcionam informações críticas em relação a contingências centrais. Ao dizer que se sentem deprimidos "todo o tempo", os pacientes estão informando seu humor de forma imprecisa em retrospecto, seus repertórios de comportamento são extremamente limitados (p. ex., ficar na cama o dia todo) ou não aprenderam a identificar diferenças sutis de humor. Este último aspecto é fundamental. Uma das tarefas centrais dos terapeutas é ajudar os pacientes a entender que seus humores estão intimamente relacionados com o que eles estão fazendo, onde o fazem e as consequências que daí resultam. Tratar a depressão demanda várias mudanças de estratégia em cada um desses domínios, todos eles baseados na compreensão das relações contingentes básicas.

Uso repetido de estratégias de ativação e envolvimento para aplicação e resolução de problemas

Dada a natureza ideográfica da AC, o desenvolvimento do tratamento pode ser muito diferente para cada paciente. Apesar dessa diversidade, os métodos comportamentais diretos são muito usados. A seguir, sua discussão.

Agendamento de atividades e automonitoramento

O principal trabalho da terapia na AC ocorre entre as sessões. É raro que os pacientes saiam de uma sessão sem alguma atividade específica para vivenciar durante a semana. Dessa forma, o agendamento de atividades e o monitoramento de resultados são métodos-padrão usados durante todo o tratamento. No fim de cada sessão, o paciente deve entender claramente a atividade designada e deve ter uma estratégia clara para sua implementação durante a semana (incluindo um plano para superar prováveis obstáculos à implementação).

O agendamento específico da atividade é uma ferramenta útil para fazer o paciente se comprometer com horários quando fizer o exercício de casa. Quando o exercício for listado por escrito em um determinado dia da semana, em uma hora específica, o paciente terá o benefício de uma ajuda externa para motivar uma mudança de comportamento (ou seja, trabalhar "de fora para dentro" em vez de "de dentro para fora"). O agendamento de atividades também é usado com frequência por pacientes com prejuízos relevantes na rotina. A lista de atividades pode ser uma ajuda ao esforço de desenvolver e seguir rotinas regulares para alimentação, trabalho, sono, exercícios e contatos sociais. Dependendo da atividade, o paciente pode não marcar especificamente a hora, e sim registrar sua finalização em um registro diário.

Uma parte fundamental de listar atividades com frequência envolve atenção à administração de contingências. Como sabem há muito tempo os psicólogos sociais, "as correlações entre intenção e comportamento são modestas [...] a relação frágil entre intenção e comportamento se deve, em muito, ao fato de que as pessoas têm boas intenções, mas não agem segundo essas intenções" (Gollwitzer, 1999, p. 493). Dada essa realidade, é essencial que os terapeutas de AC considerem formas com que possam ajudar os pacientes a estruturar seu ambiente com vistas a maximizar o sucesso com tarefas e objetivos do tratamento.

Um método útil de administração de contingência é o uso de compromisso público para aumentar a probabilidade de completar as tarefas (Locke & Latham, 2002). Com frequência, investigamos se amigos, colegas de trabalho ou familiares estão disponíveis para ser incluídos nos planos de ativação. Por exemplo, um de nossos pacientes aprendeu no tratamento que, quando sua depressão estava mais grave, era essencial que ele contasse à sua mulher, todas as manhãs, as principais tarefas que pretendia realizar naquele dia. Para ele, "cumprir a palavra" era um reforço eficaz que ajudava a aumentar sua ativação.

Além disso, trabalhamos com os pacientes para estruturar seus ambientes de modo a melhorar a ativação. Assim, para um paciente que trabalhe em um plano de exercícios durante a semana, vestir as roupas de ginástica antes de sair do trabalho no fim do dia é parte essencial do plano.

Por fim, os pacientes também podem experimentar o uso de reforços arbitrários para tarefas específicas de mudanças de comportamento. Embora a ênfase da AC repouse fortemente no aumento do contato com os reforços naturais no ambiente da pessoa, o uso seletivo de reforços arbitrários pode, às vezes, ajudar. O paciente que mencionamos antes planejou um jantar especial com sua mulher no fim da semana de cumprimento de tarefas de ativação; a paciente que estava trabalhando no programa de exercícios comprou uma blusa para a atividade depois de começar seu novo programa. Às vezes, os terapeutas podem sugerir o uso de contingências aversivas para ajudar a promover a mudança de comportamento; por exemplo, um paciente achou interessante telefonar para seu terapeuta se fosse ficar na cama e não fosse trabalhar naquele dia.

Já descrevemos a outros pacientes o método de preencher cheques para instituições de caridade, que depois serão depositados se eles não realizarem as atividades (Watson & Tharp, 2002). Muitas vezes, a simples sugestão de uma contingência aversiva é suficiente para motivar a mudança. Por exemplo, o paciente que concordou em ligar para seu terapeuta acabou realmente ligando em uma segunda-feira de manhã. Quando estava na metade do recado na secretária eletrônica, ele disse: "Isso é ridículo. Deixe para lá. Eu vou trabalhar". Embora o uso de contingências aversivas não seja uma estratégia comum na AC, ele às vezes é utilizado se for determinado entre o terapeuta e o cliente de maneira colaborativa.

Quando os pacientes fazem agendamento de atividades, também é essencial embutir um componente de monitoramento, de forma que eles registrem o contexto e as consequências da ativação. Isso lhes dá informações sobre a tarefa específica de ativação, bem como prática regular e permanente na observação de relacionamentos contingentes entre atividade e humor. É essencial que o terapeuta discuta o que o paciente aprendeu com as tarefas de ativação e automonitoramento em cada sessão. Além disso, o terapeuta deve descrever regularmente como estão os avanços e destacar áreas de melhoria ou resolver problemas que possam ter surgido.

O terapeuta não deve deixar de perguntar sobre o exercício de casa que esteja incompleto ou não tenha sido realizado. Prestar atenção a esses domínios é exatamente o trabalho do terapeuta de AC. Um foco repetido e persistente em um pequeno conjunto de tarefas de ativação muitas vezes ocupa grande parte do desenvolvimento do tratamento. Perguntar sobre o que impediu a realização do exercício de casa dá ao terapeuta e ao paciente informações essenciais em relação a barreiras importantes e possíveis exemplos de padrões de evitação. O propósito dessas discussões não é punir ou constranger o paciente; por isso, é importante tratar a revisão do exercício de casa com uma atitude direta e desprovida de julgamento. Ao mesmo tempo, o paciente pode sentir a discussão sobre o exercício de casa não realizado ou parcialmente realizado como algo aversivo, o que pode ajudá-lo a fazer o exercício de casa da próxima vez (sendo reforçado negativamente, ao escapar de um questionamento desagradável por parte do terapeuta). Se isso ocorre naturalmente, não será um problema e pode até mesmo ajudar o tratamento a avançar. Contudo, o terapeuta nunca deve usar o constrangimento ou a crítica, ainda que sutil, para melhorar a realização do exercício de casa.

Atribuição gradual de exercícios

A atribuição gradual de exercícios, que é parte fundamental da TC para depressão (Beck et al., 1979), também é uma marca da AC e uma parte central da maioria dos esforços de agendamento de atividades. Dessa forma, é importante que os terapeutas ajudem os pacientes a desmembrar os comportamentos em unidades específicas e viáveis, para facilitar a mudança de comportamento. Para saber como desmembrar e graduar os exercícios adequadamente em uma progressão composta por passos que vão de simples a complexos, os terapeutas têm de usar uma ampla gama de habilidades básicas de autoadministração e solução de problemas. Com esse objetivo, também é importante que os terapeutas ajudem os pacientes a aprender o método de graduar tarefas durante a terapia, para que possam aplicar essas habilidades a novos contextos e tarefas depois de a terapia ter terminado. Ao explicar a ferramenta da determinação de tarefas graduadas, é importante relembrar os pacientes de que o objetivo não é realizar todas as partes da atividade, e sim dar início a tarefas importantes, aumentar a ativação e interromper a evitação. Os terapeutas também podem explicar aos pacientes que desmembrar as tarefas ajuda a garantir êxito nas subtarefas, e essas experiências exitosas podem, por sua vez, reforçar e motivar o trabalho em sucessivos componentes da tarefa maior.

É muito importante desmembrar as tarefas de forma a garantir o sucesso já no início. Se os pacientes sentirem dificuldades com as tarefas, os terapeutas podem rever explicitamente se a tarefa foi desmembrada e graduada com sucesso. Também se pode pedir aos pacientes que visualizem os passos envolvidos em determinada tarefa antes de experimentá-la fora da terapia e prever qualquer obstáculo que possa surgir. Se esse processo sugere que determinados componentes podem ser difíceis de dominar, terapeuta e paciente podem graduá-lo, desmembrando-o em componentes menores e mais fáceis de atingir.

Modificação da evitação e solução de problemas

Talvez este seja um dos aspectos mais ricos e variados da AC. Como observado anteriormente, os pacientes podem estar evitando tarefas concretas no trabalho ou em casa, emoções dolorosas, como luto e medo, de conflito interpessoal, e assim por diante. Os métodos específicos usados para abordar essas áreas estão vinculados à natureza específica da evitação. Por exemplo, um paciente que evita a experiência de elaborar o luto de um relacionamento que acabou pode ser ajudado a passar algum tempo todos os dias repassando fotos do parceiro perdido, lembrando momentos que compartilharam, etc. O paciente que evita tarefas no trabalho pode ser ajudado a desmembrá-las, com listas específicas de coisas a fazer, pedindo ajuda a outras pessoas, etc. O paciente que evita o conflito interpessoal pode ser ajudado na prática da comunicação assertiva por meio de dramatizações nas sessões, debatendo com amigos, trazendo um familiar a uma sessão de terapia, etc. Dito isso, dentro desse domínio amplo, várias estratégias básicas podem ajudar a planejar o tratamento.

Em primeiro lugar, quando se trata a evitação, é essencial partir de uma postura de colaboração com o paciente. É importante compreender e comunicar um entendimento do desconforto que o paciente pode vivenciar em determinada situação, que é seguido de alguma ação de sua parte para interromper a experiência aversiva. Os terapeutas podem enfatizar as formas como a evitação pode cumprir uma função adaptativa no curto prazo, mas acabar sendo problemática no longo. Como muitos comportamentos evitativos podem estar sob o controle das contingências imediatas, muitas vezes pode ser importante destacar repetidamente as consequências de longo prazo de alguns desses comportamentos. Voltar ao modelo de AC para destacar esses padrões costuma ser útil.

Em segundo, métodos básicos de solução de problemas são muito usados para enfrentar a evitação. Embora raramente ensinemos passos de solução de problemas de maneira estruturada e formal, enfrentar a evitação geralmente envolve descobrir como abordar e resolver problemas. Assim, é essencial que os terapeutas mantenham uma mentalidade voltada à solução de problemas com relação à evitação e trabalhem com os pacientes para gerar um leque de comportamentos alternativos para enfrentamento. As estratégias de solução de problemas incluem a definição e a avaliação do problema, a geração de soluções alternativas, a administração de contingências ambientais e o ajuste da solução quando for necessário. Deve-se observar que todas as outras estratégias básicas também costumam ser usadas a serviço da modificação da evitação e da solução de problemas (p. ex., agendamento e monitoramento de atividades, atribuição gradual de tarefas, etc.).

Em terceiro, para ajudar a manter um foco permanente na evitação, os pacientes podem ser ajudados com o uso de várias estratégias mnemônicas. Essas estratégias ajudam a organizar um método para examinar "Qual é a função de um comportamento, quais são as suas consequências?". Usamos a sigla ACTION (ação) para identificar a postura geral que pedimos que os pacientes assumam (Martell et al., 2001):

- Avalie — Esse comportamento é de aproximação ou evitação? Ele provavelmente fará você se sentir melhor ou pior?
- Conclua — Conclua se é melhor continuar esse comportamento, mesmo que lhe cause mal-estar, ou experimentar um novo.
- Tente — Tente o comportamento escolhido.
- Integre — Qualquer comportamento novo precisa de uma boa chance; então, integre os novos comportamentos em uma rotina antes de avaliar se ajudaram ou não.
- Observe os resultados — Preste muita atenção e monitore os efeitos do novo comportamento.
- Nunca desista — Lembre-se de que fazer mudanças pode muitas vezes demandar esforços e tentativas repetidas.

Quando os pacientes demonstram padrões comportamentais caracterizados por evitação, os terapeutas podem usar a sigla de estar em uma TRAP (armadilha) (Martell et al., 2001):

- Desencadeante (*Trigger*) — Geralmente, alguma coisa no ambiente (p. ex., ser criticado pelo patrão)
- Resposta (*Response*) — Geralmente, uma reação emocional (p. ex., sentir vergonha e tristeza)
- Padrão de evitação (*Avoidance Pattern*) — Os comportamentos de evitação usados para enfrentar a resposta emocional (p. ex., sair mais cedo do trabalho, reclamar ao parceiro de insatisfação com o trabalho).

Em seguida, os terapeutas pedem ao paciente que saia da TRAP (armadilha) e volte ao TRAC (mesmo som de *track* [trilhos]); ou seja, sob às mesmas condições de desencadeante e resposta, pede-se a eles que experimentem comportamentos de enfrentamento alternativo, ou "alternative coping".

Estratégias de envolvimento

As pesquisas documentaram bem a frequência e as consequências negativas do comportamento ruminativo entre pessoas com depressão (Nolen-Hoeksema, 2000). A abordagem da AC considera a ruminação um comportamento que muitas vezes impede as pessoas de se envolver integralmente em suas atividades e ambientes. Os terapeutas da AC estão alertas para relatos de ruminação por parte dos pacientes e tomam cuidado para avaliar se isso é um problema quando eles voltam à sessão informando que uma tarefa que lhes foi dada "não funcionou". Se, por exemplo, uma paciente informar que sentiu pouca melhora em seu humor ao brincar com seu filho no parque, o terapeuta examinará se ela estava envolvida só parcialmente com a tarefa de brincar, porque sua mente estava concentrada nas razões pelas quais seu ex-parceiro não quis continuar com o relacionamento, no que isso significava para seu valor como mulher, e assim por diante.

Ao tratar da ruminação na AC, estamos menos interessados no conteúdo específico dos pensamentos ruminativos do que no contexto e nas consequências da ruminação. Por exemplo, ao trabalhar com um paciente que costumava ruminar em relação a um emprego que se arrependia de ter rejeitado, o terapeuta da AC pediu-lhe que examinasse os seguintes tipos de perguntas: "O que você estava fazendo enquanto pensava sobre o outro emprego?"; "Quanto você estava envolvido com a atividade do momento e com seu entorno?"; "O que aconteceu durante e após seu pensamento sobre o outro emprego?". Ao examinar essas perguntas, terapeuta e paciente identificaram que este tinha mais probabilidade de ruminar quando estava trabalhando em tarefas aversivas em seu emprego atual, sobre o qual sentia bastante ansiedade. Dessa forma, a ruminação era negativamente reforçada pela distração do paciente de sua ansiedade e pela redução de seu foco nas tarefas aversivas. Os terapeutas da AC podem pedir aos pacientes que ruminam com frequência para fazer experimentos com a prática da "atenção à experiência", na qual concentram deliberadamente sua atenção em sua atividade e seu entorno atuais. Por exemplo, pode-se pedir a eles que se conscientizem totalmente das suas sensações físicas (cores, sons, odores, sabores, movimentos físicos, etc.). Essas estratégias são semelhantes às práticas de *mindfulness* (Segal, Williams, & Teasdale, 2002) e também são muito consistentes com a estratégia de comportamento dialético de "ação oposta o tempo todo" (Linehan, 1993).

Revisando e consolidando as conquistas do tratamento

À medida que terapeuta e paciente concordam que houve melhoras suficientes e que parece ser o caso de finalizar o tratamento, as sessões que restam devem se concentrar na prevenção de recaída, que está relacionada, em grande parte, à revisão e à consolidação dos ganhos. Próximo ao término da terapia, costuma ser interessante prever situações na vida do paciente que possam desencadear sentimentos e comportamentos depressivos e gerar planos para enfrentar essas situações. Acontecimentos próximos que possam ser previstos como desafios para o paciente (p. ex., a morte de um dos pais, uma mudança profissional) devem ser discutidos detalhadamente, e o paciente pode elaborar um plano próprio para ser posto em prática diante do fator de estresse. Além disso, também é muito importante revisar o modelo básico de AC e os métodos usados na terapia, para garantir que o paciente esteja saindo com uma compreensão sólida de como aplicá-los como ferramentas no futuro. Por exemplo, os terapeutas devem revisar como identificar ligações entre o que se faz e o que se sente, como estabelecer objetivos específicos e concretos, como usar a atribuição gradual de tarefas e como identificar e enfrentar padrões básicos de evitação (observar que a pessoa está ruminando mais no trabalho, que está começando a deixar de retornar telefonemas de amigos, etc.).

O *setting* terapêutico

As primeiras pesquisas sobre AC trataram do contexto de *settings* de psicoterapia para pacientes individuais ambulatoriais. No entanto, estudos recentes estão examinando a aplicação em uma ampla variedade de *settings* e modos de implementação. Por exemplo, vários grupos encontraram maneiras criativas de transferir a AC a *settings* situados fora de clínicas especializadas em saúde mental. Vários pesquisadores têm analisado a efetividade e a relação custo/benefício do uso de não especialistas na entrega de AC em vários *settings* (Chowdhary et al., 2016; Darnell et al., 2019; Ekers, Dawson, & Bailey; 2013; Ekers, Richards, McMillan, Bland, & Gilbdoy, 2011; Patel et al., 2017; Singla, Hollon, Fairburn, Dimidjian, & Patel, 2019). Da mesma forma, Hopko et al. (2011) realizaram um ensaio controlado randomizado (ECR) de AC bem-sucedido para pacientes deprimidos com câncer em clínicas de oncologia. A AC também já foi utilizada no tratamento da depressão pré-natal (Dimidjian et al., 2017) e pós-natal (O'Mahen et al., 2014). A terapia de grupo parece ser um formato viável para aplicar AC a um número maior de pacientes (Houghton, Curran, & Saxon, 2008; Porter, Spates, & Smitham, 2004; Kellett, Simmonds-Buckley, Bliss, & Waller, 2017). Há, também, um crescente interesse em integrar a AC a *settings* universitários (p. ex., Cullen, Spates, Pagoto, & Doran, 2006; Gawrysiak, Nicholas, & Hopko, 2009; Reynolds, MacPherson, Tull, Baruch, & Lejuez, 2011) ou em *settings* escolares (p. ex., Chu et al., 2016).

A duração do tratamento tem variado de 6 a 24 sessões. Limitações de recursos dos pacientes, da cobertura de planos de saúde e outros fatores podem demandar durações específicas do tratamento. Em nossos estudos e nosso trabalho clínico, muitas vezes agendamos contatos telefônicos breves entre sessões para reforçar a conexão interpessoal com o terapeuta e a importância de concluir os exercícios entre sessões, e para proporcionar uma oportunidade para abordar questões ou problemas com os exercícios entre sessões.

Embora a AC seja aplicada mais frequentemente como uma modalidade de tratamento individual, pessoas importantes na vida do paciente costumam ser incluídas nas sessões no decorrer do tratamento. As decisões sobre incluir ou não essas pessoas importantes no tratamento resultam da análise funcional e, portanto, são determinadas a partir de uma base ideográfica. Sessões conjuntas podem ser úteis para avaliar padrões que possam estar mantendo a depressão do paciente e fornecer informações e esclarecimento ao membro da família sobre a fundamentação e a abordagem do tratamento. Elas também oferecem oportunidades para o paciente e o familiar praticarem novos comportamentos interpessoais com *feedback* direto e imediato do terapeuta.

Qualidades do terapeuta

Em nossa experiência, é importante que os terapeutas da AC tragam várias qualidades estruturais e estilísticas para seu trabalho clínico. Em resumo, a natureza estruturada da AC é mantida com o uso de pautas para orientar os focos das sessões; os terapeutas envolvem os pacientes no processo de definição colaborativa de pauta no início de cada sessão. Normalmente, a pauta inclui alguma avaliação do progresso por meio de um inventário de depressão

(p. ex., o PHQ-9), uma revisão dos exercícios de casa, uma discussão de problemas-alvo, definição de novo exercício de casa e um resumo da sessão. Além disso, a estrutura é guiada por um foco firme no estímulo à ativação. Do ponto de vista estilístico, entre as qualidades essenciais do terapeuta de AC estão uma ênfase na colaboração ou em aprender juntos, como equipe. Ao fazê-lo, o terapeuta presta atenção ao ritmo, para apoiar a colaboração ativa e solicitar informações que garantam que o paciente entende informações apresentadas em sessão (p. ex., metas ou intervenções específicas, o modelo global da AC ou outros pontos da sessão a serem "levados para casa"). Todas as estratégias da AC também demandam a habilidade básica de ser um bom solucionador de problemas. Os terapeutas abordam a maioria dos temas no tratamento simplesmente como problemas a ser resolvidos. Dessa forma, devem ser naturalmente curiosos em relação aos fatores que sustentam os problemas e conseguir gerar uma gama de comportamentos alternativos mais funcionais. Com esse objetivo, é importante se sentir confortável com uma forma de comunicação direta, concreta e sem julgamentos, particularmente diante de desafios como não fazer exercícios que sejam planos de ativação ou não comparecer a sessões agendadas. Os terapeutas também devem equilibrar uma sensação verdadeira de empatia e compreensão em relação ao sofrimento e aos esforços dos pacientes com um compromisso otimista e obstinado com a possibilidade de mudança. Os terapeutas da AC validam as experiências de enfrentamento dos pacientes e buscam ocasiões para encorajar o progresso, mesmo que mínimo. Por fim, entender os conceitos e princípios comportamentais básicos pode ajudar os terapeutas a conceituar os casos segundo um modelo comportamental de depressão e apresentar uma estrutura coerente aos pacientes.

A sigla ENLIVEN (que significa "inspirar"; Dimidjian, 2011) capta as estratégias estruturais e estilísticas necessárias para o terapeuta de AC competente, em um recurso mnemônico facilmente lembrado:

- Estabelece e segue a pauta (*Establishes and follows agenda*)
- Incentiva a ativação (*Nurtures activation*)
- Aprende em conjunto com o paciente (*Learn together with client*)
- Não é baseada em julgamento (*Is nonjudgmental*)
- Valida (*Validates*)
- Estimula (*Encourages*)
- Expressa carinho naturalmente (*Naturally express warmth*)

Em nossa pesquisa com resultados de tratamento, usamos supervisão clínica permanente e equipes para consulta por parte dos terapeutas, para auxiliá-los a seguir e a refinar essas importantes qualidades. Os terapeutas normalmente se reúnem semanalmente durante 1 a 2 horas. As equipes ajudam a potencializar as habilidades com estratégias básicas de tratamento (conceituar planos de tratamento, fazer análise funcional, nivelar de forma eficaz as tarefas, etc.). No contexto de um foco em casos e estratégias específicos, a equipe também faz um reforço essencial das qualidades do terapeuta: empatia, não julgamento, solução de problemas, curiosidade e persistência, e otimismo com relação à mudança. Apesar de não termos testado essa hipótese empiricamente, suspeitamos seriamente que seria difícil para muitos terapeutas manter essas qualidades sem o apoio de uma equipe de consulta eficaz, sobretudo em seu trabalho com os pacientes que lutam contra depressão grave, complicada ou crônica.

Variáveis relacionadas ao paciente

Nossas pesquisas com resultados de tratamento sugerem que os adultos deprimidos podem ter benefícios intensos e duradouros de uma AC. Nossas impressões clínicas são de que o envolvimento com os fundamentos básicos do tratamento e a disposição de realizar os exercícios de casa são importantes preditores de resultados. Além disso, é importante observar que usamos uma série de características dos pacientes como critérios de exclusão em nossa pesquisa sobre o tratamento. Por exemplo, se um paciente tivesse forte tendência suicida, de forma que o risco não pudesse ser administrado ambulatorialmente, ele seria encaminhado a tratamento mais dirigido e intensivo. Além disso, se o paciente tivesse um diagnóstico de transtorno comórbido que fosse mais grave e mais destacado (prejudicasse mais e fosse o foco principal do paciente) e necessitasse de outro tratamento baseado em evidências (p. ex., transtorno obsessivo-compulsivo), também o encaminharíamos a um tratamento mais específico. Também avaliamos cuidadosamente quaisquer potenciais problemas de saúde que possam ter contribuído para a depressão e os encaminhamos para tratamento médico adequado simultâneo, se necessário.

Pesquisas clínicas recentes também destacam o potencial da AC como opção de tratamento para pacientes durante a vida toda, incluindo adolescentes (McCauley, Schloredt, Gudmundsen, Martell, & Dimidjian, 2011; Ritschel, Ramirez, Jones, & Craighead, 2011; Ruggiero, Morris, Hopko, & Lejuez, 2007; Van Voorhees et al., 2009). Esse trabalho está em consonância com trabalho anterior de Lewinsohn et al. (1984) no desenvolvimento do Curso sobre como Lidar com a Depressão para adolescentes. O programa de tratamento inclui planejamento de atividades, treinamento de relaxamento, assertividade e treinamento em habilidades sociais, e reestruturação cognitiva. É verdade que a inclusão da reestruturação cognitiva no Curso situa o programa na área mais ampla da TCC, em vez da AC especificamente, mas a ênfase está no planejamento de eventos agradáveis. As evidências também sustentam o uso da AC com adultos de mais idade (Acierno et al., 2012; Egede et al., 2015; Meeks, Looney, van Haitsma, & Teri, 2008; Meeks, Teri, van Haitsma, & Looney, 2006; Pizzi et al., 2014; Snarski et al., 2011; Sood, Cisek, Zimmerman, Zaleski, & Fillmore, 2003), pacientes etnicamente diversos (Kanter, Hurtado, Rusch, Busch, & Santiago-Rivera, 2008; Kanter, Santiago-Rivera, Rusch, Busch, & West, 2010), pacientes com sintomas de ansiedade e sintomas *borderline* (Hopko, Lejuez, & Hopko, 2004; Hopko, Sanchez, Hopko, Dvir, & Lejuez, 2003), pacientes com transtorno de estresse pós-traumático (Etherton & Farley, 2020; Flint, Ferrell, & Engelman, 2020; Jakupcak et al., 2006; Mulick & Naugle, 2004; Wagner, Zatzick, Ghesquiere, & Jurkovich, 2007), usuários de substâncias com sintomas depressivos acentuados (Daughters et al., 2008; MacPherson et al., 2010), pacientes com esquizofrenia (Mairs, Lovell, Campbel, & Keeley, 2011), pacientes internados (Curran, Lawson, Houghton, & Gournay, 2007; Hopko, Lejuez et al., 2003), pacientes com câncer (Armento & Hopko, 2009; Hopko, Bell, Armento, Hunt, & Lejuez, 2005; Hopko et al., 2011) e outras comorbidades médicas, como obesidade (Pagoto, Bodenlos, Schneider, Olendzki, & Spates, 2008) e diabetes (Schneider et al., 2011). Embora muitos desses estudos sejam preliminares, relatando dados de pequenos delineamentos de ensaio aberto, a amplitude do trabalho sugere que a AC possa ser adaptada como estrutura de tratamento para uma ampla variedade de pacientes que lutam com problemas de depressão e comorbidades.

ESTUDO DE CASO

Antecedentes

A seção a seguir apresenta o tratamento de "Mark", um paciente de 43 anos com uma longa história de depressão. Mark esteve em tratamento por 19 sessões durante quatro meses. A descrição apresentada aqui ilustra a implementação de princípios e estratégias fundamentais da AC. As primeiras sessões são descritas mais detalhadamente para dar ao leitor uma informação prática sobre como proceder em relação a esses princípios e estratégias. Sessões posteriores enfatizam um foco temático ao qual se aplicam os mesmos tipos de princípios e estratégias. É importante enfatizar já no início que esta descrição de caso não pretende transmitir um desenvolvimento de tratamento que seja prescritivo, e se recomenda que os leitores não sigam a sequência de estratégias de forma mecânica. A AC é um tratamento extremamente ideográfico, no qual a escolha das estratégias de ativação específicas se baseia na análise funcional. Por isso, o leitor deve prestar atenção às formas com que a terapeuta conceitua as dificuldades de Mark e implementa estratégias de tratamento no decorrer da terapia. Esperamos que essa ilustração detalhada venha a inspirar os leitores a aplicar os princípios básicos e as estratégias fundamentais de forma flexível e ideográfica.

Mark procurou tratamento por recomendação de seu clínico geral. Seu recente episódio de depressão durou três anos, sem remissão. Ele também tinha uma história de abuso de álcool, cujo início tinha causado problemas importantes em seu primeiro casamento, que terminou em divórcio quando ele tinha 20 e poucos anos. Contudo, os problemas com álcool não eram a causa das preocupações atuais. Ele já tinha feito terapia quando se separou, quatro anos antes, mas disse que carecia de estrutura e foco, e disse que parou de ir a ela depois de algumas sessões. Ele morava sozinho, embora tivesse guarda compartilhada de suas duas filhas gêmeas adolescentes. Sua ex-mulher e ele alternavam os cuidados das filhas a cada semana.

Mark informou que tinha períodos de depressão "desde que me lembro". Particularmente, lembrava-se de um primeiro episódio de depressão aos 12 anos, um pouco depois de seu pai ir embora de repente e cortar todo o contato com Mark e sua família. Ele contou que acreditava que seus pais tivessem um casamento feliz e, na época, culpou a si mesmo pela partida do pai. Mark disse que sua mãe e seus irmãos mais velhos nunca falavam sobre seu pai. Descrevendo seu humor durante a adolescência e a idade adulta, disse: "Tenho períodos em que consigo funcionar bem. Vou trabalhar e tudo o mais, mas nunca estou feliz". Os sintomas depressivos básicos de Mark incluíam humor depressivo, perda de prazer em praticamente todas as atividades, culpa em excesso, fadiga, dificuldade de concentração e, ocasionalmente, pensamentos passivos de morte.

Mark tinha tido uma rede social que girava basicamente em torno de seu casamento, mas se afastou dela desde sua separação. Atualmente, passava a maior parte de seu tempo só, com a exceção de cuidar de suas filhas. Tinha curso superior e trabalhava como contador para uma indústria local. Também escrevia histórias infantis e, antes de seu mais recente episódio de depressão, estava trabalhando em algumas histórias como membro de um grupo local de escritores.

Conceituação do caso e panorama geral do tratamento

A depressão de Mark foi conceituada como algo que ocorreu no contexto de seu divórcio e das mudanças que se seguiram após o processo. Além disso, as vulnerabilidades relacionadas a seu histórico familiar também formaram um contexto para sua experiência atual. Mark vivenciou luto e ansiedade intensos após seu divórcio, ao que ele respondeu com padrões de evitação interpessoal, os quais, por sua vez, eram reforçados negativamente por reduções no luto e ansiedade. Mark tinha dificuldades de se envolver de forma integral em relacionamentos importantes e, em vez disso, evitava a intimidade de várias maneiras, tanto explicitamente (p. ex., recusar contatos sociais) quanto de forma sutil (p. ex., ruminar sobre erros que cometeu no passado e deixar de expressar compromisso com a relação, e omitir regularmente o que ele achava ou sentia sobre várias coisas). No decorrer do tratamento, a terapeuta e Mark levantaram a hipótese de que evitar conexões interpessoais íntimas em sua vida adulta mantinha-o desligado o suficiente para que não sentisse perdas subsequentes de forma tão aguda quanto havia sentido quando criança. Entretanto, esses padrões de evitação também sustentavam sua depressão ao restringir sua vivência de gratificação em muitos de seus contextos atuais. O tratamento se concentrou inicialmente em aumentar a ativação e tratar de muitos problemas secundários e interrupções da rotina que se estabeleceram. O tratamento buscou reverter as espirais descendentes de depressão ao planejar e estruturar atividades. Embora Mark tenha aumentado a ativação com relativa rapidez, seu humor não melhorou muito. Isso levou a um foco primário na ruminação e no seu uso para evitar a intimidade em seus relacionamentos, e na experimentação com novos comportamentos voltados a aproximá-lo de seu objetivo de ter um relacionamento íntimo e se sentir melhor.

Sessão 1

A primeira sessão tratou de revisar os resultados do processo de avaliação, apresentando o modelo de tratamento, encorajando perguntas e *feedbacks* e adaptando o modelo às experiências específicas de Mark. A revisão do processo de avaliação costuma ser breve; nessa parte da sessão, o objetivo do terapeuta é garantir que tem uma compreensão sólida dos problemas do paciente, da sua história em relação a eles e das experiências anteriores de tratamento, se existirem. O terapeuta também revisa a formulação básica do diagnóstico para garantir que o resultado da avaliação esteja de acordo com a experiência subjetiva do paciente em relação a seus problemas atuais. A discussão do tratamento geralmente é o centro das primeiras sessões. A transcrição a seguir dá um exemplo da terapeuta apresentando o modelo de tratamento e respondendo a perguntas frequentes em relação à etiologia da depressão. Especificamente, a terapeuta apresenta a ideia de que a depressão é tratada em termos comportamentais, independentemente da etiologia.

TERAPEUTA: Vou lhe contar um pouco do modelo básico que orienta a AC. A primeira ideia é que muitas vezes há coisas que acontecem nas vidas das pessoas que dificultam sua conexão com os tipos de experiências que geralmente as fariam se sentir bem. Essas mudanças podem ser claras e fáceis de detectar, como grandes perdas ou desarticulações na vida. Também podem ser coisas menores, como aquelas que incomodam um pouco, mas que continuam acontecendo, ou quando muitas delas acontecem mais ou menos na mesma época. A parte mais importante é a ideia de que esses eventos dificultam a conexão com os tipos de experiências que poderiam dar uma sensação de prazer ou realização na vida e ajudar você a se sentir melhor. Isso parece se adequar a você?

MARK: Eu diria que é o meu caso. Definitivamente, me divorciar foi uma mudança bem grande. Eu acho que ela desencadeou as coisas, sim, mas, mesmo agora, não há muita coisa que me faça sentir melhor. Mesmo as coisas que eu acho que deveriam me ajudar a me sentir melhor não ajudam muito. Eu simplesmente não tenho energia para isso agora.

TERAPEUTA: Exatamente. É muito normal sentir toda uma série de coisas no contexto desses eventos. Muitas vezes, a tristeza ou a dor são a essência, mas também há sentimentos de fadiga e uma sensação de não ter energia ou interesse em nada. Todos fazem parte da experiência da depressão.

MARK: É uma boa descrição.

TERAPEUTA: Eu vou desenhar neste formulário. No primeiro círculo, podemos listar alguns dos eventos de que já falamos, como o divórcio, o compartilhamento da guarda das suas filhas e sua mudança. Essas reações de fadiga e baixa energia que vêm depois são muito normais, e nós vamos escrevê-las aqui no segundo círculo. O que vemos acontecer muitas vezes é que as pessoas podem reagir a essas mudanças se afastando ainda mais de suas vidas. Esse afastamento pode acontecer, às vezes, de maneiras óbvias, como ficar na cama ou ligar para o trabalho dizendo que está doente, cancelar compromissos sociais, e, outras vezes, de maneiras mais sutis, como se concentrar mais no seu pensamento do que nas atividades em que está envolvido. Isso faz sentido para você?

MARK: Sim, totalmente. Eu faço todas essas coisas.

TERAPEUTA: Faz todo o sentido você se afastar quando está se sentindo tão negativo. O problema desse afastamento é que ele tende a manter as pessoas presas ao sentimento de depressão, e pode se tornar um problema em si. Então essa é a seta que liga o que você faz e como você se sente, em uma espécie de espiral descendente. Quanto mais você se afasta ou quanto mais fica preso em seus pensamentos, pior você se sente e menos energia tem.

MARK: Sim. Isso resume tudo.

TERAPEUTA: E, na verdade, para muitas pessoas, também há uma segunda espiral descendente. Assim, quanto mais a primeira espiral descendente é desencadeada, mais ela realmente pode levar a novos problemas, como o seu chefe ficar frustrado com você ou seus amigos pararem de ligar, ou pode impedi-lo de resolver alguns dos problemas que desencadearam a depressão no começo. Então, o objetivo final de nosso trabalho juntos é descobrir novas ações que você possa fazer aqui (*apontando para o terceiro círculo no diagrama*) para ajudar a reverter essa espiral descendente. Vamos aprender juntos que tipos de atividades podem ter um efeito positivo sobre o seu estado de espírito, e depois ajudá-lo a ativar e se envolver nessas formas específicas. E vamos descobrir como resolver os problemas que estão gerando estresse ou insatisfação em sua vida. Como você vê isso em relação à sua experiência? Você tem dúvidas sobre o que eu disse? Partes que encaixam ou não encaixam?

MARK: Eu entendo o que você está dizendo e acho que parte se encaixa, mas também acho que eu não entendo por que fico tão deprimido. Quer dizer, outras pessoas têm coisas estressantes em suas vidas, e elas parecem funcionar. Outras pessoas se divorciam ou têm empregos ruins, e seguem adiante. Eu estou divorciado há quatro anos. Acho que a minha depressão é familiar. Meu irmão mais velho sempre foi deprimido, e às vezes me pergunto se o meu pai estava deprimido quando foi embora. Às vezes, eu realmente não consigo identificar qualquer coisa que tenha acontecido na minha vida. Quer dizer, eu nunca estou muito feliz, e aí é como se um interruptor ligasse no meu cérebro e eu estivesse de volta naquele buraco escuro de novo. Como isso se encaixa no que você está dizendo?

TERAPEUTA: Essa é uma excelente pergunta. O que quero dizer quando falo de depressão é que algumas pessoas são mais vulneráveis do que outras. E há muitas maneiras em que se pode estar vulnerável à depressão — por meio de genética, biologia ou experiências na sua história. Na verdade, podemos acrescentar algumas dessas coisas de que você está falando ao primeiro círculo, como parte do seu contexto. (*Escreve a história da família.*) O que esse tratamento enfatiza é que é possível mudar a depressão implementando mudanças no que você faz.

MARK: Isso faz sentido para mim. Uma parte do que você disse definitivamente encaixa para mim, a parte sobre se afastar mais. Eu definitivamente faço isso. Às vezes não falo com outra pessoa nem saio da cama durante todo o fim de semana. Eu sei que isso piora tudo. Mas faço assim mesmo. Parece que não consigo fazer mais nada quando eu me sinto assim.

À medida que responde a essas perguntas muito comuns, a terapeuta tenta normalizar as respostas evitativas à depressão. É essencial que o paciente vivencie o terapeuta como alguém que entende e tem sincera empatia por seu esforço. O terapeuta deve transmitir a ideia de que os comportamentos do paciente têm sentido, mesmo que possam não lhe fazer bem no longo prazo. Dessa forma, o paciente tem mais probabilidades de ver o terapeuta como um aliado no processo de mudança, e não como alguém que simplifica ou não entende os desafios de se fazerem mudanças. Além disso, a terapeuta também enfatiza a Mark a importância da atividade guiada, destacando o papel que cumpre como especialista e a importância de uma avaliação cuidadosa. Enfatiza a diferença entre tarefas baseadas em um entendimento superficial da depressão e as que são guiadas pela análise funcional, um aspecto central do tratamento, ao qual a terapeuta voltará muitas vezes.

TERAPEUTA: Essas observações são ótimas e realmente estão em sintonia com o que eu observei no caso de muitas outras pessoas. O que muitas delas sentem é que, quando começam a ativar e se envolver, podem até se sentir pior no início! O fato complicador em relação a se afastar ou evitar é que isso dá algum alívio em curto prazo, mas, no longo prazo, essa espiral descendente pode mantê-lo preso na depressão.

MARK: Isso me parece fazer um imenso sentido. Eu simplesmente não tenho vontade de fazer nada. Fazer uma comida me cansa; fico irritado com o barulho dos talheres raspando nos pratos. É meio louco, mas só tenho vontade de me meter num buraco, apagar uma luz na minha cabeça e fazer tudo desaparecer. Aí acabo me sentindo pior do que quando fico na cama. Eu também bebia. Sabia que iria me fazer sentir pior, e não bebo mais tanto, mas ajudava no momento, mesmo sabendo que não ajudava *de verdade*. Acho que me sentia melhor por algumas horas, e isso já bastava.

TERAPEUTA: É, exatamente. A evitação é uma resposta perfeitamente natural. Mas o que infelizmente acontece é que você não está em contato com todas essas coisas que podem lhe dar prazer e uma sensação de realização, *e* você não está envolvido na solução dos problemas que criam estresse em sua vida.

MARK: Essas são a primeira e a segunda espirais descendentes de que você estava falando, certo? Eu entendo, mas tudo parece tão avassalador. Só de pensar em fazer isso...

TERAPEUTA: É, eu sei. É aí que eu entro. É importante enfatizar que esse tratamento não é só uma questão de eu dizer que você deveria "fazer mais" em termos gerais. Às vezes eu digo às pessoas que não é a abordagem Nike à terapia, em que toda a semana eu digo "*just do it*", ou seja, "simplesmente vá lá e faça". Você provavelmente já ouviu essa opinião de outras pessoas em sua vida, e talvez até você diga algo assim a si mesmo.

MARK: É, sinto muita culpa.

TERAPEUTA: Parto da ideia de que, se isso fosse fácil de entender, você já teria feito. É um tratamento simples, mas isso não significa que seja fácil. A razão pela qual você está aqui é que não é tão fácil, e é aí que entra o meu conhecimento. Uma grande parte deste tratamento é a ideia da *ativação guiada*. Isso quer dizer que você e eu vamos trabalhar para identificar formas específicas para você experimentar a ativação. Meu conhecimento reside em descobrir, primeiro, onde seria mais útil aumentar sua ativação e seu envolvimento *e*, segundo, quais passos pequenos e executáveis você pode dar para começar. Você pode pensar em mim como uma treinadora ou consultora no processo de mudança. Vamos trabalhar juntos, como uma equipe, em pequenos passos, até o fim. O que você acha?

MARK: A ideia parece boa. Acho que vale a pena tentar.

TERAPEUTA: Eu queria pedir que você lesse um folheto sobre esse tratamento, entre hoje e o nosso próximo encontro. Ele vai fornecer-lhe mais informações. Na próxima vez que nos encontrarmos, podemos falar mais sobre como vamos colocar as ideias em prática.

Com essa sessão inicial, a terapeuta começou a ensinar Mark sobre o modelo de tratamento e o fez se envolver ativamente assumindo os fundamentos. A terapeuta o orientou em relação aos papéis dos dois no tratamento e deu sua primeira tarefa de casa (ler o texto com os fundamentos do tratamento). Essas tarefas fundamentais da primeira sessão estabelecem as condições para mais discussão na sessão 2.

Sessão 2

Na segunda sessão, a terapeuta segue cuidadosamente com uma série de tarefas-chave de orientação, incluindo garantir que Mark tenha assumido o modelo de tratamento básico e explicar a estrutura do tratamento. A terapeuta trata desses tópicos na abertura da sessão:

TERAPEUTA: Que bom ver você hoje, Mark.

MARK: Obrigado. É bom voltar aqui.

TERAPEUTA: Que bom. Sabe, pensando na nossa última sessão, dei-me conta de que há alguns pontos que eu gostaria de enfatizar mais. Um deles é que essa é uma abordagem muito colaborativa à terapia e também muito estruturada. Então, cada vez que a gente se encontrar, começaremos definindo uma pauta para a sessão, e faremos isso em conjunto. Na verdade, com o tempo, você vai definir cada vez mais a pauta, ainda que eu tenha mais a dizer sobre ela no início. A ideia é que eu sou a especialista em como superar a depressão, e você é o especialista em você mesmo e em sua vida, e em que isso ajuda e em que não ajuda.

MARK: Parece razoável.

TERAPEUTA: Ótimo. Então, em termos de pauta para hoje, eu tenho algumas coisas. Gostaria de falar mais sobre a abordagem do tratamento e sua reação e mais sobre como colocamos algumas ideias em prática. Você tem temas que quer garantir que tratemos hoje?

MARK: Não, isso está bem. Eu li o texto, e ele realmente tem sentido. É como se escrevessem sobre mim, basicamente. Eu pensei: "Meu Deus, alguém entendeu essa coisa".

TERAPEUTA: Que bom. Acho que uma das ideias centrais do modelo é que acontecem coisas que tendem a desencadear o humor deprimido, e aí as pessoas tendem a fazer coisas, ou deixar de fazer coisas, que pioram a depressão. No seu caso, minha ideia é que o principal gatilho foi o divórcio, e isso também aconteceu no contexto de seu histórico de perdas importantes na sua família, quando você estava crescendo.

MARK: É, ambas são verdadeiras. Eu realmente me retraí muito, como não fazer exercícios nem fazer coisas com outras pessoas, ou mesmo com as minhas filhas. A gente fazia umas jantas ótimas juntos e agora é como se custasse muito se organizar para pedir uma *pizza*. É meio assim em tudo, também no trabalho. Eu tenho só administrado o mínimo e, honestamente, muitas vezes nem isso eu faço.

TERAPEUTA: Eu sei. Pode ser muito difícil continuar fazendo o tipo de coisa que vai fazê-lo continuar se sentindo bem. E, é aí que entra a terapia. A partir da nossa última sessão e da leitura que você fez, qual é o seu entendimento sobre o que vamos fazer aqui, como eu vou ajudar? E, se você tivesse de contar a um amigo o que nós vamos fazer nesta terapia, o que diria?

MARK: Acho que diria que vamos identificar as atividades que me dão algum prazer ou me ajudam a sentir que estou lidando bem com as coisas. Depois, vamos descobrir como me ajudar a ficar mais envolvido em algumas dessas coisas.

TERAPEUTA: É, isso é uma grande parte. Às vezes, nas vidas das pessoas, alguma coisa que está completamente fora de controle desencadeia a depressão, e aí desencadeia o que eu chamo de comportamentos problemáticos secundários, que pioram as coisas. Esses são comportamentos que envolvem se afastar ou evitar, como você estava dizendo, como parar de fazer atividades divertidas com suas filhas ou se afastar do trabalho. E, nesses casos, trabalhamos com os comportamentos problemáticos secundários, e isso é o centro da terapia. Outras vezes, também precisamos tratar de problemas maiores em sua vida, que podem estar relacionados com o que deixa você vulnerável à depressão. Nesses casos, a terapia pode envolver tratar diretamente dos comportamentos problemáticos secundários *e* trabalhar diretamente com os problemas após termos esclarecido um pouco o caminho para solucionar problemas, fazendo com que você se ative e se envolva.

MARK: Parece que é o meu caso, porque sei que tive muitos problemas relacionados a Diane que foram parte do nosso divórcio, e não melhoraram nem um pouco.

TERAPEUTA: Sim, vamos falar mais quando tratarmos do que desencadeou a depressão para você. Num sentido geral, agora já sabemos que foi o divórcio, mas, à medida que acompanhamos seu humor e suas atividades a cada dia, vamos ver como seu humor tem altos e baixos. Vamos trabalhar juntos e examinar isso com cuidado, questionando o que iniciou isso, como você respondeu a esse ponto a que chegou o seu humor e se seria bom experimentar uma coisa diferente.

A terapeuta já disse duas vezes que geralmente um evento do contexto desencadeia a depressão, ao mesmo tempo que reconheceu antes que várias coisas podem contribuir para a vulnerabilidade. Esse é um ponto sutil, mas importante, porque os pacientes às vezes acham que sua depressão veio "do nada" ou que é simplesmente "biológica" e não pode ser mudada por meios comportamentais. Ao enfatizar um antecedente ambiental (p. ex., a perda de um reforço positivo), a terapeuta estabelece a ideia de que, em vez de a depressão estar completamente fora do controle do paciente, suas respostas depressivas têm sentido e, mais importante, é possível fazer mudanças comportamentais para retomar ou estabelecer novos reforços em suas vidas. Mais do que isso, a terapeuta continuou a destacar a importância de monitorar e avaliar cuidadosamente as relações entre humor, atividade e contexto, como parte de elaborar planos de mudança de comportamento que sejam eficazes. A seguir, a terapeuta parte dessa base para entrar no ponto principal da segunda sessão: o início do monitoramento de atividades. Nesse momento, explica a Mark por que o monitoramento é importante, começa a ensiná-lo como preencher um Registro de Atividades (ver Fig. 9.3) e o liga diretamente a algumas de suas experiências recentes.

TERAPEUTA: Uma das principais ferramentas que usamos nesta terapia se chama Registro de Atividades. Este é um exemplo. (*Alcança o registro a Mark.*) Como você pode ver, ele tem quadros para cada hora do dia. Eu gostaria que você usasse isso para começar a registrar sua atividade e seu humor. Basicamente, é uma maneira de acompanhar como você gasta seu tempo durante o dia e como está se sentindo. Queremos saber o que você está fazendo a cada hora e a cada dia. Quais são as coisas em sua vida que o ajudam a se sentir melhor e pior? Você e eu vamos revisá-las juntos, com muito cuidado, concentrando a atenção em como você gasta seu tempo e como se sente. Às vezes, o Registro de Atividades nos diz diretamente onde se devem fazer mudanças, e outras vezes temos que o examinar durante algumas semanas.

MARK: Certo.

TERAPEUTA: Há alguma coisa que você venha fazendo desde que começou a se sentir mais deprimido que seja diferente do que normalmente faz?

MARK: Sim, menos exercícios, mais televisão e simplesmente o tempo que eu passo pensando nisso tudo. É uma loucura.

TERAPEUTA: Não é loucura, de jeito nenhum, mas concordo que não está ajudando muito. E é bem difícil, que é a razão pela qual você está aqui. Podemos começar a entender isso juntos. É ótimo que você já esteja consciente desses padrões, e esses são bons exemplos de como olhar concretamente o que está fazendo. Esta terapia tem a ver com aumentar sua consciência sobre como seu humor é afetado sutilmente de uma atividade a outra e aumentar as que tendem a ser mais gratificantes. É como se nós estivéssemos fazendo um trabalho de detetives em busca de atividades "para cima" e "para baixo" em sua vida, as que estão ligadas com sentir o humor melhorado e as que não estão.

MARK: Tem sentido. Então eu devo anotar tudo isso? Você quer mesmo que eu faça isso a cada hora?

TERAPEUTA: Esta é a orientação que eu uso: quero que as pessoas registrem sua atividade com frequência suficiente para que não dependam muito da memória. O problema da memória quando se está deprimido é que sua consciência pode ser anestesiada ou comprometida pela depressão. Então você não precisa fazer a cada hora. Temos que ser realistas em relação ao resto de sua vida! Mas pode ser bom experimentar fazer a cada 3 ou 4 horas. Às vezes, as pessoas gostam de fazer isso na hora do café da manhã, do almoço, do jantar e antes de dormir.

MARK: Isso pode funcionar para mim.

TERAPEUTA: Vamos repassar o que se deve anotar. Você anota sua atividade para cada quadro de hora e depois, para cada um, você também dá uma classificação de humor de 0 a 10. O que você estava fazendo nas horas antes de vir aqui?

MARK: Trabalhando.

TERAPEUTA: Ótimo. O que você estava fazendo no trabalho?

MARK: Estava ensinando uma funcionária nova a usar nosso sistema de informática. Foi muito frustrante porque ela não entendia e eu não tinha muita paciência.

TERAPEUTA: Essa é uma ótima informação para registrar. Por que você não anota "trabalhando — ensinando nova funcionária". Também quero que você registre seu humor em uma escala de 0 a 10 pontos de depressão, então vamos ver se a gente consegue encontrar algumas âncoras aqui. O que seria o humor 0 para você? Podemos acompanhar isso da forma que for mais útil para você, então consideramos que 0 pode ser sentir-se muito bem, sem depressão ou sem estar se sentindo para baixo. Se fosse o caso, consideraríamos 10 o momento em que você se sentisse o pior possível. Pode ajudar pensar em algumas atividades que sejam 5 ou

Instruções: Para cada hora do dia, registre suas atividades e classifique o humor associado a cada atividade. Use a escala abaixo, com as âncoras que você e seu terapeuta desenvolveram para orientar sua classificação do humor. Tente fazer anotações em seu Registro de Atividades pelo menos a cada 3-4 horas, todos os dias.

	Segunda	Terça	Quarta	Quinta	Sexta	Sábado	Domingo
5–6							
6–7			*Acordado, pensando, na cama (9)*				
7–8							
8–9		*Trabalhando (7)*					
9–10			*Preparando-se para ir trabalhar (8)*				
10–11			*No trabalho (7)*				
11–12							
12–1							
1–2							
2–3							
3–4	*Trabalhando/ ensinando funcionária (5)*	*Em casa (7)*					
4–5							
5–6							
6–7	*Terapia (5)*	*Fazendo jantar (6)*					
7–8		*TV (9)*	*TV (9)*				
8–9							
9–10							
10–11							
11–12							
12–1							
1–2							
2–3							
3–4							
4–5							

Classificações do humor: 0: Descrição, com exemplos de atividades associadas: *escrevendo; brincando com minhas filhas*

5: Descrição, com exemplos de atividades associadas: *fazendo uma tarefa profissional que é só um pouco interessante, mas eu estou focado e concentrado*

10: Descrição, com exemplos de atividades associadas: *pensando em como eu estraguei tudo*

FIGURA 9.3 Amostra de Registro de Atividades preenchido (por hora) (definido na segunda-feira e revisado na quinta-feira).

intermediárias, quando não está se sentindo o melhor que pode, mas também não está no seu pior. Quais atividades podem ser associadas a qual estado?

A terapeuta e Mark trabalharam juntos para identificar atividades que estivessem associadas aos extremos inferior, intermediário e superior da escala. Alguns pacientes preferem usar o extremo inferior para indicar quando sentem humor negativo, ao passo que outros (como Mark) preferem ancorar o extremo inferior como indicação de humor positivo ("muito bom" para Mark). Permitir essa flexibilidade pode ser útil desde que terapeuta e paciente tenham claras as âncoras que serão usadas quando o paciente completar o monitoramento em casa. Também se deve observar que os terapeutas podem pedir aos pacientes que classifiquem outras dimensões, como o grau em que as atividades estavam associadas a domínio e prazer (Beck et al., 1979) ou uma sensação de ser cuidado ou esgotado (Segal et al., 2002). Domínio e prazer podem ser classificados em lugar do humor, ou além dele. Muitas vezes, começamos pedindo aos pacientes que registrem as classificações de humor por ser esse um ponto de partida fácil para muitos deles, visto que requer menos discriminação da experiência subjetiva; além disso, a classificação de humor proporciona informações essenciais sobre atividades antidepressivas potenciais. Para alguns pacientes, partir disso é útil para ensiná-los a distinguir entre domínio e prazer, e como ambos podem ser úteis para regular o humor. No caso de classificar humor ou domínio-prazer, é importante revisar cuidadosamente o método e a escala que queremos que os pacientes usem. Para outros pacientes, as dimensões de cuidado e esgotamento são úteis para identificar atividades que sejam antidepressivas.

TERAPEUTA: Dada esta escala, qual foi sua classificação de humor para as duas horas de "trabalho" de hoje?

MARK: Provavelmente 5.

TERAPEUTA: É isso mesmo. Agora, às vezes o que acontece é que as pessoas não preenchem porque pensam: "Eu não estava fazendo nada". É importante se dar conta de que, mesmo que você não esteja realizando nenhuma atividade, também queremos saber disso.

MARK: O que você quer dizer?

TERAPEUTA: Bom, quando as pessoas pensam em "atividades", elas muitas vezes pensam em coisas como "ir às compras", "ver um filme", "pegar meus filhos na escola". Mas nós estamos conceituando atividade de forma mais ampla. Pode ser dirigir até a casa de Diana, ou ter uma conversa telefônica importante com alguém, ou até ficar na cama, pensando em Diana.

MARK: Seria o caso, muitos dias.

TERAPEUTA: É, e você pode anotar isso. Essas coisas são muito importantes. De certa forma, quanto mais detalhe, melhor. Queremos começar a observar mudanças sutis. Queremos trabalhar aqueles momentos em que você se sente apenas um pouco melhor, e queremos entender qual é o problema quando você se sente pior.

MARK: Acho que entendi.

TERAPEUTA: Ótimo! As pessoas geralmente ficam achando que isso soa muito simplista. E é verdade. Soa simples, mas na prática não é tão simples. Pode ser difícil de fazer no início, olhar realmente todas as suas atividades e descobrir como o humor está relacionado a elas. É necessário que nós dois tenhamos habilidade e nos esforcemos. Existe alguma coisa em que possamos pensar agora, que possa atrapalhar você nesse monitoramento esta semana?

A terapeuta finalizou a sessão discutindo com Mark barreiras potenciais para fazer a tarefa de casa, recomendando a ele que fizesse contato por telefone se surgisse alguma pergunta e estimulando a ideia de que ela poderia lhe ser útil.

Sessão 3

Como se observou antes, uma das competências necessárias do terapeuta da AC é a capacidade de analisar um Registro de Atividades para obter informações que venham a ajudar a adaptar as estratégias de ativação e envolvimento ao paciente em questão. A terceira sessão se concentrou muito em revisar o Registro de Atividades de Mark (ver Fig. 9.3) e usar as informações coletadas como trampolim para uma avaliação mais detalhada de problemas fundamentais de comportamento. Mais uma vez, o foco da terapeuta nessas primeiras sessões está em aumentar a ativação em áreas que melhorem o humor de Mark; esse trabalho vai estabelecer o alicerce para o trabalho posterior com modificação da evitação e solução de problemas.

TERAPEUTA: Vamos ver seu Registro de Atividades?

MARK: Vamos. (*Entrega o registro à terapeuta.*)

TERAPEUTA: Quem sabe você me explica? O que você aprendeu? (*Devolve o registro a Mark.*)

MARK: Não sei se era bem isso que você tinha em mente. Eu comecei no dia seguinte à nossa última sessão. Fui trabalhar naquele dia, mas estava me sentindo tão mal que saí mais cedo e fui para casa. Fiquei meio que vagando pela casa até a hora do jantar. Senti-me muito para baixo todo o dia até aquela hora. Eu classifiquei meu humor em 7. Fiz o jantar, que foi um pouco melhor para mim. Eu adorava fazer comida para mim e para Diana, e fazíamos essas festanças às vezes com as meninas. Mas, desde o divórcio, eu só pego um pacote de batatas fritas ou alguma coisa do tipo, ou, numa noite boa, eu peço uma *pizza*. Quando eu estava cozinhando, senti-me um pouco melhor, uns 5.

TERAPEUTA: Isso é excelente. Você se saiu muito bem nisso. Preencheu seu registro exatamente como combinamos — anotando suas atividades e também suas classificações de humor —, e toda essa informação é extremamente útil. Eu queria fazer outras perguntas sobre partes específicas do seu dia em um minuto, mas agora só vou entender um pouco o geral das coisas.

Observe como a terapeuta toma cuidado para reforçar os esforços do paciente no início do processo de revisão. Os pacientes muitas vezes não têm certeza de como preencher o registro, e não é incomum que eles venham com registros preenchidos parcial ou incorretamente. Nesses casos, os terapeutas devem equilibrar a necessidade de corrigir com a de reforçar os esforços do paciente. Entre os erros frequentes dos pacientes, estão anotar as atividades de forma muito global (p. ex., "no trabalho" por 6 horas), deixar de registrar a classificação de humor ou não anotar coisa alguma porque "não estavam fazendo nada". Nesses casos, o terapeuta deve tratar desses problemas de maneira direta e concreta.

TERAPEUTA: O que aconteceu depois que você fez o jantar?

MARK: Bom, depois do jantar, eu assisti à televisão, e tudo meio que ficou por ali. Eu me sentei e vi televisão até as 2 da manhã. Acho que ajudou, no sentindo de manter minha cabeça longe das preocupações com o trabalho e simplesmente de me sentir mal em relação a Diana, mas eu estava deprimido o tempo todo. Na verdade, classifiquei meu humor em 9.

TERAPEUTA: Essa informação é muito importante. Vejo que você também ficou acordado na noite seguinte, assistindo à televisão, até 1 da manhã. Isso acontece muitas noites ou essas duas são exceções?

MARK: Bem que eu gostaria que fossem exceções, mas não, é mais a regra. E aí o que acontece é que simplesmente não consigo me levantar de manhã. Bom, acho que acordar, me acordo, mas simplesmente fico ali, na cama. Tenho chegado ao trabalho muito tarde, e há dias em que eu simplesmente telefono e digo que estou doente.

TERAPEUTA: Vamos usar essas anotações para identificar temas de atividades específicas que possam ajudá-lo a se sentir bem e as que podem contribuir para sua depressão, como falamos na última vez, as atividades "para cima" e as "para baixo". Parece haver algumas que podem ser importantes. Estou pensando que assistir à televisão ou ir dormir tarde é uma coisa importante, e as outras duas são cozinhar e como você está se saindo no trabalho.

MARK: Acho que a televisão é uma coisa muito importante.

Observe que a terapeuta identificou algumas áreas amplas que parecem estar relacionadas com a manutenção da depressão do paciente. O terapeuta de AC também está alerta a interrupções na rotina normal do paciente. No caso de Mark, as rotinas de alimentação e sono parecem ter sido muito alteradas. A seguir, a terapeuta trabalha em conjunto com Mark em uma área específica para maior avaliação e solução de problemas (ou seja, assistir à televisão à noite). Nesse momento, ela dá início ao processo mais explícito de análise funcional.

TERAPEUTA: Certo, por que não começamos aí? Primeiro vamos deixar claro qual é o problema, porque não parece ser assistir à televisão em termos gerais.

MARK: É verdade. Normalmente eu assistia a um pouco de televisão, tipo por uma hora. Mas, se pensar bem, eu estava mais envolvido com escrever naquela época. Então, normalmente, eu poderia ver televisão até umas 9 da noite e depois desligar e escrever por mais uma hora. Ou, se as meninas estivessem comigo, poderíamos assistir a um programa juntos e depois desligar a televisão e ler ou jogar um jogo, ou só estar juntos, ou eu faria uma ligação para alguém ou alguma coisa assim.

TERAPEUTA: Então, isso é diferente. O problema é que você não desliga a televisão às 9 da noite, mas assiste a mais umas 4 ou 5 horas.

MARK: É, esse é o problema.

TERAPEUTA: Você está fazendo isso todas as noites ou só nos dias de semana?

MARK: Detesto admitir, mas é quase sempre todas as noites, nem sempre tão tarde, mas geralmente é mais tarde do que seria bom para mim.

Até este ponto, a terapeuta trabalhou com êxito para definir o problema em termos específicos e comportamentais. Com entendimento claro e mútuo do problema, terapeuta e paciente começam a refletir sobre as contingências que possam estar sustentando o problema e o que pode ser passível de mudança.

TERAPEUTA: Provavelmente, deveríamos examinar o que o impede de desligar a televisão, já que isso não parece ter um grande efeito em seu humor. Se você desligasse às 9 da noite, o que acha que aconteceria?

MARK: Pensei em desligar na noite passada, mas simplesmente não queria pensar em tudo isso.

TERAPEUTA: "Tudo isso" quer dizer o divórcio e as pressões no trabalho?

MARK: É, as duas coisas.

TERAPEUTA: Então é isso que você está evitando ativamente. E a televisão o ajuda a se distrair?

MARK: Ajuda, simplesmente não tenho agora a atenção necessária, para começar a escrever. Não consigo me concentrar nisso e simplesmente não tenho interesse.

TERAPEUTA: Acho que você tem a ideia correta em termos de distração, mas o problema é que você está se distraindo com uma coisa que não lhe dá nem muito prazer nem muita realização.

MARK: E enquanto isso a casa está uma bagunça. Faz meses que eu não pago as minhas contas, e...

TERAPEUTA: Sim, tem sentido. Essa é a segunda espiral descendente de que falamos. O que você acha de trabalharmos juntos no problema de assistir à televisão? Depois, podemos tratar de algumas dessas outras coisas que você está levantando. O problema da televisão pode ser fácil de resolver, mas acho que há mais coisas para entender sobre isso.

Observe com que facilidade o paciente pode se sentir sufocado e sem esperanças diante dos vários problemas em sua vida. A terapeuta está atenta para essa possibilidade durante a sessão e toma cuidado para se referir ao modelo da AC como forma de entender a experiência do paciente e que o paciente mantenha o foco no problema em questão. Além disso, a terapeuta também se interessa muito pelas "minúcias" cotidianas do comportamento do paciente, especialmente se esse comportamento estiver relacionado ao humor. Esse nível de interesse detalhado é crucial, e tem uma intenção dupla: (1) essas discussões orientam a escolha de alvos de ativação e tarefas específicas; (2) isso visa a ensinar Mark a ter um interesse semelhante e começar a observar padrões que sejam mais ou menos úteis para trabalhar com vistas a sair da depressão.

TERAPEUTA: Vamos entender melhor o que acontece com a televisão. Isso vem à sua cabeça, a ideia de que você pode ficar melhor se desligar a televisão?

MARK: Geralmente, eu penso: "Eu deveria ir para a cama". Mas sei que, se eu for, simplesmente vou ficar lá, deitado e acordado, pensando no que Diana estaria fazendo, pensando em como vou detestar estar no trabalho no dia seguinte. Então eu penso que é melhor assistir à televisão.

TERAPEUTA: É isso que acontece na cama? Você fica lá deitado e rumina sobre Diana ou sobre as coisas que fez ou deixou de fazer no trabalho?

MARK: Isso mesmo.

Nessa transcrição, a terapeuta conseguiu identificar várias relações-chave. Assistir à televisão à noite está associado a:

1. deterioração do humor;
2. mau desempenho no trabalho;
3. um processo de reforço negativo, no qual o afeto negativo (especificamente, sentimento de perda e ansiedade) é potencialmente reduzido quando o paciente está assistindo à televisão.

A terapeuta fez isso de maneira conjunta e sem julgar, e o paciente participou. Nesse momento, a terapeuta examina explicitamente, com Mark, sua hipótese sobre a relação entre televisão e humor. Com base nessa ideia, eles podem pensar em possíveis estratégias de ativação.

TERAPEUTA: Estou me perguntando se parte do que está acontecendo é que o fato de assistir à televisão ajuda no curto prazo, já que afasta seu pensamento desses temas que estão relacionados a muita tristeza potencial e também a ansiedade sobre o futuro.

MARK: É, isso é verdade.

TERAPEUTA: Mas a parte difícil é que, embora funcione no curto prazo, no longo, é a mesma espiral descendente ou o mesmo ciclo vicioso, porque assistir à televisão não lhe dá quase nenhum prazer e impede que você faça atividades de que antes gostava muito, e faz com que tenha problemas no trabalho.

MARK: É, exatamente. É uma loucura, eu sei, mas é uma saída muito fácil quando estou esgotado no fim do dia.

TERAPEUTA: É isso mesmo! Então temos que levar isso em conta quando pensamos em fazer mudanças nesse sentido. Estou pensando que você poderia tentar ir para a cama apesar disso, e poderia trabalhar na ruminação. Ou, se for ficar acordado, poderia fazer coisas que sejam melhores do que ver televisão. O que poderia ser?

A terapeuta presta atenção à função (distração) do comportamento problemático (assistir à televisão), ao mesmo tempo que trabalha na solução de forma colaborativa.

MARK: Provavelmente encontrar outras coisas melhores do que ver televisão. Eu costumava ir a um grupo de leitura uma noite por semana. Era composto por outros escritores, e eu gostava muito de algumas das pessoas; então, quando fazia isso, também lia de noite.

TERAPEUTA: Certo, ler parece mais uma maneira de você começar a voltar a escrever, em lugar de ir direto para a escrita?

MARK: É, agora eu não conseguiria escrever, de jeito nenhum. Eu simplesmente ficaria olhando para uma página em branco, sentindo-me um lixo.

TERAPEUTA: Certo, isso faz sentido. Então, que tal começar com isso? Uma opção é ter um limite para assistir à televisão, às 9 da noite, e poderíamos trabalhar para identificar um livro que você pudesse ler em vez disso.

MARK: Boa ideia, é mais uma questão de eu fazer isso.

É muito importante que o terapeuta não subestime comentários como esse último feito por Mark. Quando os pacientes expressam dúvidas sobre como ou se vão implementar uma estratégia de ativação, é essencial dar atenção a esse detalhe. Além disso, é interessante o terapeuta estar atento a declarações como "Eu simplesmente vou ter que me obrigar a fazer isso", que geralmente querem dizer que terapeuta e paciente não identificaram suficientemente as contingências que controlam o comportamento. Em nossa experiência, o uso de simples força de vontade tem poucas probabilidades de sucesso, e essas sugestões sinalizam que é necessária mais avaliação, como ilustra a terapeuta:

TERAPEUTA: Então, precisamos ter certeza de que estamos chegando ao verdadeiro problema, em vez de só dizer "Ah, você vai fazer isso" e deixar a coisa assim. Que tipo de leitor você é? Você é alguém que pode se envolver realmente com um livro?

MARK: Eu me envolvo muito, sim. Na verdade, eu penso muito no livro durante o dia, se estiver envolvido com ele.

TERAPEUTA: Mas é difícil fazer com que se envolva.

MARK: É, é uma questão de começar as coisas.

TERAPEUTA: Bom saber. Então temos que envolvê-lo de alguma maneira no livro, para que, quando forem 9 da noite, você já esteja envolvido, e aí vai ser mais fácil desligar a televisão.

MARK: Assim seria mais fácil.

TERAPEUTA: E se você comprasse um livro na saída da sessão e começasse a ler no café da livraria?

MARK: Ah, ela fica bem no meu caminho, posso fazer isso.

TERAPEUTA: Mark, acho que o segredo nisso tudo é saber o que vai ajudá-lo a avançar em direção àquilo que auxiliará seu humor. E isso é o que realmente é difícil — fazê-lo voltar às coisas das quais costumava gostar, levando-se em conta que agora você não tem interesse nelas. Quando você se sente bem, não tem qualquer dificuldade de fazer coisas como ler, conviver com os amigos e com suas filhas, e mesmo escrever. Quando não se sente bem, você nota. O problema é que você está de novo nesse ciclo vicioso. Quanto mais tempo você fica sem fazer as coisas, pior se sente e menos quer fazer. Nós devemos descobrir maneiras de ajudá-lo a começar algumas coisas que lhe darão prazer de novo.

A terapeuta reconhece diante do paciente que o novo comportamento será difícil de iniciar em função do humor, e que, mesmo assim, é necessário fazê-lo. Muitas vezes, os pacientes empregam uma abordagem em relação à sua depressão que é "de dentro para fora" ou dependente de seu humor, ou seja, esperam passivamente que seu humor melhore antes de fazer mudanças comportamentais. Os terapeutas de AC ensinam aos pacientes que quando se sentem para baixo, não podem se dar o luxo de esperar que tenham um humor melhor. O objetivo é ficar ativo quando se sentirem para baixo (por mais difícil que seja). Aumentar a ativação acabará por melhorar o humor, ainda que não imediatamente, e interromperá o padrão de problemas secundários criados pelo retraimento e pela evitação. Tratar do comportamento dependente do humor (ou falar de uma postura de fora para dentro *versus* de dentro para fora) é uma questão delicada na terapia, na qual é necessária uma *grande* quantidade de empatia pela vivência de se sentir deprimido. *O terapeuta deve equilibrar habilidosamente o estímulo à ação com a validação da dificuldade de se ativar quando a pessoa se sente deprimida.* Além disso, incentivar fortemente até mesmo os menores sinais de aumento da ativação (muitas vezes, com o uso do elogio significativo) é essencial para sustentar o processo de mudança.

MARK: É, eu sei. Grande parte do tempo pode ser que eu saiba o que tenho de fazer, mas não tenho ideia de como me forçar a fazer isso. Simplesmente abandonei muitas coisas, como qualquer atividade social à noite. Nem tento fazer planos. E, como eu disse, por quase um ano frequentei um grupo de escritores todas as terças, mas aí disse para mim mesmo: "Eu não estou escrevendo. Esse divórcio está me arrasando. Qual é a razão de vir? Não tenho nada para acrescentar". Mas é verdade que, quando eu ia, costumava aproveitar muito. Agora simplesmente não tenho interesse.

TERAPEUTA: Exato, e é aí que eu e você trabalhamos juntos. Quero voltar às conexões sociais e às rotinas sobre escrever, mas vamos ficar com a leitura e a televisão de noite por um pouco mais de tempo antes de outra coisa, pode ser?

MARK: Sim, faz sentido.

TERAPEUTA: Vamos pensar de novo nesse plano do livro. Há alguma coisa que possa acontecer entre aqui e a livraria que possa desencaminhar o plano?

Nesse momento, a terapeuta e Mark passam o resto da sessão discutindo livros específicos que ele poderia comprar e que maximizassem seu envolvimento, e discutem barreiras potenciais que poderiam surgir e o desviar de seu plano. Também continuam a examinar o Registro de Atividades para identificar outros problemas-chave, incluindo ruminar no trabalho, afastar-se de redes sociais e interromper rotinas que antes costumavam lhe dar prazer (p. ex., cozinhar, fazer exercícios). Em cada caso, a terapeuta utiliza um método similar ao que usou com o problema de assistir à televisão: definir o problema, identificar os antecedentes e as consequências e verificar as hipóteses sobre como a atividade está relacionada ao humor do paciente. A terapeuta também retorna com frequência ao modelo global da AC para ajudar a explicar as ligações entre atividades e humor. Em cada caso, eles trabalham para aprender juntos quais alvos possíveis podem ser mais promissores para ativação.

Além disso, a terapeuta também continua a enfatizar que a simples decisão de "se forçar a fazer" não tem probabilidade de funcionar como estratégia de ativação para

Mark, e que é essencial vincular o plano de ativação a um claro entendimento da função dos comportamentos problemáticos. A terapeuta usa uma combinação de questionamento suave, validação consistente dos papéis de se afastar e evitar, baseando-se no modelo da AC, e discussão repetida dos potenciais obstáculos aos planos de ativação. A terapeuta também destaca para Mark que cumprir as tarefas de casa pode não trazer alívio imediato.

> "O que realmente será bom esta semana é ver que efeitos essas coisas têm em seu humor. Mesmo que elas só tenham um pouco de efeito positivo, saberemos que estamos no caminho certo. E, Mark, elas podem não ter um efeito positivo imediato em seu humor. Pode ser que o ato de fazer com que você as realize seja o sucesso em si, e que você precise continuar fazendo isso por um tempo antes de começar a se sentir melhor. Mas meu palpite é que algumas dessas coisas vão ajudá-lo a se sentir melhor, mesmo no curto prazo."

A sessão finalizou com a terapeuta e Mark repassando os exercícios de casa, que incluíam comprar um livro novo, começar a ler no café e desligar a televisão todas as noites às 9 horas da noite e ler. Eles também acertaram que Mark retornaria o telefonema de uma velha amiga, Mary, que morava em seu bairro e andava tentando entrar em contato com ele.

Sessão 4

Mark chegou à quarta sessão com pouca melhora na gravidade de sua depressão. Ele contou que havia aumentado seu contato social, mas não tinha se sentido melhor. Também tinha adiado a tarefa de comprar um livro novo e continuava a ver televisão até tarde da noite. A terapeuta tratou desses dois problemas de forma direta e concreta, com curiosidade e interesse.

MARK: Foi um fim de semana realmente ruim. Eu telefonei para Mary e acabei indo a esse coquetel que ela tinha organizado na piscina comunitária. Fiquei meio surpreso por ter ido, mas achei que estar ao ar livre me faria bem. Fiquei pensando no que conversamos e no quanto eu adorava nadar. Eu até era salva-vidas no verão, durante a faculdade. Mas acho que me senti pior depois de ter ido. Acho que houve momentos em que foi divertido, mas fiquei muito frustrado com a coisa toda. Simplesmente passei o resto do fim de semana escondido em meu apartamento.

TERAPEUTA: Isso seria bom de colocar na sua pauta? Fazer coisas que costumava gostar sem aproveitar?

MARK: Claro.

TERAPEUTA: E também quero ter certeza de que falemos do que aconteceu com o livro e a televisão. De que você quer falar antes — de ligar para Mary e da festa, ou da televisão?

MARK: Acho que podemos pegar a televisão primeiro. Só hoje eu comprei o livro. Na sexta-feira eu voltei da festa e só fui para a cama depois da meia-noite.

TERAPEUTA: Você assistiu à televisão?

MARK: Não, acho que eu estava mais cansado por estar fora toda a noite, então simplesmente peguei no sono quando cheguei.

TERAPEUTA: E sábado e ontem à noite?

MARK: Mais ou menos a mesma coisa. Fiquei acordado até tarde em ambas as noites.

Dada a importância de prestar atenção constante e regular a realização da tarefa de casa, a terapeuta avalia o que interferiu para que Mark não fizesse o exercício anterior completamente.

TERAPEUTA: Fico feliz que você tenha comprado o livro. Que ótimo! Eu também estou curiosa sobre o que o impediu de fazer isso antes. Se não me engano, você iria comprar no caminho de volta da sessão passada, não?

MARK: Iria, mas aí alguém me ligou do trabalho e precisava me encontrar, então eu não tive tanto tempo quanto achava que teria, mas achei que poderia fazer isso depois do trabalho, e depois, de noite, pensei: "Vou fazer no fim de semana, que tenho mais tempo". Não sei.

TERAPEUTA: Se você voltar ao momento em que saiu da sessão na última vez, quando recebeu o telefonema do trabalho, houve alguma outra coisa que desencaminhou o plano?

MARK: Não, foi isso mesmo. Eu ainda estava bastante otimista com comprar o livro. Só que eu não tive tanto tempo quanto pensava e tive que ir ao trabalho.

TERAPEUTA: Certo, é bom saber isso. Então o seu plano era comprar o livro no fim de semana, mas só comprou hoje. No fim de semana você pensou em comprá-lo ou isso só surgiu de novo hoje?

MARK: Pensei, mas me senti tão mal depois da festa que simplesmente não consegui.

TERAPEUTA: Parece que você estava realmente para baixo. Você se lembra daquele diagrama que usamos em nossa primeira sessão para compreender o quadro mais amplo da depressão? Eu acho que também se encaixa aqui.

MARK: Como?

TERAPEUTA: Então, se pensarmos na festa como o que aconteceu, você se sentiu realmente para baixo e desanimado, certo? (*Puxa o modelo e escreve essa situação.*)

MARK: Certamente.

TERAPEUTA: E você se afastou ficando em casa no fim de semana e não comprando o livro. Meu palpite é que isso fez você se sentir mais desanimado. Não foi assim?

MARK: Totalmente. Eu pensei, meus Deus, não consigo nem fazer uma coisa simples como comprar um maldito livro.

TERAPEUTA: É isso, então tem essa espiral descendente sendo desencadeada.

MARK: É exatamente isso. Eu queria fazer cada vez menos e me sentia cada vez pior.

TERAPEUTA: É ótimo que você consiga ver como essas coisas estão todas conectadas. Fico curiosa para saber como você conseguiu ir comprar o livro hoje. Você está se sentindo melhor ou é alguma outra coisa?

MARK: Não estou me sentindo tão mal, e, como hoje já estava na rua, foi mais fácil comprá-lo. E também eu sabia que iria encontrá-la e que perguntaria.

TERAPEUTA: Isso é muito bom! Então uma coisa que já sabemos é que eu tenho de seguir acompanhando essas coisas, porque isso o ajuda a fazê-las.

MARK: (*Rindo um pouco.*) É verdade, não que eu estivesse gostando de ser cobrado, mas ajudou, eu acho.

TERAPEUTA: E sair de casa para comprar um livro no fim de semana era muito mais difícil do que fazer isso hoje de manhã, já que você já estava saindo para trabalhar. O fato de já estar fora ajudou a realizar sua tarefa de casa.

MARK: Ajudou. Esse tipo de coisa parece acontecer muito ultimamente.

TERAPEUTA: Então uma solução seria não esperar pelo fim de semana quando você tem um exercício específico para fazer, porque aí parece ser mais difícil você conseguir fazer as coisas. A outra coisa seria que estabelecêssemos um sistema de verificações por telefone quando você estiver se sentindo particularmente para baixo, já que parece que isso o ajuda a saber que vamos acompanhar essas tarefas quando nos encontrarmos. A outra questão, no entanto, é entender o que o fez ficar tão negativo nesse fim de semana, e o que fazer a respeito.

MARK: Acho que isso é o principal.

TERAPEUTA: Vamos falar um pouco da festa e do fim de semana para entender o que vai ajudar mais? O que você acha? E não deixaremos de voltar ao plano da televisão e da leitura.

MARK: Certo. Eu queria não me sentir tão mal como me sentia.

TERAPEUTA: Por que não damos uma olhada em seu Registro de Atividades? (*Revisa o registro.*) Parece que suas classificações de humor estavam moderadas na terça e na sexta-feira depois de nos encontrarmos. Depois, na sexta, na festa e no resto do fim de semana, elas estavam altas — 7, 8, e 9 também.

MARK: Não sei se isso é para mim, sinceramente. Acho que tentei, ligando para a Mary, indo à festa. Eu não queria fazer nenhuma das duas coisas, mas fiz. E me senti pior depois.

Quando os pacientes dizem que estão aumentando a ativação e seu humor não está melhorando, é importante avaliar várias explicações possíveis. Em primeiro lugar, os terapeutas podem examinar se os exercícios de ativação eram demasiado ambiciosos e não incorporavam a graduação correta. Nesses casos, é importante que os terapeutas reconheçam a responsabilidade por isso e recomendem tarefas baseadas em componentes menores do exercício. Em segundo, os terapeutas devem refletir sobre se a análise funcional estava correta. É possível que eles estejam ativando o paciente em um domínio com poucas probabilidades de render melhorias no humor? Terceiro, os terapeutas devem examinar se o pensamento ruminativo está prejudicando a ativação. Nesses casos, os pacientes se envolvem "fisicamente" no exercício de ativação, ao passo que, "mentalmente" permanecem sem se envolver com o contexto, e é menos provável que tenham oportunidade de experimentar recompensa. Quarto, é possível que, embora a ativação possa não melhorar o humor imediatamente, ela ainda esteja "nos trilhos", porque os pacientes estão dando passos ativos na direção de resolver problemas e tratar de objetivos importantes em suas vidas.

No caso de Mark, a terapeuta decidiu inicialmente trabalhar com a possibilidade de que a ruminação estivesse prejudicando a ativação, com base nos comentários de Mark em sessões anteriores, sobre ruminar com frequência sobre Diana e o divórcio.

TERAPEUTA: Acho que uma coisa que podemos explorar juntos é o que passava pela sua cabeça durante a festa. Quando você estava de pé perto da piscina, conversando com outras pessoas, ou mesmo nadando, o que passava pela sua cabeça?

MARK: Sabe como é, quando eu estava mergulhando, lembro que esses foram momentos agradáveis da festa. O barulho da água salpicando, o frescor, o silêncio, tudo isso foi ótimo. Era disso que eu gostava em nadar. Mas, por outro lado, acho que estava me ausentando mentalmente. Estava com muitas pessoas de quem gosto de verdade. Mary é muito querida, e toda a família dela da Costa Leste estava aqui, visitando. Fazia anos que eu não os via, e realmente gosto de todos eles. São ótimas pessoas. Mas isso não importava de verdade. Eu simplesmente não estava lá.

TERAPEUTA: Você pensou em Diana ou em você mesmo em relação a ela?

MARK: É, foi principalmente isso.

TERAPEUTA: As outras pessoas que estavam lá conversavam com você?

MARK: Sim, eu estava falando com elas. Eu conseguia ouvir as palavras saindo da minha boca, mas simplesmente não estava lá.

TERAPEUTA: Então você tem uma classificação neste registro para a festa, um 7. Mas, se desmembrasse essas peças — a natação, quando estava totalmente envolvido com a atividade, e a conversa, quando sua cabeça estava em outro lugar —, qual seria a classificação de cada uma?

MARK: Nadar... foi bom. Acho que seria um 3, se 0 é se sentir bem. Quer dizer, eu não zerei. Mas a conversa... foi horrível, um 9.

A terapeuta conseguiu identificar o problema que estava prejudicando os benefícios potenciais da ativação. Ela continua avaliando a natureza e o alcance do problema.

TERAPEUTA: Estou tentando entender o seguinte: quando você está ativamente envolvido em uma atividade que demanda alguma atenção, esses são os momentos mais agradáveis?

MARK: É, é verdade.

TERAPEUTA: Esse é um problema que também influencia o seu humor e sua realização de tarefas no trabalho?

MARK: Sim, exatamente. Eu vou para a minha sala e é como se o tempo desaparecesse. Passam horas e eu não fiz nada. Eu fico só vagando por coisas que aconteceram com a Diana, o que eu disse, o que poderia ter dito. É horrível.

TERAPEUTA: Certo, então já sabemos que esse é um problema importante a enfrentar. Isso interfere no aproveitamento de momentos que têm potencial para melhorar seu humor e o está impedindo de administrar bem o seu trabalho. Podemos falar mais do que aconteceu na festa?

MARK: Sim.

TERAPEUTA: Como você normalmente conversaria com a família de Mary, se não estivesse pensando nessas coisas? O que eu veria de diferente nesses momentos em relação ao que poderia ter visto na sexta-feira?

MARK: Eu estaria conversando com todo mundo, não estaria me sentindo tão mal.

TERAPEUTA: É, é exatamente isso. O que me deixa realmente curiosa é: quando você não se sente tão mal, o que faz de diferente? Estaria fazendo mais perguntas? Olhando mais nos olhos? Respondendo de outra forma?

MARK: É, tudo isso. Eu estaria mais ativo na conversa.

TERAPEUTA: Então você estaria mais envolvido.

MARK: É, mais envolvido, com menos desse sentimento pesado, sabe como é, esse sentimento tipo "que saco".

Na parte anterior da sessão, a terapeuta começou a definir em termos comportamentais o que Mark faz nas interações interpessoais quando não está deprimido. Especificar cuidadosamente esses comportamentos é um passo importante para desenvolver alguns planos possíveis para mudar a forma como Mark trata situações desse tipo.

TERAPEUTA: Você acha que, se pudesse praticar a conversa quando não está se sentindo negativo, como faria normalmente com essas pessoas, se sentiria melhor?

MARK: Não sei.

TERAPEUTA: Acho que a chave é observar o que você faz em resposta à ruminação e ver se está ajudando ou não o seu humor, e depois nós começarmos a explorar o que você tem de fazer diferente. Parece que, na festa, o que você estava fazendo quando seu humor estava melhor era estar mais envolvido.

MARK: É verdade. Mas aí, quando estou assim, não tenho muito o que dizer.

TERAPEUTA: Sim, quando está deprimido, você é mais silencioso e retraído.

MARK: É, porque é sofrido. Eu vejo os pais da Mary e penso: "Eles estão casados há 30 anos. Eu poderia ter tido isso com Diana". E então eu começo a pensar que ela está com outra pessoa, e a partir daí a coisa desaba.

TERAPEUTA: Você tem toda a razão. Tem muito sofrimento aí. E o que acontece é que, em resposta a essa dor, você reduziu a atividade em sua vida. Então você não apenas sente a dor de ser lembrado dessa perda, mas também não tem muito mais coisas acontecendo em sua vida. E, mesmo quando está fazendo coisas, você não está tão envolvido, porque está sofrendo muito. Acho que temos de fazê-lo voltar a realizar coisas de antes da separação e de antes de vocês estarem juntos. Temos de fazer você voltar a seu ponto de partida e, uma vez que façamos isso, poderemos descobrir como fazê-lo se sentir ainda melhor do que isso.

MARK: Parece bom.

TERAPEUTA: Sei que você está pensando que isso é apenas uma doce promessa, mas podemos descobrir como fazer. A chave é formular alguns passos concretos e administráveis para ajudá-lo a se envolver mais quando estiver fazendo alguma dessas atividades, como ir à festa. Você tem razão, é muitíssimo mais difícil fazer isso quando você não está se sentindo bem, mas esses comportamentos são parte da razão por que você gostava dessas ocasiões no passado. Sabemos que você gostava de Mary e de sua família, e sabemos que você tem muito prazer em nadar quando sua cabeça está integralmente presente na atividade. Então a questão é não apenas telefonar para seus amigos, como você fez tão bem com Mary, mas também ir aos encontros e fazê-lo interagir realmente, em vez de simplesmente estar na festa. Às vezes, quando se surpreender se retraindo em seus pensamentos, precisamos desenvolver estratégias específicas para ajudá-lo a fazer isso com menos frequência. Você consegue pensar em algo que o ajudaria com isso?

MARK: Não sei. Simplesmente parece que eu não tenho muito o que dizer nesses dias.

TERAPEUTA: Eu sei que é difícil. Há várias coisas que você poderia fazer, como mais perguntas e prestar mais atenção às respostas. Ou poderia se concentrar em alguma coisa mais específica, como a voz ou a expressão facial, para impedir que sua cabeça fique viajando. Às vezes, funciona simplesmente observar que você decolou e então respirar fundo para voltar a atenção ao objetivo daquele momento.

MARK: Acho que posso tentar isso. A minha cabeça parece simplesmente continuar viajando.

TERAPEUTA: Sei. Então sua tarefa, nesse caso, seria praticar a vigilância em relação a quando isso acontece, porque vai acontecer. Quanto mais você notar que está à deriva, mais pode praticar voltar a atenção a seu amigo. A sua cabeça viaja aqui?

MARK: Acho que sim, um pouco.

TERAPEUTA: Por que não experimentamos aqui? Vamos escolher alguma coisa para nos concentrarmos, e aí você pode praticar aqui.

MARK: Está bem. O que eu faço?

TERAPEUTA: Vou nos cronometrar pelos próximos cinco minutos e, à medida que conversamos, quero que você pratique prestar toda a atenção em nossa discussão. Sua cabeça vai viajar, principalmente se estivermos falando de alguma coisa que lembre Diana, eu diria. Então vamos escolher alguma coisa em que você possa se concentrar para trazer de volta sua atenção à nossa conversa. Que tal o som da minha voz, como mudanças de tom, como eu articulo as palavras, o ritmo da minha fala?

MARK: Eu posso tentar.

TERAPEUTA: Ótimo. Então vamos falar sobre algumas opções para conexão social que você poderia fazer este fim de semana.

A terapeuta e Mark continuaram essa discussão pelos minutos seguintes, quando ela o interrompeu para pedir seu *feedback* sobre essa experiência.

TERAPEUTA: O que você observou?

MARK: Não sei, talvez que você estava falando suavemente.

TERAPEUTA: Quanto você estava envolvido em nossa discussão? Por que você não me dá uma classificação, com 0 sendo nem um pouco envolvido, e 10 totalmente envolvido?

MARK: Acho que, talvez, uns 7. Não foi tão difícil aqui, porque eu estava realmente concentrado. Acho que comecei a pensar um pouco em Diana quando falamos sobre telefonar para Mary. Eu me lembrei de prestar atenção na sua voz, e acho que você soava muito interessada. Ficou mais difícil para eu viajar quando você parecia estar prestando tanta atenção no que estávamos falando.

TERAPEUTA: Foi essa a minha impressão, também, de que seu envolvimento era alto, em termos gerais, e que você parecia voltar a atenção algumas vezes. Isso é ótimo!

MARK: Sim, mas foi meio estranho. Quer dizer, em geral as pessoas não estão tão concentradas quando estão falando de coisas normais.

TERAPEUTA: Isso é verdade. Eu posso ter prestado mais atenção ao que você estava dizendo e fazendo do que outras pessoas em interações sociais típicas. E isso pode parecer muito artificial agora. Mas meu palpite é que, quando você estiver mais envolvido em interações sociais, não vai ser necessário se concentrar tanto. Vai simplesmente acontecer automaticamente.

MARK: Pode ser.

Assim, a terapeuta gera uma estratégia para bloquear a evitação (ruminação) ao substituí-la por um novo comportamento na forma de prestar atenção à experiência imediata e direta. Embora, nesse caso, Mark tenha experimentado como direcionar sua atenção a estímulos interpessoais, os pacientes também podem fazê-lo com outros aspectos dos estímulos sensoriais, como visões, odores, e assim por diante. O ensaio comportamental em sessão é muito importante no sentido de que permite ao paciente praticar e receber retorno direto do terapeuta e ambos aumentam a probabilidade de sucesso fora da sessão. A seguir, a terapeuta volta ao exercício específico de revisar e desenvolver exercícios comportamentais para a próxima sessão.

TERAPEUTA: Voltemos à questão de você não sair de casa todo o fim de semana. Você acha que sair para comprar o livro era muito difícil? Há alguma coisa mais fácil que você poderia ter feito para se envolver um pouco mais neste fim de semana?

MARK: Não tenho certeza. Qual é a dificuldade de sair e comprar um livro?

TERAPEUTA: É muito difícil, quando a pessoa está muito negativa. Vamos pensar em passos menores. Só você pode dar um passo menor e receber um pouco de reforço por isso, aí fica mais fácil avançar para seu objetivo.

Terapeuta e paciente continuam nessa linha, com a atribuição de exercícios graduais. Como Mark anteriormente gostava de convivência, ele e a terapeuta formularam um plano para o fim de semana: ele começaria retornando alguns telefonemas de amigos e convidando Mary para almoçar. No almoço, se concentraria especificamente em prestar atenção à conversa. A terapeuta também levantou a possibilidade de nadar como atividade de exercício. Mark disse que achava que já eram suficientes as tarefas que eles já tinham desenvolvido; assim, decidiram deixar a discussão sobre nadar para depois. Em seguida, a terapeuta usa os últimos momentos da sessão para revisar o exercício de casa, encorajar o progresso, validar a dificuldade de mudança e reforçar o modelo básico do tratamento.

Sessão 5

No início da sessão 5, Mark relata melhorias em seu humor, e a terapeuta inclui isso como um item da pauta. Sua discussão possibilita que a terapeuta enfatize uma questão importante em relação a manter novos comportamentos em rotinas permanentes e regulares. Nesta sessão, a terapeuta continua a enfatizar o padrão de conexões sociais e a avaliar fatores que aumentam a vulnerabilidade de Mark ao humor exacerbado quando está sozinho.

TERAPEUTA: Vamos tentar entender mais detalhadamente por que você está se sentindo melhor?

MARK: Acho que o plano da leitura está ajudando. Eu terminei o livro.

TERAPEUTA: Ótimo! Então você provavelmente precisa de outro livro.

MARK: (*Rindo.*) Acho que sim. Você não acha que foi isso que curou o problema?

TERAPEUTA: (*Rindo.*) Ah, como eu queria que fosse isso! Mas, falando sério, Mark, acho que isso é muito importante. Quando você começa a se sentir melhor, há uma tentação real de recuar em relação às próprias coisas que estão ajudando. Faz sentido, já que fazer essas coisas requer tanto esforço, eu sei. Mas manter a rotina é muito importante.

MARK: É verdade. De fato, acho que me saí muito bem com isso nesta semana. Tenho procurado mais as pessoas.

TERAPEUTA: Que bom!

MARK: E a Mary me ligou de novo. Então, acho que não fiz o que combinamos em termos de ligar para ela, mas a convidei para almoçar quando ligou. Eu não queria realmente, porque estava me sentindo negativo quando ela telefonou. Tinha acabado de receber uma carta do advogado, sobre mais coisas de dinheiro com Diana, mas a convidei e levei as crianças também. Acho que elas gostaram bastante. Eu me concentrei mesmo em perguntar muitas coisas a elas durante o almoço. Acho que isso também ajudou.

TERAPEUTA: Mark, você definitivamente teve mais contato social nos últimos dias! Você está fazendo uma parte enorme desse tratamento, que é agir segundo os objetivos e planos que estabelecemos aqui, em vez de ser guiado por como você se sente no momento.

MARK: Eu tentei.

TERAPEUTA: Você conseguiu! Você tinha falado sobre almoçar com seu colega de trabalho. Você fez isso?

MARK: Fiz, sim.

TERAPEUTA: Você fez muita coisa! Que ótimo. Certo, eu posso estar forçando a sorte aqui, mas o que você acha de acrescentar a natação à nossa pauta?

MARK: Eu sabia que você iria me perguntar sobre isso.

TERAPEUTA: (*Rindo.*) Você me conhece muito bem. O que acha da ideia?

MARK: Provavelmente é uma boa ideia. Na verdade, há uma aula de natação que as meninas gostam de fazer no fim de semana, e eu poderia levá-las e nadar em outra piscina enquanto isso.

TERAPEUTA: Ótimo! Elas vão estar com você neste fim de semana? Podemos marcar isso para esta semana?

MARK: Sim, acho que isso ajudaria.

TERAPEUTA: Mark, você acha que se reconectar com as pessoas e com algumas dessas atividades, como a leitura, está ligado à sua melhora de humor?

MARK: Acho. Isso certamente teve muito que ver. Ainda não tenho certeza de estarmos chegando ao problema real, mas você tem razão que ajuda.

TERAPEUTA: Então também devemos falar disso. Antes de seguirmos, há alguma outra coisa que você ache que está contribuindo para seu humor positivo, ou é mais ter contato social que você considera que reforça?

MARK: É o contato social e tentar me distrair com a leitura.

TERAPEUTA: Que bom! Boa lembrança. Vamos falar um pouco de outro livro e como se pode manter essa pauta.

Nesse momento, a terapeuta e Mark se concentram em desenvolver um plano específico para escolher e comprar um livro novo para dar continuidade à rotina de leitura. A seguir, ela retorna aos comentários de Mark sobre se as intervenções estão tratando do que é mais importante.

TERAPEUTA: O que você mencionou antes sobre o problema real... estou curiosa para saber o que você quis dizer.

MARK: Acho que ainda estou pensando muito na Diana. Acho que há uma parte de mim que tem de cortar isso, só que ainda não está acontecendo. E fico pensando, me perguntando: "Ainda haverá alguma chance para nós? O que foi que eu fiz para estragar tudo?". E aí começo a pensar: "Isso é tudo o que eu tenho agora, almoçar com as pessoas, ler sozinho de noite?". Sabe como é, o tipo de coisa que temos feito... Não sei, vai mesmo consertar alguma coisa?

TERAPEUTA: Mark, sei que parece que essas coisas não estão atingindo o problema real em termos de você pensar em Diana, e concordo que é muito importante falar disso.

Ao mesmo tempo, não quero que percamos de vista que essas outras coisas fazem muita diferença. É importante que você se reconecte com formas de levantar seu humor antes de começar a lidar com alguns dos problemas do passado e com os que ainda surgem com Diana. Além disso, acho que vamos descobrir que há alguns padrões semelhantes, então a maneira como você tentou se afastar de outras pessoas desde que está para baixo pode ter alguma ligação com o que aconteceu com Diana.

MARK: É verdade. Acho que não está totalmente separado.

TERAPEUTA: Você está dizendo que agora é hora de começar a concentrar seu tempo mais diretamente nesses temas?

MARK: Acho que sim. Talvez eu esteja mais consciente disso porque estou me sentindo melhor. Acho que estou me perguntando mais: "Isso é tudo que existe agora?". Simplesmente parece uma vida muito solitária para se levar, se é isso.

A terapeuta e Mark terminam a sessão revisando os exercícios e combinam de voltar às questões importantes na sessão seguinte.

Sessões 6–9

Na próxima série de sessões, a terapeuta e Mark voltaram à questão que ele levantou na sessão 5. Há várias sessões, ele relata melhorias do humor relacionadas a progressos feitos nas coisas a fazer em casa, a exercícios e a estar mais socialmente conectado em círculos casuais e de amigos. Essas áreas de progresso se refletem constantemente em seus formulários de Registro de Atividades, que agora visam especificamente às áreas de envolvimento social, leitura e natação (ver Fig. 9.4). (Essa versão do Registro de Atividades pode ser considerada quando os alvos de ativação são claros e bem desenvolvidos, e as informações detalhadas, coletadas por meio do monitoramento a cada hora, não são tão necessárias. Ela também pode ser usada para pacientes que têm dificuldades como Registro de Atividades mais detalhado.)

Mesmo com áreas claras de melhora na ativação e no humor, Mark também informa que seu humor está vulnerável à sua tendência a ruminar com frequência sobre sua ex-mulher. A terapeuta e ele começam a explorar a função potencial dessa ruminação. Como fizeram em relação a assistir à televisão e a ruminar durante interações sociais, desenvolvem algumas hipóteses iniciais sobre as consequências dessa ruminação sobre a ex-mulher.

TERAPEUTA: É possível que ruminar possa ser, em si, uma forma de evitar? Como se o seu pensamento ficasse trancado, num formato de disco arranhado. Você fica repassando o que fez de errado, o que poderia ter feito, e um dos efeitos é que está, na verdade, evitando as emoções dolorosas da perda de um relacionamento, e talvez também evitando explorar outros relacionamentos?

MARK: É que eu sinto como se não conseguisse aguentar a perda. É isso que eu não consigo aceitar — que se perdeu. Fico pensando que talvez exista uma forma de recuperar, mesmo sabendo que simplesmente não há. Não conseguimos nem nos comunicar sobre a saúde das crianças sem um advogado.

TERAPEUTA: Então, de certa forma, ruminar pode ser uma forma de evitar lidar com a perda e com a tristeza. Fico pensando se parte disso vem do que você aprendeu sobre como enfrentar uma grande perda depois que seu pai foi embora. Parece que ninguém falava disso e você se viu preso em pensamentos sobre como pode ter sido responsável. Fico pensando se é difícil saber o que fazer emocionalmente agora.

MARK: Isso certamente é verdade, sobre o que aconteceu quando eu era criança.

TERAPEUTA: Então, uma possibilidade que poderia experimentar é tirar um tempo para vivenciar a tristeza e a perda.

MARK: Não sei, pensar nela e no que eu perdi parece sufocante. Eu só quero superar isso e seguir adiante.

Tarefa	Segunda	Terça	Quarta	Quinta	Sexta	Sábado	Domingo
Leitura	✓	✓	✓	✓			✓
Procurar outras pessoas	✓	✓	✓			✓	✓
Natação						✓	✓
Humor	5	5	5	6	8	3	3

FIGURA 9.4 Amostra de Registro de Atividades preenchido (diariamente).

TERAPEUTA: Eu sei. Exatamente! O problema é que ruminar parece ter o efeito de impedi-lo de seguir adiante. Em lugar de avançar para outros relacionamentos e objetivos em sua vida, sua mente fica repassando o que aconteceu ou deixou de acontecer com Diana.

MARK: Não sei se estou pronto para outras relações.

TERAPEUTA: Então, se não estivesse ruminando tanto, você acha que poderia estar sentindo mais medo?

MARK: Quando eu penso em entrar em outra relação... sabe como é, acho que há uma pessoa no meu trabalho que está interessada em sair comigo, mas isso é parte da razão pela qual eu tenho meio que deixado de fazer coisas com ela. Ela me convidou para almoçar algumas vezes. Eu só não quero voltar à mesma coisa em que estava há dois anos. Não aguento tudo isso de novo, e também não quero submeter minhas filhas a isso.

TERAPEUTA: Então pode ser que ruminar tenha o efeito de represar não apenas os sentimentos de perda em relação a Diana, mas também os temores sobre futuras perdas.

A terapeuta também enfatiza a importância de continuar com os planos de ativação desenvolvidos nas sessões anteriores para manter rotinas adaptativas e melhorar o humor. Especificamente, eles destacam a necessidade de atenção permanente ao contato social, ao exercício e à leitura. Além disso, ela e Mark começam a discutir seu retorno ao grupo de escritores mais detalhadamente, começando a desmembrar o exercício maior em partes administráveis. O trabalho com esses alvos constituía a maior porção da parte central do tratamento. À medida que Mark começa a tratar dos sentimentos de perda mais diretamente e continua a trabalhar nas conexões sociais, nos exercícios e limitar a televisão, também começa a expressar interesse em sair com mulheres de novo.

Sessões 10–15

Nesta parte do tratamento, a terapeuta e Mark começam a tratar diretamente da perspectiva de ele desenvolver novos relacionamentos íntimos em sua vida, principalmente com uma colega de trabalho por quem se sente atraído. Eles exploram o que é necessário para se aproximar em vez de evitar o medo que ele sente de começar uma nova relação, e a terapeuta levanta a hipótese específica de que o estilo ruminativo de Mark pode ter funcionado para evitar aprender a partir dos padrões de relacionamento anteriores. A terapeuta usa o acrônimo TRAP/TRAC como forma simples de fazer Mark reconhecer as condições que ele provavelmente evita (a armadilha, TRAP), e depois se envolver em comportamento de enfrentamento mais adaptativo para voltar ao rumo (aos trilhos, TRAC). Por exemplo, ele contou que via a colega de trabalho (o gatilho), começava a se sentir nervoso (a resposta) e não falava com ela, ou limitava a conversa a questões superficiais de trabalho (o padrão de evitação). Seu enfrentamento alternativo nas mesmas condições envolvia convidá-la para ir tomar um café. Depois, as sessões se concentraram em examinar em detalhe o que ele pode aprender com seu casamento que seria útil em relações futuras. O diálogo a seguir é um exemplo dos tipos de foco dessas sessões.

MARK: Uma das coisas que aconteciam muito com Diana é que eu nunca sentia que estava realmente presente com ela nem com as meninas. Era como se elas estivessem nesse mundinho juntas e eu estivesse do lado de fora de alguma maneira. Sempre achei que deveria me colocar mais no centro, como dizer mais o que pensava, mas não fazia isso. Nunca fiz.

TERAPEUTA: Isso causava conflitos com ela?

MARK: Sim, claro. Foi uma das coisas que ela disse quando terminou tudo. Ficar distante é um grave problema meu.

TERAPEUTA: O que estar do lado de fora envolve, especificamente? Como eu saberia se você estivesse fazendo isso?

MARK: É simplesmente não estar disposto a falar das coisas. Ela sempre disse que era como se eu não estivesse nem dentro nem fora nem nada, simplesmente em cima do muro o tempo todo.

TERAPEUTA: Você consegue se lembrar de um exemplo específico de quando isso foi um problema?

MARK: Bom, a minha mãe e meus irmãos jamais gostaram muito da Diana. Mas eu não fiz muito para defendê-la diante deles. Eu simplesmente deixei as coisas acontecerem...

TERAPEUTA: Então isso pode ter sido uma TRAP com ela? Foi um gatilho que você achasse que ela queria algo de você em termos de compromisso?

MARK: Foi, sim, porque eu acabava me sentindo muito dominado por isso.

TERAPEUTA: E o padrão de evitação era se retrair.

MARK: Eu fazia isso. Simplesmente me afastava, e ela tinha de dar conta de toda a cena com a minha família.

TERAPEUTA: Então, com sua colega de trabalho, se você tivesse de assumir uma posição com ela agora, o que seria? Como seria o enfrentamento alternativo?

MARK: Não tenho ideia.

TERAPEUTA: Você acha que há um gatilho parecido?

MARK: Pode ser, porque acho que ela deve estar pensando o que acontece comigo? Tipo, eu estou interessado ou não?

TERAPEUTA: Você tem sido claro sobre estar interessado em sair com ela?

MARK: Não. Conversamos muito no trabalho, mas eu não poderia dizer que falei muito disso.

TERAPEUTA: Você gostaria de convidá-la para sair?

MARK: Sim. Acho que gostaria.

TERAPEUTA: Por que não pensamos em algumas coisas específicas que você poderia dizer como alternativas ao retraimento e praticamos algumas delas?

Nessas sessões, a terapeuta e Mark definem, em termos muito específicos e concretos, os tipos de comportamento associados à redução da satisfação e da qualidade em seu casamento. Por exemplo, a pergunta seguinte da terapeuta a Mark é central e se faz repetidas vezes durante a AC: "O que estar do lado de fora envolve, especificamente? Como é? Como você saberia quando estivesse fazendo isso?". A terapeuta enfatiza a identificação de comportamentos claros, específicos e observáveis ao analisar comportamentos e definir objetivos. Depois, ela e Mark trabalham para identificar estratégias específicas que ele possa usar para praticar comportamentos alternativos na busca de um relacionamento futuro. Eles continuam a usar a estrutura TRAP/TRAC para examinar situações que surjam e a resposta de Mark a elas, bem como para orientá-lo rumo a uma abordagem com maior envolvimento nas relações interpessoais íntimas. À medida que Mark começa a sair, eles têm ampla oportunidade de revisar e refinar estratégias por meio de exercícios de ativação que visem a ser direto e presente nas relações íntimas.

Sessões 16–19

Na sessão 16, a terapeuta e Mark concordam que o centro do trabalho de entender e resolver a depressão em termos de seu contexto de vida singular e seus padrões de resposta evitativos foi completado. Mark foi ativado com sucesso em termos de seus comportamentos problemáticos secundários (p. ex., aumento do tempo dedicado a leitura, exercícios, contatos sociais e atividades na casa; redução do tempo assistindo à televisão) e deu passos para resolver os problemas de luto e medo da intimidade por meio de um novo relacionamento.

Dessa forma, as sessões finais do tratamento revisaram e consolidaram temas básicos e métodos usados na terapia. Especificamente, a terapeuta e Mark identificaram a importância de continuar a praticar suas novas habilidades de bloquear a ruminação prestando atenção a objetivos imediatos e a sua experiência direta e imediata, e sendo mais direto e expressivo com sua nova parceira. Além disso, a terapeuta revisou cuidadosamente com Mark as formas como ele aprendeu a usar os fundamentos da ativação comportamental por conta própria. Juntos, revisaram a forma como ele saberia quando está começando a se sentir deprimido ou a ter padrões evitativos de resposta. Também revisaram passos específicos que ele poderia dar para começar a monitorar seu humor e suas atividades e resolver problemas com comportamentos de enfrentamento alternativos. Identificaram especificamente vários comportamentos alternativos que foram muito úteis para romper o ciclo vicioso da depressão, da evitação e do retraimento. Esses comportamentos antidepressivos incluíam, por exemplo, fazer exercícios, telefonar para um amigo e ler. Mark informava que se sentia bem capacitado com essas ferramentas e as oportunidades que havia tido de praticá-las na terapia. Também contou que se sentia estimulado em relação às mudanças positivas que já tinha feito em sua vida. Ele terminou o tratamento expressando otimismo em relação a seu futuro e agradeceu carinhosamente à terapeuta por todo o trabalho que fizeram juntos. Com o tempo, Mark continuou mantendo os ganhos que teve no tratamento, tendo estabelecido uma relação com uma mulher, com quem noivou no ano seguinte. Ele continuou a praticar muitas das habilidades que aprendeu na terapia no contexto de seu novo relacionamento, com suas filhas e com seus colegas de trabalho e amigos.

Resumo do caso

O desenvolvimento do tratamento de Mark é um exemplo de muitos dos princípios e estratégias fundamentais da AC. O tratamento partiu de uma análise cuidadosa e permanente dos problemas centrais que ele apresentava, permitindo à terapeuta desenvolver a conceituação da organização do caso. Esse trabalho foi completado em conjunto com Mark nas sessões e também foi o foco das reuniões da equipe de supervisão clínica permanente, da qual a terapeuta de Mark era um dos membros. Durante o tratamento, ela usou uma série de estratégias específicas, incluindo estabelecer objetivos, automonitoramento, atribuição gradual de exercícios, solução de problemas, ensaio comportamental e atenção à experiência. Ela também abordou uma série de alvos de tratamento importantes frequentemente observados na AC, incluindo a evitação interpessoal, a ruminação e a interrupção de rotinas.

Em termos gerais, a terapeuta trabalhou como um *coach* durante a terapia, ajudando Mark a usar a solução de problemas para dar passos específicos para superar padrões de evitação e se envolver em atividades. Ela também ensinou Mark a identificar ligações entre atividade e humor, para que eles pudessem descobrir juntos onde concentrar tempo e atenção. Ela usou as estratégias ENLIVEN dentro de cada sessão e manteve a estrutura de cada uma delas e a direção geral do tratamento, com foco permanente em aprender juntos e agir. Ela manteve uma abordagem concreta, sem julgamentos, direcionada à solução de problemas em relação ao desafio de tratar a depressão e as dificuldades que surgiram durante a terapia de Mark, respondendo com cordialidade, incentivo e compreensão. Ela se baseou constantemente no modelo da AC, reconhecendo a dificuldade da mudança quando se está deprimido e enfatizando a importância da ação, mesmo quando o humor está baixo. Ela voltou de forma regular e persistente a um foco de ativação em seus alvos selecionados para mudança e trabalhou com Mark como equipe, para apoiá-lo no aprendizado de como construir uma vida que fosse rica e gratificante.

CONCLUSÃO

Este capítulo apresenta as bases conceituais e as instruções específicas necessárias para usar a AC com pacientes deprimidos. Evoluindo a partir da base seminal estabelecida pelo trabalho de Ferster, Lewinsohn e Beck, a AC destaca a força da atenção direta e sustentada à mudança comportamental, com vistas a ajudar os pacientes a se tornar ativos e envolvidos em suas vidas, de maneira que reduzam a atual depressão e ajudem a prevenir episódios futuros. Os terapeutas da AC ajudam os pacientes deprimidos a aumentar as atividades que dão mais gratificação e a resolver problemas importantes. A pesquisa com resultados e outras linhas convergentes de investigação empírica sugerem que a AC é promissora como tratamento eficaz para depressão (Dimidjian et al., 2011). Pesquisas futuras vão examinar em mais detalhe o processo de mudança da AC e a facilidade com que ela pode ser aplicada em uma ampla gama de *settings* de prática clínica.

REFERÊNCIAS

Acierno, R., Rheingold, A., Amstadter, A., Kurent, J., Amella, E., Resnick, H., et al. (2012). Behavioral activation and therapeutic exposure for bereavement in older adults. *American Journal of Hospice and Palliative Medicine, 29*(1), 13–25.

Addis, M. E., & Carpenter, K. M. (2000). The treatment rationale in cognitive behavioral therapy: Psychological mechanisms and clinical guidelines. *Cognitive and Behavioral Practice, 7*(2), 147–156.

Addis, M. E., & Martell, C. R. (2004). *Overcoming depression one step at a time: The new behavioral activation approach to getting your life back*. Oakland, CA: New Harbinger.

Armento, M. E. A., & Hopko, D. R. (2007). The Environmental Reward Observation Scale (EROS): Development, validity, and reliability. *Behavior Therapy, 38*, 107–119.

Armento, M. E. A., & Hopko, D. R. (2009). Behavioral activation of a breast cancer patient with coexistent major depression and generalized anxiety disorder. *Clinical Case Studies, 8*(1), 25–37.

Barraca, J., Pérez-Álvarez, M., & Lozano Bleda, J. H. (2011). Avoidance and activation as keys to depression: Adaptation of the Behavioral Activation for Depression Scale in a Spanish sample. *Spanish Journal of Psychology, 14*(2), 998–1009.

Beck, A. T., Rush, A. J., Shaw, B. F., & Emery, G. (1979). *Cognitive therapy of depression*. New York: Guilford Press.

Beck, A. T., Steer, R. A., & Brown, G. K. (1996). *Manual for the BDI-II*. San Antonio, TX: Psychological Corporation.

Bennett-Levy, J., Butler, G., Fennell, M., Hackman, A., Mueller, M., & Westbrook, D. (2004). *Oxford guide to behavioural experiments in cognitive therapy*. Oxford, UK: Oxford University Press.

Borkovec, T. D., Newman, M. G., Pincus, A. L., & Lytle, R. (2002). A component analysis of cognitive-behavioral therapy for generalized anxiety disorder and the role of interpersonal problems. *Journal of Consulting and Clinical Psychology, 70*, 288–298.

Carvalho, J. P., Gawrysiak, M. J., Hellmuth, J. C., McNulty, J. K., Magidson, J. F., Lejuez, C. W., et al. (2011). The reward probability index: design and validation of a scale measuring access to environmental reward. *Behavior Therapy, 42*(2), 249–262.

Chowdhary, N., Anand, A., Dimidjian, S., Shinde, S., Weobong, B., Balahi, M., et al. (2016). The Healthy Activity Program lay counsellor delivered treatment for server depression in India: Systematic development and randomized evaluation. *British Journal of Psychiatry, 208*(4), 381–388.

Christopher, M. S., Jacob, K. L., Neuhaus, E. C., Neary, T. J., & Fiola, L. A. (2009). Cognitive and behavioral changes related to symptom improvement among patients with a mood disorder receiving intensive cognitive-behavioral therapy. *Journal of Psychiatric Practice, 15*(2), 95–102.

Chu, B. C., Crocco, S. T., Esseling, P., Areizaga, M. J., Lindner, A. M., & Skriner, L. C. (2016). Transdianostic group behavioral activation and exposure therapy for youth anxiety and depression: Initial randomized controlled trial. *Behaviour Research and Therapy, 76*, 65–75.

Constantino, M. J., Vîslă, A., Coyne, A. E., & Boswell, J. F. (2018). A meta-analysis of the association between patients' early treatment outcome expectation and their posttreatment outcomes. *Psychotherapy (Chicago), 55*(4), 473–485.

Cuijpers, P., van Straten, A., & Warmerdam, L. (2007). Behavioral activation treatments of depression: A meta-analysis. *Clinical Psychology Review, 27*, 318–326.

Cullen, J. M., Spates, C. R., Pagoto, S. L., & Doran, N. (2006). Behavioral activation treatment for major depressive disorder: A pilot investigation. *Behavior Analyst Today, 7*, 151–166.

Curran, J., Lawson, P., Houghton, S., & Gournay, K. (2007). Implementing behavioural activation in inpatient psychiatric wards. *Journal of Mental Health Training, Education and Practice, 2*(2), 28–35.

Darnell, D. A., Parker, L. E., Wagner, A. W., Dunn, C. W., Atkins, D. C., Dorsey, S., et al. (2019). Task-shifting to improve the reach of mental health interventions for trauma patients: Findings from a pilot study of trauma nurse training in patient-centered activity scheduling for PTSD and depression. *Cognitive Behaviour Therapy, 48*(6), 482–496.

Daughters, S. B., Braun, A. R., Sargeant, M. N., Reynolds, E. K., Hopko, D. R., Blanco, C., et al. (2008). Effectiveness of a brief behavioral treatment for inner-city illicit drug users with elevated depressive symptoms: The Life Enhancement Treatment for Substance Use (LETS Act!). *Journal of Clinical Psychiatry, 69*(1), 122–129.

Dimidjian, S. (2011, July). *Behavioral activation*. Workshop presentation at Sangath, Goa, India.

Dimidjian, S., Barrera, M., Jr., Martell, C., Muñoz, R. F., & Lewinsohn, P. M. (2011). The origins and current status of behavioral activation treatments for depression. *Annual Review of Clinical Psychology, 7*, 1–38.

Dimidjian, S., Goodman, S. H., Sherwood, N. E., Simon, G. E., Ludman, E., Gallop, R., et al. (2017). A pragmatic randomized clinical trial of behavioral activation for depressed pregnant women. *Journal of Consulting and Clinical Psychology, 85*(1), 26.

Dimidjian, S., Hollon, S. D., Dobson, K. S., Schmaling, K. B., Kohlenberg, R. J., Addis, M., et al. (2006). Randomized trial of behavioral activation, cognitive therapy, and antidepressant medication in the acute treatment of adults with major depression. *Journal of Consulting and Clinical Psychology, 74*, 658–670.

Dobson, K. S., Hollon, S. D., Dimidjian, S., Schmaling, K. B., Kohlenberg, R. J., Gallop, R., et al. (2008). Randomized trial of behavioral activation, cognitive therapy, and antidepressant medication in the prevention of relapse and recurrence in major depression. *Journal of Consulting and Clinical Psychology, 76*(3), 468–477.

Egede, L. E., Acierno, R., Knapp, R. G., Lejuez, C., Hernandez-Tejada, M., Payne, E. H., et al. (2015). Psychotherapy for depression in older veterans via telemedicine: A randomised, open-label, non-inferiority trial. *The Lancet Psychiatry, 2*(8), 693–701.

Ekers, D. M., Dawson, M. S., & Bailey, E. (2013). Dissemination of behavioural activation for depression to mental health nurses: Training evaluation and benchmarked clinical outcomes. *Journal of Psychiatric and Mental Health Nursing, 20*(2), 186–192.

Ekers, D., Richards, D., & Gilbody, S. (2008). A meta-analysis of randomized trials of behavioural treatment of depression. *Psychological Medicine, 38*(5), 611–623.

Ekers, D., Richards, D., McMillan, D., Bland, J. M., & Gilbody, S. (2011). Behavioural activation delivered by the non-specialist: Phase II randomised controlled trial. *British Journal of Psychiatry, 198*(1), 66–72.

Etherton, J. L., & Farley, R. (2020). Behavioral activation for PTSD: A meta-analysis. *Psychological Trauma: Theory, Research, Practice and Policy*. [Epub ahead of print]

Ferster, C. B. (1973). A functional analysis of depression. *American Psychologist, 28*, 857–870.

Ferster, C. B. (1981). A functional analysis of behavior therapy. In L. P. Rehm (Ed.), *Behavior therapy for depression: Present status and future directions* (pp. 181–196). New York: Academic Press.

First, M. B., Spitzer, R. L., Gibbons, M., & Williams, J. B. W. (1997). *User's guide for the Structured Clinical Interview for DSM-IV Axis I Disorders*. Washington, DC: American Psychiatric Press.

First, M. B., Spitzer, R. L., Gibbons, M., Williams, J. B. W., & Benjamin, L. (1996). *User's guide for the Structured Clinical Interview for DSM-IV Axis II Personality Disorders (SCID-II)*. New York: Biometrics Research Department, New York State Psychiatric Institute.

First, M. B., Williams, J. B. W., Karg, R. S., & Spitzer, R. L. (2016). *Structured Clinical Interview for DSM-5 Disorders, Clinician Version (SCID-5-CV)*. Arlington, VA: American Psychiatric Association.

Flint, D. D., Ferrell, E. L., & Engelman, J. (2020). Clinical research on behavioral activation as treatment for posttraumatic stress disorder: A brief review and meta-analysis. *Behavioral Interventions, 35*(2), 325–335.

Foa, E. B., Rothbaum, B. O., & Furr, J. M. (2003). Augmenting exposure therapy with other CBT procedures. *Psychiatric Annals, 33*, 47–53.

Gawrysiak, M., Nicholas, C., & Hopko, D. R. (2009). Behavioral activation for moderately depressed university students: Randomized controlled trial. *Journal of Counseling Psychology, 56*(3), 468–475.

Gloaguen, V., Cottraux, J., Cucherat, M., & Blackburn, I. M. (1998). A meta-analysis of the effects of cognitive therapy in depressed patients. *Journal of Affective Disorders, 49*, 59–72.

Gollwitzer, P. M. (1999). Implementation intentions: Strong effects of simple plans. *American Psychologist, 54*, 493–503.

Gortner, E. T., Gollan, J. K., Dobson, K. S., & Jacobson, N. S. (1998). Cognitive-behavioral treatment for depression: Relapse prevention. *Journal of Consulting and Clinical Psychology, 66*, 377–384.

Hamilton, M. A. (1960). A rating scale for depression. *Journal of Neurology, Neurosurgery, and Psychiatry, 23*, 56–61.

Hayes, A. M., Castonguay, L. G., & Goldfried, M. R. (1996). Effectiveness of targeting the vulnerability factors of depression in cognitive therapy. *Journal of Consulting and Clinical Psychology, 64*(3), 623–627.

Hayes, S. C., Strosahl, K. D., & Wilson, K. G. (1999). *Acceptance and commitment therapy: An experiential approach to behavior change*. New York: Guilford Press.

Hopko, D. R., Armento, M. E. A., Robertson, S., Ryba, M. M., Carvalho, J. P., Colman, L. K., et al. (2011). Brief behavioral activation and problem-solving therapy for depressed breast cancer patients: Randomized trial. *Journal of Consulting and Clinical Psychology, 79*(6), 834–849.

Hopko, D. R., Bell, J. L., Armento, M. E. A., Hunt, M. K., & Lejuez, C. W. (2005). Behavior therapy for depressed cancer patients in primary care. *Psychotherapy: Theory, Research, Practice, Training, 42*(2), 236–243.

Hopko, D. R., Lejuez, C. W., & Hopko, S. D. (2004). Behavioral activation as an intervention for coexistent depressive and anxiety symptoms. *Clinical Case Studies, 3*(1), 37–48.

Hopko, D. R., Lejuez, C. W., LePage, J. P., Hopko, S. D., & McNeil, D. W. (2003). A brief behavioral activation treatment for depression: A randomized pilot trial within an inpatient psychiatric hospital. *Behavior Modification, 27*, 458–469.

Hopko, D. R., Sanchez, L., Hopko, S. D., Dvir, S., & Lejuez, C. W. (2003). Behavioral activation and the prevention of suicidal behaviors in patients with borderline personality disorder. *Journal of Personality Disorders, 17*(5), 460–478.

Houghton, S., Curran, J., & Saxon, D. (2008). An uncontrolled evaluation of group behavioural activation for depression. *Behavioural and Cognitive Psychotherapy, 36*(2), 235–239.

Hoyer, J., Hoefler, M., & Wuellhorst, V. (2020). Activity and subsequent depression levels: A causal analysis of behavioural activation group treatment with weekly assessments over 8 weeks. *Clinical Psychology and Psychotherapy, 27*, 330–336.

Hubley, S., Woodcock, E. A., Dimeff, L. A., & Dimidjian, S. (2015). Disseminating behavioural activation for depression via online training: Preliminary steps. *Behavioural and Cognitive Psychotherapy, 43*(2), 224–228.

Jacobson, N. S., Dobson, K. S., Truax, P. A., Addis, M. E., Koerner, K., Gollan, J. K., et al. (1996). A component analysis of cognitive-behavioral treatment for depression. *Journal of Consulting and Clinical Psychology, 64*, 295–304.

Jacobson, N. S., Martell, C. R., & Dimidjian, S. (2001). Behavioral activation treatment for depression: Returning to contextual roots. *Clinical Psychology: Science and Practice, 8*, 255–270.

Jakupcak, M., Roberts, L. J., Martell, C., Mulick, P., Michael, S., Reed, R., et al. (2006). A pilot study of behavioral activation for veterans with posttraumatic stress disorder. *Journal of Traumatic Stress, 19*(3), 387–391.

Kanter, J. W., Hurtado, G. D., Rusch, L. C., Busch, A. M., & Santiago-Rivera, A. (2008). Behavioral activation for Latinos with depression. *Clinical Case Studies, 7*(6), 491–506.

Kanter, J. W., Mulick, P., Busch, A. M., Berlin, K. S., & Martell, C. (2007). The Behavioral Activation for Depression Scale (BADS): Psychometric properties and factor structure. *Journal of Psychopathology and Behavioral Assessment, 29*(3), 191–202.

Kanter, J. W., Rusch, L. C., Busch, A. M., & Sedivy, S. K. (2009). Validation of the Behavioral Activation for Depression Scale (BADS) in a community sample with elevated depressive symptoms. *Journal of Psychopathology and Behavioral Assessment, 31*(1), 36–42.

Kanter, J. W., Santiago-Rivera, A. L., Rusch, L. C., Busch, A. M., & West, P. (2010). Initial outcomes of a culturally adapted behavioral activation for Latinas diagnosed with depression at a community clinic. *Behavior Modification, 34*(2), 120–144.

Kellett, S., Simmonds-Buckley, M., Bliss, P., & Waller, G. (2017). Effectiveness of group behavioural activation for depression: A pilot study. *Behavioural and Cognitive Psychotherapy, 45*(4), 401–418.

Kroenke, K., Spitzer, R., & Williams, J. (2001). The PHQ-9: Validity of a brief depression severity measure. *Journal of General Internal Medicine, 16*, 606–613.

Lazzari, C., Egan, S. J., & Rees, C. S. (2011). Behavioral activation treatment for depression in older adults delivered via videoconferencing: A pilot study. *Cognitive and Behavioral Practice, 18*(4), 555–565.

Lejuez, C. W., Hopko, D. R., Acierno, R., Daughters, S. B., & Pagoto, S. L. (2011). Ten year revision of the brief behavioral activation treatment for depression: Revised treatment manual. *Behavior Modification, 35*(2), 111–161.

Lejuez, C. W., Hopko, D. R., LePage, J. P., Hopko, S. D., & McNeil, D. W. (2001). A brief behavioral activation treatment for depression. *Cognitive and Behavioral Practice, 8*(2), 164–175.

Lewinsohn, P. M. (1974). A behavioral approach to depression. In R. M. Friedman & M. M. Katz (Eds.), *The psychology of depression: Contemporary theory and research* (pp. 157–185). New York: Wiley.

Lewinsohn, P. M., Antonuccio, D. O., Steinmetz-Breckenridge, J., & Teri, L. (1984). *The Coping with Depression Course: A psychoeducational intervention for unipolar depression*. Eugene, OR: Castalia.

Lewinsohn, P. M., Biglan, A., & Zeiss, A. S. (1976). Behavioral treatment of depression. In P. O. Davidson (Ed.), *The behavioral management of anxiety, depression and pain* (pp. 91–146). New York: Brunner/Mazel.

Lewinsohn, P. M., & Graf, M. (1973). Pleasant activities and depression. *Journal of Consulting and Clinical Psychology, 41*, 261–268.

Lewinsohn, P. M., Hoberman, H., Teri, L., & Hautzinger, M. (1985). An integrative theory of depression. In S. Reiss & R. Bootzin (Eds.), *Theoretical issues in behavior therapy* (pp. 331–359). New York: Academic Press.

Lewinsohn, P. M., Sullivan, J. M., & Grosscup, S. J. (1980). Changing reinforcing events: An approach to the treatment of depression. *Psychotherapy: Theory, Research, Practice and Training, 17*, 322–334.

Linehan, M. M. (1993). *Cognitive-behavioral treatment of borderline personality disorder*. New York: Guilford Press.

Locke, E. A., & Latham, G. P. (2002). Building a practically useful theory of goal setting and task motivation: A 35-year odyssey. *American Psychologist, 57*, 705–717.

MacPherson, L., Tull, M. T., Matusiewicz, A. K., Rodman, S., Strong, D. R., Kahler, C. W., et al. (2010). Randomized controlled trial of behavioral activation smoking cessation treatment for smokers with elevated depressive symptoms. *Journal of Consulting and Clinical Psychology, 78*(1), 55–61.

Mairs, H., Lovell, K., Campbell, M., & Keeley, P. (2011). Development and pilot investigation of behavioral activation for negative symptoms. *Behavior Modification, 35*(5), 486–506.

Maitland, D. W. M., Neilson, E. C., Munoz, E. A., Ybanez, A., & Murray, A. L. (2019). The impact of an enriched environment on the relationship between activation and depression in Latinx and non-Latinx students. *Psychological Record, 69*(4), 541–550.

Manos, R. C., Kanter, J. W., & Busch, A. M. (2010). A critical review of assessment strategies to measure the behavioral activation model of depression. *Clinical Psychology Review, 30*, 547–561.

Manos, R. C., Kanter, J. W., & Luo, W. (2011). The Behavioral Activation for Depression Scale–Short Form: Development and validation. *Behavior Therapy, 42*(4), 726–739.

Martell, C. R., Addis, M. E., & Jacobson, N. S. (2001). *Depression in context: Strategies for guided action*. New York: Norton.

Martell, C. R., Dimidjian, S., & Herman-Dunn, R. (2010). *Behavioral activation for depression: A clinician's guide*. New York: Guilford Press.

Mazzucchelli, T., Kane, R., & Rees, C. (2009). Behavioral activation treatment of depression in adults: A meta-analysis and review. *Clinical Psychology: Science and Practice, 16*, 383–411.

McCauley, E., Schloredt, K., Gudmundsen, G., Martell, C., & Dimidjian, S. (2011). Expanding behavioral activation to depressed adolescents: Lessons learned in treatment development. *Cognitive and Behavioral Practice, 18*(3), 371–383.

Meeks, S., Looney, S. W., Van Haitsma, K., & Teri, L. (2008). BE-ACTIV: A staff-assisted behavioral intervention for depression in nursing homes. *Gerontologist, 48*(1), 105–114.

Meeks, S., Teri, L., Van Haitsma, K., & Looney, S. (2006). Increasing pleasant events in the Nursing Home Collaborative Behavioral Treatment for Depression. *Clinical Case Studies, 5*(4), 287–304.

Mohammadi, A., & Amiri, M. (2010). Behavioral Activation for Depression Scale: Psychometric properties and confirmatory factor analysis for Persian version. *Iranian Journal of Psychiatry and Clinical Psychology, 16*, 65–73.

Mulick, P. S., & Naugle, A. E. (2004). Behavioral activation for comorbid PTSD and major depression: A case study. *Cognitive and Behavioral Practice, 11*(4), 378–387.

National Institute of Health and Clinical Excellence. (2009). *Depression: The treatment and management of depression in adults*. London: Author.

Nolen-Hoeksema, S. (2000). The role of rumination in depressive disorders and mixed anxiety/depressive symptoms. *Journal of Abnormal Psychology, 109*, 504–511.

O'Mahen, H. A., Richards, D. A., Woodford, J., Wilkinson, E., McGinley, J., Taylor, R. S., et al. (2014). Netmums: A phase II randomized controlled trial of a guided internet behavioural activation treatment for postpartum depression. *Psychological Medicine, 44*(8), 1675–1689.

Pagoto, S., Bodenlos, J. S., Schneider, K. L., Olendzki, B., & Spates, C. R. (2008). Initial investigation of behavioral activation therapy for co-morbid major depressive disorder and obesity. *Psychotherapy: Theory, Research and Practice, 45*, 410–415.

Patel, V., Weobong, B., Weiss, H. A., Anand, A., Bhat, B., Katti, B., et al. (2017). The Healthy Activity Program (HAP), a lay counsellor-delivered brief psychological treatment for severe depression, in primary care in India: A randomised controlled trial. *Lancet, 389*(10065), 176–185.

Pizzi, L. T., Jutkowitz, E., Frick, K. D., Suh, D. C., Prioli, K. M., & Gitlin, L. N. (2014). Cost-effectiveness of a community-integrated home-based depression intervention in older African Americans. *Journal of the American Geriatrics Society, 62*(12), 2288–2295.

Porter, J. F., Spates, C. R., & Smitham, S. (2004). Behavioral activation group therapy in public mental health settings: A pilot investigation. *Professional Psychology: Research and Practice, 35*(3), 297–301.

Quijano, L. M., Stanley, M. A., Petersen, N. J., Casado, B. L., Steinberg, E. H., Cully, J. A., et al. (2007). Healthy IDEAS: A depression intervention delivered by community-based case managers serving older adults. *Journal of Applied Gerontology, 26*(2), 139–156.

Raes, F., Hoes, D., Van Gucht, D., & Kanter, J. W. (2010). The Dutch version of the Behavioral Activation for Depression Scale (BADS): Psychometric properties and factor structure. *Journal of Behavior Therapy and Experimental Psychiatry, 41*, 246–250.

Reynolds, E. K., MacPherson, L., Tull, M. T., Baruch, D. E., & Lejuez, C. W. (2011). Integration of the brief behavioral activation treatment for depression (BATD) into a college orientation program: Depression and alcohol outcomes. *Journal of Counseling Psychology, 58*(4), 555–564.

Ritschel, L. A., Ramirez, C. L., Jones, M., & Craighead, W. E. (2011). Behavioral activation for depressed teens: A pilot study. *Cognitive and Behavioral Practice, 18*(2), 281–299.

Ruggiero, K. J., Morris, T. L., Hopko, D. R., & Lejuez, C. W. (2007). Application of behavioral activation treatment for depression to an adolescent with a history of child maltreatment. *Clinical Case Studies, 6*(1), 64–78.

Santos, M. M., Ullman, J., Leonard, R. C., Puspitasari, A. J., Cook, J., & Reimann, B. C. (2019). Behavioral activation as a mechanism of change in residential treatment for mood problems: A growth curve model analysis. *Behavior Therapy, 50*(6), 1087–1097.

Schneider, K. L., Pagoto, S. L., Handschin, B., Panza, E., Bakke, S., Liu, Q., et al. (2011). Design and methods for a pilot randomized clinical trial involving exercise and behavioral activation to treat comorbid type 2 diabetes and major depressive disorder. *Mental Health and Physical Activity, 4*(1), 13–21.

Scogin, F., Jamison, C., & Gochneaur, K. (1989). Comparative efficacy of cognitive and behavioral bibliotherapy for mildly and moderately depressed older adults. *Journal of Consulting and Clinical Psychology, 57*, 403–407.

Segal, Z. V., Williams, J. M. G., & Teasdale, J. D. (2002). *Mindfulness-based cognitive therapy for depression*. New York: Guilford Press.

Singla, D. R., Hollon, S. D., Fairburn, C. G., Dimidjian, S., & Patel, V. (2019). The roles of early response and sudden gains on depression outcomes: Findings from a randomized controlled trial of behavioral activation in Goa, India. *Clinical Psychological Science, 7*(4), 768–777.

Snarski, M., Scogin, F., DiNapoli, E., Presnell, A., McAlpine, J., & Marcinak, J. (2011). The effects of behavioral activation therapy with inpatient geriatric psychiatry patients. *Behavior Therapy, 42*(1), 100–108.

Sood, J. R., Cisek, E., Zimmerman, J., Zaleski, E. H., & Fillmore, H. H. (2003). Treatment of depressive symptoms during short-term rehabilitation: An attempted replication of the DOUR project. *Rehabilitation Psychology, 48*(1), 44–49.

Spates, C. R., Kalata, A. H., Ozeki, S., Stanton, C. E., & Peters, S. (2012). Initial open trial of a computerized behavioral activation treatment for depression. *Behavior Modification, 36*(6), 1–39.

Spek, V., Cuijpers, P. I. M., Nyklicek, I., Riper, H., Keyzer, J., & Pop, V. (2007). Internet-based cognitive behaviour therapy for symptoms of depression and anxiety: A meta-analysis. *Psychological Medicine, 37*(3), 319–328.

Spek, V., Cuijpers, P., Nyklicek, I., Smits, N., Riper, H., Keyzer, J., et al. (2008). One-year follow-up results of a randomized controlled clinical trial on internet-based cognitive behavioural therapy for subthreshold depression in people over 50 years. *Psychological Medicine, 38*(5), 635–640.

Stein, A. T., Carl, E., Cuijpers, P., Karyotaki, E., & Smits, J. (2020, March 6). Looking beyond depression: A meta-analysis of the effect of behavioral activation on depression, anxiety, and activation. *Psychological Medicine*. [Epub ahead of print]

Tolin, D. F., Gilliam, C., Wootton, B. M., Bowe, W., Bragdon, L. B., Davis, E., et al. (2018). Psychometric properties of a structured diagnostic interview for DSM-5 anxiety, mood, and obsessive–compulsive and relate disorders. *Assessment, 25*(1), 3–13.

Valderrama-Diaz, M. A., Bianchi-Salguero, J. M., & Villalba-Garzon, J. A. (2016). Validation of the Environmental Reward Observation Scale (EROS) in a Colombian population. *Universitas Psychologica [online], 15*, 1–13.

Van Voorhees, B. W., Fogel, J., Reinecke, M. A., Gladstone, T., Stuart, S., Gollan, J., et al. (2009). Randomized clinical trial of an internet-based depression prevention program for adolescents (Project CATCH-IT) in primary care: 12-week outcomes. *Journal of Developmental and Behavioral Pediatrics, 30*(1), 23–37.

Wagener, A., & Blairy, S. (2015). Validation and psychometric properties of the French versions of the Environmental Reward Observation Scale and of the Reward Probability Index. *Psychologica Belgica, 55*(2), 71–86.

Wagner, A. W., Zatzick, D. F., Ghesquiere, A., & Jurkovich, G. J. (2007). Behavioral activation as an early intervention for posttraumatic stress disorder and depression among physically injured trauma survivors. *Cognitive and Behavioral Practice, 14*(4), 341–349.

Ware, J. E., & Sherbourne, C. D. (1992). The MOS 36-Item Short-Form Health Survey (SF-36): I. Conceptual framework and item selection. *Medical Care, 30*, 473–483.

Warmerdam, L., Van Straten, A., Twisk, J., Riper, H., & Cuijpers, P. (2008). Internet-based treatment for adults with depressive symptoms: Randomized controlled trial. *Journal of Medical Internet Research, 10*, e44.

Watson, D. L., & Tharp, R. G. (2002). *Self directed behavior*. Belmont, CA: Wadsworth/Thomson Learning.

Weinstock, L. M., Munroe, M. K., & Miller, I. W. (2011). Behavioral activation for the treatment of atypical depression: A pilot open trial. *Behavior Modification, 35*(4), 403–424.

Weissman, M. M., & Bothwell, S. (1976). Assessment of social adjustment by patient self-report. *Archives of General Psychiatry, 33*(9), 1111–1115.

Yamamoto, T., Hikida, I., Shudo, Y., & Sakai, M. (2019). An evaluation of the behavioral activation model of psychotherapy in a community sample in Japan. *Psychological Reports, 122*(5), 1678–1688.

Zeiss, A. M., Lewinsohn, P. M., & Muñoz, R. F. (1979). Nonspecific improvement effects in depression using interpersonal skills training, pleasant activity schedules, or cognitive training. *Journal of Consulting and Clinical Psychology, 47*, 427–439.

Zettle, R. D., & Rains, J. C. (1989). Group cognitive and contextual therapies in treatment of depression. *Journal of Clinical Psychology, 45*(3), 436–445.

CAPÍTULO 10

Transtorno da personalidade *borderline*

Andrada D. Neacsiu
Noga Zerubavel
K. Maria Nylocks
Marsha M. Linehan

> Este capítulo apresenta um dos avanços mais marcantes de toda a psicoterapia. Poucos terapeutas estão dispostos a enfrentar a tarefa avassaladoramente difícil e tortuosa de tratar indivíduos com características *borderline*, especialmente aqueles que estão na faixa mais grave do espectro, mas essas pessoas estão entre as mais necessitadas que se encontram em qualquer *setting* terapêutico. Elas também representam uma carga enorme que é imposta ao sistema de saúde. Ao longo das últimas décadas, Linehan et al. vêm desenvolvendo um tratamento cuja eficácia é demonstrável para pessoas com transtorno da personalidade *borderline* (TPB), que constitui uma das contribuições mais substanciais ao arsenal da psicoterapia nos últimos tempos. Ainda mais interessante é o fato de que essa abordagem mistura regulação emocional, sistemas interpessoais e abordagens cognitivo-comportamentais em um conjunto coerente. A essa mescla, Linehan acrescenta sua experiência pessoal com as filosofias e religiões orientais. Ainda assim, os autores se mantêm fiéis aos alicerces empíricos de sua abordagem. Nessa revisão abrangente, os autores oferecem as últimas atualizações e descrevem a extensão da terapia comportamental dialética (DBT) nos últimos anos a outras condições caracterizadas, até certo ponto, por desregulação emocional, destacando a natureza transdiagnóstica dessa intervenção. O fascinante estudo de caso apresentado neste capítulo ilustra a competência terapêutica de Linehan e sua capacidade de escolher os momentos estratégicos (*timing*) de uma forma que será valiosa para todos os terapeutas que lidam com transtornos da personalidade. O desfecho surpreendente e trágico ilustra a enorme carga de responsabilidade clínica inerente a qualquer *setting* de tratamento, assim como as questões práticas que surgem quando o tratamento, em última análise, acaba fracassando.
>
> — D. H. B.

Em geral, os profissionais concordam que pacientes com um diagnóstico de transtorno da personalidade *borderline* (TPB) são desafiadores e difíceis de tratar. Como resultado disso, o TPB se tornou um transtorno estigmatizado que resulta em atitudes negativas, agitação e preocupações em relação a oferecer tratamento (Aviram, Brodsky, & Stanley, 2006; Bourke & Grenyer 2013; Lam, Poplavskaya, Salkovskis, Hogg, & Panting, 2016; Lequesne & Hersh 2004; Paris, 2005). O TPB tem uma prevalência de 1–3% na população geral dos Estados Unidos (Lenzenweger, Lane, Loranger, & Kessler, 2007; Tomko, Trull, Wood, & Sher, 2014), com prevalência ao longo da vida de até 5,9% (Grant et al., 2008), e é encontrado no mundo inteiro, com pouca variação em sua apresentação e frequência (Neacsiu, Eberle, Shian-Ling, Fang, & Rosenthal, 2017). Enquanto a incidência na população geral possa parecer baixa, cerca de 9,3% daqueles que buscam atendimento psiquiátrico sem internação (Zimmerman, Rothschild, & Chelminski, 2005) e 20% daqueles que recebem atendimento psiquiátrico com internação cumprem os critérios para TPB (Swartz, Blazer, George, & Winfield, 1990; Torgersen, Kringlen, & Cramer, 2001), e esse grupo de pacientes consome uma quantidade desproporcional de recursos (Ansell, Sanislow, McGlashan, & Grilo, 2007; Bagge, Stepp, & Trull, 2005; Bender et al., 2001; Bode, Vogel, Walker, & Kroger, 2017; Tomko et al., 2014).

Talvez a maior preocupação seja a incidência geralmente alta de comportamento suicida entre essa população. Aproximadamente 79% dos pacientes adultos que atendem aos critérios para TPB têm histórico de tentativa de suicídio, com 60% dos pacientes relatando duas ou mais tentativas e 32% relatando cinco ou mais tentativas (Goodman et al., 2017). As ameaças de suicídio e as crises são frequentes, mesmo entre os que nunca têm comportamento suicida ou comportamento de autolesão não suicida (ALNS; James & Taylor, 2008;

Wedig, Frankenburg, Bradford Reich, Fitzmaurice, & Zanarini, 2013). Contudo, há evidências sugerindo que as ameaças de suicídio talvez possam predizer as tentativas de suicídio, e os autores dessa pesquisa consideram perigosos ambos os comportamentos (Wedig et al., 2013). A ideação suicida também é frequente e contribui para o início e a manutenção de humores negativos diários (Nisenbaum, Links, Eynan, & Heisel, 2010). Embora grande parte desse comportamento não tenha consequências letais, estudos de seguimento com indivíduos com TPB encontraram taxas de suicídio de 7 a 8%, e a porcentagem dos que acabam cometendo suicídio é estimada em 3 a 10% (para uma revisão, ver Linehan, Rizvi, Shaw-Welch, & Page, 2000). Entre todos os adultos que cometeram suicídio, entre 7 e 38% cumprem os critérios de TPB, com a incidência mais elevada ocorrendo principalmente em adultos jovens com o transtorno (p. ex., Brent et al., 1994; Isometsa et al., 1994). Nos adolescentes, 76% dos pacientes que atendem aos critérios de TPB têm histórico de tentativas de suicídio, com 51,9% dos adolescentes relatando duas ou mais tentativas, e 15,4% relatando cinco ou mais tentativas (uma diferença significativa do percentual de adultos que tentaram o suicídio cinco ou mais vezes; Goodman et al., 2017). Em virtude desses comportamentos de alto risco, uma das principais estratégias para se abordar a ideação suicida é a internação dos pacientes em crise. Não obstante, dados emergentes destacam que a hospitalização durante o tratamento aumenta a probabilidade de tentativas de suicídio após o tratamento, mesmo quando os pesquisadores controlam a gravidade e o histórico do comportamento suicida (Coyle, Shaver, & Linehan, 2018).

Os avanços na neurociência e psicofisiologia demonstram que as atitudes autodestrutivas têm efeito diferencial naqueles que cumprem os critérios para o TPB quando comparados a indivíduos de controle saudáveis. Em especial, logo após a indução do sofrimento, cortes levaram a uma redução da angústia em adultos com TPB, mas a seu aumento em indivíduos de controle saudáveis (Reitz et al., 2015). Também se descobriu que adultos com TPB relatam o reforço negativo como a principal razão para a prática de comportamentos autodestrutivos, e tem sido observado que a ALNS, na maioria das vezes, é precedida de experiências emocionais negativas que foram melhoradas após o comportamento autodestrutivo (Kleindienst et al., 2008). Além disso, há evidências sugerindo que os adultos com TPB têm menos integração de áreas dentro da rede neuronal de modo padrão (*default mode network* — DMN), uma área do cérebro que vem sendo associada ao processamento autorreferencial e da dor, de modo que adultos com TPB de gravidade mais elevada talvez julguem a dor como menos relevante ou aversiva, quando comparados aos indivíduos de controle saudáveis (Kluetsch et al., 2012). Os adolescentes (idade média de 16,4 anos) com TPB também mostraram maior limite à dor (ou seja, menor sensibilidade à dor) quando comparados aos indivíduos de controle saudáveis (idade pareada) em estímulos térmicos em ambas as mãos (Ludäscher et al., 2015).

Os critérios de TPB, definidos na quinta edição da *Entrevista Clínica Estruturada para Transtornos Mentais* (SCID-5; First, Williams, Karg, & Spitzer, 2016), refletem um padrão disseminado de instabilidade e desregulação em todos os domínios do funcionamento. Na 10ª revisão da *Classificação Internacional de Doenças* (CID-10), o TPB é definido como um transtorno caracterizado por um padrão duradouro de humor e imagem própria instáveis, junto com relacionamentos interpessoais voláteis, impulsividade autodestrutiva, ameaças ou gestos de suicídio recorrentes e/ou comportamento de automutilação (World Health Organization [WHO], 2018). O "padrão ouro" para a avaliação do TPB é a *Entrevista Clínica Estruturada para Transtornos de Personalidade do DSM-5* (SCID-5-PD; First, Williams, Benjamin, & Spitzer, 2015) e, para o CID TPB, é o *Exame Internacional de Transtorno da Personalidade* (IPDE; Loranger, 1995). Além das entrevistas para diagnóstico, pesquisadores e profissionais têm considerado útil o emprego de autorrelatos, como a Escala de Avaliação da Zanarini para o TPB (ZAN-BPD; Zanarini, 2003) ou a Lista de Sintomas *Borderline* (BSL; Bohus et al., 2001, 2007) para obter uma ideia rápida da presença potencial e da gravidade da psicopatologia do TPB.

Adultos e adolescentes com TPB costumam ter um perfil diagnóstico extremamente complexo e são difíceis de tratar (American Psychiatric Association, 2000; Grant et al., 2008; Miller, Muehlenkamp, & Jacobson, 2008; Winograd, Cohen, & Chen, 2008). Em particular, dificuldades com a raiva e padrões interpessoais problemáticos podem levar a frequentes interrupções no relacionamento terapêutico (Bourke & Grenyer, 2013; Koerner, Dimeff, & Rizvi, 2021), frequentes desistências de tratamento e aumento da ansiedade para aqueles que os sustentam (Bourke & Grenyer, 2013). Além disso, mais de 80% daqueles que atendem aos critérios para TPB também cumprem os critérios para uma ou mais condição de comorbidade, havendo uma média de 3,2 comorbidades (Lenzenweger et al., 2007). Especificamente, os resultados da National Comorbidity Survey Replication (NCS-R) mostram que 60,5% dos adultos com TPB também atendem aos critérios para um transtorno de ansiedade, 34,3% atendem aos critérios para um transtorno do humor, 38% atendem aos critérios para transtorno explosivo intermitente e 38,2% atendem aos critérios para um transtorno de uso por substâncias (Lenzenweger et al., 2007).

Uma dessas comorbidades que tem recebido atenção especial nas últimas duas décadas é a sobreposição entre o TPB e o transtorno de estresse pós-traumático (TEPT). Nas pesquisas epidemiológicas, 30% dos adultos com TPB também atendem aos critérios para o TEPT (Pagura et al.,

2010), ao passo que, em amostras comunitárias, cerca de 50% dos adultos com TPB têm TEPT comórbido (Harned, Rizvi, & Linehan, 2010). A comorbidade TPB–TEPT resulta em incapacidade funcional mais grave (Barnicot & Priebe, 2013; Boritz, Barnhart, & McMain, 2016; Harned et al., 2010), pior qualidade de vida, mais condições comórbidas de saúde mental (Pagura et al., 2010), quase o dobro do risco de tentativas de suicídio (Wedig et al., 2013), maior desregulação emocional (Jowett, Karatzias, & Albert, 2020) e mais do que o dobro de ALNSs (Harned et al., 2010; Rüsch et al., 2007) quando comparada ao TPB ou ao TEPT isolados.

A já bem estabelecida comorbidade entre o TPB e o TEPT tem levado alguns teóricos a conceitualizar o TPB como um transtorno relacionado a trauma, chamado de *TEPT complexo* (Briere & Spinazzola, 2005; Herman, 1992), que ocorre como resultado de experiências prolongadas e repetidas de vitimização e inclui tanto sintomas típicos de TEPT quanto problemas na regulação emocional, na autoestima e nas capacidades relacionais. Vêm sendo desenvolvidas diretrizes de tratamento para essa população, e elas exigem um modelo baseado em estágios (*stage-based model*) no qual se garantam inicialmente a estabilização e a segurança do paciente (frequentemente por meio do treinamento de habilidades de regulação emocional), então ocorre o processamento do trauma e, por fim, a ressignificação das memórias traumáticas em modos mais adaptativos de ver a si próprio, o outro e o mundo (Cloitre et al., 2012; Courtois & Ford, 2009). O sistema de diagnóstico atual dos Estados Unidos refutou o diagnóstico do TEPT complexo e estabeleceu o TPB e o TEPT como transtornos distintos, mas frequentemente concomitantes (DSM-5; American Psychiatric Association, 2013), embora o sistema internacional da OMS tenha estabelecido o TEPT complexo como um diagnóstico no CID-10 de 2018. Tem havido muita controvérsia a respeito do TEPT complexo. As maiores preocupações que contribuem para uma rejeição do TEPT complexo incluem elementos teóricos e conclusões empíricas, bem como se um modelo baseado em estágios seria necessário ou poderia tanto atrasar o alívio dos sintomas do processamento do trauma quanto reforçar a ideia de que o paciente é incapaz de lidar com o processamento do trauma (Resick et al., 2012). Com relação ao TPB, o TEPT complexo não considera aqueles indivíduos que atendem aos critérios do TPB, mas não passaram por eventos traumáticos. No outro lado da controvérsia, há elementos teóricos e conclusões empíricas que sustentam o TEPT complexo como sendo distinto do TPB e do TEPT (Cloitre, Garvert, Brewin, Bryant, & Maercker, 2013; Cloitre, Garvert, Weiss, Carlson, & Bryant, 2014), e seus proponentes sugerem que o modelo baseado em estágios facilita a otimização dos resultados nos pacientes e na qualidade do tratamento (Cloitre, 2015; International Society for Traumatic Stress Studies [ISTSS], 2018). Como a DBT é um tratamento baseado em princípios e fundamentado no comportamentalismo, na DBT o rótulo do diagnóstico não é tanto um determinante na tomada de decisões clínicas, e sim uma maneira funcional de entender os comportamentos. Portanto, dado que, para muitos sobreviventes de trauma que atendem aos critérios para diagnóstico de TPB, comportamentos que põem a vida em risco (ou seja, comportamentos suicidas e ALNS) servem para facilitar o enfrentamento de memórias de trauma opressivos e as emoções relacionadas a traumas, é preciso um modelo baseado em estágios para manter as diretrizes de tratamento para respostas ao estresse pós-traumático (Forbes, Bisson, Monson, & Berliner, 2020). Dessa maneira, a DBT é consistente com o tratamento para a TEPT complexa, ao passo que não exige o endosso dessa formulação. Além disso, a flexibilidade do protocolo de exposição prolongada (EP) para a DBT, que discutiremos a seguir, permite um protocolo para trauma implementado de modo seguro e aplicado o quanto antes a um indivíduo específico.

Linehan (1993), seguida por outros teóricos, propôs que o TPB é um transtorno generalizado da desregulação de emoções (ver também Conklin & Westen, 2005; Livesley, Jang, & Vernon, 1998). Na verdade, a maioria dos critérios comportamentais do DSM-5 para o TPB pode ser definida como uma consequência direta da desregulação de emoções ou como respostas que funcionam para modular estados emocionais aversivos (Eber-Priemer et al., 2015; Linehan, 2015; McMain, Korman, & Dimeff, 2001).

Pesquisas mais recentes estão constatando que os problemas com desregulação das emoções são comuns em muitos outros transtornos da saúde mental (Kring & Sloan, 2010). Indivíduos diagnosticados com vários outros transtornos mentais parecem ter padrões de desregulação das emoções que são semelhantes aos observados no TPB (Neacsiu, Bohus, & Linehan, 2014). O aumento da sensibilidade e da reatividade, em comparação a controles, foi relacionado ao transtorno de ansiedade generalizada (TAG; Mennin, Heimberg, Turk, & Fresco, 2005), à dependência de substâncias (Thorberg & Lyvers, 2006), e ao transtorno de ansiedade social (TAS) e a fobias específicas (Etkin & Wager, 2007). Além disso, a transacionalidade entre a vulnerabilidade e um ambiente de treinamento insuficiente é semelhante às teorias etiológicas apresentadas no transtorno de pânico (Barlow, Allen, & Choate, 2004), no TAG (Mennin, 2004) e em algumas fobias específicas (Cisler, Olatunji, Feldner, & Forsyth, 2010). Assim, a desregulação generalizada das emoções provavelmente é relevante para muitas outras populações clínicas além do TPB.

Em particular, os indivíduos que sofreram um trauma — especialmente se ele for crônico e/ou prolongado — correm maior risco de desenvolver uma desregulação pervasiva das emoções e TPB. Há fortes evidências sugerindo que as experiências traumáticas possam ser um fator de risco associado ao desenvolvimento do TPB, em particular se analisadas dentro da complexidade contextual de um modelo transacional, em vez de uma etiologia direta (Sabo, 1997). Historicamente, os tratamentos para o TPB e o TEPT têm envolvido protocolos distintos e longos períodos de espera até que se determine o término da primeira fase convencional do tratamento de sobreviventes de trauma, a fase de estabilização, devido a comportamentos suicidas e ALNS. As diretrizes de melhores práticas para o tratamento de TEPT indicam que indivíduos suicidas graves exigem estabilização antes que se inicie o tratamento focado no trauma (Forbes et al., 2020). Os indivíduos com TPB e TEPT que não adotam comportamentos suicidas ou ALNS vêm sendo incluídos nos estudos sobre tratamentos tradicionais de abordagens para o tratamento de TEPT baseadas na cognição e na exposição e têm demonstrado reduções comparáveis na gravidade do TEPT em adultos com apenas TPB (Clarke, Rizvi, & Resick, 2008; Feeny, Zoellner, & Foa, 2002). Todavia, no final do tratamento tradicional para TEPT, apesar da melhoria dos sintomas de TEPT, os adultos que atendem aos critérios para comorbidade de TPB e TEPT têm menor probabilidade de alcançar um bom funcionamento final do que aqueles sem TPB (ou seja, têm uma redução significativa na severidade de TEPT e sua pontuação está na faixa normal de ansiedade e depressão) (Feeny et al., 2002). Além disso, a exclusão com base no comportamento suicida é problemática, dado ser comum esse comportamento entre adultos e adolescentes com TEPT, sendo necessário o desenvolvimento de protocolos para tratar o TEPT que incluam contingências para a abordagem de comportamento suicida (Bradley, Greene, Russ, Dutra, & Westen, 2005). Harned, Korslund, Foa e Linehan (2012; Harned, Korslund, & Linehan, 2014) demonstraram apoio para uma adaptação de EP (Foa, Hembree, & Rothbaum, 2007) em um protocolo de DBT-EP que seja integrado na DBT e que inclua procedimentos para o tratamento de comportamentos suicidas e ALNS.

Este capítulo faz essencialmente uma descrição básica da DBT como tratamento para TPB (Linehan, 1993; 2015) e para desregulação generalizada das emoções. Antes de descrever o TPB, avaliamos outros tratamentos para o problema e damos informações sobre fundamentações teóricas e dados de apoio (quando estão disponíveis). Posteriormente, apresentamos a fundamentação empírica para a DBT como tratamento para TPB e desregulação das emoções. A isso, segue uma descrição mais profunda da DBT — suas raízes filosóficas, a teoria subjacente e os protocolos de tratamento. Além disso, em virtude da alta comorbidade TPB–TEPT, discutimos a maneira como a TPB integra as conceitualizações baseadas no trauma e os tratamentos, quando clinicamente recomendados, junto com o suporte empírico para a integração do protocolo especializada no tratamento da comorbidade DBT e TEPT.

PANORAMA GERAL DE OUTRAS ABORDAGENS DE TRATAMENTO

Várias abordagens têm sido aplicadas ao tratamento do TPB. Embora não seja nosso propósito apresentar uma revisão acadêmica de todos os vários tratamentos, acreditamos que é útil revisar brevemente a situação de outros tratamentos atuais antes de apresentar a DBT em detalhe (para revisões, ver Choi-Kain, Finch, Masland, Jankins, & Unruh, 2017; Cristea et al., 2017).

Abordagem psicodinâmica

As abordagens psicodinâmicas que têm recebido mais atenção são as de Kernberg (1984; Kernberg, Selzer, Koenigsberg, Carr, & Appelbaum, 1989), Adler e Buie (1979; Adler, 1981, 1993; Buie & Adler, 1982) e Bateman e Fonagy (2004). Dentre essas, destacam-se as contribuições teóricas de Kernberg (1984). Sua terapia expressiva, a terapia focada na transferência (TFP) para pacientes com "organização de personalidade *borderline*" (OPB) ou TPB, busca expor e resolver os conflitos intrapsíquicos (Clarkin, Levy, Lenzenweger, & Kernberg, 2007; Mann, 2016). Os dados que dão suporte ao uso da TFP não são amplos. Corroboram esse modelo de tratamento para TPB as conclusões de Clarkin et al. (2007) em um ensaio controlado randomizado (ECR) multicêntrico que sugere que a TPB (bem como a DBT e outra terapia psicodinâmica incluída como condição de controle) mostrou resultar em melhorias na depressão, na ansiedade, no funcionamento geral e no ajuste interpessoal. Nesse estudo, a TFP também foi associada a melhorias significativas no comportamento suicida (tamanhos de efeito pequenos), e apenas os tratamentos psicodinâmicos resultaram em reduções significativas na raiva (tamanhos de efeito médios). De acordo com Clarkin et al., irritabilidade, agressão física e verbal e impulsividade só mudaram na TFP. Esses resultados representam mudanças dentro do grupo, já que não houve diferenças entre grupos. A TFP foi superior ao grupo controle em uma análise secundária incluindo várias medidas de construtos psicodinâmicos, como capacidades metacognitivas e sociocognitivas e funcionamento reflexivo (Levy & Scala, 2012). Esses resultados devem ser interpretados com cautela. Embora tenha havido mudanças positivas claras em todas os grupos, o mecanismo de mudança proposto para a TFP não foi sustentado, e o grupo de comparação era questionável, porque não ficou claro se os terapeutas de DBT aderiram ao modelo. Um ECR independente comparou a TFP com o tratamento feito por especialistas comunitários comportamentais e não comportamentais em uma amostra de mulheres adultas com o diagnóstico de TPB (Doering et al., 2010) e descobriu que, após um ano de tratamento, a TFP era mais eficaz na redução de abandono do tratamento, na psicopatologia *borderline* e no funcionamento global ruim. Esse estudo foi criticado por incluir todos os participantes nas análises (independentemente de terem comparecido a alguma sessão de terapia) e pela escolha *a posteriori* de um teste estatístico que não reflete exatamente as conclusões sobre comportamento suicida (Kleindienst, Krumm, & Bohus, 2011).

A terapia baseada em mentalização (TBM), desenvolvida por Bateman e Fonagy (2004), é uma terapia intensiva baseada na teoria do apego (isto é, o TPB é considerado como um transtorno do apego), com um foco em padrões de relacionamento e fatores não conscientes que inibem a mudança. A TBM foi oferecida com sucesso como hospitalização parcial de 18 meses, seguida de terapia quinzenal por 18 meses (Bateman & Fonagy, 1999) ou como uma intervenção ambulatorial individual e em grupo de 18 meses (Bateman & Fonagy, 2009). A TBM foi testada como tratamento para TPB em dois ECRs. O primeiro comparou 18 meses de tratamento usual (TU) com TBM por 18 meses, em um contexto de hospitalização parcial, seguidos por 18 meses de TBM ambulatorial (Bateman & Fonagy, 1999). Os pacientes foram distribuídos aleatoriamente a tratamento psiquiátrico padrão sem psicoterapia individual (grupo controle) ou a hospitalização parcial, um programa de tratamento. No fim do tratamento de 18 meses com hospitalização parcial, o grupo que recebeu TBM apresentou reduções significativas no comportamento suicida (tentativas de suicídio e automutilação), no tempo de internação, nos escores de psicopatologia (incluindo depressão e ansiedade) e no funcionamento social com relação ao grupo controle. Esses ganhos foram mantidos e ampliados em um período de seguimento de 18 meses, consistindo em terapia de grupo duas vezes por semana (Bateman & Fonagy, 2001). Os ganhos se mantiveram em um seguimento de cinco anos, embora os participantes da TBM tenham continuado a ter limitações em seu funcionamento social geral (Bateman & Fonagy, 2008). O segundo ECR (Bateman & Fonagy, 2009) comparou 18 meses de TBM ambulatorial com o grupo controle de manejo clínico estruturado (*structured clinical management* — SCM) em uma amostra de adultos com diagnóstico de TPB e histórico recente de comportamento suicida. A descrição do estudo não deixou claro se foi oferecida aos participantes de ambos os grupos a mesma quantidade de tempo em terapia. Foram realizadas análises em cada momento de avaliação (aos 6 e aos 12 meses), e não longitudinalmente, o que torna difícil interpretar os resultados. No entanto, foram relatadas melhoras substanciais em ambos os grupos, com a TBM sendo superior ao SCM na redução de tentativas de suicídio nos últimos seis meses, episódios de automutilação nos últimos 12 meses e hospitalização durante todo o ano de tratamento. O SCM foi superior à TBM na redução das crises de automutilação nos primeiros seis meses de tratamento. A TBM também foi significativamente superior ao SCM em elevar a avaliação geral de funcionamento (escores do Global Assessment of Functioning — GAF), reduzir a depressão e melhorar o ajustamento social (Bateman & Fonagy, 2009).

Abordagem psicofarmacológica

Revisões da literatura com relação a tratamentos medicamentosos para TPB destacam um dilema para o farmacoterapeuta ao prescrever: o TPB envolve a desregulação em uma quantidade muito grande de domínios para que uma única droga sirva como panaceia (Dimeff, McDavid, & Linehan, 1999; Lieb, Zanarini, Linehan, & Bohus, 2004; Nose, Cipriani, Biancosino, Grassi, & Barbui, 2006). Em geral, os resultados indicam que vários agentes podem ser úteis para melhorar o funcionamento global, os sintomas perceptivos cognitivos (p. ex., desconfiança, ideias de referência, alucinações transitórias), a desregulação das emoções ou o descontrole impulsivo-comportamental (para revisões, ver Hancock-Johnson, Griffiths, & Picchioni, 2017; Lieb et al., 2004; Nose et al., 2006).

Lieb, Völlm, Rücker, Timmer e Stoffers (2010) realizaram uma metanálise de 27 ensaios clínicos randomizados e organizaram as evidências com base nas classes dos medicamentos. Eles concluíram que, para antipsicóticos de primeira geração, as evidências sustentam a eficácia do haloperidol na redução da raiva e do flupentixol na redução do comportamento suicida. O tiotixeno não foi considerado eficaz. Para antipsicóticos de segunda geração, as evidências sustentam a eficácia do aripiprazol na redução dos sintomas patológicos do TPB, bem como psicopatologia comórbida. A olanzapina acumula cada vez mais evidências no que diz respeito ao seu efeito positivo na redução de instabilidade afetiva, raiva e sintomas psicóticos, embora os resultados de seu efeito sobre o comportamento suicida sejam contraditórios (Lieb et al., 2010). Além da superioridade ao placebo, a olanzapina demonstrou reduzir a agressão impulsiva e a disforia crônica de forma mais eficaz do que a fluoxetina (Zanarini, Frankenburg, & Parachini, 2004). Em um ECR de ensaio aberto conduzido em adultos com diagnóstico de TPB, a olanzapina (5–10 mg/dia) foi comparada à asenapina (5–10 mg/dia), e concluiu-se que ambas as drogas reduziam sintomas psiquiátricos como automutilação e impulsividade. Concluiu-se que a olanzapina é significativamente mais efetiva na redução da dissociação/ideação paranoide quando comparada à asenapina e que a asenapina é significativamente mais efetiva na redução da instabilidade afetiva quando comparada à olanzapina (Bozzatello, Rocca, Uscinska, & Bellino, 2017). Também se constatou, de forma consistente que a olanzapina tem um efeito colateral de ganho de peso.

A ziprasidona não foi considerada eficaz para o tratamento do TPB (Lieb et al., 2010).

Com relação a estabilizadores de humor e antidepressivos, foi encontrado um efeito significativo do valproato de sódio na redução de problemas interpessoais e depressão em pacientes com TPB, incluindo os que tinham comportamento agressivo e impulsivo (Stein, Simeon, Frenkel, Islam, & Hollander, 1995). O topiramato teve um significativo efeito colateral de perda de peso. Os antidepressivos demonstraram eficácia limitada no tratamento de problemas de TPB. Por fim, ácidos graxos ômega-3 reduziram mais as tendências suicidas e a depressão do que o placebo (Lieb et al., 2010). Um ensaio cego randomizado comparando a lamotrigina a um placebo ao longo de 12 meses não encontrou efetividade clínica nesse medicamento (Crawford et al., 2015, 2018). Os autores dessa pesquisa não recomendam a lamotrigina como tratamento para o TPB.

Em resumo, alguns tratamentos com medicamentos podem ser eficazes para tratar aspectos da psicopatologia do TPB. No entanto, é preciso ter cuidado quando se considera a farmacoterapia para o transtorno (Starcevic & Janca, 2018). Os pacientes com TPB sabidamente não aderem ao tratamento, podem abusar ou tomar *overdose* das drogas prescritas e podem sentir efeitos indesejados. Com essas advertências em mente, a farmacoterapia cuidadosamente monitorada pode ser um auxílio útil e importante à psicoterapia no tratamento do TPB.

Abordagem cognitivo-comportamental

O tratamento de TPB tem recebido cada vez mais atenção dos teóricos cognitivos comportamentais. Segundo a abordagem cognitiva, o problema do paciente com TPB reside no conteúdo e no processo do pensamento do indivíduo. A abordagem de Beck ao tratamento do TPB (Beck & Freeman, 1990) concentra-se em reduzir as crenças negativas e polarizadas que resultam em afeto instável e comportamentos destrutivos. Em um estudo clínico aberto sobre terapia cognitiva (TC) para pacientes com TPB, foram encontradas reduções em problemas associados a TPB, como depressão, desesperança e ideação suicida, no final do tratamento e durante o seguimento (Brown, Newman, Charlesworth, Crits-Christoph, & Beck, 2004).

Um ECR comparou um ano de TC e terapia de suporte rogeriana (TSR) oferecidas a adultos que preenchiam os critérios diagnósticos de TPB. Nesse estudo, foi oferecida aos participantes uma sessão semanal em cada grupo por seis meses, seguida por 12 sessões destinadas a manter os ganhos ao longo dos seis meses subsequentes. Cottraux et al. (2009) concluíram que a TC foi superior à TSR na retenção de pacientes em terapia. Não houve outras diferenças entre os grupos, embora a TC tenha levado a reduções na desesperança e na impulsividade mais rapidamente do que a TSR. Análises de seguimento, no entanto, mostraram uma diferença significativa entre os grupos, com os participantes que realizaram TC demonstrando uma melhoria clínica geral maior do que os participantes tratados com TSR. Dado o pequeno tamanho da amostra e o grande número de desistências nesse estudo, a eficácia da TC ainda não está clara (Cottraux et al., 2009).

As terapias cognitivo-comportamentais de Young, Klosko e Weishaar (2003; Kellogg & Young, 2006), Pretzer (1990), Blum, Pfohl, St. John, Monahan e Black (2002) e Schmidt e Davidson (citado em Weinberg, Gunderson, Hennen, & Cutter, 2006) tentam abordar algumas das dificuldades vivenciadas na aplicação das abordagens cognitivas tradicionais ao tratamento de TPB. A abordagem de Pretzer enfatiza a modificação da TC tradicional para tratar de dificuldades muitas vezes encontradas no tratamento de pacientes com TPB, como estabelecer um relacionamento de colaboração entre terapeuta e paciente, manter um tratamento dirigido e melhorar o cumprimento dos exercícios de casa. Blum et al. (2002) desenvolveram um tratamento em grupo para pacientes ambulatoriais duas vezes por semana que usa uma abordagem psicoeducativa para ensinar habilidades cognitivo-comportamentais (p. ex., distanciamento, definição de objetivos e solução de problemas) a pacientes com TPB e a seus sistemas de apoio (p. ex., família, amigos e outros cuidadores). O tratamento é oferecido em um *setting* de grupo e já foi testado sob o acrônimo STEPPS (*systems training for emotional predictability and problem solving*, ou treinamento de sistemas para a previsibilidade emocional e solução de problemas). O tratamento se concentra em desestigmatização do TPB, controle emocional e controle comportamental. Bos, van Wel, Appelo e Verbraak (2011) fizeram o mais recente ECR sobre o STEPPS. Nesse estudo, participantes com um diagnóstico amplo de TPB foram distribuídos aleatoriamente para receber ou STEPPS e terapia individual combinadas ou TT (terapia tradicional) durante 18 semanas. Concluiu-se que o STEPPS foi mais efetivo na redução das psicopatologias gerais e específicas ao TPB e na melhoria da qualidade de vida, quando comparado à TT (tanto ao término do tratamento quanto seis meses após). Essas constatações, associadas a estudos anteriores comparando STEPPS e TT com amostras de TPB rigorosamente selecionadas (Blum et al., 2008; Bos, van Wel, Appelo, & Verbraak, 2010), sustentam a efetividade e a eficácia dessa intervenção. A terapia do esquema de Young (TE; Young et al., 2003; ver também Young, Ward-Ciesielski, Rygh, Weinberger, & Beck, Cap. 7 neste volume) postula que padrões estáveis de pensamento ("esquemas iniciais desadaptativos") podem se desenvolver na infância e resultam em comportamento desadaptativo que reforça os esquemas. A TE inclui uma série de intervenções voltadas a questionar e mudar esses esquemas iniciais mediante a identificação de um conjunto de modos de esquema disfuncionais que controlam os pensamentos, as emoções e os comportamentos do indivíduo (p. ex., protetor desligado, pai punitivo, criança abandonada/abusada, criança com raiva/impulsiva). Giesen-Bloo et al. (2006) realizaram o primeiro estudo clínico randomizado de TFP e TE. A TFP foi comparada com a TE em um estudo em que 86 participantes passaram por três anos de sessões individuais, duas vezes por semana, com TE ou TFP. Os resultados do estudo indicam uma redução geral nos sintomas de TPB para ambos os tratamentos, mas os participantes que receberam TE tiveram melhorias significativamente maiores e uma taxa de abandono menor. Um estudo de seguimento com análises secundárias também demonstrou que o custo para implementar a TE foi 20% menor do que o custo necessário para implementar a TFP (van Asselt et al., 2008). Outros estudos também concluíram que a TE é efetiva na redução dos sintomas de TPB. De fato, Farrell, Shaw e Webber (2009) demonstraram a eficácia da TE em um formato de grupo de oito meses. Em seu estudo, os autores testaram o efeito de acrescentar um grupo de TE à TT. Quando comparada à TT isolada, a TT+TE resultou em uma remissão significativamente maior do TPB. Nadort et al. (2009) testaram uma versão distribuída da TE em centros de cuidado de saúde regulares por telefone com ou sem apoio à crise depois do expediente. Os dados de 62 participantes sugeriram que acrescentar a disponibilidade por telefone não resultou em mais melhorias e que, entre diferentes condições, a TE foi bem-sucedida, levando a uma recuperação de 42% de TPB após um ano e meio de tratamento.

Por fim, Weinberg et al. (2006) realizaram um ECR do tratamento cognitivo manualizado (*manual-assisted cognitive treatment* — MACT) e do TU. O MACT é um tratamento cognitivo-comportamental breve que incorpora estratégias da DBT, da TC e da biblioterapia. O tratamento visa comportamentos de ALNS que ocorram com participantes diagnosticados com TPB. O MACT foi oferecido como tratamento auxiliar à TT para as participantes do estudo, 30 mulheres diagnosticadas com TPB, que tinham uma história de comportamentos de ALNS e, pelo menos, um no último mês; entretanto, foram excluídas participantes com risco de suicídio elevado e tentativa de suicídio recente. As participantes foram distribuídas aleatoriamente em condições de MACT mais TT ou somente TT. Após completar o tratamento de seis semanas e um seguimento de seis meses, as que receberam MACT tiveram significativamente menos comportamentos de ALNS, e, além disso, menos graves, do que as do grupo com somente TT. Esses resultados devem ser interpretados com cautela devido ao pequeno tamanho da amostra e ao uso exclusivo de medidas de autoavaliação para os comportamentos de ALNS.

EVIDÊNCIAS DA DBT COMO TRATAMENTO EFETIVO PARA O TPB

A DBT evoluiu a partir da terapia cognitivo-comportamental como tratamento para TPB, especialmente para adultos com ideação suicida e gravemente disfuncionais. A orientação teórica do tratamento é uma mescla de três posições teóricas: a ciência comportamental, a filosofia dialética e a prática zen. A ciência comportamental, os princípios da mudança de comportamento, é contrabalançada por aceitação do paciente (com técnicas oriundas do zen a das práticas contemplativas ocidentais); esses polos são equilibrados dentro da estrutura dialética. Embora tenha sido adotada inicialmente como descrição dessa ênfase no equilíbrio, em pouco tempo a dialética assumiu *status* de princípio orientador que fez a terapia avançar em direções que não haviam sido previstas originalmente. A DBT tem suas bases em uma posição teórica behaviorista consistente, mas os procedimentos concretos e as estratégias coincidem em muito com os das orientações terapêuticas alternativas, incluindo as terapias psicodinâmica, centrada no paciente, estratégica e cognitiva.

Eficácia

Embora, como descrito anteriormente, vários tratamentos tenham mostrado eficácia no tratamento de indivíduos com TPB, a DBT tem atualmente a maior sustentação empírica e, em geral, é considerada o tratamento de primeira escolha para esse transtorno. A DBT, como tratamento para TPB, já foi avaliada em uma série de ensaios clínicos controlados. Quatro dos ECRs recrutaram especificamente pacientes com comportamentos suicidas (Linehan et al., 1999, 2006; Linehan, Armstrong, Suárez, Allmon, & Heard, 1991; McMain et al., 2009).

Dois dos ECRs incluíam a DBT em ambas as condições, além de medicação em uma das condições (Linehan, McDavid, Brown, Sayrs, & Gallop, 2008; Soler et al., 2005). Os ECRs também foram realizados para testar a eficácia do DBT para adolescentes (McCauley et al., 2018; Mehlum et al., 2014). Os resultados, em geral, mostraram que a DBT é extremamente efetiva. Em adultos diagnosticados com TPB e em alto risco de suicídio, um ano de DBT proporcionou melhorias significativamente maiores em surtos de raiva, comportamento suicida e hospitalização em comparação com a TT (Linehan et al., 1991; Linehan, Tutek, Heard, & Armstrong, 1994; Linehan, Heard, & Armstrong, 1993), a terapia centrada no paciente (TCP; Turner, 2000) e o tratamento na comunidade por especialistas não comportamentais (CTBE; Linehan et al., 2006), mas não com um tratamento dinâmico com foco na emoção acrescido de um programa de farmacoterapia baseado em protocolo (McMain et al., 2009). Um estudo mostrou que participantes tratados com DBT tiveram metade das probabilidades de ter comportamentos suicidas em comparação com participantes na condição de CTBE, indicando, ainda, que a DBT é um tratamento efetivo para reduzir o comportamento suicida. Durante o ano de tratamento, a depressão, a desesperança e a ideação suicida melhoraram tanto no tratamento com DBT quanto no controle (Linehan et al., 1991, 2006; McMain et al., 2009). Além disso, houve remissão semelhante do transtorno depressivo maior (TDM) e de transtornos de ansiedade na DBT e no grupo controle (Harned et al., 2008), embora a remissão da dependência de substância tenha sido significativamente maior na DBT. A superioridade desse tratamento se manteve quando os participantes do grupo de DBT foram comparados apenas com aqueles controles que receberam psicoterapia individual estável durante o ano de tratamento, mesmo depois que os pesquisadores controlaram o número de horas de psicoterapia e contatos telefônicos (Linehan & Heard, 1993; Linehan et al., 1999). A superioridade também se manteve quando se comparou a DBT com um tratamento que tinha igual prestígio e que foi administrado por terapeuta especializado e com fidelidade ao modelo de tratamento (CTBE; Bedics, Atkins, Comotois, & Linehan, 2012; Linehan et al., 2006). Esses estudos sugerem que a eficácia da DBT se deve a fatores específicos do tratamento, e não a fatores gerais ou à especialização dos psicoterapeutas que fazem o tratamento. Em ensaios controlados randomizados que compararam o uso de medicamento (olanzapina) ministrados juntos com DBT *versus* DBT mais placebo, os indivíduos medicados mostraram redução mais rápida na irritabilidade e na agressividade física, mas aqueles da condição de placebo apresentaram uma maior redução de ALNS. Ambas as condições mostraram reduções na depressão, na irritabilidade, na agressão e na ALNS (Linehan et al., 2008). Complementarmente, Soler et al. (2005) mostraram que o treinamento de habilidades da DBT combinado à olanzapina foi mais efetivo do que o treinamento de habilidades de DBT mais o placebo na redução de depressão, ansiedade e comportamento impulsivo/agressivo.

Também Linehan et al. (2015) publicaram um estudo de desmantelamento com o objetivo de testar componentes múltiplos durante um ano de DBT (terapia individual, treinamento de habilidades, orientação por telefone e equipe de consulta com terapeutas) em uma amostra de 99 mulheres com diagnóstico de TPB e, pelo menos, duas tentativas de suicídio ou ALNS nos últimos cinco anos. Ao comparar a DBT (incluindo todos os seus componentes) à DBT-I (apenas a terapia individual) e à DBT-S (apenas treinamento de habilidades em grupo), os autores encontraram maiores reduções em ALNS e depressão na condição de estudo que incluía o treinamento de habilidades (DBT convencional e DBT-S), e o componente do grupo das habilidades do DBT convencional foi considerado superior na redução do abandono do tratamento por parte das pacientes, no uso dos serviços de crises e nas hospitalizações psiquiátricas.

Em amostras de TPB selecionadas sem se considerar o risco de suicídio, as conclusões são contraditórias com respeito ao comportamento suicida. Não obstante, a DBT tem resultado melhor na melhora dos indicadores da regulação das emoções. Especificamente, em uma amostra de veteranas, descobriu-se que a DBT convencional por seis meses reduzia a depressão, a falta de esperança e a expressão da raiva (Koons et al., 2001, 2006). Em uma amostra de mulheres adultas, descobriu-se que a DBT convencional reduzia atos impulsivos e autodestrutivos, comparados à TT (Van den Bosch, Verhuel, Schippers, & van den Brink, 2002; Verheaul et al., 2003). A DBT também é efetiva para adultos diagnosticados com TPB e um transtorno comórbido de dependência de substâncias (Linehan et al., 1999, 2002).

As evidências também sugerem que as adaptações de DBT são bem-sucedidas no tratamento de pessoas com diagnóstico de TPB. Soler et al. (2009) consideraram uma intervenção de 13 semanas apenas com habilidades de DBT mais bem-sucedida na redução das emoções problemáticas do que uma terapia de grupo padrão de orientação psicodinâmica (SGT) para participantes que preenchiam os critérios para TPB. Outro estudo revelou que a DBT convencional oferecida a adultos com TPB durante um ano e adaptada para incluir o manejo de medicação melhorou o funcionamento global e o ajuste social, bem como reduziu a ideação suicida, a depressão e a ansiedade (Clarkin et al., 2007). Também se descobriu que a DBT que foi adaptada para reduzir o tempo de terapia e incluir técnicas psicodinâmicas era mais efetiva, quando comparada ao TT para a melhoria do funcionamento da saúde mental e a redução da ideação suicida em adultos com TPB (Turner, 2000). Complementarmente, Wolf et al. (2011) encontraram mais melhorias na aquisição de habilidade e conhecimentos quando agregaram um programa de autoajuda com CD-ROMs para adultos com TPB com treinamento de habilidades de DBT em comparação a apenas o treinamento de habilidades de DBT. Em adultos com TPB, Waltz et al. (2009) mostraram que assistir a um vídeo de habilidades de DBT sobre "ação oposta" *versus* um vídeo informativo (como o controle) era mais efetiva na redução da intensidade emocional e no aumento do uso de habilidades. De fato, no seguimento, 80% dos participantes haviam usado a habilidade (a ação oposta) pelo menos uma vez.

Bohus et al. (2004) compararam uma adaptação da DBT de 12 semanas em internação com TT para mulheres com diagnóstico de TPB que relataram um histórico de comportamento suicida e concluíram que a DBT foi superior na redução de sintomas de depressão e ansiedade. Em uma sub-amostra com comportamentos de automutilação, um número significativamente maior de pacientes em DBT do que em TT deixaram de ter ALNS no pós-tratamento

(62% *versus* 31%). Roepke et al. (2011) também constataram que um tratamento com DBT de 12 semanas em regime de internação resultou em significativa melhoria na depressão e na autoestima quando comparado ao TT para mulheres com diagnóstico de TPB. Em uma amostra diferente de mulheres adultas com histórico de ALNS (pelo menos três episódios no último ano), a DBT convencional durante seis meses foi efetiva para a redução de incapacidade (dias passados na cama) e melhoria da qualidade de vida, quando comparada ao TT (lista de espera). Nesse estudo, o número de episódios de ALNS e de hospitalizações foi reduzido em ambas as condições (Carter, Willcox, Lewin, Conrad, & Bendit, 2010).

Além do uso no TPB, estudos vêm demonstrando a efetividade da DBT em outras populações clínicas. Lynch, Morse, Mendelson e Robins (2003) compararam a DBT convencional junto com a medicação à medicação isoladamente em adultos deprimidos e concluiu que a DBT alcançava remissões mais rápidas do TDM. Também se concluiu que, em pacientes idosos deprimidos, o treinamento de habilidades da DBT mais 30 minutos de orientação por telefone por semana (por sete meses), junto com medicação, era mais efetivo do que a medicação isolada para se conseguir a remissão de depressão maior (Lynch et al., 2007). Descobriu-se que a DBT convencional (um ano) reduz comportamentos e atitudes alimentares disfuncionais e a gravidade e o uso de substâncias e melhora a habilidade de lidar com emoções negativas e regulá-las nas mulheres adultas com transtorno alimentar e abuso ou dependência de substâncias (Courbasson, Nishikawa, & Dixon, 2012). Em mulheres adolescentes com anorexia ou bulimia nervosa, uma versão da DBT adaptada (25 semanas) foi comparada à TCC, bem como a uma condição de lista de espera, e concluiu-se que ela era efetiva na redução dos sintomas de transtornos alimentares (62,5% tiveram remissão no grupo da DBT, e 57,9% no grupo da TCC, ao passo que 0% a tiveram no grupo da lista de espera), e a intervenção da DBT resultou em pequenos efeitos positivos na regulação da emoção (Salbach-Andrae et al., 2009). O treinamento de habilidades da DBT também foi adaptado a adultos com transtorno de compulsão alimentar periódica e comparado a uma terapia de grupo de comparação ativa (terapia de grupo de apoio manualizada elaborada para o controle de fatores terapêuticos inespecíficos), ambas com condições de tratamento que ofereciam 20 sessões semanais e pedindo-se aos pacientes que monitorassem as compulsões e a autoestima, além de completar um cartão-diário semanal (Safer & Joyce, 2011; Safer, Robinson, & Jo, 2010). Esses estudos mostraram que o treinamento de habilidades da DBT gerava abstinência da compulsão pós-tratamento equivalente e um efeito moderado em tamanho que favorecia a DBT nos autorrelatos e no controle das preocupações alimentares. Evershed et al. (2003) adaptaram a DBT para uma amostra forense residencial de homens que recebiam tratamento enquanto estavam internados em um hospital de alta segurança. Esse estudo mostrou que a DBT (oferecida por 18 meses) foi mais efetiva, quando comparada ao TT, na redução da gravidade dos incidentes violentos e na hostilidade e raiva autorrelatadas. Outro estudo adaptado à DBT para tratar o TEPT em *settings* de internação (Bohus et al., 2013; ver detalhes das modificações no tratamento em Bohus et al., 2019). Essa abordagem de tratamento foi testada em mulheres adultas encaminhadas por terem sofrido abuso sexual na infância; o estudo revelou que a versão adaptada da DBT (oferecida por três meses) foi superior à TT na remissão do TEPT (efeitos de grande tamanho). Por fim, concluiu-se que a DBT convencional de um ano é efetiva para reduzir a expressão da agressividade e raiva em adultos com transtorno da personalidade do grupo B (Feigenbaum et al., 2012).

Dois ECRs foram feitos para testar a efetividade da DBT em adolescentes de alto risco, por terem comportamentos suicidas e de automutilação (McCauley et al., 2018; Mehlum et al., 2014). Grosso modo, esses ECRs mostram que, comparada tanto à terapia de grupo de apoio (McCauley et al., 2018) quanto ao tratamento tradicional aprimorado (Mehlum et al., 2014), a DBT é superior na redução da automutilação, da ideação suicida, das tentativas de suicídio e da depressão. Análises secundárias também têm mostrado efetividade de longo prazo (seguimento de três anos) para a DBT em adolescentes na redução da automutilação (Mehlum et al., 2019). Concluiu-se que um programa de DBT residencial também para adolescentes diminuía os problemas comportamentais quando comparado ao TT (Trupin, Stewart, Beach, & Boesky, 2002). Além disso, uma DBT residencial adaptada devido à falta de recursos e feita com adolescentes na KidsPeace (organização sem fins lucrativos) foi mais efetiva do que a condição de controle (um meio terapêutico convencional) na redução da psicopatologia geral. Concluiu-se que ambas as condições de tratamento desse estudo reduziram significativamente a depressão, e a condição de controle foi mais efetiva do que a DBT para a redução da excitação psicomotora (Wasser, Tyler, McIlhaney, Taplin, & Henderson, 2008). Concluiu-se que a DBT também era um tratamento mais efetivo para o tratamento de adolescentes suicidas (Barnoski, 2002; Katz, Cox, Gunasekara, & Miller, 2004; McDonell et al., 2010; Rathus & Miller, 2002). Por exemplo, McDonell et al. (2010) encontraram um número significativamente menor de episódios de ALNS durante um ano de tratamento com DBT em um *setting* residencial quando comparado ao TT residencial, e Rathus & Miller (2002) mostraram que um protocolo de DBT adaptado (durando 12 semanas, com duas sessões por semana) foi mais efetivo na redução de hospitalizações psiquiátricas do que o TT em adolescentes com tentativa de suicídio nas últimas 16 semanas. Também se concluiu que a DBT era efetiva na redução da ALNS, no uso de medicamentos psicotrópicos e na ideação suicida, além de aumentar a qualidade de vida de estudantes universitários suicidas, quando comparada à supervisão por especialistas em tratamentos psicodinâmicos (Pistorello, Fruzzetti, MacLane, Gallop, & Iverson, 2012). Ademais, concluiu-se que a DBT residencial (17 semanas) comparada à ausência de tratamento melhorava o controle de relacionamentos interpessoais, redes sociais, grau de intencionalidade e funcionamento global, em uma amostra de pacientes em um programa residencial de serviços para jovens adultos (Rakfeldt, 2005).

EVIDÊNCIAS DA DBT COMO TRATAMENTO EFETIVO PARA DESREGULAÇÃO EMOCIONAL

Como observado anteriormente, muitos transtornos mentais, incluindo o TPB, podem ser conceituados como transtornos de regulação das emoções, com déficits em suprarregulação e infrarregulação (Neacsiu et al., 2014). Ao perceber que as emoções incluem tanto ações quanto tendências à ação, a pessoa consegue enxergar a ligação entre desregulação das emoções e muitos transtornos definidos como sendo de descontrole do comportamento (p. ex., dependência de substâncias). Além disso, problemas com reconhecimento de emoções, descrição e designação de emoções, saber o que fazer quando uma emoção está em cena, e evitação emocional são comuns em muitos transtornos de saúde mental. Portanto, uma premissa teórica importante na DBT é que as pessoas que apresentam desregulação emocional não têm as habilidades necessárias para a regulação bem-sucedida. A DBT inclui um conjunto de habilidades que visam a melhorar a regulação emocional no TPB em particular, e em pessoas que relatam desregulação emocional em geral. A DBT é formulada a fim de proporcionar treinamento de habilidades integrado a uma psicoterapia comportamental completa para a redução do sofrimento e a construção da resiliência.

Um número crescente de ECRs sugere que o treinamento em habilidades de TPB isolado é uma intervenção promissora para várias populações. Em especial, o treinamento de habilidades da DBT vem sendo adaptado e se mostrando efetivo para a depressão resistente ao tratamento (Feldman, Harley, Kerrigan, Jacobo, & Fava, 2009; Harley, Sprich, Safren, Jacobo, & Fava, 2008), o transtorno bipolar (van Dijk, Jeffrey, & Katz, 2013), o transtorno de compulsão alimentar (Safer et al., 2010; Safer & Joyce, 2011; Telch, Agras, & Linehan, 2001), comportamentos compulsivos da bulimia nervosa (Hill, Craighead, & Safer, 2011; Safer, Telch, & Agras, 2001) e transtorno de déficit de atenção/hiperatividade (TDAH) em uma população sueca (Hirvikoski et al., 2011). O treinamento de habilidades da DBT também já foi modificado como um componente da terapia de grupo para mulheres encarceradas com histórico de violência interpessoal (Bradley & Follingstad, 2003), como tratamento de 16 semanas para adultos com alta desregulação emocional (Neacsiu, Eberle, Kramer, Weismann, & Linehan, 2014) e como tratamento de homens adultos sob risco de perpetrarem violência interpessoal (Cavanaugh, Solomon, & Gelles, 2011). Em muitas dessas populações variadas, o treinamento de habilidades da DBT resultou em reduções significativamente maiores dos alvos clínicos quando comparado à condição de controle. De fato, concluiu-se que o treinamento de habilidades da DBT diminui sintomas (significativamente mais do que o controle) de depressão, desregulação emocional e sintomas de trauma (Bradley & Follingstad, 2003; Feldman et al., 2009; Harley et al., 2008; Hill et al., 2011); melhora as habilidades de controle da raiva, o enfrentamento adaptativo e a empatia; diminui o risco de violência interpessoal (Cavanaugh et al., 2011); melhora a regulação emocional, o controle dos afetos, a gravidade da ansiedade; e aumenta o uso de habilidades (Neacsiu et al., 2014). A maioria desses estudos ofereceu apenas o componente de treinamento de habilidades de DBT. Portanto, embora o treinamento de habilidades tenha sido originalmente desenvolvido para fazer parte de uma intervenção global, o número de estudos sugere que o treinamento em habilidades da DBT por si só pode ser uma intervenção importante para uma série de populações com dificuldades de regulação emocional. Além disso, o uso de habilidades da DBT (o produto do treinamento de habilidades) mostrou ser um mecanismo ativo de mudança para os resultados de regulação emocional no tratamento para TPB (Neacsiu, Rizvi, & Linehan, 2010).

DBT: VISÃO GERAL DO TRATAMENTO

Base filosófica: dialética

O termo *dialética* aplicado à terapia comportamental se refere tanto a uma natureza fundamental da realidade quanto a um método de diálogo e relacionamento persuasivos (ver Wells, 1972, citado por Kegan, 1982, para documentação sobre abordagens dialéticas nas ciências nos últimos 150 anos; mais recentemente, Peng & Nisbett, 1999, discutiram os pensamentos dialéticos ocidental e oriental). Como visão de mundo ou posição filosófica, a dialética orienta o clínico no desenvolvimento de hipóteses teóricas relevantes aos problemas do paciente e ao tratamento. Por sua vez, como diálogo e relacionamento, *dialética* se refere à abordagem de tratamento ou às estratégias usadas pelo terapeuta para gerar mudança. Sendo assim, há uma série de estratégias terapêuticas dialéticas centrais à DBT.

A dialética como visão de mundo

A DBT se baseia em uma visão de mundo dialética que enfatiza a totalidade, a inter-relação e o processo (mudança) como características fundamentais da realidade. A primeira característica, o princípio da inter-relação e totalidade, proporciona uma perspectiva em que se vê o sistema como um todo e a forma como os indivíduos se relacionam com ele, em lugar de vê-los como se existissem isoladamente. Assim como as teorias contextuais e de sistemas, uma visão dialética afirma que a análise das partes de qualquer sistema tem valor limitado, a menos que estabeleça uma relação clara com o todo. A segunda característica é o princípio da polaridade. Embora a dialética se concentre no todo, ela também enfatiza a complexidade de qualquer todo. Dessa forma, a dialética afirma que a realidade não é passível de redução, ou seja, dentro de cada coisa isolada ou sistema, não importa quão pequeno seja, há polaridade. Por exemplo, os físicos não conseguem reduzir nem mesmo as menores moléculas a uma coisa única. Onde há matéria, há antimatéria; até mesmo cada átomo é feito de prótons e elétrons, ou seja, um oposto polar está sempre presente. As forças opostas são chamadas de *tese* e *antítese*, presentes em toda a existência. A dialética sugere que a tese e a antítese avançam em direção a uma síntese, e haverá um novo conjunto de forças opostas inerente a essa síntese. É a partir dessas forças opostas que a terceira característica se desenvolve. Essa característica da perspectiva dialética diz respeito ao princípio da mudança contínua. A mudança é produzida pela síntese constante da tese e da antítese, e, como essas novas forças opostas estão presentes dentro da síntese, a mudança é contínua. Esses princípios dialéticos são inerentes a cada aspecto da DBT e permitem um movimento contínuo durante o processo terapêutico. Uma ideia dialética muito importante é que todas as proposições contêm suas próprias oposições. Ou, nas palavras de Goldberg (1980, p. 295-296), "parto da premissa de que a verdade é paradoxal, que cada fragmento do conhecimento contém dentro de si suas próprias contradições, que as verdades estão situadas lado a lado. As verdades contraditórias não necessariamente se cancelam ou se dominam, e sim se situam lado a lado, convidando à participação e à experimentação". Uma forma como paciente e terapeuta tratam disso na terapia é se fazendo repetidas vezes a pergunta: "O que está ficando de fora?". Essa pergunta simples pode ajudar a encontrar uma síntese e abandonar uma verdade absoluta (ou seja, um dogma), uma postura não dialética.

Dialética como persuasão

Do ponto de vista do diálogo e do relacionamento, a dialética se refere à mudança por meio da persuasão e do uso de oposições inerentes ao relacionamento terapêutico em vez da lógica formal impessoal. Por meio da oposição terapêutica de posições contraditórias, paciente e terapeuta podem chegar a novos significados dentro de significados antigos, aproximando-se cada vez mais da essência do tema em questão. O espírito de uma visão dialética é nunca aceitar uma proposição como verdade definitiva ou fato incontestável. Dessa forma, a questão tratada por paciente e terapeuta é: "O que está ficando de fora de nossa compreensão?". A dialética como persuasão é representada nas estratégias dialéticas específicas descritas posteriormente neste capítulo. Como os leitores verão, quando discutimos as estratégias de manejo de casos, o diálogo dialético também é muito importante nas reuniões de supervisão ao terapeuta. Talvez mais importante do que qualquer outro fator, a atenção à dialética pode reduzir as chances daquilo que os terapeutas psicodinâmicos chamaram de "dissociação da equipe", ou seja, o fenômeno frequente em que os terapeutas discordam e discutem (às vezes, de forma veemente) sobre como tratar e interagir com um paciente que tenha TPB. Essa "dissociação" entre membros da equipe muitas vezes se deve a que um ou mais grupos dentro da equipe decidem que eles (e, às vezes, só eles) sabem a verdade sobre um determinado paciente ou problema clínico.

Conceituação dialética do caso

Os pressupostos dialéticos influenciam a conceituação do caso na DBT em vários aspectos. Em primeiro lugar, a dialética sugere que um transtorno psicológico é mais bem conceituado como uma disfunção sistêmica caracterizada ao se:

1. definir o transtorno com relação ao funcionamento normal;
2. pressupor um *continuum* entre saúde e transtorno;
3. pressupor que o transtorno resulta de múltiplas causas, e não de uma causa única (Hollandsworth, 1990).

Da mesma forma, a teoria biossocial de Linehan sobre o TPB pressupõe que ele representa um colapso do funcionamento normal e que o transtorno é mais bem conceituado como uma disfunção sistêmica do sistema regulador das emoções. Segundo a teoria, a patogênese do TPB resulta de diversos fatores: alguns são predisposições genético-biológicas que geram diferenças individuais na suscetibilidade à desregulação emocional, conhecida como "vulnerabilidade emocional"; outras resultam da interação do indivíduo com o ambiente, chamado de "ambiente invalidante". Pressupor uma visão sistêmica impele o teórico a integrar o trabalho de uma série de campos e disciplinas.

Um segundo pressuposto dialético que está na base da teoria biossocial é o de que a relação entre indivíduo e ambiente é uma transação entre a pessoa e o ambiente. Dentro da teoria da aprendizagem social, esse é o princípio do "determinismo recíproco". Além de se concentrar na influência recíproca, a visão transacional também destaca o constante estado de fluxo e mudança do sistema indivíduo-ambiente. Dessa forma, o TPB pode acontecer em diversos ambientes e famílias, sejam caóticos, "perfeitos" ou mesmo comuns.

Tanto o modelo transacional quanto o interativo, como o modelo diátese-estresse da psicopatologia, chamam a atenção para o papel dos ambientes disfuncionais como causa do transtorno em indivíduos vulneráveis. Um modelo transacional, contudo, destaca uma série de questões que passam facilmente despercebidas no modelo interativo diátese-estresse. Por exemplo, uma pessoa (a pessoa A) pode agir de maneira estressante em relação a um indivíduo (a pessoa B) simplesmente pelo estresse que a pessoa B está causando na pessoa A. Tomemos a criança que, em razão de um acidente, requer a maior parte do tempo livre dos pais somente para atender às suas necessidades de sobrevivência. Ou consideremos o paciente que, em função da necessidade de constantes precauções contra o suicídio, demanda grande parte dos recursos de enfermagem hospitalar. Esses dois ambientes são levados ao extremo em sua capacidade de bem responder a mais estresse, e ambos podem invalidar ou culpar temporariamente a vítima se for feita qualquer outra demanda ao sistema. Embora o sistema (p. ex., a família ou o meio terapêutico) possa estar predisposto a responder de forma disfuncional de qualquer maneira, essas respostas podem ter sido evitadas na ausência de exposição ao estresse daquele indivíduo específico. Uma descrição transacional ou dialética da psicopatologia pode possibilitar maior compaixão, porque é incompatível com a atribuição de culpa ao destacar a realidade da situação em lugar de julgamentos em relação a cada pessoa. Isso é especialmente relevante quando se trata de um rótulo tão estigmatizado entre os profissionais da saúde mental quanto *borderline* (para exemplos dos usos equivocados do diagnóstico, ver Reiser & Levenson, 1984).

Um último pressuposto em nossa discussão está relacionado à definição de comportamento e às implicações de fazer essa definição de forma ampla. A teoria de Linehan, e dos behavioristas em geral, considera *comportamento* como qualquer coisa que um organismo faz envolvendo ação e resposta a estímulo (*Merriam-Webster's New Universal Unabridged Dictionary*, 1983, p. 100). Como convenção, os behavioristas classificam o comportamento como motor, cognitivo/verbal e fisiológico, e todos eles podem ser públicos ou privados. Há várias questões a serem levantadas aqui. Em primeiro lugar, dividir o comportamento nessas três categorias é arbitrário e se faz mais em função da clareza conceitual do que em resposta à evidência de que esses modos de reação, na realidade, são sistemas funcionalmente separados. Isso é especialmente relevante para se entender a regulação emocional, já que a pesquisa básica sobre as emoções demonstra que esses sistemas de resposta são, algumas vezes, sobrepostos, um tanto independentes, mas certamente não são totalmente independentes, permanecendo, assim, consistentes com a visão dialética de mundo. Um ponto relacionado é que em contraste com as teorias biológicas e cognitivas sobre o TPB, a teoria biossocial sugere que não há razão *a priori* para privilegiar explicações que enfatizem um modo de comportamento como sendo intrinsecamente mais importante ou contundente do que outros. Em lugar disso, de uma perspectiva biossocial, as questões cruciais são sob que condições uma relação comportamento-comportamento ou uma relação de resposta do sistema-resposta do sistema se sustenta e sob quais condições esse tipo de relação entra em rotas causais para a etiologia e a manutenção do TPB.

TEORIA BIOSSOCIAL

Desregulação emocional

A teoria biossocial de Linehan sugere que a TPB é principalmente uma disfunção do sistema regulador da emoção. Os padrões comportamentais na TPB estão funcionalmente relacionados ou são consequências inevitáveis dessa desregulação fundamental em várias emoções, talvez em todas, incluindo as negativas e as positivas. Do ponto de vista de Linehan, essa disfunção do sistema regulador da emoção é a patologia fundamental, de forma que não é simplesmente sintomática ou definidora. A desregulação emocional é um produto da combinação da vulnerabilidade emocional e das dificuldades de modular reações emocionais. A vulnerabilidade emocional é conceituada como uma alta sensibilidade aos estímulos emocionais, respostas emocionais intensas e um retorno lento ao nível emocional basal. Os déficits na regulação das emoções podem se dever a dificuldades de:

1. inibir comportamentos que dependam do humor;
2. organizar comportamentos a serviço de objetivos, independentemente do humor atual;
3. aumentar ou diminuir a excitação fisiológica quando necessário;
4. desviar a atenção de estímulos que evoquem emoções;
5. vivenciar as emoções sem se retrair imediatamente nem produzir uma emoção negativa secundária extrema (ver Crowell, Beauchaine, & Linehan, 2009, para uma discussão mais profunda).

Em termos conceituais, o déficit no sistema regulador da emoção leva não apenas a imenso sofrimento emocional, mas também a múltiplos problemas comportamentais em pessoas com TPB. Quando se examinam as classificações que os clínicos fazem das características associadas à psicopatologia, as tendências a ser cronicamente ansioso ou infeliz, deprimido ou desanimado são as que mais descrevem o TPB (Bradley, Zittel, & Westen, 2005). A disfunção leva o indivíduo a tentar escapar de emoções aversivas, muitas vezes resultando em mais sofrimento. Por exemplo, uma paciente pode estar sentindo muita raiva após uma briga com o parceiro, e, em um esforço para escapar da raiva, inicia um comportamento de se cortar. Ela começa a sentir alívio da raiva por um curto período. Contudo, quando a raiva começa a diminuir, a vergonha começa a aumentar como reação aos cortes, e o ciclo de comportamentos de fuga das emoções continua. Embora os mecanismos da desregulação inicial ainda não sejam claros, é provável que os fatores biológicos cumpram um papel central. Siever e Davis (1991) levantaram a hipótese de que os déficits na regulação das emoções para pacientes com TPB estejam relacionados à instabilidade e à hiper-responsividade da função da catecolamina. A etiologia dessa desregulação pode ir desde influências genéticas a fatores pré-natais, chegando a eventos traumáticos na infância que afetem o desenvolvimento do cérebro e do sistema nervoso. Os estudos de adoção com gêmeos monozigóticos (MZ; Davison & Neale, 1994) também sugerem uma vulnerabilidade genética. Entretanto, os pesquisadores não afirmam que os fatores genéticos ou biológicos respondam por toda a patologia. Se ela fosse determinada unicamente pela genética, 100% dos gêmeos MZ supostamente teriam a mesma patologia. Como isso não acontece, podemos explicar as diferenças pelas transações entre a biologia, como descrito anteriormente, e o ambiente.

Ambientes invalidantes

A maioria dos indivíduos com uma vulnerabilidade temperamental inicial à desregulação emocional não desenvolve TPB. Dessa forma, a teoria sugere ainda que são necessários determinados ambientes de desenvolvimento. A circunstância crucial na teoria de Linehan é a transação entre vulnerabilidade emocional e a presença do *ambiente invalidante* (Linehan, 1987, 1993), que é definido por sua tendência a negar, punir e/ou responder de forma errática e inadequada a experiências privadas, independentemente da validade do comportamento em si. As experiências privadas, especialmente as experiências emocionais e as interpretações de eventos, não são aceitas como respostas válidas por outros; são punidas, banalizadas, rejeitadas ou desconsideradas; e/ou são atribuídas a características socialmente inaceitáveis, como a hiper-reatividade, a incapacidade de ver as coisas de forma realista, a falta de motivação, a motivação para prejudicar ou manipular, a falta de disciplina ou a não adoção de uma atitude positiva (ou, ao contrário, discriminante). O ambiente invalidante pode ser qualquer parte do ambiente social de uma pessoa, incluindo a família nuclear ou ampliada, a escola, o trabalho ou a comunidade. Dentro de cada um desses ambientes, há idiossincrasias ainda mais específicas que podem ter impacto sobre o ambiente, como ordem de nascimento, diferença de idade entre irmãos, professores e colegas e/ou colegas de trabalho. É importante observar que o fato de duas crianças terem crescido na mesma casa não significa que elas foram criadas em ambientes idênticos. Além disso, os indivíduos geralmente não estão cientes de seus comportamentos invalidantes e não estão agindo com intenção prejudicial.

Há três características básicas do ambiente invalidante. Em primeiro lugar, o ambiente rejeita indiscriminadamente a comunicação de experiências privadas e de comportamento autogerados. Por exemplo, uma pessoa pode ouvir "Você está com muita raiva, mas não admite" ou "Você não pode estar com fome, pois acabou de comer". Em segundo lugar, o ambiente invalidante pode punir demonstrações de emoção e reforçar de forma intermitente o crescimento da tensão emocional. Por exemplo, uma mulher rompe com seu parceiro e está se sentindo deprimida. Seus amigos e sua família começam a lhe dizer "Supere isso", ou "Ele não valia tudo isso", "Não fique triste". Na semana seguinte, ela fica mais deprimida e começa a se retrair de atividades cotidianas. Mais uma vez, seu ambiente responde de maneira invalidante. Por fim, depois de mais três dias de muita excitação emocional, ela tenta se suicidar. Naquele momento, o ambiente entra em cena e tenta dar apoio, cuidando dela. Infelizmente, esse tipo de padrão muitas vezes resulta em um reforço involuntário de comportamento extremamente disfuncional. Por último, o ambiente invalidante pode supersimplificar a facilidade de solução do problema e de atingir os objetivos de uma pessoa.

A elevada incidência de abuso sexual na infância relatada entre indivíduos com TPB (p. ex., Herman, 1986; Herman, Perry, & van der Kolk, 1989) sugere que o abuso sexual pode ser uma experiência invalidante prototípica para crianças. A relação de abuso sexual precoce com TPB, entretanto, é bastante controversa e está aberta a muitas interpretações. Por um lado, Silk, Lee, Hill e Lohr (1995) relataram que o número de comportamentos que eram critérios de TPB cumpridos teve correlação com a gravidade de abuso sexual em um grupo de pacientes com TPB. Por outro lado, uma revisão por parte de Fossati, Madeddu e Maffei (1999) sugeriu que o abuso sexual não é um importante fator de risco para TPB. De modo mais amplo, as famílias nas quais o abuso ocorre incluem elementos de comportamento imprevisível e errático que podem evocar medo, culpa, vergonha, tristeza e/ou nojo para as crianças que estão sendo vitimadas.

Os resultados gerais desse padrão transacional entre o indivíduo emocionalmente vulnerável e o ambiente invalidante são os padrões de desregulação emocional e os padrões comportamentais exibidos pelo adulto *borderline*. Esse indivíduo nunca aprendeu como dar nome e regular a excitação emocional, como tolerar o desconforto emocional ou quando confiar em suas respostas emocionais como reflexos de interpretações válidas de eventos que resultam em autoinvalidação (Linehan, 1993). Em ambientes ideais, a validação pública das experiências privadas e internas da pessoa resulta no desenvolvimento de uma identidade estável. Na família de uma pessoa com TPB, contudo, as experiências privadas podem receber respostas erráticas e insensíveis, de forma que o indivíduo aprende a desconfiar de seus estados internos e procura, no ambiente, sinais sobre como deve agir, pensar e sentir. Essa dependência geral dos outros faz com que a pessoa não desenvolva um sentido de *self* coerente. A disfunção emocional também dificulta o desenvolvimento e a manutenção de relações interpessoais estáveis, que dependem de um sentido de *self* estável e da capacidade para autorregular as emoções. A tendência que o ambiente invalidante tem de banalizar ou ignorar a expressão da emoção negativa também define um estilo expressivo visto mais tarde no adulto com TPB — um estilo que vacila entre a inibição e a supressão da experiência emocional e as demonstrações comportamentais extremas. Comportamentos como tomar doses excessivas, cortar-se e se queimar têm importantes propriedades autorreguladoras, além de ser bastante eficazes para gerar comportamentos de ajuda, em um ambiente que, fora isso, ignora esforços para aliviar a dor emocional intensa. Dessa perspectiva, os comportamentos disfuncionais característicos do TPB podem ser considerados soluções desadaptativas a afeto negativo insuportável e muito doloroso.

DILEMAS DIALÉTICOS

Linehan (1993) descreve os *dilemas dialéticos* como padrões comportamentais do paciente que costumam prejudicar a terapia. Esses padrões de comportamento, também chamados de "alvos secundários" no tratamento (comparados com outros alvos que descrevemos depois), representam seis comportamentos que são dicotomizados em um conjunto de três dimensões de comportamento definidas por seus polos opostos (ver Fig. 10.1). Em um extremo de cada dimensão está o comportamento que teoricamente é mais biologicamente influenciado por meio de déficits na regulação das emoções. No outro extremo, está o comportamento que foi socialmente reforçado no ambiente invalidante. Esses alvos secundários são características de indivíduos com TPB que muitas vezes dificultam a mudança, prejudicando, assim, a terapia.

Vulnerabilidade emocional–autoinvalidação

Um dilema dialético é representado pela vulnerabilidade emocional influenciada biologicamente, por um lado (p. ex., a sensação de estar fora de controle ou de cair no abismo), e pela autoinvalidação influenciada socialmente, por outro (p. ex., ódio e desprezo dirigido ao *self*, desconsideração das próprias realizações). Com essa dimensão do comportamento, os pacientes com TPB muitas vezes oscilam entre a consciência aguda de seu próprio sofrimento emocional intenso, insuportável e incontrolável e a desconsideração, o julgamento e a invalidação de seu próprio sofrimento e desamparo.

A *vulnerabilidade emocional*, nesse caso, refere-se à vivência aguda e à comunicação, por parte do paciente, da vulnerabilidade emocional e da dor emocional intensa. *Vulnerabilidade*, nesse caso, quer dizer a experiência aguda da vulnerabilidade, e não a sensibilidade a sinais emocionais que define o termo quando se discutem as dificuldades de desregulação de emoções do indivíduo com TPB. Três reações à vulnerabilidade emocional são comuns na TPB:

1. paralisia ou dissociação diante da emoção intensa;
2. raiva muitas vezes direcionada à sociedade em geral ou a indivíduos que são considerados invalidantes;
3. desespero intenso.

Nessa situação, o suicídio pode funcionar para comunicar aos outros a profundidade do sofrimento da pessoa ("Eu vou mostrar para vocês") e/ou como uma forma de escapar de uma vida insuportável.

No outro lado dessa polaridade está a autoinvalidação. O que é invalidado, em essência, é a própria experiência emocional e suas respostas desreguladas. O padrão mais comum aqui é uma reação ao sofrimento emocional com autorrecriminação e ódio de si mesmo intensos. Esses indivíduos se identificam como perpetradores, o que resulta em níveis intensos de vergonha e desprezo para consigo mesmos ("Não há nada de errado comigo, eu só sou uma pessoa ruim"). Também é comum o perfeccionismo dependente do humor, em que o indivíduo reduz, ignora ou desconta a dificuldade de sua vida ou pode superestimar a facilidade de resolver problemas presentes. Infelizmente, isso pode desencadear um ciclo que termine em morte. O perfeccionismo extremo muitas vezes acaba levando

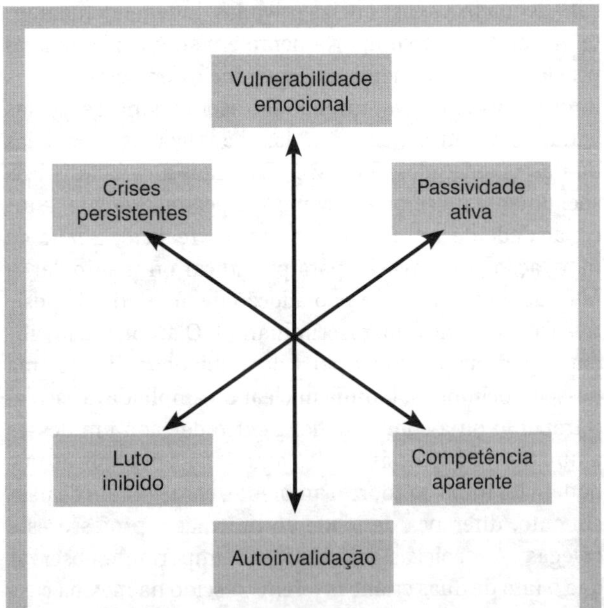

FIGURA 10.1 Dilemas dialéticos na DBT.

ao fracasso, especialmente em pessoas que superestimam suas capacidades. O fracasso, por sua vez, resulta em ódio de si mesmo, que sinaliza os comportamentos suicidas nessa pessoa. Por fim, a autoinvalidação também pode se expressar por meio da supressão proposital, que quer dizer que o indivíduo nega ativamente a experiência de toda a emoção. Muitas vezes, os pacientes que vêm aos nossos consultórios simplesmente declaram: "Eu não funciono com emoções". Assim como acontece com a vulnerabilidade emocional, a autoinvalidação precisa ser tratada ativa e diretamente, em função das consequências letais desses comportamentos.

Passividade ativa–competência aparente

Uma segunda dimensão do comportamento é uma tendência à passividade ativa *versus* um comportamento socialmente mediado de competência aparente. Ambos os polos dessa dimensão podem levar a raiva, culpa ou vergonha por parte do paciente, e a uma tendência do terapeuta de subestimar ou superestimar as capacidades do paciente.

A *passividade ativa* pode ser definida como a passividade para resolver os próprios problemas ao mesmo tempo que se envolvem outras pessoas na solução desses problemas. Também pode ser descrita como passividade que parece ser um processo ativo de se fechar diante de problemas que se esperam no futuro. Em certo sentido, pessoas com TPB não parecem ter capacidade de se regular internamente, em especial quando a regulação necessária passa por comportamentos que não dependem do humor. Pessoas diagnosticadas com TPB parecem ser "seres relacionais" em lugar de "seres autônomos", ou seja, são mais reguladas por seu ambiente do que por seu diálogo interno, suas escolhas e suas decisões. Sua melhor forma de autorregulação é regular o ambiente, de forma que ele proporcione a regulação de que precisam. O problema aqui é que administrar o ambiente e receber o apoio de que se precisa requer uma grande dose de coerência e regulação emocional, características que geralmente são difíceis para indivíduos com TPB. Lorna Benjamin descreveu essa característica da seguinte forma: "Meu sofrimento é a sua ordem" (1996, p. 192).

No lado oposto da polaridade está a *competência aparente*, ou seja, a tendência das outras pessoas a superestimar as capacidades do indivíduo com TPB. Dessa forma, essa característica é definida pelo comportamento do observador em vez do comportamento do indivíduo com TPB. Essa falha ao perceber com precisão dificuldades e "deficiências" tem efeitos sérios sobre as pessoas diagnosticadas com TPB. Elas não apenas deixam de receber a ajuda de que precisam, mas também seu sofrimento emocional e suas dificuldades podem ser facilmente invalidados, levando-as a uma sensação de não serem compreendidas. Uma série de padrões comportamentais pode precipitar essa superestimação das competências da pessoa com TPB. Muitas vezes, uma discrepância significativa entre as apresentações verbal e não verbal da pessoa a faz pensar que transmitiu suficientemente seu nível de desconforto, quando, na verdade, o observador interpreta que ela está administrando uma situação difícil. Um exemplo seria uma mulher que fala de forma indiferente e sem emoção sobre o impulso de cometer suicídio que sentiu depois de uma briga com o marido. As pessoas com TPB também costumam ter dificuldades de generalizar comportamentos em diferentes situações, principalmente em relacionamentos. Por exemplo, a pessoa pode ser capaz de enfrentar bem na presença de uma pessoa, como o terapeuta, mas não quando está só ou com outra pessoa que não o terapeuta. O terapeuta, compreensivelmente, pode não prever a desregulação que acontece quando o paciente vai embora da sessão. Além disso, pode haver dificuldade de generalizar comportamentos de enfrentamento em diferentes humores. Em um estado de humor, um problema é passível de solução; em outro, não. Isso pode não ser tão difícil de entender, se as mudanças de humor lhe forem visíveis, mas muitas vezes não é assim. Dessa forma, para estimar com precisão as competências da pessoa, é necessário que o observador, assim como o terapeuta, preveja constantemente as mudanças de humor que possam ocorrer para conseguir saber o que o paciente pode ou não fazer. É essa característica, mais do que qualquer outra, que leva com tanta frequência a que um paciente saia da sessão, com o terapeuta achando que tudo vai bem, para acabar em um pronto-socorro duas horas depois, após uma tentativa de suicídio. Às vezes, os problemas do paciente não são mais do que as dificuldades do terapeuta (e também, com frequência, do paciente) de prever com precisão comportamentos futuros.

Crise permanente–luto inibido

A terceira dimensão do comportamento é a tendência do paciente com TPB de sentir a vida como uma série de crises permanentes, em vez do comportamento de "luto inibido" (ou seja, uma incapacidade de sentir emoções associadas a traumas ou perdas importantes). O paciente vivencia cada um desses extremos de uma forma que facilita o movimento em direção ao outro; por exemplo, a tentativa de inibir experiências emocionais relacionadas a crises atuais pode resultar em comportamentos problemáticos que as aumentam. Assim como acontece com todos esses dilemas dialéticos, a solução é que terapeuta e paciente trabalhem em prol de uma posição mais equilibrada que represente uma síntese dos polos opostos.

Pessoas diagnosticadas com TPB que vivenciam crises permanentes têm vidas que muitas vezes são caracterizadas como caóticas e em crise. A *crise* se define como a ocorrência de problemas extremos, com muita pressão para que sejam resolvidos rapidamente. A consequência da crise permanente é que o indivíduo com TPB, bem como os recursos ambientais, como família, amigos, colegas de trabalho e até mesmo o terapeuta, aos poucos vão se desgastando. Há três cenários típicos que resultam em um padrão de crise permanente. Primeiro, as pessoas que têm impulsividade e desregulação emocional extremas têm comportamentos que resultam em uma situação de crise. A falta de capacidade de discernimento é um elemento fundamental a ser avaliado quando se analisam os comportamentos impulsivos de pessoas diagnosticadas com TPB. Em segundo lugar, situações que não começaram como crises podem se tornar críticas rapidamente pela indisponibilidade de recursos a muitas dessas pessoas. Isso pode se dever à situação socioeconômica ou à falta de apoio de familiares, de companheiros ou de amigos. Por fim, a crise permanente pode decorrer simplesmente de destino ou má sorte em determinado momento, um fenômeno que está fora do controle da pessoa. Por exemplo, pode acontecer um desastre inesperado no apartamento do paciente porque o vizinho deixou a torneira aberta por muito tempo. O piso do apartamento do paciente pode ser destruído pela água, e ele pode não ter os recursos financeiros para pagar um seguro ou para trocar o carpete. O apartamento agora está inabitável, mas o paciente não tem onde ficar. Esse problema está fora do controle da pessoa, mas ainda assim é sua responsabilidade resolvê-lo.

No outro extremo, e muitas vezes precipitado por uma crise, está o fenômeno do *luto inibido*. Nesse contexto, *luto* significa o processo de elaborar a perda, incluindo vivenciar diversas emoções dolorosas associadas a ela, principalmente a perda traumática, e não apenas a emoção de profunda tristeza ou luto. Pessoas com um diagnóstico de TPB podem não conseguir vivenciar ou processar o luto relacionado à perda da vida que esperavam para si, e geralmente não acreditam que vão se recuperar se realmente tentarem senti-lo ou enfrentá-lo por conta própria. Como nos disse um paciente, "Eu não sei lidar com a tristeza". Outro disse: "Se eu ficar triste, eu morro". Pessoas diagnosticadas com TPB podem não reconhecer sua própria evitação ou seu fechamento emocional, e, portanto, é crucial que o terapeuta preste atenção à evitação emocional, especialmente da tristeza e do luto, e ajude os pacientes nesse processo. Entre as áreas que devem ser enfrentadas, elaboradas e, por fim, aceitas, estão uma infância extremamente sofrida, uma formação biológica que torna a vida mais difícil, a incapacidade de se "encaixar" em muitos ambientes, a falta de pessoas amorosas no ambiente atual ou a perda de esperança em um determinado futuro que se havia esperado ardentemente. O que o terapeuta deve confrontar é o fato de que perdas importantes podem ser reais e o paciente pode ter razão: ele realmente não conseguirá sair do abismo se cair nele. Independentemente da situação a ser elaborada, a evitação dessas situações pode levar a aumento da vergonha. A vergonha é resultado de acreditar que não se é amado, de estar só ou do medo de que não será capaz de enfrentar situações emocionais. Muitos de nossos pacientes acreditam que, se começarem a tratar alguma dessas áreas, não conseguirão funcionar em suas vidas, e muitas vezes isso é verdade. Eles não têm as habilidades ou recursos que os ajudem com o processo de vivência dessas emoções. Muitas vezes dizemos aos pacientes que a administração do luto ou o processamento das emoções requer ir ao cemitério e prestar homenagem ao que se perdeu, mas construir uma casa no cemitério e morar lá não é uma boa ideia. É um lugar para visitar, experimentar a tristeza da perda e ir embora. O uso dessa metáfora ajudou muitos de nossos pacientes a experimentar a emoção sem cair no abismo.

ESTÁGIOS DA TERAPIA E OBJETIVOS DO TRATAMENTO

Em teoria, o tratamento de todos os pacientes com TPB pode ser organizado e definido com base em seus níveis de transtorno, e é conceitualizado em estágios. O *nível de transtorno* é definido pelas atuais gravidade, abrangência, complexidade, deficiência e ameaça iminente que o paciente apresenta. Os pacientes podem entrar em cinco estágios de tratamento com base em seu atual nível de transtorno. Inicialmente, um estágio de pré-tratamento prepara o paciente para a terapia e evoca um compromisso de trabalhar rumo aos vários objetivos do tratamento. A orientação para objetivos específicos e estratégias de tratamento e o compromisso de trabalhar por objetivos desse estágio provavelmente serão importantes em todas as etapas do tratamento e alavancados em tempos de maior desesperança, desânimo, ambivalência ou obstinação.

No primeiro estágio, o foco principal está na estabilização do paciente e em adquirir controle comportamental. Comportamentos fora de controle são os que se tumultuam em função da gravidade do transtorno (p. ex., como se vê em um paciente ativamente psicótico) ou devido à gravidade combinada com a complexidade de diagnósticos múltiplos (como em um paciente suicida que tem TPB com transtorno de pânico e depressão comórbidos). Em geral, os critérios para que um paciente passe pelo primeiro estágio se baseiam no nível de funcionamento atual e na incapacidade do paciente de trabalhar em outros objetivos antes que o comportamento e o funcionamento estejam sob controle. Como disse Mintz (1968) ao discutir o tratamento do paciente suicida, todas as formas de psicoterapia são ineficazes com um paciente morto. Nos estágios seguintes (2–4), os objetivos do tratamento são substituir o "desespero silencioso" pela experiência emocional não traumática (estágio 2); adquirir felicidade ou infelicidade "normal" e reduzir os atuais transtornos e problemas da vida (estágio 3); e resolver uma sensação de incompletude e adquirir liberdade (estágio 4). Em suma, a orientação do tratamento é inicialmente obter controle sobre a ação, depois ajudar o paciente a se sentir melhor, para resolver problemas da vida e no transtorno residual e para encontrar a liberdade (e, para alguns, um sentido de transcendência). A maior parte das pesquisas até hoje tem se concentrado na gravidade de pacientes com múltiplos transtornos que entram no tratamento no primeiro estágio. O construto dos estágios ajuda a planejar e conceituar o tratamento com o paciente e a identificar o nível de tratamento necessário.

Pré-tratamento: orientação e compromisso

As tarefas de orientação específicas se dão em dois níveis. Primeiro, paciente e terapeuta devem chegar a uma decisão mutuamente embasada de trabalhar juntos. Em geral, as primeiras quatro sessões são apresentadas ao paciente como oportunidades para que ambos explorem essa possibilidade. A entrevista diagnóstica, a coleta da história e análises comportamentais formais de comportamentos-alvo de alta prioridade podem ser mescladas em sessões iniciais de terapia ou ser realizadas separadamente. Em segundo lugar, paciente e terapeuta devem negociar um conjunto comum de expectativas para guiar os primeiros passos da terapia. Discutem e estabelecem acordos definindo especificamente o que paciente e terapeuta podem esperar um do outro. Quando for necessário, o terapeuta tenta modificar as crenças disfuncionais do paciente com relação ao processo terapêutico. Entre as questões tratadas, estão o ritmo e a magnitude da mudança que podem ser esperados razoavelmente, os objetivos do tratamento e seus procedimentos gerais, e vários mitos que o paciente pode ter em relação ao processo terapêutico em geral. A visão dialética/biossocial do TPB também é apresentada. A orientação trata de vários outros pontos. Primeiro, a DBT é apresentada como uma terapia de apoio que demanda uma forte relação de colaboração entre paciente e terapeuta. Ela não é um programa de prevenção ao suicídio, e sim um programa de melhoria da vida, no qual paciente e terapeuta funcionam como equipe para criar uma vida que valha a pena. Em segundo lugar, a DBT é descrita como uma terapia cognitivo-comportamental com uma ênfase principal na análise de comportamentos problemáticos e sua substituição por comportamentos habilidosos, e na mudança de crenças ineficazes e padrões de pensamento rígidos. Terceiro, diz-se ao paciente que a DBT é uma terapia voltada a habilidades, com ênfase especial no desenvolvimento de habilidades comportamentais. As estratégias de compromisso e orientação, equilibradas com estratégias de validação descritas posteriormente, são as estratégias mais importantes durante essa fase do tratamento. O terapeuta faz um grande esforço para que o paciente se comprometa a não ter comportamentos de ALNS ou suicidas por determinado período de tempo antes de permitir que o paciente saia da sessão. Pode ser por um ano, seis meses, até a sessão seguinte ou até o próximo dia.

Estágio 1: Alcançando capacidades básicas

O foco principal do primeiro estágio da terapia é obter controle do comportamento para construir um padrão de vida que seja razoavelmente funcional e estável. Além disso, a DBT não se promove como um programa de prevenção ao suicídio, e sim se concentra em "construir uma vida que valha a pena". Portanto, o objetivo fundamental do tratamento na DBT e no primeiro estágio é especificamente ajudar os pacientes a construir uma vida que eles vivenciem como algo que vale a pena ser vivido. O terapeuta atinge esse objetivo dirigindo o tratamento para metas comportamentais específicas de comum acordo entre terapeuta e paciente. Em ordem de importância, as metas específicas são reduzir comportamentos que ameacem a vida (p. ex., tentativas de suicídio, ideação suicida, comportamentos de ALNS, ameaças e comportamentos homicidas), comportamentos que prejudiquem a terapia (p. ex., chegar atrasado à sessão, faltar a sessões, não cumprir o plano de tratamento, ser agressivo com o terapeuta) e comportamentos que interfiram na qualidade de vida (p. ex., abuso de substâncias, transtorno alimentar, morar na rua, transtornos mentais graves), e aumentar as habilidades comportamentais. Esses alvos são tratados de forma hierárquica e recorrentemente à medida que comportamentos de alta prioridade reaparecem em cada sessão. Contudo, isso não significa que esses comportamentos devam ser tratados nessa ordem específica durante uma sessão, e sim que, com base na hierarquia, todos os comportamentos relevantes devem ser tratados em algum momento dentro da sessão. Por exemplo, se um paciente chega 30 minutos atrasado para a sessão (comportamento que prejudica a terapia) e tentou o suicídio na última semana (comportamento que ameaça a vida), o terapeuta pode optar por tratar antes o comportamento prejudicial à terapia e depois avançar para os que ameaçam a vida.

Com pacientes gravemente disfuncionais e suicidas, os avanços importantes em alvos do primeiro estágio podem levar um ano ou mais. Além dessas metas terapêuticas, o objetivo de aumentar o comportamento dialético é universal a todos os modos de tratamento. O pensamento dialético estimula os pacientes a ver a realidade como algo complexo e multifacetado, a ter pensamentos contraditórios ao mesmo tempo e aprender a integrá-los e a estar confortável com a incoerência e as contradições. Para pessoas com TPB, que são extremas e dicotômicas em sua forma de pensar e se comportar, essa é uma tarefa difícil. A ênfase dialética também se aplica aos padrões de comportamento do paciente, pois se recomenda que ele integre e equilibre respostas emocionais e respostas comportamentais explícitas. Em particular, surgem tensões dialéticas nas áreas de aperfeiçoamento de habilidades *versus* autoaceitação, solução de problemas *versus* aceitação de problemas e regulação afetiva *versus* tolerância afetiva. Os extremos comportamentais, sejam eles respostas emocionais, cognitivas ou explícitas, são confrontados constantemente ao mesmo tempo que se ensinam respostas mais equilibradas.

Comportamentos que ameaçam a vida

Manter o paciente vivo deve ser, obviamente, a primeira prioridade de qualquer psicoterapia. Assim, reduzir os comportamentos de crise de caráter suicida (quaisquer comportamentos que coloquem o paciente em risco elevado e iminente de suicídio ou ameacem fazê-lo, incluindo ameaças, planos, preparações de suicídio verossímeis, obtenção de meios letais e elevada intenção suicida) é a maior prioridade da DBT. A meta e sua prioridade são explicitadas na DBT durante a orientação e ao longo do tratamento, simplesmente porque o comportamento suicida e os riscos de suicídio são preocupações centrais aos pacientes com TPB. Da mesma forma, quaisquer comportamentos de ALNS agudos e intencionais compartilham de prioridade máxima. Nesse caso, a prioridade se deve ao fato de ambos, o risco de comportamento suicida e de comportamento de ALNS, serem o melhor preditor isolado de suicídio subsequente. Igualmente, a DBT também visa à ideação suicida e às expectativas do paciente em relação ao valor e às consequências de longo prazo do comportamento suicida, embora esses comportamentos possam não ser necessariamente tratados de forma direta.

Comportamentos que interferem na terapia

Manter pacientes e terapeutas trabalhando conjuntamente é a segunda prioridade explícita da DBT. A natureza crônica da maioria dos problemas entre pacientes com TPB, incluindo a tendência elevada a encerrar prematuramente a terapia e a probabilidade de um colapso e de comportamentos iatrogênicos por parte do terapeuta que trata TPB, demanda uma atenção explícita. Os comportamentos de paciente e terapeuta que ameaçam a relação ou o avanço da terapia são abordados direta, imediata, consistente e constantemente — e, mais importante, antes que o paciente ou o terapeuta não queiram mais continuar, e não depois. Os comportamentos que possam prejudicar, incluindo os que dificultem concretamente o aproveitamento da terapia (p. ex., atraso para as sessões, faltar às sessões, falta de transporte para vir à sessão, dissociar nas sessões) ou que outros pacientes aproveitem a terapia (em grupo ou ambiente hospitalar; p. ex., vender drogas a outros pacientes no programa), e os que entram em colapso ou ultrapassam os limites pessoais do terapeuta (p. ex., telefonemas repetidos em crise às 3 da manhã, ataques verbais repetidos ao terapeuta) são tratados nas sessões de terapia. Os comportamentos do terapeuta incluem qualquer comportamento que seja iatrogênico (p. ex., reforçar involuntariamente comportamentos disfuncionais), assim como qualquer um que cause aflição desnecessária ao paciente ou dificulte o avanço (p. ex., o terapeuta chegar tarde à sessão, faltar a sessões, não retornar telefonemas dentro de um tempo razoável). Esses comportamentos são abordados nas sessões se forem levantados pelo paciente ou pelo terapeuta e também são discutidos durante a reunião de consultoria/supervisão.

Comportamentos que interferem na qualidade de vida

O terceiro alvo do estágio 1 aborda todos os outros comportamentos que dificultam que o paciente tenha uma qualidade de vida razoável. Entre os comportamentos típicos dessa categoria estão abuso grave de substâncias, episódios importantes de depressão maior, transtornos graves da alimentação, comportamentos sexuais de alto risco e fora de controle, dificuldades financeiras extremas (gastar ou jogar descontroladamente, incapacidade de lidar com as finanças), comportamentos ilícitos que tenham probabilidade de levar à prisão, comportamentos disfuncionais relacionados a estudos ou trabalho (um padrão de abandono prematuro de trabalhos ou cursos, ser demitido ou reprovado na escola, não realizar atividades produtivas), comportamentos disfuncionais relacionados à moradia (morar com pessoas abusivas, não encontrar moradia estável), padrões relacionados à saúde mental (hospitalizar-se frequentemente, deixar de tomar ou abusar de medicamentos) e problemas de saúde (deixar de tratar problemas de saúde graves). O objetivo, nesse caso, é que o paciente adquira um estilo de vida estável que cumpra padrões razoáveis de segurança e funcionamento adequado.

Quando é necessário, a DBT incorpora intervenções comportamentais baseadas em evidências para tratar comportamentos específicos que interfiram na qualidade de vida. Por ser um tratamento baseado em princípios, a DBT permite uma integração perfeita de outros protocolos baseados em evidências, desde que eles sejam compatíveis com as premissas básicas e a filosofia da DBT. Por exemplo, acrescentamos recentemente à DBT um protocolo de exposição prolongada para tratar TEPT entre pacientes com TPB extremamente suicidas (Harned et al., 2012). Seguindo as diretrizes de Harned et al. para a prontidão do paciente e implementação do protocolo dentro da DBT padrão, foi realizado um estudo-piloto com 13 mulheres com diagnóstico de TPB e TEPT comórbidos, e com alto risco de suicídio. Os resultados mostraram 70% com melhoria confiável nos sintomas de TEPT e um índice de remissão de 60%, resultados semelhantes aos de EP na literatura padrão sobre TEPT. Um ECR feito com 26 mulheres com TPB e TEPT demonstrou que esse protocolo levava a reduções maiores e mais estáveis nos sintomas de TEPT, e, entre aquelas pacientes que haviam terminado o tratamento de DBT, a taxa de remissão de TEPT dobrava quando o tratamento incluía o protocolo DBT EP (Harned et al., 2014). Os indivíduos que completavam o protocolo da DBT com EP tinham 2,4 vezes menos probabilidade de tentar o suicídio e 1,5 vezes menos chance de se envolverem com ALNS do que aqueles na DBT convencional. Esse estudo também demonstrou de modo confiável que os procedimentos de exposição focados no trauma da DBT com EP não exacerbaram impulsos nem comportamentos suicidas ou ALNS, e indicou que, na verdade, a DBT com EP talvez reduza tais comportamentos. Na medida em que alguns indivíduos relataram intensificação infrequente dos impulsos suicidas ou de ALNS nas sessões seguintes, o grau foi consistente com os relatos que se seguiram às sessões de DBT convencional.

Habilidades comportamentais

O quarto objetivo do estágio 1 é o paciente obter uma capacidade razoável de adquirir e aplicar comportamentos habilidosos às áreas de tolerância ao desconforto, regulação das emoções, eficácia interpessoal, automanejo e a capacidade de responder com consciência sem julgar (habilidade de *mindfulness*). Em nosso programa ambulatorial, a responsabilidade básica para o treinamento de habilidades está no grupo semanal de habilidades de DBT. O terapeuta no atendimento individual monitora a aquisição e o uso das habilidades com o passar do tempo, e ajuda o paciente em sua aplicação a situações problemáticas específicas em sua própria vida. Também é papel do terapeuta individual, e não do coordenador do grupo de habilidades, instruir o paciente sobre habilidades, segundo a necessidade, quando surgirem problemas.

Estágio 2: Desespero silencioso

O estágio 1 da DBT aborda diretamente a administração do comportamento disfuncional da regulação de padrões emocionais. Embora a conexão entre comportamento atual e eventos traumáticos anteriores (incluindo os da infância) possa ser explorada e apontada, o foco do tratamento é outro: analisar a relação entre pensamentos, sentimentos e comportamentos atuais e aceitar e mudar os padrões atuais. A meta do estágio 2 da DBT é reduzir o *desespero silencioso*, que se pode definir como sofrimento emocional extremo na presença de controle da ação (Linehan et al., 1999). Uma ampla gama de dificuldades de vivenciar emoções (p. ex., evitação de emoções e seus sinais) é tratada neste estágio, com o objetivo de aumentar a capacidade de experiência emocional normal (ou seja, a capacidade de experimentar uma ampla gama de emoções sem intensificação emocional grave nem descontrole de comportamento). O estágio 2 aborda quatro objetivos: lembrar e aceitar os fatos de eventos traumáticos anteriores; reduzir a estigmatização e a autorrecriminação geralmente associadas a invalidação social traumática; reduzir as síndromes de negação oscilante e resposta intrusiva e esclarecer as tensões dialéticas que envolvem a culpa por dificuldades anteriores. Historicamente, na DBT, o tratamento focado no trauma (p. ex., EP, terapia de processamento cognitivo [TPC]) no estágio 2 frequentemente ocorria após o término do treinamento de habilidades; contudo, como já discutimos, esses tratamentos atualmente estão integrados junto com a aquisição de habilidades da DBT convencional, usando-se o protocolo DBT+EP de Harnet (Harned et al., 2012, 2014)

Estágio 3: Resolvendo problemas da vida e aumentando o respeito próprio

No estágio 3, a DBT visa à infelicidade inaceitável do paciente e a seus problemas para viver. Neste estágio, o paciente com TPB já fez o trabalho necessário para resolver problemas nos dois estágios anteriores ou não estava com um transtorno tão grave para precisar disso. Embora os problemas neste estágio ainda possam ser graves, o indivíduo funciona nos principais domínios da vida. O objetivo é que o paciente adquira um nível normal de felicidade e infelicidade, bem como um respeito próprio independente. Com esse objetivo, ele é ajudado a valorizar, acreditar, confiar e validar a si mesmo. As metas são habilidades de avaliar o próprio comportamento de forma não defensiva, confiar nas próprias respostas e sustentar as autoavaliações, independentemente das opiniões dos outros. No fim, o terapeuta deve recuar e reforçar de modo persistente as tentativas independentes do paciente de se validar, cuidar de si e resolver problemas. Embora o objetivo não seja que os pacientes se tornem independentes de todas as pessoas, é importante que eles adquiram autoconfiança suficiente para se relacionar com os outros e depender deles sem se autoinvalidar.

Estágio 4: Adquirindo a capacidade para a liberdade e a satisfação sustentada

O estágio final do tratamento com DBT visa a resolver uma sensação de incompletude e desenvolver uma capacidade de satisfação sustentada. O foco na liberdade engloba o objetivo de se libertar de cumprir seus desejos ou mudar a vida ou as respostas comportamentais ou emocionais da pessoa. Os objetivos são a consciência ampliada, a realização espiritual e o movimento rumo a vivenciar o fluxo do que se está fazendo. Para pessoas que se encontrem no estágio 4, a psicoterapia de longo prazo voltada ao *insight*, à orientação ou às práticas espirituais ou outros tratamentos vivenciais organizados e/ou experiências de vida podem ser úteis.

ESTRUTURANDO O TRATAMENTO: FUNÇÕES E MODOS

Funções do tratamento

O tratamento padrão com DBT se estrutura em torno de cinco funções essenciais:

1. melhorar as capacidades comportamentais ao expandir o repertório de padrões comportamentais habilidosos;
2. melhorar a motivação para mudança ao reduzir o reforço aos comportamentos disfuncionais e respostas de alta probabilidade (cognições, emoções, ações) que dificultam os comportamentos eficazes;
3. garantir que os novos comportamentos se generalizem do ambiente terapêutico ao ambiente natural;
4. melhorar a motivação e as capacidades do terapeuta de forma que se aplique tratamento eficaz;
5. estruturar o ambiente para reforçar comportamentos eficazes, em vez de disfuncionais.

Modos de tratamento: quem faz o quê e quando

A responsabilidade por realizar funções e atingir as metas do tratamento na DBT convencional é distribuída entre vários modos de tratamento, com foco e atenção variando segundo o modo de terapia. O terapeuta no atendimento individual (que sempre é o principal terapeuta na DBT) cuida de uma ordem de metas e também é, junto com o paciente, responsável por organizar o tratamento de forma que todas as metas sejam atingidas. O treinamento de habilidades objetiva um conjunto diferente de metas, e, durante telefonemas, uma outra hierarquia de metas tem precedência. O modo de consultoria/supervisão visa aos comportamentos dos terapeutas. Os terapeutas que fazem mais de um modo de terapia (p. ex., individual, em grupo e *coaching* por telefone) devem ter em mente as funções e a ordem das metas específicas de cada modo, e passar com suavidade de uma hierarquia a outra à medida que os modos de tratamento mudam.

Terapia individual

A DBT parte do pressuposto de que o tratamento eficaz deve levar em conta as capacidades do paciente e seus déficits de habilidades comportamentais, bem como questões de desempenho comportamental e motivacional que prejudiquem o uso de respostas habilidosas (função 2). Embora haja muitas formas de colocar esses princípios em prática, na DBT o terapeuta no atendimento individual é responsável pela avaliação e pela solução dos déficits de habilidades e dos problemas motivacionais, e por organizar outras formas de tratar os problemas em cada área.

As sessões de terapia individual com pacientes ambulatoriais são agendadas uma vez por semana, por 50 a 90 minutos, embora se possam fazer sessões duas vezes por semana durante períodos de crise, no início da terapia ou para conduzir de modo efetivo componentes como aqueles do protocolo de DBT EP. As prioridades dos objetivos específicos na terapia individual são as mesmas das prioridades gerais da DBT discutidas anteriormente. O foco terapêutico dentro das sessões de terapia individual é determinado pela meta de tratamento mais prioritária no momento. Essa ordem não muda no decorrer da terapia, mas a relevância de uma meta, sim. A relevância é determinada pelo comportamento cotidiano mais recente do paciente (desde a última sessão) ou pelo comportamento atual durante a sessão. Se conseguir progresso satisfatório em uma meta ou se o comportamento nunca tiver sido um problema, ou, ainda, se o comportamento não estiver evidente atualmente, o terapeuta muda a atenção para outra meta de tratamento segundo a hierarquia. A consequência dessa alocação de prioridades é que, quando estiverem ocorrendo comportamentos suicidas de alto risco ou lesões a si mesmo, comportamentos que interferem na terapia, ou comportamentos que interferem na qualidade de vida, pelo menos uma parte da sessão deverá ser dedicada a esses tópicos. Se esses comportamentos não estiverem ocorrendo no momento, os tópicos a serem discutidos nos estágios 1, 3 e 4 são estabelecidos pelo paciente. O foco terapêutico (dentro de qualquer área temática discutida) depende do estágio do tratamento, das habilidades visadas para melhoria e de quaisquer metas secundárias. Durante o estágio 1, por exemplo, qualquer problema ou área temática pode ser conceituada em termos de questões interpessoais e habilidades necessárias, oportunidades para regulação de emoções e/ou uma necessidade de tolerância ao sofrimento. Durante o estágio 3, independentemente do tópico, o terapeuta se concentra em ajudar o paciente a reduzir os problemas para viver e adquirir respeito próprio, autovalidação e autoaceitação de forma independente na sessão e em sua vida cotidiana (evidentemente, essas são metas durante todo o tratamento, mas o terapeuta recua um pouco durante o estágio 3 e faz menos trabalho pelo paciente do que durante os estágios anteriores). Durante o estágio 2, o foco principal está na redução do "desespero silencioso" difuso, bem como em mudar as emoções extremas e os significados psicológicos associados aos sinais traumatizantes.

No caso de pacientes extremamente disfuncionais, é provável que o início do tratamento esteja necessariamente voltado à parte superior da hierarquia. Por exemplo, se comportamentos suicidas ou ALNS ocorreram na semana anterior, a atenção a isso assume precedência diante da atenção ao comportamento que interfere na terapia. Por sua vez, os comportamentos que interferem na terapia têm precedência em relação a trabalhar com comportamentos que interferem na qualidade de vida. Embora seja possível trabalhar em mais de uma meta em uma sessão (incluindo as geradas pelo paciente), as metas mais prioritárias sempre terão precedência, mas todas as metas relevantes devem ser tratadas de forma adequada na sessão. Mais uma vez, as metas não precisam ser tratadas em ordem sequencial; elas simplesmente devem ser abordadas durante a sessão. A determinação da relevância dos comportamentos-alvo tem como referência o uso de cartões-diário, que são preenchidos pelo paciente durante pelo menos os dois primeiros estágios da terapia e são trazidos às sessões semanais. Deixar de preencher ou de trazer um cartão é considerado um comportamento que interfere na terapia e deve ser tratado abertamente como tal, começando-se com discussões iniciais no estágio de orientação e comprometimento. O cartão-diário registra exemplos cotidianos de comportamento de ALNS ou com tendência suicida, premência de causar dano a si próprio ou de ter comportamentos suicidas (em uma escala de 0 a 5 pontos), sofrimento psíquico, uso de substâncias (lícitas e ilícitas) e uso de habilidades comportamentais. Outros comportamentos-alvo (episódios bulímicos, atividades produtivas diárias, *flashbacks*, etc.) também podem ser registrados no espaço em branco do cartão. O terapeuta que faz DBT deve desenvolver um padrão de sempre revisar o cartão no início de cada sessão. O cartão funciona como mapa para cada sessão; portanto, a sessão não pode começar até que o cartão-diário tenha sido preenchido. Se o cartão indicar que ocorreu um comportamento que coloca em risco a vida, ele será anotado e discutido. Se forem identificadas premências elevadas de causar danos a si próprio ou de suicídio, ou um aumento importante (p. ex., um aumento de três pontos ou mais na escala de 0 a 5 de premências) durante a semana, eles são avaliados para determinar se o paciente está correndo risco de suicídio. Se surgir um padrão de abuso ou dependência de substâncias, ele será tratado como um comportamento que interfere na qualidade de vida.

O trabalho com comportamentos-alvo envolve um conjunto coordenado de estratégias de tratamento, descritas posteriormente neste capítulo. Essencialmente, cada sessão é um equilíbrio entre solução estruturada e não estruturada de problemas (inclusive atividades interpretativas simples por parte do terapeuta) e validação não estruturada. A quantidade de tempo do terapeuta alocada a cada uma delas — solução de problemas e validação — depende:

1. da urgência dos comportamentos que necessitam de mudança ou dos problemas a serem resolvidos;
2. da urgência das necessidades de validação, compreensão e aceitação por parte do paciente, sem que esteja implicada qualquer mudança.

Entretanto, deve haver um equilíbrio geral na sessão entre estratégias de mudança (solução de problemas) e aceitação (validação). A atenção desequilibrada a um dos lados pode resultar em uma sessão não dialética, além de impedir o avanço do paciente.

Treinamento de habilidades

A necessidade de intervenção nas crises e de atenção a outras metas básicas dificulta muito a aquisição de habilidades dentro da psicoterapia individual. Sendo assim, um componente específico do tratamento focaliza diretamente a aquisição de habilidades comportamentais (função 1). Na DBT, isso geralmente assume a forma de sessões semanais em grupo, para treinamento de habilidades, com duas horas ou duas horas e meia de duração, que os pacientes devem frequentar, geralmente por um mínimo de seis meses e, preferencialmente, um ano. O treinamento de habilidades também pode ser feito de forma individual, embora em geral seja mais difícil se manter concentrado no ensino de novas habilidades na terapia individual do que em grupo. Depois que o paciente tiver passado por todos os módulos de habilidades duas vezes (ou seja, por um ano), manter-se no treinamento de habilidades é uma questão de preferência pessoal e necessidade. Alguns programas de DBT desenvolveram grupos graduais para pessoas que adquiriram as habilidades, mas ainda necessitam de acompanhamento semanal para aplicá-las de forma eficaz a dificuldades cotidianas. É importante observar que até hoje não existe pesquisa sobre a eficácia dos grupos graduais. Nos programas para adolescentes, os familiares também são convidados. Alguns programas também incluem um grupo de treinamento de habilidades separado para amigos e familiares.

Cada grupo geralmente tem um coordenador e um subcoordenador. Ao passo que o papel principal do coordenador é ensinar as habilidades, o subcoordenador coordena o processo grupal, mantendo os membros concentrados e prestando atenção ao material que está sendo ensinado, bem como processando a informação (p. ex., certificando-se de que todo mundo esteja na mesma página, observando quando a invalidação do coordenador fez com que um participante se fechasse, acordando alguém, sentando próximo a um participante que esteja chorando durante o grupo). Concluímos que é difícil manter o grupo focado e o coordenador seguindo a agenda para ensinar as habilidades se ele tentar conduzir ambas as tarefas por conta própria. Muitas vezes, o papel de subcoordenador é mais difícil de aprender.

O treinamento de habilidades na DBT segue um formato psicoeducativo. Em contraste com a terapia individual, em que a agenda é determinada principalmente pelo problema a ser resolvido, no treinamento de habilidades a agenda é estabelecida pela habilidade a ser ensinada. Como mencionado anteriormente, o treinamento de habilidades também tem uma hierarquia de metas de tratamento que são usadas para manter o grupo no foco:

1. redução de comportamentos que destroem a terapia (p. ex., usar drogas no lugar onde se faz a terapia, o que poderia fazer com que a clínica fosse fechada; danos à propriedade; ameaça de suicídio iminente ou comporta-

mento homicida em relação a um membro do grupo ou ao terapeuta);

2. aumento da aquisição e do fortalecimento de habilidades;
3. redução de comportamentos que interferem na terapia (p. ex., recusar-se a falar em grupo, caminhar inquieto durante as sessões, atacar o terapeuta e/ou a terapia).

Contudo, os comportamentos que prejudicam a terapia não recebem a atenção no treinamento de habilidades que recebem no modo de psicoterapia individual. Se esses comportamentos fossem o foco principal, nunca haveria tempo para ensinar habilidades comportamentais. Em geral, os comportamentos que interferem na terapia são colocados em uma agenda de extinção, enquanto o paciente é "arrastado" ao longo do treinamento de habilidades e simultaneamente acalmado. Na DBT convencional (isto é, modo completo), todos os pacientes que estejam em treinamento de habilidades devem estar concomitantemente em psicoterapia individual. Por meio do treinamento de habilidades individual ou em grupo, cada paciente deve tratar os outros comportamentos problemáticos com seu terapeuta principal. Caso se desenvolva um grave risco de suicídio, o terapeuta do treinamento de habilidades encaminha o problema ao terapeuta principal.

Embora todas as estratégias descritas a seguir sejam usadas na psicoterapia individual e no treinamento de habilidades, a combinação é definitivamente diferente. As estratégias de aquisição, fortalecimento e generalização de habilidades constituem as estratégias de mudança predominantes no treinamento de habilidades. Além disso, o treinamento de habilidades é extremamente estruturado, muito mais do que o componente psicoterapêutico individual. Metade de cada sessão de treinamento de habilidades é dedicada à revisão da prática dos exercícios de casa relativos às habilidades que estejam sendo ensinadas atualmente, e a outra metade é dedicada à apresentação e à prática de novas habilidades. Exceto quando problemas do processo interpessoal ameaçam seriamente o progresso, a pauta e os tópicos para discussão no treinamento de habilidades, de modo geral, costumam ser preestabelecidos.

Quatro módulos de habilidades são ensinados de forma rotativa ao longo de seis meses. Na DBT convencional, as habilidades de *mindfulness* são ensinadas em duas semanas consecutivas no começo de cada um dos módulos subsequentes. Os novos membros entram em um grupo durante as duas semanas de *mindfulness* ou nas primeiras duas semanas do próximo módulo.

As atividades de *mindfulness* são consideradas essenciais na DBT, de forma que são chamadas de habilidades "fundamentais". Essas habilidades representam uma tradução comportamental da prática de meditação (incluindo o zen e a oração contemplativa) e incluem observar, descrever, participar de forma espontânea, não julgar, focar na conscientização e na efetividade. Ao contrário das terapias comportamentais e cognitivas tradicionais, que geralmente se concentram em mudar emoções e eventos aflitivos, uma ênfase importante da DBT está em manejar com habilidade o sofrimento. As habilidades de *mindfulness* refletem a capacidade de vivenciar e observar os próprios pensamentos, emoções e comportamentos sem julgamento e sem tentar mudá-los ou controlá-los. As habilidades de tolerância à aflição são de dois tipos. Primeiro, as habilidades de sobrevivência em crises são usadas para regular o comportamento com vistas a administrar situações sofridas sem piorá-las (p. ex., sem ter comportamentos que coloquem a vida em risco) até que o problema possa ser resolvido. Em segundo lugar, as habilidades de "aceitação da realidade" são usadas para tolerar o sofrimento dos problemas que não podem ser resolvidos em um futuro próximo ou que ocorreram no passado, de forma que nunca poderão ser mudados.

As habilidades de regulação emocional visam à redução da aflição emocional e incluem identificar e nomear os afetos, usar *mindfulness nas* emoções atuais (ou seja, vivenciar sem julgar), identificar os obstáculos à mudança das emoções, potencializar resiliência e agir no sentido oposto da emoção. As habilidades de eficácia interpessoal ensinam métodos eficazes para decidir sobre objetivos dentro de situações de conflito (seja pedindo alguma coisa, seja dizendo "não" a uma solicitação) e estratégias que maximizam as chances de obter esses objetivos sem prejudicar o relacionamento ou sacrificar o respeito próprio.

É importante destacar aqui uma habilidade que é essencial no módulo da DBT para regulação emocional: a habilidade de ação oposta. Essa habilidade de regulação emocional incentiva os pacientes a agir no sentido contrário de seu impulso emocional, para reduzir sua excitação emocional. A premissa teórica por trás da ação oposta é de que agir de acordo com o impulso de ação associado a uma emoção aumenta a probabilidade de que a emoção dispare de novo (Linehan, Bohus, & Lynch, 2007). Ensina-se aos pacientes que a reversão de componentes expressivos (p. ex., expressão facial, postura, tom de voz) e de ação das respostas emocionais é comum a muitos tratamentos para transtornos emocionais e, em essência, pode ser um dos principais mecanismos de mudança na psicoterapia eficaz. Por exemplo, tratamentos efetivos para ansiedade são baseados em princípios de exposição e prevenção de resposta que incentivam a substituição ativa de um comportamento coerente com a emoção por um comportamento incoerente com a emoção (p. ex., Foa & Kozak, 1986). A habilidade da ação oposta amplia esse princípio para que ele seja aplicável a todas as emoções, e não apenas ao medo. Também fornece orientações específicas sobre como implementar exatamente ações opostas a cada emoção problemática. Portanto, se uma emoção não se justifica na situação ou não é efetiva, a ação oposta envolve (1) expor-se aos estímulos ou sinais que evocam a emoção, (2) bloquear o comportamento desencadeado pelo impulso de ação da emoção e (3) agir de forma que seja oposta ou incoerente com a resposta emocional (Linehan, 2015). Por exemplo, o impulso de ação relacionado ao medo é evitar; portanto, a ação oposta é enfrentar integralmente a situação. Para a raiva, o impulso de ação é atacar física ou emocionalmente, cerrar os punhos e avaliar a situação. A ação oposta à raiva, portanto, envolve retirar-se suavemente da situação, descerrar os punhos e abrir as palmas das mãos, relaxando os ombros, fazendo declarações empáticas e trabalhando ativamente para gerar empatia para com a pessoa ou situação da qual se está sentindo raiva (Linehan, 2015).

A habilidade de ação oposta é muito semelhante à recomendação de alterar as tendências de ação para mudar a ansiedade, proposta por Barlow em 1988. De acordo com Barlow et al. (2004; ver também Payne, Ellard, Farchione, & Barlow, Cap. 6, neste volume), as emoções negativas são um fator latente que subjaz aos transtornos de ansiedade e à depressão; portanto, os autores propuseram um protocolo de tratamento unificado para transtornos do humor e de ansiedade. O protocolo unificado de Barlow et al. sugere que as dificuldades com as emoções negativas podem ser tratadas mudando-se as reavaliações cognitivas antecedentes (ou seja, a probabilidade de um evento acontecer e a probabilidade de um resultado catastrófico), prevenindo-se a evitação emocional e facilitando-se tendências de ação que não sejam associadas à emoção. Para esta última estratégia, destacam que um passo crucial é impedir tendências de ação associadas à emoção e facilitar tendências de ação diferentes, incentivando-se o enfrentamento quando as emoções apontarem à evitação. Os exemplos dados são semelhantes à ação oposta (p. ex., pedir a um indivíduo diagnosticado com TAG que tenha comportamento imperfeito, incentivar alguém com um problema de raiva a agir de forma distanciada e passiva, pedir a alguém com diagnóstico de depressão que aja de forma ativa e não se feche).

As habilidades de automanejo são ensinadas em conjunto com outras habilidades comportamentais, mas não há um módulo específico dedicado a essas habilidades, pois os princípios comportamentais são inerentes a toda a DBT. As habilidades de automanejo incluem o conhecimento dos princípios fundamentais da aprendizagem e da mudança de comportamento, e a capacidade de estabelecer objetivos realistas, realizar a própria análise comportamental e implementar planos de administração de contingência.

Consulta por telefone

Os telefonemas entre as sessões (ou outro contato extraterapêutico quando a DBT for realizada em outros *settings*; p. ex., as habilidades de *coaching* em unidades de internação) constituem uma parte integral da DBT. As consultas por telefone também seguem uma hierarquia de metas:

1. proporcionar intervenção emergencial nas crises e, ao mesmo tempo, romper o vínculo entre comportamentos suicidas e atenção do terapeuta;
2. proporcionar *coaching* em habilidades e promover sua generalização;
3. fornecer um contexto oportuno para restaurar a relação terapêutica.

Com relação a telefonemas para *coaching* em habilidades, o foco varia muito dependendo da complexidade e da gravidade do problema a ser resolvido, bem como da quantidade de tempo que o terapeuta está disposto a despender ao telefone. É importante observar que essas ligações não são consideradas sessões de terapia e não devem ser usadas como tal. Com situações fáceis e já claras, nas quais seja razoavelmente fácil determinar o que o paciente pode ou deve fazer na situação, o foco está em ajudá-lo a usar habilidades comportamentais (em vez de comportamentos disfuncionais) para tratar do problema. No caso de situações complexas ou problemas graves demais para que o paciente resolva em pouco tempo, o foco está em aliviar ou tolerar a aflição e em inibir os comportamentos disfuncionais para a solução de problemas até a próxima sessão. Neste último caso, resolver o problema que desencadeou a crise não é o objetivo do *coaching* por telefone.

Com a exceção de tomar as providências necessárias para proteger a vida do paciente quando há ameaça de suicídio, todas as ligações pedindo ajuda são manejadas de modo tão similar quanto possível, para romper a contingência entre comportamentos suicidas e ALNS, e o aumento dos contatos telefônicos. Para fazer isso, o terapeuta tem duas opções: recusar-se a aceitar telefonemas (incluindo os referentes a crises de suicídio) ou fazer questão de que o paciente que telefona durante as crises suicidas também o faça durante outras crises e situações problemáticas. Como observa Linehan (2015), os especialistas em comportamentos suicidas dizem unanimemente que, no caso de pacientes suicidas, é necessária disponibilidade do terapeuta. Desse modo, a DBT opta pelo segundo caminho e encoraja (e, às vezes, insiste nisso) os telefonemas durante períodos de crise não suicidas. Telefonar para o terapeuta com muita frequência, bem como muito raramente, é considerado um comportamento que interfere na terapia. Por meio do *coaching* por telefone durante o pré-tratamento, o paciente aprende o que esperar durante as ligações. Por exemplo, o terapeuta pode comunicar na sessão aquilo que vai perguntar ao telefone: "Qual é o problema? Que habilidades você usou? Onde está o seu caderno de habilidades? Vá pegá-lo, e vamos ver quais outras habilidades você pode usar para atravessar essa situação". É importante destacar que pacientes e terapeutas podem cair com facilidade na armadilha de considerar como habilidade o ato de telefonar para consultar o terapeuta. Embora pedir ajuda possa ser uma meta atual do tratamento, ela não é considerada uma habilidade a ser usada quando o paciente está aflito. Os terapeutas devem reforçar o paciente por conseguir pedir ajuda, mas não por não usar habilidades concretas para administrar o problema em questão antes de ligar.

O terapeuta também estará equilibrando as estratégias de mudança com a validação pelo telefone. É importante que o terapeuta esteja ciente dos princípios de administração de contingências que podem estar ocorrendo durante os telefonemas para não reforçar inadvertidamente comportamentos de crise e aumentar o contato entre sessões.

Os terapeutas de habilidades usam a chamada telefônica apenas para manter o paciente na terapia (incluindo, é claro, quando for necessário, mantê-lo vivo). Todos os outros problemas, incluindo as crises suicidas, são transferidos ao terapeuta principal assim que for possível. Aprendemos que essa pode ser uma das distinções mais difíceis de manter para coordenadores de grupo. Os pacientes podem telefonar por várias razões, e é papel do coordenador do grupo lhes dizer que liguem para o terapeuta individual.

A prioridade final dos telefonemas aos terapeutas individuais é restaurar a relação terapêutica. Os pacientes com TPB costumam ter reações emocionais retardadas em resposta a interações que ocorreram durante as sessões. Da perspectiva da DBT, não é razoável pedir aos pacientes que esperem toda uma semana antes de lidar com essas emoções, e está correto que eles telefonem para ter uma conversa curta, de caráter íntimo. Nessas situações, o papel do terapeuta é confortar e ressegurar. As análises profundas devem esperar até a sessão seguinte.

Equipe de consultoria

A DBT assume que o tratamento eficaz do TPB deve dar tanta atenção ao comportamento e à experiência do terapeuta quanto à do paciente. Tratar os pacientes com TPB é muito estressante, e permanecer dentro da estrutura terapêutica da DBT (função 4) pode ser extraordinariamente difícil. Assim, uma parte integrante da terapia é o tratamento do terapeuta. Cada terapeuta deve estar em uma equipe de consultoria com outra pessoa ou com um grupo. As reuniões de consultoria da DBT são semanais, e participam delas os terapeutas que estejam atendendo pacientes com DBT. Às vezes, o *setting* clínico pode demandar que a equipe participe de uma reunião administrativa em função de limitações de tempo e espaço. Quando isso acontece, é importante definir uma agenda específica e limites de tempo de cada parte da reunião (administração, DBT) para garantir que as questões de consultoria dos terapeutas sejam tratadas. As funções da consultoria são manter o terapeuta dentro da estrutura terapêutica e abordar problemas que surjam no curso do tratamento. Assim, a meta fundamental é aumentar a adesão dos princípios da DBT em cada membro do grupo de consultoria. A equipe é considerada um componente integral da DBT, ou seja, uma terapia de grupo entre colegas para os terapeutas, na qual cada membro é ao mesmo tempo terapeuta em relação aos outros e ao paciente. O foco está na aplicação de estratégias de DBT para aumentar a adesão aos comportamentos da DBT e diminuir os comportamentos não DBT.

Há três funções básicas para a consultoria ao terapeuta de DBT. Em primeiro lugar, uma equipe de consultoria ajuda a manter cada terapeuta no relacionamento terapêutico. Nesse caso, a função é incentivar e apoiar o terapeuta. Em segundo lugar, a equipe de supervisão ou consultoria equilibra o terapeuta em suas interações com o paciente. Ao proporcionar equilíbrio, os consultores podem se aproximar do terapeuta, ajudando-o a manter uma posição forte, ou podem se afastar dele, demandando que se aproxime do paciente para manter o equilíbrio. Em terceiro, dentro das aplicações programáticas da DBT, a equipe proporciona o contexto para o tratamento.

INGRESSANDO NA EQUIPE DE CONSULTORIA

Cada equipe é integrada por terapeutas que estejam tratando um paciente com DBT ou disponíveis para tal. A equipe de consultoria é uma comunidade de terapeutas que trata uma comunidade de pacientes. Antes de entrar para a equipe, é importante que o terapeuta esteja completamente ciente de seu compromisso. Assim como os pacientes durante a fase de pré-tratamento de DBT, os terapeutas devem estabelecer um compromisso com a equipe (ver Tab. 10.1). O membro da equipe que realiza a sessão de compromisso usa as mesmas estratégias e técnicas usadas em uma primeira sessão com um paciente de DBT (p. ex., advogado do diabo, prós e contras, solução de problemas). Terapeutas novos devem se comprometer a realizar os comportamentos relacionados na Tabela 10.1, trabalhar ativamente para aumentar sua própria eficácia e sua adesão ao aplicar princípios da DBT e ser responsáveis pelo tratamento e os resultados de todos os pacientes atendidos pela equipe. Por exemplo, se um paciente que esteja sendo tratado por qualquer membro da equipe cometer suicídio, todos os membros dirão "sim" quando perguntados se algum paciente seu já cometeu suicídio.

FORMATO DA REUNIÃO DE CONSULTORIA

Há muitas formas de conduzir uma reunião de equipe de DBT. A forma a seguir é como nós conduzimos nossas reuniões na University of Washington e no Duke University Medical Center (embora seja importante observar que mesmo esse formato poderia mudar segundo as necessidades dos integrantes). Cada uma de nossas equipes de DBT tem um coordenador identificado, geralmente o terapeuta mais experiente, e seu papel é expressar os princípios da DBT quando isso for necessário para supervisionar a fidelidade do tratamento. A equipe também pode ter um

TABELA 10.1 Sessão de comprometimento da equipe com a consultoria de DBT

1. Manter os acordos da equipe, principalmente o de se manter solidário, com *mindfulness* e dialético.
2. Estar disponível para atender um paciente na função para a qual se entrou para o grupo (p. ex., terapeuta individual, terapeuta de habilidades em grupo, supervisor clínico, farmacoterapeuta).
3. Funcionar como terapeuta no grupo (para o grupo) e não ser apenas um observador silencioso ou uma pessoa que só fala de seus próprios problemas.
4. Tratar as reuniões da equipe da mesma forma com que se trata qualquer outra sessão de terapia de grupo (ou seja, participar dos encontros semanais [sem marcar outros eventos ou pacientes no mesmo horário], pontualmente, até o fim, deixando o celular ou *pager* longe ou, se necessário, deixá-lo por perto em modo silencioso).
5. Vir preparado aos encontros da equipe.
6. Estar especialmente disposto a dar orientação clínica a pessoas com mais experiência (principalmente quando é difícil imaginar você como alguém capaz de oferecer algo de útil).
7. Ter a humildade de admitir seus erros ou dificuldades e a disposição de deixar que o grupo o ajude a solucioná-los.
8. Ter uma postura não julgadora e tolerante em relação aos seus colegas e pacientes. "Tocar a campainha" da postura não julgadora para lembrar-se de não ser crítico ou desprovido de *mindfulness*, mas não a tocar como um empecilho a criticar alguém. A "campainha" é um lembrete, não um censor.
9. Avaliar corretamente o problema antes de dar soluções (faça aos outros como gostaria que eles fizessem a você com mais frequência).
10. Gritar "Elefante na sala!" quando os outros estiverem ignorando ou não vendo alguma coisa evidente.
11. Estar disposto a se submeter a uma análise em cadeia mesmo que você esteja só 31 segundos atrasado e teria chegado na hora se não fosse por aquele semáforo que sempre leva horas para mudar.
12. Participar da equipe compartilhando os papéis de Coordenador, Observador, Secretário ou outras tarefas fundamentais para o funcionamento do grupo.
13. Se você acha que a equipe de consultoria não está sendo útil ou não agrada a você a forma como está sendo conduzida, diga algo em vez de ficar sentindo a frustração silenciosamente.
14. Explicar à equipe de alguma forma quando faltar a reuniões, porque o grupo tem a força de seu elo mais frágil. Assim, a ausência de qualquer membro da equipe é sentida.
15. Seguir adiante, mesmo quando estiver se sentindo esgotado, frustrado, irritado, com excesso de trabalho, subvalorizado, sem esperanças, ineficaz (é mais fácil dizer do que fazer, claro).

observador que dá o alarme sempre que um membro fizer comentários marcados por uma postura de julgamento (seja no conteúdo, seja no tom) em relação a si mesmo, a outro membro ou a um paciente; fica polarizado, sem buscar uma síntese; distancia-se da *mindfulness*, fazendo duas coisas ao mesmo tempo; ou se apressa em resolver um problema antes de avaliá-lo. A razão dessas observações não é apontar culpados, e sim concentrar a atenção do grupo no comportamento e superá-lo.

Nossas equipes começaram com uma prática de *mindfulness*. Há várias funções para *mindfulness* em uma equipe. Em primeiro lugar, ela ajuda a transição dos membros da equipe pela participação plena e pelo foco exclusivo em uma única coisa a cada momento, usando a mentalidade própria da DBT. Em segundo, também pode proporcionar uma oportunidade de os membros da equipe melhorarem suas habilidades de liderança e oferecer um *feedback* da prática com outros membros. Os acordos dentro da equipe de consultoria (ver Tab. 10.2) foram desenvolvidos para facilitar uma estrutura de DBT e ajudar a criar um ambiente que dê apoio ao manejo das dificuldades entre paciente e terapeuta, e entre terapeutas. Desse modo, a equipe pode escolher ler um ou todos os acordos em uma sessão. Também é importante, também, estabelecer uma agenda para a equipe a partir da hierarquia de metas da DBT, com foco específico nas necessidades do terapeuta, em vez de nos problemas dos pacientes. Nossa agenda usa o formato apresentado a seguir, mas os itens podem ter diferentes prioridades dependendo das necessidades de cada equipe:

1. a necessidade do terapeuta de consultoria em relação às crises suicidas e a outros comportamentos que coloquem em risco a vida dos pacientes;
2. os comportamentos que interferem na terapia (incluindo faltas e desistências por partes dos pacientes, assim como os comportamentos que interferem na terapia por parte dos terapeutas);
3. os comportamentos e o esgotamento dos terapeutas que interferem na equipe;
4. os comportamentos que interferem de forma grave ou crescente na qualidade de vida;
5. as boas notícias ou os comportamentos eficientes dos terapeutas;

TABELA 10.2 Acordos da equipe de consultoria em DBT

1. *Acordo dialético:* Concordamos em aceitar uma filosofia dialética: não existe verdade absoluta. Entre duas opiniões contraditórias, concordamos em procurar a verdade em ambas e buscar uma síntese, fazendo perguntas como "O que está ficando de fora?".
2. *Acordo de consultoria ao paciente:* Concordamos que o objetivo principal deste grupo é melhorar nossas próprias habilidades como terapeutas de DBT e não servir como intermediários entre os pacientes. Concordamos em não tratar os pacientes ou uns aos outros como frágeis. Concordamos em tratar outros membros do grupo com a visão de que eles podem falar por si.
3. *Acordo de coerência:* Como a mudança é uma ocorrência natural da vida, concordamos em aceitar a diversidade e a mudança quando elas se apresentarem naturalmente. Isso quer dizer que não é necessário que concordemos uns com os outros em relação a como responder a pacientes específicos, nem temos de adequar nosso próprio comportamento para que seja coerente com o de todas as outras pessoas.
4. *Acordo de respeito aos limites:* Concordamos em respeitar nossos próprios limites. Como terapeutas e membros do grupo, concordamos em não julgar nem criticar outros membros por ter limites diferentes dos nossos (p. ex., amplos demais, estreitos demais, "simplesmente corretos").
5. *Acordo da empatia fenomenológica:* Como regra geral, concordamos em buscar interpretações não pejorativas ou fenomenologicamente empáticas do comportamento de nossos pacientes, do nosso próprio comportamento e do comportamento dos outros membros. Concordamos em partir do pressuposto de que nós e nossos pacientes estamos tentando fazer o melhor que podemos, e que queremos melhorar. Concordamos em lutar para ver o mundo pelos olhos de nossos paciente e pelos olhos uns dos outros. Concordamos em exercitar uma postura de não julgamento, com os pacientes e pelos olhos uns com os outros.
6. *Acordo de falibilidade:* Concordamos, *a priori*, que todos somos falíveis e cometemos erros. Concordamos que provavelmente fizemos as coisas problemáticas de que somos acusados, ou parte delas, para que possamos deixar de assumir uma postura defensiva para provar nossa virtude ou nossa competência. Por sermos falíveis, concorda-se que provavelmente vamos romper todos esses acordos, e, quando isso acontecer, contaremos uns com os outros para apontar a polaridade e prosseguir em direção a uma síntese.

6. o resumo dos trabalhos no grupo de habilidades anteriores e do grupo avançado por seus coordenadores;
7. a discussão de questões administrativas (solicitações para faltar à reunião ou se ausentar da cidade, contato com novos pacientes, mudanças de terapeutas de habilidades ou horários de reunião, formato do grupo de consultoria, etc.).

Essa agenda cobre a reunião de uma hora. Embora a agenda pareça ser absurdamente longa, os terapeutas costumas administrar bem o tempo, sendo assertivos quanto às suas necessidades de ajuda e consultas com a equipe. Nossas equipes geralmente, têm reuniões de duas horas, e, durante a segunda hora, enfocamos a didática e os objetivos educacionais dos vários membros da equipe. Por exemplo, podemos assistir a um vídeo de sessão fornecido por um terapeuta da equipe, ou discutir tópicos educacionais relevantes, como o bem-estar do terapeuta, o treinamento por telefone ou as novas pesquisas focadas na DBT.

Cuidados complementares

Quando problemas no ambiente do paciente prejudicam seu funcionamento ou seus avanços, o terapeuta passa às estratégias de manejo do caso. Há três estratégias de manejo dos casos: a estratégia consultor-paciente, a intervenção ambiental e a reunião da equipe de consultoria/supervisão (descrita anteriormente). Como a DBT se baseia na dialética e evita se tornar rígida, o terapeuta intervém no ambiente do paciente somente quando em condições muito específicas:

1. o paciente não consegue agir por si só, e o resultado é extremamente importante;
2. uma pessoa chave no ambiente só dialoga com alguém que esteja em uma posição de poder mais elevada (p. ex., o terapeuta em lugar do paciente);
3. há risco iminente à vida do paciente ou de outras pessoas;
4. é uma questão de humanidade e não causará danos;
5. o paciente é menor de idade.

ESTRATÉGIA DE CONSULTORIA AO PACIENTE

A estratégia de consultoria ao paciente foi desenvolvida tendo-se em mente três objetivos. Em primeiro lugar, os pacientes devem aprender a administrar suas próprias vidas e cuidar de si mesmos interagindo de forma eficaz com outros indivíduos no ambiente, incluindo os profissionais da saúde. Essa estratégia destaca as possibilidades dos pacientes e tem como meta suas capacidades de se cuidar. Em segundo lugar, a estratégia foi delineada para reduzir os casos de "dissociação" entre terapeutas de DBT e outros indivíduos que estejam interagindo com os pacientes. A dissociação ocorre quando diferentes prestadores de serviços na rede de um paciente têm opiniões distintas sobre como tratá-lo. Um preceito fundamental dessa estratégia é que os terapeutas não digam aos outros, incluindo os profissionais da saúde, como tratar o paciente. O terapeuta pode sugerir, mas não exigir. O que isso significa na prática é que o terapeuta não está vinculado ao fato de que outros tratem o paciente de determinada maneira. Mantendo-se no papel de consultor em relação ao paciente, o terapeuta fica fora desse tipo de discussão. Por fim, a estratégia de consultoria ao paciente promove o respeito pelos pacientes ao transmitir a mensagem de que eles podem acreditar neles e de que são capazes de realizar intervenções por si próprios.

Como mencionado anteriormente, é responsabilidade do terapeuta da DBT individual coordenar e organizar os cuidados oferecidos pelos provedores de tratamentos auxiliares (função 5; p. ex., administradores de caso, farmacoterapeutas). A estratégia de consultoria ao paciente equilibra a estratégia de consultoria ao terapeuta descrita antes, principalmente ao proporcionar consultoria direta ao paciente sobre como interagir com outros profissionais da saúde, em vez de orientar o ambiente sobre como interagir com o paciente. Com exceção das circunstâncias especiais listadas anteriormente, os terapeutas de DBT não discutem os casos com profissionais de serviços auxiliares nem com outras pessoas no ambiente do paciente, sem a presença deste. O terapeuta trabalha com o paciente para resolver dificuldades que ele tenha com seu trabalho, deixando que ele mesmo aja como intermediário entre o terapeuta e outros profissionais.

INTERVENÇÃO AMBIENTAL

A DBT tem inclinação a ensinar o paciente a interagir de forma efetiva com seu ambiente. Portanto, a estratégia de consultoria ao paciente é a principal técnica de manejo do caso e é usada sempre que possível. Há vezes, contudo, em que é necessária a intervenção do terapeuta. Em geral, a estratégia de intervenção ambiental é usada em detrimento de uma estratégia de consultoria ao paciente quando pode haver danos importantes a ele se o terapeuta não intervier. A regra geral para a intervenção ambiental é que, quando os pacientes carecem de capacidades de que precisam para aprender ou que são impossíveis de obter, ou, ainda, que não são razoáveis ou necessárias, o terapeuta deve intervir.

Variáveis do paciente

A DBT foi desenvolvida para pacientes com multidiagnósticos, difíceis de tratar. Assim, há uma série de requisitos que são necessários aos pacientes para o estágio 1 da DBT. Entre esses, são fundamentais a participação voluntária e o compromisso com um período de tempo especificado (p. ex., 16 semanas, seis meses a um ano). A aplicação eficaz da DBT requer uma forte relação interpessoal entre terapeuta e paciente. O terapeuta deve primeiro trabalhar para se tornar um importante reforçador na vida do paciente e, depois, usar a relação para promover a mudança. A continuação do relacionamento só pode ser usada como uma contingência positiva quando o paciente quiser se tratar, de forma que o manejo de contingências fica seriamente comprometido com pacientes involuntários. O tratamento determinado judicialmente é aceitável, se os pacientes concordarem em permanecer no tratamento mesmo que a ordem judicial seja revogada. Uma característica de pacientes que é necessária para a terapia de grupo é a capacidade de controlar o comportamento francamente hostil em relação aos outros. Além disso, os comportamentos problemáticos dos pacientes devem ser manejados até o ponto em que não sejam disruptivos para o aprendizado de outros membros do grupo. Se o paciente for incapaz de participar da terapia de grupo para o treinamento de habilidades, esse treinamento deverá assumir uma forma alternativa; em tais circunstâncias, frequentemente o treinamento de habilidades individuais é utilizado como alternativa. A DBT foi desenvolvida e avaliada, talvez, com a parcela mais afetada da população com TPB: todos os pacientes aceitos em tratamento tinham uma história de múltiplos comportamentos suicidas e ALNS. Todavia, o tratamento foi planejado de forma flexível e provavelmente seja efetivo com pessoas menos gravemente perturbadas.

Variáveis do terapeuta

Em comparação com outros aspectos da terapia, as características do terapeuta que facilitam a DBT receberam relativamente pouca atenção. Entretanto, há evidências que apoiam a suposição de que a terapia eficaz para pacientes com TPB exige um equilíbrio competente de aceitação e de estratégias de mudança (Shearin & Linehan, 1992). Essa pesquisa também concluiu que as percepções não pejorativas dos terapeutas acerca dos pacientes estavam associadas a um comportamento menos suicida.

Linehan (2015) descreve as características indispensáveis dos terapeutas em termos de três dimensões bipolares que devem ser equilibradas na conduta terapêutica. A primeira dimensão representa o equilíbrio de uma orientação de aceitação *versus* uma orientação de mudança. O terapeuta deve ser capaz de inibir atitudes de julgamento (muitas vezes em circunstâncias muito difíceis) e de praticar a aceitação do paciente, de si próprio e do processo terapêutico exatamente como eles estão no momento. Não obstante, o terapeuta não perde de vista que a terapia implica necessidade de mudar e assume a responsabilidade pela orientação da influência terapêutica. Em segundo lugar, o terapeuta deve equilibrar a postura centrada inabalável com uma flexibilidade compassiva. Essa *postura centrada inabalável* é a qualidade de acreditar em si mesmo, na terapia e no paciente. A *flexibilidade compassiva* é a capacidade de assimilar informações relevantes sobre o paciente e modificar a própria posição, abrindo mão de posições anteriores. Ao equilibrar essas duas dimensões, o terapeuta deve conseguir observar seus próprios limites sem se tornar rígido demais. Por fim, o terapeuta da DBT deve ser capaz de combinar um alto grau de cuidado com uma exigência benevolente. O *cuidado*, nesse caso, significa ensinar, treinar, ajudar e fortalecer o paciente, ao passo que a *exigência benevolente* requer que o terapeuta reconheça as aptidões existentes, reforce o comportamento adaptativo e se recuse a "fazer" pelo paciente quando este pode "fazer" por si próprio. Acima de tudo, a capacidade para exigir requer disposição de acreditar na capacidade de mudança do paciente.

ESTRATÉGIAS DE TRATAMENTO

As *estratégias terapêuticas* da DBT estão relacionadas tanto ao papel e ao foco do terapeuta, quanto a um conjunto coordenado de procedimentos que atuam para alcançar objetivos terapêuticos específicos. Embora as estratégias da DBT geralmente consistam de muitos passos, o uso de uma estratégia não requer necessariamente a aplicação de todos os seus passos. É consideravelmente mais importante que o terapeuta adapte a intenção da estratégia, em vez de conduzir de modo inflexível o paciente por uma série de manobras prescritas.

A DBT emprega cinco conjuntos de estratégias terapêuticas para alcançar as metas comportamentais descritas anteriormente:

1. estratégias dialéticas;
2. estratégias centrais;
3. estratégias estilísticas;
4. estratégias de manejo de caso (discutidas anteriormente);
5. estratégias integradas.

As estratégias da DBT estão descritas em detalhes no texto de 1993 de Linehan. Dentro de uma sessão individual e com um determinado paciente, certas estratégias podem ser mais usadas do que outras, e nem todas as estratégias podem ser necessárias ou adequadas. Segue uma discussão resumida dos primeiros três tipos de estratégias de tratamento na DBT.

Estratégias dialéticas

As estratégias dialéticas permeiam toda a terapia, e seu uso proporciona um fundamento lógico para acrescentar-se o termo *dialético* ao título da terapia. Há três tipos de estratégias dialéticas: as que estão relacionadas à forma como o terapeuta estrutura as interações; as pertinentes a como ele define e ensina comportamentos habilidosos; e certas estratégias específicas usadas durante a realização do tratamento.

Dialética do relacionamento: equilibrando as estratégias de tratamento

As *estratégias dialéticas*, no sentido mais geral do termo, relacionam-se com a forma como o terapeuta equilibra as tensões dialéticas dentro da relação terapêutica. Conforme observado, a dialética fundamental em qualquer psicoterapia, inclusive a com pacientes com TPB, é a que se dá entre aceitar o que se é e os esforços para mudar o que se é. Uma posição terapêutica dialética se caracteriza por atenção constante à combinação entre aceitação com mudança, flexibilidade com estabilidade, apoio com desafio, além de um foco nas capacidades, nas limitações e nos déficits. Os objetivos são trazer à tona os opostos, tanto na terapia quanto na vida do paciente, e proporcionar as condições para síntese. O pressuposto é que a mudança pode ser facilitada pela ênfase na aceitação e esta, pela ênfase na mudança. A ênfase em opostos acontece, às vezes, com o tempo (ou seja, no decorrer da interação como um todo), em vez de simultaneamente ou em cada parte de uma interação. Embora muitas psicoterapias, se não todas, incluindo os tratamentos cognitivos e comportamentais, prestem atenção às questões de equilíbrio, situar o conceito de equilíbrio no centro do tratamento assegura que o terapeuta permaneça atento à sua importância.

Três características básicas são necessárias para se manter uma postura dialética no relacionamento terapêutico: movimento, velocidade e fluxo. O *movimento* significa o terapeuta agir com certeza, força e compromisso total. Se ele agir com pouca convicção, o paciente fará o mesmo. A *velocidade* é essencial e implica manter a terapia em movimento, para que ela não se torne rígida ou fique trancada. Por fim, o *fluxo* diz respeito a estar atento ao desdobramento de uma sessão a cada momento, e responder a ela de forma tranquila e, aparentemente, sem ter que fazer esforço.

Ensinando padrões de comportamento dialéticos

O pensamento dialético é enfatizado durante todo o tratamento. O terapeuta não apenas mantém uma postura dialética no tratamento do paciente, mas também se concentra em ensinar e modelar o pensamento dialético. O terapeuta ajuda o paciente a passar de uma posição "ou-ou" para uma posição "ambos-e", sem invalidar a primeira ideia ou sua polaridade ao afirmar a segunda. Os extremos comportamentais e a rigidez — sejam eles cognitivos, emocionais ou explicitamente comportamentais — são sinais de que não se chegou a uma síntese. Sendo assim, eles podem ser considerados não dialéticos. Em vez disso, defende-se e aponta-se um "caminho do meio" semelhante ao defendido no budismo. O importante em se seguir o caminho à Iluminação é evitar ser pego e emaranhado em qualquer extremo, e sempre seguir o Caminho do Meio (Kyokai, 1966). Essa ênfase no equilíbrio se assemelha à abordagem defendida nos modelos de prevenção à recaída (p. ex., Marlatt & Gordon, 1985) para tratar comportamento aditivos.

Estratégias dialéticas específicas

Existem oito estratégias dialéticas específicas de tratamento:

1. introduzir o paradoxo e usá-lo;
2. usar a metáfora;
3. fazer o papel de advogado do diabo;
4. ampliar;
5. ativar o "juízo sábio" do paciente;
6. fazer do limão uma limonada (transformar elementos negativos em positivos);
7. permitir as mudanças naturais (e as inconsistências, mesmo dentro do ambiente terapêutico);
8. avaliar dialeticamente ao perguntar sempre: "O que está ficando de fora aqui?".

Em virtude de limitações de espaço, uma seleção dessas estratégias é incluída nas seções a seguir. Para uma revisão completa, o leitor interessado pode recorrer ao manual de tratamento da DBT (Linehan, 1993).

INTRODUZINDO O PARADOXO

A introdução do paradoxo é uma técnica poderosa porque contém o elemento da surpresa. O terapeuta apresenta o paradoxo sem explicá-lo e destaca as contradições paradoxais dentro do comportamento, do processo terapêutico e da realidade como um todo. A essência da estratégia é a recusa do terapeuta a apresentar uma explicação racional. As tentativas do paciente de usar a lógica são respondidas com silêncio, com uma pergunta ou com uma história destinada a iluminar um pouco o quebra-cabeças a ser resolvido. O paciente é levado ao entendimento, a avançar rumo a uma síntese das polaridades e a resolver, ele próprio, o dilema. Linehan (2015) apontou uma série de paradoxos típicos e suas tensões dialéticas correspondentes encontradas no transcurso da terapia. Os pacientes ficam livres para escolher seu próprio comportamento, mas não podem continuar em terapia se não trabalharem para mudar seu comportamento. Eles são ensinados a adquirir maior independência ao desenvolver maior habilidade para pedir ajuda a outras pessoas. Eles têm direito de se matar, mas, se conseguirem convencer o terapeuta de que o suicídio é iminente, podem ser internados. Os pacientes não são responsáveis por ser como são, mas são responsáveis por aquilo que se tornam. Ao destacar essas realidades paradoxais, paciente e terapeuta lutam para confrontar e abrir mão de padrões rígidos de pensamento, emoção e comportamento, para que possam surgir outros, mais espontâneos e flexíveis.

USANDO A METÁFORA: PARÁBOLA, MITO, ANALOGIA E NARRATIVAS DE HISTÓRIAS

O uso de metáforas, histórias, parábolas e mitos é extremamente importante na DBT e proporciona uma forma alternativa de ensinar o pensamento dialético. As histórias geralmente são mais interessantes e mais fáceis de serem lembradas, e estimulam a busca de outros sentidos para os eventos que estão sendo analisados. As metáforas permitem que os pacientes se distanciem do problema em discussão. Em geral, a ideia da metáfora é usar algo que o paciente entende como analogia para algo que ele não entenda. Além disso, as metáforas e as histórias também podem ser desenvolvidas em conjunto ao longo do tratamento. Se utilizada no contexto da prática de *mindfulness*, uma parábola é chamada de *koan*, seguindo a tradição zen. Quando terapeuta e paciente se relacionam com uma metáfora, ela pode ser uma ferramenta útil para se usar no tratamento, lembrando o paciente daquilo em que ele está trabalhando. Por exemplo, mudar o comportamento aprendendo novas habilidades pode ser comparado a abrir uma nova trilha para caminhadas em uma floresta. No início, a trilha atual está definida e é fácil de seguir, mas sempre leva a um lugar sem saída (o velho comportamento disfuncional). Para construir uma nova trilha (comportamentos habilidosos), a pessoa deve passar repetidas vezes por uma área nova e indefinida até que ela fique marcada. Isso leva tempo e se avança lenta e deliberadamente, cortando os arbustos. Além disso, quando o novo caminho está se desenvolvendo, o antigo vai aos poucos sendo coberto pela mata. O terapeuta pode voltar a essa história cada vez que o paciente começar a ter dificuldades com experimentar novas habilidades e retornar ao comportamento antigo e disfuncional.

FAZENDO O PAPEL DE ADVOGADO DO DIABO

A técnica do advogado do diabo se assemelha muito à abordagem argumentativa usada nas terapias de reestruturação racional-emotiva e cognitiva. Com essa estratégia, o terapeuta faz uma declaração proposicional que é uma versão extrema de uma das crenças disfuncionais do próprio paciente, e depois faz o papel de advogado do diabo para combater as tentativas deste de refutar a declaração ou regra extrema. Por exemplo, um paciente pode dizer: "Com o excesso de peso que eu tenho, seria melhor se estivesse morto". O terapeuta defende a crença disfuncional, talvez sugerindo que, como isso é verdade para o paciente, também deve sê-lo para os outros. Portanto, todas as pessoas com excesso de peso estariam melhor mortas. O terapeuta pode continuar na seguinte linha: "E, como a definição de excesso de peso varia muito de pessoa para pessoa, deve haver muita gente que seria considerada com excesso de peso por alguém. Isso deve significar que todas elas estariam melhor mortas!" ou "Puxa, eu estou uns 2 quilos acima do peso, então acho que isso quer dizer que eu também estaria melhor morto". Qualquer reserva que o paciente tenha pode ser questionada com mais exagero, até que a natureza autoderrotista da crença em questão fique visível. A técnica do advogado do diabo muitas vezes é usada nas primeiras sessões, para evocar um forte compromisso, do paciente, e em sessões de compromisso quando novos terapeutas entram na equipe de DBT. O terapeuta afirma ao paciente que, dado que a terapia será sofrida e difícil, está claro que pode ser bom estabelecer esse compromisso (e, assim, ser aceito no tratamento). Isso geralmente faz o paciente assumir a posição oposta em favor da mudança terapêutica. Para empregar essa técnica com êxito, é importante que o argumento do terapeuta pareça razoável o suficiente para atrair um contra-argumento por parte do paciente, e que seja verossímil, apresentado de forma ingênua, mas afirmativa.

AMPLIAÇÃO

O termo *ampliação* foi tomado emprestado do *aikido*, uma forma de autodefesa japonesa. Naquele contexto, a ampliação acontece quando o aprendiz de *aikido* espera que os movimentos do desafiante atinjam sua forma natural, e depois amplia o ponto final de um movimento mais além do que ocorreria naturalmente, deixando o desafiante vulnerável e sem equilíbrio. Na DBT, a ampliação acontece quando o terapeuta toma a seriedade ou gravidade do que o paciente está comunicando mais a sério do que o paciente pretende. Essa estratégia é o equivalente emocional da estratégia do advogado do diabo. Ela é especialmente efetiva quando o paciente está ameaçando consequências terríveis de um evento ou problema que vão induzir mudanças no ambiente. Vejamos a interação com o paciente a seguir, que ameaça suicídio se não for marcada uma consulta extra para o dia seguinte. O diálogo a seguir ocorreu depois de fracassarem as tentativas de encontrar uma hora que seja aceitável aos dois.

PACIENTE: Eu tenho que ver você amanhã, tenho certeza de que vou acabar me matando. Simplesmente não consigo segurar mais sozinho.

TERAPEUTA: Humm... Eu não tinha entendido que você estava tão incomodado! Temos que fazer alguma coisa imediatamente se você está tão mal que pode até se matar. O que você acha de uma hospitalização? Talvez seja necessário.

PACIENTE: Eu não vou para o hospital! Por que você não quer marcar uma consulta para mim?

TERAPEUTA: Como nós vamos poder discutir uma coisa tão banal como marcar uma hora quando a sua vida está em perigo? Como você está planejando se matar?

PACIENTE: Você sabe como. Por que você não cancela alguém ou muda o horário de uma consulta? Você poderia adiar uma hora com um dos seus alunos para outro momento. Eu não aguento mais!

TERAPEUTA: Estou realmente preocupado com você. Você acha que devo chamar uma ambulância?

O aspecto da comunicação que o terapeuta leva a sério (suicídio como possível consequência de não ter uma consulta) não é aquele (precisar de uma consulta para o dia seguinte) que o paciente quer que seja levado a sério. O terapeuta leva a sério as consequências e as amplia ainda mais. O paciente quer que o problema seja levado a sério, e está ampliando sua gravidade.

FAZER DO LIMÃO UMA LIMONADA

Fazer de um limão uma limonada é semelhante à noção da terapia psicodinâmica, de usar as resistências do paciente. Os problemas terapêuticos são considerados como oportunidades para o terapeuta ajudar o paciente. A estratégia envolve tomar algo que seja aparentemente problemático e transformar em uma vantagem: os problemas se tornam oportunidades para a prática de habilidades; o sofrimento permite que outros expressem empatia; os pontos fracos transformam-se em pontos fortes. Para ser efetiva, essa estratégia demanda uma forte relação terapêutica. O paciente tem de acreditar que o terapeuta sente profunda consideração por seu sofrimento. O risco de usar essa estratégia é que ela é facilmente confundida com o discurso de invalidação ouvido repetidamente pelos pacientes com TPB. O terapeuta deve evitar a tendência para supersimplificar os problemas do paciente, e não sugerir que os "limões" na vida dele na verdade são uma "limonada". Embora reconheça que a nuvem é realmente negra, o terapeuta ajuda o paciente a encontrar as características positivas de uma situação e, assim, um raio de esperança.

Estratégias centrais

Validação

As estratégias de validação e solução de problemas, com as estratégias dialéticas, compõem a essência da DBT e formam o núcleo do tratamento. As estratégias de validação são as estratégias mais óbvias de aceitação, ao passo que as de solução de problemas são as estratégias mais óbvias de mudança. Ambas são usadas na interação cotidiana com o paciente, embora a frequência relativa de cada uma delas dependa de cada paciente, da situação atual de suas vulnerabilidades. Entretanto, durante a sessão inteira, deve haver um equilíbrio geral entre os dois tipos de estratégias. Discutimos estratégias de validação nesta seção e estratégias de solução de problemas na próxima.

Os pacientes com TPB se apresentam clinicamente como indivíduos em extremo sofrimento emocional. Eles suplicam e, às vezes, exigem que seus terapeutas façam algo para mudar esse estado de coisas. É muito tentador direcionar a energia da terapia para a mudança do paciente por meio da modificação dos pensamentos, das suposições ou dos esquemas irracionais, criticando os comportamentos interpessoais ou as motivações que contribuam para problemas interpessoais, fornecendo medicação para alterar a biologia anormal, reduzindo a hiper-reatividade e a intensidade emocional, e assim por diante. Em muitos aspectos, esse direcionamento recapitula o ambiente invalidante ao confirmar os piores temores do paciente, ou seja, de que ele próprio é o problema e realmente não pode confiar em suas próprias reações aos acontecimentos. A desconfiança e a invalidação de como a pessoa reage aos acontecimentos, contudo, são extremamente aversivas e podem gerar uma grande quantidade de medo, raiva e vergonha, ou uma combinação dos três. Assim, todo o foco da terapia baseada na mudança pode ser aversivo, já que o foco por necessidade contribui para a autoinvalidação e a evoca. Entretanto, todo um foco da teoria baseada na aceitação também pode ser invalidante quando parece ao paciente que o terapeuta não leva os problemas dele a sério. Desse modo, mais uma vez, uma postura dialética se concentra em um equilíbrio entre os dois polos.

Validação (*Validation*, segundo o Oxford English Dictionary; Simpson & Weiner, 1989) se refere a identificar a validade de um objeto ou tornar algo válido. Também inclui atividades como corroborar, substanciar, confirmar e autenticar. O ato de validar inclui proporcionar sustentação, a partir de uma fonte autorizada, à veracidade ou à validade de algo (Merriam-Webster, 2006). Transmitir que algo é válido implica apresentar evidências objetivas e sustentação em fontes autorizadas ou justificar a resposta (Simpson & Weiner, 1989). Esses são exatamente os sentidos associados ao termo quando usado no contexto da psicoterapia em DBT.

> A essência da validação é a seguinte: o terapeuta transmite ao paciente a ideia de que suas respostas têm sentido e são compreensíveis dentro de seu contexto ou situação de vida atual. O terapeuta aceita ativamente o paciente e lhe transmite essa aceitação. Ele leva a sério as respostas do paciente e não as reduz ou banaliza. As estratégias de validação requerem que o terapeuta procure, reconheça e reflita ao paciente a validade inerente à sua resposta aos eventos. Com filhos indisciplinados, os pais devem "pegá-los quando estão bons" para reforçar seu comportamento. Da mesma forma, o terapeuta tem de revelar a validade dentro da resposta do paciente, por vezes a amplificando e depois a reforçando. (Linehan, 2015, p. 88)

Dois aspectos devem ser apontados aqui. Em primeiro lugar, *validação* significa o reconhecimento do que é válido, e não "tornar" válido, nem validar o que é inválido. O terapeuta observa, vivencia e afirma, mas não cria validade. Em segundo lugar, *válido* e *científico* não são sinônimos. A ciência pode ser uma forma de determinar o que é válido, lógico, sólido em termos de princípios e/ou aceito de forma geral como autoridade e conhecimento normativo. Entretanto, uma autêntica vivência ou apreensão de eventos privados (pelo menos quando são semelhantes às mesmas experiências de outros ou quando estão de acordo com outros eventos, mais observáveis) também é uma base para afirmar a validade. A validade pode ser considerada em seis níveis diferentes, cada um deles mais completo do que o anterior e cada um dependendo de um ou mais dos anteriores. Eles são definidores da DBT e são necessários em todas as interações com o paciente. Esses níveis são descritos mais integralmente em Linehan (1997), de onde se derivam as seguintes definições.

ESCUTAR E OBSERVAR (V1)

A validação de Nível 1 exige a escuta e a observação daquilo que o paciente está dizendo, sentindo e fazendo, bem como um esforço ativo correspondente no sentido de entender o que está sendo dito e observado. A essência desse passo é que o terapeuta se mantém desperto e interessado no que o paciente diz e faz no momento. O terapeuta observa as nuanças de resposta na interação. A validação de Nível 1 comunica que o paciente, em si, bem como sua presença, suas palavras e suas respostas na sessão têm "força tal que provoca a atenção e [geralmente] aceitação" (ver definições de validação; p. 360-361).

REFLEXÃO PRECISA (V2)

O segundo nível de validação é a reflexão precisa devolvida ao paciente em relação a seus próprios sentimentos, pensamentos, pressupostos e comportamentos. O terapeuta transmite uma compreensão do paciente escutando o que este tem para dizer e observando o que ele faz e como responde. A validação de Nível 2 confirma, fortalece e autentica que o indivíduo é quem ele é de verdade (p. 362).

ARTICULANDO O NÃO VERBALIZADO (V3)

No Nível 3 da validação, o terapeuta transmite compreensão de aspectos da vivência e da resposta do paciente a eventos que não lhe foram comunicados diretamente. O terapeuta "lê os pensamentos" do paciente para saber qual é a razão de seu comportamento e descobre como ele se sente e o que está desejando, pensando ou fazendo, simplesmente sabendo o que aconteceu com ele. O terapeuta pode estabelecer uma ligação entre evento precipitante e comportamento sem dar qualquer informação em relação ao comportamento em si. O terapeuta também pode formular as emoções e os sentidos que o paciente não expressou (p. 364).

VALIDANDO EM TERMOS DA APRENDIZAGEM ANTERIOR OU DE DISFUNÇÃO BIOLÓGICA (V4)

No Nível 4, o comportamento é validado em termos de suas causas. Nesse caso, a validação se baseia na noção de que todo comportamento é causado por eventos que ocorrem no tempo, de forma que, em princípio, é compreensível. O terapeuta justifica o comportamento do paciente mostrando que ele é causado por eventos passados. Ainda que possa não haver informações disponíveis para determinar todas as causas relevantes, os sentimentos, os pensamentos e as ações do paciente fazem todo o sentido no contexto de sua experiência atual, sua fisiologia e sua vida até o momento. No mínimo, o que "é" sempre poderá ser justificado em termos de causas suficientes, ou seja, o que é "deveria ser", no sentido de que o que quer que tenha sido necessário para que isso ocorresse teve de acontecer (p. 367).

VALIDAÇÃO EM TERMOS DE CONTEXTO ATUAL OU FUNCIONAMENTO NORMATIVO (V5)

No Nível 5, o terapeuta comunica que o comportamento é justificável, razoável, tem base, sentido e/ou é eficaz em termos de eventos atuais, funcionamento biológico normal e/ou dos objetivos maiores do paciente em sua vida. O terapeuta busca e reflete a sabedoria ou a validade da resposta do paciente e transmite que ela é compreensível. O terapeuta encontra os fatos relevantes no ambiente atual que sustentem o comportamento do paciente. Ele não é cegado pela disfuncionalidade de alguns dos padrões de resposta do paciente aos aspectos de um padrão de resposta que podem ser razoáveis ou adequados ao contexto. Assim, o terapeuta busca nas respostas do paciente seu caráter razoável (assim como comenta a disfuncionalidade de grande parte da resposta, se necessário) (p. 370–371).

AUTENTICIDADE RADICAL (V6)

No Nível 6, a tarefa é reconhecer a pessoa como ela é, vendo as qualidades e as capacidades do paciente e a elas respondendo, ao mesmo tempo que se mantém uma compreensão empática firme de suas dificuldades e incapacidades reais. O terapeuta acredita no paciente e em sua capacidade de mudar ou de avançar rumo a objetivos de vida maiores da mesma forma como acredita em um amigo ou familiar. Responde ao paciente como a uma pessoa de igual *status*, a quem se deve igual respeito. A validação no nível mais alto é a validação do indivíduo como "é". O terapeuta vê mais do que o papel, mais do que um "paciente" ou um "transtorno". A validação de Nível 6 é o oposto de tratar o paciente de forma condescendente ou como se ele fosse exageradamente frágil. É reagir ao indivíduo como alguém capaz de ter comportamento eficaz e razoável, em vez de partir do pressuposto de que ele é inválido. Ao passo que os Níveis 1 a 5 representam passos sequenciais na validação de um determinado tipo, o Nível 6 representa mudanças tanto em nível quanto em tipo (p. 377).

As estratégias de incentivo constituem outra forma de validação e são as principais estratégias para combater a passividade ativa e as tendências à desesperança em pacientes com TPB. Ao incentivar, os terapeutas transmitem a convicção de que os pacientes estão fazendo o melhor que podem e validam sua capacidade de acabar superando suas dificuldades (um tipo de validação que, caso não seja tratada com cuidado, pode ao mesmo tempo invalidar as percepções do paciente acerca de seu desamparo). Além disso, os terapeutas expressam a crença na relação terapêutica, oferecem reasseguramento e destacam quaisquer evidências de melhoria. Dentro da DBT, o incentivo é usado em todas as interações terapêuticas. Embora o incentivo ativo por parte dos terapeutas deva ser reduzido à medida que os pacientes aprendem a confiar e a validar a si próprios, essa estratégia continua sendo sempre um ingrediente essencial de uma forte aliança terapêutica.

Por fim, a validação funcional, outra forma usada regularmente na DBT, é uma forma de validação não verbal ou comportamental que pode ser mais eficaz do que a verbal. Por exemplo, o terapeuta deixar cair um bloco de 25 ou 30 quilos no pé do paciente. Seria considerado invalidante o terapeuta simplesmente responder verbalmente, dizendo "Puxa, eu vejo que isso é muito doloroso! Você deve estar sofrendo muito". A validação funcional implicaria que o terapeuta removesse o bloco do pé do paciente.

Solução de problemas

Discutimos anteriormente como os pacientes com TPB geralmente vivenciam as terapias com um foco principal na mudança como invalidantes, mas as terapias que se concentram unicamente na validação podem se mostrar igualmente problemáticas. A exortação para aceitar a atual situação de vida de uma pessoa proporciona pouco alívio ao indivíduo que experimenta a vida como dolorosamente insuportável. Dentro da DBT, as estratégias de solução de problemas constituem as estratégias centrais da mudança, elaboradas para estimular um estilo ativo de solução de problemas. Para pacientes com TPB, contudo, a aplicação dessas estratégias é cheia de dificuldades. O terapeuta deve ter em mente que, no caso de pacientes com TPB, o processo será mais difícil do que com muitas outras populações de pacientes. Ao trabalhar com esses pacientes, a necessidade de um entendimento empático e de intervenções voltadas a melhorar o humor positivo atual pode ser extremamente importante. As estratégias de validação recém-descritas, bem como a estratégia de comunicação irreverente descrita posteriormente, podem ser muito úteis nessa situação. Com a DBT, a solução de problemas é um processo de dois estágios que se concentra inicialmente em entender e aceitar um problema selecionado e, depois, em gerar soluções alternativas. O primeiro estágio envolve:

1. análise comportamental;
2. *insight* quanto aos padrões recorrentes do contexto comportamental;
3. fornecer ao paciente informações didáticas sobre os princípios de comportamentos, normas, e assim por diante.

O segundo estágio visa especificamente à mudança por meio de:

4. análise das possíveis soluções dos problemas;
5. orientação ao paciente em relação aos procedimentos terapêuticos que provavelmente gerem as mudanças desejadas;
6. seleção de estratégias voltadas a evocar e reforçar o comprometimento com esses procedimentos.

As seções a seguir descrevem mais detalhadamente alguns desses procedimentos.

Análise comportamental

A análise comportamental é uma das mais importantes estratégias na DBT e também a mais difícil. O propósito de uma análise comportamental é, inicialmente, selecionar um problema e determinar de modo empírico o que o está causando, o que está impedindo a sua resolução e quais são os recursos disponíveis para solucioná-lo. A análise comportamental aborda quatro questões principais:

1. Os comportamentos ineficazes estão sendo reforçados, os comportamentos eficazes são seguidos de resultados aversivos ou os resultados gratificantes estão sendo postergados?
2. O paciente tem as habilidades comportamentais indispensáveis para regular suas emoções, responder habilidosamente ao conflito e manejar seu próprio comportamento?
3. Há padrões de evitação, ou os comportamentos eficazes são inibidos por temores ou culpa injustificada?
4. O paciente não percebe as contingências que atuam em seu ambiente, ou os comportamentos eficazes são inibidos por crenças ou suposições errôneas?

As respostas a essas perguntas orientam o terapeuta na escolha dos procedimentos terapêuticos apropriados, como o manejo de contingências, o treinamento de habilidades comportamentais, a exposição ou a modificação cognitiva. Assim, o valor de uma análise reside em ajudar o terapeuta a avaliar e entender integralmente um problema de forma a orientar uma resposta terapêutica eficaz. O primeiro passo para se realizar uma análise comportamental é ajudar o paciente a identificar o problema a ser analisado e a descrevê-lo em termos comportamentais. Identificar o problema pode ser a tarefa mais difícil para o terapeuta e, se não for feita de forma precisa e específica, pode levar o terapeuta e o paciente a perder o rumo. A definição do problema geralmente evolui a partir de uma discussão dos eventos da semana anterior, muitas vezes no contexto da revisão dos cartões-diário. Talvez a suposição de fatos que não estão evidentes seja o equívoco mais comum nesse momento. Um problema identificado é avaliado mais profundamente com uma análise em cadeia — uma descrição exaustiva, em detalhe, da cadeia de eventos que levou ao comportamento e que se seguiu a ele. Em uma análise em cadeia, o terapeuta constrói um mapa geral de como o paciente chegou a respostas disfuncionais, incluindo onde o percurso realmente começa (destaca fatores de vulnerabilidade e eventos predisponentes), e observa possíveis caminhos adaptativos alternativos ou ramificações ao longo do caminho. O objetivo adicional é identificar os eventos que evoquem automaticamente comportamentos desadaptativos, os déficits comportamentais que operem na manutenção de respostas problemáticas e os eventos ambientais e comportamentais que possam estar interferindo em comportamentos mais adequados. O objetivo geral é determinar a função do comportamento (ou seja, resolver para qual problema o comportamento era útil).

A análise em cadeia sempre começa com um evento específico no ambiente. Pode ser difícil identificar esse evento, pois os pacientes muitas vezes não conseguem identificar qualquer coisa no ambiente que tenha desencadeado uma resposta problemática. Não obstante, é importante obter uma descrição dos eventos concomitantes ao início do problema. Assim, o terapeuta tenta identificar tanto os eventos ambientais quanto os comportamentais para cada elo subsequente na cadeia. O terapeuta deve cumprir o papel de um observador astuto, pensando em termos de parcelas muito pequenas de comportamento, e identificando repetidamente o que o paciente estava pensando, sentindo, fazendo e o que estava acontecendo no ambiente de momento a momento. O terapeuta pergunta ao paciente: "E o que aconteceu depois disso?" ou "Como você foi de um ponto a outro?". Embora, do ponto de vista do paciente, essas relações possam ser evidentes por si só, o terapeuta deve tomar cuidado para não fazer suposições. Por exemplo, uma paciente que já tentou cometer suicídio diz que decidiu se matar porque sua vida era sofrida demais para continuar vivendo. Do ponto de vista da paciente, essa era uma explicação adequada de sua tentativa de suicídio, mas, para o terapeuta, acabar com a própria vida porque se está sofrendo demais é só uma solução. Pode-se decidir que a vida era dolorosa demais e então decidir mudá-la. Pode-se acreditar que a morte pode ser ainda mais sofrida e decidir tolerar a vida apesar do sofrimento.

Nesse caso, um questionamento minucioso revelou que a paciente supunha que seria mais feliz morta do que viva. Questionar esse pressuposto se torna uma chave para pôr fim a suas persistentes tentativas de suicídio. É igualmente importante identificar exatamente quais consequências estão sustentando a resposta problemática, e o terapeuta também deve procurar as consequências que sirvam para enfraquecer o comportamento problemático. Assim como com os eventos antecedentes, o terapeuta busca consequências ambientais e comportamentais, obtendo descrições detalhadas das emoções do paciente, suas sensações somáticas, suas ações, seus pensamentos e suas suposições. É fundamental ter um conhecimento rudimentar das regras de aprendizagem e dos princípios de reforço.

O passo final na análise comportamental é construir e testar hipóteses sobre eventos que sejam relevantes para gerar e manter o comportamento problemático. A teoria biossocial da TPB sugere vários fatores de importância fundamental. Por exemplo, a DBT se concentra mais em estados emocionais intensos ou aversivos, e sempre se suspeita que o alívio do afeto negativo esteja entre as principais variáveis motivacionais primárias no comportamento disfuncional no TPB. A teoria também sugere que os padrões de comportamento típicos, como o déficit de pensamento dialético ou habilidades comportamentais, provavelmente contribuem para produzir e manter as respostas problemáticas.

Análise de soluções

Uma vez identificado e analisado o problema, sua resolução prossegue por meio de uma tentativa ativa de encontrar e identificar soluções alternativas. A DBT postula que existam cinco respostas para qualquer problema:

1. resolver o problema;
2. modificar a reação emocional ao problema;
3. tolerar o problema;
4. continuar sofrendo;
5. piorar as coisas.

Essas cinco opções são apresentadas segundo a necessidade, antes da solução de problemas, para garantir que terapeuta e paciente estejam trabalhando de forma coerente, com o mesmo objetivo.

Às vezes, as soluções serão sugeridas durante a análise comportamental, e pode ser necessário chamar a atenção para essas soluções alternativas, em vez de esperar até que a análise comportamental seja finalizada. O terapeuta pode perguntar: "O que você acha que poderia ter feito de diferente?". Durante o processo, o terapeuta ativamente modela a solução eficaz de problemas e a geração de qualquer solução, com maior ênfase na modelagem e na orientação do paciente no início do tratamento. Outras vezes, é necessária uma análise de solução mais completa. Nesse caso, a tarefa é fazer *brainstorm*, ou seja, gerar o maior número possível de soluções. As soluções deveriam, então, ser avaliadas em termos dos vários resultados esperados. O passo final da análise de soluções é escolher aquela que de alguma forma será eficaz. Durante a avaliação, o terapeuta guia o paciente na escolha de uma determinada solução comportamental. Nesse caso, é preferível que o terapeuta preste atenção especial ao ganho de longo prazo em detrimento do imediato, e que as soluções escolhidas gerem o maior benefício ao paciente em vez de beneficiar outras pessoas.

Procedimento de solução de problemas

A DBT emprega quatro procedimentos de solução de problemas obtidos diretamente da literatura sobre tratamento cognitivo e comportamental. Esses quatro procedimentos — treinamento de habilidades, procedimentos de contingência, exposição e modificação cognitiva — são considerados veículos fundamentais da mudança durante a DBT, já que influenciam a direção que as mudanças do paciente tomam de uma sessão para outra. Embora eles sejam discutidos como procedimentos distintos por Linehan (2015), não está claro que possam realmente ser diferenciados em todos os casos na prática clínica. A mesma sequência terapêutica pode ser eficaz porque ensina aos pacientes novas habilidades (treinamento de habilidades), proporciona uma consequência que influencia a probabilidade de que comportamentos anteriores dos pacientes ocorram de novo (procedimentos de contingência), proporciona exposição não reforçada aos sinais associados anteriormente, mas não atualmente, com ameaça (procedimentos de exposição), ou muda os pressupostos disfuncionais do paciente ou seu processamento esquemático quanto aos eventos (modificação cognitiva). Em contraste com muitos programas cognitivos e comportamentais de tratamento que constam da literatura, esses procedimentos (com algumas exceções apontadas a seguir) são empregados de maneira não estruturada, entremeados em todo o diálogo terapêutico. Dessa forma, o terapeuta deve estar bem ciente dos princípios que governam a eficácia de cada procedimento para usá-lo estrategicamente. As exceções estão no treinamento de habilidades, em que predominam os procedimentos dessa natureza.

Treinamento de habilidades

A ênfase na construção de habilidades é generalizada na DBT. Tanto na terapia de grupo quanto na individual, o terapeuta insiste, sempre que pode, que o paciente esteja ativamente envolvido na aquisição e na prática de habilidades comportamentais. O termo *habilidades* é usado como sinônimo de *capacidade* e inclui, em seu sentido mais amplo, tanto as habilidades cognitivas, emocionais e explicitamente comportamentais, quanto sua integração, que é necessária para um desempenho efetivo. O treinamento de habilidades é requerido quando uma solução exige habilidades que não estejam no repertório comportamental da pessoa, ou quando ela dispõe desses componentes, mas não consegue integrá-los e usá-los com eficácia. O treinamento de habilidades na DBT incorpora três tipos de procedimentos:

1. aquisição de habilidades (modelagem, instrução, orientação);
2. fortalecimento de habilidades (estímulo à prática *in vivo* e em sessão, dramatização, *feedback*);
3. generalização de habilidades (telefonemas para continuar a aplicação das habilidades; gravação das sessões terapêuticas para ouvir entre sessões; exercícios de casa).

Procedimentos de contingência

Todas as respostas dentro de uma interação interpessoal são potencialmente um reforço, uma punição ou uma contenção ou supressão do reforço. O manejo das contingências requer que os terapeutas organizem seus próprios comportamentos estrategicamente para que se reforcem os comportamentos dos pacientes que representem avanços, ao passo que comportamentos pouco habilidosos ou desadaptativos sejam extintos ou punidos. As consequências naturais, sempre que possível, devem ser usadas em detrimento de consequências arbitrárias. Uma importante contingência na DBT é o comportamento interpessoal do terapeuta com o paciente, que é contingente à aliança.

O manejo de contingências efetivo requer que o terapeuta oriente o paciente em relação aos princípios da aprendizagem. O terapeuta deve prestar atenção aos comportamentos dos pacientes e usar os princípios da modelagem para reforçar esses comportamentos que representam progressos em direção às metas da DBT. Também é importante que o terapeuta tenha cuidado para não reforçar comportamentos que estejam sendo visados para extinção. Na teoria isso pode parecer óbvio, mas, na prática, pode ser bem difícil. Os comportamentos problemáticos dos pacientes com TPB costumam ser bastante eficazes para obter resultados que os reforcem ou para interromper eventos dolorosos. Na verdade, os próprios comportamentos-alvo cuja extinção se busca foram reforçados de forma intermitente por profissionais da saúde mental, familiares e amigos. Às vezes, o manejo da contingência requer o uso de consequências aversivas, semelhante a "estabelecer limites" em outras modalidades terapêuticas. Três diretrizes são importantes quando se usam consequências aversivas. Em primeiro lugar, a pena deve ser "adequada ao crime" e o paciente deve ter alguma maneira de interromper sua utilização. Por exemplo, na DBT, uma análise comportamental detalhada segue um ato suicida ou de ALNS. Essa análise é um procedimento aversivo para a maioria dos pacientes. Uma vez que essa análise seja completada, contudo, a capacidade do paciente de buscar outros tópicos é restabelecida. Em segundo lugar, é fundamental que os terapeutas usem a punição com muito cuidado, em doses baixas e por muito pouco tempo, e que se recupere uma atmosfera interpessoal positiva após alguma melhoria do paciente. Em terceiro, a punição deve ser forte apenas o suficiente para funcionar. Embora a punição máxima seja o término da terapia, uma estratégia alternativa preferível é dar aos pacientes "férias da terapia". Essa abordagem é considerada quando todas as outras contingências falharam ou quando uma situação é tão grave que os limites terapêuticos ou pessoais do terapeuta foram ultrapassados. Ao usar essa estratégia, o terapeuta identifica claramente quais comportamentos devem ser mudados e esclarece que, uma vez que as condições tenham sido cumpridas, o paciente poderá voltar. O terapeuta mantém contato intermitente por telefone ou por carta, e indica alguém para substituí-lo quando o paciente estiver de férias (em termos coloquiais, o terapeuta manda o paciente embora e depois deseja seu retorno).

Observar limites constitui um caso especial de manejo de contingências envolvendo a aplicação de estratégias de solução de problemas aos comportamentos dos pacientes que ameacem ou ultrapassem os limites pessoais do terapeuta. Esses comportamentos interferem na capacidade ou na disposição do terapeuta de conduzir a terapia. Os terapeutas devem assumir a responsabilidade por monitorar seus próprios limites pessoais e os comunicar claramente aos pacientes. Os terapeutas que não fazem isso acabam sobrecarregando sua saúde, encerram a terapia ou prejudicam de outra maneira seus pacientes. A DBT privilegia os limites naturais em detrimento dos arbitrários, de forma que os limites variam entre os terapeutas e com o mesmo terapeuta ao longo do tempo e em diferentes circunstâncias. Os limites também devem ser apresentados pelo bem do terapeuta, e não do paciente. O que o paciente diz que é do seu interesse pode não ser bom para o terapeuta.

Modificação cognitiva

A mensagem fundamental que se dá aos pacientes na DBT é que as distorções cognitivas têm a mesma probabilidade de ser causadas pela excitação emocional quanto ser a causa que a desencadeia. A mensagem geral é que grande parte da aflição está nos eventos extremamente estressantes de sua vida, em vez de uma distorção de eventos benignos. Os procedimentos de reestruturação cognitiva, como os que são defendidos por Beck, Brown, Berchick, Stewart e Steer (1990) e Ellis (1973), são usados e ensinados na DBT, embora não ocupem lugar de destaque. As estratégias de clarificação de contingências descritas anteriormente são usadas sem trégua, destacando-se relações contingentes que operem no aqui e agora.

Exposição

Todos os procedimentos de mudança na DBT podem ser reconceituados como estratégias de exposição. Os princípios de exposição usados na DBT foram desenvolvidos para transtornos de ansiedade (ver Foa & Kozak, 1986) e ampliados na DBT para tratar de todas as emoções problemáticas. Essas estratégias funcionam recondicionando associações disfuncionais que se desenvolvem entre estímulos (p. ex., um estímulo aversivo, a hospitalização, pode se associar a um estímulo positivo, ser cuidado; um paciente pode, mais tarde, trabalhar para ser hospitalizado) ou entre uma resposta e um estímulo (p. ex., uma resposta adaptativa, a expressão saudável das emoções, tem uma consequência aversiva, a rejeição por um ente querido; em seguida, o paciente pode tentar suprimir as emoções). Como observado antes, o terapeuta da DBT realiza uma análise em cadeia do sinal evocador do comportamento problemático (incluindo as emoções) e das consequências do comportamento. Trabalhando dentro de uma estrutura de terapia comportamental, o terapeuta opera segundo três diretrizes para exposição na DBT:

1. não se deve reforçar a exposição ao sinal que precede o comportamento problemático (p. ex., se o paciente tiver receio de que discutir suicídio fará com que seja rejeitado, o terapeuta não deverá reforçar a vergonha do paciente colocando-o no ostracismo);
2. as respostas disfuncionais são bloqueadas na ordem das metas primária e secundária do tratamento (p. ex., comportamento suicida ou ALNS relacionado à vergonha é bloqueado por meio da cooperação do paciente para jogar fora medicações acumuladas);
3. reforçam-se as ações opostas ao comportamento disfuncional (p. ex., o terapeuta reforça o paciente por falar de comportamento suicida doloroso e que ele sente como vergonhoso).

Procedimentos de exposição formais e informais envolvem primeiramente orientar o paciente em relação às técnicas e ao fato de que a exposição aos sinais muitas vezes é sentida como sofrida ou assustadora. Dessa forma, o terapeuta não remove o sinal que indica a excitação emocional e, ao mesmo tempo, bloqueia as tendências à ação (incluindo as respostas de fuga) e as tendências expressivas associadas à emoção problemática. Além disso, um passo fundamental nos procedimentos de exposição é ensinar ao paciente algumas maneiras de dosar ou finalizar a exposição quando as emoções se tornarem insuportáveis. Terapeuta e paciente devem colaborar para desenvolver meios positivos e adaptativos para o paciente finalizar voluntariamente a exposição, de preferência depois de alguma redução na emoção problemática.

Estratégias estilísticas

A DBT oscila entre dois estilos bastante diferentes de comunicação que dizem respeito a como o terapeuta executa outras estratégias de tratamento. O primeiro, a comunicação recíproca, é semelhante ao estilo de comunicação preconizado pela terapia centrada no paciente. O segundo, a comunicação irreverente, é muito semelhante ao estilo defendido por Whitaker (1975) em seus trabalhos sobre terapia estratégica. As estratégias de comunicação recíproca buscam reduzir uma diferença de poder percebida ao tornar o terapeuta mais vulnerável em relação ao paciente. Além disso, servem como modelo de interações apropriadas, mas iguais, dentro de um relacionamento interpessoal importante. A comunicação irreverente costuma ser mais arriscada do que a reciprocidade, mas pode facilitar a solução de problemas ou gerar uma ruptura de barreiras depois de longos períodos em que parece não haver progresso. Para ser usada com efetividade, a comunicação irreverente deve equilibrar comunicação recíproca, e as duas devem ser entrelaçadas em um único tecido estilístico. Sem esse equilíbrio, nenhuma das estratégias representa a DBT.

Comunicação recíproca

Ser responsivo, franco, cordial, entusiasticamente comprometido e autêntico são as orientações básicas da comunicação recíproca. A responsividade requer que se preste ao paciente uma atenção plena (cuidadosa) e que se levem a sério sua pauta e seus desejos. Entretanto, isso não significa que o terapeuta dê prioridade à pauta em detrimento da hierarquia do tratamento, e sim que ele valida abertamente a importância da pauta do paciente. É um estilo amigável e afetivo que reflete calor humano e vínculo na interação terapêutica. A autoexposição que objetiva o envolvimento é a reação imediata e pessoal do terapeuta ao paciente e ao seu comportamento. Essa estratégia é usada com frequência na DBT. Por exemplo, um terapeuta cujo paciente reclamou de sua frieza disse: "Quando você exige afeto de mim, isso me afasta e torna mais difícil ser afetuoso". Da mesma forma, quando um paciente deixa várias vezes de preencher cartões-diário, mas ainda assim pede que o terapeuta o ajude, este responde: "Você fica me pedindo que o ajude, mas não faz as coisas que acho que vão ajudá-lo. Sinto-me frustrado, pois quero ajudá-lo, mas parece que você não me deixa". Essas declarações servem tanto para validar quanto para desafiar. Elas são ilustrativas tanto do manejo de contingências, pois as declarações do terapeuta sobre o paciente geralmente são recebidas como reforço ou punição, quanto da clarificação de contingências, porque a atenção do paciente é direcionada às consequências de seu comportamento interpessoal.

A autoexposição de informações profissionais ou pessoais é usada para validar e modelar as respostas normativas e de enfrentamento. A questão fundamental aqui é que um terapeuta só deve usar exemplos pessoais nos quais conseguiu dominar o problema em questão. Isso pode parecer óbvio, mas é muito fácil cair nesse buraco ao se tentar validar o dilema do paciente. Por exemplo, quando se trabalha com um paciente cujo objetivo é acordar cedo de manhã para fazer exercícios, mas está tendo dificuldades para sair da cama, o terapeuta pode tentar validar o comportamento como normal, dizendo: "É, eu também tenho dificuldades de me levantar de manhã, mesmo que todas as noites eu diga a mim mesmo que vou fazer exercícios de manhã". Entretanto, essa autoexposição só vai ser útil ao paciente se o terapeuta for adiante e declarar que habilidade usa para se levantar todas as manhãs e conseguir fazer exercícios.

Comunicação irreverente

A comunicação irreverente é usada para forçar o paciente a "sair do equilíbrio", chamar sua atenção, apresentar um ponto de vista alternativo ou mudar a resposta afetiva. É uma estratégia muito útil quando o paciente está impassível ou quando terapeuta e paciente estão "empacados". A comunicação irreverente tem um tempero "inovador" e usa a lógica para tecer uma teia da qual o paciente não consiga escapar. Embora tenha uma postura de resposta ao paciente, a comunicação irreverente quase nunca é a resposta que o paciente espera. Para que seja efetiva, a irreverência deve ser autêntica (sem sarcasmo e julgamentos) e vir de uma posição de compaixão e simpatia em relação ao paciente. Caso contrário, o paciente pode se tornar ainda mais rígido. Ao usar a irreverência, o terapeuta destaca algum aspecto involuntário da comunicação do paciente ou o "reenquadra" de maneira não ortodoxa. Por exemplo, se o paciente diz "Vou me matar", o terapeuta pode dizer: "Achei que você tinha concordado em não abandonar a terapia". A comunicação irreverente tem um estilo direto, quase inexpressivo, claramente distinto da resposta afetuosa da comunicação recíproca. Humor, um pouco de ingenuidade e inocência também são características desse estilo. O tom de confronto também é irreverente, chamando as respostas que não sejam a adaptativa visada de "conversa fiada". Por exemplo, o terapeuta pode dizer "Você perdeu o juízo?" ou "Você não acreditou nem por um minuto que eu realmente acharia isso uma boa ideia, não é?". O terapeuta irreverente também desmascara o paciente. Para o paciente que diz "Vou parar com a terapia", o terapeuta pode responder: "Gostaria de um encaminhamento para outro terapeuta?". O truque, nesse caso, é cronometrar cuidadosamente seu blefe, oferecendo, ao mesmo tempo, uma rede de segurança. É importante deixar uma saída para o paciente.

ESTUDO DE CASO

Antecedentes

Na primeira consulta, "Cindy", 30 anos, branca, casada e sem filhos, morava em um bairro de classe média com o marido. Ela fazia faculdade e já tinha cursado quase dois anos de medicina. Foi encaminhada a um de nós (M. M. L.) pelo psiquiatra com quem consultava havia um ano e meio, que só lhe administrava farmacoterapia depois de uma hospitalização por tentativa de suicídio quase letal. Nos dois anos que antecederam o encaminhamento, Cindy tinha sido hospitalizada pelo menos 10 vezes (uma delas, durante seis meses) para tratamento psiquiátrico por ideação suicida; havia tido vários casos de comportamento de ALNS e tentativas de suicídio, incluindo no mínimo 10 ocasiões em que ingeriu água sanitária, vários cortes profundos e queimaduras, e havia tido três tentativas de suicídio graves ou quase fatais, incluindo cortar uma artéria no pescoço. Na época, ela cumpria os critérios do DSM-III-R (American Psychiatric Association, 1987) e os de Gunderson (1984) para TPB. Ela também estava tomando várias medicações psiquiátricas. Até seus 27 anos, Cindy conseguiu funcionar bem em ambientes de estudo e trabalho, e seu casamento era razoavelmente satisfatório para ela e o marido, embora ele reclamasse de sua exagerada irritação. Quando Cindy estava no segundo ano da faculdade, uma colega que ela conhecia superficialmente cometeu suicídio. Cindy relatou que, ao ficar sabendo do fato, imediatamente decidiu também se matar, mas tinha muito pouco *insight* a respeito do que, naquela situação, realmente gerava sua inclinação para isso. Dentro de poucas semanas, abandonou a faculdade e entrou em depressão grave, com ideação suicida ativa. Embora se apresentasse como uma pessoa com poucos problemas psicológicos antes do suicídio da colega, um questionamento mais profundo revelou uma história de anorexia nervosa grave, bulimia nervosa e abuso de álcool e de medicações sob prescrição desde os 14 anos. Na verdade, ela havia conhecido seu marido em uma reunião de Alcoólicos Anônimos (AA) nos primeiros anos de faculdade. Não obstante, até o suicídio da colega de medicina, tinha conseguido manter uma aparência geral de relativa competência.

Tratamento

Na primeira consulta, Cindy veio em companhia do marido, que disse que ele e a família dela a consideravam com uma ideação suicida demasiadamente grave para estar fora de um ambiente hospitalar. Consequentemente, ele e a família dela estavam cogitando seriamente a viabilidade de encontrar um tratamento sem internação de longo prazo. Mas Cindy afirmava ter forte preferência por tratamento de internação, embora nenhum terapeuta na localidade, além de M. M. L., parecesse estar disposto a aceitá-la para tratamento sem internação. A terapeuta concordou em aceitar Cindy em terapia, a depender do compromisso assumido pela paciente de trabalhar em prol da mudança comportamental e permanecer em tratamento por, pelo menos, um ano. (Mais tarde, foi salientado repetidas vezes que isso também significava que a paciente concordava em não cometer suicídio.) Dessa forma, a terapeuta deu o primeiro passo crucial de estabelecer uma aliança terapêutica forte ao concordar em aceitar a paciente apesar de que ninguém mais estava disposto a fazê-lo, mas destacou que essa aceitação tinha seu custo. A terapeuta comunicou que a aceitava exatamente como ela estava no momento, ao mesmo tempo que deixava claro que o compromisso de Cindy em relação à mudança era o alicerce da aliança terapêutica. Na quarta sessão, Cindy disse que achava que não conseguiria mais se manter viva. Ao ser lembrada de seu compromisso anterior de permanecer viva durante um ano da terapia, replicou que as coisas haviam mudado e ela não conseguiria. Depois dessa sessão, quase todas as sessões nos seis meses seguintes giraram em torno do tópico de se (e como) permanecer viva *versus* cometer suicídio. Cindy começou a vir às sessões com óculos espelhados, e afundava em sua poltrona ou pedia para se sentar no chão. As perguntas da terapeuta muitas vezes recebiam como resposta um comentário mínimo ou longos silêncios. Em resposta às suas tentativas de discutir comportamentos anteriores em que feriu a si própria, Cindy se irritava e se retraía (reduzindo em muito o ritmo da terapia). A paciente também apresentava reações dissociativas profundas, que costumavam ocorrer nas sessões. Durante essas reações, ela parecia incapaz de se concentrar ou escutar muito do que estava sendo dito. Quando questionada pela terapeuta, descrevia sua experiência como uma sensação de estar "aérea" e distante. Disse que não se sentia mais capaz de realizar várias atividades, como dirigir, trabalhar ou ir às aulas. Em termos gerais, considerava-se incompetente em todas as áreas.

O uso de cartões-diário semanais, que ela preenchia semanalmente (ou no início da sessão, caso se esquecesse), ajudava a terapeuta a acompanhar cuidadosamente as experiências diárias de Cindy em relação a ideação suicida, sofrimento e premências de se machucar, bem como comportamentos suicidas e ALNS concretos. As análises comportamentais que tentaram identificar a sequência de eventos que levavam às tentativas de suicídio de Cindy, e vinham depois delas, em seguida se tornaram um importante foco da terapia. Em todos os momentos, a terapeuta mostrava o comportamento autolesivo como algo a ser esperado, dada a força da premência de fazer isso (mas considerava que esse comportamento poderia ser vencido), e indicava repetidas vezes que, se a paciente cometesse suicídio, a terapia acabaria, então era preciso trabalhar muito agora enquanto Cindy estava viva.

Durante vários meses, as análises comportamentais começaram a identificar um padrão comportamental que precedia os comportamentos suicidas. Para Cindy, a cadeia de eventos muitas vezes começava com uma interação interpessoal (quase sempre com seu marido) que a fazia se sentir ameaçada, criticada ou não amada. Esses sentimentos costumavam ser seguidos de premências de se mutilar ou se matar, dependendo um pouco dos níveis covariantes de desesperança, raiva e tristeza. As decisões de se mutilar e/ou tentar o suicídio muitas vezes vinham acompanhadas do pensamento do tipo "Vocês vão ver só uma coisa". Outras vezes, pareciam predominar a desesperança e um desejo de dar um fim permanente ao sofrimento. Ambos são exemplos de vulnerabilidade emocional. Seguindo a decisão consciente de se mutilar ou cometer suicídio, Cindy imediatamente dissociava e acabava se cortando ou se queimando, geralmente enquanto estava em estado de "piloto automático". Consequentemente, ela muitas vezes tinha dificuldade de se lembrar de detalhes dos atos concretos. Uma vez, queimou tanto sua perna (depois introduziu sujeira nela para convencer o médico de que deveria dar a ela mais atenção), que foi necessária cirurgia de reconstrução. As análises comportamentais também revelaram que a dissociação durante as sessões geralmente ocorreria após ela perceber desaprovação ou invalidação por parte da terapeuta, especialmente quando esta parecia sugerir que era possível haver mudança. A terapeuta tomou como meta trabalhar a dissociação dentro da sessão, tratando-a imediatamente após seu surgimento.

Depois de vários meses de terapia, verificou-se um padrão aparentemente antigo de comportamentos suicidas levando a internação. Cindy informava ter ideação suicida intensa, expressava dúvidas sobre conseguir resistir à premência de se matar e pedia para ser internada em seu hospital preferido; ou, sem avisar, cortava-se ou se queimava gravemente e tinha de ser internada para tratamento. As tentativas de fazer Cindy ficar fora do hospital ou sair dele antes de estar pronta geralmente resultavam em um aumento da tendência suicida, seguida pela insistência de seu farmacoterapeuta (um psiquiatra) em sua internação ou na concordância por parte do hospital em prolongar sua internação. A observação desse padrão comportamental levou a terapeuta a levantar a hipótese de que a hospitalização em si estivesse reforçando o comportamento suicida. Consequentemente, ela tentou mudar as contingências dos comportamentos suicidas. Usando estratégias didáticas e de esclarecimento das contingências, a terapeuta tentou ajudar Cindy a entender como a hospitalização poderia estar fortalecendo o próprio comportamento que elas estavam trabalhando para eliminar. Essa questão se tornou um ponto de divergência dentro da terapia, com Cindy considerando a posição da terapeuta como não solidária e carecendo de compreensão em relação à experiência que ela viveu. Em sua opinião, a intensidade de seu sofrimento emocional tornava tão alta a probabilidade de suicídio, que a hospitalização era necessária para garantir sua segurança. Ela sustentava sua posição citando com frequência suas dificuldades com as reações dissociativas, que ela descrevia como extremamente aversivas e que, em sua opinião, impediam que ela funcionasse bem em grande parte do tempo. Da perspectiva da terapeuta, o risco deletério de suicídio no longo prazo gerado pela hospitalização repetida em resposta ao comportamento suicida era mais alto do que o risco de curto prazo de suicídio caso as hospitalizações fossem reduzidas. Essas diferenças de opinião levavam a discordâncias frequentes nas sessões. Aos poucos, foi ficando claro que Cindy considerava qualquer explicação de seu comportamento como influenciada pelo reforço como um ataque direto. Ela sugeria que, se a hospitalização estava reforçando seu comportamento suicida, então a terapeuta deveria acreditar que o propósito de sua tendência suicida era ser internada no hospital. Obviamente, não era esse o caso (pelo menos em parte do tempo), mas todas as tentativas de explicar a teoria do reforço em quaisquer outros termos fracassaram. A terapeuta compensava um pouco o fato de estar insistindo na possibilidade de que estivesse correta fazendo três coisas. Em primeiro lugar, validava repetidamente o sofrimento quase insuportável que a paciente sentia. Em segundo, certificava-se de abordar repetidas vezes o comportamento dissociativo da paciente, explicando-o como reação automática a afeto muito doloroso (ou a ameaça disso). Em terceiro, tratava com frequência da qualidade do relacionamento dela com Cindy para fortalecê-lo e mantê-la em terapia, mesmo que isso fosse uma fonte de mais sofrimento emocional. No quinto mês, a terapeuta passou a se preocupar com a possibilidade de o atual regime de tratamento ter a consequência indesejada de matar a paciente (por meio de suicídio). Nesse momento, foram ultrapassados os limites da terapeuta para um tratamento eficaz, e ela decidiu usar a estratégia de consultoria ao paciente para abordar as hospitalizações de Cindy. A estratégia de primeira escolha seria fazer Cindy negociar um novo plano de tratamento com o hospital e o psiquiatra de sua preferência para internação, mas ela se recusava a aceitar isso, porque discordava da ideia de mudar seu atual acesso ilimitado à unidade de internação. A terapeuta conseguiu fazê-la concordar com uma reunião de consultoria com todos os profissionais que a tratavam e, com um pouco de tenacidade, conseguiu que Cindy desse todos os telefonemas para marcar a reunião (incluindo convidar a pessoa encarregada de seu plano de saúde, que estava coordenando o pagamento de seu tratamento).

Na reunião para discutir o caso, a terapeuta apresentou sua hipótese de que a hospitalização contingente estava reforçando o comportamento suicida de Cindy, e também a ajudou a defender a ideia de que ela (a terapeuta) estava errada. Usando comunicação recíproca e manejo de contingências, a terapeuta declarou que simplesmente não podia conduzir uma terapia que ela achava que poderia matar a paciente (e tinha de seguir o que considerava melhor, mesmo que estivesse errada, afirmando que "fazer outra coisa seria antiético"), e solicitou que se combinasse um novo sistema de contingências para romper a relação funcional entre o comportamento suicida de Cindy e a hospitalização. Portanto, desenvolveu-se um plano em que a paciente não precisava estar com ideação suicida para ser internada. Nesse novo conjunto de contingências, Cindy poderia escolher, segundo sua vontade, entrar no hospital para uma estada de até três dias, no fim dos quais sempre teria alta. Se ela convencesse as pessoas de que estava demasiado inclinada ao suicídio para ter alta, seria transferida ao hospital de sua menor preferência, por segurança. Os comportamentos suicidas e ALNS não seriam mais razão para internação, exceto em uma unidade médica, quando fosse necessário. Embora houvesse alguma discordância sobre o relacionamento funcional entre comportamento suicida e hospitalização, houve acordo sobre esse sistema. Depois dessa reunião, o marido de Cindy anunciou que não mais conseguia conviver ou tolerar o comportamento suicida de sua mulher e que a ameaça constante de encontrá-la morta o havia feito decidir pedir o divórcio. Em seguida, o foco da terapia foi redirecionado a ajudar Cindy a elaborar o luto desse evento e encontrar uma situação de vida adequada. Ela alternava entre a fúria com o marido por abandoná-la em um momento de necessidade (ou "doença", como ela dizia) e o desespero de que nunca seria capaz de enfrentar os problemas sozinha. Ela decidiu que "colocar para fora seus sentimentos" era a única terapia útil. Isso levou a muitas sessões em lágrimas, com a terapeuta simultaneamente validando o sofrimento, concentrando-se na vivência do afeto no momento por parte de Cindy, sem aumentá-lo nem bloqueá-lo, e estimulando a capacidade da paciente de se manejar sem voltar ao hospital. Devido ao alto nível de disfuncionalidade de Cindy, ela e a terapeuta decidiram que ela seria internada em um estabelecimento terapêutico residencial para um tratamento de três meses. O estabelecimento estava voltado a habilidades de enfrentamento e oferecia terapia em grupo, mas não individual. Cindy se encontrava com sua terapeuta uma vez por semana e falava com ela várias vezes por semana durante esse período. Com um pouco de orientação, procurou e encontrou alguém que morasse com ela, e voltou para casa depois de três meses (o nono mês da terapia). No decorrer do tratamento, a terapeuta usou uma série de estratégias para tratar os comportamentos suicidas, ALNS e os que interferiam na terapia. A profunda análise da cadeia comportamental e de sua solução ajudaram a terapeuta (e, às vezes, a paciente) a entender os fatores que influenciam o comportamento suicida atual. Para Cindy, como para a maioria dos pacientes, era bastante difícil fazer essas análises, porque o processo costuma gerar sentimentos intensos de vergonha, culpa e raiva. Assim, a análise comportamental também funcionava como estratégia de exposição, estimulando a paciente a observar e vivenciar o afeto doloroso. Além disso, servia como estratégia cognitiva para ajudar a mudar as expectativas dela em relação às vantagens e desvantagens do comportamento suicida, especialmente à medida que a terapeuta fazia repetidamente declarações como: "Como você se sentiria se eu me irritasse com você e ameaçasse cometer suicídio se você não mudasse?". Por fim, a análise comportamental servia como manejo de contingências, no sentido de que a capacidade da paciente de buscar tópicos de interesse nas sessões ficava contingente à realização com êxito da análise em cadeia e de soluções.

Cindy se apresentou inicialmente na terapia com percepções exageradas em relação a seus desejos e necessidades, e com uma disposição concomitante de ter comportamento suicida extremamente letal. Como dito anteriormente, vários desses atos foram tentativas sérias de dar fim à sua vida, ao passo que outros funcionaram como tentativas de ganhar atenção e cuidado das pessoas que lhe eram significativas. Essa paciente também se apresentou com uma extrema sensibilidade a quaisquer tentativas de realizar procedimentos óbvios de mudança, que geralmente eram interpretados por ela como a comunicação de uma mensagem em relação à sua incompetência e desvalia. Embora Cindy tenha se comprometido inicialmente a participar de treinamento semanal de habilidades em grupo no primeiro ano de terapia, sua presença nas reuniões do grupo era bastante inconstante, e ela tendia a faltar a sessões inteiras (mas nunca mais de três seguidas) ou a ir embora no intervalo. Respondia à tentativa da terapeuta de tratar essa questão dizendo que não podia dirigir à noite, pois tinha cegueira noturna. Embora fosse considerado um comportamento que interfere na terapia e abordado com frequência no decorrer dela, faltar ao treinamento de habilidades não era um foco importante no tratamento, devido à existência continuada de comportamentos suicidas de maior prioridade. Os esforços da terapeuta para envolver a paciente na aquisição ativa de habilidades durante as sessões individuais também eram um pouco limitados e sempre foram precedidas pelo compromisso verbal de Cindy em relação à solução de problemas. A estratégia estilística da comunicação irreverente foi importante para o processo terapêutico. A irreverência da terapeuta muitas vezes serviu para dar uma "sacudida" na paciente, resultando em um afrouxamento do raciocínio dicotômico e das cognições mal-adaptativas. O resultado disso foi uma disposição cada vez maior de Cindy para explorar soluções comportamentais novas e adaptativas. Por fim, as estratégias de relacionamento foram muito empregadas como ferramentas para fortalecer a aliança terapêutica e mantê-la não contingente em relação a comportamentos suicidas e/ou dissociativos. Isso incluía telefonemas entre sessões, por iniciativa da terapeuta, para ver como a situação estava, o fornecimento rotineiro por parte da terapeuta de números de telefone quando estava viajando e o envio de cartões-postais à paciente quando estava fora da cidade.

No 12º mês da terapia, o comportamento suicida e de automutilação de Cindy recuou, bem como as premências de ter esse tipo de comportamento. Além disso, suas hospitalizações foram reduzidas em muito, sem nenhuma ocorrência depois do oitavo mês. Dividindo a casa com uma colega, Cindy foi readmitida na faculdade de medicina. Parte da razão para voltar à faculdade foi dar uma reviravolta em sua vida, para que pudesse tentar reconquistar o amor e a atenção de seu marido, ou, pelo menos, sua amizade. À medida que a terapia continuava concentrada em mudar as contingências do comportamento suicida, reduzir o sofrimento emocional e a inibição e tolerar a aflição, acrescentou-se mais um foco: manter a sobriedade e uma ingestão alimentar razoável. Nos primeiros meses em que morou em sua casa sem o marido, Cindy teve vários episódios de compulsão alcoólica, e sua ingestão alimentar diminuiu abruptamente. Tratar desses comportamentos passou imediatamente a ser uma meta. A forte atenção da terapeuta a esses comportamentos também comunicava a Cindy que a terapeuta levaria a sério seus problemas mesmo que ela não estivesse com tendências suicidas. A terapia também se voltou a ampliar sua rede social. Assim como aconteceu com os comportamentos suicidas, a atenção a essas metas serviu como caminho para tratar problemas associados. À medida que diminuía a frequência das situações de crise, era dada mais atenção à análise de padrões familiares, incluindo experiências de negligência e invalidação que podem ter levado aos problemas que Cindy teve mais tarde em sua vida. Ela não informou ter uma história de abuso sexual ou físico, de forma que o objetivo explícito do estágio 2 era entender a história de Cindy e sua relação com os problemas atuais.

Em outros casos, principalmente quando houve abuso sexual e/ou físico na infância, a passagem para o estágio 2 antes de alcançar as metas do estágio 1 provavelmente resultaria em retrocesso a comportamentos problemáticos anteriores. Por exemplo, "Terry", outra paciente tratada pela mesma terapeuta (M. M. L.), tinha sofrido abusos físicos bastante sérios por parte da mãe ao longo da infância e abusos sexuais do pai, a partir dos 5 anos de idade. As investidas sexuais não eram violentas no início, mas se tornaram fisicamente abusivas por volta dos 12 anos. Antes da terapia, Terry não havia contado as ocorrências de abuso a quem quer que fosse.

Após a negociação bem-sucedida das metas do estágio 1, a terapeuta passou a expor Terry a sinais relacionados ao trauma, simplesmente a fazendo expor detalhes do abuso sofrido. Essas sessões de exposição foram intercaladas com o trabalho sobre os problemas atuais em sua vida. Depois de uma sessão de exposição voltada ao abuso sexual, Terry voltou a alguns de seus antigos comportamentos problemáticos, evidenciados por retraimento e silêncio nas sessões, ideação suicida e não adesão à medicação. O aparecimento desse comportamento marcou a necessidade de interromper as discussões do estágio 2 sobre abuso sexual para tratar novamente de metas do estágio 1. Três sessões foram dedicadas a uma análise dos comportamentos suicidas atuais de Terry e dos que interferissem na terapia ou na qualidade de vida. Eles acabaram se mostrando relacionados a temores de como a terapeuta consideraria suas respostas emocionais ao seu pai na infância e às visitas que Terry lhe fazia nos feriados, que precipitaram conflitos sobre como Terry deveria se sentir em relação a ele no presente. Essa abordagem de dois passos à frente e um atrás é comum na terapia para pacientes com TPB e, particularmente, pode marcar a transição entre os estágios 1 e 2.

Como mencionamos anteriormente, o estágio 3 objetiva o respeito próprio, independentemente das opiniões de outros. "Betty", que estava em tratamento com a mesma terapeuta (M. M. L.), tinha transposto com êxito os estágios 1 e 2 e havia se tornado uma enfermeira muito competente, com responsabilidades nas áreas de formação e supervisão. A partir daí, a terapia de Betty se concentrou na manutenção de sua autoestima diante de pessoas com muito poder que estavam presentes em sua vida (p. ex., seu supervisor) e a invalidavam constantemente. O tratamento incluía componentes como a terapeuta observar e destacar para Betty sua tendência a modificar sua opinião acerca de si mesma em função da dos outros, tentativas persistentes de extrair dela autovalidação e autoconforto, e exercícios com imagens mentais, nos quais a paciente imaginava e verbalizava a si própria enfrentando outras pessoas em posição de poder. Grande parte do foco da terapia estava no comportamento interpessoal de Betty na sessão, estabelecendo-se a relação desse comportamento com suas interações com outras pessoas significativas. Dessa forma, o tratamento, naquele momento, foi muito semelhante ao regime psicoterápico funcional-analítico desenvolvido por Kohlenberg & Tsai (1991). Em termos gerais, esse terceiro estágio da terapia envolvia a passagem a um relacionamento mais igualitário entre paciente e terapeuta, no qual se dava ênfase à paciente defender suas próprias opiniões e ações. Essa abordagem requeria que a terapeuta reforçasse as afirmações da paciente e recuasse, deixando de validá-la e cuidá-la da forma característica dos estágios 1 e 2. Além disso, as sessões foram reduzidas a uma frequência quinzenal e se discutiam periodicamente questões sobre seu encerramento.

O estágio 4 da DBT tem como alvo a sensação de incompletude que pode impedir a vivência de alegria e liberdade. "Sally" começou o estágio 1 do tratamento com a mesma terapeuta (M. M. L.) há 15 anos. O estágio 1 durou dois anos, seguido por um intervalo de um ano, depois do qual o tratamento foi retomado por vários anos de sessões quinzenais, que levaram a sessões mensais, e atualmente consistindo em quatro ou cinco sessões por ano. Sally é casada há 30 anos com um marido que tem empregos irregulares e que, embora seja dedicado e leal, invalida-a muito. Embora aparentemente brilhante, ele quase sempre é demitido dos empregos em função de sua insensibilidade interpessoal. Ela está empregada em tempo integral no mesmo lugar há anos, trabalhando com crianças. O filho do qual ela se sentia mais próxima morreu em um acidente de avião há dois anos; a mãe dela morreu no ano passado, e seu pai está muito doente. Apesar de ter um casamento estável, um emprego estável no qual se sente bastante realizada, tendo criado dois filhos bem-ajustados e ainda ser atlética, a vida parece sem sentido para Sally. No passado, ela teve bastante atividade espiritual. Depois de retiros de meditação ou longos períodos de meditação diária, ela relatava se sentir contente e alegre. Desde que seu filho morreu, Sally abandonou suas atividades espirituais. Depois de dois anos com o foco no luto, ela está pronta para o estágio 4. O planejamento do tratamento se concentrava em praticar ativamente e acompanhar o progresso de uma aceitação radical (ou "abrir mão do ego", na terminologia zen), seja por conta própria, seja com apoio de um grupo.

TRANSCRITOS

Os seguintes transcritos (compósitos) representam exemplos reais do processo de terapia que ocorreram em várias sessões com diferentes pacientes. Esses diálogos específicos entre terapeuta e paciente foram escolhidos para dar ao leitor exemplos abrangentes da aplicação de uma ampla gama de estratégias de tratamento na DBT. As metas das sessões nos transcritos a seguir eram a orientação e o comprometimento. Foram usadas as estratégias de validação, solução de problemas (*insight*, orientação e comprometimento), dialética (advogado do diabo) e integrada (melhoria dos relacionamentos).

Obter o compromisso do paciente é um primeiro passo que é crucial para se começar a terapia com pacientes que têm TPB. Como se ilustra no transcrito a seguir, a técnica dialética do advogado do diabo pode ser muito eficaz quando usada como estratégia de comprometimento. Nesta primeira sessão, o objetivo maior da terapeuta era obter o compromisso da paciente com a terapia, bem como com a eliminação do comportamento suicida. Ela começou orientando a paciente em relação ao propósito dessa sessão inicial.

TERAPEUTA: Então, você está um pouco nervosa por minha causa?

PACIENTE: Acho que estou.

TERAPEUTA: Bom, isso é compreensível. Nos próximos 50 minutos, mais ou menos, temos esta oportunidade de nos conhecermos e ver se queremos trabalhar juntas. Então, o que eu gostaria de conversar um pouco é sobre o programa e como você chegou aqui. Conte o que você quer da terapia e o que você está fazendo aqui.

PACIENTE: Eu quero melhorar.

TERAPEUTA: Ah, qual é o seu problema?

PACIENTE: Estou péssima. *(Ri.)*

TERAPEUTA: Como?

PACIENTE: Humm, não sei. Simplesmente não consigo dar conta do dia a dia atualmente. Nem consigo... Estou simplesmente péssima. Não sei como lidar com nada.

TERAPEUTA: O que isso quer dizer, exatamente?

PACIENTE: Humm, tudo o que eu tento ultimamente parece uma sobrecarga. Não consigo dar conta do meu trabalho e agora estou de licença médica. E todo mundo está cheio de mim por eu estar tanto tempo no hospital. E acho que meu psiquiatra quer me mandar embora porque eu me machuco tantas vezes.

TERAPEUTA: Com que frequência você faz isso?

PACIENTE: Talvez uma ou duas vezes por mês. Eu uso meu isqueiro ou cigarros, às vezes uma lâmina de barbear.

TERAPEUTA: Você tem cicatrizes por todo o corpo?

PACIENTE: *(Faz que sim com a cabeça.)*

TERAPEUTA: O seu psiquiatra diz que você também tomou água sanitária. Por que você não falou disso?

PACIENTE: Acho que simplesmente não me ocorreu.

TERAPEUTA: Você simplesmente deixa de se lembrar das coisas com muita frequência?

PACIENTE: Não sei, realmente. Pode ser.

TERAPEUTA: Então pode ser que com você eu tenha de ser uma boa adivinhadora.

PACIENTE: Humm...

TERAPEUTA: Mas, infelizmente, eu não sou uma adivinhadora muito boa. Então teremos que ensinar você a lembrar as coisas. O que você quer, exatamente, da terapia comigo? Deixar de se fazer mal, de tentar se matar, ou ambos?

PACIENTE: Ambos. Estou cheia disso.

TERAPEUTA: E há alguma outra coisa com a qual você queira ajuda?

PACIENTE: Humm... Bem, eu não sei lidar com dinheiro e com relacionamentos. Não tenho amigos; eles não se conectam muito comigo. Eu sou ex-alcoolista e anoréxica e bulímica em recuperação. Ainda tenho uma tendência a isso.

TERAPEUTA: Você acha que talvez parte do que está acontecendo com você é que você substituiu seus comportamentos alcoolistas e anoréxicos por se machucar?

PACIENTE: Não sei, não pensei nisso dessa maneira. Só acho que não sei como dar conta de mim mesma e... sabe como é... trabalhar as coisas, e acho que isso está realmente me afetando, porque, se não estivesse, eu não estaria tentando me matar.

TERAPEUTA: Então, da sua perspectiva, um problema é que você não sabe fazer as coisas. Muitas coisas.

PACIENTE: É, e muitas eu sei, mas acabo não fazendo.

TERAPEUTA: Humm...

PACIENTE: Sabe, por exemplo, eu sei como eu preciso economizar dinheiro, e sei que preciso controlar os meus gastos, e faço isso todos os meses, mas todos os meses fico no vermelho. Mas... humm... é difícil para mim. É como se às vezes eu soubesse que não deveria comer alguma coisa e como mesmo assim.

TERAPEUTA: Então, parece que parte do problema é que você sabe fazer as coisas, só não sabe fazer com que você faça as coisas que sabe fazer.

PACIENTE: Exatamente.

TERAPEUTA: Seria como se suas emoções estivessem no controle — que você é uma pessoa que faz as coisas quando está com humor para isso?

PACIENTE: É, tudo é feito de acordo com o humor.

TERAPEUTA: Então você é uma pessoa de humores.

PACIENTE: É. Eu deixo de limpar a casa por dois meses, e aí entro no clima, fico com humor para limpar. Aí eu limpo e mantenho impecavelmente assim por três semanas, quer dizer, impecavelmente limpa, e então, quando muda o meu humor, eu volto a deixar uma bagunça.

TERAPEUTA: Então, uma das tarefas para você e eu seria encontrar uma maneira de fazer seu comportamento e o que você faz serem menos dependentes de como você se sente?

PACIENTE: É isso.

A terapeuta usou o *insight* para destacar à paciente a relação que observou entre suas emoções e seu comportamento. Em seguida, começou o processo de moldar um comprometimento por meio da estratégia dialética de advogado do diabo.

TERAPEUTA: Isso, é claro, vai ser muito difícil de fazer, você não acha? Por que você iria querer fazer isso? Parece muito sofrido.

PACIENTE: Bom, eu quero fazer, porque a coisa é tão incoerente. É pior, porque quando eu estou... eu sei que, quando eu estou controlando o dinheiro ou o que seja, sei que preciso fazer, e então, quando não faço isso, fico ainda mais incomodada.

TERAPEUTA: Por que você iria querer fazer alguma coisa que não está com humor para fazer?

PACIENTE: Porque eu preciso. Porque não consigo sobreviver se eu não fizer.

TERAPEUTA: Parece uma vida bem fácil.

PACIENTE: É, mas eu não consigo viver se simplesmente gastar meu dinheiro em coisas bobas e fúteis que eu...

TERAPEUTA: Bom, acho que talvez você devesse ter alguns limites e não ficar tão solta, mas em geral, quer dizer, por que limpar a casa se não se sente com vontade de fazer isso?

PACIENTE: Porque me incomoda quando está uma bagunça. E eu não consigo encontrar as coisas; já perdi contas e acabei não as pagando. E agora tenho escritórios de cobrança atrás de mim. Não consigo lidar com tudo isso, e acabo me machucando e indo parar no hospital. E aí eu só quero dar um fim a tudo isso. Mas parece que não importa, porque, se eu não estiver no clima para limpar, não limpo.

TERAPEUTA: Então o fato de que isso faz com que aconteçam coisas horríveis em sua vida até hoje não foi suficiente como motivação para fazer coisas que estejam contra o seu humor, não é?

PACIENTE: Bom, obviamente não (*ri*), porque não está acontecendo.

TERAPEUTA: Mas isso não foi o suficiente, então? Isso vai ser um grande problema, você não acha? Não vai ser uma coisa simples. Você não vai entrar aqui e eu vou dizer "abracadabra", e de repente você vai querer fazer as coisas que não está com humor para fazer.

PACIENTE: É.

TERAPEUTA: É, então me parece que, se você não estiver com humor para as coisas, se você meio que depende do humor, isso é uma coisa muito difícil de mudar. Na realidade, acho que é um dos problemas mais difíceis de lidar.

PACIENTE: Ah, que maravilha...

TERAPEUTA: Acho que podemos lidar com isso, mas vai ser um inferno. A questão é se você está disposta a atravessar esse inferno para chegar aonde quer ou não. Acho que essa é a questão.

PACIENTE: Bom, se vai me deixar mais feliz, claro.

TERAPEUTA: Você tem certeza?

PACIENTE: Tenho, desde os 11 anos eu passo por isso, e estou de saco cheio dessa merda. Desculpa minha maneira de falar, mas estou, mesmo, e estou contra a parede. Ou faço isso ou tenho mais é que morrer. Essas são as duas opções que tenho.

TERAPEUTA: Bom, por que não morrer?

PACIENTE: Ah, se chegar a isso, é o que eu vou fazer.

TERAPEUTA: Ahã... Mas por que não agora?

PACIENTE: Porque esta é a minha última esperança. Porque eu tenho uma última esperança, por que não a aproveitar?

TERAPEUTA: Então, em outras palavras, em princípio, você prefere viver do que morrer, se conseguir resolver isso.

PACIENTE: Se conseguir, sim.

TERAPEUTA: Certo, muito bem, isso vai ser a sua força. Vamos trabalhar com isso. Você vai ter de se lembrar disso quando a coisa ficar difícil, mas agora quero lhe contar sobre este programa e sobre como me sinto com relação a você se machucar, e aí vamos ver se você ainda quer fazer isso.

Como ilustrado pelo segmento anterior, o uso incansável que a terapeuta faz da estratégia do advogado do diabo conseguiu colocar um "pé na porta" e obteve um comprometimento inicial por parte da paciente. A seguir, a terapeuta "subiu a aposta" com uma breve explicação do programa e de seus objetivos.

TERAPEUTA: Agora, o aspecto mais importante para compreender é que não somos um programa de prevenção ao suicídio; esse não é o nosso trabalho. Mas somos um programa de melhoramento da vida. Da forma como a vemos, não há razão para se ter uma vida de sofrimento. Se decidirmos trabalhar juntas, vou ajudá-la a tentar melhorar sua vida, para que seja boa o suficiente para você não querer morrer ou se machucar. Você também deve saber que eu considero o comportamento suicida, inclusive beber água sanitária, como um comportamento de solução de problemas. Vejo o alcoolismo da mesma forma. A única diferença é que se cortar, se queimar, infelizmente, funciona. Se não funcionasse, ninguém faria isso mais de uma vez. Mas só funciona em curto prazo, não em longo. Então, deixar de se cortar, de tentar se ferir, vai ser exatamente como abandonar o álcool. Você acha que isso vai ser difícil?

PACIENTE: Parar de beber álcool não foi tão difícil.

TERAPEUTA: Bom, na minha experiência, abandonar um comportamento automutilante geralmente é muito difícil. Vai requerer que nós duas trabalhemos, mas você vai ter de se esforçar mais. E, como lhe disse quando conversamos rapidamente, se você se comprometer com isso, vai ser por um ano — terapia individual comigo uma vez por semana, e treinamento de habilidades em grupo uma vez por semana. Então, a questão é: você está disposta a se comprometer por um ano?

PACIENTE: Eu disse que estou cheia dessa coisa. É por isso que eu estou aqui.

TERAPEUTA: Então você está concordando em não parar com a terapia por um ano, certo?

PACIENTE: Certo.

TERAPEUTA: E você se dá conta de que, se realmente não parar por um ano, se você pensar bem, isso realmente afasta a possibilidade de suicídio por um ano?

PACIENTE: Em termos lógicos, sim.

TERAPEUTA: Então precisamos ter isso absolutamente claro, porque esta terapia não vai funcionar se você se eliminar. O objetivo mais fundamental relacionado ao humor que temos de trabalhar é esse, não importa como seja o seu humor, você não vai se matar nem vai tentar.

PACIENTE: Está bem.

TERAPEUTA: Então vejo essa como a prioridade número 1 — não a única, mas a primeira — em que vamos trabalhar. Fazer com que você concorde — a sério, é claro — e cumpra a ideia de ficar viva, não se machucar e não tentar o suicídio, não importando qual seja o seu humor. Agora a questão é se você aceita isso.

PACIENTE: Certo, eu aceito.

A terapeuta, tendo obtido o comprometimento da paciente de trabalhar no comportamento suicida, mais uma vez empregou a estratégia do advogado do diabo, para reforçar o compromisso.

TERAPEUTA: Por que você concordaria com isso?

PACIENTE: Não sei. *(Ri.)*

TERAPEUTA: Quer dizer, você não preferiria estar em uma terapia em que, se quisesse se matar, poderia?

PACIENTE: Não sei, quer dizer, nunca pensei nisso desse jeito.

TERAPEUTA: Humm...

PACIENTE: Eu não quero... Eu quero ser capaz de chegar ao ponto em que possa achar que não estou sendo forçada a viver.

TERAPEUTA: Então você está concordando comigo porque acha que está sendo forçado a concordar?

PACIENTE: Você fica me fazendo todas essas perguntas...

TERAPEUTA: O que você acha?

PACIENTE: Eu não sei o que eu acho neste momento, sinceramente.

Uma habilidade necessária e importante para o terapeuta de DBT é a capacidade de sentir quando o paciente chegou ao seu limite, bem como a habilidade concomitante de estar disposto e ser capaz de recuar e, pelo menos temporariamente, suspender a pressão sobre o paciente. Nessas situações, a pressão continuada por parte do terapeuta provavelmente vai voltar como um bumerangue e ter o efeito oposto que ele pretende. No caso a seguir, a terapeuta notou a confusão da paciente e sentiu que pressionar mais provavelmente a faria reduzir a intensidade de seu comprometimento. Consequentemente, a terapeuta recuou e entrou com a validação.

TERAPEUTA: Então você está se sentindo um pouco colocada contra a parede por mim?

PACIENTE: Na verdade, não. *(Começa a chorar.)*

TERAPEUTA: O que aconteceu agora?

PACIENTE: *(Pausa.)* Não sei, quer dizer, eu não acho que queria me matar de verdade. É só que eu acho que devo. Nem acho que seja uma coisa de humor. Eu só acho que é quando sinto que não há outra saída. Eu simplesmente digo: "Bom, você sabe que não existe outra opção, então faça". Sabe como é... Então, agora, eu não vejo nenhum raio de esperança. Venho para a terapia, o que acho que é bom, quero dizer, eu sei que é bom, mas não vejo nada melhor do que no dia em que eu tentei me matar.

TERAPEUTA: Bom, provavelmente seja verdade. Talvez não seja nem um pouco melhor. Quer dizer, tentar se matar geralmente não resolve problemas, ainda que tenha ajudado em uma coisa.

PACIENTE: Fez com que eu viesse fazer terapia.

TERAPEUTA: É. Então o fato de eu fazer todas essas perguntas a faz chorar. Você parece estar se sentindo muito mal.

PACIENTE: Só *sufocada*, acho que é essa a palavra.

TERAPEUTA: Isso é parte da razão pela qual estamos tendo esta conversa, para tentar estruturar nosso relacionamento de forma que ele fique muito claro para ambas. E, dessa forma, pelo menos, vamos tentar reduzir o quanto você se sente sufocada por não saber o que acontece comigo. Certo?

PACIENTE: Sim.

TERAPEUTA: Então eu só quero deixar claro qual é o nosso objetivo número 1, e como isso é difícil, porque, se você quiser recuar, a hora é agora. Porque vou levar a sério se você disser "Sim, eu quero fazer isso".

PACIENTE: Eu não quero recuar.

TERAPEUTA: Ótimo. Eu só quero dizer que parece uma boa ideia. Você está em uma espécie de humor energizado hoje, começando um programa novo. Mas, dentro de 5 horas, pode não parecer uma ideia tão boa. É como quando é fácil se comprometer com uma dieta depois de uma grande refeição, mas muito mais difícil quando você está com fome. Mas vamos trabalhar em como fazer com que continue parecendo uma boa ideia. Vai ser um inferno, mas eu acredito. Acho que podemos conseguir trabalhando juntas.

Agora, observe como a terapeuta termina a sessão preparando a paciente para as dificuldades que ela provavelmente vai encontrar para manter seu comprometimento e trabalhar na terapia. O entusiasmo e o fortalecimento do relacionamento estabeleceram o alicerce para uma boa aliança terapêutica. A sessão seguinte ocorreu cerca de quatro meses depois do início da terapia. O alvo da sessão era o comportamento suicida. A terapeuta usou estratégias de validação, solução de problemas (esclarecimento de contingências, informações didáticas, análise comportamental e análise de soluções), estilísticas (comunicação irreverente), dialéticas (metáfora, fazer do limão uma limonada) e treinamento de habilidades (tolerância à aflição).

A terapeuta revisou o cartão-diário semanal da paciente e observou um machucado intencional recente, no qual a paciente abriu uma lesão anteriormente autoinfligida depois que seu médico se recusou a lhe dar medicação para a dor. A terapeuta começou com uma análise comportamental.

TERAPEUTA: Certo, você estava aqui na semana passada dizendo que nunca mais iria se machucar de novo, porque isso era tão ridículo, que você não aguentava, não conseguia mais se machucar. Então vamos ver como isso começou no domingo, para podermos aprender alguma coisa com isso, certo? Quando você começou a ter premência de se machucar?

PACIENTE: O meu pé começou a doer na quarta-feira. Comecei a sentir muita dor.

TERAPEUTA: Não tinha doído antes?

PACIENTE: Não.

TERAPEUTA: Então os nervos estavam mortos antes disso, ou o quê? Você começou a sentir muita dor. Quando você começou a ter dor e quando sentiu a premência de se machucar?

PACIENTE: Na mesma hora.

TERAPEUTA: Chegaram exatamente no mesmo momento?

PACIENTE: Mais ou menos no mesmo momento.

A especificação de um primeiro evento desencadeante é sempre o primeiro passo para realizar uma análise comportamental em cadeia. Nesse caso, a terapeuta começou interrogando diretamente quando começaram as premências ao suicídio e ALNS. Observe, também, o uso que a terapeuta faz da comunicação irreverente no início da sessão.

TERAPEUTA: Mas como é que a dor dá início a uma premência de se automutilar? Você sabe como isso acontece? Como passa de um para o outro?

PACIENTE: Não sei. Talvez só tenha começado na quinta, mas eu perguntei à minha enfermeira. Eu falei: "Escute, eu estou com muita dor, estou vomitando a minha comida porque a dor é muito forte". E a enfermeira tentou. Ela chamou o médico e disse para ele que eu estava com muita dor, e perguntou se ele poderia me dar uns analgésicos. Mas não! Então eu continuei pedindo, e a resposta continuava sendo não, e fui ficando cada vez mais enlouquecida e furiosa. Então achei que tinha de mostrar a alguém que doía, porque eles não acreditavam em mim.

TERAPEUTA: Vamos entender isso. Você está pressupondo que, se alguém acreditasse que dói tanto quanto dói, eles dariam os analgésicos?

PACIENTE: Sim.

TERAPEUTA: Certo. É aí que está o raciocínio equivocado. Esse é o problema. Entende? É totalmente possível que as pessoas saibam o quanto a dor é forte, mas mesmo assim não lhe deem a medicação.

PACIENTE: Eu acredito piamente, e até escrevi no meu diário que, se eu tivesse recebido remédio para a dor quando precisava, não teria pensado em me machucar.

A terapeuta continua obtendo uma descrição de eventos concomitantes com o início do problema. Não estava completamente claro o que, com relação a não conseguir medicação para a dor, desencadeava a autoflagelação. No segmento seguinte, a terapeuta usou a estratégia dialética da metáfora para analisar quais fatores podem ter sido importantes. Observe que o exemplo é apresentado como um experimento no qual diferentes cenários são apresentados e respostas, induzidas.

TERAPEUTA: Quero lhe fazer uma pergunta — você vai ter de imaginar, certo? Vamos imaginar que você e eu estejamos em um bote no meio do oceano. Nosso barco afundou e estamos no bote. E, quando o barco afundou, você se cortou feio na perna. E, juntas, nós enfaixamos o melhor possível. Mas não temos remédio para a dor. E estamos nesse bote, sua perna dói muito e você me pede remédio para a dor, e eu digo não. Você acha que nessa situação teria a premência de se machucar e piorar a coisa?

PACIENTE: Não, seria uma situação diferente.

TERAPEUTA: É verdade, mas e se eu tivesse o remédio e dissesse que não porque tínhamos de o economizar, o que você acha?

PACIENTE: Se isso fosse lógico para mim, eu aceitaria e não me machucaria.

TERAPEUTA: E se eu dissesse que não porque não queria que você fosse viciada em drogas?

PACIENTE: Eu iria querer me machucar.

TERAPEUTA: Certo, então já sabemos isso. A dor não é o que está desencadeando o desejo de se machucar. É o fato de que alguém não lhe dê alguma coisa para ajudar, quando você acha que a pessoa poderia, se quisesse.

PACIENTE: É.

A terapeuta usou esclarecimento de contingências para destacar os efeitos das respostas dos outros sobre o comportamento da própria paciente. No segmento seguinte, a terapeuta volta a empregar esclarecimento de contingências em um esforço continuado para destacar para a paciente a função de comunicação de ALNS.

TERAPEUTA: Então, em outras palavras, machucar-se significa um comportamento de comunicação, não é? Portanto, o que temos de fazer é encontrar uma maneira para que o comportamento de comunicação pare de funcionar.

PACIENTE: Por quê?

TERAPEUTA: Porque você não vai parar de fazer isso enquanto funcionar. É como tentar falar com alguém; se não há ninguém na sala, você acaba parando de tentar falar. É como quando um telefone fica mudo; você deixa de falar.

PACIENTE: Eu tentei, três noites seguidas, de forma perfeitamente assertiva e disse claramente que estava com muita dor.

TERAPEUTA: Sabe de uma coisa? Acho que vou trocar de cadeira com você. Você não está ouvindo o que estou dizendo.

PACIENTE: E eles ficavam dizendo "Não", e aí uma luzinha acendia na minha cabeça.

TERAPEUTA: Estou pensando em trocar de cadeira com você.

PACIENTE: E foi, tipo: "Dá para você dizer que está doendo muito?"

TERAPEUTA: Estou pensando em trocar de cadeira com você.

PACIENTE: Por quê?

TERAPEUTA: Porque, se estivesse sentada aqui, você veria que, não importa o quanto a dor seja forte, se machucar para receber remédio para a dor não é uma reação razoável. Os funcionários do hospital podem também não ter sido razoáveis. Talvez eles devessem ter lhe dado o analgésico. Mas não precisamos dizer que eles estavam errados para dizer que se machucar não é a reação adequada.

PACIENTE: Não, eu não acho que era a reação adequada.

TERAPEUTA: Ótimo. Então o que temos de fazer é encontrar uma maneira de que essa reação não venha, mesmo que você não receba o remédio para a dor. Até aqui, ela funcionou bastante bem como comunicação. E a única forma de fazê-la parar é fazer com que ela não funcione mais. E, é claro, seria bom fazer outras coisas funcionarem. O que você está afirmando é: "Bom, está certo, se não vou conseguir assim, eu deveria conseguir de outra forma".

PACIENTE: Eu tentei dessa vez!

TERAPEUTA: Certo, eu sei que você tentou, eu sei.

PACIENTE: Uma senhora que estava perto de mim estava recebendo tratamento para diabetes e ficou muito mal, e eles lhe deram remédio para a dor.

TERAPEUTA: Olha, não estamos na mesma frequência nesta conversa.

PACIENTE: Estamos, sim. Em que frequência você está?

TERAPEUTA: Estou na frequência de que talvez fosse razoável que você recebesse remédio para a dor, e com certeza entendo que você quisesse isso. Mas também estou dizendo que, não importa o que esteja acontecendo, não queremos que você se machuque. Você está funcionando como se, caso eu concordasse que você deveria receber o remédio, eu acharia que isso está bem.

PACIENTE: Humm?

TERAPEUTA: Você está falando sobre se eles deveriam ter dado o remédio ou não. Eu não estou falando disso. Mesmo que eles devessem, temos de descobrir como você poderia ter feito isso sem se machucar.

Como ilustrado pela interação, um paciente com TPB muitas vezes quer se manter concentrado na crise em questão, o que representa um enorme desafio ao terapeuta, que deve ficar envolvido em uma dança de ida e vinda, entre validar a dor do paciente e pressionar por mudança de comportamento. Esse segmento também ilustra como a validação não necessariamente implica concordância. Embora a terapeuta tenha validado a percepção da paciente de que a recusa da enfermeira em lhe dar a medicação para dor pode não ter sido razoável, ela sustentou com firmeza a inadequação da resposta.

PACIENTE: Eu experimentei uma dessas coisas de tolerância à aflição e não funcionou.

TERAPEUTA: Está bem, não se preocupe, vamos encontrar um jeito. Quero saber tudo que você tentou. Mas antes quero ter certeza de que entendo bem a situação. As premências começaram a aumentar depois de quarta-feira e pioraram com o tempo?

PACIENTE: Sim, começaram a crescer com a dor.

TERAPEUTA: Com a dor. Certo. Mas também aumentaram com a recusa contínua deles em dar a medicação para a dor. Então você estava pensando que, caso se machucasse, eles dariam remédio para a dor?

PACIENTE: É. Porque, se eles não me dessem bola, eu iria mostrar uma coisa para eles!

TERAPEUTA: Então, você estava pensando: "Se eles não me escutarem, eu vou mostrar para eles". E quando essa ideia veio pela primeira vez? Foi na quarta-feira?

PACIENTE: Foi.

TERAPEUTA: Certo. Bem, temos de encontrar uma maneira de você tolerar coisas ruins sem se machucar. Vamos ver tudo o que você já tentou, e depois temos de encontrar outras coisas, porque essas não funcionaram. Qual foi a primeira coisa que você tentou?

Nesse momento, a análise comportamental permanecia incompleta, e normalmente teria sido prematuro avançar ao estágio da análise de soluções. Contudo, na avaliação da terapeuta, a essa altura era mais importante reforçar as tentativas da paciente de tolerar a aflição respondendo à comunicação dela de que já tinha tentado usar as habilidades comportamentais.

PACIENTE: Eu acho que, se simplesmente continuasse a ser assertiva sobre o assunto, eles tomariam as medidas adequadas.

TERAPEUTA: Certo, mas isso não funcionou. Então por que você não se machucou naquele momento?

PACIENTE: Eu não queria.

TERAPEUTA: E por que não queria?

PACIENTE: Não queria piorar as coisas.

TERAPEUTA: Então você estava pensando nos prós e nos contras— que, se as coisas piorassem, você iria se sentir pior?

PACIENTE: É.

Um aspecto do treinamento em habilidades da DBT enfatiza a utilidade de se avaliarem os prós e os contras de tolerar a aflição como estratégia de sobrevivência a crises. Nesse caso, a terapeuta empregou a estratégia dialética de fazer do limão uma limonada, destacando à paciente como ela, na verdade, usou as habilidades comportamentais. Observe, na resposta a seguir, como a terapeuta imediatamente reforçou as iniciativas da paciente com elogios.

TERAPEUTA: Esse foi um bom raciocínio. É quando você está pensando nas vantagens e desvantagens de fazer isso. Naquele momento, as vantagens de piorar a coisa superavam as desvantagens. Então você se manteve na luta. E que mais você tentou?

PACIENTE: Eu tentei falar disso com outros pacientes.

TERAPEUTA: E o que eles tinham para dizer?

PACIENTE: Eles disseram que eu deveria receber o remédio para a dor.

TERAPEUTA: Certo, mas eles disseram que você deveria se cortar ou se machucar se não conseguisse isso?

PACIENTE: Não. E eu tentei afastar a minha cabeça da dor, ouvindo música e usando *mindfulness*. Tentei ler e fazer palavras cruzadas.

TERAPEUTA: Sim. Você alguma vez experimentou a aceitação radical?

PACIENTE: O que é isso?

TERAPEUTA: É quando você meio que abre mão e aceita o fato de que não vai receber a medicação para a dor. E simplesmente se entrega a essa situação. Você simplesmente aceita que não vai acontecer, que vai ter de enfrentar isso de alguma outra forma.

PACIENTE: Que foi o que eu fiz ontem. Eu precisaria de um pouco de lorazepam para conseguir isso, mas consegui sem.

TERAPEUTA: Ontem?

PACIENTE: É, dormi um pouco. Quando acordei, eu só disse: "Olha, eles não vão mudar, então você vai ter de lidar com isso da melhor maneira que conseguir".

TERAPEUTA: E a aceitação ajudou em alguma coisa?

PACIENTE: Eu ainda estou com muita raiva do que acredito ser discriminação contra as personalidades *borderline*. Ainda estou muito brava com isso.

TERAPEUTA: Certo, não há problema. Mas ajudou aceitar?

PACIENTE: Sim.

TERAPEUTA: Que bom, isso é excelente. Essa é uma habilidade ótima, uma coisa ótima de se praticar. Quando a coisa aperta, quando você está realmente no limite, quando é o pior que poderia ficar, a aceitação radical é a habilidade a ser praticada.

PACIENTE: Isso é do AA.

Durante uma análise de soluções, muitas vezes é necessário que o terapeuta facilite o processo ajudando o paciente a fazer um *brainstorm* ou dando sugestões diretas de como lidar com crises futuras. Aqui, a terapeuta sugeriu uma solução que também é ensinada no módulo sobre tolerância à aflição do treinamento de habilidades em DBT. A noção da aceitação radical enfatiza a ideia de que a aceitação da própria dor é um pré-requisito necessário para dar fim ao sofrimento emocional.

TERAPEUTA: Voltemos agora a como você cedeu à premência. Porque você conseguiu lutar até aquele ponto, não é? Geralmente, com você, pode-se pressupor que alguma outra coisa aconteceu. Então vamos entender o domingo e ver se não houve alguma outra situação interpessoal naquele dia na qual você tenha se sentido criticada, não amada, ou não digna de aceitação.

PACIENTE: Bom, no sábado eu estava muito incomodada e fui a uma reunião do AA. E isso colocou na minha cabeça como o álcool iria acabar com a minha dor. Fui procurar em todo o bairro um lugar aberto. Eu queria me embebedar. A dor tinha me influenciado tanto assim, mas não encontrei nenhum lugar aberto, então voltei para o hospital.

TERAPEUTA: Você teve a ideia de conseguir álcool para curar o que sentia, e não conseguiu encontrar, então voltou ao hospital. Você estava com muita dor, e então o que aconteceu?

PACIENTE: Eu falei para a enfermeira: "Eu estou sóbria há quase 10 anos e é a primeira vez que eu sinto premência em beber; imagina o quanto dói". E não me escutaram.

TERAPEUTA: Então você achava que isso deveria ter bastado?

PACIENTE: Sim.

TERAPEUTA: Sim. Porque essa é uma comunicação de alto nível, isso é como uma ameaça de suicídio. Muito bom. Quero que você saiba que isso é melhor do que uma ameaça de suicídio, porque isso quer dizer que você reduziu a gravidade de suas ameaças.

A resposta anterior foi muito irreverente, no sentido de que a maioria dos pacientes não esperaria que seus terapeutas considerassem uma ameaça como um sinal de avanço terapêutico. A utilidade terapêutica da irreverência está em seu valor "chocante" que pode relaxar temporariamente as crenças e os pressupostos desadaptativos de um paciente, e abri-lo para a possibilidade de outras soluções como resposta.

PACIENTE: E eu simplesmente falei para ela como estava me sentindo, e achei que isso chegaria. E o médico, ainda assim, não mudou de posição.

TERAPEUTA: E o que ela fez? Ela disse que ligaria?

PACIENTE: Ela ligou.

TERAPEUTA: Certo. E aí, o que aconteceu?

PACIENTE: Ela voltou. Ela foi muito atenciosa e simplesmente disse: "Eu lamento muito, mas o doutor disse que não".

TERAPEUTA: E você sentiu raiva?

PACIENTE: Não sei se foi raiva o que eu senti, mas fiquei magoada.

TERAPEUTA: Ah, sim? Isso é muito interessante. Então, você estava magoada...

PACIENTE: Porque acabei abraçada no meu urso de pelúcia e só chorando por um tempo.

TERAPEUTA: Antes ou depois de decidir se machucar?

PACIENTE: Antes.

TERAPEUTA: Certo. Então você não decidiu se machucar imediatamente. Você estava pensando nisso. Mas quando decidiu?

PACIENTE: Mais tarde, no sábado.

TERAPEUTA: Quando?

PACIENTE: Depois que me cansei de chorar.

TERAPEUTA: Você se deitou na cama e chorou, sentindo-se não cuidada e magoada, provavelmente abandonada e indigna de ser amada, como se não valesse a pena ajudá-la?

PACIENTE: Sim.

TERAPEUTA: Essa é uma resposta bastante adaptativa. É o que eu vou tentar lhe ensinar. Só que você já fez isso sem que eu lhe ensinasse. Então, como você passou de chorar, de se sentir não amada e não cuidada e de chorar e soluçar — como você passou daí a decidir se machucar, em lugar de, por exemplo, dormir?

PACIENTE: Porque eu fiquei com raiva, e disse: "Foda-se, ele vai ver só uma coisa".

TERAPEUTA: Você parou de chorar antes de ficar com raiva, ou a raiva fez você parar de chorar?

PACIENTE: Acho que ficar com raiva me fez parar de chorar.

TERAPEUTA: Então você meio que ficou com mais energia. Então você deve ter ficado ruminando enquanto estava deitada, pensando. No que você estava pensando?

PACIENTE: Por um bom tempo eu só estava querendo que alguém se preocupasse comigo.

TERAPEUTA: Sim. Sentimentos muito razoáveis. Faz total sentido. Talvez você pudesse ter feito alguma coisa diferente. O que teria acontecido se você tivesse pedido à enfermeira para entrar e conversar com você, pegar na sua mão?

Um objetivo amplo da análise comportamental é a construção de um mapa geral de como a paciente chega a respostas disfuncionais, com a anotação de possíveis vias alternativas. Aqui, a terapeuta estava buscando conexões no mapa em que houvesse respostas possíveis disponíveis para a paciente.

PACIENTE: Elas não têm tempo para fazer isso.

TERAPEUTA: Não têm? Você acha que isso teria ajudado?

PACIENTE: Não sei. Ela não tinha como me ajudar.

TERAPEUTA: Ela poderia ter feito você se sentir amparada. Teria sido um gesto solícito.

PACIENTE: É, mas não acho que teria ajudado.

TERAPEUTA: O que teria ajudado?

PACIENTE: Receber medicação para a dor.

TERAPEUTA: Eu achei que você diria isso. Você está com um raciocínio único. Escute, temos de encontrar alguma outra coisa para ajudá-la, porque não pode ser que nada mais ajude. Esse pode ser o jeito que o mundo funciona para você. Tem de haver mais de uma maneira de chegar a qualquer lugar, porque todos nós nos deparamos com pedras no caminho. A vida é como caminhar em uma estrada, sabe como é, todos encontram pedras. Tem de haver outros caminhos para os lugares. E, para você, realmente não é a dor no seu tornozelo que é o problema, e sim o sentimento de não ser cuidada. E provavelmente um sentimento que tem alguma coisa relacionada à raiva, ou um sentimento de que outras pessoas não respeitam você — um sentimento de invalidação.

PACIENTE: É.

TERAPEUTA: Então eu acho que não é exatamente a dor em seu tornozelo que é o problema. Porque se você estivesse no bote comigo, você conseguiria dar conta da dor se não tivéssemos remédios, não é? Então não é realmente a dor, é a sensação de ser invalidada e de não ser cuidada. Esse é o meu palpite. Você acha que está correto?

PACIENTE: Acho que está.

TERAPEUTA: Veja bem, a questão é: há alguma outra maneira de você se sentir validada e cuidada, além de eles darem a medicação para você?

PACIENTE: Não.

TERAPEUTA: Isso é algo definitivo, como "Eu não vou deixar existir nenhum outro caminho", ou é mais aberto, tipo "Não consigo imaginar outro caminho, mas estou aberta para a possibilidade"?

PACIENTE: Eu não acredito que exista outro caminho.

TERAPEUTA: Isso significa que você nem mesmo está aberta para aprender outro caminho?

PACIENTE: Como o quê?

TERAPEUTA: Não sei. Temos de descobrir. O que eu acho que está acontecendo é que, quando você está com muita dor e não se sente cuidada nem levada a sério, você se sente invalidada; é isso que a leva a se ferir e também a querer morrer. O problema que temos de resolver é como estar em uma situação que você considera injusta sem ter que se ferir para resolvê-la. Você está aberta para isso?

PACIENTE: Estou.

Como ilustrado, a análise comportamental muitas vezes é um processo doloroso e trabalhoso tanto para o paciente quanto para o terapeuta. Muitas vezes, os terapeutas se sentem desmoralizados e tentados a abandonar o esforço, que pode ser comparado a tentar encontrar um par de pegadas escondidas debaixo de uma camada de folhas caídas: elas estão lá, mas pode ser necessário muito ancinho e recolher muita folha antes que elas apareçam. Com análises repetidas, entretanto, o paciente aprende que o terapeuta não vai recuar. Essa persistência por parte da terapeuta acaba eventualmente por extinguir a recusa do paciente a tentar novos comportamentos adaptativos para a solução de problemas. À medida que os pacientes adquirem mais e mais novas habilidades comportamentais, começam a aparecer tentativas mais adaptativas de solução de problemas.

Na sessão a seguir (aproximadamente 10 meses de terapia), a paciente chegou usando óculos espelhados (novamente) e estava com raiva porque os escritórios de cobrança estavam a pressionando para que pagasse as contas em atraso. Além disso, sua terapeuta havia estado fora da cidade por uma semana. As metas da sessão foram a regulação de emoções e a eficácia interpessoal. As estratégias usadas foram dialética (metáfora), validação (uso do entusiasmo), solução de problemas (esclarecimento de contingências, manejo de contingências), estilística (comunicação recíproca, comunicação irreverente) e integrada (reforço dos relacionamentos). No primeiro segmento, a terapeuta utilizou o entusiasmo, o esclarecimento da contingência e o manejo de contingências como estratégias de modelagem para fazer com que a paciente retirasse os óculos de sol e trabalhasse para expressar sua raiva.

TERAPEUTA: Não é uma catástrofe que o cobrador de dívidas tenha feito isso com você, e não é uma catástrofe estar com raiva dele. Isso tornou a sua vida bem mais difícil, mas você pode lidar com isso. Você pode enfrentar essa situação. Não é mais do que você pode enfrentar. Você realmente é uma mulher muito forte; você tem de pôr isso dentro de você. Mas tem de fazê-lo, tem de usá-lo. Eu estou disposta a ajudá-la, mas não consigo fazer isso sozinha. Você deve trabalhar comigo.

PACIENTE: Como?

TERAPEUTA: Para começar, tirando os óculos.

A terapeuta começou a interação tentando normalizar a questão ("Não é uma catástrofe"), validando a paciente ("Isso tornou sua vida bem mais difícil") e a estimulando ("Você pode lidar com isso. Você pode enfrentar... Você realmente é uma mulher muito forte"). A seguir, a terapeuta passou para o esclarecimento da contingência mostrando que a sua ajuda é contingente à disposição da paciente de trabalhar, e imediatamente prosseguiu solicitando uma resposta que está bem dentro do repertório comportamental da paciente.

PACIENTE: Eu sabia que você diria isso.

TERAPEUTA: E eu sabia que você sabia que eu diria isso.

PACIENTE: Os óculos escuros são o que mais a incomodam, acho.

TERAPEUTA: Bom, como você se sentiria olhando para você mesma falando com outra pessoa? (*Pausa longa.*) Eles dificultam as coisas para mim. E eu acho que eles dificultam ainda mais para você. Acho que você se sai melhor quando não está usando esses óculos escuros. É como um passo; você sempre se sai melhor quando anda para frente. E, quando você faz isso, se sente melhor. Já notei isso. (*Pausa longa.*) Então é isso que você deveria fazer, deveria tirar seus óculos escuros, e depois deveríamos trabalhar na solução de problemas sobre como dar conta quando você não pode sentir raiva. Não há nada de esquisito nisso. Alguma coisa aconteceu na sua vida que fez você ter receio de sentir raiva, e simplesmente temos de lidar com isso, você e eu. É somente um problema a ser resolvido. Não é uma catástrofe; não é a pior coisa que alguém jamais fez. É apenas um problema que você tem, e é isso que você e eu fazemos. Nós resolvemos problemas; somos uma equipe de solução de problemas. (*Pausa.*)

PACIENTE: (*Retira os óculos.*) Está bem.

TERAPEUTA: Obrigada. Esse é um grande passo, eu sei, para você.

O uso que a terapeuta faz da comunicação recíproca informa a paciente de seus sentimentos em relação aos óculos escuros. Observemos a atitude concreta assumida pela terapeuta e sua contínua tentativa de normalizar a questão ("Não há nada de esquisito nisso... Não é a pior coisa que alguém jamais fez"). Observemos, também, o enquadramento da questão como sendo um problema a resolver, bem como o uso que a terapeuta faz da estratégia de relacionamento para melhorar a aliança terapêutica. A terapeuta também afirmou a validação da paciente dizendo-lhe que sabia que isso era difícil.

TERAPEUTA: Convenhamos, quero que encontre esse sentimento dentro de você. Sei que você pode, sei que consegue. Você não pode desistir. Não pode pisar em falso. Siga em frente. Apenas expresse diretamente para mim como se sente. Que está com raiva de si mesma, que está com raiva do escritório de cobrança, e que está com muita raiva de mim. (*Longa pausa.*)

PACIENTE: (*Quase inaudível.*) Estou com raiva de você, de mim, do escritório de cobrança.

A terapeuta continuou a motivar e elogiar, à medida que dava continuidade ao processo de moldagem, em uma tentativa de fazer com que a paciente expressasse sua raiva diretamente.

TERAPEUTA: Bom, isso matou você? (*Longa pausa.*) Que ótimo. Foi tão difícil assim? (*Longa pausa.*) Não foi, não é? Agora diga com um pouco mais vigor. Você consegue dizer com mais energia?

PACIENTE: (*Diz que não com a cabeça.*)

TERAPEUTA: É claro que consegue. Sei que você tem isso dentro de você. Tenho uma boa sensação de suas capacidades. Não sei como encontrei essa sensação boa, mas sinto isso. E eu sei que você pode fazer isso e que precisa fazer, e você tem de dizer com um pouco mais de energia. Expresse toda a raiva que sente. Você não precisa gritar, berrar ou jogar coisas. Apenas diga isso em voz alta: "Estou com raiva!" (*Longa pausa.*) Você pode gritar, é claro, se quiser; você pode dizer; "Estou com raiva!".

PACIENTE: Isso é tudo. Isso é tudo o que eu consigo fazer.

TERAPEUTA: Escute, você tem de correr o risco. Você não vai conseguir ignorar isso ou deixar passar. Tem de assumir o risco. Você é como uma pessoa que está escalando uma montanha e chegamos a essa fenda, e ela é muito profunda, mas não se pode voltar porque há uma avalanche, e a única maneira de ir adiante é pular a fenda. Você tem de fazer isso. Conte toda a sua raiva, de forma que eu consiga entender o que você sente.

PACIENTE: (*Longa pausa.*) Eu não tenho condições de nada disso.

TERAPEUTA: Papo furado.

PACIENTE: Você está querendo que eu me irrite com você, não é?

TERAPEUTA: Eu não me importo se você se irritar comigo. Acho que você já está irritada. Só quero que você expresse. Não vou lhe pedir que faça nada mais hoje, a propósito. Acho que a única coisa que você tem de fazer hoje é dizer "Estou com raiva", com uma voz de raiva, e acho que você é capaz de fazer isso. Eu posso me irritar se você não fizer isso. Não acho que vai acontecer, mas pode ser que sim. Isso está bem. Eu posso sentir raiva, você pode sentir raiva, nós podemos sentir raiva às vezes, e isso não vai matar nenhuma de nós.

O uso do entusiasmo e da metáfora não conseguiram mobilizar a paciente a expressar sua raiva com mais intensidade. Consequentemente, a terapeuta mudou para a comunicação irreverente em uma tentativa de fazer com que ela "mudasse de faixa". Observe, também, como a terapeuta comunicou à paciente as potenciais consequências negativas de sua continuada recusa em expressar sua raiva (isto é, "Eu posso me irritar..."). Dessa forma, a terapeuta usou a relação como uma contingência para promover a mudança na paciente.

TERAPEUTA: Certo, então com quanta raiva você está? Em uma escala de 1 a 100, quanto diria que está? Em 100, você está pronta para matar. Você está com tanta raiva que partiria para a guerra se pudesse.

PACIENTE: (*Quase inaudível.*) Talvez 100.

TERAPEUTA: Mesmo?

PACIENTE: Eles conhecem a minha situação.

TERAPEUTA: Ahãm.

PACIENTE: Eles são persistentes.

TERAPEUTA: Ahãm. (*Pausa.*) De quem é mais seguro ter raiva? De você mesma, de mim, ou do escritório de cobrança?

PACIENTE: Do escritório de cobrança.

TERAPEUTA: Certo, então, diga-me com quanta raiva está. Você não tem de fazer parecer 100. Tente fazer com que pareça uns 50.

PACIENTE: Eles realmente me deixaram louca! (*Dito aos gritos, com raiva.*)

TERAPEUTA: Bom, você tem razão. Eles me deixam louca, também.

Como é ilustrado na interação anterior, uma dificuldade básica no trabalho com pacientes com TPB é sua tendência comum em recusar a se empenhar no trabalho comportamental. Portanto, é absolutamente necessário que o terapeuta mantenha a persistência e não desista diante dos "não posso" do paciente. Nessas situações, o uso de comunicação irreverente muitas vezes acaba produzindo uma ruptura e obtendo a adesão do paciente.

PÓS-INTERVENÇÃO, POR LINEHAN

Depois de completar a redação da história do caso de Cindy para publicação neste manual, com 14 meses de terapia, ela morreu de uma *overdose* de medicações de prescrição associadas ao álcool. Eu (M. M. L.) cheguei a cogitar abandonar a história e substituí-la por um caso mais bem-sucedido, mas, em homenagem a Cindy e por acharmos que se pode aprender tanto com as terapias fracassadas quanto com as bem-sucedidas, decidimos manter o caso. O fator imediato que precipitou a *overdose* de Cindy foi uma ligação para seu ex-marido na qual ela descobriu que havia outra mulher morando com ele. Como ela me disse por telefone na manhã seguinte, sua esperança não verbalizada de que eles poderiam reatar um dia, ou ao menos ser bons amigos, tinha sido destruída. Ela telefonou de novo naquela noite, em lágrimas, dizendo que havia acabado de beber meio litro de bebida destilada. Esses incidentes com a bebida tinham acontecido muitas vezes antes, e o telefonema foi usado para "devolver a moral" a Cindy, oferecer-lhe esperança, aplicar a solução de problemas de como ela poderia viver sem o marido e usar técnicas de intervenção em crises para passar a noite, até sua consulta no dia seguinte. A pessoa que morava com Cindy estava em casa e concordou em conversar com ela, assistir a um filme com ela na televisão e ir para a cama (planos que essa pessoa seguiu). Cindy declarou que, embora tivesse ideias suicidas, pararia de beber e não faria nada autodestrutivo antes da consulta. Ela foi instruída a me telefonar mais tarde, naquela mesma noite, se quisesse conversar de novo. No dia seguinte, quando ela não veio para a consulta, eu telefonei para sua casa, exatamente quando sua colega tinha acabado de encontrá-la morta, ainda na cama desde a noite anterior. Nesse momento, eu estava diante de diversas tarefas. Liguei para informar aos outros terapeutas que estavam tratando a paciente, e falei com um advogado para saber os limites da confidencialidade quando um paciente morre. Quando a família (os pais de Cindy e seu ex-marido) foram avisados, eu liguei para cada um deles para dar minhas condolências. No dia seguinte, eu (que era a terapeuta principal e supervisora da equipe de tratamento) convoquei uma reunião da equipe para discutir e processar o suicídio. Era especialmente importante notificar os terapeutas individuais dos outros três membros do grupo de treinamento de habilidades de Cindy. Os membros do grupo foram notificados do suicídio por seus terapeutas individuais. Minutos depois do começo da sessão seguinte do grupo, contudo, dois membros passaram a ter ideias suicidas graves, e um deles necessitou de uma internação breve. (Entretanto, três semanas depois do suicídio ambos haviam recuperado seu impulso para seguir adiante.) Um terceiro membro do grupo aproveitou essa ocasião para abandonar a DBT e mudar para outra terapia, dizendo que isso provava que o tratamento não funciona. Nos dias e semanas seguintes ao suicídio, eu fui ao enterro e me reuni com a colega de apartamento de Cindy e com seus pais.

O que se pode aprender desse suicídio? Em primeiro lugar, é importante observar que, mesmo quando se segue quase ao pé da letra um protocolo de tratamento, pode-se não salvar o paciente. Mesmo um tratamento efetivo pode fracassar no fim. Nesse caso, a DBT fracassou. Isso não quer dizer que o progresso que se fez não tenha sido importante ou real. Se essa "pedra solta à beira do abismo" tivesse sido negociada com segurança, talvez a paciente tivesse conseguido desenvolver, por fim, uma vida de qualidade. Mas o risco não é eliminado só porque uma pessoa faz um progresso substancial. Nesse caso, eu não acreditava, durante a última ligação, que a paciente estivesse em risco, mais do que o normal, de suicídio iminente. Diferentemente de muitos outros telefonemas anteriores e de sessões em que a paciente tinha dito que poderia não conseguir aguentar, durante esse último telefonema ela fez planos para a noite, concordando em parar de beber e não fazer nada suicida ou autodestrutivo, e me pareceu (e à colega de apartamento) estar em melhor estado depois do telefonema. Sua colega estava em casa e disponível. Assim, eu não tomei medidas extraordinárias naquela noite para prevenir o suicídio. Na verdade, o comportamento problemático de que se tratou durante a ligação foi a bebida. Eu mencionei o tema do suicídio durante a avaliação de risco.

Em segundo lugar, eu teria como saber? Somente (talvez) se tivesse prestado mais atenção ao precipitante e menos ao afeto expressado no fim da ligação. Ao revisar anotações sobre a paciente, vi que todas as tentativas não letais anteriores eram resultado de raiva intensa em relação ao marido. E as tentativas quase letais que haviam acontecido antes eram resultado de acreditar que o relacionamento com seu marido havia acabado definitivamente. Embora a paciente conseguisse tolerar a perda do marido, ela não conseguia tolerar a perda de toda a esperança de reconciliação algum dia, mesmo anos depois. Se tivesse associado essas duas ideias (perda completa da esperança e tentativa de suicídio), eu poderia ter conseguido elaborar um plano melhor com a paciente para o ressurgimento da crise mais tarde, naquela noite. Eu certamente teria lidado com a situação de outra forma. "Ah, essa mulher é obviamente uma vadia, vamos achar um jeito de pegá-lo de volta! Tenho certeza", eu teria dito. Este caso destaca o valor de realizar avaliações comportamentais minuciosas e organizá-las em um padrão coerente. Nesse sentido, eu apliquei a DBT quase ao pé da letra, mas não até o fim.

Em terceiro, no fim das contas, um indivíduo com TPB deve ser capaz e estar disposto a tolerar a dor quase inimaginável de sua vida até que a terapia tenha chance de fazer alguma diferença permanente. Em última análise, o terapeuta não tem como salvar o paciente; somente ele próprio pode fazer isso. Mesmo quando erros são cometidos, o paciente deve perseverar. Neste caso, o protocolo da DBT que diz "nada de drogas letais para pessoas letais" foi descumprido, mesmo que a paciente tivesse uma história de *overdoses* quase letais. Por que o protocolo não foi aplicado? Por duas razões básicas. Primeiro, a paciente veio à terapia com uma forte crença de que o regime de medicamentos que tomava era essencial para sua sobrevivência. Qualquer tentativa minha de manejar sua medicação teria enfrentado forte resistência. Embora os medicamentos tivessem sendo receitados em doses muito pequenas, a única alternativa segura teria sido que uma pessoa que morasse com ela (inicialmente o marido, e depois a colega) administrasse a medicação, ao que ela também resistia. Além disso, alguns profissionais de saúde mental criticam constantemente o protocolo "sem drogas letais" da DBT por acreditar que a medicação psicoativa é um tratamento preferencial para pessoas com ideação suicida. Diante da resistência dos profissionais e da paciente, eu cedi. A segunda razão era que as análises comportamentais indicavam que o comportamento letal preferido da paciente era se cortar, de modo que eu me permiti ter um falso sentido de segurança ao pensar que não era provável que ela usasse medicamentos para cometer suicídio.

Em quarto lugar, o suicídio de um membro do grupo é extremamente estressante para pacientes com TPB que estejam em terapia de grupo. Embora seja fácil acreditar que as alianças não serão fortes em um grupo psicoeducativo de habilidades comportamentais, essa não tem sido nossa experiência geral. O suicídio de um membro é um evento catastrófico e pode gerar comportamentos suicidas e ALNS contagiosos, e abandonos da terapia. Sendo assim, é preciso tomar muito cuidado na conduta de reuniões do grupo por algum tempo depois de um suicídio. Também é necessário tomar cuidado com a equipe de tratamento, em que o fio de esperança que mantém os terapeutas diante de uma tarefa assustadora também é submetido a pressões. É importante que as reações pessoais dos terapeutas, bem como um período de luto e elaboração, sejam compartilhadas e aceitas. Os receios de responsabilidades jurídicas, que nunca estão longe de surgir, devem ser tratados diretamente; deve-se buscar consultoria jurídica se for necessário; e, quando for a hora, deve-se realizar uma revisão cuidadosa do caso e da terapia, mesmo que seja somente para melhorar o tratamento no futuro.

AGRADECIMENTOS

A elaboração deste capítulo teve o apoio da verba número MH34486 do National Institute of Mental Health para Marsha M. Linehan. Partes do capítulo são de Linehan (2015), Linehan e Koerner (1992), Koerner e Linehan (1992) e Linehan (1997). As citações de Linehan (1997) na seção sobre validação são reimpressas com permissão da American Psychological Association. Por fim, o capítulo é uma revisão do mesmo capítulo e da edição anterior deste livro, com contribuições dos autores anteriores Bryan M. Cochran, Constance A. Kehrer e Liz Dexter Mazza.

REFERÊNCIAS

Adler, G. (1981). The borderline-narcissistic personality disorder continuum. *American Journal of Psychiatry, 138*, 46–50.

Adler, G. (1993). The psychotherapy of core borderline psychopathology. *American Journal of Psychotherapy, 47*, 194–206.

Adler, G., & Buie, D. H. (1979). Aloneness and borderline psychopathology: The possible relevance of child development issues. *International Journal of Psychoanalytic Psychotherapy, 60*, 83–96.

American Psychiatric Association. (1987). *Diagnostic and statistical manual of mental disorders* (3rd ed., rev.). Washington, DC: Author.

American Psychiatric Association. (2000). *Diagnostic and statistical manual of mental disorders* (4th ed., text rev.). Washington, DC: Author.

American Psychiatric Association. (2013). *Diagnostic and statistical manual of mental disorders* (5th ed.). Arlington, VA: Author.

Ansell, E. B., Sanislow, C. A., McGlashan, T. H., & Grilo, C. M. (2007). Psychosocial impairment and treatment utilization by patients with borderline personality disorder, other personality disorders, mood and anxiety disorders, and a healthy comparison group. *Comprehensive Psychiatry, 48*(4), 329–336.

Aviram, R. B., Brodsky, B. S., & Stanley, B. (2006). Borderline personality disorder, stigma, and treatment implications. *Harvard Review of Psychiatry, 14*, 249–256.

Bagge, C. L., Stepp, S. D., & Trull, T. J. (2005). Borderline personality disorder features and utilization of treatment over two years. *Journal of Personality Disorders, 19*(4), 420–439.

Barlow, D. H. (1988). *Anxiety and its disorders: The nature and treatment of anxiety and panic*. New York: Guilford Press.

Barlow, D. H., Allen, L. B., & Choate, M. L. (2004). Toward a unified treatment for emotional disorders. *Behavior Therapy, 35*, 205–230.

Barnicot, K., & Priebe, S. (2013). Post-traumatic stress disorder and the outcome of dialectical behaviour therapy for borderline personality disorder. *Personality and Mental Health, 7*, 181–190.

Barnoski, R. (2002). *Preliminary findings for the Juvenile Rehabilitation Administration's Dialectic Behavior Therapy Program* (Document No. 02-07-1203). Olympia: Washington State Institute for Public Policy.

Bateman, A., & Fonagy, P. (1999). Effectiveness of partial hospitalization in the treatment of borderline personality disorder: A randomized controlled trial. *American Journal of Psychiatry, 156*, 1563–1569.

Bateman, A., & Fonagy, P. (2001). Treatment of borderline personality disorder with psychoanalytically oriented partial hospitalization: An 18-month follow-up. *American Journal of Psychiatry, 158*, 36–42.

Bateman, A., & Fonagy, P. (2004). Mentalization-based treatment of BPD. *Journal of Personality Disorders, 18*, 36–51.

Bateman, A., & Fonagy, P. (2008). Eight-year follow-up of patients treated for borderline personality disorder: Mentalization-based treatment versus treatment as usual. *American Journal of Psychiatry, 165*(5), 631–638.

Bateman, A., & Fonagy, P. (2009). Randomized controlled trial of outpatient mentalization-based treatment versus structured clinical management for borderline personality disorder. *American Journal of Psychiatry, 166*(12), 1355–1364.

Beck, A. T., Brown, G., Berchick, R. J., Stewart, B. L., & Steer, R. A. (1990). Relationship between hopelessness and ultimate suicide: A replication with psychiatric outpatients. *American Journal of Psychiatry, 147*, 190–195.

Beck, A. T., & Freeman, A. (1990). *Cognitive therapy of personality disorders*. New York: Guilford Press.

Bedics, J. D., Atkins, D. C., Comtois, K. A., & Linehan, M. M. (2012). Treatment differences in the therapeutic relationship and introject during a 2-year randomized controlled trial of dialectical behavior therapy versus nonbehavioral psychotherapy experts for borderline personality disorder. *Journal of Consulting and Clinical Psychology, 80*(1), 66–77.

Bender, D. S., Dolan, R. T., Skodol, A. E., Sanislow, C. A., Dyck, I. R., McGlashan, T. H., et al. (2001). Treatment utilization by patients with personality disorders. *American Journal of Psychiatry, 158*(2), 295–302.

Benjamin, L. S. (1996). *Interpersonal diagnosis and treatment of personality disorders* (2nd ed.). New York: Guilford Press.

Blum, N., John, D. S., Pfohl, B., Stuart, S., McCormick, B., Allen, J., et al. (2008). Systems Training for Emotional Predictability and Problem Solving (STEPPS) for outpatients with borderline personality disorder: A randomized controlled trial and 1-year follow-up. *American Journal of Psychiatry, 165*(4), 468–478.

Blum, N., Pfohl, B., St. John, D., Monahan, P., & Black, D. W. (2002). STEPPS: A cognitive-behavioral systems-based group treatment for outpatients with borderline personality disorder — a preliminary report. *Comprehensive Psychiatry, 43*, 301–310.

Bode, K., Vogel, R., Walker, J., & Kröger, C. (2017). Health care costs of borderline personality disorder and matched controls with major depressive disorder: A comparative study based on anonymized claims data. *European Journal of Health Economics, 18*(9), 1125–1135.

Bohus, M., Dyer, A. S., Priebe, K., Krüger, A., Kleindienst, N., Schmahl, C., et al. (2013). Dialectical behaviour therapy for post-traumatic stress disorder after childhood sexual abuse in patients with and without borderline personality disorder: A randomised controlled trial. *Psychotherapy and Psychosomatics, 82*(4), 221–233.

Bohus, M., Haaf, B., Simms, T., Limberger, M. F., Schmahl, C., Unckel, C., et al. (2004). Effectiveness of inpatient dialectical behavioral therapy for borderline personality disorder: A controlled trial. *Behaviour Research and Therapy, 42*, 487–499.

Bohus, M., Limberger, M. F., Chapman, A. L., Kuhler, T., Stieglitz, R., & Frank, U. (2007). Psychometric properties of the Borderline Symptom List (BSL). *Psychopathology, 40*, 126–132.

Bohus, M., Limberger, M. F., Frank, U., Sender, I., Gratwohl, T., & Stieglitz, R. D. (2001). Development of the borderline symptom list. *Psychotherapie, Psychosomatik Medizinische Psychologie, 51*, 201–211.

Bohus, M., Schmahl, C., Fydrich, T., Steil, R., Muller-Engelmann, M., Herzog, J., et al. (2019). A research programme to evaluate DBT-PTSD, a modular treatment approach for complex PTSD after childhood abuse. *Borderline Personality Disorder and Emotion Dysregulation, 6*, 7.

Boritz, T., Barnhart, R., & McMain, S. F. (2016). The influence of posttraumatic stress disorder on treatment outcomes of patients with borderline personality disorder. *Journal of Personality Disorders, 30*(3), 395–407.

Bos, E. H., van Wel, E. B., Appelo, M. T., & Verbraak, M. J. (2010). A randomized controlled trial of a Dutch version of systems training for emotional predictability and problem solving for borderline personality disorder. *Journal of Nervous and Mental Disease, 198*(4), 299–304.

Bos, E. H., van Wel, E. B., Appelo, M. T., & Verbraak, M. J. (2011). Effectiveness of Systems Training for Emotional Predictability and Problem Solving (STEPPS) for borderline personality problems in a "real-world" sample: Moderation by diagnosis or severity? *Psychotherapy and Psychosomatics, 80*, 173–181.

Bourke, M. E., & Grenyer, B. F. S. (2013). Therapists' accounts of psychotherapy process associated with treating patients with borderline personality disorder. *Journal of Personality Disorders, 27*(6), 735–745.

Bozzatello, P., Rocca, P., Uscinska, M., & Bellino, S. (2017). Efficacy and tolerability of asenapine compared with olanzapine in borderline personality disorder: An open-label randomized controlled trial. *CNS Drugs, 31*, 809–819.

Bradley, R. G., & Follingstad, D. (2003). Group therapy for incarcerated women who experienced interpersonal violence: A pilot study. *Journal of Traumatic Stress, 16*(4), 337–340.

Bradley, R., Greene, J., Russ, E., Dutra, L., & Westen, D. (2005). A multidimensional meta-analysis of psychotherapy for PTSD. *American Journal of Psychiatry, 162*(2), 214–227.

Bradley, R., Zittel, C. C., & Westen, D. (2005). The borderline personality diagnosis in adolescents: Gender differences and subtypes. *Journal of Child Psychology and Psychiatry, 46*, 1006–1019.

Brent, D. A., Johnson, B. A., Perper, J., Connolly, J., Bridge, J., Bartle, S., et al. (1994). Personality disorder, personality traits, impulsive violence, and completed suicide in adolescents. *Journal of the American Academy of Child and Adolescent Psychiatry, 33*, 1080–1086.

Briere, J., & Spinazzola, J. (2005). Phenomenology and psychological assessment of complex posttraumatic states. *Journal of Traumatic Stress, 18*(5), 401–412.

Brown, G. K., Newman, C. F., Charlesworth, S. E., Crits-Christoph, P., & Beck, A. T. (2004). An open clinical trial of cognitive therapy for borderline personality disorder. *Journal of Personality Disorders, 18*, 257–271.

Buie, D. H., & Adler, G. (1982). Definitive treatment of the borderline personality. *International Journal of Psychoanalytic Psychotherapy, 9*, 51–87.

Carter, G. L., Willcox, C. H., Lewin, T. J., Conrad, A. M., & Bendit, N. (2010). Hunter DBT project: A randomized controlled trial of dialectical behaviour therapy in women with borderline personality disorder. *Australian and New Zealand Journal of Psychiatry, 44*, 162–173.

Cavanaugh, M. M., Solomon, P. L., & Gelles, R. J. (2011). The dialectical psychoeducational workshop (DPEW) for males at risk for intimate partner violence: A pilot randomized controlled trial. *Journal of Experimental Criminology, 7*(3), 275–291.

Choi-Kain, L. W., Finch, E. F., Masland, S. R., Jenkins, J. A., & Unruh, B. T. (2017). What works in the treatment of borderline personality disorder. *Current Behavioral Neuroscience Reports, 4*, 21–30.

Cisler, J. M., Olatunji, B. O., Feldner, M. T., & Forsyth, J. P. (2010). Emotion regulation and the anxiety disorders: An integrative review. *Journal of Psychopathology and Behavioral Assessment, 32*, 68–82.

Clarke, S. B., Rizvi, S. L., & Resick, P. A. (2008). Borderline personality characteristics and treatment outcome in cognitive-behavioral treatments for PTSD in female rape victims. *Behavior Therapy, 39*(1), 72–78.

Clarkin, J. F., Levy, K. N., Lenzenweger, M. F., & Kernberg, O. F. (2007). Evaluating three treatments for borderline personality disorder: A multiwave study. *American Journal of Psychiatry, 164*, 922–928.

Cloitre, M. (2015). The "one size fits all" approach to trauma treatment: Should we be satisfied? *European Journal of Psychotraumatology, 6*(1), 27344.

Cloitre, M., Courtois, C. A., Ford, J. D., Green, B. L., Alexander, P., Briere, J., et al. (2012). The ISTSS Expert Consensus Treatment Guidelines for Complex PTSD in Adults. Retrieved September 9, 2019, from *www.istss.org*.

Cloitre, M., Garvert, D. W., Brewin, C. R., Bryant, R. A., & Maercker, A. (2013). Evidence for proposed ICD-11 PTSD and complex PTSD: A latent profile analysis. *European Journal of Psychotraumatology, 4*, 20706.

Cloitre, M., Garvert, D. W., Weiss, B., Carlson, E., & Bryant, R. A. (2014). Distinguishing PTSD, complex PTSD, and borderline personality disorder: A latent class analysis. *European Journal of Psychotraumatology, 5*, 25097.

Conklin, C. Z., & Westen, D. (2005). Borderline personality disorder in clinical practice. *American Journal of Psychiatry, 162*(5), 867–875.

Cottraux, J., Note, I. D., Milliery, M., Genouihlac, V., Yao, S. N., Note, B., et al. (2009). Cognitive therapy versus Rogerian supportive therapy in borderline personality disorder. *Psychotheray and Psychosomatics, 78*, 307–316.

Courbasson, C., Nishikawa, Y., & Dixon, L. (2012). Outcome of dialectical behaviour therapy for concurrent eating and substance use disorders. *Clinical Psychology and Psychotherapy, 19*(5), 434–449.

Courtois, C. A., & Ford, J. D. (2009). *Treating complex traumatic stress disorders: An evidence-based guide*. New York: Guilford Press.

Coyle, T. N., Shaver, J. A., & Linehan, M. M. (2018). On the potential for iatrogenic effects of psychiatric crisis services: The example of dialectical behavior therapy for adult women with borderline personality disorder. *Journal of Consulting and Clinical Psychology, 86*(2), 116–124.

Crawford, M. J., Sanatinia, R., Barrett, B., Byford, S., Cunningham, G., Gakhal, K., et al. (2015). Lamotrigine versus inert placebo in the treatment of borderline personality disorder: Study protocol for a randomized controlled trial and economic evaluation. *Trials, 16*(1), 1–10.

Crawford, M. J., Sanatinia, R., Barrett, B., Cunningham, G., Dale, O., Ganguli, P., et al. (2018). The clinical effectiveness and cost-effectiveness of lamotrigine in borderline personality disorder: A randomized placebo-controlled trial. *American Journal of Psychiatry, 175*(8), 756–764.

Cristea, I. A., Gentili, C., Cotet, C. D., Palomba, D., Barbui, C., & Cuijpers, P. (2017). Efficacy of psychotherapies for borderline personality disorder: A systematic review and meta-analysis. *JAMA Psychiatry, 74*(4), 319–328.

Crowell, S. E., Beauchaine, T. P., & Linehan, M. M. (2009). A biosocial developmental model of borderline personality: Elaborating and extending Linehan's theory. *Psychological Bulletin, 135*, 495–510.

Davison, G. C., & Neale, J. M. (1994). *Abnormal psychology* (6th ed.). New York: Wiley.

Dimeff, L. A., McDavid, J., & Linehan, M. M. (1999). Pharmacotherapy for borderline personality disorder: A review of the literature and recommendations for treatment. *Journal of Clinical Psychology in Medical Settings, 6*, 113–138.

Doering, S., Horz, S., Fischer-Kern, M., Schuster, P., Benecke, C., Buchheim, A., et al. (2010). Transference-focused psychotherapy v. treatment by community psychotherapists for borderline personality disorder: Randomised controlled trial. *British Journal of Psychiatry, 196*, 389–395.

Ebner-Priemer, U. W., Santangelo, P., Tuerlinckx, F., Verleysen, G., Van Deun, K., Houben, M., et al. (2015). Unraveling affective dysregulation in borderline personality disorder: A theoretical model and empirical evidence. *Journal of Abnormal Psychology, 124*(1), 186–198.

Ellis, A. (1973). *Humanistic psychotherapy: The rational-emotive approach*. New York: Julian Press.

Etkin, A., & Wager, T. D. (2007). Functional neuroimaging of anxiety: A meta-analysis of emotional processing in PTSD, social anxiety disorder, and specific phobia. *American Journal of Psychiatry, 164*, 1476–1488.

Evershed, S., Tennant, A., Boomer, D., Rees, A., Barkham, M., & Watson, A. (2003). Practice-based outcomes of dialectical behaviour therapy (DBT) targeting anger and violence, with male forensic patients: A pragmatic and non-contemporaneous comparison. *Criminal Behaviour and Mental Health, 13*(3), 198–213.

Farrell, J. M., Shaw, I. A., & Webber, M. A. (2009). A schema-focused approach to group psychotherapy for outpatients with borderline personality disorder: A randomized controlled trial. *Journal of Behavior Therapy and Experimental Psychiatry, 40*, 317–328.

Feeny, N. C., Zoellner, L. A., & Foa, E. B. (2002). Treatment outcome for chronic PTSD among female assault victims with borderline personality characteristics: A preliminary examination. *Journal of Personality Disorders, 16*(1), 30– 40.

Feigenbaum, J. D., Fonagy, P., Pilling, S., Jones, A., Wildgoose, A., & Bebbington, P. E. (2012). A real-world study of the effectiveness of DBT in the UK National Health Service. *British Journal of Clinical Psychology, 51*(2), 121–141.

Feldman, G., Harley, R., Kerrigan, M., Jacobo, M., & Fava, M. (2009). Change in emotional processing during a dialectical behavior therapy-based skills group for major depressive disorder. *Behaviour Research and Therapy, 47*(4), 316–321.

First, M. B., Williams, J. B. W., Benjamin, L. S., & Spitzer, R. L. (2015). *User's guide for the Structured Clinical Interview for DSM-5 Personality Disorders (SCID-5-PD)*. Arlington, VA: American Psychiatric Association.

First, M. B., Williams, J. B. W., Karg, R. S., & Spitzer, R. L. (2016). *Structured Clinical Interview for DSM-5 Disorders — Clinician Version (SCID-5-CV)*. Arlington, VA: American Psychiatric Association.

Foa, E. B., Hembree, E., & Rothbaum, B. (2007). *Prolonged exposure therapy for PTSD: Emotional processing of traumatic experiences*. New York: Oxford University Press.

Foa, E. B., & Kozak, M. J. (1986). Emotional processing of fear: Exposure to corrective information. *Psychological Bulletin, 99*, 20–35.

Forbes, D., Bisson, D. I., Monson, C. M., & Berliner, L. (Eds.). (2020). *Effective treatments for PTSD: Practice guidelines from the International Society for Traumatic Stress Studies* (3rd ed.). New York: Guilford Press.

Fossati, A., Madeddu, F., & Maffei, C. (1999). Borderline personality disorder and childhood sexual abuse: A meta analytic study. *Journal of Personality Disorders, 13*, 268–280.

Giesen-Bloo, J., Van Dyck, R., Spinhoven, P., van Tilburg, W., Dirksen, C., van Asselt, T., et al. (2006). Outpatient psychotherapy for borderline personality disorder: Randomized trial of schema-focused therapy vs. transference-focused psychotherapy. *Archives of General Psychiatry, 63*, 649–658.

Goldberg, C. (1980). The utilization and limitations of paradoxical intervention in group psychotherapy. *International Journal of Group Psychotherapy, 30*, 287–297.

Goodman, M., Tomas, I. A., Temes, C. M., Fitzmaurice, G. M., Aguirre, B. A., & Zanarini, M. C. (2017). Suicide attempts and self-injurious behaviours in adolescent and adult patients with borderline personality disorder. *Personal Mental Health, 11*(3), 157–163.

Grant, B. F., Chou, S. P., Goldstein, R. B., Huang, B., Stinson, F. S., Saha, T. D., et al. (2008). Prevalence, correlates, disability, and comorbidity of DSM-IV borderline personality disorder: Results from the Wave 2 National Epidemiologic Survey on Alcohol and Related Conditions. *Journal of Clinical Psychiatry, 69*(4), 533–545.

Gunderson, J. G. (1984). *Borderline personality disorder.* Washington, DC: American Psychiatric Press.

Hancock-Johnson, E., Griffiths, C., & Picchioni, M. (2017). A focused systematic review of pharmacological treatment for borderline personality disorder. *CNS Drugs, 31*, 345–356.

Harley, R., Sprich, S., Safren, S., Jacobo, M., & Fava, M. (2008). Adaptation of dialectical behavior therapy skills training group for treatment-resistant depression. *Journal of Nervous and Mental Disease, 196*(2), 136–143.

Harned, M. S., Chapman, A. L., Dexter-Mazza, E. T., Murray, A., Comtois, K. A., & Linehan, M. M. (2008). Treating co-occurring Axis I disorders in recurrently suicidal women with borderline personality disorder: A 2-year randomized trial of dialectical behavior therapy versus community treatment by experts. *Journal of Consulting and Clinical Psychology, 76*(6), 1068–1075.

Harned, M. S., Korslund, K. E., Foa, E. B., & Linehan, M. M. (2012). Treating PTSD in suicidal and self-injuring women with borderline personality disorder: Development and preliminary evaluation of a dialectical behavior therapy prolonged exposure protocol. *Behaviour Research and Therapy, 50*, 381–386.

Harned, M. S., Korslund, K. E., & Linehan, M. M. (2014). A pilot randomized controlled trial of dialectical behavior therapy with and without the dialectical behavior therapy prolonged exposure protocol for suicidal and self-injuring women with borderline personality disorder and PTSD. *Behaviour Research and Therapy, 55*, 7–17.

Harned, M. S., Rizvi, S. L., & Linehan, M. M. (2010). Impact of co-occurring posttraumatic stress disorder on suicidal women with borderline personality disorder. *American Journal of Psychiatry, 167*(10), 1210–1217.

Herman, J. L. (1986). Histories of violence in an outpatient population: An exploratory study. *American Journal of Orthopsychiatry, 56*, 137–141.

Herman, J. L. (1992). Complex PTSD: A syndrome in survivors of prolonged and repeated trauma. *Journal of Traumatic Stress, 5*, 377–391.

Herman, J. L., Perry, J. C., & van der Kolk, B. A. (1989). Childhood trauma in borderline personality disorder. *American Journal of Psychiatry, 146*, 490–495.

Hill, D. M., Craighead, L. W., & Safer, D. L. (2011). Appetite-focused dialectical behavior therapy for the treatment of binge eating with purging: A preliminary trial. *International Journal of Eating Disorders, 44*(3), 249–261.

Hirvikoski, T., Waaler, E., Alfredsson, J., Pihlgren, C., Holmström, A., Johnson, A., et al. (2011). Reduced ADHD symptoms in adults with ADHD after structured skills training group: Results from a randomized controlled trial. *Behaviour Research and Therapy, 49*(3), 175–185.

Hollandsworth, J. G. (1990). *The physiology of psychological disorders.* New York: Plenum Press.

Isometsa, E. T., Henriksson, M. M., Aro, H. M., Heikkinen, M. E., Kuoppasalmi, K. I., & Lonnqvist, J. K. (1994). Suicide in major depression. *American Journal of Psychiatry, 151*, 530–536.

ISTSS Guidelines Committee. (2018). *Guidelines position paper on complex PTSD in adults.* Oakbrook Terrace, IL: Author.

James, L. M., & Taylor, J. (2008). Associations between symptoms of borderline personality disorder, externalizing disorders, and suicide-related behaviors. *Journal of Psychopathology and Behavioral Assessment, 30*(1), 1–9.

Jowett, S., Karatzias, T., & Albert, I. (2020). Multiple and interpersonal trauma are risk factors for both post-traumatic stress disorder and borderline personality disorder: A systematic review on the traumatic backgrounds and clinical characteristics of comorbid post-traumatic stress disorder/ borderline personality disorder groups versus single-disorder groups. *Psychology and Psychotherapy: Theory, Research and Practice, 93*, 621–638.

Katz, L. Y., Cox, B. J., Gunasekara, S., & Miller, A. L. (2004). Feasibility of dialectical behavior therapy for suicidal adolescent inpatients. *Journal of the American Academy of Child and Adolescent Psychiatry, 43*, 276–282.

Kegan, R. (1982). *The evolving self: Problem and process in human development.* Cambridge, MA: Harvard University Press.

Kellogg, S. H., & Young, J. E. (2006). Schema therapy for borderline personality disorder. *Journal of Clinical Psychology, 62*, 445–458.

Kernberg, O. F. (1984). *Severe personality disorders: Psychotherapeutic strategies.* New Haven, CT: Yale University Press.

Kernberg, O. F., Selzer, M. A., Koenigsberg, H. W., Carr, A. C., & Appelbaum, A. H. (1989). *Psychodynamic psychotherapy of borderline patients.* New York: Basic Books.

Kleindienst, N., Bohus, M., Ludäscher, P., Limberger, M. F., Kuenkele, K., Ebner-Priemer, U. W., et al. (2008). Motives for nonsuicidal self-injury among women with borderline personality disorder. *Journal of Nervous and Mental Disease, 196*(3), 230–236.

Kleindienst, N., Krumm, B., & Bohus, M. (2011). Is transference-focused psychotherapy really efficacious for borderline personality disorder? *British Journal of Psychiatry, 98*(2), 156–157.

Kluetsch, R. C., Schmahl, C., Niedtfeld, I., Densmore, M., Calhoun, V. D., Daniels, J., et al. (2012). Alterations in default mode network connectivity during pain processing in borderline personality disorder. *JAMA Psychiatry, 69*(10), 993–1002.

Koerner, K., Dimeff, L. A., & Rizvi, S. L. (2021). Overview of DBT. In L. A. Dimeff, S. L. Rizvi, & K. Koerner (Eds.), *Dialectical behavior therapy in clinical practice: Applications across disorders and settings* (2nd ed., pp. 3–20). New York: Guilford Press.

Koerner, K., & Linehan, M. M. (1992). Integrative therapy for borderline personality disorder: Dialectical behavior therapy. In J. C. Norcross & M. R. Goldfried (Eds.), *Handbook of psychotherapy integration* (pp. 433–459). New York: Basic Books.

Kohlenberg, R. J., & Tsai, M. (1991). *Functional analytic psychotherapy: Creating intense and curative therapeutic relationships.* New York: Plenum Press.

Koons, C. R., Chapman, A. L., Betts, B. B., O'Rourke, B., Morse, N., & Robins, C. J. (2006). Dialectical behavior therapy adapted for the vocational rehabilitation of significantly disabled mentally ill adults. *Cognitive and Behavioral Practice, 13*, 146–156.

Koons, C. R., Robins, C. J., Tweed, J. L., Lynch, T. R., Gonzalez, A. M., Morse, J. Q., et al. (2001). Efficacy of dialectical behavior therapy in women veterans with borderline personality disorder. *Behavior Therapy, 32*, 371–390.

Kring, A. M., & Sloan, D. M. (2010). *Emotion regulation and psychopathology: A transdiagnostic approach to etiology and treatment*. New York: Guilford Press.

Kring, A. M., & Werner, K. H. (2004). Emotion regulation and psychopathology. In P. Philippot & R. S. Feldman (Eds.), *The regulation of emotion* (pp. 359–408). Mahwah, NJ: Erlbaum.

Kyokai, B. D. (1966). *The teachings of Buddha*. Japan: Bukkyo Dendo Kyokai.

Lam, D. C. K., Poplavskaya, E. V., Salkovskis, P. M., Hogg, L. I., & Panting, H. (2016). An experimental investigation of the impact of personality disorder diagnosis on clinicians: Can we see past the borderline? *Behavioural and Cognitive Psychotherapy, 44*(3), 361–373.

Lenzenweger, M. F., Lane, M. C., Loranger, A. W., & Kessler, R. C. (2007). DSM-IV personality disorders in the national comorbidity survey replication. *Biological Psychiatry, 62*(6), 553–564.

Lequesne, E. R., & Hersh, R. G. (2004). Disclosure of a diagnosis of borderline personality disorder. *Journal of Psychiatric Practice, 10*, 170–176.

Levy, K. N., & Scala, J. W. (2012). Transference, transference interpretations, and transference-focused psychotherapies. *Psychotherapy, 49*(3), 391–403.

Lieb, K., Völlm, B., Rücker, G., Timmer, A., & Stoffers, J. M. (2010). Pharmacotherapy for borderline personality disorder: Cochrane systematic review of randomised trials. *British Journal of Psychiatry, 196*, 4–12.

Lieb, K., Zanarini, M., Linehan, M. M., & Bohus, M. (2004). Seminar section: Borderline personality disorder. *Lancet, 364*, 453–461.

Linehan, M. M. (1987). Dialectical behavior therapy for borderline personality disorder: Theory and method. *Bulletin of the Menninger Clinic, 51*, 261–276.

Linehan, M. M. (1993). *Cognitive-behavioral treatment of borderline personality disorder*. New York: Guilford Press.

Linehan, M. M. (1997). Validation and psychotherapy. In A. Bohank & L. Greenberg (Eds.), *Empathy reconsidered: New directions in psychotherapy* (pp. 353–392). Washington, DC: American Psychological Association.

Linehan, M. M. (2015). *DBT skills training manual* (2nd ed.). New York: Guilford Press.

Linehan, M. M., Armstrong, H. E., Suarez, A., Allmon, D., & Heard, H. L. (1991). Cognitive-behavioral treatment of chronically parasuicidal borderline patients. *Archives of General Psychiatry, 48*, 1060–1064.

Linehan, M. M., Bohus, M., & Lynch, T. R. (2007). Dialectical behavior therapy for pervasive emotion dysregulation: Theoretical and practical underpinnings. In J. J. Gross (Ed.), *Handbook of emotion regulation* (pp. 581–605). New York: Guilford Press.

Linehan, M. M., Comtois, K. A., Murray, A., Brown, M. Z., Gallop, R. J., Heard, H. L., et al. (2006). Two-year randomized trial + follow-up of dialectical behavior therapy vs. therapy by experts for suicidal behaviors and borderline personality disorder. *Archives of General Psychiatry, 63*, 757–766.

Linehan, M. M., Dimeff, L. A., Reynolds, S. K., Comtois, K., Shaw-Welch, S., Heagerty, P., et al. (2002). Dialectical behavior therapy versus comprehensive validation plus 12-step for the treatment of opioid dependent women meeting criteria for borderline personality disorder. *Drug and Alcohol Dependence, 67*, 13–26.

Linehan, M. M., & Heard, H. L. (1993). Impact of treatment accessibility on clinical course of parasuicidal patients: In reply to R. E. Hoffman [Letter to the editor]. *Archives of General Psychiatry, 50*, 157–158.

Linehan, M. M., Heard, H. L., & Armstrong, H. E. (1993). Naturalistic follow-up of a behavioral treatment for chronically parasuicidal borderline patients. *Archives of General Psychiatry, 50*, 971–974.

Linehan, M. M., & Koerner, K. (1992). A behavioral theory of borderline personality disorder. In J. Paris (Ed.), *Borderline personality disorder: Etiology and treatment* (pp. 103- 121). Washington, DC: American Psychiatric Association.

Linehan, M. M., Korslund, K. E., Harned, M. S., Gallop, R. J., & Lungu, A. (2015). Dialectical behavior therapy for high suicide risk in individuals with borderline personality disorder: A randomized clinical trial and component analysis. *JAMA Psychiatry, 72*(5), 475–482.

Linehan, M. M., McDavid, J. D., Brown, M. Z., Sayrs, J. H., & Gallop, R. J. (2008). Olanzapine plus dialectical behavior therapy for women with high irritability who meet criteria for borderline personality disorder: A doubleblind, placebo-controlled pilot study. *Journal of Clinical Psychiatry, 69*(6), 999–1005.

Linehan, M. M., Rizvi, S. L., Shaw-Welch, S., & Page, B. (2000). Psychiatric aspects of suicidal behaviour: Personality disorders. In K. Hawton & K. van Heeringen (Eds.), *International handbook of suicide and attempted suicide* (pp. 147–178). Sussex, UK: Wiley.

Linehan, M. M., Schmidt, H., III, Dimeff, L. A., Craft, J. C., Kanter, J., & Comtois, K. A. (1999). Dialectical behavior therapy for patients with borderline personality disorder and drug-dependence. *American Journal of Addiction, 8*, 279–292.

Linehan, M. M., Tutek, D. A., Heard, H. L., & Armstrong, H. E. (1994). Interpersonal outcome of cognitive behavioral treatment for chronically suicidal borderline patients. *American Journal of Psychiatry, 151*, 1771–1776.

Livesley, J. W., Jang, K. L., & Vernon, P. A. (1998). Phenotypic and genetic structure of traits delineating personality disorder. *Archives of General Psychiatry, 55*, 941–948.

Loranger, A. W. (1995). *International Personality Disorder Examination (IPDE) manual*. White Plains, NY: Cornell Medical Center.

Ludäscher, P., von Kalckreuth, C., Parzer, P., Kaess, M., Resch, F., Bohus, M., et al. (2015). Pain perception in female adolescents with borderline personality disorder. *European Child and Adolescent Psychiatry, 24*(3), 351–357.

Lynch, T. R., Cheavens, J. S., Cukrowicz, K. C., Thorp, S. R., Bronner, L., & Beyer, J. (2007). Treatment of older adults with co-morbid personality disorder and depression: A dialectical behavior therapy approach. *International Journal of Geriatric Psychiatry, 22*, 131–143.

Lynch, T. R., Morse, J. Q., Mendelson, T., & Robins, C. J. (2003). Dialectical behavior therapy for depressed older adults: A randomized pilot study. *American Journal of Geriatric Psychiatry, 11*, 33–45.

Mann, D. (2016). Transference-focused psychotherapy for borderline personality disorder: A clinical guide. *British Journal of Psychotherapy, 32*(2), 285–287.

Marlatt, G. A., & Gordon, J. R. (1985). *Relapse prevention: Maintenance strategies in the treatment of addictive behaviors*. New York: Guilford Press.

McCauley, E., Berk, M. S., Asarnow, J. R., Adrian, M., Cohen, J., Korslund, K., et al. (2018). Efficacy of dialectical behavior therapy for adolescents at high risk for suicide: A randomized clinical trial. *JAMA Psychiatry, 75*(8), 777–785.

McDonell, M. G., Tarantino, J., Dubose, A. P., Matestic, P., Steinmetz, K., Galbreath, H., et al. (2010). A pilot evaluation of dialectical behavioural therapy in adolescent long-term inpatient care. *Child and Adolescent Mental Health, 15*(4), 193–196.

McMain, S., Korman, L. M., & Dimeff, L. A. (2001). Dialectical behavior therapy and the treatment of emotion dysregulation. *Journal of Clinical Psychology, 57*(2), 183–196.

McMain, S. F., Links, P. S., Gnam, W. H., Guimond, T., Cardish, R. J., Korman, L., et al. (2009). A randomized clinical trial of dialectical behavior therapy versus general psychiatric management for borderline personality disorder. *American Journal of Psychiatry, 166*, 1365–1374.

Mehlum, L., Ramleth, R., Tørmoen, A. J., Haga, E., Diep, L. M., Stanley, B. H., et al. (2019). Long term effectiveness of dialectical behavior therapy versus enhanced usual care for adolescents with self-harming and suicidal behavior. *Journal of Child Psychology and Psychiatry, 60*(10), 1112–1122.

Mehlum, L., Tørmoen, A. J., Ramberg, M., Haga, E., Diep, L. M., Laberg, S., et al. (2014). Dialectical behavior therapy for adolescents with repeated suicidal and self-harming behavior: A randomized trial. *Journal of the American Academy of Child and Adolescent Psychiatry, 53*(10), 1082–1091.

Mennin, D. S. (2004). Emotion regulation therapy for generalized anxiety disorder. *Clinical Psychology and Psychotherapy, 11*, 17–29.

Mennin, D. S., Heimberg, R. G., Turk, C. L., & Fresco, D. M. (2005). Preliminary evidence for an emotion dysregulation model of generalized anxiety disorder. *Behaviour Research and Therapy, 43*, 1281–1310.

Merriam-Webster, Inc. (2006). Merriam-Webster online dictionary. Retrieved from *www.m-w.com*.

Merriam-Webster's New Universal Unabridged Dictionary. (1983). Cleveland, OH: Dorset & Baber.

Miller, A. L., Muehlenkamp, J. J., & Jacobson, C. M. (2008). Fact or fiction: Diagnosing borderline personality disorder in adolescents. *Clinical Psychology Review, 28*(6), 969–981.

Mintz, R. S. (1968). Psychotherapy of the suicidal patient. In H. L. P. Resnick (Ed.), *Suicidal behaviors: Diagnoses and management* (pp. 271–296). Boston: Little, Brown.

Nadort, M., Arntz, A., Giesen-Bloo, J., Eikelenboom, M., Spinhoven, P., van Asselt, T., et al. (2009). Implementation of outpatient schema therapy for borderline personality disorder with versus without crisis support by the therapist outside office hours: A randomized trial. *Behaviour Research and Therapy, 47*, 961–973.

Neacsiu, A. D., Bohus, M., & Linehan, M. M. (2014). Dialectical behavior therapy: An intervention for emotion dysregulation. In J. J. Gross (Ed.), *Handbook of emotion regulation* (pp. 491–507). New York: Guilford Press.

Neacsiu, A. D., Eberle, J. E., Kramer, R., Weismann, T., & Linehan, M. M. (2014). Dialectical behavior therapy skills for transdiagnostic emotion dysregulation: A pilot randomized controlled trial. *Behaviour Research and Therapy, 59*, 40–51.

Neacsiu, A. D., Eberle, J. W., Shian-Ling, M., Fang, C., & Rosenthal, M. Z. (2017). Understanding borderline personality disorder across sociocultural groups: Findings, issues, and future directions. *Current Psychiatry Reviews, 13*(3), 188–223.

Neacsiu, A. D., Rizvi, S. L., & Linehan, M. M. (2010). Dialectical behavior therapy skills use as a mediator and outcome of treatment for borderline personality disorder. *Behaviour Research and Therapy, 48*(9), 832–839.

Nisenbaum, R., Links, P. S., Eynan, R., & Heisel, M. J. (2010). Variability and predictors of negative mood intensity in patients with borderline personality disorder and recurrent suicidal behavior: Multilevel analyses applied to experience sampling methodology. *Journal of Abnormal Psychology, 119*(2), 433–439.

Nose, M., Cipriani, A., Biancosino, B., Grassi, L., & Barbui, C. (2006). Efficacy of pharmacotherapy against core traits of borderline personality disorder: Meta-analysis of randomized controlled trials. *International Clinical Psychopharmacology, 21*, 345–353.

Pagura, J., Stein, M. B., Bolton, L. M., Cox, B. J., Grant, B., & Sareen, J. (2010). Comorbidity of borderline personality disorder and posttraumatic stress disorder in the U.S. population. *Journal of Psychiatric Research, 44*, 1190–1198.

Paris, J. (2005). Borderline personality disorder. *Canadian Medical Association Journal, 172*, 1579–1583.

Peng, K., & Nisbett, R. E. (1999). Culture, dialectics, and reasoning about contradiction. *American Psychologist, 54*, 741–754.

Pistorello, J., Fruzzetti, A. E., MacLane, C., Gallop, R., & Iverson, K. M. (2012). Dialectical behavior therapy (DBT) applied to college students: A randomized clinical trial. *Journal of Consulting and Clinical Psychology, 80*(6), 982–984.

Pretzer, J. (1990). Borderline personality disorder. In A. Freeman, L. Pretzer, B. Fleming, & K. M. Simon (Eds.), *Clinical applications of cognitive therapy* (pp. 181–202). New York: Plenum Press.

Rakfeldt, J. (2005). Dialectical behavior therapy with transitional youth: Preliminary findings. *Best Practices in Mental Health, 1*(2), 61–76.

Rathus, J. H., & Miller, A. L. (2002). Dialectical behavior therapy adapted for suicidal adolescents. *Suicide and Life Threatening Behavior, 32*, 146–157.

Reiser, D. E., & Levenson, H. (1984). Abuses of the borderline diagnosis: A clinical problem with teaching opportunities. *American Journal of Psychiatry, 141*, 1528–1532.

Reitz, S., Kluetsch, R., Niedtfeld, I., Knorz, T., Lis, S., Paret, C., et al. (2015). Incision and stress regulation in borderline personality disorder: Neurobiological mechanisms of self-injurious behaviour. *British Journal of Psychiatry, 207*(2), 165–172.

Resick, P. A., Bovin, M. J., Calloway, A. L., Dick, A. M., King, M. W., Mitchell, K. S., et al. (2012). A critical evaluation of the complex PTSD literature: Implications for DSM-5. *Journal of Traumatic Stress, 25*(3), 241–251.

Roepke, S., Schröder-Abé, M., Schütz, A., Jacob, G., Dams, A., Vater, A., et al. (2011). Dialectic behavioural therapy has an impact on self-concept clarity and facets of self-esteem in women with borderline personality disorder. *Clinical Psychology and Psychotherapy, 18*(2), 148–158.

Rüsch, N., Corrigan, P. W., Bohus, M., Kühler, T., Jacob, G. A., & Lieb, K. (2007). The impact of posttraumatic stress disorder on dysfunctional implicit and explicit emotions among women with borderline personality disorder. *Journal of Nervous and Mental Disease, 195*(6), 537–539.

Sabo, A. N. (1997). Etiological significance of associations between childhood trauma and borderline personality disorder: Conceptual and clinical implications. *Journal of Personality Disorders, 11*(1), 50–70.

Safer, D. L., & Joyce, E. E. (2011). Does rapid response to two group psychotherapies for binge eating disorder predict abstinence? *Behaviour Research and Therapy, 49*(5), 339–345.

Safer, D., Robinson, A., & Jo, B. (2010). Outcome from a randomized controlled trial of group therapy for binge eating disorder: Comparing dialectical behavior therapy adapted for binge eating to an active comparison group therapy. *Behavior Therapy, 41*, 106–120.

Safer, D. L., Telch, C. F., & Agras, W. S. (2001). Dialectical behavior therapy for bulimia nervosa. *American Journal of Psychiatry, 158*, 632–634.

Salbach-Andrae, H., Bohnekamp, I., Bierbaum, T., Schneider, N., Thurn, C., Stiglmayr, C., et al. (2009). Dialektisch behaviorale therapie (DBT) und kognitiv behaviorale therapie (CBT) für Jugendliche mit Anorexia und Bulimia nervosa im Vergleich [Dialectical behavior therapy and cognitive behavior therapy for anorexia and bulimia nervosa among adolescents: A randomized, controlled trial with a waiting control group]. *Kindheit und Entwicklung [Childhood and Development], 18*(3), 180–190.

Shearin, E. N., & Linehan, M. M. (1992). Patient–therapist ratings and relationship to progress in dialectical behavior therapy for borderline personality disorder. *Behavior Therapy, 23*, 730–741.

Siever, L. J., & Davis, K. L. (1991). A psychobiological perspective on the personality disorders. *American Journal of Psychiatry, 148*, 1647–1658.

Silk, K. R., Lee, S., Hill, E. M., & Lohr, N. E. (1995). Borderline personality disorder symptoms and severity of sexual abuse. *American Journal of Psychiatry, 152*, 1059–1064.

Simpson, J. A., & Weiner, E. S. (1989). *Oxford English Dictionary* (2nd ed.) [Online]. Retrieved December 17, 2000, from *www.oed.com*.

Soler, J., Pascual, J. C., Campins, J., Barrachina, J., Puigdemont, D., Alvarez, E., et al. (2005). Double-blind, placebo-controlled study of dialectical behavior therapy plus olanzapine for borderline personality disorder. *American Journal of Psychiatry, 162*(6), 1221–1224. Erratum in *American Journal of Psychiatry, 165*(6), 777.

Soler, J., Pascual, J. C., Tiana, T., Cebria, A., Barrachina, J., Campins, M. J., et al. (2009). Dialectical behaviour therapy skills training compared to standard group therapy in borderline personality disorder: A 3-month randomised controlled clinical trial. *Behaviour Research and Therapy, 47*, 353–358.

Starcevic, V., & Janca, A. (2018). Pharmacotherapy for borderline personality disorder: Replacing confusion with prudent pragmatism. *Current Opinion in Psychiatry, 31*(1), 69–73.

Stein, D. J., Simeon, D., Frenkel, M., Islam, M. N., & Hollander, E. (1995). An open trial of valproate in borderline personality disorder. *Journal of Clinical Psychiatry, 56*, 506–510.

Swartz, M., Blazer, D., George, L., & Winfield, I. (1990). Estimating the prevalence of borderline personality disorder in the community. *Journal of Personality Disorders, 4*(3), 257–272.

Telch, C. F., Agras, W. S., & Linehan, M. M. (2001). Dialectical behavior therapy for binge eating disorder: A promising new treatment. *Journal of Consulting and Clinical Psychology, 69*, 1061–1065.

Thorberg, F. A., & Lyvers, M. (2006). Negative mood regulation (NMR) expectancies, mood, and affect intensity among clients in substance disorder treatment facilities. *Addictive Behaviors, 31*(5), 811–820.

Tomko, R. L., Trull, T. J., Wood, P. K., & Sher, K. J. (2014). Characteristics of borderline personality disorder in a community sample: Comorbidity, treatment utilization, and general functioning. *Journal of Personality Disorders, 28*(5), 734–750.

Torgersen, S., Kringlen, E., & Cramer, V. (2001). The prevalence of personality disorders in a community sample. *Archives of General Psychiatry, 58*(6), 590–596.

Trupin, E. W., Stewart, D. G., Beach, B., & Boesky, L. (2002). Effectiveness of a dialectical behaviour therapy program for incarcerated female juvenile offenders. *Child and Adolescent Mental Health, 7*(3), 121–127.

Turner, R. M. (2000). Naturalistic evaluation of dialectical behavioral therapy-oriented treatment for borderline personality disorder. *Cognitive and Behavioral Practice, 7*, 413–419.

van Asselt, D. I., Dirksen, C. D., Giesen-Bloo, J. H., van Dyck, R., Spinhoven, P., van Tilburg, W., et al. (2008). Out-patient psychotherapy for borderline personality disorder: Cost-effectiveness of schema-focused therapy v. transference-focused psychotherapy. *British Journal of Psychiatry, 192*, 450–457.

Van den Bosch, L., Verheul, R., Schippers, G. M., & van den Brink, W. (2002). Dialectical behavior therapy of borderline patients with and without substance use problems: Implementation and long-term effects. *Addictive Behaviors, 2*, 911–923.

Van Dijk, S., Jeffrey, J., & Katz, M. R. (2013). A randomized, controlled, pilot study of dialectical behavior therapy skills in a psychoeducational group for individuals with bipolar disorder. *Journal of Affective Disorders, 145*(3), 386–393.

Verheul, R., van den Bosch, L. M. C., Koeter, M. W. J., de Ridder, M. A. J., Stijnen, T., & van den Brink, W. (2003). Dialectical behaviour therapy for women with borderline personality disorder: 12-month, randomised clinical trial in The Netherlands. *British Journal of Psychiatry, 182*, 135–140.

Waltz, J., Dimeff, L. A., Koerner, K., Linehan, M. M., Taylor, L., & Miller, C. (2009). Feasibility of using video to teach a dialectical behavior therapy skill to clients with borderline personality disorder. *Cognitive and Behavioral Practice, 16*(2), 214–222.

Wasser, T., Tyler, R., McIlhaney, K., Taplin, R., & Henderson, L. (2008). Effectiveness of dialectical behavior therapy (DBT) versus standard therapeutic milieu (STM) in a cohort of adolescents receiving residential treatment. *Best Practices in Mental Health, 4*(2), 114–125.

Wedig, M. M., Frankenburg, F. R., Bradford Reich, D., Fitzmaurice, G., & Zanarini, M. C. (2013). Predictors of suicide threats in patients with borderline personality disorder over 16 years of prospective follow-up. *Psychiatry Research, 208*(3), 252–256.

Weinberg, I., Gunderson, J. G., Hennen, J., & Cutter, C. J., Jr. (2006). Manual assisted cognitive treatment for deliberate self-harm in borderline personality disorder patients. *Journal of Personality Disorders, 20*, 482–492.

Wells, H. (1972). Alienation and dialectical logic. *Kansas Journal of Sociology, 3*, 7–32.

Whitaker, C. A. (1975). Psychotherapy of the absurd: With a special emphasis on the psychotherapy of aggression. *Family Process, 14*, 1–16.

Winograd, G., Cohen, P., & Chen, H. (2008). Adolescent borderline symptoms in the community: Prognosis for functioning over 20 years. *Journal of Child Psychology and Psychiatry, 49*(9), 933–941.

Wolf, M., Ebner-Priemer, U., Schramm, E., Domsalla, M., Hautzinger, M., & Bohus, M. (2011). Maximizing skills acquisition in dialectical behavioral therapy with a CD-ROM-based self--help program: Results from a pilot study. *Psychopathology, 44*(2), 133–135.

World Health Organization. (2018). *Classification of diseases* (ICD). Geneva, Switzerland: Author. Retrieved from *www.who.int/classifications/icd/en.*

Young, J. E., Klosko, J. S., & Weishaar, M. E. (2003). *Schema therapy: A practitioner's guide.* New York: Guilford Press.

Zanarini, M. C. (2003). Zanarini Rating Scale for Borderline Personality Disorder (ZAN-BPD): A continuous measure of DSM--IV borderline psychopathology. *Journal of Personality Disorders, 17,* 233–242.

Zanarini, M. C., Frankenburg, F. R., & Parachini, E. A. (2004). A preliminary, randomized trial of fluoxetine, olanzapine, and the olanzapine–fluoxetine combination in women with borderline personality disorder. *Journal of Clinical Psychiatry, 65,* 903–907.

Zimmerman, M., Rothschild, L., & Chelminski, I. (2005). The prevalence of DSM-IV personality disorders in psychiatric outpatients. *American Journal of Psychiatry, 162*(10), 1911–1918.

CAPÍTULO 11

Abordando pensamentos e comportamentos autolesivos dentro do contexto de tratamento transdiagnóstico para transtornos emocionais

Kate H. Bentley
Joseph S. Maimone
Matthew K. Nock

Os pensamentos e comportamentos autolesivos (PCAs), de natureza suicida ou não, são grandes problemas de saúde pública que necessitam de atenção imediata. Nos Estados Unidos, o suicídio é uma das 10 principais causas de morte em todas as faixas etárias, e as taxas de morte por suicídio têm aumentado desde 2010 (National Center for Health Statistics, 2018; Centers for Disease Control and Prevention, 2020). Os PCAs também têm alta comorbidade com ansiedade, depressão e transtornos emocionais afins, o que pode ser um desafio para o seu tratamento efetivo e eficiente. Os tratamentos psicológicos baseados em evidências existentes que apresentam alguma eficácia para pensamentos e comportamentos suicidas, sendo a terapia comportamental dialética a mais conhecida e validada entre eles (ver Neacsiu, Zerubavel, Nylocks, & Linehan, Cap. 10, neste volume), ainda têm maior foco em transtornos ou grupos de sintomas individuais. Este capítulo, que foi adicionado nesta edição, detalha os fundamentos teóricos e experimentais de uma abordagem de tratamento transdiagnóstico, junto de casos que exemplificam uma gama maior de comportamentos autolesivos que não pertencem a transtornos específicos e que às vezes ocorrem na ausência de um diagnóstico formal. Faz pouco tempo que os investigadores clínicos começaram a ter um enfoque exclusivo nos PCAs, e os autores deste capítulo são amplamente reconhecidos como autoridades no âmbito desse tópico. Dessa forma, profissionais da saúde se beneficiarão ao incorporar essas informações às suas práticas clínicas.

—D. H. B.

Os pensamentos e comportamentos autolesivos (PCAs) podem ser adotados com intenção de morrer (pensamentos e comportamentos suicidas) ou sem intenção de morrer (autolesão não suicida [ALNS]; Nock, 2010). Os pensamentos e comportamentos suicidas incluem ideação suicida (pensamentos sobre acabar com a própria vida), planos para o suicídio (cogitar um método específico pelo qual o indivíduo pretende se matar), tentativas de suicídio (praticar comportamentos potencialmente autolesivos com ao menos alguma intenção de morrer) e morte por suicídio (Nock, 2010). Os PCAs que não são de ordem suicida consistem principalmente em *pensamentos* sobre a prática de ALNS (destruição autoinfligida e intencional dos próprios tecidos corporais sem intenção suicida por propósitos que não têm aporte social ou cultural; International Society for the Study of Self-Injury, 2018; Nock & Favazza, 2009) e a própria ALNS (Nock, 2010). Apesar de, historicamente, essas formas distintas de PCAs serem frequentemente misturadas sob termos generalistas, como *parassuicídio* ou *automutilação intencional*, o valor científico e clínico de distinguir esses comportamentos uns dos outros com cuidado e consistência tem sido cada vez mais reconhecido (p. ex., Hooley, Fox, & Boccagno, 2020; Nock, 2010).

Esse movimento em direção a definições mais precisas de PCAs também é refletido nas classificações recentes desses comportamentos. Nas versões anteriores do *Manual diagnóstico e estatístico de transtornos mentais* (p. ex., DSM-IV-TR; American Psychiatric Association, 2000), os PCAs figuravam apenas como sintomas de outros transtornos (p. ex., ideação suicida no transtorno depressivo maior [TDM], ALNS no transtorno da personalidade *borderline* [TPB]). Mais recentemente, reconhecendo que os PCAs não ocorrem apenas dentro do contexto desses diagnósticos (uma questão que discutiremos mais adiante), dois novos diagnósticos foram incluídos como "condições para estudos posteriores" no

DSM-5 (American Psychiatric Association, 2013): o transtorno do comportamento suicida e a ALNS. A possibilidade de que versões futuras do DSM adotem um ou ambos os diagnósticos continua em aberto, mas, independentemente disso, as pesquisas em andamento focadas em avaliar sua validade, confiabilidade e utilidade clínica podem contribuir para um melhor entendimento da fenomenologia dos PCAs (p. ex., Buelens et al., 2020; Hooley et al., 2020; Oquendo & Baca-Garcia, 2014).

Em relação aos PCAs suicidas, o suicídio é responsável por mais mortes anuais ao redor do mundo do que guerras, homicídios, acidentes ou aids (World Health Organization, 2012). Nos Estados Unidos, o suicídio é a décima maior causa de morte na maior parte das faixas etárias (Centers for Disease Control and Prevention [CDC], 2020), e, entre pessoas de 10 a 34 anos de idade, ele é a segunda maior causa de morte (CDC, 2020). Em 2018, mais de 48 mil mortes por suicídio aconteceram nos Estados Unidos, o que equivale a 129 mortes por suicídio por dia. Depois de 13 anos de aumentos consecutivos, as taxas de suicídio nos Estados Unidos caíram 2,1% de 2018 para 2019 (Centers for Disease Control and Prevention, 2021a). Todavia, a maioria dos estados não teve reduções significativas, e não é nítido se essa tendência continuará nos próximos anos (Centers for Disease Control and Prevention, 2021b). Além dessas estatísticas sombrias sobre suicídios consumados, aproximadamente 1,4 milhão de adultos tenta o suicídio e por volta de 3,3 milhões fazem um plano suicida a cada ano nos Estados Unidos (CDC, 2020; Substance Abuse and Mental Health Services Administration, 2019). Para cada suicídio consumado, foi estimado que aproximadamente 185 pessoas têm pensamentos suicidas sérios (Crosby, Han, Ortega, Parks, & Gfroerer, 2011; Substance Abuse and Mental Health Services Administration, 2019). Pensamentos e comportamentos suicidas não fatais não apenas são preditores para futuras mortes por suicídio (p. ex., Ribeiro et al., 2016), mas também são associados a sofrimento psicológico significativo para os indivíduos afetados, bem como para suas famílias e comunidades.

A ALNS — cujos métodos comuns incluem se cortar, se queimar ou bater em si mesmo — também é alarmante, por ser tão comum, especialmente entre adolescentes e jovens adultos. Estima-se que 17 a 18% dos jovens adultos já praticaram ALNS ao menos uma vez. Por meio das faixas etárias, as estimativas atuais sobre a prevalência da ALNS vão de 5,5 a 17,2% (Swannell, Martin, Page, Hasking, & St John, 2014). Mesmo que a idade de surgimento e o percurso possam diferir drasticamente, na maioria das vezes as taxas de ALNS aumentam entre o início e o meio da adolescência e caem ao final dela (Plener, Schumacher, Munz, & Groschwitz, 2015). A ALNS também pode ser persistente, durando vários anos antes de entrar em remissão (Plener et al., 2015). A ALNS está entre os mais fortes preditores do comportamento suicida (p. ex., Ribeiro et al., 2016) e tem sido associada a depressão e ansiedade agravadas, bem como a consequências como lesões físicas, complicações médicas e pior funcionamento de forma geral (p. ex., Briere & Gil, 1998; Nock et al., 2006; Turner, Austin, & Chapman, 2014).

Em suma, os PCAs têm grande prevalência, e, em alguns casos, as taxas desses comportamentos estão aumentando. Os PCAs também são associados a custos econômicos significativos (quase 70 bilhões de dólares anuais estimados em custos médicos ao longo da vida e perdas laborais nos Estados Unidos; CDC, 2020). Apesar disso, esses problemas recebem financiamento federal desproporcionalmente baixo em comparação a outras doenças médicas e psiquiátricas comuns (p. ex., Fortgang & Nock, 2020). A necessidade nítida e urgente de estratégias aprimoradas para reduzir os PCAs em grande escala inclui tanto o desenvolvimento de novas estratégias para tratar indivíduos que sofrem com esses problemas (ou estão em risco de desenvolvê-los) quanto a melhoria do acesso às intervenções baseadas em evidências que já existem (Kazdin & Rabbit, 2013) para PCAs.

PANORAMA DOS TRATAMENTOS BASEADOS EM EVIDÊNCIAS JÁ EXISTENTES

Vários tratamentos psicológicos baseados em evidências para PCAs já foram desenvolvidos até o momento. Aqui apresentaremos um panorama incompleto dos protocolos em multissessões que foram estudados mais detalhadamente. Priorizaremos os tratamentos criados para abordar diretamente os PCAs sobre aqueles que têm maior foco nos sintomas associados a PCAs (p. ex., depressão) (Meerwijk et al., 2016).

Muitas vezes considerada o tratamento "padrão ouro" para os PCAs, a terapia comportamental dialética (DBT; Linehan, 1993) é um tratamento cognitivo-comportamental multimodal projetado para abordar o TPB e os comportamentos autolesivos (ver Neacsiu et al., Cap. 10, neste volume). Baseada em uma filosofia dialética (equilíbrio entre aceitação e mudança), o processo-chave da DBT consiste em, como foi descrito no Capítulo 10, reduzir tendências a ações ineficazes associadas a emoções desreguladas, tal como a ALNS. A primeira fase da DBT tem foco em reduzir os PCAs ao oferecer novas técnicas de enfrentamento para os pacientes, abordando barreiras para a motivação e promovendo a generalização de habilidades. Esse objetivo é atingido por meio de grupos de treinamento de habilidades, sessões individuais de terapia e consultas telefônicas de acordo com a necessidade (assim como consultas com o terapeuta/reuniões com a equipe; Neacsiu et al., Cap. 10, neste volume).

Em relação ao apoio científico, os resultados de diversos estudos sugerem que a DBT reduz as ocorrências dos PCAs em relação a outros tratamentos (p. ex., DeCou, Comtois, &

Landes, 2019; Kliem, Kröger, & Kosfelder, 2010), com algumas ressalvas importantes. Uma delas é o fato de que as primeiras pesquisas sobre a DBT muitas vezes misturavam ALNS com agressões suicidas dentro do termo "parassuicídio", o que torna difícil isolar os efeitos do tratamento especificamente em diferentes tipos de PCAs. Alguns ensaios controlados randomizados (ECR) têm mostrado efeitos distintos para comportamentos relacionados ao suicídio em oposição à ALNS; por exemplo, Linehan et al. (2006) descobriram que, apesar da DBT resultar em uma redução maior nas tentativas de suicídio em pacientes adultos com TPB, ela não era mais eficaz do que tratamentos comunitários feitos por especialistas em reduzir ALNS. Uma metanálise recente de 18 ensaios controlados indicou que a DBT reduz os *comportamentos* autolesivos, mas não necessariamente a *ideação* suicida (DeCou & Lynch, 2019). No entanto, de forma geral, a DBT (ou suas variações; p. ex., Asarnow, Hughes, Babeva, & Sugar, 2017) permanece sendo a psicoterapia mais bem estabelecida para PCAs em adultos e adolescentes disponível na atualidade (p. ex., Ougrin, Tranah, Stahl, Moran, & Asarnow, 2015). Barreiras para o acesso à DBT incluem sua duração (tipicamente um ano), sua estrutura intensiva e multimodal e o treinamento de alto custo e relativamente demorado para terapeutas (Comtois & Linehan, 2006; Rizvi, Steffel, & Carson-Wong, 2013; Zanarini, 2009), que são elementos compreensíveis quando se leva em consideração que a DBT tem como alvo a totalidade da sintomatologia de TPB grave e não tem foco exclusivo nos PCAs.

Outros tratamentos cognitivos comportamentais (ou cognitivos; p. ex., Rush & Beck, 1978) também têm sido desenvolvidos especificamente para abordar pensamentos e comportamentos suicidas em adultos e adolescentes (p. ex., Ougrin et al., 2015; ver Young, Ward-Ciesielski, Rygh, Weinberger, & Beck, Cap. 7, neste volume). Entre os estudados mais a fundo, estão a terapia cognitiva (TC) ou terapia cognitivo-comportamental (TCC) para prevenção de suicídio (muitas vezes abreviada como TC-PS ou TCC-PS), um tratamento manualizado que tem foco em construir habilidades cognitivas, comportamentais e interpessoais destinadas a possibilitar que os pacientes evitem comportamentos suicidas (Stanley et al., 2009; Wenzel & Jager-Hyman, 2012). Em um influente estudo inicial, Brown et al. (2005) mostraram que uma TC focada em suicídio, quando ministrada em um *setting* de consultório para adultos que haviam tentado o suicídio recentemente (N = 120), resultou em uma taxa de reincidência suicida (mas não de ideação) mais baixa do que a de cuidados típicos ao longo de um período de avaliação de 18 meses. Mais recentemente, uma TCC breve focada em suicídio também demonstrou efeitos positivos sobre tentativas de suicídio em amostras militares (Bryan, Peterson, & Rudd, 2018; Rudd et al., 2015). De modo geral, as revisões e metanálises sistemáticas geralmente sugerem que, quando comparados aos tratamentos típicos, os protocolos da TCC (incluindo estratégias correlacionadas, tais como resolução de problemas; p. ex., Hatcher, Sharon, Parag, & Collins, 2011) geralmente reduzem as tentativas de suicídio e, em menor grau, a ideação suicida (D'Anci, Uhl, Giradi, & Martin, 2019; Leavey & Hawkins, 2017; Hawton et al., 2016; Tarrier, Taylor, & Gooding, 2008). Ainda que outros métodos fora da TCC, como a terapia psicodinâmica (p. ex., Levy, Yeomans, & Diamond, 2007) e o tratamento baseado em mentalização (TBM; Bateman & Fonagy, 1999), tenham sido examinados para combater pensamentos e comportamentos suicidas, a grande maioria dos tratamentos baseados em evidências para PCAs envolvem elementos da TCC (Meerwijk et al., 2016).

A Avaliação e Manejo Colaborativos para Suicidalidade (AMCS; Jobes, 2006, 2012) foi desenvolvida para fornecer uma abordagem de tratamento abrangente para trabalhar com indivíduos suicidas. Ela não é necessariamente um protocolo terapêutico específico; em vez disso, a AMCS tem foco em avaliações e planejamentos de tratamento colaborativos entre profissionais e pacientes suicidas, assim como no acompanhamento de resultados ao longo do tempo. Um fator importante é que a AMCS encoraja os profissionais a trazer outras estratégias de tratamento indicadas clinicamente, como elementos da DBT e da TCC. De modo geral, a AMCS tem gerado corroborações experimentais promissoras em vários ambientes de tratamento (para revisões, ver Hanratty, Kilicaslan, Wilding, & Castle, 2019; Jobes, 2012); dois ECRs recentes demonstraram que a AMCS teve melhor desempenho em relação a tratamentos alternativos em termos de reduzir a ideação suicida (mas não comportamentos suicidas ou consultas hospitalares relacionadas a suicídios) em soldados e estudantes universitários como pacientes ambulatoriais (Jobes et al., 2017; Pistorello et al., 2020).

Em relação à ALNS, vários protocolos da TCC criados e testados especificamente para ela têm demonstrado efeitos promissores de modo geral (Labelle, Pouliot, & Janelle, 2015). A terapia em grupo para regulação emocional (TGRE; Gratz & Gunderson, 2006) é um protocolo auxiliar e grupal que fornece estratégias adaptativas de regulação emocional e reduz a evitação das emoções em indivíduos autolesivos. Os efeitos da TGRE em ALNS têm sido avaliados em numerosos ensaios (vários deles randomizados) para indivíduos com TPB, e de modo geral indicam que essa intervenção está associada a uma redução na ALNS (Gratz & Gunderson, 2006; Gratz & Tull, 2011; Gratz, Tull, & Levy, 2014; Sahlin et al., 2017). O Tratamento para Comportamentos Autolesivos (T-CAL), desenvolvido como uma breve intervenção destinada a ALNS em jovens adultos com ou sem TPB, oferece habilidades cognitivas, comportamentais, sociais e de tolerância ao sofrimento baseadas em antecedentes e consequências da ALNS identificados por meio de avaliações funcionais. Nos estudos-piloto conduzidos até o momento, o T-CAL tem demostrado viabilidade, aceitabilidade e eficácia preliminar em termos de redução na frequência de ALNS (Andover, Schatten, Morris, & Miller, 2015; Andover, Schatten, Morris, Holman, & Miller, 2017). A TCC auxiliada por manuais (TCAM, criada para lidar com formas suicidas e não suicidas autolesivas), oferecida como um auxílio aos cuidados usuais, também tem se mostrado mais efetiva do que cuidados usuais isolados em reduzir ALNS (Weinberg, Gunderson, Hennen, & Cutter, 2006).

Em suma, existe um grande número de intervenções psicológicas promissoras para PCAs. Entretanto, a falta de rigor metodológico em muitos ensaios aliada a resultados mistos em muitos casos limita a força das conclusões que podemos tirar em relação à sua eficácia atualmente (p. ex., Brown & Jager-Hyman, 2014). De fato, uma metanálise de todos os ECRs de intervenções para PCAs já feitos (>300 ECRs únicos) mostra que de modo geral, os efeitos de tratamentos existentes em PCAs são pequenos, não melhoraram com o tempo e não variam de acordo com o tipo de intervenção (Fox et al., 2020). Como foi mencionado antes, alguns tratamentos existentes mostraram eficácia apenas para ideação *ou* comportamentos suicidas (Brown & Jager-Hyman, 2014); o ideal seria que as intervenções fossem igualmente efetivas para diferentes tipos de PCAs. Por fim, o fato de que os PCAs continuam muito prevalentes pode evidenciar que haja dificuldades no acesso a tratamentos e que profissionais da saúde nas linhas de frente não estejam usando tratamentos baseados em evidências existentes para os PCAs e para os quadros comumente concomitantes a eles.

PCAs E OS TRANSTORNOS EMOCIONAIS

Os indivíduos com PCAs têm uma probabilidade muito maior de preencher os critérios de pelo menos um quadro psiquiátrico. Em relação aos pensamentos e comportamentos suicidas, estima-se que 90% das pessoas que morrem por suicídio apresentam um transtorno mental (Arsenault-Lapiere, Kim, & Turecki, 2004; Bertolote & Fleischmann, 2002). Estudos anteriores também demonstraram que de metade a dois terços das pessoas que já cogitaram seriamente o suicídio atendem aos critérios de um transtorno mental (Nock, Hwang, et al., 2009; Nock, Hwang, Sampson, & Kessler, 2010), e essas proporções são ainda maiores (aproximadamente 80%; p. ex., Nock et al., 2010) entre indivíduos que relataram ter planejado ou tentado se matar.

Os *transtornos emocionais* (um termo generalista que abrange transtornos de ansiedade, depressivos e afins, para os quais retornaremos mais à frente no capítulo; Bullis, Boettcher, Sauer-Zavala, Farchione, & Barlow, 2019) são particularmente comuns entre pessoas com PCAs. A depressão, em particular, há muito tempo tem sido considerada um dos diagnósticos mais importantes para determinar o risco de suicídio. Diversas das principais teorias sobre o suicídio apontam para sintomas psicológicos de depressão como elementos necessários ao desenvolvimento e manutenção de pensamentos e comportamentos suicidas (p. ex., Beck, Kovacs, & Weissman, 1975; Joiner, 2005). De fato, estudos de autópsias psicológicas têm sugerido que a depressão é o transtorno psiquiátrico mais comum dentre os suicidas com êxito letal (Conwell et al., 1996; Harwood, Hawton, Hope, & Jacoby, 2001), e transtornos depressivos têm sido associados a comportamentos suicidas em diversas amostras epidemiológicas ou de pessoas em busca de tratamento (p. ex., Nock, Hwang, et al., 2009; Nordentoft, Mortensen, & Pedersen, 2011; Zimmerman et al., 2014).

Os estudos também têm demonstrado de maneira geral que a ansiedade e os transtornos relacionados a ela são fatores de risco para pensamentos e comportamentos suicidas (p. ex., Bentley, Casiello-Robbins, Vittorio, Sauer-Zavala, & Barlow, 2015; Kanwar et al., 2013; Nock, Hwang et al., 2009; Nock et al., 2010). Dos transtornos de ansiedade e relacionados a ela, o transtorno de estresse pós-traumático (TEPT) tem sido associado a taxas especialmente elevadas desses comportamentos (p. ex., Bentley et al., 2016; Gradus et al., 2010; Panagioti, Gooding, & Tarrier, 2009). Além dos *transtornos* de ansiedade, sintomas de ansiedade aguda (como agitação) têm sido teoricamente (e até certo grau, experimentalmente) apontados como fatores de risco proximal clinicamente significativos para comportamentos suicidas e potenciais facilitadores deles (p. ex., Busch, Fawcett, & Jacobs, 2003; Fawcett et al., 1990; Ribeiro et al., 2014; Rogers, Ringer, & Joiner, 2016). Os indivíduos com TPB, que recentemente também tem sido conceitualizado como um transtorno emocional (Bullis et al., 2019; Sauer-Zavala & Barlow, 2014), frequentemente apresentam PCAs, com alguns estudos estimando que ao menos três quartos dos pacientes com TPB tentam se suicidar e que até 10% deles, por fim, morrem por suicídio (p. ex., Black, Blum, Pfohl, & Hale, 2004; Rodante et al., 2019; Soloff, Lynch, Kelly, Malone, & Mann, 2000; Zanarini, Frankenburg, Hennen, Reich, & Silk, 2005).

Sobre a ALNS, os estudos têm indicado que a vasta maioria (80–85%) das pessoas que praticam ALNS atendem aos critérios para ao menos um transtorno mental (Kiekens et al., 2018; Nock et al., 2006). As pesquisas têm consistentemente demonstrado que é algo comum a ALNS ser concomitante com os transtornos emocionais (Bentley et al., 2015; Jacobson, Muehlenkamp, Miller, & Turner, 2008; Klonsky, Oltmanns, & Turnheimer, 2003). Por exemplo, Nock et al. (2006) constataram que por volta de 50% dos adolescentes praticantes de ALNS satisfazem os critérios para transtorno de ansiedade generalizada (TAG), TDM ou TEPT. Os indivíduos que praticam ALNS também demonstram níveis mais altos de ansiedade e depressão do que aqueles que não as praticam (p. ex., Andover, Pepper, Ryabchenko, Orrico, & Gibb, 2005; Brunner et al., 2013).

É importante notar que, entre indivíduos que atendem aos critérios de transtornos emocionais, é relativamente pequena a proporção absoluta dos que praticam comportamentos autolesivos: as estimativas de suicídios consumados entre indivíduos com depressão, por exemplo, ficam entre 5 e 8% (Nordentoft et al., 2011). Assim, nossa equipe, bem como outros, têm argumentado que a utilidade *clínica* de fatores de risco relativamente estáveis, tais como transtornos psiquiátricos (os emocionais, mais especificamente) como *fatores de risco prospectivos* para PCAs, é limitada (p. ex., Bentley et al., 2016; Franklin et al., 2017). A questão mais relevante para este capítulo, todavia, é que indivíduos em busca de tratamento que relatam PCAs frequentemente satisfazem os critérios de um transtorno emocional, ou ao menos demonstram ansiedade clinicamente significativa ou sintomas depressivos, o que sugere que *talvez* haja utilidade clínica em uma abordagem de tratamento que encare ambas as áreas.

EXAMINANDO PCAs DENTRO DE UM MODELO FUNCIONAL DE TRANSTORNOS EMOCIONAIS

Para defender uma abordagem de tratamento que simultaneamente enderece os PCAs e os transtornos emocionais, é preciso considerar suas semelhanças funcionais. Nesta seção, descreveremos brevemente os principais mecanismos subjacentes que têm sido apontados como contribuintes para o aparecimento e a perpetuação de transtornos emocionais, e, então, argumentaremos que esses mecanismos transdiagnósticos também podem ser aplicados aos PCAs.

Modelo funcional de transtornos emocionais

Barlow, Sauer-Zavala, Carl, Bullis e Ellard (2014) propuseram a seguinte definição para os *transtornos emocionais*: o transtorno é caracterizado por (1) a experiência de emoções negativas intensas e frequentes; (2) uma reatividade aversiva a sentir emoções (causada por uma sensação de controle reduzida e por uma repulsa às emoções); e (3) tentativas de atenuar, evitar ou fugir de emoções negativas, tanto em antecipação a elas quanto em reação ao seu surgimento. Em relação ao critério 1, indivíduos com transtornos emocionais estão predispostos a sentir emoções negativas com frequência e de forma intensa (Bullis et al., 2019), um estilo temperamental que já foi classificado de várias formas, como neuroticismo, traço de ansiedade ou humor negativo. As evidências para apoiar esse critério vêm de estudos classificatórios seminais que mostraram que esses construtos temperamentais de ordem superior são responsáveis por uma variabilidade significativa no desenvolvimento e na covariância temporal da ansiedade e da depressão (p. ex., Brown, 2007; Brown & Barlow, 2009), assim como a literatura da neurociência afetiva (ver Bullis et al., 2019).

Sobre o critério 2, já está bem estabelecido que indivíduos com transtornos de ansiedade e de depressão demonstram mais reatividade aversiva (p. ex., repulsa ou valorização negativa) e menor probabilidade de aceitar a experiência de emoções negativas do que aqueles sem esses quadros (p. ex., Campbell-Sills, Barlow, Brown, & Hofmann, 2006; McLaughlin, Mennin, & Farach, 2007; Tull & Roemer, 2007). Essa reatividade aversiva, naturalmente, leva os indivíduos a terem menos disposição para tolerar a experiência de emoções negativas (Barlow, Ellard, Sauer-Zavala, Bullis, & Carl, 2014). As pesquisas mais recentes sobre o resultado de tratamentos também sugerem que a reatividade a emoções negativas pode desempenhar um papel mais crítico na redução de sintomas de ansiedade e depressão do que a frequência do surgimento das próprias emoções negativas (critério 1) (p. ex., Hayes, Orsillo, & Roemer, 2010; Sauer-Zavala et al., 2012). Finalmente, a reatividade aversiva a (bem como a indisposição a sentir) emoções negativas resulta em indivíduos com esses transtornos tentando evitar ou atenuar a experiência da emoção (critério 3). As formas de evitação comportamental (evitar situações aflitivas, isolamento) e cognitivas (supressão de pensamentos, ruminação) que podem aliviar sentimentos negativos em curto prazo, mas que paradoxalmente aumentam a intensidade e a frequência de emoções negativas em longo prazo têm sido há muito tempo documentadas em casos de ansiedade e de depressão (ver Bullis et al., 2019).

Em suma, uma forte base bibliográfica aponta que os transtornos emocionais são perpetuados pelo seguinte mecanismo funcional: perturbações na aferição de emoções negativas indesejadas, frequentes e intensas que levam ao uso de estratégias de evitação desadaptativas. Essas tendências servem para perpetuar a experiência de emoções negativas frequentes/intensas por meio de um efeito "bumerangue" e de um impedimento de que os indivíduos tenham oportunidades de aprender sobre sua habilidade de lidar com essas emoções e de se recuperar delas (Bullis et al., 2019), e também fortalecem a suposta intolerância a emoções negativas percebidas. Esse modelo funcional é consistente com o interesse crescente em identificar mecanismos subjacentes que são responsáveis por uma gama de psicopatologias (p. ex., Research Domain Criteria [RDoC]; Insel et al., 2010), bem como com abordagens dimensionais à classificação de quadros de saúde mental com etiologias e fatores de manutenção em comum (p. ex., a Taxonomia Hierárquica da Psicopatologia [HiTop]; Kotov et al., 2017).

PCAs dentro desse modelo funcional

Coletivamente, as evidências de uma variedade de fontes — observações clínicas, teorias de alta relevância e achados experimentais crescentes — sugerem que PCAs talvez compartilhem dos mecanismos funcionais mencionados previamente. Em relação ao critério 1, existe uma vasta quantidade de base teórica e experimental para a ideia de que humores negativos intensos e frequentes têm um papel importante no surgimento e na perpetuação de PCAs. As principais teorias acerca do suicídio postulam que emoções negativas (ou construtos com relação próxima a humores negativos) — por exemplo, dor psicológica (Shneidman, 1993), desregulação emocional (Linehan, 1993), falta de esperança (Abramson et al., 2000; Beck, 1967) e sentir-se inconveniente (Joiner, 2005) — contribuem significativamente para os PCAs suicidas. Em uma dessas teorias, o suicídio é especificamente concebido como uma forma de fugir de estados de humor negativo aversivos (p. ex., Baumeister, 1990; Maltsberger, 2004). A intensidade de humor negativo tem sido associada à ideação suicida por longos (p. ex., Lynch, Cheavens, Morse, & Rosenthal, 2004) e breves (p. ex., Armey, Brick, Schatten, Nugent, & Miller, 2020; Ben-Zeev, Young, & Depp, 2012) intervalos de tempo. O neuroticismo tem sido mostrado como um provável preditor de ideação suicida (p. ex., Handley et al., 2012; Rappaport, Flint, & Kendler, 2017), tentativas de suicídio (p. ex., Orme et al., 2020; Wedig et al., 2012) e mortes (p. ex., Peters, John, Bowen, Baetz, & Balbuena, 2018; Tanji et al., 2014). De fato, em uma metanálise das pesquisas sobre fatores de risco para o suicídio dos últimos 50 anos feita pela nossa equipe, observamos que o ato de internalizar psicopatologias (uma categoria vaga que incluiu emoções negativas e neuroticismo, assim como ansiedade e depressão) tem uma significativa associação preditiva com pensamentos e comportamentos suicidas — embora a magnitude dessa relação, assim como a daquelas com outros fatores de risco conhecidos, seja fraca (Franklin et al., 2017). Outros achados metanalíticos semelhantes mostram que construtos negativos relacionados às emoções (desesperança, desregulação afetiva, internalização de sintomas) prenunciam a ALNS (Fox et al., 2015). Não é surpresa que muitos estudos também têm demonstrado que o neuroticismo distingue indivíduos que praticam autolesão dos que não a praticam, e que pessoas que praticam ALNS têm níveis mais altos de ansiedade e de outras emoções negativas em comparação àquelas que não a praticam (para uma revisão, ver Bentley et al., 2015).

Do mesmo modo, uma literatura bem-embasada apoia o papel da *reatividade emocional* (definida como a vivência de emoções em resposta a uma ampla gama de estímulos, *fortes ou intensos*, e por um período prolongado de tempo; Nock et al., 2008) especificamente em PCAs. Nock, Wedig, Holmberg e Hooley (2008) constataram que a reatividade emocional é elevada em indivíduos com PCAs e também medeia a associação entre as psicopatologias (transtornos emocionais) e os PCAs suicidas e não suicidas. Vários outros estudos demonstraram, de forma similar, que a reatividade emocional está associada à ideação suicida (p. ex., DeCou & Lynch, 2019; Liu, You, Ying, Li, & Shi, 2020; Polanco-Roman, Moore, Tsypes, Jacobson, & Miranda, 2018), comportamentos suicidas (p. ex., Shapero et al., 2019) e ALNS (p. ex., Smith, Hayes, Styer, & Washburn, 2017). Modelos teóricos também sugerem que a reatividade emocional confere risco de ALNS (p. ex., Nock et al., 2010).

Em relação ao critério 2, existem evidências que sugerem que indivíduos que praticam PCAs demonstram reatividade aversiva (e têm menos aceitação) em relação às experiências emocionais. Os estudos têm mostrado que a evitação experiencial e outras estratégias de enfrentamento semelhantes (supressão de pensamentos indesejados) são associadas a uma presença e frequência de PCAs suicidas e não suicidas (Brausch & Woods, 2019; Chapman, Specht, & Cellucci, 2005; Ellis & Rufino, 2016; Najmi, Wegner, & Nock, 2007; Pettit et al., 2009; Wolff et al., 2019). Recentemente, uma revisão sistemática da literatura sobre a evitação experiencial e a ALNS (17 estudos) indicou que a evitação experiencial é comum entre indivíduos autolesivos (Brereton & McGlinchey, 2019).

Por último, e o mais crucial sob uma perspectiva de tratamento, os PCAs suicidas e não suicidas têm sido amplamente compreendidos como tentativas de evitar ou fugir de estados internos aversivos (critério 3). De fato, a razão mais frequentemente corroborada para a prática de comportamentos suicidas e de ALNS é, de longe, a redução ou o alívio de pensamentos ou sentimentos indesejados (p. ex., Brereton & McGlinchey, 2019; Boergers, Spirito, & Donaldson, 1998; Hawton, Cole, O'Grady, & Osborn, 1982; Nock & Prinstein, 2004, 2005; Nock, Pristein, & Sterba, 2009). As fantasias sobre suicídio, os planejamentos de suicídio e até mesmo a prática de comportamentos suicidas não fatais também podem funcionar como um alívio temporário de estados emocionais negativos de extrema intensidade, mesmo que esses comportamentos não forneçam alívio prolongado e tenham grande probabilidade de piorar os afetos negativos (e a ideação suicida) com o passar do tempo (p. ex., Crowell, Derbidge, & Beauchaine, 2014; Pettit et al., 2009). Múltiplas teorias proeminentes sobre a ALNS também acentuam o papel da redução de cognições aversivas ou de circunstâncias de sentimentos na manutenção de ALNS (p. ex., Nock & Prinstein, 2004, 2005; Chapman, Gratz, & Brown, 2006; Klonsky, 2007). Essas teorias são complementadas por um corpo crescente de bibliografia experimental (usando tanto autorrelatos retrospectivos quanto métodos cada vez mais ecologicamente válidos e de alta resolução, como a avaliação momentânea ecológica [AME]) que mostra que afetos negativos tendem a preceder os episódios de ideação suicida (p. ex., Ben-Zeev et al., 2012; Mou et al., 2018) e de ALNS (p. ex., Hamza & Willoughby, 2015; Muehlenkamp et al., 2009). Existem evidências crescentes vindas de estudos de AME demonstrando que os PCAs exercem uma função regulatória sobre o humor (p. ex., Armey, Crowther, & Miller, 2011; Kleiman et al., 2018; Muehlenkamp et al., 2009).

Embora fosse benéfico que existissem mais pesquisas que explicitamente se propusessem a testar se os PCAs são mantidos pelos mesmos processos funcionais e mecanicistas que os transtornos emocionais, várias linhas de pesquisa convergentes sugerem que os PCAs talvez compartilhem propriedades fundamentais subjacentes com os transtornos emocionais. Conclui-se que o tratamento transdiagnóstico projetado para atingir diretamente esse mecanismo subjacente dos transtornos emocionais talvez também seja aplicável aos PCAs, em especial para indivíduos suicidas ou autolesivos com transtornos ou sintomas emocionais concomitantes.

ABORDANDO PCAs DENTRO DO TRATAMENTO TRANSDIAGNÓSTICO PARA TRANSTORNOS EMOCIONAIS

Agora que já estabelecemos essas evidências preliminares de propriedades funcionais compartilhadas entre PCAs e transtornos emocionais, vamos introduzir um dos tratamentos transdiagnósticos mencionados: o Protocolo Unificado para o Tratamento Transdiagnóstico de Transtornos Emocionais (PU; Barlow et al., 2011b, 2018a; ver Payne, Ellard, Farchione, & Barlow, Cap. 6, neste volume). Primeiro delinearemos os mecanismos do PU e, então, demonstraremos fortes corroborações para sua aplicação em transtornos de ansiedade, com resultados preliminares promissores para sua aplicação em indivíduos com transtornos emocionais e PCAs comórbidos.

Fundamentação

O PU é uma intervenção cognitiva comportamental projetada para abordar o escopo completo dos transtornos emocionais ou problemas caracterizados pelos processos funcionais mencionados anteriormente (humor negativo frequente e intenso, reatividade aversiva e tentativas de evitar/aliviar estados emocionais aversivos). Em suma, o PU consiste em oito módulos de tratamento que abordam (1) a definição de objetivos e a promoção de motivação para o tratamento; (2) uma psicoeducação sobre a natureza adaptativa das emoções; (3) a promoção da consciência emocional com atenção plena; (4) a promoção de flexibilidade cognitiva; (5) a mudança de comportamentos desadaptativos guiados por emoções; (6) a exposição interoceptiva; (7) a exposição emocional; e (8) a prevenção de recaída (Payne, Ellard, Farchione, Fairholme, & Barlow, 2014). Esses módulos têm foco em aumentar a disposição do indivíduo para se aproximar de uma ampla gama de experiências emocionais sem evitação e experimentá-las, reduzindo, assim, a dependência de estratégias desadaptativas de enfrentamento por evitação, que servem para aumentar a frequência e a intensidade de afetos negativos em longo prazo. O suposto mecanismo de ação do PU é extinguir o sofrimento como resposta da vivência de emoções, o que em última instância resulta em reduções na gravidade e na interferência de sintomas dos transtornos emocionais (bem como de outros problemas com funcionalidade similar).

O PU foi desenvolvido em grande parte como uma resposta aos problemas na disseminação de tratamentos psicológicos baseados em evidências (McHugh & Barlow, 2010; McHugh, Murray, & Barlow, 2009). Ao longo das últimas décadas, muitos protocolos manualizados da TCC têm sido desenvolvidos para transtornos individuais relacionados a ansiedade, depressão, traumas e transtorno obsessivo-compulsivo. O objetivo desses tratamentos manualizados era facilitar a oferta de estratégias terapêuticas baseadas em evidências em grande escala; todavia, a proliferação de tais manuais — a American Psychological Association (2019) lista mais de 50 protocolos diferentes com ao menos um modesto aporte em pesquisas — significa que profissionais da saúde na linha de frente não são capazes de receber treinamento, que muitas vezes é demorado e de alto custo, em várias abordagens diferentes. Considerando as altas taxas de comorbidade entre transtornos emocionais (e sintomas clinicamente significativos), escolher qual "protocolo para um transtorno específico" usar para os numerosos pacientes que apresentam mais de um problema digno de tratamento também pode ser difícil para os prestadores de saúde. Dessa forma, o PU pode facilitar mais tratamentos eficientes para pacientes com um amplo espectro de quadros "do mundo real" potencialmente complexos. Levando em conta a nítida necessidade de aprimorar o acesso a estratégias de tratamento baseadas em evidências para indivíduos suicidas e autolesivos, o PU pode ser um quadro de tratamento promissor a se cogitar para pacientes que apresentam PCAs e transtornos emocionais concomitantes (ou sintomas subclínicos).

Embasamento das pesquisas

Até o momento, o PU tem concatenado evidências experimentais consideráveis para o tratamento de transtornos emocionais. Uma metanálise recente de 15 estudos controlados e não controlados do PU (N = 1.244) encontrou grandes tamanhos de efeitos na redução de sintomas de ansiedade e depressão, assim como em transtornos específicos: TAG, transtorno do pânico, transtorno de ansiedade social, transtorno obsessivo-compulsivo e TPB (Sakiris & Berle, 2019). O PU também tem efeitos moderados no aumento do uso de estratégias adaptativas de regulação emocional (bem como na redução de estratégias desadaptativas). Esses achados são complementados por uma revisão sistemática recente de 77 estudos sumarizando que o PU tem sido aplicado a uma vasta gama de problemas e adaptado (primariamente em termos de formato individual *versus* grupal e na duração/frequência de sessões, e menos frequentemente em modificações no conteúdo terapêutico) para atender às necessidades de diversos cenários diferentes (Cassiello-Robbins, Southward, Tirpak, &

Sauer-Zavala, 2020). De modo geral, os ensaios do PU mais rigorosos e de grande escala têm tido foco no tratamento de transtornos emocionais prototípicos: transtornos de ansiedade e, em menor grau, depressão unipolar. O maior ECR do PU nos Estados Unidos até o momento (*N* = 223) comparou o PU a quatro protocolos "padrão ouro" da TCC para diagnósticos individuais para transtornos de ansiedade e transtorno obsessivo-compulsivo (TOC) (Barlow et al., 2017), e observou melhoras estatisticamente equivalentes na gravidade do diagnóstico e em sintomas de ansiedade e de depressão em todas as condições do tratamento.

Também existem evidências preliminares promissoras para apoiar o uso do PU no tratamento dos PCAs. Em relação aos pensamentos e comportamentos suicidas, Bentley, Sauer-Zavala et al. (2017) conduziram um pequeno estudo de validação de conceito avaliando a aceitabilidade e a viabilidade de apresentar uma versão condensada de cinco sessões do PU para indivíduos suicidas em uma unidade de estabilização de crise aguda (*N* = 12). As sessões tiveram foco na psicoeducação sobre emoções, consciência emocional com atenção plena, flexibilidade cognitiva, mudança de comportamentos guiados por emoções e exposição emocional. Os resultados indicaram boa aceitabilidade e viabilidade do PU auxiliar, assim como excelente aquisição de habilidades. Apesar de o PU ter sido associado a reduções em ansiedade, depressão e ideação suicida desde a linha de base até o pós-tratamento, nenhuma conclusão concreta pode ser feita em relação à sua eficácia, por conta do tamanho pequeno da amostra e da baixa retenção após a alta. Baseando-se em parte nesses dados pilotos promissores, o PU foi recentemente implementado clinicamente (em formato grupal e admissão à medida que surge vaga) em uma unidade psiquiátrica hospitalar para adultos com pensamentos e comportamentos suicidas e transtornos emocionais (principalmente depressão) (Bentley, Sauer-Zavala, Stevens, & Washburn, 2020). Uma alta aceitabilidade foi observada nos grupos do PU, nos quais a fidelidade clínica ao protocolo foi variada. Dados de admissão clínica e de resultados rotineiramente coletados antes e depois da implementação (*N* = 194) indicaram que reduções em depressão, ideação suicida, ansiedade e regulação emocional ao longo da internação hospitalar foram similares antes e depois da implementação do PU.

Em relação a aplicações do PU para a ALNS, um estudo de projeção experimental de caso único examinou os efeitos de dois módulos do PU (Consciência Emocional com Atenção Plena e Flexibilidade Cognitiva) em impulsos e atos de ALNS com 10 indivíduos autolesivos que atendiam aos critérios para o transtorno ALNS (American Psychiatric Association, 2013) e para outros transtornos emocionais (Bentley, Nock, Sauer-Zavala, Gorman, & Barlow, 2017). Dados de AME indicaram que oito dos 10 participantes demonstraram reduções clinicamente significativas na ALNS com um ou ambos dos módulos do PU, e análises grupais indicaram reduções significativas em impulsos e atos de ALNS (e também em ansiedade, depressão e habilidades de regulação emocional) depois que as intervenções foram introduzidas. Um estudo de caso anterior (p. ex., Bentley, 2017) sobre o uso do PU para a ALNS também relatou resultados positivos nesse transtorno, assim como em níveis de sintomas depressivos e de ansiedade.

De modo geral, apesar das conclusões iniciais promissoras, foi conduzido, até o momento, apenas um pequeno grupo de estudos de menor escala avaliando o PU (ou seus componentes principais) para o tratamento de PCAs; assim, são necessárias mais pesquisas controladas e de grande escala nessa área. No restante deste capítulo, dirigiremos nossa atenção para aplicações clínicas do PU em PCAs e transtornos emocionais concomitantes dentro do ambiente de tratamento em consultório, incluindo considerações cruciais para determinar a adequabilidade desse protocolo de tempo limitado para pacientes suicidas ou autolesivos.

Variáveis do tratamento

O PU tem grande potencial como tratamento amplamente eficaz. Entretanto, como com qualquer terapia, existe a necessidade de utilizá-lo com discernimento, especialmente em relação a PCAs. É necessário dar atenção às variáveis que impactam a eficácia do tratamento, incluindo o ambiente e o formato do tratamento, assim como a intimidade do terapeuta com as terapias cognitivas e o conforto do paciente em abordar diretamente os PCAs. Esta seção se aprofunda nessas variáveis para fornecer a melhor orientação possível sobre seleção de tratamentos.

Ambiente de tratamento

Como foi detalhado anteriormente, a grande maioria dos estudos avaliando o PU tem sido conduzida em ambientes de psiquiatria ambulatorial tradicional ou de psicologia clínica. Essa intervenção também tem sido gradualmente mais adaptada para o uso em ambientes de tratamento mais intensivos que atendem indivíduos que apresentam risco elevado (e atual) de suicídio, tais como uma unidade de estabilização de crises agudas, como descrito anteriormente (Bentley, Sauer-Zavala, et al., 2017), e uma unidade psiquiátrica ambulatorial (Bentley et al., 2020). Há uma pesquisa em curso por membros da nossa equipe para avaliar uma intervenção modificada de três sessões que oferece habilidades fundamentais de PU para adultos suicidas em uma unidade psiquiátrica hospitalar (National Clinical Trial No. NCT03950765 em ClinicalTrials.gov [https://clinicaltrials.gov/ct2/show/NCT03950765]; Evan Kleiman, Pesquisador Chefe). O PU também tem sido implementado para ambientes não ambulatoriais que atendem outras populações com altos níveis de gravidade clínica, incluindo um programa de tratamento residencial para transtornos alimentares (Thompson-Brenner, Boswell, Espel-Huynh, Brooks, & Lowe, 2019) e uma organização de saúde comunitária para moradores de rua (Sauer-Zavala, Ametaj, et al., 2019).

Apesar de as aplicações do PU em ambientes não ambulatoriais estarem crescendo, aqui vamos nos focar em usar o PU para abordar PCAs em uma clínica ambulatorial de psicoterapia tradicional por duas razões: (1) esse ambiente é adequado para oferecer o PU em um formato de sessões individuais, semanais, que fornece os detalhes de exemplos de casos mais ricos (em oposição aos formatos abreviados ou em grupo normalmente necessários nas internações hospitalares em curto prazo); e (2) o tratamento de indivíduos suicidas ou autolesivos em ambientes ambulatoriais requer avaliações de riscos atentas e constantes, além da determinação da adequabilidade do paciente para cuidados ambulatoriais, que descrevemos a seguir. É nosso objetivo, entretanto, que esses exemplos de casos forneçam um entendimento básico de como o PU ou seus componentes podem ser usados para abordar PCAs em vários ambientes diferentes de tratamento.

Formato de tratamento

Aqui, nos focamos na oferta do PU em seu formato mais original e amplamente utilizado: 16 a 20 sessões semanais, individuais, presenciais e sequenciais (Módulos 1 a 8), com duração de 45 a 60 minutos. O PU tem cada vez mais sido adaptado para outros formatos, como já foi observado, e estudos iniciais têm examinado a aplicação isolada de módulos selecionados do PU (p. ex., Bentley, Nock, et al., 2017), ou "alternando a ordem das sessões" com base em características individuais do paciente (p. ex., Sauer-Zavala et al., 2017; Sauer-Zavala, Cassiello-Robbins, et al., 2019). Esforços iniciais também adaptaram o PU para formatos autoguiados disponíveis na internet (ver Cassiello-Robbins et al., 2020 para uma revisão), e, atualmente (como foi observado anteriormente), existem projetos para usar componentes do PU em intervenções imediatas disponíveis em celulares para pacientes suicidas que receberam alta recentemente (National Clinical Trial No. NCT03950765). Aqui, todavia, focaremos em um formato tradicional de aplicação, porque ele maximiza a riqueza dos exemplos de casos, ainda que os mesmos princípios e técnicas terapêuticos sejam aplicáveis a outros formatos.

Características do terapeuta

Existem duas características principais em um terapeuta a serem consideradas ao se determinar se o PU é uma estrutura apropriada para ser usada ao tratar pacientes ambulatoriais com PCAs e transtornos emocionais. Primeiro, os terapeutas com orientação cognitivo-comportamental provavelmente considerarão o protocolo muito consistente com suas abordagens terapêuticas atuais. Como o PU foi desenvolvido para facilitar o treinamento para tratamentos psicológicos baseados em evidências, uma base forte ou experiência considerável em administrar TCC não é um pré-requisito; entretanto, terapeutas cognitivo-comportamentais provavelmente sentirão que usar o PU parece "natural" e complementa bem as estratégias que eles já utilizam. De fato, o PU não foi projetado com a intenção de ser uma abordagem de tratamento "inédita", mas sim uma condensação dos princípios fundamentais da TCC oriundos de protocolos de diagnóstico único em um pacote que é facilmente aplicável a uma ampla faixa de problemas que costumam ser persistentes. Apesar disso, também temos evidências experimentais com terapeutas psicodinâmicos que receberam treinamento em PU e consideraram o protocolo mais consistente do que esperavam com suas abordagens típicas para a terapia, considerando a ênfase do tratamento na função e na vivência das emoções. Então, mesmo que terapeutas experientes com a TCC sejam os menos experientes com o PU, profissionais mais novatos de TCC e até mesmo terapeutas de outras orientações teóricas também podem acabar considerando o PU um método adequado.

Além disso, terapeutas que cogitam usar o PU com pacientes suicidas ou autolesivos devem se sentir confortáveis ao avaliar e manejar o risco de suicídio. Como foi mencionado mais cedo, tratar indivíduos com PCAs no contexto de um consultório requer monitoramento contínuo e atenção às mudanças nos níveis de risco, o que pode determinar consultas ou encaminhamentos para outros profissionais que não fazem parte da equipe de tratamento do paciente, escalonamento para níveis mais altos de cuidado (p. ex., internação parcial, tratamento hospitalar) ou modificações no plano de tratamento (p. ex., aumento no monitoramento entre sessões). Por exemplo, os terapeutas que utilizarem o PU como seu paradigma geral talvez precisem ajustá-lo ao longo do tratamento para priorizar o planejamento de segurança (Stanley & Brown, 2008, 2012) ou adotar habilidades fora do PU (p. ex., habilidades da DBT de tolerância ao sofrimento, tais como distração, mudança de temperatura corporal ou respiração ritmada) que possam oferecer um alívio mais imediato de impulsos autolesivos intensos, mas que não estão diretamente alinhadas com os princípios subjacentes do PU de abordar e vivenciar o afeto negativo. O PU foi elaborado para ser flexível, então outras estratégias e técnicas direcionadas a garantir a segurança do paciente podem ser incorporadas de acordo com a necessidade, ainda que os terapeutas devam estar confortáveis para determinar quando isso é justificável e, em uma situação ideal, promover com o paciente um entendimento claro de quando e por que as utilizar. Terapeutas menos experientes ou em treinamento se beneficiariam em serem supervisionados por profissionais com experiência no manejo do risco de suicídio, e, como é de praxe de qualquer indivíduo suicida ou que se autolesa ativamente, pode ser ideal desenvolver o tratamento com a ajuda de uma equipe.

Características dos pacientes

Existem duas características fundamentais nos pacientes a serem consideradas quando se determina se um indivíduo apresentando PCAs é um bom candidato para o PU. Primeiro, os pacientes geralmente apresentam ao menos um transtorno emocional (ou sintomas clinicamente significativos) que eles esperam abordar. O PU pode ser especialmente adequado para indivíduos com comorbidades múltiplas, já que uma enormidade de sintomas distintos pode ser abordada dentro da mesma estrutura. Na nossa experiência, indivíduos suicidas ou autolesivos sentem *mais* sofrimento e motivação para tratar ansiedade ou depressão, por exemplo, do que os PCAs. É importante notar que o modelo funcional discutido anteriormente (afeto negativo intenso e frequente, reatividade aversiva e tentativas de evitar/aliviar o afeto negativo) será relevante na experiência (e na manutenção) do paciente em relação aos PCAs. Por meio de análises e exames funcionais (mais detalhados a seguir), será determinado que a função primária dos PCAs do paciente é reduzir ou aliviar afetos negativos intensos. No caso de ALNS praticada primariamente por razões interpessoais (p. ex., comunicar ou buscar ajuda/atenção), por exemplo, outras estratégias terapêuticas visando diretamente a essa função interpessoal (p. ex., habilidades interpessoais da DBT) podem ser mais relevantes; todavia, como foi mencionado mais cedo, a flexibilidade do PU permite a inclusão de outros conteúdos como treinamento de habilidades interpessoais.

A outra característica principal dos pacientes a ser considerada quando o terapeuta estiver ponderando sobre o uso do PU para o tratamento de PCAs e transtornos emocionais é a gravidade dos PCAs. Ao utilizar o PU em um ambiente de consultório, é imperativo, ao menos como uma intervenção isolada, que o paciente tenha um quadro adequado ao nível ambulatorial de cuidados e não necessite de um tratamento ou estabilização mais imediato e intensivo, como uma avaliação emergencial ou internação hospitalar (no caso de risco de suicídio iminente ou ALNS medicamente graves). Para essas decisões, é vital que se faça uma avaliação minuciosa do histórico recente e remoto de PCAs do paciente, assim como de fatores de risco clínicos relacionados (p. ex., uso de substâncias, isolamento social, estressores de relacionamentos recentes ou financeiros, histórico de tratamento). Uma revisão completa da avaliação de risco de suicídio foge ao escopo deste capítulo; entretanto, as ferramentas a seguir têm sido recomendadas para reunir informações sobre PCAs para auxiliar na tomada de decisões clínicas: o Protocolo Linehan para Avaliação e Manutenção de Risco (PLAMR; Linehan, 2009; Linehan, Comtoi, & Ward-Ciesielski, 2012), que inclui ações e disposições recomendadas de acordo com o nível de risco do PCA, a Escala de Classificação de Gravidade Suicida da Columbia (C-ECGS; Posner et al., 2011) e a Entrevista de Pensamentos e Comportamentos Autolesivos (EPCA; Nock et al., 2007). Os terapeutas podem também escolher administrar uma breve avaliação estruturada de PCAs (como a versão autoavaliativa da EPCA ou o Questionário sobre a Saúde do Paciente-9 [PHQ-9; Kroenke, Spitzer, & Williams, 2001], que inclui um item sobre pensamentos suicidas ou autolesivos) a cada sessão para monitorar riscos de forma contínua.

Se um paciente suicida ou autolesivo é classificado como adequado para tratamento em consultório baseando-se na gravidade dos seus PCAs (talvez com outros membros da equipe de tratamento) ou por outras razões (possíveis efeitos iatrogênicos de uma internação hospitalar), em quais ocasiões um terapeuta escolheria o PU no lugar de um protocolo específico para suicídio ou ALNS (como TC especializada em suicídio, ou TGRE) ou DBT? Inúmeros fatores poderiam contribuir para essa decisão. Talvez o terapeuta ambulatorial não tenha especialidade em tratar indivíduos suicidas ou autolesivos e, então, não recebeu treinamento para essas outras intervenções mais específicas; no entanto, ele poderá encontrar pacientes com ideação suicida ou impulsos autolesivos no contexto de outros transtornos — depressão, ansiedade, TEPT, e assim por diante — na sua prática. Isso remete aos pontos fortes do PU em questão de disseminação e treinamento de terapeutas, visto que os profissionais podem receber treinamento em uma abordagem que pode ser usada com uma grande variedade de pacientes que tenham ou não PCAs.

O terapeuta também pode escolher o PU quando um paciente não reconhece imediatamente os pensamentos e comportamentos suicidas ou ALNS como uma preocupação principal, talvez por conta de uma percepção de que outros sintomas/transtornos (p. ex., ansiedade social, depressão, TEPT) causam mais sofrimento e dificuldades, pelo estigma associado aos PCAs (p. ex., Reynders, Kerkhof, Molenberghs, & Van Audenhove, 2015; Downs & Eisenberg, 2012) ou por uma baixa motivação para reduzir os PCAs (p. ex., ver as ALNS como uma estratégia de enfrentamento adaptativa ou eficaz; Brausch & Muehlenkamp, 2018). Nesses casos, proceder com uma abordagem transdiagnóstica focada em emoções pode propiciar mais cooperação do paciente do que um protocolo focado em PCAs. Também é possível que PCAs possam surgir durante o desenvolvimento do tratamento para ansiedade ou depressão (p. ex., no contexto de uma piora de sintomas de humor), e o terapeuta talvez precise aplicar estratégias e conceitos existentes a esses novos problemas (ou recorrentes). Por fim, o terapeuta talvez escolha o PU no lugar da DBT especificamente quando a duração (um ano) ou os múltiplos formatos (grupal, por consulta, por telefone) da DBT — ao menos a maneira tradicional da sua aplicação — são inviáveis, e um protocolo mais breve é necessário.

AVALIAÇÃO

Durante a avaliação inicial, recomenda-se conduzir um exame detalhado dos PCAs para determinar tanto a adequabilidade do paciente a níveis ambulatoriais de cuidado (como foi detalhado anteriormente) quanto se os PCAs se encaixam dentro do quadro funcional explicado anteriormente. A EPCA (forma extensa, disponível para *download* na página do Nock Lab Tasks and Measures [https://nocklab.fas.harvard.edu/tasks]; Nock, Holmberg, Photos, & Michel, 2007) é uma ferramenta estruturada que atende a ambos os objetivos por meio de perguntas detalhadas sobre a atualidade, a frequência e a gravidade dos PCAs, assim como as funções deles (p. ex., "Em uma escala de 0 a 4, com que frequência você pensa em se matar para se livrar de sentimentos ruins?"). Os especialistas experientes podem renunciar a ferramentas estruturadas ou semiestruturadas e, no seu lugar, utilizar entrevistas clínicas para sondar o paciente sobre o seu passado e os seus PCAs atuais, assim como para talvez conduzir uma breve análise comportamental sobre a prática atual de PCAs. Por exemplo, o terapeuta pode começar a perguntar sobre o entendimento do paciente em relação a gatilhos externos (p. ex., situações sociais ou fatores de estresse profissionais/financeiros) e internos (p. ex., humor deprimido, alta ansiedade) típicos, e sobre os efeitos de pensar sobre suicídio ou de praticar ALNS (p. ex., aliviar o sofrimento, sentir-se melhor) — essa análise funcional é melhor explicada no Módulo 2 do PU, detalhado a seguir. Como este capítulo busca tratar os PCAs e seus transtornos emocionais concomitantes, existem várias entrevistas semiestruturadas adequadas para obter informações detalhadas sobre a ansiedade e os transtornos relacionados, como a Agenda de Entrevista sobre Transtornos de Ansiedade para o DSM-5 (ADIS-5; Brown & Barlow, 2014) ou a Entrevista Clínica Estruturada para Transtornos do DSM-5 — Versão Clínica (SCID-5-VC; First, Williams, Karg, & Spitzer, 2016). Essas (e outras) medidas ajudam a fornecer um quadro abrangente dos diagnósticos ou sintomas concomitantes e que podem interagir ou contribuir para PCAs.

Sobre as avaliações contínuas durante o tratamento, como observado anteriormente, os profissionais podem escolher incluir uma medida semanal breve baseada em sintomas que avalie os PCAs para determinar no início da sessão se houve mudanças recentes na frequência ou na gravidade deles, como a EPCA autoavaliativa ou o PHQ-9. Ao tratar indivíduos com PCAs recentes ou atuais em um *setting* de consultório, todavia, é geralmente recomendável que as mudanças de pensamentos e comportamentos suicidas também sejam verbalmente avaliadas (p. ex., "Você teve algum pensamento sobre não querer estar vivo nesta semana? Ou sobre tirar sua própria vida?"), bem como mudanças em relação às ALNS (p. ex., "Você teve algum impulso para se machucar nesta semana? Fez algo para se machucar?"), e não depender exclusivamente de medidas autoavaliativas estruturadas, já que as informações recolhidas de cada modo de avaliação nem sempre combinam (Kaplan et al., 1994; Millner, Lee, & Nock, 2015; Brown, Currier, Jager-Hyman, & Stanley, 2015). O PU inclui duas breves medidas da gravidade e interferência da ansiedade e depressão de cinco itens cada (a Escala Geral de Gravidade e Prejuízo da Ansiedade [OASIS; Norman, Cissell, Means-Christensen, & Stein, 2006] e a Escala Geral de Gravidade e Prejuízo da Depressão [ODSIS; Bentley, Gallagher, Carl, & Barlow, 2014]) que os pacientes preenchem semanalmente, além de monitorar suas pontuações ao longo do tempo usando um Registro de Progresso (todos incluídos no livro de exercícios do paciente; Barlow et al., 2011a, 2018b). Isso facilita debates regulares entre terapeuta e paciente sobre fatores contribuintes e potenciais barreiras para o progresso, contribuindo para o planejamento do tratamento. A segunda edição do PU (Barlow et al., 2018a; ver também Payne et al., Cap. 6, neste volume) inclui uma terceira medida equivalente para a gravidade e a interferência de "outras emoções", na qual os pacientes podem escolher registrar outra emoção (p. ex., raiva) ou problema comportamental. Essa medida poderia ser facilmente adaptada e usada para acompanhar ideação ou comportamentos suicidas, ou impulsos e práticas ALNS durante o tratamento do PU.

COMPONENTES DO TRATAMENTO

Em seguida, apresentaremos uma descrição módulo-por-módulo de como o PU pode ser usado para tratar pacientes com transtornos emocionais e PCAs. Ao longo dessa discussão, ofereceremos diversos exemplos de transcrições tomadas de múltiplos pacientes suicidas ou autolesivos que tratamos com o PU, seguidas por um breve estudo de caso resumindo a apresentação inicial, o curso de tratamento e os resultados de um paciente que foi submetido ao PU completo no formato individual.

Fundamentação/preparação

Oferecer uma fundamentação da abordagem transdiagnóstica do PU ao paciente é um importante primeiro passo antes de iniciá-lo nos módulos/habilidades do tratamento. A essa altura, o terapeuta usou informações da admissão (geralmente uma avaliação diagnóstica) para primeiramente informar sua formulação sobre o caso para o paciente, tratando não só do diagnóstico, mas também de como os sintomas e comportamentos do paciente podem se encaixar dentro do quadro funcional já citado de (1) emoções negativas intensas e frequentes, (2) reações negativas à vivência das emoções e (3) respostas evitativas e desadaptativas. Assim, o terapeuta já tem razões sólidas para acreditar que o PU pode ser uma abordagem apropriada. Em uma sessão inicial, o terapeuta vai, então, oferecer uma breve fundamentação para o tratamento transdiagnóstico focado em emoções e explorar (de maneira colaborativa com o paciente) as formas como ele se identifica ou não com as três principais características dos transtornos emocionais.

O terapeuta pode iniciar afirmando que o PU foi desenvolvido para ser útil para uma grande variedade de pessoas que sofrem com emoções intensas ou avassaladoras que podem estar interferindo em suas vidas. O terapeuta pode explicar que, apesar de a forma como as emoções interferem variar de pessoa para pessoa, os chamados "transtornos emocionais" tendem a apresentar três características em comum, começando com a tendência a sentir emoções fortes/frequentes. O terapeuta pode assinalar as emoções com as quais o paciente já mencionou ter dificuldades durante a avaliação. Pode-se observar que, apesar de essa característica ser da natureza de algumas pessoas, as outras duas características são o que realmente determina se as emoções estão causando sofrimento e interferindo na vida do paciente. Ao discutir a segunda característica (reações negativas às emoções), o terapeuta pode citar exemplos sobre a tendência a ver emoções negativamente, como "Eu não deveria me sentir assim", "Ficar chateado com isso significa que sou fraco", "Todo mundo vai perceber que sou ansioso" ou "Se eu me permitir ficar triste, vou cair em um buraco do qual não vou conseguir sair" (Barlow et al., 2018b), e depois perguntar ao paciente se algum desses exemplos lhe parece familiar. O terapeuta pode escolher explorar com o paciente a maneira como experiências no início de sua vida (p. ex., modelos ou relações familiares) podem ter contribuído para o desenvolvimento dessa perspectiva sobre emoções negativas. O terapeuta introduz, então, a terceira característica (tentativas de evitar ou fugir das emoções), ressaltando que é lógico que pessoas que veem emoções negativamente tomam atitudes para tentar evitá-las, e pode também começar a explorar o respectivo ciclo de reforço negativo que consiste nos efeitos em curto prazo (p. ex., alívio) e nas consequências em longo prazo da evitação (p. ex., sentir-se mais preso às emoções negativas, e as atividades diárias e os relacionamentos tornarem-se mais limitados). Aqui, o terapeuta pode incitar o paciente a dar exemplos sobre as formas (cognitivas ou comportamentais) que ele talvez use para evitar ou controlar suas emoções.

Nesse momento, o paciente pode ou não identificar espontaneamente os PCAs como formas de evitação de emoções. O terapeuta deve utilizar critérios clínicos para determinar se deve ou não apresentar a possiblidade de que pensamentos sobre suicídio ou práticas ALNS podem se encaixar dentro dessa abordagem. Para alguns (como aqueles que não veem os PCAs como questões problemáticas ou significativas), talvez seja mais prudente esperar até que o paciente tenha construído um entendimento melhor sobre a natureza problemática da evitação (p. ex., durante os Módulos 2 ou 5 do PU) para abordar esse tópico. O terapeuta também pode mencionar durante uma sessão preparatória, especialmente se o paciente estiver apresentando múltiplos transtornos emocionais comórbidos, que o desenvolvimento do PU foi baseado em observações sobre o quão comum é que diferentes transtornos ou sintomas emocionais "andem juntos", podendo, assim, tratar simultaneamente de uma grande variedade de problemas com os quais o indivíduo possa estar sofrendo.

O terapeuta, então, deve se certificar de introduzir o objetivo principal do PU: construir maneiras mais úteis e adaptativas de reagir a emoções que, em última instância, as tornarão mais fáceis de serem gerenciadas. O terapeuta pode preparar o paciente fornecendo um breve panorama das principais habilidades do PU para manejar emoções. Durante a sessão (ou sessões) preparatória inicial, o terapeuta também orienta o paciente sobre aspectos cruciais da TCC de duração limitada (que não são próprios do PU): a importância do acompanhamento dos sintomas ao longo do tempo (o que pode tipicamente incluir a definição de expectativas sobre mudança não linear) e tarefas práticas entre sessões. De modo geral, os pacientes são encorajados — se for viável para eles — a comprar o livro de exercícios do PU (Barlow et al., 2011a, 2018b) para leituras fora das sessões ou fazer as tarefas entre as sessões, sendo também um recurso para o futuro se/quando forem necessários lembretes do conteúdo aprendido. Vale destacar que, no nosso trabalho prévio usando o PU fora de ambientes de consultório ou em formatos modificados, muitas vezes providenciamos aos pacientes versões modificadas do livro de exercícios na forma de um arquivo de texto no Word (p. ex., Bentley, 2017; Bentley, Boettcher, et al., 2017).

Módulo 1 (Definindo Objetivos e Reforçando a Motivação)

Depois da sessão ou das sessões introdutórias, o PU começa com um módulo de reforço de motivação. Este não é considerado um dos módulos principais, pois não fornece uma habilidade que aborde diretamente o mecanismo geral do tratamento (eliminar o desconforto advindo de emoções negativas), mas ajuda a preparar o terreno para os módulos seguintes. Os objetivos gerais deste módulo — baseados na entrevista motivacional (Arkowitz, Miller, & Rollnick, 2017) — são aumentar a autoeficácia e promover e aprimorar a motivação para o tratamento. Ele é usado para todos os pacientes, visto que, mesmo entre os indivíduos mais motivados, é comum que a motivação oscile ao longo do tratamento, e promovê-la tanto inicialmente quanto continuamente, ao longo da terapia, de acordo com a necessidade, aumenta as chances de mudanças bem-sucedidas.

Em um exercício inicial para demarcar objetivos, o terapeuta trabalha com o paciente para identificar os principais problemas que as emoções avassaladoras podem estar causando em sua vida, e, em seguida, eles definem objetivos em curto ou longo prazo que sejam quantificáveis e concretos (e idealmente dentro do controle do paciente, como "convidar alguém para um encontro" em vez de "começar um namoro"), bem como seus passos ou objetivos correspondentes. Ao trabalhar com indivíduos que praticam PCAs, eles podem incluir ou não as ALNS ou a ideação ou comportamentos suicidas como uma das principais áreas problemáticas. Contanto que o terapeuta guie o paciente em direção a objetivos que sejam concretos e manejáveis, incluir PCAs durante o exercício de definição de objetivos não é necessariamente obrigatório. Como foi mencionado, em nossa experiência, os pacientes podem se apresentar à terapia expressando um desejo maior de trabalhar na sua ansiedade ou depressão do que nos PCAs; então, permitir que eles conduzam com os objetivos que consideram mais significativos e de maior prioridade é consistente com a estrutura de uma entrevista motivacional.

Na segunda atividade, um exercício de balança decisional, pede-se aos pacientes que identifiquem as vantagens e as desvantagens de fazer mudanças (ou se envolver no tratamento) e se manter inalterado. Ao longo desse exercício, o terapeuta vai primeiro identificar com o paciente que a ambivalência em fazer mudanças (incluindo as relacionadas aos PCAs, como explicaremos melhor mais adiante) é natural. Então, o terapeuta pode encorajar o paciente, mostrando que se tornar mais consciente de qualquer ambivalência que ele tenha (p. ex., conforto/familiaridade em se manter inalterado, aumento da falta de esperança se o tratamento não "funcionar") pode ajudá-lo a planejar em conjunto formas de lidar com as oscilações na motivação que possam surgir mais tarde. Quando aplicado especificamente sobre os PCAs, o exercício de balança decisional pode ser estendido de algumas formas. No nosso trabalho anterior usando o PU em contextos hospitalares para indivíduos gravemente suicidas (p. ex., Bentley, Sauer-Zavala, et al., 2017), enfocamos parte dessa discussão especificamente nas vantagens e nas desvantagens de se manter vivo. No caso do indivíduo que tentou cometer suicídio recentemente ou o cogitou seriamente, o terapeuta pode ajudá-lo na identificação de razões para viver (p. ex., ver um filho se formar, ter mais tempo com entes queridos, assumir responsabilidades ou dar chance para as circunstâncias melhorarem) como vantagens. Ao discutir desvantagens, de forma consistente com a ênfase do PU em abordar e experienciar emoções negativas, o terapeuta pode validá-las (caso o paciente as identifique por conta própria) ou sugerir a possibilidade de que optar pela vida pode envolver a presença ocasional de emoções negativas e dolorosas.

No tratamento de pacientes suicidas ou autolesivos que talvez não levem a sério o suicídio (de forma que um debate sobre "continuar vivo" talvez não seja relevante ou recomendado), o terapeuta pode abordar os custos e os benefícios de fazer mudanças em relação a pensamentos suicidas ou ALNS. Isso é importante porque pode ajudá-lo a obter do paciente os fatores principais do reforço/manutenção dos PCAs (p. ex., benefícios aliviadores em curto prazo ou distração das experiências emocionais dolorosas; "Essa é a única coisa que funciona"), dúvidas sobre sua capacidade de mudar ou outras fontes de ambivalência (p. ex., sentir vergonha das ALNS, o que pode potencialmente dificultar abordá-las na terapia). Para encerrar esse exercício, o terapeuta pode pedir ao paciente para que ele reflita sobre as vantagens e as desvantagens de mudar (ou, possivelmente, de se manter vivo) e considerar qual lado parece ter mais significância ou peso. Se o paciente afirmar que, naquele momento, as desvantagens de mudar (ou se manter vivo, ou reduzir ALNS) parecem maiores, o terapeuta pode validar sua experiência, instigar esperança e gentilmente encorajar o paciente a se manter aberto à possibilidade de que ele talvez comece a sentir mais vantagens na ideia de mudar (ou se manter vivo) durante as próximas semanas/meses.

Módulo 2 (Natureza Adaptativa das Emoções)

O Módulo 2 do PU (o primeiro módulo principal), que geralmente dura duas sessões, tem foco na psicoeducação sobre a natureza adaptativa das emoções. A finalidade deste módulo é começar a construir um entendimento sobre as emoções enquanto elas acontecem, em especial as interações entre pensamentos, sensações físicas e comportamentos. Isso tipicamente começa com o terapeuta usando questionamento socrático para explorar com o paciente as formas como todas as emoções, mesmo aquelas que sejam as mais desconfortáveis ou indesejáveis, servem a um propósito importante. A finalidade geral dessa discussão é que os pacientes comecem a ver suas emoções como adaptativas ou funcionais, mesmo que às vezes dolorosas, e por isso nem sempre merecedoras da evitação ou da fuga. O terapeuta deve pedir ao paciente que ele considere a função que certas emoções específicas desempenham: por exemplo, medo (luta ou fuga), tristeza (desacelerar, retrair-se, processar uma perda, procurar ajuda), ansiedade (foco, vigilância), raiva (impor-se, defender a si mesmo ou alguém próximo), culpa (fazer reparações) e alegria (continuar o que se está fazendo). Ao trabalhar com indivíduos com PCAs, o terapeuta aborda como as emoções negativas que contribuem especificamente para os pensamentos de suicídio ou de ALNS podem estar comunicando informações importante para eles. Por exemplo, ao trabalhar com um indivíduo suicida, pensamentos sobre acabar com a própria vida podem ser concebidos como uma resposta a uma tristeza ou solidão avassaladora, que pode estar indicando a necessidade de buscar relacionamentos mais positivos. Também se pode observar que, certamente, as emoções podem se materializar em um grau tão intenso e opressor que elas se tornam inconvenientes e deixam de ser úteis, mas que certo nível de cada uma dessas emoções é adaptativo, e não é desejável se livrar disso. A transcrição a seguir veio de uma sessão com um paciente que havia recentemente vivenciado graves pensamentos suicidas, e nela é discutida a função de emoções negativas intensas, que levaram ao pensamento suicida:

TERAPEUTA: Parece que, para você, a tristeza é uma emoção que o lembra de coisas que lhe são importantes...

PACIENTE: ... Ela me atrasa. Ela me faz pensar sobre muita coisa. Eu me sinto triste sobre muitas questões pelas quais estou passando agora. Não estou depressivo por conta delas, é só que estou triste. Porque é, tipo, eu poderia ser melhor, sabe.

TERAPEUTA: É. Imagine se tudo dessa última semana tivesse acontecido, mas você não estivesse triste sobre isso. O que seria ruim nisso?

PACIENTE: Isso significaria que algo está muito errado, se não estivesse triste... Estou triste por causa da dor que causei [pessoa significativa], não fui ao jogo de futebol da minha sobrinha — ela fez um gol, e disse que gostaria que eu tivesse estado lá. Estou triste por esse tipo de coisa.

TERAPEUTA: Entendo. Então, existem duas maneiras de lidar com a tristeza quando ela surge. A primeira é dizer: isto é desconfortável, vou me afastar — deixe-me ir usar alguma coisa ou fazer algo que me faça deixar de sentir isso. Outra maneira de usar a tristeza é dizer: talvez eu tenha feito algumas coisas que poderia fazer diferente da próxima vez. A tristeza está aí para nos dizer: isso não funcionou tão bem da última vez, então vamos tentar fazer escolhas diferentes. Preciso me certificar de que estarei naquele jogo de futebol, porque, se eu não for, vou me sentir triste depois. Se você está pensando sobre acabar com sua vida e nas coisas que aconteceram nessa última semana e você não se sente triste sobre isso...

PACIENTE: ... Então há algo de errado... É como aquilo que você disse sobre técnicas de enfrentamento, você realmente aprende a lidar com suas emoções. Mas, ainda assim, muitas pessoas não têm a chance de lidar com suas emoções... Quando você para e pensa sobre muitas coisas, há maneiras de fazer suas emoções trabalharem para você de forma positiva.

TERAPEUTA: Isso, é isso que as emoções querem comunicar a você...

PACIENTE: As emoções são como os faróis de um carro.

TERAPEUTA: Exatamente! Esse é um ótimo exemplo — elas estão guiando você para frente.

PACIENTE: Certo.

TERAPEUTA: Vamos falar sobre como isso pode ser aplicado a pensamentos suicidas. Se o medo protege você de se machucar, e a tristeza o manda ir mais devagar e pensar sobre as escolhas que você fez, e talvez fazer algo diferente, e a raiva ordena que vá falar com alguém e mandar que essa pessoa pare o que está fazendo, o que os pensamentos suicidas fazem para você?

PACIENTE: Hmm... Pensamentos suicidas mostram a você que há alguns sentimentos reprimidos que devem ser postos para fora. Eu sinto que toda emoção pela qual você passa, suicida ou depressiva, o que for — é como a lata de lixo de casa. Assim que ela fica cheia, você precisa colocá-la para fora. No dia do lixeiro, se você não a recolher, vai ficar esquecida e fedendo ali, e vai causar trabalho. É assim que a vida, as emoções e os pensamentos suicidas são. Você precisa falar sobre eles. É doido que você tenha acabado de me perguntar isso, porque eu estava sentado aqui pensando: quero me matar. Isso é doido. Querer acabar com a própria vida. Isso é triste. Mas, quando se está preso nas próprias emoções, fica insuportável, você não consegue aguentar.

TERAPEUTA: Essa é uma ótima colocação. É, tipo, quando você sente muitas emoções, tem muitos problemas e não lida com eles, e eles se acumulam que nem uma lata de lixo, os pensamentos suicidas se tornam a última saída.

PACIENTE: Isso, e, então, os pensamentos suicidas são como uma forma de não ter mais que se preocupar. Não estarei aqui para precisar me preocupar com esse lixo.

Os pacientes, então, aprendem sobre o que o PU (assim como muitos protocolos da TCC) considera uma habilidade fundamental: analisar a experiência emocional nos seus três componentes principais: cognições (o que você pensa ou diz a si mesmo), sensações físicas (o que você sente no seu corpo) e comportamentos (o que você faz ou deseja fazer/impulsos). O terapeuta pode enfatizar que dividir as emoções nesses componentes pode tornar experiências emocionais avassaladoras — comuns em pacientes que apresentam PCAs — mais manejáveis e identificar questões para intervenções com habilidades aprendidas mais tarde. Depois de introduzir o modelo de três componentes das emoções, o terapeuta tipicamente pede ao paciente que descreva uma experiência emocional intensa recente (quem sabe um episódio recente no qual o paciente se sentiu suicida ou teve impulsos de praticar ALNS) para exemplificar as relações interativas entre esses três componentes. Por exemplo, o terapeuta pode pedir para o paciente explorar como certos pensamentos (p. ex., "Eu ferrei tudo na minha vida") podem levar a reações emocionais (p. ex., desesperança, ódio de si mesmo), que por sua vez podem contribuir para comportamentos e impulsos (p. ex., impulsos suicidas, uso de substâncias, cortar-se). O terapeuta também pode encorajar o paciente a levar em conta os antecedentes que resultaram na experiência emocional, tanto distais (p. ex., como não dormir bem por vários dias seguidos) quanto proximais (p. ex., conflitos familiares), assim como as consequências em curto e longo prazo de suas respostas (p. ex., as ALNS fornecerem alívio de emoções negativas intensas em curto prazo, seguidas de vergonha sobre o comportamento e o constrangimento em relação às cicatrizes resultantes).

Módulo 3 (Consciência Emocional com Atenção Plena)

A finalidade do Módulo 3 do PU (que tipicamente dura duas ou três sessões) é, a partir da habilidade fundamental de analisar emoções, ajudar os pacientes a cultivarem uma atenção mais plena (ou seja, livre de julgamentos e focada no presente) sobre as experiências emocionais por meio de uma combinação de *mindfulness* e exercícios de indução de humor. Munidos de uma maior atenção livre de julgamentos sobre as experiências emocionais que se desenrolam no momento presente, os indivíduos podem se tornar mais aptos para abordar e lidar mais adaptativamente com suas experiências emocionais correntes em vez de "se deixarem levar" ou reagirem negativamente a elas, o que, com o tempo, leva à redução da necessidade de usar PCAs como estratégia para aliviar emoções aflitivas.

Primeiro, o terapeuta introduz a noção de que reagir a emoções negativas com julgamento tende a intensificá-las (ou gerar emoções negativas novas). Ao trabalhar com pacientes suicidas ou autolesivos, o terapeuta pode explorar a possibilidade de que julgamentos sobre a experiência de emoções negativas (p. ex., "Eu não deveria me sentir assim") podem contribuir para impulsos autolesivos que buscam o alívio da emoção que eles consideram aflitiva ou a autopunição (ou, então, praticar outros comportamentos evitativos problemáticos que servem para aumentar a magnitude das emoções negativas em longo prazo). O terapeuta também deve discutir o valor — em muitas situações — de participar do momento presente (ou seja, manter-se focado no presente) em vez de se focar no passado ou no futuro. Para indivíduos suicidas ou autolesivos, pode ser incrivelmente benéfico aprender a perceber quando eles podem estar remoendo eventos passados ou se preocupando sobre as consequências futuras e, então, trabalhar em prol de realocar a sua atenção para as demandas do momento presente.

Depois desse debate inicial, o terapeuta guia o paciente por um breve exercício de meditação que visa a promover a atenção sem julgamento sobre a experiência presente — mais especificamente, cognições, sensações físicas, impulsos e emoções — usando um roteiro do livro de exercícios do PU. O roteiro introduz o conceito de que o indivíduo sempre pode retornar à respiração quando perceber que está sendo levado por um pensamento ou sentimento: um conceito que vamos elaborar mais adiante neste módulo. Ao processar esse exercício, o terapeuta pode validar que muitas pessoas o consideram incrivelmente difícil quando estão começando, apontar para julgamentos do paciente com gentileza (p. ex., "Eu sou péssimo nisso") e elogiar reações sem julgamentos ou focadas no presente. Depois que o paciente tiver praticado esse exercício de *mindfulness* sozinho, como tarefa de casa, o terapeuta o leva para o próximo passo, exercitar o "músculo" da consciência emocional com atenção plena: uma indução ao estado de espírito da meditação com atenção plena. O terapeuta apresenta a fundamentação para praticar *mindfulness* no contexto de uma emoção — é mais difícil evitar julgamentos e se manter focado no presente ao sentir uma emoção moderada ou forte — e toca uma música (ou músicas) durante a sessão, selecionada por ele ou trazida pelo paciente, que tenha chances de provocar algum nível de emoção. Novamente, a experiência do paciente em tentar se manter focado no presente e livre de julgamentos enquanto ouve a(s) música(s) é processada por ele com o terapeuta, que depois pede a ele que continue praticando por conta própria.

A última parte do Módulo 3 do PU é dedicada a adaptar práticas de consciência emocional com atenção plena mais formais em uma habilidade de "ancorar-se no presente" a ser usada durante situações emocionais no momento em que elas naturalmente acontecem. Essa habilidade envolve unir uma ação (tipicamente inspirar profundamente uma vez, ainda que os pacientes possam ter liberdade para escolher outras ações que sempre poderão desempenhar e que sejam discretas, como pressionar os pés contra o chão) com uma mudança na atenção para servir objetivamente à experiência emocional presente usando uma "checagem de três pontos" de pensamentos, sensações físicas e comportamentos/impulsos. Os pacientes aprendem (e durante a sessão, praticam) os três passos de ancoragem no presente: (1) usar sua ação, (2) fazer uma checagem de três pontos ("o que estou pensando, sentindo no meu corpo e fazendo, ou querendo fazer") e (3) avaliar se as suas respostas estão alinhadas com as demandas do momento presente (ou baseadas em eventos passados ou previsões sobre o futuro). No caso do último (respostas baseadas no passado ou no futuro), os pacientes são encorajados a trazer suas respostas (p. ex., pensamentos, comportamentos, atenção) de volta ao que está acontecendo no aqui e agora. Com o uso contínuo dessa habilidade, os pacientes frequentemente relatam se tornar mais aptos a "dar um tempo" e tomar uma perspectiva objetiva em relação às suas experiências emocionais — incluindo em situações que tendem a provocar impulsos autolesivos (p. ex., conflitos interpessoais ou estresse profissional/acadêmico) — no momento em que elas surgem.

Ao trabalhar com indivíduos suicidas ou autolesivos, pode ser especialmente útil pensar sobre *quando* o uso da ancoragem no presente seria mais apropriado. É improvável, por exemplo, que praticar exclusivamente a consciência emocional com atenção plena como estratégia de regulação emocional será útil ao sentir impulsos muito fortes e avassaladores de praticar ALNS ou comportamentos suicidas. A seguir vemos um trecho de uma sessão com uma paciente autolesiva (adaptado de Bentley et al., 2018):

PACIENTE: *(após descrever um conflito com seu colega de quarto)* Eu estava começando a me sentir muito frustrada porque senti que não havia jeito de fazer isso desaparecer.

TERAPEUTA: Fazer o que desaparecer?

PACIENTE: Bom, acho que pensar sobre como não consigo fazer nada direito. E como me sinto — eu estava tão triste e, tipo, sem esperanças. Totalmente sem esperanças.

TERAPEUTA: Certo. Foram esses pensamentos e sentimentos que levaram você a querer se cortar?

PACIENTE: Sim, certamente. Eu simplesmente não aguentava mais me sentir daquele jeito... E eu tentei, sabe, me ancorar no presente. Do jeito que temos praticado. Mas pareceu, tipo, muito difícil.

TERAPEUTA: Pode me explicar melhor sobre o que pareceu difícil para você?

PACIENTE: Bom, foi quase como se, me senti tão mal naquele momento, eu só foquei em como tudo estava péssimo... Tipo, focando nos meus pensamentos, sentimentos e comportamentos quase fez tudo parecer pior.

TERAPEUTA: Acho que entendi. Parece que, nessa altura, suas emoções chegaram a um nível muito alto. Aquele mesmo nível sobre o qual conversamos, quando parece que você não consegue tolerar seus sentimentos, e a autolesão parece ser a única coisa que vai fazer se sentir melhor.

PACIENTE: Exato.

TERAPEUTA: Faz sentido. Quando você chega a esse "ponto de ruptura", a ancoragem no presente não funciona muito bem (e, nesse caso, até fez suas emoções parecerem ainda *mais* intensas). Mas não houve outros momentos naquela noite em que teria sido mais útil?

PACIENTE: Acho que sim, talvez mais cedo. Quando a briga estava acontecendo com meu colega de quarto, provavelmente poderia ter tentando me focar no que estava sentindo e no que estava acontecendo na minha frente... em vez de, tipo, tentar fingir que estava bem, quando na verdade estava muito magoada. *(O terapeuta concorda com a cabeça.)* E, também, provavelmente nas horas seguintes à nossa discussão. Quero dizer, não me cortei logo depois de ela ir embora. Eu fiquei muito agitada depois disso, chorando sozinha, sabe, depois de voltar para o meu quarto.

TERAPEUTA: Certo, entendi. Talvez, em situações futuras, tentar praticar consciência emocional com atenção plena mais cedo, como no primeiro momento em que você começar a se sentir mais emotiva mas seus sentimentos não estiverem tão intensos ainda — é aí que vai ser mais útil para você.

PACIENTE: É. Tipo, mais como uma maneira de evitar que eu chegue a um ponto de ruptura.

Nessa mesma linha, para pacientes com PCAs, pode ser útil enquadrar a consciência emocional com atenção plena (e, especificamente, a ancoragem no presente) como uma estratégia para observar e aceitar (em vez de reprimir ou afastar) as emoções enquanto elas ocorrem de forma regular. Ao abordar emoções negativas dessa maneira, os pacientes podem notar que isso os ajuda a evitar que emoções negativas escalem para um grau no qual pensamentos suicidas ou impulsos de ALNS intensos surjam. Por fim, indivíduos autolesivos também relatam afastar (ou raramente sentir) emoções positivas; também não é incomum que pacientes relatem praticar ALNS para "sentir algo" (p. ex., para reforço positivo automático; Nock & Prinstein, 2004, 2005). Dessa forma, a consciência emocional com atenção plena também pode ser encorajada como uma estratégia para a captação de pensamentos ou sentimento mais positivos que surjam em situações contendo atividades ou interações prazerosas.

Após trabalhar com os Módulos 2 e 3, em uma situação ideal, os pacientes terão desenvolvido uma atenção mais objetiva das suas experiências emocionais e praticado o redirecionamento de sua atenção para os momentos presentes durante situações do mundo real que suscitem emoções. Essas são, é claro, habilidades desafiadoras de serem dominadas, em particular para indivíduos autolesivos que tendem a sentir suas emoções muito intensamente e acabam sobrecarregados por elas. Assim, o terapeuta deve continuar a retratar essas habilidades como novos "músculos" que requerem prática e fortalecimento contínuos.

Módulo 4 (Flexibilidade Cognitiva)

O Módulo 4 do PU (que geralmente dura duas sessões) é concentrado em um aspecto-chave do modelo de três componentes das emoções: as cognições. Entre os módulos do PU, o Módulo 4 possivelmente se assemelha mais a como outros protocolos da TCC apresentam a reestruturação cognitiva; entretanto, existem várias nuanças importantes. Primeiramente, o PU enfatiza a *flexibilidade* em vez da *mudança* de cognições (como explicaremos a seguir). Sendo consistente com os princípios da consciência emocional com atenção plena, interpretações automáticas não são vistas como *desadaptativas* ou como pensamentos negativos *inconvenientes*; em vez disso, os pacientes são encorajados a notar pensamentos automáticos, sem julgamentos, e a considerá-los como uma das muitas possíveis interpretações ou reações a uma situação. Dessa maneira, os pacientes são encorajados a perceber quaisquer discrepâncias entre suas interpretações iniciais de uma situação e o que realmente está acontecendo no presente, posto que, frequentemente, interpretações automáticas incluem um foco no que aconteceu no passado ou uma preocupação sobre o que pode acontecer no futuro — em vez de se prontificar para o que a situação à sua frente pede. Por fim, a flexibilidade cognitiva é vista como sendo apenas uma parte do processamento de emoções mais adaptativo e da reação mais abrangente no PU.

Este módulo começa com o terapeuta oferecendo psicoeducação sobre a relação interativa entre os pensamentos (ou interpretações) e as emoções. Isso pode ser ilustrado por meio de um cenário hipotético no qual o paciente vê alguém que conhece do outro lado da rua e, ao acenar para essa pessoa, ela não o cumprimenta de volta. O terapeuta pode perguntar ao paciente sobre suas interpretações iniciais (tipicamente algo como "Ela me ignorou", "Ela não quer falar comigo", entre outros) e os efeitos posteriores sobre suas emoções e comportamentos/impulsos (p. ex., remoer a situação, mandar mensagem para a pessoa para se assegurar), e em seguida instigar (ou sugerir) uma possível interpretação alternativa (p. ex., "Ela não me viu") e os efeitos prejudiciais correspondentes. Tal exemplo também pode ser usado para ilustrar o impacto das emoções sobre as interpretações — por exemplo, "Se você tivesse acabado de receber notícias ruins e estivesse muito abatido, como você acha que reagiria a essa situação?" e, então, "E se você tivesse acabado de receber notícias ótimas e estivesse animado, talvez teria interpretado a situação de forma diferente?". Em seguida, o terapeuta introduz brevemente o conceito de interpretações automáticas, talvez apontando que nossas mentes tendem a trabalhar como filtros, que em muitas situações são adaptativos, porque nos permitem processar e responder às situações rapidamente. Com o passar do tempo, todavia, podemos desenvolver "hábitos" na nossa interpretação das situações e colocamos muita confiança nessas interpretações iniciais automáticas, o que pode vir à custa da flexibilidade do pensamento baseada em demandas situacionais que estão sempre mudando. Um exercício praticado durante a sessão (a "imagem ambígua"; Barlow et al., 2011a, 2018b) pode ser conduzido para ressaltar que (1) seguidamente existem diversas interpretações diferentes para uma mesma situação e (2) assim que uma interpretação automática é formada, pode ser desafiador assumir uma perspectiva diferente, especialmente se já existem emoções moderadas ou fortes presentes. No diálogo a seguir (adaptado de Bentley, Sauer-Zavala, Cassiello-Robbins, & Vento, 2018), o terapeuta trabalha com uma paciente suicida para identificar interpretações automáticas que recentemente contribuíram para pensamentos suicidas intensos:

TERAPEUTA: Eu gostaria que você lembrasse de uma situação recente na qual sentiu uma emoção forte — preferencialmente tristeza ou ansiedade.

PACIENTE: O dia antes de vir para cá [para o hospital]. Eu estava vivendo sem rumo. Não estava fazendo o que sabia que deveria fazer... Eu estava me torturando.

TERAPEUTA: Então a situação ocorreu poucos dias antes de você vir para o hospital. Você consegue lembrar onde estava? Vamos tentar nos lembrar de mais detalhes.

PACIENTE: Eu estava andando pela cidade, chorando. Simplesmente deprimida. Tipo, pensando sobre me jogar na frente de um ônibus. Deitar nos trilhos de um trem. É tão triste, porque sempre há alguém para me falar algo para tentar me animar... Estava sentada lá, emocionalmente exausta. Queria pegar o celular e ligar para alguém, mas para quem? Tenho muitas coisas passando pela minha cabeça. Francamente, nunca conversei com ninguém sobre isso... É bem difícil.

TERAPEUTA: Parece muito difícil mesmo. Então, você me diz que, uns dias antes de vir para o hospital, você estava andando pela cidade, sentindo-se muito deprimida. Quais eram os pensamentos negativos que passavam pela sua cabeça?

PACIENTE: Eu só queria acabar com a minha vida.

TERAPEUTA: Por quê?

PACIENTE: Porque sim, é como se meu computador estivesse travado. Como se meu sistema tivesse sido invadido. Não consigo sair dessa.

TERAPEUTA: Você pensava "Eu quero acabar com a minha vida porque..."?

PACIENTE: Porque não consigo me focar ou sintonizar de novo... Simplesmente não consigo. É difícil, sinto que não me coloquei nas situações certas ou com as pessoas certas. Não obtive a ajuda de que realmente preciso.

TERAPEUTA: Então, "Eu simplesmente quero acabar com a minha vida porque não consigo focar nem sintonizar de novo" e "Eu não me coloquei nas situações certas"?

PACIENTE: Exato. As situações em que me coloquei não são das melhores.

TERAPEUTA: E, quando você pensava "Não me coloquei nas situações certas", também estava pensando em alguma outra coisa?

PACIENTE: Sim... Meu maior medo é acabar nas ruas, sem teto. É tão solitário.

TERAPEUTA: Isso era algo que você estava temendo acontecer na semana passada?

PACIENTE: Sim.

TERAPEUTA: Então outro pensamento foi "Vou acabar morando na rua"?

PACIENTE: Sim, porque sinto que vou.

TERAPEUTA: Certo, esses são todos ótimos exemplos de pensamentos automáticos para nós discutirmos mais a fundo.

O terapeuta, então, introduz a ideia de que, para indivíduos que estão mais vulneráveis a sentir níveis intensos e frequentes de ansiedade, tristeza e outras emoções negativas, certas "armadilhas do pensamento" (isto é, padrões habituais de interpretações automáticas) podem ser desenvolvidas com o tempo. Essas armadilhas mentais incluem superestimar a probabilidade de que um resultado negativo ocorra (ou seja, pular para conclusões) e catastrofização (presumir que, caso um resultado negativo ocorra, ele será catastrófico e não haverá como o enfrentar: ou seja, ser pessimista). Os pacientes são encorajados a canalizar sua habilidade de consciência emocional com atenção plena para, como um primeiro passo, perceber quando estão se deixando levar por uma (ou ambas) dessas armadilhas do pensamento. Em nossa experiência, os pacientes com PCAs tendem a identificar rapidamente exemplos de momentos em que interpretaram situações interpessoais ambíguas ou triviais de forma negativa (p. ex., "Meus amigos não me querem por perto" [pular para conclusões], "Todo mundo aqui me trata mal" [pular para conclusões], "Não consigo mais lidar com isso" [catastrofização]), o que por sua vez pode levar a reações comportamentais desadaptativas (p. ex., isolamento, fantasias sobre suicídio). O terapeuta também pode escolher ligar essas interpretações automáticas "superficiais" a crenças negativas mais essenciais e onipresentes que o paciente talvez apresente.

Assim que uma armadilha do pensamento é identificada, o próximo passo é trabalhar em prol da suscitação de interpretações alternativas. Aqui, a ênfase do PU na *flexibilidade* entra em cena: os pacientes são encorajados a gerar perspectivas alternativas às suas interpretações iniciais, mesmo que elas pareçam muito menos críveis, mas não a tentar substituir a interpretação automática com um pensamento mais "positivo". O terapeuta pode elogiar interpretações mais equilibradas que levam em conta as demandas da situação (ou seja, focadas no presente) e encorajar os pacientes a considerar sua interpretação inicial como apenas uma entre muitas outras possíveis. Uma lista de "perguntas desafiadoras" é fornecida para ajudar a gerar tais perspectivas alternativas. De forma consistente com a ênfase do PU na aproximação e aceitação das emoções, os terapeutas de PU podem considerar a aplicação específica das habilidades de flexibilidade cognitiva a pensamentos sobre emoções. Por exemplo, os terapeutas podem trabalhar em conjunto com seus pacientes para questionar pensamentos julgadores como "Eu não deveria me sentir ansioso" ou "Me sentir assim é fraqueza" e incentivar alternativas (p. ex., "Seria estranho se eu não me sentisse um pouco ansioso em relação a isso", "Emoções são uma parte essencial de todos, incluindo eu"). Ao trabalhar com pacientes suicidas ou autolesivos, o terapeuta também pode aplicar essa flexibilidade cognitiva a cognições automáticas específicas aos PCAs ("Me cortar é a única maneira de me sentir melhor"), como exemplificado no diálogo a seguir (adaptado de Bentley et al., 2018):

TERAPEUTA: O que levou você a querer se cortar naquela noite?

PACIENTE: Bom, eu precisava terminar um trabalho, então fiquei na biblioteca até meia-noite... Foi péssimo. Eu já estava muito deprimida, o que dificultava o meu foco, mas precisava terminá-lo.

TERAPEUTA: Parece ter sido uma noite estressante.

PACIENTE: É. Mas houve uma coisa boa, porque uma das minhas amigas, que também estava estudando lá, ficou. Ela já estava indo para casa, mas, então, disse: "Vou ficar aqui com você mais um pouco". Ela tinha notado que havia algo errado. Mas eu estava pensando: "Eu meio que queria que você fosse embora, porque seria muito mais fácil me cortar, e não me sentir mais triste".

TERAPEUTA: Entendi.

PACIENTE: Mas sabia que isso não era justo, então falei que ela podia ficar. Então, em algum momento meu colega de quarto me mandou uma mensagem falando que eu tinha me esquecido de ligar para ele... Eu desabei. Comecei a chorar.

TERAPEUTA: E o que aconteceu depois disso?

PACIENTE: Bem, ela só olhou para mim e perguntou "Você está bem?", e logo respondi "Vou ficar bem!", mas eu não acreditava nisso. Então, alguns minutos depois, eu realmente *fiquei* bem. Acho que aquilo foi, tipo, uma forma diferente de alívio...

TERAPEUTA: Chorar foi um tipo de alívio diferente do que se cortar?

PACIENTE: Sim, exatamente. Quando choro, especialmente se for na frente dos outros, eu me sinto muito vulnerável. Com minha amiga, fiquei surpresa com isso não ter me incomodado. Acho que foi bom aprender isso, que posso chorar e ficar vulnerável na frente dela.

TERAPEUTA: Entendi. É muito interessante você ter dito que chorar era um tipo diferente de alívio — expor suas emoções na frente dela. Parece que, antes de ela decidir ficar, quando você estava pensando em se cortar, você percebeu o pensamento automático "Seria muito mais fácil se ela fosse embora, e eu pudesse me cortar e me sentir menos triste".

PACIENTE: Sim, foi no momento em que senti algo como "Me cortar é a única maneira de lidar com isso agora".

TERAPEUTA: Mas então ela ficou...

PACIENTE: Ela ficou, e me senti muito melhor depois. Ainda estava triste, bem cansada, e frustrada com as coisas que ainda precisava terminar, mas *melhor*... Sinto que não dou valor para as interações pequenas, como essa, que tenho com meus amigos mais próximos. Foi muito forte para mim.

TERAPEUTA: Muito forte mesmo. Como você poderia usar essa experiência forte para ajudá-la a ter mais flexibilidade no pensamento em outros momentos em que você sentir que se cortar é a única opção que fará você se sentir melhor?

PACIENTE: Bem, acho que parte da questão de se cortar é que preciso estar no ambiente certo, fisicamente — geralmente sozinha no meu quarto. Da mesma forma, para ser vulnerável da maneira como fui nesse dia, preciso estar fisicamente no mesmo lugar que uma pessoa em quem confio. [*pausa*] Acho que preciso achar um lugar para poder apenas chorar ou fazer outra coisa, da mesma forma que propositalmente procurava um lugar para me cortar.

TERAPEUTA: E me parece que, nessa vez, você conseguiu ter um alívio positivo e útil advindo disso. Então, você diria que existem outras formas de conseguir esse mesmo alívio, mesmo que elas requeiram ações proativas?

PACIENTE: Certamente. Mesmo nesses momentos, me perguntando "Sério, me cortar é a *única* coisa que pode me ajudar?", eu sei que a resposta é não.

Módulo 5 (Reagindo a Comportamentos Emocionais)

No Módulo 5 do PU, que tipicamente dura duas sessões, o foco sai das cognições em direção a outro componente essencial da experiência emocional: os comportamentos (e impulsos). A finalidade deste módulo é identificar e rebater dois tipos de "comportamentos emocionais" problemáticos ou desadaptativos, definidos como qualquer estratégia cognitiva ou comportamental adotada em resposta a uma emoção desconfortável (ou à antecipação de tal emoção). O terapeuta começa definindo *comportamentos emocionais* e pode também dar exemplos de tipos específicos de comportamentos emocionais: comportamentos motivados por emoções, evitação comportamental explícita, evitação comportamental implícita, evitação cognitiva (p. ex., ruminação, preocupação) e sinais de segurança. O terapeuta deve enfatizar os efeitos paradoxais de tentar evitar as emoções, algo que, nesta altura do tratamento do PU, não deveria ser uma surpresa, e ele pode escolher ressaltar isso com um breve exercício de supressão de pensamentos durante a sessão (p. ex., Barlow et al., 2018a). Então, ele identifica, com o paciente, seus principais comportamentos emocionais. Pode ser útil organizá-los por emoções — por exemplo, "Quais são os primeiros comportamentos emocionais que você tem quando fica ansioso? E quando fica bravo? Ou triste?". O terapeuta também pode falar sobre a noção de que, em alguns casos, determinar se um comportamento emocional é problemático ou adaptativo não é tão óbvio (p. ex., ao cancelar compromissos sociais por cansaço). Isso tende a depender da *função* do comportamento: o cancelamento de compromissos, por exemplo, serve para evitar a ansiedade ou "se entregar" à depressão, ou, então, como uma hábil maneira de se recuperar? O mesmo comportamento pode tanto ser desadaptativo quanto adaptativo, dependendo do contexto e do indivíduo.

Este módulo é, claro, muito relevante para indivíduos autolesivos ou suicidas, pois os PCAs podem ser explicitamente retratados como reações comportamentais movidas por emoções que podem fornecer alívio em curto prazo, mas, paradoxalmente, com o tempo, aumentam a frequência e a intensidade das emoções que o indivíduo está tentando evitar ou reduzir em primeiro lugar. Nesta altura do tratamento do PU, os pacientes terão desenvolvido um entendimento mais sólido de como seus comportamentos interagem com sensações cognitivas e físicas durante experiências emocionais e, de modo geral, já conceberão as ALNS ou os comportamentos suicidas como práticas com efeitos satisfatórios em curto prazo, porém negativos em longo prazo, de forma que esse geralmente não é um avanço difícil para eles. Para os pacientes cuja ideação suicida também se encaixa dentro desse quadro funcional (p. ex., fantasias sobre o suicídio que fornecem alívio ou conforto imediato mas que os mantêm "presos" em ciclos de evitação em longo prazo), o pensamento suicida também pode ser explicitamente enquadrado como uma evitação cognitiva (um tipo de comportamento emocional).

Depois de explorar os comportamentos emocionais do paciente de forma colaborativa, o terapeuta oferece uma fundamentação para ações alternativas a impulsos movidos por emoções. "Ações alternativas" tipicamente levam os indivíduos a entrar em contato com suas emoções em vez de evitá-las, e mesmo que possam *aumentar* as emoções em curto prazo, elas servem para atenuar a natureza aflitiva (ou a interferência) das emoções em longo prazo. O terapeuta, então, trabalha com o paciente para achar exemplos de ações alternativas pessoalmente relevantes (e, de preferência, acessíveis e realistas) para os comportamentos emocionais principais. As ações alternativas podem envolver atitudes opostas (Barlow, 1988; Linehan, 1993; ver Neacsiu et al., Cap. 10, neste volume) aos impulsos movidos a emoções do paciente, mas também podem incluir quase toda ação que seja *alternativa* ao que o paciente normalmente faria. Quando no processo de identificação de ações alternativas para PCAs, algumas alternativas viáveis (como distração e relaxamento) talvez não aproximem o paciente da emoção desconfortável de imediato. Para indivíduos autolesivos ou suicidas, não há dúvidas de que a segurança deve ser priorizada; logo, se o paciente consegue identificar uma ação alternativa aos PCAs não autolesiva que, em curto prazo, o ajudará a se manter seguro, e em longo prazo tem o potencial de melhorar sua habilidade de lidar com as emoções intensas e as tolerar, isso ainda estará de acordo com a abordagem do PU. Por último, os pacientes são encorajados a substituir comportamentos emocionais com um comportamento alternativo, em vez de simplesmente "não fazerem" o comportamento emocional.

Ao trabalhar com indivíduos suicidas, o terapeuta pode focar nas respostas comportamentais que serviram ao paciente para que evitasse ou escapasse de emoções dolorosas durante episódios suicidas passados. Por exemplo, uma paciente identificou o uso de substâncias, o isolamento, "reprimir as emoções" e a agressividade como comportamentos emocionais relevantes. O desenvolvimento de um plano para acabar com sua vida foi explicitamente compreendido como uma resposta movida a emoções que poderia fornecer alívio temporário para sua dor emocional, mas que não era uma solução efetiva para manejar emoções fortes em longo prazo. Ao ponderar sobre as consequências em curto e longo prazo dessas respostas, essa paciente explicou que, apesar de que seguir seus impulsos suicidas levaria a "acabar com todas as emoções" e lhe trazer alívio momentâneo, também seria "prejudicial e causaria muitos problemas" (p. ex., perder a chance de passar mais tempo com sua família) em longo prazo. Ao conceber ações alternativas específicas para enfrentar seus comportamentos emocionais, essa paciente elegeu ligar para alguém que não faz uso de substâncias, sair para correr, assistir à Netflix, focar na sua respiração e cuidar de um animal de estimação como boas ações alternativas para quando se sentisse suicida. Ela também comentou sobre a possível utilidade de consultar essa lista sempre que tivesse pensamentos suicidas no futuro e adicionou "ler o seu plano de segurança" (desenvolvido no início do tratamento com o terapeuta) como outra ação alternativa.

Após pensar em algumas ações alternativas pessoalmente relevantes (p. ex., contatar um ente querido para distração ou apoio, fazer exercícios vigorosos ou realizar atividades reconfortantes), os pacientes começam a definir objetivos pequenos e realistas relacionados à implementação dessas respostas comportamentais novas e mais adaptativas. É claro, mudar esses padrões enraizados de respostas emocionais pode ser muito desafiador para os indivíduos que se tornaram dependentes dos PCAs. Os pacientes são encorajados a utilizar as técnicas que aprenderam até então — a análise de emoções, a ancoragem no presente e a flexibilidade cognitiva — em conjunto com as ações alternativas, e também são lembrados de que a sua prática será abordada mais tarde no tratamento (dentro do último módulo principal de exposição emocional do PU).

Módulo 6 (Exposição Interoceptiva)

Depois de visar às cognições no Módulo 4 e aos comportamentos no Módulo 5, o Módulo 6 (que tipicamente dura duas sessões) aborda a última parte do modelo de três componentes das emoções: as sensações físicas. A finalidade deste modelo é melhorar a atenção e a tolerância às sensações físicas desconfortáveis associadas às emoções, confrontando-as repetidamente por meio de exercícios de exposição interoceptiva. Ao observar as sensações físicas que surgem durante uma experiência emocional de uma forma livre de julgamentos ou reações aversivas (p. ex., "preciso fazer algo para acabar com essa sensação", "Os outros vão perceber"), os pacientes têm mais capacidade de "descartar" e manejar vivências emocionais adaptativamente (sem evitação), o que resulta em reduções na frequência e na intensidade de emoções negativas. Historicamente, a exposição interoceptiva tem origem como um componente do tratamento para o transtorno do pânico (ver Craske, Wolitzky-Taylor, & Barlow, Cap. 1, neste volume); entretanto, considerando as crescentes pesquisas mostrando a sua relevância para uma grande variedade de transtornos emocionais (p. ex., Boswell et al., 2013; Boswell, Anderson, & Anderson, 2015), o PU utiliza a exposição interoceptiva para todos os pacientes, independentemente de seus diagnósticos primários.

O terapeuta começa ressaltando alguns dos principais elementos que formam uma fundamentação para a exposição interoceptiva. Acima de tudo, é a *interpretação* das sensações físicas que tende a ter maior influência sobre a sua contribuição para a intensidade de uma experiência emocional. Isso geralmente é exemplificado pela "metáfora do parquinho": pede-se aos pacientes que primeiro descrevam as sensações físicas que ocorrem em uma criança quando ela brinca em um parquinho, um ambiente geralmente considerado "divertido" ou agradável. Então, o terapeuta argumenta que, quando essas mesmas sensações físicas (p. ex., batimentos cardíacos acelerados, suor, rubor, tontura ou frio no estômago) acontecem em um adulto vulnerável, por exemplo, à ansiedade ou à depressão, elas podem rapidamente se tornar ameaçadoras e sinalizar que o indivíduo não consegue lidar com a situação. O terapeuta, então, explica que o objetivo da exposição interoceptiva é dar ao paciente a oportunidade de começar a questionar as interpretações que ele talvez tenha sobre sensações físicas, com a finalidade de aprender que sensações físicas desconfortáveis não duram para sempre, nem sempre se agravam (p. ex., levando a um ataque de pânico), e que as outras pessoas geralmente não notam que o indivíduo está sentindo-as.

O terapeuta começa guiando o paciente por uma série de exercícios de exposição interoceptiva que geralmente provocam sensações físicas comumente associadas à ansiedade (p. ex., respirar por um canudo fino, hiperventilar, rodopiar de pé); o terapeuta primeiro demonstra o exercício e, então, pede que o paciente o experimente. Antes disso, é importante avaliar quaisquer condições médicas (p. ex., asma, vertigem, doenças cardiovasculares) que possam ser exacerbadas por alguns desses procedimentos. Durante essas práticas iniciais, o paciente é encorajado a se concentrar totalmente na experiência dessas sensações físicas, sem tentar começar a desafiar as interpretações negativas que possam surgir; o terapeuta também deve estar atento a quaisquer sinais sutis de evitação ou fuga (p. ex., distrações, terminar a atividade muito cedo). Depois de cada exercício, o terapeuta pede ao paciente para que classifique sua aflição e a "semelhança" das sensações físicas provocadas com as que geralmente são sentidas durante experiências emocionais intensas. O objetivo é identificar os exercícios que são ao menos moderadamente aflitivos e mais semelhantes à experiência emocional que o paciente tem "na vida real". O terapeuta também sugere exercícios que provavelmente provocarão sensações físicas que o paciente anteriormente identificou (enquanto analisava as emoções) como normais. Por exemplo, um paciente pode tentar carregar uma mochila pesada enquanto desempenha tarefas diárias para simular a sensação de "estar pesado", frequentemente associada à depressão; sentar ao lado de um aquecedor usando um casaco grosso ou tensionar seus músculos repetidamente para simular sensações de calor, frequentemente associadas à raiva; ou consumir bebidas gaseificadas rapidamente (talvez combinadas com roupas apertadas ou com atividades físicas vigorosas) para simular o desconforto digestivo frequentemente associado à culpa ou à ansiedade. Depois de construírem a modelagem em conjunto durante a sessão, o terapeuta pede ao paciente que pratique exercícios interoceptivos de aflição moderada semelhantes por conta própria (até que seus níveis de aflição sejam reduzidos), como tarefa de casa.

Os terapeutas trabalhando com indivíduos autolesivos visam a identificar e estimular o paciente a praticar exercícios específicos que provocam sensações físicas que tipicamente ocorrem durante episódios suicidas ou autolesivos, ou ao menos as sensações que tipicamente são sentidas junto das emoções que tendem a preceder impulsos suicidas ou autolesivos. As pesquisas mostram que os pacientes com PCAs relatam níveis maiores de sintomas corporais aflitivos (p. ex., dores de cabeça ou de estômago; Hielscher, Whitford, Scott, & Zopf, 2019) e evitação interoceptiva (p. ex., Schmidt, Woolaway-Bickel, & Bates, 2001) do que os que não apresentam PCAs, o que sugere que promover consciência emocional com atenção plena e tolerância a sensações corporais pode ser útil para essa população. Na nossa experiência, nessa altura do tratamento, o terapeuta e o paciente geralmente conseguem identificar juntos ao menos algumas sensações físicas desconfortáveis que frequentemente estão presentes durante (ou pouco antes de) experiências com PCAs — por exemplo, agitação, tensão muscular, nó na garganta, tremores ou a sensação de "estar pesado".

Por exemplo, ao tratar uma paciente que já praticou ALNS para controlar ou atenuar uma ansiedade intensa causada por situações interpessoais aflitivas ou por demandas acadêmicas/profissionais, respirar por um canudo fino foi muito efetivo em suscitar sensações física desconfortáveis associadas a ansiedade intensa (p. ex., falta de ar ou tontura) que resultou no comportamento autolesivo (Bentley, 2017). Essa paciente também praticou o exercício de deitar em seu sofá com livros pesados sobre o peito por longos períodos de tempo, além de usar pesos ao redor dos seus punhos e tornozelos enquanto trabalhava, o que provocou a sensação de "peso" que ela notava sentir quando estava deprimida. Considerando que essa paciente também apresentou sintomas subclínicos de um transtorno alimentar (uma comorbidade comum às ALNS) (p. ex., Claes & Muehlenkamp, 2014; Wang, Pisetsky, Skutch, Fruzzetti, & Haynos, 2018), ela descobriu que usar um cinto apertado em volta da sua cintura para induzir sensações fisiológicas aflitivas de "barriga cheia" e restrição também foi um exercício de exposição interoceptiva relevante. Com a prática contínua desses exercícios, essa paciente observou que as sensações provocadas tendem a ser temporárias e nem sempre justificam uma reação reativa/evitativa imediata.

Módulo 7 (Exposição Emocional)

O último módulo fundamental do PU consiste em exercícios de exposição emocional, e geralmente é desenvolvido ao longo de 3 a 8 sessões. Este módulo busca identificar e praticar tarefas/atividades projetadas para suscitar níveis de emoção moderados a intensos. Exercícios de exposição emocional são utilizados dentro do PU por várias razões. Uma delas é o fato de que os pacientes colocam à prova suas previsões (geralmente negativas ou catastróficas) sobre o que pode acontecer em uma situação provocadora de emoções. Os exercícios de exposição também ajudam os pacientes a aprender que emoções fortes tendem a ser temporárias, e que eles podem tolerar e lidar com emoções desconfortáveis sem praticar comportamentos emocionais evitativos. É importante observar que a exposição emocional também pode ser retratada como uma oportunidade para os pacientes colocarem as técnicas que aprenderam até o momento em prática, quando elas são mais necessitadas: durante experiências emocionais. Por meio desse "aprendizado pela prática", os pacientes têm a oportunidade de ensaiar e consolidar suas habilidades dentro do contexto das emoções. O terapeuta pode compartilhar a metáfora de aprender a andar de bicicleta: você pode ler sobre isso e ser instruído sobre cada aspecto de pilotar uma bicicleta (p. ex., segurar no guidão, passar uma perna por cima da bicicleta, colocar um pé sobre um pedal e depois o outro), mas, até você fazer tudo isso *sobre a bicicleta*, você não conseguirá dominar essa habilidade.

Depois de apresentar a fundamentação para a exposição emocional, os terapeutas trabalham com seus pacientes para desenvolver uma hierarquia de exposição (organizada por classificações de aflição antecipada e níveis de evitação), e geralmente começam pedindo a eles que pensem em situações ou atividades que causam aflição ou que eles evitam. Considerando a natureza transdiagnóstica do PU, *qualquer* situação ou atividade que provoca emoções moderadas ou fortes (incluindo emoções positivas, se o paciente considerar as experiências como alegria ou excitação, e assim por diante, angustiantes) pode ser incluída na hierarquia. Para a depressão, exposições emocionais podem incluir atividades projetadas para provocar a tristeza e o desejo de praticar comportamentos emocionais evitativos (incluindo assumir riscos que podem levar ao fracasso ou à decepção), durante as quais o paciente pratica ações alternativas adaptativas (derivadas de "experimentos comportamentais" clássicos na TC para depressão; ver Young et al., Cap. 7, neste volume); exposições para pacientes deprimidos também podem focar na prática de atividades que costumavam ser prazerosas e que provocam aflição porque talvez não tragam mais tanta alegria quanto traziam antes de o indivíduo se deprimir (Bentley, Conklin, Boswell, Shapero, & Olesnycky, 2019). A hierarquia também pode incluir exposições imaginárias, que tipicamente envolvem imaginar, gravar e ouvir um roteiro detalhando o acontecimento de um "pior cenário possível" temido, o que pode ser muito útil para indivíduos com TAG, depressão ou TOC. As exposições emocionais também podem ser combinadas com exercícios interoceptivos para intensificar as emoções; por exemplo, o paciente pode hiperventilar antes de uma conversa difícil com um ente querido.

Depois de estruturar a hierarquia, tipicamente, o terapeuta conduz um exercício de exposição inicial com o paciente durante a sessão, começando com uma tarefa que pareça mais gerenciável. O terapeuta e o paciente podem usar uma ficha de prática de exposição (Barlow et al., 2018b) no preparo para o exercício, anotando sobre a aflição prevista, pensamentos/previsões automáticas (e pensamentos alternativos em potencial) e comportamentos emocionais imaginados (e possíveis ações alternativas). Depois de completar o exercício, o paciente e o terapeuta processam a tarefa ao anotar as classificações de aflição do paciente; os pensamentos, as sensações físicas e os comportamentos/impulsos observados durante o exercício; as formas como eles puderam implementar ancoragem, flexibilidade cognitiva e habilidades em ações alternativas; e as principais lições (talvez envolvendo temas de previsões negativas não se concretizando ou a habilidade de tolerar/lidar com sentimentos desconfortáveis sem evitação). Os pacientes são encarregados de continuar praticando os exercícios de exposição emocional por conta própria, usando essa mesma abordagem para a tarefa de casa e provavelmente nas sessões seguintes com o terapeuta.

Existem diversas questões importantes a serem consideradas ao implementar os exercícios de exposição emocional para indivíduos que sofrem de PCAs. Tarefas de exposição *não* são projetadas para provocar impulsos suicidas ou autolesivos, e essas atividades não buscam que os pacientes se habituem ou se sintam mais confortáveis com pensamentos de suicídio. Entretanto, considerando que as exposições *são* projetadas para suscitar emoções moderadas ou fortes, é possível (e, para muitos pacientes, provável) que pensamentos suicidas ou ALNS possam surgir durante exposições que envolvam emoções mais intensas. O terapeuta enfatiza para o paciente que, caso os impulsos autolesivos surjam durante uma tarefa de exposição, será uma oportunidade para a prática de reações diferentes e mais adaptativa a eles — seja observando e "digerindo" os pensamentos sem julgamentos, seja implementando uma ação alternativa adaptativa. Novamente, enfatizamos que um dos objetivos desses exercícios é propiciar confiança na capacidade do paciente de acessar e aplicar estratégias do tratamento e enfrentar adaptativamente, sem respostas evitativas, situações "do mundo real" que provoquem emoções, momentos em que essas habilidades são mais necessárias. Com pacientes suicidas ou autolesivos em quadros mais graves, o terapeuta deve, é claro, utilizar critérios clínicos que o ajudem a determinar quais tarefas específicas o paciente está preparado para encarar sem comprometer sua segurança. Exposições durante as sessões podem envolver tarefas mais aflitivas do que aquelas que o paciente é encorajado a experimentar por conta própria fora da sessão, e o terapeuta também pode considerar o aumento do tempo para o processamento das exposições dentro das sessões para permitir que as emoções voltem a níveis mais manejáveis antes de o paciente ir embora. O terapeuta também pode encorajar o paciente a praticar ações alternativas relevantes ou exercícios tranquilizadores depois da tarefa de exposição, caso os impulsos autolesivos persistam — por exemplo, exercícios físicos, sair para caminhar com um amigo ou tomar um banho de banheira —, e lembrar o paciente de que ele use o seu plano de segurança, caso necessário.

Tarefas de exposição imaginária também podem ser muito adequadas para indivíduos suicidas. Considere o exemplo de um paciente que recentemente descobriu uma infidelidade da sua parceira, o que contribuiu para uma intensa ideação suicida (Bentley, Sauer-Zavala, et al., 2017). Durante uma tarefa emocional imaginária na sessão, pode-se pedir a ele que lembre e descreva detalhadamente a raiva e a tristeza (p. ex., pensamentos específicos, sensações físicas, comportamentos e impulsos). Ao sentir emoções leves a moderadas, esse paciente pode ser encorajado pelo terapeuta a usar sua técnica de ancoragem ao presente para perceber (de forma livre de julgamentos) um pensamento suicida, ou, então, a usar a flexibilidade cognitiva para cogitar interpretações alternativas (p. ex., "Prefiro saber do que continuar sem saber de nada", "Já passei por coisas piores que isso"), ou a imaginar-se agindo de forma alternativa aos seus impulsos movidos por emoções (p. ex., praticar ALNS, ter uma *overdose* para acabar com sua vida), buscando o apoio de um amigo querido ou de um familiar, ou, então, implementando outras estratégias (p. ex., tolerância à aflição, esforço físico intenso) para garantir que ele continuará seguro. Outro paciente talvez dramatize, com seu terapeuta, uma interação estressante com uma figura de autoridade ou um familiar que resultou em um episódio de ALNS. Esse exercício pode servir como um treinamento para uma conversa ao vivo com a mesma pessoa, no qual o paciente pratica a implementação de reações mais benéficas. Por meio de tarefas graduais de exposição emocional, durante as quais técnicas adaptativas de enfrentamento a emoções fortes são utilizadas, espera-se uma melhora na capacidade dos pacientes de conseguir tolerar emoções negativas sem apelar para os PCAs.

Disponibilizamos a seguir um trecho de uma transcrição na qual uma paciente com ALNS (e multiplos transtornos de ansiedade, assim como um histórico de trauma) e o seu terapeuta processam uma exposição que envolvia compartilhar experiências pessoais delicadas com pessoas com quem ela não tinha muita intimidade (p. ex., a razão da sua procura por terapia, progresso no tratamento), o que ela esperava que causasse níveis intensos de ansiedade, culpa e vergonha. A interação a seguir demonstra o processamento do fim da tarefa, durante o qual algumas dessas pessoas expressaram sua admiração pela coragem e perseverança da paciente, o que causou emoções positivas desconfortáveis nela (adaptado de Bentley, 2017):

TERAPEUTA: Como foi o final dessa experiência para você?

PACIENTE: Desconfortável! Não estou acostumada a elogios, e não esperava por isso.

TERAPEUTA: Pode me falar mais sobre como você se sentiu?

PACIENTE: Bem, foi intenso porque, sabe, eu tinha recém acabado com as outras coisas... Acho que me fez sentir ainda mais culpada, porque, tipo, acho que não mereço aquilo.

TERAPEUTA: Não merece o quê? Ser elogiada?

PACIENTE: Sim, isso. E, também, é difícil explicar... Eu comecei a me sentir quase orgulhosa de mim mesma. Mas me sentir bem sobre mim mesma era algo que, sabe, costumava me deixar desconfortável.

TERAPEUTA: Costumava?

PACIENTE: Digo, ainda deixa. Mas parte de mim também pensa que, tipo, coisas ruins aconteceram comigo, e estou me esforçando muito para superar isso... É bom ver outras pessoas reconhecerem isso.

Módulo 8 (Prevenção de Recaída)

No último módulo do PU (prevenção de recaída), que tipicamente dura uma ou duas sessões, o progresso e os principais materiais do tratamento dos pacientes são revisados, e paciente e terapeuta criam um plano para práticas futuras das habilidades. Pede-se primeiramente que os pacientes reflitam sobre as mudanças pelas quais eles passaram em questão de sintomas de ansiedade e depressão (e, talvez, outros sintomas ou comportamentos que tenham acompanhado, como ideação suicida ou ALNS) usando o seu Registro de Progresso, assim como os objetivos que firmaram no início do tratamento. O terapeuta encoraja o paciente a ver o fim das sessões semanais de terapia como a próxima "fase" do tratamento, e que, enquanto continuarem praticando e implementando as habilidades que aprenderam, eles provavelmente seguirão obtendo benefícios e progredindo em direção aos seus objetivos. Nesse sentido, o exercício de definição de objetivos também pode ser revisitado para firmar objetivos de prazo mais longo e passos específicos para os próximos seis meses, o próximo ano e assim por diante.

O terapeuta também revisa com o paciente cada uma das técnicas fundamentais do PU que ele aprendeu — análise de emoções, ancoragem no presente, flexibilidade cognitiva e enfrentamento de comportamentos emocionais — e quais progressos foram feitos após sua implementação, assim como reduções que ele tenha percebido no desconforto em relação a sensações físicas (Módulo 6) e na evitação de emoções intensas (Módulo 7). O paciente também desenvolverá planos sobre como continuar praticando as habilidades aprendidas; isso pode envolver uma combinação de autoanálises semanais (o paciente se torna o seu próprio terapeuta) nos mesmos horários que ele costumava ir para terapia, planos específicos para a frequência e os horários de prática para cada habilidade (ou continuar conduzindo exercícios de exposição) e outras estratégias para manter as habilidades memorizadas (manter uma lista de perguntas desafiadoras do Módulo 4 salva no seu celular, um lembrete recorrente de praticar consciência emocional com atenção plena uma vez por dia ou reler partes do livro de exercícios regularmente). Por fim, o terapeuta trabalha com o paciente para identificar e resolver gatilhos potenciais comuns (grandes mudanças de vida, conflitos interpessoais), e também encorajar tanto a expectativa de que a presença dos sintomas oscilará naturalmente e uma atitude livre de julgamentos frente a essas mudanças. Os pacientes suicidas ou autolesivos podem, com seus terapeutas, identificar "sinais de perigo" específicos (p. ex., o aumento em pensamentos suicidas, o ressurgimento de ALNS) que indicariam a necessidade de reforçar as práticas supracitadas ou reiniciar o tratamento semanal (ou um mais intensivo).

ESTUDO DE CASO

Aqui, fornecemos um resumo da apresentação inicial, desenvolvimento de tratamento e resultados de "Alex", um homem de 27 anos, solteiro e heterossexual que recebeu o

PU completo ao longo de 19 sessões. Alex procurou ajuda para sua "ansiedade", comentando que havia se consultado com alguns terapeutas nos últimos cinco anos, mas que sempre deixava de vê-los após algumas sessões por conta de "não sentir uma conexão". Ele foi encaminhado pelo seu clínico geral, que havia prescrito um antidepressivo para Alex pelos últimos seis meses. Um ano antes disso, Alex havia sido demitido do seu cargo de iniciante em uma empresa de publicidade e, por conta disso, estava morando com seus pais enquanto procurava por outro emprego. Ele relatou um histórico de abuso verbal e emocional vindo do seu irmão mais velho, com quem nem Alex nem seus pais haviam tido contato nos últimos dois anos. Ele era sustentado pelos pais, que estavam pagando as prestações do financiamento universitário.

Durante sua admissão, a EPCA e a SCID-5 foram usadas para avaliar os PCAs e diagnósticos psiquiátricos, respectivamente. Alex confirmou que estava tendo ideações suicidas, comentando que seus pensamentos suicidas "iam e vinham" durante a semana, geralmente seguindo um padrão diurno de ideação suicida passiva (desejando que dormisse e nunca mais acordasse ou que "nunca tivesse existido") logo de manhã cedo e também no fim do dia. Ele relatou que seus pensamentos suicidas "ocasionalmente" (uma ou duas vezes por semana) se intensificavam em formas mais ativas de ideação, incluindo "fantasias" sobre possíveis métodos, como atirar o seu carro contra a faixa central da avenida. Ele negou qualquer intenção de materializar esses pensamentos. Ele já havia experimentado padrões semelhantes de ideação suicida durante episódios depressivos anteriores (ver mais a seguir), mas negava ter elaborado um plano concreto de suicídio, ter se preparado ou ter tentado se matar. Ele relatou pensar frequentemente que as pessoas na sua vida "seriam mais felizes sem ele", mas seus pais também eram uma das suas principais razões para continuar vivendo, pois sabia que cometer suicídio seria devastador para eles. Vale destacar que Alex não foi especialmente comunicativo em relação à sua ideação suicida no início do tratamento; portanto, obter essa informação exigiu questionamentos gentis, mas persistentes da parte do terapeuta, além de revisitações ao tópico durante a solidificação da aliança terapêutica, ao longo das primeiras três ou quatro sessões. Ele também relatou práticas irregulares de ALNS (menos de 10 vezes em toda a sua vida, a maioria delas durante o ensino médio, e duas vezes no ano anterior ao tratamento [ele coçava os braços com força]). Esses episódios mais recentes de ALNS ocorreram no contexto de episódios agudos de ansiedade e agitação provocados por uma intensa frustração consigo mesmo, geralmente relacionada a não estar atingindo seus objetivos profissionais.

Alex foi diagnosticado com TDM recorrente e moderado como seu principal quadro psiquiátrico (ou seja, o mais grave e interferente na sua vida). Seus sintomas incluíam humor negativo, anedonia, perturbação no sono (hipersonia), concentração prejudicada, culpa e sentimentos de inutilidade exacerbados, irritabilidade e ideação suicida (como descrita anteriormente). Ele havia tido ao menos dois episódios depressivos anteriores, o mais recente tendo ocorrido dois anos antes do tratamento, que foi ocasionado por uma discussão acalorada com um amigo próximo, que resultou nesse amigo "cortando-o da sua vida". Ele também atendia aos critérios para um diagnóstico de transtorno de ansiedade social, relatando níveis significativos de medo e evitação a muitas situações sociais (incluindo conversar com pessoas desconhecidas, buscar relacionamentos afetivos e se candidatar a empregos), relatando medo de "ser julgado" ou de que as pessoas falassem mal dele por suas costas. Por último, Alex também atendeu aos critérios de um leve transtorno por uso de álcool. Ele relatou que tipicamente bebia na maioria das noites da semana, por volta de três ou quatro cervejas por noite, com episódios ocasionais de consumo mais pesado (bebidas fortes) quando saía com amigos. Alex relatou que continuava a beber mesmo sabendo que esse era um provável fator contribuinte para sua depressão (mas que fornecia alívio em curto prazo e o distraía dos sintomas depressivos e ansiosos, bem como da ideação suicida, durante a noite), que ele frequentemente acabava bebendo mais ou por mais tempo do que era sua intenção e que os efeitos do beber excessivo sobre o dia seguinte (p. ex. fadiga, ser muito negativo) acabavam atrapalhando na sua busca por seus objetivos profissionais. Ver a Tabela 11.1 para as pontuações de Alex nos questionários autoavaliativos da primeira sessão (e ao longo do tempo).

Em relação à formulação do caso, a constelação de sintomas diagnósticos de Alex (TDM, ansiedade social) e comportamentos desadaptativos (PCAs, uso de álcool) apresentava uma intersecção funcional considerável e, portanto, se encaixou bem dentro da abordagem do PU. Primeiramente, uma tendência a sentir emoções negativas frequentes e intensas soou familiar a Alex, que explicou que ele considerava que sempre havia "sentido as coisas" mais intensamente do que os outros, motivo de provocações agressivas advindas do seu irmão durante a infância. Nesse sentido, Alex afirmou que seus pais eram carinhosos e presentes, e que nenhum dos dois tinha um histórico de transtorno mental ou havia recebido psicoterapia, fato que, aliado com os maus-tratos do seu irmão quando ele mostrava quaisquer sinais de vulnerabilidade emocional, o levou a desenvolver e enraizar uma reatividade aversiva à experiência de emoções. Por exemplo, Alex verbalizou seu desejo de "não sentir nada" e relatou se frustrar e repreender a si mesmo por sentir ansiedade, especialmente em situações sociais. Ele aprendeu o valor de "engolir" e praticar várias estratégias comportamentais para evitar ou domar a experiência da emoção em curto prazo, incluindo se isolar de amigos, passar muito tempo jogando *videoga-*

TABELA 11.1 Dados e escalas do questionário autoavaliativo para Alex

	Sessão 1	Sessão 4	Sessão 8	Sessão 13	Sessão 18
PHQ-9	18 (grave)	16 (moderado)	10 (moderado)	5 (leve)	4 (mínimo)
PHQ-9, item 9	2 (mais da metade dos dias)	2 (mais da metade dos dias)	1 (vários dias)	0 (nenhum)	0 (nenhum)
TAG-7	11 (moderado)	10 (moderado)	6 (leve)	4 (mínimo)	2 (mínimo)
OASIS	12 (clínico)	11 (clínico)	10 (clínico)	7 (subclínico)	6 (subclínico)
ODSIS	13 (clínico)	11 (clínico)	8 (clínico)	5 (subclínico)	5 (subclínico)

Nota. PHQ-9, Questionário sobre a Saúde do Paciente (Kroenke et al., 2001; o item 9 avalia a frequência de pensamentos suicidas ou autolesivos nas últimas duas semanas); TAG-7, Questionário para o Transtorno de Ansiedade Generalizada (Spitzer et al., 2006); OASIS, Escala Geral de Gravidade e Prejuízo da Ansiedade (Norman et al., 2006); ODSIS, Escala Geral de Gravidade e Prejuízo da Depressão (Bentley et al., 2014).

mes, postergar uma atualização do seu currículo ou outras formas de achar um emprego novo (p. ex., procurar por vagas na internet, candidatar-se a um emprego), beber e, durante episódios mais agudos de ansiedade, praticar ALNS irregularmente. Para Alex, fantasias de suicídio às vezes ofereciam um alívio, mas, quando seus pensamentos suicidas se intensificavam, ele se sentia angustiado (e, então, praticava outras estratégias evitativas, como beber, para aliviá-los). Alex também relatou que estava evitando atividades que outrora apreciava, como passar tempo com amigos próximos e malhar/praticar boxe na academia do seu bairro. Ele sentia muita culpa em relação a evitar essas atividades, mas tinha dificuldade em se motivar a voltar a praticá-las. Essas estratégias de enfrentamento evitativo estavam exacerbando e perpetuando em Alex sua baixa autoestima e suas principais crenças negativas (de inutilidade e incompetência), já que ele tinha poucas oportunidades de contestar esses padrões de pensamento negativos. Vale destacar que Alex também tinha reações secundárias e julgadoras a sua prática de PCAs: em várias ocasiões, ele qualificou seus pensamentos sobre acabar com sua vida e sua prática de ALNS como "patéticos" e vergonhosos, evidenciando, assim, reações secundárias julgadoras de PCAs que alimentavam suas crenças negativas centrais.

O PU foi selecionado por várias razões. Primeiro, a estrutura do tratamento poderia abordar diretamente os fatores transdiagnósticos fundamentais que eram subjacentes à gama de conjuntos de sintomas de transtornos emocionais de Alex, tratando, dessa forma, simultaneamente da sua depressão e da sua ansiedade, em vez de abordar um conjunto de sintomas antes do outro. Os comportamentos de risco problemáticos de Alex — ver o suicídio como uma saída, ALNS e uso de álcool — podiam todos ser concebidos como estratégias de evitação emocional (no caso do álcool, "automedicação"; Bolton, Robinson, & Sareen, 2009) e, portanto, tratados dentro dos Módulos 5 e 7 do PU (Reagindo a Comportamentos Emocionais e Exposição Emocional). É importante notar que Alex estava buscando tratamento para ansiedade, e hesitava em comunicar e discutir abertamente sobre suas experiências correntes com PCAs (algo compreensível, considerando a sua vergonha em relação a esses comportamentos sensíveis). Assim, o terapeuta previu que o PU poderia oferecer uma estrutura na qual os PCAs seriam tratados, mas que isso necessitaria da adesão de Alex desde o início do tratamento, levando em conta a ênfase do PU em apresentar estratégias para uma vasta gama de experiências emocionais, e considerando que Alex já havia abandonado terapias anteriores depois de apenas algumas sessões.

Nos parágrafos a seguir, ressaltaremos os componentes principais da maneira como o PU foi implementado para Alex e os desafios específicos que surgiram disso. Apesar de seu ceticismo em relação à eficácia da terapia, desde o início, Alex concordou que a abordagem transdiagnóstica e focada em emoções do PU condizia com a sua experiência de ansiedade e depressão, e também com seus objetivos de tratamento. No Módulo 1 (Motivação), durante o exercício da balança decisional, Alex inicialmente teve dificuldade de identificar qualquer vantagem em se manter inalterado (e qualquer desvantagem em mudar), o que não é incomum nesse módulo. Com a orientação do seu terapeuta, Alex admitiu que "esforço" e sair da sua zona de conforto, que poderiam aumentar seu desconforto em curto prazo, eram fontes significativas de ambivalência para ele. Nesse sentido, ao começar a definir seus objetivos, Alex se manteve aberto a cogitar mudanças nos seus padrões usuais de consumo de álcool ao sair com amigos (ou seja, limitar os episódios de consumo excessivo), ainda que estivesse menos disposto a reduzir seu consumo regular como um passo para trazer mudanças significativas na sua ansiedade/depressão.

O Módulo 2 incluiu um foco explícito nos PCAs, pois Alex começou a monitorar suas experiências emocionais enquanto elas aconteciam, e, em várias ocasiões, relatou "pensar sobre suicídio" ou "querer se machucar" na seção de comportamentos/impulsos do modelo de três componentes. Como resultado desse monitoramento, ele percebeu que sua ideação suicida tinha mais chances de surgir durante momentos intensos de humor negativo e depressão, ao passo que os impulsos de praticar ALNS surgiam apenas dentro do contexto de estados de excitação maior, tais como raiva ou ansiedade extrema. Mesmo que Alex tenha evidenciado um bom entendimento sobre a interação entre seus pensamentos, sensações físicas e comportamentos/impulsos (bem como as respectivas consequências em curto e longo prazo) durante o Módulo 2, o Módulo 3 (Consciência Emocional com Atenção Plena) se mostrou mais desafiador para ele, visto que ele sentiu aversão em "se sentar com suas emoções" durante os exercícios de *mindfulness*, e considerou grandes desafios manter-se livre de julgamentos sobre suas emoções, bem como os exercícios (p. ex., "Essas coisas não vão me ajudar"). Como resultado, seu cumprimento de exercícios diários de *mindfulness* foi consideravelmente baixo, ainda que ele tenha ganhado mais força ao praticar a habilidade de ancoragem no presente durante momentos reais de aflição.

Comparado ao Módulo 3, Alex considerou as estratégias de flexibilidade cognitiva introduzidas no Módulo 4 (Flexibilidade Cognitiva) mais úteis em curto prazo. Ele prontamente aplicou as perguntas do PU à geração de interpretações alternativas a temas recorrentes de conclusões precipitadas (p. ex., "Eles vão me rejeitar") e catastrofização (p. ex., "Eu nunca vou funcionar por conta própria") na sua vida, o que de modo geral ajudou na regulação de suas experiências de ansiedade (mais ainda do que em momentos intensos de depressão, para os quais ele considerou as estratégias comportamentais introduzidas no Módulo 5 mais acessíveis e, ao longo do tempo, mais efetivas). Vale destacar que Alex considerou que praticar a flexibilidade cognitiva especificamente para padrões de pensamentos negativos relacionados a suicídio (p. ex., "Acabar com a minha vida significaria que nunca mais sentiria isso, e também nunca mais veria minha família ou meus amigos", "Existem outras formas de me sentir melhor") tendeu a reduzir a duração e a intensidade dos episódios de pensamentos suicidas. No Módulo 5 (Reagindo a Comportamentos Emocionais), Alex identificou ações alternativas para seus principais comportamentos motivados por emoções (incluindo as ALNS) relacionados à raiva (p. ex., tomar ar fresco [ainda que seja no quintal dos pais], praticar exercícios), ansiedade (p. ex., tomar um banho gelado, ligar ou mandar mensagem para um amigo) e humor negativo (p. ex., sair da cama, cumprir com compromisso sociais). Ele começou a definir pequenos objetivos para implementar essas ações alternativas e, como é típico para a maioria dos pacientes, teve mais sucesso agindo alternativamente em relação a alguns impulsos comportamentais motivados por emoções do que em relação a outros. Por exemplo, Alex pôde prevenir a intensificação de impulsos de ALNS com ações alternativas adaptativas, ao passo que seu sucesso em limitar seu consumo de álcool em contextos sociais foi mais irregular.

O Módulo 6 (Exposição Interoceptiva) envolveu exercícios de indução de sintomas abordando sensações físicas associadas à ansiedade (p. ex., falta de ar e tensão muscular) e à depressão (p. ex., sentir-se pesado) para Alex. Apesar de Alex ter praticado esses exercícios durante as sessões com o terapeuta, como é comum para pacientes da TCC, ele não cumpriu a prática de exposição interoceptiva fora das sessões com consistência, resultando em pouco aproveitamento desse módulo. Seguindo a orientação do terapeuta, todavia, algumas exposições dentro das sessões durante o Módulo 7 combinaram exercícios de indução de sintomas com tarefas de exposição emocional (p. ex., hiperventilar antes de abrir e editar seu currículo no computador) para aumentar a intensidade do exercício de exposição como um todo. Os principais exercícios de exposição emocional de Alex cobriram toda a gama dos seus domínios diagnósticos e sintomáticos, incluindo o TDM (p. ex., tomar riscos que poderiam levar ao fracasso ou à decepção [candidatar-se a um emprego], praticar atividades que costumavam ser prazerosas, como boxe), a ansiedade social (p. ex., retomar o contato com amigos que ele estava evitando, conversar com uma possível parceira romântica estando sóbrio) e o consumo de álcool (p. ex., praticar exercícios vespertinos em vez de beber). Vários desses exercícios de exposição deram a Alex a oportunidade de praticar o uso das técnicas do PU (p. ex., ancoragem no presente, flexibilidade cognitiva, reação a impulsos movidos por emoções) durante impulsos suicidas ou autolesivos. Por exemplo, ao remoer uma interação social (iniciada como uma exposição) que ele acreditou não ter sido positiva, Alex percebeu surgirem pensamentos suicidas passivos (o desejo de poder "fugir de tudo" indo dormir e nunca mais acordar). Em reação a isso, ele conseguiu se tornar gradativamente mais capaz de se ancorar no presente usando sua respiração, com a flexibilidade de pensamento (p. ex., "Posso estar me sentindo assim, mas isso vai passar"). De modo geral, Alex relatou considerar exposições emocionais como essas úteis para ele averiguar e aprender que emoções negativas intensas não duram para sempre e construir confiança na sua capacidade de sentir e tolerar emoções aversivas sem evitá-las.

O Módulo 8 (Prevenção de Recaída) teve foco em revisar o progresso de Alex e as habilidades que ele havia aprendido, bem como em planejar práticas futuras e identificar "sinais de perigo" (p. ex., pensamentos suicidas intensos, ALNS e aumento no consumo de substâncias) que justificariam sessões extras ou tratamento adicional. Ele afirmou estar confiante na sua capacidade de continuar aplicando as habilidades do PU na busca de seus objetivos em longo prazo, tais como ter independência financeira de novo e encontrar uma parceira romântica estável. Como é mostrado na Tabela 11.1, Alex sentiu uma redução contínua na depressão, na ideação suicida e na ansiedade, com todas as suas pontuações no questionário caindo nos níveis mínimos ou subclínicos ao fim do tratamento. Notavelmente, Alex recebeu uma oferta de emprego no meio do tratamento, o que teve um efeito positivo evidente e significativo em seus sintomas. Ainda que não tenham sido usadas medidas autoavaliativas estruturadas para as ALNS nem para o consumo de álcool, de acordo com o relato de Alex durante as sessões, ele notou reduções significativas na frequência e na ansiedade de impulsos de ALNS e não as praticou durante o desenvolvimento do tratamento. Alex não fez tanto progresso em seu consumo de álcool, e, apesar de ter reduções significativas em sua depressão e ansiedade, houve uma preocupação sobre reincidências futuras da depressão dentro do contexto do consumo de álcool. Durante o tratamento, Alex não teve interesse em ser encaminhado para um tratamento focado no consumo de substâncias.

PROBLEMAS TÍPICOS E SUCESSOS/FRACASSOS

Problemas típicos

Um problema comum que pode surgir durante o uso do PU em pacientes com transtornos emocionais e PCAs é a falta de comprometimento pessoal e cumprimento com os procedimentos do tratamento, particularmente na prática fora das sessões, que são vitais para a aquisição das habilidades e os ganhos do tratamento. Para indivíduos com PCAs, muitos fatores podem servir como barreiras para o comprometimento pessoal e o cumprimento consistentes, incluindo sintomas depressivos graves (p. ex., falta de motivação, desesperança), acontecimentos estressantes ou problemas interpessoais, convicções de que eles "já sabem" as habilidades (pois podem já ter tido contato com conceitos da TCC ou da DBT), descrença de que as habilidades os ajudarão durante experiências emocionais intensas ou ansiedade em relação a intencionalmente invocar emoções em tarefas baseadas em exposição. O Exercício da Balança Decisional (Módulo 2) pode ser feito novamente em qualquer momento do tratamento para identificar e resolver essas barreiras ao comprometimento e cumprimento. Pode ser benéfico ter um familiar ou um amigo regularmente encorajando e cobrando o paciente em relação ao atendimento das sessões e à realização das tarefas de casa. O terapeuta encoraja o paciente a ter consciência plena sobre as mudanças nos seus níveis de motivação, usar os métodos planejados para superar obstáculos e conversar abertamente, caso perceba que está tendo dificuldade para praticar as habilidades fora das sessões.

Além disso, o PU foi projetado para ser um protocolo flexível, de forma que, especialmente ao trabalhar com pacientes mais complexos ou graves, ele pode ser complementado trazendo outras estratégias baseadas em evidências. Assim, o terapeuta pode cogitar adicionar outros conteúdos "fora de protocolo"; por exemplo, técnicas de resolução de problemas podem ser usadas para abordar problemas fundamentais ou situações que possam estar interferindo na capacidade do paciente de se envolver efetivamente com o tratamento. Em relação às observações de pacientes que as habilidades são redundantes por conta do que já conhecem, o terapeuta pode validar que, apesar de algumas das habilidades apresentadas no PU não serem novas, a forma como elas são propostas em conjunto e implementadas durante práticas no mundo real pode levar a resultados diferentes do que eles tenham visto previamente. Por fim, apesar das recomendações oferecidas aqui incluírem o número típico de sessões dedicadas a cada módulo do PU, para lidar com as barreiras dos pacientes, o terapeuta pode ser flexível na quantidade de tempo dedicada a cada módulo; por exemplo, os módulos baseados em exposição podem ser apresentados em um número maior de sessões para ampliar as oportunidades oferecidas de práticas bem-sucedidas de atividades menos emocionais antes das tarefas mais desafiadoras.

Outro problema típico que pode se tornar aparente ao tratar indivíduos suicidas ou autolesivos é a necessidade de mais conteúdo terapêutico ou de intervenções entre as sessões. Como foi indicado previamente, ter uma equipe de tratamento de prontidão pode ser necessário para essa população, e avaliações de risco regulares durante as sessões presenciais são vitais para determinar se uma terapia em consultório é o nível de atenção apropriado. Considerando sua estrutura flexível, o PU também pode ser aplicado em formatos mais intensivos — em duas ou mais sessões semanais, por exemplo. Ainda que o PU não inclua treinamento via telefone fora das sessões como um componente essencial do tratamento (diferentemente da DBT), não é inconsistente com a abordagem que o terapeuta ofereça esse tipo de treinamento imediato para a aplicação das habilidades. Por último, o terapeuta pode aproveitar avanços recentes em tecnologias móveis (p. ex., *apps* de celular baseados em TCC) para facilitar a prática de habilidades fora das sessões, incluindo lembretes diários. De fato, existe um trabalho em andamento pela nossa equipe para desenvolver uma *intervenção adaptativa e em tempo real* baseada em *smartphones* (JITAI; Nahum-Shani et al., 2018), que fornece intervenções de habilidades baseadas no PU para pacientes suicidas recentemente liberados de internações quando eles necessitarem (National Clinical Trial No NCT03950765; Evan Kleiman, Pesquisador Chefe). Apesar de que *apps* específicos do PU ainda não estejam disponíveis para *download*, considerando o trabalho inicial promissor (majoritariamente em termos de aceitabilidade) em adaptar o PU para formatos *on-line* (p. ex., Rondung et al., 2018; Wurm et al., 2017), existem motivos para acreditar que avanços recentes em tecnologias praticamente onipresentes (como a internet e os celulares) podem ser adequados para reforçar sessões presenciais semanais com conteúdo adicional de intervenção entre as sessões.

Fatores associados ao sucesso–fracasso

Existem vários indicadores de sucesso quando se utiliza o PU no tratamento de pacientes com transtornos emocionais e PCAs. Primeiramente, e fazendo coro com o que já foi dito anteriormente, os pacientes motivados a se comprometer com a terapia e que apresentam cumprimento das práticas fora das sessões têm mais chances de sentir as vantagens da intervenção baseada em habilidades. Além disso, considerando a ênfase do PU em entender e saber lidar com as emoções, os indivíduos com mais abertura para discutir (e, talvez, mudar as formas que eles reagem a) seus estados internos sentirão que conseguirão tirar o melhor proveito desse protocolo. Os pacientes que, mesmo após várias sessões construindo um bom *rapport*, se mantiveram fechados à possibilidade de ter uma atitude mais curiosa em relação às suas experiências emocionais com seus terapeutas talvez não sejam tão adequados para o PU (não mais do que para outros protocolos mais "concretos", como ativação comportamental ou resolução de problemas). Outro fator associado a fracasso do tratamento do PU pode ser uma falta de apoio social ou uma recusa de compartilhar aspectos do tratamento com pessoas importantes em sua vida, já que pode ser benéfico ter o apoio de familiares ou amigos para as práticas individuais fora das sessões (p. ex., via lembretes e cobranças) ou para exercícios de exposição desafiadores. É claro, ao tratar indivíduos suicidas ou autolesivos, é importante ter a permissão do paciente para envolver familiares ou amigos caso uma crise aconteça. Por fim, como foi observado anteriormente, os pacientes que apresentam múltiplos transtornos ou sintomas emocionais comórbidos — assim como PCAs — provavelmente considerarão mais interessante a abordagem transdiagnóstica do PU, que permite o tratamento simultâneo de vários conjuntos de sintomas ou comportamentos problemáticos, e assim terão mais chances de se comprometer com o tratamento e obter benefícios dele.

CONCLUSÃO

Os PCAs são fenômenos frequentes e clinicamente graves para os quais tratamentos eficazes, eficientes e quantificáveis são uma necessidade urgente. Existem altas taxas de simultaneidade entre PCAs e transtornos emocionais, assim como uma sobreposição funcional notável entre PCAs e os processos evitativos e desadaptativos que caracterizam os transtornos emocionais. Em suma, tanto os pensamentos e comportamentos suicidas quanto as ALNS frequentemente servem para dar alívio imediato a experiências emocionais intensas, mas em longo prazo têm mais chances de perpetuar ou potencializar emoções negativas. O PU é um tratamento psicológico transdiagnóstico baseado em mecanismos projetado para tratar dos processos subjacentes que atravessam os transtornos emocionais e, talvez, os PCAs. Assim, dadas as possíveis vantagens em disseminar e oferecer treinamento para o PU transdiagnóstico, essa pode ser uma abordagem terapêutica valiosa e aplicável a ser considerada para indivíduos com transtornos emocionais e PCAs.

Este capítulo providenciou uma orientação baseada em práticas sobre como abordar simultaneamente os transtornos emocionais comórbidos e os PCAs durante o tratamento em consultório com o PU. Mesmo que já existam dados piloto iniciais promissores de estudos experimentais individuais ou de pequena escala, avaliações controladas em grande escala sobre a eficácia e a eficiência para essa população ainda são necessárias. Também pode ser frutífero levar em consideração a combinação de pacientes com módulos individuais do PU ou a organização otimizada dos módulos que tenha mais chances de produzir as respostas mais rápidas e ideais ao tratamento, alinhada com uma abordagem médica personalizada. Tendo em vista que nem todos os indivíduos suicidas ou autolesivos são apropriados para o tratamento de consultório do PU, essa intervenção com limite de tempo pode ser adequada para um modelo de cuidado escalonado para tratar PCAs, no qual os indivíduos com pensamentos e comportamentos suicidas ou ALNS menos graves receberiam o PU como uma intervenção de primeira linha, e indivíduos autolesivos mais crônicos ou graves teriam prioridade em receber um tratamento mais intensivo e dispendioso. O PU também pode ser promissor em formatos adjuntos (ou grupais) para cuidados regulares de pacientes com PCAs em ambientes hospitalares ou comunitários. Em conclusão, ainda que mais pesquisas sejam necessárias, temos esperança de que este capítulo tenha encorajado os profissionais da saúde que encontram pacientes com transtornos emocionais e PCAs em sua prática (seja na apresentação inicial ou vendo esses comportamentos e impulsos surgirem durante o curso de um tratamento focado em emoções) a levarem em consideração como os PCAs podem ser tratados dentro da abordagem transdiagnóstica do PU.

REFERÊNCIAS

Abramson, L. Y., Alloy, L. B., Hogan, M. E., Whitehouse, W. G., Gibb, B. E., Hankin, B. L., et al. (2000). The hopelessness theory of suicidality. In T. E. Joiner & M. D. Rudd (Eds.), *Suicide science: Expanding the boundaries* (pp. 17–32). Norwell, MA: Kluwer Academic.

American Psychiatric Association. (2000). *Diagnostic and statistical manual of mental disorders* (4th ed., text rev.). Washington, DC: Author.

American Psychiatric Association. (2013). *Diagnostic and statistical manual of mental disorders* (5th ed.). Arlington, VA: Author.

American Psychological Association, Division 12. (2019). Research-supported psychological treatments. Retrieved May 2020 from *www.div12.org/psychological-treatments*.

Andover, M. S., Pepper, C. M., Ryabchenko, K. A., Orrico, E. G., & Gibb, B. E. (2005). Self-mutilation and symptoms of depression, anxiety, and borderline personality disorder. *Suicide and Life-Threatening Behavior, 35*(5), 581–591.

Andover, M. S., Schatten, H. T., Morris, B. W., Holman, C. S., & Miller, I. W. (2017). An intervention for nonsuicidal self-injury in young adults: A pilot randomized controlled trial. *Journal of Consulting and Clinical Psychology, 85*(6), 620–631.

Andover, M. S., Schatten, H. T., Morris, B. W., & Miller, I. W. (2015). Development of an intervention for nonsuicidal self-injury in young adults: An open pilot trial. *Cognitive and Behavioral Practice, 22*(4), 491–503.

Arkowitz, H., Miller, W. R., & Rollnick, S. (Eds.). (2017). *Motivational interviewing in the treatment of psychological problems* (2nd ed.). New York: Guilford Press.

Armey, M. F., Brick, L., Schatten, H. T., Nugent, N. R., & Miller, I. W. (2020). Ecologically assessed affect and suicidal ideation following psychiatric inpatient hospitalization. *General Hospital Psychiatry, 63*, 89–96.

Armey, M. F., Crowther, J. H., & Miller, I. W. (2011). Changes in ecological momentary assessment reported affect associated with episodes of nonsuicidal self-injury. *Behavior Therapy, 42*(4), 579–588.

Arsenault-Lapierre, G., Kim, C., & Turecki, G. (2004). Psychiatric diagnoses in 3275 suicides: A meta-analysis. *BMC Psychiatry, 4*, 37.

Asarnow, J. R., Hughes, J. L., Babeva, K. N., & Sugar, C. A. (2017). Cognitive-behavioral family treatment for suicide attempt prevention: A randomized controlled trial. *Journal of the American Academy of Child and Adolescent Psychiatry, 56*(6), 506–514.

Barlow, D. H. (1988). *Anxiety and its disorders: The nature and treatment of anxiety and panic*. New York: Guilford Press.

Barlow, D. H., Ellard, K. K., Fairholme, C. P., Farchione, T. J., Boisseau, C. L., Ehrenreich May, J., et al. (2011a). *Unified Protocol for Transdiagnostic Treatment of Emotional Disorders: Workbook*. New York: Oxford University Press.

Barlow, D. H., Ellard, K. K., Sauer-Zavala, S., Bullis, J. R., & Carl, J. R. (2014). The origins of neuroticism. *Perspectives on Psychological Science, 9*(5), 481–496.

Barlow, D. H., Farchione, T. J., Bullis, J. R., Gallagher, M. W., Murray-Latin, H., Sauer-Zavala, S., et al. (2017). The unified protocol for transdiagnostic treatment of emotional disorders compared with diagnosis-specific protocols for anxiety disorders. *JAMA Psychiatry, 74*(9), 875–874.

Barlow, D. H., Farchione, T. J., Fairholme, C. P., Ellard, K. K., Boisseau, C. L., Allen, L. B., et al. (2011b). *Unified Protocol for Transdiagnostic Treatment of Emotional Disorders: Therapist guide*. New York: Oxford University Press.

Barlow, D. H., Farchione, T. J., Sauer-Zavala, S., Murray-Latin, H., Ellard, K. K., Bullis, J. R., et al. (2018a). *Unified protocol for transdiagnostic treatment of emotional disorders: Therapist guide* (2nd ed.). New York: Oxford University Press.

Barlow, D. H., Farchione, T. J., Sauer-Zavala, S., Murray-Latin, H., Ellard, K. K., Bullis, J. R., et al. (2018b). *Unified protocol for transdiagnostic treatment of emotional disorders: Workbook* (2nd ed.). New York: Oxford University Press.

Barlow, D. H., Sauer-Zavala, S., Carl, J. R., Bullis, J. R., & Ellard, K. K. (2014). The nature, diagnosis, and treatment of neuroticism. *Clinical Psychological Science, 2*(3), 344–365.

Bateman, A., & Fonagy, P. (1999). Effectiveness of partial hospitalization in the treatment of borderline personality disorder: A randomized controlled trial. *American Journal of Psychiatry, 156*(10), 1563–1569.

Baumeister, R. F. (1990). Suicide as escape from self. *Psychological Review, 97*(1), 90–113.

Beck, A. T. (1967). *Depression: Clinical, experimental, and theoretical aspects*. New York: Harper & Row.

Beck, A. T., Kovacs, M., & Weissman, A. (1975). Hopelessness and suicidal behavior: An overview. *Journal of the American Medical Association, 234*(11), 1146–1149.

Bentley, K. H. (2017). Applying the Unified Protocol Transdiagnostic Treatment to nonsuicidal self-injury and co-occurring emotional disorders: A case illustration. *Journal of Clinical Psychology, 73*(5), 547–558.

Bentley, K. H., Boettcher, H., Bullis, J. R., Carl, J. R., Conklin, L. R., Sauer-Zavala, S., et al. (2017). Development of a single-session, transdiagnostic preventive intervention for young adults at risk for emotional disorders. *Behavior Modification, 42*(5), 781–805.

Bentley, K. H., Cassiello-Robbins, C. F., Vittorio, L., Sauer-Zavala, S., & Barlow, D. H. (2015). The association between nonsuicidal self-injury and the emotional disorders: A meta-analytic review. *Clinical Psychology Review, 37*, 72–88.

Bentley, K. H., Conklin, L. R., Boswell, J. F., Shapero, B. G., & Olesnycky, O. S. (2019). Unified Protocol for Treatment of Depression. In B. Shapero, D. Mischoulon, & C. Cusin (Eds.), *The Massachusetts General Hospital Guide to Depression: New treatment insights and options* (pp. 155–166). Cham, Switzerland: Humana Press.

Bentley, K. H., Franklin, J. C., Ribeiro, J. D., Kleiman, E. M., Fox, K. R., & Nock, M. K. (2016). Anxiety and its disorders as risk factors for suicidal thoughts and behaviors: A meta-analytic review. *Clinical Psychology Review, 43*, 30–46.

Bentley, K. H., Gallagher, M. W., Carl, J. R., & Barlow, D. H. (2014). Development and validation of the Overall Depression Severity and Impairment Scale. *Psychological Assessment, 26*(3), 815–830.

Bentley, K. H., Nock, M. K., Sauer-Zavala, S., Gorman, B. S., & Barlow, D. H. (2017). A functional analysis of two transdiagnostic, emotion-focused interventions on nonsuicidal self-injury. *Journal of Consulting and Clinical Psychology, 85*(6), 632–646.

Bentley, K. H., Sauer-Zavala, S., Cassiello-Robbins, C. F., Conklin, L. R., Vento, S., & Homer, D. (2017). Treating suicidal thoughts and behaviors within an emotional disorders framework: Acceptability and feasibility of the Unified Protocol in an inpatient setting. *Behavior Modification, 41*(4), 529–557.

Bentley, K. H., Sauer-Zavala, S., Cassiello-Robbins, C., & Vento, S. (2018). Applications of the Unified Protocol for Transdiagnostic Treatment of Emotional Disorders to nonsuicidal and suicidal self-injury. In T. J. Farchione & D. H. Barlow (Eds.), *Applications of the Unified Protocol for Transdiagnostic Treatment of Emotional Disorders* (pp. 179–199). New York: Oxford University Press.

Bentley, K. H., Sauer-Zavala, S., Stevens, K. T., & Washburn, J. J. (2020). Implementing an evidence-based psychological intervention for suicidal thoughts and behaviors on an inpatient unit: Process, challenges, and initial findings. *General Hospital Psychiatry, 63*(2), 76–82.

Ben-Zeev, D., Young, M. A., & Depp, C. A. (2012). Real-time predictors of suicidal ideation: Mobile assessment of hospitalized depressed patients. *Psychiatry Research, 197*(1–2), 55–59.

Bertolote, J. M., & Fleischmann, A. (2002). Suicide and psychiatric diagnosis: A worldwide perspective. *World Psychiatry, 1*(3), 181–185.

Black, D. W., Blum, N., Pfohl, B., & Hale, N. (2004). Suicidal behavior in borderline personality disorder: Prevalence, risk factors, prediction, and prevention. *Journal of Personality Disorders, 18*(3), 226–239.

Boergers, J., Spirito, A., & Donaldson, D. (1998). Reasons for adolescent suicide attempts: Associations with psychological functioning. *Journal of the American Academy of Child and Adolescent Psychiatry, 37*(12), 1287–1293.

Bolton, J. M., Robinson, R., & Sareen, J. (2009). Self-medication of mood disorders with alcohol and drugs in the National Epidemiologic Survey on Alcohol and Related Conditions. *Journal of Affective Disorders, 115*(3), 367–375.

Boswell, J. F., Anderson, L. M., & Anderson, D. A. (2015). Integration of interoceptive exposure in eating disorder treatment. *Clinical Psychology: Science and Practice, 22*(2), 194–210.

Boswell, J. F., Farchione, T. J., Sauer-Zavala, S., Murray, H. W., Fortune, M. R., & Barlow, D. H. (2013). Anxiety sensitivity and interoceptive exposure: A transdiagnostic construct and change strategy. *Behavior Therapy, 44*(3), 417–431.

Brausch, A. M., & Muehlenkamp, J. J. (2018). Perceived effectiveness of NSSI in achieving functions on severity and suicide risk. *Psychiatry Research, 265*, 144–150.

Brausch, A. M., & Woods, S. E. (2019). Emotion regulation deficits and nonsuicidal self-injury prospectively predict suicide ideation in adolescents. *Suicide and Life-Threatening Behavior, 49*(3), 868–880.

Brereton, A., & McGlinchey, E. (2019). Self-harm, emotion regulation, and experiential avoidance: A systematic review. *Archives of Suicide Research, 24*(Suppl. 1), 1–24.

Briere, J., & Gil, E. (1998). Self-mutilation in clinical and general population samples: Prevalence, correlates, and functions. *American Journal of Orthopsychiatry, 68*(4), 609–620.

Brown, G. K., Currier, G. W., Jager-Hyman, S., & Stanley, B. (2015). Detection and classification of suicidal behavior and nonsuicidal self-injury behavior in emergency departments. *Journal of Clinical Psychiatry, 76*(10), 1397–1403.

Brown, G. K., & Jager-Hyman, S. (2014). Evidence-based psychotherapies for suicide prevention. *American Journal of Preventive Medicine, 47*(3), S186–S194.

Brown, G. K., Ten Have, T., Henriques, G. R., Xie, S. X., Hollander, J. E., & Beck, A. T. (2005). Cognitive therapy for the prevention of suicide attempts. *Journal of the American Medical Association, 294*(5), 563–570.

Brown, T. A. (2007). Temporal course and structural relationships among dimensions of temperament and DSM-IV anxiety and mood disorder constructs. *Journal of Abnormal Psychology, 116*(2), 313–328.

Brown, T. A., & Barlow, D. H. (2009). A proposal for a dimensional classification system based on the shared features of the DSM-IV anxiety and mood disorders: Implications for assessment and treatment. *Psychological Assessment, 21*(3), 256–271.

Brown, T. A., & Barlow, D. H. (2014). *Anxiety and Related Disorders Interview Schedule for DSM-5, Adult and Lifetime Version: Clinician manual*. New York: Oxford University Press.

Brunner, R., Kaess, M., Parzer, P., Fischer, G., Resch, F., Carli, V., et al. (2013). Characteristics of non-suicidal self-injury and suicide attempts among adolescents in Europe: Results from the European Research Consortium SEYLE. *European Psychiatry, 28*(Suppl. 1), 1.

Bryan, C. J., Peterson, A. L., & Rudd, M. D. (2018). Differential effects of brief CBT versus treatment as usual on posttreatment suicide attempts among groups of suicidal patients. *Psychiatric Services, 69*(6), 703–709.

Buelens, T., Luyckx, K., Kiekens, G., Gandhi, A., Muehlenkamp, J. J., & Claes, L. (2020). Investigating the DSM-5 criteria for non-suicidal self-injury disorder in a community sample of adolescents. *Journal of Affective Disorders, 260*, 314–322.

Bullis, J. R., Boettcher, H., Sauer-Zavala, S., Farchione, T. J., & Barlow, D. H. (2019). What is an emotional disorder?: A transdiagnostic mechanistic definition with implications for assessment, treatment, and prevention. *Clinical Psychology: Science and Practice, 26*(2), e12278.

Busch, K. A., Fawcett, J., & Jacobs, D. G. (2003). Clinical correlates of inpatient suicide. *Journal of Clinical Psychiatry, 64*(1), 14–19.

Campbell-Sills, L., Barlow, D. H., Brown, T. A., & Hofmann, S. G. (2006). Acceptability and suppression of negative emotion in anxiety and mood disorders. *Emotion, 6*(4), 587–595.

Cassiello-Robbins, C., Southward, M. W., Tirpak, J. W., & Sauer-Zavala, S. (2020). A systematic review of Unified Protocol applications with adult populations: Facilitating widespread dissemination via adaptability. *Clinical Psychology Review, 78*, 101852.

Centers for Disease Control and Prevention. (2020). Preventing suicide. Retrieved from *www.cdc.gov/violenceprevention/pdf/Suicide-factsheet_508.pdf.*

Centers for Disease Control and Prevention. (2021a). Web-based Injury Statistics Query and Reporting System (WISQARS). Retrieved from *www.cdc.gov/injury/wisqars/ index.html.*

Centers for Disease Control and Prevention. (2021b). Change in suicide rates — United States, 2019–2019 [Morbidity and Mortality Report]. Retrieved from *www.cdc.gov/mmwr/volumes/70/wr/pdfs/mm7008al-H.pdf.*

Chapman, A. L., Gratz, K. L., & Brown, M. Z. (2006). Solving the puzzle of deliberate self-harm: The experiential avoidance model. *Behaviour Research and Therapy, 44*(3), 371–394.

Chapman, A. L., Specht, M. W., & Cellucci, T. (2005). Borderline personality disorder and deliberate self-harm: Does experiential avoidance play a role? *Suicide and Life-Threatening Behavior, 35*(4), 388–399.

Claes, L., & Muehlenkamp, J. J. (Eds.). (2014). *Non-suicidal self-injury in eating disorders*. Berlin: Springer-Verlag.

Comtois, K. A., & Linehan, M. M. (2006). Psychosocial treatments of suicidal behaviors: A practice-friendly review. *Journal of Clinical Psychology, 62*(2), 161–170.

Conwell, Y., Duberstein, P. R., Cox, C., Herrmann, J. H., Forbes, N. T., & Caine, E. D. (1996). Relationships of age and Axis I diagnoses in victims of completed suicide: A psychological autopsy study. *American Journal of Psychiatry, 153*(8), 1001–1008.

Crosby, A. E., Han, B. H., Ortega, L. A. G., Parks, S. E., & Gfroerer, J. (2011). Suicidal thoughts and behaviors among adults aged ≥18 years — United States, 2008–2009. *MMWR Surveillance Summaries, 60*(SS-13), 1–22.

Crowell, S. E., Derbidge, C. M., & Beauchaine, T. P. (2014). Developmental approaches to understanding suicidal and self-injurious behaviors. In M. K. Nock (Ed.), *The Oxford handbook of suicide and self-injury* (pp. 183–205). New York: Oxford University Press.

D'Anci, K. E., Uhl, S., Giradi, G., & Martin, C. (2019). Treatments for the prevention and management of suicide. *Annals of Internal Medicine, 171*(5), 334–342.

DeCou, C. R., Comtois, K. A., & Landes, S. J. (2019). Dialectical behavior therapy is effective for the treatment of suicidal behavior: A meta-analysis. *Behavior Therapy, 50*(1), 60–72.

DeCou, C. R., & Lynch, S. M. (2019). Emotional reactivity, trauma-related distress, and suicidal ideation among adolescent inpatient survivors of sexual abuse. *Child Abuse and Neglect, 89*, 155–164.

Downs, M. F., & Eisenberg, D. (2012). Help seeking and treatment use among suicidal college students. *Journal of American College Health, 60*(2), 104–114.

Ellis, T. E., & Rufino, K. A. (2016). Change in experiential avoidance is associated with reduced suicidal ideation over the course of psychiatric hospitalization. *Archives of Suicide Research, 20*(3), 426–437.

Fawcett, J., Scheftner, W. A., Fogg, L., Clark, D. C., Young, M. A., Hedeker, D., et al. (1990). Time-related predictors of suicide in major affective disorder. *The American Journal of Psychiatry, 147*(9), 1189–1194.

First, M. B., Williams, J. B. W., Karg, R. S., & Spitzer, R. (2016). *Structured Clinical Interview for DSM-5 Disorders, Clinician Version (SCID-5-CV)*. Washington, DC: American Psychiatric Association.

Fortgang, R. G., & Nock, M. K. (2020). *Ringing the alarm on suicide prevention: A call to action*. Manuscript under review.

Fox, K. R., Franklin, J. C., Ribeiro, J. D., Kleiman, E. M., Bentley, K. H., & Nock, M. K. (2015). Meta-analysis of risk factors for nonsuicidal self-injury. *Clinical Psychology Review, 42*, 156–167.

Fox, K. R., Huang, X., Guzmán, E. M., Funsch, K., Cha, C. B., Ribeiro, J. D., et al. (2020). Interventions for suicide and self-injury: A meta-analysis of randomized controlled trials across nearly 50 years of research. *Psychological Bulletin, 146*, 1117–1145.

Franklin, J. C., Ribeiro, J. D., Fox, K. R., Bentley, K. H., Kleiman, E. M., Huang, X., et al. (2017). Risk factors for suicidal thoughts and behaviors: A meta-analysis of 50 years of research. *Psychological Bulletin, 143*(2), 187–232.

Gradus, J. L., Qin, P., Lincoln, A. K., Miller, M., Lawler, E., Sorensen, H. T., et al. (2010). Posttraumatic stress disorder and completed suicide. *American Journal of Epidemiology, 171*(6), 721–727.

Gratz, K. L., & Gunderson, J. G. (2006). Preliminary data on an acceptance-based emotion regulation group intervention for deliberate self-harm among women with borderline personality disorder. *Behavior Therapy, 37*(1), 25–35.

Gratz, K. L., & Tull, M. T. (2011). Extending research on the utility of an adjunctive emotion regulation group therapy for deliberate self-harm among women with borderline personality pathology. *Personality Disorders: Theory, Research, and Treatment, 2*(4), 316–326.

Gratz, K. L., Tull, M. T., & Levy, R. (2014). Randomized controlled trial and uncontrolled 9-month follow-up of an adjunctive emotion regulation group therapy for deliberate self-harm among women with borderline personality disorder. *Psychological Medicine, 44*(10), 2099–2112.

Hamza, C. A., & Willoughby, T. (2015). Nonsuicidal self-injury and affect regulation: Recent findings from experimental and ecological momentary assessment studies and future directions. *Journal of Clinical Psychology, 71*(6), 561–574.

Handley, T. E., Inder, K. J., Kelly, B. J., Attia, J. R., Lewin, T. J., Fitzgerald, M. N., et al. (2012). You've got to have friends: The predictive value of social integration and support in suicidal ideation among rural communities. *Social Psychiatry and Psychiatric Epidemiology, 47*(8), 1281–1290.

Hanratty, D., Kilicaslan, J., Wilding, H., & Castle, D. (2019). A systematic review of efficacy of Collaborative Assessment and Management of Suicidality (CAMS) in managing suicide risk and deliberate self-harm in adult populations. *Australasian Psychiatry, 27*(6), 559–564.

Harwood, D., Hawton, K., Hope, T., & Jacoby, R. (2001). Psychiatric disorder and personality factors associated with suicide in older people: A descriptive and case–control study. *International Journal of Geriatric Psychiatry, 16*(2), 155–165.

Hatcher, S., Sharon, C., Parag, V., & Collins, N. (2011). Problem-solving therapy for people who present to hospital with self-harm: Zelen randomised controlled trial. *British Journal of Psychiatry, 199*(4), 310–316.

Hawton, K., Cole, D., O'Grady, J., & Osborn, M. (1982). Motivational aspects of deliberate self-poisoning in adolescents. *British Journal of Psychiatry, 141*(3), 286–291.

Hawton, K., Witt, K. G., Salisbury, T. L. T., Arensman, E., Gunnell, D., Hazell, P., et al. (2016). Psychosocial interventions following self-harm in adults: A systematic review and meta-analysis. *Lancet Psychiatry, 3*(8), 740–750.

Hayes, S. A., Orsillo, S. M., & Roemer, L. (2010). Changes in proposed mechanisms of action during an acceptance-based behavior therapy for generalized anxiety disorder. *Behaviour Research and Therapy, 48*(3), 238–245.

Hielscher, E., Whitford, T. J., Scott, J. G., & Zopf, R. (2019). When the body is the target — Representations of one's own body and bodily sensations in self-harm: A systematic review. *Neuroscience and Biobehavioral Reviews, 101*, 85–112.

Hooley, J. M., Fox, K. R., & Boccagno, C. (2020). Nonsuicidal self-injury: Diagnostic challenges and current perspectives. *Neuropsychiatric Disease and Treatment, 16*, 101–112.

Insel, T., Cuthbert, B., Garvey, M., Heinssen, R., Pine, D. S., Quinn, K., et al. (2010). Research Domain Criteria (RDoC): Toward a new classification framework for research on mental disorders. *American Journal of Psychiatry, 167*(7), 748–751.

International Society for the Study of Self-Injury. (2018). What is nonsuicidal self-injury? Retrieved May 12, 2020, from *https://itriples.org/about-self-injury/what-is-self-injury*.

Jacobson, C. M., Muehlenkamp, J. J., Miller, A. L., & Turner, J. B. (2008). Psychiatric impairment among adolescents engaging in different types of deliberate self-harm. *Journal of Clinical Child and Adolescent Psychology, 37*(2), 363–375.

Jobes, D. A. (2006). *Managing suicidal risk: A collaborative approach*. New York: The Guilford Press.

Jobes, D. A. (2012). The Collaborative Assessment and Management of Suicidality (CAMS): An evolving evidence-based clinical approach to suicidal risk. *Suicide and Life Threatening Behavior, 42*(6), 640–653.

Jobes, D. A., Comtois, K. A., Gutierrez, P. M., Brenner, L. A., Huh, D., Chalker, S. A., et al. (2017). A randomized controlled trial of the Collaborative Assessment and Management of Suicidality versus enhanced care as usual with suicidal soldiers. *Psychiatry, 80*(4), 339–356.

Joiner, T. E. (2005).*Why people die by suicide*. Cambridge, MA: Harvard University Press.

Kanwar, A., Malik, S., Prokop, L. J., Sim, L. A., Feldstein, D., Wang, Z., et al. (2013). The association between anxiety disorders and suicidal behaviors: A systematic review and meta-analysis. *Depression and Anxiety, 30*(10), 917–929.

Kaplan, M. L., Asnis, G. M., Sanderson, W. C., Keswani, L., de Lecuona, J. M., & Joseph, S. (1994). Suicide assessment: Clinical interview vs. self-report. *Journal of Clinical Psychology, 50*(2), 294–298.

Kazdin, A. E., & Rabbitt, S. M. (2013). Novel models for delivering mental health services and reducing the burdens of mental illness. *Clinical Psychological Science, 1*(2), 170–191.

Kiekens, G., Hasking, P., Claes, L., Mortier, P., Auerbach, R. P., Boyes, M., et al. (2018). The DSM-5 nonsuicidal self-injury disorder among incoming college students: Prevalence and associations with 12-month mental disorders and suicidal thoughts and behaviors. *Depression and Anxiety, 35*(7), 629–637.

Kleiman, E. M., Coppersmith, D. D. L., Millner, A. J., Franz, P. J., Fox, K. R., & Nock, M. K. (2018). Are suicidal thoughts reinforcing?: A preliminary real-time monitoring study on the potential affect regulation function of suicidal thinking. *Journal of Affective Disorders, 232*, 122–126.

Kliem, S., Kröger, C., & Kosfelder, J. (2010). Dialectical behavior therapy for borderline personality disorder: A meta-analysis using mixed-effects modeling. *Journal of Consulting and Clinical Psychology, 78*(6), 936–951.

Klonsky, E. D. (2007). The functions of deliberate self-injury: A review of the evidence. *Clinical Psychology Review, 27*(2), 226–239.

Klonsky, E. D., Oltmanns, T. F., & Turkheimer, E. (2003). Deliberate self-harm in a nonclinical population: Prevalence and psychological correlates. *American Journal of Psychiatry, 160*(8), 1501–1508.

Kotov, R., Krueger, R. F., Watson, D., Achenbach, T. M., Althoff, R. R., Bagby, R. M., et al. (2017). The Hierarchical Taxonomy of Psychopathology (HiTOP): A dimensional alternative to traditional nosologies. *Journal of Abnormal Psychology, 126*(4), 454–477.

Kroenke, K., Spitzer, R. L., & Williams, J. B. (2001). The PHQ-9: Validity of a brief depression severity measure. *Journal of General Internal Medicine, 16*(9), 606–613.

Labelle, R., Pouliot, L., & Janelle, A. (2015). A systematic review and meta-analysis of cognitive behavioural treatments for suicidal and self-harm behaviours in adolescents. *Canadian Psychology/Psychologie Canadienne, 56*(4), 368–378.

Leavey, K., & Hawkins, R. (2017). Is cognitive behavioural therapy effective in reducing suicidal ideation and behaviour when delivered face-to-face or via e-health?: A systematic review and meta-analysis. *Cognitive Behaviour Therapy, 46*(5), 353–374.

Levy, K. N., Yeomans, F. E., & Diamond, D. (2007). Psychodynamic treatments of self-injury. *Journal of Clinical Psychology, 63*(11), 1105–1120.

Linehan, M. M. (1993). *Cognitive-behavioral treatment of borderline personality disorder*. New York: Guilford Press.

Linehan, M. M. (2009). *University of Washington Risk Assessment Action Protocol: UWRAP*. Unpublished manuscript, University of Washington, Seattle, WA.

Linehan, M. M., Comtois, K. A., Murray, A. M., Brown, M. Z., Gallop, R. J., Heard, H. L., et al. (2006). Two-year randomized controlled trial and follow-up of dialectical behavior therapy vs therapy by experts for suicidal behaviors and borderline personality disorder. *Archives of General Psychiatry, 63*(7), 757–766.

Linehan, M. M., Comtois, K. A., & Ward-Ciesielski, E. F. (2012). Assessing and managing risk with suicidal individuals. *Cognitive and Behavioral Practice, 19*(2), 218–232.

Liu, S., You, J., Ying, J., Li, X., & Shi, Q. (2020). Emotion reactivity, nonsuicidal self-injury, and regulatory emotional self-efficacy: A moderated mediation model of suicide ideation. *Journal of Affective Disorders, 266*, 82–89.

Lynch, T. R., Cheavens, J. S., Morse, J. Q., & Rosenthal, M. Z. (2004). A model predicting suicidal ideation and hopelessness in depressed older adults: The impact of emotion inhibition and affect intensity. *Aging and Mental Health, 8*(6), 486–497.

Maltsberger, J. T. (2004). The descent into suicide. *International Journal of Psychoanalysis, 85*(3), 653–668.

McHugh, R. K., & Barlow, D. H. (2010). The dissemination and implementation of evidence-based psychological treatments: A review of current efforts. *American Psychologist, 65*(2), 73–84.

McHugh, R. K., Murray, H. W., & Barlow, D. H. (2009). Balancing fidelity and adaptation in the dissemination of empirically-supported treatments: The promise of transdiagnostic interventions. *Behaviour Research and Therapy, 47*(11), 946–953.

McLaughlin, K. A., Mennin, D. S., & Farach, F. J. (2007). The contributory role of worry in emotion generation and dysregulation in generalized anxiety disorder. *Behaviour Research and Therapy, 45*(8), 1735–1752.

Meerwijk, E. L., Parekh, A., Oquendo, M. A., Allen, I. E., Franck, L. S., & Lee, K. A. (2016). Direct versus indirect psychosocial and behavioural interventions to prevent suicide and suicide attempts: A systematic review and meta-analysis. *Lancet Psychiatry, 3*(6), 544–554.

Millner, A. J., Lee, M. D., & Nock, M. K. (2015). Single-item measurement of suicidal behaviors: Validity and consequences of misclassification. *PLoS ONE, 10*(10), e0141606.

Mou, D., Kleiman, E. M., Fedor, S., Beck, S., Huffman, J. C., & Nock, M. K. (2018). Negative affect is more strongly associated with suicidal thinking among suicidal patients with borderline personality disorder than those without. *Journal of Psychiatric Research, 104*, 198–201.

Muehlenkamp, J. J., Engel, S. G., Wadeson, A., Crosby, R. D., Wonderlich, S. A., Simonich, H., et al. (2009). Emotional states preceding and following acts of non-suicidal self-injury in bulimia nervosa patients. *Behaviour Research and Therapy, 47*(1), 83–87.

Nahum-Shani, I., Smith, S. N., Spring, B. J., Collins, L. M., Witkiewitz, K., Tewari, A., et al. (2018). Just-in-Time Adaptive Interventions (JITAIs) in mobile health: Key components and design principles for ongoing health behavior support. *Annals of Behavioral Medicine, 52*(6), 446–462.

Najmi, S., Wegner, D. M., & Nock, M. K. (2007). Thought suppression and self-injurious thoughts and behaviors. *Behaviour Research and Therapy, 45*(8), 1957–1965.

National Center for Health Statistics. (2018). Table 5. Age-adjusted death rates for selected causes of death, by sex, race, and Hispanic origin: United States, selected years 1950–2017. Retrieved from *www.cdc.gov/nchs/data/ hus/2018/005.pdf*.

Nock, M. K. (2010). Self-injury. *Annual Review of Clinical Psychology, 6*(1), 339–363.

Nock, M. K., & Favazza, A. R. (2009). Nonsuicidal self-injury: Definition and classification. In *Understanding nonsuicidal self-injury: Origins, assessment, and treatment* (pp. 9–18). Washington, DC: American Psychological Association.

Nock, M. K., Holmberg, E. B., Photos, V. I., & Michel, B. D. (2007). Self-Injurious Thoughts and Behaviors Interview: Development, reliability, and validity in an adolescent sample. *Psychological Assessment, 19*(3), 309–317.

Nock, M. K., Hwang, I., Sampson, N. A., & Kessler, R. C. (2010). Mental disorders, comorbidity and suicidal behavior: Results from the National Comorbidity Survey Replication. *Molecular Psychiatry, 15*(8), 868–876.

Nock, M. K., Hwang, I., Sampson, N., Kessler, R. C., Angermeyer, M., Beautrais, et al. (2009). Cross-national analysis of the associations among mental disorders and suicidal behavior: Findings from the WHO World Mental Health Surveys. *PLoS Medicine, 6*(8), e1000123.

Nock, M. K., Joiner, Jr., T. E., Gordon, K. H., Lloyd-Richardson, E., & Prinstein, M. J. (2006). Non-suicidal self-injury among adolescents: Diagnostic correlates and relation to suicide attempts. *Psychiatry Research, 144*(1), 65–72.

Nock, M. K., & Prinstein, M. J. (2004). A functional approach to the assessment of self-mutilative behavior. *Journal of Consulting and Clinical Psychology, 72*(5), 885–890.

Nock, M. K., & Prinstein, M. J. (2005). Contextual features and behavioral functions of self-mutilation among adolescents. *Journal of Abnormal Psychology, 114*(1), 140–146.

Nock, M. K., Prinstein, M. J., & Sterba, S. K. (2009). Revealing the form and function of self-injurious thoughts and behaviors: A real-time ecological assessment study among adolescents and young adults. *Journal of Abnormal Psychology, 118*(4), 816–827.

Nock, M. K., Wedig, M. M., Holmberg, E. B., & Hooley, J. M. (2008). The Emotion Reactivity Scale: Development, evaluation, and relation to self-injurious thoughts and behaviors. *Behavior Therapy, 39*(2), 107–116.

Nordentoft, M., Mortensen, P. B., & Pedersen, C. B. (2011). Absolute risk of suicide after first hospital contact in mental disorder. *Archives of General Psychiatry, 68*(10), 1058–1064.

Norman, S. B., Cissell, S. H., Means-Christensen, A. J., & Stein, M. B. (2006). Development and validation of an Overall Anxiety Severity and Impairment Scale (OASIS). *Depression and Anxiety, 23*, 245–249.

Oquendo, M. A., & Baca-Garcia, E. (2014). Suicidal behavior disorder as a diagnostic entity in the DSM-5 classification system: Advantages outweigh limitations. *World Psychiatry, 13*(2), 128–130.

Orme, W. H., Szczepanek, A. E., Allen, J. G., Oldham, J. M., Madan, A., Frueh, B. C., et al. (2020). Lifetime and prospective associations among personality trait domains and suicide-related behaviors in patients with severe mental illness. *Journal of Affective Disorders, 266*, 492–497.

Ougrin, D., Tranah, T., Stahl, D., Moran, P., & Asarnow, J. R. (2015). Therapeutic interventions for suicide attempts and self-harm in adolescents: Systematic review and meta-analysis. *Journal of the American Academy of Child and Adolescent Psychiatry, 54*(2), 97–107.

Panagioti, M., Gooding, P., & Tarrier, N. (2009). Post-traumatic stress disorder and suicidal behavior: A narrative review. *Clinical Psychology Review, 29*(6), 471–482.

Payne, L. A., Ellard, K. K., Farchione, T. J., Fairholme, C. P., & Barlow, D. H. (2014). Emotional disorders: A unified transdiagnostic protocol. In D. H. Barlow (Ed.), *Clinical handbook of psychological disorders: A step-by-step treatment manual* (5th ed., pp. 237–274). New York: Guilford Press.

Peters, E. M., John, A., Bowen, R., Baetz, M., & Balbuena, L. (2018). Neuroticism and suicide in a general population cohort: Results from the UK Biobank Project. *BJPsych Open, 4*(2), 62–68.

Pettit, J. W., Temple, S. R., Norton, P. J., Yaroslavsky, I., Grover, K. E., Morgan, S. T., et al. (2009). Thought suppression and suicidal ideation: Preliminary evidence in support of a robust association. *Depression and Anxiety, 26*(8), 758–763.

Pistorello, J., Jobes, D. A., Gallop, R., Compton, S. N., Locey, N. S., Au, J. S., et al. (2020, April 10). A randomized controlled trial of the Collaborative Assessment and Management of Suicidality (CAMS) versus treatment as usual (TAU) for suicidal college students. *Archives of Suicide Research.* [Epub ahead of print]

Plener, P. L., Schumacher, T. S., Munz, L. M., & Groschwitz, R. C. (2015). The longitudinal course of non-suicidal self-injury and deliberate self-harm: A systematic review of the literature. *Borderline Personality Disorder and Emotion Dysregulation, 2*(1), 1–11.

Polanco-Roman, L., Moore, A., Tsypes, A., Jacobson, C., & Miranda, R. (2018). Emotion reactivity, comfort expressing emotions, and future suicidal ideation in emerging adults. *Journal of Clinical Psychology, 74*(1), 123–135.

Posner, K., Brown, G. K., Stanley, B., Brent, D. A., Yershova, K. V., Oquendo, M. A., et al. (2011). The Columbia–Suicide Severity Rating Scale: Initial validity and internal consistency findings from three multisite studies with adolescents and adults. *American Journal of Psychiatry, 168*(12), 1266–1277.

Rappaport, L. M., Flint, J., & Kendler, K. S. (2017). Clarifying the role of neuroticism in suicidal ideation and suicide attempt among women with major depressive disorder. *Psychological Medicine, 47*(13), 2334–2344.

Reynders, A., Kerkhof, A. J. F. M., Molenberghs, G., & Van Audenhove, C. (2015). Help-seeking, stigma and attitudes of people with and without a suicidal past. A comparison between a low and a high suicide rate country. *Journal of Affective Disorders, 178*, 5–11.

Ribeiro, J. D., Bender, T. W., Buchman, J. M., Nock, M. K., Rudd, M. D., Bryan, C. J., et al. (2014). An investigation of the interactive effects of the capability for suicide and acute agitation on suicidality in a military sample. *Depression and Anxiety, 32*(1), 25–31.

Ribeiro, J. D., Franklin, J. C., Fox, K. R., Bentley, K. H., Kleiman, E. M., Chang, B. P., et al. (2016). Self-injurious thoughts and behaviors as risk factors for future suicide ideation, attempts, and death: A meta-analysis of longitudinal studies. *Psychological Medicine, 46*(2), 225–236.

Rizvi, S. L., Steffel, L. M., & Carson-Wong, A. (2013). An overview of dialectical behavior therapy for professional psychologists. *Professional Psychology: Research and Practice, 44*(2), 73–80.

Rodante, D. E., Grendas, L. N., Puppo, S., Vidjen, P., Portela, A., Rojas, S. M., et al. (2019). Predictors of short-and long-term recurrence of suicidal behavior in borderline personality disorder. *Acta Psychiatrica Scandinavica, 140*(2), 158–168.

Rogers, M. L., Ringer, F. B., & Joiner, T. E. (2016). A meta-analytic review of the association between agitation and suicide attempts. *Clinical Psychology Review, 48*, 1–6.

Rondung, E., Ternström, E., Hildingsson, I., Haines, H. M., Sundin, Ö., Ekdahl, J., et al. (2018). Comparing internet-based cognitive behavioral therapy with standard care for women with fear of birth: Randomized controlled trial. *JMIR Mental Health, 5*(3), e10420.

Rudd, M. D., Bryan, C. J., Wertenberger, E. G., Peterson, A. L., Young-McCaughan, S., Mintz, J., et al. (2015). Brief cognitive-behavioral therapy effects on post-treatment suicide attempts in a military sample: Results of a randomized clinical trial with 2-year follow-up. *American Journal of Psychiatry, 172*(5), 441–449.

Rush, A. J., & Beck, A. T. (1978). Cognitive therapy of depression and suicide. *American Journal of Psychotherapy, 32*(2), 201–219.

Sahlin, H., Bjureberg, J., Gratz, K. L., Tull, M. T., Hedman, E., Bjärehed, J., et al. (2017). Emotion regulation group therapy for deliberate self-harm: A multi-site evaluation in routine care using an uncontrolled open trial design. *BMJ Open, 7*(10), e016220.

Sakiris, N., & Berle, D. (2019). A systematic review and meta-analysis of the Unified Protocol as a transdiagnostic emotion regulation based intervention. *Clinical Psychology Review, 72*, 101751.

Sauer-Zavala, S., Ametaj, A. A., Wilner, J. G., Bentley, K. H., Marquez, S., Patrick, K. A., et al. (2019). Evaluating transdiagnostic, evidence-based mental health care in a safety-net setting serving homeless individuals. *Psychotherapy, 56*(1), 100–114.

Sauer-Zavala, S., & Barlow, D. H. (2014). The case for borderline personality disorder as an emotional disorder: Implications for treatment. *Clinical Psychology: Science and Practice, 21*(2), 118–138.

Sauer-Zavala, S., Boswell, J. F., Gallagher, M. W., Bentley, K. H., Ametaj, A., & Barlow, D. H. (2012). The role of negative affectivity and negative reactivity to emotions in predicting outcomes in the Unified Protocol for the Transdiagnostic Treatment of Emotional Disorders. *Behaviour Research and Therapy, 50*(9), 551–557.

Sauer-Zavala, S., Cassiello-Robbins, C., Ametaj, A. A., Wilner, J. G., & Pagan, D. (2019). Transdiagnostic treatment personalization: The feasibility of ordering Unified Protocol modules according to patient strengths and weaknesses. *Behavior Modification, 43*(4), 518–543.

Sauer-Zavala, S., Cassiello-Robbins, C., Conklin, L. R., Bullis, J. R., Thompson-Hollands, J., & Kennedy, K. A. (2017). Isolating the unique effects of the Unified Protocol treatment modules using single case experimental design. *Behavior Modification, 41*(2), 286–307.

Schmidt, N. B., Woolaway-Bickel, K., & Bates, M. (2001). Evaluating panic-specific factors in the relationship between suicide and panic disorder. *Behaviour Research and Therapy, 39*(6), 635–649.

Shapero, B. G., Farabaugh, A., Terechina, O., DeCross, S., Cheung, J. C., Fava, M., et al. (2019). Understanding the effects of emotional reactivity on depression and suicidal thoughts and behaviors: Moderating effects of childhood adversity and resilience. *Journal of Affective Disorders, 245*, 419–427.

Shneidman, E. S. (1993). Commentary: Suicide as psychache. *Journal of Nervous and Mental Disease, 181*(3), 145–147.

Smith, K. E., Hayes, N. A., Styer, D. M., & Washburn, J. J. (2017). Emotional reactivity in a clinical sample of patients with eating disorders and nonsuicidal self-injury. *Psychiatry Research, 257*, 519–525.

Soloff, P. H., Lynch, K. G., Kelly, T. M., Malone, K. M., & Mann, J. J. (2000). Characteristics of suicide attempts of patients with major depressive episode and borderline personality disorder: A comparative study. *American Journal of Psychiatry, 157*(4), 601–608.

Spitzer, R. L., Kroenke, K., Williams, J. B. W., & Löwe, B. (2006). A brief measure for assessing generalized anxiety disorder: The GAD-7. *Archives of Internal Medicine, 166*(10), 1092–1097.

Stanley, B., & Brown, G. K. (2012). Safety planning intervention: A brief intervention to mitigate suicide risk. *Cognitive and Behavioral Practice, 19*, 256–264.

Stanley, B., & Brown, G. K. (2008). *Safety plan treatment manual to reduce suicide risk: Veteran version*. Oklahoma City, OK: Suicide Prevention Research Center.

Stanley, B., Brown, G., Brent, D. A., Wells, K., Poling, K., Curry, J., et al. (2009). Cognitive-Behavioral Therapy for Suicide Prevention (CBT-SP): Treatment model, feasibility, and acceptability. *Journal of the American Academy of Child and Adolescent Psychiatry, 48*(10), 1005–1013.

Substance Abuse and Mental Health Services Administration. (2019). Key substance use and mental health indicators in the United States: Results from the 2018 National Survey on Drug Use and Health. Retrieved May 12, 2020, from *https://tinyurl.com/t5qkbc7*.

Swannell, S. V., Martin, G. E., Page, A., Hasking, P., & St John, N. J. (2014). Prevalence of nonsuicidal self-injury in nonclinical samples: Systematic review, meta-analysis and meta-regression. *Suicide and Life-Threatening Behavior, 44*(3), 273–303.

Tanji, F., Kakizaki, M., Sugawara, Y., Watanabe, I., Nakaya, N., Minami, Y., et al. (2014). Personality and suicide risk: The impact of economic crisis in Japan. *Psychological Medicine, 45*(3), 559–573.

Tarrier, N., Taylor, K., & Gooding, P. (2008). Cognitive-behavioral interventions to reduce suicide behavior. *Behavior Modification, 32*(1), 77–108.

Thompson-Brenner, H., Boswell, J. F., Espel-Huynh, H., Brooks, G., & Lowe, M. R. (2019). Implementation of transdiagnostic treatment for emotional disorders in residential eating disorder programs: A preliminary pre–post evaluation. *Psychotherapy Research, 29*(8), 1045–1061.

Tull, M. T., & Roemer, L. (2007). Emotion regulation difficulties associated with the experience of uncued panic attacks: Evidence of experiential avoidance, emotional nonacceptance, and decreased emotional clarity. *Behavior Therapy, 38*(4), 378–391.

Turner, B. J., Austin, S. B., & Chapman, A. L. (2014). Treating nonsuicidal self-injury: A systematic review of psychological and pharmacological interventions. *Canadian Journal of Psychiatry/La Revue Canadienne de Psychiatrie, 59*(11), 576–585.

Wang, S. B., Pisetsky, E. M., Skutch, J. M., Fruzzetti, A. E., & Haynos, A. F. (2018). Restrictive eating and nonsuicidal self-injury in a nonclinical sample: Co-occurrence and associations with emotion dysregulation and interpersonal problems. *Comprehensive Psychiatry, 82*, 128–132.

Wedig, M. M., Silverman, M. H., Frankenburg, F. R., Reich, D. B., Fitzmaurice, G., & Zanarini, M. C. (2012). Predictors of suicide attempts in patients with borderline personality disorder over 16 years of prospective follow-up. *Psychological Medicine, 42*(11), 2395–2404.

Weinberg, I., Gunderson, J. G., Hennen, J., & Cutter Jr., C. J. (2006). Manual assisted cognitive treatment for deliberate self-harm in borderline personality disorder patients. *Journal of Personality Disorders, 20*(5), 482–492.

Wenzel, A., & Jager-Hyman, S. (2012). Cognitive therapy for suicidal patients: Current status. *Behavior Therapist, 35*(7), 121–130.

Wolff, J. C., Thompson, E., Thomas, S. A., Nesi, J., Bettis, A. H., Ransford, B., et al. (2019). Emotion dysregulation and non-suicidal self-injury: A systematic review and meta-analysis. *European Psychiatry, 59*, 25–36.

World Health Organization. (2012). Public health action for the prevention of suicide: A framework. Retrieved from *https://tinyurl.com/y9fwxpmp*.

Wurm, M., Klein Strandberg, E., Lorenz, C., Tillfors, M., Buhrman, M., Holländare, F., et al. (2017). Internet delivered transdiagnostic treatment with telephone support for pain patients with emotional comorbidity: A replicated single case study. *Internet Interventions, 10*, 54–64.

Zanarini, M. C. (2009). Psychotherapy of borderline personality disorder. *Acta Psychiatrica Scandinavica, 120*(5), 373–377.

Zanarini, M. C., Frankenburg, F. R., Hennen, J., Reich, D. B., & Silk, K. R. (2005). Psychosocial functioning of borderline patients and Axis II comparison subjects followed prospectively for six years. *Journal of Personality Disorders, 19*(1), 19–29.

Zimmerman, M., Martinez, J., Young, D., Chelminski, I., Morgan, T. A., & Dalrymple, K. (2014). Comorbid bipolar disorder and borderline personality disorder and history of suicide attempts. *Journal of Personality Disorders, 28*(3), 358–364.

CAPÍTULO 12

Transtorno bipolar

David J. Miklowitz

Nosso objetivo neste livro é apresentar tratamentos psicológicos criativos e relevantes que tenham sustentação empírica. Este capítulo sobre transtorno bipolar, de autoria de David J. Miklowitz, minuciosamente atualizado para esta edição, apresenta a inovadora abordagem do autor, chamada de tratamento voltado à família (FFT), cuja eficácia é sustentada por evidências substanciais. Com base em anos de pesquisa sistemática sobre fatores psicológicos que contribuem para o início e a manutenção do transtorno bipolar, esta sofisticada abordagem de terapia de família está dirigida aos mais importantes fatores psicossociais ligados ao transtorno e associados a resultados desfavoráveis (p. ex., psicoeducação adequada, treinamento para a melhoria da comunicação e treinamento em habilidades de solução de problemas). Este capítulo, e especialmente o estudo de caso, muito útil, também ilustra um vínculo essencial entre abordagens psicológicas e farmacológicas no tratamento bem-sucedido dessa forma muito grave de psicopatologia.

— D. H. B.

O transtorno bipolar é um dos transtornos psiquiátricos cujo reconhecimento é mais antigo e seguro. Nosso entendimento sobre esse transtorno evoluiu no decorrer dos últimos 100 anos, mas as descrições originais (Kraepelin, 1921) da "insanidade maníaco-depressiva" lembram em muito nossas conceituações atuais. Este capítulo começa com uma revisão da informação básica sobre o transtorno, seu diagnóstico, seu curso longitudinal e o tratamento medicamentoso. Essas informações sobre a doença são interessantes em si, mas também proporcionam a fundamentação para usar o tratamento psicossocial associado à farmacoterapia. A maior parte do capítulo descreve um tratamento psicossocial ambulatorial, de tempo limitado, focado — o tratamento voltado à família (*family-focused treatment*, FFT) — que compreende três módulos inter-relacionados: psicoeducação, treinamento para a melhoria da comunicação (*communication-enhancement training*, CET) e treinamento de habilidades para solução de problemas (Miklowitz, 2010). O tratamento é estruturado para pacientes que tiveram um episódio recente de mania ou depressão.

O DIAGNÓSTICO

Os critérios do DSM-5

A principal característica do transtorno bipolar é a desregulação extrema do afeto, ou estados de humor que oscilam entre o extremamente baixo (depressão) e o extremamente alto (mania). Os pacientes em um episódio maníaco têm humor eufórico, elevado, ou humor irritável e ativação comportamental, geralmente indicados por um aumento da energia e da atividade, falando rápido demais e dormindo pouquíssimo ou mesmo nada. Eles às vezes adotam comportamento sexual de risco, dirigem perigosamente ou gastam impulsivamente quantias exageradas de dinheiro. A mania também afeta o pensamento, algo que fica evidente em ideias "grandiosas" ou psicóticas (p. ex., crenças sobre seus poderes sobrenaturais, sua inteligência superior ou sua habilidade artística), em extrema distratibilidade e na tendência de mudar de um assunto para outro durante uma conversa. A reação de quem os ouve é de confusão, incredulidade e, frequentemente, intimidação. Os sintomas maníacos costumam perdurar por uma ou mais semanas. Para o diagnóstico de transtorno bipolar I, a maioria dos sistemas diagnósticos também exige que o indivíduo apresente funcionamento disruptivo (p. ex., problemas conjugais, detenções pela polícia, perda do emprego) ou exige tratamentos emergenciais, como a hospitalização. Neste capítulo, o termo *transtorno bipolar* se refere ao transtorno bipolar I ou II, indiferentemente (ver a seguir), conforme definido na quinta edição do *Manual diagnóstico e estatístico de transtornos mentais* (DSM-5; American Psychiatric Association, 2013).

Um paciente em um episódio hipomaníaco apresenta muitos dos mesmos sintomas, mas a duração geralmente é mais curta (quatro dias ou mais). Os sintomas hipomaníacos tampouco geram graves prejuízos ao funcionamento social ou ocupacional e não são associados à necessidade de hospitalização ou à psicose. Entretanto, os sintomas devem refletir uma mudança real no comportamento corriqueiro da pessoa, que seja observável por outros. A distinção entre mania e hipomania, que, na verdade, deve-se mais ao grau do que ao tipo de transtorno, é difícil de ser feita com segurança. Muitas vezes, o paciente subestima o quanto a ativação comportamental afeta seu funcionamento e nada vê de problemático em seu comportamento. Um tema deste capítulo é o valor de incluir as pessoas significativas (pais, cônjuges/parceiros, irmãos, etc.) na avaliação e no tratamento dos pacientes.

Em edições anteriores do DSM, os pacientes podiam ser diagnosticados com transtorno bipolar I, com base em um único episódio "misto", no qual fossem cumpridos os critérios para um episódio depressivo maior e um episódio maníaco, quase todos os dias, durante uma ou mais semanas. Essa definição tem causado bastante confusão entre os profissionais, que podem ignorar a exigência de que episódios de ambos os polos sejam sindrômicos e usar a designação mista para descrever pacientes com uma variedade de sintomas depressivos e hipomaníacos ou maníacos subsindrômicos concomitantes (Frank, 2011). Um estudo populacional de larga escala constatou que a "hipomania mista" é particularmente comum entre mulheres com transtorno bipolar I ou II (Suppes et al., 2005). Essas considerações são relevantes para o prognóstico, bem como para o diagnóstico. Pacientes com transtorno depressivo maior (TDM) que têm dois ou mais sintomas maníacos concomitantes têm mais semelhança com pacientes com depressão bipolar do que com pacientes com TDM sem sintomas maníacos, em características como idade de início, histórico familiar de transtorno bipolar, comprometimento funcional, tentativas de suicídio e conversão ao transtorno bipolar I no longo prazo (p. ex., Sato, Bottlender, Schröter, & Möller, 2003; Fiedorowicz et al., 2011).

No DSM-5, os critérios dos episódios mistos são um *especificador de curso* muito mais amplo em episódios maníacos, depressivos ou hipomaníacos. O especificador *com características mistas* é aplicado quando três ou mais sintomas sublimiares do polo oposto ocorrem durante um episódio de humor. No entanto, existem perguntas não respondidas sobre as implicações desta presente definição para o tratamento, tais como se a depressão com sintomas mistos sublimiares deve ser tratada com estabilizadores de humor em conjunto com antidepressivos (First, 2010).

O DSM-5 faz o diagnóstico de transtorno bipolar de forma um pouco diferente dos sistemas anteriores do DSM. Em primeiro lugar, quem faz o diagnóstico determina se o paciente cumpre os critérios transversais para um episódio maníaco. Se o paciente preenche esses critérios, aplica-se o diagnóstico de transtorno bipolar I. Se o paciente cumprir naquele momento os critérios do DSM-5 para um episódio depressivo maior, somente será diagnosticado com transtorno bipolar se houver uma história pregressa de um ou mais episódios maníacos, mistos ou hipomaníacos; caso contrário, é provável que o diagnóstico seja TDM ou outro transtorno do humor, como transtorno depressivo persistente. Se o paciente se apresentar em remissão, deverá haver evidências de episódios maníacos ou mistos anteriores. Uma implicação desse conjunto de regras de diagnóstico um tanto complicadas é que um único episódio maníaco (e, no DSM-IV [American Psychiatric Association, 1994], um único episódio misto), mesmo na ausência de depressão documentada, é suficiente para assegurar o diagnóstico de transtorno bipolar I. Aqui, a palavra-chave é *documentada*, porque os pacientes muitas vezes sub-relatam a descrição de sua história de depressão e só a revelam mediante um cuidadoso questionamento.

Em que mudou o diagnóstico de transtorno bipolar?

Cada versão do DSM trouxe mudanças na forma como pensamos sobre o transtorno bipolar, e é provável que continue havendo modificações à medida que se publiquem novas edições. Uma área de constante controvérsia tem sido a proposta de usar critérios diferentes para a doença bipolar com início na infância e na adolescência. Os episódios de mania e hipomania entre crianças parecem ser mais curtos do que em adultos, com mais alterações de polaridade e mais estados mistos sublimiares (Birmaher et al., 2009). Anteriormente, o DSM-IV usou os mesmos critérios para o diagnóstico de mania em adultos e crianças, apesar das claras diferenças de desenvolvimento na apresentação (Leibenluft, Charney, Towbin, Bhangoo, & Pine, 2003). No entanto, o DSM-5 inclui uma nova categoria, o *transtorno disruptivo da desregulação do humor*, para caracterizar crianças com surtos temperamentais frequentes e explosivos, e irritabilidade persistente. Embora essa categoria possa reduzir os diagnósticos falso-positivos de transtorno bipolar em crianças (Leibenluft, 2011), há muitas questões sobre sua validade para previsão e sua utilidade em recomendações para tratamento (p. ex., Axelson, Birmaher, Findling, et al., 2011). As elevadas taxas de comorbidade entre o transtorno disruptivo da desregulação do humor e o transtorno de oposição desafiante, o transtorno da conduta e o transtorno de déficit de atenção/hiperatividade (TDAH) também levantam questões sobre sua diferenciação como entidade diagnóstica (p. ex., Bruno et al., 2019).

O DSM-5 faz distinção entre os transtornos bipolares I e II. No primeiro, os pacientes têm episódios maníacos sindrômicos completos, mas, no transtorno bipolar II, os pacientes devem ter tido ao menos um episódio depressivo maior e um episódio hipomaníaco. O DSM-5 também inclui um descritor de curso, ciclagem rápida, que parece caracterizar entre 12 e 24% dos pacientes em clínicas ambulatoriais especializadas (Bauer, Beaulieu, Dunner, Lafer, & Kupka, 2008). A ciclagem rápida se aplica quando os pacientes têm quatro ou mais episódios de depressão maior, maníacos, mistos ou hipomaníacos distintos em um mesmo ano. A confusão ao se aplicar esse descritor de curso reside no fato de que é difícil saber quando um episódio terminou e quando começa outro. Se um paciente passa rapidamente da mania à depressão em um período de 48 horas (o que alguns chamam de "ciclagem ultrarrápida"), é realmente um novo episódio ou uma apresentação diferente do mesmo (talvez com características mistas)? Além disso, a ciclagem rápida parece ser um estado temporário do transtorno, e não um fenômeno que dure a vida toda (Bauer et al., 2018).

Por fim, o DSM-5 lida com o problema espinhoso de pacientes com depressão que desenvolvem episódios maníacos ou hipomaníacos desencadeados por antidepressivos ou outras drogas ativadoras. Em função dos efeitos dos antidepressivos sobre os sistemas da serotonina, da noradrenalina e da dopamina, há um potencial para que essas drogas induzam ativação, particularmente em um paciente que já seja biologicamente vulnerável às oscilações de humor e não esteja usando um agente estabilizador de humor (p. ex., lítio). Se o paciente nunca teve um episódio maníaco, mas o desenvolve após tomar um antidepressivo, o diagnóstico provável é um transtorno do humor induzido por substância. Contudo, quando um paciente desenvolve um episódio hipomaníaco totalmente sindrômico ou um episódio maníaco enquanto esteja usando um antidepressivo, e esses sintomas persistem além do que se esperaria dos efeitos físicos de um antidepressivo, o diagnóstico é de transtorno bipolar. Considerações semelhantes em termos de diagnóstico se aplicam a pacientes com abuso de drogas (p. ex., cocaína, anfetamina) que sejam *psicomiméticas* e possam induzir estados semelhantes ao maníaco.

Epidemiologia e diagnóstico diferencial

Em diferentes estudos, culturas e faixas etárias, os transtornos bipolares I e II afetam pelo menos 2% da população. O National Comorbidity Survey Replication (NCSR), um estudo epidemiológico com 9.282 adultos norte-americanos que usou uma entrevista diagnóstica estruturada com administrador leigo, apresentou taxas de prevalência ao longo da vida de 1,0% para o transtorno bipolar I, 1,1% para o transtorno bipolar II e 2,4% para o transtorno bipolar sublimiar (transtorno bipolar não especificado, anteriormente chamado transtorno bipolar sem outra especificação ou transtorno ciclotímico; Merikangas et al., 2007). Na World Mental Health Survey Initiative, da Organização Mundial da Saúde, um estudo com 61.392 adultos em 11 países que usou o mesmo instrumento diagnóstico, foram encontradas taxas de prevalência ao longo da vida mais baixas: 0,6% para transtorno bipolar I, 0,4% para transtorno bipolar II e 1,4 % para transtorno bipolar sublimiar (Merikangas et al., 2011). Em uma amostra comunitária de adolescentes (13 a 18 anos), 2,5% cumpriram os critérios do DSM-IV para transtornos bipolares I ou II ao longo da vida, com a prevalência aumentando com a idade (Merikangas et al., 2012).

As mais surpreendentes estimativas de prevalência vêm de uma metanálise de 19 estudos envolvendo 56.103 jovens (com idades entre 7 e 21 anos) de estudos do mundo inteiro (Van Meter, Moreira, & Youngstrom, 2019). Nessa análise, a taxa geral de prevalência de transtornos do espectro bipolar pediátrico, incluindo os transtornos bipolares I e II e o transtorno bipolar sublimiar, foi de 3,9%. A estimativa agrupada para o transtorno bipolar I foi de apenas 0,6%, sugerindo que a maioria dos jovens afetados têm formas sublimiares. Ao contrário da opinião popular, o transtorno bipolar pediátrico não tinha uma probabilidade maior de diagnóstico nos Estados Unidos do que em outros países, e essa prevalência também não estava aumentando com o tempo. Contudo, houve uma heterogeneidade considerável entre os estudos, sugerindo a necessidade de critérios de diagnóstico acordados e validados (Van Meter et al., 2019).

A distinção entre o transtorno bipolar e os transtornos da personalidade — especialmente o transtorno da personalidade *borderline* — é especialmente desafiadora, devido à presença da instabilidade afetiva em ambas as categorias. Em alguns casos, os sintomas afetivos residuais (p. ex., irritabilidade, mudanças repentinas de humor) são erroneamente vistos como uma patologia de personalidade. Quando os pacientes com transtorno bipolar são avaliados durante um período de remissão clínica, aproximadamente 29% cumprem os critérios diagnósticos para um transtorno da personalidade, e cerca de 13% têm transtorno da personalidade *borderline* (George, Miklowitz, Richards, Simoneau, & Taylor, 2003).

Os limites entre o transtorno bipolar e o unipolar costumam ser surpreendentemente difíceis de estabelecer. A depressão pode ser muito semelhante nos dois transtornos, mas, em média, a depressão bipolar tem idade de início anterior, mais variabilidade de humor no curto prazo, e é mais resistente ao tratamento do que o TDM (Cuellar, Johnson, & Winters, 2005). No National Epidemiologic Survey on Alcohol and Related Conditions ($N = 13.048$), os pacientes com depressão bipolar indicaram ideação suicida e distúrbios psicomotores mais frequentes do que os pacientes com depressão unipolar, e estes tiveram um pouco mais de probabilidades de indicar fadiga (Weinstock, Strong, Uebelacker, & Miller, 2009). De resto, as diferenças entre depressão bipolar e unipolar não são grandes, e antecedentes de mania ou hipomania (ou histórico familiar de mania em um paciente que não tenha tido um episódio maníaco) podem fornecer mais informações para o diagnóstico diferencial.

A distinção entre transtorno bipolar e esquizofrenia costuma ser um tema polêmico entre os profissionais. Quando um paciente com esquizofrenia tem um episódio psicótico, ele pode se mostrar extremamente ativado, com ações e pensamentos grandiosos, e estar eufórico ou deprimido. Da mesma maneira, um paciente extremamente maníaco pode acreditar que as pessoas estejam colocando pensamentos em sua cabeça, ou estejam divulgando seus pensamentos na internet. Em condições que outrora eram consideradas como etiologicamente distintas, um número cada vez maior de estudos está identificando um grau significativo de sobreposição genética entre o transtorno bipolar e a esquizofrenia ou outras condições psicóticas (Bellivier et al., 2013). Um recente estudo associativo com todo o genoma descobriu sobreposições significativas nas variantes dos genes entre pacientes com esquizofrenia e pacientes com transtorno bipolar que tinham características psicóticas incongruentes para o humor (p. ex., delírios ou alucinações que não têm um conteúdo claramente relacionado com a tristeza ou a euforia; Goes et al., 2012).

O DSM-5 faz uma distinção entre transtorno esquizoafetivo e os transtornos graves do humor com características psicóticas. No transtorno esquizoafetivo, os delírios e as alucinações estão presentes por, pelo menos, duas semanas, na ausência de sintomas afetivos evidentes. Nos transtornos graves do humor, os sintomas psicóticos ocorrem apenas durante períodos de perturbação significativa do humor. Um acompanhamento de 20 anos com pacientes com esquizofrenia, transtorno esquizoafetivo e transtorno afetivo maior (tanto bipolar quanto unipolar) descobriu que alucinações frequentes ou crônicas eram características em 54% dos pacientes com esquizofrenia, mas em apenas 20% dos pacientes com transtorno esquizoafetivo e em 8% dos pacientes com transtorno bipolar I (todos tendo entrado no estudo com sintomas psicóticos). Além disso, alucinações persistentes foram um forte preditor da falta de recuperação e de um funcionamento pior no trabalho, características centrais que são mais frequentes na esquizofrenia do que no transtorno bipolar (Goghari, Harrow, Grossman, & Rosen, 2013).

O DSM-5 também descreve uma condição subsindrômica ou subafetiva: o transtorno ciclotímico. Os pacientes com esse transtorno alternam períodos de sintomas hipomaníacos e breves períodos de depressão que não chegam a cumprir os critérios de depressão maior. Assim que a pessoa desenvolve um episódio maníaco, misto ou depressivo completo, o diagnóstico de transtorno bipolar I ou II é atribuído. Mais uma vez, essas distinções realmente estão relacionadas ao grau e à duração dos sintomas, e não à sua forma. Em minha experiência, os profissionais se inclinam a "forçar" a classificação dos pacientes com ciclotimia na categoria bipolar II, principalmente se acharem que o relato do histórico por parte dos pacientes não é digno de confiança. Às vezes, é melhor observar a instabilidade do humor de um paciente com o passar do tempo do que tentar distinguir o transtorno ciclotímico e o transtorno bipolar de forma transversal.

Comorbidade

O transtorno bipolar virtualmente sempre ocorre junto com outras condições, algumas das quais se tornam o foco de tratamento imediato. Os transtornos com os quais o transtorno bipolar é comórbido têm como base comum a desregulação afetiva. Quando foram consideradas as taxas de prevalência de um ano na pesquisa com adultos NCS-R, as maiores correlações foram observadas entre a mania/hipomania e os transtornos de ansiedade (62,9%), seguidas pelos transtornos do comportamento (TDAH e transtorno de oposição desafiante; 44,8%) e pelos transtornos por uso de substâncias (36,8%) (Merikangas et al., 2007).

A comorbidade de transtorno bipolar e TDAH em crianças é entre 60 e 90%, mesmo quando sintomas que se sobrepõem (p. ex., irritabilidade, baixa concentração, distratibilidade, hiperatividade motora e fala acelerada) não são considerados (Kim & Miklowitz, 2002). Os sintomas que melhor diferenciam o transtorno bipolar do TDAH são o humor eufórico, a grandiosidade, a fuga de ideias ou os pensamentos muito rápidos, a redução da necessidade de sono, a hipersexualidade e os sintomas psicóticos (Geller et al., 2002).

O risco de transtornos por uso de substâncias é cinco vezes maior em adolescentes com transtorno bipolar do que em adolescentes saudáveis (Wilens et al., 2004). A comorbidade com transtornos de ansiedade em crianças é de aproximadamente 44% (Masi et al., 2012; Sala et al., 2010). Curiosamente, cerca de 40% dos filhos de pais com transtorno bipolar têm transtorno de ansiedade (Axelson et al., 2015), sugerindo que a ansiedade significativa possa ser uma característica prodrômica do transtorno bipolar em pacientes jovens (Duffy, Goodday, Keown-Stoneman, & Grof, 2018; Hafeman et al., 2016; Faedda et al., 2019).

Os transtornos comórbidos são associados a um desenvolvimento pior da doença tanto em adultos quanto em crianças, ressaltando a importância de se reconhecê-los já no início do tratamento. Contudo, muitos profissionais "contam duas vezes" os sintomas que se sobrepõem, como, por exemplo, uma criança com irritabilidade e hiperatividade motora que é classificada como tendo sintomas de dois transtornos. Os sintomas sobrepostos que ocorrem somente durante episódios maníacos ou depressivos — por exemplo, a hiperatividade motora — não deveriam ser usados para indicar um transtorno comórbido. Por outro lado, os sintomas sobrepostos que persistem mesmo quando o paciente está em remissão do transtorno bipolar são uma evidência mais forte para um transtorno comórbido (Goldstein et al., 2017).

TRATAMENTO MEDICAMENTOSO E O CURSO DO TRANSTORNO BIPOLAR

Farmacoterapia padrão

O curso do transtorno bipolar (seu padrão de recaída e remissão no tempo) é mais bem examinado com referência ao tratamento medicamentoso que ajuda a estabilizar os pacientes e possibilita que a maioria deles funcione na comunidade. Na era pré-farmacológica (isto é, antes de 1960), os pacientes eram hospitalizados por anos (Cutler & Post, 1982). Atualmente, a disponibilidade de estabilizadores de humor como o carbonato de lítio, anticonvulsivantes (p. ex., valproato de sódio, lamotrigina, carbamazepina e outros agentes) e antipsicóticos atípicos ou "de segunda geração" (p. ex., olanzapina, quetiapina, risperidona, ziprasidona, aripiprazol, asenapina, lurasidona e cariprazina) muito fez para aliviar o curso do transtorno bipolar (Goldstein et al., 2017; Yatham et al., 2018). Alguns desses medicamentos não apenas controlam os episódios agudos da doença, mas também têm "valor profilático", ou seja, ajudam a prevenir episódios futuros ou a minimizar a duração ou a gravidade dos episódios que efetivamente ocorrerem.

A maioria dos psiquiatras descreve três fases do tratamento com medicamentos: uma "fase aguda", na qual o objetivo é controlar os sintomas mais graves do transtorno maníaco, misto ou depressivo; uma "fase de estabilização", cujo objetivo é ajudar o paciente a se recuperar integralmente da fase aguda, que muitas vezes significa tratar sintomas residuais (p. ex., depressão leve) ou níveis de prejuízo sócio-ocupacional; e uma "fase de manutenção", para prevenir recorrências e continuar tratando os sintomas residuais. Os medicamentos recomendados para o transtorno bipolar variam segundo a fase do tratamento. Nas fases aguda e de estabilização, uma medicação antipsicótica pode acompanhar um estabilizador de humor. Pode-se indicar um antidepressivo após um episódio maníaco ter sido estabilizado se o paciente tiver sintomas contínuos e residuais de depressão. As fases do tratamento também são relevantes no tratamento psicossocial-psicoterapêutico do transtorno bipolar, como será discutido posteriormente.

Resultado sintomático

Se o tratamento medicamentoso é tão eficaz, por que precisamos de tratamento psicossocial? O problema que surge com frequência no tratamento do transtorno bipolar são os episódios de recaída. No tratamento com lítio ou anticonvulsivantes, as porcentagens de recaída são de 37 a 49% após um ano, e de cerca de 60% em dois anos (Gignac, McGirr, Lam, & Yatham, 2015). Em 1.469 adultos com transtornos bipolares I e II, 49% tiveram recorrência em um ano; uma quantidade duas vezes maior dessas recorrências foi de episódios depressivos (e não maníacos ou hipomaníacos). Em um seguimento de 12,8 anos com 146 pacientes adultos com transtorno bipolar I, os pacientes tiveram sintomas depressivos sindrômicos ou subsindrômicos durante 32% das semanas de suas vidas, sintomas maníacos ou hipomaníacos em 9%, e estados de sintomas mistos ou de ciclagem em 6%; os pacientes estiveram em remissão apenas durante cerca da metade do tempo (Judd et al., 2002).

Entre os pacientes que tiveram um episódio maníaco ou misto, somente 35% se recuperam totalmente em um ano, e apenas 25% reconquistam seu nível anterior de funcionamento social e ocupacional (Gignac et al., 2015). As taxas de recuperação e recorrência em adolescentes são similares àquelas entre adultos (DelBello, Hanseman, Adler, Fleck, & Strakowski, 2007). Os preditores de resultado ruim incluíram um *status* socioeconômico inferior, a não adesão a regimes medicamentosos e uma maior duração da doença.

Funcionamento sócio-ocupacional

Os pacientes com transtorno bipolar vivenciam prejuízo significativo no funcionamento profissional, familiar e social, e suas possibilidades de recorrência precoce da doença aumentam muito quando eles têm sintomas depressivos subsindrômicos (Gitlin & Miklowitz, 2017). Além disso, os pacientes com sintomas depressivos persistentes muitas vezes têm comprometimento cognitivo, o que afeta fortemente o funcionamento social e profissional (Altshuler, Bearden, Green, van Gorp, & Mintz, 2008). Um estudo com 253 pacientes bipolares I e II revelou que somente cerca de 33% deles trabalhavam em tempo integral, e apenas 9% trabalhavam em tempo parcial fora de casa; 57% relataram não conseguir trabalhar ou ser capazes de trabalhar apenas em ambientes protegidos (Suppes et al., 2001). O baixo funcionamento social e ocupacional é um preditor de menor tempo até a próxima recaída de transtorno do humor (p. ex., Weinstock & Miller, 2008).

Não adesão à medicação

Parte da razão pela qual os pacientes com transtorno bipolar têm tantos episódios de recaída é a não adesão à medicação. Em uma revisão, Colom, Vieta, Tacchi, Sanchez-Moreno e Scott (2005) estimam que pelo menos 60% dos pacientes com transtorno bipolar interrompem a medicação em algum momento de suas vidas. As taxas de adesão com anticonvulsivantes e antipsicóticos de segunda geração parecem ser maiores do que com lítio (Perlis et al., 2010). A não adesão tem implicações consideráveis no curso do transtorno: ao parar de tomar a medicação abruptamente, os pacientes correm muito mais risco de recaída ou suicídio (Baldessarini, Tondo, & Hennen, 2003).

As razões pelas quais os pacientes param de tomar estabilizadores de humor são variadas, e incluem efeitos colaterais, falta de conhecimento sobre a doença, idade mais reduzida, *status* socioeconômico inferior, falta de informação sobre medicamentos, sentir falta de períodos de excitação ou sentimentos negativos em relação a ter seu humor controlado, internações recentes e pouco apoio familiar (Colom, Vieta, Tacchi, et al., 2005). Em especial, as atitudes negativas dos pacientes em relação ao uso de medicamentos estabilizadores do humor estão extremamente correlacionadas às atitudes familiares, à aliança terapêutica entre o médico e o paciente, aos níveis de apoio social e ao nível de conhecimento do paciente sobre o transtorno bipolar (Chakrabarti, 2019). Algumas dessas questões são passíveis de modificação ajustando-se doses ou substituindo-se um fármaco por outro. Outros problemas relacionados à não adesão podem ser abordados em psicoterapia auxiliar.

Por que a psicoterapia?

Qual é o papel do tratamento psicossocial em um transtorno com uma base biológica e genética tão grande? Restam poucas dúvidas de que a medicação é a primeira opção de tratamento para o transtorno bipolar. As evidências de que o lítio, os anticonvulsivantes e os antipsicóticos atípicos reduzem as taxas de recaída e melhoram o funcionamento são substanciais. Mas podemos ter resultados ainda melhores? Uma visão ideal e, talvez, exageradamente otimista dos resultados dos pacientes com transtorno bipolar incluiria ter sintomas estáveis por longos períodos, problemas mínimos no funcionamento social após os episódios e ter vida profissional e familiar satisfatória. Na verdade, esses resultados são extremamente valorizados pelos pacientes, que muitas vezes concebem suas próprias estratégias de autogestão para lidar com a doença (Murray et al., 2011).

Os papéis da psicoterapia auxiliar podem incluir ensinar habilidades para o manejo de sintomas; ajudar os pacientes a aumentar o funcionamento em papéis sociais, familiares e ocupacionais; e encorajar a adesão à prescrição medicamentosa. Nesse objetivo, está implícito que a fisiologia e a psicologia do transtorno bipolar não são totalmente separáveis. Sabemos há muito tempo que podem ocorrer mudanças na função neural (como é revelado em tomografias de emissão de pósitrons ou em exames de ressonância magnética funcional [RMF]) entre pacientes que respondem à psicoterapia (p. ex., Kumari et al., 2011). Para o transtorno bipolar, a psicoterapia e a medicação podem trabalhar sinergicamente, antecipando a estabilização do humor e prevenindo recorrências.

O argumento mais forte para se incluir a psicoterapia em um programa de tratamento ambulatorial é ajudar os pacientes a lidar com os gatilhos do estresse. Como se observa na próxima seção, certas formas de eventos na vida e conflitos familiares são fatores de risco no curso do transtorno bipolar. A psicoterapia pode abordar esses fatores e ensinar aos pacientes mecanismos adaptativos de enfrentamento, que depois podem ser aplicados durante períodos de bem-estar para ajudar a reduzir as possibilidades de recorrência futura.

MODELO DE RECORRÊNCIAS BASEADO NA VULNERABILIDADE AO ESTRESSE

Na noção de que a psicoterapia ajudaria um paciente com transtorno bipolar está implícita a ideia de que o estresse ajuda a suscitar sintomas de transtornos do humor. Quais são as evidências dessa visão? Quais são os alvos da intervenção psicossocial?

Eventos da vida e ritmos sociais

Os eventos da vida são constantemente associados a recaídas da depressão bipolar e, em alguns estudos, também de mania (Aldinger & Schulze, 2017). Duas vias principais já foram propostas para a associação de eventos da vida e recaídas de humor. A primeira delas, a hipótese da estabilidade do ritmo social (Ehlers, Kupfer, Frank, & Monk, 1993), postula que grandes acontecimentos da vida perturbam os ritmos diários (ou seja, quando a pessoa acorda, come, faz exercícios, convive socialmente, trabalha e dorme) e geram transtornos do humor. Os eventos da vida podem funcionar como *zeitstorers**, que impedem ritmos sociais e circadianos estabelecidos (p. ex., a produção de substâncias neuroendócrinas em função da hora do dia). Por exemplo, um paciente que estava desempregado e consegue um emprego com um horário de trabalho em turno que muda constantemente é forçado a adotar um novo padrão de rotinas diárias, que pode incluir alterações nos hábitos de sono e vigília. Eventos importantes também podem resultar na perda de *zeitgebers*** — pessoas ou eventos que ajudam a manter a estabilidade dos ritmos. Por exemplo, um cônjuge ou parceiro que ajuda a manter a pessoa em uma agenda de sono previsível. Um divórcio ou uma separação, além de ser um evento emocional importante, resulta na perda desse controlador humano de tempo.

Os pacientes com transtorno bipolar têm uma sensibilidade especial a mudanças, mesmo que pequenas, nos hábitos de sono e vigília. Os episódios maníacos frequentemente são precipitados por eventos da vida que mudam esses hábitos (p. ex., alteração de fuso horário em função de viagens aéreas; Levenson, Wallace, Anderson, Kupfer, & Frank, 2015; Malkoff-Schwartz et al., 1998, 2000). Os episódios depressivos não são diferentes em sua associação com eventos da vida que perturbam esses ritmos. Uma das implicações clínicas dessas conclusões é que, ensinan-

*N. de T.: palavra alemã que designa os fatores sincronizadores.

**N. de T.: palavra alemã que designa os fatores que regulam a harmonia biotemporal.

do aos pacientes a regularem seus ritmos sociais, especialmente diante de eventos da vida que normalmente perturbem esses ritmos, podem ser melhoradas as consequências do transtorno bipolar. Assim, a variabilidade do ciclo de sono e vigília é um alvo do tratamento. Esse é um preceito fundamental da terapia interpessoal e dos ritmos sociais (IPSRT; Frank, 2005), como discutido a seguir.

Desregulação de objetivos e mania

Em mais de 12 estudos, pessoas com um histórico de mania e estudantes vulneráveis à mania se descreveram como mais propensos a reagir com fortes emoções à recompensa (Johnson, Edge, Holmes, & Carver, 2012). Concluiu-se que a *sensibilidade autorrelatada à recompensa* indica um curso mais grave de mania entre pessoas com transtorno bipolar I (Meyer, Johnson, & Winters, 2001; Salavert et al., 2007) e de conversão de transtorno do espectro bipolar em transtorno bipolar I ou II em estudantes universitários de alto risco (Alloy et al., 2012). Um construto relacionado — *ambição elevada* — está associado a um curso mais grave de mania entre pacientes com transtorno bipolar I (Johnson et al., 2012). *Respostas impulsivas*, em que as pessoas buscam recompensas sem a consciência das consequências negativas potenciais, tornam-se elevadas durante a escalada à mania (Johnson, Carver, Mulé, & Joormann, 2013; Swann, Dougherty, Pazzaglia, Pham, & Moeller, 2004).

Johnson et al. (2000) levantam a hipótese de que o excesso de sensibilidade à recompensa pode aumentar a reatividade aos sucessos de tal forma que os sintomas maníacos seriam mais prováveis após eventos da vida que envolvessem a realização de objetivos (p. ex., conseguir uma promoção). A realização de objetivos pode aumentar a confiança, que, em seguida, alimenta um maior engajamento com os objetivos e acelera o desenvolvimento de sintomas maníacos (Johnson et al., 2013). Em dois estudos longitudinais de pacientes com transtorno bipolar I, eventos da vida relacionados à realização de objetivos foram preditores do aumento de sintomas maníacos, mas não de sintomas depressivos (Johnson et al., 2000, 2008).

Estresse familiar

Os conflitos familiares também podem se tornar um campo fértil para aumentar o ciclo do transtorno bipolar. Um método para avaliar o estresse em família é examinar o nível de "emoção expressada" (EE) de uma família. Nesse procedimento, o pesquisador administra a Entrevista Familiar de Camberwell (Camberwell Family Interview; Vaughn & Leff, 1976) a um familiar (pai ou mãe, cônjuge/parceiro ou irmão) por cerca de uma hora para avaliar as reações do familiar ao transtorno psiquiátrico do paciente, com ênfase específica em um episódio recente da doença. Mais tarde, um avaliador treinado analisa gravações dessas entrevistas em três dimensões básicas: comentários críticos (p. ex., "Quando eu falo com ele, fico chateada porque ele simplesmente se fecha. É como se não tivesse ninguém ali!"); hostilidade ou crítica pessoal e generalizada ao paciente (p. ex., "Eu não gosto de nada nele"); e superenvolvimento emocional, ou a tendência a estar exageradamente preocupado, superprotetor ou fazer sacrifícios exagerados pelo paciente (p. ex., "Eu nem convido gente para vir aqui em casa, porque o Allen [filho] não gosta"). Os familiares que têm escores altos em uma ou mais dessas dimensões são chamados de "EE elevado"; os que não têm, de "EE baixo".

O EE é um preditor bem-estabelecido do curso da esquizofrenia: os pacientes que retornam após um episódio do transtorno a famílias com EE elevado têm duas ou três vezes mais probabilidades de ter recaída em seguimentos prospectivos nos próximos nove meses do que os que voltam a famílias com EE baixo, menos críticas ou superenvolvidas (Hooley, 2007). Vários estudos documentaram uma ligação similar entre o EE elevado em membros da família e a recaída entre pacientes com transtorno bipolar (p. ex., Miklowitz, Goldstein, Nuechterlein, Snyder, & Mintz, 1988; Miklowitz, Biuckians, & Richards, 2006; Yan, Hammen, Cohen, Daley, & Henry, 2004).

Em uma análise inicial, seria possível concluir que os pacientes com transtorno bipolar são sensíveis ao estresse no meio familiar e que os níveis de EE geram uma vulnerabilidade biológica subjacente, mas a relação está longe de ser simples. Inicialmente, parece que os familiares com EE elevado dos pacientes com transtorno bipolar, unipolar ou esquizofrenia têm mais probabilidade do que os familiares com EE baixo de interpretar os comportamentos problemáticos negativos do paciente como se estivessem sob controle do paciente (p. ex., Hooley & Licht, 1997; Wendel, Miklowitz, Richards, & George, 2000; Domínguez-Martínez, Medina-Pradas, Kwapil, & Barrantes-Vidal, 2017). Em segundo lugar, familiares e pacientes que enfrentam o transtorno bipolar muitas vezes estão presos em ciclos de interação face a face negativos e verbalmente agressivos. Simoneau, Miklowitz e Saleem (1998) concluíram que os familiares com EE elevado de pacientes com transtorno bipolar foram mais negativos do que os com EE baixo durante interações face a face para a solução de problemas. Os familiares dos pacientes em famílias com EE elevado também tinham mais probabilidade de se envolver em ciclos contraproducentes de "ataque e contra-ataque". Com frequência, os pacientes foram os provocadores nessas interações, e não "vítimas" de familiares verbalmente agressivos ou punitivos (Miklowitz, Wendel, & Simoneau, 1998).

Claramente, um programa de tratamento psicossocial deve considerar como alvos de intervenção os aspectos do ambiente afetivo da família, como atitudes de EE elevado dos familiares ou os intercâmbios negativos que caracterizam a comunicação entre familiar e paciente. Mas devemos tentar mudar diretamente essas atitudes e padrões de interação ou devemos "desviar" delas? Os familiares que lidam com um cônjuge/parceiro, filho ou irmão que tenha transtorno bipolar são compreensivelmente irritados, e faz pouco sentido dizer a eles que não o deveriam ser. Outros acham que seu comportamento superprotetor é mais do que justificado pela situação.

Ao desenvolver a FFT, meus colegas e eu concluímos que ao menos um componente ao lidar com essas atitudes e padrões de transação é o da psicoeducação, ou seja, informar pacientes e seus familiares sobre o transtorno e suas manifestações. Como discutido anteriormente, os familiares (pais, cônjuges ou irmãos) precisam entender que pelo menos parte dos comportamentos do paciente que geram aversão (p. ex., irritabilidade, agressividade, incapacidade de trabalhar ou baixa produtividade) pode ser atribuída a uma situação de enfermidade de base bioquímica. Isso pode parecer óbvio para nós, como profissionais, mas, para os familiares que lidam com o paciente todos os dias, é fácil atribuir comportamentos que geram aversão a fatores da personalidade ou preguiça, ou acreditar que "Ele está fazendo isso para me magoar". Paralelamente, os pacientes precisam estar mais cientes de como provocam raiva e ressentimento nos familiares.

As interações individuais negativas não podem ser erradicadas, mas podem ser tornadas mais produtivas por meio de técnicas de comunicação e treinamento de habilidades para a solução de problemas. Dessa forma, familiares ou amigos podem ser ensinados a se manter em um tópico do problema em vez de tentar resolver vários ao mesmo tempo, ou a usar habilidades de escuta para evitar ciclos de ataque e contra-ataque contraproducentes. Posteriormente, neste capítulo, esses métodos são explicados com referência a um caso difícil.

ESTUDOS DE RESULTADOS DE TRATAMENTO PSICOSSOCIAL

Esta seção descreve vários ensaios controlados randomizados (ECRs) de intervenções individuais ou de família/casal. Estão disponíveis revisões mais minuciosas dos estudos nessa área (Geddes & Miklowitz, 2013; Salcedo et al., 2016), bem como uma metanálise em rede (Miklowitz, Efthimiou, et al., 2021).

Terapia individual

Dois modelos de terapia individual merecem ênfase especial aqui. Os modelos cognitivo-comportamentais têm foco em fatores de risco para a recaída, incluindo não aderir à medicação, correr riscos excessivos (ou superestimar recompensas) antes da mania, e inatividade comportamental durante a depressão. Lam, Hayward, Watkins e Wright e Sham (2005; Lam et al., 2003) analisaram um modelo de terapia cognitivo-comportamental (TCC) de seis meses, com 12 a 18 sessões e tratamento medicamentoso em comparação com tratamento medicamentoso isolado (N = 103). Os pacientes estavam em remissão havia pelo menos seis meses, mas haviam tido pelo menos três episódios nos últimos cinco anos. Em um seguimento de um ano, 44% dos pacientes em TCC tiveram recaídas em comparação com 75% dos pacientes que receberam tratamento medicamentoso isolado. Entre 12 e 30 meses após o tratamento, a TCC não impediu a recaída em relação ao tratamento medicamentoso isolado, mas continuou a apresentar uma influência positiva sobre o humor e os dias passados em episódios.

Um ensaio multicêntrico de eficácia da TCC no Reino Unido (N = 253) indicou que nem todas as subpopulações de pacientes com transtorno bipolar têm as mesmas probabilidades de se beneficiar da TCC (Scott et al., 2006). O estudo comparou 22 sessões de TCC mais farmacoterapia ao tratamento tradicional (TT) mais farmacoterapia. Os pacientes estavam em uma série de estados sintomáticos antes de entrar no estudo. Não se encontrou qualquer efeito da TCC sobre o tempo de recorrência. Uma análise *post hoc* revelou que os pacientes com menos de 12 episódios anteriores tiveram menos recorrências em TCC do que em TT, ao passo que o oposto era verdadeiro para pacientes com 12 ou mais episódios. Os autores concluíram que a TCC é mais aplicável a pacientes nos estágios iniciais de seus transtornos ou àqueles cujos cursos são menos recorrentes.

Ellen Frank et al. (2005) investigaram a eficácia do IPSRT — um tratamento que inclui não apenas os elementos centrais do modelo de psicoterapia interpessoal para a depressão de Klerman, Weissman, Rounsaville e Chevron (1984), mas também um componente específico para bipolares em que os pacientes autorregulam suas rotinas diárias e seus ciclos de sono e vigília. Pacientes com um episódio de humor recente foram aleatoriamente designados a sessões de IPSRT de 45 minutos e medicamentos estabilizadores do humor ou a uma intervenção de manejo clínico ativo, também com medicamentos. A randomização foi feita duas vezes: inicialmente durante uma fase aguda do tratamento, com sessões semanais, e mais uma vez no início de uma fase preventiva de manutenção, com sessões realizadas quinzenalmente ou mensalmente durante até dois anos. Os pacientes que receberam IPSRT na fase aguda tiveram intervalos mais longos antes da recorrência na fase de manutenção do que os que receberam manejo clínico na fase aguda. A IPSRT foi mais eficaz em retardar as recorrências na fase de manutenção entre pacientes que conseguiram estabilizar suas rotinas diárias e seus ciclos de sono e vigília durante a fase aguda (Frank et al., 2005). A IPSRT também teve um impacto positivo no funcionamento profissional (Frank et al., 2008). Assim, a constância de rotinas pode proteger contra um curso de agravamento da doença e melhorar o funcionamento.

Psicoeducação em grupo

Os efeitos da psicoeducação em grupo têm sido documentados em vários ensaios clínicos randomizados de grande escala, incluindo um realizado na clínica de pacientes ambulatoriais da Veterans Administration (Bauer et al., 2006) e outro em uma organização de manutenção da saúde (Simon, Ludman, Bauer, Unutzer, & Operskalski, 2006). Em ambos os estudos, os grupos de psicoeducação foram incorporados a sistemas mais amplos de cuidados, incluindo o acompanhamento de pacientes por um gerente de cuidados de enfermagem e o monitoramento da adesão dos profissionais às diretrizes do tratamento. Esses modelos de cuidados sistemáticos mostraram-se extremamente eficazes na melhoria do curso da doença e do funcionamento, em comparação ao tratamento tradicional para pacientes bipolares nesses contextos.

Um ECR focado na combinação de farmacoterapia e psicoeducação em grupo foi realizado na Universidade de Barcelona (Colom et al., 2003; Colom, Vieta, Sanchez-Moreno, et al., 2005). Um total de 120 pacientes com transtorno bipolar em remissão e que recebiam tratamento farmacológico foram alocados para (1) 21 sessões de psicoeducação em grupo estruturado ou (2) 21 sessões de um grupo de apoio não estruturado, ambos conduzidos por psicólogos. Ao longo de dois anos, os indivíduos que receberam psicoeducação em grupo tiveram uma probabilidade significativamente mais elevada de mostrar taxas mais baixas de recaídas e hospitalizações e níveis séricos de lítio maiores e mais estáveis do que os indivíduos alocados ao grupo não estruturado (Colom et al., 2003; Colom, Vieta, Sanchez-Moreno, et al., 2005). Além disso, um seguimento de 5,5 anos dessa amostra revelou que os ganhos associados ao grupo de psicoeducação foram mantidos e resultaram em grande diminuição dos custos no tratamento, bem como em outros custos associados à doença (Colom et al., 2009).

Em outro estudo de larga escala feito pelo grupo de Barcelona, 293 adultos em remissão para os transtornos bipolares foram aleatoriamente atribuídos a remediação funcional (RF), que compreendia 21 sessões semanais individuais e em grupo oferecendo psicoeducação, habilidades interpessoais e treinamento de habilidades cognitivas (atenção, memória, funcionamento executivo), ou a psicoeducação em grupo estruturado ou TT. Os pacientes com transtorno bipolar que receberam RF mostraram maiores progressos no funcionamento social e ocupacional do que aqueles em TT, mas não houve diferenças entre os grupos de RF e os de psicoeducação estruturada (Torrent et al., 2013). No seguimento de um ano, contudo, as melhorias funcionais persistiram apenas para o grupo da RF (Bonnín et al., 2016). Em suma, a psicoeducação em grupo parece ser um tratamento auxiliar efetivo à farmacoterapia para pacientes adultos com transtorno bipolar que a iniciam quando em remissão.

Terapia de família

Atualmente, existem vários estudos de intervenções familiares como coadjuvantes à medicação para pacientes com transtorno bipolar. Aqui, eu me concentro em ensaios publicados depois de 2000; indicam-se ao leitor análises mais detalhadas (Miklowitz & Chung, 2016; Salcedo et al., 2016) para cobertura de estudos familiares e conjugais anteriores.

Foram feitos quatro ensaios clínicos randomizados sobre a FFT em amostras de bipolares adultos. Dois deles foram realizados com adultos recrutados em ambientes hospitalares depois de um episódio agudo, um na University of California, em Los Angeles (UCLA; Rea et al., 2003) e outro na University of Colorado (Miklowitz, George, Richards, Simoneau, & Suddath, 2003). Um estudo foi realizado no âmbito do Systematic Treatment Enhancement Program for Bipolar Disorder (STEP-BD; Miklowitz et al., 2007a, 2007b), que analisou três psicoterapias intensivas (FFT, IPSRT ou TCC) em comparação com uma condição de controle para pacientes com depressão bipolar. Um quarto estudo comparou o FFT para pais de pacientes adultos com transtorno bipolar (sem a presença dos pacientes) com uma intervenção de cuidado de saúde padronizada para pais (Perlick et al., 2018). Esses estudos são examinados em detalhes a seguir.

Estudos da UCLA e do Colorado

Os estudos examinaram uma intervenção de FFT de nove meses, com 21 sessões, que compreendeu psicoeducação, treinamento para a melhoria da comunicação e treinamento em solução de problemas. Os participantes eram pacientes e seus pais ou cônjuges. Eles foram recrutados durante um episódio importante de transtorno bipolar e mantidos com estabilizadores do humor, com ou sem antipsicóticos ou antidepressivos. Contudo, os estudos diferiam em um aspecto importante: no Colorado, o grupo de comparação de "manejo de crise" recebeu duas sessões de educação para a família e sessões individuais de crise, segundo a necessidade, no decorrer dos nove meses. No estudo da UCLA, os pacientes no grupo-controle receberam uma intervenção individual de manejo de caso e solução de problemas de intensidade semelhante (21 sessões) à intervenção de FFT.

Apesar das diferenças de delineamento, os resultados que surgiram dos estudos na University of Colorado e na UCLA foram bastante semelhantes. No estudo da primeira (Miklowitz et al., 2003), FFT e medicação levaram a menores frequências de recaída e a um maior intervalo antes da recaída em um período de dois anos do que o manejo da crise e medicação. A FFT também esteve associada a uma maior redução nos sintomas de depressão e mania. No estudo da UCLA (Rea et al., 2003), a FFT foi associada a maiores intervalos até as recaídas e hospitalizações em um seguimento de dois anos. As taxas de re-hospitalização no período de 1 a 2 anos após o tratamento de nove meses foram de 12% no grupo de FFT e 60% no grupo de terapia individual; para recaída, as taxas foram de 28% e 60%, respectivamente. Os resultados de ambos os ensaios concluíram que a maioria dos efeitos da FFT foram no período pós-tratamento, com os sintomas se agravando nos grupos de comparação após nove meses a um ano. Portanto, os pacientes e os familiares talvez precisem "absorver" o tratamento e incorporar a educação e o treinamento de habilidades em suas vidas cotidianas antes que possa haver efeitos de melhoria sobre a doença.

Este último ponto foi esclarecido por Simoneau, Miklowitz, Richards, Saleem e George (1999), que examinaram as transcrições de interações familiares obtidas no estudo do Colorado antes e depois da FFT ou do tratamento para manejo de crises. As famílias (pacientes com seus pais e cônjuges) participaram de avaliações interativas que compreendiam discussões de 10 minutos para solução de problemas, que eram transcritas e codificadas por comportamentos interativos negativos e positivos. Quarenta e quatro famílias retornaram após um ano para a mesma avaliação, depois de ter sido feito o protocolo de tratamento de FFT ou de manejo de crises. Curiosamente, nas avaliações interacionais pós-tratamento (um ano), os pacientes em FFT e aqueles em manejo de crise não puderam ser distinguidos com base na frequência de comportamentos interativos negativos (p. ex., críticas). Mas houve diferenças claras no pós-tratamento em comportamentos interativos positivos, principalmente na esfera não verbal. Após a FFT, pacientes e familiares tiveram mais probabilidade de sorrir entre si, confirmar com a cabeça enquanto outros estavam falando e se inclinar na direção do outro ao falar. Além disso, o grau em que os pacientes melhoraram em seu comportamento de interação não verbal no decorrer do tratamento psicossocial teve correlação com seu grau de melhoria dos sintomas no ano de tratamento. Futuros estudos usando várias avaliações espaçadas sobre a interação familiar e sobre os sintomas dos pacientes ajudariam a desemaranhar o relacionamento direcional entre melhorias na comunicação da família e resultados nos pacientes em termos de sintomas.

FFT para familiares de adultos com transtorno bipolar

Nada menos que 90% dos cuidadores de pessoas com transtorno bipolar relatam níveis moderados a altos do "peso" de seus papéis, resultando em transtornos do sono, condições médicas crônicas e depressão (Perlick et al., 2016). Portanto, os cuidadores frequentemente também precisam de intervenções psicoeducativas e de apoio. Em um pequeno ECR, pais e outros cuidadores de 46 pacientes com transtorno bipolar foram aleatoriamente encaminhados a 8–12 sessões de educação em saúde padrão ou a 12–15 sessões de uma versão de FFT exclusivamente para cuidadores. Os pacientes receberam farmacoterapia durante o mesmo intervalo, mas não participaram das sessões de tratamento. Ao longo de um período de seis meses, os sintomas de depressão haviam reduzido em cuidadores *e* em pacientes. Além disso, as reduções nos sintomas de depressão associadas ao tratamento entre pacientes com transtorno bipolar foram mediadas por reduções nos sintomas depressivos entre os cuidadores (Perlick et al., 2018).

Em outro estudo em Barcelona, os cuidadores que receberam psicoeducação em grupo, enquanto seus familiares e pacientes recebiam farmacoterapia e apoio em um serviço ambulatorial, relataram melhor entendimento de como lidar com o transtorno bipolar, sentiram-se mais leves e atribuíram menos culpa aos pacientes quando comparados aos cuidadores que não receberam tratamento e cujos familiares bipolares foram tratados com apenas farmacoterapia e apoio. Curiosamente, os pacientes cujos cuidadores receberam psicoterapia em grupo apresentaram taxas de recorrência inferiores e com intervalos de mais de 18 meses, quando comparados aos pacientes cujos cuidadores não receberam qualquer tratamento (Reinares et al., 2008). Sendo assim, tanto pacientes quanto cuidadores se beneficiaram ao entenderem melhor e desenvolverem habilidades para lidar com o transtorno bipolar com o auxílio da psicoeducação.

O estudo STEP-BD

O STEP-BD examinou a eficácia do tratamento com estabilizadores de humor combinados com três diferentes tipos de tratamento psicossocial em 15 locais participantes nos Estados Unidos (Miklowitz et al., 2007b). Pacientes com transtorno bipolar em episódio depressivo ($N = 293$) foram distribuídos aleatoriamente a medicação estabilizadora do humor — com ou sem antidepressivo — e a 30 sessões de FFT, IPSRT, TCC ou cuidado colaborativo (CC), um tratamento psicoeducativo em três sessões. Os pacientes alocados em qualquer psicoterapia intensiva tiveram índices de recuperação mais altos em um ano e tiveram mais probabilidade de permanecer estáveis em termos de humor no estudo de um ano. Na FFT, 77% dos pacientes haviam se recuperado em um ano; na terapia interpessoal, 65%; e, na TCC, 60%. Na condição de CC, 52% se recuperaram. Além disso, os pacientes em terapia intensiva tiveram ganhos superiores no funcionamento psicossocial do que aqueles na condição de controle (Miklowitz et al., 2007a). As diferenças entre as modalidades intensivas não atingiram significância estatística.

O STEP-BD, um dos maiores estudos de tratamento randomizado para o transtorno bipolar, sugere que a psicoterapia é um componente essencial do esforço para estabilizar pacientes com transtorno bipolar em um episódio depressivo. Quando os profissionais estão tratando pacientes bipolares e deprimidos com estabilizadores do humor ou antipsicóticos atípicos, acrescentar uma terapia intensiva pode ser associado com uma recuperação mais rápida do que acrescentar um antidepressivo (Miklowitz et al., 2007b). Os ingredientes comuns dos tratamentos intensivos — como ensinar estratégias para manejo do humor, identificar e intervir já no início dos sintomas prodrômicos, melhorando a adesão dos pacientes à medicação e trabalhando em prol de resolver problemas-chave interpessoais ou familiares — podem contribuir para a recuperação mais rápida. A FFT se revelou um tratamento particularmente potente nesse estudo, embora suas limitações também tenham ficado visíveis: somente 54% dos pacientes avaliados no estudo tinham famílias acessíveis e dispostas a participar do tratamento.

Psicoeducação familiar e treinamento de habilidades no transtorno bipolar de início precoce

Aplicações mais recentes de psicoeducação familiar têm se concentrado em pacientes com transtorno bipolar de início juvenil, que mais frequentemente moram com as famílias de origem ou têm fortes conexões com elas. A FFT para adolescentes (FFT-A; Miklowitz et al., 2004) usa a mesma estrutura de 21 sessões adaptada às necessidades de desenvolvimento desse grupo etário (p. ex., a ocorrência de episódios mais frequentes e breves, geralmente com uma apresentação mista). Um ECR de dois anos com 58 pacientes adolescentes com transtorno bipolar revelou que, em comparação com pacientes que receberam três sessões de psicoeducação familiar (cuidados reforçados [CR]) e farmacoterapia, os pacientes em FFT-A se recuperaram mais rapidamente de seus sintomas depressivos basais, passaram menos tempo deprimidos no seguimento e tiveram mais melhoras nos sintomas depressivos em um seguimento de dois anos (Miklowitz et al., 2008). O grau de melhora foi maior nos adolescentes de famílias com EE elevado que receberam FFT-A; os efeitos da FFT-A em adolescentes de famílias com EE baixo não foram robustos (Miklowitz et al., 2009).

Uma replicação e continuação desse estudo feita em três locais e com uma amostra maior ($N = 145$) foi menos conclusiva. Nesse estudo, todos os pacientes receberam farmacoterapia aderente às diretrizes ministrada por psiquiatras especializados e afiliados ao estudo, em vez de profissionais da comunidade. Após um episódio de humor agudo, os adolescentes em FFT-A e CR tinham taxas de recuperação e recorrência equivalentes às dos pacientes que haviam recebido três sessões de CR (Miklowitz et al., 2014). Análises secundárias revelaram que os pacientes em FFT-A mostraram mais melhorias nos sintomas maníacos e hipomaníacos no segundo ano do estudo, ao passo que aqueles em CR pioraram durante o mesmo ano. Além disso, os pacientes em FFT-A mostraram mais melhorias na qualidade de vida ao longo de dois anos do que aqueles em CR (O'Donnell et al., 2017).

Foi criada uma versão da FFT para crianças e adolescentes em *alto risco* de desenvolver transtorno bipolar. Esses jovens têm (1) um familiar em primeiro ou segundo grau (geralmente um dos pais ou avós) com transtorno bipolar I ou II e (2) desregulação e comprometimento significativos do humor, sob a forma de um episódio de depressão maior ou transtorno bipolar sem outra especificação. Crianças com transtorno bipolar sem outra especificação têm períodos breves (1 a 3 dias) de mania ou hipomania que são prejudiciais e que representam uma mudança em relação aos parâmetros basais. Seguimentos de crianças com instabilidade de humor, mania ou hipomania sublimiar, depressão e histórico familiar positivo para mania concluíram que mais da metade delas foi convertida ao transtorno bipolar I ou II em oito anos (Axelson, Birmaher, Strober, et al., 2011; Birmaher et al., 2018).

Em um ECR de um ano, 40 crianças de alto risco (9 a 17 anos) com TDM ou transtorno bipolar sem outra especificação foram designadas aleatoriamente a uma versão da FFT para alto risco (FFT-HR, ou *high risk*) ou a um controle educativo de 1 a 2 sessões (Miklowitz et al., 2013). A FFT-HR recebeu 12 sessões ao longo de quatro meses. Os participantes da FFT-HR tiveram uma recuperação mais rápida dos seus sintomas iniciais de humor, mais semanas em remissão de sintomas de humor e mais melhorias nos sintomas de hipomania em um ano do que os participantes do controle educativo. Assim como foi constatado na amostra adolescente, a magnitude do efeito do tratamento foi maior entre as crianças de alto risco em famílias de EE elevado (em comparação com EE baixo).

Um segundo estudo examinou 127 crianças de alto risco com TDM ou transtorno bipolar sem outra especificação, que foram aleatoriamente encaminhados a FFT-HR (12 sessões em quatro meses) ou a uma comparação de CR intensivo, compreendendo seis sessões de psicoeducação individual e familiar em quatro meses. No seguimento de 1 a 4 anos (média de dois anos), os jovens em FFT-HR tiveram intervalos de bem-estar mais longos antes de serem prospectivamente observados episódios depressivos do que aqueles em CR. O tratamento não afetou o início dos episódios maníacos ou hipomaníacos (Miklowitz, Efthimiou, et al., 2021; Miklowitz, Schneck, et al., 2020).

Outros modelos de intervenção familiar para o transtorno bipolar pediátrico têm se revelado promissores. Em um grande ensaio ($N = 165$) com lista de espera, Fristad, Verducci, Walters e Young (2009) descobriram que crianças com transtornos do humor que foram designadas a grupos multifamiliares apresentaram mais melhoria do humor em seis meses de estudo do que as crianças em uma lista de espera.

Além disso, as crianças em lista de espera que participaram dos grupos multifamiliares um ano mais tarde apresentaram a mesma quantidade de melhoria dentro de 12 a 18 meses que aquelas que haviam recebido os grupos imediatamente após entrarem no estudo. Um tratamento com TCC focada na família desenvolvido para crianças em idade escolar (entre 7 e 14 anos) com transtorno bipolar inclui psicoeducação, reestruturação cognitiva e intervenções de regulação afetiva (West et al., 2014). Em um ECR envolvendo 69 jovens com transtornos do espectro bipolar, os jovens que haviam recebido esse tratamento com 18 sessões mostraram mais melhorias nas manias relatadas por seus pais e em escores de depressão, bem como funcionamento global melhor no seguimento de seis meses do que os jovens que receberam terapia de apoio individual (West et al., 2014).

Resumo

Acrescentar tratamento psicossocial — em família, em grupo ou individual — à farmacoterapia leva a resultados mais positivos para o transtorno bipolar do que se podem atingir com farmacoterapia isoladamente. Ao tirar conclusões, devemos ter em mente as diferentes condições clínicas dos pacientes no início do tratamento. Por exemplo, os estudos de TCC e psicoeducação em grupo focaram em pacientes em remissão, ao passo que os de FFT e IPSRT focaram em pacientes sintomáticos e apenas parcialmente recuperados de um episódio agudo.

O restante deste capítulo é dedicado aos aspectos específicos da aplicação da FFT. A quem ela se destina? Quais são seus procedimentos? Como as famílias são instruídas em relação ao transtorno bipolar e como aprendem novos estilos para se comunicar ou resolver problemas? Ao revisar esses métodos, o leitor poderá refletir sobre os vários alvos da intervenção de família (ou seja, as atitudes ou expectativas da família, os conflitos interpessoais, a não adesão à medicação) e os vários domínios de resultados que se supõe que sejam influenciados pelas intervenções de família por meio do seu impacto sobre essas metas.

CONTEXTO DA FFT

Objetivos e estrutura do tratamento

A FFT tem seis objetivos, todos eles relacionados a enfrentar um episódio de transtorno bipolar. Eles são resumidos na Tabela 12.1. Alguns deles dizem respeito a lidar com o episódio atual; outros são mais voltados a prever episódios futuros e os fatores de estresse que desencadeiam esses episódios. Faz-se uma forte defesa dos efeitos protetores da medicação e de um ambiente familiar estável e não estressante.

Para os pacientes com transtorno bipolar sindrômico total I ou II, a FFT geralmente é aplicada em 21 sessões ambulatoriais, com duração de uma hora cada. As sessões são semanais durante três meses, quinzenais durante três meses e mensais durante três meses. Embora a versão descrita aqui seja de 21 sessões, foi desenvolvida uma versão de 12 sessões para populações de alto risco. Esses jovens geralmente necessitam menos da psicoeducação intensiva para a administração dos sintomas de mania e depressão que é dada quando os pacientes têm transtorno bipolar sindrômico.

TABELA 12.1 Os seis objetivos do tratamento voltado à família

Ajudar o paciente e seus familiares no seguinte:

- integrar as experiências associadas a episódios de humor de transtorno bipolar;
- identificar os sinais prodrômicos de recorrências e desenvolver de planos de prevenção com toda a família;
- aceitar a necessidade de medicação estabilizadora do humor para o controle dos sintomas;
- distinguir entre a personalidade do paciente ou o desenvolvimento de comportamentos normativos e os sintomas do transtorno bipolar;
- reconhecer e aprender a enfrentar os eventos estressantes que desencadeiam ocorrências de mania ou depressão;
- restabelecer relacionamentos funcionais após um episódio de transtorno do humor.

O plano por sessão (Tab. 12.2) é mais um guia para o profissional do que uma exigência, porque algumas famílias requerem menos contato intensivo no início, outras exigem contato posterior mais intenso, e outras, ainda, simplesmente não precisam de tanto tratamento. O tratamento foi concebido para ser paralelo às fases de recuperação de um episódio de humor. Durante a fase de estabilização, cerca de sete sessões são dedicadas à psicoeducação, nas quais os pacientes e seus familiares tomam conhecimento da natureza, do curso e do tratamento do transtorno bipolar. Nessa fase, os pacientes costumam ainda estar sintomáticos e geralmente funcionam em termos sociais ou ocupacionais em um nível inferior a suas capacidades anteriores ao episódio. A psicoeducação é uma tentativa de acelerar a estabilização clínica ao reduzir as tensões familiares, encorajar a adesão à medicação e ensinar habilidades de manejo da doença. Isso é feito ajudando o paciente e os membros de sua família a entender os diferentes eventos que precipitaram o episódio agudo, chegar a um entendimento comum sobre as causas e o tratamento da doença, desenvolver planos para como a família vai agir se houver sinais de recorrência, e modular as expectativas sobre o funcionamento do paciente e da família no período de recuperação.

TABELA 12.2 Estrutura e tópicos da FFT

1. **Psicoeducação (sete sessões)**

   Os sintomas e o curso do transtorno bipolar
   - Os sinais e sintomas da (hipo)mania e da depressão
   - O desenvolvimento do episódio de humor mais recente
   - O papel do estresse da vida no episódio mais recente
   - O curso do transtorno ao longo do tempo

   A etiologia do transtorno bipolar
   - O modelo de vulnerabilidade-estresse
     - O papel do ambiente
     - Predisposições genéticas e biológicas
   - Fatores de risco e de proteção no curso do transtorno

   Intervenções e automanejo
   - Manutenção de um gráfico do humor
   - Tipos de medicamentos
   - Tipos de tratamentos psicossociais
   - Como a família pode ajudar
   - Automanejo do transtorno
   - Treino de prevenção da recaída

2. **Treinamento para a melhoria da comunicação (7–10 sessões)**
   - Expressão de sentimentos positivos
   - Escuta ativa
   - Solicitações positivas de mudanças
   - Clareza da comunicação
   - Expressão de sentimentos negativos

3. **Treinamento em habilidades de solução de problemas (4–5 sessões)**
   - Definição de problemas
   - Geração de soluções
   - Avaliação de vantagens/desvantagens
   - Escolha de uma solução ou uma combinação delas
   - Desenvolvimento de um plano de implementação
   - Revisão da situação do problema

4. **Término**

Nota: o número de sessões é apenas uma sugestão. O profissional pode decidir alongar certos módulos e encurtar outros, pular certas habilidades e agregar estratégias de manejo de doenças com base em outros protocolos (p. ex., *mindfulness* ou exercícios de relaxamento) por serem relevantes às necessidades do paciente e de sua família.

Uma vez que a família tenha começado o módulo de formação e comunicação (de 7 a 10 sessões), o paciente geralmente é capaz de tolerar exercícios orientados à solução de conflitos familiares e promover a mudança de comportamento. Por exemplo, ele pode praticar a escuta enquanto outro membro da família fala, e membros da família podem fazer o mesmo por ele. Esses exercícios podem ser difíceis quando as emoções do paciente ainda estão desreguladas, mas a estrutura introduzida pelo treinamento para comunicação pode ajudar o paciente a modular a forma como ele expressa emoções.

Durante a fase final, de treinamento para solução de problemas (4 a 5 sessões), o episódio de humor está, em grande parte, em remissão, e o paciente passou à fase de manutenção — a do tratamento medicamentoso. Nessa fase, e às vezes até antes, o paciente e a família estão motivados a identificar e resolver questões de qualidade de vida que foram prejudicadas pela doença (p. ex., como um paciente casado ou que coabita pode encontrar trabalho; como os pais podem ajudar filhos adultos jovens a se mudarem de casa e, gradualmente, serem mais independentes). As últimas sessões de FFT, realizadas mensalmente, ajudam a consolidar os ganhos obtidos durante o tratamento de nove meses.

Contexto

A FFT tem sido aplicada em uma variedade de ambientes ambulatoriais, tais como o Child and Adolescent Mood Disorders Program (CHAMP), na Faculdade de Medicina da UCLA; o Didi Hirsch Community Mental Health Services, em Los Angeles, Califórnia; o Colorado Family Project, em Boulder, Colorado; o programa Pediatric Bipolar Disorders, da Stanford University; a Faculdade de Medicina da University of Cincinnati; e o programa Child and Adolescent Bipolar Services, da Faculdade de Medicina da University of Pittsburgh. O FFT também tem sido avaliado internacionalmente, com estudos clínicos feitos na Turquia (Ozerdem, Oguz, Miklowitz, & Cimilli, 2009) e no Reino Unido (Sharma et al., 2015).

Variáveis dos pacientes

A FFT é realizada com pacientes com transtorno bipolar I, II ou transtorno bipolar não especificado que vivem com (ou muito próximos a) seus pais ou irmãos ou com cônjuges/parceiros. Os pacientes podem ser de qualquer idade. Os pacientes que receberam FFT pertencem a todos os grupos raciais e étnicos e apresentam todas as orientações sexuais. Quando o paciente é uma criança ou adolescente e os pais são divorciados, frequentemente conduzimos algumas das sessões com o paciente e um dos genitores, e as outras sessões com o paciente e o outro genitor. O ideal é que algumas das sessões envolvam ambos os pais, de modo que possa haver um acordo quanto às estratégias comuns de manejo do transtorno.

Os pacientes com transtorno bipolar podem se apresentar para FFT com mania, depressão, episódios mistos ou ciclagem rápida. Embora não haja contraindicação para se oferecer FFT a pacientes que tenham estado sintomaticamente recuperados por longos períodos, em nossa experiência, eles e seus familiares são menos motivados para o tratamento do que aqueles que tiveram de lidar com um episódio de humor recente. A polaridade do episódio mais recente, contudo, é incerta — ela pode mudar antes da próxima sessão do paciente. Pacientes que são maníacos ou hipomaníacos, principalmente os que apresentam elação e grandiosidade, muitas vezes negam sua real condição de doentes e podem acreditar que o transtorno e seu tratamento são simplesmente formas de outras pessoas os controlarem. Os pacientes deprimidos podem ter dificuldade para assimilar o conteúdo educacional das sessões ou para fazer os trabalhos de casa. Qualquer uma dessas apresentações pode exigir intervenções de emergência, como mudanças na medicação ou hospitalização durante o tratamento.

Os pacientes com transtorno por uso de álcool ou outra substância como comorbidade apresentam problemas especiais. Eles costumam ser resistentes a tratamento psicossocial e medicação. Também são difíceis de diagnosticar; os efeitos das drogas e do álcool podem mimetizar a ciclagem de um transtorno do humor. Como regra geral, os pacientes com transtorno por uso de substância ativo são tratados com mais sucesso se estão abstinentes antes que a FFT comece. Caso contrário, geralmente é necessário suplementar a FFT com programas que tratem a dependência química (p. ex., grupos dos Alcoólicos Anônimos com diagnóstico duplo). Não obstante, foi desenvolvido um protocolo para tratar adolescentes com transtorno bipolar e abuso de substâncias (Goldstein et al., 2014; Miklowitz, 2012).

Tratamento medicamentoso concomitante

Quando o paciente tem transtorno bipolar sindrômico, costumamos exigir que ele seja visto simultaneamente por um psiquiatra, que acompanha sua medicação. O regime costuma incluir um estabilizador de humor de primeira linha, geralmente o carbonato de lítio, valproato de sódio ou lamotrigina. Tem-se comprovado de modo convincente que o lítio reduz o risco de suicídio em depressão bipolar e unipolar (Cipriani, Hawton, Stockton, & Geddes, 2013). Cada vez mais, estamos atendendo pacientes tratados com antipsicóticos de segunda geração, sejam como agentes primários de estabilização do humor, sejam como coadjuvantes para estabilizadores do humor tradicionais. Há fortes evidências de que esses agentes são muito eficazes para controlar a mania (Cipriani, et al., 2011), e alguns (especialmente a quetiapina) são efetivos para a depressão bipolar (Avery & Drayton, 2016). Os antidepressivos (p. ex., paroxetina, venlafaxina, bupropiona) ainda são recomendados como auxiliares dos estabilizadores do humor ou antipsicóticos atípicos, se a depressão do paciente não entrar em remissão. Tem havido um debate considerável sobre se os antidepressivos precipitam a mania (mudança de humor) em pacientes com transtorno bipolar, mas a maior parte das evidências é que os antidepressivos não causam taxas mais elevadas de mudança de humor se são ministrados junto com um estabilizador de humor ou um antipsicótico de segunda geração (Yatham et al., 2018; Goodwin et al., 2016).

Um princípio central à FFT e à maior parte das intervenções psicossociais para o transtorno bipolar é que o terapeuta deve estar em contato regular com o psiquiatra do paciente. Esse contato é estabelecido no início do tratamento. A proximidade entre as equipes de tratamento psicossocial e farmacológico melhora a probabilidade de que o paciente permaneça aderido à medicação e também reduz a probabilidade de dissociação ou a tendência do paciente (ou mesmo dos familiares) de ter um "médico bom" e um "médico mau". Por exemplo, os pacientes reclamam com frequência de seus médicos, dizendo a seus terapeutas de FFT: "Eu queria que você pudesse acompanhar a minha medicação". Um terapeuta de FFT que tenha um diálogo regular com o médico do paciente pode evitar a armadilha que está sendo montada, recomendando ao paciente que levante esses problemas diretamente com o médico (Gitlin & Miklowitz, 2016).

Alguns pacientes que recusam todos os medicamentos pressupõem que vir à terapia será um substituto para o tratamento medicamentoso. Esses pacientes muitas vezes já tiveram alguma experiência ruim com farmacoterapia e psiquiatras, e também podem acreditar que não estão doentes ou que a doença que eles têm pode ser tratada com "medicina alternativa". Geralmente, assumimos uma postura rígida com esses pacientes e não os aceitamos na FFT a menos que se comprometam com a farmacoterapia padrão (geralmente, lítio, anticonvulsivantes e/ou antipsicóticos atípicos). Os pacientes com transtorno bipolar que ficam sem ser medicados têm maior probabilidade de ter recaída, e não é bom para eles que o profissional sugira que sua doença pode ser manejada somente com tratamento psicoterápico.

Variáveis do terapeuta

Em nossos estudos da UCLA e do Colorado, os terapeutas têm entre 23 e 70 anos e entre 1 e 40 anos de experiência clínica. A maioria tem sido de estudantes de pós-graduação em psicologia clínica ou estagiários de psicologia, *fellows* em psiquiatria ou *fellows* em pós-doutorado em psicologia. Poucos tinham muita experiência na terapia de família antes de aprender a FFT. O programa STEP-BD, realizado em 15 centros, envolveu psiquiatras, psicólogos clínicos e assistentes sociais cuja experiência em tratamento variava consideravelmente. Em outras palavras, não é necessário que um terapeuta de FFT tenha determinada quantidade de treinamento clínico no início.

Embora não se tenham feito estudos sobre variáveis relacionadas aos terapeutas como preditoras do resultado da FFT, nossa experiência clínica diz que duas variáveis influenciam a aceitação a essa intervenção. A primeira é a capacidade de pensar em uma família ou um casal como um sistema em que os membros são interdependentes e influenciam os comportamentos uns dos outros. Os terapeutas que têm problemas com a FFT muitas vezes têm dificuldade de fazer a transição para essa forma de pensar sistêmica. Eles tendem, por exemplo, a realizar sessões em família como se fossem sessões individuais, com um paciente e vários observadores. Alguns desses mesmos problemas surgem quando se aprendem outras formas de terapia de família.

O segundo preditor positivo é a disposição de pensar *biopsicossocialmente* — ou seja, de ver o transtorno bipolar como uma doença de base biológica que requer medicação, mesmo que seus sintomas sejam parcialmente evocados por fatores de estresse concomitantes. Portanto, o terapeuta deve defender com frequência a adesão à medicação pelo paciente, mesmo quando questões psicossociais são mais interessantes e parecem mais urgentes.

Concluímos que os protocolos de treinamento a seguir funcionam bem para aprender a FFT. Em primeiro lugar, os terapeutas participam de uma oficina de FFT de 1 a 2 dias. Em seguida, começam a frequentar sessões de supervisão em grupo nas quais terapeutas com formação em FFT discutem seus casos, e nas quais podem observar sessões (ou ouvir gravações). Eles leem o manual de tratamento publicado (Miklowitz, 2010) e, quando for o caso, os manuais adaptados para adolescentes com transtorno bipolar ou crianças com risco deste transtorno. Então, trabalham como coterapeutas para os terapeutas com formação em FFT. Depois de tratar dois casos com supervisão intensiva, geralmente estão prontos para atender famílias ou casais de forma independente ou ter profissionais em formação sob sua orientação.

O modelo da coterapia tem vantagens para o treinamento. Ele tem uma longa história na literatura da terapia de família (ver, p. ex., Napier & Whitaker, 1988). Os coterapeutas têm uma forma de manter seus colegas terapeutas na linha. Além disso, se uma pessoa parecer se sentir "atacada" por um terapeuta ou outro familiar, o outro terapeuta poderá estabelecer essa conexão, aliando-se a esse familiar. O diálogo entre os terapeutas dentro da sessão também pode oferecer modelos eficazes de habilidades de comunicação para uma família ou um casal.

AVALIAÇÕES PRÉ-TRATAMENTO

Avaliação diagnóstica

O transtorno bipolar está se tornando um diagnóstico cada vez mais comum em contextos da comunidade, tanto ambulatoriais quanto de internação. Embora esse seja um desdobramento positivo, dada sua subidentificação no passado, também há algum desleixo nas modernas avaliações diagnósticas. Em nenhum lugar isso fica mais óbvio do que no diagnóstico de crianças e adolescentes, que atualmente são chamados de "bipolares" sem muita evidência que sustente isso (p. ex., Carlson et al., 2009). A inadequação das avaliações diagnósticas na comunidade deriva em parte de reembolso inadequado por parte dos planos de saúde para as fases de avaliação do tratamento. Alguns dos pacientes indicados a nós foram diagnosticados mais corretamente como tendo transtorno ciclotímico, transtorno da personalidade *borderline*, TDAH ou, até mesmo, TDM. Muitas crianças e muitos adolescentes são encaminhados com "ataques de raiva" que alguém equiparou ao transtorno bipolar.

Ao atender um paciente novo, muitas vezes é útil para o profissional determinar a confiabilidade do diagnóstico com uma avaliação formal usando toda ou parte de uma entrevista diagnóstica estruturada. Dentro de nossos protocolos de pesquisa, temos usado a Entrevista Clínica Estruturada para o DSM-5 (SCID-5; First, Williams, Benjamin, & Spitzer, 2015) como mecanismo de avaliação diagnóstica. Quando o paciente tem menos de 18 anos, usamos a Schedule for Affective Disorders and Schizophrenia for School-Age Children — Present and Lifetime Version (K-SADS-PL), acompanhada das K-SADS Depression and Mania Rating Scales (Axelson et al., 2003; Chambers et al., 1985; Kaufman et al., 1997). A K-SADS-PL requer entrevistas separadas com a criança e pelo menos um dos pais e, depois, uma classificação consensual de cada sintoma. Alguns dos fatores que podem afetar a confiabilidade dos dados obtidos a partir da SCID ou da K-SADS-PL são se o paciente está doente em termos agudos ou estável. Os pacientes agudamente doentes são menos confiáveis em suas descrições de sintomas. Em geral, os pacientes em estado maníaco minimizam seus sintomas, ao passo que os deprimidos podem fazer o contrário. Os pacientes com transtorno bipolar também têm problemas com relatos em retrospectiva: "Eu já tive mais de mil episódios" e "Eu sou maníaco-depressivo desde que eu era bebê" são respostas comuns em entrevistas diagnósticas.

Quer se use a entrevista estruturada, quer se use a entrevista clínica aberta, costuma ser difícil determinar se as desregulações do humor de um paciente e as mudanças de atividades associadas a isso estão em nível subsindrômico ou sindrômico. Alguns pacientes relatam períodos breves de hipomania ou irritabilidade que se alternam com depressões mais graves. Esses períodos breves e ativos de hipomania nem sempre chegam à duração de limiar do DSM para hipomania (quatro dias ou mais), principalmente entre crianças e adolescentes. Nesses casos, costuma ser adequado o diagnóstico do transtorno bipolar sem outra especificação (outrora denominado transtorno bipolar especificado de outra maneira).

Hagop Akiskal (1996) recomendou que os profissionais levem em conta um espectro bipolar mais amplo que inclua perturbações centrais de temperamento, incluindo hipertimia (exuberância, excesso de otimismo, grandiosidade, busca de estímulos, intromissão física com outros) ou "distimia sub-bipolar". Na FFT, a ampliação do espectro bipolar para incluir esses pacientes introduz um dilema: o profissional atua com esses pacientes da mesma maneira que faz com pacientes com transtorno bipolar I ou II? Como ele educa o paciente e a família sobre os fatores que provocam episódios maníacos ou depressivos se não se podem identificar episódios específicos? Se um paciente nunca teve um episódio maníaco completo, o terapeuta deve atuar de acordo com o pressuposto de que ele acabará por desenvolver mania espontaneamente? As mesmas técnicas de automanejo se aplicam (p. ex., usar a solução de problemas para minimizar conflitos familiares)?

Em nossa clínica ambulatorial, a Childhood and Adolescent Mood Disorders Clinic da UCLA, adaptamos a FFT para jovens que não estão no espectro bipolar, como aqueles com depressão com ansiedade, TDAH, transtorno disruptivo da desregulação do humor ou transtorno de oposição desafiante. Os módulos de melhoria na comunicação e solução de problemas podem ser oferecidos a famílias desses jovens na mesma maneira que descrevi. O módulo da psicoeducação, contudo, tem de ser modificado para se adequar a esses diagnósticos. Por exemplo, no transtorno disruptivo da desregulação do humor, o foco pode ser em estratégias que a família pode usar para prevenir ou responder a "colapsos" (períodos de raiva intensa que têm uma fase de acumulação); ou na depressão com TDAH, ao identificar e lidar com os estressores que são relevantes aos piores períodos de funcionamento do indivíduo. As intervenções com psicoeducação quase certamente desempenham um papel na estabilização dos pacientes com esses transtornos.

Gráfico do humor

Para que se tenha clareza no diagnóstico, assim como para o progresso do paciente no tratamento, é bom pedir a ele que mantenha um Gráfico Diário do Humor. Um desses instrumentos, o Medidor do Ritmo Social (Social Rhythm Metric; Monk, Kupfer, Frank, & Ritenour, 1991), pede ao paciente que documente seu humor diário em uma escala de −5 (*Deprimido*) a +5 (*Eufórico* ou *ativado*), com rotinas sociais que possam influenciar esse humor (p. ex., tempo de sono e vigília, tempo de convivência social do paciente, intensidade dessa estimulação social, hábitos de exercício do paciente e outros fatores).

Os dados dos gráficos do humor/atividade, muitos dos quais estão disponíveis *on-line* (p. ex., https://moodapps.wordpress.com/tag/mood-reporter), ajudam o terapeuta e o paciente a avaliar em conjunto o tipo de ciclagem do paciente e até onde os fatores sociais de estresse contribuem para as flutuações do humor. A Figura 12.1 é um exemplo de gráfico do humor preenchido a mão livre. Observe a ciclagem do transtorno em relação a fatores de estresse e padrões de sono específicos informados pelo paciente. Nesse exemplo, o fator de estresse (a doença de um animal de estimação) é associado à alteração do sono e ao aparecimento de sintomas mistos de humor em nível subsindrômico.

Avaliações familiares

A FFT geralmente começa com uma avaliação minuciosa das atitudes e dos comportamentos da família para identificar os alvos da intervenção. Os estudos na UCLA começaram com a Entrevista Familiar de Camberwell, o instrumento para classificar EE (discutido anteriormente). Essa

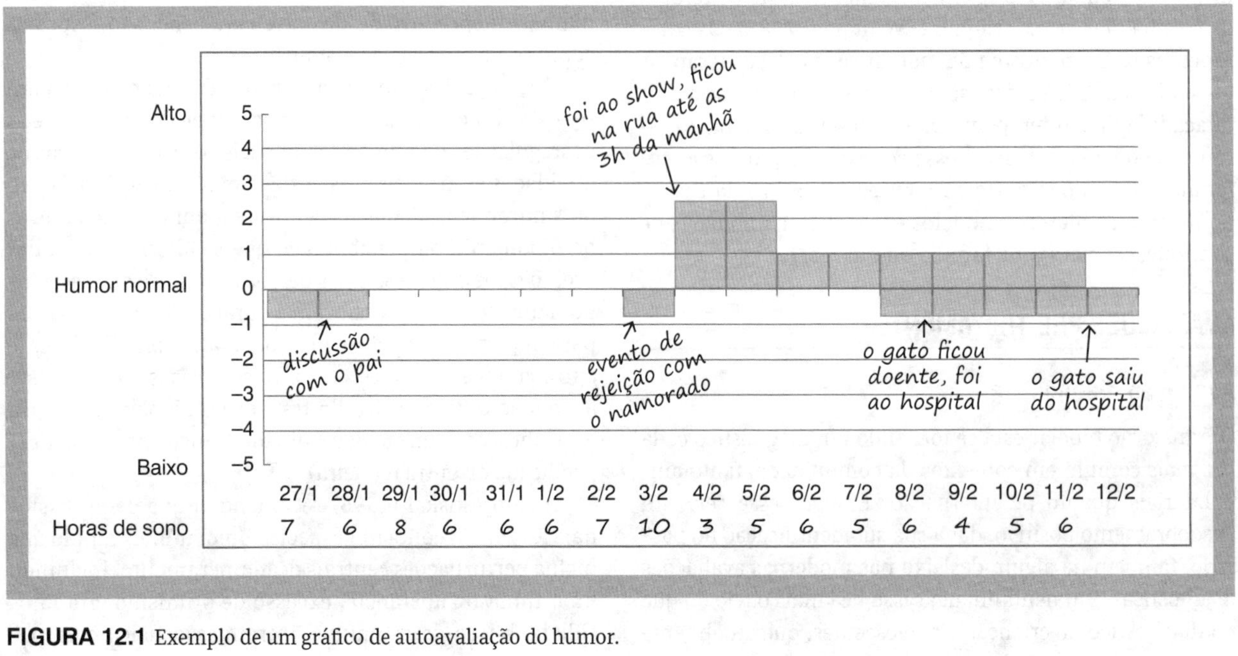

FIGURA 12.1 Exemplo de um gráfico de autoavaliação do humor.

entrevista, geralmente feita quando o paciente manifesta os sintomas de forma aguda, trata dos últimos três meses, que costumam incluir as fases prodrômicas de surgimento dos sintomas. A entrevista proporciona respostas às seguintes perguntas: Qual é o nível atual de tensão na casa e no relacionamento entre os familiares e o paciente? Qual dos comportamentos do paciente está servindo de estímulo para discussões ou hostilidade na família? Os familiares entendem que o paciente tem transtorno bipolar, ou provavelmente atribuirão os comportamentos negativos do paciente a fatores internos ou controláveis?

Um problema dos métodos de EE/Entrevista Familiar de Camberwell é a dificuldade de exportá-los para os serviços de atendimento da comunidade. As entrevistas com ambos os pais podem totalizar três horas, e a codificação das gravações pode acrescentar mais seis horas por pessoa, por família. Se o propósito do terapeuta for planejar tratamento em vez de pesquisa, ele poderá substituir uma medida de autoavaliação, como a Escala de Crítica Percebida (Perceived Criticism Scale; Masland & Hooley, 2017). Essa medida simplesmente pede ao paciente que classifique, em uma escala de 1 a 10, em que grau os familiares próximos manifestam comentários críticos em relação ao paciente e em que grau ele faz comentários críticos em relação aos familiares. Nós avaliamos a validade preditiva dessa escala em uma amostra de 360 adultos bipolares acompanhados durante um ano (Miklowitz, Wisniewski, Miyahara, Otto, & Sachs, 2005). O grau em que os pacientes informaram estar incomodados ou desconfortáveis com as críticas dos familiares foi um forte preditor dos seus níveis de depressão em um período prospectivo de um ano. Curiosamente, a *quantidade* de crítica percebida por eles em relação aos familiares não foi significativa em termos de prognóstico.

Em nossos protocolos de pesquisa, geralmente trazemos a família para uma avaliação de interação antes de iniciar o tratamento. Inicialmente, cada membro da família, incluindo o paciente, identifica um ou vários temas familiares problemáticos. Em seguida, a família discute um ou mais desses tópicos, enquanto o profissional observa por meio de um espelho unidirecional. As transcrições das discussões de 10 minutos para a solução de problemas podem ser codificadas usando-se manuais, tais como o sistema de O'Brien para a codificação de interações familiares (O'Brien, Miklowitz, & Cannon, 2014), que registra declarações ou comportamentos verbais e não verbais construtivos ou conflitivos apresentados tanto por pais quanto por filhos (ou os dois membros de um casal).

O terapeuta também pode se basear em simples observações do comportamento de comunicação e solução de problemas da família para informar os módulos de treinamento de habilidades da FFT. Para citar Yogi Berra, "pode-se observar muita coisa apenas assistindo". Em primeiro lugar, muitos familiares ou pacientes não conseguem se concentrar em um único problema e, em vez disso, começam a fazer "reclamações cruzadas" ou a acusar outros familiares como forma de se contrapor às acusações que lhes são feitas. Alguns se envolvem em ciclos de ataque e contra-ataque. Para cada família específica, o profissional deve identificar as formas que esses intercâmbios assumem, quais relacionamentos diádicos ou triádicos estão envolvidos, os temas que desencadeiam essas interações (p. ex., hábitos relacionados a tomar medicação, independência, limites interpessoais) e se os membros da família conseguem interromper os ciclos antes que eles saiam do controle. Quem critica quem, e com que frequência? Como a pessoa visada responde? O problema original consegue ser resolvido em algum momento? Até onde a fala de pacientes ou familiares é clara (ou desorganizada)? Uma diferença fundamental entre famílias com EE baixo e EE elevado é se um ou mais membros da família pode conter interações negativas antes de perder o controle.

O PROCESSO DE TRATAMENTO

Psicoeducação

A Tabela 12.2 resume os domínios temáticos tratados na FFT. A iniciação do módulo de psicoeducação da FFT demanda três condições. Em primeiro lugar, o paciente deve estar sendo atendido por um psiquiatra e ter começado medicação, a menos que sua doença não seja grave o suficiente para necessitar medicação (p. ex., uma criança com transtorno bipolar sublimiar). Em segundo, deve ter sido finalizada uma avaliação diagnóstica e o profissional deve ter informação suficiente para sentir-se capaz de planejar o módulo de psicoeducação. Terceiro, o paciente deve ser capaz de tolerar sessões em família, e pelo menos um dos membros da família que tenha o papel de cuidador deveria comparecer. Não se exige que o paciente esteja em remissão ou recuperação. As sessões de FFT podem ser conduzidas "ao vivo", na clínica ou de modo remoto, por teleconsulta, o que muitas vezes é mais conveniente para a família.

Nas sete ou mais sessões semanais que compõem o módulo de psicoeducação, os participantes (pacientes e seus familiares próximos) se familiarizam com os sintomas do transtorno bipolar; a forma como os episódios se desenvolvem; os papéis da genética, da biologia e do estresse; tratamentos farmacológicos; e o papel das estratégias de manejo de estresse.

As primeiras sessões: apresentando uma fundamentação

Assim como acontece com a maioria das outras formas de terapia, os terapeutas começam explicando a fundamentação do programa de FFT. Muitos participantes perguntam por que as sessões em família ou casal devem acompanhar a medicação para um paciente que esteja se ajustando a um episódio recente de transtorno bipolar. O "modelo de reentrada" é particularmente útil para orientar os participantes (Miklowitz, 2010, p. 104):

> Um episódio de transtorno bipolar pode ser bastante traumático para todos os membros da família... No transtorno bipolar, quando uma pessoa volta para casa e começa a se recuperar, há um período para "se refamiliarizar", no qual todo mundo tem de conhecer todo mundo de novo, e quando todos tentam entender o que aconteceu. Esse é um momento difícil para qualquer família, e parte de nosso propósito aqui é tornar esse "período de refamilizarização" menos perturbador para todos vocês. Gostaríamos, ao longo deste ano, de fazer com que vocês, como família, voltem a ser o que eram antes que ____ ficasse doente. Queremos lhes dar algumas ferramentas para lidar com esse período de recuperação.

Essa introdução tem dois propósitos. O primeiro é comunicar aos membros da família que suas reações emocionais à doença do paciente — mesmo que sejam bastante negativas — são normais e previsíveis. O segundo sugere que a terapia vai incluir explorar e esclarecer as reações emocionais dos participantes às informações sobre o transtorno. Essa característica da terapia pode ser tornada ainda mais explícita:

> Se você tiver sentimentos ao discutir estes conteúdos, por favor, coloque-os em discussão. Estamos interessados em saber como essas questões se aplicam a você e às suas próprias experiências. Você pode concordar ou não com alguns dos conteúdos que apresentamos aqui... O propósito de se concentrar neles é situar suas experiências em um contexto em que tenham sentido. (p. 110)
>
> Em seguida, faz-se uma prévia do tratamento:
>
> Vamos trabalhar com vocês em dois níveis diferentes. Um é estimular o trabalho que ____ está fazendo atualmente com seu psiquiatra para que possa ser estabilizado(a) com a medicação. O segundo é sobre como vocês, na condição de família, podem minimizar o estresse... Achamos que há várias maneiras de fazer isso, como fazer com que vocês conheçam mais sobre o transtorno bipolar e trabalharmos juntos a fim de que melhorem sua comunicação e a solução de problemas entre vocês mesmos. Essas estratégias devem aumentar as chances de _____ ter uma boa recuperação e ajudá-los, como família, a enfrentar o transtorno. O que acham? (p. 107)

Os sintomas do transtorno bipolar

A FFT continua com uma série de textos que são usados como estímulos para gerar discussões em família ou em casal. Eles contêm uma lista de sintomas de episódios maníacos, hipomaníacos ou depressivos, com ilustrações. O propósito desses textos não é que os participantes memorizem os critérios diagnósticos, e sim serem um ponto de partida para desestigmatizar a doença e romper com tabus familiares em relação a falar dela.

Muitas vezes iniciamos atribuindo ao paciente — criança, adolescente ou adulto, não importa — o papel de "especialista" no transtorno bipolar: "Na verdade, é você que passa por isso, e espero que nós (os terapeutas) e a sua família possamos aprender muito com as suas descrições de como você se sente". O paciente deve olhar a lista e descrever aos membros de sua família como se sente quando está eufórico, irritável, sem conseguir dormir ou ativado por pensamentos acelerados ou planos grandiosos. Os familiares descrevem os comportamentos que observam quando o paciente tem ciclos de mania ou hipomania. Um diálogo semelhante se faz para os sintomas da depressão. Considere o seguinte diálogo entre um paciente, sua mãe, seu pai e o terapeuta.

PACIENTE: A questão é que há a fase maníaca e a hipomaníaca. Quando estou maníaca, eu deveria ser mesmo hospitalizada. Eu controlo até o clima, consigo ler a mente das pessoas, sou famosa. Quando estou hipomaníaca, bom, eu posso ficar assim simplesmente por causa de muito estresse, muita cafeína, muita agitação...

MÃE: Eu sei quando ela está agitada, porque começo a ficar realmente brava com ela. Ela me provoca.

PAI: E ela fica com um olhar estranho. E diz que nós não estamos escutando o que ela diz...

PACIENTE: Mas vocês não me escutam! É aí que vocês me tiram do sério com mais facilidade!

TERAPEUTA: Vamos ficar com isso por enquanto, com a questão da escuta. É muito importante e com certeza é uma coisa que vamos tratar aos poucos, mas o que mais você nota quando fica maníaca ou hipomaníaca [*redireciona o foco*]?

PACIENTE: Eu fico meio... reativa. Sinto tudo com muita intensidade, mas eles veem isso como sendo o que eu sou.

Observe os temas que surgem nessa discussão de sintomas e como eles estão relacionados com os seis objetivos da FFT indicados na Tabela 12.1. A vulnerabilidade da paciente às recorrências é explicitada pela identificação, por parte da família, de sinais prodrômicos de seus episódios. A paciente aponta o papel dos problemas de comunicação na família, fazendo alusão a dúvidas sobre se alguns de seus sintomas são realmente traços da personalidade (intensidade e reatividade). Há um começo de discussão de fatores de estresse que talvez contribuam para desencadear seus episódios.

O modelo de vulnerabilidade–estresse

No início da psicoeducação, os terapeutas de família defendem veementemente as influências combinadas do estresse, dos desequilíbrios biológicos no cérebro e da vulnerabilidade genética no curso do transtorno bipolar. Distribui-se um texto ilustrando essas interações vulnerabilidade-estresse e se revisam vários fatores de risco e de proteção. Por exemplo, o paciente e os familiares são alertados sobre o impacto da higiene do sono (ou seja, ter horários irregulares, ir dormir em horas imprevisíveis), do uso de drogas e álcool, das interações familiares estressantes e das interações interpessoais provocadoras e superestimulantes. Eles são estimulados a fazer uso de fatores de proteção disponíveis (p. ex., apoios sociais) e manter a adesão à medicação. Apresentam-se os propósitos dos vários medicamentos. Na descrição dos fatores de proteção, há uma ênfase especial em manter o ambiente familiar com baixo nível de conflito e as expectativas de desempenho razoáveis em relação ao paciente no período de recuperação. No exemplo a seguir, o terapeuta relembra o paciente e sua mãe de que depressão não quer dizer falta de esforço e que se deve esperar um período de recuperação antes de se voltar a ter a situação ocupacional prévia.

TERAPEUTA: *(Dirigindo-se a Gary, o paciente.)* Eu acho que você não deve esperar muito por enquanto. Você ainda está se recuperando do episódio. Pode ser necessário algum tempo para retomar o rumo.

MÃE: Quanto tempo? Já faz um tempo que ele está assim.

TERAPEUTA: Eu não tenho dúvidas de que isso é frustrante, mas você tem de considerar isso como um período de convalescença. Quando alguém tem uma gripe forte, pode ser preciso ficar mais um ou dois dias na cama para se recuperar completamente. Para o transtorno bipolar, esse período pode ser, em média, de 3 a 6 meses. Mas, Gary, com a sua medicação e com as sessões em família, tudo me leva a crer que você vai se recuperar e estar bem para voltar a trabalhar.

O terapeuta oferece esperanças, mas não pinta um quadro cor-de-rosa do futuro. Muitas vezes, a família já passou por esse tipo de episódio antes, e o profissional que oferece uma visão excessivamente otimista do futuro será considerado fora da realidade.

Descrever a biologia e a genética do transtorno é fundamental para justificar o papel da medicação, mas não é necessário que o terapeuta entre em detalhes sobre como as células se comunicam entre si. Em vez disso, ele começa pedindo aos participantes que revisem a história psiquiátrica familiar e discutam quaisquer outras pessoas na família que tenham tido episódios de depressão ou mania. Ao revisar esse histórico, diz-se à família que a vulnerabilidade ao transtorno bipolar pode assumir muitas formas, incluindo depressão maior sem mania, alcoolismo, suicídio e distimia. A seguir, o terapeuta explica os fatores por trás da desregulação neural no transtorno bipolar:

> "Sabemos que pessoas com transtorno bipolar têm dificuldade para regular seus estados emocionais, seu sono e sua excitação, que são regulados pelo sistema límbico, um circuito importante no seu cérebro. Na mania, nós consideramos que o sistema límbico se torna hiperativo, e o córtex frontal — o "executivo" no seu cérebro — deixa de conseguir fazer seu trabalho. É quase como ter o pé no pedal do acelerador quando os freios não estão funcionando. Quando uma pessoa fica deprimida, o sistema é desligado, e os circuitos ficam subativos. Essas mudanças na atividade cerebral não podem ser controladas por meio de seus esforços conscientes, mas os medicamentos que você toma podem ajudar muito a equilibrar a atividade no seu sistema nervoso."

Quando os familiares começam a atribuir os comportamentos do paciente que geram aversão a atitudes deliberadas (o "erro de atribuição fundamental"), o terapeuta pode lembrar-lhes dos desequilíbrios bioquímicos por trás do transtorno. Mas também se deve recomendar que a família e o paciente não exagerem na ênfase à natureza biológica do transtorno a ponto de descuidar dos fatores de estresse, como conflitos que há muito persistem dentro da família. Em outras palavras, o paciente não é totalmente redimido de suas responsabilidades, e sim estimulado a observar a si próprio para ver quando está entrando em discussões com familiares e a determinar se suas reações a esses conflitos são o reflexo de um estado sintomático malresolvido ou do ressurgimento de conflitos que teriam sido problemáticos mesmo antes de ele adoecer.

O esclarecimento do desenvolvimento e dos fatores desencadeantes do episódio mais recente é ajudado por um texto descrevendo as mudanças na vida que podem ter ocorrido quando o episódio estava se desenvolvendo. Algumas dessas mudanças são bastante graves e negativas (como a morte de um dos pais); outras são bastante leves, mas podem ter causado alterações nos ciclos de sono e vigília (p. ex., tirar férias). O terapeuta faz uma discussão com a família ou o casal sobre fatores desencadeantes que podem ter provocado o atual episódio, alertando para o fato de que fatores desencadeantes de mania e depressão podem ser muito diferentes. Não é fundamental que os participantes concordem em relação a uma causa única para o episódio mais recente, mas eles podem se beneficiar de saber que os episódios de humor são afetados por fatores ambientais, bem como por fatores neurológicos.

O plano de prevenção para a recaída

Próximo ao fim da psicoeducação, a família e o paciente têm sua primeira exposição à solução de problemas. A tarefa é revisar os sinais prodrômicos de um episódio em desenvolvimento e dar os passos necessários para impedir uma recaída completa. Os participantes devem gerar linhas de ação alternativas caso o paciente tenha recaída à mania ou à depressão, o que, às vezes, inclui fazer contato com seu psiquiatra ou leva-lo a um serviço de emergência, introduzir exercícios de ativação comportamental para depressão, desencorajar o paciente de sair tarde da noite ou, conforme seu histórico, lhe impedir o acesso a cartões de crédito ou às chaves do carro. Cada membro da família deve cumprir uma função no plano de prevenção à recaída. Por exemplo, em algumas famílias, um dos pais pode estabelecer contato com o médico. Em outras, o paciente pode querer ser o primeiro a entrar em contato. Assim, recomenda-se que a família ou o casal deixe números de telefone de pessoas a serem contatadas em caso de emergência, incluindo os profissionais da saúde que atendem a família, em lugar de fácil acesso.

Lidando com a resistência ao conceito de doença

Pacientes com transtorno bipolar têm reações fortes aos materiais psicoeducativos, assim como os familiares. Esses materiais requerem que os participantes reconheçam o transtorno bipolar como uma doença que terá recorrência mais cedo ou mais tarde. Os pacientes mais jovens têm mais probabilidade de rejeitar a noção de uma doença recorrente, especialmente se ainda estiverem hipomaníacos. Eles se sentem poderosos e no controle, e a ideia de ter uma doença lhes cai como grilhões. Além disso, estão mais sintonizados ao estigma associado ao transtorno bipolar ou a qualquer outro diagnóstico psiquiátrico, e temem que seu comportamento seja rotulado de louco. A resistência também pode ter origem nos membros da família. Os familiares de pacientes deprimidos tendem a ver o transtorno como algo causado propositalmente, e não como o produto de um desequilíbrio bioquímico. A resistência por parte de um familiar muitas vezes se associa a intensos conflitos familiares.

Aceitar um transtorno psiquiátrico é um processo doloroso para pacientes e familiares, especialmente quando o paciente está no final da adolescência ou é um jovem adulto sendo diagnosticado pela primeira vez. Muitas vezes, os materiais psicoeducativos levantam questões como: "Por que eu? Por que agora? Que tipo de vida eu vou ter? As pessoas vão me tratar como doente mental daqui em diante? Eu vou voltar a ser normal?". Os familiares se fazem perguntas igualmente dolorosas, como: "Eu vou ter de cuidar dele para o resto da vida? Os meus sonhos e esperanças para ele acabaram?". Cônjuges/parceiros podem se perguntar: "Devo deixá-lo?". Quando se fazem essas perguntas, alguns pacientes respondem com subidentificação ou a negação da realidade do transtorno, ou reconhecendo a doença superficialmente, mas vivendo suas vidas como se não fossem reais. Os membros da família também podem negar a importância do comportamento do paciente — "Ele é só um adolescente" é uma desculpa comum.

Outros "superidentificam" e se limitam desnecessariamente. Por exemplo, uma mulher de 35 anos evitava relacionamentos amorosos, porque dizia: "Ninguém jamais vai conseguir se aproximar de mim por causa de minhas oscilações de humor". Da mesma forma, os familiares podem negar a realidade do transtorno ou, ao contrário disso, vigiar demais a saúde do paciente e tentar limitar seu comportamento desnecessariamente. Os conflitos familiares atingem um máximo quando há uma falta de sintonia entre estilos de enfrentamento, como quando os pacientes subidentificam e os familiares superindentificam, ou o contrário.

Os profissionais que trabalham com FFT trabalham com sensibilidade às questões emocionais dolorosas subjacentes às reações à doença. Um método para se lidar com essas reações é prever que vai ocorrer negação e ressignificá-la como sinal de saúde. Por exemplo, considere um jovem com hipomania que aceitou tomar medicação, mas nega estar doente, e cujos pais controlam e monitoram em demasia seu comportamento. Para esse jovem, o terapeuta pode dizer:

> "Embora eu ache ótimo o fato de você estar tomando a medicação e seguindo o plano de tratamento, imagino que você não vá querer fazer isso sempre. Você provavelmente tem dúvidas sobre se esse diagnóstico é correto para você ou se vai ter mais sintomas, certo? Posso entender por que você teria esse tipo de pergunta. O processo de aceitar o fato de ter transtorno bipolar — ou qualquer doença — é muito sofrido e pode ser difícil. Essa é uma resistência normal e saudável. Então, à medida que vamos repassando nosso material, você pode se surpreender reagindo a ele e achando que pode não ser relevante para você. Mas eu gostaria que você aceitasse que, se tiver essas reações, vai dizê-las para que possamos discuti-las."

Observe que essa intervenção tem um caráter paradoxal, mas que o terapeuta se detém antes de realmente estimular o paciente a permanecer ou a aumentar seu nível de discordância com o diagnóstico. Em vez disso, ele reformula essa negação como algo saudável e previsível e a reconecta com uma luta emocional subjacente.

Uma segunda maneira de intervir é "difundir a aflição". Ser rotulado como doente mental pode colocar uma pessoa em uma posição de inferioridade diante de outros familiares, incluindo irmãos com os quais o paciente pode já se sentir competindo. Um efeito colateral possível da psicoeducação é o exagero desses problemas familiares estruturais. O terapeuta pode evitar essa armadilha recomendando a outros membros da família que discutam suas próprias experiências a respeito da depressão, da ansiedade ou de outros problemas. Esse processo pode ajudar a normalizar problemas de humor e tirar o paciente da situação difícil.

O exemplo a seguir envolve Josh, com 25 anos, em um episódio maníaco recente. Ele reagiu de forma intensa, pois achava que todos estavam lhe dizendo que estava maluco. Segundo Josh, ele só "fez festa demais". Durante uma das sessões de psicoeducação, seu pai admitiu ter tido um episódio depressivo na faculdade.

TERAPEUTA: Josh, parece que você está reagindo a alguma coisa que eu acabo de dizer sobre o transtorno bipolar. Você se ofendeu?

JOSH: Não sei. Não foi nada que você disse; é só que eu fico cansado de ser o único na família que tem problemas.

TERAPEUTA: Isso é realmente verdade? Alguém mais na sua família já teve problemas com a depressão? Ou o que eu chamei de mania?

PAI: *(pausa)* Eu tive, e já contei ao Josh. Você se lembra do que eu lhe contei sobre a faculdade?

JOSH: *(emburrado)* Não sei. Por que você não divide conosco?

PAI: Eu tive aquele período longo em que não conseguia comer nem dormir e não conseguia estudar. Larguei a faculdade por um semestre.

Em seguida, a sessão tratou do pai e de sua história de depressão. O pai revelou uma história de psicose que envolvia pensamentos delirantes. Embora tenha ficado emburrado no início, o paciente se tornou mais cooperativo nas discussões que seguiram e mais disposto a falar sobre como o rótulo da doença fez com que ele se sentisse estigmatizado.

Um terceiro método para se lidar com a resistência é fazer analogias com distúrbios médicos. A doença é menos estigmatizante ao paciente e sua família se eles conseguirem vê-la dentro do espectro de outros tipos de doença física crônica. O diabetes e a hipertensão costumam ser boas comparações, especialmente porque a influência do estresse também pode ser usada:

> "O transtorno bipolar envolve desequilíbrios biológicos, da mesma forma que a hipertensão, e é afetado pelo estresse de forma bem parecida. A maioria das pessoas têm mudanças na pressão sanguínea quando acontece alguma coisa estressante, mas as pessoas com hipertensão têm uma vulnerabilidade a essa mudança extrema na pressão. Da mesma maneira, a maioria das pessoas têm mudanças no humor quando alguma coisa importante acontece, mas as que têm transtorno bipolar funcionam em extremos maiores."

Ao fazer essas analogias, o profissional valida os sentimentos do paciente em relação ao estigma:

> "Embora haja algumas semelhanças com doenças como a hipertensão, pode ser mais difícil de conviver com o transtorno bipolar, porque as outras pessoas tendem a ter medo dele e não sabem o que ele significa. Elas podem achar que você está fazendo isso de propósito. Você tem de educar as outras pessoas com calma — especialmente as que são as mais importantes para você — e explicar isso de uma forma que elas não entrem em pânico."

Treinamento para a melhoria da comunicação

O segundo módulo da FFT, a CET, dura cerca de 7 a 10 sessões (as primeiras cincos sessões semanais, seguidas por sessões a cada duas semanas). A CET tem como referência dois pressupostos. Em primeiro lugar, uma comunicação em família aversiva é uma sequela comum para um episódio de doença psiquiátrica e, em grande medida, reflete o desconforto dentro da família ou do casal, nas tentativas de seus membros de lidar com o transtorno. Em segundo lugar, a frequência da comunicação aversiva pode ser reduzida com o treinamento de habilidades.

A CET usa um formato de dramatização para ensinar aos pacientes e familiares quatro habilidades de comunicação: expressão de sentimentos positivos, escuta ativa, solicitações positivas de mudanças no comportamento do outro e *feedback* negativo. Essas habilidades são centrais à abordagem de manejo do comportamento familiar para a esquizofrenia, de Falloon, Boyd e McGill (1984). O nível em que cada uma dessas habilidades domina os exercícios de dramatização varia segundo as avaliações familiares realizadas anteriormente. O tratamento de uma família com muito conflito e atitude de EE elevado pode se concentrar em formas adaptativas com que os participantes podem pedir mudanças no comportamento dos outros. O tratamento de um casal desconectado emocionalmente pode centrar-se em *feedback* positivo e habilidades de escuta, para induzir os parceiros a experimentar um relacionamento mais interdependente.

O módulo começa com uma explicação do método da CET para a família:

> "Uma pessoa pode correr riscos de outra recaída do transtorno bipolar se o ambiente em casa estiver tenso. [...] A comunicação e a solução de problemas de boa qualidade podem estar entre esses 'fatores de proteção' contra o estresse dos quais falamos antes. Para um familiar próximo, aprender habilidades de comunicação eficazes pode ser uma forma de reduzir a tensão e melhorar as relações familiares. [...] Queremos ajudá-los a se comunicarem da forma mais clara e menos estressante possível. [...] Pediremos que coloquem as cadeiras de frente uns para os outros e pratiquem novas formas de falar entre si". (Miklowitz, 2010, p. 208)

Observe que a CET está ligada a dois dos seis objetivos do programa de tratamento como um todo: ajudar os participantes a enfrentar fatores que desencadeiam o estresse e restaurar os relacionamentos familiares funcionais depois de um episódio da doença. As duas primeiras habilidades, o *feedback* positivo e a escuta ativa, geralmente estimulam uma sensação de colaboração entre o casal ou a família. Por outro lado, fazer solicitações positivas de mudança e dar *feedback* negativo estão mais voltadas ao conflito, e só são introduzidos quando os participantes estão acostumados ao formato de dramatização e ensaio comportamental. A clareza na comunicação frequentemente é utilizada com os pais que tendem a dar discursos a seus filhos, em vez de lhes dar instruções concretas ou de expressar opiniões sucintas.

Para cada habilidade, o profissional dá aos participantes um texto que lista suas habilidades (p. ex., para escuta ativa: olhar nos olhos, fazer sinal afirmativo com a cabeça, fazer perguntas de esclarecimento, parafrasear/conferir o que acaba de escutar). Em seguida, o profissional modela o comportamento para a família. Por exemplo, ele poderá elogiar um membro da família por sua colaboração com o tratamento ou modelar a escuta eficaz enquanto outro fala de um problema. Após a habilidade ser apresentada e modelada, pede-se aos participantes que a pratiquem uns com os outros, com o terapeuta os orientando. Geralmente, o terapeuta orienta um participante de cada vez em relação a formas adequadas de usar uma determinada habilidade (p. ex., "Faça um pedido positivo para sua mãe. Mãe, tudo o que você precisa fazer é ouvir — você não precisa dizer sim ou não"). Uma vez que o participante tenha praticado a habilidade, o *feedback* de outros membros da família (especialmente da pessoa com quem ele estava conversando) é solicitado ativamente. Pede-se, então, ao falante ou ouvinte que tente a habilidade mais uma vez, até que tenha uma boa noção de seu uso. Um exercício de casa, no qual os participantes fazem um registro escrito de suas tentativas de usar a habilidade entre as sessões, facilita a generalização do processo de aprendizagem para os ambientes doméstico e profissional.

As habilidades podem ser mais difíceis do que parecem. Examinemos o caso de "Jessie", uma mulher de 38 anos com transtorno bipolar que teve vários episódios de mania psicótica e também tem um transtorno do desenvolvimento. Ela trabalhava em regime de meio expediente como empacotadora em uma loja de departamentos. Jessie estava tentando morar sozinha e precisava de ajuda para encontrar onde alugar um furgão de mudanças. Foi instruída a aprender a fazer solicitações positivas para seu pai, com quem ela e sua irmã moravam.

TERAPEUTA: Talvez esse seja um bom assunto para perguntar a seu pai. Você pode dar uma olhada neste texto sobre Solicitações Positivas e usar esses passos para pedir a seu pai que a ajude na mudança?

PAI: Não vai adiantar. Não vai ter nada para que eles possam mudar, porque ela não encaixotou nada ainda! (*Ri.*)

JESSIE: Bom, então me arrume essas drogas dessas caixas, e eu encaixoto!

TERAPEUTA: (*Desviando essa interação.*) Você acha que conseguiria pedir ao seu pai alguma coisa específica, como ajudar você a encontrar uma empresa de mudanças?

JESSIE: (*Olha para o pai com um sorriso bobo.*) Pai, você me ajuda a encontrar uma empresa de mudança? (*Dá risadinhas.*)

PAI: (*Mais sério.*) Você não... você não está olhando para isto. (*Indica o texto.*) Você tem que dizer "Você me faria a gentileza de...?"

JESSIE: (*Dá de ombros.*) Está bem, faça-me a gentileza! Me consiga um número de telefone, por favor.

TERAPEUTA: (*Depois de uma pausa.*) Bom, você fez parte do processo dessa vez, Jessie. Pai, o que você gostou no que ela acaba de lhe dizer?

PAI: (*sarcasticamente*) Ah, toda essa sinceridade.

JESSIE: (*Ri, nervosa.*)

TERAPEUTA: Bom, se isso não lhe agradou, como ela poderia lhe dizer?

PAI: Que tal alguma coisa como "Por favor, faça a gentileza de me conseguir esses telefones. Isso tornaria a minha mudança muito mais fácil."

TERAPEUTA: Muito bom, pai. Jessie, o que o seu pai fez que você gostou ou não gostou?

JESSIE: Ele seguiu o papel. Ele fez tudo o que você disse.

TERAPEUTA: Certo, mas você não precisa dizer exatamente da maneira como ele disse. Você pode falar as coisas do seu jeito. Você acha que conseguiria tentar mais uma vez?

JESSIE: (*Suspira e dá risadinhas.*)

TERAPEUTA: Sei que é difícil estando sentada aí. Mas você está se saindo bem. Continue tentando.

JESSIE: Pai, você poderia me conseguir os telefones das empresas de mudança? Eu ficaria muito agradecida. Assim eu poderia... eu não teria que me preocupar com a mudança, e, bom, eu agradeceria sua ajuda.

TERAPEUTA: Ótimo, Jessie. Pai, como lhe pareceu dessa vez?

PAI: (*um pouco inseguro*) Foi melhor. Fez muito mais sentido.

Esse tipo de habilidade é mais difícil de aprender se o paciente está com sintomas muitos intensos e/ou tem prejuízo cognitivo, ou se o nível de conflito na família é tão grave que não se conseguem conversas produtivas. Esta paciente estava moderadamente hipomaníaca e também tinha recursos intelectuais limitados. O treinamento de habilidades claramente a sobrecarregou e a deixou nervosa. Mas, com paciência e prática, Jessie conseguiu adotar algumas das habilidades de comunicação, e sua relação com seu pai foi melhorando aos poucos. O pai, que muitas vezes tinha uma postura bastante crítica, foi se convencendo cada vez mais de que seu funcionamento limitado era resultado de seu transtorno bipolar, e não de falta de esforço, como ele pensava anteriormente.

O manual de FFT (Miklowitz, 2010) descreve famílias de "pavio curto", que começam com discussões aparentemente inócuas, que rapidamente crescem para agressões raivosas e atos recíprocos de crítica ou hostilidade. Temos nos surpreendido com familiares que, na superfície, parecem ser afáveis e apoiar o paciente, mas durante a Entrevista Familiar de Camberwell ficam bastante agressivos e confrontadores quando estão diante do paciente em uma interação individual. Não surpreendentemente, a probabilidade de que isso ocorra aumenta muito se o paciente está hipomaníaco e irritável. Famílias de pavio curto geralmente têm dificuldades com o treinamento de comunicação, porque as emoções dos participantes rapidamente saem de controle (ver o estudo apresentado mais adiante), mas se pode fazer muito modificando o treinamento de habilidades para os estilos naturais da família. Por exemplo, o terapeuta pode estimular os participantes a usar habilidades de escuta ativa durante suas discussões. Após uma interação negativa e recíproca de um casal, um terapeuta disse:

> "Eu acho que essa discussão é importante. Vocês são um casal que realmente gosta que as coisas sejam explicitadas, mas eu receio que vocês estejam deixando escapar o ponto de vista um do outro. Então vamos ver se conseguimos tornar isso mais produtivo. Eu quero que cada um de vocês repita, nas suas palavras, o que o outro tiver dito antes de apresentar o próximo argumento, como fizemos nos exercícios de escuta ativa. Além disso, por que vocês não viram as cadeiras de frente para que possam se olhar nos olhos com mais facilidade?"

Observe, mais uma vez, o uso da reformulação. É melhor colocar a dinâmica atual de uma família ou de um casal (a menos que seja claramente abusiva ou ameaçadora) em termos de uma forma adaptativa de enfrentamento que demanda modificação do que a rotular como "ruim" ou "disfuncional".

Uma família de pavio curto também pode fazer bom uso de exercícios de solicitações positivas para a mudança ou exercícios de *feedback* negativo, nos quais os parceiros fazem sugestões construtivas em relação a aspectos específicos do comportamento uns dos outros (p. ex., "Não gosto quando você fala mal de meus hábitos de saúde") e oferece sugestões de como esses comportamentos podem ser melhorados (p. ex., "Você poderia cuidar mais de seu tom de voz?"). Esses exercícios muitas vezes preparam o terreno para a solução de problemas, o módulo final da FFT.

Treinamento de habilidades para a solução de problemas

Os problemas de ajuste às consequências de um episódio maníaco ou depressivo podem ser resumidos em quatro categorias: a não adesão aos medicamentos, a dificuldade de retomar o trabalho e os papéis sociais anteriores, o reparo dos danos financeiros e sociais feitos durante os episódios maníacos e os conflitos de relacionamento ou situação de vida. Na FFT, os propósitos da solução de problemas são abrir um diálogo entre os membros da família sobre os conflitos que ainda não foram resolvidos, para lhes oferecer um contexto no qual compartilhar suas reações emocionais a respeito desses problemas, e para ajudá-los a desenvolver uma estrutura para definição, geração, avaliação e implementação de soluções efetivas para esses conflitos. Esse módulo ocupa as quatro ou cinco últimas sessões de FFT quinzenais ou mensais. A solução de problemas é situada no fim da FFT, porque o paciente geralmente já está em remissão e em mais condições cognitivas e emocionais de experimentar novas formas de se comportar. Além disso, se a psicoeducação e a CET aconteceram a contento, os familiares têm mais condições de enxergar seu próprio papel na geração e na manutenção dos conflitos familiares e mais abertos a ouvir os pontos de vista uns dos outros.

Na solução de problemas, as famílias são ensinadas a desmembrar problemas amplos em unidades menores, que sejam mais passíveis de solução. Os familiares recebem um formulário de solução de problemas no qual se pede que deem os seguintes passos: definir o problema (com a contribuição de cada participante); levantar todas as soluções imagináveis (*brainstorm*) sem as avaliar; refletir sobre cada solução individualmente, pesando suas vantagens e desvantagens; escolher a melhor solução ou combinação de soluções; e planejar e implementar as soluções escolhidas. Quando tiverem tido uma experiência, pelo menos moderada, de resolver um problema relativamente menor, os participantes recebem um exercício de casa no qual tentam resolver um problema novo e, desta vez, maior. Às vezes, os exercícios são bastante modestos, como definir um ou mais problemas para trabalhar na sessão seguinte.

A fundamentação para a solução de problemas é a seguinte:

> "Até agora, temos falado principalmente sobre como vocês se comunicam uns com os outros. Agora, gostaríamos de lidar com alguns dos problemas concretos que vocês têm mencionado. Mas, em lugar de simplesmente darmos sugestões de como fazer isso — o que, de qualquer forma, provavelmente não funcionaria — gostaríamos de lhes ensinar uma forma de resolver os problemas cooperativamente, como uma família." (Miklowitz, 2010, p. 259)

Essa fundamentação é seguida de uma revisão dos passos para resolver problemas, familiarizando os membros da família ou o casal com o formulário de solução de problemas. O profissional também revisa alguns dos problemas que os familiares levantaram durante as fases anteriores do tratamento.

A chave para a resolução bem-sucedida de problemas familiares é definir cada problema como tendo dois lados: é uma *discordância* entre duas ou mais pessoas sobre expectativas, atitudes ou comportamentos. "O Jack se recusa a fazer seu tema" não é uma boa definição; "Minha mãe se incomoda por ter de mandar o Jack fazer seu tema, mas ele se incomoda que o mandem fazer as coisas que ele já tinha planejado fazer" se aproxima mais da definição bidirecional do problema. Além disso, quanto mais específica a definição, melhor. É todo o tema, todas as vezes? Ou é somente o tema de matemática nos fins de semana? É qualquer tipo de lembrete da mãe, ou apenas as cobranças que são feitas com um tom de voz negativo?

Por exemplo, Karla, 35 anos, que teve transtorno bipolar II, mudou-se com o novo namorado, Taki, logo depois de se divorciar. Quando eles se conheceram, ela estava com dificuldades financeiras e disse ter uma tendência a "gastar freneticamente para melhorar a minha autoestima". Na verdade, grande parte de seus gastos ocorria durante períodos hipomaníacos, e Karla havia ficado hipomaníaca pouco depois de conhecer Taki, que tinha uma situação financeira bastante boa. Talvez em sua avidez por fazer com que a relação funcionasse, ele deu à Karla acesso aos seus cartões de crédito. Em seus primeiros meses juntos, as despesas dele aumentaram enormemente. A própria situação de emprego de Karla era inconstante, e ela havia tido problemas fazia anos em manter um orçamento e uma conta bancária. Eles haviam começado a brigar muito em relação a esse problema. Karla afirmava que o dinheiro era a forma que ele tinha de controlar as mulheres, e Taki sugeria que ela estava se aproveitando dele e não tendo consideração. Embora já tivessem discutido sobre uma possível separação, nenhum deles a desejava.

Após um breve período de psicoeducação, o profissional focou os exercícios de melhoria na comunicação. Inicialmente, o terapeuta retornou aos exercícios de melhoria da comunicação, estimulando o casal a se aprofundar nessas questões amplas antes de visar ao problema mais específico de gastar dinheiro. Karla expressou sua opinião sobre o que considerava ser o centro do problema (sua percepção de que ele controlava as mulheres) enquanto Taki escutava. Em seguida, ele descreveu sua visão dos problemas subjacentes, enquanto ela escutava e parafraseava. A estrutura imposta pela solução de problemas acabou ajudando-os a definir a questão mais especificamente: Karla gastava mais em roupas e em supérfluos do que ambos achavam que ela deveria, mas não seria realista que ela tentasse se sustentar dado o seu estado sintomático não resolvido. Taki queria apoiá-la, mas também desejava que houvesse limites impostos externamente para que não fosse sempre acusado de estar controlando-a.

Foram, então, examinadas várias opções: Taki fazer a maioria das compras, Karla ter sua própria conta com um limite máximo negociado a cada mês e os dois simplesmente separarem suas finanças. Cada uma dessas e de outras opções foram avaliadas em suas vantagens e desvantagens. Por fim, eles chegaram a um acordo sobre uma solução, um pouco complicada, mas inteligente: Karla deveria obter três cartões de débito bancário para três contas. Cada cartão foi rotulado com um item de gastos (p. ex., "contas de saúde") e tinha um limite de gastos. Eles deveriam conversar semanalmente para ver se a solução estava funcionando e praticar habilidades de escuta entre si quando começassem a discordar.

Nesse exemplo, o problema foi, em certa medida, gerado pelos sintomas residuais da paciente. Havia também uma dinâmica subjacente ao relacionamento: Karla tendia a se tornar superdependente dos homens, e depois desvalorizá-los, e Taki tendia a resgatar mulheres e depois se irritar por estar no papel de salvador. O terapeuta decidiu deixar que eles antes "ventilassem" essas questões mais amplas do relacionamento. Permitir uma certa quantidade de expressão emocional em relação a questões carregadas, embora às vezes seja arriscado, costuma reduzir a resistência de uma família ou casal a lidar com essas questões em um nível mais concreto.

Resistência à Solução de Problemas

Desde o início, os profissionais da FFT devem monitorar as reações dos pacientes e familiares à comunicação e aos métodos de solução de problemas. As reações podem variar de "Era exatamente isso que precisávamos" a "Ih, que coisa mais superficial!". Os pacientes com transtorno bipolar e os seus familiares parecem ter uma sede de espontaneidade e gostar de interações aceleradas e imprevisíveis. Eles se aborrecem com facilidade. Os exercícios de treinamento de habilidades impõem uma estrutura que, embora estimule a família a manter o direcionamento a objetivos, às vezes gera uma resistência. A resistência pode tomar a forma de mudar de assunto, queixar-se um do outro ou não estar disposto a colaborar com os exercícios de casa.

Ao abordar as resistências, o terapeuta reitera a fundamentação da solução de problemas (p. ex., "Às vezes você tem que se tornar confiante resolvendo problemas menores antes de passar aos maiores"). Mas muitas vezes ele tem de determinar se é realmente o método de treinamento de habilidades que os familiares estão objetando, ou se há alguns custos ou consequências dolorosos associados à tentativa de resolver um problema. Por exemplo, um pai temia que ouvir ativamente a aflição emocional de sua filha de 30 anos poderia torná-la mais dependente dele. Uma mãe evitava fazer acordos com seu filho de 22 anos sobre as tarefas apropriadas à sua idade (p. ex., lavar suas próprias roupas), porque ela tinha medo de que ele não as conseguisse executar e, então, se sentisse pior consigo próprio.

Familiares que temem as consequências de resolver um problema muitas vezes se aproximam das soluções, e depois rapidamente abandonam o processo de solução, afirmando que "a questão não é realmente essa". O terapeuta tem várias opções à sua disposição. Uma delas é assumir as responsabilidades por um problema não resolvido. Por exemplo, ele pode dizer: "Talvez eu esteja errado em estimular vocês a resolver esse problema. Talvez vocês tenham outras coisas com que queiram lidar antes. Vocês gostariam de adiar isso?". Outra possibilidade é que o terapeuta proceda de forma mais paradoxal, atribuindo as dificuldades da família à "evitação saudável":

> "Resolver um problema como uma família envolve pensar em termos de custo-benefício. Certamente existem alguns benefícios em resolver esse problema, mas também pode haver alguns custos não explícitos. Eu acho que, se os custos de resolver esse problema superarem os benefícios, certamente será compreensível que vocês queiram evitar dar-lhe uma solução. É isso que está acontecendo nesse caso? É preciso pagar um preço para resolver esse problema?"

Essas duas intervenções dão "permissão" para que os familiares deixem o problema intocado. Mais tarde, quando a pressão for aliviada, pode ser que eles consigam voltar ao problema e ter mais êxito na segunda vez.

Encerrando a FFT

A FFT geralmente é encerrada depois de nove meses (ou, no caso de jovens com síndromes de alto risco, após quatro meses). À medida que se aproxima o fim do tratamento, o terapeuta repassa com os familiares os seis objetivos do tratamento (discutidos anteriormente) e até onde eles foram cumpridos. A situação do transtorno bipolar do paciente é avaliada em relação ao início do tratamento. Em alguns casos, recomendam-se sessões de FFT para manutenção ou para "calibrar".

São discutidos encaminhamentos para tratamento subsequente, tanto para o paciente quanto para seus familiares. Por exemplo, alguns pacientes seguem a FFT com terapia individual ou grupos de apoio envolvendo outras pessoas com transtorno bipolar. Os familiares podem optar por participar de grupos de apoio da Depressive and Bipolar Support Alliance (www.dbsalliance.org) ou da National Alliance on Mental Illness (www.nami.org). Segundo nossa experiência, não é comum que as famílias solicitem mais terapia de família ou de casal depois da FFT, mas são feitos encaminhamentos quando solicitados.

Os profissionais reiteram a importância de manter a medicação e incluir habilidades de comunicação e solução de problemas à vida cotidiana da família. Por fim, realiza-se uma revisão da recaída (ver a seção anterior sobre "Psicoeducação"): os sinais prodrômicos do paciente são analisados, e se reforçam os passos que ele e a família podem dar para evitar uma recaída.

ESTUDO DE CASO

Debra, uma mulher de 36 anos, morava com seu marido Barry, de 46, e sua filha Jill, de 8 anos. Debra havia feito dois anos de faculdade e trabalhava meio expediente como balconista em uma loja de malas. Ela tinha sido casada antes. Debra fora encaminhada à FFT por uma terapeuta da universidade, onde foi diagnosticada com transtorno bipolar II. O SCID inicial confirmou esse diagnóstico, junto com transtorno de ansiedade generalizada. Sua depressão era marcada por perda de interesse e por ficar sem fazer nada por semanas a fio. Ela também reclamou de perda de apetite, de acordar várias vezes por noite, de fadiga, de culpa e de perda da concentração. Ela negou ter pensamentos suicidas, mas observou que tendia a se preocupar com assuntos mórbidos, e descrevia sua atual depressão como "uma das muito grandes", que já durava um ano inteiro, indo e vindo. Debra também disse: "Eu tive toneladas de outras pequenas". Ela identificou o início de sua depressão cerca de 12 anos antes, depois do divórcio de seu primeiro marido.

Debra também reconhecia ter tido, pelo menos, dois episódios hipomaníacos, sendo um no mês anterior, incluindo cerca de cinco dias de humor elevado e irritável. Ela explicava: "Meu nível de autoconfiança estava alto". Ela admitia ter pensamentos acelerados, maior atividade e loquacidade, e se envolver em muitos projetos diferentes. Ela não conseguia datar o início e o fim desses períodos, e observava: "Eu sempre fui assim, a vida toda". Mas ela admitia que Barry comentara essas fases de seu humor, reclamando: "Ele agora me diz que eu estou ficando maníaca cada vez que discutimos... É sua nova arma contra mim". Ela negava que tivesse delírios ou alucinações.

Debra já tinha sido tratada com sertralina e bupropiona. Seu psiquiatra tinha começado recentemente a medicá-la com valproato de sódio, 1.500 mg por dia — uma medicação que ela afirmava ter ajudado a estabilizar seu humor.

Barry, que era advogado, apresentava-se como o tipo de homem racional. Ele respondia aos profissionais da saúde de modo seco, como "homem de negócios", e insistia que não tinha problemas pessoais para discutir, "com exceção dos que estão relacionados ao tratamento de Debra". Ele negava ter qualquer antecedente psiquiátrico. Barry preferia falar da FFT como um curso educativo e se tornava defensivo se a esposa se referisse a isso como "terapia". Os profissionais de FFT, uma equipe de coterapia formada por um homem e uma mulher, não o dissuadiram de rotular o tratamento, acreditando que precisariam trabalhar para estabelecer *rapport* com ele antes de abordar seu estilo defensivo.

Avaliação da família

Com base na Entrevista Familiar de Camberwell, Barry cumpria os critérios para alto nível de EE. Ele fez nove críticas sobre Debra durante sua entrevista de uma hora. Tendia a reclamar longamente da memória de Debra, de seus hábitos profissionais e sua desorganização (p. ex., "Ela nunca se lembra das reuniões dos pais com os professores", "Ela se esquece de entregar seu formulário de horas no trabalho — isso me deixa louco"). Barry reconhecia que ainda a amava, mas a considerava muito frustrante e estava convencido de que ela tinha TDAH, bem como transtorno bipolar.

Debra e Barry chegaram para a avaliação de interação familiar bem-vestidos e sorridentes. Os terapeutas os entrevistaram individualmente e chegaram a um tópico importante para que eles discutissem: a afirmação de Barry de que Debra mentia para ele. A resposta dela foi pedir desculpas por coisas erradas feitas no passado e argumentar: "Eu não estou mentindo nem escondendo nada... Geralmente são coisas que eu esqueci ou não acho que sejam importantes". Discutindo essa questão, a dinâmica do casal ficou visível, com Barry falando em tom acusador, como se estivesse em uma audiência judicial, repreendendo-a, resumindo os fatos que depunham contra ela. Debra se desculpava repetidamente e tentava justificar seu comportamento. À medida que ele assumia uma postura mais acusatória, ela parecia mais e mais retraída.

BARRY: Mentir é um estilo de vida para você. Você distorce a verdade e diz que não se lembra das coisas.

DEBRA: Mas eu realmente não lembro. Eu tenho tentado lhe contar tudo. Às vezes eu simplesmente me esqueço. (*Começa a balançar a cadeira.*)

BARRY: (*segurando a cadeira dela*) Por que você acha que não há problema em mentir para mim?

DEBRA: Eu não minto. Eu estou sendo sincera com você. Talvez você queira acreditar que há mais alguma coisa, mas não há.

BARRY: Eu acho que você sempre faz isso. É o seu jeito. O que você acharia se eu mentisse para você? Como isso faria você se sentir? Você iria querer continuar casada comigo?

DEBRA: (*emburrada*) Não, provavelmente não. Mas eu estou tentando ser aberta com os meus sentimentos, e é com você que eu pratico isso. (*Sorri, sem jeito.*)

BARRY: Você está com aquele sorrisinho de novo. Aquele que você faz quando está tentando se safar de alguma coisa que fez de errado.

DEBRA: (*defensiva*) Ah, dá um tempo!

BARRY: É porque estamos falando de forma tão direta? Eu não sei se é sua personalidade ou se é a coisa bipolar que está agindo, mas você não tem nenhuma tolerância com nada ultimamente, principalmente com as pessoas.

Os terapeutas que assistiam a essa avaliação ficaram impressionados com o nível de crítica de Barry, bem como com a tendência de Debra de assumir uma posição inferior. Eles também ficaram sabendo, durante a avaliação, que Barry administrava a medicação de Debra e marcava as consultas médicas, e também costumava ir com ela a essas consultas. Foi marcada uma primeira consulta inicial de FFT com dois psicólogos clínicos, um dos quais em treinamento.

Psicoeducação (sessões 1–7)

Durante a sessão inicial, os terapeutas (Terapeuta 1 e Terapeuta 2 nos diálogos a seguir) descreveram o programa de FFT a Barry e Debra, com ênfase especial no componente de psicoeducação. Eles apresentaram os módulos de melhoria da comunicação e de solução de problemas. O casal escutou educadamente, mas expressou ceticismo.

BARRY: Nós temos entrado e saído de terapias há anos. Eu não fiquei muito entusiasmado.

TERAPEUTA 1: Quando você diz "nós", quer dizer como casal?

BARRY: Como casal, e ela teve sua própria terapia.

DEBRA: Eu achei que a Dra. Walker era boa.

BARRY: Sim, mas você ainda não havia tido o diagnóstico de transtorno bipolar. Ela só estava tratando você para depressão. E ela entrou naquela coisa de "Você provavelmente sofreu abuso quando era criança e esqueceu".

TERAPEUTA 1: E como foi a terapia de casal?

BARRY: Foi muito fuçar nas nossas infâncias e ter muito contato com nossos sentimentos.

TERAPEUTA 1: Debra?

DEBRA: Não foi tão ruim. Eu achei bem útil.

TERAPEUTA 1: Bom, parece que vocês têm opiniões diferentes sobre o quanto essas coisas foram úteis. Deixem que eu explique como isto aqui vai ser diferente. Nosso tratamento será dirigido ao presente, e vamos trabalhar a maneira como vocês, como casal, estão enfrentando o transtorno bipolar. Barry, você vai ser afetado pela ciclagem do transtorno do humor de Debra, mas você, Debra, também vai ser afetada pela forma como Barry reage aos seus sintomas. Eu não estou dizendo que o passado de vocês vai ser irrelevante, mas simplesmente não será o nosso foco.

BARRY: Eu preciso de ajuda para lidar com tudo isso. Quanto mais informações eu receber, melhor.

TERAPEUTA 1: Tenho certeza disso, mas não vamos simplesmente jogar um monte de informações em você —

queremos individualizá-las em relação à sua situação. Acho que vai ser muito mais fácil para vocês se chegarem a um entendimento comum acerca do transtorno e aprenderem a se comunicar em relação a ele.

Nesse diálogo, o terapeuta fez uma distinção entre FFT e formas mais genéricas de terapia de casal. Nesse momento, os terapeutas já suspeitavam de que haveria resistência por parte de Barry, especialmente em torno de tarefas nas quais ele deveria observar seu próprio comportamento e sua contribuição para os problemas de humor de Debra.

A psicoeducação, em si, começou na segunda sessão e continuou até a sétima. A primeira tarefa era estimular o casal a chegar a uma definição comum do *transtorno bipolar*. Durante as avaliações, ambos haviam mencionado o termo *ciclagem*, mas, aparentemente, sem concordar sobre o que ele significava.

TERAPEUTA 1: Quero ter certeza de que estamos todos dizendo a mesma coisa quando discutimos o sentido do termo *bipolar*. Debra, você acaba de explicar muito bem como é sentir depressão. Agora vamos falar sobre o outro lado. (*Entrega um texto que descreve os sintomas de mania/hipomania.*) Barry, quais desses você já observou quando Debra fica hipomaníaca?

BARRY: (*olhando o texto*) Bom, todos, menos o aumento de pensamentos sobre sexo... Acho que se pode dizer que ela é superconfiante — ela acha que um dia vai ficar rica. (*Ri.*)

TERAPEUTA 2: Quando foi a última vez que você acha que ela esteve assim?

BARRY: Na última vez que eu estive trabalhando em um caso. Ela sempre fica assim quando trabalho em um caso.

DEBRA: Concordo, mas acho que é porque eu tenho muito mais coisas para fazer quando ele está trabalhando todo o tempo.... Ele acha que é alguma coisa de "abandono", mas eu acho que ele se esquece das realidades que eu enfrento quando ele não está. (*Olha a lista.*) Fico com mais energia, fico reativa, saio do sério... provavelmente é um bom dia para fazer compras! (*Dá risadinhas.*) Eu provavelmente fico mais mal-humorada. Não tenho muita tolerância com as pessoas em geral.

BARRY: Principalmente comigo. (*Sorri.*)

Essa era a primeira vez em que Debra se defendia, comentando como os problemas de relacionamento alimentavam suas oscilações de humor. Curiosamente, sua postura assertiva neutralizava um pouco a negatividade do marido.

Os terapeutas não demoraram para se dar conta de que Barry e Debra careciam de um consenso sobre o que realmente constituía um episódio bipolar. Esse é um ponto fundamental na FFT: os membros de um casal ou de uma família precisam chegar a uma percepção comum de quando o paciente está ficando doente, para poder estabelecer procedimentos destinados a evitar que os episódios entrem em uma espiral de crescimento (p. ex., consultas médicas, redução da carga de trabalho do paciente, aprender a reverter aumentos nas interações verbais negativas). Mas ainda não estava claro se Debra tinha episódios específicos.

TERAPEUTA 2: Você acha que alguma vez teve o que estamos chamando de "episódios"? Como alguns dias em que estava muito agitada?

DEBRA: Pode haver, tipo uns cinco dias em uma semana em que eu faço muita coisa, a minha memória fica melhor, e depois, no fim de semana, nada vai funcionar. Eu posso....

BARRY: (*Interrompe.*) É uma coisa com tarefas domésticas. Ela começa a refazer o quarto da Jill várias vezes. Ela pinta de roxo com esponja e depois limpa tudo no mesmo dia, e coloca armários novos.

DEBRA: Eu consigo direcionar toda a minha energia para a casa em vez de matar alguém. (*Ambos riem, contidos.*)

TERAPEUTA 1: Acho que eu estou meio devagar hoje, mas estou tentando entender se vocês concordam sobre quando são esses períodos de alta e de baixa. Debra, você já fez um gráfico de humor?

A seguir, o terapeuta deu uma tarefa por escrito na qual Debra e Barry devem acompanhar, de forma independente e diária, os altos e baixos dos estados de humor de Debra para que se possam acompanhar as concordâncias e discordâncias sobre o que constitui os sintomas do transtorno (diferentemente de traços da personalidade).

A dinâmica do casal ficou mais visível da terceira à quinta sessão. Debra não fez seu gráfico de humor com regularidade, e Barry sentia que sua dedicação em fazer o gráfico de humor de Debra não era gratificada. "Ela não assume a responsabilidade pela sua doença", afirmou ele. Não obstante, Debra tinha uma boa memória de suas oscilações de humor, mesmo que não as tivesse anotado. Os terapeutas elogiaram muito o casal por sua tentativa um tanto parcial de realizar essa tarefa. Curiosamente, Barry observou pequenas mudanças de humor que ele chamou de "jeito maníaco", que Debra afirmava serem apenas suas reações a incômodos do cotidiano.

BARRY: Você estava supermaníaca no sábado de manhã.

TERAPEUTA 2: O que você quer dizer com isso, Barry?

BARRY: Eu fui dizer a ela que a Jill tinha de ir ao futebol, e ela quase arrancou minha cabeça!

DEBRA: Porque você já tinha me dito oito vezes. Eu não estava maníaca, só estava ficando incomodada. Até a Jill comentou algo sobre o seu exagero.

Isso passou a ser um tema presente durante todo o tratamento: Barry tendia a exagerar na identificação das oscilações de humor de Debra, a ponto de muitas vezes chamá-la de maníaca quando a questão real parecia ser sua irritabilidade passageira. Ele também a chamava de "deprimida", quando ela sentia estar simplesmente "relaxando... entediada... tentando desopilar e ficar na minha por um tempo". Os terapeutas tomavam cuidado para não atribuir culpa ou dizer a um deles que estava certo. O Terapeuta 1 disse:

> "Eu acho que essa é uma distinção muito difícil de fazer. Bem que eu gostaria de dar a vocês uma regra simples para determinar quando Debra entra e sai de um episódio, mas, como vocês mesmos viram, não é tão claro assim. Eu geralmente sugiro que as pessoas voltem àquela lista de sintomas e perguntem: 'Existe mais de um destes sintomas presente? A irritabilidade vem junto com mais perturbação do sono? Pensamentos acelerados?'. Estar incomodada não é suficiente para ser chamada de maníaca, a menos que seja contínuo, que atravesse diferentes situações ou venha junto com alguns desses outros sintomas e prejuízo para dar conta do dia".

Os terapeutas explicaram que os episódios de mudança de humor se devem à "vulnerabilidade — sua biologia e genética pessoal — ao estresse que você enfrenta". Eles complementaram essa discussão entregando-lhes um texto sobre fatores de risco (p. ex., abuso de substâncias, irregularidade no sono, rotina diária imprevisível, conflitos familiares) e fatores de proteção (p. ex., medicação regular, boa comunicação familiar). Debra descreveu a depressão recorrente e de longa data de sua mãe, assim como o abuso de álcool de seu pai: "Minha mãe era provavelmente bipolar, mas, naquela época, a gente não chamava assim".

Os terapeutas encorajaram a discussão dos episódios de depressão prévios de Debra. Barry se expressou muito enfaticamente ao discutir os fatores de risco de sua esposa: ele acreditava que lugares lotados (p. ex., *shopping centers*) a deixavam hipomaníaca e que o álcool (ainda que em pequenas doses) contribuía para seu distúrbio de sono e suas hipomanias.

A seguir, os terapeutas ajudaram Barry e Debra a elaborar um plano de prevenção de recaída:

TERAPEUTA 1: As pessoas que conseguem lidar melhor com essa doença são aquelas que podem contar com seus cônjuges e outros familiares próximos em momentos de crise. Você tem de andar sobre uma linha tênue entre conseguir dizer "Acho que eu estou ficando doente de novo" a seu cônjuge e aceitar alguns de seus conselhos sem renunciar completamente ao controle. Debra, quando seu humor estiver com altos e baixos, você vai querer mais controle. Barry, talvez você às vezes também ache que está pisando em uma linha tênue. Você quer dizer "É, você está ficando doente, e eu queria a ajudar", sem ficar cheio de dedos, conseguindo dar sugestões sem controlar.

BARRY: Isso é uma coisa que temos em comum. Os dois somos controladores.

TERAPEUTA 1: Bom, talvez o fato de vocês dois gostarem de estar no controle de seus destinos foi parte do que os atraiu [*reformulando*]. Mas, como muitas coisas que atraem as pessoas inicialmente, uma coisa como não querer abrir mão do controle pode se tornar, mais tarde, um problema na relação.

O casal chegou a um acordo sobre como eram os sinais prodrômicos da hipomania de Debra (p. ex., maior interesse em tarefas domésticas, levantar exageradamente cedo, a irritabilidade que ocorria em múltiplas situações) e alguns de seus fatores de risco (p. ex., álcool). Eles desenvolveram conjuntamente um plano de prevenção de recaída que consistia em deixar à mão os números de telefone de emergência, evitar álcool e evitar situações interpessoais que provocassem alto nível de estresse (p. ex., conflitos entre Debra e a mãe dela ou longas discussões sobre as despesas do lar). Barry e Debra também discutiram como deveriam se comunicar se os sintomas dela começassem a aumentar. Barry admitiu que tinha de "aprender a não falar de forma agressiva" nesses momentos, e a não simplesmente "botar para fora tudo o que eu penso". Curiosamente, ambos demonstraram resistência à sugestão de que ela mantivesse um ciclo regular de sono e vigília, mesmo nos fins de semana, quando ela tinha suas piores oscilações de humor. Barry debochou: "Quem sabe a gente não entra para o exército", e os dois deixaram claro que não estavam dispostos a abrir mão de seu gosto por festas até tarde da noite.

O módulo de psicoeducação terminou com uma discussão dos efeitos do rótulo da doença na autoestima de Debra. Nas primeiras seis sessões, ela tinha mencionado seu desconforto com o diagnóstico de transtorno bipolar II.

TERAPEUTA 1: Às vezes, quando repassamos nossa lista de sintomas e falamos sobre as causas do transtorno bipolar, as pessoas podem se sentir rotuladas ou diferenciadas. Debra, você alguma vez se sentiu assim aqui?

DEBRA: Quando vim aqui pela primeira vez, eu me senti provocada. Parecia que era a "hora de culpar a Debbie", e agora havia uma razão biológica real para apontar para nossos problemas.

TERAPEUTA 1: Espero que você não ache que estamos dizendo que todos os problemas que vocês têm como casal são consequência de seu transtorno bipolar.

DEBRA: Não, acho que vocês têm sido justos nisso. Foi difícil para mim falar disso, e, às vezes, acho que Barry está simplesmente se opondo a mim como pessoa.

TERAPEUTA 1: Você acha que os limites entre sua personalidade e seu transtorno ficam confusos?

DEBRA: É, e para mim eles são muito diferentes.

TERAPEUTA 1: Que bom que você está mencionando isso. Acho muito importante ser bem claro sobre quando estamos simplesmente falando de você, seu estilo de se relacionar com as pessoas... Nem tudo o que você faz tem de ser reduzido a essa doença.

BARRY: E eu provavelmente menciono isso [a doença] demais.

DEBRA: *(ativando-se)* É, e você fala disso na frente de outras pessoas... Isso me incomoda muito. Nós tínhamos umas conversas tão boas! Fico cansada de falar com você sobre meu transtorno o tempo todo. Parece que é só disso que você quer falar.

BARRY: *(surpreso)* Por que você não me disse isso?

DEBRA: Provavelmente eu precise lhe dizer... Eu só quero um agradável meio termo entre falar disso e não falar.

BARRY: O que você quer, então?

DEBRA: *(com lágrimas nos olhos)* Não tenho certeza.

TERAPEUTA 1: *(depois de uma pausa)* Acho que é compreensível que você não saiba... Você nem sempre sabe quanto precisa que Barry a ajude. Talvez esteja tentando encontrar um bom equilíbrio. Isso pode levar algum tempo. Espero que você não ache que só estamos interessados em seu transtorno, e não em você como pessoa [*examina o que parece ser resistência ao conteúdo psicoeducativo*].

DEBRA: Geralmente eu não me sinto assim, só quando eu tento fazer aquele gráfico de humor *(dá uma risada contida)* [*reconhece a dor emocional por trás da resistência às tarefas terapêuticas*]. Eu só quero ter conversas com Barry como tenho com minhas amigas. Quero falar de outras coisas que não sejam minha doença e meus médicos.

Treinamento para a melhoria da comunicação (sessões 8–14)

Durante a oitava sessão, os terapeutas apresentaram a CET ao casal. Barry e Debra descreveram, ambos, um padrão de cobrança-retraimento em sua comunicação. Ele se tornava invasivo ao tentar entender o estado de humor de Debra, e ela se retraía e não cooperava. Debra admitia ter dificuldades de reconhecer estar deprimida e falar sobre isso, porque "simplesmente não se fazia isso na minha família". Ela cresceu em uma família do Sul dos Estados Unidos, na qual "roupa suja se lava em casa". Barry, por sua vez, era de Los Angeles, onde "você pode contar toda sua vida a quem quer que esteja ao seu lado preso no trânsito".

Os terapeutas começaram a explorar o padrão de cobrança-retraimento.

TERAPEUTA 1: Essa é uma das dinâmicas que vimos em casais que enfrentam o transtorno bipolar. As pessoas que têm o transtorno podem ficar irritáveis em relação a seus cônjuges e então, estes reagem porque se sentem atacados, e, quando reagem, as discussões podem realmente entrar em uma espiral. A pessoa com o transtorno acha que existe alguma coisa com a qual está legitimamente irritada, e o parceiro vê a irritação como uma evidência da sua doença.

BARRY: Bom, o meu problema é que a Debra não está ciente de seus sintomas.

DEBRA: Eu estou ciente deles, mas quero que me deixem em paz. Você termina as minhas frases...

BARRY: E aí você sai da sala. Você não quer nada com comunicação normal. É exatamente como era com os seus pais.

DEBRA: Quando eu estou assim [depressão], a última coisa que eu quero é ter uma conversa séria ou que alguém questione o que eu quero fazer ou por quê.

TERAPEUTA 2: Vamos falar sobre o que acontece entre vocês dois [*traz o casal de volta para o foco na relação*]. Quando vocês tentam falar de alguma coisa, o que acontece? Um de vocês simplesmente não fala? Vocês falam, mas não funciona?

BARRY: Ela procrastina, não enfrenta as coisas, então eu grito. Aí ela se afasta de mim, se retrai, e eu começo a pensar por quanto tempo consigo aguentar isso.

TERAPEUTA 2: Debra, como você descreveria isso?

DEBRA: Barry fica frustrado quando eu não lhe dou as respostas que ele está buscando, e aí eu me sinto mal por tê-lo frustrado, e ele se sente mal porque ficou chateado comigo, e então me sinto mal porque fiz ele se sentir mal por ficar chateado comigo.

TERAPEUTA 2: Vocês gostariam de trabalhar isso — a comunicação como casal?

BARRY: Sim. Não há comunicação por causa do transtorno bipolar. Eu não sei se teríamos esses problemas se ela não fosse bipolar. Ela fica deprimida, não diz o que pensa, nem tenta... e isso me lembra do que eu ia perguntar: vocês acham que ela pode ter transtorno de déficit de atenção, além de ser bipolar?

DEBRA: Ah, não, lá vamos nós...

TERAPEUTA 1: Barry, ninguém pode saber com certeza, mas, independentemente do que seja a causa, parece que vocês estão prontos para que comecemos a tratar mais da relação de vocês [*redireciona a discussão, mas não questiona diretamente a definição de Barry do problema*]. Pelo menos parte do que vocês estão descrevendo soa como os hábitos que vocês têm de se comunicar entre si como casal. Vamos ensinar umas habilidades bastante diretas para falar um com o outro, como elogiar coisas bem-feitas, escutar e pedir mudanças no comportamento um do outro. Isso vai ajudá-los durante esses ciclos, sejam eles ciclos de humor verdadeiros, sejam só períodos difíceis em sua relação [*apresenta fundamentação para o modelo que virá, sobre comunicação*].

DEBRA: É, eu tenho de aprender a discutir. Ele é advogado, sabe discutir muito melhor do que eu.

BARRY: (*ainda irritado*) Mas, você vê, ninguém jamais disse nada na sua família, ninguém estava presente de verdade. Então é claro que você vai reagir a mim porque eu sou intenso, e aí, quando eu fico incomodado de verdade, você finalmente reconhece e escuta. É a única maneira como eu consigo chegar até você.

TERAPEUTA 1: Acho que temos muita coisa para trabalhar. Debra, eu queria tirar você desse "gancho bipolar" por um tempo, e vamos trabalhar em como vocês agem e reagem um com o outro. Não temos de trabalhar apenas em sua comunicação em relação ao transtorno bipolar...

BARRY: Mas isso é tudo o que fazemos aqui... Como vocês vão saber como nos comunicamos em casa?

TERAPEUTA 1: Vamos colocar microfones na casa de vocês. (*ambos riem*) Vamos fazer uns exercícios aqui que envolvem dramatizar novas formas de conversar, mas vocês vão ter de praticar essas novas formas entre as sessões, em casa. Eu, pessoalmente, acho que isso vai ajudá-los muito se vocês tiverem tempo de fazer [*expressa otimismo*].

Os terapeutas tinham agora uma compreensão melhor dos padrões de comunicação do casal. O padrão de cobrança-retraimento derivava, em parte, de suas diferentes histórias familiares, mas também era verdade que Barry era recompensado por ser crítico; havia resultados, mesmo que viessem acompanhados pelo ressentimento de Debra. Eles discordavam em relação a até onde esses padrões de comunicação eram movidos pelo transtorno bipolar. Barry pressupunha que a maioria dos problemas que eles tinham poderia ser atribuída ao transtorno, mas Debra considerava essa suposição simplesmente uma tentativa de culpá-la por tudo. O enfoque dos terapeutas era que a dinâmica conjugal era independente das oscilações de humor de Debra, mas foi ampliada por seus episódios hipomaníacos e depressivos. Durante os episódios hipomaníacos, ela ficava mais suscetível e reativa; quando estava deprimida, ficava mais inclinada a se retrair. Então, ele tendia a acusá-la de não se esforçar.

Na nona sessão, o Terapeuta 2 começou entregando um texto chamado Expressando Sentimentos Positivos, no qual se orienta um dos parceiros simplesmente a elogiar o outro por algum comportamento que este tenha tido, e lhe dizer como esse comportamento o faz sentir. Colocar essa habilidade logo no início do treinamento para comunicação aumenta a probabilidade de que os membros da família colaborem ao lidar com questões mais difíceis. Inicialmente, os terapeutas modelaram a habilidade. Um deles elogiou Barry, dizendo: "Agradeço que você tenha dirigido toda essa distância até aqui [à clínica] e ajustado sua agenda para que isso fosse possível... Isso me faz sentir que você valoriza o que estamos fazendo aqui". Barry mostrou-se agradecido pelo elogio. Em seguida, o terapeuta pediu a Barry e Debra que virassem suas cadeiras uma de frente para a outra e que cada um escolhesse um comportamento para elogiar no outro. Curiosamente, nenhum deles teve dificuldade de escolher o tema. O problema foi se manter nas emoções positivas e não deixar que as negativas entrassem.

BARRY: Obrigado por levar a Jill ao futebol na quarta-feira. Isso me faz sentir que você... que você se deu conta de que eu estava superatarefado naquele dia, e, sabe como é, geralmente sou eu quem faz tudo com a nossa filha, enquanto você...

TERAPEUTA 2: (*interrompendo*) Barry, eu queria que você parasse antes de entrarmos nesse assunto. Debra, você pode me dizer o que você gostou até aqui, no que Barry disse? Ele seguiu as instruções dessa folha?

DEBRA: Bom, como você disse, ele estava começando a fazer aquilo de novo, mas eu gostei da primeira parte. Que bom que ele sente isso.

BARRY: Você acha que eu lhe expresso opiniões positivas suficientes?

DEBRA: (pausa) Às vezes você está inspirado.

TERAPEUTA 2: Barry, acho que você se saiu muito bem. Você poderia experimentar sem o fim?

BARRY: (*Ri.*) Ih... você já está acabando com o meu barato. Está bem, Deb, obrigado, mais uma vez, por levar a Jill ao futebol. Isso faz com que eu sinta que você... que meus compromissos são importantes para você, e que você está pensando em mim.

TERAPEUTA 2: Ótimo. Debra, o que você achou?

DEBRA: Muito melhor.

BARRY: Às vezes eu acho que fui colocado neste mundo para aprender a ter tato.

As sessões 10 e 11 de CET se concentraram nas habilidades de escuta ativa. Um membro do casal ouvia enquanto o outro falava, inicialmente sobre questões de fora do casamento (p. ex., relações profissionais) e depois sobre questões conjugais. Barry e Debra precisavam que se reestruturassem suas habilidades de escuta. Especificamente, Debra tendia a "sair do ar" quando Barry falava, e precisava de estímulos para se manter nos assuntos. Ela reconhecia sentir que, às vezes, achava que estava sendo testada por Barry quando ele falava com ela, para ver se ela conseguia dar respostas intuitivas e perspicazes. "Sair de sintonia" era uma maneira de dar conta da ansiedade que ela sentia quando o escutava.

Previsivelmente, a dificuldade de Barry na escuta estava concentrada em refrear sua tendência natural a dar conselhos. Quando Debra começava a falar, ele ouvia de forma reflexiva por um ou dois minutos, mas depois começava a fazer perguntas como "Bom, então, quando é que você vai telefonar para essa pessoa?" ou "Na última vez que conversamos, você disse que iria terminar esse currículo. Por que não fez isso?". Práticas repetidas dentro das sessões — suplementadas por exercícios de casa para praticar essas habilidades — levaram Barry a estar mais ciente do que estava fazendo. Em um momento especialmente intenso, ele admitiu: "Eu não gosto da forma como reajo a ela... Eu não gosto da pessoa que estou me tornando".

Quando a FFT passou dos três meses e a frequência mudou para quinzenal, os terapeutas introduziram formas de comunicação que podem ser mais delicadas, como pedir mudanças no comportamento do outro e expressar sentimentos negativos (sessões 12–14). Nesse momento, Debra não estava tão deprimida quanto havia estado durante a fase de avaliação, embora Barry continuasse se queixando de seu funcionamento reduzido. Ele afirmava que ela tinha se tornado incapaz de dizer o que tinha e o que não tinha conseguido fazer durante o dia, e que muitas vezes fazia parecer que tinha feito coisas que, na verdade, não tinha. Ele chamava isso de problema de "falta de acompanhamento". Em contraste, Debra assumia uma postura cada vez mais firme diante do "microgerenciamento" que ele fazia do comportamento dela.

TERAPEUTA 1: Uma das coisas que gostaríamos de trabalhar com vocês é como pedem um ao outro que mude em algum aspecto. Qual é a forma adequada de pedir que uma pessoa ajude você? (*Dá a Barry e Debra o texto chamado Fazendo uma Solicitação Positiva.*) Tentem olhar diretamente um para o outro, digam o que gostariam que o outro fizesse e como isso faria com que se sentissem. Debra, faz um minuto que você estava falando de como o Barry microgerencia você. Você poderia transformar isso em algo positivo, ou seja, pedir a ele que faça como você gostaria? Formular de um modo que possa ajudá-lo? Como ele pode pedir a você que acompanhe sem resmungar?

DEBRA: (*olhando para o texto entregue*) Ah, Barry, eu ficaria realmente feliz se você... em situações em que há um dilema, que você me desse um pouco mais de liberdade.

BARRY: Por exemplo? Você quer dizer que gostaria que a gente fizesse as coisas no seu ritmo?

TERAPEUTA 1: Barry, deixe que venha dela.

DEBRA: Humm... por exemplo, se tiver que fazer compras, me ajudaria se eu pudesse simplesmente dizer: "Certo, está na minha lista e eu vou fazer... se você puder esperar que eu faça quando eu puder". Isso ajudaria a relaxar a tensão.

TERAPEUTA 2: Barry, como você se sente em relação ao que Debra acaba de lhe pedir? Ela seguiu o papel?

BARRY: Acho que ela me pediu de forma tranquila, mas minha pergunta é: "Ela vai, então, fazer as compras?".

DEBRA: Acho que realmente me ajudaria se nós tivéssemos um plano, como o de combinar que, se eu faço uma parte das compras, você faz a outra. Talvez isso me impedisse de dizer "Ele vai ver só uma coisa. Ele não vai controlar a minha vida; eu não vou fazer do jeito dele".

TERAPEUTA 1: Claro. Uma pessoa que se sente inferiorizada muitas vezes reage recusando-se a seguir o plano, mesmo que o seguir possa ajudar a ambos pessoalmente. Debra, você faz isso às vezes?

Os terapeutas estavam estimulando a assertividade de Debra e, ao mesmo tempo, confrontando suavemente o que Barry chamara antes de atitude "passivo-agressiva" de Debra. A seguir, eles pediram a Barry que fizesse uma solicitação positiva a Debra.

TERAPEUTA 2: Barry, há alguma coisa que você poderia pedir a Debra, para que ela modificasse em seu comportamento?

BARRY: (*olhando para os terapeutas*) Por onde eu começo? Certo, Deb, para mim é muito importante...

TERAPEUTA 2: Você poderia dizer isso a ela?

BARRY: (*Volta-se a Debra.*) Certo, para mim é muito importante que você simplesmente não se afaste quando a gente tem alguma discussão, que você não se feche. Especialmente quando falamos de Jill e de nossas diferenças em relação a ela. Isso me irrita muito.

Os terapeutas observam mais uma vez Debra se retraindo em reação ao comportamento crítico de Barry. Eles abordam esse aspecto comentando as reações dela.

TERAPEUTA 1: Debra, o que está acontecendo agora? Você parece estar saindo de sintonia.

DEBRA: (*Volta à cena, sorri.*) É, acho que estou. De que estávamos falando?

BARRY: Vê? Acho que isso é parte de seu transtorno de déficit de atenção. Você acha que ela precisa de Ritalina ?

TERAPEUTA 1: Barry, nesse caso, acho que não. Acho que o que aconteceu, Debra, se posso falar por você por um instante, é que você se retraiu porque se sentiu atacada.

DEBRA: Provavelmente é isso. Ele começou com o "Você faz isso, você faz aquilo".

BARRY: (*frustrado*) Bom, você acaba de me pedir para mudar alguma coisa! Eu que teria de fazer tudo?

TERAPEUTA 1: Barry, vou pedir a você que tente de novo. Mas, desta vez, eu gostaria que você prestasse mais atenção à forma como diz as coisas. Observe que você disse o que não queria que ela fizesse — retrair-se quando você está falando com ela. Isso é bem importante. Mas o que você gostaria que ela fizesse em vez disso?

BARRY: Quero que ela interaja comigo! Que converse sobre o problema!

TERAPEUTA 1: Você poderia tentar mais uma vez, só que desta vez dizendo o que quer que ela faça?

BARRY: (*Suspira.*) Deb, quando falamos, eu realmente gostaria... eu gostaria muito que você ficasse e terminasse de conversar comigo, principalmente sobre a Jill. Isso faria com que eu sentisse, sei lá, que somos parceiros.

TERAPEUTA 2: Barry, agora foi muito melhor. E garanto que foi melhor de ouvir. Debra?

DEBRA: É, eu gostei... assim é mais fácil. Precisamos fazer mais isso.

No decorrer da CET, deu-se mais ênfase aos exercícios de casa entre sessões. O casal foi encorajado a fazer reuniões semanais e registrar seus esforços para usar as habilidades. Foi difícil para eles evitar cair nos padrões antigos, mas ambos relatavam uma redução da tensão no relacionamento quando se lembravam de usar as habilidades treinadas na terapia. Os terapeutas passaram, então, ao módulo de solução de problemas.

Sessões de solução de problemas e término da terapia (sessões 15–21)

As sessões de FFT eram realizadas com menos frequência (a cada duas semanas) no quarto, quinto e sexto meses. Na sessão 15, depois de explicar a fundamentação da solução de problemas, os terapeutas pediram ao casal que identificasse vários problemas específicos para discussão e depois repassaram com eles os passos para a solução de problemas.

A primeira questão que o casal escolheu parecia ser superficial à primeira vista. Eles tinham dois gatos: um que pertencia a Debra (e tinha vindo com ela de um casamento anterior) e outro que Barry havia comprado. Eles discordavam em relação à quantidade de comida a ser dada aos gatos. Debra "queria que o meu fosse gordo" e o alimentava com frequência, ao passo que Barry queria que o dele fosse magro. Como consequência, o gato de Barry os acordava no meio da noite, porque precisava ser alimentado. As mudanças resultantes no ciclo de sono e vigília de Debra faziam com que ela ficasse irritável, inquieta e, possivelmente, hipomaníaca. Apesar de uma busca cuidadosa na literatura, os terapeutas não conseguiram encontrar pesquisas sobre a influência da alimentação dos gatos no transtorno bipolar.

O casal examinou várias alternativas, algumas que não eram para serem levadas a sério: ensinar os gatos a se servirem sozinhos, deixar o gato de Debra na garagem, doar o gato de Barry, e dar comida aos dois gatos antes que o casal fosse dormir. Acabaram escolhendo a última. O próprio problema gerou humor e brincadeiras entre eles, e eles tiveram alguma satisfação ao conseguir lidar com isso em conjunto.

Uma segunda fonte de conflito, potencialmente mais grave, estava relacionada à vida noturna. Ambos gostavam de ir a festas, mas Barry gostava de ficar mais tempo do que Debra, cuja ciclagem do humor era aumentada pelas festas. Ela tendia a ser superestimulada pelas interações com muitas pessoas, e ficava rapidamente cansada. Eles examinaram várias alternativas: ir às festas em carros separados, Barry concordar em ir embora mais cedo, Debra ir para o carro e dormir quando se sentisse cansada, e Debra ir para casa de Uber. Eles acabaram decidindo conversar e combinar uma hora para ir embora antes de ir à festa.

Debra e Barry conseguiram aplicar o método de solução de problemas com êxito a outras questões, como pagar contas e ajudar Jill a ir às suas atividades fora da escola. Eles continuavam tendo dificuldades de desmembrar os problemas em partes menores e tendiam a fazer "reclamações cruzadas" ou a mencionar problemas maiores enquanto tentavam solucionar os menores. Barry muitas vezes reclamava: "Não estamos lidando com a fonte desses problemas, que é o transtorno bipolar dela. Não teríamos esses problemas se ela não fosse bipolar". Mais uma vez, os terapeutas não questionaram a definição que ele fazia do problema, mas continuaram a oferecer a mensagem de que, independentemente de a fonte do problema ser Debra, o casal ainda precisaria trabalhar em conjunto para encontrar meios-termos aceitáveis.

As últimas três sessões foram mensais. Durante esse período, a depressão de Debra tinha entrado em remissão em grande parte, e ela conseguiu um emprego novo de vendedora em uma loja de departamentos. Os terapeutas deram início à fase de encerramento do tratamento, que se concentrou em revisar o que o casal havia obtido dos módulos de psicoeducação, CET e habilidades de solução de problemas. Ambos disseram que seu relacionamento tinha melhorado, e que eles "ocasionalmente" usavam as habilidades de comunicação em casa. Os terapeutas comentaram como eles tinham ido longe e recomendaram que escolhessem uma hora na semana para continuar ensaiando uma ou mais das habilidades.

Entretanto, Barry não estava totalmente convencido da melhora clínica de Debra. Em uma das sessões finais, ele voltou à questão dos sintomas de Debra e à sua "falta de disposição" de assumir tarefas como cozinhar, depositar seu cheque de pagamento, lavar as roupas de Jill e fazer outras tarefas que eles tinham concordado que ela deveria realizar. Seguiu-se a interação:

BARRY: (*Ri nervosamente.*) Uma noite dessas eu sonhei que estava me casando, e eu sabia que estava me casando com Debra, mas não conseguia ver o rosto dela, não tinha certeza de que era mesmo ela. E não tinha certeza de que deveria estar ali.

TERAPEUTA 1: E você também estava de pijama na frente de todo mundo.

BARRY: (*Ri.*) É, e eu ia fazer a prova para a qual não tinha estudado. Mas, sério, às vezes me parece que ela não é a mesma pessoa, principalmente quando não cumpre coisas que nós combinamos.

TERAPEUTA 1: Deixe-me falar um pouco disso para você. Acho que o dilema que muitos cônjuges enfrentam é: "Devo ficar com meu marido ou minha mulher, ou devo ir embora e cuidar da minha vida?". Tem gente que faz isso, que vai embora, e há muitas outras pessoas que ficam e esperam que as coisas melhorem, o que muitas vezes realmente acontece.

BARRY: E eu, que estava achando que as coisas haviam melhorado.

DEBRA: Acho que sim, não sei por que você está sendo tão negativo.

BARRY: Bom, se você...

TERAPEUTA 1: (*Interrompe.*) Deixe-me terminar essa ideia. Barry, acho que é fundamental que você faça uma distinção em sua cabeça entre o que Debra consegue controlar e o que ela não consegue. Isso às vezes fica um pouco vago entre vocês dois. Quando você diz que ela não quer cumprir, isso certamente soa como um comportamento intencional, algo que ela está fazendo para magoá-lo ou incomodá-lo. Debra, os problemas de cumprir o combinado parecem alguma vez ser uma questão de concentração? Sua atenção ou sua memória?

DEBRA: (*sinalizando positivamente com a cabeça, de modo enfático*) É claro que sim! Você poderia fazer com que ele entendesse isso, já seria um bom avanço.

BARRY: Esse negócio de memória, isso é o transtorno bipolar ou o transtorno de déficit de atenção dela?

TERAPEUTA 1: Eu não tenho certeza se esse é bem o problema. Essa é só uma distinção diagnóstica, e eu não sei se responder uma coisa ou outra vai ajudar. Talvez o que você realmente esteja se perguntando é se esses problemas são controláveis por parte dela ou não.

BARRY: (*Pausa.*) Sim, provavelmente.

TERAPEUTA 1: Se eu estivesse no seu lugar, as coisas que realmente me deixariam brabo seriam aquelas coisas que eu achasse que ela estava fazendo de propósito.

BARRY: Sim, e eu nem sempre penso nisso.

TERAPEUTA 1: Debra, estou acertando quando digo isso — que, às vezes, o Barry fica brabo com coisas que são realmente difíceis para você controlar?

DEBRA: Perfeito. Tipo, se eu quebrasse a perna ou algo assim, ele provavelmente não reclamaria se eu o incomodasse.

Nesse segmento, o terapeuta estava tratando diretamente do que considerava uma fonte importante das atitudes críticas de Barry em relação a Debra: a crença de que muitos dos comportamentos negativos dela eram controláveis e intencionais. Em alguns casos, Barry pode ter tido razão em relação às motivações dela, mas o ato de questionar a controlabilidade de seus sintomas o forçou a considerar um conjunto diferente de explicações causais para o comportamento. A distinção entre comportamento controlável e incontrolável é um ponto fundamental no tratamento psicoeducativo das famílias de pacientes com transtorno bipolar.

Os progressos de Debra e Barry

Depois de completar a FFT, Debra continuou a ter períodos leves de depressão apesar da sua adesão à medicação. Suas depressões eram desagradáveis, mas não tão graves a ponto de ela não conseguir manter seu emprego ou cumprir com suas obrigações de mãe. Seus breves períodos hipomaníacos às vezes geravam discussões entre ela e Barry, mas não chegavam a ser debilitantes. Barry e Debra estavam se comunicando melhor, e ambos concordavam que ele estava mais paciente e menos crítico em relação a ela.

Ao revisar as mudanças em seu estado clínico, Debra lembrou de uma frase de um filme famoso: "E se for 'melhor impossível'?". Embora ela fosse mais funcional, ela mostrava pesar por não ter a vida que desejara — uma carreira de sucesso, um relacionamento mais íntimo com seu marido, mais amizades, um relacionamento mais fácil com sua filha e mais sucesso financeiro. A realidade de seu transtorno e seus efeitos psicossociais eram, para ela, difíceis de aceitar. Contudo, ela sentia que a FFT lhe havia sido útil para lidar com seus humores, especialmente o treinamento de comunicação e resolução de problemas. Ela reconhecia que a medicação também havia melhorado seu humor e seu nível de energia, e ela não tinha intenção de interrompê-la. Barry achou o módulo de psicoeducação o mais útil de todos, e concordou que seu relacionamento havia melhorado, mas atribuía isso principalmente a seu estado clínico: "Quando ela está se sentindo melhor, nos damos melhor — é simples assim".

Os terapeutas ofereceram uma indicação para terapia individual ou de grupo, mas ela decidiu não fazer outros tratamentos psicossociais por enquanto. Foi dado a Barry o nome de um grupo local da DBSA (Depression and Bipolar Support Alliance) para cônjuges de pessoas com transtornos do humor.

CONCLUSÃO

O tratamento psicoeducativo em família parece ser um útil coadjuvante à farmacoterapia logo após um episódio de transtorno bipolar. Entretanto, nem todos os pacientes com transtorno bipolar têm famílias, e abordagens individuais ou de grupo são alternativas importantes que devem ser levadas em conta. A descoberta de que os medicamentos estabilizadores do humor e antipsicóticos são mais poderosos no alívio dos sintomas maníacos do que nos depressivos, ao passo que o contrário parece ser o caso da psicoterapia, é um argumento em favor da combinação de abordagens farmacológicas e psicossociais na manutenção do transtorno bipolar sem internação.

São limitadas as pesquisas sobre quais famílias são as melhores candidatas para FFT. Em vários de nossos ensaios, os pacientes em famílias de alta EE apresentaram reduções maiores nos escores de gravidade de humor ao longo de 1 a 2 anos do que aqueles de famílias de baixa EE. Mas foram observadas reduções na recaída em pacientes de famílias de baixa e alta EE tratados com FFT. Nossas observações clínicas sugerem que há subgrupos de pacientes que não respondem bem à FFT. Especificamente, pacientes que têm uma resistência incomum a aceitar o diagnóstico do transtorno bipolar muitas vezes não gostam do foco educativo da FFT. Esses pacientes geralmente veem origens externas para seus problemas (como ser maltratado por outros) e resistem a intervenções que demandam que eles assumam mais responsabilidade por seu comportamento. Esses pacientes também podem rejeitar a farmacoterapia. Infelizmente, temos visto muitas pessoas serem hospitalizadas várias vezes até que a realidade do transtorno fique clara.

Um tipo diferente de resistência se origina ao considerarmos o transtorno como sendo de base biológica. Alguns pacientes preferem limitar seus contatos de saúde mental a consultas ao psiquiatra para medicação, e consideram a psicoterapia irrelevante. Não vemos problema nessa posição, já que há um grupo de pacientes que realmente funciona bem apenas com medicação. Futuras pesquisas deverão determinar se esse grupo autosselecionado é realmente diferente dos pacientes que precisam de psicoterapia, em termos de variáveis sintomáticas, do curso da doença e familiares/genéticas. Igualmente importante, alguns pacientes com depressão bipolar II podem se recuperar com a mesma rapidez fazendo psicoterapia ou usando medicação (Swartz, Frank, & Cheng, 2012).

Os familiares podem ser uma grande fonte de resistência. Entre as razões, pode estar um desejo de se distanciar do paciente (a quem talvez tenham tentado ajudar durante anos, sem recompensa), limitações de tempo ou distância ou o desconforto de falar de problemas de família ou casal na frente de um estranho. Mais sutil é o medo de ser responsabilizado pelo transtorno (Hatfield, Spaniol, & Zipple, 1987). O movimento da terapia de família já percorreu um longo caminho, mas ainda tem raízes em uma cultura que culpava os pais pelas doenças mentais. O modelo teórico que está na base da FFT não relaciona, de forma alguma, problemas de criação por parte dos pais ao início do transtorno bipolar. Não obstante, um profissional muitas vezes precisa deixar claro, já no início do tratamento, que não adere a essa posição antiquada.

DIREÇÕES FUTURAS

Os estudos futuros precisarão focar a implementação da psicoterapia da forma como é aplicada a pacientes em contextos do "mundo real" (geralmente em saúde mental comunitária), pelos profissionais que trabalham nesses contextos e nos limites de tempo em que trabalham. Como explicado anteriormente, a FFT foi considerada eficaz para estabilizar a depressão e manter o bem-estar no grande estudo STEP-BD de eficácia na comunidade, que incluiu terapeutas trabalhando em 15 centros de atendimento ambulatorial (Miklowitz et al., 2007a, 2007b). Falta verificar se a FFT, junto com a TCC, a IPSRT e a psicoeducação, será adotada pelos profissionais da saúde.

Um problema relacionado a isso é determinar a estrutura adequada da FFT. Em muitos contextos comunitários, os planos de saúde só pagam 6 a 8 consultas. A FFT é bastante intensiva em termos de tempo (12–21 sessões ao longo de 4–9 meses), e é necessário realizar pesquisas para determinar quais dos seus componentes indicam a maior proporção de variância no resultado no funcionamento e na qualidade de vida do paciente e de seus familiares. Por exemplo, é possível que algumas famílias se beneficiem apenas do módulo de psicoeducação ou do de comunicação. Talvez esses módulos possam ser reduzidos e otimizados sem uma grande perda da magnitude de efeito no tratamento. Em termos ideais, as decisões para modificar os tratamentos da FFT serão baseadas em pesquisas sobre resultados clínicos em vez de somente no desejo de contenção de custos.

A FFT e outros tratamentos psicoterápicos agora estão sendo testados em ensaios randomizados com crianças e adolescentes com transtorno bipolar ou crianças geneticamente vulneráveis e que apresentam sinais prodrômicos precoces. O fato de que o transtorno bipolar sequer existe em crianças em idade escolar ou no início da adolescência está sendo reconhecido atualmente, e fatores que predizem o surgimento do transtorno completo — como a presença de instabilidade do humor e um histórico familiar de mania — estão sendo identificados (Hafeman et al., 2016; Birmaher et al., 2018; Faedda et al., 2019). Nossa pesquisa indica que a FFT nos estágios iniciais e prodrômicos do transtorno aumenta o tempo de remissão e posterga episódios de mudança de humor. Todavia, não conseguimos comprovar que se possa prevenir o transtorno (Miklowitz et al., 2013; Miklowitz, Schneck, et al., 2020). Ainda assim, é possível que as consequências tanto psicossociais quanto sintomáticas do transtorno bipolar em adultos possam ser mitigadas por meio da identificação precoce e de intervenções preventivas cuidadosamente planejadas.

AGRADECIMENTOS

As pesquisas relatadas neste capítulo contaram com o apoio parcial do National Institute of Mental Health (verbas de números MH43931, MH55101, MH42556, MH62555, MH073871, MH077856, MH093676, MH-093666, MH097007, MH117200 e MH123575); do Distinguished Investigator Awards da National Association for Research on Schizophrenia and Depression e da Brain and Behavior Research Foundation; da American Foundation for Suicide Prevention and AIM for Mental Health; e das fundações das famílias Attias, Danny Alberts, Deutsch, Kayne, Max Gray e Robert Sutherland.

REFERÊNCIAS

Akiskal, H. S. (1996). The prevalent clinical spectrum of bipolar disorders: Beyond DSM-IV. *Journal of Clinical Psychopharmacology, 16*(Suppl. 1), 4–14.

Aldinger, F., & Schulze, T. G. (2017). Environmental factors, life events, and trauma in the course of bipolar disorder. *Psychiatry and Clinical Neuroscience, 71*(1), 6–17.

Alloy, L. B., Urošević, S., Abramson, L. Y., Jager-Hyman, S., Nusslock, R., Whitehouse, W. G., et al. (2012). Progression along the bipolar spectrum: A longitudinal study of predictors of conversion from bipolar spectrum conditions to bipolar I and II disorders. *Journal of Abnormal Psychology, 121*(1), 16–27.

Altshuler, L. L., Bearden, C., Green, M., van Gorp, W., & Mintz, J. (2008). A relationship between neurocognitive impairment and functional impairment: A pilot study. *Psychiatry Research, 157*, 289–293.

American Psychiatric Association. (1994). *Diagnostic and statistical manual of mental disorders* (4th ed.). Washington, DC: Author.

American Psychiatric Association. (2013). *Diagnostic and statistical manual of mental disorders* (5th ed.). Arlington, VA: Author.

Avery, L. M., & Drayton, S. J. (2016). Bipolar depression: Managing patients with second generation antipsychotics. *International Journal of Psychiatry in Medicine, 51*(2), 145–159.

Axelson, D., Birmaher, B. J., Brent, D., Wassick, S., Hoover, C., Bridge, J., et al. (2003). A preliminary study of the Kiddie Schedule for Affective Disorders and Schizophrenia for School-Age Children mania rating scale for children and adolescents. *Journal of Child and Adolescent Psychopharmacology, 13*, 463–470.

Axelson, D. A., Birmaher, B., Findling, R. L., Fristad, M. A., Kowatch, R. A., Youngstrom, E. A., et al. (2011). Concerns regarding the inclusion of temper dysregulation disorder with dysphoria in the Diagnostic and Statistical Manual of Mental Disorders, Fifth Edition. *Journal of Clinical Psychiatry, 72*(9), 1257–1262.

Axelson, D. A., Birmaher, B., Strober, M. A., Goldstein, B. I., Ha, W., Gill, M. K., et al. (2011). Course of subthreshold bipolar disorder in youth: Diagnostic progression from bipolar disorder not otherwise specified. *Journal of the American Academy of Child and Adolescent Psychiatry, 50*(10), 1001–1016.

Axelson, D., Goldstein, B., Goldstein, T., Monk, K., Yu, H., Hickey, M. B., et al. (2015). Diagnostic precursors to bipolar disorder in offspring of parents with bipolar disorder: A longitudinal study. *American Journal of Psychiatry, 172*(7), 638–646.

Baldessarini, R. J., Tondo, L., & Hennen, J. (2003). Lithium treatment and suicide risk in major affective disorders: Update and new findings. *Journal of Clinical Psychiatry, 64*(Suppl. 5), 44–52.

Bauer, M., Beaulieu, S., Dunner, D. L., Lafer, B., & Kupka, R. (2008). Rapid cycling bipolar disorder — diagnostic concepts. *Bipolar Disorders, 10*(1, Pt. 2), 153–162.

Bauer, M. S., McBride, L., Williford, W. O., Glick, H., Kinosian, B., Altshuler, L., et al. (2006). Collaborative care for bipolar disorder: Part II. Impact on clinical outcome, function, and costs *Psychiatric Services, 57*, 937–945.

Bellivier, F., Geoffroy, P. A., Scott, J., Schurhoff, F., Leboyer, M., & Etain, B. (2013). Biomarkers of bipolar disorder: Specific or shared with schizophrenia? *Frontiers in Biosciences (Elite Ed.), 5*, 845–863.

Birmaher, B., Axelson, D., Goldstein, B., Strober, M., Gill, M. K., Hunt, J., et al. (2009). Four-year longitudinal course of children and adolescents with bipolar spectrum disorders: The Course and Outcome of Bipolar Youth (COBY) study. *American Journal of Psychiatry, 166*(7), 795–804.

Birmaher, B., Merranko, J. A., Goldstein, T. R., Gill, M. K., Goldstein, B. I., Hower, H., et al. (2018). A risk calculator to predict the individual risk of conversion from subthreshold bipolar symptoms to bipolar disorder I or II in youth. *Journal of the American Academy of Child and Adolescent Psychiatry, 57*(10), 755–763.

Bonnin, C. M., Torrent, C., Arango, C., Amann, B. L., Solé, B., González-Pinto, A., et al. (2016). Functional remediation in bipolar disorder: 1-year follow-up of neurocognitive and functional outcome. *British Journal of Psychiatry, 208*(1), 87–93.

Bruno, A., Celebre, L., Torre, G., Pandolfo, G., Mento, C., Cedro, C., et al. (2019). Focus on disruptive mood dysregulation disorder: A review of the literature. *Psychiatry Research, 279*, 323–330.

Carlson, G. A., Findling, R. L., Post, R. M., Birmaher, B., Blumberg, H. P., Correll, C., et al. (2009). AACAP 2006 Research Forum — Advancing research in early-onset bipolar disorder: Barriers and suggestions. *Journal of Child and Adolescent Psychopharmacology, 19*(1), 3–12.

Chakrabarti, S. (2019). Treatment attitudes and adherence among patients with bipolar disorder: A systematic review of quantitative and qualitative studies. *Harvard Review of Psychiatry, 27*(5), 290–302.

Chambers, W. J., Puig-Antich, J., Hirsch, M., Paez, P., Ambrosini, P. J., Tabrizi, M. A., et al. (1985). The assessment of affective disorders in children and adolescents by semistructured interview: Test–retest reliability. *Archives of General Psychiatry, 42*, 696–702.

Cipriani, A., Barbui, C., Salanti, G., Rendell, J., Brown, R., Stockton, S., et al. (2011). Comparative efficacy and acceptability of antimanic drugs in acute mania: A multiple-treatments meta-analysis. *Lancet, 378*(9799), 1306–1315.

Cipriani, A., Hawton, K., Stockton, S., & Geddes, J. R. (2013). Lithium in the prevention of suicide in mood disorders: Updated systematic review and meta-analysis. *British Medical Journal, 346*, Article f3646.

Colom, F., Vieta, E., Martinez-Aran, A., Reinares, M., Goikolea, J. M., Benabarre, A., et al. (2003). A randomized trial on the efficacy of group psychoeducation in the prophylaxis of recurrences in bipolar patients whose disease is in remission. *Archives of General Psychiatry, 60*, 402–407.

Colom, F., Vieta, E., Martinez-Aran, A., Reinares, M., Goikolea, A., Benabarre, A., et al. (2009). A randomized trial on the efficacy of group psychoeducation in the prophylaxis of bipolar disorder: A five year follow-up. *British Journal of Psychiatry, 194*(3), 260–265.

Colom, F., Vieta, E., Sanchez-Moreno, J., Martinez-Aran, A., Reinares, M., Goikolea, J. M., et al. (2005). Stabilizing the stabilizer: Group psychoeducation enhances the stability of serum lithium levels. *Bipolar Disorders, 7*(Suppl. 5), 32–36.

Colom, F., Vieta, E., Tacchi, M. J., Sanchez-Moreno, J., & Scott, J. (2005). Identifying and improving non-adherence in bipolar disorders. *Bipolar Disorders, 7*(5), 24–31.

Cuellar, A. K., Johnson, S. L., & Winters, R. (2005). Distinctions between bipolar and unipolar depression. *Clinical Psychology Review, 25*(3), 307–339.

Cutler, N. R., & Post, R. M. (1982). Life course of illness in untreated manic–depressive patients. *Comprehensive Psychiatry, 23*, 101–115.

DelBello, M. P., Hanseman, D., Adler, C. M., Fleck, D. E., & Strakowski, S. M. (2007). Twelve-month outcome of adolescents with bipolar disorder following first hospitalization for a manic or mixed episode. *American Journal of Psychiatry, 164*(4), 582–590.

Domínguez-Martínez, T., Medina-Pradas, C., Kwapil, T. R., & Barrantes-Vidal, N. (2017). Relatives' expressed emotion, distress and attributions in clinical high-risk and recent onset of psychosis. *Psychiatry Research, 247*, 323–329.

Duffy, A., Goodday, S., Keown-Stoneman, C., & Grof, P. (2018). The emergent course of bipolar disorder: Observations over two decades from the Canadian High-Risk Offspring Cohort. *American Journal of Psychiatry, 176*(9), 720–729.

Ehlers, C. L., Kupfer, D. J., Frank, E., & Monk, T. H. (1993). Biological rhythms and depression: The role of *zeitgebers* and *zeitstorers*. *Depression, 1*, 285–293.

Faedda, G. L., Baldessarini, R. J., Marangoni, C., Bechdolf, A., Berk, M., Birmaher, B., et al. (2019). An International Society of Bipolar Disorders task force report: Precursors and prodromes of bipolar disorder. *Bipolar Disorders, 21*, 720–740.

Falloon, I. R. H., Boyd, J. L., & McGill, C. W. (1984). *Family care of schizophrenia: A problem-solving approach to the treatment of mental illness*. New York: Guilford Press.

Fiedorowicz, J. G., Endicott, J., Leon, A. C., Solomon, D. A., Keller, M. B., & Coryell, W. H. (2011). Subthreshold hypomanic symptoms in progression from unipolar major depression to bipolar disorder. *American Journal of Psychiatry, 168*(1), 40–48.

First, M. B. (2010). DSM-5 proposals for mood disorders: A cost-benefit analysis. *Current Opinion in Psychiatry, 24*(1), 1–9.

First, M. B., Williams, J. B., Benjamin, L. S., & Spitzer, R. L. (2015). *Structured Clinical Interview for DSM-5 (SCID-V, Research Version)*. Arlington, VA: American Psychiatric Association.

Frank, E. (2005). *Treating bipolar disorder: A clinician's guide to interpersonal and social rhythm therapy*. New York: Guilford Press.

Frank, E. (2011). Bipolar spectrum: has its time come? *World psychiatry: Official journal of the World Psychiatric Association (WPA), 10*(3), 193–194.

Frank, E., Kupfer, D. J., Thase, M. E., Mallinger, A. G., Swartz, H. A., Fagiolini, A. M., et al. (2005). Two-year outcomes for interpersonal and social rhythm therapy in individuals with bipolar I disorder. *Archives of General Psychiatry, 62*(9), 996–1004.

Frank, E., Soreca, I., Swartz, H. A., Fagiolini, A. M., Mallinger, A. G., Thase, M. E., et al. (2008). The role of interpersonal and social rhythm therapy in improving occupational functioning in patients with bipolar I disorder. *American Journal of Psychiatry, 165*(12), 1559–1565.

Fristad, M. A., Verducci, J. S., Walters, K., & Young, M. E. (2009). Impact of multifamily psychoeducational psychotherapy in treating children aged 8 to 12 years with mood disorders. *Archives of General Psychiatry, 66*(9), 1013–1021.

Geddes, J. R., & Miklowitz, D. J. (2013). Treatment of bipolar disorder. *Lancet, 381*, 1672–1682.

Geller, B., Zimerman, B., Williams, M., Bolhofner, K., Craney, J. L., Frazier, J., et al. (2002). DSM-IV mania symptoms in a prepubertal and early adolescent bipolar disorder phenotype compared to attention deficit hyperactive and normal controls. *Journal of the American Academy of Child and Adolescent Psychopharmacology, 12*, 11–25.

George, E. L., Miklowitz, D. J., Richards, J. A., Simoneau, T. L., & Taylor, D. O. (2003). The comorbidity of bipolar disorder and Axis II personality disorders: Prevalence and clinical correlates. *Bipolar Disorders, 5*, 115–122.

Gignac, A., McGirr, A., Lam, R. W., & Yatham, L. N. (2015). Recovery and recurrence following a first episode of mania: A systematic review and meta-analysis of prospectively characterized cohorts. *Journal of Clinical Psychiatry, 76*(9), 1241–1248.

Gitlin, M. J., & Miklowitz, D. J. (2016). "Split treatment": Review and recommendations for its optimal use. *Annals of Clinical Psychiatry, 28*(2), 132–137.

Gitlin, M. J., & Miklowitz, D. J. (2017). The difficult lives of individuals with bipolar disorder: A review of functional outcomes and their implications for treatment. *Journal of Affective Disorders, 209*, 147–154.

Goes, F. S., Hamshere, M. L., Seifuddin, F., Pirooznia, M., Belmonte-Mahon, P., Breuer, R., et al. (2012). Genome-wide association of mood-incongruent psychotic bipolar disorder. *Translational Psychiatry, 2*, e180.

Goghari, V. M., Harrow, M., Grossman, L. S., & Rosen, C. (2013). A 20-year multi-follow-up of hallucinations in schizophrenia, other psychotic, and mood disorders. *Psychological Medicine, 43*(6), 1151–1160.

Goldstein, B. I., Birmaher, B., Carlson, G., DelBello, M. P., Findling, R. L., Fristad, M. A., et al. (2017). The International Society for Bipolar Disorders Task Force Report on Pediatric Bipolar Disorder: Knowledge to date and directions for future research. *Bipolar Disorders, 19*(7), 524–543.

Goldstein, B. I., Goldstein, T. R., Collinger-Larson, K., Axelson, D. A., Buckstein, O. G., Birmaher, B., et al. (2014). Treatment development and feasibility study of family-focused treatment for adolescents with bipolar disorder and comorbid substance use disorders. *Journal of Psychiatric Practice, 20*(3), 237–248.

Goodwin, G. M., Haddad, P. M., Ferrier, I. N., Aronson, J. K., Barnes, T., Cipriani, A., et al. (2016). Evidence-based guidelines for treating bipolar disorder: Revised third edition recommendations from the British Association for Psychopharmacology. *Journal of Psychopharmacology, 30*(6), 495–553.

Hafeman, D. M., Merranko, J., Axelson, D., Goldstein, B. I., Goldstein, T., Monk, K., et al. (2016). Toward the definition of a bipolar prodrome: Dimensional predictors of bipolar spectrum disorders in at-risk youths. *American Journal of Psychiatry, 173*(7), 695–704.

Hatfield, A. B., Spaniol, L., & Zipple, A. M. (1987). Expressed emotion: A family perspective. *Schizophrenia Bulletin, 13*, 221–226.

Hooley, J. M. (2007). Expressed emotion and relapse of psychopathology. *Annual Review of Clinical Psychology, 3*, 329–352.

Hooley, J. M., & Licht, D. M. (1997). Expressed emotion and causal attributions in the spouses of depressed patients. *Journal of Abnormal Psychology, 106*, 298–306.

Johnson, S. L., Carver, C. S., Mulé, S., & Joormann, J. (2013). Impulsivity and risk for mania: Towards greater specificity. *Psychology and Psychotherapy, 86*(4), 401–412.

Johnson, S. L., Cuellar, A., Ruggero, C., Perlman, C., Goodnick, P., White, R., et al. (2008). Life events as predictors of mania and depression in bipolar I disorder. *Journal of Abnormal Psychology, 117*, 268–277.

Johnson, S. L., Edge, M. D., Holmes, M. K., & Carver, C. S. (2012). The behavioral activation system and mania. *Annual Review of Clinical Psychology, 8*, 143–167.

Johnson, S. L., Sandrow, D., Meyer, B., Winters, R., Miller, I., Solomon, D., et al. (2000). Increases in manic symptoms following life events involving goal-attainment. *Journal of Abnormal Psychology, 109*, 721–727.

Judd, L. L., Akiskal, H. S., Schettler, P. J., Endicott, J., Maser, J., Solomon, D. A., et al. (2002). The long-term natural history of the weekly symptomatic status of bipolar I disorder. *Archives of General Psychiatry, 59*, 530–537.

Kaufman, J., Birmaher, B., Brent, D., Rao, U., Flynn, C., Moreci, P., et al. (1997). Schedule for Affective Disorders and Schizophrenia for School-Age Children — Present and Lifetime version (K-SADS-PL): Initial reliability and validity data. *Journal of the American Academy of Child and Adolescent Psychiatry, 36*, 980–988.

Kim, E. Y., & Miklowitz, D. J. (2002). Childhood mania, attention deficit hyperactivity disorder, and conduct disorder: A critical review of diagnostic dilemmas. *Bipolar Disorders, 4*, 215–225.

Klerman, G. L., Weissman, M. M., Rounsaville, B. J., & Chevron, R. S. (1984). *Interpersonal psychotherapy of depression*. New York: Basic Books.

Kraepelin, É. (1921). *Manic-depressive insanity and paranoia*. Edinburgh, UK: Livingstone.

Kumari, V., Fannon, D., Peters, E. R., Ffytche, D. H., Sumich, A. L., Premkumar, P., et al. (2011). Neural changes following cognitive behaviour therapy for psychosis: A longitudinal study. *Brain, 134*(8), 2396–2407.

Lam, D. H., Hayward, P., Watkins, E. R., Wright, K., & Sham, P. (2005). Relapse prevention in patients with bipolar disorder: Cognitive therapy outcome after 2 years. *American Journal of Psychiatry, 162*, 324–329.

Lam, D. H., Watkins, E. R., Hayward, P., Bright, J., Wright, K., Kerr, N., et al. (2003). A randomized controlled study of cognitive therapy of relapse prevention for bipolar affective disorder: Outcome of the first year. *Archives of General Psychiatry, 60*, 145–152.

Leibenluft, E. (2011). Severe mood dysregulation, irritability, and the diagnostic boundaries of bipolar disorder in youths. *American Journal of Psychiatry, 168*(2), 129–142.

Leibenluft, E., Charney, D. S., Towbin, K. E., Bhangoo, R. K., & Pine, D. S. (2003). Defining clinical phenotypes of juvenile mania. *American Journal of Psychiatry, 160*, 430–437.

Levenson, J. C., Wallace, M. L., Anderson, B. P., Kupfer, D. J., & Frank, E. (2015). Social rhythm disrupting events increase the risk of recurrence among individuals with bipolar disorder. *Bipolar Disorders, 17*(8), 869–879.

Malkoff-Schwartz, S., Frank, E., Anderson, B. P., Hlastala, S. A., Luther, J. F., Sherrill, J. T., et al. (2000). Social rhythm disruption and stressful life events in the onset of bipolar and unipolar episodes. *Psychological Medicine, 30*, 1005–1016.

Malkoff-Schwartz, S., Frank, E., Anderson, B., Sherrill, J. T., Siegel, L., Patterson, D., et al. (1998). Stressful life events and social rhythm disruption in the onset of manic and depressive bipolar episodes: A preliminary investigation. *Archives of General Psychiatry, 55*, 702–707.

Masi, G., Mucci, M., Pfanner, C., Berloffa, S., Magazù, A., & Perugi, G. (2012). Developmental pathways for different subtypes of early-onset bipolarity in youths. *Journal of Clinical Psychiatry, 73*(10), 1355–1341.

Masland, S., & Hooley, J. M. (2017). Perceived Criticism: a research update for clinical practitioners. *Clinical Psychology: Science and Practice, 33*(2), 133–142.

Merikangas, K. R., Akiskal, H. S., Angst, J., Greenberg, P. E., Hirschfeld, R. M. A., Petukhova, M., et al. (2007). Lifetime and 12-month prevalence of bipolar spectrum disorder in the National Comorbidity Survey Replication. *Archives of General Psychiatry, 64*(5), 543–552.

Merikangas, K. R., Cui, L., Kattan, G., Carlson, G. A., Youngstrom, E. A., & Angst, J. (2012). Mania with and without depression in a community sample of US adolescents. *Archives of General Psychiatry, 69*(9), 943–951.

Merikangas, K. R., Jin, R., He, J. P., Kessler, R. C., Lee, S., Sampson, N. A., et al. (2011). Prevalence and correlates of bipolar spectrum disorder in the World Mental Health Survey Initiative. *Archives of General Psychiatry, 68*(3), 241–251.

Meyer, B., Johnson, S. L., & Winters, R. (2001). Responsiveness to threat and incentive in bipolar disorder: Relations of the BIS/BAS scales with symptoms. *Journal of Psychopathology and Behavioral Assessment, 23*, 133–143.

Miklowitz, D. J. (2010). *Bipolar disorder: A family-focused treatment approach* (2nd ed.). New York: Guilford Press.

Miklowitz, D. J. (2012). A family intervention approach to bipolar disorder and substance abuse in late adolescence. *Journal of Clinical Psychology: In Session, 68*(5), 502–513.

Miklowitz, D. J., Axelson, D. A., Birmaher, B., George, E. L., Taylor, D. O., Schneck, C. D., et al. (2008). Family-focused treatment for adolescents with bipolar disorder: Results of a 2-year randomized trial. *Archives of General Psychiatry, 65*(9), 1053–1061.

Miklowitz, D. J., Axelson, D. A., George, E. L., Taylor, D. O., Schneck, C. D., Sullivan, A. E., et al. (2009). Expressed emotion moderates the effects of family-focused treatment for bipolar adolescents. *Journal of the American Academy of Child and Adolescent Psychiatry, 48*, 643–651.

Miklowitz, D. J., Biuckians, A., & Richards, J. A. (2006). Early-onset bipolar disorder: A family treatment perspective. *Development and Psychopathology, 18*, 1247–1265.

Miklowitz, D. J., & Chung, B. D. (2016). Family-focused therapy for bipolar disorder: Reflections on 30 years of research. *Family Process, 55*, 483–499.

Miklowitz, D. J., Efthimiou, O., Furukawa, T. A., Scott, J., McLaren, R., Geddes, J. R., et al. (2021). Adjunctive psychotherapies for bipolar disorder: A systematic review and network meta-analysis. *JAMA Psychiatry, 78*(2), 141–150.

Miklowitz, D. J., George, E. L., Axelson, D. A., Kim, E. Y., Birmaher, B., Schneck, C., et al. (2004). Family-focused treatment for adolescents with bipolar disorder. *Journal of Affective Disorders, 82*(Suppl. 1), 113–128.

Miklowitz, D. J., George, E. L., Richards, J. A., Simoneau, T. L., & Suddath, R. L. (2003). A randomized study of family-focused psychoeducation and pharmacotherapy in the outpatient management of bipolar disorder. *Archives of General Psychiatry, 60*, 904–912.

Miklowitz, D. J., Goldstein, M. J., Nuechterlein, K. H., Snyder, K. S., & Mintz, J. (1988). Family factors and the course of bipolar affective disorder. *Archives of General Psychiatry, 45*, 225–231.

Miklowitz, D. J., Otto, M. W., Frank, E., Reilly-Harrington, N. A., Kogan, J. N., Sachs, G. S., et al. (2007a). Intensive psychosocial intervention enhances functioning in patients with bipolar depression: Results from a 9-month randomized controlled trial. *American Journal of Psychiatry, 164*, 1340–1347.

Miklowitz, D. J., Otto, M. W., Frank, E., Reilly-Harrington, N. A., Wisniewski, S. R., Kogan, J. N., et al. (2007b). Psychosocial treatments for bipolar depression: A 1-year randomized trial from the Systematic Treatment Enhancement Program. *Archives of General Psychiatry, 64*, 419–427.

Miklowitz, D. J., Schneck, C. D., George, E. L., Taylor, D. O., Sugar, C. A., Birmaher, B., et al. (2014). Pharmacotherapy and family-focused treatment for adolescents with bipolar I and II disorders: A 2-year randomized trial. *American Journal of Psychiatry, 171*(6), 658–667.

Miklowitz, D. J., Schneck, C. D., Singh, M. K., Taylor, D. O., George, E. L., Cosgrove, V. E., et al. (2013). Early intervention for symptomatic youth at risk for bipolar disorder: A randomized trial of family-focused therapy. *Journal of the American Academy of Child and Adolescent Psychiatry, 52*(2), 121–131.

Miklowitz, D. J., Schneck, C. D., Walshaw, P. D., Singh, M. K., Sullivan, A. E., Suddath, R. L., et al. (2020). Effects of family-focused therapy vs enhanced usual care symptomatic youths at high risk for bipolar disorder: A randomized clinical trial. *JAMA Psychiatry, 77*(5), 455–463.

Miklowitz, D. J., Wendel, J. S., & Simoneau, T. L. (1998). Targeting dysfunctional family interactions and high expressed emotion in the psychosocial treatment of bipolar disorder. *In Session: Psychotherapy in Practice, 4*, 25–38.

Miklowitz, D. J., Wisniewski, S. R., Miyahara, S., Otto, M. W., & Sachs, G. S. (2005). Perceived criticism from family members as a predictor of the 1-year course of bipolar disorder. *Psychiatry Research, 136*(2–3), 101–111.

Monk, T. H., Kupfer, D. J., Frank, E., & Ritenour, A. M. (1991). The Social Rhythm Metric (SRM): Measuring daily social rhythms over 12 weeks. *Psychiatry Research, 36*, 195–207.

Murray, G., Suto, M., Hole, R., Hale, S., Amari, E., & Michalak, E. E. (2011). Self-management strategies used by "high functioning" individuals with bipolar disorder: From research to clinical practice. *Clinical Psychology and Psychotherapy, 18*(2), 95–109.

Napier, A. Y., & Whitaker, C. (1988). *The family crucible: The intense experience of family therapy*. New York: Harper & Row.

O'Brien, M. P., Miklowitz, D. J., & Cannon, T. D. (2014). A randomized trial of family focused therapy with youth at clinical high risk for psychosis: Effects on interactional behavior. *Journal of Consulting and Clinical Psychology, 82*(1), 90–101.

O'Donnell, L. A., Axelson, D. A., Kowatch, R. A., Schneck, C. D., Sugar, C. A., & Miklowitz, D. J. (2017). Enhancing quality of life among adolescents with bipolar disorder: A randomized trial of two psychosocial interventions. *Journal of Affective Disorders, 219*, 201–208.

Ozerdem, A., Oguz, M., Miklowitz, D., & Cimilli, C. (2009). Family focused treatment for patients with bipolar disorder in Turkey: A case series. *Family Process, 48*(3), 417–428.

Perlick, D. A., Berk, L., Kaczynski, R., Gonzalez, J., Link, B., Dixon, L., et al. (2016). Caregiver burden as a predictor of depression among family and friends who provide care for persons with bipolar disorder. *Bipolar Disorders, 18*(2), 183–191.

Perlick, D. A., Jackson, C., Grier, S., Huntington, B., Aronson, A., Luo, X., et al. (2018). Randomized trial comparing caregiver-only family-focused treatment to standard health education on the 6-month outcome of bipolar disorder. *Bipolar Disorders, 20*(7), 622–633.

Perlis, R. H., Ostacher, M. J., Miklowitz, D. J., Hay, A., Nierenberg, A. A., Thase, M. E., et al. (2010). Clinical features associated with poor pharmacologic adherence in bipolar disorder: Results from the STEP-BD study. *Journal of Clinical Psychiatry, 71*(3), 296–303.

Rea, M. M., Tompson, M., Miklowitz, D. J., Goldstein, M. J., Hwang, S., & Mintz, J. (2003). Family focused treatment vs. individual treatment for bipolar disorder: Results of a randomized clinical trial. *Journal of Consulting and Clinical Psychology, 71*, 482–492.

Reinares, M., Colom, F., Sánchez-Moreno, J., Torrent, C., Martínez-Arán, A., Comes, M., et al. (2008). Impact of caregiver group psychoeducation on the course and outcome of bipolar patients in remission: A randomized controlled trial. *Bipolar Disorders, 10*, 511–519.

Sala, R., Axelson, D. A., Castro-Fornieles, J., Goldstein, T. R., Ha, W., Liao, F., et al. (2010). Comorbid anxiety in children and adolescents with bipolar spectrum disorders: Prevalence and clinical correlates. *Journal of Clinical Psychiatry, 71*(10), 1344–1350.

Salavert, J., Caseras, X., Torrubia, R., Furest, S., Arranz, B., Duenas, R., et al. (2007). The functioning of the Behavioral Activation and Inhibition Systems in bipolar I euthymic patients and its influence in subsequent episodes over an eighteen-month period. *Personality and Individual Differences, 42*(7), 1323–1331.

Salcedo, S., Gold, A. K., Sheikh, S., Marcus, P. H., Nierenberg, A. A., Deckersbach, T., et al. (2016). Empirically supported psychosocial interventions for bipolar disorder: Current state of the research. *Journal of Affective Disorders, 201*, 203–214.

Sato, T., Bottlender, R., Schröter, A., & Möller, H. J. (2003). Frequency of manic symptoms during a depressive episode and unipolar "depressive mixed state" as bipolar spectrum. *Acta Psychiatrica Scandinavica, 107*(4), 268–274.

Scott, J., Paykel, E., Morriss, R., Bentall, R., Kinderman, P., Johnson, T., et al. (2006). Cognitive behaviour therapy for severe and recurrent bipolar disorders: A randomised controlled trial. *British Journal of Psychiatry, 188*, 313–320.

Sharma, A., Glod, M., Forster, T., McGovern, R., McGurk, K., Barron-Millar, E., et al. (2020). FAB: First UK feasibility trial of a future randomised controlled trial of family focused treatment for adolescents with bipolar disorder. *International Journal of Bipolar Disorders, 8*(1), 34.

Simon, G. E., Ludman, E. J., Bauer, M. S., Unutzer, J., & Operskalski, B. (2006). Long-term effectiveness and cost of a systematic care program for bipolar disorder. *Archives of General Psychiatry, 63*(5), 500–508.

Simoneau, T. L., Miklowitz, D. J., Richards, J. A., Saleem, R., & George, E. L. (1999). Bipolar disorder and family communication: Effects of a psychoeducational treatment program. *Journal of Abnormal Psychology, 108*, 588–597.

Simoneau, T. L., Miklowitz, D. J., & Saleem, R. (1998). Expressed emotion and interactional patterns in the families of bipolar patients. *Journal of Abnormal Psychology, 107*, 497–507.

Suppes, T., Leverich, G. S., Keck, P. E., Nolen, W. A., Denicoff, K. D., Altshuler, L. L., et al. (2001). The Stanley Foundation Bipolar Treatment Outcome Network: II. Demographics and illness characteristics of the first 261 patients. *Journal of Affective Disorders, 67*, 45–59.

Suppes, T., Mintz, J., McElroy, S. L., Altshuler, L. L., Kupka, R. W., Frye, M. A., et al. (2005). Mixed hypomania in 908 patients with bipolar disorder evaluated prospectively in the Stanley Foundation Bipolar Treatment Network: A sex-specific phenomenon. *Archives of General Psychiatry, 62*(10), 1089–1096.

Swann, A. C., Dougherty, D. M., Pazzaglia, P. J., Pham, M., & Moeller, F. G. (2004). Impulsivity: A link between bipolar disorder and substance abuse. *Bipolar Disorders, 6*, 204–212.

Swartz, H. A., Frank, E., & Cheng, Y. (2012). A randomized pilot study of psychotherapy and quetiapine for the acute treatment of bipolar II depression. *Bipolar Disorders, 14*(2), 211–216.

Torrent, C., del Mar Bonnin, C., Martinez-Aran, A., Valle, J., Amann, B. L., Gonzalez-Pinto, A., et al. (2013). Efficacy of functional remediation in bipolar disorder: A multicenter randomized controlled study. *American Journal of Psychiatry, 170*(8), 852–859.

Van Meter, A., Moreira, A. L. R., & Youngstrom, E. (2019). Updated meta-analysis of epidemiologic studies of pediatric bipolar disorder. *Journal of Clinical Psychiatry, 80*(3), Article 18r12180.

Vaughn, C. E., & Leff, J. P. (1976). The influence of family and social factors on the course of psychiatric illness: A comparison of schizophrenia and depressed neurotic patients. *British Journal of Psychiatry, 129*, 125–137.

Weinstock, L. M., & Miller, I. W. (2008). Functional impairment as a predictor of short-term symptom course in bipolar I disorder. *Bipolar Disorders, 10*(3), 437–442.

Weinstock, L. M., Strong, D., Uebelacker, L. A., & Miller, I. W. (2009). Differential item functioning of DSM-IV depressive symptoms in individuals with a history of mania versus those without: An item response theory analysis. *Bipolar Disorders, 11*(3), 289–297.

Wendel, J. S., Miklowitz, D. J., Richards, J. A., & George, E. L. (2000). Expressed emotion and attributions in the relatives of bipolar patients: An analysis of problem-solving interactions. *Journal of Abnormal Psychology, 109*, 792–796.

West, A. E., Weinstein, S. M., Peters, A. T., Katz, A. C., Henry, D. B., Cruz, R. A., et al. (2014). Child and family-focused cognitive-behavioral therapy for pediatric bipolar disorder: A randomized clinical trial. *Journal of the American Academy of Child and Adolescent Psychiatry, 53*(11), 1168–1178.

Wilens, T. E., Biederman, J., Kwon, A., Ditterline, J., Forkner, P., Moore, H., et al. (2004). Risk of substance use disorders in adolescents with bipolar disorder. *Journal of the American Academy of Child and Adolescent Psychiatry, 43*(11), 1380–1386.

Yan, L. J., Hammen, C., Cohen, A. N., Daley, S. E., & Henry, R. M. (2004). Expressed emotion versus relationship quality variables in the prediction of recurrence in bipolar patients. *Journal of Affective Disorders, 83*, 199–206.

Yatham, L. N., Kennedy, S. H., Parikh, S. V., Schaffer, A., Bond, D. J., Frey, B. N., et al. (2018). Canadian Network for Mood and Anxiety Treatments (CANMAT) and International Society for Bipolar Disorders (ISBD) 2018 guidelines for the management of patients with bipolar disorder. *Bipolar Disorders, 20*(2), 97–170.

Capítulo 13

Esquizofrenia e outros transtornos psicóticos

Nicholas Tarrier
Katherine Berry

Entre os avanços mais destacados na última década está o tratamento direto dos sintomas "positivos" da esquizofrenia com tratamentos psicológicos. Muitos desses avanços vêm originalmente do Reino Unido, onde um grupo de pesquisadores experientes, trabalhando no âmbito do National Health Service (NHS), desenvolveu e avaliou essas abordagens. Nick Tarrier esteve à frente do grupo durante esse período. No contexto do manejo de caso e da medicação antipsicótica, essa mescla tão criativa de componentes de tratamento se mostrou eficaz para pacientes crônicos que não responderam integralmente à medicação, bem como para pacientes em uma etapa aguda do transtorno. Já há evidências suficientes de que as diretrizes de tratamento patrocinadas pelo governo, tanto no Reino Unido quanto nos Estados Unidos, incorporaram essas abordagens a recomendações abrangentes de tratamento. Mais recentemente, estão surgindo evidências claras da possibilidade de prever o início do transtorno para as pessoas em risco. Os avanços e as dificuldades dessas técnicas são ilustrados no caso de "Jim", que desenvolvera uma rede intrincada de delírios, lembrando o personagem de Russell Crowe em *Uma mente brilhante*, relacionados a esquemas complexos por parte de outras pessoas, inclusive familiares e amigos, para se aproveitar dele e roubar seu dinheiro e sua namorada. A habilidade do terapeuta para levar a cabo essas novas abordagens nunca foi mais bem ilustrada do que neste capítulo. Esses novos tratamentos psicológicos, sustentados empiricamente, representam a linha de frente de nosso trabalho terapêutico com esses pacientes gravemente perturbados por vivências psicóticas.

— D. H. B.

A esquizofrenia é uma doença mental grave, caracterizada por sintomas positivos de alucinações, delírios e transtornos do pensamento. As alucinações costumam ser auditivas, na forma de vozes que falam sobre o paciente e na terceira pessoa, embora essas alucinações possam acontecer em outros sentidos. Os delírios são crenças muito fortes e culturalmente inaceitáveis ou não compartilhadas por outras pessoas e que envolvem uma interpretação errônea da percepção ou vivência. O conteúdo dos delírios pode incluir uma série de temas, como ser controlado por um alienígena; perseguição; ideias de referência; e ideias somáticas, religiosas ou grandiosas. Os transtornos do pensamento se inferem a partir do prejuízo e da desorganização da linguagem. As alucinações e os delírios, e às vezes os transtornos do pensamento, são chamados de "sintomas positivos" e refletem um excesso ou uma distorção do funcionamento normal. Os "sintomas negativos" também costumam estar presentes e refletem uma redução ou perda do funcionamento normal, incluindo restrições na expressão das emoções, na fluência e na produtividade do pensamento e da linguagem, e no desencadear do comportamento. As consequências desses sintomas podem ser a disfunção no funcionamento pessoal, social, ocupacional e profissional. Os transtornos comórbidos, principalmente a depressão e a ansiedade, são frequentes e prejudicam ainda mais o funcionamento. O risco de suicídio é alto. Os aspectos de descrição, diagnóstico e classificação da esquizofrenia e dos transtornos psicóticos têm estimulado muito debate e controvérsia ao longo de décadas, podendo-se encontrar detalhes na maioria dos livros-texto de psiquiatria e psicopatologia. Eles não nos interessam aqui, exceto para dizer que pode haver variações consideráveis na apresentação clínica entre pacientes e no mesmo paciente no decorrer do tempo. Além disso, a terapia cognitivo-comportamental para psicose (TCCp) nos últimos anos tem estado dirigida principalmente à redução dos sintomas positivos e do sofrimento associado, e essa é a principal preocupação da maior parte deste capítulo. Os tratamentos tradicionais para a esquizofrenia permanecem sendo a medicação antipsicótica e algum tipo de manejo de caso, e se supõe que a TCCp descrita aqui seja um acréscimo a isso. Na verdade, revisões feitas recentemente nas diretrizes do National Institute for Health and Care Excellence (NICE, 2014), do Reino Unido, e do Schizophrenia Patient Outcomes Research Team (Dixon et al., 2010), nos Estados Unidos, sugeriram que a TCCp seja oferecida juntamente com medicação a todas as pessoas com esquizofrenia. Os autores da obra *American Psychiatric Association Practice Guideline for the Treatment of Patients with Schizophrenia* (American Psychiatric Association, 2021), recentemente atualizada, também votaram unanimemente a favor de recomendar a TCCp.

DESENVOLVIMENTO DA TERAPIA COGNITIVO-COMPORTAMENTAL PARA ESQUIZOFRENIA

A terapia cognitivo-comportamental (TCC) para esquizofrenia, embora siga um tema e um conjunto de princípios comuns, desenvolveu-se em vários centros, a maioria deles no Reino Unido, e foi baseada em uma série de perspectivas teóricas e conceituais diferentes. Nas décadas de 1980 e 1990, uma ampliação intensa do uso da TCC no tratamento de transtornos de ansiedade e transtornos afetivos influenciou os psicólogos clínicos trabalhando no campo da esquizofrenia, que estavam tentando entender e tratar a esquizofrenia a partir de uma perspectiva psicológica. Esse era o caso principalmente no Reino Unido, onde os psicólogos clínicos tratavam uma série de transtornos nos serviços de saúde mental de adultos e conseguiram transferir seu método de tratamento para outros grupos diagnósticos. A estrutura e o funcionamento de um sistema universal de saúde existente no Reino Unido, o National Health Service (NHS), facilitou essa transferência das habilidades e o trabalho multidisciplinar. Além disso, o financiamento da formação profissional dos trabalhadores de saúde, principalmente os psicólogos clínicos, contribuiu para o conhecimento e para a disseminação da TCC para pacientes em geral e para os psicóticos em particular. Entretanto, a disseminação dos tratamentos para o serviço de saúde e a disponibilidade universal da TCCp têm sido lentos e um pouco problemáticos (Berry & Haddock, 2008; Brooker & Brabban, 2006; Ince, Haddock, & Tai, 2016; Tarrier, Barrowclough, Haddock, & McGovern, 1999).

EVIDÊNCIAS DE PESQUISA

Aspectos profissionais, éticos e econômicos têm encorajado a prática clínica a ser orientada por uma base de evidências gerada a partir da avaliação dos tratamentos. As evidências partem de estudos e projetos não controlados em pequena escala para estudos controlados, e depois para ensaios controlados randomizados (ECRs) em grande escala sobre eficácia e efetividade. Apesar de críticas recentes à adequação dos ECRs na saúde mental (Richardson, Baker, Burns, Lilford, & Muijen, 2000; Slade & Priebe, 2001), eles permanecem sendo o padrão-ouro pelo qual todos os tratamentos são julgados (Doll, 1998; Pocock, 1996; Salkovskis, 2002; Tarrier & Wykes, 2004). Tendo-se estabelecido um banco de dados de estudos controlados, a metanálise pode proporcionar uma medida do nível médio do efeito terapêutico para o tratamento em questão. Para a esquizofrenia, uma série de metanálises publicadas indica que a TCCp é efetiva para tratar sintomas na esquizofrenia e psicoses relacionadas (p. ex., Burns, Erickso, & Brenner, 2014; Gould, Mueser, Bolton, Mays, & Goff, 2001; Pilling et al., 2002; Rector & Beck, 2001; Tarrier & Wykes, 2004; van der Gaag, Valmaggia, & Smit, 2014; Zimmermann, Favrod, Trieu, & Pomini, 2005; Sarin, Wallin, & Widerlöv, 2011; Turner, van der Gaag, Karyotaki, & Cuijpers et al., 2014), embora haja conclusões antagônicas (p. ex., Lynch, Laws, & McKenna, 2010; Jones, Hacker, Cormac, Meaden, & Irving, 2012; Jauhar et al., 2014; Laws, Darlington, Kondel, McKenna, & Jauhar, 2018). As discrepâncias nos resultados das metanálises refletem os debates sobre quais dados deveriam ser incluídos nos cálculos do tamanho dos efeitos, se os ensaios com diferentes alvos para intervenção seriam incluídos, se tanto as intervenções no formato em grupo quanto aquelas individuais seriam incluídas, se a qualidade do ensaio seria levada em consideração e se a TCCp pode ser comparada a outras terapias ou ao tratamento tradicional (Thomas, 2015).

Em termos de tamanhos dos efeitos, uma revisão e uma metanálise pioneiras conduzida por Wykes, Everitt, Steele e Tarrier (2008) indicou que os tamanhos do efeito foram 0,476 para a TCCp com sintomas positivos em 30 ensaios, 0,474 para sintomas negativos em 14 ensaios, 0,477 para o funcionamento social em 11 estudos e 0,424 para a depressão em 11 estudos. Os autores observaram que estudos elaborados com mais rigor tendiam a ter tamanhos do efeito menores, o que significa que os estudos mais fracos podem ter superestimado os efeitos. Em uma metanálise mais recente, que incluiu 52 estudos, Jauhar et al. (2014) relataram um tamanho do efeito agrupado de −0,33 a favor da TCCp com base em 34 estudos relatando sintomas gerais, e um tamanho do efeito agrupado de −0,25 a favor da TCCp com base em 33 estudos dos efeitos positivos. Contudo, assim como na análise anterior, os resultados foram moderados pelo rigor da elaboração do estudo.

Manejo de sintomas na esquizofrenia

Apesar da medicação de manutenção, uma porcentagem considerável de pacientes com esquizofrenia continua a ter alucinações e delírios persistentes que não melhoram com a medicação. A maioria dos estudos sobre TCCp foi realizada com pacientes que vivem com os sintomas há vários anos e não respondem totalmente a tratamentos médicos. Uma revisão e metanálise de psicoses resistentes a medicamentos incluindo 12 ECRs (em 16 estudos) indicou que efeitos benéficos da TCC no pós-tratamento em termos de sintomas positivos (*g* de Hedges = 0,47) e de sintomas genéricos (*g* de Hedges = 0,52). Os efeitos foram mantidos no seguimento, tanto para os sintomas positivos quanto para os genéricos (*g* de Hedges = 0,41 e 0,40, respectivamente). Outra estratégia tem sido adotar uma abordagem menos genérica e usar a TCCp para atingir um grupo mais definido de participantes ou sintomas específicos. Exemplos de abordagens mais focadas incluem TCC para reduzir a obediência prejudicial às alucinações de comando (Birchwood et al., 2014); TCC para tratar crenças delirantes abordando preocupação, insônia e distorções de raciocínio, que, em tese, mantêm a persistência dos delírios e do sofrimento relacionado (Freeman, 2011); e um pacote de TCC focado na recuperação a fim de melhorar o funcionamento e os sintomas negativos nas pessoas com esquizofrenia que tinham incapacitações neurocognitivas (Grant, Huh, Perivoliotis, Stolar, & Beck, 2012). Em um artigo recente, Lincoln e Peters (2019) analisaram e discutiram sistematicamente as abordagens da TCC específicas para sintomas delirantes e alucinatórios. Os autores identificaram 12 ECRs que avaliavam abordagens específicas a sintomas (quatro focados em delírios e oito focados em alucinações). Todos os ensaios relataram tamanhos do efeito acima de 0,4 comparados ao tratamento tradicional em pelo menos um resultado primário na pós-terapia, e alguns efeitos foram substancialmente maiores. Os efeitos foram mantidos em cinco dos sete estudos que tiveram resultados primários significativos e relataram dados comparativos no seguimento, embora a maioria dos períodos de seguimento tenha sido curta. Os autores concluíram que, embora os estudos-alvo ainda sejam muito incipientes, já que nove dos ensaios foram ensaios-piloto, os resultados foram promissores, com efeitos superiores quando comparados à faixa dos efeitos pequenos a moderados obtidos na TCCp genérica.

Recuperação dos sintomas na esquizofrenia aguda

Alguns estudos investigaram o uso da TCCp no tratamento de pacientes com enfermidade aguda, hospitalizados por causa de um episódio psicótico agudo. Como os participantes estão com enfermidade aguda e podem muito bem estar desconfiados, agitados e instáveis, a terapia costuma ser implementada como um "envelope terapêutico", que consiste em uma faixa de duração da terapia que pode ser aplicada de maneira flexível. O Study of Cognitive Reality Alignment Therapy in Early Schizophrenia (SoCRATES; Lewis et al., 2002), que é, de longe, o mais amplo e metodologicamente mais rigoroso, recrutou 309 pacientes com esquizofrenia de início precoce e gerou um tamanho do efeito de 0,12. Em um seguimento de 18 meses desse ensaio, tanto a TCCp quanto o aconselhamento de apoio continuaram a proporcionar benefícios clínicos em relação ao tratamento tradicional (TT) isolado, embora tenha havido uma tendência à significância em uma melhor resposta de alucinações auditivas à TCCp (Tarrier, Lewis, et al., 2004).

Há duas revisões recentes sobre a terapia psicológica para pacientes internados. Uma revisão de escopo sistemática de Jacobsen et al. encontrou 65 estudos genéricos avaliando terapias psicológicas feitas durante as internações de pacientes agudos, incluindo 35 estudos de TCC (Jacobsen, Hodkinson, Peters, & Chadwick, 2018). Essa revisão incluiu toda uma variedade de esquemas de estudo, de estudos de caso único a ECRs de larga escala, mas os ECRs tendiam mais a descrever as intervenções com TCC do que aquelas sem TCC. O estudo foi uma revisão de escopo, então os autores não fizeram nenhuma tentativa formal de sintetizar dados de eficácia ou tirar qualquer conclusão definitiva em termos de quais intervenções psicológicas são as mais eficazes em contextos de internação aguda. Contudo, com base nos resultados relatados nos estudos, eles efetivamente concluíram que parece haver evidências promissoras para o papel das abordagens baseadas na TCC para a redução dos sintomas psicóticos e redução do risco de recaída no curto prazo. Em outra revisão recente, Paterson et al. (2018) realizaram uma metanálise das terapias psicológicas para pacientes em contextos de saúde mental aguda avaliados usando tanto ensaios randomizados quanto não randomizados. Os autores não fizeram restrições quanto ao diagnóstico ou ao tipo de terapia, mas analisaram os efeitos das intervenções nos sintomas psicóticos e compararam a eficácia da TCC em relação a outros tipos de terapia. Os autores relataram 11 ensaios de TCC e concluíram que havia um tamanho do efeito moderado geral para uma melhoria nos sintomas nos estudos incluídos na metanálise (kappa = 8, desvio médio padrão [DMP] = –0,45, intervalo de confiança [IC] de 95% = –0,85 a –0,07). Contudo, a qualidade das evidências foi considerada baixa, refletindo problemas com amostras pequenas, análise de resultados não cega e planejamento de estudos não randomizados, também destacados na revisão de Jacobsen et al. (2018).

Prevenção da recaída

Vários estudos investigaram a prevenção da recaída, ou a capacidade da TCCp de prevenir ou postergar futuros episódios agudos. A recaída é uma consequência importante por causa do prejuízo, do sofrimento e dos custos econômicos causados pela exacerbação de sintomas. Os estudos sobre intervenções de TCCp nos quais a prevenção da recaída foi simplesmente um entre vários componentes obtiveram pouco sucesso com quatro estudos, mostrando uma redução média na recaída de apenas 1,4% comparada com tratamentos-controle. Por sua vez, a TCCp concentrada e dedicada à prevenção da recaída teve algum sucesso, com dois estudos mostrando uma redução média de recaída de 21% (Tarrier & Wykes, 2004). No entanto, Gumley et al. (2003) concluíram que a TCC que focou na prevenção da recaída reduziu drasticamente a admissão hospitalar e as taxas de recaída em pessoas com esquizofrenia, assim como melhorou significativamente os sintomas, as psicopatologias globais e o funcionamento social. Esse estudo enfatizou a importância de indicadores de recaída precoces, que podem ser gatilho para crenças negativas sobre a recaída e a hospitalização.

Um estudo sobre a terapia de prevenção da recaída (combinando a TCC individual e a familiar) em pacientes com psicose precoce (Gleeson et al., 2009) concluiu que a intervenção era efetiva na redução de taxas de recaída ao longo de sete meses de seguimento, mas não se podia generalizar isso a outros resultados, que não mostraram melhorias na adesão a medicamentos, no funcionamento psicossocial ou na qualidade de vida. Os autores sugeriram que focar apenas na prevenção da recaída não é suficiente para influenciar outros resultados, e são importantes mais considerações de outros alvos relevantes para intervenções com TCC.

Um ECR grande, multicêntrico e metodologicamente robusto investigou a eficácia da TCCp e da intervenção familiar especificamente concebidas para prevenção da recaída e redução de sintomas em pacientes com psicose que haviam tido recaídas recentes (Garety et al., 2008). Nenhuma das intervenções teve efeitos na remissão ou na recaída em 12 ou 24 meses de seguimento, embora a TCCp tenha reduzido a depressão e os sintomas e melhorado o funcionamento social, e o trabalho familiar tenha melhorado o sofrimento associado aos delírios. No entanto, um estudo posterior do mesmo grupo de pesquisa usou uma nova metodologia estatística para reexaminar os dados (Dunn et al., 2012). A TCCp foi eficaz no aumento dos meses de remissão e na redução dos sintomas, mas apenas quando a terapia foi realizada em sua totalidade e incluiu uma série de estratégias cognitivas e comportamentais que visavam à prevenção da recaída e sintomas.

Intervenção precoce

Além do efeito em indivíduos com psicoses mais estabelecidas, tem havido um interesse crescente em desviar o curso da esquizofrenia em uma etapa inicial. Morrison et al. (2004) relataram um estudo usando técnicas de TCC nesse grupo precoce para tentar evitar ou adiar o primeiro episódio agudo do transtorno ao intervir durante um período prodrômico. Sua técnica se concentrou não nos sintomas positivos francos, mas nas dificuldades de solução de problemas. Os resultados desse primeiro ECR parecem promissores. A TCCp se revelou mais benéfica do que o TT na prevenção da progressão para a psicose, evitando a prescrição da medicação antipsicótica e reduzindo sintomas. No entanto, em um ECR recente muito maior, multicêntrico, que comparou a terapia cognitiva oferecida a jovens em risco de doença mental grave e TT, esses resultados não foram replicados. Não houve diferenças entre os grupos em termos de transição para psicose em 12 a 24 meses, embora os autores discutam a possibilidade de seu estudo não conseguir detectar a diferença devido a taxas de conversão inesperadamente baixas no grupo-controle, e questionem o estado mental em risco de sua amostra, bem como o impacto de sua condição de controle, que foi de monitoramento ativo (Morrison, French, Stewart, et al., 2012). A terapia proporcionou benefícios clinicamente significativos na frequência e na intensidade dos sintomas.

Em uma metanálise de TCC para a prevenção de psicoses, Hutton e Taylor (2014) examinaram as evidências da efetividade de tratamentos baseados na TCC para a prevenção de psicoses em pessoas que não estão usando medicação antipsicótica, quando comparados a um tratamento tradicional ou não específico. Os autores relataram as conclusões obtidas em sete estudos, e concluíram que o risco relativo (RR) do desenvolvimento de uma psicose foi reduzido em mais de 50%, no caso daqueles recebendo TCC em cada ponto do tempo, incluindo seis meses, 12 meses e 18–24 meses. A TCC também foi associada a sintomas sublimiares reduzidos em 12 meses, mas não em 6 ou 18–24 meses. No entanto, os autores não relataram qualquer efeito significativo no funcionamento, no sofrimento relacionado com os sintomas ou na qualidade de vida.

Mais recentemente, uma revisão e metanálise de intervenções psicológicas em adultos com vivências psicóticas, mas *não* transtornos psicóticos, incluiu oito relatórios de sete estudos de TCC, quatro dos quais comparavam a TCC (com ou sem TT) ao TT isoladamente. A TCC foi superior ao TT na redução do sofrimento (DMP agrupado = −0,24 a favor da TCC; 95% IC = −0,37 a −0,10). Nenhuma outra diferença significativa foi encontrada em sintomas psicóticos positivos, depressão, ansiedade, funcionamento ou qualidade de vida (Soneson et al., 2020).

Morrison, Hutton et al. (2012) também têm liderado o desenvolvimento da terapia cognitiva naqueles pacientes que receberam intervenção precoce, mas que interromperam a medicação antipsicótica. Todos os participantes receberam a terapia, que foi associada a reduções em sintomas positivos e negativos e melhoria do funcionamento ao término do tratamento e no seguimento, e a aumentos da recuperação autoavaliada no seguimento.

Uma metanálise recente de ECRs de serviços de intervenção precoce (SIP), que inclui acesso a TCC, intervenções familiares e medicação na forma de um pacote de cuidados para aqueles com psicose inicial (3–5 anos após o surgimento da doença), confirmou os efeitos positivos da intervenção nesse período crucial (Correll et al., 2018). Entre 10 ECRs, o SIP foi associado a melhores resultados do que o TT ao término do tratamento em todos os resultados das 13 metanálises. Esses resultados incluíam o seguinte: interrupção do tratamento, hospitalização psiquiátrica, envolvimento com os estudos ou no trabalho, gravidade dos sintomas totais, gravidade dos sintomas positivos e gravidade dos sintomas negativos. A superioridade do serviço de intervenção precoce considerando-se todos os resultados foi evidente em 6, 9–12 e 18–24 meses de tratamento (exceto na gravidade dos sintomas genéricos e na gravidade dos sintomas de depressão em 18–24 meses). Em uma revisão anterior semelhante, Bird et al. (2010) concluíram que a TCCp isoladamente reduzia a severidade dos sintomas no seguimento de dois anos, ao passo que a terapia de família melhorava as taxas de recaída e internação hospitalar ao término do tratamento. Portanto, um plano de tratamento holístico fornecido pelos SIPs parece ser vantajoso durante os estágios iniciais da doença.

Resumo das evidências

Há boas evidências de que a TCCp reduz os sintomas positivos em pacientes com esquizofrenia crônica, em remissão parcial; já as evidências de que ela acelera a recuperação em pacientes agudos a ponto de atingir um benefício clínico significativo são mais duvidosas. As reduções nas taxas de recaída são atingidas quando a intervenção se concentra e se dedica à redução da recaída, mas são decepcionantes para a TCCp padrão. Há evidências positivas de que a TCCp e a intervenção familiar podem beneficiar pacientes dos SIPs que estejam nos estágios iniciais da doença. Oferecer a TCC na fase prodrômica parece proporcionar algum benefício adicional em termos de prevenção da psicose em indivíduos vulneráveis e melhora nos níveis dos sintomas.

AVANÇOS TEÓRICOS

Tem havido um debate considerável em relação ao entendimento teórico da esquizofrenia, com uma predominância das explicações biológicas. Entretanto, tem-se demonstrado repetidas vezes que os fatores psicológicos e sociais influenciam o curso da esquizofrenia, sendo incorporados a modelos de vulnerabilidade ao estresse que enfatizaram a importância desses fatores psicossociais na precipitação e na manutenção dos episódios psicóticos (Nuechterlein, 1987). Por exemplo, hoje é amplamente aceito que adversidades na infância podem desempenhar um papel significativo na etiologia dos sintomas positivos da psicose. Em uma revisão e metanálise pioneiras, Varese et al. (2012) concluíram que os traumas na infância aumentavam o risco de psicose, com uma razão de chances de 2,78. Embora evidências para esse relacionamento tenham sido baseadas nos dados de cortes transversais e amostras com um pequeno número de participantes, um número cada vez maior de pesquisas tem replicado essas descobertas tanto em estudos de coorte longitudinal (p. ex., Cutjar et al., 2010) quanto em estudos epidemiológicos de larga escala que demonstram uma clara relação dose-resposta (ou seja, quanto mais traumas forem vivenciados na infância, mais alto será o risco de se desenvolverem psicoses em um período posterior da vida; p. ex., Shevlin, Dorahy, & Adamson, 2007; Croft et al., 2019).

Foram desenvolvidos modelos cognitivos segundo avanços na TCC (Garety, Kuipers, Fowler, Freeman, & Bebbington, 2001; Kuipers et al., 2006). Espera-se que, à medida que esses modelos cognitivos se desenvolvam e sejam submetidos a estudos clínicos, surjam mais refinamentos do tratamento com TCCp. Por exemplo, apesar da alta incidência de traumas em pessoas que apresentam sintomas e de níveis relativamente elevados de sintomas de transtorno de estresse pós-traumático em indivíduos sofrendo psicoses (Grubaugh Zinzow, Paul, Egede, & Frueh, 2011), a TCCp não costuma focar diretamente nas sequelas do trauma (Keen, Hunter, & Peters, 2017). As tentativas de integrar teorias das sequelas de traumas e pós-traumas aos modelos cognitivos da psicose têm sido cruciais para o desenvolvimento da TCC para psicoses focadas em traumas (TCCp-FT; p. ex., Keen et al., 2017; Steel et al., 2017).

PRINCÍPIOS CLÍNICOS BÁSICOS

Várias estratégias clínicas comuns estão por trás de todas as variantes de TCCp para esquizofrenia: vínculo e estabelecimento de um relacionamento terapêutico; avaliação baseada em formulação de caso individual que identifique a vivência psicótica (sintomas) e estabeleça associações entre as cognições, o comportamento e o afeto do paciente dentro de um contexto ambiental em resposta a essa vivência; e uma estratégia de intervenção baseada nessa formulação que use métodos cognitivos e comportamentais para reduzir os sintomas psicóticos e o sofrimento emocional associado a eles. Os pacientes são ensinados a estar cientes de seus sintomas e a aprender métodos para controlá-los (p. ex., aprender a controlar alucinações auditivas desviando sua atenção delas ou pensando em explicações alternativas para as vivências).

Os pacientes podem adquirir estratégias de enfrentamento que são desmembradas em elementos, aprendidos individualmente e, depois, agregados em uma estratégia geral. Para garantir que todas essas estratégias de enfrentamento possam ser implementadas fora da terapia, os pacientes as aprendem repetidamente na sessão de terapia. Aprender essas técnicas de controle possibilita que os pacientes questionem as crenças que possam ter tido em relação às vozes, como "As vozes são incontroláveis", "As vozes são poderosas" e "Eu tenho que obedecer às vozes". Dessa forma, aprendendo a controlar processos psicológicos básicos como a atenção, por meio da distração e do desvio da atenção, os pacientes também aprendem a questionar suas crenças em relação a suas vivências e sintomas. Também se podem usar experimentos comportamentais e testes de realidade para refutar crenças delirantes e inadequadas. É dada atenção especial à identificação de comportamentos de evitação e segurança que reforcem essas crenças inadequadas. A mudança desses comportamentos é um método poderoso para alterar crenças e delírios. Os pacientes podem ser ajudados em suas tentativas de mudança de comportamento por meio da autoinstrução e de estratégias de enfrentamento que reduzam a excitação (p. ex., exercícios de respiração, relaxamento rápido, exercícios guiados com imagens mentais e estímulo ao diálogo interno voltado a tarefas). Em alguns casos, os pacientes estão convencidos e irredutíveis em sua crença de que os delírios são verdadeiros e não estão dispostos a examinar a veracidade dessa vivência subjetiva. Nesses casos, o profissional deve negociar objetivos de tratamento voltados a reduzir o estresse em vez dos sintomas em si. Deixar de fazer isso provavelmente levará o paciente a perder o envolvimento e a rejeitar o tratamento.

Frequentemente acontece de as crenças delirantes do paciente persistirem apesar das evidências que as contradizem, incluindo evidências que acontecem naturalmente e as que são produzidas pelo terapeuta por meio de experimentos comportamentais e teste de realidade. Para enfraquecer essas explicações delirantes, o terapeuta deve usar todas as oportunidades disponíveis, por meio da descoberta guiada e do questionamento socrático, para avaliar as evidências que sustentam a explicação que o paciente tem dos eventos, enfraquecendo, assim, os delírios. Recomenda-se apontar as evidências contraditórias com uma atitude interrogativa e curiosa, muitas vezes conhecida como técnica de Columbo*, de forma que o paciente tenha de explicar as contradições e revisar sua explicação à luz dessa evidência nova e contraditória. Quando os delírios são fortemente mantidos, esse processo pode ser lento, mas pode ocorrer o enfraquecimento das crenças delirantes, ou, como acontece em alguns casos, as interpretações delirantes permanecem ou retornam, mas sua importância e sua natureza aflitiva são reduzidas em muito. Por exemplo, uma paciente adulta mais velha tratada por um dos autores (N. Tarrier) tinha alucinações auditivas de natureza blasfema e obscena. Ela acreditava que seu cérebro funcionasse como um transmissor e divulgasse seus pensamentos, de modo que as outras pessoas a seu redor podiam ouvir seus pensamentos blasfemos e obscenos. Seu principal contato social era com sua igreja local e o clube social ligado a ela. Um domingo, durante o culto religioso, ela ouviu as vozes e ficou convencida de que seus pensamentos estavam sendo transmitidos em voz alta para a congregação. Ela se sentiu tão mortificada e embaraçada que saiu da igreja e não conseguiu voltar nem ter qualquer contato com seus amigos. Ela estava convencida de que tinha sido banida da congregação da igreja. Ao ser questionada sobre as evidências disso, respondeu que, desde então, havia encontrado outros membros da congregação na cidade e eles a haviam ignorado totalmente, o que reforçou sua sensação de exclusão, vergonha e autorreprovação. Depois de mais questionamento, ela revelou que tinha caminhado pela rua e visto amigos que passaram de carro, à distância. Há uma grande possibilidade de que eles não a tenham visto. Dessa forma, suas evidências de ter sido expulsa foram questionadas. Ela e seu terapeuta chegaram a um acordo sobre um objetivo de tratamento que testasse sua interpretação da situação. Se fosse real o medo de que a congregação a rejeitasse caso ela voltasse, ela deveria esperar uma reação negativa ao retornar à igreja. Se o medo fosse irracional, não haveria reação negativa, e os outros até deveriam ficar contentes por ver seu retorno. Ela sentiu uma ansiedade considerável com a ideia de voltar à igreja, mas conseguiu retornar usando métodos que ela havia aprendido para enfrentar a vivência de alucinações auditivas e ansiedade. Para sua surpresa, longe de ser rejeitada ou esquecida, ela foi recebida com carinho e interesse. Essa vivência enfraqueceu consideravelmente suas crenças de que outras pessoas poderiam ouvir seus pensamentos, e seus delírios foram classificados como mínimos. Ao ser questionada sobre os eventos alguns meses mais tarde, no seguimento, ela disse acreditar que outras pessoas podiam escutar seus pensamentos, mas, como isso não parecia incomodá-las, ela também não estava mais preocupada! Nesse caso, sua explicação delirante dos eventos passados tinha voltado, mas não lhe causava mais desconforto nem prejudicava seu funcionamento social.

Também se tem dado ênfase a aumentar a autoestima e os sentimentos de amor próprio devido a fortes evidências de que as pessoas diagnosticadas com esquizofrenia têm mais chances de terem baixa autoestima do que a população em geral (Berry & Bucci, 2014). Essa adição mais recente ao tratamento foi considerada eficaz e foi bem recebida pelos pacientes (Hall & Tarrier, 2003). Neste capítulo, situamos esses métodos depois do tratamento dos sintomas, indicando um avanço da redução de sintomas à maior autoestima. Entretanto, não há razão para que as melhorias em autoestima não possam ser iniciadas no começo do tratamento, e, em alguns casos, isso pode ser desejável.

Talvez o futuro nos reserve novas e fascinantes oportunidades de usar tecnologias inovadoras, como os *smartphones*, para implementar avaliações e intervenções em tempo real, e para individualizar os protocolos de tratamento. Por exemplo, Actissist é uma intervenção digital em saúde desenvolvida no Reino Unido e fundamentada no modelo cognitivo de psicose (Bucci et al., 2018). A Actissist foca cinco domínios associados à recaída precoce na psicose: alucinações verbais auditivas; paranoia; críticas percebidas; socialização; e uso de *Cannabis*. O sistema, que é acessado por meio de um *smartphone*, identifica e desafia avaliações de vivências relacionadas a psicoses que não são úteis, e oferece estratégias de enfrentamento alternativas, mais úteis e que se insiram no contexto da vida real de uma pessoa. Um estudo recente de viabilidade e aceitabilidade da Actissist comparado a um sistema de mero monitoramento de sintomas mostrou resultados promissores em termos de aceitabilidade por parte de indivíduos com psicoses e dos efeitos de tratamento para sintomas negativos, sintomas psicóticos em geral e humor. Um ECR maior da intervenção estava em curso e seria finalizado no final de 2021.

*N. de T.: uma referência à série de televisão norte-americana com esse nome.

CONTEXTO DA DOENÇA E FATORES ASSOCIADOS

Fases da esquizofrenia e sua relação com os objetivos do tratamento

A esquizofrenia, um transtorno complexo que pode durar a vida toda, passa por várias fases. Por exemplo, a fase prodrômica que ocorre antes de um episódio psicótico pleno é caracterizada por sintomas não específicos e sintomas de ansiedade, depressão, irritabilidade, insônia e vivências quase psicóticas (p. ex., pensamento mágico, sentimentos paranoides). A fase prodrômica evolui para um episódio psicótico durante o qual os sintomas psicóticos mais floridos estão presentes e prejudicam muito o funcionamento. Um episódio psicótico geralmente precisa ser controlado de forma aguda, muitas vezes incluindo hospitalização. A recuperação de um episódio psicótico agudo é seguida por um período de remissão ou remissão parcial, com doses de manutenção de medicação antipsicótica. Não é incomum que os sintomas residuais se mantenham durante a recuperação e a fase de remissão, e, em alguns casos, a recuperação é quase inexistente. Os objetivos e as estratégias de tratamento da TCCp variam de acordo com a fase em que o transtorno se encontra. Por exemplo, durante a fase prodrômica, o objetivo é impedir a transição a um episódio psicótico pleno; na fase aguda, o objetivo é acelerar a recuperação; durante a remissão parcial, é reduzir os sintomas residuais e impedir futuras recaídas; e, na remissão total, o objetivo é manter o paciente bem. Os aspectos específicos da TCCp podem variar dependendo dos objetivos e da fase do transtorno em que são aplicados. Por exemplo, durante uma internação aguda por causa de um episódio psicótico, o paciente muitas vezes está perturbado, aflito e agitado, de forma que as sessões de terapia costumam ser breves e frequentes, ao passo que, no caso de pacientes cronicamente enfermos que moram na comunidade, as sessões de terapia seguem o formato ambulatorial normal. Em todos os casos, a terapia é adaptada às necessidades do paciente. Exceto em casos muito excepcionais, a TCCp é usada como complemento à medicação antipsicótica adequada. As várias fases do transtorno e as estratégias de tratamento adequadas são descritas na Tabela 13.1.

Características associadas e fatores complicadores

É importante que o profissional preste atenção às características associadas e aos fatores complicadores, bem como aos sintomas do transtorno. Eles variam desde efeitos do transtorno sobre processos psicológicos básicos (p. ex., atenção), até questões clínicas (p. ex., risco de suicídio) chegando a questões sociais (p. ex., isolamento social e escassas oportunidades de emprego). Essas características associadas são descritas em linhas gerais na Tabela 13.2.

O ponto crucial é que o terapeuta esteja ciente de que esses problemas podem surgir. Alguns deles podem ser tratados mantendo-se a mensagem curta e breve, mas com muita repetição (ou seja, ensinando insistentemente as estratégias de enfrentamento). Pode ser útil anotar pontos simples para o paciente, como auxílio à memória, assim como criar um pequeno "caderno de exercícios", para que ele possa ter um registro contínuo desses pontos. Isso geralmente é mais eficaz do que dar textos que raramente são lidos e muitas vezes se perdem. É importante equilibrar a natureza e a duração das sessões com relação ao nível de tolerância do paciente. Inicialmente, pode ser melhor manter as sessões breves e deixar que o paciente vá embora quando achar que já é suficiente. A natureza individual da terapia é extremamente estressante, de forma que as primeiras sessões podem servir apenas para habituação ao estresse social de estar com o terapeuta. Ensinar ao paciente estratégias simples para lidar com a tensão e a ansiedade (p. ex., relaxamento breve) pode ajudar na habituação à situação terapêutica e também pode proporcionar uma tarefa concreta na qual concentrar a atenção. Tarefas simples de atenção concentrada, como se concentrar em algum item na sala por um breve período, podem ajudar na redução dos efeitos de estímulos irrelevantes na consciência do paciente. Também é importante reconhecer que alguém com esquizofrenia talvez não expresse os sinais

TABELA 13.1 Objetivos de tratamento e métodos nas diferentes fases da esquizofrenia

Fase	Objetivo	Método de tratamento
Pródromos da doença	Prevenir a transição à psicose plena	TCC para sinais precoces e prevenção de aumento dos sintomas
Episódio agudo	Rápida recuperação	TCC e treinamento para enfrentamento
Sintomas residuais em remissão parcial	Redução de sintomas	TCC, treinamento para enfrentamento e melhoria da autoestima
Remissão	Prevenção da recaída	TCC para permanecer bem e intervenção na família
Pródromos da recaída	Interromper a recaída	Identificação de sinais precoces e prevenção da recaída

TABELA 13.2 Características associadas à esquizofrenia: características que devem ser avaliadas e consideradas como possíveis dificuldades no tratamento psicológico da esquizofrenia

Psicológicas
• Processos de pensamento prejudicados ou lentos • Dificuldades de diferenciar sinal de ruído • Atenção restrita • Hipersensibilidade a interações sociais • Dificuldades de processar sinais sociais • Afeto plano e restrito • Excitação elevada e regulação disfuncional da excitação • Hipersensibilidade ao estresse e aos eventos da vida • Alto risco de depressão e desesperança • Efeitos do trauma • Estigmatização • Baixa autoestima e baixo valor pessoal • Alto risco de abuso de álcool e drogas • Alto risco de suicídio e de conduta autodestrutiva • Interferência no desenvolvimento da adolescência normal e do início da vida adulta decorrente do início da doença
Psicossociais
• Hipersensibilidade ao ambiente familiar e interpessoal (incluindo o gerado pela equipe profissional) • Risco de perpetrar violência ou ser vítima dela
Sociais
• Condições de privação social • Moradia de má qualidade • Mudança social descendente • Desemprego e dificuldade para competir no mercado de trabalho • Rede social restrita • Trajetória psiquiátrica prejudicando a utilização de outros recursos sociais

verbais e não verbais que o terapeuta pode esperar que indiquem sofrimento grave, depressão ou suicidalidade. O afeto pode ser plano ou inapropriado, levando o terapeuta a não perceber sinais importantes de risco. Isso pode ser evitado, em parte, conhecendo a pessoa e como ela reage, nunca fazendo suposições sobre seu estado mental e fazendo com que o paciente concorde desde o início que vai informar o terapeuta de mudanças importantes em sua vida ou humor.

Infelizmente, muitas vezes o terapeuta não tem como mudar algumas questões, como condições sociais, mas elas podem muito bem influenciar o processo do tratamento. Contudo, não há nada de errado em prestar assistência ou ajudar o paciente a se fortalecer, contribuindo com suas tentativas de melhorar suas próprias circunstâncias. Por fim, é importante que os terapeutas adotem um enfoque não crítico e aprendam a acomodar suas próprias frustrações se a terapia estiver avançando mais lentamente do que eles esperavam. Alguns aspectos da esquizofrenia podem dificultar a lida com alguns pacientes, e o terapeuta deve estar ciente disso e desenvolver uma postura tolerante. Já se demonstrou que a falta de um relacionamento positivo entre profissionais e pacientes está associada a um prognóstico pobre (Berry, Barrowclough, & Haddock, 2011).

O CONTEXTO DA TERAPIA

É muito provável que, quando se fizer uma indicação de TCC, o paciente esteja sob os cuidados de uma equipe de saúde multidisciplinar e recebendo medicação antipsicótica e algum tipo de manejo do caso. As pessoas que desenvolvem uma psicose geralmente são diagnosticadas por um clínico geral, uma equipe de atenção primária ou um serviço de emergência, e enviadas aos serviços de saúde mental. Estes estão organizados de várias maneiras diferentes em diferentes países, dependendo das filosofias de saúde e das estruturas, mas o que se aplica em termos de conteúdo da terapia pode ser independente de como o serviço está organizado. Assim, os procedimentos terapêuticos descritos neste capítulo podem ser usados em vários tipos de estrutura e organização de serviços. Já fizemos TCCp com pacientes em alas hospitalares abertas e fechadas, em hospitais e em centros de saúde ambulatoriais, em estruturas comunitárias e nas próprias casas dos pacientes. É provável que, quanto mais flexível for o sistema, mais chance terá o paciente de se envolver e participar. Com essa finalidade, muitas vezes utilizamos o atendimento domiciliar, que é um procedimento comum no Reino Unido.

Evidências de pesquisa indicam que os tratamentos cognitivo-comportamentais duram cerca de 20 sessões. Eles podem ser intensivos, de três meses, ou menos intensivos, de nove meses ou mais. As impressões clínicas indicam que alguns pacientes se beneficiam do tratamento contínuo, ainda que menos intensivo, ao passo que outros se beneficiam de sessões de reforço. O terapeuta deve se guiar, sempre, pela necessidade clínica do paciente e assumir uma postura colaborativa em vez de aderir a um protocolo rígido, de "tamanho único". Deve ser lembrado que a TCC não "cura" a esquizofrenia, mas realmente ajuda o paciente a enfrentar seus sintomas perturbadores.

A existência de possíveis fatores associados, como explicado anteriormente, significa que os pacientes podem apresentar uma série de dificuldades clínicas, além dos sintomas psicóticos. O profissional deve estar ciente de que pode ser esse o caso e estar preparado para lidar ou tratar esses problemas antes de passar a tratar os sintomas psicóticos. Pode ser necessário lidar com problemas como alto nível de ansiedade, depressão, desesperança e comportamento que implique risco de suicídio não somente porque eles são prioridades clínicas, mas também porque pode haver interações relevantes entre essas questões e a psicose.

O tratamento descrito aqui é para a TCCp individual. É possível aplicar o tratamento em formato grupal. Os grupos são bem recebidos por alguns pacientes e oferecem vantagens, pois os pacientes aprendem uns com os outros. Os resultados sugerem benefícios clínicos em termos de melhor autoestima, mas as reduções dos sintomas são modestas em comparação com as dos tratamentos individuais (p. ex., Barrowclough et al., 2006) e quaisquer melhorias parecem se perder no seguimento (Lecomte, Leclerc, & Wykes, 2012).

Outros tratamentos psicossociais também podem estar disponíveis, como intervenções familiares. Existe uma literatura considerável sobre essas intervenções, que mostraram reduzir as taxas de recaída em indivíduos em risco, para quem está nos estágios iniciais e na psicose tardia (Bird et al., 2010; Pharoah, Mari, Rathbone, & Wong, 2010; Onwumere, Bebbington, & Kuipers, 2011; Onwumere & Kuipers, 2011). Os detalhes das intervenções familiares estão além do escopo deste capítulo (sobre a aplicação clínica de intervenções familiares, ver Barrowclough & Tarrier, 1992; Kuipers, Onwumere, & Bebbington, 2010; Mueser & Glynn, 1995; ver, também, Miklowitz, Cap. 12, neste volume). Combinamos a TCC individual e a intervenção familiar, com certo êxito, e sugerimos que os terapeutas avaliem se essa estratégia seria clinicamente benéfica. Outros já ofereceram terapia familiar aos participantes com diagnósticos do espectro da esquizofrenia e uso de substâncias concomitantes, com alguns benefícios em sintomas e funcionamento para pacientes e familiares (Mueser et al., 2013). A intervenção familiar concomitante pode amenizar ambientes domésticos estressantes e ajudar a manter os progressos. Contudo, muitos pacientes com psicose vivem sozinhos ou estão afastados de seus familiares, de forma que a intervenção familiar pode não ser uma alternativa possível.

Variáveis do paciente

Os pacientes com esquizofrenia representam um grupo heterogêneo, do qual 30% podem ser resistentes ao tratamento medicamentoso (Lally, Gaughran, Timms, & Curran, 2016) e 5% a 10% não apresentam benefícios com a medicação antipsicótica (Pantelis & Barns, 1996). Embora haja confusão entre as expressões *resistência ao tratamento*, *recuperação incompleta* e *intolerância ao tratamento*, está claro que o tratamento tradicional com medicação antipsicótica não tem efeito em uma quantidade significativa de pacientes, apesar dos bem conhecidos avanços nessa classe de medicação. Assim, ao se adaptarem e refinarem os tratamentos, é importante entender quais fatores predizem boa resposta ao tratamento psicológico e, talvez, o contrário, quais pacientes não terão benefícios. Infelizmente, conhecem-se poucos detalhes a respeito de quais pacientes vão ou não se beneficiar dos tratamentos cognitivo-comportamentais (Tarrier & Wykes, 2004). Os fatores que foram associados a resultados insuficientes incluem sintomas negativos de embotamento afetivo e alogia (empobrecimento cognitivo; Tarrier, 1996). Os fatores associados a melhores resultados compreendem uma duração mais curta da doença, idade mais jovem (Morrison, Turkington, et al., 2012), maior capacidade de enfrentamento pré-terapia (Premkumar et al., 2011) e melhor *insight* clínico e cognitivo (Emmerson, Granholm, Link, McQuaid, & Jeste, 2009; Perivoliotis et al., 2010), sintomas menos graves no pré-tratamento (Tarrier, Yusupoff, Kinney, et al., 1998), melhor funcionamento prévio e nível educacional (Allott et al., 2011) e receptividade à contradição hipotética (Brabban, Tai, & Turkington, 2009; Garety et al., 1997). Esses resultados sugerem que os pacientes mais jovens, com doença menos grave, menos déficits cognitivos graves e melhor funcionamento podem responder melhor, mas atualmente não há regras rígidas sustentadas por evidências. O abandono do tratamento é mais uma questão importante.

Um estudo recente dos preditores de abandono da TCCp no contexto do Sistema Nacional de Saúde do Reino Unido (NHS) envolvendo 103 encaminhamentos e uma taxa de abandono de quase 50% concluiu que esta estava associada a idade mais jovem; comportamento hiperativo, agressivo, disruptivo ou agitado; problemas com o álcool ou o consumo de drogas; humor deprimido; e problemas com a ocupação e as atividades (Richardson et al., 2019). Não foi constatado impacto do gênero ou da origem étnica, assim como não houve qualquer impacto das variáveis clínicas, como o histórico de risco e comorbidades. Os autores concluíram que talvez não sejam os sintomas de psicose em si que prejudicaram o comprometimento com a terapia, e sim fatores comportamentais e emocionais associados. Eles sugeriram uma abordagem mais proativa a esses fatores, em particular com pessoas mais jovens antes da terapia (ou logo no seu início) a fim de aumentar o comprometimento com a TCCp. Outro estudo investigou o abandono de serviços de intervenção precoce para psicose e revelou que menos sintomas negativos, uso de maconha ou outras drogas, e fatores como não ter um familiar envolvido no tratamento predizem abandono (Stowkowy, Addington, Liu, Hollowell, & Addington, 2012). Um estudo anterior feito por um dos autores (N. Tarrier) sugeriu que sintomas positivos e depressão também são importantes para se determinar o abandono. Os que haviam abandonado a terapia apresentavam alucinações e delírios, estavam paranoides, embora não necessariamente desconfiassem do profissional que conduzia o tratamento, além de deprimidos e moderadamente desesperançados.

A maioria não consegue ver qual, é a razão de tratamento psicológico ou acha que não vai se beneficiar dele (Tarrier, Yusupoff, McCarthy, Kinney, & Wittkowski, 1998).

Variáveis do terapeuta

As variáveis relacionadas ao terapeuta incluem uma série de fatores, como formação, experiência, competência, supervisão e estilo pessoal. Os planejadores dos serviços de saúde têm uma tendência a esperar, principalmente por razões econômicas, que essas terapias complexas sejam aplicadas por profissionais com qualificações mínimas. Isso pode ser um grave erro (Tarrier et al., 1999). O tratamento psicológico de uma pessoa com psicose é complexo, e, além de ter as habilidades e experiência para tratar o transtorno psicótico em si, como descrito neste capítulo, é muito provável que o profissional precise ter a capacidade de tratar uma série de transtornos comórbidos, incluindo ansiedade, estresse pós-traumático, depressão e transtornos aditivos. Parece razoável que, para tratar com sucesso alguém com uma doença mental grave e, muito possivelmente, uma gama de transtornos comórbidos, o terapeuta deva ter experiência e formação suficiente em TCC para conseguir atender a várias demandas clínicas e níveis de complexidade. Um estudo recente mostrou melhores resultados de TCCp associados a terapeutas que passam a maior parte de seu tempo clínico aplicando essa intervenção específica e que recebem supervisão frequente (Steel, Tarrier, Stahl, & Wykes, 2012). Em nossa opinião, o tratamento da esquizofrenia e psicoses relacionadas não se adapta a um mero seguimento de um manual extremamente prescritivo. Como indicado na seção anterior sobre as características e deficiências associadas, o terapeuta precisa ser competente para reconhecer e priorizar uma série de problemas clínicos que se apresentam no tratamento. Ele também deve ter qualidades pessoais que facilitem o envolvimento do paciente (que pode estar muito perturbado ou desconfiar da terapia) e precisa ajustar o tratamento a esse indivíduo. Pesquisas anteriores sugerem que a ausência de uma relação positiva está associada a um resultado inferior (Berry et al., 2011). Há boas evidências de uma associação entre a qualidade da aliança terapêutica e os resultados da terapia psicológica para a esquizofrenia, incluindo a TCCp (Shattock, Berry, Degnan, & Edge, 2018; Browne, Nagendra, Penn, Berry, & Kurtz, 2019). Portanto, o clínico precisa ter experiência e paciência para desenvolver esse relacionamento e manter o envolvimento do paciente. Um estudo que usou o método Delphi para examinar o que especialistas na área consideravam ingredientes importantes na TCCp considerou essenciais elementos como uma avaliação detalhada, o uso de modelo e formulação cognitivos, a implementação de estratégias de mudança e as atitudes que devem ser mantidas pelos terapeutas (p. ex., normatizar a fundamentação dos sintomas) (Morrison & Barratt, 2010).

O PROCEDIMENTO DA TCC: O MODELO DE MANCHESTER

O modelo clínico de enfrentamento-recuperação

O modelo desenvolvido e descrito por Tarrier guarda várias semelhanças com outros e se beneficiou muito de contatos e discussões com outros pesquisadores nessa área. O princípio básico é o modelo de recuperação, no qual os pacientes estão enfrentando sintomas potencialmente persistentes que podem mudar muitos aspectos de suas vidas, afetar suas esperanças e aspirações e estar associados a transtornos comórbidos, como depressão e ansiedade. O terapeuta ajuda o paciente ao facilitar, o máximo possível, o processo de recuperação. O modelo de enfrentamento se parece muito com outras abordagens da TCC e usa seus métodos, mas enfatiza o enfrentamento dos sintomas em vez de sua cura, e intervém para modificar os processos cognitivos (p. ex., a atenção), bem como o conteúdo cognitivo e o comportamento.

O modelo clínico que orienta o tratamento é apresentado na Figura 13.1 e pressupõe que a vivência de sintomas psicóticos, alucinações e delírios é uma interação dinâmica entre fatores internos e externos. Os fatores internos podem ser biológicos ou psicológicos e podem ser herdados ou adquiridos. Por exemplo, os fatores genéticos podem influenciar o funcionamento bioquímico do cérebro e a capacidade cognitiva. Por outro lado, a disfunção biológica e psicológica pode ser adquirida, por exemplo, em déficits de flexibilidade cognitiva e no desenvolvimento de atitudes desadaptativas. Esses fatores internos aumentam a vulnerabilidade dos indivíduos à psicose, e seu risco é aumentado ainda mais por meio da exposição ao estresse ambiental, como certos contextos interpessoais ou ambientes excessivamente exigentes. A interação entre fatores internos e externos é importante tanto nas origens da esquizofrenia quanto na manutenção dos sintomas. Uma disfunção no processamento da informação, como o monitoramento da origem das alucinações (ou seja, uma crença sobre de onde vem a voz) e o raciocínio probabilístico nos delírios, combinados com disfunções no sistema de excitação e sua regulação, resultam em perturbações da percepção e do pensamento que são características da psicose. O indivíduo é reativo a essas vivências, e há um processo de avaliação primária e secundária no qual ele tenta interpretar essas vivências e dar sentido a elas, e depois reagir às suas consequências. Muitas vezes, as avaliações dos pacientes acerca da vivência resultam em sentimentos de ameaça à sua integridade física ou situação social e em reações emocionais concomitantes, além de comportamento evitativo e de segurança. A reação imediata à vivência psicótica é multidimensional, incluindo elementos emocionais, comportamentais e cognitivos. Os efeitos secundários, como humor deprimido, ansiedade em situações sociais e o efeito do trauma, podem complicar a situação.

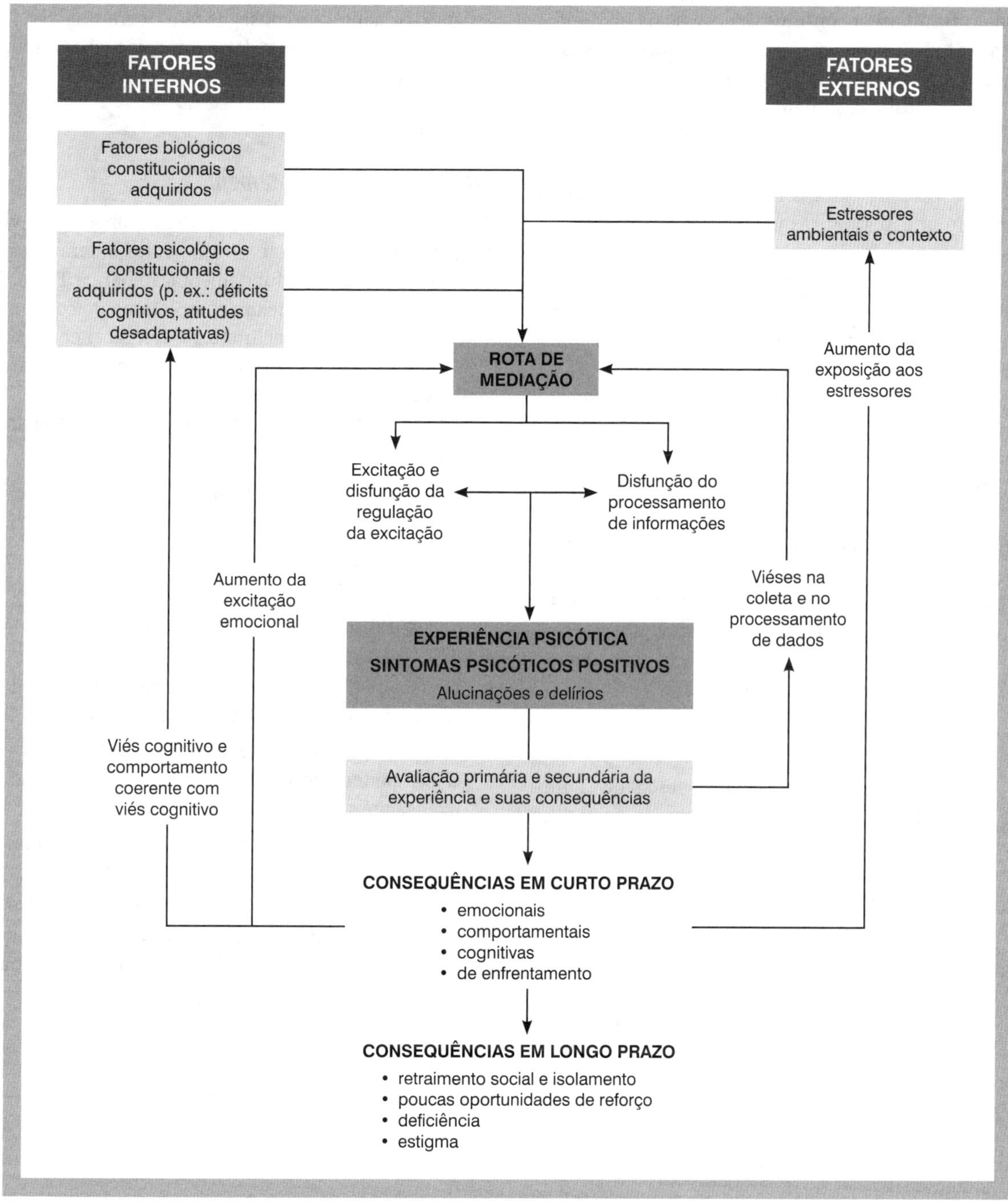

FIGURA 13.1 Modelo clínico das origens e da manutenção dos sintomas psicóticos.

O aspecto importante do modelo é que a avaliação (incluindo as crenças sobre a vivência) e a reação à vivência psicótica fazem *feedback* por uma série de rotas possíveis e aumentam a probabilidade da manutenção ou da recorrência da vivência psicótica. Por exemplo, a reação emocional ao escutar vozes ameaçadoras ou ao ter fortes sentimentos paranoides pode ser ansiedade ou raiva. Essas emoções incluem níveis elevados de excitação autonômica que agem diretamente, por meio de níveis permanentemente aumentados de excitação, ou indiretamente, por meio de mais prejuízo ao processamento da informação, para aumentar a probabilidade de sintomas psicóticos. Da mesma forma, as respostas comportamentais aos sintomas psicóticos podem aumentar a exposição ao estresse ambiental ou aumentar o risco de trauma (p. ex., de se envolver em violência ou favorecer o comportamento perigoso) que mantém ou agrava a probabilidade de os sintomas psicóticos ocorrerem. Por exemplo, pensamentos paranoides podem resultar em conflitos interpessoais ou, ainda, em evitação e retraimento social. As duas situações podem aumentar a probabilidade de ocorrerem sintomas. O conflito interpessoal provavelmente será interpretado como evidência de perseguição, ao passo que o retraimento e o isolamento provavelmente resultarão em ruminação confirmatória e ressentimento, com escassez de oportunidades para refutar essas crenças paranoides. A avaliação do conteúdo das vozes ou dos pensamentos delirantes como válido e verdadeiro pode resultar em comportamentos coerentes com essas crenças e em um viés que confirma a coleta e avaliação das evidências sobre as quais serão embasados os futuros julgamentos da realidade.

As vivências psicóticas podem levar a crenças disfuncionais a partir das quais se age de uma forma que leva à sua confirmação ou ao fracasso em refutá-las. A isso se pode chamar de *ciclo de vivência-crença-ação-confirmação*, ou VCAC. Sugere-se que esses ciclos mantêm a vivência psicótica do paciente por meio do reforço de crenças ou comportamentos desadaptativos. O modelo genérico indicado na Figura 13.1 fornece um quadro abrangente de como os problemas do paciente surgem e são mantidos. Estão incluídos nesse modelo os microelementos de eventos específicos com conexão temporal, como o ciclo VCAC (ver Fig. 13.2).

Avaliação

O terapeuta precisa ser capaz de avaliar e desenvolver uma formulação dos determinantes dos sintomas psicóticos do paciente. Os terapeutas podem considerar útil o uso de instrumentos de avaliação padronizados (há muitos, e eles avaliam várias funções; ver Kleiger & Khadivi, 2015, para uma descrição e revisão detalhadas das avaliações). Recomendamos a Psychotic Symptom Rating Scales (PSYRATS; Haddock, McCarron, Tarrier, & Faragher, 1999) como método eficaz de avaliar a natureza multidimensional dos sintomas psicóticos positivos. O terapeuta precisa entender a variação individual dos sintomas psicóticos, o que se pode conseguir usando uma entrevista semiestruturada (Antecedent and Coping Interview [ACI]; para mais detalhes, ver Tarrier, 2002, 2006) que cobre a natureza e a variação dos sintomas psicóticos positivos vivenciados pelo paciente, incluindo as crenças relacionadas a sintomas psicóticos, reações emocionais que acompanham cada sintoma, estímulos antecedentes e contexto em que cada sintoma ocorre, consequências dos sintomas e como o comportamento e as crenças do paciente são afetados, bem como os métodos que ele usa para enfrentar e administrar suas vivências. Isso permite que o terapeuta construa um quadro abrangente de como o paciente vivencia a psicose diariamente e como isso altera seu afeto, seu comportamento e suas crenças. O profissional deve ter cuidado para identificar comportamentos de evitação e segurança que ocorram em função dos sintomas psicóticos e exemplos em que o paciente não consegue refutar crenças irracionais ou delirantes. O terapeuta deve usar como guia os modelos clínicos mostrados nas Figuras 13.1 e 13.2.

Intervenção

Estratégias de enfrentamento

Quando tiver construído um quadro abrangente da vivência psicótica do paciente, o terapeuta poderá discuti-lo com ele e apresentar a fundamentação para a TCCp. Pode haver pacientes que estejam completamente convencidos de seus pensamentos delirantes e não aceitem qualquer visão alternativa, caso em que se deve colocar o enfrentamento dessa vivência aflitiva como objetivo.

As características da TCCp e do treinamento para enfrentamento são as seguintes:

- eles são baseados em avaliação e formulação individualizadas;
- eles enfatizam um processo normal e geral de lidar com a adversidade;
- eles enfatizam que isso faz parte do processo de recuperação;
- eles são realizados sistematicamente, por meio de instrução intensiva, simulação e dramatização;
- eles são aditivos, no sentido de que diferentes estratégias podem ser adicionadas em uma sequência que avança até a implementação *in vivo*;
- eles são baseados em oferecer um novo conjunto de respostas, que será um método de enfrentamento de um problema permanente, em vez de ser curativo;
- a aprendizagem das habilidades de enfrentamento cognitivo se dá por meio de um processo de verbaliza-

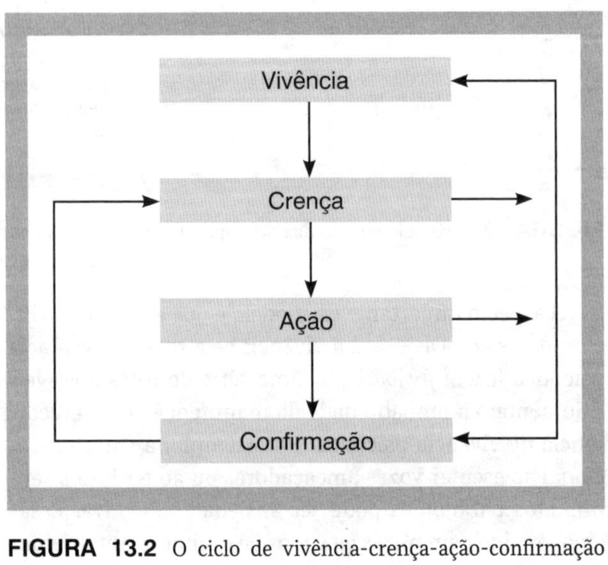

FIGURA 13.2 O ciclo de vivência-crença-ação-confirmação (VCAC).

ção externa que vai diminuindo lentamente até que o procedimento requerido seja internalizado como pensamento, sob controle interno;

- eles potencializam a função executiva;
- eles desenvolvem o aprendizado de habilidades cognitivas e comportamentais por meio de um processo de prática e ensaio graduais;
- eles proporcionam oportunidades para reavaliação e reatribuições.

Esses métodos de enfrentamento incluem mudanças nos processos cognitivos, no conteúdo cognitivo e em comportamentos.

REDIRECIONAMENTO DA ATENÇÃO

O *redirecionamento da atenção* é um processo em que os pacientes mudam ativamente o foco de sua atenção de um tema ou vivência para outro. Isso envolve inibir uma resposta em andamento e dar início a uma resposta alternativa. Os pacientes são treinados durante a sessão para redirecionar a atenção a estímulos externos (p. ex., um aspecto de seu ambiente, como descrever um quadro ou estar ciente do ruído do tráfego ao fundo) ou a estímulos internos, muitas vezes um conjunto de imagens positivas. Por exemplo, um paciente a quem se pediu que apontasse uma cena positiva de que participou apontou um restaurante no balneário inglês de Blackpool, onde ele tinha feito uma refeição agradável. Ele foi treinado para conseguir evocar uma imagem visual do restaurante descrevendo a cena, os móveis, a decoração, e tudo muito detalhadamente. Em seguida, pediu-se a ele que se lembrasse da vivência da refeição com todos os seus sentidos: a memória visual da comida, seu cheiro e seu sabor, a sensação de segurar o garfo e a faca com as mãos, a experiência de comer, e assim por diante. Ele repetiu continuamente a memória da refeição no restaurante até conseguir evocá-la quando quisesse. Então, redirecionou repetidamente sua atenção dos pensamentos delirantes para imagens dessa refeição. Ele foi ensinado a usar o início de um delírio como sinal para redirecionar a atenção (ver "Treinamento para a consciência").

ESTREITAMENTO DA ATENÇÃO

No *estreitamento da atenção*, um processo em que os pacientes restringem a amplitude e o conteúdo de sua atenção, muitos deles falam em "limpar" a mente e concentrar a atenção como método de enfrentamento. As evidências sugerem que um problema com que se deparam os pacientes com esquizofrenia é a incapacidade de filtrar adequadamente as informações que recebem, de distinguir sinais de ruídos. Treinar os pacientes para que concentrem sua atenção e melhorem o controle sobre ela pode ajudá-los a superar essa dificuldade ao estreitar e regular a atenção.

AUTODECLARAÇÕES MODIFICADAS E DIÁLOGO INTERNO

Há alguns anos se sabe que o uso que os pacientes fazem das declarações que formulam sobre si próprios pode ser incorporado com sucesso às intervenções. O uso dessas autodeclarações e do diálogo interno pode cumprir uma série de funções no controle das emoções, como ensinar os pacientes a superar emoções negativas associadas às suas vozes, sinalizar o comportamento voltado a objetivos e sinalizar e direcionar o teste de realidade. Em cada caso, são ensinadas ao paciente declarações que orientam a resposta adequada, como "Eu não preciso ter medo", "Preciso seguir adiante e entrar no ônibus" ou "Por que acho que aquele homem está me olhando se eu nunca o vi antes?" Na sessão, inicialmente se pede ao paciente que repita o conjunto de declarações ou perguntas em voz alta quando receber o sinal correspondente. As declarações vão sendo reduzidas em volume até ser internalizadas. Em seguida, o paciente pratica essas situações simuladas dentro da sessão. Aprender essas declarações questionadoras é uma etapa útil para gerar e avaliar explicações alternativas para a vivência psicótica.

REATRIBUIÇÃO

Os pacientes devem gerar uma explicação alternativa para uma vivência e praticar declarações de reatribuição quando essa vivência ocorrer. Inicialmente, quando começamos o treinamento de enfrentamento, usamos reatribuições relacionadas à doença, como "Não é uma voz real, é a minha doença". Desde então, abandonamos esse tipo de declaração por não ajudar, e hoje usamos outras explicações: "Pode parecer uma voz real, mas são só os meus próprios pensamentos" e "Pode parecer que as pessoas estão me olhando, mas elas têm que olhar para algum lugar". Se os pacientes fizerem as mudanças que aumentam seu controle sobre os sintomas ou as circunstâncias, ou questionarem a onipotência ou a infalibilidade das vozes que escutam, essas mudanças podem servir de evidência para reatribuição com relação à natureza de seus sintomas ou à capacidade dos sintomas de exercer controle — por exemplo: "Como a voz pode ser tão poderosa, se só diz bobagem?", "Eu não tenho de acreditar se não for verdade".

TREINAMENTO PARA A CONSCIÊNCIA

Os pacientes são ensinados a ter consciência de seus sintomas positivos e os monitorar, principalmente seu início. Eles não apenas se conscientizam de suas vivências, mas também tentam aceitar essas experiências sem reagir a elas. Os pacientes têm consciência das vozes, mas não reagem a elas nem se deixam capturar por seu conteúdo. Uma função do treinamento para a consciência é que os pacientes estejam cientes da forma e das características de seus pensamentos e percepções, em vez de seu conteúdo. Por exemplo, monitorar o início físico de uma voz e depois usar o redirecionamento da atenção reduz o impacto emocional do conteúdo. O objetivo é duplo: ajudar os pacientes a se *desvencilhar mentalmente* de seus sintomas, especialmente o conteúdo, e usar os sintomas como sinal para ação alternativa.

TÉCNICAS DE REDUÇÃO DA EXCITAÇÃO

Como altos níveis de excitação ocorrem com frequência como antecedente e como resposta à vivência psicótica, é importante ensinar os pacientes a enfrentá-los. Essas estratégias de enfrentamento podem ser simples comportamentos passivos para evitar agitação, como sentar-se tranquilamente em vez de andar para lá e para cá, ou podem ser métodos mais ativos de controle de excitação, como exercícios respiratórios ou relaxamento rápido. Não temos usado muito treinamentos longos de relaxamento, como os exercícios de relaxamento progressivo tradicionais, porque são demorados e não atingem os objetivos neste momento. O que funciona bem, nesse caso, é uma habilidade rápida e utilizável.

MAIORES NÍVEIS DE ATIVIDADE

Muitos pacientes com esquizofrenia são vulneráveis ao pensamento delirante ou a alucinações durante períodos de inatividade, o que parece ser um problema comum associado aos sintomas negativos da esquizofrenia ou ao medo de sair de casa devido a delírios perturbadores ou às vozes. Muitos pacientes informam que encontrar alguma coisa para fazer ajuda. Dessa forma, simplesmente agendar atividades pode ser uma estratégia de enfrentamento poderosa, principalmente se implementada no início do sintoma, criando, assim, uma tarefa dupla que compete pelos recursos de atenção. Além de aumentar a atividade intencional, isso reduz a exposição a condições que agravam os sintomas.

ENGAJAMENTO E DESENGAJAMENTO SOCIAIS

Embora muitos pacientes tolerem mal as interações sociais, surpreendentemente muitos também consideram o engajamento social um método útil de enfrentamento. Isso possivelmente ocorre porque a interação social serve como dupla tarefa e como fonte de distração, além de ajudar os pacientes a racionalizar pensamentos desadaptativos. É benéfico dosar a quantidade de estímulo social envolvida em qualquer interação com o nível de tolerância de cada paciente e ensiná-lo que os níveis de desengajamento social podem ser usados para ajudar a desenvolver tolerância ao estímulo social. O retraimento e a evitação sociais são respostas comuns à vivência de superestimulação como resultado de interação social, mas os pacientes podem aprender métodos menos drásticos de desengajamento, como sair da sala por um tempo e depois voltar, afastar-se do grupo social temporariamente e praticar o *desengajamento funcional* ao não conversar por curtos períodos de tempo ou baixar o olhar. Usando esses métodos, os pacientes conseguem controlar e tolerar os estímulos sociais. Eles também podem iniciar a interação social de forma mais confiante como método para reduzir o impacto de seus sintomas, se acharem que têm um pouco de controle sobre a intensidade dessas interações. O simples treinamento em habilidades específicas para interação e as dramatizações podem facilitar isso.

MODIFICAÇÃO DE CRENÇAS

Os pacientes podem aprender a examinar suas crenças e as questionar se elas forem inadequadas, examinando as evidências e gerando explicações alternativas. Muitos pacientes já fazem isso em algum grau, mas o nível de excitação vivenciado ou o nível de isolamento e evitação podem fazer com que essas tentativas não tenham êxito. Esses métodos são muito semelhantes aos usados na terapia cognitiva tradicional, exceto pelo fato de que o paciente pode precisar de mais estímulo, e o objetivo é incorporar a habilidade de modificação de crenças em um processo de autorregulação. Os pacientes podem ser estimulados a questionar suas crenças à medida que elas ocorrem: "Por que alguém estaria me espionando, que esforço e que custo isso demandaria, que recursos e que organização seriam usados e qual o ganho que se obteria?". Da mesma forma, os pacientes podem ser encorajados a procurar incoerências e a utilizá-las para desafiar suas crenças. Por exemplo, ao paciente que esteve envolvido em uma briga 15 anos atrás e ainda evita jovens porque acha que o mesmo grupo anda por aí buscando vingança, pode-se pedir que reflita sobre o fato de que, como os membros da gangue estão agora com 30 e poucos anos, ele tem estado preocupado com o grupo etário equivocado. Isso pode ser usado para questionar a ideia de que ele tem de estar vigilante para estar seguro. Na verdade, seus comportamentos de segurança não o protegeram da fonte de perigo. Os pacientes também podem aprender a examinar as evidências e questionar suas crenças em relação às vozes que ouvem. Quando os pacientes percebem essas vozes como onipotentes e verdadeiras, os profissionais podem investigar para ver se eles estavam equivocados. Por exemplo, o paciente cujas vozes lhe disseram que seria assassinado porque era um espião concluiu que elas devem ser verdadeiras e que ele merece seu destino. Entretanto, as vozes também lhe disseram que ele se casaria em breve, e como ele não conseguiu encontrar qualquer evidência que sustentasse isso, decidiu que não era verdade, mas nunca pensou em questionar a veracidade das vozes com relação à ameaça de assassinato. Entender que era pouco provável que ele se casasse em um futuro próximo como tinham afirmado as vozes o ajudou a desafiar a ideia de que seria assassinado, duvidando da autenticidade das vozes e procurando evidências objetivas da trama de espionagem, o que não havia.

TESTE DE REALIDADE E EXPERIMENTOS COMPORTAMENTAIS

Provavelmente, a forma mais consistente de testar crenças é submetê-las à realidade com algum tipo de ação. A mudança comportamental é, provavelmente, a melhor forma de produzir mudança cognitiva. Os pacientes às vezes fazem isso naturalmente, embora uma tendência à interpretação tendenciosa e à proteção de hipóteses possa levá-los a conclusões errôneas. Os pacientes podem aprender a identificar crenças específicas e a gerar previsões contraditórias que possam ser testadas. Não o fazer na vida real geralmente leva a padrões de evitação, que podem ser revertidos para questionar as crenças que embasam.

Melhorando as estratégias de enfrentamento

Os métodos de enfrentamento se desenvolvem com o tempo e variam em sua complexidade, passando de tentativas simples e diretas de controlar processos cognitivos, como a atenção, a métodos mais complexos, autodirigidos, que modificam o conteúdo cognitivo e a inferência. Com frequência, constroem-se combinações de diferentes estratégias de enfrentamento; por exemplo, o uso de técnicas de redirecionamento da atenção e redução da excitação ajuda a reduzir a força de um delírio, para que o teste de realidade possa ser implementado. Sem esses métodos iniciais de enfrentamento, o paciente não conseguiria passar pelo teste de realidade. Além disso, as estratégias iniciais de enfrentamento podem ser usadas para questionar a força do delírio de onipotência das vozes e proporcionar ou aumentar a autoeficácia. O terapeuta pode fazer perguntas como: "Você usou esses métodos de redirecionar a atenção para enfrentar suas vozes com eficácia. O que isso lhe diz sobre elas estarem totalmente no controle e você estar indefeso?". O paciente pode fazer declarações que indiquem que se demonstrou que as vozes são falíveis e que ele tem algum controle da situação, que podem, então, ser usadas como autodeclarações ou um diálogo interno modificado para melhorar a autoeficácia e o enfrentamento.

Modificação de comportamento ou cognição

As mudanças no comportamento ou na cognição se complementam, e uma não é necessariamente melhor do que a outra. As mudanças no comportamento deveriam ser sempre usadas para examinar e possivelmente questionar pensamentos e crenças desadaptativas ou como experiências de aprendizagem. As mudanças de cognição também devem ser usadas como oportunidades de mudar e estabelecer novos comportamentos. O terapeuta deve sempre buscar oportunidades de estimular os pacientes a reavaliar suas crenças, o que pode ser feito como parte de experimentos comportamentais formais, mudanças que ocorrem naturalmente e reflexões frequentes sobre o que se atingiu no tratamento. Na avaliação e durante a formulação, o terapeuta deve sempre estar alerta a comportamentos de evitação ou de segurança por parte dos pacientes, ou quando não se comportam de forma que possa refutar seus medos, delírios ou cognições desadaptativas. Eles podem ser usados bem no início do tratamento, como experimentos comportamentais para testar as crenças dos pacientes ou para dar oportunidades para melhorias rápidas que questionem crenças desanimadoras ou de desesperança, como "Nada vale a pena se eu não conseguir mudar" ou "Eu não tenho controle da minha vida ou de minhas circunstâncias". A crença sobre "não ter controle" costuma estar presente e pode ser refutada por meio de muitas mudanças comportamentais pequenas que podem ser repetidas e mencionadas com frequência. Por fim, muitas vezes é útil, no início do tratamento, obter algumas mudanças de comportamento, ainda que pequenas, e aumentar a atividade que pode ter uma série de benefícios associados e dar oportunidade de reavaliação.

Modificação do conteúdo cognitivo ou do processo cognitivo

Os terapeutas muitas vezes têm de optar entre tentar modificar o conteúdo das alucinações ou delírios ou mudar os processos de atenção que esses fenômenos capturaram. Tradicionalmente, o conteúdo da cognição é o foco principal na terapia cognitiva. Na intervenção do modelo de enfrentamento, isso se amplia para modificação dos processos cognitivos, porque modificar os processos cognitivos dá mais flexibilidade clínica e porque os déficits da regulação da atenção e da função executiva costumam estar presentes nos transtornos psicóticos. Na prática, essas táticas podem funcionar juntas. A modificação inicial dos processos de atenção por meio do redirecionamento da atenção, por exemplo, pode reduzir o impacto emocional da vivência psicótica. Um efeito semelhante pode se produzir tendo como referência as características físicas de uma alucinação, em vez de o que a voz está dizendo realmente. Isso pode proporcionar não apenas uma abertura para questionar a veracidade do conteúdo das vozes ou de pensamentos delirantes, mas também uma sensação de controle sobre essas vivências. Por exemplo, vamos pensar em um jovem que está ouvindo vozes que o acusam de ter cometido um assassinato e que também lhe dizem que ele é russo. Inicialmente, ele pode ser ensinado a afastar sua atenção das vozes de forma sistemática para reduzir o impacto emocional. Essa técnica pode ser usada para diminuir a força emocional da vivência, para evocar uma sensação de controle e para questionar a crença de que as vozes são todo-poderosas. Com mais autoeficácia e uma sensação maior de poder, o paciente pode questionar, mais tarde, o conteúdo das vozes que o acusam de assassinato investigando a evidência objetiva de que um assassinato foi cometido. Além disso, a falsidade das vozes ao dizer que ele é russo pode ser usada para colocar em questão a veracidade da acusação de assassinato, ou seja, se as vozes estavam equivocadas em relação a uma questão, poderiam também estar erradas em relação à outra. A modificação dos processos e conteúdos cognitivos dá ao terapeuta duas rotas básicas para a intervenção e a flexibilidade de avançar de uma tática à outra.

ESTUDO DE CASO

O caso a seguir dá algumas indicações de como funciona a TCCp.

Histórico

"Jim", de 28 anos, começou a ter surtos psicóticos quando tinha 22 anos. Durante o primeiro episódio, ficou cada vez mais paranoide e acusava as pessoas, inclusive seus amigos, de roubar seu dinheiro. Ele dizia que sentia as pessoas tirando dinheiro e sua carteira de seu bolso quando estava socializando no *pub* do bairro e também quando viajava de ônibus. A sensação de que "alguma coisa estava errada" o tinha acompanhado desde uns meses, e então ele começou a ouvir vozes que o alertavam que as pessoas estavam contra ele e tramando para "derrubá-lo". Essas vozes falavam com Jim, alertando-o contra "os esquemas", dizendo-lhe quem estava envolvido e que ele estivesse alerta. As vozes insistiam principalmente em que as pessoas mais próximas dele eram as que mais estavam contra ele e as que tramavam os "piores esquemas". As vozes também diziam a Jim que sua namorada era infiel, e ele tinha "visões", enviadas pelas vozes, da namorada fazendo sexo com outros homens. Ele não acreditava realmente que sua namorada o traísse, mas ficava muito irritado com o fato de as vozes fazerem essas acusações. Em algumas ocasiões, ele chegou a perder o controle e acusou amigos de ter casos com sua namorada. Geralmente, ele aceitava as negativas dos amigos.

Jim também ouvia vozes falando dele. Essas vozes diferentes geralmente estavam "tramando" e fazendo comentários insultuosos e acusatórios. Às vezes, as vozes riam dele porque sua namorada o estaria traindo, e falavam de como ele era ruim sexualmente, e a isso atribuíam a infidelidade dela.

Os amigos e familiares de Jim observaram que ele começou a se retrair e foi ficando cada vez mais descuidado com sua aparência. Era visto com frequência murmurando sozinho ou fazendo comentários sarcásticos aos familiares, sobre como eles estariam "enriquecendo com o meu trabalho duro". As vozes também lhe diziam que "procurasse sinais de que a trama estava chegando ao seu ápice". Jim começou a anotar uma descrição de eventos cotidianos, como a hora em que determinados ônibus chegavam perto de sua casa e o tipo de propaganda que havia em suas laterais. Os pais, que encontravam essas anotações pela casa com várias passagens sublinhadas com intensidade, preocupavam-se cada vez mais com ele e com o fato de que ele bebia cada vez mais. Seus amigos começaram a evitá-lo, e ele ficou cada vez mais isolado. Ele terminou com a namorada, que não conseguia mais lidar com suas acusações de infidelidade.

A situação se deteriorou rapidamente durante os meses de verão, até que, uma noite, Jim foi hospitalizado e detido com base na lei de saúde mental, o Mental Health Act. Ele tinha saído cedo e ido até o bar. Alguns de seus amigos estavam lá, mas Jim ficou longe deles, bebendo sozinho em um canto. De repente, ele se levantou de sua cadeira e começou a gritar com seus amigos, acusando-os de roubar seu dinheiro, trair sua confiança e espalhar boatos a seu respeito. Jim pegou umas moedas do bolso e jogou nos amigos, que tentaram ignorá-lo, mas ele ficou cada vez mais agitado e agressivo, e acabou agredindo fisicamente um deles. Várias pessoas se envolveram, e a situação ficou caótica quando se iniciou uma briga. Chamaram a polícia, e Jim foi preso. Ele sofreu lesões físicas leves e foi levado ao serviço de emergência do hospital local e, dali, internado na ala psiquiátrica, passando cerca de cinco semanas no hospital, recebendo medicação antipsicótica. Seu plano de saúde incluía terapia profissional, e sua família recebeu psicoeducação sobre seu diagnóstico de esquizofrenia e orientações gerais sobre como lidar com ele em casa. Os sintomas entraram em remissão durante sua estada no hospital, e Jim teve alta, mantendo atendimento ambulatorial frequente com seu psiquiatra e tratamento em casa com a equipe de acompanhamento assertiva.

Nos anos seguintes, Jim teve mais cinco recaídas com padrão semelhante. Ele ficava paranoide, ouvia vozes e se isolava, tendo mais dificuldades de se cuidar. Cada recaída era seguida de um curto período de hospitalização com aumento da medicação. Entretanto, os sintomas residuais se tornaram comuns depois de cada episódio, e, apesar de mais medicação e da mudança para antipsicóticos atípicos, ele continuava a ter alucinações auditivas, delírios paranoides e delírios de referência. Evitava sair ou entrar em contato com as pessoas em função de seus pensamentos paranoides. Contudo, conseguia iniciar e manter uma relação, embora as vozes continuassem enviando "visões" e questionando a fidelidade de suas namoradas.

Jim foi encaminhado a TCC para tratar os sintomas psicóticos positivos persistentes, como parte de uma abordagem multidisciplinar do tratamento e para promover a recuperação.

Situação atual

Jim mora sozinho atualmente, em seu próprio apartamento, e tem boas relações com seus pais, que moram perto e a quem ele vê em intervalos de algumas semanas. Ele está desempregado e recebe benefício assistencial por invalidez. Jim frequenta um centro de atendimento diurno para pessoas com problemas mentais, 2 a 3 vezes por semana. Ele estudava informática em uma faculdade local, mas abandonou-a recentemente porque considerava o contato social demasiado estressante. Jim tem uma namorada fixa, Sue, quem vê regularmente. Ele perdeu o contato com os amigos que tinha antes de ficar doente e, embora os veja ocasionalmente, os evita, assim como os lugares onde acha que eles poderiam estar. Ele toma medicação antipsicótica, tem consultas mensais ambulatoriais com um psiquiatra e recebe visitas domiciliares, uma vez por semana, de um enfermeiro psiquiátrico comunitário que oferece orientação e apoio, e monitora seu estado mental.

Estado mental no encaminhamento

Jim tinha alucinações auditivas na forma de várias vozes que falavam a ele e sobre ele, e as quais descrevia como "úteis" e "más". As "úteis" o alertavam sobre as "tramas" de outras pessoas e contavam sobre as situações perigosas em que ele estava ameaçado. Elas lhe diziam para evitar "pessoas traiçoeiras" que poderiam atacá-lo ou agredi-lo. Jim achava que os avisos eram muito úteis e estava convencido que agir a partir desses avisos o protegia de danos. As vozes "más" geralmente falavam dele, dizendo que ele era "burro, inútil e imprestável", "não dava conta na cama" e outras declarações pessoalmente difamatórias.

Havia vozes que diziam a Jim que sua namorada Sue era infiel e o traía. Ele não tinha certeza se essas vozes eram "úteis" ou "más". As vozes também enviavam imagens de Sue sendo infiel e, ao mesmo tempo, diziam que ele era burro e imprestável por aguentar. Ele descrevia essas imagens como "visões" que incomodavam muito. Embora Jim dissesse que não acreditava que Sue fosse infiel, as vozes ficaram cada vez mais intensas e contundentes, e ele não conseguia resistir, gritando com elas. Sue conseguia convencê-lo de que seus receios não tinham sentido.

Vínculo

No início, Jim tinha resistência ao contato com o terapeuta (nesse caso, ele havia sido encaminhado a um psicólogo para TCC). Na época em que nos foi encaminhado, ele estava bastante paranoide e, quando recebeu a visita em casa para a primeira consulta, recusou-se a abrir a porta. (É comum que os profissionais de saúde mental no Reino Unido façam visitas em casa.) Seguiu-se uma rápida conversa pela abertura para correspondência na porta, que terminou com o terapeuta dizendo que voltaria em um momento mais conveniente. Outras duas visitas também terminaram com a recusa de Jim de abrir a porta. Nesse caso, a estratégia era simplesmente estabelecer contato para reassegurá-lo de que suas ideias eram perfeitamente válidas e que seria feita outra visita em um momento posterior, para ver como ele se sentia em relação às coisas. Em situações nas quais o vínculo inicial é problemático, a melhor estratégia é ir "trabalhando com a resistência" e tentar neutralizar a situação, reduzindo qualquer agitação, manter contato e voltar em outra hora.

Na ocasião seguinte, Jim estava mais relaxado e permitiu que o terapeuta entrasse em seu apartamento. Devido ao seu quadro paranoide, era importante que o profissional simplesmente estabelecesse uma interação e uma relação positiva nesse momento, sem introduzir o tópico dos sintomas ou do tratamento psicológico até que Jim estivesse completamente à vontade com ele. Assim, no caso de Jim, as primeiras duas sessões foram mantidas curtas e trataram de seu bem-estar geral e de tópicos de seu interesse. O foco principal do terapeuta era manter Jim vinculado e começar a desenvolver uma relação terapêutica. Nem sempre é possível fazer a avaliação e iniciar o tratamento, mas manter o vínculo é essencial.

A quarta sessão foi mais longa e o terapeuta introduziu a possibilidade de tratamento psicológico, o que demandou uma discussão dos sintomas de Jim, com as seguintes frases:

> "Eu fiquei sabendo que você tem ouvido vozes quando não tem ninguém presente. O que você acha disso? Você tem alguma ideia sobre o que são essas vozes? Elas representam uma dificuldade para você? Você gostaria de tentar fazer alguma coisa a respeito dessas vozes?"

Essas perguntas não apenas levantam o tema da vivência psicótica e sugerem o tratamento, mas também tentam obter uma ideia a respeito das crenças do paciente sobre as vozes e se ele as percebe como reais ou não.

Da mesma maneira, o terapeuta pode fazer perguntas sobre os delírios paranoides:

> "É verdade que você tem tido dificuldades com as pessoas?"
>
> "Você está sentindo que algumas pessoas estão contra você? O que você acha desses pensamentos e sentimentos? O que você acha que está acontecendo?"
>
> "Essas vozes representam uma dificuldade para você? Você gostaria de tentar fazer alguma coisa a respeito desses pensamentos e preocupações?"

Mais uma vez, o terapeuta tenta avaliar rapidamente o quanto esses delírios são fortes para Jim e se ele consideraria o tratamento.

Ele não se mostrava entusiasmado com o tratamento. Achava que seus medos eram reais, assim como o eram as vozes, e que não era o caso de tratamento psicológico. Essa reação é comum nos pacientes com sintomas psicóticos residuais ou persistentes. Alguns pontos importantes devem ser considerados:

- O que se deve fazer para manter o vínculo?
- Como um problema clinicamente relevante pode ser identificado e definido de comum acordo?

- Como se pode enquadrar o tratamento de maneira que o paciente considere que ele traz um benefício desejado?

Em primeiro lugar, é importante validar a vivência, mas não é necessário concordar com a causa. Por exemplo, nesse caso, era importante concordar com Jim que *ele realmente ouvia vozes* e que *acreditava que algumas pessoas estivessem contra ele*. Isso pode ser feito sem concordar que as vozes viessem de uma entidade real ou que as pessoas realmente estivessem contra ele. Essa postura ajuda a separar *a crença de Jim* sobre o que está acontecendo da vivência, ou seja, o fato de ele ter a crença não significa que sua crença seja verdadeira. Da mesma forma, o fato de ele ouvir vozes não quer dizer que essas vozes existam como entidade independente e real. Pode não ser necessariamente possível concordar nesses aspectos nesse momento, mas o terapeuta pode voltar a essas questões. Nessa hora, o vínculo é mais importante.

Em seguida, é útil investigar as consequências da vivência. Algumas das vozes causam aflição a Jim, e suas ideias paranoides o fazem ficar com medo. Então, o sofrimento e o medo têm mais probabilidade de ser problemas que Jim esteja disposto a tratar. Isso pode ser introduzido da seguinte forma:

> "Você me disse que as vozes, às vezes, fazem você ficar muito chateado. Talvez isso seja algo em que eu possa ajudá-lo, e que você queira trabalhar?"
>
> "Os pensamentos de que algumas pessoas estão contra você e querem o prejudicar deixam você muito assustado. Talvez possamos trabalhar juntos nesse medo, para que você se sinta menos assustado? Talvez, se estivesse menos assustado, você conseguisse se relacionar melhor com as pessoas. Isso ajudaria?"

Portanto, nos casos em que os pacientes tiverem crenças delirantes com altos níveis de convencimento e não aceitarem que estejam vivenciando um episódio psicótico, tentar persuadi-los de eliminar seus sintomas e as experiências que eles consideram reais pode ser contraproducente e prejudicar o vínculo. Entretanto, tentar reduzir o sofrimento pode ser uma alternativa viável para um objetivo conjunto. Também há um pressuposto, no modelo, de que reduzir as reações emocionais aos sintomas pode fragilizar os próprios sintomas.

Contudo, Jim continuava pouco entusiasmado com seu objetivo de tratamento. Sua visão era de que ter medo das pessoas era uma reação razoável, uma vez que elas queriam prejudicá-lo, e essa emoção o mantinha "no limite", de forma que ele estava mais vigilante em relação a ameaças e perigos. Sua crença era que essa postura vigilante o protegia, então havia pouca motivação para mudar e se expor ao risco.

Para proteger o vínculo, é importante não disputar nem discutir com o paciente, acima de tudo nessa etapa inicial, quando ele não está convencido de que há algum benefício no tratamento. A seguinte estratégia que o terapeuta usou para envolver Jim foi lhe perguntar sobre seus objetivos de vida.

TERAPEUTA: Jim, que tipo de objetivos você tem? Há alguma coisa que gostaria de realizar pessoalmente? Há alguma coisa que gostaria de fazer e não conseguiu, por qualquer razão?

JIM: Sim, há muita coisa. Eu gostaria de ter um emprego bem pago. Eu gostaria de voltar para a faculdade. Isso me ajudaria a conseguir um bom emprego.

TERAPEUTA: Ir à faculdade ajudaria a conseguir um bom emprego. Essa é uma ideia muito boa. Você gostaria de voltar para a faculdade?

JIM: Eu gostaria, mas, quando voltei, tive problemas.

TERAPEUTA: Que tipo de problemas?

JIM: Bom, eu ficava com medo das pessoas. Eu achava algumas delas assustadoras, traiçoeiras, interessadas em dinheiro. As vozes me diziam para não ir. Eu tenho que fazer o que as vozes me dizem.

TERAPEUTA: Então um de seus objetivos importantes é voltar para a faculdade, para que isso o ajude a conseguir um bom emprego, mas você tem medo das pessoas e as vozes estão impedindo que você vá e atinja seus objetivos. É mais ou menos isso?

JIM: É, acho que você tem razão.

Dessa forma, Jim se deu conta de que seus objetivos importantes estavam sendo impedidos pela psicose, e ele e o terapeuta conseguem chegar a um acordo sobre um problema que precisa ser tratado. Assim, Jim consegue ver um benefício em receber tratamento.

Além de manter o vínculo, o terapeuta aprendeu muito sobre Jim e seus problemas. As vozes alertam Jim em relação a determinadas situações, e ele as escuta e toma atitudes evitativas, tendo desenvolvido uma série de comportamentos de segurança que o protegem do dano que ele percebe. As oportunidades para testar ou refutar essas cognições relacionadas à ameaça, abandonando os comportamentos de segurança, não são usadas, mas há situações que se prestam para o teste de realidade. Jim tem alucinações de comando (vozes que lhe dão uma ordem direta) às quais ele responde. A probabilidade de que ele ache que as vozes são poderosas e que tem pouco ou nenhum controle sobre elas dão futuras oportunidades para refutar essas atribuições. Jim tem sentimentos de dissonância, no sentido de que agora está ciente de que os objetivos que valoriza estão bloqueados.

Formulação do caso

O tratamento segue naturalmente a partir de uma avaliação precisa dos problemas do paciente, e é importante estabelecer detalhes dos antecedentes e das consequências dos sintomas psicóticos (ver Tarrier & Calam, 2002, para uma discussão da formulação de casos em geral). Nesse caso, Jim tem muitos sintomas psicóticos, e é provável que seja melhor lidar com eles em etapas.

Delírios paranoides

Jim tem delírios paranoides que acontecem em várias situações. Quando está sozinho em seu apartamento, fica preocupado que seus antigos amigos e seus familiares tenham roubado todo o seu dinheiro e estejam tramando contra ele, o que é reforçado pelas vozes que dizem que ele precisa estar alerta. Ele também fica muito paranoide quando sai. Por exemplo, na rua, fica observando as pessoas, em busca de seus antigos amigos, para poder escapar se enxergar um deles ou as "pessoas assustadoras" que podem agredi-lo. Ele também é paranoide no centro de atendimento diurno que frequenta, assim como na faculdade. As vozes dizem que a situação é perigosa, que há gente perigosa por perto e que ele tem de tomar cuidado. Jim sabe que as vozes vão alertá-lo sobre o perigo, então ele fica as escutando para ver o que dizem e presta atenção quando elas surgem. No centro de atendimento, ele fica mais agitado à medida que passa mais tempo lá, e geralmente volta para casa depois de pouco tempo. Ao fazer isso, ele reassegura-se de que as vozes o ajudaram e o protegeram. Jim também se pergunta por que as vozes o ajudam e conclui que deve ser porque ele é especial de alguma forma. Isso o confunde, já que as vozes "más" são desagradáveis e ruins com ele. Ele conclui que, por ser especial, está sendo testado pelas vozes "más" para ver se ele merece ajuda. Só as pessoas especiais seriam ajudadas e testadas. Pensando assim, Jim resolveu a dissonância representada pelo fato de ouvir vozes "úteis" e "más".

O terapeuta e Jim decidem conjuntamente concentrar-se na difícil situação no centro de atendimento diurno:

TERAPEUTA: Certo, Jim, eu gostaria de conversar sobre o que acontece no centro diurno. A razão para eu perguntar sobre isso é porque você se lembra que ir à faculdade era um objetivo importante que você queria atingir, mas não conseguiu porque desconfiava das pessoas de lá. Bom, a situação no centro é muito parecida com a da faculdade, então é possível aprender como você pode enfrentar a volta à faculdade se examinarmos a situação no centro diurno. Isso faz sentido para você?

JIM: OK. Uma das coisas que acontece é que sei que as vozes sabem que sou vulnerável, porque elas sabem quando eu estou assim, que é quando elas me atacam, mas elas também querem me ajudar, então elas me alertam sobre as pessoas assustadoras de lá.

TERAPEUTA: Como as vozes sabem que você está vulnerável?

JIM: Elas sabem, porque sabem como me sinto.

TERAPEUTA: E como você se sente quando está vulnerável?

JIM: Fico tremendo, a ponto de ter um troço.

TERAPEUTA: É como uma sensação de estar ansioso ou estressado?

JIM: É, um pouco assim.

Parece que Jim fica ansioso com a expectativa da ida ao centro diurno. Pode haver várias razões para isso, como ansiedade antecipatória ou situacional, ansiedade social, medo de ser atacado, ou níveis de excitação geral elevados. Uma hipótese é que Jim parta dessa sensação de ansiedade e erroneamente atribua isso a estar "vulnerável" às vozes. Isso porque sua maior ansiedade está associada com uma probabilidade maior de vivenciar alucinações auditivas, mas ele atribui um sentido a essa associação. As vozes estão imbuídas de atributos de poder e intenção.

TERAPEUTA: Certo, Jim, então você está se sentindo ansioso e vulnerável. O que acontece depois?

JIM: Geralmente começam as vozes. Elas podem dizer muitas coisas, mas me alertam sobre o perigo. Sei que elas vão me atacar, mas quero ficar em segurança, e elas vão me avisar, então fico alerta para escutá-las.

Aqui, Jim está indicando que não apenas as vozes ocorrem nessa situação, mas também a atenção dele está direcionada para escutá-las, o que pode indicar que o limiar para sua detecção está sendo reduzido. Isso sugere que um redirecionamento da atenção pode ser um método útil de enfrentar essa situação. O terapeuta não sugere esse método nesta etapa, mas pode recorrer a ele mais tarde.

TERAPEUTA: Quando elas o avisam, o que acontece?

JIM: As vozes veem alguém perigoso e dizem: "Vê aquele homem? Ele vai te pegar, vai te atacar. É melhor você cair fora". Quando elas dizem isso, eu consigo ver que esse cara parece ruim e que vai me atacar, então saio de lá o mais rápido possível.

TERAPEUTA: E aí, o que acontece?

JIM: Eu saio de lá, e me sinto muito aliviado de ter escapado. Eu me sinto muito sortudo de ter as vozes para me manter em segurança. Caso contrário, eu estaria exposto a isso, estaria com problemas enormes. Quanto mais penso nisso, mais sortudo e especial me sinto. Elas me mantêm seguro.

Parece que Jim atribui significados pessoais às vozes, bem como o poder de mantê-lo seguro. Na verdade, ele desenvolveu um tipo de comportamento de segurança que reduz sua ansiedade e o ajuda a escapar de uma consequência temida. Seu comportamento evitativo também reforça sua sensação de que é especial.

Isso estabelece um ciclo comportamental útil que o terapeuta pode usar para ajudar Jim a abandonar seus comportamentos de segurança e refutar suas previsões catastróficas de que vai ser atacado. Antes, é útil estabelecer um pouco mais de detalhamento.

TERAPEUTA: Você diz que as vozes alertam você dos perigos no centro diurno na maior parte do tempo. Isso acontece sempre?

JIM: Não, nem sempre. Eu sempre presto atenção com muito cuidado para escutar as vozes, mas às vezes elas não aparecem.

TERAPEUTA: Então, quando as vozes não aparecem, o que acontece?

JIM: Às vezes me sinto vulnerável igual, mas simplesmente vou em frente.

TERAPEUTA: Você quer dizer que não vai embora, que fica lá?

JIM: É, às vezes me entedio e vou para casa, mas geralmente fico e converso com alguém, ou tomo uma xícara de chá.

TERAPEUTA: Diga-me, Jim, são mais ou menos as mesmas pessoas que estão lá quando você ouve as vozes e quando não as ouve?

JIM: É, isso mesmo, mais ou menos as mesmas pessoas todo o tempo.

TERAPEUTA: Então, às vezes as vozes lhe dizem que alguém é perigoso, e você sai ligeiro e se sente aliviado de não ter sido atacado, e outras vezes as vozes não estão lá, mas você fica com as mesmas pessoas, aquelas que você achava que eram perigosas antes, e não acontece nada. Isso quer dizer que às vezes elas são perigosas e às vezes elas não são? Isso não é estranho?

JIM: É, acho que é. Eu não tinha pensado nisso.

Aqui o terapeuta está buscando incoerências nas situações que possam ser usadas para refutar as crenças de Jim. O terapeuta destaca a inconsistência na presença lógica de ameaça e devolve essa ideia ao paciente, que então deve dizer o que acha disso. O terapeuta insiste na questão das incoerências na ocorrência das vozes.

TERAPEUTA: Às vezes as vozes não aparecem. Por quê?

JIM: Também não sei. Talvez tenham que cuidar de outras pessoas nesse dia. É, deve ser isso. Deve haver outras pessoas especiais das quais elas têm de cuidar e ajudar. Isso só mostra como as vozes são importantes, se elas têm muita gente especial para cuidar. Quer dizer que eu também sou muito especial, uma das pessoas muito especiais.

Nesse momento, Jim parece estar confabulando e absorvendo essas novas informações em sua rede de pensamento delirante. Essa informação é processada de forma a proteger o sistema delirante, em vez de questioná-lo. Isso é útil, porque uma explicação alternativa — a de que as vozes veem quando ele presta atenção nelas e se sente estressado e têm menos probabilidade de surgir se ele estiver mais relaxado e envolvido — pode ser proposta e testada como uma crença alternativa.

O terapeuta, agora, precisa motivar Jim para testar algumas dessas crenças. Ele compara a situação do centro diurno com a faculdade e com atingir um objetivo importante para motivá-lo a tentar lidar melhor com o centro. Além disso, fica estabelecido que, em termos gerais, Jim gosta de ir, embora se mantenha uma ambivalência em função de seu medo de ataques. Aprender a manejar seu medo e estar mais relaxado na situação também é um fator de motivação.

Jim precisa ter um conjunto plausível de explicações alternativas sobre o que está acontecendo, para que possa processar novas informações de maneira diferente e não reforçar seus delírios. No passado, já disseram que ele é paranoide porque tem uma doença mental que envolve um desequilíbrio bioquímico no cérebro. Essa não é uma explicação particularmente atrativa para ele, pois não reflete sua vivência real e é estigmatizante. Jim precisa que apresentem um modelo alternativo de suas vivências que permita trabalhar conjuntamente em seu tratamento psicológico.

O terapeuta poderia sugerir que estar paranoide é resultado de uma má compreensão ou uma má interpretação das situações, e que, caso se sinta estressado e ansioso, como acontece no centro diurno, ele poderia atribuir equivocadamente esse estado físico a uma "vulnerabilidade". É mais provável que ele ouça as vozes quando está ansioso, mas isso não quer dizer que elas saibam que ele está vulnerável. O terapeuta poderia também sugerir que Jim ignorasse as vozes quando elas dissessem que ele está por ser atacado, e simplesmente continuasse com o que estivesse fazendo no centro diurno. Como as mesmas pessoas estão lá, e elas não o atacam quando as vozes estão ausentes, é improvável que ele venha a ser atacado quando elas estão presentes. Assim, um experimento comportamental pode ser estabelecido para testar se as vozes o mantêm seguro, o que pode ajudá-lo a questionar sua crença de que elas são verdadeiras e úteis, e que são poderosas e tudo sabem.

Ao entrar nessas situações, Jim estava muito ciente de que as vozes poderiam surgir, a ponto de ter desenvolvido um foco interno para monitorar quando se sentisse vulnerável e um radar externo para escutar as vozes. O primeiro fazia com que ele estivesse mais propenso a amplificar sensações internas, ao passo que o segundo o tornava mais inclinado a verbalizar o que as vozes dissessem como uma correspondência a isso e também, paradoxalmente, a concentrar mais atenção internamente. Esse processo de foco interno e de varredura da atenção tinha mais probabilidade de desencadear as vozes. A intervenção, nesse caso, era fazer com que Jim usasse outras estratégias de atenção quando entrasse nessas situações. Essas estratégias foram ensaiadas nas sessões e estimuladas com diálogos internos adequados.

Jim também fazia uma série de atribuições internas sobre as vozes. Ele acreditava que elas o avisavam das ameaças porque ele "poderia ser especial"; ele achava que talvez elas conseguissem fazer isso por telepatia e que ele tinha pouco controle desse processo. Jim estava incomodado porque, às vezes, as vozes podiam ser muito desagradáveis, e ele não entendia o porquê disso, se elas estavam tentando ajudá-lo a se proteger de perigos. Mas Jim concluía que, por ser especial, ele tinha de "ser testado" por elas, o que confirmava sua ideia de que ele era especial. É claro que grande parte dessa explicação havia sido construída sobre a premissa incorreta de que as vozes estavam realmente alertando-o contra perigos reais, o que poderia ser questionado. Uma explicação alternativa de sua vivência poderia ser baseada na normalização dessa vivência. Todas as pessoas têm pensamentos autorreferentes ou bizarros às vezes, e, no caso de Jim, eles eram percebidos como vozes externas em vez de ser identificados como parte dele próprio e como sendo simplesmente pensamentos. Ele considerava essa explicação plausível, embora não a estivesse aceitando totalmente. Isso não é incomum, mas semeou dúvidas em sua mente, enfraquecendo ainda mais suas explicações delirantes.

Duas dificuldades surgiram no caso de Jim. Ele não tinha uma explicação alternativa para as vozes, além de que elas representassem alguma entidade ou ser poderoso, embora vago e mal-definido (delirante), ou que elas fossem a manifestação de um desequilíbrio bioquímico em seu cérebro (doença). O terapeuta sugeriu que as vozes poderiam ser seus próprios pensamentos ou um vazamento da memória para sua consciência, que não estava sendo identificada como parte de seu *self*. Era por isso que elas muitas vezes refletiam seus medos e suas preocupações, ou aspectos de seu passado.

As vozes alertavam Jim de quando ele estava em perigo. Ele acreditava que elas o ajudavam e o protegiam nessas situações. Por exemplo, em uma ocasião em que ele estava caminhando em uma rua, as vozes lhe disseram que um homem que vinha na direção oposta iria atacá-lo. Ele atravessou a rua para evitar o homem e acreditava que, fazendo isso, tinha evitado o ataque. Ele também observou que o homem parecia suspeito, o que lhe confirmou que as vozes o salvaram do perigo. Esse é um exemplo do ciclo VCAC ao qual me referi no início do capítulo.

Vivência — As vozes lhe falam de uma pessoa suspeita se aproximando.
Crença — Ele está em perigo iminente.
Ação — Ele atravessa a rua.
Confirmação — Ele evitou ser atacado.

Isso pode ser usado como outro exemplo terapêutico:

TERAPEUTA: Você me disse que, quando o homem se aproximou de você na rua, ele estava olhando para você e as vozes disseram que você estava em perigo. O que aconteceu depois?

JIM: Bem, eu sabia que ele vinha me pegar, então atravessei a rua e escapei.

TERAPEUTA: Quando você atravessou a rua, esse homem olhou para você, seguiu você ou lhe disse alguma coisa?

JIM: Não, acho que não.

TERAPEUTA: Isso não é estranho, se ele estava lá para atacar você?

JIM: É, eu acho. Não tinha pensando nisso, fiquei muito feliz de escapar.

TERAPEUTA: Diga, Jim, quando você caminha pela rua, para onde você olha?

JIM: Bom, para onde estou indo, é claro! Que pergunta idiota!

TERAPEUTA: Pode parecer, mas pense em aonde o homem estava indo quando você achou que ele estava olhando para você para atacá-lo.

JIM: Bom, ele estava caminhando na minha direção, e ele olhava nessa mesma direção.

O terapeuta continua seu questionamento, para que Jim continue voltando à conclusão de que o homem estava olhando para ele porque ele estava em sua linha de visão, só isso. Não havia evidências de uma intenção de atacar, e, assim que Jim saiu de sua linha de visão, o homem não prestou mais atenção nele. Podem-se construir experimentos para enfatizar mais essa questão. Às vezes, Jim pode estar chamando atenção a si por suas próprias ações, o que faz com que as pessoas olhem para ele (a profecia autorrealizada). Mais uma vez, isso pode ser demonstrado e testado por meio de uma linha de questionamento semelhante. Pode-se assumir uma postura semelhante com outros exemplos dos comportamentos paranoides de Jim, e de seu comportamento com amigos e familiares. O terapeuta sempre volta a esses exemplos passados de mudança bem-sucedida de crença e comportamento, e pergunta a Jim como ele se sente em relação a esses exemplos e se ele consegue identificar quaisquer fatores comuns entre esses eventos passados e os problemas atuais.

"Visões" enviadas pelas vozes

Jim estava muito incomodado com as "visões" que tinha de sua namorada fazendo sexo com outras pessoas. Ele achava que essas visões eram enviadas pelas vozes, também por um processo de telepatia. Jim não acreditava que a namorada fosse infiel, mas ficou muito incomodado e irritado quando as vozes disseram isso. Ele tentou tirar as imagens da sua cabeça, mas, quando essa estratégia falhou, ele se convenceu mais ainda de que as imagens eram enviadas por telepatia. Quanto mais irritado e incomodado ele ficava, mais difícil era resistir à crença e considerar a vivência das visões como uma evidência colateral. Uma explicação alternativa era de que as visões eram imagens mentais que tinham se tornado muito vívidas e ocorriam em resposta a seus pensamentos catastróficos em relação à infidelidade de sua namorada, e persistiam porque ele tentava eliminá-las. As vozes eram seus próprios pensamentos, que, mais uma vez, colocavam questionamentos sobre a fidelidade de sua namorada, já que suas ruminações constantes sobre o tópico fizeram com que ele se sentisse inseguro acerca da relação com ela. Essa explicação alternativa, em conjunto com uma revisão das evidências objetivas sobre a segurança de seu relacionamento, enfraqueceu significativamente as crenças delirantes de Jim com relação à infidelidade, à telepatia e à realidade das vozes. O terapeuta introduziu exercícios de supressão de pensamentos para demonstrar o efeito rebote que tinha o fato de Jim pressionar para que as imagens saíssem de sua cabeça. A exposição às "visões" também ajudava nesse caso (embora possa não ajudar em todos), demonstrando que as imagens que se mantêm em atenção desaparecem com o tempo, bem como o sofrimento que causam, o que era outra evidência de fenômenos internos, e não de telepatia. Jim também foi ensinado a identificar o início das vozes e redirecionar sua atenção a estímulos alternativos como forma de reduzir seu impacto e demonstrar que essas vivências tinham mais probabilidade de ser geradas internamente do que de vir de uma entidade externa. O terapeuta comparou essas experiências com os transtornos de ansiedade nos quais as crenças e as imagens catastróficas servem para estimular ainda mais as crenças irracionais e ameaçadoras, apontando que as imagens mentais vívidas de "o que pode acontecer" ou uma "catástrofe" imaginada produziriam uma cascata repentina de intensas emoções. Em seguida, essas vivências podem ser renomeadas como situações desagradáveis, mas muito improváveis, em vez de realidade.

Qualquer pequena redução na força de uma crença delirante também foi usada para questionar as crenças gerais de Jim em relação a controle, ameaça e veracidade.

BAIXA AUTOESTIMA: UM PROBLEMA COMUM

Os pacientes com esquizofrenia muitas vezes têm uma pobre percepção de si mesmos e uma baixa autoestima. Pode-se trabalhar com a hipótese de que esses conceitos globais se manifestem em termos de um autoesquema negativo. Postula-se isso como uma consequência de doença mental grave e de tudo o que a acompanha, como sofrer o estigma de uma doença mental e mesmo hostilidade e exclusão, os efeitos da rejeição social e dos ambientes interpessoais negativos e a sensação projetada de não ter valor e não ser valorizado. Pacientes com depressão e ideação suicida podem apresentar uma autoestima mais reduzida em função de seu humor deprimido. Além disso, um processo de atribuição pode fazê-los achar que, se quiserem se matar, não devem valer nada e merecem morrer.

Os fatores que possivelmente influenciam e mantêm os esquemas negativos sobre si mesmo estão representados na Figura 13.3. Como se pode ver, os fatores que influenciam e mantêm esses esquemas são fortes, múltiplos e inflexíveis. A consequência de se ter uma doença mental grave é a formação desses tipos de autoesquemas negativos, que depois condicionam a forma como a informação é assimilada, de modo que esses esquemas negativos sejam mantidos e fortalecidos em vez de questionados e modificados.

A sensação de amor próprio reduzido inibe o uso eficaz de estratégias de enfrentamento e aumenta o risco de depressão e autoagressão.

Melhorando a autoestima

Os objetivos desse conjunto de técnicas são produzir generalizações de atributos positivos, questionar os autoesquemas negativos, melhorar a autoestima geral e gerar reações emocionais positivas. Esse método pode ser aplicado em dois estágios. O primeiro gera cognições positivas sobre o *self*, e o segundo, uma resposta emocional positiva. Outra possibilidade é os dois estágios serem combinados, de forma que os processos de resposta cognitiva e emocional aconteçam juntos. O procedimento para o processo em dois estágios é descrito da da maneira apresentada a seguir.

Estágio 1: Resposta cognitiva

- Peça ao paciente para apresentar até 10 qualidades positivas sobre si (o número pode variar dependendo da capacidade do paciente; é importante que ele não deixe de conseguir gerar o número pedido).
- Quando o paciente tiver produzido uma lista dessas qualidades, peça que classifique cada uma delas segundo o quanto acredita que seja verdadeira, em uma escala de 0 a 100 (0 = *Nem um pouco* e 100 = *Totalmente*).
- Peça ao paciente para dar exemplos específicos de evidências de cada qualidade; estimule especificamente ações que tenham ocorrido recentemente e possam ser identificadas no tempo, como "semana passada"; use também seu conhecimento do paciente para evocar exemplos. Estimule e liste o maior número possível de exemplos.
- Peça ao paciente para ensaiar a lista de exemplos de cada qualidade, o que pode ser feito por meio de uma descrição verbal e de imagens mentais do evento, e que depois reclassifique sua crença de que tem essa qualidade. (Geralmente, a classificação muda para mais; deve-se enfatizar ao paciente que sua crença pode mudar, dependendo das evidências nas quais ele concentra atenção.)
- O paciente terá uma tarefa de casa, em que ele vai monitorar seu comportamento na semana seguinte e registrar evidências específicas para sustentar a afirmação de que tem essas qualidades. O objetivo é produzir generalização e aprendizagem experimental de uma série de atributos positivos.
- Na sessão seguinte, dê sua opinião sobre os exemplos e estimule outros. Mais uma vez, peça ao paciente que re-

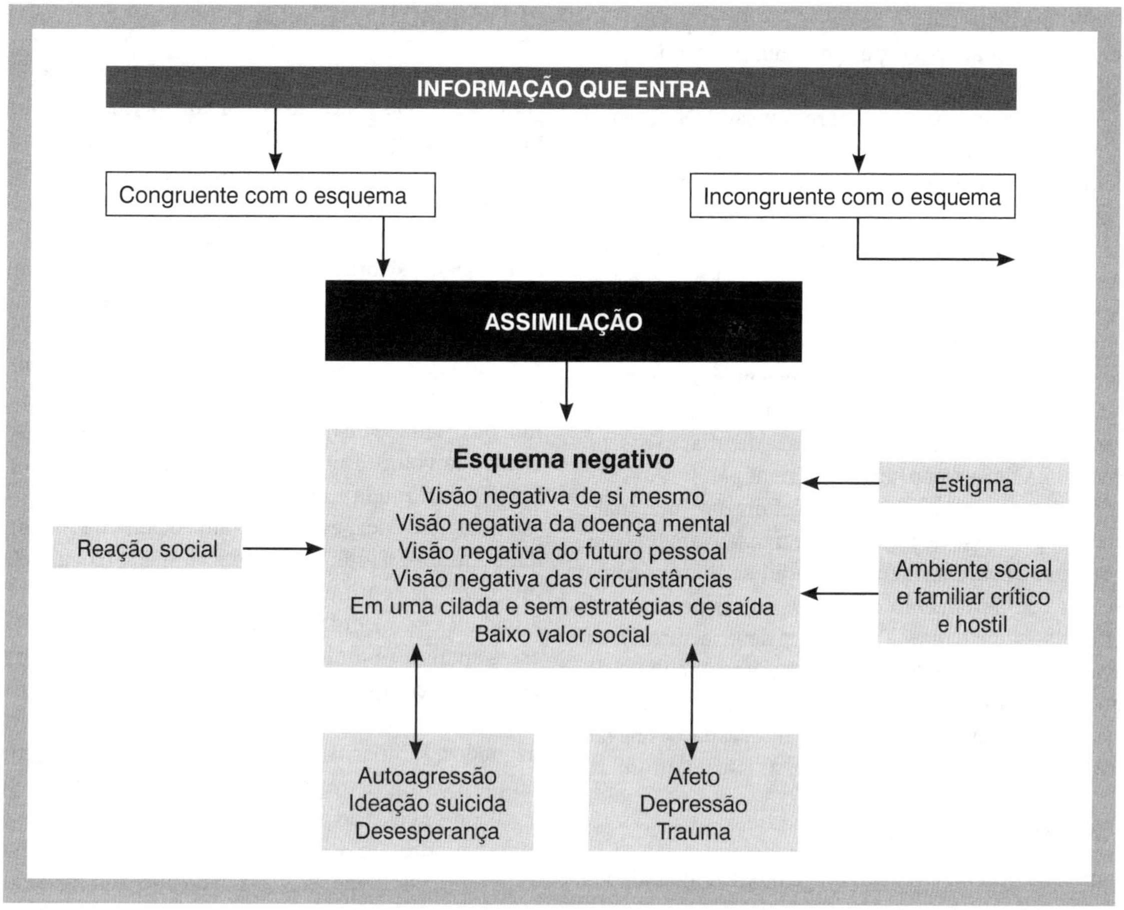

FIGURA 13.3 Manutenção dos esquemas negativos.

classifique sua crença de que realmente tem essas qualidades, e volte a apontar quaisquer mudanças nas crenças.

- Peça ao paciente para refletir sobre os efeitos de evocar e se concentrar em comportamentos e evidências específicos sobre suas crenças e qualidades, e como isso poderia afetar a opinião geral a seu respeito. Reforce todos os atributos positivos e os processos em que o paciente chega a uma visão mais positiva de si.
- Continue a repetir esse procedimento. Enfatize continuamente que as crenças do paciente em relação a si mesmo variam dependendo de qual é o foco de atenção, e que a autoestima pode ser afetada em muito pela crença e que, portanto, é suscetível à mudança.

O caso de "Dave" ilustra a implementação desse procedimento. Dave havia aprendido com bastante êxito a lidar com seus sintomas, que haviam reduzido muito, e melhorou significativamente seu nível de funcionamento. Ele citou uma série de atributos que achava que poderia ter: "prestativo", ao qual ele deu uma classificação de 60 em 100; "amigo", que ele classificou em 50; e "ser um bom pai", que ele classificou em 30. Em seguida, pediu-se a ele que sugerisse evidências concretas e específicas para sustentar todos esses atributos. Para "prestativo", ele mencionou que havia emprestado dinheiro a um amigo alguns meses antes, aberto uma porta para uma pessoa na semana anterior e ajudado seu pai no jardim naquela mesma semana. Ele reclassificou essa crença em 90.

Para "amigo", Dave citou que tinha muitas amizades de 10–20 anos, que seus amigos estavam em contato com ele regularmente e gostavam da sua companhia. Ele conseguia conversar com as pessoas confortavelmente em bares ou ônibus e se relacionava bem com os amigos de seus pais. Ele achava que tinha uma boa relação com seu terapeuta e gostava de falar com ele, e que conseguia conversar com diferentes tipos de pessoas de origens distintas, sem dificuldades ou reservas. Ele reclassificou essa crença em 100.

Para "ser um bom pai", Dave disse que gostava de levar seu filho e sua filha para passear todas as semanas (ele estava divorciado da mãe deles, que tinha a guarda). Ele ficava chateado quando não os via. Gostava de comprar presentes para eles e ficava feliz quando eles decidiam sobre atividades em vez de fazer coisas só por conveniência, e isso, em si, dava prazer a ele. Dave reclassificou essa crença em 60. Contudo, nesse momento, ele introduziu algumas avaliações negativas. Ele achava que não poderia ser um bom pai porque não morava com seus filhos, pois não se entendia bem com a mãe deles. Ele disse que as coisas sempre eram mais fáceis para pais ausentes, que viam seus filhos por pouco tempo e tendiam a mimá-los. Em sua visão, isso não era uma paternidade responsável. Nesse momento, era importante que o terapeuta repassasse o modelo de como se mantêm visões negativas como essa (ver Fig. 13.3), discutisse esses pensamentos como algo congruente com o esquema negativo e indicasse que os esquemas eram "supergeneralizações", um processo pelo qual os aspectos negativos são maximizados e os positivos, minimizados. Além disso, embora esses pensamentos e crenças tivessem um efeito depressivo sobre o humor e sustentassem as crenças negativas de Dave em relação a si mesmo, eles não refletiam com precisão as circunstâncias. Para desafiar as visões que Dave tinha de si como sendo um mau pai, foram realizados vários exercícios: ele deveria definir um "mau pai" em termos explícitos e, depois, comparar objetivamente seu comportamento com essa definição. Pediu-se a ele que comparasse seu comportamento com o de outras pessoas em circunstâncias semelhantes. Por fim, ele deveria apresentar uma avaliação realista e objetiva de seu desempenho e de suas circunstâncias. Enquanto desenvolvia esses exercícios, o terapeuta enfatizou o potencial para autoavaliações negativas, junto com estratégias para enfrentar isso no futuro.

Estágio 2: Resposta afetiva

Dave também deveria explicar por que essas qualidades eram importantes e os benefícios potenciais de possuí-las. O terapeuta usou a descoberta guiada e imagens mentais durante esse processo para garantir que as qualidades escolhidas fossem importantes para Dave, e pediu a ele que desse exemplos práticos de cada uma delas. Foi enfatizada a descrição de comportamentos específicos associados com a qualidade e o contexto em que eles eram realizados. Foi dada atenção às vivências emocionais de Dave quando apresentava essas qualidades, gerando, assim o afeto positivo associado àquela vivência. Dave deveria imaginar a reação emocional positiva que outras pessoas teriam em interação com ele quando ele apresentasse uma qualidade positiva, e imaginar vividamente a vivência da outra pessoa, descrevendo como ela se sentiria e tentando imitar essa vivência. Em seguida, pediu-se a Dave que descrevesse como ele próprio havia se sentido ao evocar a emoção positiva na outra pessoa.

Por exemplo, ao mostrar generosidade ajudando um amigo, Dave deveria imaginar, por meio de imagens mentais guiadas, como esse amigo se sentiu ao ser ajudado por ele. Pediu-se a Dave que intensificasse e mantivesse essa emoção positiva. Então, por meio de um processo semelhante, Dave deveria imaginar e descrever sua sensação ao ver como seu amigo havia se sentido bem quando foi ajudado. Mais uma vez, pediu-se a Dave que intensificasse e mantivesse essa emoção. Deveria ser realizado um processo semelhante para todas as emoções e cenários positivos.

PREVENÇÃO DA RECAÍDA

As recaídas raramente ocorrem sem aviso prévio. Elas geralmente são precedidas por um período de sintomas prodrômicos que podem durar dias ou, mais comumente, semanas e, em alguns casos, meses, mas a média é de quatro semanas (Birchwood, MacMillan, & Smith, 1994). Os sinais e sintomas prodrômicos comuns incluem sintomas não psicóticos (p. ex., depressão leve e disforia, ansiedade, insônia, irritabilidade, flutuações de humor e sensibilidade interpessoal) e sintomas psicóticos de nível reduzido (p. ex., desconfiança, pensamento mágico, ideias de referência, sensações de que "alguma coisa está estranha ou errada" e de que a pessoa não "é adequada" aos outros à sua volta). Durante a fase prodrômica, os pacientes apresentam mudanças de comportamento, como tornar-se mais retraídos, evitar contato social, abandonar atividades de lazer e interesses, parecer mais preocupados e ser incapazes de continuar com trabalho ou outras rotinas ou atividades. À medida que o período prodrômico avança, esses sinais e sintomas se intensificam, e os pacientes podem exibir comportamento estranho ou bizarro, como não conseguir se cuidar, tornar-se social ou sexualmente inadequados, fazer acusações contra outras pessoas, murmurar para si próprios e desconectar a televisão ou o telefone.

Pode-se pedir ao paciente que relembre de sinais ou sintomas prodrômicos que precederam episódios e recaídas anteriores. Isso pode ser baseado no início do episódio ou na internação hospitalar, identificando-se quais mudanças foram observadas inicialmente, quais ocorreram, e como e em qual sequência elas avançaram. Cada sinal ou sintoma pode ser anotado em um cartão e pode-se solicitar ao paciente que organize esses cartões em um padrão temporal de ocorrência. Dessa forma, pode ser identificada a *assinatura da recaída* do paciente, ou seja, o conjunto de sinais e sintomas individuais que caracterizaram o período prodrômico do paciente e seu tempo de desenvolvimento que levou à recaída. Os familiares ou profissionais da saúde mental, se houver, podem ajudar a identificar as mudanças prodrômicas e sua sequência. Os profissionais podem achar útil usar avaliações padronizadas de sintomas prodrômicos, como a Early Signs Scale (Birchwood et al., 1989). Esses instrumentos também podem ajudar o profissional a sinalizar ou investigar possíveis sinais prodrômicos que não tenham sido lembrados espontaneamente pelo paciente. O paciente deve ser capaz de diferenciar um período prodrômico da recaída real das flutuações de humor normais, que não indicam recaída. Isso se faz por meio de um processo de treinamento para diferenciação, em que os pacientes acompanham o humor e as vivências ao longo de algumas semanas, com o objetivo de aprender a distinguir um pródromo real de um alarme falso de uma flutuação normal do afeto.

O estágio seguinte é formular um "plano de jogo" para lidar com um pródromo caso ele ocorra. As estratégias de enfrentamento podem ser formuladas e ensaiadas, pode-se evocar a ajuda de outras pessoas e solicitar a assistência de serviços psiquiátricos, o que pode incluir um aumento ou uma mudança de medicação. Entendendo o tempo de desenvolvimento do período prodrômico do paciente, o terapeuta pode identificar diferentes ações para fases distintas desse período e a "janela de oportunidade" para intervir. Uma parte importante dessa abordagem de tratamento é planejar o futuro, principalmente em relação a eventos estressantes que possam ocorrer e como estar ciente de sintomas que surjam e da recaída. Os pacientes podem ser monitorados enviando ao terapeuta um cartão que indica que estão bem ou que o período prodrômico pode ter começado. Recursos tecnológicos, como *smartphones* e *e-mails*, podem representar métodos novos e inovadores para que os profissionais monitorem os pacientes e mantenham contato, identifiquem sinais precoces da recaída e intervenham no momento ideal. Por exemplo, as tecnologias personalizadas e com base nos *smartphones* vêm sendo empregadas com sucesso para permitir o automonitoramento de sintomas em tempo real e a identificação, por parte da equipe clínica, de sinais precoces de recaída em pessoas com problemas de saúde mental graves (Lewis et al., 2020).

DIFICULDADES E PROBLEMAS CLÍNICOS

Transtorno do pensamento

O transtorno do pensamento, caracterizado por prejuízos à linguagem, dificulta entender o sentido do que o paciente está transmitindo. Contudo, com experiência e paciência, muitas vezes é possível seguir alguma lógica interna na fala do paciente. Isso pode ser alcançado pedindo ao paciente que explique o significado ou expondo o que foi entendido pelo terapeuta, que é então reformulado em uma linguagem mais coerente. Avançando nesses passos organizados, de forma calma, pode-se impedir que o paciente se sinta sobrecarregado com o conteúdo emocional da discussão, o que pode acontecer, especialmente quando o material em discussão é emocionalmente significativo.

Sintomas psicóticos persistentes

Infelizmente, há casos em que os melhores esforços do terapeuta e uma medicação bem aplicada resultam em poucas melhorias nos sintomas do paciente. Há várias opções disponíveis para esses casos. Em primeiro lugar, é necessário se certificar de que haja serviços de apoio adequados, para que a qualidade de vida do paciente seja a melhor possível. Em segundo, deve haver revisões regulares do tratamento, principalmente da medicação e das circunstâncias ambientais, para que se evitem estresses excessivos. Por fim, sempre vale a pena continuar com algumas estratégias cognitivo-comportamentais simples e diretas, porque, em um período longo de tempo, elas podem começar a ter efeito.

Risco de suicídio e de autoagressão

O risco de suicídio em pacientes com esquizofrenia é significativo. Os fatores de risco incluem ser jovem e do sexo masculino e ter uma enfermidade crônica com várias exacerbações, sintomatologia exacerbada e prejuízo funcional, sentimentos de desesperança associados à depressão, medo de maior deterioração mental e dependência excessiva ou perda da esperança no tratamento. Um estudo também identificou dois caminhos para o risco de suicídio, ambos mediados pela desesperança: (1) aumento do isolamento social, ao qual contribuíram maior duração da doença, mais sintomas positivos, mais idade e estar desempregado, e (2) visões mais negativas de si, alta frequência de crítica por parte de familiares e mais sintomas negativos, aos quais contribuíram ser homem, solteiro e desempregado (Tarrier, Barrowclough, Andrews, & Gregg, 2004). Um estudo de coorte e uma revisão sistemática mais recentes confirmaram e ampliaram conclusões anteriores. Ser jovem e do sexo masculino, com um histórico de delitos violentos, foram identificados como preditores de suicídio, embora esta última conclusão tenha ficado restrita àqueles com QI mais baixo (Webb, Långström, Runeson, Lichtenstein, & Fazel, 2011). Uma revisão sistemática de 51 estudos também identificou importantes preditores relacionados à doença, como sintomas depressivos, alucinações e delírios, e doenças físicas e uso indevido de substâncias em comorbidade (Hor & Taylor, 2010).

É importante que os terapeutas estejam cientes de que as tentativas de suicídio são uma possibilidade muito real quando se trata alguém com esquizofrenia. Infelizmente, os pacientes com esse diagnóstico muitas vezes cometem suicídio impulsivamente, usando métodos letais, como pular de lugares altos, imolação ou armas de fogo. A presença de ideação suicida deve ser avaliada. O paciente deve responder se já fez planos específicos ou tomou alguma atitude, ou se barreiras normais à autoagressão e ao suicídio foram desfeitas. É necessário estar ciente dos fatores que podem elevar o risco, incluindo prejuízos na autoestima; maior sensação de desesperança, especialmente relacionada à percepção do paciente sobre a doença e a recuperação; relacionamentos familiares ou sociais de má qualidade; e quaisquer mudanças nas circunstâncias sociais ou perda de relações de apoio (p. ex., mudanças, férias ou licenças dos profissionais da saúde). Além disso, a ocorrência de importantes eventos na vida, perdas ou vivências constrangedoras podem levar à desesperança.

Alguns fatores que podem aumentar o risco de suicídio são bastante exclusivos dos transtornos psicóticos, como alucinações de comando que dizem aos pacientes que se machuquem. Outros exemplos são mais idiossincráticos. Um dos autores (N. Tarrier) teve um paciente que tinha sensações físicas estranhas que ele interpretava como sendo a rainha da Inglaterra entrando em seu corpo. Como súdito leal, ele achava que abandonaria seu corpo e daria a ela possessão única, e tentou se matar cortando os punhos. Isso não era resultado de vontade de morrer, sendo causado mais por um certo sentido de protocolo social em relação à realeza. Felizmente, a tentativa não teve êxito.

Muitos profissionais levantam a hipótese de que os sintomas psicóticos têm um aspecto protetor ao mascarar as duras realidades do fardo da doença mental grave. Uma maior compreensão e a melhoria nos sintomas podem trazer consigo um aumento da exposição a esse fardo, aumentando, assim, a probabilidade de uma possível fuga pelo suicídio. O terapeuta deve estar ciente de todos esses fatores, conhecer bem seus pacientes e monitorar as mudanças em suas circunstâncias ou seu humor que possam ser problemáticas. É importante ter ciência de mudanças previsíveis e planejá-las, estabelecer boa comunicação com outros profissionais da saúde mental e tratar de maneira franca o humor deprimido e a desesperança. Avaliar o risco agudo de suicídio é mais complicado pelo afeto vazio ou incongruente dos pacientes, de forma que os sinais que um profissional procuraria em um paciente deprimido podem não ser apresentados por um paciente com esquizofrenia. Quando o risco é alto, os serviços psiquiátricos de emergência devem ser acionados.

Diagnóstico duplo: comorbidade do uso de álcool e substâncias

Os transtornos comórbidos relacionados ao uso de substâncias são um problema crescente para as pessoas com esquizofrenia. Os pacientes com diagnóstico duplo tendem a ter pior desempenho em uma série de resultados do que os que só têm esquizofrenia. Eles tendem a ter sintomas mais persistentes, recaída ou reinternações mais frequentes e mais precoces, mais probabilidade de se apresentar aos serviços de emergência, níveis mais elevados de agressão e violência, e maior risco de suicídio e autoagressão.

A entrevista motivacional tem sido usada com eficácia para melhorar a motivação com vistas a mudar o comportamento de uso de substâncias em pacientes com esquizofrenia (Barrowclough et al., 2001; Haddock et al., 2003). A entrevista motivacional foi chamada de um "estilo", em vez de uma intervenção específica, e pode ser incorporada a uma abordagem de TCC para aumentar a motivação do paciente com vistas a mudar o comportamento do uso de álcool e substâncias, ao mesmo tempo que trata a psicose. Postula-se que uma importante interação entre o uso dessas substâncias e os sintomas psicóticos requer essa abordagem dupla de tratamento. Muitos pacientes não consideram seu uso de álcool ou outras substâncias como um problema e percebem os benefícios positivos, como a automedicação, a identificação com pessoas semelhantes ou o uso recreativo, como algo que supera as consequências negativas. O objetivo durante as sessões iniciais é evocar do paciente declarações de mudança ou motivação. O terapeuta usa as habilidades da entrevista motivacional, como a escuta reflexiva, a aceitação e o reforço seletivo, para evocar essas declarações. Quando o paciente tiver identificado o uso do álcool ou de outras substâncias como um problema e expressar um desejo de mudança, a terapia poderá avançar para formas práticas de atingir esse objetivo. O maior ECR feito até hoje comparou uma condição combinada de TT, entrevista motivacional e TCC com TT isolado, em pessoas com psicose e uso concomitante de substâncias. Os resultados mostraram que o tratamento melhora a motivação para alterar o uso de substâncias e reduz significativamente a quantidade de substância consumida por dia, com esta última constatação sendo mantida em um seguimento de 24 meses. No entanto, não houve efeitos sobre os resultados clínicos, como taxas de recaída, sintomas e funcionamento (Barrowclough et al., 2010).

CONCLUSÃO

A TCCp efetivamente tem benefícios significativos para pessoas com esquizofrenia e outras psicoses. Ela deve ser realizada como parte de um plano de tratamento amplo. É improvável que "cure" os pacientes, mas pode ajudá-los a enfrentar sua doença e dela se recuperar. A intervenção se baseia em uma avaliação e uma formulação detalhadas, demandando habilidades e uma experiência considerável, conhecimento de TCC e psicose, e não se presta facilmente a um formato de protocolo simples. É importante que se façam mais pesquisas sobre os aspectos teóricos do entendimento da psicose de uma perspectiva psicológica, para embasar e desenvolver ainda mais os procedimentos de TCC. Também são necessárias pesquisas sobre disseminação e como os novos tratamentos psicológicos são aceitos nos serviços de saúde mental e se tornam acessíveis aos pacientes.

REFERÊNCIAS

Allot, K., Alvarez-Jimenez, M., Killackey, E. J., Bendall, S., McGorry, P. D., & Jackson, H. J. (2011). Patient predictors of symptom and functional outcome following cognitive behaviour therapy or befriending in first-episode psychosis. *Schizophrenia Research, 132*, 125–130.

American Psychiatric Association. (2021). *Practice guideline for the treatment of patients with schizophrenia* (3rd ed.). Washington, DC: Author.

Barrowclough, C., Haddock, G., Lobban, F., Jones, S., Siddle, R., Roberts, C., et al. (2006). Group cognitive behaviour therapy for schizophrenia: Randomized controlled trial. *British Journal of Psychiatry, 189*, 527–532.

Barrowclough, C., Haddock, G., Tarrier, N., Lewis, S., Moring, J., O'Brian, R., et al. (2001). Randomized controlled trial of motivational interviewing and cognitive behavioral intervention for schizophrenia patients with associated drug or alcohol misuse. *American Journal of Psychiatry, 158*, 1706–1713.

Barrowclough, C., Haddock, G., Wykes, T., Beardmore, R., Conrod, P., Craig, T., et al. (2010). Integrated motivational interviewing and cognitive behavioural therapy for people with psychosis and comorbid substance misuse: Randomised controlled trial. *British Medical Journal, 341*, Article c6325.

Barrowclough, C., & Tarrier, N. (1992). *Families of schizophrenic patients: A cognitive-behavioural intervention*. London: Chapman & Hall.

Berry, K., Barrowclough, C., & Haddock, G. (2011). The role of expressed emotion in relationships between psychiatric staff and people with a diagnosis of psychosis: A review of the literature. *Schizophrenia Bulletin, 37*, 958–972.

Berry, K., & Bucci, S. (2014). What have we learnt about cognitive appraisals of the self? In M. Hayward, C. Strauss & S. McCarthy-Jones (Eds.), *Psychological approaches to understanding and treating auditory hallucinations: From theory to therapy* (pp. 61–77). London: Routledge.

Berry, K., & Haddock, G. (2008). The implementation of the NICE guidelines for schizophrenia: Barriers to the implementation of psychological interventions and recommendations for the future *Psychology and Psychotherapy: Theory, Research and Practice, 81*, 419–443.

Birchwood, M., Macmillan, F., & Smith, J. (1994). Early intervention. In M. Birchwood & N. Tarrier (Eds.), *Psychological management of schizophrenia* (pp. 77–108). Chichester, UK: Wiley.

Birchwood, M., Michail, M., Meaden, A., Tarrier, N., Lewis, S., Wykes, T., et al. (2014). Cognitive behaviour therapy to prevent harmful compliance with command hallucinations (COMMAND): A randomised controlled trial. *Lancet Psychiatry, 1*(1), 23–33.

Birchwood, M., Smith, J., MacMillan, F., Hogg, B., Prasad, R., Harvey, C., et al. (1989). Predicting relapse in schizophrenia: The development and implementation of an early signs monitoring system using patients and families as observers. *Psychological Medicine, 19*, 649–656.

Bird, V., Premkumar, P., Kendall, T., Whittington, C., Mitchell, J., & Kuipers, E. (2010). Early intervention services, cognitive--behavioural therapy and family intervention in early psychosis: Systematic review. *British Journal of Psychiatry, 197*, 350–356.

Brabban, A., Tai, S., & Turkington, D. (2009). Predictors of outcome in brief cognitive behavior therapy for schizophrenia. *Schizophrenia Bulletin, 35*, 859–864.

Brooker, C., & Brabban, A. (2006). *Measured success: A scoping review of evaluated psychosocial interventions training for work with people with serious mental health problems*. London: National Health Service, National Institute for Mental Health in England.

Browne, J., Nagendra, A., Penn, D., Berry, K., & Kurtz, M. (2019). The relationship between the therapeutic alliance and client variables in individual treatment for schizophrenia spectrum disorders and early psychosis: Narrative review. *Clinical Psychology Review, 71*, 51–62.

Bucci, S., Barrowclough, C., Ainsworth, J., Machin, M., Morris, R., Berry, K., et al. (2018). Actissist: Proof-of-concept trial of a theory-driven digital intervention for psychosis. *Schizophrenia Bulletin, 44*, 1070–1080.

Burns, A. M. N., Erickso, D. H., & Brenner, C. A. (2014). Cognitive-behavioural therapy for medication-resistant psychosis: A meta-analytic review. *Psychiatric Services, 65*, 874–880.

Correll, C. U., Galling, B., Pawar, A., Krivko, A., Bonetto, C., Ruggeri, M., et al. (2018). Comparison of early intervention services vs treatment as usual for early-phase psychosis: A systematic review, meta-analysis, and meta-regression. *JAMA Psychiatry, 75*(6), 555–565.

Cutajar, M. C., Mullen, P. E., Ogloff, J. R. P., Thomas, S. D., Wells, D. L., & Spataro, J. (2010). Schizophrenia and other psychotic disorders in a cohort of sexually abused children. *Archives General Psychiatry, 67*(11), 1114–1119.

Croft, J., Heron, J., Teufel, C., Cannon, M., Wolke, D., Thomson, A., et al. (2019). Association of trauma type, age of exposure, and frequency in childhood and 240 adolescence with psychotic experiences in early adulthood. *JAMA Psychiatry, 76*(1), 79–86.

Dixon, L. B., Dickerson, F., Bellack, A. S., Bennett, M., Dickinson, D., Goldberg, R. W., et al. (2010). The 2009 schizophrenia PORT psychosocial treatment recommendations and summary statements. *Schizophrenia Bulletin, 36*, 48–70.

Doll, R. (1998). Controlled trials: The 1948 watershed. *British Medical Journal, 317*, 1217–1220.

Dunn, G., Fowler, D., Rollinson, R., Freeman, D., Kuipers, E., Smith, B., et al. (2012). Effective elements of cognitive behaviour therapy for psychosis: Results of a novel type of subgroup analysis based on principal stratification. *Psychological Medicine, 42*, 1057–1068.

Emmerson, L. C., Granholm, E., Link, P. C., McQuaid, J. R., & Jeste, D. V. (2009). Insight and treatment outcome with cognitive-behavioral social skills training for older people with schizophrenia. *Journal of Rehabilitation Research and Development, 46*, 1053–1058.

Freeman, D. (2011). Improving cognitive treatments for delusions. *Schizophrenia Research, 132*, 135–139.

Garety, P. A., Fowler, D. G., Freeman, D., Bebbington, P., Dunn, G., & Kuipers, E. (2008). Cognitive-behavioural therapy and family intervention for relapse prevention and symptom reduction in psychosis: Randomised controlled trial. *British Journal of Psychiatry, 192*, 412–423.

Garety, P. A., Fowler, D., Kuipers, E., Freeman, D., Dunn, G., Bebbington, P., et al. (1997). London–East Anglia randomised controlled trial of cognitive-behavioural therapy for psychosis: II. Predictors of outcome. *British Journal of Psychiatry, 171*, 420–426.

Garety, P., Kuipers, E., Fowler, D., Freeman, D., & Bebbington, P. E. (2001). A cognitive model of the positive symptoms of psychosis. *Psychological Medicine, 31*, 189–195.

Gleeson, J., Cotton, S. M., Alvarez-Jimenez, M., Wade, D., Gee, D., Crisp, K., et al. (2009). A randomized controlled trial of relapse prevention therapy for first-episode psychosis patients. *Journal of Clinical Psychiatry, 70*, 477–486.

Gould, R. A., Mueser, K. T., Bolton, E., Mays, V., & Goff, D. (2001). Cognitive therapy for psychosis in schizophrenia: An effect size analysis. *Schizophrenia Research, 48*, 335–342.

Grant, P. M., Huh, G. A., Perivoliotis, D., Stolar, N. M., & Beck, A. T. (2012). Randomized trial to evaluate the efficacy of cognitive therapy for low-functioning patients with schizophrenia. *Archives of General Psychiatry, 69*, 121–127.

Grubaugh, A. L., Zinzow, H. M., Paul, L., Egede, L. E., & Frueh, B. C. (2011). Trauma exposure and posttraumatic stress disorder in adults with severe mental illness: A critical review. *Clinical Psychology Review, 31*(6), 883–899.

Gumley, A., O'Grady, M., McNay, L., Reilly, J., Power, K., & Norrie, J. (2003). Early intervention for relapse in schizophrenia: Results of a 12-month randomized controlled trial of cognitive behavioural therapy. *Psychological Medicine, 33*, 419–431.

Haddock, G., Barrowclough, C., Tarrier, N., Moring, J., O'Brien, R., Schofield, N., et al. (2003). Cognitive-behavior therapy and motivational intervention for schizophrenia and substance use: 18-month outcomes of a randomized controlled trial. *British Journal of Psychiatry, 183*, 418–426.

Haddock, G., McCarron, J., Tarrier, N., & Faragher, B. (1999). Scales to measure dimensions of hallucinations and delusions: The Psychotic Symptom Rating Scales (PSYRATS). *Psychological Medicine, 29*, 879–890.

Hall, P. H., & Tarrier, N. (2003). The cognitive-behavioural treatment of low self-esteem in psychotic patients: A pilot study. *Behaviour Research and Therapy, 41*, 317–332.

Hor, K., & Taylor, M. (2010). Review: Suicide and schizophrenia: A systematic review of rates and risk factors. *Journal of Psychopharmacology, 24*, 81–90.

Hutton, P., & Taylor, P. J. (2014). Cognitive behavioural therapy for psychosis prevention: A systematic review and meta-analysis. *Psychological Medicine, 44*(3), 449–468.

Ince, P., Haddock, G., & Tai, S. (2016). A systematic review of the implementation of recommended psychological interventions for schizophrenia: Rates, barriers, and improvement strategies. *Psychology and Psychotherapy: Theory, Research and Practice, 89*, 324–350.

Jacobsen, P. C., Hodkinson, K., Peters, E. R., & Chadwick, P. (2018). A systematic scoping review of psychological therapies for psychosis within acute psychiatric inpatient settings. *British Journal of Psychiatry, 213*(2), 490–497.

Jauhar, S., McKenna, P. J., Radua, J., Fung, E., Salvador, R., & Laws, K. R. (2014). Cognitive-behavioural therapy for the symptoms of schizophrenia: Systematic review and meta-analysis with examination of potential bias. *British Journal of Psychiatry, 204*, 20–29.

Jones, C., Hacker, D., Cormac, I., Meaden, A., & Irving, C. B. (2012). Cognitive behavioural therapy versus other psychosocial treatments for schizophrenia (review). *Cochrane Database Systematic Reviews, 18*, CD008712.

Keen, N., Hunter, E. C. M., & Peters, E. (2017). Integrated trauma-focused cognitive-behavioural therapy for posttraumatic stress and psychotic symptoms: A case-series study using imaginal reprocessing strategies. *Front Psychiatry, 8*, 1–17.

Kleiger, J. H., & Khadivi, A. (2015). *Assessing psychosis: A clinician's guide*. New York: Routledge.

Kuipers, E., Garety, P., Fowler, D., Freeman, D., Dunn, G., & Bebbington, P. (2006). Cognitive, emotional, and social processes in psychosis: Refining cognitive behavioral therapy for persistent positive symptoms. *Schizophrenia Bulletin, 32*(Suppl. 1), 24–31.

Kuipers, E., Onwumere, J., & Bebbington, P. (2010). Cognitive model of caregiving in psychosis. *British Journal of Psychiatry, 196*, 259–265.

Lally, J., Gaughran, F., Timms, P., & Curran, S. R. (2016). Treatment-resistant schizophrenia: Current insights on the pharmacogenomics of antipsychotics. *Pharmgenomics Personalised Medicine, 9*, 117–129.

Laws, K. R., Darlington, N., Kondel, T. K., McKenna, P. J., & Jauhar, S. (2018). Cognitive behavioural therapy for schizophrenia — outcomes for functioning, distress and quality of life: A meta-analysis. *BMC Psychology, 6*(1), Article 32.

Lecomte, T., Leclerc, C., & Wykes, T. (2012). Group CBT for early psychosis — Are there still benefits one year later? *International Journal of Group Psychotherapy, 62*, 309–321.

Lewis, S., Ainsworth, J., Sanders, C., Stockton-Powdrell, C., Machin, M., Whelan, P., et al. (2020). Smartphone-enhanced symptom management in psychosis: Open, randomized controlled trial. *Journal of Medical Internet Research, 22*(8), e17019.

Lewis, S. W., Tarrier, N., Haddock, G., Bentall, R., Kinderman, P., Kingdon, D., et al. (2002). Randomised controlled trial of cognitive-behaviour therapy in early schizophrenia: Acute phase outcomes. *British Journal of Psychiatry, 181*(Suppl. 43), 91–97.

Lincoln, M., & Peters, E. (2019). A systematic review and discussion of symptom specific cognitive behavioural approaches to delusions and hallucinations. *Schizophrenia Research, 203*, 66–79.

Lynch, D., Laws, K. R., & McKenna, P. J. (2010). Cognitive behavioural therapy for major psychiatric disorder: Does it really work? A meta-analytical review of well-controlled trials. *Psychological Medicine, 40*, 9–24.

Morrison, A. P., & Barratt, S. (2010). What are the components of CBT for psychosis?: A Delphi study. *Schizophrenia Bulletin, 36*, 136–142.

Morrison, A. P., French, P., Stewart, S. L. K., Birchwood, M., Fowler, D., Gumley, A. I., et al. (2012). Early detection and intervention evaluation for people at risk of psychosis: Multisite randomised controlled trial. *British Medical Journal, 344*, Article e2233.

Morrison, A. P., French, P., Walford, L., Lewis, S., Kilcommons, A., Green, J., et al. (2004). A randomised controlled trial of cognitive therapy for the prevention of psychosis in people at ultra-high risk. *British Journal of Psychiatry, 185*, 291–297.

Morrison, A. P., Hutton, P., Wardle, M., Spencer, H., Barratt, S., Brabban, A., et al. (2012). Cognitive therapy for people with a schizophrenia spectrum diagnosis not taking antipsychotic medication: An exploratory trial. *Psychological Medicine, 42*, 1049–1056.

Morrison, A. P., Turkington, D., Wardle, M., Spencer, H., Barratt, S., Dudley, R., et al. (2012). A preliminary exploration of predictors of outcome and cognitive mechanisms of change in cognitive behaviour therapy for psychosis in people not taking antipsychotic medication. *Behaviour Research and Therapy, 50*, 163–167.

Mueser, K., & Glynn, S. M. (1995). *Behavioral family therapy for psychiatric disorders*. Needham Heights, MA: Allyn & Bacon.

Mueser, K. T., Glynn, S. M., Cather, C., Xie, H., Zarate, R., Fox Smith, L., et al. (2013). A randomized controlled trial of family intervention of co-occurring substance use and severe psychiatric disorders. *Schizophrenia Bulletin, 39*(3), 658–672.

National Institute for Health and Care Excellence. (2014). *Psychosis and schizophrenia in adults: prevention and management*. London: Author.

Nuechterlein, K. H. (1987). Vulnerability models for schizophrenia: State of the art. In H. Hafner, W. F. Gattaz, & W. Janzarik (Eds.), *Search for the cause of schizophrenia* (pp. 297–316). Heidelberg, Germany: Springer-Verlag.

Onwumere, J., Bebbington, P., & Kuipers, E. (2011). Family interventions in early psychosis: Specificity and effectiveness. *Epidemiology and Psychiatric Sciences, 20*(13), 113–119.

Onwumere, J., & Kuipers, E. (2011). Cognitive-behavioral family intervention in psychosis. In M. Rimondini (Ed.), *Communication in cognitive behavioral therapy* (pp. 185–201). New York: Springer.

Pharoah, F., Mari, J. J., Rathbone J., & Wong, W. (2010). Family intervention for schizophrenia. *Cochrane Database of Systematic Reviews, 12*, CD000088.

Pantelis, C., & Barns, T. R. E. (1996). Drug strategies in treatment resistant schizophrenia. *Australian and New Zealand Journal of Psychiatry, 30*, 20–37.

Paterson, C., Karatzias, T., Dickson, A., Harper, S., Dougall, N., & Hutton, P. (2018). Psychological therapy for inpatients received acute mental health care: A systematic review and meta-analysis of controlled trials. *British Journal of Clinical Psychology, 57*(4), 453–472.

Perivoliotis, D., Grant, P. M., Peters, E. M., Ison, R., Kuipers, E., & Beck, A. T. (2010). Cognitive insight predicts favorable outcome in cognitive behavioral therapy for psychosis. *Psychosis, 2*, 23–33.

Pilling, S., Bebbington, P., Kuipers, E., Garety, P., Geddes, J., Orbach, G., et al. (2002). Psychological treatments in schizophrenia: I. Meta-analysis of family interventions and cognitive behaviour therapy. *Psychological Medicine, 32*, 763–782.

Pocock, S. J. (1996). *Clinical trials: A practical approach*. Chichester, UK: Wiley.

Premkumar, P., Peters, E. R., Fannon, D., Anilkumar, A. P., Kuipers, E., & Kumari, V. (2011). Coping styles predict responsiveness to cognitive behaviour therapy in psychosis. *Psychiatry Research, 187*, 354–362.

Rector, N. A., & Beck, A. T. (2001). Cognitive behavioral therapy for schizophrenia: An empirical review. *Journal of Nervous and Mental Disease, 189*, 278–287.

Richardson, A., Baker, M., Burns, T., Lilford, R. J., & Muijen, M. (2000). Reflections on methodological issues in mental health research. *Journal of Mental Health, 9*, 463–470.

Richardson, T., Dasyam, B., Courtney, H., White, L., Tedbury, J., Butt, J., et al. (2019). Predictors of disengagement from cognitive behavioural therapy for psychosis in a National Health Service setting: A retrospective evaluation. *British Journal of Clinical Psychology, 58*, 440–451.

Salkovskis, P. M. (2002). Empirically grounded clinical interventions: Cognitive behaviour therapy progresses through a multidimensional approach to clinical science. *Behavioural and Cognitive Psychotherapy, 30*, 3–10.

Sarin, F., Wallin, L., & Widerlöv, B. (2011). Cognitive behavior therapy for schizophrenia: A meta-analytical review of randomized controlled trials. *Nordic Journal of Psychiatry, 65*, 162–174.

Shattock, L., Berry, K., Degnan, A., & Edge, D. (2018). Therapeutic alliance in psychological therapy for people with schizophrenia and related psychoses: A systematic review. *Clinical Psychology and Psychotherapy, 25*, 60–85.

Shevlin, M., Dorahy, M. J., & Adamson, G. (2007). Trauma and psychosis: An analysis of the National Comorbidity Survey. *American Journal of Psychiatry, 164*(1), 166–169.

Slade, M., & Priebe, S. (2001). Are randomised controlled trials the only gold that glitters? *British Journal of Psychiatry, 179*, 286–287.

Soneson, E., Russo, D., Stochl, J., Heslin, M., Galante, J., Knight, C., et al. (2020). Psychological interventions for people with psychotic experiences: A systematic review and meta-analysis of controlled and uncontrolled effectiveness and economic studies. *Australian and New Zealand Journal of Psychiatry, 54*(7), 673–695.

Steel, C., Hardy, A., Smith, B., Wykes, T., Rose, S., Enright, S., et al. (2017). Cognitive-behaviour therapy for posttraumatic stress in schizophrenia. A randomized controlled trial. *Psychological Medicine, 47*(1), 43–51.

Steel, C., Tarrier, N., Stahl, D., & Wykes, T. (2012). Cognitive behaviour therapy for psychosis: The impact of therapist training and supervision. *Psychotherapy and Psychosomatics, 81*(3), 194–195.

Stowkowy, J., Addington, D., Liu, L., Hollowell, B., & Addington, J. (2012). Predictors of disengagement from treatment in an early psychosis program. *Schizophrenia Research, 136*, 7–12.

Tarrier, N. (1996). A psychological approach to the management of schizophrenia. In M. Moscarelli & N. Sartorius (Eds.), *The economics of schizophrenia* (pp. 271–286). Chichester, UK: Wiley.

Tarrier, N. (2002). The use of coping strategies and self-regulation in the treatment of psychosis. In A. Morrison (Ed.), *A casebook of cognitive therapy for psychosis* (pp. 79–107). Cambridge, UK: Cambridge University Press.

Tarrier, N. (2006). A cognitive-behavioural case formulation approach to the treatment of schizophrenia. In N. Tarrier (Ed.), *Case formulation in cognitive behaviour therapy: The treatment of challenging and complex clinical cases* (pp. 167–187). London: Routledge.

Tarrier, N., Barrowclough, C., Andrews, B., & Gregg, L. (2004). Suicide risk in recent onset schizophrenia: The influence of clinical, social, self-esteem and demographic factors. *Social Psychiatry and Psychiatric Epidemiology, 39*, 927–937.

Tarrier, N., Barrowclough, C., Haddock, G., & McGovern, J. (1999). The dissemination of innovative cognitive-behavioural treatments for schizophrenia. *Journal of Mental Health, 8*, 569–582.

Tarrier, N., & Calam, R. (2002). New developments in cognitive-behavioural case formulation: Epidemiological, systemic and social context: An integrative approach. *Cognitive and Behavioural Psychotherapy, 30*, 311–328.

Tarrier, N., Lewis, S., Haddock, G., Bentall, R., Drake, R., Kinderman, P., et al. (2004). Cognitive-behavioural therapy in first-episode and early schizophrenia 18-month follow-up of a randomised controlled trial. *British Journal of Psychiatry, 184*, 231–239.

Tarrier, N., & Wykes, T. (2004). Is there evidence that cognitive behaviour therapy is an effective treatment for schizophrenia: A cautious or cautionary tale? (Invited essay). *Behaviour Research and Therapy, 42*, 1377–1401.

Tarrier, N., Yusupoff, L., Kinney, C., McCarthy, E., Gledhill, A., Haddock, G., et al. (1998). A randomised controlled trial of intensive cognitive behaviour therapy for chronic schizophrenia. *British Medical Journal, 317*, 303–307.

Tarrier, N., Yusupoff, L., McCarthy, E., Kinney, C., & Wittkowski, A. (1998). Some reason why patients suffering from chronic schizophrenia fail to continue in psychological treatment. *Behavioural and Cognitive Psychotherapy, 26*, 177–181.

Thomas, N. (2015). What's really wrong with cognitive behavioural therapy for psychosis? *Frontiers in Psychology, 6*, 323.

Turner, D. T., van der Gaag, M., Karyotaki, E., & Cuijpers, P. (2014). Psychological interventions for psychosis: A meta-analysis of comparative outcome studies. *American. Journal Psychiatry, 171*, 523–538.

van der Gaag, M., Valmaggia, L. R., & Smit, F. (2014). The effects of individually tailored formulation-based cognitive behavioural therapy in auditory hallucinations and delusions: A meta-analysis. *Schizophrenia Research, 156*, 30–37.

Varese, F., Smeets, F., Drukker, M., Lieverse, R., Lataster, T., Viechtbauer, W., et al. (2012). Childhood adversities increase the risk of psychosis: A meta-analysis of patientcontrol, prospective- and cross-sectional cohort studies. *Schizophrenia Bulletin, 8*(4), 661–671.

Webb, R. T., Långström, N., Runeson, B., Lichtenstein, P., & Fazel, S. (2011). Violent offending and IQ level as predictors of suicide in schizophrenia: National cohort study. *Schizophrenia Research, 130*, 143–147.

Wykes, T., Everitt, B., Steele, C., & Tarrier, N. (2008). Cognitive behaviour therapy for schizophrenia: Effect sizes, clinical models and methodological rigor. *Schizophrenia Bulletin, 34*, 523–537.

Zimmermann, G., Favrod, J., Trieu, V. H., & Pomini, V. (2005). The effect of cognitive behavioural treatment on the positive symptoms of schizophrenia spectrum disorders: A meta-analysis. *Schizophrenia Research, 77*, 1–9.

CAPÍTULO 14

Transtornos por uso de álcool

Barbara S. McCrady
Elizabeth E. Epstein

Os profissionais que trabalham com pessoas que têm problemas com uso de álcool, assim como aqueles em formação, consideraram este capítulo um recurso extremamente útil para orientar suas abordagens de tratamento. Em sua revisão minuciosamente atualizada e editada, as autoras começam descrevendo como as recentes tendências manifestadas na sociedade e as iniciativas legislativas aumentaram a necessidade de profissionais altamente treinados para tratar a adição. Depois de uma breve revisão das evidências experimentais disponíveis sobre as abordagens de tratamento, que vão desde os Alcoólicos Anônimos até as intervenções breves e o tratamento hospitalar intensivo, as autoras descrevem o leque de fatores que todos os profissionais devem considerar na escolha e na execução de intervenções adequadas para indivíduos com problemas com a bebida. Usando uma série de estudos de caso esclarecedores, Barbara S. McCrady e Elizabeth E. Epstein ilustram estratégias terapêuticas importantes, incluindo métodos para motivar esses pacientes a começar o tratamento. De uma maneira que enfatiza o lado humano do casal e faz com que os parceiros adquiram um novo ânimo, o longo estudo de caso deste capítulo ilustra as consequências trágicas tão frequentes do consumo excessivo de bebidas alcoólicas. No contexto dessa descrição de caso, as autoras descrevem muito detalhadamente o que os profissionais não encontrarão em livros que simplesmente descrevem procedimentos terapêuticos, ou seja, os avanços e as dificuldades de duas excelentes e experientes terapeutas para superar os obstáculos que inevitavelmente surgem durante o tratamento.

— D. H. B.

Os transtornos por uso de álcool (TUAs) são um grupo heterogêneo de problemas que variam, em sua gravidade, desde o estudante universitário bebedor pesado que ocasionalmente falta à aula até a pessoa com alcoolismo grave e crônico, que vivencia as sérias consequências e até o risco de vida que a bebida implica em termos sociais e de saúde. Embora a prevalência dos transtornos por uso de álcool seja maior em homens do que em mulheres, e em adultos mais jovens do que nos mais velhos, esses problemas afetam indivíduos de qualquer grupo sociodemográfico, racial/étnico ou ocupacional, e a prevalência é convergente em ambos os gêneros (Grant et al., 2017). Nos ambientes de saúde mental e ambientes clínicos, pelo menos 25% dos pacientes têm probabilidade de ter um TUA como parte dos problemas com que se apresentam (p. ex., Zimmerman, Lubman, & Cox, 2012), de forma que os profissionais da saúde e de saúde mental precisam saber identificar, avaliar e planejar um tratamento eficaz para esses pacientes.

A necessidade de profissionais competentes no tratamento de TUAs e transtorno por uso de substâncias (TUSs) aumentará nos Estados Unidos por causa de duas leis federais aprovadas nos últimos anos. A Lei de Proteção ao Paciente e Cuidados Acessíveis (Patient Protection and Affordable Care Act), aprovada em 2010 nos Estados Unidos, exige que a triagem para álcool e drogas e a intervenção breve em contextos de cuidados primários tenham cobertura, e a Lei de Paridade de Saúde Mental e dependência Wellstone-Domenici (Wellstone–Domenici Mental Health Parity and Addiction Equity Act), de 2008, estabelece cobertura de saúde comparável para o tratamento de saúde física, saúde mental e problemas de adições. Como resultado dessas leis, mais indivíduos com TUAs e outros TUSs serão identificados e encaminhados para tratamento.

O tratamento contemporâneo do TUA e dos TUSs vem se transformando em virtude dos avanços do entendimento dos fundamentos biológicos e neurocientíficos da adição, assim como a disseminação cada vez maior de tratamentos de aprimoramento motivacional, cognitivo-comportamentais e farmacológicos baseados em evidências. Uma nova perspectiva para melhorar a motivação para a mudança do comportamento do uso de substâncias tem prosperado, junto com a consideração de uma maior variedade de objetivos de tratamento aceitáveis. Além disso, o entendimento com mais nuanças do relacionamento recíproco entre o TUA e outros TUSs e de transtornos mentais concomitantes, como a depressão, a ansiedade, o transtorno bipolar, a psicose e o transtorno de déficit de atenção, exige uma maior sofisticação nas abordagens de tratamento e treinamento clínico. Essas novas opções de tratamento estão gradualmente reivindicando seus lugares de direito junto a perspectivas de recuperação tradicionais que têm dominado o tratamento de adições há décadas (Roman, 2013). Em suma, estamos em uma época entusiasmante do tratamento do TUA e de outros TUSs.

Neste capítulo, descrevemos o contexto diagnóstico, biológico e social dos problemas com álcool, oferecemos um modelo integrado para conceitualização e tratamento dos problemas de uso de álcool e apresentamos uma série de exemplos de estudo de caso e um estudo de caso mais longo a fim de ilustrar nosso modelo clínico. São fornecidos instrumentos úteis e eficazes para os profissionais trabalharem com pessoas que têm problemas com o uso do álcool. Os indivíduos que têm problemas com a bebida *são* tratáveis. Tratá-los é desafiador e gratificante, e, quando eles conseguem mudar, o profissional tem a rara oportunidade de fazer parte do processo de ajudar pessoas a fazer mudanças importantes e satisfatórias em suas vidas.

DIAGNÓSTICO E DEFINIÇÕES DOS PROBLEMAS COM ÁLCOOL

Diagnóstico

A 5ª edição do *Manual diagnóstico e estatístico de transtornos mentais* (DSM-5; American Psychiatric Association, 2013) trata os TUAs como um transtorno único, que varia ao longo de um espectro de gravidade. As edições anteriores do DSM diferenciavam abuso e dependência do álcool, mas essa distinção já não se aplica. Para ser diagnosticado com um TUA, o indivíduo tem de cumprir pelo menos dois dos 11 critérios, e o transtorno é classificado como leve (2 a 3 sintomas), moderado (4 a 5 sintomas) ou grave (6 a 11 sintomas). Os 11 critérios diagnósticos combinam os critérios do DSM-5 para abuso de álcool e dependência de álcool, eliminando "consequências legais repetidas relacionadas ao álcool" e acrescentando "fissura". Assim, os critérios de diagnóstico do DSM-5 focam os prejuízos ao funcionamento nos papéis ocupacionais e sociais; as consequências físicas do transtorno, como a abstinência e a tolerância; e os padrões alterados do consumo de álcool. Um TUA pode ser classificada como estando em *remissão parcial* ou em *remissão completa*; a remissão pode ser *precoce* (pelo menos três meses) ou *sustentada* (um ano ou mais).

A conceitualização da neurociência contemporânea do TUA

O Instituto Nacional do Abuso do Álcool e Alcoolismo (The National Institute on Alcohol Abuse and Alcoholism — NIAAA) dos Estados Unidos define o TUA como uma condição médica, uma "doença cerebral recidivante crônica caracterizada pelo prejuízo da capacidade de parar ou controlar o consumo de álcool, apesar de suas consequências sociais, ocupacionais ou médicas. O TUA pode variar de leve a grave, e a recuperação é possível, seja qual for a gravidade" (NIAAA, 2017, pp. 16–17). A doença cerebral se apresenta em um ciclo de três etapas (Volkow & Koob, 2019):

1. "Compulsão/intoxicação" é o consumo de álcool com perda do controle, envolvendo estruturas nos gânglios da base, considerados o "centro da gratificação" do cérebro. Os gatilhos do álcool acionados repetidamente ativam o centro de gratificação, levando à crescente saliência de sinais do álcool e à formação do hábito pela associação repetitiva de sinais do álcool com os efeitos reforçadores da bebida, por meio de modificações no corpo estriado.
2. "Abstinência/afeto negativo" ocorre quando períodos repetidos entre episódios de consumo de álcool criam tanto um déficit de gratificação quanto uma maior reação de estresse na amígdala.
3. "Preocupação/previsão" surge de irregularidades do córtex pré-frontal, resultando em déficits de controle cognitivo do comportamento de busca de álcool (Koob, 2013).

O TUA, na neurociência cognitiva contemporânea, é considerado uma doença cerebral com déficits em dois sistemas neurocognitivos: (1) o controle cognitivo, que leva a uma incapacidade de controlar o comportamento em relação ao álcool; e (2) a sensibilização dos circuitos de gratificação, que leva ao aumento da saliência de sinais de álcool (Field & Cox, 2008; Goldstein & Volkow, 2011; Koob, 2013; Noël, Bechara, Brevers, Verbanck, & Campanella, 2010). Dados de exames de imagem sugerem uma ruptura nos circuitos neurais de controle cognitivo, o que levou à hipótese de que isso seja um agente fundamental na dependência de substâncias (Chambers, Garavan, & Bellgrove, 2009; Volkow, Wang, Tomasi, & Baler, 2013). Além disso, os consumidores de álcool em excesso seletivamente respondem a sinais relacionados a substâncias (Cox & Klinger, 2011), e o grau de viés de atenção está relacionado com a maior saliência e incentivo aos sinais do álcool, à quantidade de uso (Cox, Fadardi, & Pothos, 2006) e à fissura subjetiva.

Uma perspectiva dos problemas com álcool

Em contraste com o diagnóstico formal de TUA, os pesquisadores e terapeutas comportamentais sugeriram que os problemas com álcool representam uma parte de um *continuum* de uso de álcool que vai desde a abstinência, passando por uso não problemático, até diferentes tipos e graus de uso problemático. O DSM-5 está mais alinhado a essa perspectiva, mas ainda considera um ponto de corte indicativo do transtorno. Da perspectiva do *continuum* de problemas com álcool, os problemas podem ser apresentados de várias formas — algumas coerentes com um diagnóstico formal, e outras mais leves ou mais intermitentes. Ao usar uma perspectiva de problemas com álcool, o profissional pode se concentrar mais claramente no padrão de beber, nas consequências negativas que o indivíduo acumulou, nos seus excessos e déficits comportamentais em várias áreas de funcionamento e nos pontos fortes específicos do paciente. Uma diminuição da ênfase do diagnóstico força o profissional a considerar os pacientes a partir de uma perspectiva mais individual. Portanto, embora o diagnóstico formal seja útil para identificar e definir a gravidade dos problemas de um paciente e seja necessário para a manutenção de registros formais, a abordagem à avaliação clínica enfatizada neste capítulo dá menos atenção aos aspectos diagnósticos e mais à identificação do problema.

Este capítulo considera os problemas relacionados ao uso de álcool como um conjunto diversificado, tendo o consumo dessa substância como uma característica definidora comum. Esses problemas variam em termos de gravidade, desde o TUA grave até problemas leves e circunscritos. Para algumas pessoas, o mero consumo de álcool é um problema importante, ao passo que, para outras, as consequências do uso de álcool — como romper uma relação, problemas profissionais ou problemas de saúde — são a principal razão para buscar tratamento. Ao considerar os problemas do álcool como diversificados, este capítulo também pressupõe a existência de múltiplas etiologias para esses problemas, com determinantes genéticos, psicológicos e ambientais contribuindo em graus distintos para pacientes diferentes.

Problemas complicadores

Os problemas com a bebida são complicados por uma série de outros problemas, concomitantes. Um dos importantes é a comorbidade dos TUAs com outros diagnósticos psiquiátricos. Uma alta porcentagem das pessoas diagnosticadas com TUA também tem outros problemas psicológicos do Eixo I do DSM-IV (84,2% das mulheres e 75,5% dos homens), que podem ser anteriores, concorrentes ou consequentes à bebida (Khan et al., 2013). Os transtornos mais comuns são outros TUSs, transtornos do humor e transtornos de ansiedade. Transtornos da personalidade também são comuns.

Os problemas com álcool também são complicados por problemas de cognição, saúde física, relações interpessoais, problemas legais ou problemas no ambiente de trabalho e ambiente como um todo. Muitas pessoas com TUA têm déficits cognitivos sutis, particularmente nas áreas de raciocínio abstrato, memória, flexibilidade cognitiva, solução de problemas e dificuldades de diferenciação emocional (ver Fama, 2019). Como o funcionamento verbal geralmente não é prejudicado, esses problemas cognitivos não são visíveis imediatamente. O consumo excessivo de álcool também causa uma série de problemas médicos e pode afetar qualquer sistema orgânico, podendo causar problemas como cardiomiopatia, doenças hepáticas, gastrite, úlceras, pancreatite e neuropatias periféricas. Mesmo quando não há problemas de saúde evidentes, os efeitos do consumo excessivo de álcool podem ser insidiosos e debilitantes. Muitas pessoas comem mal quando bebem em excesso, o que resulta em *déficits* nutricionais, pouca energia e desconforto físico vago e difuso. As taxas de mortalidade entre pessoas de todas as idades são elevadas com o TUA, e são mais altas entre mulheres do que entre homens (Centers for Disease Control and Prevention, 2004).

As relações interpessoais também podem ser prejudicadas. As taxas de separação e divórcio são cerca de 50% superiores às da população geral (Cranford, 2014); a violência conjugal é mais alta tanto em homens quanto em mulheres com TUAs (Smith, Homish, Leonard, & Cornelius, 2012); e os problemas emocionais e comportamentais são mais comuns entre seus cônjuges/parceiros e seus filhos (McCrady & Flanagan, no prelo). O uso de serviços de saúde é elevado entre cônjuges e filhos de indivíduos que bebem ativamente e têm TUAs (Ray, Mertens, & Weisner, 2009).

As pessoas que se apresentam para tratamento de um problema com a bebida podem estar envolvidas com a justiça em função de acusações por dirigir alcoolizadas e outras infrações relacionadas ao álcool (p. ex., agressão), envolvimento com o sistema de proteção a menores ou acusações relacionadas ao uso de drogas. Os pacientes variam no grau em que reconhecem que a bebida está causando problemas e no grau de motivação para mudar seu padrão de consumo de álcool.

Como conclusão, o paciente que se apresenta para tratamento pode estar bebendo de forma que gere preocupação, ser formalmente diagnosticado com TUA e também ter outros transtornos psicológicos ou da personalidade concorrentes. A pessoa também pode ter outros problemas importantes, como prejuízos cognitivos, problemas de saúde física, problemas interpessoais ou profissionais e/ou problemas legais. O reconhecimento dos problemas e a motivação para mudar podem estar baixos. Como pode o profissional desenvolver uma abordagem racional para conceituar e tratar esse quadro clínico tão complicado?

MODELO DE PLANEJAMENTO DO TRATAMENTO

Nossa abordagem ao planejamento do tratamento é multidimensional e reconhece que há mais de um tratamento eficaz para problemas com álcool. Diferentemente de certos transtornos para os quais determinada abordagem de tratamento apresenta uma superioridade demonstrável sobre as demais, em se tratando do álcool há uma variedade de abordagens de tratamento com apoio justificado e experimental (ver Blonigen, Finney, Wilbourne, & Moos, 2015; Sancho et al., 2018). Esses tratamentos são baseados em diferentes conceituações etiológicas, do curso da doença, de objetivos e duração do tratamento para problemas com o álcool. Entre os que têm melhor sustentação, estão as intervenções breves e baseadas na motivação, o tratamento cognitivo-comportamental, o tratamento de facilitação em 12 passos, a terapia comportamental de casal, o tratamento por exposição a gatilhos, a prevenção à recaída baseada em *mindfulness* e a abordagem de reforço comunitário. Além disso, vários medicamentos vêm sendo aprovados pela Food and Drug Administration (FDA) dos Estados Unidos para o tratamento do TUA. Vários fatores parecem comuns aos tratamentos eficazes e são resumidos na Tabela 14.1. Uma responsabilidade central do terapeuta é ajudar o paciente a encontrar a abordagem e o contexto de tratamento que lhe sejam mais eficazes, em vez de aderir necessariamente a um determinado modelo ou contexto. Uma segunda e igualmente importante responsabilidade do terapeuta é potencializar a motivação do paciente para continuar tentando, mesmo que o contexto inicial de tratamento não seja eficaz. Esse modelo de tratamento considera oito fatores principais:

1. gravidade do problema;
2. problemas concomitantes na vida;
3. expectativas do paciente;
4. motivação e relação terapêutica;
5. variáveis que mantêm o atual padrão de bebida;
6. sistemas de apoio social;
7. manutenção da mudança;
8. diversidade entre indivíduos com TUA.

Gravidade do problema

A gravidade do problema é relativamente ateórica e é mais relevante na tomada de decisões sobre os tipos de tratamento a oferecer, sua intensidade e seu contexto inicial.

TABELA 14.1 Princípios para o tratamento de TUSs

1. *Estrutura e organização do contexto de tratamento*
   - Deve ser claro e bem-organizado.
   - Envolver ativamente os pacientes no programa.
   - Oferecer um ambiente que dê apoio e seja emocionalmente expressivo.
   - Enfatizar o autodirecionamento, o trabalho e o desenvolvimento de habilidades sociais.
   - Esperar que os pacientes assumam responsabilidade por seu tratamento e o sigam até o fim.

2. *Tipo de provedor do tratamento e o que ele faz*
   - Tratamento realizado por especialistas em adições ou profissionais de saúde mental.
   - No desenvolvimento de uma aliança terapêutica eficaz, é crucial:
     - demonstrar empatia;
     - respeitar a vivência que os pacientes têm na terapia;
     - evitar confrontação;
   - Ofereça orientações em termos de objetivos aos pacientes.
   - Ofereça um nível moderado de estrutura para a terapia.
   - Lide com a ambivalência em relação a mudar ou estar em tratamento:
     - dose o nível de confrontação ao nível de reatância do paciente;
     - evite discutir com pacientes irritados;
     - evite pressionar muito os pacientes para que aceitem seu diagnóstico ou a necessidade de mudar.

3. *Nível de cuidado, continuidade de cuidado e elementos do tratamento*
   - Preste atenção à adesão dos pacientes ao tratamento.
   - Determine a intensidade e a duração do tratamento, em parte considerando a gravidade do transtorno por uso de substâncias.
     - Para bebedores pesados com baixa dependência de álcool, os tratamentos menos intensos e mais breves são adequados, e a terapia intensiva com internação tem resultados inferiores.
     - Os pacientes com dependência grave de álcool têm melhores resultados com tratamento inicial mais intenso e respondem de forma mais positiva ao tratamento que se concentra em orientação baseada em 12 passos e no envolvimento com grupos de 12 passos.
   - Avalie e providencie para que os pacientes recebam outros serviços sociais e médicos.

(Continua)

TABELA 14.1 Princípios para o tratamento de TUSs *(Continuação)*

4. *Fatores contextuais*
   - Envolva alguém significativo para o paciente.
   - Ajude os pacientes a reestruturar seus ambientes sociais para incluir pessoas que deem apoio à mudança e à abstinência.
   - Com pacientes que tenham pouco comprometimento com permanecer em tratamento ou alterar o uso de substâncias, envolva a família ou outros membros do sistema de apoio social no tratamento, para estimular a adesão ao tratamento.
   - No tratamento de adolescentes com transtornos por uso de substâncias, utilize enfoques que envolvam múltiplos sistemas, incluindo familiares, colegas e outros.
5. *Características do paciente*
   - A maior prontidão para mudança do paciente está associada a maior sucesso no tratamento.
   - A maior gravidade do transtorno por uso de substâncias está associada a uma resposta inferior ao tratamento.
6. *Elementos terapêuticos específicos*
   - Concentre-se na motivação do paciente.
   - Ajude o paciente a desenvolver consciência de padrões repetitivos de pensamento e comportamento que perpetuam o uso de álcool ou drogas.
   - Preste atenção às experiências afetivas do paciente.
   - Leve em conta o papel do condicionamento no desenvolvimento e na manutenção dos transtornos por uso de substâncias. Os profissionais devem avaliar criteriosamente a existência de indicadores de respostas condicionadas específicas ao álcool ou às drogas, e desenvolver formas de mudar essas respostas condicionadas.
   - Potencialize expectativas de resultados positivos.
7. *Adequação entre paciente e tratamento*
   - Avalie a existência de transtornos comórbidos e use tratamentos que tenham sustentação experimental para outros problemas que se apresentem.
   - Use tratamentos específicos para pacientes do sexo feminino.

Fonte: De Haaga, McCrady & Lebow (2006). Direitos autorais © 2006 Wiley Journals, Inc. Reimpressa com permissão.

O TUA grave pode ser mais bem conceituado como um transtorno crônico recidivante (McLellan, Lewis, O'Brien, & Kleber, 2000), com recaídas que ocorrem mesmo após longos períodos de abstinência. Assim como acontece com outros transtornos crônicos, como o diabetes, a doença cardiovascular ou a artrite reumatoide, o profissional assume necessariamente uma perspectiva em longo prazo, e os objetivos fundamentais devem ser a maximização dos períodos de funcionamento positivo e a minimização dos períodos de uso problemático, bem como a redução do dano associado ao uso. Em contraste, outras pessoas têm problemas relacionados ao álcool que podem ser circunscritos e não progressivos (Finney, Moos, & Timko, 2013). Dados epidemiológicos sugerem que, para a maioria das pessoas com problemas com álcool, esses problemas vão se resolver ou entrar em remissão sem qualquer necessidade de tratamento ou intervenção formal. O profissional que se depara com pessoas situadas no extremo leve do espectro de gravidade deve planejar uma intervenção breve, que potencialize a motivação, para complementar o processo de mudança natural e inspirar essas pessoas a fazer mudanças em seus hábitos de beber. Contudo, mesmo entre os indivíduos com baixa gravidade, a presença de fatores de risco, como transtornos comórbidos, problemas médicos graves ou histórico familiar de TUA ou TUSs, podem demandar o desenvolvimento completo de um tratamento para o consumo excessivo de álcool.

Problemas concomitantes na vida

Os pacientes com TUA costumam ter problemas em várias áreas de funcionamento na vida — física, psicológica/psiquiátrica, familiar, social/interpessoal, ocupacional, legal, no cuidado dos filhos, de moradia, de transporte. A avaliação de múltiplas áreas de funcionamento é crucial para planejar e aplicar um tratamento eficaz. As pesquisas sugerem que visar às áreas problemáticas do paciente pode resultar em mudanças importantes nesses problemas, mesmo com pacientes que sejam gravemente dependentes do álcool e não tenham uma moradia (Rapp, Van Den Noortgate, Broekaert, & Vanderplasschen, 2014). O tratamento dirigido a áreas problemáticas também potencializa resultados em termos de uso de álcool e drogas (Morgenstern et al., 2006).

Expectativas do paciente

Os profissionais devem oferecer aos pacientes expectativas adequadas em relação à intensidade de seu tratamento e ao provável desenvolvimento de seus problemas. O profissional pode informar os pacientes que tenham problemas circunscritos e menos graves de que o tratamento terá curta duração, que é provável que eles consigam reduzir sua bebida e que os prognósticos em longo prazo são bons. Também se pode dizer a esses pacientes que agora, ou em algum momento no futuro, eles podem decidir deixar de beber completamente (Witkiewitz et al., 2017).

Os pacientes que tenham TUAs moderadas ou graves, contudo, devem receber psicoeducação para desenvolverem um conjunto de expectativas em relação ao tratamento e ao provável curso de seus problemas. Os médicos devem estar cientes das pesquisas sobre resultados de tratamento. Por exemplo, uma revisão de vários estudos sobre resultados de tratamentos concluiu que, após uma terapia para problemas com o uso de álcool, cerca de 25% dos pacientes mantiveram uma abstinência sustentada por pelo menos um ano após o tratamento, que outros 10% consumiram álcool com moderação e sem problemas, que, em média, os pacientes reduziram o montante de bebida em cerca de 87%, e que os problemas relacionados ao álcool diminuíram em cerca de 60% (Miller, Walters, & Bennett, 2001). Se os terapeutas dividirem com seus pacientes as informações sobre os possíveis resultados do tratamento, a discussão deverá ser de tal maneira que gere o senso de esperança e os motive a trabalharem duro na terapia. Os pacientes que se envolvem totalmente com o tratamento chegam a seu término, fazem as tarefas de casa que lhes são atribuídas e têm as melhores chances de resultados positivos e sustentados. Os fatores de risco, os estressores da vida temporários ou permanentes, a gravidade do TUA e as complicações do caso — como os problemas psiquiátricos comórbidos — devem ser levados em consideração quando formulamos uma discussão sobre o prognóstico que o terapeuta compartilha com cada paciente.

O desafio para todos os pacientes é aprender habilidades para que possam manejar o seu padrão de bebida de forma que ela seja minimamente prejudicial em suas vidas. As metáforas relacionadas às doenças crônicas podem ser úteis. Por exemplo, assim como um paciente com diabetes, o paciente com TUA grave precisa fazer e manter mudanças de estilo de vida significativas para sustentar um funcionamento saudável. Como o diabético, ele precisa conhecer os sinais de alerta de que pode estar se metendo em problemas e saber o que fazer, e nenhum dos dois pode se dar ao luxo de esquecer ou ignorar seu problema crônico. Os terapeutas também podem ensinar a seus pacientes as mudanças neurológicas e neurobiológicas persistentes associadas ao TUA a fim de que eles entendam melhor que os desafios que enfrentarão têm, em parte, base biológica.

Motivação e relação terapêutica

Os pacientes variam no grau em que reconhecem que seu hábito de beber é problemático e na sua prontidão para mudança. Os modelos motivacionais sugerem que os indivíduos dão início à mudança quando os custos percebidos do comportamento superam os benefícios percebidos e quando conseguem ver algum benefício na mudança de comportamento. Os motivos comuns para a mudança incluem preocupações com a saúde, questões financeiras, grandes mudanças na vida e o peso dos prós e contras de se continuar a beber *versus* mudar (revisados em Bishop, 2018). Prochaska e DiClemente (2005) propuseram um *continuum* de etapas de prontidão para a mudança. Esse *continuum* inclui os estágios de *pré-contemplação*, em que a pessoa não reconhece o comportamento como problemático; *contemplação*, em que o indivíduo considera que o padrão de comportamento pode ser problemático; *determinação*, ou *preparação*, quando o indivíduo decide mudar; e *ação*, quando a pessoa inicia ativamente comportamentos para lidar com o problema. Depois da ação vem a *manutenção*, se a mudança de comportamento for bem-sucedida, ou *recaída*, caso a pessoa volte ao comportamento problemático. Essas "etapas" são fluidas e, às vezes, parecem oscilar, mas o modelo de Prochaska e DiClemente fornece uma heurística útil para o planejamento do tratamento, e uma metanálise identificou tamanhos do efeito moderados para o relacionamento entre a fase de mudança e os resultados de tratamento para TUA (Krebs, Norcross, Nicholson, & Prochaska, 2018). A aparente etapa de mudança do paciente e sua a percepção dos problemas deveriam orientar a abordagem inicial do profissional ao tratamento e a seu planejamento.

Os modelos contemporâneos consideram a entrevista motivacional (EM; Miller & Rollnick, 2013) como um estado que pode ser influenciado por comportamentos terapêuticos e pelas experiências de vida dos pacientes. As abordagens terapêuticas para aumentar a motivação levam os pacientes a falar mais sobre mudar seu consumo de álcool ("conversa sobre mudança") do que sobre continuar a beber ("conversa sobre manter como está"), e, por sua vez, essa conversa sobre mudança é preditora de melhores resultados (Moyers, Martin, Houck, Christopher, & Tonigan, 2009). As abordagens que promovem a motivação parecem ser especialmente eficazes com pacientes que chegam ao tratamento demonstrando muita raiva e hostilidade (Project MATCH Research Group, 1997b). O modelo de tratamento descrito a seguir integra a terapia cognitivo-comportamental (TCC) com a terapia de aprimoramento motivacional (TAM) e está de acordo com o espírito da EM. Os profissionais usam um estilo não confrontativo; usam reflexões simples e complexas, ressignificações e resumos; e destacam e reforçam de modo seletivo "conversas sobre mudança" com o paciente e os comportamentos positivos em direção às mudanças desejadas. Eles também destacam, normalizam e exploram a ambivalência dos pacientes e sua motivação para a mudança do comportamento perante a bebida, questionando-os de modo que conduzam as respostas dos pacientes para que incluam razões para desejar reduzir a bebida. O modelo é, em essência, uma abordagem híbrida de TCC/TAM que inclui fatores terapêuticos comuns, mas de alta qualidade, que se sobrepõem a técnicas de EM.

Fatores mantenedores do atual padrão de consumo de bebidas

A conceituação do caso para o planejamento do tratamento se concentra em fatores que mantêm o padrão problemático do consumo de bebida. Aqui, apresenta-se uma abordagem cognitivo-comportamental à conceituação do caso (ver Epstein & Mc-Crady, 2009). A formulação cognitivo-comportamental do caso pressupõe que o problema com a bebida possa ser mais bem tratado examinando-se fatores atuais que mantenham o hábito em vez de fatores históricos. Os fatores que mantêm o hábito de beber podem ser individuais ou podem estar relacionados a circunstâncias ambientais ou a relações interpessoais. O modelo pressupõe antecedentes externos à bebida que tenham um relacionamento lícito com o hábito por meio de associações repetidas com reforços positivos ou negativos ou por meio da expectativa do reforço. O modelo tem como pressupostos que as cognições e os estados afetivos fazem a mediação entre antecedentes externos e a bebida, e que as expectativas sobre o valor de reforço do álcool cumprem um papel importante na determinação de comportamentos posteriores relacionados a beber. Por fim, o modelo se baseia na ideia de que a bebida é mantida por suas consequências e que as fontes dessas consequências podem ser fisiológicas, psicológicas ou interpessoais.

Para integrar essas premissas sobre a bebida, usamos uma estrutura analítica funcional, na qual a resposta (R) da bebida é evocada por estímulos ambientais (S, de *stimuli*) que ocorrem antes do consumo de álcool; a relação entre estímulo e resposta é mediada por fatores cognitivos, afetivos e fisiológicos, ou orgânicos (O); e a resposta é mantida por consequências (C) positivas ou por evitar as consequências negativas como resultado de beber. Vários fatores individuais e familiares e outros fatores interpessoais estão associados ao consumo de álcool. Em nível individual, os antecedentes ambientais podem estar associados a situações específicas relacionadas ao hábito de beber, a horários ou simplesmente à visão ou ao odor de álcool. As variáveis orgânicas podem incluir fissura pelo álcool; sintomas de abstinência; afetos negativos, como raiva, ansiedade ou depressão; autoavaliações negativas ou crenças irracionais; ou expectativas positivas em relação aos efeitos do álcool em determinadas situações. Os fatores orgânicos podem ser influenciados por variáveis etiológicas mais distais que têm impacto proximal em resposta aos gatilhos. Por exemplo, certos indivíduos têm maior tendência a sentir os efeitos de redução do estresse pelo álcool do que outros, uma diferença individual determinada pela genética. Assim, a previsão de se reduzir o estresse pode desempenhar um papel mais crucial na análise funcional da bebida em algumas pessoas do que em outras. Ou, para alguns indivíduos, uma bebida serve apenas para ativar os centros de gratificação e aumentar uma fissura intensa por mais álcool, ao passo que, para outros, uma dose satisfaz o desejo pelo álcool, e essa diferença individual talvez seja geneticamente mediada. Os reforçadores individuais podem incluir fissura ou sintomas da abstinência, reduções no afeto negativo ou aumentos no afeto positivo, autoavaliações negativas reduzidas ou foco reduzido nos problemas e nas preocupações. Os avanços recentes na compreensão da neurociência do TUA descritos anteriormente são incluídos em nosso modelo de TCC por meio da psicoeducação sobre o desequilíbrio relativo entre o sistema de gratificação cerebral ativado (a saliência dos gatilhos de TUA e como a fissura está vinculada aos sistemas cerebrais de gratificação, memória e compulsão) e o controle cognitivo prejudicado em relação ao comportamento de busca por álcool (Koob, 2013). Essa estrutura ajuda o paciente a entender por que é tão difícil parar de beber, por que as fissuras são vivenciadas tão intensamente e por que os gatilhos do álcool estão relacionados ao comportamento compulsivo de procura pelo álcool. Entender a cadeia de comportamento da bebida, apresentada no contexto dessa estrutura da neurociência, ajuda o paciente a ter uma nova perspectiva, por exemplo, ao pensar nas fissuras como eventos cerebrais que não precisam ser respondidos buscando-se o álcool e ao adotar pensamentos que reduzam a saliência do estímulo nos exercícios de reestruturação cognitiva.

No nível familiar, ocorrem vários antecedentes ao consumo de bebidas alcoólicas. O álcool pode ser um elemento comum em celebrações familiares ou em rituais diários. Os familiares tentam influenciar o comportamento problemático da bebida pressionando para que a pessoa pare ou tentando controlá-la ao limitar os recursos financeiros ou a oferta de álcool. Essas ações podem se tornar antecedentes ao posterior consumo de bebidas. As famílias em que um membro é bebedor pesado podem desenvolver má comunicação e poucas habilidades para a solução de problemas, bem como fomentar problemas conjugais, sexuais, financeiros e relacionados com a educação dos filhos, que acabam por servir de gatilho para beber mais. O bebedor pode ter diversas reações a esses antecedentes familiares, vivenciando afeto negativo, autoeficácia baixa para lidar com os problemas e/ou pensamentos retaliatórios. Os comportamentos familiares podem servir para reforçar o consumo. A família pode isolar a pessoa das consequências negativas do consumo, cuidando do bebedor quando este está intoxicado ou assumindo suas responsabilidades.

Vários investigadores observaram mudanças positivas nas interações de casal associadas à bebida, como aumento nas interações íntimas ou aumento da assertividade do bebedor, sugerindo que os comportamentos positivos podem reforçar o consumo de bebida (p. ex., Testa, Crane, Quigley, Levitt, & Leonard, 2014).

Há também outros antecedentes interpessoais à bebida. Eles podem envolver pressões sociais para beber; situações de consumo relacionadas ao trabalho; amizades em que o consumo de álcool cumpre um papel importante; ou conflitos interpessoais com colegas de trabalho, amigos ou conhecidos. A pessoa pode reagir aos antecedentes interpessoais à bebida com fissura, expectativas positivas quanto ao uso de álcool, desconforto social ou autoavaliações negativas por não beber. As consequências interpessoais positivas do beber podem incluir redução da fissura ou da ansiedade social, maior sensação de conexão social ou divertimento, bem como maior alívio ou assertividade social.

Apoio social

Os comportamentos da família e de outros membros da rede social do paciente fazem parte da conceituação do caso. A disponibilidade de apoio social geral, bem como de apoio social para a abstinência ou para o beber moderado, é crucial para o tratamento bem-sucedido. O apoio da rede social do paciente à abstinência está associado a melhores resultados em termos do consumo de álcool, e o apoio à continuação da bebida está associado a piores resultados (Longabaugh, Wirtz, Zywiak, & O'Malley, 2010). Os pacientes em uma rede social que sustente muito o ato de beber podem ter que dar passos deliberados para se desligar dessa rede social e acessar outras, que sustentem a abstinência ou o beber moderado. Alguns dados sugerem que a participação nos Alcoólicos Anônimos (AA) pode exercer tal função (Litt, Kadden, Tennen, & Kabela-Cormier, 2016); há outros grupos sociais de apoio à abstinência (p. ex., algumas organizações religiosas), e um tratamento que envolva o companheiro ou a família pode contribuir para mudar a rede social do paciente de modo que ela seja mais favorável e acolhedora à recuperação.

Manutenção da mudança

Em geral, pessoas com TUA têm alta probabilidade de recaída, o que é um dado a ser sempre considerado, porque os hábitos arraigados há muito tempo são difíceis de mudar e devido às permanentes mudanças fisiológicas e metabólicas que são estimuladas pelo consumo excessivo de álcool (Woodward, 2013). Vários modelos já foram propostos para conceituar o processo de manutenção ou recaída, com tratamentos associados. Os mais destacados são o modelo de prevenção da recaída (PR; Marlatt & Gordon, 1985; Hunter-Reel, McCrady, & Hildebrandt, 2009; Witkiewitz & Marlatt, 2004) e o modelo da doença, mais bem exemplificado pelas práticas comuns ao AA. O modelo de PR é uma extensão do modelo funcional-analítico descrito anteriormente e se concentra na interação entre ambiente, habilidades de enfrentamento e respostas afetivas e cognitivas para manter uma mudança bem-sucedida. No modelo da PR, a recaída ocorre em resposta a uma situação de alto risco para a qual o paciente carece de habilidades de enfrentamento eficazes ou não as aplica. A baixa autoeficácia para enfrentar a situação pode contribuir com as dificuldades. Se o paciente não consegue enfrentar, é provável que use álcool. Marlatt e Gordon (1985) sugeriram que, após o início da bebida, um fator cognitivo, o *efeito de violação da abstinência* (EVA) é ativado. O EVA representa o pensamento do tipo tudo-ou-nada; depois de beber, o paciente faz uma mudança cognitiva, passando a se considerar "bebendo"; então, continua a beber. O tratamento da PR se concentra em vários pontos de intervenção comuns ao tratamento cognitivo-comportamental, como a identificação de situações de alto risco e a aquisição de habilidades de enfrentamento, bem como a reestruturação cognitiva para ajudar o paciente a considerar o episódio como um lapso com o qual ele pode aprender e voltar à abstinência, em vez de uma recaída com retorno a padrões anteriores de beber. A PR também visa a mudanças no estilo de vida para reduzir a presença de situações de alto risco e estimula o desenvolvimento de um equilíbrio entre prazeres e desejos *versus* obrigações e responsabilidades (um equilíbrio "quero-devo") na vida do paciente. Em seu trabalho mais recente, Marlatt et al. (Marlatt & Donovan, 2005; Witkiewitz & Marlatt, 2004) descreveram a recaída como multidimensional e dinâmica (Marlatt & Donovan, 2005, p. 21) e examinaram a influência de fatores de risco em longo prazo, como histórico familiar e apoio sociai, bem como influências mais específicas sobre a recaída. Eles também sugeriram que há interações recíprocas entre cognições, habilidades de enfrentamento, afeto e a bebida.

A perspectiva do modelo de 12 passos do AA considera o TUA como uma "doença" crônica e progressiva que pode ser interrompida, mas não curada, e conceitualiza a "doença" de modo distinto da visão da neurociência contemporânea e da NIAAA descrita anteriormente. O tratamento baseado no modelo de 12 passos se baseia na ideia de que a participação regular no AA e a recuperação baseada no AA, que dura a vida inteira, são os únicos meios de se atingir e manter a abstinência (ver Kelly & Yeterian, 2013). O modelo apresentado neste capítulo se aproxima mais do modelo de PR, mas os terapeutas devem conhecer o modelo de 12 passos que embasa o AA, uma vez que é bem conhecido e amplamente disponível. Muitos pacientes consideram o modelo de 12 passos e o programa de recuperação úteis e relevantes; o comparecimento às reuniões dos 12 passos e/ou o seguimento do modelo de 12 passos é compatível com o envolvimento na TCC para TUA com o objetivo da abstinência.

A diversidade entre os indivíduos com TUA

As pessoas com TUA são tão diversas quanto a população em geral. Cada paciente que busca o tratamento se apresenta com a interseccionalidade de muitas identidades diferentes, incluindo (1) elementos demográficos, como idade, sexo atribuído no nascimento, ocupação, renda/*status* socioeconômico e escolaridade; (2) capacidades/incapacidades; (3) raça e etnia; (4) identidade de gênero e orientação sexual; (5) elementos geográficos, como ambiente urbano ou rural ou residência temporária e o contexto de moradia (p. ex., ter residência fixa *versus* ser morador de rua); (6) religião; (7) ser militar ou veterano; e (8) envolvimento com a justiça criminal.

Há ampla literatura para cada uma dessas dimensões da diversidade (ver, p. ex., as revisões de Bekman, Wilkins, & Brown, 2013; Castro, Garvey, Kellison, & Marsiglia, 2013; Green, Bux, & Feinstein, 2013; McCrady, Epstein, & Fokas, 2020; Satre, 2013), mas uma revisão extensiva foge ao escopo deste capítulo. Contudo, os profissionais devem trazer certas considerações amplas do paciente no planejamento de seu tratamento. O mais importante é que os terapeutas tenham certo nível de competência cultural, "a capacidade de um prestador de serviço, pesquisador ou organização de trabalhar efetivamente com indivíduos ou grupos de uma minoria racial/étnica" (Castro et al., 2013, p. 767). Os terapeutas devem estar cientes de que todos os indivíduos têm múltiplas identidades, de que certas identidades são mais fundamentais a algumas pessoas do que a outras e de que o terapeuta deve tanto reconhecer quanto validar as múltiplas identidades do paciente sem assumir, *a priori*, quais identidades são mais importantes àquele indivíduo. Eles também devem ter conhecimento e ciência do estresse único vivenciado por minorias e que as diferentes versões de TUAs, o acesso ao tratamento, a busca de ajuda e os profissionais de saúde mental se diferenciam consideravelmente de um grupo para o outro e dentro dos grupos. Consequentemente, os terapeutas devem estar atentos à maneira como abordam o desenvolvimento de uma aliança terapêutica e adaptam o tratamento à cultura para incluir as vivências, os valores e a visão de mundo do paciente, ao mesmo tempo que ainda trabalham dentro de uma estrutura de tratamento para TUA com suporte experimental.

APLICAÇÃO CLÍNICA DO MODELO TEÓRICO

Panorama geral

Os principais elementos do modelo de tratamento têm implicações diretas para facilitar o reconhecimento do problema e a entrada no tratamento, e para seu planejamento e sua aplicação. Se um indivíduo não iniciou o tratamento, há técnicas para ajudá-lo a reconhecer que seu hábito de beber é problemático e demanda mudança. Para uma pessoa que busca tratamento para esse problema, o terapeuta deve tomar decisões sobre o contexto mais apropriado no qual realizar o tratamento e escolher as modalidades terapêuticas mais adequadas ao paciente. As técnicas terapêuticas devem ser adaptadas às necessidades do paciente com relação à bebida e a outros problemas de sua vida. O terapeuta também deve considerar o contexto social no qual o problema ocorre, assim como o contexto social da mudança. O terapeuta deve conhecer os aspectos sutis e não específicos de realizar o tratamento para pacientes com problemas com a bebida e usar uma postura terapêutica que melhore a motivação do paciente para continuar a se engajar no processo de mudança. O terapeuta deve prestar atenção ao ponto de vista do paciente em relação ao tratamento e à mudança e oferecer expectativas realistas em longo prazo em relação às consequências da bebida. Os componentes centrais do modelo de tratamento são listados na Tabela 14.2.

Identificação do caso e início do tratamento

Antes de discutir as aplicações do modelo ao tratamento ativo, é importante examinar como ajudar os pacientes a entrar no sistema de tratamento.

Identificação e triagem do caso

Muitos indivíduos que bebem não acham que têm problemas relacionados à bebida. Eles podem não estar cientes da natureza de alto risco de seu padrão de consumo, nem das consequências negativas que estão ocorrendo. Sentindo-se envergonhados ou culpados, podem relutar em contar seus problemas a outras pessoas ou podem considerar os profissionais da saúde desinteressados ou não preo-

TABELA 14.2 Passos do tratamento

1. Identificação do caso e motivação para iniciar o tratamento
2. Avaliação
3. Escolha do contexto de tratamento
4. Escolha das modalidades de tratamento, inclusive da possibilidade de uso de medicação
5. Potencializar e manter a motivação para a mudança
6. Escolha de objetivos em relação à bebida
7. Iniciação da abstinência ou mudanças no hábito da bebida
8. Desenvolvimento de uma análise funcional
9. Primeiras estratégias de sobriedade ou de redução da bebida
10. Estratégias de enfrentamento
11. Envolvimento de parceiro/família
12. Manutenção em longo prazo
13. Manejo das condições complicadoras
14. Grupos de autoajuda

cupados com o problema da bebida. Perguntas regulares em relação à bebida e suas consequências nos ambientes médicos e de saúde mental podem resolver algumas dessas dificuldades. Dada a elevada prevalência dos problemas de bebida entre as pessoas que buscam os serviços de saúde e de saúde mental, as perguntas sobre beber deveriam fazer parte da entrevista de admissão de todos os profissionais, não apenas em clínicas especializadas em TUSs ou saúde mental, mas também entre profissionais de atenção primária e outros prestadores de serviços de saúde. O Affordable Care Act (Lei do Tratamento Acessível) exige a triagem para problemas de álcool e drogas de todos os pacientes atendidos em contextos de cuidado primário. Dada a crescente integração dos serviços psicológicos aos cuidados primários, os profissionais de saúde mental podem assumir a liderança na introdução de ferramentas de triagem adequadas para esses contextos de saúde.

Muitas entrevistas e questionários de triagem foram desenvolvidos para identificar os pacientes com problemas relacionados ao álcool. No mínimo, todos os pacientes devem responder se bebem, e aos que respondem sim se devem fazer mais perguntas relacionadas à quantidade e à frequência de seu consumo. A NIAAA define o consumo de bebida como de alto risco quando, para um homem, forem mais de 14 doses-padrão em uma semana ou mais de quatro em um dia e, para mulheres, se forem mais de sete doses-padrão em uma semana ou mais de três em apenas um dia (NIAAA, n.d.).[1] Também deve haver mais preocupação se um paciente informar um consumo excessivo de álcool duas ou mais vezes por mês. As perguntas de seguimento podem ser usadas para se indagar sobre as consequências subjetivas e objetivas da bebida. A entrevista CAGE (*cut down, annoyed, guilty, eye-opener*; Mayfield, McLeod, & Hall, 1974; ver Tab. 14.3) e o Alcohol Use Disorders Identification Test (AUDIT; Saunders, Aasland, Babor, de la Fuente, & Grant, 1993) são duas medidas de triagem úteis. Duas respostas afirmativas ao CAGE sugerem uma alta probabilidade de um TUA, mas até mesmo uma única resposta positiva já justifica mais investigação. O AUDIT inclui abordagens tanto diretas quanto sutis à triagem para o álcool, de forma que pode ser útil com pacientes que estejam relutantes a identificar neles próprios os problemas de bebida. As questões do CAGE e do AUDIT são reproduzidas na Tabela 14.3.

Motivando um bebedor a iniciar o tratamento

O primeiro desafio para um terapeuta é estimular o paciente a dar início a alguma mudança. Os métodos para motivar os pacientes a iniciar o tratamento variam. Por exemplo, a EM é uma abordagem particularmente efetiva para indivíduos que estão ambivalentes quanto à mudança. Miller e Rollnick (2013) descrevem os quatro processos-chave da EM: (1) *engajar* o paciente transmitindo empatia e respeito por meio de técnicas terapêuticas específicas, como o uso de perguntas abertas, reflexões e ênfase dos pontos fortes do paciente; (2) *focar* em ajudar o paciente a identificar o que é mais importante; (3) *evocar* assertivas sobre o desejo de mudar, fazendo perguntas abertas e buscando a "conversa sobre mudança", e não a "conversa para manter como está"; e (4) *planejar* o apoio aos interesses pessoais do paciente para fazer mudanças consistentes com seus valores. Os terapeutas também podem fazer com que o paciente se envolva com o tratamento adotando uma abordagem focada na família. O reforço comunitário e o treinamento familiar (CRAFT; Smith & Meyers, 2004) é um tratamento para as famílias de pacientes com problemas com o consumo de álcool e usuários de drogas; o CRAFT ajuda as famílias a mudar as consequências que um indivíduo com TUA experimenta ao beber, melhorar a comunicação e os cuidados pessoais e aprender habilidades adicionais que visam a motivar o paciente a mudar. Às vezes, os terapeutas também podem adotar abordagens de confronto, como uma *intervenção* (Liepman, 1993). As pesquisas sugerem que o CRAFT tem aproximadamente o dobro do efeito de uma intervenção em ajudar as pessoas com TUA a se envolverem com o tratamento (Roozen, de Waart, & van der Kroft, 2010).

A implementação de princípios e técnicas motivacionais na prática clínica cotidiana, contudo, representa desafios criativos ao profissional. Dois exemplos ilustram a aplicação de diferentes abordagens para motivar pacientes a iniciar o tratamento.

"Bill" era químico aposentado e tinha um longo histórico de consumo excessivo de álcool, múltiplas fobias e transtorno bipolar. Quem fez o primeiro contato comigo (B. S. M.) foi sua mulher, Diana, que me disse que seu marido tinha um histórico de consumo de 20 anos, que o problema tinha piorado depois que ele se aposentou e que ela não sabia o que fazer. Os filhos estavam irritados e ameaçavam cortar o contato com ele; sua esposa e ele brigavam com frequência; e ela própria estava começando a se sentir cada vez mais ansiosa e deprimida. Diana tinha consultado um terapeuta especializado em adições, que havia dito que eles deveriam estabelecer uma *intervenção*, isto é, uma reunião em que ela e os filhos confrontariam Bill em relação ao seu beber, insistiriam para que ele se tratasse e, depois, o levariam diretamente a uma clínica de tratamento para ser internado. Diante da hesitação dela, o terapeuta disse que ela estava codependente e viabilizando o comportamento dele. Ela saiu de seu consultório desanimada, certa de que não queria começar uma intervenção, mas também certa de que algo tinha de ser feito. Eu experimentei a menor intervenção possível, inicialmente. Pelo telefone, sugeri a Diana que falasse com Bill em uma manhã (antes que ele começasse a beber) e dissesse: "Bill, estou preocupada com seu consumo de álcool. Eu falei com uma psicóloga especializada em tratamento para o álcool, e ela disse que teria prazer em fazer uma avaliação com você. No fim da avaliação, ela vai nos dar sua opinião sobre o que

TABELA 14.3 Perguntas para triagem de consumo de álcool e seus problemas

CAGE[a]

1. Você já achou que deveria reduzir (C; *cut down*) seu consumo de álcool?
2. As pessoas já o irritaram (A; *annoyed*) comentando sobre seu consumo de álcool?
3. Você já se sentiu mal ou culpado (G; *guilty*) com relação a seu consumo de álcool?
4. Você já bebeu de manhã, antes de fazer qualquer outra coisa (E; *eye-opener*)?

Teste para transtorno por uso de álcool (AUDIT)[b]

Estas 10 perguntas[c] são sobre seu uso de álcool *durante os últimos 12 meses*.

1. Com que frequência você bebe algo que contenha álcool?
   0) Nunca (Vá para as perguntas 9–10)
   1) Mensalmente ou menos
   2) De 2 a 4 vezes por mês
   3) De 2 a 3 vezes por semana
   4) Quatro ou mais vezes por semana
2. Quantas doses de álcool você ingere em um dia típico, quando está bebendo?
   0) 1 ou 2
   1) 3 ou 4
   2) 5 ou 6
   3) 7, 8 ou 9
   4) 10 ou mais
3. Com que frequência você bebe seis ou mais unidades em uma só ocasião?
   0) Nunca
   1) Menos que mensalmente
   2) Mensalmente
   3) Semanalmente
   4) Diariamente ou quase diariamente
4. Com que frequência, durante o último ano, você viu que não conseguia parar de beber depois de começar?
   0) Nunca
   1) Menos que mensalmente
   2) Mensalmente
   3) Semanalmente
   4) Diariamente ou quase diariamente
5. Com que frequência, durante o último ano, você não conseguiu fazer o que normalmente se esperava de você por causa da bebida?
   0) Nunca
   1) Menos que mensalmente
   2) Mensalmente
   3) Semanalmente
   4) Diariamente ou quase diariamente
6. Com que frequência, durante o último ano, você precisou de uma primeira bebida de manhã para se sentir melhor depois de um episódio de consumo excessivo?
   0) Nunca
   1) Menos que mensalmente
   2) Mensalmente
   3) Semanalmente
   4) Diariamente ou quase diariamente
7. Com que frequência, durante o último ano, você teve um sentimento de culpa ou remorso depois de beber?
   0) Nunca
   1) Menos que mensalmente
   2) Mensalmente
   3) Semanalmente
   4) Diariamente ou quase diariamente
8. Com que frequência, durante o último ano, você não conseguiu se lembrar do que aconteceu na noite anterior porque tinha bebido?
   0) Nunca
   1) Menos que mensalmente
   2) Mensalmente
   3) Semanalmente
   4) Diariamente ou quase diariamente
9. Você ou outra pessoa se machucou como resultado de seu consumo de álcool?
   0) Não
   2) Sim, mas não no último ano
   4) Sim, durante o último ano
10. Algum familiar, amigo, médico ou outro profissional de saúde já se preocupou com seu consumo de álcool ou sugeriu que você o diminuísse?
   0) Não
   2) Sim, mas não no último ano
   4) Sim, durante o último ano

[a] De Mayfield, McLeod e Hall (1974).
[b] De https://apps.who.int/iris/bitstream/handle/10665/67205/who_msd_msb_01.6a-eng.pdf?sequence=1&isallowed=y. Direitos autorais © World Health Association. Reimpressa com permissão. A pontuação completa está disponível nessa fonte.
[c] As três primeiras perguntas podem ser usadas como uma triagem mais curta. Informações sobre a pontuação em www.mdcalc.com/audit-c-alcohol-use.

devemos fazer". Eu disse a ela para não falar muito, mas apenas responder às perguntas de Bill. Se ele se recusasse, ela deveria entrar em contato comigo.

Voltei a ter notícias de Diana um mês depois. Bill havia recusado seu pedido, e ela se perguntava o que mais poderia fazer. Eu sugeri uma consulta individual comigo para discutir como mudar as ações dela mesma para motivar Bill a mudar. Diana veio, e, depois de uma avaliação do histórico de consumo de álcool Bill e de seu atual funcionamento, eu sugeri três estratégias comportamentais básicas, que tirei do modelo CRAFT (Smith & Meyers, 2004). Inicialmente, instruí Diana a deixar Bill beber o máximo possível, para que as consequências negativas ocorressem naturalmente. Em segundo, recomendei a ela que lhe falasse em termos factuais sobre comportamentos negativos relacionados ao seu consumo de álcool, mas somente quando ele estivesse sóbrio. A estrutura do *feedback* era a seguinte: "Bill, estou preocupada porque *X* aconteceu ontem à noite quando você estava bebendo". Em terceiro, recomendei a ela que passasse algum tempo com ele em atividades positivas quando ele não estivesse bebendo. Como eles iam passar o inverno na Flórida, sugeri a ela que, um pouco antes de eles voltarem, repetisse o pedido de que ele viesse me ver para uma avaliação.

Falei com Diana novamente na primavera, quando ela me telefonou para marcar uma consulta para os dois, que viriam para uma avaliação. Ambos compareceram. O que segue é nossa primeira discussão.[2] (Neste e nos outros diálogos deste capítulo, eu, B. S. M., sou a terapeuta.)

TERAPEUTA: Prazer em conhecer você. Como você sabe, Diana falou comigo pela primeira vez há alguns meses, então parece que eu já o conheço um pouco. Sei que no início você estava relutante, e fico feliz que tenha decidido vir. Como foi que isso aconteceu?

BILL: Bom, a Diana me pediu, e eu sei que ela anda preocupada, então aceitei, mas só concordei em vir hoje — não estou assumindo nenhum compromisso.

TERAPEUTA: Eu entendo isso, e certamente não vou tentar pressioná-lo para fazer nada com que você não se sinta confortável. O que eu gostaria de fazer hoje é entender melhor o seu hábito de beber e os tipos de problemas que isso pode estar causando. No fim de nosso trabalho, vou dar minha avaliação, e podemos discutir algumas opções para você, se você decidir que quer fazer mudanças. Se eu fizer alguma pergunta a que você não se sinta confortável de responder, me diga, certo?

Bill estava visivelmente desconfortável e colocou a cadeira o mais distante que conseguiu, no canto do consultório. Ele se sentou com o corpo afastado de Diana e, muitas vezes, olhava para o teto ou suspirava quando ela estava falando. Apesar de seu visível desconforto, descreveu seu hábito com clareza. Ele bebia muito havia 25 anos e, em determinado momento, bebia mais de meio litro de uísque todas as noites. Ele foi diagnosticado com câncer de cólon quando tinha 60 e poucos anos, recebendo tratamento cirúrgico. Desde então, ele ficou preocupado com sua saúde e tentava reduzir a bebida. Seu padrão atual era beber quase diariamente, no fim do dia, entre duas e quatro garrafas de cerveja e, ocasionalmente, meio litro de uísque (cerca de duas vezes por mês). Ele dizia não ter sintomas de abstinência nos dias em que não bebia nem sequelas médicas aparentes pela bebida. Contou que não sentia que tinha controle do quanto bebia e expressou tristeza por Diana estar tão chateada. Seu amor por ela, aparente em sua fala e em seu comportamento, era claramente a razão básica pela qual ele tinha vindo me ver.

Em função do desconforto de Bill, não tentei usar nenhum instrumento de avaliação padronizado nem estruturar a entrevista inicial, como poderia ter feito com outros pacientes. Em vez disso, deixei que ele conduzisse a conversa, fiz comentários frequentes com escuta reflexiva das emoções que ele estava expressando e, às vezes, pedi a Diana que não interrompesse, de forma que ele pudesse se expressar. Nos últimos 15 minutos da entrevista de uma hora, passamos ao meu *feedback* e à discussão:

TERAPEUTA: Eu gostaria de parar de fazer tantas perguntas agora e ver se podemos falar de opções possíveis. Fico feliz que você tenha vindo e entendo que fazer isso não foi fácil. A partir do que você e Diana me disseram, parece que faz sentido, sim, se preocupar com o seu consumo. Você está bebendo mais do que os níveis recomendados para a segurança e a saúde; você está preocupado com suas próprias sensações de perda de controle; e seus hábitos estão incomodando sua família, o que o faz sofrer. O que você acha?

BILL: Acho que falar de tudo isso de uma vez deixa claro que eu estou bebendo demais. Mas eu não quero parar — gosto de uma boa cerveja e tenho vontade de tomar uma garrafa ou duas à noite. Eu só não quero tomar demais, a ponto de magoar a Diana.

TERAPEUTA: Então você está preocupado e acha que algum tipo de mudança tem sentido, mas não sabe exatamente qual seria?

BILL: Exatamente.

TERAPEUTA: Acho que você tem várias opções. Tem sentido fazer algumas mudanças em função dos problemas que discutimos. Provavelmente, sua opção mais segura é parar de beber. Você não terá futuros problemas de saúde com a bebida se não beber, e de certa forma pode ser mais fácil, já que atualmente você tem uma rotina diária de bebida. Mas, como você não quer parar, também podemos trabalhar no sentido de você reduzir a bebida a um nível que seja mais seguro e mais saudável, e com o qual Diana e seus filhos se sintam confortáveis. Eu estou disposta a trabalhar com você para tentar atingir esse objetivo. Não acho que você precise de tratamento intensivo em um programa de hospital agora, mas provavelmente alguma ajuda seria benéfica para você fazer mudanças. O que você acha?

BILL: Fico surpreso de você achar que posso reduzir a bebida. Vou pensar nisso, e a Diana volta a falar com você.

A discussão continuou com contribuições de Diana, e a sessão terminou com um compromisso de simplesmente pensar sobre nossa conversa. Vários dias mais tarde, Diana telefonou para dizer que Bill queria começar a se tratar comigo, e marcamos uma consulta.

"Dorothy", de 78 anos, viúva, professora aposentada, foi hospitalizada em um centro médico local depois de uma queda em seu apartamento. Seu nível de álcool no sangue (*Blood Alcohol Level* — BAL) no momento da internação era de 185 mg%, e ela tinha muitas evidências de hematomas antigos, assim como um ombro deslocado e um punho quebrado da queda. Ela começou imediatamente a tomar medicação para a abstinência de álcool, e nossa equipe de consultores para adição foi chamada para vê-la no segundo dia de internação. O filho dela, John, estava no quarto quando entrei para vê-la. Com a ajuda dele, consegui saber sobre um longo histórico de consumo de álcool que datava de quando ela tinha 40 e poucos anos. Embora tivesse querido parar de beber, Dorothy nunca tinha conseguido por mais de alguns dias de cada vez, e nunca tinha recebido qualquer forma de tratamento para o problema. Desde a morte do marido, dois anos antes, ela vinha consumindo meio litro de conhaque todos os dias. Tinha parado totalmente com suas atividades sociais anteriores com amigos, sua higiene havia se deteriorado, e ela havia tido vários acidentes em casa. Dorothy dava essas informações com lágrimas nos olhos, expressando muita vergonha por seu comportamento. John descreveu sua casa como uma bagunça e disse que estava irritado e chateado com ela. O histórico familiar dela revelava muitos familiares com TUA, incluindo o pai, dois irmãos e um tio materno. Apesar da medicação, ela mostrava sinais visíveis de abstinência de álcool durante a entrevista. Dorothy estava em lágrimas e dizia repetidamente que era uma pessoa "pecadora, ruim". Meu estilo para entrevistá-la foi empático; usei escuta reflexiva sobre suas preocupações, perguntei como ela se sentia e comentei sua visível aflição com sua situação atual. Eu disse que havia tratamentos disponíveis para ajudar pessoas com problemas como o dela. Sua reação imediata e intensa foi dizer que ela era ruim demais e que seu hábito de beber era um pecado. Considerei que seria particularmente útil fornecer a Dorothy algumas informações sobre as bases biológicas e genéticas da adição como uma maneira de reduzir sua autorrecriminação e culpa.

"Dorothy, está claro para mim que você está muito, muito chateada por beber e por todos os problemas que isso tem causado a você e a sua família. Entendo que você se culpa e parece achar que seu hábito de beber mostra que você é uma má pessoa. Há outra forma de pensar em sua bebida, da qual eu gostaria de falar. Você pode ou não concordar comigo, mas espero que você reflita sobre o que vou lhe dizer. O Instituto Nacional de Saúde define o alcoolismo[3] como uma doença. No seu caso, eu acho que isso é verdade. Você provavelmente tem genes que a tornam muito vulnerável ao álcool — seu pai, seu tio, seus irmãos, todos parecem ter tido a mesma doença. Sabemos que a vulnerabilidade ao alcoolismo pode ser herdada, e acho que você a herdou. Com o tempo, seu corpo se adaptou à bebida, ficando mais confortável com o álcool do que sem ele. Se você tenta parar, seu corpo reage mal. O tremor e as náuseas que você está sentindo agora são sinais de que seu corpo está viciado no álcool.

O que tudo isso significa? Isso quer dizer que o seu corpo reage de forma diferente ao álcool do que o de outras pessoas, e provavelmente foi assim desde que você começou a beber. Sua culpa por ter problema com a bebida não é maior do que a de um diabético por seu corpo não produzir insulina. As pessoas não são responsáveis pelas doenças que desenvolvem. Mas elas *são* responsáveis por tomar a decisão de cuidar da doença, por buscar ajuda e por seguir as orientações das pessoas que dão essa ajuda. Exceto pelos problemas que a bebida causou, você é saudável, e obviamente tem pessoas que se preocupam com você. Se você receber ajuda, terá uma boa chance de melhorar".

Em princípio, Dorothy estava cética em relação a essa reformulação de seus problemas. Sem que eu sugerisse, quando seu filho saiu do hospital naquele dia, ele pegou uns folhetos que falavam sobre o TUA como doença e os trouxe para que sua mãe os lesse. Quando fui vê-la novamente no dia seguinte, ela tinha muitas perguntas em relação a essa noção de doença e sobre o tratamento, às quais eu respondi da forma mais factual possível, ainda mantendo uma postura de EM, ou seja, não tentando forçá-la a se tratar, mas refletindo seu interesse e suas preocupações. Em minha terceira visita, ela concordou em entrar em um programa de tratamento. Entrou em um programa de reabilitação em curto prazo, em regime de internação, seguido de terapia de grupo ambulatorial em longo prazo. Dorothy começou a trabalhar de voluntária no hospital em que eu a vi pela primeira vez, mantendo-se sóbria e ativa no voluntariado por muitos anos, até que a idade exigiu que ela se aposentasse.

Avaliação

Uma vez que o paciente tenha iniciado o tratamento, o terapeuta deve começar com uma avaliação inicial do consumo de álcool, uso de outras drogas, problemas em outras áreas de funcionamento da vida e da rede social do paciente. Donovan (2013) apresenta uma descrição ampla da avaliação de TUSs; Haeney, Boness, McDowell, & Sher (2018) apresentam uma avaliação das propriedades psicométricas de vários instrumentos de avaliação de TUA. É importante avaliar a motivação, bem como os recursos que o paciente traz ao tratamento. Se o terapeuta oferece tratamento cognitivo-comportamental, é necessária uma análise funcional do beber. Se o cônjuge/parceiro do paciente ou outros familiares estiverem envolvidos no tratamento, deve-se avaliar seu papel no uso do álcool, assim como o funcionamento geral nos relacionamentos.

Avaliação do consumo de álcool

A entrevista clínica é a primeira ferramenta utilizada para a avaliação do consumo de álcool. Além da entrevista clínica (ver Tab. 14.4), duas entrevistas estruturadas — a Entrevista de Retorno à Linha do Tempo (Timeline Follow-Back Interview — TLFB; L. C. Sobell & M. B. Sobell, 1995; M. B. Sobell & L. C. Sobell, 2020), delineada para avaliar o comportamento do uso de álcool e de outras drogas a cada dia em uma janela de tempo definida antes do tratamento, e as seções de álcool e drogas da Entrevista Clínica Estruturada para DSM-5 (Structured Clinical Interview for DSM-5 — SCID; First, Williams, Karg, & Spitzer, 2016) — oferecem informações padronizadas sobre a quantidade, a frequência, o padrão e outras informações sobre o consumo de álcool necessárias para o estabelecimento de um diagnóstico formal. Entrevistas estruturadas alternativas, como o Formulário 90 (Form 90; Tonigan, Miller, & Brown, 1997), podem ser empregadas para que se obtenham informações sobre o histórico do uso de álcool, os padrões e as consequências do consumo. As medidas de autorrelatos podem ser utilizadas para se avaliarem as consequências negativas de beber em excesso — o Inventário de Consequências do Bebedor (DrInC) ou o Breve Inventário de Problemas (Short Inventory of Problems [SIP]; Miller, Tonigan, & Longabaugh, 1995).

TABELA 14.4 Tópicos a incluir na entrevista clínica inicial

1. Orientação inicial
   a. Apresentações
   b. Leitura do etilômetro
   c. Questionários breves

2. Avaliação inicial
   a. Problemas atuais
   b. Papel da bebida/das drogas nos problemas atuais
   c. Outras preocupações
   d. Como a bebida tem afetado o parceiro[a]
   e. Como a bebida tem afetado o relacionamento[a]

3. Avaliação do uso de bebida/drogas
   a. Paciente identificado
      i. Quantidade, frequência, padrão de consumo
      ii. Último uso de bebida/drogas
      iii. Duração do problema com bebida/drogas
      iv. Consequências negativas do uso de bebida/drogas
      v. Sintomas do DSM-5
      vi. Avaliação da necessidade de desintoxicação
   b. Parceiro[a]
      i. Quantidade, frequência, padrão de consumo
      ii. Último uso de bebida/drogas
      iii. Duração do problema com bebida/drogas
      iv. Consequências negativas do uso de bebida/drogas
      v. Sintomas do DSM-5
      vi. Avaliação da necessidade de desintoxicação

(Continua)

TABELA 14.4 Tópicos a incluir na entrevista clínica inicial *(Continuação)*

4. Avaliação de outros problemas
   a. Sintomas psicóticos
   b. Depressão
   c. Ansiedade
   d. Prejuízo cognitivo
   e. Condição de saúde

5. Avaliação da rede social
   a. Pessoas importantes na rede social
   b. Consumo de bebidas/drogas entre as pessoas importantes
   c. Reações das pessoas importantes à bebida
   d. Apoio para a mudança do hábito de beber

6. Exame do estado mental

7. Avaliação de violência doméstica[a]
   a. Essa avaliação é feita individualmente, com cada parceiro
   b. Revisão das Escalas Táticas de Conflitos
      i. Identificação de episódios de agressão física
      ii. Determinação do nível de lesão/ferimentos da agressão
      iii. Avaliação da sensação individual de segurança na terapia de casal

[a]Estes tópicos se aplicam se um parceiro íntimo participar da entrevista inicial.

Avaliação de outras áreas problemáticas

O profissional pode usar uma série de instrumentos para avaliar outros problemas na vida. A avaliação pode ir de entrevistas não estruturadas ao uso de simples listas de problemas, questionários padronizados e técnicas formais de entrevista. A Escala de Gravidade de Dependência

(Addiction Severity Index — ASI; McLellan et al., 1992) é uma medida muito usada do funcionamento dos pacientes em várias áreas-problema. Suas subescalas incluem a Médica, a Psicológica, a Sociofamiliar, a Legal, a Ocupacional, a Álcool e Outras Drogas. O ASI é de domínio público, e o instrumento, as instruções e os programas de cálculo de escore podem ser acessados em www.phmcresearch.org/products/addiction-severity-index. O ASI pode ser administrado como entrevista em cerca de 45 minutos, e há versões da entrevista para computador. Mas o ASI não dá informações diagnósticas para nenhum transtorno psicológico, e o profissional cauteloso deve usar perguntas formais de triagem de diagnóstico para avaliar a possível presença de outros transtornos psicológicos.

Avaliação da motivação

A avaliação da motivação deve levar em consideração:

1. as razões pelas quais o paciente está buscando o tratamento, com muita atenção aos fatores externos envolvidos nessa busca;
2. os objetivos de tratamento do paciente;
3. o estágio de prontidão para mudança do paciente;
4. o grau em que ele identifica as consequências negativas de seu atual padrão de consumo de álcool e vê as consequências positivas da mudança.

A entrevista clínica fornece informações sobre razões para se buscar o tratamento, e os objetivos em relação à bebida podem ser avaliados perguntando-se diretamente ao paciente ou usando-se um simples formulário de escolha de objetivos (ver Fig. 14.1). As réguas de prontidão (Miller & Rollnick, 2013) são escalas simples, de 10 pontos, por meio das quais os pacientes podem indicar sua prontidão para mudança. Ela também pode ser usada para avaliar o estado de prontidão para mudança do paciente, seu desejo de mudar e a confiança em sua capacidade para mudar. A University of Rhode Island Change Assessment Scale (uma breve versão é descrita em DiClemente, Doyle, & Donovan, 2009) e o Questionário sobre Prontidão para Mudança (Readiness to Change Questionnaire; Freyer-Adams et al., 2009) medem os estágios de mudança. A percepção das consequências negativas do consumo de bebida e das consequências positivas da mudança também é avaliada pela entrevista clínica ou desenvolvendo-se a Planilha de Balança Decisional (Decisional Balance Sheet; Epstein & McCrady, 2009) com o paciente (ver Fig. 14.2).

Avaliação das redes sociais

As redes sociais do paciente podem estar totalmente envolvidas com seu consumo excessivo de álcool e com a mudança bem-sucedida. Os questionários de autorrelato, como a Escala de Apoio Social Autopercebida (Perceived Social Support Scale; Procidano & Heller, 1983), podem ser úteis para se avaliar o nível geral em que os pacientes percebem o apoio recebido de sua família e de seus amigos. A Entrevista de Pessoas Importantes para o Consumo de Drogas e Álcool (The Important People Drug and Alcohol Interview; Zywiak, 2009) oferece uma avaliação com mais nuanças sobre o uso de álcool e drogas, o apoio para beber, o apoio para buscar ajuda e o apoio em geral oferecido pela rede social do indivíduo.

Identificação dos antecedentes e padrões de uso de álcool

Duas técnicas de avaliação podem ser usadas para identificar os antecedentes do consumo de bebida. Um questio-

Gostaríamos de saber qual é **o OBJETIVO** que você escolheu em relação à bebida neste momento. Por favor, leia os objetivos listados abaixo e escolha **UM** que melhor represente o seu objetivo no momento, marcando a caixa ao lado do objetivo e preenchendo os espaços indicados.

☐ Decidi não alterar meu padrão de consumo de bebida.

☐ Decidi reduzir meu consumo de bebida, bebendo de forma mais controlada — assumir o controle da frequência e da quantidade. Gostaria de me limitar a não mais do que ______ doses (quantidade máxima) por __________ (período de tempo).

☐ Decidi parar de beber completamente por um período, depois do qual decidirei novamente se volto a beber. Para mim, o período pelo qual quero parar de beber é ___________ (tempo).

☐ Decidi parar de beber regularmente, mas gostaria de tomar uma bebida ocasional quando tiver muito desejo.

☐ Decidi deixar de beber de uma vez por todas, embora reconheça que posso escorregar e beber de vez em quando.

☐ Decidi deixar de beber de uma vez por todas, ficar totalmente abstinente e nunca mais beber álcool pelo resto da vida.

☐ Nenhum desses se aplica exatamente a mim. Meu objetivo pessoal é ___________ .

FIGURA 14.1 Formulário de escolha de objetivos.

	Não beber	Beber
Prós		
Contras		

FIGURA 14.2 Planilha de Balança Decisional.

nário autorrespondido, o Questionário sobre Hábitos de Bebida (Drinking Patterns Questionnaire — DPQ; Menges, McCrady, Epstein, & Beem, 2008), lista potenciais antecedentes ambientais, cognitivos, afetivos, interpessoais e intrapessoais de beber e da premência para beber. O Inventário das Situações de Beber (Inventory of Drinking Situations; Annis, Graham, & Davis, 1987), uma medida mais resumida que avalia as situações nas quais o paciente bebe pesado, também está disponível. Durante todo o tratamento, usam-se cartões de monitoramento (Fig. 14.3) para registrar bebidas e premências para beber. Discutir eventos associados à bebida ou às premências para beber pode ajudar o paciente e o terapeuta a desenvolver um quadro mais claro dos antecedentes e das consequências da bebida. Os cartões de monitoramento também possibilitam que o terapeuta acompanhe o progresso em termos de quantidade e frequência do consumo, bem como frequência e intensidade das premências para beber. Os pacientes que têm um *smartphone* também podem usar um aplicativo para acompanhar seu consumo. Temos usado o AlcoDroid (https://play.google.com/store/apps/details?id=org.M.alcodroid&hl=en) ou o DrinkControl (https://drinkcontrolapp.com), mas também há muitos outros aplicativos úteis disponíveis.

Avaliação por parte do parceiro

Os questionários e os cartões de monitoramento do paciente podem ser usados para avaliar como o parceiro do paciente tem enfrentado o consumo de bebida. Todos os dias, o parceiro que está envolvido com o tratamento registra suas percepções dos hábitos de bebida e a premência

Cartão de monitoramento do paciente

Premências			Bebidas/drogas				
Hora	Força (1–7)	Gatilho?	Hora	Tipo	Quantidade	% álcool	Gatilho?

Satisfação no relacionamento:

1 2 3 4 5 6 7

Pior do que nunca — Melhor do que nunca

FIGURA 14.3 Cartão de monitoramento do paciente.

do bebedor em uma escala Likert (*Nenhum*, *Leve*, *Moderado* ou *Pesado*; ver Fig. 14.4). Além disso, o parceiro pode preencher o Questionário de Enfrentamento (Coping Questionnaire; Orford, Templeton, Velleman, & Copello, 2010) para descrever uma série de formas como tentou enfrentar o problema da bebida. Isso inclui o enfrentamento engajado, tolerante-inativo e a abstinência. Também é importante avaliar outros aspectos da relação conjugal, caso ambos forem se envolver no tratamento. O Questionário das Áreas de Mudança (Areas of Change Questionnaire — ACQ; Margolin, Talovic, & Weinstein, 1983) e a Escala Diádica de Ajustamento (Dyadic Adjustment Scale — DAS; Spanier, 1976) são excelentes medidas autorrelatadas para problemas e satisfação no relacionamento. A Escala Tática de Conflitos Revisada (Revised Conflict Tactics Scale; Strauss, Hamby, Boney-McCoy, & Sugarman, 1996) proporciona uma medida sucinta de conflito no relacionamento, incluindo violência física.

Escolha do contexto de tratamento e nível de cuidados

As informações da avaliação do consumo de bebida, das áreas problemáticas concomitantes e da motivação são usadas para determinar o contexto adequado no qual iniciar o tratamento. Assim como em outras áreas da saúde e da saúde mental, o princípio da menor restrição possível deve se aplicar aos tratamentos para problemas com álcool e drogas. A reabilitação em regime de internação, de duração fixa (geralmente, 28–30 dias), historicamente tem sido considerada o tratamento mais adequado. Entretanto, os estudos iniciais comparando a eficácia de diferentes níveis de cuidado (p. ex., ver Fink et al., 1985; Longabaugh et al., 1983; McCrady et al., 1986) concluíram que a maioria dos pacientes pode ser tratada com sucesso em contexto ambulatorial, e, uma vez que as seguradoras de saúde costumam exigir a pré-autorização de episódios que exigem cuidados, o tratamento com internação é utilizado com menos frequência para o TUA. O tratamento ambulatorial é a forma predominante, e a proporção de pacientes atendidos nesse sistema em comparação com o tratamento hospitalar é de cerca de 10:1 (Roman, 2013).

Sobell e Sobell (2000) propuseram modelos escalonados para tomar decisões em relação ao nível de cuidado. Esses modelos propõem intervenções breves como abordagem modal inicial ao tratamento, que depois são escalonadas para tratamento mais intensivo ou extensivo, com base na resposta do paciente ao tratamento inicial. Esses modelos são economicamente conservadores e mantêm o princípio do nível menos restritivo possível de tratamento. Entretanto, alguns pacientes com problemas mais graves podem não ser bem atendidos pelos tratamentos breves (p. ex., Rychtarik et al., 2000), e estudos que usaram os critérios da American Society of Addiction Medicine (ASAM) sugerem que os pacientes têm resultados inferiores se receberem tratamento menos intensivo do que o sugerido por esses critérios (Stallvik, Gastfriend, & Nordahl, 2015).

Os modelos propostos para a tomada de decisões com relação ao nível de cuidado foram implementados em muitos estados norte-americanos. A ASAM (2015) propôs um modelo de tomada de decisões multidimensional para selecionar o nível inicial de cuidado. Para recomendar o nível inicial, os critérios da ASAM levam em consideração a necessidade de abstinência supervisionada, problemas de saúde que possam exigir acompanhamento, condições psiquiátricas comórbidas, motivação para mudança e grau de aceitação ou resistência ao tratamento, potencial para recaída e natureza do ambiente social da pessoa. Esses critérios correspondem a cinco grandes níveis de cuidado: intervenção precoce, atendimento ambulatorial, atendimento ambulatorial intensivo/hospitalização parcial, residencial/internação e tratamento intensivo em internação

Cartão de monitoramento familiar

Dia	Data	Bebida	Uso de drogas	Intensidade da premência	Satisfação no relacionamento
		Nada B M A	Nada B M A	0 1 2 3 4 5 6 7	0 1 2 3 4 5 6 7
		Nada B M A	Nada B M A	0 1 2 3 4 5 6 7	0 1 2 3 4 5 6 7
		Nada B M A	Nada B M A	0 1 2 3 4 5 6 7	0 1 2 3 4 5 6 7
		Nada B M A	Nada B M A	0 1 2 3 4 5 6 7	0 1 2 3 4 5 6 7
		Nada B M A	Nada B M A	0 1 2 3 4 5 6 7	0 1 2 3 4 5 6 7
		Nada B M A	Nada B M A	0 1 2 3 4 5 6 7	0 1 2 3 4 5 6 7

Nota: Use o verso do cartão para acompanhar comportamentos que você esteja aprendendo a mudar.

FIGURA 14.4 Exemplo de cartão de monitoramento familiar.

com manejo médico. A Tabela 14.5 resume a forma como se aplicam os critérios gerais às determinações dos níveis de cuidado. Os estudos dos critérios da ASAM sugerem uma série de barreiras ao seu uso na prática clínica. Por exemplo, entre moradores de rua, os locais de tratamento podem ser inacessíveis por causa da falta de plano de saúde ou dinheiro para pagar. Esses indivíduos também são colocados em listas de espera porque os programas estão lotados. Alguns programas podem não dispor dos serviços auxiliares necessários para uma população sem teto ou indigente, como assistência com questões práticas (vale-refeição, moradia, desemprego, serviços médicos, serviços de saúde mental ou tratamento para a família) (Koegl & Rush, 2012). Entre outros pacientes que buscam tratamento para problemas com o álcool, alguns poderão receber tratamento mais intensivo do que o sugerido pelos critérios da ASAM porque seu plano de saúde só cobre o tratamento hospitalar, pois pode ter havido pressão por parte da família para esse tipo de tratamento ou tenha sido estabelecido um nível específico por uma agência externa (p. ex., um programa de assistência a funcionários). Os pacientes também podem receber tratamento menos intensivo do que o sugerido pelos critérios da ASAM em função de seu horário de trabalho ou de sua relutância em se comprometer mais (Kosanke, Magura, Staines, Foote, & DeLuca, 2002). Outras considerações sobre a determinação do nível inicial de cuidado serão discutidas a seguir.

Necessidade de desintoxicação

Se tiver dependência física de álcool, o paciente sentirá sintomas de abstinência quando a bebida for reduzida ou

TABELA 14.5 Diretrizes gerais da ASAM para escolha dos contextos de tratamento

Nível de cuidado	Critérios
Nível 0.5. Intervenção precoce	• Em risco de desenvolver um TUS • Há interesse em se pensar sobre mudanças e precisa de algumas habilidades
Nível 1. Tratamento ambulatorial	• Ausência de risco grave de abstinência importante ou de convulsão por abstinência • Ausência de problemas médicos ou psiquiátricos agudos ou crônicos que possam interferir no tratamento • Alguma abertura à mudança • Alguma capacidade de manter a mudança • Razoável apoio ambiental à mudança
Níveis 2.1, 2.5. Tratamento ambulatorial intensivo (inclui o tratamento ambulatorial intensivo e a hospitalização parcial)	• Ausência de risco grave de abstinência importante ou de convulsão por abstinência • Ausência de problemas médicos ou psiquiátricos agudos ou crônicos que poderiam ser manejados com supervisão intensiva *e* • Alguma relutância à mudança *ou* • Capacidade limitada de manter a mudança/risco substancial de recaída • Apoio ambiental à mudança limitado
Níveis 3.1, 3.3, 3.5, 3.7. Tratamento residencial/com internação (inclui tratamento residencial de baixa e alta intensidade; serviços de internação de alta intensidade acompanhados por médicos e/ou administração da abstinência)	• Algum risco de abstinência • Algum nível de problemas médicos ou psiquiátricos agudos ou crônicos que poderiam ser manejados com supervisão intensiva • Ambivalência à mudança • Capacidade limitada de manter a mudança sem um apoio estruturado • Apoio ambiental à mudança limitado ou ambiente de alto risco para a recaída
Nível 4. Tratamento intensivo em internação com manejo médico	• Risco grave de abstinência importante ou de convulsão por abstinência *ou* • Problemas médicos *ou* psiquiátricos agudos ou crônicos que poderiam interferir com o tratamento e exigir acompanhamento e cuidados ativos

Fonte: Adaptada de www.asamcontinuum.org/knowledgebase/what-are-the-asam-levels-of-care e www.aetna.com/healthcare-professionals/documents-forms/asam-criteria.pdf.

retirada. Vários sinais sugerem que o paciente pode ser fisicamente dependente de álcool, incluindo beber diariamente, de modo regular ou intermitente durante o dia, e beber pela manhã. Despertar à noite com medos, tremores ou náusea, ou ter esses sintomas imediatamente depois de acordar, também sugere dependência. A suspensão ou uma redução substancial da bebida resultará no surgimento de sintomas de abstinência menores, como tremores, náusea, vômitos, dificuldade de dormir, irritabilidade, ansiedade e elevações na frequência cardíaca, pressão arterial e temperatura. Esses sintomas geralmente começam dentro de 5 a 12 horas. Sintomas mais graves (p. ex., convulsões, *delirium* ou alucinações) também podem ocorrer, geralmente dentro de 24 a 72 horas depois da cessação da ingesta. Se o paciente não consumiu álcool por vários dias antes do primeiro contato clínico, as preocupações com a abstinência não são relevantes. Se parou de beber nos últimos três dias, o profissional deve perguntar sobre os sinais de abstinência e observá-los. A Avaliação de Abstinência do Clinical Institute (Clinical Institute Withdrawal Assessment — CIWA; Sullivan, Sykora, Schneiderman, Naranjo, & Sellers, 1989) é uma medida objetiva dos sintomas de abstinência atuais do paciente. Se o paciente estiver bebendo, o profissional deverá confiar no histórico, no padrão de consumo e nos resultados das tentativas anteriores para determinar se é necessária desintoxicação.

Se o paciente precisa de desintoxicação, há cinco alternativas disponíveis: desintoxicação médica com internação total ou parcial, desintoxicação não médica com internação ou desintoxicação ambulatorial médica ou não médica. A desintoxicação com internação e assistência médica é essencial se o paciente tiver histórico de desorientação, *delirium*, alucinações ou convulsões durante a abstinência de álcool; se estiver apresentando sinais atuais de desorientação, *delirium* ou alucinações; ou se tiver outros problemas clínicos graves. Se o paciente não acreditar que pode parar de beber sem ser fisicamente afastado do álcool, mas não apresenta maiores sinais de problemas com a abstinência, estiver gozando de boa saúde e não abusar de outras drogas, pode ser apropriada uma desintoxicação não médica. Se ele tiver algum apoio social, a desintoxicação poderá ser iniciada com uma hospitalização parcial ou de forma ambulatorial. A escolha entre esses dois últimos contextos é determinada pela quantidade de apoio de que a pessoa precisará durante a abstinência e pela necessidade de um programa estruturado após a desintoxicação. Se o paciente precisar de um programa bastante estruturado, o sistema hospitalar parcial é o ambiente preferível para a desintoxicação. Se o paciente recusar a desintoxicação ou um nível mais elevado de cuidado, ou não precisar dessas opções, talvez seja apropriado e útil um protocolo para a redução gradual do álcool ao longo de várias semanas (Holzhauer et al., 2017).

Problemas médicos

O profissional que estiver ponderando sobre o melhor contexto para a desintoxicação deve levar em conta a presença de outros problemas médicos e pode usar um sistema de triagem breve, como a Pesquisa de Saúde do Formulário Curto de 36 Itens (The 36-item Short Form Health Survey — SF-36; disponível gratuitamente em https://www.rand.org/health-care/surveys_tools/mos/36-item-short-form.html). Se houver queixas físicas importantes, o paciente deverá receber atenção médica imediata. Alguns pacientes têm problemas clínicos que demandam hospitalização; nesses casos, isso deverá acontecer no início do tratamento. Uma abordagem cautelosa implica que cada paciente deve passar por um exame físico completo, bem como por exames laboratoriais de sangue e urina no início do tratamento.

Histórico de tratamento

Depois de examinadas as questões de saúde física, o profissional deve examinar o histórico de tratamentos anteriores do paciente. As perguntas que devem ser consideradas incluem:

1. O paciente já experimentou tratamento ambulatorial no passado e conseguiu parar ou reduzir a bebida? Caso tenha feito isso, pode ser indicada outra tentativa ambulatorial.
2. O paciente já abandonou um tratamento ambulatorial no passado? Se abandonou e não há indicativos de que qualquer variável tenha mudado nesse ínterim, deve-se considerar um programa hospitalar parcial mais intensivo ou a internação.
3. O paciente já abandonou um programa hospitalar parcial ou bebeu repetidas vezes durante sua realização? Se isso aconteceu, pode ser o caso de internação.
4. O paciente teve recaída imediatamente após a alta de um programa com internação? Nesse caso, pode ser recomendado um sistema hospitalar parcial ou ambulatorial, já que a recaída pode estar associada a problemas de generalização do ambiente da internação para o ambiente natural. Outra possibilidade é uma casa de passagem ou uma casa para sóbrios para proporcionar um ambiente estruturado em longo prazo.

Sistemas de apoio social

Os sistemas de apoio social são uma variável fundamental a ser levada em conta ao se determinar o contexto adequado para o tratamento inicial. Se um paciente tem apoio de outra pessoa, e essa pessoa é percebida como uma importante fonte de apoio e reforço e está disposta a dar apoio e reforço, então o paciente é um bom candidato a tratamento ambulatorial. Se o paciente carece de apoio social ou está inserido em um ambiente que sustenta o consumo excessivo, o tratamento com internação hospitalar parcial ou total pode ser recomendável. Outra possibilidade é uma casa de passagem ou casa para sóbrios, que pode ser um bom ambiente para o tratamento de pessoas que não tenham apoio social no momento e não conseguiram desenvolvê-lo no passado, mesmo durante períodos de abstinência.

Recursos pessoais

A próxima área a ser levada em consideração engloba os recursos psicológicos pessoais do paciente. Ele conseguiu ter êxito em outras áreas da vida, ao estabelecer objetivos, mudar o comportamento e realizar tarefas? Caso tenha conseguido, o tratamento ambulatorial é mais viável. Outro aspecto dos recursos pessoais é o funcionamento cognitivo. Se o paciente apresenta déficits cognitivos importantes em termos de memória, atenção, abstração ou solução de problemas, um nível mais alto de cuidado deve ser considerado.

Outros problemas psicológicos

Como se observou anteriormente neste capítulo, indivíduos com problemas de consumo de álcool muitas vezes têm outros problemas psicológicos importantes. O profissional deve não apenas avaliar esses problemas, mas também determinar o nível de cuidado com base no contexto adequado para o respectivo tratamento. Como em qualquer tratamento, os pacientes devem ser avaliados quanto a possíveis intenções de causar danos a si mesmos, e, em caso positivo, devem ser tomadas as devidas precauções.

Atitudes em relação ao tratamento

Embora sejam áreas difíceis de avaliar, o compromisso do paciente com o tratamento e o desejo de mudar são fatores importantes ao se escolher o nível de cuidado. O paciente que é ambivalente em relação à mudança pode se beneficiar com a EM antes que se discuta qualquer outro tipo de tratamento. O paciente ambivalente em relação à mudança, mas disposto a se tratar, pode responder melhor a um tratamento menos intensivo que exija menos comprometimento em termos de horários. Outra alternativa que pode ser benéfica é um programa mais intensivo que ofereça reforços mais densos para se comparecer ao tratamento e fazer mudanças.

Preocupações práticas

Há uma série de preocupações práticas que o terapeuta deve levar em consideração. Algumas barreiras práticas giram em torno do emprego, tais como se o paciente consegue ou não ter licença do trabalho, se o trabalho está em risco, se o empregador está disposto a apoiar o tratamento ou se alguma outra falta ao trabalho resultaria na perda do emprego. Uma segunda questão é a situação financeira do paciente. Ele pode ficar sem trabalhar por um tempo e ter uma redução em sua renda, se não tem como tirar licença-saúde? Caso contrário, seria apropriado o tratamento ambulatorial ou um programa hospitalar parcial que possibilite que a pessoa trabalhe. Outra preocupação financeira é a capacidade do paciente de pagar pelo tratamento.

Outras preocupações práticas estão relacionadas a transporte e cuidado dos filhos. O paciente consegue chegar às consultas ambulatoriais? Tem habilitação para dirigir, e, caso não tenha, há outro meio de transporte disponível? Há quem cuide dos filhos se a pessoa tiver de ser hospitalizada? Se não houver, pode ser preferível um regime de hospital-dia. O terapeuta tem de levar em consideração uma série de barreiras práticas ao tratamento.

Preferências pessoais

Por fim, as preferências do próprio paciente em relação ao tratamento devem ser cuidadosamente levadas em consideração. Se ele desejar veementemente estar em um programa de tratamento hospitalar ou residencial, o terapeuta deve ouvir com cuidado essa solicitação, mesmo se a avaliação inicial sugerir que o tratamento ambulatorial pode ser viável. Da mesma forma, se o paciente quer ser tratado ambulatorialmente, talvez o terapeuta deva tentar, mesmo que acredite ser preferível um tratamento mais intensivo. É claro que a cobertura do seguro de saúde talvez não permita o nível de tratamento que o paciente preferiria, mas é importante que o profissional preste atenção às preferências do paciente.

Considerações gerais

Em geral, a escolha do contexto inicial de tratamento deve ser considerada uma decisão experimental. Muitas vezes, deve-se estabelecer um contrato inicial que inclua o ambiente preferido do paciente, mas especifique as circunstâncias que levarão a um nível diferente de cuidado. Por exemplo, se o terapeuta acredita que o paciente terá dificuldades extremas de parar de beber em tratamento ambulatorial, mas é isso que o paciente quer, o contrato inicial pode prever um plano de redução ou cessação do consumo, o ensino de habilidades para sustentar esse plano e um limite de tempo. Se o paciente não tiver sucesso dentro do período de tempo especificado, o contrato será revisado e se cogitarão contextos alternativos. Assim, embora a decisão inicial sobre o contexto seja importante, continuar a considerar e discutir outros contextos terapêuticos é um passo inicial importante no processo de tratamento.

Escolha das modalidades de tratamento

Se um paciente for indicado a um tratamento com internação, residencial ou ambulatorial intensivo, uma mescla de modalidades terapêuticas será incluída no tratamento. Muitas dessas modalidades se baseiam no "modelo de

Minnesota" (Slaymaker & Sheehan, 2013), uma abordagem intensiva ao tratamento que inclui terapia de grupo, educação, envolvimento com um grupo de autoajuda e alguma terapia individual. Os programas baseados no modelo de Minnesota enfatizam o enfrentamento da negação, a aceitação de que se é um alcoolista[3] impotente perante o álcool, o desenvolvimento de relacionamentos afetivos e interdependentes e o compromisso com o AA. O modelo de Minnesota e outros programas de internação ou residenciais costumam incluir muitas estratégias e técnicas comportamentais, inclusive habilidades sociais e treinamento para relaxar, meditação, técnicas de PR e farmacoterapia. Os pacientes que completam esses programas muitas vezes são enviados a casas para sóbrios para cuidados prolongados após o término do tratamento.

Para o tratamento com internação, cinco principais modalidades terapêuticas estão disponíveis para o tratamento do TUA: grupos de autoajuda, terapia individual, terapia de grupo, terapia de casal e terapia de família. No contexto ambulatorial, o terapeuta tem mais flexibilidade para escolher entre essas modalidades terapêuticas.

Grupos de autoajuda

Embora não sejam um tratamento formal, os grupos de autoajuda devem ser considerados entre as modalidades disponíveis para os pacientes. Entre eles, o AA é o grupo de autoajuda mais utilizado. Com grupos em todos os 50 estados norte-americanos, assim como em mais de 150 países em todo o mundo, ele é amplamente disponível. O AA oferece uma abordagem específica à recuperação, enraizada na concepção de que o TUA é uma doença física, emocional e espiritual, que pode ser contida, mas não curada. A recuperação é vista como um processo de toda a vida, que demanda trabalhar os 12 passos do AA e se abster do uso do álcool. O único requisito para participar do AA é um desejo de parar de beber, e os membros não têm de pagar nem entrar para a organização. As pessoas que se envolvem com o AA geralmente participam de diferentes encontros, têm uma relação com um padrinho que as ajuda em sua recuperação e se envolvem com outras atividades do grupo, desde fazer café antes das reuniões até ir aos "compromissos", em que os membros de um grupo falam a outro grupo. O envolvimento mais ativo está correlacionado a uma mudança mais eficaz (McCrady, 2020).

As pessoas com mais probabilidade de se filiar ao AA têm um histórico de uso de apoios sociais como forma de enfrentar os problemas, perdem o controle da bebida, bebem mais em cada ocasião do que as que não se filiam, sentem mais ansiedade em relação ao seu beber, acreditam que o álcool intensifica seu funcionamento mental e são mais religiosas ou espirituais (McCray, 2020). O tratamento ambulatorial para facilitar o envolvimento com o AA (facilitação de 12 passos) foi considerado tão eficaz quanto outras formas de terapia ambulatorial em estudos controlados, e algumas evidências sugerem que os pacientes que recebem facilitação de 12 passos têm mais probabilidade de manter abstinência total do álcool do que os que recebem tratamento de orientação mais comportamental (Project MATCH Research Group, 1997a). O tratamento pela facilitação de 12 passos parece ser especialmente eficaz para indivíduos com sistemas sociais que os apoiem no consumo excessivo (Longabaugh et al., 1998). Os estudos sobre os mecanismos de mudança no AA revelam que o sucesso é influenciado por aumento da espiritualidade, do apoio social e da autoeficácia (McCrady, 2020).

Há outros grupos de autoajuda que são alternativas ao AA ou que complementam o que ele oferece. O Treinamento para Autogestão e Recuperação (Self-Management and Recovery Training — SMART) é uma abordagem de autoajuda que se baseia principalmente em princípios cognitivo-comportamentais e oferece vários passos para a recuperação, enfatizando a consciência de crenças, autopercepções e expectativas irracionais como sendo centrais ao sucesso na mudança. O SMART sugere a abstinência como um objetivo preferencial em relação à bebida, mas enfatiza a escolha pessoal. As Secular Organizations for Sobriety/Save Ourselves (SOS) foram desenvolvidas em grande parte como reação aos aspectos espirituais do AA e não evocam uma Força Superior como parte do processo de mudança. Women for Sobriety, uma abordagem de autoajuda para mulheres, enfatiza questões femininas, como assertividade, autoconfiança e autonomia como parte do processo de mudança. Todas essas abordagens alternativas são mais compatíveis com os enfoques comportamentais do que o AA, mas nenhuma delas é tão amplamente acessível aos pacientes.

Tratamento individual versus *tratamento em grupo*

A terapia individual é oferecida principalmente em base ambulatorial. O tratamento individual é mais caro do que a terapia em grupo, e há poucos dados disponíveis para guiar a escolha entre a terapia individual e a em grupo. Muitos pacientes expressam a preferência pelo tratamento individual, mas há uma forte crença de que a terapia em grupo é preferível à individual. A terapia em grupo é mais barata, e a interação entre os membros do grupo oferece oportunidades para a modelagem, o *feedback* e o ensaio comportamental, que estão menos disponíveis no ambiente individual. Os modelos comportamentais para oferecimento da terapia em grupo (p. ex., Sobell & Sobell, 2011) são bem-documentados. Os pacientes que conseguem funcionar em um contexto de grupo e não exigem atenção individual intensiva em virtude de outros problemas psicológicos podem ser encaminhados à terapia em grupo. Nossas próprias pesquisas têm alcançado resultados comparáveis para mulheres em terapia em grupo *versus* àquelas em terapia individual para TUA, com níveis um pouco mais baixos de frequência sendo observados em grupos (Epstein et al., 2018), mas melhor relação entre custo e benefício nesse tipo de tratamento (Olmstead et al., 2019).

Terapia de casal

Envolver o parceiro ou cônjuge no tratamento para TUA aumenta a probabilidade de um resultado de tratamento positivo (McCrady, Epstein, Cook, Jensen, & Hildebrandt, 2009; McCrady, Epstein, Hallgren, Cook, & Jensen, 2016). Apesar da evidência experimental, os terapeutas de TUA tradicionais não têm utilizado extensivamente a terapia em casal, pois acreditam que a mudança individual deva ser abordada antes de se considerar a mudança no relacionamento. Modelos terapêuticos que integram o tratamento individual e do relacionamento estão disponíveis (McCrady & Epstein, 2009). A terapia de casal é mais adequada para pacientes que tenham um relacionamento estável, em que o parceiro esteja disposto a se envolver no tratamento e possa funcionar como apoio nas fases iniciais. Casais que tenham vivenciado violência doméstica grave ou nos quais o compromisso de um dos parceiros com o relacionamento é muito ambivalente são menos adequados para terapia de casal.

Também se desenvolveram técnicas para tratar os parceiros das pessoas com TUA quando quem bebe não procurará ajuda. O CRAFT enfatiza que a tomada de decisões pessoal, a comunicação e a definição de limites em relação à bebida são eficazes para motivar indivíduos a buscar tratamento ou para reduzir o consumo (Manuel et al., 2012; Miller, Meyers, & Tonigan, 1999; Smith & Meyers, 2004). O Al-Anon oferece uma abordagem de autoajuda aos parceiros e outros familiares afetados pelo TUA que pode reduzir a ansiedade e a depressão dos membros da família, mas têm pouco impacto na busca de ajuda (Miller et al., 1999).

Terapia de família

Apesar de um forte interesse em TUA na área da terapia de família, são escassos os modelos para trabalhar com todos os membros da família. No caso de adolescentes, vários tratamentos baseados na teoria dos sistemas familiares são eficazes para a redução do consumo de álcool ou drogas por adolescentes e para a melhoria do funcionamento familiar (revisados em McCrady & Flanagan, no prelo). Dentro da área da autoajuda, o Alateen está disponível para adolescentes afetados pelo TUA de um familiar, e o Alatot, para os membros mais jovens.

Psicofarmacologia

Uma vez que o TUA envolve a ingestão de uma substância que tem implicações médicas agudas e crônicas, é importante para os terapeutas do TUA trabalhar com uma abordagem de equipe de prestadores de serviço e ter conhecimento dos medicamentos disponíveis para complementar o tratamento comportamental do TUA. Como o TUA é atualmente considerado pela NIAAA (2017) como uma condição médica, há uma ênfase contínua no desenvolvimento de opções adicionais de farmacoterapia. Os medicamentos para TUA podem ser divididos em três categorias: (1) tratamento para a abstinência do álcool, (2) terapia de aversão para a abstinência de apoio e (3) tratamento para reduzir a fissura e/ou bloquear os efeitos gratificantes do álcool. Os medicamentos há muito são utilizados para tratar ou prevenir a abstinência de álcool. Para isso, o mais comum é o uso de benzodiazepínicos (clordiazepóxido, diazepam, oxazepam, lorazepam), com algumas evidências sobre a utilidade de anticonvulsivantes (carbamazepina e gabapentina) (Wilcox & Bogenschutz, 2013). Atualmente, há três medicações aprovadas pela FDA para o tratamento do TUA. O dissulfiram, um agente para a terapia de aversão, bloqueia a enzima aldeído desidrogenase no metabolismo de primeira passagem, o que normalmente bloqueia a decomposição de um metabólito do álcool chamado acetaldeído. O acúmulo de acetaldeído provoca rubor, cefaleia, hipotensão, náusea e vômito. O consumo de álcool, portanto, faz com que o indivíduo se sinta enjoado, transformando as expectativas (e a realidade) de efeito gratificante do álcool em uma experiência aversiva. A naltrexona é apresentada com um comprimido de uso diário ou na forma injetável de longa duração (um mês). A naltrexona bloqueia o sistema opioide endógeno e diminui a fissura pelo álcool e os efeitos gratificantes de seu consumo. Isso ajuda os indivíduos a evitar totalmente o seu consumo ou a reduzir a quantidade de álcool ingerida, caso bebam. O acamprosato funciona aumentando o ácido gama-aminobutírico (GABA) e diminuindo o N-metil D-aspartato (NMDA) para reduzir a fissura pelo álcool e diminuir os estados emocionais negativos durante a abstinência a fim de reduzir o uso da bebida e prevenir a recaída. Outros medicamentos que ainda não foram aprovados pela FDA, mas já foram estudados para a redução da fissura por álcool incluem o topiramato (uma medicação anticonvulsivante que talvez funcione de modo similar ao acamprosato), o baclofeno, a ondansetrona e a gabapentina. Também está sendo desenvolvida uma medicação para o tratamento integrado do TUA e de problemas psiquiátricos comuns, como a depressão, a ansiedade, o transtorno de estresse pós-traumático, os transtornos alimentares e o transtorno bipolar (ver Rosenthal, 2013).

Aumentando e mantendo a motivação para a mudança

Uma vez que se tenha tomado uma decisão sobre o nível de cuidado e o paciente tenha iniciado o tratamento, o terapeuta precisa continuar com o foco na motivação para estar em tratamento e para mudar. As técnicas para aumentar a motivação incluem o *feedback*, o uso de técnicas da EM, o estabelecimento de objetivos mútuos e a tomada de decisão, o estabelecimento de um contrato de tratamento e a transmissão de esperança. Três exemplos clínicos ilustram algumas dessas técnicas.

Bill (descrito anteriormente neste capítulo) começou o tratamento de maneira bastante experimental, disposto a realizar uma avaliação de seu hábito de beber, de forma que fizemos um TLFB de um mês (Sobell & Sobell, 1995), o DrInC (Miller et al., 1995) e uma Planilha de Balança Decisional (Marlatt & Gordon, 1985; ver Fig. 14.2). Com base nessas informações, eu (B. S. M.) dei a ele uma planilha de *feedback* padronizada (Fig. 14.5) em relação à sua bebida. A planilha oferece informações sobre seu consumo de álcool comparado às normas nacionais dos Estados Unidos (Chan,

Para quem bebe:

- Com base nas informações que obtive durante a avaliação, calculei o número de "doses-padrão" que você consumiu em uma semana normal, durante o último mês:
  - Número total de doses-padrão por semana
  - Número médio de doses-padrão por dia
- Quando observamos todas as pessoas que bebem nos Estados Unidos, você tem bebido mais do que cerca deste porcentual da população de homens/mulheres do país.
- Também estimei seu nível médio e o mais alto de álcool no sangue (BAL) no último mês. Seu BAL se baseia em quantas doses-padrão de bebida você consome, em quanto tempo você bebe essa quantidade, se você é homem ou mulher e quanto você pesa. Sendo assim:
  - Seu pico de BAL estimado em uma semana média é de
  - Seu BAL médio estimado em uma semana média é de
  - Essa é uma medida do quanto você geralmente se intoxica. Em termos legais, em [SEU ESTADO/PAÍS], o limite para intoxicação é de [80 mg%] ou mais alto.
- Você já vivenciou muitas consequências negativas da bebida. Aqui estão algumas das mais importantes:

Para o parceiro:

- Você tem tentado muitas formas de lidar com os hábitos de beber de seu parceiro. Entre as coisas que você mais tentou, estão:

Para o casal:

- Vocês têm várias áreas de seu relacionamento com que estão preocupados. Algumas dessas preocupações de ambos são:
- Algumas preocupações dizem mais respeito a [NOME DO PACIENTE IDENTIFICADO]:
- Algumas preocupações dizem mais respeito a [NOME DO PARCEIRO]:

FIGURA 14.5 Planilha de *feedback*.

Neighbors, Gilson, Larimer, & Marlatt, 2007), bem como informações sobre seu nível de álcool no sangue (BAL) máximo e usual e consequências negativas de seu consumo. Bill considerou o *feedback* interessante e fez perguntas sobre o metabolismo do álcool, sobre pesquisas epidemiológicas e sobre o álcool e seus efeitos sobre a saúde. Embora sua esposa, Diana, estivesse um pouco impaciente com essa conversa, vi como um sinal positivo o interesse de Bill em aprender mais sobre o álcool e seus efeitos.

Discutimos os objetivos em relação à bebida e o alcance desses objetivos, desde a abstinência até as diretrizes da NIAAA de bebida para homens de não mais de 14 doses por semana e de beber não mais do que quatro dias na semana e não mais de quatro doses por ocasião. Bill indicou que queria continuar bebendo diariamente, mas com um limite de três doses por dia. Diana estava de acordo, dizendo que, se ele se mantivesse nesse limite, ela ficaria "entusiasmada". Embora esse objetivo estivesse acima do que eu gostaria, concordei para envolvê-lo mais no tratamento. Em seguida, dei seu primeiro exercício de casa: começar a registrar o que bebia (ver Fig. 14.3). As tarefas de casa servem como uma sondagem comportamental útil para verificar o nível de motivação, e fiquei satisfeita porque Bill voltou na semana seguinte com cartões de autorregistro preenchidos.

"Suzanne" era programadora de computadores, tinha 39 anos, e eu a havia tratado em terapia ambulatorial como parte de um projeto de pesquisa. Ela bebia todos os dias, geralmente consumindo três taças de vinho ao dia. Ela tinha feito várias tentativas fracassadas de parar de beber e achava que tinha perdido completamente o controle sobre seu consumo de bebida, embora a quantidade que ela bebia não fosse muito alta. Suzanne estava preocupada com sua capacidade de estar alerta e disponível para suas filhas nas noites em que bebia, principalmente levando-se em conta que seu marido viajava muito por questões de trabalho. Ela buscava tratamento voluntariamente e queria abstenção completa da bebida. Apesar de buscar tratamento por conta própria e de ela mesma definir que ela precisava se abster, Suzanne reagiu ao mesmo *feedback* estruturado de forma bastante diferente da de Bill. Ela havia fornecido informações para a TLFB e completado o Questionário de Rutgers das Consequências de Consumo (Rutgers Consequences of Use Questionnaire — RCU), mas, quando lhe informei que ela estava bebendo uma média de 21,5 doses por semana, ela me disse que esse número era alto demais e que nossa aferição não era muito precisa. Ela também indicou que estava participando de uma pesquisa, não de terapia, e que esse era o motivo pelo qual ela julgava importante que tivéssemos dados corretos. Eu não discuti com ela sobre isso, concordando que ela participava de uma pesquisa, mas disse que esperava que o estudo fosse útil para ela. Ela continuou com o tratamento e, várias semanas depois, comentou espontaneamente: "Sabe de uma coisa, eu sei que estou em tratamento, e realmente preciso disso. Acho que, no início, focando tanto na parte da pesquisa, eu só estava protegendo o meu ego".

"Anne", 32 anos, com curso superior e trabalhando de garçonete em um bar de coquetéis, tinha uma filha de 20 meses, Breanne. Seu marido, Charlie, trabalhava em tempo integral e estava matriculado em um doutorado em engenharia mecânica. Ela iniciou o tratamento como parte do nosso programa de pesquisa sobre o tratamento para mulheres. Ela era uma bebedora diária com um padrão de consumo variável. À noite, quando o marido estava na aula, ela bebia uma ou duas garrafas de vinho. Quando ele estava em casa, seu consumo típico era de um copo de vinho no jantar. Ela também bebia depois do horário de trabalho, consumindo de 4 a 6 cervejas nessas noites. Quando eu apresentei minha avaliação em relação ao seu consumo de álcool, indicando que seu nível de consumo a colocava no 99º percentil para mulheres, seus olhos se encheram de lágrimas, e ela ficou visivelmente perturbada, dizendo repetidamente: "Eu sabia que estava mal, mas não imaginava que estava tão mal assim". À medida que o tratamento avançou, Anne fez algumas mudanças em seu hábito de beber. Cancelou ou mudou algumas consultas e disse várias vezes: "Se eu não gostasse de você, acho que simplesmente abandonaria a coisa toda". Ela continuou:

ANNE: Eu realmente gosto de beber. Quando o Charlie está na aula, preparo uma boa janta para mim — uma carne de ovelha, uma salada — e tomo uma ótima garrafa de vinho. Ninguém me incomoda, e sinto prazer. Mas sei que deveria parar por causa da Breanne.

TERAPEUTA: [Como parte do protocolo de tratamento, havíamos completado uma matriz decisional, e sugeri que retornássemos àquele formulário.] Anne, vamos dar outra olhada na sua matriz decisional. Fizemos isso algumas semanas atrás. Olhando para ela agora, o que lhe chama a atenção?

ANNE: Tudo o que há nela ainda é verdade. Eu não estou sendo uma boa mãe bebendo tanto. Fico fora de sintonia à noite e não tenho energia durante o dia. Eu só sento na frente da televisão, e ela simplesmente assiste a *Dora, a aventureira*. Eu fico pensando o que vai acontecer quando ela ficar mais velha, "Será que eu quero que ela tenha uma mãe bêbada?"

TERAPEUTA: Parece que esses sentimentos estão muito fortes neste momento, mas você tem dificuldades para não os perder de vista todos os dias. Fico pensando se você poderia repassar essa planilha todos os dias em algum momento. Será que isso ajudaria?

ANNE: Acho que sim. Posso ler enquanto Breanne está tomando seu café da manhã, que aí a minha motivação estaria sentada bem na minha frente. Vou tentar.

Anne começou a repassar sua matriz decisional todos os dias. A tarefa pareceu ajudar por mais ou menos um mês, e ela começou a beber menos, entrou para uma academia de ginástica e comparecia regularmente ao tratamento. Mas essas mudanças duraram pouco: em pouco tempo ela retomou seu padrão, comparecendo ao tratamento de forma errática e bebendo muito.

Seleção de objetivos em relação à bebida

A última grande área a ser considerada no planejamento do tratamento é a escolha dos objetivos em relação à bebida. A maioria das abordagens tradicionais ao tratamento do TUA considera a abstinência como o objetivo mais apropriado, porque o consumo excessivo provoca mudanças neurobiológicas no cérebro que fazem com que seja difícil manter um consumo moderado. Alguns terapeutas examinaram alternativas à abstinência e desenvolveram algumas estratégias a serem ensinadas aos pacientes sobre como beber moderadamente. Os objetivos do consumo de álcool moderado são mais bem aceitos como um objetivo para indivíduos cuja saúde está em risco ao beber ou que têm TUA leve, e são contraindicados para pacientes que têm histórico de TUA moderado ou grave, ou para aqueles com TUA leve com fatores concomitantes de risco psicológico ou social. Os objetivos de beber moderadamente para as pessoas com TUA ainda são controversos, e o terapeuta que escolhe oferecer esse tratamento pode se expor a críticas da comunidade terapêutica do TUA (Davis & Rosenberg, 2013). Os resultados em longo prazo até mesmo de TUA grave podem, no entanto, incluir a redução do consumo (p. ex., Ilgen, Wilbourne, Moos, & Moos, 2008), e dados recentes sugerem que até mesmo continuar bebendo após o tratamento para o TUA pode resultar em um funcionamento psicossocial melhorado em múltiplas áreas da vida (p. ex., Witkiewitz et al., 2017). Os dados sobre o sucesso do treinamento para a moderação são mais inconclusivos. Estudos tanto de um treinamento para se beber moderadamente usando uma intervenção *on-line* (Hester, Delaney, Campbell, & Handmaker, 2009) quanto de uma terapia de grupo para mulheres (Walitzer & Connors, 2007) encontraram resultados positivos para o treinamento da moderação com pacientes com TUA leve, sendo os resultados do grupo de mulheres sustentados ao longo de 30 meses de seguimento.

Várias considerações deveriam orientar a abordagem do profissional aos objetivos do tratamento. A abstinência é definida claramente, é a escolha menos arriscada para a maioria dos pacientes e está de acordo com a prática clínica dos Estados Unidos. Além disso, concordar prontamente com o consumo moderado de álcool pode reforçar a visão de um paciente de que a bebida é importante e necessária a seu funcionamento diário. Todavia, com alguns pacientes, o uso de um objetivo de redução da bebida é adequado. A moderação pode ser usada como objetivo provisório para engajar um paciente no tratamento, ou quando o paciente não concorda com a abstinência, mas quer ajuda para mudar (como no caso de Bill). É mais provável que os pacientes optem por um objetivo de consumo moderado de álcool quando têm TUA leve ou moderado, sofrem menos consequências relacionadas ao álcool, estão menos propensos à mudança, têm situação econômica melhor e têm uma rede social com maior proporção de pessoas que bebem diariamente (DeMartini et al., 2014). Os profissionais devem ser mais cautelosos em relação a um objetivo de consumo de álcool mais moderado no caso de pacientes com problemas médicos ou psicológicos que seriam exacerbados pelo consumo continuado, ou que têm um histórico familiar de TUA ou um histórico pessoal de TUA moderado a severo. Ainda que o profissional e o paciente optem pelo objetivo da moderação, costuma-se recomendar um período inicial de abstinência (1–3 meses) a fim de avaliar a função do álcool na vida, para dar ao cérebro uma chance de se curar e "reinicializar" os centros de gratificação e para facilitar a tomada de decisões mais bem-embasada sobre o nível de moderação de consumo de bebida que se adotará e sobre qual será seu padrão após o período de abstinência. Ao optar pelo objetivo do beber moderado, o terapeuta deve tomar cuidado para ajudar o paciente a reconhecer as consequências negativas atuais e potenciais do beber excessivo e fazer uma escolha informada e refletida de objetivo de tratamento. O terapeuta deve considerar qualquer objetivo inicial de tratamento (abstinência ou moderação) como experimental, a ser reavaliado à medida que a terapia avança.

Abstinência inicial ou redução do consumo de álcool

No caso do paciente cujo objetivo é a abstinência, os terapeutas têm um leque de alternativas para ajudar a iniciá-la. Como observado anteriormente, há várias alternativas de estratégias de desintoxicação, inclusive desintoxicação com internação, desintoxicação ambulatorial, desintoxicação abrupta ("cold turkey", na qual o paciente simplesmente para de beber, abruptamente) ou um programa gradual de redução da bebida em um período de semanas, até chegar à abstinência (Holzhauer et al., 2017). Um exemplo de caso ilustra um programa gradual de redução de consumo combinando-se uma data para o abandono do álcool (Holzhauer et al., 2017).

"Steve", desempregado, 48 anos, com um longo histórico de dependência de heroína e cocaína e TUA, iniciou tratamento após desintoxicação de heroína, mas ainda tomava uma média de oito doses de bebida alcoólica por dia (geralmente, um quarto de litro de bebida destilada, mais uma ou duas cervejas). Ele era saudável e não tinha histórico de sintomas de abstinência do álcool. Não havia instituição onde ele pudesse se internar para desintoxicação, em função de sua condição de economicamente destituído. O tratamento inicial concentrou-se em ajudá-lo a obter moradia estável e ajuda temporária da previdência social. Após essas intervenções sociais, o terapeuta (um de nossos alunos de aulas práticas) começou a trabalhar com seu hábito de beber. Steve manifestou uma forte preferência por um programa de redução gradual. Ele foi avaliado por um médico no posto de saúde local, e sua saúde estava boa. Fizemos com que ele registrasse o que bebia por uma semana, para estabelecer um nível basal claro. Em seguida, trabalhamos com ele para definir uma data para abandono da bebida (três semanas depois) e para reduzir seu consumo linearmente durante esse período — nunca beber mais em um dia do que a quantidade que ele bebeu no dia anterior ao período de redução de dosagem. Concordamos que Bill limitaria seu consumo a duas cervejas e a três doses de destilado forte por cinco dias e, então, reduziria a duas cervejas e uma dose de destilado forte por mais cinco dias, seguidos de sete dias com apenas duas cervejas por dia (com dias opcionais de abstinência intercalados), e, por fim, ele teria quatro dias de apenas uma cerveja diária e com dias de abstinência incluídos. Discutimos estratégias específicas para atingir esses objetivos a cada semana, e Steve continuava a monitorar o que bebia. Durante o período de redução do álcool, ele restabeleceu contato com uma ex-namorada com quem teve um longo namoro e que tinha terminado a relação quando ele voltou a usar álcool e heroína. Ela ouvira dizer que ele largaria a heroína e expressou seu interesse em retomar a relação. Sua presença foi um forte incentivo para que ele seguisse o programa de redução do álcool, porque ela não sabia que ele tinha andado bebendo. O programa avançou bem, e ele parou de beber depois de três semanas. Se os pacientes tiverem dificuldade com a redução da dosagem (algo, em geral, evidente após uma semana ou duas), é importante se considerar uma consulta com um médico adicional a fim de se tentar uma medicação para a fissura, como a naltrexona, para ajudar nesse processo, ou se pode considerar a adoção de uma abordagem distinta para se conseguir a abstinência, como a desintoxicação do paciente.

Desenvolvendo uma análise funcional

Uma avaliação comportamental completa dos fatores associados ao hábito de beber de um paciente inclui uma dimensão estruturada e uma dimensão qualitativa, e incorpora entrevista clínica, questionários e automonitoramento do hábito e da premência em beber. Suzanne, descrita de forma breve anteriormente, é uma ilustração excelente da complexidade e dos resultados do processo de avaliação comportamental.

Suzanne vinha de uma família judia numerosa, e muitos de seus familiares faziam cobranças em relação a ela. Ela tinha três filhas, de 10, 8 e 4 anos. Seu consumo de bebida começou a aumentar cinco anos antes do tratamento, após um acidente de carro que tirou a vida de seu irmão gêmeo. Eles tinham ido juntos a um show de Bruce Springsteen, e o irmão tinha bebido bastante. Uma autópsia feita após o acidente revelou que ele também tinha usado cocaína, mas Suzanne não fazia ideia de que ele usasse drogas. Ela se culpava por haver permitido que ele dirigisse e por não insistir que parasse quando ele começou a dirigir perigosamente. Ela começou a beber imediatamente após o acidente e, em seguida, estabeleceu um padrão de consumo diário de meia garrafa de vinho por dia.

Embora a quantidade não fosse tão alta, ela informou que o álcool era muito importante para ela, porque a ajudava a evitar a tristeza avassaladora que sentia em relação à morte de seu irmão, principalmente no fim do dia. Os resultados da avaliação comportamental revelaram um padrão mais complexo de antecedentes em relação à bebida. No DPQ, Suzanne classificou os antecedentes emocionais como os mais importantes, indicando sentimentos de tristeza, mágoa e frustração. Ela também indicou que certos ambientes eram gatilhos para a bebida, como alguns restaurantes, horas do dia (início da noite) e atividades (especialmente assistir à televisão). Outros gatilhos importantes surgiram nos cartões de autorregistro — suas interações com membros de sua família ampliada e com amigos, e situações relacionadas às filhas. Seus pais criticavam muito a forma como ela estava criando as filhas. Suzanne e seu marido, Josh, frequentavam um templo conservador, comiam comida *kosher* em casa, não permitiam videogames violentos e esperavam que cada filha participasse de uma atividade de artes (música, dança ou pintura). Seus pais acreditavam que a criação de seus netos e os padrões de Suzanne e Josh eram rígidos e conservadores demais, e expressavam suas críticas energicamente. Outros fatores de estresse na família eram as interações dela com uma irmã que estava se divorciando e com uma prima em dificuldades financeiras. Cada uma delas fazia contato com Suzanne regularmente, querendo atenção ou dinheiro. A análise funcional de Suzanne aparece na Figura 14.6.

Estratégias iniciais de redução do consumo de bebidas ou de sobriedade

As estratégias iniciais de sobriedade ajudam os pacientes a se manter abstinentes do álcool. As técnicas cognitivo-comportamentais variam de uma pessoa para outra, mas podem incluir estratégias de controle de estímulos para evitar ou reorganizar situações de alto risco, desenvolver habilidades para lidar com a premência de beber, aprender a pensar de forma diferente em relação a beber ou não beber, identificar comportamentos alternativos em relação à bebida em situações de alto risco, desenvolver formas alternativas para obter os reforços que antes vinham do álcool e aprender a recusar a bebida.

Controle de estímulos

As estratégias de controle de estímulos buscam alterar sinais ambientais para beber ao se evitar o gatilho, reorganizando-os, ou implementar respostas diferentes no mesmo

Gatilho	Pensamentos e sentimentos	Comportamento	Consequências positivas	Consequências negativas
Nosso aniversário	John deveria estar aqui. Não tenho direito de comemorar. Essa dor vai acabar algum dia?	Beber uma garrafa de vinho.	Esqueço. Não sinto as coisas.	Desonrei sua memória. Com vergonha. Dor de cabeça.
Jantar no Chill's com Josh e as meninas	Eles têm umas margaritas ótimas. Preciso de alguma coisa para cortar o sabor picante. É um agrado especial.	Beber duas ou três margaritas.	Ótimo sabor. A comida tem sabor melhor. Relaxo e rio.	Josh chateado comigo. As meninas me viram beber. Incomodada por não conseguir tomar só uma dose.
Passar o dia com a Rachel. Ela reclama do divórcio. Chego em casa tarde — correr com a janta.	Frustrada. Fico com pena dela, mas também é culpa dela. Me sinto com a agenda atrasada, tenho que correr.	Beber enquanto preparo o jantar.	Me acalmo. Tiro os pensamentos da cabeça. Sabor bom.	Me sinto incomodada comigo — bebo quando não pretendia. Jantar ainda atrasado.
Mãe liga para reclamar que eu não tinha telefonado para ela hoje.	Tensa. Incomodada. Culpada. Estou atrasada com as tarefas domésticas.	Colocar uma garrafa de vinho na geladeira, beber mais tarde.	Me sinto menos incomodada. Tenho melhor perspectiva — ela está envelhecendo.	Usando álcool para enfrentar mais uma vez. Incomodada de deixar que ela me abale dessa maneira.
Noite — meninas na cama.	Agora posso relaxar. Tensa do dia. Me sinto triste. Penso em meu irmão.	Beber meia garrafa de vinho.	Esqueço. Não sinto as coisas.	Me sinto sem controle sobre mim mesma. Ainda me sinto triste no dia seguinte. Josh não gosta.
Sarah (prima) me telefona e pede um dinheiro "emprestado".	Ela nunca vai me pagar. Se tivesse cuidado, ela teria dinheiro. Por que sempre eu? Incomodada.	Tomar uma taça de vinho.	Consigo ter uma perspectiva em relação a ela. Me dou conta de que tenho sorte.	Me sinto incomodada de deixar que ela me abale. Josh incomodado comigo.
Coquetel — todas as outras pessoas estão bebendo.	Se eu não beber, vão pensar que sou alcoolista. Constrangida. O vinho parece ser bom.	Tomar duas taças de vinho.	Me sinto menos constrangida. Sabor bom.	Me sinto incomodada comigo — bebo quando não pretendia. Eles ainda pensam que bebo.

FIGURA 14.6 Análise funcional de Suzanne.

ambiente. As estratégias de controle de estímulos são compatíveis com a sugestão do AA para se prestar atenção às "pessoas, lugares e coisas". O trabalho com Suzanne ilustra essas estratégias de controle de estímulos.

Com Suzanne, as estratégias de controle de estímulos cumpriram um papel importante no início do tratamento. Ela desenvolveu estratégias específicas para lidar com uma série de situações ambientais de alto risco identificadas em sua análise funcional. Sua primeira postura foi evitar essas situações sempre que possível. Ela sugeriu a Josh que eles só comessem em lugares que não vendessem álcool e pediu que eles declinassem vários convites sociais para lugares onde o álcool seria o foco central da noite (como festas com coquetéis). A única situação que ela não tinha como evitar era o fim do dia, depois que as filhas iam dormir. Sua rotina normal tinha sido lavar a louça do jantar enquanto Josh ajudava as meninas a se aprontar para ir dormir e, depois, se sentar na sala de estar íntima com seu vinho e a televisão, após ler uma estória para as filhas. Ela decidiu que tinha de romper com esse padrão e pensou que, se ela própria se aprontasse para ir dormir, deitando-se no sofá com um livro e uma xícara de chá de ervas, sentiria menos premência para beber. Suzanne levou três semanas para ir a uma livraria e comprar alguns romances leves, mas, depois de ter os livros, ela conseguiu implementar esse plano com sucesso, exceto quando estava incomodada.

Lidando com premências

À medida que vão reduzindo a bebida e iniciam a abstinência, os indivíduos podem vivenciar premências ou fissuras relacionadas ao uso de álcool. É importante dar ao paciente uma estrutura para entender que premências são respostas aprendidas a situações de bebida e que elas reduzem se não forem atendidas. O uso de visualização pode ajudar os pacientes a enfrentarem as premências. As imagens são orientadas para a aceitação (p. ex., "surfar" com a premência), são orientadas à ação (p. ex., atacar a premência com uma espada de samurai) ou incluem procedimentos de retreinamento de visualizações que comprovadamente conduzem à redução do consumo de álcool (p. ex., Moritz et al., 2019).

Suzanne lutava com as premências de beber, principalmente quando alguma coisa fazia com que se lembrasse da morte do irmão gêmeo. Durante a terapia, nós nos concentrávamos em uma série de aspectos de seus sentimentos em relação à morte do irmão e também tratávamos mais diretamente das premências. Suzanne teve uma reação inicial negativa às técnicas de imagem mental, dizendo que ela não era uma pessoa que imaginava muito as coisas. Ela claramente precisava de alguma maneira para enfrentar essas fortes premências, então eu a pressionei um pouco para que tentasse:

TERAPEUTA: Sei que você não se considera imaginativa, mas talvez eu possa ajudá-la. Simplesmente me dê um momento, e vejamos se conseguimos uma imagem que prenda você. Não importa qual imagem — você pode se imaginar subindo uma montanha e descendo pelo outro lado, ou apagando a premência com um extintor de incêndio.

SUZANNE: (*sorrindo*) Eu sei o que posso imaginar — posso ver você pulando para fora da garrafa e dizendo que não com a cabeça.

TERAPEUTA: Certo. Tenho que fazer cara de má?

SUZANNE: Não, só o fato de você estar ali já me ajudaria a lidar com isso.

TERAPEUTA: Certo, eu consigo aguentar isso.

SUZANNE: Na verdade, eu poderia visualizar uma fila de garrafas de vinho, com você saindo da primeira e me mostrando todos os bichos nojentos nas outras garrafas.

TERAPEUTA: Então, o que seria nojento? Carrapatos?

SUZANNE: Carrapatos serviria, e talvez baratas, também.

TERAPEUTA: Vamos experimentar isso.

Nesse momento, eu a fiz praticar usando as visualizações em uma situação imaginada de premência. Ela usou essa imagem com bastante frequência e a considerou útil.

Uma segunda técnica para enfrentar a premência é obter a ajuda de um familiar ou amigo. As pessoas envolvidas com o AA são orientadas a telefonar para alguém do programa quando sentirem premência de beber e geralmente recebem os números dos telefones de vários membros. Os pacientes que não estejam envolvidos com o AA podem buscar outras fontes de apoio. Suzanne, por exemplo, pediu ao marido que a ajudasse quando ela tivesse premência de beber. Ela pediu a Josh que a lembrasse das razões por que ela parou de beber e dissese: "Mas é claro, tem que ser uma decisão sua".

Tratando das crenças sobre o álcool

Os bebedores pesados têm expectativas positivas mais intensas sobre os efeitos do álcool do que os que bebem menos (Pabst, Baumeister, & Kraus, 2010). Os pacientes podem acreditar que beber facilita as interações sociais, melhora a capacidade de resposta sexual, permite esquecer eventos ou sentimentos dolorosos ou os torna mais capazes. Essas crenças, muitas vezes, estão profundamente enraizadas e são difíceis de desafiar, especialmente se o paciente continua a beber. Várias estratégias cognitivas podem ajudar. Em primeiro lugar, um período de abstinência permite que o paciente vivencie muitas situações sem álcool, o que é uma vivência que muitas vezes leva à reavaliação, com pouca contribuição do terapeuta. Em algum momento, muitos pacientes ficam impressionados com a natureza vazia da conversa de pessoas embriagadas; a aparência física indesejável, os comportamentos e os odores que acompanham um BAL elevado; e a natureza pouco consistente dos relacionamentos baseados na bebida. O terapeuta perspicaz busca cuidadosamente essas observações e destaca sua importância e relevância. Se o paciente não tem essas vivências espontaneamente, o terapeuta facilita novas considerações sobre uma conduta embriagada ao desenvolver uma forma relativamente segura para o paciente observar seu comportamento enquanto está intoxicado — seja por meio de filmes ou gravações em vídeo, seja por meio de visitas a um bar local (acompanhado por alguém que tenha conhecimento e apoie a abstinência do paciente).

Um segundo conjunto de estratégias cognitivas exige que os pacientes avaliem o impacto da bebida em si próprios e usem a reavaliação como apoio à mudança de seus hábitos de beber. As pesquisas sugerem que o uso maior dessas estratégias está associado a resultados de tratamento mais positivos (Roos & Witkiewitz, 2016). O terapeuta e o paciente podem fazer uma lista de consequências negativas de beber e usar ensaios com visualização na sessão para ajudar o paciente a parear os pensamentos positivos com os da lista de pensamentos negativos. Em seguida, é importante continuar o ensaio no ambiente natural. Em terceiro lugar, alguns pacientes desenvolvem um conjunto de crenças errôneas em relação ao seu consumo de álcool, que os predispõem a beber. Entre essas crenças, estão "Eu tenho me saído tão bem que posso beber só esta noite", ou "Vou tomar só uma" (para outros exemplos, ver *https://boozemusings.com/top-ten-lies-drinkers-tell-themselves-and-others*). Embora alguns pacientes consigam beber moderadamente, outros têm histórico de consumo até perder o controle, o que está em oposição direta a uma crença no controle, e precisam aprender a se contrapor a essas crenças.

O trabalho com Steve oferece uma ilustração simples das estratégias cognitivas para trabalhar as expectativas positivas em relação à bebida. Ele tinha um longo histórico de consumo fora de controle. Após um período de abstinência, ele começou a pensar: "Eu posso tomar só uma cerveja, não vai ter problema". Sua terapeuta questionou se essa crença estava correta. Steve reconheceu prontamente que nunca tinha conseguido controlar sua bebida no passado; que, se sua namorada descobrisse, ficaria muito incomodada e provavelmente o deixaria; e que as recaídas para o consumo excessivo geralmente o levavam a usar heroína. Steve e a terapeuta desenvolveram uma fórmula cognitiva simples para usar quando ele pensasse em beber: "1 = 1.000 = 10", que queria dizer que, para ele, uma dose levaria a um litro (1.000 ml) de bebida, o que o levaria a usar heroína (10 papelotes por dia).

Comportamentos alternativos/distrativos

Beber é uma atividade que ocupa tempo, e os pacientes podem enxergar poucas alternativas que os ajudem em momentos em que anteriormente bebiam. As discussões de alternativas comportamentais específicas à bebida que ocupem o tempo e absorvam mental ou fisicamente é outra estratégia útil no início do tratamento.

As experiências de Steve proporcionam um exemplo particularmente poderoso das alternativas que os pacientes muito motivados poderão encontrar. Depois de encontrar um quarto em uma pensão e começar o processo de desintoxicação, ele se deparou com a perspectiva assustadora de preencher seus dias completamente desestruturados. Alguns de seus dias eram ocupados com o trabalho de ser pobre, que consome muito tempo — ir e voltar da sopa distribuída aos pobres, esperar no posto de saúde gratuito para receber serviços, obter uma carteira de identidade para poder receber outros serviços de caridade, como distribuição de roupas. Mas, mesmo com essas atividades necessárias, Steve tinha muitas horas de tempo livre e começou a enfrentar esse desafio criando suas próprias atividades. Ele conseguiu uma carteira de associado da biblioteca e passou a frequentá-la. Em vez de ler aleatória ou recreacionalmente, Steve decidiu ler sobre as Cruzadas, o que desencadeou nele um interesse pelo cristianismo medieval. Católico não praticante, decidiu voltar a ir à missa, e começou a frequentá-la diariamente. Sua participação diária levou-o ao envolvimento com um grupo de leitura da Bíblia, e ele se tornou um participante atento e entusiasmado. Por ser criativo, Steve começou a escrever contos com temas religiosos.

Identificando formas alternativas de obter vivências positivas

Entre os aspectos mais destacados do uso de álcool e drogas estão as propriedades psicoativas das substâncias. No curto prazo, grandes quantidades de álcool são eficazes para amortecer o afeto negativo, reduzir os pensamentos obsessivos e diminuir a tensão muscular, embora esses efeitos não se mantenham em longo prazo. As bebidas alcoólicas também têm sabores específicos e desejáveis, que são difíceis de substituir por outras bebidas. Um aspecto importante da análise funcional é formular a percepção do paciente sobre as consequências positivas do beber. O terapeuta pode tratar do poder desses reforçadores percebidos de várias maneiras: ajudando o paciente a desenvolver formas alternativas de obter os mesmos tipos de vivências positivas; questionando sua crença de que as consequências desejáveis vão ocorrer (p. ex., questionando se ele está, na verdade, mais apto e atrativo socialmente depois de consumir um litro de vodca); ajudando o paciente a reavaliar a importância desses reforçadores e/ou a identificar outros tipos de reforçadores que possam ser mais valorizados em longo prazo (p. ex., valorizar a espiritualidade mais do que o hedonismo).

Habilidades para recusar uma bebida alcoólica

Alguns bebedores têm dificuldades com os aspectos interpessoais da abstinência. Para eles, a identificação das situações interpessoais como de alto risco para beber, o desenvolvimento de respostas eficazes e o ensaio dessas respostas formam todos um importante componente do tratamento. Pesquisas iniciais (Chaney, O'Leary, & Marlatt, 1978) sugeriram que uma resposta rápida está fortemente associada à mudança eficaz. Pesquisas mais recentes descobriram que o treinamento para recusar bebida oferece uma contribuição positiva única para o resultado do tratamento (Witkiewitz, Donovan, & Hartzler, 2012) e que o domínio dessas habilidades é importante (Kiluk, Nich, Babuscio, & Carroll, 2010). Entre os componentes sugeridos para uma forma eficaz de recusar bebidas estão indicar claramente que não se quer bebida alcoólica, pedir outra bebida, transmitir autoconfiança e estar à vontade com a solicitação e ser persistente diante da pressão social. Além disso, os pacientes que enfrentam muita pressão social podem ser aconselhados a evitar certas situações sociais ou pessoas.

Embora as diretrizes para recusar bebida pareçam simples, as crenças dos pacientes e suas expectativas muitas vezes tornam difícil o processo. Entre as cognições comuns, estão "Todo mundo vai pensar que sou alcoolista", "Meu anfitrião vai se ofender se eu não beber" ou "As pessoas vão pensar que sou metido a besta se eu não beber". Assim como acontece com outras crenças distorcidas, o terapeuta pode proporcionar estruturas alternativas para se pensar sobre situações de recusa de bebida, sugerindo que a maioria das pessoas realmente não está interessada em se os outros bebem ou não, e que os anfitriões estão mais preocupados com que os convidados se divirtam. Muitos pacientes também se sentem ambivalentes em relação a não beber e consideram que a parte mais difícil do processo de recusa da bebida é interno, em vez de interpessoal. Outro aspecto complicado de recusar bebida é quanta informação pessoal o paciente deseja tornar pública. A maior parte das pessoas compartilha níveis diferentes de informação pessoal, dependendo da proximidade do relacionamento e de seu conhecimento das atitudes e do comportamento da outra pessoa. Para pessoas às quais um paciente não quer expor seu problema com a bebida, recomendamos um simples "Não, obrigado" ou, se houver pressão, uma resposta simples que desestimularia a insistência, sem ser reveladora, como "Estou cuidando do peso e não posso ingerir essas calorias", "Estou tomando medicação que não permite beber" ou "Não tenho andado bem do estômago — é melhor não". Nenhuma dessas respostas vai proteger o paciente contra futuras ofertas, mas todas são eficazes no momento. Para relacionamentos mais íntimos, o paciente decide quando, onde e quanto revelar. Dois exemplos clínicos ilustram essa questão.

Steve estava morando em uma pensão e tinha vizinhos simpáticos e sociáveis que gostavam de beber na varanda da frente. Esses vizinhos eram das ilhas portuguesas dos Açores e praticamente não falavam inglês. Depois de aceitar uma cerveja deles um dia, ele insistiu com sua terapeuta que não poderia recusar porque não falava português. A terapeuta sugeriu que talvez a palavra "*no*", dita com um sorriso e com um gesto, pudesse ser entendida até em português. Steve reconheceu que sua dificuldade de recusar a bebida vinha do seu desejo de beber e que um "*no*" simpático certamente funcionaria.

Suzanne não queria que ninguém soubesse que ela tinha problemas com a bebida nem que estava abstinente, o que lhe criava problemas para ir a um coquetel que haveria em breve. Estrategicamente, Suzanne decidiu que deveria beber água mineral durante a festa e que deveria tentar impedir ofertas de bebidas alcoólicas, mantendo um copo de água mineral na mão o tempo todo. Se oferecessem uma bebida, ela decidira dizer às pessoas que havia tido problemas de saúde que poderiam piorar com a bebida, então tomaria somente água. Embora estivesse preocupada com que um de seus amigos (um assistente social) pudesse concluir que ela tivesse problemas com álcool, a festa aconteceu sem problemas.

Estratégias de enfrentamento

Os pacientes com TUA enfrentam desafios que vão além daqueles que estão diretamente relacionados ao seu hábito de beber. À medida que os pacientes desenvolvem uma capacidade maior de manter a abstinência ou de beber moderadamente, o terapeuta poderá dedicar maior atenção a outros problemas que os pacientes estejam enfrentando. As técnicas para lidar com pensamentos disfuncionais ou deficiência nas habilidades sociais podem ser usadas prontamente com pacientes com problemas de bebida.

Lidando com afeto negativo

Há muitas fontes de afeto negativo nas pessoas com TUA. Como se observou inicialmente no capítulo, a comorbidade com TUA e outros transtornos psiquiátricos é alta (p. ex., os transtornos do humor e de ansiedade são bastante comuns). As taxas de abuso físico e sexual também são elevadas entre as pessoas com TUA (Cisler et al., 2011), e as sequelas desses problemas muitas vezes incluem um forte componente de afeto negativo. Além disso, as pessoas que já usaram álcool para enfrentar o afeto negativo por um longo tempo podem simplesmente ter poucas experiências e habilidades para lidar com a dor que faz parte da vida cotidiana.

Quando nos concentramos no afeto negativo, é essencial uma avaliação cuidadosa das causas. O afeto negativo associado a outro transtorno deve ser tratado segundo a abordagem adequada a esse transtorno ou por meio do protocolo unificado para tratamento de transtornos emocionais (Barlow et al., 2017). Ao lidar com o afeto negativo associado ao TUA, há alguns princípios comuns válidos. Quando os pacientes começam a reduzir ou param de beber pela primeira vez, eles podem vivenciar todas as emoções como desconhecidas e intensas. A reestruturação cognitiva para ajudar os pacientes a considerar essas intensas emoções como parte natural do processo de mudança pode ser útil. Para os pacientes cujo objetivo é a moderação, evitar beber em momentos de afeto negativo intenso dá a oportunidade de aprender estratégias de enfrentamento alternativas, que podem variar segundo o tipo de emoção negativa e podem incluir relaxamento, yoga, reza ou meditação; exercícios; respiração rítmica e outras estratégias, como a gestão da desregulação emocional, da ansiedade e da depressão; ativação comportamental; aumento de vivência de eventos agradáveis a fim de reduzir a depressão; uso de administração da raiva e habilidades de assertividade para enfrentar sentimentos de raiva; estratégias cognitivas para abordar crenças que contribuam para reduzir o afeto incômodo; e/ou consultar com um psiquiatra de adição para o início do uso de medicamento antidepressivo, estabilizador do humor ou para ansiedade.

O trabalho com Suzanne ilustra vários desses princípios. O mais difícil para ela foram as situações que a faziam lembrar da morte de seu irmão gêmeo. O aniversário deles, o da morte dele, o dia das mães ou dos pais, os feriados religiosos e os eventos especiais para as filhas dela, nos quais o envolvimento dele teria sido importante (p. ex., um *bat mitzvah*), causavam nela um afeto negativo intenso e um forte desejo de beber. Como tinha começado a beber muito logo após a morte do irmão, ela passou pouco tempo vivenciando o luto ou mesmo discutindo a morte dele ou os sentimentos que tinha a esse respeito. Minha abordagem inicial na terapia era dar a ela a oportunidade de se expor a esses sentimentos negativos ao simplesmente falar sobre ele na sessão. O segundo enfoque foi identificar e discutir formas de abordar eventos que a fizessem lembrar dele. Eu a atendi por um período de seis meses, nos quais várias dessas situações surgiram naturalmente. Por exemplo, na semana anterior ao aniversário da morte dele, discutimos formas para que ela se concentrasse em sua morte e em suas recordações. Suzanne levou uma de suas filhas ao túmulo do irmão, e elas limparam e plantaram flores juntas. No sábado em que era o aniversário da morte, ela foi à sinagoga com a família e preparou o prato favorito do irmão para o jantar. O dia foi triste, e ela chorou várias vezes, mas foi o primeiro aniversário de morte em que ela achou que o havia homenageado, em vez de envergonhar sua memória embebedando-se. Também discutimos os pensamentos repetitivos em que ela se culpava por sua morte, usando técnicas e reestruturação cognitiva. Ela tinha dificuldade de não se culpar pela morte dele, e poucas estratégias cognitivas tinham resultado sobre a autorrecriminação. Suzanne finalmente conseguiu começar a pensar: "Não posso me torturar para sempre com essa culpa. Se eu não abandonar esse sentimento, não vou ser uma boa mãe. Ele ficaria desapontado comigo se eu decepcionasse as minhas filhas". Além da terapia cognitivo-comportamental baseada no trauma que descrevemos (e que funcionou muito bem para Suzanne), os terapeutas, caso necessário, também podem considerar a adoção de outros tratamentos para traumas baseados em evidências a fim de abordar formalmente o trauma por trás do comportamento do consumo de álcool, como a terapia de exposição prolongada ou a terapia de processamento cognitivo. Um aspecto importante e sofisticado do modelo da TCC apresentado neste capítulo é diagnosticar e tratar ou encaminhar o paciente a um tratamento para transtornos psiquiátricos comórbidos baseado em evidências, dada a alta prevalência de outros problemas psiquiátricos nas populações com TUA e o relacionamento negativo e recíproco entre os problemas psiquiátricos e o consumo de álcool.

Equilíbrio de estilo de vida e atividades agradáveis

O sucesso em longo prazo é sustentado por mudanças no estilo de vida que potencializam vivências positivas e possibilitam um equilíbrio entre as responsabilidades e o prazer. Quando começam a mudar, alguns de nossos pacientes acham que devem compensar sua falta de responsabilidade anterior, com um nível de responsabilidade muito elevado em relação à família, ao emprego e a casa. É comum iniciar grandes projetos de redecoração ou reforma, tentar passar todos os momentos livres com os filhos ou organizar 10 anos de bagunça em gavetas e armários. Esse zelo pela responsabilidade pode ser uma faca de dois gumes para o paciente e para sua família. A atenção incansável às responsabilidades pode ser, ao mesmo tempo, satisfatória e exaustiva, não gratificante, podendo levar o paciente a colocar em questão o valor de não beber. Os familiares podem ficar entusiasmados porque o paciente está assumindo responsabilidades, mas desconfiados em relação à estabilidade da mudança, e não estar dispostos a renunciar às responsabilidades que assumiram pelo paciente. Eles também podem vivenciar o entusiasmo do paciente como uma intrusão em suas próprias vidas independentes e suas agendas. Os pacientes devem ser preparados para essas reações, e o terapeuta pode ajudá-los a ver a reação da família como algo compreensível. Com a maioria dos pacientes, o terapeuta deve sugerir a importância do tempo de lazer, das atividades prazerosas e do autorreforço para as mudanças positivas que são feitas.

Ajudar Suzanne a reservar meia hora por dia na qual ela conseguisse relaxar, ler ou fazer exercícios foi um desafio. Ela achava que deveria se dedicar a suas filhas — uma crença que implicava que ela estivesse com as filhas praticamente todo o tempo em que elas estavam em casa. Quando elas estavam na escola, Suzanne se concentrava em limpar a casa, cozinhar, realizar tarefas na rua, pagar contas e outras tarefas domésticas. No fim do dia, exausta e tensa, comentava que o álcool teria sido uma boa maneira de "relaxar". Finalmente, acertamos um período de meia hora antes do almoço, durante o qual ela usaria sua bicicleta ergométrica, leria um livro de meditação diária ou caminharia. Ela só conseguiu fazer isso parcialmente, muitas vezes mencionando outras responsabilidades que tinham sido prioritárias. O terapeuta deve ter em mente que as consequências positivas da sobriedade são o que tendem a manter a abstinência continuada, e, por isso, é importante ajudar os pacientes a chegar a um estilo de vida equilibrado que substitua o tempo e a energia despendidos com a bebida e que tenha, em seu lugar, atividades e experiências agradáveis e gratificantes.

Envolvimento do parceiro/dos familiares e o contexto social do tratamento

A literatura sobre o tratamento de TUA sugere que o envolvimento de algum sistema social importante está associado a resultados positivos no tratamento (revisado em McCrady & Flanagan, no prelo). Em função dessas conclusões, a primeira tendência dos terapeutas deveria ser envolver no tratamento o cônjuge/parceiro do paciente ou alguma outra pessoa significativa. Há várias maneiras de envolver pessoas significativas: usando-as como fontes de informações, fazendo com que elas proporcionem reforço diferenciado para beber e se abster, ajudando-as a proporcionar apoio emocional e prático, envolvendo-as em tratamento centrado no relacionamento, oferecendo atendimento para elas sem a presença da pessoa que bebe e/ou as ajudando a acessar novos sistemas sociais.

Informações

A crença popular sugere que os indivíduos com TUA minimizam ou mentem a respeito do seu consumo de álcool e suas consequências. A literatura experimental sugere que essas pessoas fornecem dados relativamente precisos quando estão sóbrias e quando não há consequências negativas sérias por dizer a verdade (p. ex., Sobell & Sobell, 2003). Apesar desses resultados, várias considerações clínicas sugerem que obter informações de um familiar pode ser útil na fase de avaliação do tratamento.

Os pacientes que são encaminhados ou forçados ao tratamento podem relutar em dar informações completas sobre seu hábito de beber. A coleta de dados com quem encaminhou o paciente ajuda tanto o paciente quanto o terapeuta a entender as razões para o encaminhamento. Mesmo com os pacientes que vieram espontaneamente, as pessoas significativas podem dar informações que não estariam disponíveis aos pacientes por problemas de memória ou de recordação. Além disso, uma pessoa íntima do paciente geralmente o terá observado durante um longo período e em vários ambientes e pode ter informações valiosas para contribuir com a conceituação dos antecedentes do hábito de beber.

Respostas ao consumo de álcool e à abstinência

Os pacientes com TUA frequentemente enfrentam o desafio de desenvolver uma rede que dê reforço diferenciado à abstinência e aplique consequências negativas ao ato de beber. Esse reforço pode ser relativamente simples, como comentários positivos e estímulos de amigos e familiares, ou pode envolver a negociação de contratos detalhados que especifiquem as consequências do ato de beber e da abstinência. A *abordagem de reforço da comunidade* (ARC; Meyers & Smith, 1995) ajuda os pacientes a terem acesso a reforçadores potenciais (empregos, famílias, clubes sociais), ensina habilidades de enfrentamento comportamental aos pacientes e a seus parceiros e pode envolver o desenvolvimento de contratos de contingência para condicionar o acesso aos reforçadores à sobriedade. Além disso, os pacientes podem tomar dissulfiram ou naltrexona sob prescrição, e a adesão pode ser monitorada por alguma pessoa significativa para o paciente. As avaliações da ARC sugerem que os pacientes têm muito mais sucesso do que os controles para manter a abstinência e o emprego, evitar hospitalizações ou prisão e ter endereço fixo.

Além de tratamentos formais que se concentram no manejo de contingências ambientais, o terapeuta também pode ensinar os cônjuges/parceiros e outros familiares a permitir que o paciente vivencie as consequências negativas naturais do ato de beber. Muitos cônjuges/parceiros protegem o bebedor das consequências substituindo a pessoa no trabalho, cumprindo suas tarefas em casa ou mentindo a amigos e familiares em relação à bebida (p. ex., Orford et al., 2010). Vivenciar essas consequências negativas pode aumentar a percepção do paciente sobre a extensão e gravidade do seu problema com o uso de bebidas alcoólicas e dar motivação adicional à mudança.

Reduzindo os sinais para beber

As pessoas significativas na vida do paciente também podem ter comportamentos que sinalizam a bebida. Uma esposa que quer que seu marido pare de beber pode censurá-lo repetidamente com relação aos problemas que a bebida está causando, esperando que as preocupações dela o motivem para mudar. Ou um marido pode tentar fazer sua mulher parar de beber limitando seu acesso ao álcool ou controlando rigidamente o dinheiro dela. Entretanto, esses comportamentos podem ter um efeito involuntário e negativo, gerando raiva ou uma postura defensiva na pessoa que tem o problema com a bebida, resultando no posterior consumo de bebidas alcoólicas. Pode ser importante fazer com que os cônjuges/parceiros identifiquem esses comportamentos, reconheçam os resultados dessas ações e encontrem formas alternativas de discutir as preocupações com a bebida.

Apoio à abstinência

As pessoas significativas podem proporcionar muitos tipos de apoio aos pacientes. O apoio pode envolver ajudar o paciente a implementar uma mudança de comportamento, discutir a premência de beber, apoiar o plano do paciente de evitar situações de alto risco para beber ou (por solicitação do paciente) ajudar na implementação de outras habilidades de enfrentamento que sustentem a sobriedade.

Mudança no relacionamento

Para muitos pacientes, as interações com seus cônjuges/parceiros, filhos, pais ou amigos íntimos são sinais para beber, de forma que o tratamento que se concentre em mudar essas relações interpessoais é outra forma de essas pessoas se envolverem. Tais intervenções podem ser a terapia de casal ou de família, ou o treinamento de habilidades parentais. Alguns dados (McCrady et al., 2009; McCrady, Stout, Noel, Abrams, & Nelson, 1991) sugerem que um foco na mudança no relacionamento conjugal durante o tratamento conjunto para alcoolismo resulta em mais estabilidade das consequências do ato de beber, menos separações e maior satisfação conjugal.

Ingresso em novos sistemas sociais

Alguns pacientes não dispõem de um sistema de apoio social, ou têm um sistema que sustenta o consumo excessivo de álcool. Para essas pessoas, é importante acessar novos sistemas que ou reforcem a abstinência ou sejam incompatíveis com o consumo excessivo. Os grupos de autoajuda, como o AA e o SMART Recovery, são uma fonte potencial desse tipo de apoio. Como muitos grupos religiosos se opõem ao uso de álcool, o envolvimento sério nesse tipo de grupo também pode dar apoio à abstinência. Muitas atividades coletivas são incompatíveis com a bebida: grupos de corrida, montanhismo ou ciclismo são exemplos disso. Infelizmente, o álcool pode estar envolvido em quase qualquer atividade, e o terapeuta e o paciente precisam examinar cuidadosamente os grupos de atividades para determinar se a norma dos grupos inclui beber.

Em suma, as decisões sobre o contexto social do tratamento para o TUA são complicadas. A avaliação inicial deve envolver pelo menos uma pessoa significativa na vida do paciente. Os resultados da avaliação devem revelar quem está mais disponível para o tratamento e quais são as fontes potenciais de apoio e reforço. Para alguns pacientes que não têm qualquer apoio prontamente acessível, novos sistemas devem ser desenvolvidos.

Manutenção em longo prazo

Prevenção da recaída (PR)

O modelo de PR de Marlatt e Gordon (1985) e os modelos de PR revisados de Witkiewitz e Marlatt (2004) e de Hunter-Reel et al. (2009) são modelos de tratamento abrangentes; o manual de TCC de Epstein e McCrady (2009) apresenta exercícios de PR específicos nas últimas sessões de tratamento. Muitos elementos do tratamento de PR já foram descritos — identificar situações de alto risco para a bebida, desenvolver estratégias alternativas para enfrentar situações de alto risco, melhorar a autoeficácia para o enfrentamento, lidar com as expectativas positivas em relação ao uso do álcool e facilitar o desenvolvimento de um estilo de vida equilibrado. Uma parte adicional e importante do modelo de PR é trabalhar com a possibilidade da recaída e desenvolver as estratégias de prevenção e resposta a ela.

A PR pode ser apresentada aos pacientes informando-lhes de que não é incomum o uso de álcool depois do tratamento, e é útil discutir essa possibilidade durante o tratamento. Duas estratégias básicas são utilizadas. Em primeiro lugar, ajudar o paciente a desenvolver uma lista de sinais de recaída iminente, incluindo os sinais comportamentais, cognitivos, interpessoais e afetivos. Se também houver um cônjuge/parceiro envolvido no tratamento, ele vai contribuir para a lista. Depois de elaborada essa lista, desenvolvemos um conjunto de respostas possíveis em caso de surgimento desses sinais. O mais importante é que o paciente reconheça que esses sinais de alerta devem desencadear a ação, e não a inação e as cognições fatalistas em relação à inevitabilidade da recaída. Um segundo conjunto de estratégias envolve a resposta à bebida ou ao consumo excessivo de álcool. O terapeuta tenta tratar da probabilidade do EVA chamando a atenção para a possibilidade de que o paciente tenha pensamentos catastróficos se beber e ajuda a ensaiar pensamentos alternativos. Marlatt e Gordon (1985) também sugerem uma série de passos comportamentais: introduzir um retardo comportamental (1–2 horas) entre uma primeira dose e qualquer dose subsequente, sair da situação imediata relacionada à bebida, realizar uma análise funcional da situação naquele momento, refletir sobre possíveis consequências negativas do beber e chamar alguém que possa ajudar. Algumas evidências de pesquisa sustentam o uso de abordagens de PR, bem como abordagens mais novas que integram PR com o treinamento em *mindfulness* (p. ex., Bowen et al., 2014).

Cuidado continuado/mantendo contato com os pacientes

O tratamento por tempo limitado é adequado e eficaz para muitos pacientes, e há boas evidências de melhorias sustentadas em longo prazo depois de um tratamento ambulatorial (Project MATCH Research Group, 1998). Entretanto, os períodos de recaída são comuns. As estratégias clínicas que descritas para PR visam a minimizar os períodos de uso problemático e maximizar os resultados positivos. Para alguns pacientes, contudo, a dependência do álcool deve ser considerada um transtorno crônico e sujeito a recaída (McLellan et al., 2000). Assim como acontece com outros problemas crônicos de saúde, como o diabetes ou a artrite reumatoide, os modelos de tratamento agudo que tratam as pessoas e depois as mandam cuidar de suas vidas podem ser inadequados e ineficazes. Uma estratégia alternativa proporciona contato em longo prazo e de baixa intensidade em um período mais longo (McKay et al., 2011).

Durante o tratamento inicial de um paciente que tenha um histórico de TUA grave, vários episódios de tratamento e dificuldade de manter uma mudança sustentada, o terapeuta pode optar por definir uma expectativa diferente com essa pessoa, em que haverá algum tipo de contato continuado em longo prazo.

"Leonard", um homem casado de 54 anos, veio para tratamento por problemas de dependência do álcool e agorafobia. O tratamento visou aos dois transtornos, e ele conseguiu se abster do álcool e aumentar gradualmente as distâncias que conseguia dirigir sozinho. A casa dele ficava a 1 hora de carro do meu (B. S. M.) consultório, e o tratamento já tinha quase 12 semanas quando ele conseguiu vir de carro sem a companhia de sua mulher. No fim do ano, estávamos nos encontrando a cada 2 a 3 semanas. Como ele estava abstinente havia um ano e funcionava bem, discutimos a possibilidade de encerrar o tratamento. Sua resposta foi instrutiva:

LEONARD: Doutora, já faz muito, muito tempo que bebo. Um ano é uma gota no oceano em comparação com isso. Eu acho que preciso continuar com as consultas com você.

TERAPEUTA: Leonard, eu entendo as suas preocupações, mas você tem se saído muito bem por um bom tempo. Talvez devêssemos simplesmente reduzir ainda mais a frequência de nossos encontros. O que você acha de uma consulta por mês, e mais curta, meia hora, em vez de uma?

LEONARD: Acho uma boa ideia. Vamos experimentar.

Aos poucos, fui diminuindo a frequência e a duração de minhas sessões com Leonard, e o atendia duas vezes por ano, 15 minutos por sessão, pelos menos durante três anos e meio de seu tratamento de cinco anos. Ele descreveu a importância das sessões: "Eu simplesmente sei que tenho que ver você e contar o que tenho feito. Isso me mantém na linha".

Administrando condições complicadas

Como descrevi antes no capítulo, os pacientes com TUA podem apresentar uma série de outros problemas complicadores. O terapeuta deve avaliar e desenvolver um plano de tratamento para as múltiplas necessidades desses pacientes. No mínimo, os terapeutas devem considerar possíveis problemas relacionados a moradia, transporte, renda, ocupação/emprego, sistema jurídico, família, cuidado dos filhos, condições médicas e transtornos psicológicos comórbidos. Conhecer os serviços e os órgãos na comunidade local e desenvolver relações de trabalho com vários desses órgãos são condições essenciais para o tratamento de pacientes complicados. Rose, Zweben, Ockert e Baier (2013) apresentam uma estrutura abrangente para estabelecer a interface com outros sistemas sociais e de saúde.

O papel dos grupos de autoajuda

Os tipos de grupos de autoajuda foram descritos em uma parte anterior deste capítulo. Várias estratégias terapêuticas podem facilitar o envolvimento em um grupo de autoajuda, quando for o caso. O terapeuta deve avaliar inicialmente se o paciente é um bom candidato para participar de um grupo de autoajuda. Os pacientes com ansiedade social ou fobia social muito alta, os que acreditam que a pessoa deve cuidar de seus problemas por conta própria e os que tiveram vivências anteriores negativas com esses grupos podem ser maus candidatos. Por outro lado, os pacientes com tendência associativa, os que estão acostumados a resolver problemas com a ajuda de outros, os que são particularmente ansiosos e preocupados com o seu beber, aqueles cujos sistemas de apoio social os apoiam para que continuem bebendo pesado e os que têm dependência mais grave do álcool são particularmente bons candidatos para o AA. As pessoas interessadas nos aspectos de apoio social da autoajuda, mas que rejeitam explicitamente alguns dos construtos associados ao AA (p. ex., impotência ou espiritualidade) podem ser mais bem atendidas em um outro grupo de autoajuda alternativo, como o SMART Recovery.

Assim como em todos os aspectos da terapia, o terapeuta deve usar uma abordagem centrada no paciente para a introdução do AA ou de outros grupos de autoajuda. Esse tipo de enfoque sugere um diálogo entre o paciente e o terapeuta, reconhecimento e discussão das percepções e preocupações do paciente e desenvolvimento de um plano de consenso. Como muitos pacientes têm ideias equivocadas sobre o AA e não conhecem algumas das organizações alternativas, o terapeuta deve estar preparado para descrever as organizações e responder a perguntas. Também é útil que ele tenha publicações básicas de cada grupo no consultório. Às vezes, pode-se recomendar que um paciente relutante experimente algumas reuniões para ter uma amostra em primeira mão do que realmente acontece. Negociamos um acordo de prazo muito curto para um número específico de reuniões em um período limitado (p. ex., seis reuniões em três semanas); concordamos que, se o paciente continuar com uma ideia negativa ou relutante depois de experimentar os grupos, abandonaremos a ideia; e discutimos as experiências e percepções que o paciente teve da reunião do grupo de autoajuda em cada sessão. Também pode-se usar amostragem comportamental com outros aspectos da terapia: muitas vezes, os pacientes não conseguem visualizar como uma estratégia pode funcionar sem experimentá-la — seja uma técnica de relaxamento, uma reunião do AA ou uma resposta assertiva — e recomenda-se que estejam abertos a novas estratégias. No AA, os recém-chegados podem ouvir "Seus melhores pensamentos trouxeram você até aqui", sugerindo que suas próprias estratégias de enfrentamento foram ineficazes. A amostragem comportamental se baseia nesse mesmo construto.

Variáveis do terapeuta

Assim como acontece com qualquer forma de terapia, a relação do terapeuta com o paciente e a postura terapêutica assumida pelo terapeuta são importantes. É fundamental ser empático, escutar ativamente, semear esperança, aplicar de forma flexível técnicas e princípios terapêuticos e estabelecer uma sensação de que o terapeuta e o paciente estão trabalhando em função de objetivos de consenso. As pesquisas sugerem que, em contraste com um estilo de confrontação, o estilo empático e motivacional está associado a melhores resultados no tratamento, e os comportamentos de confronto por parte do terapeuta tendem a evocar comportamentos defensivos e contra-agressivos no paciente (Miller, Benefield, & Tonigan, 1993). Essas respostas raramente levam a uma aliança terapêutica construtiva.

Trabalhar com um paciente com TUA costuma ser difícil, devido tanto ao comportamento dele durante o tratamento quanto a seu histórico de comportamentos relacionados com o uso de bebidas alcoólicas que o terapeuta pode considerar repugnantes ou desconcertantes. O paciente também pode mentir sobre o hábito de beber, ou minimizá-lo durante o tratamento. Se o cônjuge/parceiro também estiver envolvido no tratamento, a relação terapêutica vai se tornar ainda mais complicada. Ao tratar o paciente com um problema de álcool junto de um cônjuge/parceiro que queira que ele pare de beber ou diminua o consumo, o terapeuta está aliado, na prática, com esse cônjuge/parceiro. Esse indivíduo pode tentar fortalecer sua aliança com o terapeuta fazendo eco aos seus comentários, expressando sua raiva em relação à conduta do paciente, entrando em confrontos ou, ainda, sendo submisso e permitindo que o paciente seja verbalmente agressivo ou dominador.

Certas atitudes e comportamentos do terapeuta parecem conduzir ao tratamento bem-sucedido. Em primeiro lugar, está uma sensação de empatia com o paciente. O terapeuta deve desenvolver alguma compreensão da experiência subjetiva do paciente em relação a iniciar a terapia e à dificuldade de admitir comportamentos que sejam pessoalmente constrangedores e frequentemente reprovados socialmente. Além disso, o terapeuta precisa ter alguma estimativa das incríveis dificuldades envolvidas em uma mudança em longo prazo no hábito de beber. O terapeuta pode desenvolver essa avaliação tentando mudar um padrão de comportamento que ele próprio tem profundamente arraigado (p. ex., comer açúcar) ou participando de reuniões de algum grupo de autoajuda (p. ex., AA, SMART) e ouvindo cuidadosamente os pacientes.

Uma segunda habilidade terapêutica importante é a capacidade para discriminar entre o indivíduo e o comportamento relacionado à bebida. É necessário que o paciente possa descrever as ações relacionadas à bebida sem sentir que o terapeuta sente repulsa, mas também sem achar que o terapeuta coadune ou aceite esses comportamentos. Esse é um equilíbrio delicado de se atingir, principalmente quando um paciente descreve episódios de alcoolismo de maneira jocosa, que possa ocultar constrangimento ou repulsa com o ato de beber. A motivação do paciente para mudar pode ser melhorada discutindo-se comportamentos negativos relacionados à bebida e vivenciando-se o afeto negativo associado aos pensamentos sobre essas ações. O terapeuta também deve transmitir uma sensação de esperança ao paciente, prevendo mudanças positivas que possam ser associadas a mudanças no hábito de beber e enfatizando que é possível mudar. Dessa forma, a mensagem implícita ao paciente é a seguinte:

> "Você já fez muitas coisas ao beber que desagradaram a você mesmo e às pessoas ao seu redor. O fato de você estar em tratamento é uma declaração de que quer mudar. É importante falarmos sobre as coisas que você fez enquanto bebia, porque ter consciência delas vai fortalecer seu desejo de parar de beber e de parar de fazer essas coisas. Fazer mudanças demandará tempo e muito esforço de sua parte, mas acredito que você vai conseguir se mantiver o tratamento."

Em outras palavras, a mensagem do terapeuta é positiva em relação à mudança, mas negativa em relação aos comportamentos relacionados à bebida.

Uma terceira qualidade importante do terapeuta é a integridade. Em função de seu desconforto e de seu histórico de reforço, é difícil para alguns pacientes relatar com honestidade os episódios de consumo de bebida, tarefas de casa que não foram cumpridos ou seus sentimentos e atitudes em relação a estar em tratamento. O terapeuta pode reconhecer o quão difícil é para o paciente ser honesto, já que a mentira provavelmente teve um caráter adaptativo no passado; no entanto, o terapeuta deve deixar claro que parte da terapia envolve aprender como ser honesto. O terapeuta também deve proporcionar um modelo positivo de integridade. Ele não deve ignorar o cheiro de álcool na respiração do paciente e deve revisar o exercício de casa todas as semanas. Prestar atenção ao comportamento do paciente ensina a importância de cumprir os compromissos e aumenta a chance de que terapeuta e paciente consigam identificar os problemas e os bloqueios aos progressos no tratamento.

O terapeuta também deve estabelecer expectativas claras sobre o paciente e sua própria responsabilidade em relação à terapia, e deve definir limites adequados. O terapeuta deve definir expectativas claras para o paciente: ir a sessões marcadas com pontualidade, telefonar se não puder ir, pagar a terapia, ir sóbrio e realizar as tarefas de casa. O terapeuta também deve deixar claro seu compromisso com a terapia, estando nas sessões no horário marcado, estando razoavelmente disponível ao telefone, dando cobertura quando estiver fora e proporcionando tratamento com o melhor suporte experimental para sua eficácia. Ser claro em relação às expectativas de comportamento do paciente durante a terapia enfatiza o compromisso do terapeuta com a terapia como um processo sério.

Variáveis do paciente

Somente algumas poucas características do paciente são preditores consistentes dos resultados de tratamento (Haaga, McCrady, & Lebow, 2006). Os pacientes que têm expectativas positivas em relação aos resultados tendem a se sair melhor. Além disso, os que têm mais prontidão à mudança também têm resultados mais positivos. Por fim, os que têm problemas mais graves têm resultados inferiores. As expectativas em relação ao tratamento e à prontidão para a mudança podem ser influenciadas pelo terapeuta.

O terapeuta deve estar ciente e sensível em relação a uma série de questões que as pessoas com problemas com a bebida levam ao tratamento. A experiência emocional do paciente, suas crenças e atitudes, seu estado físico (descrito na seção sobre contexto de tratamento) e o contexto social em que bebe (descrito na seção sobre contexto da bebida) são todos aspectos importantes no plano terapêutico.

Uma pessoa tem uma série de reações quando entende pela primeira vez que seu consumo de bebida está causando problemas. O mais comum é que, à medida que as consequências negativas se acumulam, o indivíduo comece a se sentir fora de controle e com vergonha do comportamento. Suas ações podem ser inaceitáveis à sua autodefinição. Dessa forma, a irresponsabilidade financeira ou profissional, a negligência com os familiares, a violência física ou o abuso verbal podem ser ações em relação às quais o indivíduo sente culpa e autorrecriminação intensas. A perspectiva de admitir essas ações a um estranho é assustadora e constrangedora, tornando difícil para o paciente discutir problemas associados à bebida. Como muitos pacientes atribuem seus problemas à fraqueza ou à falta de força de vontade, acreditando que bastaria ser "mais fortes" para essas coisas não acontecerem, eles culpam a si mesmos. Dessa forma, os pacientes são por demais sensíveis a críticas sugeridas pelo terapeuta. É possível atenuar essa dificuldade fazendo-se comentários empáticos enquanto se fazem perguntas, dizendo aos pacientes que suas ações são comuns entre pessoas que bebem muito e ouvindo suas descrições de ações relacionadas à bebida de maneira receptiva. Os pacientes também têm uma série de crenças e atitudes com relação ao álcool e à sua capacidade de mudar que dificultam a mudança. As pessoas com TUA têm expectativas positivas em relação aos efeitos do álcool sobre os sentimentos e comportamentos, sentindo-as com mais intensidade do que quem não tem problemas com a bebida. Elas podem atribuir seu consumo de bebidas alcoólicas a razões externas e acreditar que não são pessoalmente responsáveis por beber ou mudar. Elas podem ter baixa autoeficácia em relação à sua capacidade de mudar seu hábito de beber ou de lidar com situações relacionadas ao álcool sem beber, ou podem ter, de modo irreal, uma elevada autoeficácia, que não está baseada na realidade. Por fim, se os indivíduos param de beber e depois voltam a consumir álcool, pode haver dissonância cognitiva e eles podem sentir a EVA (Marlatt & Gordon, 1985), caracterizada por uma reação de negação excessiva ao consumo inicial de álcool, e uma autopercepção de que "estragaram" sua abstinência e inevitavelmente terão recaída ao padrão de bebida anterior.

ESTUDO DE CASO

Nas seções anteriores, foram apresentados exemplos de caso para ilustrar a aplicação de partes do nosso modelo de tratamento. Nesta seção, é apresentado um caso completo de terapia ambulatorial para ilustrar uma série de questões descritas anteriormente no contexto do desenvolvimento do tratamento. O casal fazia parte de um projeto de pesquisa que avaliava diferentes abordagens à manutenção da mudança após o tratamento comportamental combinado para TUA (McCrady, Epstein, & Hirsch, 1999), e foi atendido por uma de nós (B. S. M.).

Os casais nesse estudo tinham de estar casados ou morando juntos por pelo menos seis meses; nenhuma das pessoas poderia ter um problema primário de uso de drogas ilícitas ou mostrar evidência de prejuízo cognitivo grosseiro ou psicose; e apenas o homem poderia mostrar evidências de abuso ou dependência do álcool. Todos os casais foram atendidos por um terapeuta por 15 a 17 sessões semanais ambulatorialmente e concordaram com uma avaliação no início e no seguimento de 18 meses pós-tratamento.

"Carl" e "Maria" eram casados e tinham ambos 32 anos. Buscaram tratamento porque ele bebia. Maria tinha estatura média, cabelo longo, moreno e crespo, e era obesa. Carl também tinha estatura média, cabelos loiros, era esbelto, mas apresentava um início de uma "barriguinha de cerveja". Ambos eram asseados e atraentes. O casal estava casado havia cinco anos e se conhecia havia 12 anos. Tinham dois meninos, de 2 e 3 anos. Ambos vinham de famílias com pais não separados, embora o pai de Carl tivesse morrido alguns anos antes. A família dele era de ascendência principalmente polonesa, e a de Maria, italiana.

Na época do tratamento, Carl e Maria estavam separados havia cinco meses. Ele estava morando na casa da mãe, e Maria estava alugando um apartamento de um quarto em uma comunidade pobre, onde morava com os dois meninos. Maria era cosmetologista, com formação, e Carl era eletricista e trabalhava por intermédio do sindicato. Carl não estava trabalhando na época, porque não queria estabelecer um padrão de pensão para Maria, caso ela pedisse o divórcio. Além disso, se ele não trabalhasse por um determinado tempo, conseguiria retirar seu dinheiro do plano de aposentadoria do sindicato e achava que essa seria uma forma fácil de conseguir dinheiro. Maria não estava trabalhando porque havia decidido que Carl teria de cuidar dos filhos enquanto ela trabalhava, e não achava que ele era confiável para ir ao seu apartamento e cuidar deles. Ela era sustentada pelo programa Aid to Families with Dependent Children; Carl fazia trabalhos esporádicos "clandestinamente". Ambos tinham o ensino médio completo.

O casal apresentou-se para tratamento por pressão de Maria. Ela estava muito preocupada com o consumo de bebida de Carl e mencionou isso como a principal razão para a separação conjugal.

Avaliação comportamental e conceituação do caso

Carl e Maria foram avaliados por meio de uma variedade de abordagens. Sua avaliação foi um pouco mais extensa do que o normal na prática clínica em função de seu envolvimento com o projeto de pesquisa sobre o tratamento. Entretanto, os principais elementos da avaliação também são aplicáveis à prática clínica.

Avaliação do consumo de bebida

Para avaliar o consumo de bebida alcoólica de Carl, usamos uma entrevista clínica para perguntar sobre seu histórico de uso de bebida e suas percepções do hábito atual. Um etilômetro manual foi usado no início de cada sessão para avaliar seu BAL no momento. Além disso, usamos duas entrevistas estruturadas, o TLFB (Sobell & Sobell, 1995) e o módulo de abuso de álcool da Entrevista de Diagnóstico Internacional Composto — Módulo de Abuso de Substâncias (Composite International Diagnostic Interview — Substance Abuse Module; CIDI-SAM; Robins et al., 1988) para obter um quadro mais completo. Maria estava presente em todas as entrevistas e contribuiu com mais informações.

A TLFB indaga sobre o comportamento em relação ao uso de bebidas alcoólicas em cada dia em uma janela de tempo antes do tratamento. Para esse estudo, perguntamos sobre o consumo de Carl nos seis meses anteriores, dando pistas para a recordação do beber do paciente por meio de outros acontecimentos de destaque na vida dele e de Maria, como eventos sociais, consultas médicas, feriados e outras comemorações. A TLFB revelou que ele tinha bebido praticamente todos os dias nos seis meses anteriores. Seu único dia de abstinência foi quando ele e uns amigos foram presos por tentativa de arrombamento e invasão. Suas bebidas preferidas eram cerveja e vodca, e ele informou que o máximo que bebia em qualquer dia era cerca de 32 doses. Seu consumo usual variava entre 10 a 12 doses diárias. Carl cumpria critérios do DSM-IV (o sistema em vigor na época da avaliação) e do DSM-5 para um diagnóstico de TUA grave com dependência fisiológica. Ele vinha bebendo desde o ensino médio e contava já ter tido problemas como resultado do álcool aos 25 anos. Carl tivera várias consequências problemáticas por seu consumo de álcool: três prisões por dirigir bêbado, uma por arrombamento e invasão, avisos por parte de supervisores por estar embriagado no trabalho, problemas de relacionamento com sua mulher e o sentimento de que tinha negligenciado suas responsabilidades com a mulher e os filhos. Ele tivera *blackouts* muitas vezes e informava vários sinais de dependência física, incluindo beber de manhã, uma sensação de "pânico" quando achava que não conseguiria uma bebida e precisava dela, e beber durante todo o dia. Porém, ele disse que nunca havia tido qualquer sintoma físico de abstinência de álcool. Ele também não relatava qualquer problema emocional ou de saúde associado ao seu consumo. Quando perguntado sobre seus objetivos para o tratamento, indicou que sua preferência pessoal era reduzir e beber moderadamente, mas sua mulher insistia na abstinência, e ele estava disposto a trabalhar rumo a esse objetivo.

Usamos duas técnicas de avaliação para identificar os antecedentes de Carl com a bebida, o DPQ (Menges et al., 2008) e os cartões de autorregistro. O DPQ foi usado para avaliar as percepções de Carl e de Maria sobre os antecedentes do uso de álcool. Carl preencheu o DPQ marcando todos os antecedentes que se aplicavam a seu hábito de beber nos seis meses anteriores, e Maria também preencheu o questionário para indicar sua percepção sobre o consumo de álcool de Carl. Também foi pedido que indicassem o que consideravam como sendo os antecedentes mais influentes. Ambos percebiam as influências ambientais como as mais importantes para o hábito de Carl, citando como os ambientes mais evidentes os bares e sua casa, tardes em que ele não estava trabalhando, qualquer comemoração e estar perto de outros que estivessem bebendo.

O segundo conjunto mais importante de gatilhos para beber estava ligado ao relacionamento conjugal, com Carl mencionando como antecedentes discussões, raiva, sentir-se censurado ou se divertirem juntos. A terceira área de preocupação que ambos mencionaram era a dos antecedentes fisiológicos, principalmente a inquietação e a fadiga.

Carl usou cartões de autorregistro diários durante todo o tratamento para registrar quando bebia ou sentia premência de beber. Repassando as informações que ele registrou e discutindo os eventos associados à bebida e às premências, ficou claro que estar com amigos que bebem muito era um componente importante para que Carl bebesse. Os cartões de autorregistro também esclareceram fatores associados ao seu sentimento de inquietação. Quando ele e Maria estavam juntos e as crianças estavam agitadas, se ele quisesse sair ou ir a algum lugar, ele ficava inquieto e irritável e com vontade de beber para relaxar. Por fim, ficou claro que Carl tinha vontade de beber sempre que Maria lembrava-o de um compromisso que ele tinha assumido (mesmo alguma coisa simples, como levar um livro ao apartamento dela), quando ela tentava fazer com que ele se comprometesse com qualquer ação responsável ou quando ele se sentia em uma armadilha.

Usamos questionários e cartões de autorregistro para avaliar como Maria enfrentava o hábito de beber de Carl. Ela registrava suas percepções sobre o hábito dele em uma escala Likert (*Nenhum*, *Leve*, *Moderado* ou *Pesado*) e também registrava sua satisfação conjugal diária. Suas respostas antecedentes e consequentes a episódios de beber eram discutidas nas sessões. Além disso, ambos os parceiros preencheram uma versão modificada do Questionário de Enfrentamento (Orford, Templeton, Velleman, & Copello, 2005).

Os dados dessas fontes de avaliação deixaram claro que Maria muitas vezes questionava Carl em relação a suas ações, ameaçava-o ou implorava para que ele não bebesse. Ela tinha reagido ao beber dele de várias formas negativas — separando-se, chamando a polícia e recusando-se a fazer sexo. Ao mesmo tempo, fez esforços consistentes para apoiá-lo e encorajá-lo à abstinência, fazendo coisas positivas com ele quando ele não bebia, fazendo coisas agradáveis para ele ou falando de coisas positivas que os dois poderiam fazer juntos se ele não bebesse.

Relacionamento conjugal

Avaliamos o relacionamento conjugal administrando o ACQ (Margolin et al., 1983) e a DAS (Spanier, 1976) e assistindo a uma gravação em vídeo do casal discutindo um problema em seu relacionamento. Maria tinha várias preocupações importantes sobre o relacionamento deles. Além do hábito de beber de Carl, ela estava preocupada com a aparente falta de responsabilidade dele, citando sua relutância em trabalhar, cuidar dos filhos ou ficar independente da mãe. Em termos gerais, Maria achava que não podia esperar de Carl apoio concreto ou emocional. Outra preocupação que ela expressou foi a definição de seus papéis. Ela achava que Carl ditava a ela o papel que ela tinha de cumprir, e ela permitia. Ela frequentemente se sentia ressentida e com raiva como resultado disso. Por fim, ela mencionou a mãe de Carl como um problema, descrevendo-a como uma "facilitadora" que resgatava Carl de seus problemas, nada exigindo dele. Ela disse que, quando eles começaram a namorar, gostavam de beber, estar na rua até tarde, andar de moto e se divertir, mas ela achava que agora era hora de "seguir em frente" em suas vidas e "chegar a algum lugar".

Carl tinha menos preocupações conjugais. Ele não gostava que Maria o "repreendesse" nem discutisse o fato de ele beber, e dizia: "Se eu tivesse uma mulher diferente, não teria problema com a bebida". Ele tampouco gostava de sua "persistência" em querer discutir tópicos longamente e sua "mudança de atitude" quando ele bebia.

Um vídeo de suas interações revelou vários problemas de comunicação. Carl e Maria se interrompiam com frequência e não ouviam os comentários um do outro. Cada um deles fazia comentários sarcásticos e ácidos em relação ao outro, geralmente com um sorriso e um comentário jocoso. Maria reclamava de suas responsabilidades excessivas, e Carl a criticava por não as cumprir, mas se recusava a reconhecer qualquer uma que ele mesmo tivesse.

Apesar desses consideráveis problemas conjugais, eles gostavam da companhia um do outro, compartilhavam muitas atividades e prazeres (p. ex., pescar, ir a parques com as crianças) e tinham um relacionamento sexual muito positivo. Maria disse, sobre a relação deles: "Nos damos muito bem quando não exijo nada".

Formulação comportamental

O hábito de beber de Carl parecia ter se desenvolvido em um contexto social, quase sempre em grupos sociais com padrões de consumo semelhantes. O padrão era reforçado por essas interações sociais positivas, com amigos e (no início de sua relação) com Maria. Ele havia desenvolvido uma tolerância alta ao álcool, de forma que conseguia consumir quantidades cada vez maiores, resultando em um padrão de ingesta diária com alguns sinais de dependência física. Para ele, o álcool proporcionava uma série de consequências positivas: ele gostava dos sabores e das sensações associadas à bebida e do contexto social e dos sentimentos de relaxamento que a bebida proporcionava. Embora ele tivesse acumulado várias consequências negativas do beber, nenhuma delas tinha afetado suas percepções internas de si mesmo ou do álcool. A partir de sua perspectiva, as consequências negativas foram impostas a ele por outros — pela polícia, por supervisores no trabalho e por sua mulher. Além disso, ele tinha conseguido evitar responsabilidades por suas ações em muitas áreas de sua vida. Quando não trabalhava, conseguia morar com sua mãe, que o protegia das consequências negativas de não trabalhar, dando casa e comida. Quando sua mulher fazia demandas que ele sentia como aversivas, ele a evitava ou ignorava. Em algum grau, seus problemas com álcool foram acentuados pelas diferentes etapas de desenvolvimento dos dois: Maria estava pronta para avançar a uma etapa mais adulta da vida, com maiores responsabilidades e objetivos em longo prazo; Carl, ao contrário, queria manter um estilo de vida e padrões de comportamento de quando tinha 20 e poucos anos.

Apesar de Carl atribuir a fatores externos os seus problemas e sua tendência a evitar consequências negativas e responsabilidade, sua mulher e seus filhos eram importantes para ele, e ele não queria perdê-los. Assim, ele veio se tratar para manter esses reforçadores desejados, mas não necessariamente para fazer as mudanças comportamentais que sua mulher considerava necessárias para que eles tivessem um casamento bem-sucedido em longo prazo.

À medida que o tratamento avançava (veja a seguir), Carl realizava uma série de manobras para manter a relação deles, mas evitava a mudança em seu comportamento, e sua esposa e, às vezes, a terapeuta reforçavam esses comportamentos. Maria tinha um repertório limitado de formas eficazes de obter reforçadores positivos para si própria. Ela parecia esperar que a maioria dos sentimentos positivos viesse de fontes externas, e repreender e criticar eram os únicos comportamentos verbais que ela usava para conseguir o que queria. Ela reforçava o uso de bebidas alcoólicas de Carl ao continuar tendo contato com ele, mas ao mesmo tempo tinha comportamento verbal aversivo. Ela responsabilizava Carl por sua felicidade, dizendo que não tinha como trabalhar (algo de que ela gostava muito) até que ele parasse de beber e fosse mais responsável. Da mesma forma, não podia perder peso se ele não parasse de beber e até que ela ficasse menos incomodada.

Como casal, Carl e Maria careciam das habilidades verbais para discutir esses problemas principais. Controle aversivo, evitação de responsabilidades e falta de comunicação empática caracterizavam suas interações.

Preparando o paciente para a mudança

Carl e Maria foram atendidos juntos em todas as fases da avaliação. Na avaliação inicial, pediu-se a ambos que descrevessem suas percepções sobre o hábito de beber de Carl, seu relacionamento e como cada um vinha tentando lidar com o beber de Carl. Atendendo o casal conjuntamente, comuniquei minha percepção de que a bebida estava intimamente ligada a seu relacionamento, e que cada um precisaria examinar seu próprio comportamento para realizar mudanças positivas. No fim da avaliação, dei meu *feedback* sobre as principais dificuldades que percebia (resumidas anteriormente) e expliquei o plano de tratamento. Ao discutir o plano, tratei do seguinte:

> "Pedimos a vocês que viessem ao tratamento como casal, porque a bebida afeta muitas áreas de suas vidas, incluindo casamento e família. Pelo que você disse, Maria, sei que tentou muitas formas de enfrentar o problema de Carl com a bebida e que, às vezes, você sentiu raiva e frustração. Está claro que você tentou ajudar, mas parece, Carl, que na maior parte das vezes você ficou chateado quando Maria dizia qualquer coisa sobre seu hábito de beber. Durante o tratamento, examinaremos seu consumo de bebida, como você tentou lidar com isso e como vocês dois estão se relacionando como casal. Neste momento, vocês estão separados e têm muitas preocupações sobre seu relacionamento. À medida que avançamos na terapia, vou ajudar a melhorar sua comunicação e pedir que experimentem novas formas de passar o tempo juntos e discutir os problemas. A terapia vai se concentrar em três tópicos principais — seu hábito de beber, Carl, como você, Maria, tem enfrentado isso e como enfrentar de maneira que funcionem melhor para os dois e para seu relacionamento um com o outro."

Além dessa orientação geral, que tanto Carl quanto Maria achavam que captava seus objetivos com relação ao tratamento, discutimos detalhadamente os objetivos de Carl em relação à bebida e fizemos planos para atingi-los. Como indicado antes, o objetivo maior de Carl em relação à bebida era beber moderadamente, mas Maria estava certa de que ele tinha de se abster, e ele tinha concordado com esse objetivo antes de ir ao tratamento. Como ele vinha bebendo diariamente e apresentava sinais de tolerância ao álcool, fiquei preocupada que ele não conseguisse parar de beber sem ajuda. Assim, discuti com ele a possibilidade de fazer desintoxicação sob supervisão médica:

> "Eu me preocupo, Carl, que você tenha dificuldade de parar de beber por conta própria. Você bebe todos os dias e tem bebido muito. Nos questionários, você indica que 'entra em pânico' se acha que não vai conseguir álcool e geralmente bebe durante todo o dia. Todas essas coisas sugerem que você pode estar viciado no álcool e que seu corpo vai reagir de forma intensa ao ficar sem nenhum álcool. A maneira mais fácil de passar pelos primeiros dias sem beber é entrar em um programa de desintoxicação hospitalar, e eu gostaria que você pensasse nisso."

Carl reagiu de forma muito negativa à ideia de ser hospitalizado. Ele tinha medo de ser "encarcerado" e disse: "Sei que enlouqueceria. Não aguento ficar confinado. Depois de 24 horas, simplesmente teria de ir embora. Não é uma boa ideia". Achei que forçar Carl a se internar em uma clínica de desintoxicação diminuiria sua motivação para tratamento e teria um efeito negativo em nosso relacionamento terapêutico. Eu tinha certeza que, se fizesse da internação breve um pré-requisito para o restante do tratamento, ele o abandonaria completamente. Portanto, desenvolvemos um plano para atingir a abstinência. O plano tinha dois componentes principais:

1. Carl teria de ir à terapia sóbrio, e seu BAL seria verificado pela leitura de nível de álcool na respiração.
2. Carl estabeleceria objetivos para reduzir sua bebida gradualmente, com uma data para a abstinência de seis semanas dali em diante.

Se ele não conseguisse atingir um desses objetivos, reavaliaríamos a necessidade de desintoxicação supervisionada. Carl aceitou esse acordo, bem como Maria.

Processo terapêutico

O desenvolvimento do tratamento é descrito sequencialmente para dar ao leitor um quadro mais claro dos avanços e das armadilhas de um caso de terapia bastante típico. O tratamento cobriu várias áreas principais:

1. ajudar Carl a reduzir e depois parar com a bebida;
2. ensinar a Carl habilidades para manter a abstinência;
3. fazer Carl entender melhor que seu hábito é problemático;
4. ensinar a Maria estratégias de enfrentamento mais construtivas;

5. ensinar ao casal como estabelecer interações positivas;
6. ensinar ao casal técnicas de mútua solução de problemas.

Além disso, à medida que o tratamento avançou, concentramos a atenção em algumas áreas de mudança comportamental individual para Maria.

Ingresso e sessões 1 e 2

Na sessão inicial de ingresso, Carl tinha um BAL maior do que 400 mg%. Embora não apresentasse sinais graves de intoxicação, estava agressivo, e o profissional que fazia a admissão não achou que teria condições de realizar uma entrevista inicial razoável. Ele sugeriu que Carl recebesse atenção médica por seu alto BAL, mas Carl se recusou, e o profissional remarcou a entrevista de ingresso. Na consulta remarcada, Carl estava sóbrio e em condições de dar informações, de dar consentimento informado em relação aos aspectos do programa relacionados à pesquisa e de marcar a sessão inicial de coleta de dados.

Na primeira sessão de tratamento, contudo, Carl tinha, mais uma vez, um BAL elevado (120 mg%). Ele reconheceu ter tomado "uma ou duas cervejas" e insistiu que estava bem. Discutimos rapidamente as preocupações e os objetivos de Carl e Maria, mas sugeri que não conseguiríamos ter uma sessão muito produtiva com o BAL de Carl tão alto. (Minha política geral é remarcar a sessão se o BAL do paciente estiver acima de 50 mg%.) Carl concordou em vir à sessão seguinte sóbrio e em não tomar mais de quatro doses por dia. Dei a Carl e Maria dois cartões de autorregistro, nos quais pedi que registrassem diariamente as doses, as premências de beber e a satisfação conjugal. Carl recebeu um cartão para cada dia e deveria registrar cada dose que bebia, as premências de beber não seguidas pelo hábito de beber e, no verso do cartão, as situações durante as quais bebia ou tinha premência de beber (ver Fig. 14.3).

Maria recebeu um cartão para usar durante a semana inteira. Pedi que anotasse nele uma estimativa diária do que Carl bebia (*Nenhum*, *Leve*, *Moderado* ou *Pesado*) e também que anotasse sua estimativa da intensidade de suas premências de beber naquele dia. Ela também fazia uma classificação diária de sua satisfação conjugal (ver Fig. 14.4).

Quando Carl e Maria vieram à segunda sessão, o BAL dele estava alto novamente, em 60 mg%. Ele disse que bebera umas quatro cervejas durante o dia. Continuamos a discussão de desintoxicação, e Carl disse que achava que estava adicto ao álcool. Ele disse que cogitaria a desintoxicação, e marcamos uma conversa telefônica para discuti-la mais adiante. Depois de falarmos duas vezes ao telefone, Carl decidiu mais uma vez que não queria ser internado. Ele não usou os cartões de autorregistro nessas duas primeiras semanas, embora Maria tivesse preenchido os cartões por ele enquanto vinham no carro à sessão. Não pensei que tivesse um quadro claro do beber de Carl, mas estava certo que ele continuava bebendo todos os dias.

Sessões 3–5

Carl chegou à terceira sessão com um BAL de 0 mg%. Mais uma vez, reiterou seu desejo de parar de beber sem internação e elaborou um plano para reduzir a bebida gradualmente, até zerar, em seis semanas. Além de definir objetivos em relação a isso, começamos a discutir uma visão analítico-comportamental de seu hábito de beber. Para introduzir ao casal uma forma de pensar comportamental em relação ao seu consumo de bebida, eu disse:

> "Juntos, vamos observar cuidadosamente e analisar todos os fatores que parecem fazer parte do seu hábito de beber. Acho que podemos examinar seu hábito e entender que tipos de situações fazem com que você queira beber. Se pudermos entender isso, depois poderemos trabalhar juntos para gerar *alternativas* para essas situações. Vamos usar estes formulários, chamados de planilhas de gatilhos, para examinar seu hábito. Vamos passar uma dessas juntos."

Em seguida, pedi a Carl que identificasse uma situação recente em que havia bebido. Ele disse que gostava de beber quando ia pescar. Enquanto conversávamos, preenchi os quadros na planilha de gatilhos, ilustrada na Figura 14.7. Carl tinha uma visão não psicológica bastante elevada da sua ingesta alcoólica. Ele descreveu seus pensamentos como "quero uma cerveja" e seus sentimentos como "feliz". Ele achava que beber enquanto pescava tinha consequências positivas — "Me dá uma injeção de ânimo" — e que as únicas consequências negativas vinham de Maria, que estaria com raiva quando ele chegava em casa.

Carl e Maria entenderam rapidamente como funcionava a análise comportamental e a consideraram uma forma confortável de conceituar seu consumo de bebida. Como tarefa de casa, pedi, então, que preenchessem o DPQ e o levassem à sessão seguinte, e dei mais cartões de autorregistro para usar na semana.

Carl foi à quarta sessão também sóbrio, mas contou que havia bebido muito no fim de semana. O gráfico de seu consumo semanal de álcool durante o tratamento está reproduzido na Figura 14.8. As avaliações da satisfação conjugal semanal média de Carl e de Maria são reproduzidas na Figura 14.9. Carl não expressou preocupação por continuar com o consumo excessivo de álcool e não mostrava evidências de que estivesse tentando reduzir.

> "Fico feliz que você tenha vindo às duas últimas sessões sóbrio — sei que não é uma coisa fácil para você, e isso mostra que você quer que o tratamento funcione. Mas me preocupo porque você não reduziu nada entre

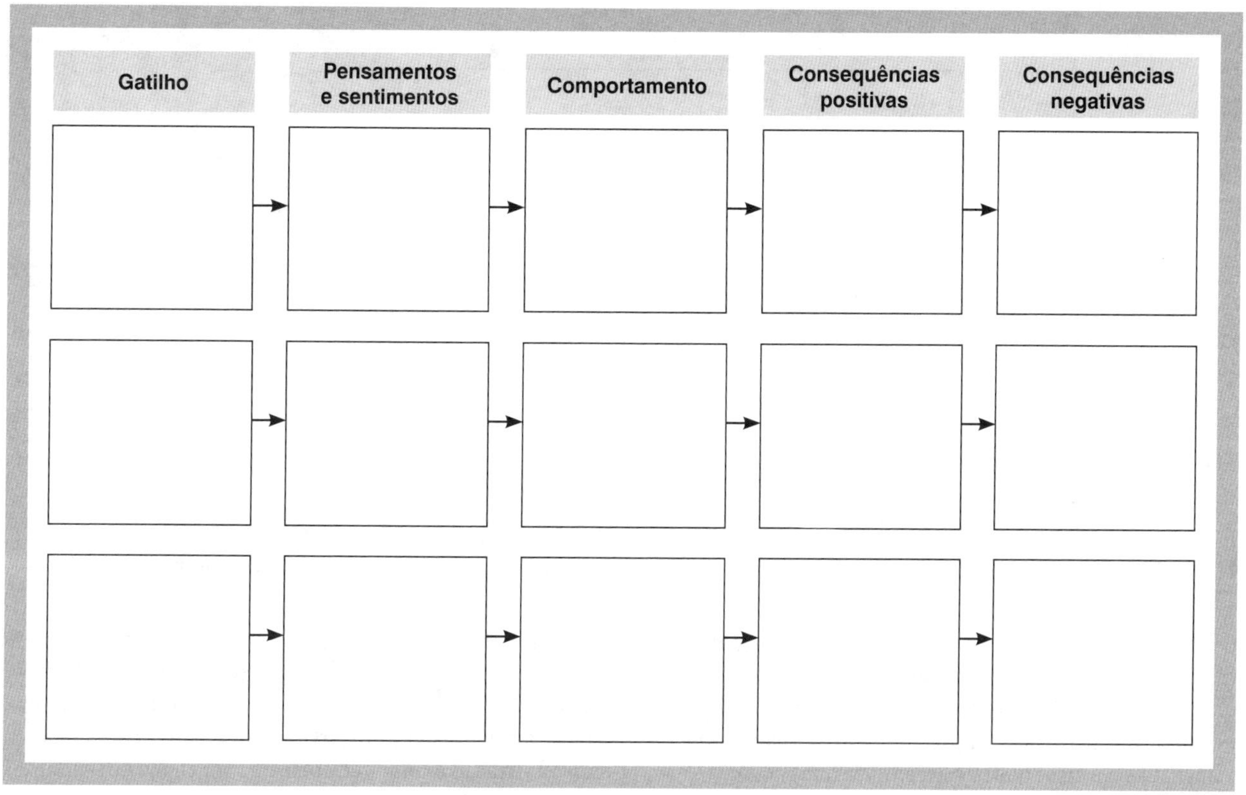

FIGURA 14.7 Planilha de gatilhos.

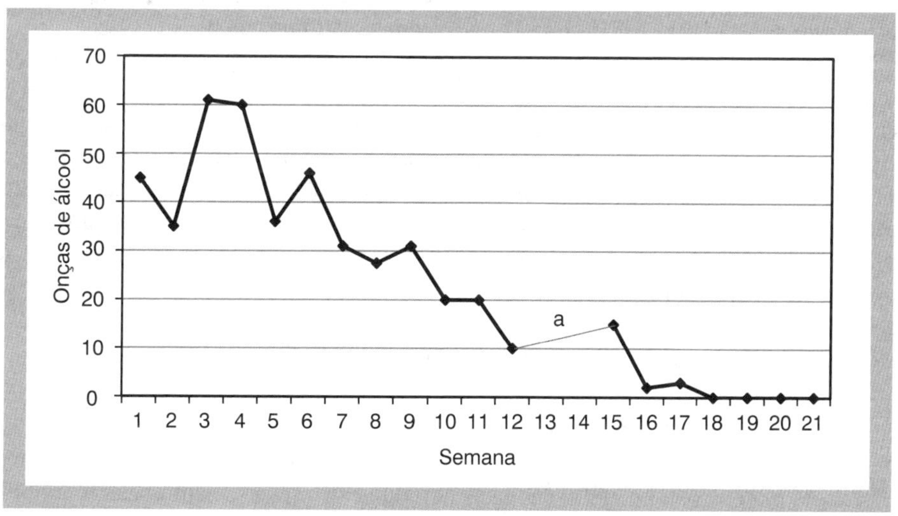

FIGURA 14.8 Consumo semanal de álcool de Carl durante o tratamento. A área marcada com "a" representa falta de autorregistro de dados. (N. de T.: 10 onças = 295,7 ml.)

as sessões. Até parece que está bebendo mais. Não tenho certeza se você não quer diminuir ou se simplesmente não sabe como fazer isso."

Carl disse que era difícil reduzir, mas que estava comprometido a parar de beber porque queria ter Maria e os meninos de volta. Quando discutimos uma série de possíveis estratégias para ajudá-lo a evitar a bebida, como dormir (sugestão dele), beber outras coisas que houvesse na casa (minha sugestão) ou voltar a trabalhar (sugestão de Maria), ele resistiu a aceitar meus planos, e Maria questionou se ele estava realmente disposto a parar de beber.

Para responder à ambivalência de Carl, sugeri que examinássemos outras consequências de sua bebida, além da

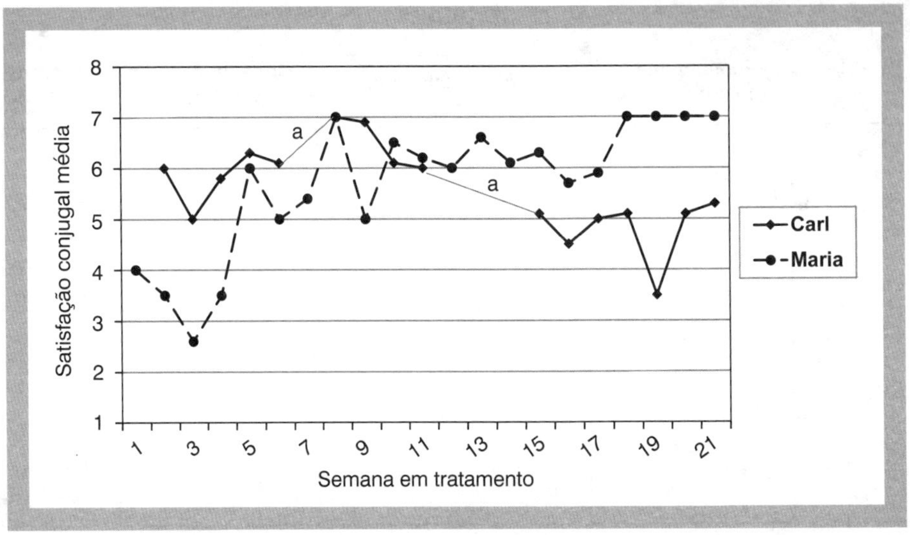

FIGURA 14.9 Satisfação conjugal semanal de Carl e Maria. As áreas marcadas com "a" representam falta de autorregistro de dados.

desaprovação de Maria e das discussões do casal por causa disso. Carl não conseguiu pensar em qualquer outra consequência adversa. Eu perguntei sobre seus problemas legais por dirigir embriagado e a prisão por arrombamento e invasão, mas ele disse que não acreditava que o álcool tivesse algo a ver com a segunda acusação, e que as leis sobre dirigir embriagado eram "ridículas". Ele também contou que ainda estava dirigindo, mesmo sem carteira de motorista, e que continuaria a dirigir se sua licença fosse revogada por 10 anos (uma possibilidade concreta, já que ele havia tido três infrações por dirigir embriagado em menos de 10 anos, sendo duas no mesmo mês). Carl expressava a mesma falta de preocupação com quaisquer outros aspectos do seu beber, mas, mais uma vez, disse que estava disposto a parar em função do seu compromisso com o casamento e com os filhos. Fiz uma lista das consequências negativas que ele ou Maria tinham informado em vários momentos, e pedi que a repassasse pelo menos duas vezes por dia e pensasse em quais delas representavam preocupações para ele. Carl informou ter olhado a lista "uma ou duas vezes" entre as sessões, mas que era relativamente indiferente ao seu conteúdo.

Apesar de minha preocupação com a relativa falta de motivação de Carl para mudar, decidi realizar uma análise comportamental do seu consumo de álcool. Pensei que, se pudéssemos identificar um conjunto diferenciado de antecedentes à bebida e se Carl conseguisse evitar beber em algumas dessas ocasiões por um tempo, sua motivação para mudar poderia aumentar, com o crescimento de sua autoeficácia. Discutimos duas outras situações relacionadas ao álcool na sessão, e, como tarefa de casa, pedi a ele que preenchesse duas séries comportamentais. Um resumo completo da análise comportamental do problema com seu consumo de álcool é apresentado na Figura 14.10.

Carl veio à próxima sessão com um BAL de 118 mg% e relatou uso pesado de álcool nos dias que antecederam a sessão. Após uma longa discussão, concordou em se submeter a desintoxicação. Carl disse que estava com medo da hospitalização e tinha receio de não ser capaz de se manter abstêmio após a desintoxicação. Tentei insistir que a desintoxicação era apenas o primeiro passo no tratamento e que trabalharíamos juntos para ajudá-lo a aprender a lidar com os gatilhos sem beber.

Ele também expressou sua crença de que a vida não seria divertida se ele não bebesse. Maria oscilava entre estimulá-lo a se desintoxicar e me dizer que ele estava concordando com a desintoxicação só para conseguir sair do meu consultório. Por ele estar tão preocupado, fiz com que ele ligasse para o centro de desintoxicação do consultório e fizesse as perguntas que desejasse. Ele fez isso e marcou sua internação para o dia seguinte.

Sessões 6–8

Carl não foi se internar para a desintoxicação e mais uma vez declarou que não conseguiria ser "encarcerado". Ele ainda bebia todos os dias, fazendo esforços mínimos para reduzir. Eu sugeri desintoxicação ambulatorial e lhe dei o número de telefone de um colega médico que supervisionava a desintoxicação ambulatorial, mas tinha poucas expectativas de que ele seguisse aquela indicação. Carl continuava expressando disposição de se tratar e mudar seus hábitos de beber, e eu decidi continuar, apesar de minhas dúvidas sobre se ele tinha incentivo suficiente para mudar. Completamos a análise comportamental de seu consumo de bebida na sessão 6, e identificamos várias das ações de Maria que antecediam seu beber, incluindo lembrá-lo de suas responsabilidades, o ritmo lento dela quando eles tinham um compromisso e havia

Gatilho	Pensamentos e sentimentos	Comportamento	Consequências positivas	Consequências negativas
Ir pescar.	Comprar umas cervejas e ir pescar. Me divertir.	Tomar cerveja.	Injeção de ânimo.	Voltar para casa e para Maria, discutir.
Discutir com Maria.	Ela está irritada porque eu bebi. Irritado. Tenho que sair daqui.	Sair de casa. Beber.	Nenhuma.	Me sinto muito mal.
Steve passa em casa e me convida para sair.	Parece uma boa. Vou.	Ir a um bar e beber.	Injeção de ânimo.	Chego tarde em casa. Maria está chateada.
Scott vem à minha casa com um pacote de 12 latinhas. Não há mais ninguém em casa.	Que bom vê-lo — eu gosto de conversar com ele. Eu gosto de ver a cerveja. Vai ser bom sentar e bater papo.	Sentar no pátio. Beber e conversar. Ouvir rádio.	É bom conversar — tirar o peso dos ombros. Relaxado. Desestressado.	Maria vem para casa e fica irritada. Scott vai embora. Me sinto muito mal. Sem sexo.
Acordo na casa da Maria — os meninos se levantam, muita ação.	No limite. Uma cerveja vai me relaxar.	Tomar uma cerveja de manhã.	Relaxar.	Maria está infeliz. Isso faz com que a adição se mantenha.
Intervalo de meio-dia no trabalho.	Hora de tomar uma cerveja. Vai ser bom para relaxar.	Dividir um pacote de seis latinhas.	Relaxar. Conversar com outros caras. Ótimo quando estou com sede.	O chefe não gosta que a gente beba. Me sinto cansado.
Meninos agitados, Maria não dá conta. Eu grito, mas não acontece nada.	Irritado. Tenso. Frustrado. Não sei o que fazer.	Sair de casa e beber.	Me afastar de tudo. Me acalmar.	Os meninos conseguem se safar com a sua bagunça. Me sinto um mau pai.
Maria me relembra das minhas responsabilidades.	Culpado. Incomodado. O que ela ganha me dizendo o que fazer?	Sair de casa e beber; conversar com o pessoal no bar.	Eles concordam comigo que ela é resmungona. Me sinto melhor.	Me sinto culpado quando fico sóbrio.

FIGURA 14.10 Amostra de análise comportamental do consumo de bebida de Carl.

muita coisa para fazer para que eles e seus filhos estivessem prontos para sair, e seus comentários sobre o consumo de álcool dele.

Em determinado momento, na sessão 6, Carl disse: "Sabe de uma coisa, a Maria tem um gênio muito difícil. Você deveria perguntar o que ela me fez na praia". Maria respondeu na mesma hora, dizendo: "Mostre seus braços à Barbara". Carl levantou as mangas, deixando ver vários arranhões e hematomas em seus antebraços. Maria explicou que andava muito frustrada com Carl por causa da bebida e, muitas vezes, o agarrava, arranhava ou tentava bater nele no peito ou na barriga quando estava com raiva. O comportamento tinha começado nos últimos quatro meses e a incomodava muito. Ela também indicou sua preocupação de que poderia agredir seus filhos e admitiu que, às vezes, usava punição física quando estava irritada com eles. Embora a raiva e a frustração de Maria não fossem surpreendentes, e sim reações comuns de parceiros de pessoas com TUA, a agressão física, principalmente na ausência de qualquer abuso físico por parte de Carl, é menos comum. Discutimos detalhadamente seu comportamento em relação aos filhos, porque eu estava preocupada que houvesse qualquer evidência de abuso. Ela informou, e Carl confirmou, que ela nunca causou hematomas, cortes ou lesões de qualquer espécie nas crianças, e que eles nunca tinham precisado levar nenhum deles a um médico ou pronto-socorro em função das punições dela. Ambos informaram ser da opinião de que os castigos físicos, na forma de "palmadinhas", ou retirar a criança fisicamente de uma situação perigosa eram uma forma adequada de disciplinar, mas Maria achava que nem sempre disciplinava as crianças de forma racional e que às vezes batia neles no braço ou os puxava com muita força de uma situação. A partir dos relatos do casal, eu não achei que Maria estivesse abusando das crianças, mas achei que era importante tratar de suas preocupações na terapia. Instruí Maria a usar os cartões de autorregistro para anotar qualquer momento nas duas semanas seguintes em que achasse que estava reagindo com exagero às crianças ou quando fosse fisicamente agressiva com Carl.

Nas duas sessões que se seguiram, Carl começou a reduzir sua bebida substancialmente e, para cada sessão, manteve-se em abstinência. Carl e Maria tinham começado a passar mais tempo juntos e informaram que esses momentos estavam sendo mais positivos. Fizeram um churrasco em família e foram pescar na praia com as crianças.

Maria havia feito um registro fiel de suas reações às crianças, anotando duas vezes em cada semana quando havia dado um tapa no braço de um dos meninos ou quando achava que tinha agarrado um deles com muita força. Discutimos os fatores que antecederam esses incidentes e identificamos vários aspectos de destaque: Maria estava cansada, a criança estava cansada e ela tentou pedir a ela que fizesse algo quando não tinha como obrigá-la (estava no outro lado da sala e tinha as mãos ocupadas). Em ambas as situações, ela repetiu suas instruções verbais ao menino várias vezes, sem ser obedecida, e então se irritou e atravessou a sala para agarrá-lo. Discutimos estratégias alternativas, e eu destaquei a importância de ser capaz de levar adiante uma instrução verbal imediatamente, em vez de se permitir ficar frustrada. Ela rapidamente entendeu minhas sugestões e também expressou alívio por ser capaz de discutir suas preocupações. Depois de um período de duas semanas, Maria não mais informou casos de reação física excessiva aos meninos, dizendo que novamente se sentia mais no controle de si mesma como mãe. As observações de Carl confirmavam seus relatos.

Ao mesmo tempo que discutimos os problemas de Maria ao disciplinar as crianças, começamos a implementar algumas técnicas de planejamento com autocontrole para Carl. Eu sugeri que seria mais fácil não beber se ele tivesse ideias sobre como lidar com alguns gatilhos sem usar o álcool. Ele poderia evitar situações ou as reorganizar para minimizar a importância do álcool na situação. Usamos uma planilha de planejamento de autocontrole para ajudar no processo (ver Fig. 14.11).

Escolhemos a pescaria como um tópico para o planejamento do autocontrole, porque era uma atividade que ele fazia com muita frequência e durante a qual bebia muito. Carl tinha várias ideias sobre como pescar sem álcool, que incluíam levar seu filho mais velho, levar sua mulher ou convidar um amigo mais velho que era um ótimo pescador e nunca bebia. Além disso, ele achava que, se comprasse refrigerantes na noite anterior à pescaria e abastecesse o *cooler* com eles antes de sair de casa, teria menos tentação de parar na loja de bebidas no fim da quadra. Como tarefa de casa, pedi a ele que implementasse esse plano e desenvolvesse outro plano de autocontrole para se encontrar com um amigo sem beber.

Carl implementou com sucesso o plano da pescaria e também planejou convidar seu amigo Scott para jogar tênis e depois ir comer em uma lanchonete que não vendia álcool. Embora não visse obstáculos para implementar esse plano, Carl nunca o usou nem conseguiu dar razões para não o levar a cabo, mas disse a Scott que estava tentando não beber, e seu amigo reagiu de forma positiva, apoiando-o.

O outro importante tópico dessas várias sessões foi o reforço para as mudanças que Carl fazia em seus hábitos de beber. Como ele tinha uma postura muito ambivalente em relação a mudar, pensei que era especialmente importante que ele vivenciasse algumas consequências positivas para a redução da bebida e para a abstinência. Eu também queria dar a Maria alguns meios mais positivos, em vez de coercitivos, de interagir com Carl em relação à bebida. Ao introduzir esse tema, sugeri que ambos deveriam pensar sobre formas de tornar mais positivas a abs-

Gatilho	Plano	Consequências +/−	Grau de dificuldade (1–10)
1.			
2.			

FIGURA 14.11 Formulário de planejamento de autocontrole.

tinência e a redução da bebida. Em primeiro lugar, sugeri a Maria que desse um *feedback* positivo quando ele não bebesse, mas Carl reagiu de forma muito negativa a essa sugestão, dizendo: "Eu simplesmente pensaria que era mais uma de suas formas traiçoeiras de tentar me pressionar para parar. Não quero que ela diga nada". Continuando com essa discussão, perguntei se havia alguma coisa ao alcance de Maria que fizesse a abstinência valer a pena para ele, e Carl sugeriu que ela poderia deixar de falar de álcool e conviver com ele sem ser tão exigente. Eles decidiram por muitas atividades agradáveis a ambos, para fazer juntos quando ele não estivesse bebendo, como fazer camarão para o jantar e que Maria dissesse a ele quando estivesse gostando de estar com ele. Eles conseguiram implementar esses planos, e, embora Carl bebesse quando eles estavam juntos, a quantidade era muito menor do que em outras ocasiões.

Sessões 9–11

A este ponto do tratamento, Carl havia reduzido o seu consumo de álcool a cerca de 3 a 6 doses por dia, mas não tinha deixado de beber. Seus relatos de premências de beber também começaram a diminuir. Maria relatava alta satisfação conjugal quase todos os dias (avaliações de 7 em uma escala de 1 a 7 pontos), e eles estavam passando a maior parte do seu tempo livre no apartamento dela ou na casa da mãe de Carl. Entretanto, nas sessões, eles começaram a discutir com mais frequência, com o conflito girando em torno de dois tópicos principais: o desejo de Maria de se mudar para a Carolina do Norte e seu sentimento de que Carl não a apoiava emocionalmente. Comecei a implementar algum treinamento em comunicação estruturada, ensinando a eles habilidades que incluíam permitir que o outro concluísse antes de falar, usar escuta reflexiva e fazer algumas solicitações positivas específicas. Essas sessões foram complementadas com textos sobre comunicação. Após ler o primeiro, que tratava de temas básicos, como o valor de ser educado e respeitoso com seu cônjuge, e sobre algumas das fontes da má comunicação, eles chegaram à sessão absolutamente surpresos com a ideia de que ofender um ao outro (p. ex., "idiota", "babaca" ou "imbecil") pudesse ter qualquer impacto negativo em seu relacionamento. Eles começaram a usar comunicação positiva em vez de negativa em casa e ficaram satisfeitos com o impacto que ela teve em suas conversas.

Embora estivéssemos fazendo progressos no tratamento, eu me preocupava porque Carl ainda bebia todos os dias, e eu transmitia a ele minhas preocupações. Carl dizia que achava que conseguiria parar agora e concordou em ficar sem beber por dois dias na semana seguinte. Na primeira semana que aceitou esse contrato, ele não quis discutir estratégias para abstinência e não teve sucesso. Na segunda semana, discutimos planos muito específicos para ele deixar de beber. Ele planejou ficar com Maria e as crianças durante parte de cada dia e decidiu não comprar mais cerveja para tê-la na casa de sua mãe por esses dias. Também faria um estoque de refrigerantes e planejaria ir dormir cedo. Sugeri que ele poderia usar Maria como apoio em suas tentativas de se abster. Muitas vezes, recomendo ao paciente que encontre alguém com quem discutir suas premências, e o parceiro pode ser uma boa fonte de apoio. Ele, mais uma vez, resistia em envolver Maria, dizendo: "Eu não diria para ela que tenho vontade de beber — tudo o que ouviria seriam sermões". Eu sugeri que ele costumava não gostar dos comentários dela porque não eram solicitados, mas, nessa situação, ele estaria no controle, porque ele seria a pessoa preocupada com seu beber. Ele respondeu positivamente a essa reformulação. Em seguida, perguntei a ele se havia alguma coisa que Maria pudesse dizer que fosse útil, e ele sugeriu que ela dissesse que era uma escolha dele. Maria observou que seria difícil não dar sermão, mas concordou em fazer uma dramatização. Eles imaginaram que estavam de carro pela praia, e Carl dizia: "Quero parar no caminho para comprar um pacote de latinhas". Maria respondeu: "A escolha é sua, mas poderíamos parar e comprar uns refrigerantes em vez disso, se você quiser". Carl ficou impressionado com o quanto o agradou a resposta dela, e, embora Maria reconhecesse que foi muito difícil ser neutra, gostou da sensação de que não era sua responsabilidade impedir que ele bebesse. Eles concordaram em experimentar esse tipo de discussão uma vez durante a semana.

Carl não conseguiu manter abstinência nem por um dia, embora tenha implementado a maior parte dos planos e bebido somente uma cerveja em cada um dos dois dias em questão. Entretanto, ele não contou a Maria sobre algumas de suas premências de beber. Mais uma vez, expressou pouca preocupação por não atingir seus objetivos. Durante a sessão, Carl e Maria anunciaram que estavam indo à Carolina do Norte para uma viagem de duas semanas. Carl conheceu um empreiteiro que tinha oferecido trabalho lá, e Maria estava fascinada com a possibilidade de mudar para uma região com menor custo de vida e um ambiente mais rural para criar os filhos. Ela declarou que não se mudaria enquanto Carl ainda bebesse, mas eles decidiram que uma viagem para explorar as possibilidades seria interessante.

Sessões 12–15

Carl e Maria voltaram de sua viagem de duas semanas entusiasmados com a Carolina do Norte. Acreditavam que havia trabalho e que o custo de vida era visivelmente mais baixo, e os dois gostaram da região que tinham visitado. Maria voltou a dizer que não se mudaria se Carl não estivesse sem beber há um bom tempo, porque não deixaria sua família se não pudesse contar com ele. Ele, mais uma vez, disse que pararia de beber. Aproveitei o intervalo na terapia para rever todas as minhas anotações da evolução e pensar sobre o casal com um pouco mais de isenção. Estava claro para mim que, embora Carl tivesse concordado com a abstinência em função da pressão de Maria, o que ele queria era reduzir a bebida. Mas ele tinha lidado com esse conflito dando garantias verbais de que seu comportamento mudaria, sem que isso fosse acompanhado pelas mudanças. Ele tinha implementado somente alguns dos planos comportamentais que tínhamos desenvolvido, e eu não achava que a falta de implementação refletisse uma deficiência de habilidades. Eu decidira apontar as incoerências comportamentais de Carl nesta sessão.

Para começar essa discussão, disse a Maria e Carl que queria discutir os avanços deles até aqui. Enfatizei as mudanças positivas que eles tinham feito: Carl tinha reduzido substancialmente seu uso de bebidas; ele tinha desenvolvido algumas habilidades para ajudá-lo a beber menos; a comunicação entre eles tinha começado a melhorar; eles estavam tendo uma convivência que era agradável a ambos; e tinham começado a considerar a possibilidade de fazer planos em longo prazo juntos. Observei, contudo, que Carl tinha feito uma série de promessas em relação à bebida que não tinha cumprido. Li para ele várias passagens de minhas anotações, observando a meta inicial de Carl de abstinência e os acordos que ele havia rompido em relação a desintoxicação e dias de abstinência. Sugeri a eles duas explicações alternativas: ou Carl não queria parar de beber completamente, mas achava que tinha de concordar com a abstinência para que Maria ficasse feliz, ou ele realmente não conseguia parar de beber e precisava de ajuda para isso. Colocando minha explicação nesses termos, tentava evitar rotulá-lo como desonesto ou desmotivado para mudar. Eu também sugeri que Maria tinha ajudado a fazer com que ele continuasse bebendo ao dizer que sentia alta satisfação conjugal mesmo que ele ainda estivesse bebendo, e que talvez reduzir a bebida também fosse aceitável para ela. Ambos tiveram reações bastante intensas ao meu *feedback*. Carl disse: "Inicialmente eu não queria parar, mas agora não parece tão ruim. Eu não estou bebendo o suficiente agora para significar alguma coisa, então vou simplesmente parar. Não é tão difícil, e não quero decepcionar você". Maria disse: "Eu sempre sinto que Carl está dizendo o que quer que ele tenha para dizer só para se livrar de mim ou de você, mas tenho estado tão mais feliz desde que ele reduziu a bebida, que meio que perco de vista o fato de que ele ainda está bebendo. Tenho medo de me mudar para qualquer lugar com ele enquanto ele ainda estiver bebendo qualquer quantidade. Era tão ruim antes. Não quero voltar àquela situação".

Depois dessa conversa, Carl negava preferir beber moderadamente e anunciou que iria parar "de uma vez por todas". Nas duas semanas que se seguiram, Carl teve dois dias em que bebeu em cada semana: uma cerveja na primeira, e duas na segunda. Embora tenhamos discutido uma série de estratégias de enfrentamento comportamental, como desenvolver alternativas de comportamento para situações de uso de álcool, ensinar estratégias para recusar bebida e usar várias estratégias para lidar com a premência, Carl menosprezava sua importância. Em vez disso, concentrava-se em estratégias de enfrentamento cognitivo: quando tivesse premência de beber, ele pensaria em razões para não o fazer ("Não vale a pena — Maria e as crianças são mais importantes"). Ou usaria táticas de protelação ("Não vou tomar nada agora — se ainda tiver vontade de beber às 5 horas da tarde [ou alguma outra hora posterior do dia], então vou tomar uma cerveja"). Ou desenfatizaria os aspectos positivos do álcool ("Uma ou duas cervejas não vão me ajudar em nada, e não quero me detonar").

Carl e Maria também começaram a discutir seus objetivos em longo prazo. Pedi a eles que escrevessem como gostariam que suas vidas estivessem em cinco anos. Carl escreveu o seguinte[4]:

> Lugar confortável para morar com Maria e os meninos. Boas escolas, pátio. Organizar as finanças; guardar dinheiro, pagar as contas, melhorar o crédito. Ter renda estável e trabalho estável na construção civil ou outra coisa. Assegurar um relacionamento amoroso com Maria. Melhorar a mim mesmo: administrar melhor o dinheiro, escutar Maria mais objetivamente, garantir emprego mais estável. Maria: melhor autodisciplina, controlar gênio, melhorar a autoconfiança, perder peso, ser menos pessimista em questões do dia a dia, como, por exemplo, medo de insetos, tráfego, dificuldades, etc.

Maria escreveu objetivos para cinco anos que eram muito semelhantes:

> Em cinco anos — 37 anos de idade; Jonathan, 8, Marc, 7. Moramos na Carolina do Norte em uma casa alugada. Estou trabalhando. Carl está trabalhando, os meninos estão na escola. Temos dois carros. Carl está sóbrio há cinco anos, e eu estou magra há quatro. Faltam dois anos para que possamos ter crédito depois de decretar falência. Algumas noites ficamos juntos como família para relaxar ou ir a um jogo de beisebol ou futebol de Jonathan ou Marc. Outras noites, saio com amigos ou para resolver coisas. Outras noites, Carl faz a mesma coisa. Nossa situação financeira vai ser mais ou menos boa. Coisas que eu quero da vida:
>
> | *Maria:* | *Carl:* |
> |---|---|
> | calma, magreza, sentir-me segura, um carro, dinheiro, independência, controle sobre a minha vida | motivação, sobriedade, responsabilidade, realização |

Levando em conta que os objetivos de Carl e de Maria eram tão parecidos, pedi que os lessem em voz alta. Ambos aceitaram a sugestão, e assim o fizeram. Eles reagiram de forma bastante positiva e se sentiram estimulados. Com objetivos tão semelhantes, eles poderiam trabalhar juntos para atingi-los. Eu comecei a ensinar habilidades relacionadas à assertividade e à solução de problemas, discutindo formas de implementar essas habilidades em sua relação e em outras situações interpessoais.

Sessões 16–18

Carl se absteve de beber desde a 15ª sessão até o fim do tratamento. Ele contou que teve algumas premências de beber, mas que, em seguida, diminuíram. Entretanto, ele relatou reações muito fortes a não beber. Ele se sentia triste, dizendo que sentia falta de beber e que achava que tinha perdido algo que era importante para ele. Ele também dizia que era frustrante porque sempre pudera beber quando se sentia mal, e, agora, não podia fazer isso. Eu tentei reformular seus sentimentos, observando que sua capacidade de reconhecer que sentia falta do álcool era um passo importante para conseguir reorganizar a sua vida sem ele, e que essa reação sugeria que sua intenção de não beber era séria. Carl pareceu achar útil a reformulação, mas continuava a considerar desconfortável a abstinência.

À medida que ele se mantinha abstinente, suas taxas de satisfação conjugal diminuíam. Anteriormente, ele informava satisfação conjugal bastante alta, mas ao parar de beber ele foi ficando cada vez mais infeliz. Quando lhe perguntei sobre essas taxas, ele disse que achava que eles não estavam "indo a nenhum lugar" em termos de reconciliação. Tínhamos começado o treinamento em assertividade e solução de problemas, e sugeri que ele poderia usar essas habilidades para expressar seus sentimentos para Maria mais diretamente. Eles tiveram uma discussão positiva durante a sessão em relação aos sentimentos dele e o desejo de reconciliação e sobre as preocupações que ela tinha com o quanto isso seria difícil, com cada um deles usando algumas das habilidades positivas que tínhamos trabalhado. Ambos concordaram que agora queriam viver juntos de novo, mas seria difícil desenvolver um plano para isso. Usamos técnicas estruturadas de solução de problemas em duas sessões de tratamento para desenvolver um plano. O maior impedimento para a reconciliação era financeiro. Maria estava recebendo ajuda da previdência social, mas se ela ou Carl começassem a trabalhar, ela começaria a receber menos. Entretanto, para conseguir morar juntos, eles teriam de economizar dinheiro suficiente para um seguro-fiança e um primeiro mês de aluguel. Eles acabaram decidindo que Maria começaria a trabalhar algumas horas por semana como cabeleireira, informalmente, e que Carl cuidaria das crianças enquanto ela trabalhasse. Se isso funcionasse, Carl começaria a procurar emprego novamente. Quando os dois estivessem trabalhando, eles se mudariam para a casa da mãe dele por pouco tempo para economizar dinheiro para o depósito e o aluguel e buscariam um apartamento juntos em Nova Jersey ou encontrariam um *trailer* para alugar na Carolina do Norte e se mudariam. Eles também usariam técnicas de solução de problemas para desenvolver um plano e lidar com suas outras dívidas.

Término

Como Carl e Maria estavam participando de um estudo clínico, tivemos de encerrar o tratamento após 18 sessões (incluindo as sessões em que ele estava embriagado). Eles haviam progredido bastante durante o tratamento: Carl tinha estado sem beber por mais de um mês; Maria tinha aprendido formas mais eficazes de disciplinar seus filhos e não mais relatava preocupações com ser punitiva demais com eles; o relacionamento do casal tinha melhorado significativamente; e eles tinham um plano construtivo para sua reconciliação. Eu estava preocupada que Carl ainda se sentisse desconfortável com a abstinência e achei que ele tinha adquirido apenas umas poucas estratégias de enfrentamento eficazes para lidar com os gatilhos para beber. Não tínhamos trabalhado diretamente com o estilo de esquiva à responsabilidade de Carl, exceto por completar seu comprometimento com a abstinência e no estabelecimento de objetivos em longo prazo. Se Carl iria implementar sua parte dos acordos não foi testado. O casal ficou bastante confortável com o encerramento do tratamento, mas perguntou sobre um possível seguimento, perguntando principalmente sobre o AA ou outros grupos de apoio que focassem em casais ou em abordagens comportamentais à mudança. Eu os indiquei ao SMART Recovery e a um grupo de AA para casais. Os limites do protocolo de pesquisa impediam qualquer tratamento em longo prazo comigo, mesmo que eu considerasse que seria bom para eles continuar o tratamento.

Comentário

Carl e Maria eram um casal bastante típico. A ambivalência dele em relação à mudança, seu ingresso no tratamento somente por causa de um agente externo e sua resistência a muitas intervenções comportamentais eram bastante representativas. Acredito que ele tenha começado a se vincular ao tratamento quando deixou de se sentir o único foco, depois que Maria começou a examinar o seu comportamento agressivo e os sentimentos que tinha. O segundo momento crítico no tratamento foi a confrontação do seu uso contínuo de álcool. Eu estava disposta a permitir que eles negociassem um objetivo de consumo moderado, mas não considerava terapêutico que Carl achasse que podia concordar verbalmente com a abstinência e depois evitar o acordo. Abordar o comportamento de Carl fez com que ele tivesse de ser assertivo e renegociasse os objetivos do tratamento ou cumprisse seu compromisso.

O papel do treinamento em habilidades comportamentais para facilitar a abstinência de Carl foi menos importante do que com alguns pacientes. Ele experimentou várias habilidades introduzidas durante o tratamento, mas se serviu principalmente de estratégias cognitivas de enfrentamento. O papel do reforço foi provavelmente mais importante para se entender a mudança de seu comportamento em relação à bebida. O relacionamento conjugal de Carl foi importante para ele no início do tratamento, e concentrar a terapia em formas de melhorar esse relacionamento aumentou seu valor de reforço. Também contribuíram a consistência de Maria em dizer que eles só poderiam se reconciliar se ele parasse de beber, discutir objetivos em longo prazo para a relação e ver a vida positiva que eles poderiam ter na Carolina do Norte.

Por fim, minha relação com o casal provavelmente contribuiu para as mudanças positivas que eles fizeram. Eles me pareceram um casal simpático e encantador, apesar de suas dificuldades. Às vezes, eu provocava ou lisonjeava Carl para que mantivesse a adesão, e ele comentou no fim do tratamento: "No início, eu não sabia se gostava ou não de você, mas aí decidi que até que você era querida, e então vi que você não iria me sacanear e decidi dar uma chance". Eu tentei reforçar a capacidade de Maria de se cuidar, e acho que ela me via como uma espécie de modelo feminino em alguns aspectos. Ela me fazia muitas perguntas pessoais (se eu era casada, que idade tinha meu filho) e me deu um calendário de mesa de presente de agradecimento quando encerramos o tratamento. Nossa pesquisa havia sugerido que nossos terapeutas mais experientes têm mais sucesso em manter os pacientes em tratamento (Epstein, McCrady, Miller, & Steinberg, 1994; Raytek, McCrady, Epstein, & Hirsch, 1999), e eu suspeitava que saber lidar com essas relações complexas é uma habilidade que esses terapeutas adquiriram de forma mais completa.

Problemas típicos

Os problemas apresentados nesse caso são bastante típicos: ir a sessões embriagado, continuar bebendo durante o tratamento, ambivalência em relação à mudança, não cumprimento das tarefas e descoberta de problemas novos e importantes no decorrer da terapia. Mentir e deixar de ir a sessões marcadas são outros obstáculos típicos que os pacientes com problemas de consumo de bebidas alcoólicas apresentam às vezes. Trabalhando com Carl e Maria, consegui minimizar essas dificuldades específicas, porque Maria estava muito motivada para o tratamento e era muito responsável em relação às sessões marcadas. Além disso, fazendo os dois registrarem o consumo de álcool e as premências de beber de Carl, obtive um quadro claro de seus hábitos e consegui manter uma ideia clara de nosso progresso (ou falta dele).

PREDITORES CLÍNICOS DE SUCESSO OU FRACASSO

Vários fatores predizem o sucesso ou o fracasso da terapia. Entretanto, antes de tratar deles, é importante discutir definições de *sucesso*. Em qualquer tratamento, uma minoria de pacientes mantém com sucesso mudanças em longo prazo ininterruptas (abstinência ou beber não problemático). A proporção varia segundo as características demográficas da população, e pessoas em relacionamentos estáveis que tenham emprego estável, residência fixa e não tenham psicopatologia comórbida têm os melhores resultados no tratamento. Além disso, o ambiente pós-tratamento cumpre um papel importante para determinar os resultados em longo prazo. Observações sobre a instabilidade em longo prazo dos resultados com a bebida têm levado muitos a considerar o TUA como um transtorno crônico, sujeito a recaída e a ressignificar o "sucesso" como um processo, em vez de um resultado estático; ou seja, deve ser considerado "bem-sucedido" não apenas o paciente que aprende habilidades eficazes para evitar completamente o beber ou o consumo excessivo de álcool, mas também o que encontra formas de lidar com as recaídas minimizando a duração e a gravidade. Nos estudos sobre resultados de tratamento, os investigadores observam a porcentagem de dias de abstinência ou de beber moderado e a duração da abstinência em comparação com períodos de consumo excessivo de álcool, como forma de avaliar o "sucesso" relativo e não absoluto. Da perspectiva individual do terapeuta, certos comportamentos e características dos pacientes são bons prognósticos do curso do tratamento. Será mais fácil tratar o paciente que tiver incentivos importantes para mudar (internos ou externos) e algum reconhecimento de uma relação entre o seu beber e os problemas que têm na vida. Fazer as primeiras tarefas de casa, ir sóbrio às sessões e ser honesto com relação ao comportamento fora do tratamento também são indicadores positivos. Contudo, o comportamento do terapeuta é outro importante preditor de sucesso. Vários estudos apontaram diferentes aspectos desse comportamento — empatia, definição de objetivos específicos para o tratamento, desenvolvimento de objetivos em relação à bebida juntamente com o paciente, em vez de impô-los e de dar a ele opções de tratamento — porque estão todos associados com maior adesão ao tratamento.

CONCLUSÃO

Tratar pessoas com problemas de consumo de bebidas alcoólicas é um processo complexo e continuamente fascinante. O terapeuta enfrenta decisões em relação a associar cada paciente ao nível de cuidado apropriado, ao contexto de tratamento, às modalidades e às técnicas adequadas ao tratamento. As habilidades diagnósticas para identificar os problemas médicos, psicológicos, psiquiátricos e cognitivos concomitantes são desafiadas por esses pacientes. A terapia demanda conhecimento sobre uma série de técnicas de tratamento, capacidade de estabelecer um relacionamento terapêutico positivo com os pacientes que às vezes são frustrantes e difíceis, e capacidade de raciocínio rápido e improvisado. O reconhecimento da diversidade entre os indivíduos com TUA exige uma abordagem personalizada para cada caso, baseada em uma análise multivariada: o terapeuta trata a pessoa como um todo, não o transtorno.

Dos tratamentos mais breves, de uma sessão, para motivar bebedores pesados a reduzir o consumo, até os tratamentos mais longos e complexos de indivíduos com dependência crônica de álcool, o tratamento nunca é tedioso ou rotineiro. O terapeuta dispõe de um amplo corpo de literatura empírica para orientar a seleção do tratamento e de uma significativa literatura clínica, que ilustra as técnicas e os problemas clínicos. Embora muitas pessoas com problemas devido ao uso de álcool consigam mudar por conta própria ou com uma ajuda mínima, o tratamento também pode ser um meio eficaz dos indivíduos mudarem um importante problema vital.

Assim, este capítulo conclui como começou — como um "chamariz" para que os profissionais tenham conhecimento e sejam receptivos para proporcionar tratamentos bem-embasados e reflexivos aos indivíduos que têm problemas com o uso de álcool.

NOTAS

1. Uma dose-padrão de bebida é igual a uma cerveja de 12 onças (360 ml) com cerca de 5% de álcool, uma taça de vinho de 5 onças (150 ml) ou uma dose de destilado de 1,5 onça (45 ml) com 43% de álcool. A India Pale Ale (IPA) e outras cervejas têm teor alcoólico mais alto. É importante que o profissional esteja informado e ensine aos pacientes como calcular a dose de álcool das bebidas alcoólicas comuns discutidas.
2. Todos os diálogos deste capítulo parafraseiam comentários reais de terapeuta ou paciente.
3. Ainda que, em geral, desestimulemos o uso das palavras *alcoolista* ou *alcoolismo* por serem rotulagens excessivas, às vezes é útil usar a própria linguagem do paciente como maneira de estabelecer um vínculo terapêutico inicial. No modelo de Minnesota, o termo é empregado a fim de facilitar a aceitação de uma identidade à qual o TUA é fundamental.
4. Os transcritos apresentam o relato dos pacientes na íntegra.

REFERÊNCIAS

American Psychiatric Association. (2013). *Diagnostic and statistical manual of mental disorders* (5th ed.). Arlington, VA: Author.

American Society of Addiction Medicine. (2015). What are the ASAM levels of care? Retrieved August 17, 2020, from *www.asamcontinuum.org/knowledgebase/what-are-the-asam-levels-of-care.*

Annis, H. M., Graham, J. M., & Davis, C. S. (1987). *Inventory of Drinking Situations (IDS): User's guide.* Toronto: Centre for Addiction and Mental Health.

Barlow, D. H., Farchione, T. J., Sauer-Zavala, S., Latin, H. M., Ellard, K. K., Bullis, J. R., et al. (2017). *Unified protocol for transdiagnostic treatment of emotional disorders: Therapist guide.* New York: Oxford University Press.

Bekman, N. M., Wilkins, K. C., & Brown, S. A. (2013). Treatment for adolescent alcohol and drug problems. In B. S. McCrady & E. E. Epstein (Eds.), *Addictions: A comprehensive guidebook* (2nd ed., pp. 708–741). New York: Oxford University Press.

Bishop, F. M. (2018). Self-guided change: The most common form of long-term, maintained health behavior change. *Health Psychology Open,* 5(1), Article 2055102917751576.

Blonigen, D. M., Finney, J. W., Wilbourne, P. L., & Moos, R. H. (2015). Psychosocial treatments for substance use disorders. In P. E. Nathan & J. M. Gorman (Eds.), *A guide to treatments that work* (4th ed., pp. 731–761). New York: Oxford University Press.

Bowen, S., Witkiewitz, K., Clifasefi, S. L., Grow, J., Chawla, N., Hsu, S. H., et al. (2014). Relative efficacy of mindfulness-based relapse prevention, standard relapse prevention, and treatment as usual for substance use disorders: A randomized clinical trial. *JAMA Psychiatry, 71*(5), 547–556.

Castro, F. G., Garvey, M., Kellison, J. G., & Marsiglia, F. F. (2013). Ethnic and cultural minority populations. In B. S. McCrady & E. E. Epstein (Eds.), *Addictions: A comprehensive guidebook* (2nd ed., pp. 758–787). New York: Oxford University Press.

Centers for Disease Control and Prevention. (2004). Alcohol-attributable deaths and years of potential life lost — United States, 2001. *MMWR: Morbidity and Mortality Weekly Report, 53*(37), 866–870.

Chambers, C. D., Garavan, H., & Bellgrove, M. A. (2009). Insights into the neural basis of response inhibition from cognitive and clinical neuroscience. *Neuroscience and Biobehavioral Review, 33,* 631–646.

Chan, K. K., Neighbors, C., Gilson, M., Larimer, M. E., & Marlatt, G. A. (2007). Epidemiological trends in drinking by age and gender: Providing normative feedback to adults. *Addictive Behaviors, 32*(5), 967–976.

Chaney, E. F., O'Leary, M. R., & Marlatt, G. A. (1978). Skills training with alcoholics. *Journal of Consulting and Clinical Psychology, 46,* 1092–1104.

Cisler, J. M., Amstadter, A. B., Begle, A. M., Resnick, H. S., Danielson, C. K., Saunders, B. E., et al. (2011). PTSD symptoms, potentially traumatic event exposure, and binge drinking: A prospective study with a national sample of adolescents. *Journal of Anxiety Disorders, 25,* 978–987.

Cox, W. M., Fadardi, J. S., & Pothos, E. M. (2006). The addiction-Stroop test: Theoretical considerations and procedural recommendations. *Psychological Bulletin, 132*(3), 443–476.

Cox, W. M., & Klinger, E. (2011). A motivational model of alcohol use: Determinants of use and change. In W. M. Cox & E. Klinger (Eds.), *Handbook of motivational counseling: Goal-based approaches to assessment and intervention with addiction and other problems* (pp. 131–158). Hoboken, NJ: Wiley-Blackwell.

Cranford, J. A. (2014). DSM-IV alcohol dependence and marital dissolution: Evidence from the National Epidemiologic Survey on Alcohol and Related Conditions. *Journal of Studies on Alcohol and Drugs, 75*(3), 520–529.

Davis, A. K., & Rosenberg, H. (2013). Acceptance of non-abstinence goals by addiction professionals in the United States. *Psychology of Addictive Behaviors, 27*(4), 1102–1109.

DeMartini, K. S., Devine, E. G., DiClemente, C. C., Martin, D. J., Ray, L. A., & O'Malley, S. S. (2014). Predictors of pretreatment commitment to abstinence: Results from the COMBINE study. *Journal of Studies on Alcohol and Drugs, 75*(3), 438–446.

DiClemente, C. C., Doyle, S. R., & Donovan, D. (2009). Predicting treatment seekers' readiness to change their drinking behavior in the COMBINE Study. *Alcoholism: Clinical and Experimental Research, 33*(5), 879–892.

Donovan, D. (2013). Evidence-based assessment: Strategies and measures in addictive behaviors. In B. S. McCrady & E. E. Epstein (Eds.), *Addictions: A comprehensive guidebook* (2nd ed., pp. 311–352). New York: Oxford University Press.

Epstein, E. E., & McCrady, B. S. (2009). *A cognitive-behavioral treatment program for overcoming alcohol use problems: Therapist guide.* New York: Oxford University Press.

Epstein, E. E., McCrady, B. S., Hallgren, K. A., Cook, S., Jensen, N. K., & Hildebrandt, T. (2018). A randomized trial of female-specific cognitive behavior therapy for alcohol dependent women. *Psychology of Addictive Behaviors, 32,* 1–15.

Epstein, E. E., McCrady, B. S., Miller, K. J., & Steinberg, M. L. (1994). Attrition from conjoint alcoholism treatment: Do dropouts differ from completers? *Journal of Substance Abuse, 6,* 249–265.

Fama, R. (2019). Introduction to the special section on alcohol: Review of cognitive, emotional, and neural deficits and recovery with sustained abstinence and treatment. *Neuropsychology, 33*(6), 757–759.

Field, M., & Cox, W. M. (2008). Attentional bias in addictive behaviors: A review of its development, causes, and consequences. *Drug and Alcohol Dependence, 97*(1–2), 1–20.

Fink, E. B., Longabaugh, R., McCrady, B. S., Stout, R. L., Beattie, M., Ruggieri-Authelet, A., et al. (1985). Effectiveness of alcoholism treatment in partial versus inpatient settings: Twenty-four month outcomes. *Addictive Behaviors, 10,* 235–248.

Finney, J. W., Moos, R. H., & Timko, C. (2013). The course of treated and untreated substance use disorders: Remission and resolution, relapse and mortality. In B. S. McCrady & E. E. Epstein (Eds.), *Addictions: A comprehensive guidebook* (2nd ed., pp. 108–131). New York: Oxford University Press.

First, M. B., Williams, J. B. W., Karg, R. S., & Spitzer, R. L. (2016). *Structured Clinical Interview for DSM-5® Disorders — Clinician Version (SCID-5-CV).* Washington, DC: American Psychiatric Association Publishing.

Freyer-Adam, J., Coder, B., Ottersbach, C., Tonigan, J. S., Rumpf, H. J., John, U., et al. (2009). The performance of two motivation measures and outcome after alcohol detoxification. *Alcohol and Alcoholism, 44*(1), 77–83.

Goldstein, R. Z., & Volkow, N. D. (2011). Dysfunction of the prefrontal cortex in addiction: neuroimaging findings and clinical implications. *Nature Reviews Neuroscience, 20,* 652–669.

Grant, B. F., Chou, S. P., Saha, T. D., Pickering, R. P., Kerridge, B. T., Ruan, W. J., et al. (2017). Prevalence of 12-month alcohol use, high-risk drinking, and DSM-IV alcohol use disorder in the United States, 2001–2002 to 2012–2013: Results from the National Epidemiologic Survey on Alcohol and Related Conditions. *JAMA Psychiatry, 74*(9), 911–923.

Green, K. E., Bux, D. A., & Feinstein, B. A. (2013). Lesbian, gay, bisexual, and transgender individuals. In B. S. McCrady & E. E. Epstein (Eds.), *Addictions: A comprehensive guidebook* (2nd ed., pp. 819–838). New York: Oxford University Press.

Haaga, D. A. F., McCrady, B., & Lebow, J. (2006). Integrative principles for treating substance use disorders. *Journal of Clinical Psychology, 62*, 675–684.

Haeny, A. M., Boness, C. L., McDowell, Y. E., & Sher, K. J. (2018). Alcohol use disorders. In J. Hunsley & E. Mash (Eds.), *A guide to assessments that work* (2nd ed., pp. 381– 411). New York: Oxford University Press.

Hester, R. K., Delaney, H. D., Campbell, W., & Handmaker, N. (2009). A web application for moderation training: Initial results of a randomized clinical trial. *Journal of Substance Abuse Treatment, 37*, 266–276.

Holzhauer, C. G., Epstein, E. E., Cohn, A. M., McCrady, B. S., Graff, F. S., & Cook, S. (2017). Heterogeneity in pathways to abstinence among women in treatment for alcohol use disorder. *Journal of Substance Abuse Treatment, 75*, 1–9.

Hunter-Reel, D., McCrady, B. S., & Hildebrandt, T. (2009). Emphasizing interpersonal factors: An extension of the Witkiewitz and Marlatt relapse model. *Addiction, 104*, 1281–1290.

Ilgen, M. A., Wilbourne, P. L., Moos, B. S., & Moos, R. H. (2008). Problem-free drinking over 16 years among individuals with alcohol use disorders. *Drug and Alcohol Dependence, 92*(1–3), 116–122.

Kelly, J. F., & Yeterian, J. D. (2013). Mutual-help groups for alcohol and other substance use disorders. In B. S. McCrady & E. E. Epstein (Eds.), *Addictions: A comprehensive guidebook* (2nd ed., pp. 500–525). New York: Oxford University Press.

Khan, S., Okuda, M., Hasin, D. S., Secades-Villa, R., Keyes, K., Lin, K. H., et al. (2013). Gender differences in lifetime alcohol dependence: Results from the National Epidemiologic Survey on Alcohol and Related Conditions. *Alcoholism: Clinical and Experimental Research, 37*(10), 1696–1705.

Kiluk, B. D., Nich, C., Babuscio, T., & Carroll, K. M. (2010). Quality versus quantity: Acquisition of coping skills following computerized cognitive-behavioral therapy for substance use disorders. *Addiction, 105*(12), 2120–2127.

Koegl, C. J., & Rush, B. R. (2012). Need and use of services by persons with co-occurring substance use and mental disorders within a community mental health system. *Mental Health and Substance Use, 5*(1), 4–19.

Koob, G. F. (2013). Neuroscience of addiction. In E. E. Epstein & B. S. McCrady (Eds.), *Addictions: A comprehensive guidebook* (2nd ed., pp. 17–35). New York: Oxford University Press.

Kosanke, N., Magura, S., Staines, G., Foote, J., & DeLuca, A. (2002). Feasibility of matching alcohol patients to ASAM levels of care. *American Journal on Addictions, 11*, 124–134.

Krebs, P., Norcross, J. C., Nicholson, J. M., & Prochaska, J. O. (2018). Stages of change and psychotherapy outcomes: A review and meta-analysis. *Journal of Clinical Psychology, 74*(11), 1964–1979.

Liepman, M. R. (1993). Using family influence to motivate alcoholics to enter treatment: The Johnson Institute Intervention approach. In T. J. O'Farrell (Ed.), *Treating alcohol problems: Marital and family interventions* (pp. 54–77). New York: Guilford Press.

Litt, M. D., Kadden, R. M., Tennen, H., & Kabela-Cormier, E. (2016). Network Support II: Randomized controlled trial of Network Support treatment and cognitive behavioral therapy for alcohol use disorder. *Drug and Alcohol Dependence, 165*, 203–212.

Longabaugh, R., McCrady, B., Fink, E., Stout, R., McAuley, T., & McNeill, D. (1983). Cost-effectiveness of alcoholism treatment in inpatient versus partial hospital settings: Six-month outcomes. *Journal of Studies on Alcohol, 44*, 1049–1071.

Longabaugh, R., Wirtz, P. W., Zywiak, W. H., & O'Malley, S. S. (2010). Network support as a prognostic indicator of drinking outcomes: The COMBINE study. *Journal of Studies on Alcohol and Drugs, 71*, 837–846.

Manuel, J. K., Austin, J. L., Miller, W. R., McCrady, B. S., Tonigan, J. S., Meyers, R. J., et al. (2012). Community Reinforcement and Family Training: A pilot comparison of group and self-directed delivery. *Journal of Substance Abuse Treatment, 43*, 129–136.

Margolin, G., Talovic, S., & Weinstein, C. D. (1983). Areas of Change Questionnaire: A practical approach to marital assessment. *Journal of Consulting and Clinical Psychology, 51*, 921–931.

Marlatt, G. A., & Donovan, D. M. (Eds.). (2005). *Relapse prevention: Maintenance strategies in the treatment of addictive behavior* (2nd ed.). New York: Guilford Press.

Marlatt, G. A., & Gordon, J. R. (Eds.). (1985). *Relapse prevention: Maintenance strategies in the treatment of addictive behaviors*. New York: Guilford Press.

Mayfield, D., McLeod, G., & Hall, P. (1974). The CAGE questionnaire: Validation of a new alcoholism instrument. *American Journal of Psychiatry, 131*, 1121–1123.

McCrady, B. S. (2020). Recent research into twelve-step programs. In A. J. Herron & T. K. Brennan (Eds.), *Principles of addiction medicine: The essentials* (3rd ed., pp. 424–428). Philadelphia: Wolters Kluwer.

McCrady, B. S., & Epstein, E. E. (2009). *Overcoming alcohol problems: A couples-focused program*. New York: Oxford University Press.

McCrady, B. S., Epstein, E. E., Cook, S., Jensen, N. K., & Hildebrandt, T. (2009). A randomized trial of individual and couple behavioral alcohol treatment for women. *Journal of Consulting and Clinical Psychology, 77*, 243–256.

McCrady, B. S., Epstein, E. E., & Fokas, K. (2020). Treatment interventions for women with alcohol use disorder. *Alcohol Research: Current Reviews, 40*(2), 08. [Epub ahead of print]

McCrady, B. S., Epstein, E. E., Hallgren, K. A., Cook, S., & Jensen, N. K. (2016). Women with alcohol dependence: A randomized trial of couple versus individual plus couple therapy. *Psychology of Addictive Behaviors, 30*, 287–299.

McCrady, B. S., Epstein, E. E., & Hirsch, L. (1999). Maintaining change after conjoint behavioral alcohol treatment for men: Outcomes at six months. *Addiction, 94*, 1381–1396.

McCrady, B. S., & Flanagan, J. C. (in press). The role of the family in alcohol use disorder recovery. *Alcohol Research: Current Reviews*.

McCrady, B. S., Longabaugh, R. L., Fink, E., Stout, R., Beattie, M., Ruggieri-Authelet, A., et al. (1986). Cost effectiveness of alcoholism treatment in partial hospital versus inpatient settings after brief inpatient treatment: Twelve month outcomes. *Journal of Consulting and Clinical Psychology, 54*, 708–713.

McCrady, B. S., Stout, R., Noel, N., Abrams, D., & Nelson, H. F. (1991). Effectiveness of three types of spouse-involved behavioral alcoholism treatment. *British Journal of Addiction, 86*, 1415–1424.

McKay, J. R., Van Horn, D., Oslin, D. W., Ivey, M., Drapkin, M. L., Coviello, D. M., et al. (2011). Extended telephone-based continuing care for alcohol dependence: 24-month outcomes and subgroup analyses. *Addiction, 106*, 1760–1769.

McLellan, A. T., Kushner, H., Metzger, D., Peters, R., Smith, I., Grissom, G., et al. (1992). The fifth edition of the Addiction Severity Index. *Journal of Substance Abuse Treatment, 9*, 199–213.

McLellan, A. T., Lewis, D. C., O'Brien, C. P., & Kleber, H. D. (2000). Drug dependence, a chronic medical illness: Implications for treatment, insurance, and outcomes evaluation. *Journal of the American Medical Association, 284*, 1689–1695.

Menges, D., McCrady, B. S., Epstein, E. E., & Beem, C. (2008). Psychometric evaluation of the Drinking Patterns Questionnaire: A measure of high-risk drinking situations. *Addictive Behaviors, 33*, 1061–1066.

Meyers, R. J., & Smith, J. E. (1995). *Clinical guide to alcohol treatment: The community reinforcement approach*. New York: Guilford Press.

Miller, W. R., Benefield, R., G., & Tonigan, J. S. (1993). Enhancing motivation for change in problem drinking: A controlled comparison of two therapist styles. *Journal of Consulting and Clinical Psychology, 61*, 455–461.

Miller, W. R., Meyers, R. J., & Tonigan, J. S. (1999). Engaging the unmotivated in treatment for alcohol problems: A comparison of three strategies for intervention through family members. *Journal of Consulting and Clinical Psychology, 67*(5), 688–697.

Miller, W. R., & Rollnick, S. (2013). *Motivational interviewing: Helping people change* (3rd ed.). New York: Guilford Press.

Miller, W. R., Tonigan, J. S., & Longabaugh, R. (1995). *The Drinker Inventory of Consequences (DrInC): An instrument for assessing adverse consequences of alcohol abuse*. Rockville, MD: National Institute on Alcohol Abuse and Alcoholism.

Miller, W. R., Walters, S. T., & Bennett, M. E. (2001). How effective is alcoholism treatment in the United States? *Journal of Studies on Alcohol, 62*, 211–220.

Morgenstern, J., Blanchard, K. A., McCrady, B. S., McVeigh, K. H., Morgan, T. J., & Pandina, R. J. (2006). Effectiveness of intensive case management for substance dependent women receiving temporary assistance for needy families. *American Journal of Public Health, 96*, 2016–2023.

Moritz, S., Paulus, A. M., Hottenrott, B., Weierstall, R., Gallinat, J., & Kühn, S. (2019). Imaginal retraining reduces alcohol craving in problem drinkers: A randomized controlled trial. *Journal of Behavior Therapy and Experimental Psychiatry, 64*, 158–166.

Moyers, T. B., Martin, T., Houck, J. M., Christopher, P. J., & Tonigan, J. S. (2009). From in-session behaviors to drinking outcomes: A causal chain for motivational interviewing. *Journal of Consulting and Clinical Psychology, 77*, 1113–1124.

National Institute on Alcohol Abuse and Alcoholism. (n.d.). Rethinking drinking: Alcohol & your health. Retrieved May 4, 2020, from *www.rethinkingdrinking.niaaa.nih.gov*.

National Institute on Alcohol Abuse and Alcoholism. (2017). *Strategic Plan 2017–2021*. U.S. Bethesda, MD: Author.

Noël, X., Bechara, A., Brevers, D., Verbanck, P., & Campanella, S. (2010). Alcoholism and the loss of willpower: A neurocognitive perspective. *Journal of Psychophysiology, 24*(4), 240–248.

Olmstead, T. A., Graff, F. S., Ames-Sikora, A., McCrady, B. S., Gaba, A., & Epstein, E. E. (2019). Cost-effectiveness of individual versus group female-specific cognitive behavioral therapy for alcohol use disorder. *Journal of Substance Abuse Treatment, 100*, 1–7.

Orford, J., Templeton, L., Velleman, R., & Copello, A. (2005). Family members of relatives with alcohol, drug and gambling problems: A set of standardized questionnaires for assessing stress, coping and strain. *Addiction, 100*(11), 1611–1624.

Orford, J., Templeton, L., Velleman, R., & Copello, A. (2010). Methods of assessment for affected family members. *Drugs: Education, Prevention and Policy, 17*(Suppl. 1), 75–85.

Pabst, A., Baumeister, S. E., & Krause, L. (2010). Alcohol-expectancy dimensions and alcohol consumption at different ages in the general population. *Journal of Studies on Alcohol and Drugs, 71*, 46–53.

Prochaska, J. O., & DiClemente, C. C. (2005). The transtheoretical approach. In J. C. Norcross & M. R. Goldfried (Eds.), *Handbook of psychotherapy integration* (2nd ed., pp. 147–171). New York: Oxford University Press.

Procidano, M. E., & Heller, K. (1983). Measures of perceived social support from friends and from family: Three validation studies. *American Journal of Community Psychology, 11*(1), 1–24.

Project MATCH Research Group. (1997a). Matching alcoholism treatments to client heterogeneity: Project MATCH posttreatment drinking outcomes. *Journal of Studies on Alcohol, 58*, 7–29.

Project MATCH Research Group. (1997b). Project MATCH secondary a priori hypotheses. *Addiction, 92*, 1671–1698.

Project MATCH Research Group. (1998). Matching alcoholism treatments to client heterogeneity: Project MATCH three-year drinking outcomes. *Alcoholism: Clinical and Experimental Research, 22*, 1300–1311.

Rapp, R. C., Van Den Noortgate, W., Broekaert, E., & Vanderplasschen, W. (2014). The efficacy of case management with persons who have substance abuse problems: A three-level meta-analysis of outcomes. *Journal of Consulting and Clinical Psychology, 82*(4), 605–618.

Ray, G. T., Mertens, J. R., & Weisner, C. (2009). Family members of people with alcohol or drug dependence: Health problems and medical cost compared to family members of people with diabetes and asthma. *Addiction, 104*(2), 203–214.

Raytek, H. S., McCrady, B. S., Epstein, E. E., & Hirsch, L. S. (1999). Therapeutic alliance and the retention of couples in conjoint alcoholism treatment. *Addictive Behaviors, 24*, 317–330.

Robins, L. N., Wing, J., Wittchen, H. U., Helzer, J. E., Babor, T. F., Burke, J., et al. (1988). The prevalence of psychiatric disorders in patients with alcohol and other drug problems. *Archives of General Psychiatry, 45*, 1023–1031.

Roman, P. (2013). Treatment for substance use disorders in the United States: An organizational technology perspective. In B. S. McCrady & E. E. Epstein (Eds.), *Addictions: A comprehensive guidebook* (2nd ed., pp. 597–621). New York: Oxford University Press.

Roos, C. R., & Witkiewitz, K. (2016). Adding tools to the toolbox: The role of coping repertoire in alcohol treatment. *Journal of Consulting and Clinical Psychology, 84*(7), 599–611.

Roozen, H. G., de Waart, R., & van der Kroft, P. (2010). Community reinforcement and family training: An effective option to engage treatment-resistant substance-abusing individuals in treatment. *Addiction, 105*(10), 1729–1738.

Rose, S. J., Zweben, A., Ockert, D., & Baier, A. (2013). Interfaces of substance abuse treatment with other health and social systems. In B. S. McCrady & E. E. Epstein (Eds.), *Addictions: A comprehensive guidebook* (2nd ed., pp. 641–655). New York: Oxford University Press.

Rosenthal, R. N. (2013). Treatment of persons with dual diagnoses of substance use disorder and other psychological problems. In B. S. McCrady & E. E. Epstein (Eds.), *Addictions: A comprehensive guidebook* (2nd ed., pp. 659–707). New York: Oxford University Press.

Rychtarik, R. G., Connors, G. J., Whitney, R. B., McGillicuddy, N. B., Fitterling, J. M., & Wirtz, P. W. (2000). Treatment settings for persons with alcoholism: Evidence for matching clients to inpatient versus outpatient care. *Journal of Consulting and Clinical Psychology, 68*, 277–289.

Sancho, M., De Gracia, M., Rodríguez, R. C., Mallorquí-Bagué, N., Sánchez-González, J., Trujols, J., et al. (2018). Mindfulness-based interventions for the treatment of substance and behavioral addictions: A systematic review. *Frontiers in Psychiatry, 9*, 95.

Satre, D. D. (2013). Treatment of older adults. In B. S. McCrady & E. E. Epstein (Eds.), *Addictions: A comprehensive guidebook* (2nd ed., pp. 742–757). New York: Oxford University Press.

Saunders, J. B., Aasland, O. G., Babor, T. F., de la Fuente, J. R., & Grant, M. (1993). Development of the Alcohol Use Disorders Screening Test (AUDIT): WHO collaborative project on early detection of persons with harmful alcohol consumption — II. *Addiction, 88*, 791–804.

Slaymaker, V., & Sheehan, T. (2013). The disease model. In B. S. McCrady & E. E. Epstein (Eds.), *Addictions: A comprehensive guidebook* (2nd ed., pp. 451–481). New York: Oxford University Press.

Smith, J. E., & Meyers, R. J. (2004). *Motivating substance abusers to enter treatment: Working with family members*. New York: Guilford Press.

Smith, P. H., Homish, G. G., Leonard, K. E., & Cornelius, J. R. (2012). Intimate partner violence and specific substance use disorders: Findings from the National Epidemiologic Survey on Alcohol and Related Conditions. *Psychology of Addictive Behaviors, 26*, 236–245.

Sobell, L. C., & Sobell, M. B. (1995). *Alcohol Timeline Followback users' manual*. Toronto: Addiction Research Foundation.

Sobell, L. C., & Sobell, M. B. (2003). Alcohol consumption measures. In J. P. Allen & V. B. Wilson (Eds.), *Assessing alcohol problems: A guide for clinicians and researchers, second edition* (pp. 75–99). Bethesda, MD: National Institute on Alcohol Abuse and Alcoholism.

Sobell, L. C., & Sobell, M. B. (2011). *Group therapy for substance use disorders: A motivational cognitive-behavioral approach*. New York: Guilford Press.

Sobell, L. C., & Sobell, M. B. (2020). Guided self-change, Timeline Followback forms. Retrieved April 21, 2020 from *www.nova.edu/gsc/forms/timeline-followback-forms.html*.

Sobell, M. B., & Sobell, L. C. (2000). Stepped care as a heuristic approach to the treatment of alcohol problems. *Journal of Consulting and Clinical Psychology, 68*, 573–579.

Spanier, G. (1976). Measuring dyadic adjustment: New scales for assessing the quality of marriage and similar dyads. *Journal of Marriage and the Family, 38*, 15–28.

Stallvik, M., Gastfriend, D. R., & Nordahl, H. M. (2015). Matching patients with substance use disorder to optimal level of care with the ASAM criteria software. *Journal of Substance Use, 20*(6), 389–398.

Straus, M., Hamby, S. L., Boney-McCoy, S., & Sugarman, D. B. (1996). The Revised Conflict Tactics Scales (CTS2): Development and preliminary psychometric data. *Journal of Family Issues, 17*, 283–316.

Sullivan, J. T., Sykora, K., Schneiderman, J., Naranjo, C. A., & Sellers, E. M. (1989). Assessment of alcohol withdrawal: The revised Clinical Institute Withdrawal Assessment for Alcohol scale (CIWA-Ar). *British Journal of Addiction, 84*, 1353–1357.

Testa, M., Crane, C. A., Quigley, B. M., Levitt, A., & Leonard, K. E. (2014). Effects of administered alcohol on intimate partner interactions in a conflict resolution paradigm. *Journal of Studies on Alcohol and Drugs, 75*(2), 249–258.

Tonigan, J. S., Miller, W. R., & Brown, J. M. (1997). The reliability of FORM 90: An instrument for assessing alcohol treatment outcome. *Journal of Studies on Alcohol, 58*, 358–364.

Volkow, N. D., & Koob, G. F. (2019). Drug addiction: The neurobiology of motivation gone awry. In S. C. Miller, D. A. Fiellin, R. N. Rosenthal, & R. Saitz (Eds.), *ASAM principles of addiction medicine* (6th ed., pp. 3–23). Philadelphia: Lippincott Williams & Wilkins.

Volkow, N. D., Wang, G. J., Tomasi, D., & Baler, R. D. (2013). Unbalanced neuronal circuits in addiction. *Current Opinion in Neurobiology, 23*(4), 639–648.

Walitzer, K. S., & Connors, G. J. (2007). Thirty-month follow-up of drinking moderation training for women: A randomized clinical trial. *Journal of Consulting and Clinical Psychology, 75*, 501–507.

Wilcox, C., & Bogenschutz, M. (2013). Pharmacotherapies for alcohol and drug use disorders. In B. S. McCrady & E. E. Epstein (Eds.), *Addictions: A comprehensive guidebook* (2nd ed., pp. 526–550). New York: Oxford University Press.

Witkiewitz, K., Donovan, D. M., & Hartzler, B. (2012). Drink refusal training as part of a combined behavioral intervention: Effectiveness and mechanisms of change. *Journal of Consulting and Clinical Psychology, 80*, 440–449.

Witkiewitz, K., & Marlatt, G. A. (2004). Relapse prevention for alcohol and drug problems: That was Zen, this is Tao. *American Psychologist, 59*, 224–235.

Witkiewitz, K., Pearson, M. R., Hallgren, K. A., Maisto, S. A., Roos, C. R., Kirouac, M., et al. (2017). Who achieves low risk drinking during alcohol treatment?: An analysis of patients in three alcohol clinical trials. *Addiction, 112*(12), 2112–2121.

Woodward, J. J. (2013). Alcohol. In B. S. McCrady & E. E. Epstein (Eds.), *Addictions: A comprehensive guidebook* (2nd ed., pp. 135–154). New York: Oxford University Press.

Zimmerman, A., Lubman, D. I., & Cox, M. (2012). Tobacco, caffeine, alcohol and illicit substance use among consumers of a national community managed mental health service. *Mental Health and Substance Use, 5*, 287–302.

Zywiak, W. H., Neighbors, C. J., Martin, R. A., Johnson, J. E., Eaton, C. A., & Rohsenow, D. J. (2009). The Important People Drug and Alcohol interview: Psychometric properties, predictive validity, and implications for treatment. *Journal of Substance Abuse Treatment, 36*(3), 321–330.

CAPÍTULO 15

Transtornos por uso de substâncias

Stephen T. Higgins
Sarah H. Heil
Kelly R. Peck

Uma das maiores tragédias que acompanha a América do Norte ao longo da última década é a crise dos opioides. Este capítulo descreve em detalhes extremamente úteis a mais recente abordagem ao tratamento do abuso de opioides adotado por um dos mais proeminentes grupos do mundo que trabalham com o abuso de substâncias, liderado por Stephen T. Higgins. Esta intervenção, baseada em um ensaio clínico recentemente publicado no *New England Journal of Medicine*, foca a importância do início imediato do tratamento (ou seja, assim que o caso se apresente), com uma abordagem enxuta que permite aos profissionais reduzir o tempo da lista de espera e alcançar um número muito maior de pessoas. Os dados mostram que a mortalidade cai para o baixo nível de 0,42 por 100 pessoas-ano se os pacientes receberem tratamento imediato, contra 5,0 por 100 pessoas-ano se eles forem colocados em uma lista de espera por algum tempo. Neste capítulo, acompanharemos o caso de "Joe", um paciente real que mora no interior e luta contra sua adição. Utilizando as mais recentes inovações tecnológicas no tratamento comportamental e descrevendo uma integração entre os tratamentos psicológico e farmacológico para opioides, que é o padrão de tratamento recomendado, este caso ilustra de modo muito agradável a abordagem mais atualizada e mais comum a esses transtornos, que tem tido muito sucesso. Mesmo os profissionais ou estudantes que não trabalham diretamente com comportamentos aditivos têm a ganhar se familiarizando com essa nova e bem-sucedida geração de abordagens ao uso de substâncias.

— D. H. B.

Os transtornos relacionados ao uso de substâncias representam um problema de saúde pública extremamente caro e prevalente nos Estados Unidos, assim como em virtualmente todos os outros países industrializados. Para se ter uma noção do problema naquele país, estima-se que nada menos do que 139,8 milhões de pessoas com 12 anos de idade ou mais (51,1% da população) relatem usar álcool habitualmente (nos últimos 30 dias), 58,8 milhões (21,5%) relatem o uso de tabaco e 31,9 milhões (11,7%) afirmem usar drogas ilícitas habitualmente (Substance Abuse and Mental Health Services Administration [SAMHSA], 2019). Entre aqueles que relatam usar drogas ilícitas correntemente, 2,9 milhões relatam usar inapropriadamente analgésicos prescritos, e 354 mil dizem ter usado heroína nos últimos 30 dias. Evidentemente, nem todos os usuários habituais sofrem com efeitos adversos, mas uma parte considerável deles apresenta problemas significativos. Estima-se que 20,3 milhões (7,4%) dos norte-americanos com 12 anos de idade ou mais atendam aos critérios diagnósticos de um transtorno por uso de substâncias ao longo dos últimos 12 meses, e 3,7 milhões (1,4%) relatam ter recebido tratamento para um transtorno por uso de substâncias no mesmo período (SAMHSA, 2019). Os custos anuais à economia dos Estados Unidos associados com esses problemas são estimados em mais de 740 bilhões de dólares (National Institute on Drug Abuse [NIDA], 2020). A epidemia de uso de opioides dos Estados Unidos vem tendo um impacto suficientemente extraordinário para ser declarada emergência nacional, e as mortes por *overdose* (cerca de 350 mil entre 1999 e 2016) contribuem para uma redução da expectativa de vida (Walsh & Long, 2019). Como seria de esperar, a epidemia tem tido um impacto transformativo nos serviços norte-americanos de tratamento para transtornos relacionados ao uso de substâncias, o que se reflete neste capítulo.

Sem dúvida, há uma enorme demanda por tratamentos efetivos para o transtorno por uso de substâncias. Este capítulo oferece um panorama de tratamentos psicossociais baseados em evidências para o tratamento de transtornos relacionados ao uso de substâncias, mas devota um espaço considerável para tratamentos psicossociais e medicamentosos integrados para os transtornos por uso de opioides, hoje amplamente reconhecido como a referência de tratamento para aquele problema. Os tratamentos para os transtornos por uso de álcool são cobertos por McCrady e Epstein (Cap. 14, neste volume), e há várias revisões excelentes sobre tratamentos para transtornos por uso de tabaco (p. ex., Fiore et al., 2008; Prochaska & Benowitz, 2019). Como o foco recai sobre intervenções que tenham sustentação baseada em evidências, em grande parte abrangemos aqui as terapias comportamental e cognitivo-comportamental. Por fim, o NIDA (2018) publicou 13 princípios do tratamento eficaz para uso de drogas ilícitas baseados em mais de 45 anos de pesquisa (Tab. 15.1) e, quando for o caso, destacaremos esses princípios ao longo do capítulo.

TABELA 15.1 Princípios do tratamento eficaz

1. A adição é uma doença complexa, mas tratável, que afeta a função cerebral e o comportamento.
2. Não há um tratamento único que seja apropriado para todos os indivíduos.
3. O tratamento precisa estar prontamente disponível.
4. O tratamento eficaz atende às múltiplas necessidades do indivíduo, e não apenas seu abuso de drogas.
5. Permanecer em tratamento por um período adequado é fundamental para a eficácia do tratamento.
6. As terapias comportamentais — incluindo o tratamento individual, familiar ou em grupo — são as formas de tratamento de abuso de drogas mais comuns.
7. Os medicamentos são um elemento importante do tratamento de muitos pacientes, principalmente quando combinados com aconselhamento e outras terapias comportamentais.
8. O tratamento e o plano de serviços de um indivíduo devem ser avaliados continuamente e modificados sempre que necessário para garantir que ele atenda a suas necessidades variáveis.
9. Muitos drogaditos também têm outros transtornos mentais.
10. A desintoxicação médica é apenas a primeira etapa do tratamento para adição e, por si só, pouco faz para mudar o uso de drogas em longo prazo.
11. O tratamento não precisa ser voluntário para ser eficaz.
12. O possível uso de drogas durante o tratamento deve ser monitorado continuamente, uma vez que realmente ocorrem lapsos durante o tratamento.
13. Programas de tratamento devem testar os pacientes quanto à presença de HIV/aids, hepatite B e C, tuberculose e outras doenças infecciosas, bem como fornecer aconselhamento focado na redução de risco, conectando os pacientes ao tratamento, se necessário.

DEFINIÇÃO DO TRANSTORNO CLÍNICO

Antes de passar a discussões sobre o tratamento, discutiremos brevemente os critérios atuais para diagnosticar os transtornos por uso de substâncias. Na pesquisa discutida neste capítulo, usamos a 5ª edição do *Manual diagnóstico e estatístico de transtornos mentais* (DSM-5; American Psychiatric Association, 2013). Esta abordagem inclui 11 critérios que examinam se o paciente tem sofrido uma variedade de diferentes problemas com o uso de substâncias ou tolerância ou abstinência, e se ele dedicou tempo e recursos consideráveis no uso de substâncias. A presença de dois ou três sintomas indica um transtorno leve por uso de substâncias; de quatro ou cinco, um transtorno moderado; e seis ou mais, grave. Todas as nossas pesquisas discutidas a seguir envolvem indivíduos que se encontravam na extremidade mais severa desse espectro.

As evidências sustentam que, em média, transtornos relacionados ao uso de substâncias mais graves estão associados a um resultado pior no tratamento. A gravidade é influenciada pela frequência de uso, quantidade de substância utilizada, rota de administração e fatores sociodemográficos (p. ex., o nível educacional), entre outros fatores. Parece haver pouca dúvida de que esses fatores serão correlacionados positivamente com o número de sinais e sintomas desagradáveis exibidos após um período de uso de substância repetido e que, portanto, merecem muita atenção na avaliação de um diagnóstico. Por essa e outras razões, consideramos a abordagem do espectro do DSM-5 útil para a avaliação da gravidade do transtorno por uso de substâncias.

AVALIAÇÃO

Uma avaliação completa é um primeiro passo essencial para um manejo clínico eficaz de um transtorno por uso de substâncias. Esta seção descreve em linhas gerais as práticas de avaliação que usamos em nossa clínica para pacientes ambulatoriais que buscam tratamento por transtorno por uso de opioides. A estrutura de avaliação é relativamente genérica e pode ser imediatamente aplicada a outros tipos de transtorno por uso de substâncias, substituindo-se as informações específicas aos opioides por informações pertinentes sobre qualquer outro tipo de transtorno por uso de substâncias que seja o problema.

Durante o contato clínico inicial, os membros da equipe identificam que o indivíduo que telefona e relata problemas com o uso de drogas tem, pelo menos, 18 anos de idade e consegue chegar à clínica de carro. Durante o contato clínico inicial, os membros da equipe avaliam de modo informal fatores que poderiam complicar o tratamento (p. ex., gravidez, questões legais pendentes, uso concomitante de outras substâncias). Essa avaliação informal costuma ser feita por telefone e é importante para a identificação de pacientes que talvez precisem, no início, de um tratamento mais intensivo, ou devam ser encaminhados a outra clínica. Embora o protocolo de manutenção de buprenorfina que usamos seja menos intensivo do que muitos protocolos de tratamento para transtorno por uso de opioides, ele exige visitas clínicas diárias durante a primeira semana do tratamento e, em média, uma visita clínica por semana a partir de então. Por conseguinte, as pessoas que moram fora do município no qual a clínica se localiza podem precisar de auxílio com transporte (p. ex., passagens de ônibus ou vale-transporte) ou de encaminhamento para outra clínica, mais perto de casa. A questão importante é ter estabelecido o alcance geográfico possível em termos práticos para que o tratamento seja oferecido. Os indivíduos que não cumprem nossos critérios básicos de inclusão são encaminhados a um serviço apropriado; para os que cumprem os critérios, marca-se uma consulta para uma avaliação de admissão mais completa.

São feitos todos os esforços para marcar a entrevista de admissão assim que possível (Princípio 3, Tab. 15.1). Marcar a entrevista dentro de 24 horas depois do contato com a clínica reduz em muito as taxas de abandono no período entre o contato com a clínica e a entrevista de admissão, o que é um problema substancial entre as pessoas com transtorno por uso de substâncias (Hoffman, Ford, Tillotson, Choi, & McCarty, 2011). Quando esse prazo de 24 horas não é possível, nosso objetivo secundário é agendar a avaliação dentro de 48–72 horas.

Os pacientes são informados de que a entrevista de admissão levará cerca de três ou quatro horas. Essa sessão inicial é uma das mais importantes. A equipe clínica deve estar ciente do possível desconforto do paciente e tentar fazer com que o indivíduo se sinta à vontade. Muitos pacientes podem relutar para relatar comportamentos ilegais ou estigmatizados. Durante a avaliação inicial, os membros da equipe clínica devem rapidamente tentar criar um relacionamento empático e sem julgamentos com cada novo paciente. Pode ajudar ser cortês, elogiar os pacientes por darem esse primeiro passo importante em direção à mudança, lembrar-se de que alguns deles podem estar fisicamente doentes ou desconfortáveis em função do recente uso de drogas ou da abstinência, e, portanto, ser flexível com atrasos, e assim por diante. Também pode ser útil atender às necessidades de breves intervalos para comer ou beber algo, ou mesmo dar um telefonema rápido. Durante todas as interações, buscamos ser empáticos e transmitir uma mensagem otimista, do tipo "Você consegue".

Durante a entrevista de admissão, coletamos informações detalhadas sobre o atual transtorno por uso de substâncias, bem como o uso de outras drogas, o funcionamento psiquiátrico, as condições médicas crônicas ou de dor, a situação ocupacional/profissional, os interesses de lazer, a rede de apoio atual, os problemas sociais e familiares e as questões legais (Princípio 4, Tab. 15.1). Os seguintes instrumentos, que usamos para obter esse tipo de informação, são discutidos na ordem em que geralmente são administrados. Podem ser feitas modificações a qualquer momento em nossa lista, dependendo da população que esteja sendo tratada. Oferecemos esses instrumentos apenas para dar um exemplo daquilo que consideramos um pacote de avaliação eficaz, junto com as fundamentações clínicas associadas.

Monitoramento bioquímico

A verificação bioquímica por meio de toxicologia da urina é o método mais objetivo para a avaliação do uso recente de drogas. Dessa maneira, amostras de urina são coletadas na entrevista de admissão sob a observação de um funcionário do mesmo sexo e imediatamente analisadas para a detecção de opioides (p. ex., buprenorfina, metadona, heroína) e de outras drogas (p. ex., cocaína, anfetamina, benzodiazepínicos, canabinoides). Os transtornos comórbidos por uso de álcool são comuns; assim, também obtemos uma amostra do ar expelido para avaliar o consumo recente de álcool.

Questionários autorrespondidos

Usamos vários questionários que podem ser respondidos pelo paciente que chega à clínica para a entrevista inicial de admissão. O membro da equipe que faz a admissão cumprimenta o paciente, apresenta-se, leva-o para um consultório individual e o informa de maneira breve, mas cuidadosa, sobre o que ele deve esperar durante o processo de admissão. É essencial perguntar sobre a capacidade de leitura do paciente antes de pedir-lhe que responda a questionários autorrespondidos. Havendo alguma dúvida quanto à capacidade de leitura, discretamente pede-se aos pacientes que leiam várias questões em voz alta a fim de que se tenha uma ideia de que eles conseguem preencher os questionários sem a ajuda de um funcionário. Para os indivíduos com pouca instrução, os questionários podem ser lidos em voz alta por um membro da equipe em um ambiente reservado. Isso deve ser feito com cuidado e respeito pelo desconforto que os indivíduos pouco letrados podem sentir em tais circunstâncias. Os leitores aptos têm cerca de 45 minutos para preencher os formulários usando papel e caneta, ou um iPad, conforme preferirem.

Fazemos os pacientes responderem a um questionário breve e rotineiro sobre informações demográficas. É importante obter o endereço atual e o número de telefone do paciente, assim como o número de alguém que sempre saiba onde ele está. Essas informações são importantes para fins de contato durante o tratamento, caso ele deixe de ir a sessões agendadas, ou seja necessário entrar em contato por outras questões clínicas e para contatar com os pacientes para avaliações de rotina de seguimento pós-tratamento.

Todos os pacientes completam o Teste de Triagem de Alcoolismo de Michigan (Michigan Alcoholism Screening Test — MAST; Selzer, 1975), um instrumento breve de triagem amplamente utilizado. Considerando-se que um terço dos indivíduos que recebem buprenorfina ou metadona também usam álcool de modo disfuncional, e que o álcool é um fator de risco para *overdoses* fatais entre indivíduos que usam opioides prescritos, o MAST é útil para a identificação de pacientes com problemas com uso de álcool.

A ansiedade e o humor deprimido também estão entre os problemas comuns entre aqueles que se apresentam para o tratamento do transtorno por uso de substâncias. Usamos o Inventário de Ansiedade de Beck (Beck Anxiety Inventory — BAI; Beck & Steer, 1993) e o Inventário de Depressão de Beck (Beck Depression Inventory — BDI-II; Beck, Steer, & Brown, 1996) para a triagem de sintomas de ansiedade e depressão e reaplicamos esses instrumentos regularmente a fim de acompanhar o progresso daqueles pacientes com escores na faixa clínica no momento da admissão. No início do tratamento, os escores médios do BAI e do BDI-II para pacientes com transtorno por uso de opioide ficam na faixa clínica. Para a maioria deles, esses escores diminuem radicalmente durante as primeiras semanas de tratamento. Entretanto, isso não é verdade para todos. Consequentemente, é importante avaliar de modo cuidadoso e monitorar a sintomatologia ansiosa e depressiva, encaminhando ou intervindo quando os sintomas não entram em remissão. Também é importante avaliar e monitorar o risco de suicídio, o que fazemos usando um protocolo que desenvolvemos em colaboração com o serviço local de emergência em saúde mental.

O Inventário Breve de Sintomas-II (Brief Symptom Inventory-II — BSI-II; Derogatis, 1993) também é usado para a triagem de sintomatologia psiquiátrica em termos mais amplos e ajuda a determinar a necessidade de uma avaliação psiquiátrica mais profunda. O BSI-II também pode ser facilmente reaplicado para monitorar o progresso ou as alterações no estado psiquiátrico.

Usamos o Inventário Breve de Dor - Forma Curta (Brief Pain Inventory - Short Form; Cleeland & Ryan, 1994) como um meio eficiente para a coleta de informações específicas sobre a intensidade da dor e a interferência no funcionamento relacionada à dor. Dores persistentes são comuns entre os indivíduos com o transtorno por uso de opioides, e os pacientes com dor frequentemente a citam como um gatilho para o início e a recaída do uso da substância. Além de identificar pacientes que podem se beneficiar do tratamento para dor crônica, é útil fazer uma avaliação imediata por um especialista para se planejar o tratamento e ajudar os pacientes a identificar possíveis gatilhos para a recaída do uso de substância durante o desenvolvimento do tratamento.

Depois de respondidos pelos pacientes, esses questionários de autorrelato são revisados pela equipe para se ter certeza de que todas as perguntas tenham sido respondidas e de que as informações pareçam coerentes. Quaisquer incoerências evidentes são resolvidas com o paciente.

Descrição do programa

Consideramos útil separar os aspectos da coleta de dados da avaliação inicial entre duas atividades: o preenchimento dos questionários autorrespondidos e o início das entrevistas estruturadas. Apresentamos uma descrição breve do programa de tratamento e de sua fundamentação nesse momento. Os pacientes têm a oportunidade de fazer perguntas e expressar qualquer preocupação que possam ter. O objetivo é orientá-los com relação ao que vai acontecer no tratamento, criar uma atmosfera de otimismo e ajudá-los a se sentirem esperançosos de que podem ter sucesso no tratamento. Essa descrição e essa interação geralmente são breves (10 a 15 minutos). Um terapeuta experiente (p. ex., um médico prescritor ou um psicólogo da equipe) apresenta fundamentações e descrições mais detalhadas durante essa mesma sessão de admissão, mas depois que as entrevistas estruturadas são completadas. Quando lhes fazem perguntas sobre o processo de tratamento, os membros da equipe que realizam a admissão dão respostas breves e garantem ao paciente que um terapeuta experiente já se reunirá com ele para dar muito mais informações em relação ao programa e a seu funcionamento.

Ao proporcionar essa descrição breve, os membros da equipe explicam que nosso programa é confidencial e especificamente voltado aos indivíduos que tenham transtorno por uso de opioides. Por razões óbvias, os usuários de drogas ilícitas costumam se preocupar muito com a confidencialidade. Os pacientes são informados sobre a duração total do tratamento, a frequência e a duração recomendada das consultas, bem como os focos e as orientações gerais de nossa abordagem terapêutica (ou seja, a manutenção da buprenorfina). Explicamos que os objetivos principais dessas mudanças são os pacientes pararem de usar opioides ilícitos, se manterem abstinentes e fazerem mudanças positivas que resultem em maior satisfação na vida e menos consequências relacionadas às drogas. São apresentados exemplos do que pode ocorrer durante o tratamento:

> "Como paciente em nossa clínica, você fará um tratamento com buprenorfina. A buprenorfina é um medicamento à base de opioide aprovado para o tratamento do transtorno por uso de opioides neste país. Administraremos a buprenorfina de acordo com a prática padronizada. Durante a primeira semana do tratamento, você deve fazer visitas diárias à clínica para se estabilizar com uma dose de buprenorfina apropriada. Após a estabilização, você visitará a clínica a cada uma ou duas semanas a fim de fornecer uma amostra de urina e pegar sua medicação para as próximas uma ou duas semanas. Testaremos cada uma das amostras para todos os opioides e outas drogas comuns. Essa amostra de urina nos permitirá confirmar sua adesão ao regime medicamentoso e que você parou de usar outras drogas.

Será muito importante que você se abstenha de usar outros opioides, como a oxicodona, a heroína ou a metadona, durante o tratamento, pois a buprenorfina pode causar sintomas de abstinência quando ministrada a alguém que tenha recentemente utilizado outros medicamentos com opioide. Durante todo o tratamento, você precisará notificar a equipe clínica a respeito de qualquer droga (vendida com ou sem receita médica e/ou ilegal) ou suplementos que você esteja consumindo atualmente ou usando durante o tratamento."

Entrevistas semiestruturadas

Desenvolvemos em nossa clínica uma entrevista semiestruturada do histórico de drogas, a fim de facilitar a coleta de informações sobre o uso de drogas atual e passado. A administração dessa entrevista envolve fazer perguntas específicas sobre padrões recentes do uso de opioides, padrões históricos do uso de opioides, exemplos prévios de abstinência de opioides, histórico de tratamento de opioides e histórico do uso de outras drogas. Aqui, a fundamentação é identificar o padrão típico de uso de opioides do indivíduo, suas experiências anteriores com tratamentos e o uso concomitante de outras substâncias. Essas informações detalhadas são essenciais para um planejamento adequado do tratamento.

O objetivo em estabelecer o histórico do uso de drogas é obter informações detalhadas com relação à duração, à gravidade e ao padrão do uso de drogas. A precisão do relato do paciente sobre o uso de drogas (quantidade e frequência) é facilitada pelo uso de uma técnica eficaz de revisão do uso recente conhecida como Timeline Follow-Back (Sobell & Sobell, 1992; para uma revisão, ver Hjorthoj, Hjorthoj, & Nordendoft, 2012). Usando um calendário como estímulo, os pacientes devem se lembrar do número de dias em que usaram drogas na semana anterior e a quantidade usada em cada ocasião. Os miligramas costumam ser a melhor medida para se determinar a quantidade usada de opioides prescritos, ao passo que os "papelotes" são a melhor unidade para se contar a quantidade de heroína consumida. Por razões diagnósticas, a mesma avaliação é repetida retroativamente o quanto for necessário. Essa técnica oferece um bom panorama do padrão de uso de drogas do paciente durante o último mês e ao longo de sua vida. O entrevistador pede o máximo possível de esclarecimento para ajudar a obter uma avaliação precisa do histórico do uso de drogas. Os diagnósticos são feitos depois, por psicólogos da equipe.

Usamos a Escala de Gravidade de Dependência (Addiction Severity Index — ASI; McLellan, Cacciola, Alterman, Rikoon, & Carise, 2006) para obter avaliações confiáveis e válidas de vários problemas comumente associados ao uso de drogas, bem como uma avaliação quantitativa, no tempo, da gravidade do problema nas seguintes áreas: uso de álcool e de outras drogas; estado ocupacional; e aspectos médicos, legais, familiares, sociais e psicológicos. As informações obtidas nessa escala são muito úteis para o desenvolvimento de planos terapêuticos. Ela também é um instrumento útil para a avaliação do progresso no seguimento, uma vez que é baseada no tempo e gera escores compostos quantitativos para as sete áreas de problemas. O treinamento para a administração da ASI é necessário para garantir que quem fizer a admissão realize uma entrevista de ASI confiável (para mais informações, ver www.phmcresearch.org/2-uncategorised/235-addiction-severity-index).

Depois de completar essas entrevistas, o membro da equipe que fez a admissão informa ao paciente que, em poucos minutos, ele vai se reunir com o médico prescritor que lhe fornecerá as receitas. Durante um breve intervalo (5 a 10 minutos), o membro da equipe de admissão preenche um formulário resumido para o médico prescritor que vai assumir o caso, com todas as informações úteis colhidas na admissão. O membro da equipe reúne-se brevemente com o médico para analisar o caso. Em seguida, o paciente é apresentado a seu médico. Tentamos nunca deixar que o paciente saia de sua entrevista de admissão sem uma rápida reunião com o médico, para que o paciente vá embora sentindo que o tratamento começou e com planos concretos para se abster do uso de opioide ilícito até a próxima visita clínica. A próxima visita clínica costuma ser agendada para a manhã seguinte, pois os pacientes devem se apresentar com abstinência leve ou moderada para que possam receber sua primeira dose de buprenorfina.

Em muitos aspectos, essa reunião inicial é uma sessão de orientação usada para estabelecer *rapport* com o paciente e apresentar mais argumentos em favor de nossa abordagem de tratamento. Fazer isso permite ao paciente criar expectativas claras sobre o tratamento. Continuamos com a abordagem "você consegue", reconhecendo o esforço que o paciente e a equipe clínica terão que fazer para ter êxito, mas transmitindo uma mensagem de confiança de que o sucesso pode ser atingido trabalhando-se juntos. Após essa breve reunião com o médico, os pacientes muitas vezes se reúnem com um psicólogo ou conselheiro de abuso de substâncias da equipe para, juntos, começarem a elaborar um plano de tratamento inicial. Como parte dessa conversa, os pacientes são motivados a fazer perguntas e expressar suas preocupações. O psicólogo da equipe orienta os pacientes sobre o protocolo de testagem da análise de urina e oferece informações sobre a dose que levarão para casa. Também pedimos aos pacientes que assinem um Formulário Contratual para Uso de Buprenorfina (Fig. 15.1), que descreve o programa de tratamento, as regras da clínica e as expectativas para as visitas subsequentes. O psicólogo também usa essa conversa para reiterar a importância da abstinência do uso de outros opioides durante o tratamento.

Este é um contrato firmado entre _______________ e o UVM Substance Abuse Treatment Center (SATC) por seis meses para o tratamento temporário com buprenorfina. Ao assinar este contrato, entendo as seguintes disposições e concordo com elas:

Concordo em fornecer à equipe terapêutica o número do telefone que atenderei ou no qual aceitarei mensagens da clínica solicitando retorno. Concordo em estar disponível nesse número a qualquer horário. Também fornecerei um segundo número de telefone para mensagens, como número de apoio. Eu também frequentemente conferirei em ambos os telefones se há mensagens.

Em relação ao dispositivo Med-O-Wheel, comprometo-me ao seguinte:

____ Mantê-lo sempre em um lugar seguro e seco. Ele permanecerá o tempo todo em minha casa, em um local seguro, a menos que deva transportá-lo à clínica para uma visita agendada ou aleatoriamente solicitada.

____ Ao transportar o aparelho até a clínica ou desta até a minha casa, vou carregá-lo em uma mochila ou bolsa segura.

____ O dispositivo e todas as doses de medicamento estarão o tempo todo mantidos afastados de crianças.

____ O dispositivo ficará protegido de roubo.

____ Minha medicação será usada conforme as instruções — não haverá doses compartilhadas, puladas ou armazenadas.

- Irei à clínica NO HORÁRIO e nos dias agendados para receber buprenorfina durante minhas visitas agendadas.
- Deixarei uma amostra de urina válida em cada visita.
- Entendo que a buprenorfina pode ser tóxica, e é necessário que se tome o cuidado de proteger outras pessoas de sua ingestão intencional ou acidental. Se minha medicação for ingerida por outra pessoa, deverei LIGAR IMEDIATAMENTE PARA 911.
- Entendo que devo ter uma bolsa/mochila apropriada para transportar o dispositivo até a clínica e desta até minha casa.
- Estou ciente de que devo tomar medidas de precaução para manter o dispositivo e a medicação inacessíveis a outras pessoas em minha casa, especialmente às crianças.
- Entendo que devo trazer à clínica o dispositivo com todas as medicações não utilizadas em cada solicitação aleatória ou dias de visita agendada.
- Entendo a gravidade da perda ou do roubo do medicamento ou dispositivo. Estou ciente de que talvez meu medicamento não seja reposto, caso isso ocorra. Se meu medicamento ou dispositivo for roubado, eu PRECISO ligar imediatamente para a equipe clínica, notificar a polícia imediatamente e levar o boletim de ocorrência policial à clínica.
- Entendo que, se houver qualquer evidência de desvio de medicamento, sabotagem do dispositivo ou não adesão ao regime medicamentoso, minha participação no tratamento será encerrada.
- Entendo que minha não apresentação à clínica, no caso de um chamado aleatório, possa resultar na interrupção do tratamento.
- Entendo que é minha obrigação comparecer a TODAS as visitas clínicas NO HORÁRIO e que, se minha agenda mudar por qualquer razão, notificarei a equipe clínica imediatamente.
- Entendo que, se eu chegar tarde à minha visita, talvez precise esperar enquanto a equipe clínica atende outros pacientes que foram agendados para depois do meu horário original.
- Entendo que, se eu estiver planejando sair da cidade, deverei notificar a equipe clínica com, pelo menos, duas semanas de antecedência e trazer a documentação apropriada ao retornar.
- Entendo que é minha obrigação seguir todas as políticas e os procedimentos da clínica.

Minha assinatura abaixo indica que entendo todas as condições deste contrato e concordo em segui-las.

______________________________	______________
Assinatura do participante	Data
______________________________	______________
Assinatura do Membro da Equipe Clínica	Data

FIGURA 15.1 Formulário Contratual para Uso de Buprenorfina.

TERAPIAS COMPORTAMENTAL E COGNITIVO-COMPORTAMENTAL PARA TRANSTORNOS POR USO DE SUBSTÂNCIAS ILÍCITAS

Estrutura conceitual

As terapias comportamental e cognitivo-comportamental se baseiam em grande parte nos conceitos e princípios do condicionamento operante e respondente e na teoria do aprendizado social. Dentro dessa estrutura conceitual, o uso de drogas é considerado um comportamento aprendido que se mantém, pelo menos em parte, por meio dos efeitos reforçadores das ações farmacológicas da droga em conjunto com o reforço social e outros, de tipo não farmacológico, derivados do estilo de vida do abusador de drogas (Bickel, Moody, & Higgins, 2016; Higgins, Heil, & Lussier, 2004). A observação experimental confiável segundo a qual as drogas de abuso funcionam como reforçadores em humanos e em animais de laboratório dá uma sustentação científica sólida a essa posição (Griffiths, Bigelow, & Henningfield, 1980; Higgins et al., 2004). A cocaína, outros estimulantes psicomotores, o etanol, os opioides, a nicotina e os sedativos servem como reforçadores e são autoadministrados voluntariamente de diversas maneiras. Além disso, por meio de condicionamento operante e respondente, os eventos ambientais que foram associados anteriormente ao uso de drogas seguramente levam a um comportamento de busca de drogas. A dependência física não é necessária para que essas drogas sustentem padrões contínuos e estáveis de busca e uso voluntário de drogas em humanos e animais de laboratório que em outros aspectos são saudáveis. Os pontos em comum não param por aí. Os efeitos de alterações na disponibilidade das drogas, na dose, no calendário de reforço e outras manipulações ambientais do uso das drogas são regulares e têm generalidade entre diferentes maneiras e tipos de abuso de drogas (Griffiths et al., 1980; Higgins et al., 2004). Esses aspectos em comum sustentam uma posição teórica de que o reforço e outros princípios da aprendizagem são determinantes fundamentais do uso de drogas e da emergência e manutenção dos transtornos por uso de substâncias.

Dentro desse modelo conceitual, portanto, o uso de drogas é considerado um comportamento normal e aprendido, situado em um espectro de frequência que vai desde padrões de pouco uso e poucos problemas até o uso excessivo e muitos efeitos negativos, incluindo a morte. Supõe-se que os mesmos processos e princípios de aprendizado operem ao longo de todo o espectro. Todos os humanos fisicamente saudáveis têm os sistemas neurobiológicos necessários para experimentar o reforço produzido pelas drogas; eles podem, portanto, desenvolver padrões de uso e, em determinado momento, um transtorno por uso de substâncias. Dito de outra forma, os indivíduos não precisam ter quaisquer características excepcionais ou patológicas para desenvolver um transtorno por uso de substâncias.

Características claramente genéticas ou adquiridas (p. ex., histórico familiar de dependência de substâncias ou de outros transtornos psiquiátricos e a capacidade de postergar gratificação imediata) podem afetar a probabilidade de desenvolver um transtorno por uso de substâncias (ou seja, são fatores de risco), mas esse modelo pressupõe que essas características especiais não são necessárias para que esses transtornos surjam (Bickel et al., 2016; Higgins et al., 2004).

O tratamento busca ajudar na reorganização dos ambientes físico e social do usuário. O objetivo é reduzir sistematicamente a influência do reforço derivado do uso da droga e do estilo de vida relacionado ao uso e aumentar a frequência do reforço derivado de outras atividades mais saudáveis, principalmente as incompatíveis com o uso continuado. A seguir, descrevemos as categorias básicas das terapias comportamental e cognitivo-comportamental testadas experimentalmente para atingir esses objetivos gerais.

Modelos de intervenção comportamental e cognitivo-comportamental e sustentação experimental para a eficácia

As terapias comportamentais e cognitivo-comportamentais são as intervenções psicossociais mais comuns para o tratamento de transtornos por uso de substâncias (Princípio 6, Tab. 15.1). Pelo menos quatro modelos de intervenções experimentalmente embasadas são usados no tratamento dos transtornos por uso de substâncias ilícitas (Kiluk & Carroll, 2013). O primeiro é a terapia cognitivo-comportamental para prevenção de recaída, que já se mostrou eficaz com cocaína, metanfetamina, opioides e outros tipos de transtornos por uso de substâncias (Magill & Ray, 2009). Geralmente, essa abordagem implica treinamento em análise funcional, por meio do qual os pacientes aprendem a identificar os antecedentes e as consequências ambientais que influenciem o uso de drogas. A análise funcional geralmente vem acompanhada do treinamento de habilidades para reorganizar o próprio ambiente com vistas a alterar a probabilidade de usar drogas, seja evitando-se os contextos de alto risco, seja administrando-os de forma eficiente, quando não se puder evitar o contato. Muitas vezes, usam-se estratégias cognitivas para identificar e modificar as expectativas irrealistas em relação ao uso de drogas, para lidar com a fissura e para alterar os padrões de pensamento que aumentem a probabilidade do uso de drogas. O treinamento das habilidades sociais muitas vezes é incluído quando os pacientes usaram drogas para lidar com a ansiedade social ou quando déficits de habilidades específicas limitam seu acesso a outras fontes de reforço mais saudáveis (p. ex., Monti, Rohsenow, Michalec, Martin, & Abrams, 1997). O treinamento sistemático é incluído para impedir a recaída, com ênfase suficiente no fato de que as expressões *terapia cognitivo-comportamental* e *terapia de prevenção de recaída* costumam ser usadas de forma intercambiável. Existem boas evidências da eficácia dessas abordagens para tratar os transtornos por uso de substâncias ilícitas (para uma metanálise, ver Magill & Ray, 2009).

Em segundo lugar, o manejo de contingências (MC) é uma estratégia de tratamento comportamental eficaz usada para tratar transtornos por uso de substâncias ilícitas, como cocaína, opioides e outros tipos de drogas (Higgins, Silverman, & Heil, 2008), bem como outros problemas de saúde comportamental (ver a Supplemental Issue de *Preventive Medicine*, "Incentives and Health"; Higgins, Silverman, Sigmon, & Naito, 2012). Com o MC, as consequências que reforçam e punem são usadas sistematicamente para aumentar a abstinência do uso de drogas e melhorar outros objetivos terapêuticos, como frequência no tratamento ou adesão à medicação (p. ex., Heil, Davis, Arger, & Higgins, 2018). Na maioria das vezes, quando usam o MC para tratar transtornos relacionados ao uso de substâncias, os pacientes recebem vales que são permutáveis por itens de varejo ou outra contingência de reforço com valor monetário por fornecerem evidências objetivas de abstinência recente do uso de drogas ou de outros comportamentos-alvo (Higgins, Kurti, & Davis, 2019). Nosso grupo já publicou três revisões amplas da literatura, incluindo uma metanálise do MC baseado em vales, que sustentam a eficácia dessa abordagem (Davis et al., 2016; Higgins, Sigmon, & Heil, 2011; Lussier, Heil, Mongeon, Badger, & Higgins, 2006).

Em terceiro lugar, a terapia da abordagem de reforço comunitário (CRA) é outra intervenção comportamental de base experimental utilizada para o tratamento de transtornos por uso de substâncias ilícitas. Ela foi originariamente desenvolvida para o tratamento do transtorno por uso de álcool (Hunt & Azrin, 1973) e, posteriormente, estendida para o tratamento do transtorno por uso de cocaína e opioides (Abbott, Moore, Weller, & Delaney, 1998; Higgins et al., 1991; ver Budney & Higgins, 1998, para um manual terapêutico que combina a CRA com o MC baseada em vales para o tratamento do transtorno por uso de cocaína). Baseada na teoria de condicionamento e aprendizagem social, a CRA motiva os pacientes a reorganizarem seu estilo de vida de modo que uma vida mais saudável e livre de drogas seja mais gratificante e possa competir com o reforço derivado do uso de drogas. Isso geralmente implica ajudar os pacientes a se envolverem com atividades sociais alternativas e agradáveis, não relacionadas com o uso de substâncias, bem como aumentar o prazer que eles têm em suas vidas familiares e profissionais. Também há boas evidências sustentando duas extensões da CRA: a CRA para adolescentes, que visa a adolescentes com transtorno por uso de substâncias e seus pais/responsáveis (p. ex., Godley et al., 2017); e o reforço comunitário e treinamento familiar (CRAFT), que funciona treinando os familiares a se tornarem facilitadores de pacientes resistentes ao tratamento (Kirby, Marlowe, Festinger, Garvey, & LaMonaca, 1999). Nada menos do que sete revisões sistemáticas e uma metanálise oferecem evidências sustentando a eficácia da CRA (Finney & Monahan, 1996; Holder, Longabaugh, Miller, & Rubonis, 1991; Meyers, Roozen, & Smith, 2011; Miller et al., 1995; Miller, Andrews, Wilbourne, & Bennett, 1998; Miller, Wilbourne, & Hettema, 2003; Miller, Zweben, & Johnson, 2005; Roozen et al., 2004).

Em quarto lugar, as intervenções baseadas na motivação, inclusive a entrevista motivacional e a terapia de aprimoramento motivacional, se mostraram originariamente eficazes para o tratamento de bebedores problemáticos (ver a revisão de Miller, 1996) e foram posteriormente ampliadas para também tratar transtornos por uso de tabaco e substâncias ilícitas. Essas intervenções baseadas na motivação costumam ser breves e são elaboradas para facilitar a mudança de comportamento ao ajudar os pacientes a identificarem seus valores e objetivos pessoais, a examinarem se o uso de drogas pode conflitar com tais valores e objetivos e a explorar como resolver qualquer ambivalência ou conflito entre valores e objetivos pessoais e o uso corrente de drogas (Miller & Rollnick, 2002). Há abundantes evidências de que as intervenções motivacionais reduzem o consumo de álcool; literatura mais modesta, mas ainda assim robusta, sugerindo reduções no uso de maconha; evidências mistas ou negativas para transtornos por uso de tabaco, cocaína e metanfetamina; e evidências insuficientes em relação ao transtorno por uso de opioides (ver DiClemente, Corno, Graydon, Wiprovnick, & Knoblach, 2017).

TRATAMENTOS MULTIELEMENTOS

Uma prática comum são as intervenções multielementos para tratar transtornos relacionados ao uso de substâncias ilícitas, incluindo algumas das intervenções que já descrevemos, ou todas elas (p. ex., Bellack, Bennett, Gearson, Brown, & Yang, 2006). A intervenção da CRA + vales que nosso grupo desenvolveu para o tratamento de transtorno por uso de cocaína é um excelente exemplo (Higgins et al., 1991, 1993, 1994, 2003; para um manual para terapeutas, ver Budney & Higgins, 1998). Essa intervenção combinada tem se mostrado extremamente efetiva. De fato, uma metanálise recente que examina a eficácia de todos os tratamentos psicossociais para o transtorno por uso de cocaína que vêm sendo testados em ensaios controlados considerou que a intervenção da CRA + vales produzia os melhores resultados durante e após o tratamento (De Crescenzo et al., 2018; ver também Lussier et al., 2006). Uma metanálise sustenta a eficácia da CRA no tratamento de transtornos relacionados ao uso de substâncias quando entregue sozinha ou em combinação com vales (Roozen et al., 2004), e ensaios randomizados separados têm demonstrado que o MC baseado em vales (Higgins et al., 1994), a CRA

(Higgins et al., 2003) e a intervenção com componentes da CRA + mais vales contribuem ativamente para o tratamento de transtornos por uso de cocaína.

Intervenções comportamentais combinadas com medicação

O tratamento multielementos da CRA + vales combina tratamentos comportamentais com o uso mínimo de medicamentos, exceto a terapia com dissulfiram para aqueles com transtorno comórbido por uso de cocaína e álcool. Para pacientes com transtorno por uso de opioides, os medicamentos são um aspecto crucial do tratamento baseado em evidências. Combinar medicamentos com tratamentos psicossociais é o modelo padronizado que se recomenda para o transtorno por uso de opioides (Princípio 7, Tab. 15.1), uma vez que os resultados geralmente são superiores àqueles obtidos com apenas os medicamentos. É importante observar que a mera abstinência ("a desintoxicação") pode ser um primeiro passo, mas não é o tratamento primário para o transtorno por uso de opioides e deve ser considerada apenas como parte de um plano de tratamento mais longo e mais completo (Kampman & Jarvis, 2015) (Princípio 10, Tab. 15.1).

Há três medicamentos aprovados pelo Food and Drug Administration (FDA) dos Estados Unidos para o tratamento do transtorno por uso de opioides: a metadona, um agonista de opioides completo; a buprenorfina, um agonista de opioides parcial; e a naltrexona, um antagonista de opioides. Há amplas evidências da segurança e eficácia dessas três medicações, embora o tratamento com metadona ou buprenorfina seja muito mais comum do que o com naltrexona (Comer et al., 2006; Krupitsky et al., 2011; Mattick, Breen, Kimber, & Davoli, 2009, 2014; Syed & Keating, 2013).

A metadona somente pode ser disponibilizada nos Estados Unidos por programas de tratamento para usuários de opioides licenciados pelos Estados ou pela Federação, e costuma exigir visitas diárias à clínica para a supervisão das dosagens. Um número crescente desses programas extremamente regulamentados também oferece a opção de uma dosagem de buprenorfina supervisionada diariamente. O tratamento por uso de opioides baseado no consultório (OBOT), que permite a disponibilização de medicação via prescrições médicas regulares para pacientes ambulatoriais, que são aceitas em farmácias comuns, como qualquer outro medicamento com receita, está disponível para a buprenorfina, mas não para a metadona. Os médicos de consultórios particulares ou de clínicas particulares ou públicas podem ter autorização para prescrever a buprenorfina. A naltrexona pode ser prescrita em qualquer contexto e por qualquer médico autorizado para prescrever medicações, e não há regulamentação dos locais ou profissionais que a prescrevem, como o há para a metadona e a buprenorfina. A razão para o menor número de restrições ao fornecimento da naltrexona é o fato de ser baixo o risco de *overdose* caso a medicação seja desviada e de ela não ter efeitos psicoativos (ou seja, potencial aditivo), resultando em pouca demanda pelo produto no mercado negro.

É imperativo que os terapeutas considerem o histórico de tratamento do paciente, suas circunstâncias psicossociais, os transtornos concorrentes, as oportunidades para a adesão ao tratamento e os riscos de desvio de medicação ao determinar qual medicamento e qual contexto são os mais adequados.

Dosagem temporária para a redução do risco

A epidemia de opioides das últimas décadas nos Estados Unidos tem criado uma situação na qual a demanda por tratamento excede em muito a capacidade ou disponibilidade de tratamento, em especial nas comunidades rurais, onde o transtorno por uso de opioides era historicamente raro. O descompasso entre a necessidade de tratamento e sua disponibilidade muitas vezes resultou em longas listas de espera para indivíduos em muitas áreas do país (Andrews, Shin, Marsh, & Cao, 2013; Sigmon, 2014). Devido ao tempo de espera até admissão ao tratamento, os indivíduos em lista de espera correm risco significativo de uso continuado de drogas ilícitas, atividades criminais, sofrimento psiquiátrico, doenças infecciosas, *overdose* e mortalidade (Scholl, Seth, Kariisa, Wilson, & Baldwin, 2019; Schwetz, Calder, Rosenthal, Kattakuzhy, & Fauci, 2019; Sigmon et al., 2016). Constatou-se, por exemplo, em uma avaliação das taxas de sobrevivência entre indivíduos com transtorno por uso de opioides que receberam lista de espera *versus* aqueles com admissão imediata no tratamento, que a taxa de mortalidade era de 5,0 e 0,42 por 100 pessoas-ano para pacientes em lista de espera *versus* pacientes admitidos, respectivamente ($p < 0,0005$; Peles, Schrieber, & Adelson, 2013). As esperas prolongadas também foram associadas à menor probabilidade de início de tratamento quando de fato há uma vaga (Donovan, Rosengren, Downey, Cox, & Sloan, 2001; Festinger, Lamb, Marlowe, & Kirby, 2002; Chawdhary et al., 2007; Pollini, McCall, Mehta, Vlahov, & Strathdee, 2006).

Essa realidade impactou os tipos de tratamento sendo oferecidos para o transtorno por uso de opioides em nossas clínicas, bem como na maioria dos locais de tratamento dos Estados Unidos. De fato, passamos de uma longa prática de oferta de intervenções relativamente intensas que combinava o uso da buprenorfina com a CRA (p. ex., Bickel, Amass, Higgins, Badger, & Esch, 1997; Sigmon et al., 2013) a uma tentativa mais racional de aumentar a capacidade de tratamento e oferecer apoio àqueles que sofrem com as longas listas de espera. Sempre que possível, recomendamos a terapia intensiva. Contudo, no contexto atual da crise de uso de opioides dos Estados Unidos, isso nem sempre é viável.

Tratamento temporário com buprenorfina

A fim de atender a essa imensa necessidade de intervenções racionalizadas para levar o tratamento a indivíduos na lista de espera, nosso grupo desenvolveu um tratamento temporário com buprenorfina (IBT), elaborado para mitigar os riscos associados ao atraso da admissão ao tratamento completo, ao mesmo tempo que resolve os consideráveis condicionantes legais do uso da metadona (Sigmon et al., 2015, 2016). Como descreveremos a seguir, essa intervenção tem quatro componentes, cada um estrategicamente escolhido para fornecer fármacos que podem salvar a vida de indivíduos em lista de espera que sofrem de transtorno por uso de opioides e também minimizar o risco de não adesão ao medicamento e de abandono do tratamento.

Buprenorfina com dispensador computadorizado

O agonista de opioide parcial buprenorfina tem um perfil farmacológico associado a um risco reduzido de abuso ou *overdose* (Bickel & Amass, 1995; Johnson, Strain, & Amass, 2003; Walsh, Preston, Stitzer, Cone, & Bigelow, 1994; Walsh, Preston, Bigelow, & Stitzer, 1995). Essa abordagem ao tratamento se baseia nos resultados promissores de dois estudos conduzidos em países escandinavos nos quais a buprenorfina foi fornecida em um paradigma de tratamento temporário (Krook et al., 2002; Abrahamsson et al., 2016). Nosso esforço foi o primeiro a desenvolver uma intervenção IBT nos Estados Unidos, assim como o primeiro a incluir doses levadas para casa (Sigmon et al., 2016).

Embora o perfil farmacológico da buprenorfina reduza o risco de *overdose*, as preocupações com a possível não adesão ao tratamento e o desvio de medicamento também podem limitar seu uso generalizado (Alho, Sinclair, Vuori, & Holopainen, 2007; Johanson, Arfken, di Menza, & Schuster, 2012; Lofwall & Walsh, 2014; Wright et al., 2016). Portanto, para essa intervenção, usamos um dispensador de medicação computadorizado para facilitar a dispensa móvel de buprenorfina, ao mesmo tempo que ele reduz o risco de não adesão ao tratamento ou desvio de medicação. Ainda que os dispensadores eletrônicos (p. ex., o Medication Event Monitoring System, Aprex Corporation, Fremont, Califórnia) venham sendo usados para dar apoio à adesão aos medicamentos em populações clínicas cuja taxa de adesão é muitas vezes baixa (p. ex., a terapia antirretroviral em pacientes com HIV), eles têm limitações consideráveis. Com esses dispositivos, os pacientes têm acesso a todas as doses cada vez que abrem o frasco, e a tampa apenas registra a data e o horário, em vez da quantidade de medicamento retirada. Um paciente poderia, portanto, retirar mais do que a quantidade prescrita de cada vez, substituindo-a com uma medicação obtida ilicitamente em uma abertura subsequente, se lhe for solicitada uma contagem dos comprimidos. Embora esse risco possa ser pequeno quando falamos de medicamentos para o HIV, esses condicionantes trazem preocupações especiais para farmacoterapias com risco de abuso (p. ex., o uso maior do que o prescrito) ou desvio de medicamentos (p. ex., compartilhar ou vender doses).

Uma novidade promissora é o desenvolvimento de dispositivos computadorizados portáteis que contêm múltiplas doses para a dispensa diária e controlada. Nós usamos o aparelho Med-O-Wheel Secure (Addoz, Forssa, Finlândia), que armazena doses para até 28 dias, com cada dose diária guardada em um compartimento separado e apenas disponível durante uma janela predeterminada de horário de três horas (programada pela equipe). O Med-O-Wheel Secure também inclui travas e alarmes, para prevenir sabotagem ou o acesso de pílulas fora da janela de tempo predeterminada (Fig.15.2).

Monitoramento via resposta vocal interativa

Um pacote de apoio clínico intensivo é inviável em situações com recursos limitados. Dessa maneira, desenvolvemos uma plataforma de saúde móvel (mHealth) para o monitoramento diário dos pacientes. As plataformas mHealth podem ampliar o alcance dos serviços de saúde, ao permitir o fornecimento de monitoramento, informações, diagnósticos em pontos de atendimento e tratamento além dos limites físicos do consultório médico (Boyer, Smelson, Fletcher, Ziedonis, & Picard, 2010). Os sistemas interativos de resposta à voz (IVRs) são particularmente promissores, uma vez que conseguem oferecer conteúdo ou monitoramentos personalizados via telefone, além de oferecer as vantagens

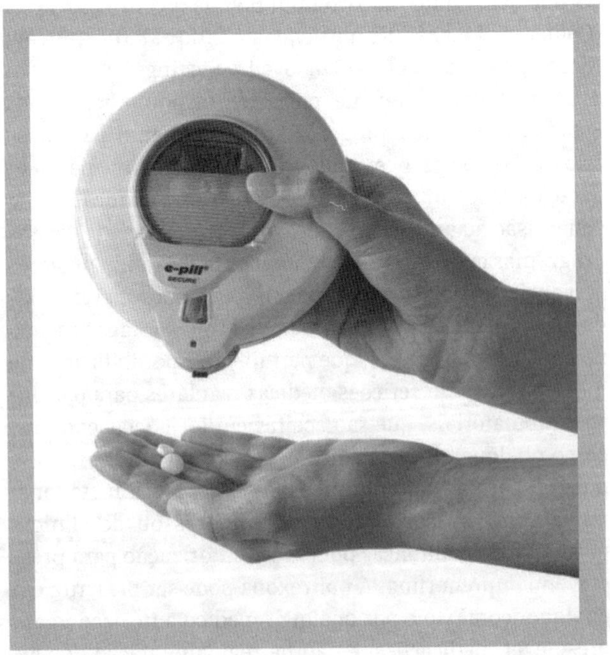

FIGURA 15.2 Dispositivo computadorizado para o fornecimento de medicamentos: Med-O-Wheel Secure.

de entrega consistente e de baixo custo, acesso ampliado, disponibilidade 24 horas por dia, privacidade e conveniência (Crawford et al., 2005; Helzer et al., 2008; Kim, Bracha, & Tipnis, 2007; Rose, MacLean, et al., 2010; Rose, Skelly, et al., 2010; Stacy, Schwartz, Ershoff, & Shreve, 2009). Os IVRs são plataformas ideais para IBT. Os sistemas baseados no telefone são apropriados a situações com recursos limitados, uma vez que não exigem equipamentos especializados ou treinamento extensivo. Eles também oferecem acesso amplo a populações marginalizadas, uma vez que os telefones são onipresentes, fáceis de usar e mais amplamente disponíveis do que os computadores. Além disso, os IVRs usam um processo auditivo e interativo que não é prejudicado pela baixa escolaridade do usuário. Nosso sistema liga para os pacientes à noite para avaliar qualquer uso de opioide ou outra droga, bem como a fissura ou a abstinência de opioide. Ele inclui informações sobre encontros de autoajuda disponíveis na comunidade, e um contato imediato com a equipe da clínica, caso seja necessário. A fim de maximizar a conveniência e adesão do paciente, elaboramos o sistema para ligar automaticamente a ele todos os dias, em vez de aguardar que o paciente faça a chamada. No entanto, o sistema também recebe ligações, se o paciente o preferir ou achar que vai perder uma chamada.

Chamadas de retorno randomizadas via IVR

A verificação bioquímica por meio de toxicologia da urina é o método mais objetivo de avaliação do uso recente de drogas (Chermack et al., 2000; Fendrich, Johnson, Wislar, Hubbell, & Spiehler, 2004; Kilpatrick, Howlett, Sedgwick, & Ghodse, 2000; Preston, Silverman, Schuster, & Cone 1997; Wish, Hoffman, & Hemes, 1997). Nosso protocolo de longa data envolve o monitoramento de análise da urina três vezes por semana durante os primeiros meses de tratamento, seguido por uma redução para duas vezes por semana, assim que os pacientes estabilizem no tratamento (Higgins et al., 2003; Sigmon et al., 2013). Ainda que esse protocolo rigoroso otimize a detecção de até mesmo baixos níveis de uso de drogas (Cone & Dickerson, 1992), as visitas três vezes por semana são incompatíveis com contextos com recursos limitados e com o atendimento de comunidades rurais, nas quais o transporte até o local de tratamento é um desafio. Para equilibrar o rigor desse procedimento com o cronograma menos intensivo e necessário ao IBT, desenvolvemos um protocolo de chamadas de retorno randomizadas no qual os pacientes são contatados aleatoriamente pelo sistema IVR e instruídos a retornar à clínica para análise de urina. A amostragem randomizada aumenta a efetividade do monitoramento da urina, uma vez que os pacientes não sabem quando será solicitada a nova amostragem da droga, o que reduz a possibilidade de que eles adequem o uso da droga para manipular o monitoramento (Harford & Kleber, 1978; Manno, 1986). Em cada chamada de retorno randomizada, o sistema IVR contata os pacientes e os instrui a visitar a clínica (geralmente dentro de 12 horas, mas isso pode ser individualizado conforme o necessário) a fim de coletar a urina sob observação por um membro da equipe e apresentar seu Med-O-Wheel para inspeção e para garantir que não houve sabotagem ou não adesão ao uso do medicamento. Este componente oferece uma maneira rigorosa, mas eficiente, de dar apoio à abstinência e à adesão ao longo de um período estendido de visitas à clínica com baixa frequência. Essas chamadas aleatórias também oferecem importantes oportunidades para um breve atendimento, como ilustra o estudo de caso a seguir.

Orientações sobre HIV e hepatite

Por fim, ainda que o IBT busque ser um paradigma de baixa intensidade e amplo alcance, acreditamos que seja essencial incluir nele uma intervenção baseada em evidências para aumentar o conhecimento do HIV e da hepatite por parte dos indivíduos que aguardam o início do tratamento para transtorno por uso de opioides. Essas duas doenças são responsáveis por mais de 30 mil mortes por ano nos Estados Unidos (Centers for Disease Control and Prevention, 2013), e as mortes por complicações hepáticas relacionadas à hepatite estão aumentando nessa população (Larney, Randall, Gibson, & Degenhardt, 2013). Portanto, são extremamente importantes os esforços para reduzir a transmissão da doença entre aqueles que sofrem do transtorno por uso de opioides.

Nossa equipe desenvolveu uma intervenção com uma única visita que melhora significativa e concretamente o conhecimento que os adultos com transtorno por uso de substâncias têm a respeito do HIV e da hepatite (Ochalek, Heil, Higgins, Badger, & Sigmon, 2018). Em resumo, o paciente faz uma avaliação inicial sobre seu conhecimento sobre HIV e hepatite usando uma versão modificada do Teste de Conhecimentos sobre HIV/aids (Marsch et al., 2005) e o Teste de Conhecimentos sobre Hepatite C (Dunn et al., 2013) oferecido com um aplicativo interativo de iPad que foi desenvolvido por nossa equipe (disponível no *site* da University of Vermont Center on Rural Addiction, em *uvmcora.org*). Imediatamente depois, o aplicativo fornece um *feedback* corretivo e explicações sobre qualquer resposta incorreta. Em seguida, o paciente assiste a um vídeo de 15 minutos ("O que é a hepatite C e como ela é diagnosticada?" [amfAR, The Foundation for AIDS Research]), ambos oferecidos em um iPad e monitorados pela equipe do estudo. As avaliações dos conhecimentos sobre HIV e hepatite C são, então, refeitas após a apresentação desses conteúdos informativos, com *feedback* sendo dado para qualquer resposta incorreta. Um funcionário, então, oferece preservativos, bem como informações sobre recursos gratuitos para testagem de HIV e hepatite.

Testagem da eficácia

A fim de iniciar a avaliação da eficácia do IBT (Sigmon et al., 2016), 50 adultos em lista de espera e com transtorno por uso de opioides foram aleatoriamente encaminhados ao IBT (n = 25) ou à lista de controle de espera (WLC; n = 25), cada um desses com 12 semanas de duração. Os participantes do IBT receberam a intervenção multicomponentes descrita anteriormente, ao passo que aqueles em WLC permaneceram na lista de espera de suas clínicas locais. Os participantes randomizados para o IBT forneceram um número significativamente superior de amostras de urina negativas para opioides ilícitos nas semanas 4 (88 *versus* 0%), 8 (84 *versus* 0%) e 12 (68 *versus* 0%) em comparação com aqueles em WLC (Fig. 15.3). Os participantes do IBT também demonstraram reduções significativamente maiores na frequência autodeclarada de uso de opioides ilícitos e de drogas intravenosas no último mês, em comparação com os participantes da WLC (Fig. 15.3). A adesão aos componentes do tratamento IBT também foi excelente. Esses dados promissores sugerem que oferecer doses de buprenorfina temporariamente com o apoio de um dispositivo tecnológico a adultos com transtorno por uso de opioides em lista de espera pode reduzir os riscos individuais e sociais durante a espera por um tratamento completo. A fim de examinar melhor a eficácia dessa abordagem, estamos atualmente conduzindo um ensaio randomizado controlado de maior escala e duração.

É claro que o IBT é apenas o primeiro passo. A partir dele, o objetivo é conduzir o paciente a um tratamento em mais longo prazo ou ao que chamamos de *terapia de manutenção*. Ao longo da última década, Vermont, nos Estados Unidos, vem desenvolvendo um programa estadual para expandir o tratamento aos indivíduos com transtorno por uso de opioides. Essa iniciativa prioriza a expansão dos tratamentos baseados em medicação, pois eles têm forte suporte experimental (Comer et al., 2006; Krupitsky et al., 2011; Mattick et al., 2009, 2014; Syed & Keating, 2013). A estratégia para o aumento do acesso a esses medicamentos tem empregado uma rede de tratamento inovadora, conhecida como sistema de clínica central e consultórios médicos periféricos (Brooklyn & Sigmon, 2017; Simpatico, 2015). Em Vermont, esse sistema é organizado por região geográfica (centro-periferia). Cada região tem uma clínica central, que é o centro de um programa de tratamento ambulatorial especializado e licenciado com autonomia para dispensar buprenorfina e metadona para o transtorno por uso de opioides. Já os consultórios médicos periféricos oferecem OBOT. Inicia-se avaliando os pacientes com o Questionário de Necessidades de Tratamento (Treatment Needs Questionnaire; Brooklyn & Sigmon, 2017) para determinar o local mais apropriado para tratamento (ou seja, a clínica central, que oferece tratamento com metadona ou buprenorfina, ou os consultórios periféricos, que fornecem tratamento com buprenorfina). As clínicas centrais têm uma ampla equipe de médicos, enfermeiros e terapeutas especializados em adições, que oferecem tratamento intensivo. Os ambientes periféricos de cuidados primários contam com, pelo menos, um médico prescritor de buprenorfina que tem o apoio de uma equipe de tratamento que orienta sobre a medicação e que inclui um enfermeiro registrado e um terapeuta licenciado com mestrado. Os pacientes são transferidos das clínicas centrais às periféricas sempre que necessário. As pesquisas têm mostrado que a entrega de medicamentos para transtorno por uso de opioides no sistema de clínica central e clínicas periféricas é extremamente eficiente para a redução do consumo de opioides e das *overdoses*, além de melhorar o funcionamento em vários domínios da vida dos pacientes (Rawson, Cousins, McCann, Pearce, & Van Donsel, 2019). Considerando-se que esse modelo de inovação e ampliação dos serviços de saúde está disponível em nosso estado, um dos nossos objetivos é sempre orientar e apoiar os pacientes que são transferidos de nossa clínica para a terapia de manutenção por meio do sistema de clínica central e consultórios médicos periféricos.

ESTUDO DE CASO: IMPLEMENTAÇÃO DO TRATAMENTO DE MANUTENÇÃO COM BUPRENORFINA

Nesta seção, revisamos o caso de um paciente sem histórico prévio de tratamento para o uso de opioides. Ele buscou tratamento em nossa clínica por morar em uma comunidade rural e com baixa disponibilidade de serviços de saúde, onde suas opções de tratamento eram limitadas. Após seis meses de tratamento com a intervenção IBT, ele foi encaminhado para OBOT, com um médico de saúde primária em um centro periférico. Selecionamos esse caso porque ele ilustra bem diferentes aspectos do uso dessa abordagem de tratamento. O caso também ilustra os problemas multifacetados com os quais os pacientes com transtorno por uso de opioides se apresentam. O resultado foi bastante satisfatório, mas destaca as barreiras impostas pelo sistema que muitos indivíduos enfrentam ao buscar tratamento para o transtorno por uso de opioides.

"Joe", um homem de 36 anos, solteiro (jamais havia se casado), buscou por conta própria a clínica para tratar seu transtorno por uso de opioides. Ele tinha ensino médio completo e trabalhava havia 10 anos em tempo integral como supervisor de uma construtora da região. Joe morava com sua namorada, que também usava opioides ilícitos. Joe nunca havia buscado tratamento porque se preocupava com o estigma e vivia em uma área rural, onde havia poucas opções para tratamento. Como seu horário de trabalho exigia a presença nos canteiros de obra bem cedo, de manhã, ele também não conseguia se tratar no centro ao qual era encaminhado, que os pacientes devem visitar diária ou quase

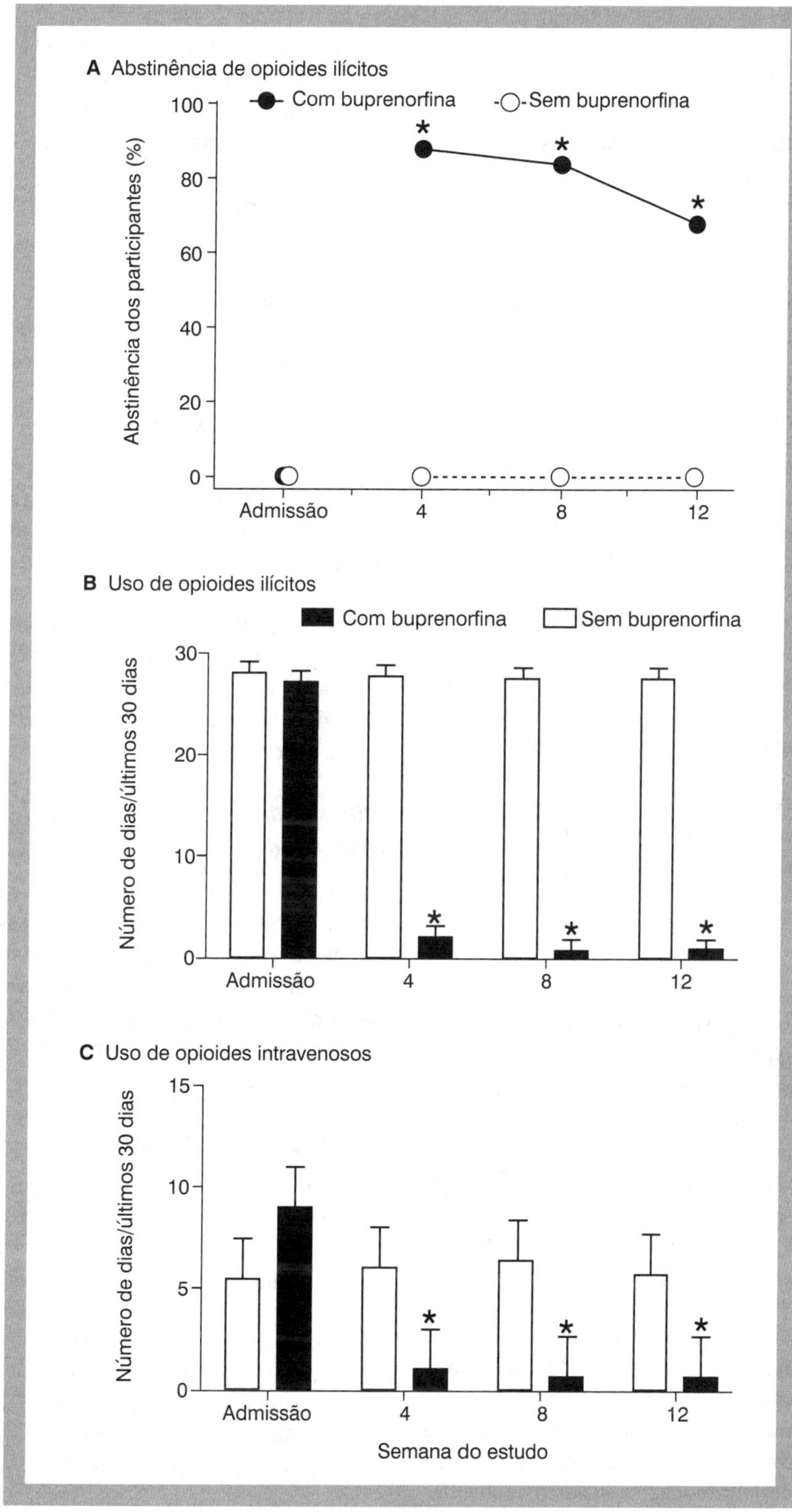

FIGURA 15.3 Abstinência de opioides ilícitos e opioides intravenosos ao longo de 12 semanas de administração temporária de buprenorfina. Fonte: Sigmon et al. (2016). Direitos autorais © 2016 Massachusetts Medical Society. Reimpressa com permissão.

diariamente para receber as doses de remédio por um longo período de tempo.

Joe tinha histórico de problemas com a justiça penal, com duas prisões anteriores relacionadas a drogas. Ele havia sido condenado e multado por uma das acusações, mas nunca fora preso. Quando buscou tratamento em nossa clínica central, ele não estava sendo supervisionado pelo sistema penal. Joe relatou não ter problemas médicos sérios, mas que sofria de dores leves a moderadas nas costas e nos cotovelos, que às vezes interferiam em seu trabalho e seus relacionamentos. Contudo, sua dor era relativamente bem controlada com repouso e uso de ibuprofeno.

Apresentação do problema

Joe relatou usar opioides regularmente há 14 anos. Na entrevista de admissão, relatou ter usado buprenorfina nos últimos 12 meses e que queria ajuda para abandonar o uso de opioides ilícitos. Joe calculou que gastava entre 700 e 900 dólares por mês com opioides e disse que estava cansado desse fardo financeiro. Porém, apesar desse custo financeiro significativo, ele havia conseguido manter seu uso de opioide em segredo para quase todos em sua vida, exceto sua namorada. Ele também disse se preocupar muito com as consequências se sua família ou seu empregador soubessem do seu uso de substância e estilo de vida relacionado. Uma vez ele conseguiu, por conta própria, interromper o uso de opioides por dois anos, mas retomou o consumo como estratégia de enfrentamento ao estresse e cansaço relacionados ao trabalho.

Avaliação

Uso de opioides

Joe atendia aos critérios do DSM-5 para transtorno grave por uso de opioide. Ele começou a usar opioides ilícitos quando era adolescente, e continuou consumindo-os regularmente por alguns anos após o término da adolescência. Ele relatou um histórico de 13 anos de uso de oxicodona e hidrocodona intranasal. Contudo, no último ano antes de iniciar o tratamento, ele havia passado para o uso ilícito de buprenorfina sublingual. Nos sete dias anteriores à sua admissão no tratamento, Joe usara 8 mg de buprenorfina diariamente, e ele relatou que esse era seu padrão de consumo típico. Ele também relatou ter usado buprenorfina ilícita em todos os últimos 30 dias. Joe costumava dividir sua dose, usando 4 mg de manhã e outras 4 mg ao anoitecer, depois do trabalho. Embora Joe relatasse o uso intermitente de heroína, ele negava ter feito alguma vez uso intravenoso. Joe relatou várias consequências sérias do seu uso de opioides ilícitos, inclusive problemas financeiros e múltiplas acusações por uso de drogas.

Uso de outras drogas

Joe usou álcool pela primeira vez aos 15 anos de idade. Ele relatou ter bebido em 14 dos últimos 30 dias antes da admissão no tratamento. Na maioria das ocasiões, Joe consumia duas ou três cervejas, mas não raro bebia até se embriagar, nos fins de semana. Joe também começou a consumir tabaco e maconha aos 15 anos. Ele relatou consumir diariamente ambas as substâncias há 20 anos. No entanto, também relatou ter parado de fumar nove meses antes de iniciar o tratamento, e negou ter usado maconha nos últimos 30 dias. Relatou um histórico de uso, ao longo de toda sua vida, de cocaína, anfetamina, benzodiazepínicos, alucinógenos e drogas inaladas, mas não de uso regular ou atual dessas substâncias. Joe relatou não ter sido submetido a tratamentos anteriores por abuso de substâncias.

Outros problemas psiquiátricos

Joe negou ter histórico de ansiedade, depressão ou ideação suicida. Seu escore BAI foi 8, seu escore BDI foi 15. Essas pontuações indicavam sintomas leves de ansiedade e depressão, respectivamente (Beck & Steer, 1993; Beck et al., 1996), mas sem ideação suicida. Além disso, Joe relatou um escore de 0,32 no Índice de Severidade Global (Global Severity Index — GSI) do BSI-II (os respondentes classificam cada item do BSI com uma escala de cinco pontos, que varia de 0 [*de modo algum*] a 4 [*extremamente*], e o GSI é a média de todos os 53 itens) (Derogatis, 1993).

Intensidade da dor e interferência relacionada à dor

Joe relatou sofrer de dores nas costas e nos cotovelos no dia de sua entrevista para admissão, e classificou a intensidade de sua dor como sendo 3 em uma escala de 0 a 10. Ele indicou que sua dor era bem administrada com o repouso e o uso de ibuprofeno. Mesmo assim, observou que a dor interferia em seu humor, trabalho, sono, concentração e aproveitamento da vida.

Conceitualização do caso

Joe trabalhava muitas horas, frequentemente viajando para visitar canteiros de obra em diferentes partes do estado. Seus horários de trabalho e a falta de serviços de saúde na área rural em que ele morava dificultava para que Joe pudesse fazer um tratamento, em particular em sua clínica central designada, onde os pacientes precisavam ter consultas diária ou quase diariamente. Em virtude desses empecilhos ao tratamento, Joe relatou usar estratégias de tratamento por conta própria. Essas estratégias incluíam a desintoxicação em casa, e a passagem do uso de oxicodona e hidrocodona ilícitas ao uso de buprenorfina ilícita. Ainda que bem-intencionadas, essas estratégias de autotratamento punham Joe em risco de outros resultados negativos, incluindo um maior risco de *overdose* após a abstinência prolongada de opioides e possíveis consequências legais negativas. Considerados juntos, esses fatores sugeriam que Joe era um candidato ideal ao

IBT. Embora considerássemos que os horários de trabalho de Joe fossem uma barreira ao tratamento, seu emprego em tempo integral também sugeria alguma proteção contra o risco de o uso de opioides controlar ainda mais seu comportamento. Seu trabalho em tempo integral é um indicador de prognóstico positivo para o transtorno por uso de opioides, assim como o fato de ele não usar opioides ou outras drogas intravenosas.

Plano, implementação e resultados do tratamento

A abstinência de opioides ilícitos foi a principal prioridade no plano de tratamento de Joe e sempre é o foco principal deste modelo de tratamento IBT. A buprenorfina é eficaz para a redução da fissura, do uso e da *overdose* de opioides ilícitos, sem produzir os efeitos de euforia que costumam ser vistos com agonistas de opioides completos. A buprenorfina tem longa duração de ação e costuma ser combinada à naloxona para reduzir o risco de desvio e abuso de medicamento. Por esses motivos, manter Joe na buprenorfina era alta prioridade. Além disso, recomendamos a abstinência de álcool, visto que a combinação de buprenorfina e álcool punha Joe sob maior risco de sedação e depressão respiratória. Além do mais, o álcool tem efeitos desinibidores que poderiam aumentar o risco de recaída no uso de opioides ilícitos. Como já mencionamos, Joe morava em uma cidade do interior, na qual o tratamento para opioides não era prontamente acessível. Dessa maneira, nosso objetivo em longo prazo era ajudar Joe a identificar um médico que fizesse OBOT perto de sua casa e auxiliá-lo a ter sucesso nessa transição até a terapia de manutenção, de modo que ele pudesse continuar o tratamento sem a necessidade de dosagem diária e mantendo seu emprego em tempo integral. Vejamos como o plano de tratamento foi recomendado a Joe:

PSICÓLOGO: Como talvez você saiba, o uso de opioides ilícitos coloca as pessoas em risco de todos os tipos de consequências negativas, como problemas legais, custos financeiros significativos, contaminação com HIV e hepatite C, *overdose* e morte prematura. A manutenção com buprenorfina é um dos tratamentos mais difundidos e eficazes para o transtorno por uso de opioides. Parece que você é um candidato ideal para a manutenção com buprenorfina, pois você já está comprando-a ilicitamente nas ruas há um ano e nos mostrou sinais claros de dependência física.

JOE: Sim. Eu fiquei muito orgulhoso por ter trocado a "oxi" pela "bup". Fez muita diferença, pois posso tomar uma dose de 4 mg de manhã, depois do café, e aguentar até chegar em casa, sem ter de usar nada mais. Antes, eu tinha de fazer intervalos a cada duas horas, mais ou menos, para correr e usar ou comprar "oxi" do meu fornecedor. Então a "bup" certamente funciona para mim. É que simplesmente chegou ao ponto em que estou gastando metade do meu pagamento para manter meu hábito e não ficar doente. Se eu puder usar "bup" com uma receita médica, vai fazer muita diferença para mim em termos financeiros, e não vou ter de me preocupar em comprá-la nas ruas, além de tudo o que pode dar errado.

PSICÓLOGO: Esse é um relato muito comum. Mesmo que a buprenorfina reduza seu risco de *overdose* em relação a opioides como oxicodona ou heroína, comprá-la nas ruas, como você bem sabe, o coloca em risco de todos os tipos de consequências legais negativas e, como você mesmo disse, tem um alto custo financeiro. A boa notícia é que você já mostrou que consegue modificar seu uso de drogas, seja parando de fumar, seja passando da oxicodona para a buprenorfina. Acho que essa é uma força sua com a qual vamos poder trabalhar durante o tratamento.

JOE: Que bom. Eu não ando me sentindo muito forte ultimamente. Mas como é que a gente faz? Como é que seria o tratamento? Eu já tentei me tratar, mas, todas as vezes que tento, o doutor me diz que tenho de voltar à clínica todos os dias para receber a minha dose por uns dois meses antes que eles me deem os remédios que eu posso levar para casa. O tratamento é muito importante para mim, mas esse tipo de esquema simplesmente não funciona com todas as obrigações que tenho no trabalho. Muitos dias eu preciso estar no canteiro de obras às 7h da manhã.

PSICÓLOGO: Essa é uma pergunta muito boa. Ao entrar no programa, você receberá o tratamento com buprenorfina para um período de 24 semanas. Durante a primeira semana de tratamento, pedimos que você faça consultas na clínica todos os dias para que possamos o estabilizar com uma dose de buprenorfina que não causará sedação, mas vai protegê-lo da fissura por opioides ou de sentir os sintomas de abstinência. Depois disso, vamos vê-lo apenas a cada uma ou duas semanas, em média. Nessas visitas, você fornecerá uma amostra de urina e receberá suas doses remanescentes em um disco de medicação computadorizado chamado Med-O-Wheel. Imaginamos que cada visita leve cerca de 30 minutos. Eu vou vê-lo rapidamente durante essas visitas para avaliar como as coisas estão indo. Nós queremos apoiá-lo para manter seu emprego enquanto você trabalha para a abstinência de opioides ilícitos, pois parece que seu emprego é uma parte importante de sua vida. Da mesma maneira, queremos ser flexíveis com o cronograma. Você acha que seu cronograma de trabalho vai permitir que você faça consultas na clínica a cada uma ou duas semanas, para verificações?

JOE: Sim, embora seja um saco vir à clínica todos os dias, vai ser apenas por uma semana. E é claro que isso é melhor do que ter de vir todos os dias por meses sem fim. Meu chefe é bastante compreensivo sobre essas coisas, desde que não sejam todos os dias. Ajuda muito que vocês tentem ser flexíveis na marcação dessas consultas. Isso faz muita diferença para mim. É muito importante que eu possa me tratar, mas, com esses projetos de construção que estou supervisionando em todas essas cidadezinhas do interior, eu vou precisar ir à clínica cedo para conseguir cumprir minhas atividades diárias.

PSICÓLOGO: OK, nosso objetivo é fazer com que o tratamento seja bem acessível e reduzir ao máximo possível os incômodos. Esforçando-se para tornar o tratamento mais conveniente, você levará a maioria de suas doses diárias para casa usando o Med-O-Wheel, que armazena doses múltiplas em compartimentos separados. Cada dose diária fica separada em seu compartimento fechado. A dose de cada dia fica disponível durante uma janela de três horas ao redor do horário de dosagem predeterminada. Como não vamos vê-lo todos os dias para sua dosagem, usaremos um sistema telefônico automático e confidencial para conferir com você todos os dias como as coisas estão. Todos os dias você receberá uma chamada de nosso sistema telefônico automatizado que lhe pedirá que complete um breve *check-in*. Ao longo do tratamento, você também será contatado pelo sistema telefônico automatizado em horários aleatórios e será instruído para retornar à nossa clínica na manhã seguinte para fornecer uma amostra de urina. Você também trará seu Med-O-Wheel para ser inspecionado por funcionários do estudo para confirmar sua adesão à prescrição do medicamento. É muito importante que você se abstenha do uso de outros opioides, como a oxicodona, pois a buprenorfina pode provocar sintomas de abstinência quando ministrada a alguém que tenha usado recentemente esses outros opioides. Nós realmente temos de pensar com cuidado sobre essas situações que podem pôr você sob risco de recaída. Embora a medicação o ajude a reduzir a probabilidade de uso de opioides ilícitos, é importante que você identifique e evite pessoas e situações que possam tentá-lo ao uso dessas drogas. Se lhe parece que isso vai funcionar para você, vamos agendar sua próxima consulta.

Uso de álcool

Como observamos antes, outra alta prioridade é ajudar Joe a controlar seu consumo de álcool. Nossa principal recomendação clínica era a abstinência, mas Joe rapidamente reconheceu que não seguiria essa recomendação. Assim, achamos que a melhor abordagem seria trabalhar para reduzir de modo sistemático sua probabilidade de beber abusiva ou nocivamente. Algumas dessas habilidades incluem a identificação das circunstâncias (locais, pessoas, horários, sentimentos) associadas a beber muito. Outras são específicas ao consumo de álcool (p. ex., fornecer informações sobre o conteúdo alcoólico das bebidas comuns; o relacionamento entre as bebidas consumidas, o peso corporal e a curva de álcool no sangue). Joe e o psicólogo discutiram estratégias para o controle da bebida durante a primeira semana de tratamento, quando ele estaria sendo estabilizado em uma dose apropriada de buprenorfina, e, depois, revisitaram essas estratégias em diversas ocasiões durante as 24 semanas em que Joe estava fazendo o tratamento em nossa clínica. Durante a primeira semana, o psicólogo discutiu com Joe os motivos para a redução da bebida durante o tratamento com buprenorfina:

PSICÓLOGO: Joe, gostaríamos de repassar algumas das razões para que você tente se abster de álcool. Em primeiro lugar, seu histórico indica que, se você bebe, é mais provável que use opioides. Isso não acontece somente com você. As evidências científicas são claras de que, para muitas pessoas que buscam tratamento para o transtorno por uso de opioides, o álcool e o opioide estão intimamente relacionados. Especificamente, o álcool reduz sua capacidade de pensar racionalmente, afeta sua inibição e distorce seu julgamento. Em outras palavras, após algumas doses de bebida, é maior a chance de você se envolver em comportamentos de risco, como o uso de opioide, do que aconteceria se você fosse se abster de álcool.

JOE: Eu não quero mais ficar bêbado. E se eu tomar apenas umas doses? Há problema?

PSICÓLOGO: O consumo de até mesmo doses modestas de álcool, ainda que sejam poucas, pode diminuir significativamente suas chances de se abster com sucesso do uso de opioides ilícitos. Nossa experiência, e a experiência de outras clínicas de todo o país, é que você consegue ter mais progresso na abstinência de opioides quando se abstém do consumo de álcool, em vez de continuar a beber.

JOE: Por quanto tempo você está sugerindo que eu pare de beber? Você está me dizendo que nunca mais vou poder beber?

PSICÓLOGO: Eu não estou dizendo que você nunca mais vai poder beber. Nós vamos cruzar essa ponte quando chegarmos a ela. Mas por enquanto queremos que você considere a possibilidade de fazer uma pausa total da bebida para que você tenha as melhores chances de sucesso na abstinência de opioides ilícitos.

JOE: Eu não tenho certeza de que a bebida hoje seja um grande problema para mim. Eu sei que ela me causou alguns problemas no passado, mas não sei se ela realmente ainda é um problema para mim.

PSICÓLOGO: Joe, a segunda coisa que eu queria enfatizar é que as pessoas que usam álcool e opioides juntos têm maior risco de *overdose*. Tanto os opioides quanto o álcool são depressores do sistema nervoso central, o que significa que eles funcionam desacelerando partes do cérebro. Quando combinados, os opioides e o álcool podem deprimir o sistema nervoso central ao ponto de parada respiratória, coma ou morte. Um período de abstinência vai colocar você sob menor risco de *overdose* e talvez o ajude a ter uma noção melhor do efeito que sua dose atual de buprenorfina tem sobre seu corpo e cérebro. Outro ponto a levar em consideração é que concordar em se manter abstinente do álcool representa uma demonstração concreta de seu compromisso com a abstinência de opioide e com mudanças fundamentais em seu estilo de vida.

JOE: Olha, eu estou tentando melhorar um pouco. Quando tentei abandonar os opioides por conta própria, fiquei bem por um tempo, mas então sofri estafa, comecei a beber mais e, em seguida, comecei a usar comprimidos de novo. Talvez faça sentido essa ideia de que a bebida afete meu uso de opioides — não tenho certeza. Mas sei que não posso continuar assim. E se eu concordar em reduzir a bebida a apenas duas doses uma ou duas vezes por semana? Acho que é um meio termo bastante bom.

Joe concordou em reduzir sua bebida durante o tratamento. Combinou-se que ele deixaria uma amostra de seu ar expelido para avaliar o consumo recente de álcool e completaria um formulário do Retorno à Linha do Tempo (Timeline Follow-Back Interview — TLFB) todas as vezes que retornasse à clínica. O psicólogo deixou claro que a abstinência da bebida não era um requisito para a inscrição no tratamento. No entanto, a avaliação regular do consumo de álcool era uma ferramenta que poderia ser utilizada para ajudar Joe a ter sucesso em manter sua abstinência dos opioides ilícitos.

Além de estabelecer objetivos para reduzir seu consumo de álcool, o terapeuta trabalhou com Joe para analisar funcionalmente seu consumo de bebida (Fig. 15.4). Eles revisaram as circunstâncias específicas sob as quais Joe tendia a beber ou não e listaram as consequências negativas que ele havia previamente tido com seu uso de álcool. O terapeuta e Joe, então, começaram a desenvolver um plano para encontrar maneiras alternativas para relaxar que não envolvesse ir ao bar ou beber, bem como fizeram treinamento de habilidades e dramatizações de como recusar álcool quando lhe fosse oferecido (Tab. 15.2) e de como identificar os horários e lugares em que Joe talvez ficasse tentado a tomar uma bebida.

Joe teve sucesso relativo na redução do número de doses de bebida consumidas por semana. Ele continuou bebendo três noites por semana, em média. Contudo, ele

TABELA 15.2 Componentes da recusa efetiva

1. *Não* deve ser a primeira coisa que você diz.
2. Diga à pessoa que estiver lhe oferecendo drogas ou convidando você para sair que *não convide você, nem hoje, nem no futuro*, se for para consumir cocaína. Dizer algo do tipo "quem sabe mais tarde", "preciso ir para casa", "estou tomando um remédio", e assim por diante, apenas aumenta as chances de que essa pessoa convide você novamente.
3. A linguagem corporal é importante:
   a. Fazer contato visual é importante; olhe diretamente nos olhos da pessoa quando você responder.
   b. Sua expressão e seu tom devem indicar claramente que você está falando sério.
4. Ofereça uma alternativa, se você quiser fazer outra coisa com aquela pessoa. Certifique-se de que seja algo incompatível com o uso de cocaína (levar seus filhos para dar uma volta no parque, ir malhar, etc.).
5. Mude o assunto da conversa.

Gatilho	Pensamentos e sentimentos	Comportamento	Consequências	
			Positivas	Negativas

FIGURA 15.4 Formulário para análise funcional do uso de substâncias.

atingiu seu objetivo de consumir apenas duas cervejas cada vez que bebia. Ao longo do tratamento, ele relatou apenas uma situação em que bebeu a ponto de se intoxicar, no Dia do Trabalhador, quando recebeu amigos e familiares em sua casa para um churrasco. Durante sua visita subsequente à clínica, o psicólogo completou uma análise funcional com Joe, como detalhado a seguir, para identificar o que fez com que bebesse em excesso. Joe reassumiu o compromisso de reduzir seu consumo de álcool durante o tratamento.

PSICÓLOGO: Então, parece que você tomou quatro doses na segunda-feira, é isso?

JOE: Sim, eu recebi uma porção de amigos e familiares na minha casa, para fazer um churrasco no Dia do Trabalhador. Eu estava pondo em dia o papo com uns amigos que não via havia anos, e perdi o controle de quantas doses tomei. Mas eu curti, e não fiz nenhuma besteira. Não acho que tenha sido nada demais.

PSICÓLOGO: Joe, você tem ido muito bem com a buprenorfina, assim como com esse plano atual de reduzir a bebida. A maioria dos caras não tem o sucesso que você tem tido em parar de usar opioides.

JOE: Sim, eu concordo. É que sinto que, como meu tratamento está indo superbem e tenho trabalhado muito, seria legal poder dar uma relaxada e desopilar com uns *drinks* quando tiver vontade.

PSICÓLOGO: Parece que o álcool continua o ajudando a relaxar nos fins de semana ou à noite depois de você ter trabalhado muito. Embora não esteja duvidando que esse seja o caso, eu me pergunto: será que você não conseguiria identificar qualquer outra atividade que possa ajudar a relaxar quando não estiver trabalhando, algo que não ponha você em risco de recaída do uso de um opioide ilícito?

JOE: Hmm, essa é uma pergunta muito boa. Nos últimos anos, meu dia a dia tem andado tanto em torno de usar opioides e ganhar dinheiro suficiente para manter meu consumo que realmente abandonei a maioria dos meus passatempos. Eu costumava curtir muito passar tempo com minha família e meus vizinhos, ir pescar e até fazer trabalhos de marcenaria, mas já faz anos que não me dedico a qualquer uma dessas coisas.

PSICÓLOGO: Joe, isso que você me conta é muito comum. Muitas pessoas que se mantêm com a buprenorfina têm de se esforçar para redescobrir atividades saudáveis que elas curtam. Você acaba de me dar alguns ótimos exemplos de alternativas que poderiam ser saudáveis, em vez de beber. Você acha que conseguiria arranjar algum tempo nesta semana que está começando para ir pescar ou se dedicar a um projeto de marcenaria? Talvez seja particularmente útil pensar se você conseguiria se envolver com alguma dessas atividades à noite ou nos fins de semana em que você notar que tenderia a beber.

JOE: Bem, é engraçado que você me fale sobre isso hoje. Meu pai me convidou para ir pescar com ele neste fim de semana. Meu pai não sabe que estou me tratando. Ele é abstêmio total, então a gente nunca bebe quando sai para pescar. Talvez eu pudesse planejar sair com ele neste fim de semana. Ele iria ficar muito feliz se a gente conseguisse fazer alguma coisa juntos. Além disso, seria algo divertido para eu fazer. Eu adorava ir pescar. É que eu não tenho tido tempo ou energia nos últimos anos para planejar uma viagem ou aceitar os convites do meu pai.

PSICÓLOGO: Joe, essa é uma ideia fantástica. Fazer planos antecipadamente para se envolver em alternativas significativas e agradáveis à bebida é importante para manter o seu progresso. Vamos conversar mais um pouco sobre outras atividades com as quais você gostaria de se envolver durante o mês seguinte e sobre como poderia fazer um plano para aumentar as chances de realmente pô-las em prática. Ou seja, vamos pensar para valer sobre quais atividades você acha que poderia fazer durante o próximo mês e vamos colocar em prática planos concretos sobre quando, onde e por quanto tempo você vai se envolver com cada uma delas. Esse tipo de planejamento pode parecer um pouco exagerado, mas, assim como seus objetivos para a bebida, se você assume compromissos e estabelece objetivos concretos, aumentam as chances de pô-los em prática, especialmente se ficar tentado a beber. Isso lhe parece razoável?

JOE: Sim, claro, me parece uma ótima ideia.

Como parte dessa conversa, Joe identificou as circunstâncias que aumentavam a probabilidade de que ele bebesse, incluindo passar tempo com alguns amigos, as semanas de muitas horas de trabalho, o estresse ou o cansaço físico e os fins de semana nos quais ele não tinha atividades saudáveis planejadas. Ele identificou a pesca e a carpintaria como atividades que diminuíam sua probabilidade de beber. Mais ou menos nessa época, a namorada de Joe também conseguiu se inscrever em um tratamento. Assim, ele relatou um interesse renovado em passar tempo com ela e um pequeno grupo de familiares e vizinhos. Essa informação foi atualizada nos registros e usada ao longo do tratamento de Joe para se planejarem a autogestão e as atividades recreacionais e sociais.

Transição de uma clínica central a um consultório periférico

A Figura 15.5 mostra um registo cumulativo do uso de opioides ilícitos e dos resultados da análise de urina durante o tratamento de 24 semanas de Joe. Joe manteve-se abstinente para opioides ilícitos em todas as visitas à clínica. Embora a buprenorfina seja extremamente eficaz para o

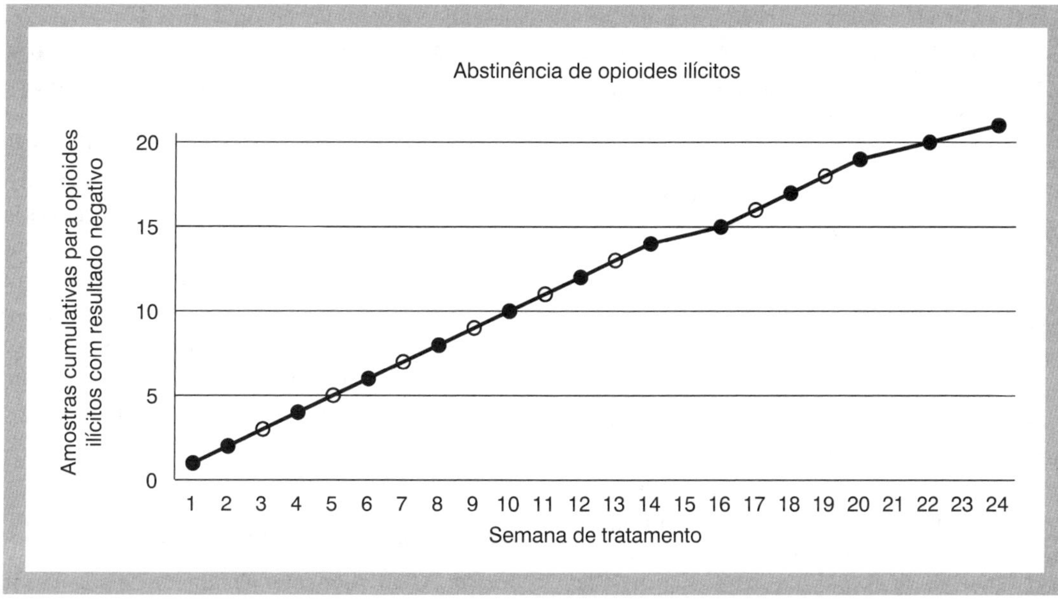

FIGURA 15.5 Registro cumulativo dos resultados dos testes de análise de urina de Joe (eixo y), com 24 testes de análise de urina consecutivos (eixo x) conduzidos ao longo de 24 semanas de tratamento. Os pontos pretos indicam visitas agendadas, e os pontos brancos indicam visitas aleatórias.

tratamento do transtorno por uso de opioides, recaídas não são incomuns. O sucesso de Joe no tratamento é notável por não ter havido sequer um evento de uso de opioide ilícito ao longo do desenvolvimento do tratamento de 24 semanas.

Assim que Joe manteve um período sustentado de abstinência de opioides ilícitos, a equipe terapêutica passou a trabalhar com ele para identificar um médico que trabalhasse com OBOT perto de sua casa. Embora muitas clínicas de tratamento de saúde exijam que os pacientes façam visitas diárias ou praticamente diárias para o recebimento da dose de medicação, o modelo de clínica central-periférica de Vermont permite que pacientes estabilizados, como Joe, façam a transição da nossa clínica para um consultório periférico e continuem o tratamento com exigências menos intensivas para a dosagem de medicamento. A fim de facilitar essa transição, obtivemos uma permissão para compartilhamento de informações que nos permitiu contatar um médico de OBOT na comunidade de Joe. A seguir, detalhamos como um membro da equipe abordou essa importante transição com Joe.

PSICÓLOGO: Oi, Joe. Como vão as coisas?

JOE: Tudo bem.

PSICÓLOGO: Eu gostaria de aproveitar para te parabenizar pelo seu sucesso em nosso programa de tratamento. Você já conseguiu estar há 16 semanas sem usar opioides ilícitos.

JOE: Uau! Eu nem acredito que já faz tanto tempo. Agradeço por todo o apoio que você e o resto da equipe têm me dado. Teria sido impossível eu fazer isso sozinho.

PSICÓLOGO: Joe, foi você que fez toda a parte difícil. Nem todo mundo que se inscreve no programa tem sucesso. Você teve de mudar o jeito como passa seu tempo livre, as pessoas com quem anda e como você responde ao estresse e a outras emoções negativas. E todo o trabalho que você fez até agora sugere que continuará tendo sucesso no tratamento, então eu acho que está na hora de começarmos a pensar qual é o próximo passo para você.

JOE: É verdade. Acho que já evolui bastante. Mas, só de pensar sobre o que vai acontecer quando eu terminar este programa, já fico um pouco nervoso. Eu me sinto muito confortável com você e o resto da equipe, e me preocupo que, se eu passar para uma outra clínica, talvez eles não sejam tão compreensivos.

PSICÓLOGO: É normal que você se sinta um pouco nervoso com essa transição. Será que ajudaria se nós o ajudássemos a identificar uma clínica que achamos que seria uma boa para você?

JOE: Sem dúvida.

PSICÓLOGO: Você já tem um médico no sistema de cuidados primários?

JOE: Não, eu não vou ao médico faz anos. Ainda que meu emprego pague bem, os benefícios não são muito bons. Eu só vou a um médico se for uma emergência.

PSICÓLOGO: Há médicos que podem receitar buprenorfina para seus pacientes do sistema de cuidados primários. Se eu fornecer informações de um médico próximo de onde você mora, estaria disposto a ligar para ele do meu consultório e agendar uma consulta? Nessa conversa, você também poderia mencionar seu interesse em continuar o tratamento com buprenorfina com ele.

JOE: Claro. Eu posso fazer isso, sim. Ele provavelmente vai pedir o resultado dos meus testes de drogas, né?

PSICÓLOGO: É muito provável que sim. Mas a boa notícia é que você esteve 100% abstinente de opioides ilícitos durante seu tratamento em nossa clínica. Se você estiver disposto a assinar uma autorização, eu posso enviar ao médico os documentos comprobatórios de como você está indo bem no tratamento. Também é importante que você continue se mantendo abstinente de opioides ilícitos e de outras drogas. Se você conseguir se manter abstinente dessas substâncias, a transição para esse novo programa deverá ser tranquila. Na verdade, muitos pacientes descobrem que essa transição, embora seja um pouco tensa no início, é uma ótima oportunidade em longo prazo. Como você já está em um período sustentado de abstinência de opioides e outras substâncias, esse médico provavelmente vai usar uma abordagem ao tratamento menos intensiva e lhe exigirá menos visitas clínicas. As consultas que continuarão devem ser mais parecidas com aquelas que você teria com um médico de família, e não como as consultas de uma clínica para tratamento do uso de substâncias.

JOE: Sim, isso seria perfeito. Como já lhe contei, meu chefe e minha família não sabem que estou usando buprenorfina. Eu nunca quis ir a outras clínicas de tratamento, porque eles fazem a gente ficar na fila todas as manhãs para receber sua dose, e eu sempre fiquei com medo de encontrar alguém que conhecesse. Se eu pudesse receber o medicamento de um médico, isso facilitaria a minha vida.

PSICÓLOGO: Ótimo! Então, se você estiver disposto a assinar essa autorização e marcar um horário para ver um médico do sistema de cuidados primários antes de nossa próxima consulta, eu posso ir adiante e enviar uma carta de recomendação a ele, além dos documentos comprobatórios de seu sucesso no nosso programa.

JOE: OK, isso parece uma boa ideia.

PSICÓLOGO: Então, por que você não vem e faz a ligação do meu consultório? Assim, ficaremos com a consulta marcada, e você não terá de se preocupar em lembrar de fazer essa ligação durante um intervalo no trabalho.

JOE: Sim, acho que é uma boa ideia. Eu não sou muito bom em lembrar esse tipo de coisa.

Nossa experiência é que as transições entre clínicas podem ser desestabilizantes mesmo para os pacientes que estão indo muito bem no tratamento. Consequentemente, trabalhamos com nossos pacientes para tornar esse processo o mais tranquilo e o menos estressante possível. Colaborando em um plano de transição que leve em conta as necessidades individualizadas de cada paciente, buscamos fomentar um senso de autonomia e investimento pessoal no processo. No entanto, em vez de pressupor que os pacientes saibam como usar sozinhos sistemas de saúde complexos, ajudamos cada um dos participantes a pôr em prática esse plano de transição durante suas visitas regulares a nossa clínica. Dessa maneira, garantimos que os pacientes já tenham estabelecido uma relação com a nova clínica ou consultório quando terminam nosso protocolo de tratamento de 24 semanas. Nesse caso, Joe teve sucesso ao agendar a continuidade do tratamento com o médico de OBOT. Ele continuou o tratamento com a buprenorfina, além de ter iniciado um vínculo com um médico do sistema de cuidados primários, que também poderia ajudá-lo a tratar suas dores nas costas e nos cotovelos, entre outras questões de saúde.

Resumo do uso de opioides ilícitos

Joe conseguiu se manter abstinente de opioides ilícitos ao longo de todo o período de 24 semanas em que se tratou em nossa clínica. Ele recebeu inicialmente uma dose de 8 mg de buprenorfina na primeira semana de tratamento e se manteve estável com essa dose ao longo de todo o desenvolvimento do tratamento. As visitas regularmente agendadas à clínica foram usadas como oportunidades para discutir situações que colocavam Joe sob maior risco de recaída e também falar sobre possíveis estratégias de enfrentamento.

Durante o tratamento, o sobrinho de Joe foi hospitalizado por um longo período. Joe tinha um bom relacionamento com o irmão e a família dele. Como seria de esperar, Joe relatou o aumento de suas emoções negativas e da fissura por opioides durante esse período. Os membros da equipe terapêutica trabalharam com Joe para desenvolver um plano de enfrentamento a esse desconforto, envolvendo-se com atividades que o ajudassem a relaxar sem o uso de opioides, álcool ou outras substâncias.

Uso de outras drogas

Além de se manter abstinente de opioides ilícitos, Joe também deixou de consumir tabaco, maconha, cocaína, anfetaminas e benzodiazepínicos. Isso é particularmente notável, dadas as altas taxas de coocorrência do uso de outras substâncias que vemos em indivíduos com transtornos por uso de opioides.

Questões familiares e sociais

Durante sua entrevista de admissão, Joe observou que havia conseguido manter seu uso de opioides em segredo para quase todo mundo em sua vida, exceto sua namorada. Embora ele nunca tenha falado sobre seu tratamento com familiares ou amigos, a flexibilidade de nosso protocolo de tratamento permitiu que se envolvesse com atividades agradáveis e significativas que talvez não fossem possíveis no contexto de protocolos de tratamento tradicionais. Por exemplo, Joe, já no início, se mostrou ansioso sobre uma viagem de fim de semana, quando iria pescar com seu pai, pois receava que ele descobrisse que estava usando buprenorfina prescrita. Mas, como Joe não precisava ir à clínica diariamente, ele conseguiu fazer a viagem com o pai. Além disso, um membro da equipe conseguiu ajustar sua janela de horário para dosagem e o volume do alarme, de modo que Joe pudesse pegar o remédio de modo discreto quando estivesse fora da cidade e dividindo a casa com o pai.

Joe também revelou, na entrevista de admissão, que a namorada também usava opioides ilícitos. Isso era preocupante, visto que punha Joe sob maior risco do uso de opioides ilícitos e de desvio de sua medicação. Durante o tratamento, nossa equipe forneceu-lhe uma lista de médicos da comunidade. Sua namorada conseguiu fazer o tratamento com sucesso, e Joe, posteriormente, continuou seu próprio tratamento na mesma clínica, após terminar nosso programa.

Emprego/escolaridade

Joe iniciou o tratamento com um histórico de emprego em tempo integral, o que é um bom indicador de prognóstico por si só. Todavia, seus longos horários de trabalho impossibilitavam sua inscrição na maioria dos programas de tratamento. Como nosso programa de tratamento não exigia visitas diárias à clínica depois da primeira semana e oferecia flexibilidade de agendamento das visitas subsequentes, Joe consegui se inscrever e ter sucesso em nosso tratamento. Os membros da equipe clínica também trabalharam com Joe para evitar que trabalhasse horas demais e fazer com que se envolvesse com atividades agradáveis e significativas que não envolvessem o uso de substâncias.

Joe também descreveu os custos financeiros significativos associados à compra de buprenorfina ilícita. Ele lembrou que começou a usar buprenorfina ilícita porque ela era mais barata e mais segura do que a oxicodona. Como ele não tinha um plano de saúde, um tratamento com um médico do sistema de cuidados primários seria caro, e um tratamento em uma clínica central do sistema público exigiria que ele se ausentasse do trabalho. Assim, ele concluiu que o uso de buprenorfina ilícita era sua opção financeira mais viável. Como conseguiu fazer um tratamento gratuito em nossa clínica de pesquisa, Joe conseguiu economizar uma quantia significativa e pôde pagar várias contas atrasadas. Durante o tratamento, os membros de nossa equipe também trabalharam com Joe para completar a papelada necessária para que ele contratasse um plano de saúde que cobrisse uma parte substancial de seus custos de tratamento subsequentes ao período de atendimento em nossa clínica e, consequentemente, reduzisse uma fonte de estresse.

Monitoramento psiquiátrico

O progresso de Joe se reflete nas mudanças pré e pós-tratamento nos escores BDI-II, BAI, BSI-II e ASI mostrados na Tabela 15.3. Por exemplo, o escore do BDI-II de Joe na admissão era 15. Seus escores do BDI-II diminuíram

TABELA 15.3 Escores nos índices BAI, BDI-II, Global Severity Index do BSI-II, e ASI ao longo das 24 semanas em que Joe esteve sob tratamento

Escore	Admissão	4 semanas	8 semanas	12 semanas	16 semanas	20 semanas	24 semanas
BAI	8	4	5	6	3	4	1
BDI-II	15	7	10	7	4	4	5
BSI-II	0,32	0,19	0,32	0,17	0,17	0,17	0,06
Subescalas ASI							
Médica	0,00	0,00	0,00	0,00	0,00	0,00	0,00
Emprego	0,00	0,00	0,00	0,00	0,00	0,00	0,00
Álcool	0,00	0,00	0,00	0,00	0,00	0,00	0,00
Drogas	0,34	0,00	0,00	0,00	0,00	0,00	0,00
Legal	0,00	0,00	0,00	0,00	0,00	0,00	0,00
Familiar/Social	0,00	0,00	0,00	0,00	0,00	0,00	0,00
Psiquiátrica	0,00	0,178	0,711	0,00	0,244	0,00	0,00

constantemente ao longo do tratamento e chegaram a 5 no fim do tratamento. Embora seus escores no BAI e no BSI-II também tenham diminuído no desenvolvimento do tratamento, é interessante observar que Joe passou por um período de aumento temporário de sofrimento psiquiátrico entre suas avaliações de 4 a 16 semanas, o que se reflete em seus escores do BAI e do BSI-II e no escore composto ASI Psiquiátrica (os escores compostos variam de 0, que representa ausência de problemas nos últimos 30 dias, a 1, que representa problemas graves) da Tabela 15.3. Durante esse período, Joe estava enfrentando a hospitalização de seu sobrinho. Ele também relatou que sua namorada frequentemente entrava em conflito com os pais dela, e esses estressores o deixavam ansioso. Ainda que Joe jamais tenha relatado ideação suicida ao longo do tratamento, os membros da equipe avaliaram-no em busca de sintomas de depressão e ideação suicida em todas as consultas, como parte da rotina de atendimento que oferecemos como parte do IBT. Além disso, quando Joe relatava a presença de estressores e crises, o psicólogo e a equipe de tratamento trabalharam com ele para estabelecer um plano de implementação de estratégia de enfrentamento que não envolvessem o uso de substâncias.

Resumo do progresso do tratamento

Joe atingiu a abstinência sustentada de opioides ilícitos e outras substâncias ilícitas. Esse progresso se reflete na redução de seu escore composto ASI Drogas após ele começar o tratamento (Tab. 15.3). Além disso, Joe aumentou seu envolvimento em atividades prazerosas e significativas que não envolviam o uso de substâncias, melhorou sua situação financeira, relatou diminuição em seus sintomas de ansiedade e depressão e planejou a continuação do tratamento com uma clínica local para ele e a namorada. Joe continuou a beber ao longo do tratamento. Contudo, ele raramente bebia a ponto de se intoxicar, e trabalhou com os membros da equipe para implementar estratégias de controle de bebida.

Seguimento

Após completar o protocolo de tratamento de 24 semanas, Joe pôde fazer o tratamento em uma clínica periférica, como parte do sistema central-periférico de Vermont para o tratamento de transtorno por uso de opioides. Com o auxílio da equipe terapêutica, ele conseguiu continuar o tratamento com um médico de OBOT perto de sua casa. Essa transição foi possível porque Joe pôde demonstrar estabilidade no tratamento e 24 semanas de abstinência de opioides ilícitos. Na época em que este capítulo do livro estava sendo redigido, Joe já se tratava na clínica local havia cinco meses, e, portanto, temos algumas informações sobre seu progresso após o término de nosso programa de tratamento.

Joe, em grande parte, manteve o excelente progresso que obteve durante o tratamento em nossa clínica. Como parte de seu programa de tratamento, ele realizou testes toxicológicos de urina todos os meses. Todos esses testes feitos durante o seguimento foram negativos para opioides ilícitos, e Joe também negou ter usado qualquer opioide ilícito durante esse período. Além disso, seus testes toxicológicos de urina foram negativos para todas as outras substâncias ilícitas. Ele continuou relatando o uso moderado de álcool durante o seguimento, mas sua taxa de bebida era similar àquela relatada durante a participação em nosso programa de tratamento.

Com relação a outras áreas de funcionamento, a sintomatologia de depressão e ansiedade permaneceu bem abaixo dos níveis clínicos ao longo de todo o período de seguimento. Joe manteve-se saudável e não relatou qualquer problema médico durante esses cinco meses. Ele manteve seu emprego em tempo integral ao longo dos primeiros quatro meses do período de seguimento. Infelizmente, ele foi demitido devido à pandemia de covid-19. Ainda assim, essa mudança em sua situação laboral não acarretou uma recaída ao uso de opioides ou outras drogas ilícitas, o que ressalta o progresso significativo que ele fez com relação a esses problemas. O médico atual de Joe continua o avaliando com frequência e elogiou-o por ter mantido seu progresso em se abster do uso de opioides durante esse período desafiador.

COMENTÁRIOS DE CONCLUSÃO

Neste capítulo apresentamos as informações científicas mais atualizadas que estão disponíveis na gestão clínica eficaz de transtornos relacionados ao uso de substâncias ilícitas, dando ênfase especial ao transtorno por uso de opioides, que tem estado em nível crítico nos Estados Unidos há pelo menos uma década. Nesse processo, tentamos ilustrar o que vem sendo considerado como os princípios efetivos de transtornos por uso de substâncias ilícitas em geral, usando o transtorno por uso de opioides como um exemplo específico. Revisamos práticas baseadas em evidências, incluindo abordagens de tratamento multielementos eficazes, como a intervenção CRA + vales para o transtorno por uso de cocaína, que tem um registro excelente de eficácia. Contudo, também compartilhamos como a atual crise de opioides tem alterado as práticas de tratamento em nossas clínicas e em muitas outras nos Estados Unidos. Esperamos que essas informações ofereçam *insights* sobre os importantes elementos do tratamento efetivo para transtornos por uso de substâncias ilícitas em geral, incluindo as características especiais do transtorno por uso de opioides. Também esperamos que essas informações tornem um pouco mais fácil o trabalho dos profissionais de saúde que estão ali, nas trincheiras da guerra contra os transtornos por uso de opioides e outras substâncias, além de tornar suas atividades clínicas mais eficazes.

AGRADECIMENTOS

O preparo deste capítulo foi financiado, em parte, pela bolsa do National Institute on General Medical Sciences número P20GM103644 e pelas bolsas do National Institute on Drug Abuse números DA042790, DA036670, 1DA047867 e DA050283.

REFERÊNCIAS

Abbott, P. J., Moore, B. A., Weller, S. B., & Delaney, H. D. (1998). AIDS risk behavior in opioid dependent patients treated with community reinforcement approach and relationships with psychiatric disorders. *Journal of Addictive Disorders, 17*, 33–48.

Abrahamsson, T., Widinghoff, C., Lilliebladh, A., Gedeon, C., Nilvall, K., & Hakansson, A. (2016). Interim buprenorphine treatment in opiate dependence: A pilot effectiveness study. *Substance Abuse, 37*, 104–109.

Alho, H., Sinclair, D., Vuori, E., & Holopainen, A. (2007). Abuse liability of buprenorphine–naloxone tablets in untreated IV drug users. *Drug and Alcohol Dependence, 88*, 75–78.

American Psychiatric Association. (2013). *Diagnostic and statistical manual of mental disorders* (5th ed.). Arlington, VA: Author.

Andrews, C. M., Shin, H. C., Marsh, J. C., & Cao, D. (2013). Client and program characteristics associated with wait time to substance abuse treatment entry. *American Journal of Drug and Alcohol Abuse, 39*, 61–68.

Beck, A. T., & Steer, R. A. (1993). *Beck Anxiety Inventory manual*. San Antonio, TX: Psychological Corporation.

Beck, A. T., Steer, R. A., & Brown, G. K. (1996). *Manual for the Beck Depression Inventory–II*. San Antonio, TX: Psychological Corporation.

Bellack, A. S., Bennett, M. E., Gearson, J. S., Brown, C. H., & Yang, Y. (2006). A randomized clinical trial of a new behavioral treatment for drug abuse in people with severe and persistent mental illness. *Archives of General Psychiatry, 63*, 426–432.

Bickel, W. K., & Amass, L. (1995). Buprenorphine treatment of opioid dependence: A review. *Experimental and Clinical Psychopharmacology, 3*, 477–489.

Bickel, W. K., Amass, L., Higgins, S. T., Badger, G. J., & Esch, R. A. (1997). Effects of adding behavioral treatment to opioid detoxification with buprenorphine. *Journal of Consulting and Clinical Psychology, 65*, 803–810.

Bickel, W. K., Moody, L., & Higgins, S. T. (2016). Some current dimensions of the behavioral economics of health and behavior change. *Preventive Medicine, 92*, 16–23.

Boyer, E. W., Smelson, D., Fletcher, R., Ziedonis, D., & Picard, R. W. (2010). Wireless technologies, ubiquitous computing and mobile health: Application to drug abuse treatment and compliance with HIV therapies. *Journal of Medical Toxicology, 6*, 212–216.

Brooklyn, J. R., & Sigmon, S. C. (2017). Vermont hub-and-spoke model of care for opioid use disorder: Development, implementation, and impact. *Journal of Addiction Medicine, 11*, 286–292.

Budney, A. J., & Higgins, S. T. (1998). *The community reinforcement plus vouchers approach: Manual 2: National Institute on Drug Abuse therapy manuals for drug addiction* (NIH Publication No. 98-4308). Rockville, MD: National Institute on Drug Abuse.

Centers for Disease Control and Prevention. (2013). *Surveillance for viral hepatitis — United States, 2013*. Atlanta: Author.

Chawdhary, A., Sayre, S. L., Green, C., Schmitz, J. M., Grabowski, J., & Mooney, M. E. (2007). Moderators of delay tolerance in treatment-seeking cocaine users. *Addictive Behaviors, 32*, 370–376.

Chermack, S. T., Roll, J., Reilly, M., Davis, L., Kilaru, U., & Grabowski, J. (2000). Comparison of patient self-reports and urinalysis results obtained under naturalistic methadone treatment conditions. *Drug and Alcohol Dependence, 59*, 43–49.

Cleeland, C. S., & Ryan, K. M. (1994). Pain assessment: Global use of the Brief Pain Inventory. *Annals of the Academy of Medicine, Singapore, 23*, 129–138.

Comer, S. D., Sullivan, M. A., Yu, E., Rothenberg, J. L., Kleber, H. D., Kampman, K., et al. (2006). Injectable, sustained-release naltrexone for the treatment of opioid dependence: A randomized, placebo-controlled trial. *Archives of General Psychiatry, 63*, 210–218.

Cone, E. J., & Dickerson, S. L. (1992). Efficacy of urinalysis in monitoring heroin and cocaine abuse patterns: Implications in clinical trials for treatment of drug dependence. In R. B. Jain (Ed.), *Statistical issues in clinical trials for treatment of opioid dependence* (National Institute on Drug Abuse Research Monograph 128, DHHS Publication No. (ADM) 92-1947, pp. 46–58). Washington, DC: U.S. Government Printing Office.

Crawford, A. G., Sikirica, V., Goldfarb, N., Popiel, R. G., Patel, M., Wang, C., et al. (2005). Interactive voice response reminder effects on preventive service utilization. *American Journal of Medical Quality, 20*, 329–336.

Davis, D. R., Kurti, A. N., Skelly, J. M., Redner, R., White,T. J., & Higgins, S. T. (2016). A review of the literature on contingency management in the treatment of substance use disorders, 2009–2014. *Preventive Medicine, 92*, 36–46.

De Crescenzo, F., Ciabattini, M., D'Alò, G. L., De Giorgi, R., Del Giovane, C., Cassar, C., et al. (2018). Comparative efficacy and acceptability of psychosocial interventions for individuals with cocaine and amphetamine addiction: A systematic review and network meta-analysis. *PLoS Medicine, 15*, e1002715.

Derogatis, L. R. (1993). *Brief Symptom Inventory*. Minneapolis: National Computer Systems.

DiClemente, C. C., Corno, C. M., Graydon, M. M., Wiprovnick, A. E., & Knoblach, D. J. (2017). Motivational interviewing, enhancement, and brief interventions over the last decade: A review of reviews of efficacy and effectiveness. *Psychology of Addictive Behaviors, 31*, 862–887.

Donovan, D. M., Rosengren, D. B., Downey, L., Cox, G. B., & Sloan, K. L. (2001). Attrition prevention with individuals awaiting publicly funded drug treatment. *Addiction, 96*, 1149–1160.

Dunn, K. E., Saulsgiver, K. A., Patrick, M. E., Heil, S. H., Higgins, S. T., & Sigmon, S. C. (2013). Characterizing and improving HIV and hepatitis knowledge among primary prescription opioid abusers. *Drug and Alcohol Dependence, 133*, 625–632.

Fendrich, M., Johnson, T. P., Wislar, J. S., Hubbell, A., & Spiehler, V. (2004). The utility of drug testing in epidemiological research: Results from a general population survey. *Addiction, 99*, 197–208.

Finney, J. W., & Monahan, S. C. (1996). The cost-effectiveness of treatment for alcoholism: A second approximation. *Journal of Studies on Alcohol, 57*, 229–243.

Fiore, M., Jaen, C. R., Baker, T. B., Bailey, W. C., Bennett, G., Benowitz, N. L., et al. (2008). A clinical practice guideline for treating tobacco use and dependence: 2008 update (A U.S. Public

Health Service report). *American Journal of Preventive Medicine, 35*, 158–176.

Festinger, D. S., Lamb, R. J., Marlowe, D. B., & Kirby, K. C. (2002). From telephone to office: Intake attendance as a function of appointment delay. *Addictive Behaviors, 27*, 131–137.

Godley, M. D., Passetti, L. L., Subramaniam, G. A., Funk, R. R., Smith, J. E., & Meyers, R. J. (2017). Adolescent community reinforcement approach implementation and treatment outcomes for youth with opioid problem use. *Drug and Alcohol Dependence, 174*, 9–16.

Griffiths, R. R., Bigelow, G. E., & Henningfield, J. E. (1980). Similarities in animal and human drug taking behavior. In N. K. Mello (Ed.), *Advances in substance abuse: behavioral and biological research* (pp. 1–90). Greenwich, CT: JAI Press.

Harford, R. J., & Kleber, H. D. (1978). Comparative validity of random-interval and fixed interval urinalysis schedules. *Archives of General Psychiatry, 35*, 356–359.

Heil, S. H., Davis, D. R., Arger, C. A., & Higgins, S. T. (2018). Contingency management and the community reinforcement approach. In S. C. Miller, D. A. Fiellin, R. N. Rosenthal, & R. Saitz (Eds.), *The ASAM principles of addiction medicine* (6th ed., pp. 934–950). Philadelphia: Wolters Kluwer.

Helzer, J. E., Rose, G. L., Badger, G. J., Searles, J. S., Thomas, C. S., Lindberg, S. A., et al. (2008). Using interactive voice response to enhance brief alcohol intervention in primary care settings. *Journal of Studies on Alcohol and Drugs, 69*, 251–258.

Higgins, S. T., Budney, A. J., Bickel, W. K., Foerg, F. E., Donham, R., & Badger, G. J. (1994). Incentives improve outcome in outpatient behavioral treatment of cocaine dependence. *Archives of General Psychiatry, 51*, 568–576.

Higgins, S. T., Budney, A. J., Bickel, W. K., Hughes, J. R., Foerg, F., & Badger, G. (1993). Achieving cocaine abstinence with a behavioral approach. *American Journal of Psychiatry, 150*, 763–769.

Higgins, S. T., Delaney, D. D., Budney, A. J., Bickel, W. K., Hughes, J. R., Foerg, F., et al. (1991). A behavioral approach to achieving initial cocaine abstinence. *American Journal of Psychiatry, 148*, 1218–1224.

Higgins, S. T., Heil, S. H., & Lussier, J. P. (2004). Clinical implications of reinforcement as a determinant of substance use disorders. *Annual Review of Psychology, 55*, 431–461.

Higgins, S. T., Kurti, A. N., & Davis, D. R. (2019). Voucher-based contingency management is efficacious but underutilized in treating addictions. *Perspectives on Behavior Science, 42*, 501–524.

Higgins, S. T., Sigmon, S. C., & Heil, S. H. (2011). Contingency management in the treatment of substance use disorders: Trends in the literature. In P. Ruiz & E. Strain (Eds.), *Lowinson and Ruiz's substance abuse: A comprehensive textbook* (5th ed., pp. 603–621). Baltimore: Lippincott Williams & Wilkins.

Higgins, S. T., Sigmon, S. C., Wong, C. J., Heil, S. H., Badger, G. J., Donham, R., et al. (2003). Community reinforcement therapy for cocaine-dependent outpatients. *Archives of General Psychiatry, 60*, 1043–1052.

Higgins, S. T., Silverman, K., & Heil, S. H. (2008). *Contingency management in substance abuse use treatment*. New York: Guilford Press.

Higgins, S. T., Silverman, K., Sigmon, S. C., & Naito, N. A. (2012). Incentives and health: An introduction. *Preventive Medicine, 55*, S2–S6.

Hjorthoj, C. R., Hjorthoj, A. R., & Nordentoft, M. (2012). Validity of Timeline Follow-Back for self-reported use of cannabis and other illicit substances — systematic review and meta-analysis. *Addictive Behaviors, 37*, 225–233.

Hoffman, K. A., Ford, J. H., Tillotson, C. J., Choi, D., & McCarty, D. (2011). Days to treatment and early retention among patients in treatment for alcohol and drug disorders. *Addictive Behaviors, 36*, 643–647.

Holder, H., Longabaugh, R., Miller, W. R., Rubonis, A. V. (1991). The cost effectiveness of treatment for alcoholism: A first approximation. *Journal of Studies on Alcohol, 52*, 517–540.

Hunt, G. M., & Azrin, N. H. (1973). A community-reinforcement approach to alcoholism. *Behavior Research & Therapy, 11*, 91–104.

Johanson, C. E., Arfken, C. L., di Menza, S., & Schuster, C. R. (2012). Diversion and abuse of buprenorphine: Findings from national surveys of treatment patients and physicians. *Drug and Alcohol Dependence, 120*, 190–195.

Johnson, R. E., Strain, E. C., & Amass, L. (2003). Buprenorphine: How to use it right. *Drug and Alcohol Dependence, 70*, S59–S77.

Kampman, K., & Jarvis, M. (2015). American Society of Addiction Medicine national practice guideline for the use of medications in the treatment of addiction involving opioid use. *Journal of Addiction Medicine, 9*, 358–367.

Kilpatrick, B., Howlett, M., Sedgwick, P., & Ghodse, A. H. (2000). Drug use, self-report and urinalysis. *Drug and Alcohol Dependence, 58*, 111–116.

Kiluk, B. D., & Carroll, K. M. (2013). New developments in behavioral treatments for substance use disorders. *Current Psychiatry Reports, 15*, 420.

Kim, H., Bracha, Y., & Tipnis, A. (2007). Automated depression screening in disadvantaged pregnant women in an urban obstetric clinic. *Archives of Women's Mental Health, 10*, 163–169.

Kirby, K. C., Marlowe, D. B., Festinger, D. S., Garvey, K. A., LaMonaca, V. (1999). Community reinforcement training for family and significant others of drug abusers: A unilateral intervention to increase treatment entry of drug users. *Drug and Alcohol Dependence, 56*, 85–96.

Krook, A. L., Brørs, O., Dahlberg, J., Grouff, K., Magnus, P., Røysamb, E., et al. (2002). A placebo-controlled study of high dose buprenorphine in opiate dependents waiting for medication-assisted rehabilitation in Oslo, Norway. *Addiction, 97*, 533–542.

Krupitsky, E., Nunes, E., Ling, W., Illeperuma, A., Gastfriend, D. R., & Silverman, B. L. (2011). Injectable extended-release naltrexone for opioid dependence: A double-blind, placebo-controlled, multicentre randomized trial. *Lancet, 377*, 1506–1513.

Larney, S., Randall, D., Gibson, A., & Degenhardt, L. (2013). The contributions of viral hepatitis and alcohol to liver-related deaths in opioid-dependent people. *Drug and Alcohol Dependence, 131*, 252–257.

Lofwall, M. R., & Walsh, S. L. (2014). A review of buprenorphine diversion and misuse: The current evidence base and experiences from around the world. *Journal of Addiction Medicine, 8*, 315–326.

Lussier, J. P., Heil, S. H., Mongeon, J. A., Badger, G. J., & Higgins, S. T. (2006). A meta-analysis of voucher-based reinforcement therapy for substance use disorders. *Addiction, 101*, 192–203.

Magill, M., & Ray, L. A. (2009). Cognitive-behavioral treatment with adult alcohol and illicit drug users: A meta-analysis of randomized controlled trials. *Journal of Studies on Alcohol and Drugs, 70*, 516–527.

Manno, J. E. (1986). Specimen collection and handling. *NIDA Research Monograph, 73*, 24–29.

Marsch, L. A., Bickel, W. K., Badger, G. J., Stothart, M. E., Quesnel, K. J., Stanger, C., et al. (2005). Comparison of pharmacological treatments for opioid-dependent adolescents: A randomized controlled trial. *Archives of General Psychiatry, 62*, 1157–1164.

Mattick, R. P., Breen, C., Kimber, J., & Davoli, M. (2009). Methadone maintenance therapy versus no opioid replacement therapy for opioid dependence. *Cochrane Database of Systematic Reviews*, CD002209.

Mattick, R. P., Breen, C., Kimber, J., Davoli, M. (2014). Buprenorphine maintenance versus placebo or methadone maintenance for opioid dependence. *Cochrane Database of Systematic Reviews, 2*, CD002207.

McLellan, A. T., Cacciola, J. C., Alterman, A. I., Rikoon, S. H., & Carise, D. (2006). The Addiction Severity Index at 25: Origins, contributions, and transitions. *The American Journal on Addictions, 15*, 113–124.

Meyers, R. J., Roozen, H. G., & Smith, J. E. (2011). The community reinforcement approach: An update of the evidence. *Alcohol Research and Health, 33*, 380–388.

Miller, W. R. (1996). Motivational interviewing: research, practice, and puzzles. *Addictive Behaviors, 21*, 835–842.

Miller, W. R., Andrews, N. R., Wilbourne, P., Bennett, M. E. (1998). A wealth of alternatives: Effective treatments for alcohol problems. In W. R. Miller & N. Heather (Eds.), *Applied clinical psychology: Treating addictive behaviors* (2nd ed., pp. 203–216). New York: Plenum.

Miller, W. R., Brown, J. M., Simpson, T. L., Handmaker, N. S., Bien, T. H., Luckie, L. F., et al. (1995). What works?: A methodological analysis of the alcohol treatment outcome literature. In: R. K. Hester & W. R. Miller (Eds.), *Handbook of alcoholism treatment approaches: Effective alternatives* (2nd ed., pp. 12–44) Boston: Allyn & Bacon.

Miller, W. R., & Rollnick, S. (2002). *Motivational interviewing: Preparing people for change* (2nd ed.). New York: Guilford Press.

Miller, W. R., Wilbourne, P. L., & Hettema, J. E. (2003). What works?: A summary of alcohol treatment outcome research. In R. K. Hester & W. R. Miller (Eds.), *Handbook of alcoholism treatment approaches: Effective alternatives* (3rd ed., pp. 13–63) Boston: Allyn & Bacon.

Miller, W. R., Zweben, J., Johnson, W. R. (2005). Evidence-based treatment: Why, what, where, when, and how? *Journal of Substance Abuse Treatment, 29*, 267–276.

Monti, P. M., Rohsenow, D. J., Michalec, E., Martin, R. A., & Abrams, D. B. (1997). Brief coping skills treatment for cocaine abuse: Substance use outcomes at three months. *Addiction, 92*, 1717–1728.

National Institute on Drug Abuse. (2018, January 17). Principles of drug addiction treatment: A research-based guide (3rd ed.). Retrieved May 5, 2020, from *www.drugabuse. gov/publications/principles-drug-addiction-treatment-re-search-based-guide-third-edition.*

National Institute on Drug Abuse. (2020, February). Trends & statistics. Retrieved May 5, 2020, from *www.drugabuse. gov/related-topics/trends-statistics.*

Ochalek, T. A., Heil, S. H., Higgins, S. T., Badger, G. J., Sigmon, S. C. (2018). A novel mHealth application for improving HIV and hepatitis C knowledge in individuals with opioid use disorder: A pilot study. *Drug Alcohol Dependence, 190*, 224–228.

Peles, E., Schreiber, S., & Adelson, M. (2013). Opiate-dependent patients on a waiting list for methadone maintenance treatment are at high risk for mortality until treatment entry. *Journal of Addiction Medicine, 7*, 177–182.

Pollini, R. A., McCall, L., Mehta, S. H., Vlahov, D., & Strathdee, S. A. (2006). Non-fatal overdose and subsequent drug treatment among injection drug users. *Drug and Alcohol Dependence, 83*, 104–110.

Preston, K. L., Silverman, K., Schuster, C. R., & Cone, E. J. (1997). Comparison of self-reported drug use with quantitative and qualitative urinalysis for assessment of drug use in treatment studies. *NIDA Research Monograph, 167*, 130–145.

Prochaska, J. J., & Benowitz, N. L. (2019). Current advances in research in treatment and recovery: Nicotine addiction. *Science Advances, 5*(10), eaay9763.

Rawson, R., Cousins, S. J., McCann, M., Pearce, R., & Van Donsel, A. (2019). A. Assessment of medication for opioid use disorder as delivered within the Vermont hub and spoke system. *Journal of Substance Abuse Treatment, 97*, 84–90.

Roozen, H. G., Boulogne, J. J., van Tulder, M. W., van den Brink, W., De Jong, C. A., & Kerkhof, A. J. (2004). A systematic review of the effectiveness of the community reinforcement approach in alcohol, cocaine and opioid addiction. *Drug and Alcohol Dependence, 74*, 1–13.

Rose, G. L., MacLean, C. D., Skelly, J., Badger, G. J., Ferraro, T. A., & Helzer, J. E. (2010). Interactive voice response technology can deliver alcohol screening and brief intervention in primary care. *Journal of General Internal Medicine, 25*, 340–344.

Rose, G. L., Skelly, J. M., Badger, G. J., MacLean, C. D., Malgeri, M. P., & Helzer, J. E. (2010). Automated screening for at-risk drinking in a primary care office using interactive voice response. *Journal of Studies on Alcohol and Drugs, 71*, 734–738.

Scholl, L., Seth, P., Kariisa, M., Wilson, N., & Baldwin, G. (2019). Drug and opioid-involved overdose deaths — United States 2013-2017. *MMWR Morbidity and Mortality Weekly Report, 67*, 1419–1427.

Schwetz, T. A., Calder, T., Rosenthal, E., Kattakuzhy, S., & Fauci, A. S. (2019). Opioids and infectious diseases: A converging public health crisis. *Journal of Infectious Diseases, 220*, 346–349.

Selzer, M. L. (1971). The Michigan Alcoholism Screening Test. *American Journal of Psychiatry, 127*, 89–94.

Sigmon, S. C. (2014). Access to treatment for opioid dependence in rural America: Challenges and future directions. *JAMA Psychiatry, 71*, 359–360.

Sigmon, S. C., Dunn, K. E., Saulsgiver, K., Patrick, M. E., Badger, G. J., Heil, S. H., et al. (2013). A randomized, double-blind evaluation of buprenorphine taper duration in primary prescription opioid abusers. *JAMA Psychiatry, 70*, 1347–1354.

Sigmon, S. C., Meyer, A. C., Hruska, B., Ochalek, T., Rose, G., Badger, G. J., et al. (2015). Bridging waitlist delays with interim buprenorphine treatment: Initial feasibility. *Addictive Behaviors, 51*, 136–142.

Sigmon, S. C., Ochalek, T. A., Meyer, A. C., Hruska, B., Heil, S. H., Badger, G. J., et al. (2016). Buprenorphine for persons on waiting lists for treatment for opioid dependence. *New England Journal of Medicine, 376*, 1000–1001.

Simpatico, T. A. (2015). Vermont responds to its opioid crisis. *Preventive Medicine, 80*, 10–11.

Sobell, L. C., & Sobell, M. B. (1992). Timeline Follow-Back: A technique for assessing selfreported alcohol consumption. In R. Z. Litten & J. P. Allen (Eds.), *Measuring alcohol consumption: Psychosocial and biochemical methods* (pp. 41–72). Totowa, NJ: Humana Press.

Stacy, J. N., Schwartz, S. M., Ershoff, D., & Shreve, M. S. (2009). Incorporating tailored interactive patient solutions using interactive voice response technology to improve statin adherence: Results of a randomized clinical trial in a managed care setting. *Population Health Management, 12*, 241–254.

Substance Abuse and Mental Health Services Administration. (2019). *Key substance use and mental health indicators in the United*

States: Results from the 2018 National Survey on Drug Use and Health (HHS Publication No. PEP19-5068, NSDUH Series H-54). Rockville, MD: Center for Behavioral Health Statistics and Quality, Substance Abuse and Mental Health Services Administration.

Syed, Y. Y., & Keating, G. M. (2013). Extended-release intramuscular naltrexone (VIVITROL®): A review of its use in the prevention of relapse to opioid dependence in detoxified patients. *CNS Drugs, 27*, 851–861.

Walsh, S. L., & Long, Q. X. (2019). Deploying science to change hearts and minds: Responding to the opioid crisis. *Preventive Medicine, 128*, Article 105780.

Walsh, S. L., Preston, K. L., Bigelow, G. E., & Stitzer, M. L. (1995). Acute administration of buprenorphine in humans: Partial agonist and blockade effects. *Journal of Pharmacology and Experimental Therapeutics, 274*, 361–372.

Walsh, S. L., Preston, K. L., Stitzer, M. L., Cone, E. J., & Bigelow, G. E. (1994). Clinical pharmacology of buprenorphine: Ceiling affects at high doses. *Clinical Pharmacology and Therapeutics, 55*, 569–580.

Wish, E. D., Hoffman, J. A., & Nemes, S. (1997). The validity of self-reports of drug use at treatment admission and at followup: Comparisons with urinalysis and hair assays. *NIDA Research Monograph, 167*, 200–226.

Wright, N., D'Agnone, O., Krajci, P., Littlewood, R., Alho, H., Reimer, J., et al. (2016). Addressing misuse and diversion of opioid substitution medication: Guidance based on systematic evidence review and real-world experience. *Journal of Public Health, 38*, e368–e374.

CAPÍTULO 16

Tratamento de transtornos do sono

Katherine A. Kaplan
Allison G. Harvey

Talvez o segredo mais bem guardado entre profissionais de saúde e saúde mental, em todos os lugares, seja a grande superioridade dos tratamentos psicológicos breves para insônia em comparação com medicamentos populares e anunciados com frequência. Com cerca de 6% da população adulta sofrendo de insônia no nível dos critérios diagnósticos e até 10–15% informando que a insônia interfere significativamente em suas atividades durante o dia, o problema é importante e, muitas vezes, tratado inadequadamente. É comum a insônia acompanhar outros transtornos psicológicos, e evidências recentes indicam que ela antecede e pode contribuir ou até mesmo causar esses transtornos comórbidos, o que é mais uma boa razão para cada profissional de saúde e saúde mental estar ciente das intervenções breves e inovadoras apresentadas neste capítulo. Na verdade, a American Academy of Sleep Medicine e o American College of Physicians recomenda esses protocolos como um tratamento de primeira linha para pessoas com todas as formas de insônia, incluindo as que atualmente usam drogas hipnóticas. Estando entre os líderes nesse campo crescente, Kaplan e Harvey descrevem uma abordagem comportamental e cognitiva integrada de última geração, com fortes evidências tanto da eficácia quanto da solidez que deve estar presente no arsenal de cada profissional de saúde.

— D. H. B.

Os transtornos do sono são comuns e associados a morbidade e prejuízos funcionais consideráveis. Neste capítulo, vamos nos concentrar na insônia, dada sua alta prevalência e seu impacto na saúde pública. Também discutiremos brevemente o transtorno de hipersonolência, em função do aumento do possível papel dos tratamentos psicológicos de pacientes com esse transtorno, junto com as abordagens transdiagnósticas, já que está constatado que a insônia é frequentemente comórbida clinicamente ou subclinicamente com outros problemas circadianos e do sono. Há uma vasta gama de outros transtornos do sono que estão fora do escopo deste capítulo, mas têm alta prevalência e são prejudiciais. Por exemplo, a apneia/hipopneia obstrutiva do sono é o fechamento temporário da via aérea superior durante o sono, que resulta em pausas na respiração, levando a sonolência diurna e problemas cardiovasculares. A síndrome das pernas inquietas envolve um impulso involuntário de mover as pernas durante o sono, causando despertares totais ou parciais e resultando em fragmentação do sono e sonolência diurna. É importante que os médicos tenham um conhecimento básico sobre esses e outros transtornos do sono, e saibam quando encaminhar os pacientes a um centro de sono, um neurologista ou outro profissional de saúde que possam oferecer avalição diagnóstica e tratamento (Kryger, Roth, & Dement, 2017).

A *insônia* é um transtorno do sono de alta prevalência, que envolve dificuldades para adormecer, permanecer dormindo ou acordar cedo demais de manhã. É associada a consideráveis prejuízos funcionais e custos relacionados à saúde. A insônia costuma ser comórbida e preditora do desenvolvimento de várias condições psicológicas e médicas. Como tal, representa um alvo importante para intervenções. Este capítulo começa com uma breve visão geral do sono humano, com considerações diagnósticas e teóricas, porque esse conhecimento é a base para a aplicação de terapia cognitivo-comportamental para insônia (TCC-I), que é o foco deste capítulo.

SONO E INSÔNIA

Estágios do sono

O sono humano pode ser dividido em (1) movimento não rápido dos olhos (NREM), que pode ser subdividido em três etapas (N1, N2 e N3), ao longo das quais o sono se aprofunda progressivamente, e (2) movimento rápido dos olhos (REM). Em adultos, cada ciclo de sono NREM-REM dura de 70 a 120 minutos (Kryger et al., 2017). O sono NREM é considerado importante para a conservação de energia e a restauração. Esse estágio do sono está associado à divisão mais rápida das células em alguns tecidos, bem como ao aumento da síntese proteica (Kryger et al., 2017). Entende-se que as funções do sono REM incluem um papel em aprender (Karni, Tanne, Rubenstien, Askenasy, & Sagi, 1994) e desaprender informações irrelevantes (Crick & Mitchison, 1983), bem como na consolidação da memória no processamento emocional e na regulação do humor/das emoções (Krause et al., 2017). O sono promove a limpeza de produtos derivados tóxicos que são acumulados no organismo ao longo do dia (Xie et al., 2013). Já está bem estabelecido que a privação do sono tem efeitos prejudiciais em muitas áreas da saúde (Zee & Turek, 2006), incluindo o sistema imunológico, o sistema neuroendócrino e o sistema cardiovascular (Van Someren et al., 2015). Considerando-se essas funções importantes, os transtornos do sono têm implicações significativas para a saúde pública.

Modelo do sono em dois processos

O modelo de regulação do sono em dois processos (Borbély, 1982) é importante porque embasa o tratamento que descreveremos mais tarde. Na verdade, muitos profissionais descrevem esse modelo aos pacientes como parte da justificativa para a aplicação do controle de estímulos e da restrição de sono descritos a seguir. O modelo sugere que o sono e a vigília dependem de dois processos — um processo homeostático e um processo circadiano (Achermann & Borbély, 2017). O processo homeostático influencia a probabilidade do sono. A pressão do sono aumenta com o tempo que a pessoa passou acordada, resultando em aumento da tendência a dormir quando ela tiver sido privada de sono, e em redução da tendência a dormir depois de ela ter dormido ou cochilado muito. O *ritmo circadiano* é um relógio biológico interno que opera a partir de uma base de aproximadamente 24 horas. Ele é responsável por variações na melatonina, na temperatura e em outras funções biológicas, incluindo níveis de alerta durante o dia (Lack & Bootzin, 2003). Esses dois processos funcionam em conjunto de tal modo que o sono provavelmente ocorra quando a pressão do sono (o processo homeostático) estiver elevada e o nível de vigilância (o processo circadiano) estiver relativamente baixo. Assim, ao tirar um cochilo à tarde, a pessoa poderá ter dificuldade de adormecer naquela noite, porque a pressão homeostática do sono estará baixa; da mesma forma, se ela for para a cama cedo após uma má noite de sono, mesmo se a pressão do sono for elevada, a excitação circadiana poderá impedir o início do sono.

Alguns estudos, mas não todos, constataram homeostase do sono prejudicada em pessoas com insônia (p. ex., Besset, Villemin, Tafti, & Billiard, 1998; Stepanski, Zorick, Roehrs, & Roth, 2000). Da mesma maneira, suspeita-se que dormir em desacordo com o ritmo circadiano endógeno contribua para alguns, mas não todos os casos de insônia (Flynn-Evans et al., 2017). As mudanças de estágios induzidas pelo ambiente, tais como as que ocorrem como resultado do trabalho em turnos ou de *jet lag*, podem causar insônia aguda. Também há evidências de que a hiperexcitação, uma noção central nas teorias de insônia que discutiremos a seguir, pode não ser uma questão presente 24 horas por dia para alguns, e sim flutuar de acordo com influências circadianas (Perlis, Smith, & Pigeon, 2005).

O sono ao longo da vida

O sono muda ao longo da vida. Isso é muito importante, porque influencia as expectativas de resultados dos terapeutas no trabalho com pacientes de diferentes idades. Com a idade, o sono de ondas lentas diminui, ao passo que o sono mais leve e os despertares se tornam mais comuns durante a noite toda (Ohayon, Carskadon, Guilleminault, & Vitiello, 2004). Além disso, tanto os processos circadianos quanto os homeostáticos são influenciados pela idade. Por exemplo, com a idade, o ritmo circadiano se torna cada vez menos sensível a *zeitgebers**, como a melatonina e a luz da manhã (Hood & Amir, 2017; Van Someren, 2000). Durante a adolescência, há uma mudança circadiana bem-documentada no sentido de dormir e despertar mais tarde, e a pressão homeostática para adormecer aumenta mais lentamente (Jenni, Achermann, & Carskadon, 2005). Esse padrão pode resultar em insônia inicial (dificuldade para adormecer à noite). Na idade adulta média à mais avançada, as mudanças circadianas podem novamente favorecer dormir e despertar cedo, resultando em insônia terminal (despertar cedo pela manhã, com dificuldade para voltar a dormir) (Ancoli-Israel, 2009). Junto com os ritmos circadianos, o processo homeostático também apresenta alterações dependentes da idade ao longo da vida. Indivíduos entre 60 e 80 anos tiveram redução na pressão homeostática para dormir e obtiveram menos tempo total de sono (TTS) em relação a membros de um grupo-controle entre 20 e 30 anos (Klerman & Dijk, 2008).

O DIAGNÓSTICO DE INSÔNIA

Esta seção descreve considerações de diagnóstico, analisa prevalência e comorbidade, e apresenta vários modelos de insônia que têm influenciado a conceituação das metas de tratamento da TCC-I.

Existem três principais sistemas de classificação para os transtornos do sono: a terceira edição da *Classificação Internacional de Transtornos do Sono (International Classification of Sleep Disorders* — ICSD-3; American Academy of Sleep Medicine, 2014), os Critérios Diagnósticos de Pesquisa (Research Diagnostic Criteria — RDC; Edinger et al., 2004), e o *Manual diagnóstico e estatístico de transtornos mentais* (DSM-5; American Psychiatric Association, 2013). Dentro dos critérios do DSM-5, pode-se dar um diagnóstico de insônia quando há queixa subjetiva sobre problemas

* N. de T.: palavra alemã que designa os fatores que ajudam a manter o equilíbrio biotemporal.

para adormecer ou permanecer dormindo pelo menos três noites por semana ao longo de um período de três meses ou mais. Essas dificuldades devem ser associadas a prejuízos durante o dia e não devem ser mais bem explicadas por outra condição médica ou psiquiátrica.

Esses critérios diagnósticos para insônia foram esclarecidos com critérios quantitativos. Estes requerem que a latência autoavaliada do início do sono (*self-reported sleep-onset latency* — SOL) e/ou o despertar após o início do sono (*wake after sleep onset* — WASO) devem ser maiores do que 30 minutos, durante, pelo menos, três noites por semana, por um período de, pelo menos, seis meses (Lichstein, Durrence, Taylor, Bush, & Riedel, 2003). Observe que autoavaliações sobre queixas de insônia bastam para o diagnóstico, sem evidências objetivas de transtornos do sono (ver "Avaliação", a seguir).

Prevalência e comorbidade da insônia

Estima-se que cerca de 6 a 10% da população adulta geral cumprem os critérios para o diagnóstico formal da insônia. Aproximadamente 33% da população geral relatam algum sintoma importante de insônia. Além disso, até 10–15% dos indivíduos na população adulta geral sofrem de sequelas diurnas dos transtornos do sono (Ohayon, 2002). Pesquisas mais recentes sugerem que os custos de saúde relacionados à insônia são consideráveis, independentemente do sistema de diagnóstico usado para defini-la (Roth et al., 2011).

Como a insônia pode ser associada a um amplo leque de problemas médicos e transtornos psicológicos, a edição anterior do DSM (ou seja, o DSM-IV-TR; American Psychiatric Association, 2000) fez distinções entre insônia *primária* e *secundária*, ou comórbida. No entanto, a distinção entre insônia primária e secundária era confusa, em função de pesquisas epidemiológicas sugerindo que a insônia poderia ser anterior e predizer transtornos psicológicos (Breslau, Roth, Rosenthal, & Andreski, 1996; Ford & Kamerow, 1989). Na verdade, uma conferência sobre o estado da ciência do National Institutes of Health (NIH, 2005) concluiu que a palavra *secundária* deve ser substituída por *comórbida*, com base em evidências de que a insônia comórbida com outro transtorno provavelmente contribui para a manutenção do transtorno (Harvey, 2001; Smith, Huang, & Manber, 2005). Essas conclusões foram reconhecidas no DSM-5, que não faz distinção entre insônia primária e secundária, incluindo apenas um transtorno de insônia.

Para adultos de mais idade, a insônia costuma ser acompanhada por problemas médicos, o que pode complicar as questões de avaliação e tratamento, aumentando o problema e o custo (Morin et al., 2006). Em um grande estudo epidemiológico, Ford & Kamerow (1989) encontraram uma taxa de comorbidade de cerca de 50% entre a insônia e outros transtornos psicológicos ou problemas médicos — essas altas taxas de comorbidade vêm sendo replicadas em pesquisas subsequentes (Budhiraja, Roth, Hudgel, Budhiraja, & Drake, 2011; Sarsour, Morin, Foley, Kalsekar, & Walsh, 2010). Em casos de insônia comórbida, pode ser especialmente importante dar mais atenção experimental e clínica, porque parece haver influência cíclica de dificuldades com o sono e problemas médicos ou transtornos psicológicos, com a piora dos transtornos do sono levando a um declínio na saúde geral e agravamento de sintomas psiquiátricos que, por sua vez, agravam os transtornos do sono. Felizmente, as evidências sugerem que a insônia responde a tratamento com TCC-I mesmo que o transtorno que a acompanha não esteja sob controle (Rybarczyk, Lopez, Schelble, & Stepanski, 2005). Os efeitos do tratamento, em geral, são de moderados a grandes quando se administra a TCC-I no contexto de transtornos ou doenças concorrentes (Geiger-Brown et al., 2015; Wu, Appleman, Salazar, & Ong, 2015), tendo-se observado alguns benefícios para a doença comórbida (Wu et al., 2015).

Modelos de insônia

Esta seção começa discutindo uma estrutura geral influente: o modelo de Spielman. Após, passamos a descrever vários modelos de insônia comportamentais, cognitivos e combinados que ajudam a explicar aspectos específicos da doença que devem ser abordados e tratados em TCC-I.

O modelo de três fatores de Spielman

Este é um modelo de diátese-estresse muitas vezes chamado de modelo de três fatores, ou três Ps. De acordo com Spielman, Caruso e Glovinsky (1987), a insônia aguda ou de curto prazo ocorre como resultado de fatores *predisponentes* (p. ex., traços) e fatores *precipitantes* (p. ex., estressores da vida). Assim, essa forma aguda pode se tornar uma doença crônica ou de longo prazo como resultado de fatores *perpetuadores* (p. ex., más estratégias de enfrentamento). Os fatores predisponentes (p. ex., tendência a se preocupar) constituem uma vulnerabilidade para a insônia, e essa vulnerabilidade permanece enquanto o transtorno durar. Os fatores precipitantes desencadeiam insônia aguda, mas sua influência tende a diminuir com o tempo. Por outro lado, os fatores perpetuadores assumem o controle e mantêm a insônia. A TCC-I tem como alvo esses fatores perpetuadores, procurando reduzir os efeitos aditivos dos fatores predisponentes, precipitantes e perpetuadores até abaixo do limiar do diagnóstico de insônia.

Modelos comportamentais

Um dos mais importantes modelos comportamentais para a insônia é o modelo de controle de estímulos (Bootzin, 1972). Ele se baseia no princípio condicionante de que a insônia ocorre quando a cama ou o quarto deixam de ser associados especificamente ao sono, e são associados a muitas respostas possíveis (p. ex., estar desperto e ansioso com relação a não dormir). Como ficará claro mais adiante neste capítulo, essa teoria levou ao desenvolvimento do "controle de estímulos", uma intervenção muito eficaz (Morin et al., 2006).

Modelos cognitivos

Algumas das primeiras pesquisas sobre os processos cognitivos em insônia observaram que indivíduos com o problema tendem a superestimar a vigília e subestimar o TTS (Bixler, Kales, Leo, & Slye, 1973; Carskadon et al., 1976), e os pesquisadores começaram a explorar o papel da excitação cognitiva na insônia (Borkovec, 1982; Lichstein & Rosenthal, 1980). Um trabalho seminal na década de 1990 destacou a importância das crenças inúteis sobre o sono (Morin, 1993) e delineou o conteúdo de pensamentos intrusivos anteriores ao sono (Watts, Coyle, & East, 1994; Wicklow & Espie, 2000). A última década marcou o início de um aumento na atenção experimental a outros mecanismos cognitivos da insônia, incluindo a atenção à ameaça e o uso de comportamentos de segurança para dissipar as ameaças percebidas (Espie, 2002; Harvey, 2005; Harvey, Tang, & Browning, 2005).

Um modelo cognitivo de insônia pretende especificar os processos cognitivos que servem para perpetuá-la (Harvey, 2002a) e representa um componente importante da TCC-I, como descrito aqui. De acordo com essa concepção, entre os fatores que contribuem para a manutenção da insônia está a seguinte cascata de processos cognitivos que operam durante a noite e o dia: (1) preocupação e ruminação, (2) atenção e monitoramento seletivo, (3) percepção errônea de déficits de sono e diurnos, (4) crenças disfuncionais sobre o sono (baseado em Morin, 1993) e (5) comportamentos de segurança contraproducentes que servem para manter as crenças. Muitas das predições específicas geradas por esse modelo foram testadas experimentalmente, levando ao aperfeiçoamento do modelo (Harvey, 2005) e a uma nova abordagem de tratamento com terapia cognitiva que tem suporte preliminar em um ensaio aberto (Harvey, Sharpley, Ree, Stinson, & Clark, 2007) e um ensaio controlado randomizado (ECR; Harvey et al., 2014).

Modelos combinados

O modelo cognitivo-comportamental de insônia de Morin (1993) incorpora variáveis cognitivas, temporais e ambientais como fatores precipitantes e perpetuadores, com a hiperexcitação como fator precipitante fundamental. Em seguida, o condicionamento pode agravar essa excitação. Por exemplo, uma pessoa pode associar estímulos temporais (p. ex., rotinas para dormir) e ambientais (p. ex., o quarto) ao medo de não conseguir dormir, o que pode resultar em preocupação e ruminação. Outros fatores perpetuadores podem ocorrer, inclusive, como no modelo cognitivo, fadiga diurna, preocupação e desconforto emocional em função da perda de sono e de hábitos desadaptativos (p. ex., tempo demais na cama).

Em resumo, o tratamento adequado da insônia visa a processos cognitivos e comportamentais para lidar com os seus efeitos que se mantêm mutuamente. Cada um dos modelos examinados anteriormente teve sua influência em conceituar o diagnóstico de insônia e identificar alvos para o tratamento. Na próxima seção, examinaremos as evidências da eficácia da TCC-I como tratamento com múltiplos componentes para insônia.

EVIDÊNCIAS PARA O TRATAMENTO COM TCC-I

A TCC-I foi estabelecida como um tratamento eficaz em várias metanálises (Irwin, Cole, & Nicassio, 2006; Montgomery & Dennis, 2003; Morin, Culbert, & Schwartz, 1994; Trauer, Qian, Doyle, Rajaratnam, & Cunnington, 2015) e em uma avaliação com base nas normas do Comitê para Padrões de Prática da American Academy of Sleep Medicine, já atualizado (Morin et al., 2006). Além disso, os efeitos da TCC-I parecem perdurar ao longo do tempo (van der Zweerde, Bisdounis, Kyle, Lancee, & van Straten, 2019). Assim, a TCC-I é atualmente recomendada em preferência à farmacoterapia como um tratamento de primeira linha pelo American College of Physicians (Qaseem et al., 2016).

Uma série de ECRs comparou um ou mais componentes da TCC-I entre si e/ou com um placebo. Uma revisão concluiu que a TCC-I foi extremamente eficaz e teve ganhos sustentáveis em seguimentos em longo prazo, de até 24 meses em amostras com adultos e idosos (Morin et al., 2006). Essa revisão usou critérios da Sociedade de Psicologia Clínica da American Psychological Association para tratamentos bem-sustentados e com base experimental (Chambless & Hollon, 1998) e concluiu que esses critérios são cumpridos por controle de estímulos, intenção paradoxal, relaxamento, abordagens baseadas em restrição do sono e administração de múltiplos componentes na forma de TCC-I. A intervenção de higiene do sono, por si só, não se mostrou eficaz como tratamento para insônia. Da mesma maneira, um recente ECR de desmantelamento comparando a terapia cognitiva, a terapia comportamental e a terapia cognitivo-comportamental (TCC) combinada para o tratamento da insônia demonstrou melhorias significativas em todas as três condições nas medições de gravidade dos sintomas, distúrbios do sono noturno e funcionamento diurno, e esses avanços foram, em geral, mantidos no seguimento de seis meses. A TCC combinada foi associada aos maiores progressos, as melhorias associadas à terapia comportamental foram mais rápidas, mas não se sustentaram, e as melhorias associadas à terapia cognitiva foram mais lentas, mas se sustentaram (Harvey et al., 2014).

Existem vários tipos de medicamentos, com ou sem prescrição médica, que podem ser usados para tratar a insônia (Sateia, Buysse, Krystal, Neubauer, & Heald, 2017), incluindo benzodiazepínicos, hipnóticos não benzodiazepínicos (p. ex., zolpidem, zaleplon e zopiclona), antidepressivos (p. ex., trazodona e doxepina) e anti-histamínicos vendidos sem receita (p. ex., difenidramina e doxilamina). No entanto, há evidências de que intervenções não farmacológicas para insônia são mais aceitáveis para os pacientes (Morin, Gaulier, Barry, & Kowatch, 1992) e produzem efeitos mais duráveis (Morin et al., 2009; Sivertsen et al., 2006) do que os medicamentos hipnóticos sozinhos. Talvez por isso, a TCC-I seja atualmente mais recomendada do que a farmacoterapia como a abordagem de tratamento inicial pelo American College of Physicians (Qaseem et al., 2016). No caso de insônia comórbida, a intervenção ideal aliviaria o problema sem causar interações adversas com outros medicamentos prescritos; portanto, uma intervenção não farmacológica pode ser a melhor opção para esses casos de insônia (Harvey, 2008).

Em resumo, a TCC-I parece ser uma intervenção eficaz e promissora para tratar de transtornos do sono, particularmente no caso de insônia comórbida. Na próxima seção, discutiremos os objetivos de tratamento, o contexto e as variáveis terapeuta-paciente que são consideradas quando se administra a TCC-I.

O CONTEXTO DA TERAPIA

Objetivos e estrutura do tratamento

A TCC-I visa a atingir e reverter os processos comportamentais e cognitivos que mantêm a insônia, o que é feito em um formato de tempo limitado. O tratamento costuma ter entre seis e oito sessões, cada uma com 50 minutos de duração. Como há várias metas a atingir em um período limitado de tempo, é essencial que o tratamento tenha agenda e objetivos e seja centrado em uma formulação de caso individualizada, feita para cada paciente.

A estrutura geral do tratamento é ilustrada na Figura 16.1. A primeira sessão explica a lógica e os objetivos do tratamento, elaborando uma formulação de caso e proporcionando psicoeducação sobre sono e insônia. Isso geralmente é seguido por 2 a 3 sessões com ênfase comportamental e 2 a 3 sessões com ênfase cognitiva. No entanto, o terapeuta vai decidir se trabalha com objetivos comportamentais ou metas cognitivas, ou com alguma combinação de ambos, com base na formulação de caso individualizada (Manber & Carney, 2015). Por exemplo, um paciente que se apresente com preocupação excessiva, ruminação, crenças inúteis sobre sono e vários comportamentos de segurança provavelmente se beneficiará de cuidados que comecem com metas cognitivas. Um paciente cujo problema com o sono se caracterize por irregularidade de horários, cochilos diurnos e tempo

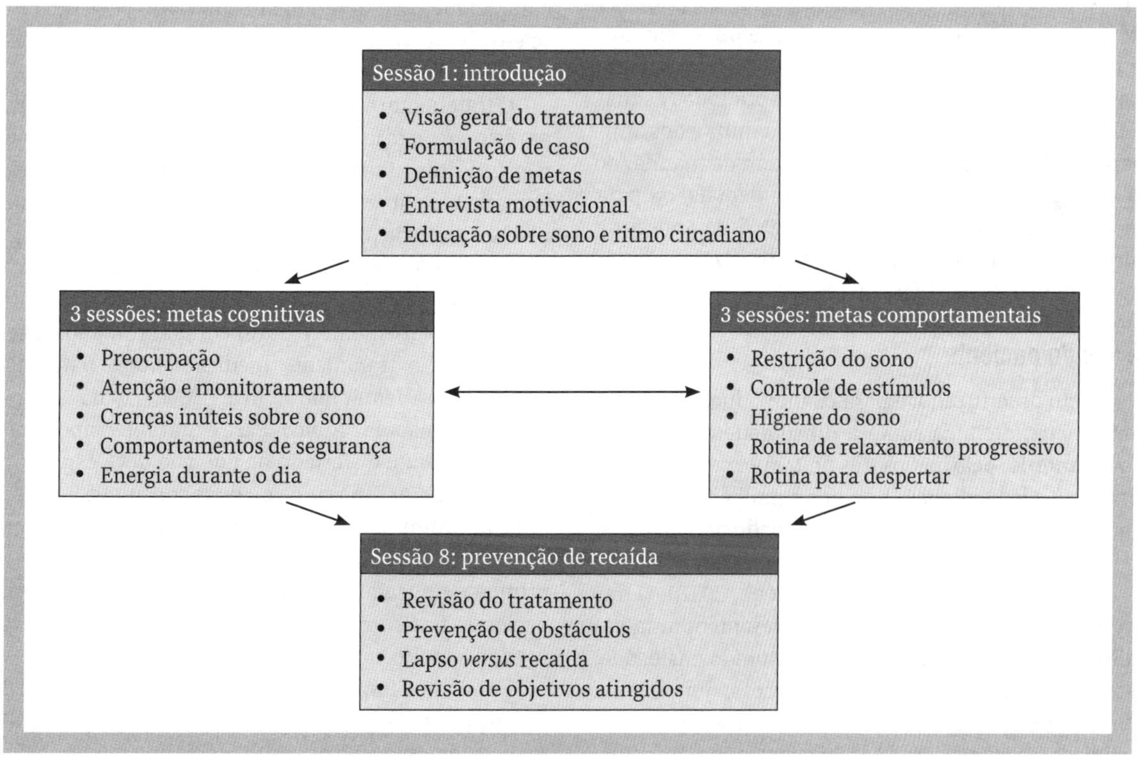

FIGURA 16.1 Fluxograma do tratamento. Observe a liberdade do terapeuta para iniciar com metas comportamentais ou cognitivas, segundo indicado pela conceituação de caso.

demais na cama provavelmente se beneficiará de cuidados que comecem com metas comportamentais. A sessão final resume ferramentas aprendidas, além de prever e planejar futuros retrocessos no sono.

Contexto

O panorama geral da TCC-I apresentado aqui é um tratamento ambulatorial aplicado em um contexto individual, e não de grupo. As sessões costumam ser semanais. Será útil ao terapeuta ter uma mesa em que possa espalhar materiais (diários, folhetos, anotações de pensamentos), com uma calculadora para obter médias semanais de sono e escores de eficiência do sono. O paciente é incentivado a manter todos os materiais relacionados ao tratamento em um fichário ou pasta, e relembrado de trazê-los à sessão semanalmente.

Embora o tratamento seja individual, o contexto social e familiar do ambiente de sono não deve ser ignorado. Os pacientes, às vezes, dormirão com alguém na cama, terão filhos ou animais de estimação que podem interromper o sono, e frequentemente o terapeuta terá de improvisar para adaptar as diretrizes de tratamento à vida de pacientes específicos. Quando usados estrategicamente, os contextos sociais também podem facilitar a adesão ao tratamento e mudanças de comportamento. Incentivar o uso de amigos, família e tecnologia para ajudar na adesão aos princípios do sono — por exemplo, na regularização dos tempos de sono-vigília, na restrição do sono e no controle de estímulos, todos descritos a seguir — pode ser útil. Muitos pacientes usam alarmes de telefones celulares como lembretes para iniciar um período de relaxamento progressivo ou para acordar na mesma hora todas as manhãs. Da mesma forma, obter o apoio da família e dos amigos para que liguem para eles ou os visitem de manhã, de modo a evitar que os pacientes durmam demais, ou para respeitar um período sem telefonemas na hora anterior a dormir, para promover um relaxamento progressivo, pode ser crucial para o sucesso das estratégias.

Variáveis do paciente

O tratamento descrito aqui é para os indivíduos que apresentam *insônia*, definida como a dificuldade de iniciar o sono ou mantê-lo, pelo menos três noites por semana. Esse tratamento é adequado para homens e mulheres. Embora se apresente aqui um tratamento apropriado para adultos, ele pode ser facilmente adaptado para adolescentes (Clarke & Harvey, 2012; Harvey, 2009; Kaplan et al., 2019). O tratamento é eficaz para pacientes que apresentem uma variedade de diagnósticos comórbidos, incluindo ansiedade, depressão e outras condições psicológicas, juntamente com uma variedade de comorbidades médicas. É preciso fazer considerações especiais para pacientes com transtorno por uso de álcool e substâncias concomitantes, por seus inúmeros efeitos sobre o sono.

Muitos pacientes que se apresentam para tratamento estão tomando medicamentos para dormir, com ou sem prescrição médica, e muitos desses medicamentos são tomados todas as noites. Os pacientes às vezes desejam reduzir ou cessar o uso desses medicamentos. Existe uma base de evidências para a forma de abordar a interrupção da medicação prescrita, e vários protocolos estão disponíveis para os leitores obterem mais informações (Belleville, Guay, Guay, & Morin, 2007; Hintze & Edinger, 2018; Lichstein et al., 1999). Qualquer alteração de um regime de medicação prescrita é feita em conjunto com quem a prescreveu. A interrupção de medicamentos para dormir vendidos sem receita não parece ter efeitos substanciais (Morin, Koetter, Bastien, Ware, & Wooten, 2005) e pode ser feita sem supervisão médica.

Variáveis do terapeuta

É essencial estabelecer uma relação de trabalho conjunto entre médico e paciente. Com empatia e apoio genuínos, é necessária uma forte aliança terapeuta-paciente, porque grande parte do tratamento depende de o paciente cumprir diferentes recomendações clínicas. Nesse contexto, o papel do terapeuta é de facilitador e solucionador de problemas. Ele dá orientações específicas, instruções e *feedback* corretivo. A terapia é diretiva, orientada a tarefas, e ensina aos pacientes habilidades de solução de problemas para melhorar o sono e lidar com a insônia residual depois de completado o tratamento. Por sua vez, o paciente também se envolve ativamente no processo terapêutico e é responsável pela implementação de procedimentos clínicos.

O tratamento é extremamente estruturado e requer tempo, esforço e a realização diligente de exercícios de casa. Isso não pode ser subestimado. Embora alguns procedimentos possam inicialmente parecer simplistas e diretos, o paciente deve ser alertado para o fato de que o cumprimento regular e consistente do programa como um todo, incluindo o exercício de casa, é a chave para um bom resultado.

Muitas vezes, é necessário comparar a abordagem da TCC-I com o tratamento medicamentoso para insônia. É essencial salientar que, com a TCC-I, não há "solução rápida" para insônia crônica. Para evitar interrupção prematura, o paciente é alertado de que não deve esperar resultados imediatos, após uma ou duas consultas. É necessário um compromisso de 6 a 8 semanas. Esse formato limitado em termos de tempo é enfatizado para maximizar o cumprimento do tratamento. Considerando que a maioria dos pacientes terá sofrido de insônia durante anos, o tempo investido é muito curto.

Também é importante transmitir uma sensação de esperança e apresentar um modelo de atitude positiva, mas realista, em relação aos resultados. Uma má noite de sono ocasional, principalmente se associada a um fator de estresse, é normal e deve ser prevista. Além disso, é importante ressaltar que um dos objetivos do tratamento é equipar o paciente com ferramentas e métodos para continuar melhorando o sono quando a terapia terminar.

Por fim, os terapeutas trabalham com os pacientes para incentivar um sistema de recompensas regulares e reforço positivo para facilitar a mudança de comportamento. Os pacientes podem ser motivados a cumprir as recomendações do tratamento por meio de pequenas recompensas diárias, tais como uma ida à cafeteria pela manhã ou tomar um banho agradável. Da mesma forma, os terapeutas devem destacar os êxitos nas sessões, em vez dos fracassos. Por exemplo, se o diário do sono semanal de um paciente revelar que houve sestas em quatro de sete dias, elogia-se o paciente pelos três dias em que *não* houve sesta, e pode-se fazer uma análise funcional de como as sestas foram evitadas. Ressaltam-se parâmetros noturnos de sono positivos (p. ex., menos tempo para pegar no sono ou menos vigília noturna) em dias em que não houve sesta.

AVALIAÇÃO

Estimativas subjetivas

Como fica claro a partir dos critérios do DSM-5, a insônia é definida subjetivamente. Assim, coletam-se três níveis de dados sobre o sono dos pacientes durante uma autoavaliação para identificar insônia (ver Buysse, Ancoli-Israel, Edinger, Lichstein, & Morin, 2006, para obter mais informações sobre a avaliação de insônia). Em primeiro lugar, levanta-se o histórico clínico do sono para avaliar os critérios de diagnóstico e a presença de problemas comórbidos. As informações coletadas incluem duração, frequência e gravidade dos problemas noturnos do sono, incluindo estimativas de parâmetros fundamentais de sono: SOL, número de despertares após o início do sono, quantidade total de tempo desperto após o início do sono, TTS, e uma estimativa da qualidade do sono (QS). Coletam-se informações sobre o início e a duração da insônia e o tipo de sintomas (ou seja, início do sono, manutenção do sono, problema para acordar cedo de manhã ou combinações destes). É fundamental fazer uma descrição de correlatos e consequências diurnas da insônia. Além disso, também é importante obter informações sobre medicações (com ou sem prescrição) e identificar a presença de transtornos psicológicos e problemas médicos comórbidos (incluindo outros transtornos do sono).

Em segundo lugar, pode-se usar uma ou mais medidas validadas para indexar a existência e a QS global (p. ex., o Índice de Qualidade de Sono de Pittsburgh; Buysse, Reynolds, Monk, Berman, & Kupfer, 1989), a insônia (p. ex., o Índice de Gravidade da Insônia; Bastien, Vallieres, & Morin, 2001) e a sonolência diurna (p. ex., a Escala de Sonolência de Epworth; Johns, 1991). A Duke Structured Interview for Sleep Disorders (Edinger et al., 2009), uma entrevista semiestruturada que avalia critérios de diagnóstico de pesquisa para transtornos de sono, também pode ser usada para estabelecer diagnósticos de transtornos do sono.

Em terceiro lugar, pedir que o paciente preencha um diário do sono (Carney et al., 2012) todas as manhãs, assim que acordar, durante duas semanas, pode fornecer estimativas prospectivas de sono. Um diário do sono oferece uma variedade de informações, incluindo variabilidade, noite por noite, das dificuldades para dormir e dos padrões de sono e vigília, e pode ser usado para determinar a existência de problemas no ritmo circadiano, como um estágio atrasado do sono ou um estágio avançado do sono. Além disso, os diários do sono reduzem vários problemas associados aos métodos que acabamos de discutir, que dependem de relatos retrospectivos, como responder com base em saliência (ou seja, a pior noite) ou recência (isto é, a noite passada) (Smith, Nowakowski, Soeffing, Orff, & Perlis, 2003). Curiosamente, o "aumento da percepção" sobre os padrões de sono facilitado pelo diário pode reduzir a ansiedade pela perda de sono e, assim, contribuir para um sono melhor (Morin, 1993, p. 71). A Figura 16.2 apresenta uma amostra de diário do sono. Os pacientes que preferem acompanhar o sono por meio de dispositivos móveis podem baixar o aplicativo gratuito CBT-I Coach (Koffel et al., 2018) para acompanhar e registrar graficamente o sono.

Estimativas de objetivos

A polissonografia (PSG) é usada para classificar o sono em vários estágios, com a colocação de eletrodos de superfície no couro cabeludo e no rosto para medir a atividade elétrica do cérebro, o movimento dos olhos e o tônus muscular. Os dados obtidos são usados para classificar cada período por estágios do sono e em termos de ciclos de sono (NREM e REM). Entre as desvantagens da PSG estão o custo, o desconforto para os participantes e sua alta demanda por mão de obra. Embora não seja necessária para a avaliação de rotina da insônia (Reite, Buysse, Reynolds, & Mendelson, 1995), a PSG é importante se houver suspeita de transtorno do sono comórbido, como apneia do sono ou transtorno do movimento periódico dos membros.

A actigrafia é outra forma de se obter uma estimativa objetiva de sono. Um actígrafo é um pequeno dispositivo de punho que contém um sensor, um processador e uma memória. O sensor coleta amostras de movimento físico, que podem ser baixadas e analisadas para gerar várias estimativas sobre parâmetros do sono, embora não consiga diferenciar os estágios do sono. Quando comparada à PSG, a actigrafia é razoavelmente precisa e extremamente sensível para a detecção do sono (Marino et al., 2013). É interessante notar, no entanto, que a validação por actigrafia para pacientes com insônia tem tido sucesso variável. A actigrafia parece ser menos precisa em populações com sono fragmentado (Paquet, Kawinska, & Carrier,

De manhã, preencha as informações sobre a noite . . . dia/mês	Terça-feira 25/3	___/___	___/___	___/___	___/___	___/___	___/___	___/___
1. Ontem, eu cochilei das _____ às _____ (Observe os tempos de todos os cochilos.)	13h30 às 14h30							
2. Ontem, tomei _____ mg de medicação e/ou _____ ml de álcool para ajudar a dormir.	zolpidem 5 mg							
3. Na noite passada, eu fui para a cama e apaguei a luz às _____ horas.	22h45 23h15							
4. Depois de apagar a luz, eu peguei no sono em _____ minutos.	40 min.							
5. Meu sono foi interrompido ___ vezes. (Especifique o número de despertares noturnos.)	3							
6. Meu sono foi interrompido por ___ minutos. (Especifique a duração de cada despertar.)	10 45							
7. Na noite passada, eu levantei da cama _____ vezes.	3							
8. Hoje de manhã, eu realmente acordei às _____ horas. (Anote a hora do último despertar.)	06h15							
9. Esta manhã, eu tinha planejado despertar às _____ horas. (Ou deixe em branco, se você não planejou um horário específico.)								
10. Esta manhã, eu realmente levantei da cama às _____ horas (especifique a hora).	06h40							
11. Quando me levantei esta manhã, eu me sentia _____. (Responda segundo uma escala de 1 a 5: 1 = *Exausto*, 5 = *Revigorado*.)	2							
12. Em geral, o meu sono na noite passada foi ____. (Responda segundo uma escala de 1 a 5: 1 = *Inquieto*, 5 = *Muito pesado*.)	3							

FIGURA 16.2 Amostra de diário do sono.

2007) e em períodos de vigília tranquila, tais como o período de início do sono (Lichstein et al., 2006). Vários estudos já documentaram que a actigrafia tem uma tendência a superestimar o TTS e subestimar o tempo acordado durante o sono na insônia (Lichstein et al., 2006; Vallieres & Morin, 2003). Assim, embora não seja necessária para a avaliação da insônia e possa superestimar o TTS, a actigrafia proporciona uma visão geral do ciclo vigília-sono de uma forma minimamente invasiva (Smith et al., 2018).

APRESENTANDO O TRATAMENTO

Após avaliar o histórico e a gravidade da insônia e coletar de 7 a 14 dias de dados diários, deve-se agendar uma primeira sessão de tratamento com o paciente. Essa primeira sessão inclui vários componentes importantes do tratamento: apresentar uma visão geral e a fundamentação do tratamento, obter uma formulação de caso individualizada e instruir o paciente sobre processos básicos do sono. Após essa sessão inicial, os processos comportamentais e cognitivos são tratados de forma seletiva. O tratamento termina com uma revisão das ferramentas e um foco na prevenção de recaída.

Visão geral do tratamento

Como primeira introdução ao tratamento, o terapeuta apresenta uma visão geral da terapia na primeira sessão, que pode ter o seguinte formato:

> "O tratamento que você vai receber se chama, terapia cognitivo-comportamental, para o sono (resumindo, TCC). A TCC é uma intervenção psicológica projetada para ajudá-lo a alterar alguns comportamentos (hábitos de sono, horários de sono) e pensamentos e crenças (preocupações com insônia e suas consequências) que contribuem e perpetuam seu problema de sono. Estes são escolhidos como alvo porque a pesquisa mostra que essa é uma estratégia eficaz. As principais características da TCC para insônia são ser focada no sono, ser relativamente breve em comparação com outros tipos de psicoterapia, e você cumprir um papel muito ativo no seu próprio tratamento. O tratamento envolverá 6 a 8 sessões individuais semanais, com duração de 50 minutos. A principal pauta de cada uma dessas sessões incluirá repassar seu diário de sono da semana anterior e dar recomendações práticas e exercícios de casa para facilitar a mudança de hábitos de sono, horários, crenças, pensamentos, e assim por diante, e ajudá-lo a resolver problemas que possam interferir em seu progresso e nos exercícios de casa. O principal objetivo é ajudá-lo a melhorar seu sono e seu funcionamento diurno. Para atingir essas metas, você receberá orientação direta, mas será responsável pela implementação das recomendações em casa."

Depois de apresentar essa visão geral, o terapeuta fornece mais informações sobre como a intervenção foi desenvolvida e sua eficácia clínica. Essa informação é útil para aumentar a credibilidade do tratamento e induzir um sentimento de esperança em pacientes que tenham insônia há muito tempo, ao mesmo tempo que alerta outros contra expectativas de mudanças rápidas em seu sono.

> "Este tratamento foi desenvolvido por psicólogos como alternativa às terapias medicamentosas. Ele é baseado em pesquisa clínica e foi testado amplamente em todo o mundo. O tratamento se mostrou eficaz com milhares de indivíduos que sofrem de problemas de insônia semelhantes ao seu. Ele vai ajudar a melhorar o seu sono e, mais importante, desenvolver habilidades de automanejo para recuperar o controle do sono e lidar de forma mais adaptativa com dificuldades ocasionais para dormir, que podem ocorrer mesmo após este programa terminar. Embora possa demorar mais tempo para melhorar o seu sono com esta abordagem do que com a medicação, as pesquisas mostraram que a TCC produz melhorias no sono que se mantêm por muito tempo depois de completado o tratamento."

Os terapeutas devem enfatizar a natureza colaborativa e a importância do exercício de casa como alicerces do tratamento. A pedra angular desta abordagem, que é comum à maioria das TCCs, é que o paciente assume um papel ativo em seu tratamento. Assim, ele é incentivado a desenvolver novas habilidades para alcançar um melhor controle de seu sono.

Manter um diário do sono é um requisito essencial do tratamento, e isso fica muito claro na primeira sessão. Os terapeutas explicam que o diário é importante para (1) documentar a natureza e a gravidade do problema inicial de sono; (2) avaliar variações nos padrões de sono a cada noite e identificar os fatores que contribuem para um sono melhor ou pior; (3) monitorar o progresso do tratamento; e (4) avaliar o cumprimento dos procedimentos de tratamento. O tratamento pode se tornar difícil se um paciente não monitorar seu sono ou se esquecer-se de trazer o diário. Como o descumprimento do automonitoramento provavelmente está relacionado ao descumprimento de procedimentos de tratamento, os terapeutas devem abordar essa questão diretamente, se ela se tornar um problema. Não é necessário que o paciente controle o relógio para apresentar horas precisas, bastando uma ideia sobre o tempo de sono. Caso se esqueçam de fazer o automonitoramento em determinado dia, os pacientes não devem voltar e estimar parâmetros do sono retrospectivamente. O cumprimento do diário costuma ser reforçado quando tempo e lugar de preenchimento são identificados. Por exemplo, paciente e terapeuta podem discutir uma hora (café da manhã) e um lugar (cozinha) para o preenchimento do diário.

Análise funcional e formulação de caso

Para obter uma formulação de caso, terapeuta e paciente discutem frequência, intensidade e duração da insônia, e seus antecedentes. Avaliam comportamentos e consequências relacionados ao sono: antes de ir para a cama (p. ex., rotina para dormir), durante a noite (p. ex., telefone celular fica ligado), ao acordar (p. ex., sonolência, letargia) e durante o dia (p. ex., uso de cafeína, tirar cochilos). A relação entre pensamentos, emoções e comportamentos específicos do sono é mapeada durante toda a noite e todo o dia. A Figura 16.3 é um exemplo de formulário de conceituação de caso para o período da noite.

A formulação de caso visa a provocar a curiosidade do paciente sobre seu sono e começar a formar uma imagem do que está acontecendo. O terapeuta pode introduzir o seguinte exercício:

> "Para planejar as nossas sessões, seria útil obter uma imagem muito detalhada de sua experiência com a insônia, quase como colocar o seu sono em um microscópio. Nós fazemos isso identificando uma noite típica recente e um dia típico recente. Eu vou fazer muitas perguntas sobre cada um deles para ter uma noção do tipo de coisa que está acontecendo. É como uma impressão digital: cada pessoa é um pouco diferente, de forma que o tratamento precisa ser um pouco diferente. Pode ser?"

O primeiro passo é ajudar o paciente a escolher um exemplo recente *muito específico* de "episódio de insônia" durante a noite. Certifique-se de elaborar apenas um modelo de cada vez (isto é, ou dia ou noite). Um episódio muito específico é uma situação que aconteceu em determinado dia e em determinada hora. Certifique-se de conferir regularmente para garantir que a noite seja típica. Às vezes, a noite ou o dia selecionados não são típicos ou não foram muito desconfortáveis. O terapeuta deve parar esse modelo assim que isso ficar visível e começar de novo com uma noite típica e desconfortável. Entre os exemplos de alguns episódios recentes muito específicos, podem estar "Na noite da última terça-feira, eu trabalhei até a 1 hora da manhã e depois não consegui dormir" ou "Na sexta-feira, no trabalho, eu tive um dia horrível, me senti mal, tinha uma aparência horrível e tive um desempenho ruim". Passe alguns minutos fazendo perguntas para coletar informações, com o objetivo de explorar o

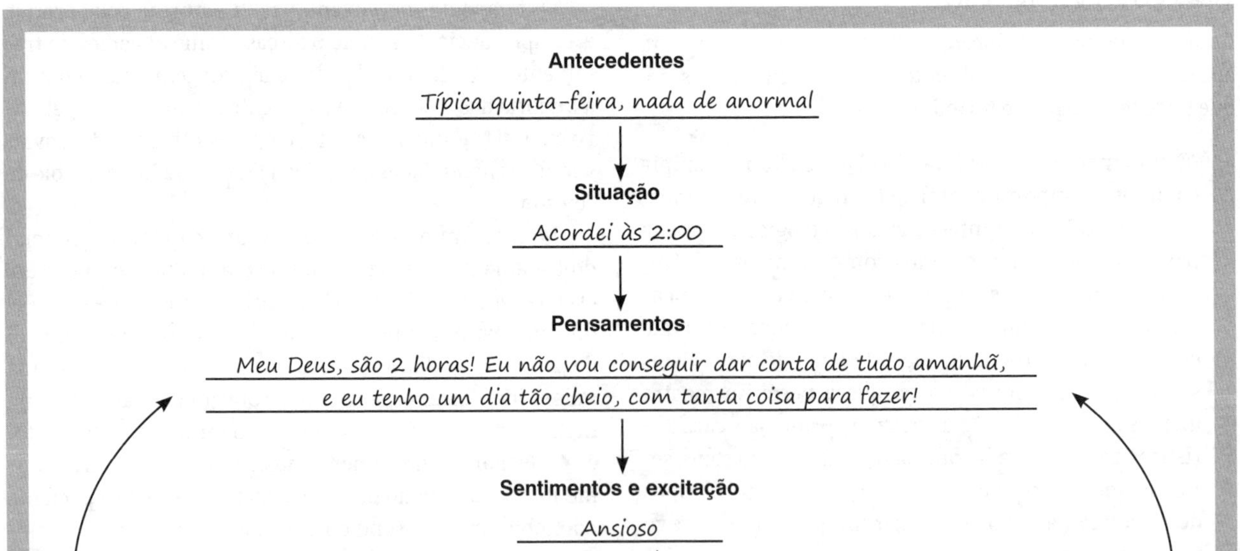

FIGURA 16.3 Formulário de conceituação de caso preenchido sobre a noite.

conteúdo do modelo diurno ou noturno. O objetivo dessa discussão inicial é obter uma descrição muito detalhada sobre o que aconteceu *exatamente*, e as consequências disso. O que segue é um exemplo de um paciente que acordou às 2 horas da manhã (Fig. 16.3):

TERAPEUTA: O que acordou você?

PACIENTE: Não sei.

TERAPEUTA: Como você sabia que horas eram?

PACIENTE: Eu olhei no relógio e vi que eram 2 horas.

TERAPEUTA: Quando você olhou para o relógio e percebeu que eram 2 horas, o que passou pela cabeça?

PACIENTE: Eu pensei: "Meu Deus!"

TERAPEUTA: OK, então você olhou o relógio e percebeu que eram 2 horas e pensou: "Meu Deus!". Você pode me contar mais? O que você quer dizer com "Meu Deus"?

PACIENTE: Meu Deus, não vou dar conta amanhã, tenho um dia tão cheio, com tanta coisa para fazer!

TERAPEUTA: Então, quando você pensou "Meu Deus, tenho um dia tão cheio, com tanta coisa para fazer", como se sentiu?

PACIENTE: Muito ansioso.

Baseando-se em um trabalho clássico sobre o desenvolvimento de tratamento, da equipe de David M. Clark (Clark et al., 1999, 2006), as perguntas a seguir são úteis para formular o modelo. Seguem perguntas para modelos noturnos, com perguntas análogas para o dia, entre colchetes [ ]:

Para identificar pensamentos negativos:

- "O que passou pela sua cabeça/no que você estava pensando antes de ir para a cama [ao acordar], ao ir para a cama [ao se preparar para o dia], e quando você percebeu que não estava pegando no sono [não estava tendo um bom desempenho]?"
- "O que você achou que aconteceria como resultado disso?"
- "O que isso significaria? O que seria tão ruim nisso?"

Para identificar comportamentos de segurança:

- "Ao pensar que *X* poderia acontecer, você fez algo para tentar impedir isso?"
- "Você faz alguma coisa para garantir que vai pegar no sono [ter um bom desempenho durante o dia]?"

Para identificar sentimentos:

- "Quando você está com medo de que *X* aconteça, o que percebe que está acontecendo em seu corpo?"
- "Que tipo de emoções você sente quando pensa em *X*?"
- "E o seu nível de energia?"

Para identificar o monitoramento:

- "Como você sabia que *X* iria acontecer?"
- "Como você determinou ou mediu o quão perto estava de pegar no sono ou que horas eram [que você estava se sentindo tão cansado]?"
- "Como você monitora/mede quando a insônia voltou?"
- "Como você sabe que não pegou no sono [ainda estava cansado]?"

É importante que o terapeuta faça perguntas para ilustrar a relação cíclica entre pensamentos, sentimentos e comportamentos que muitas vezes fica clara na insônia. Essas perguntas se concentram nas setas. Muitas vezes, é importante conectar "monitoramento" e "comportamentos de segurança" com pensamentos. Aqui estão algumas perguntas que ajudarão:

Para conectar pensamentos, sentimentos e comportamentos:

- "Quando está se concentrando em (dar exemplos de monitoramento, como olhar o relógio), quais pensamentos ocorrem? Passa alguma coisa pela sua mente?"
- "Quando está se concentrando em (dar exemplos de comportamentos de segurança, como ficar na cama por longos períodos), como isso influencia sua volta a dormir?"
- "Quando você monitora essas coisas (quando enfrenta fazendo *X*), isso ajuda a se preocupar menos ou desencadeia mais preocupações?"

Identificando as consequências:

- "Observar a fadiga e a tensão tem qualquer consequência [para o seu dia]?"
- "Esses pensamentos, emoções e comportamentos tiveram alguma consequência sobre você voltar a dormir [como foi o resto do seu dia]?"

Uma vez que o modelo tenha sido formulado, o terapeuta descreve a *versão personalizada* ao paciente, pedindo *feedback* e reações. O terapeuta pode dizer o seguinte:

> "Isso foi muito útil. Deixe-me mostrar o que escrevi aqui, e gostaria que você me desse um *feedback* sobre quais partes entendi e quais compreendi mal. Isso é muito semelhante ao que encontramos muitas vezes. Esses tipos de pensamentos [citar alguns] parecem levar a esses tipos de sentimentos [citá-los]. Juntos, eles dificultam o sono. Além disso, os pensamentos e sentimentos podem nos colocar em um estado de vigilância. Começamos a monitorar o ambiente e nossos corpos [dê alguns exemplos de tipos de monitoramento que o paciente faz], o que muitas vezes provoca mais pensamentos, o que, por sua vez, desencadeia mais sentimentos. Então, muito compre-

ensivelmente, tentamos lidar com isso fazendo coisas como [citar alguns dos comportamentos de segurança]. Agora, alguns deles realmente podem ser úteis para voltarmos a dormir, mas, por vezes, durante o tratamento, testamos até onde eles são úteis fazendo um experimento, verificando duas vezes. É por isso que nós os chamamos de comportamentos de segurança. Comportamentos de segurança são coisas que as pessoas fazem para tentar corrigir o problema que têm, mas que, inadvertidamente, às vezes contribuem para o problema. Podemos testar se esses comportamentos são úteis ou inúteis. Como esse modelo se encaixa em você?"

Quando o modelo tiver sido concluído, é importante perguntar aos pacientes se eles podem pensar em maneiras de intervir. Se uma área for identificada, trace uma linha dupla entre as setas de manutenção para representar visualmente a quebra do ciclo. Na maioria das vezes, os pacientes não conseguem apresentar formas de intervir, de modo que o terapeuta pode ajudar, dizendo algo como o seguinte:

> "Eu sugiro que um dos nossos alvos sejam esses pensamentos... Se conseguirmos mudá-los, vamos mudar os seus sentimentos. Só isso já vai ser muito útil para ajudar você a voltar a dormir. Além disso, também vamos objetivar o monitoramento. Quando mudamos o monitoramento, as pessoas normalmente se sentem muito mais relaxadas e dormem muito melhor. Então, como já disse, se você estiver interessado, vamos testar com experimentos as coisas que você está fazendo para lidar com a situação agora, para ver se algumas estão alimentando o ciclo."

Resuma, salientando que uma mudança em uma ou mais partes do ciclo de perpetuação mudará o sistema.

Definição de objetivos

Uma vez que a conceituação de caso/os modelos de insônia estiverem formulados, os objetivos específicos são identificados e anotados na sessão, de forma colaborativa. Os objetivos são claramente indicados (p. ex., "pegar no sono em 30 minutos todas as noites", em vez de "pegar no sono rapidamente à noite") e viáveis (p. ex., "dormir a noite toda, apenas com vários despertares breves", em vez de "dormir durante a noite sem acordar", já que o último não é biologicamente viável). Terapeutas e pacientes podem estabelecer objetivos para o período noturno (adormecer, permanecer dormindo, postergar a hora de dormir) e para o diurno (aumentar a energia, reduzir o consumo de cafeína). Os objetivos são revisitados brevemente na metade e na conclusão do tratamento.

Os objetivos da terapia são definidos na primeira sessão, mas, às vezes, precisam ser reavaliados e reajustados periodicamente à medida que a intervenção se desenrola. É importante estabelecer objetivos realistas, operacionais e bem-definidos. A definição de objetivos é útil para manter a terapia no foco. Ao estabelecer objetivos bem-definidos, a aliança terapêutica permanece orientada para as necessidades e os desejos do paciente, e minimiza o desvio para aspectos irrelevantes. Isso também fornece informações úteis sobre as expectativas do sono do paciente, que, às vezes, precisa ser ajustada durante o processo de definição de objetivos.

Entrevista motivacional

A *entrevista motivacional* (EM) é um método de comunicação que enfatiza aceitar o paciente como indivíduo, evitando dar lições e se concentrando no processo de evocar e moldar a linguagem em favor da mudança (Miller & Rollnick, 2002). A EM também inclui revisões regulares e diretas das vantagens e desvantagens percebidas da mudança, pois muitos comportamentos que interferem/são incompatíveis com o sono são gratificantes.

É feita uma revisão direta de vantagens e desvantagens percebidas da mudança. Por exemplo, os pacientes muitas vezes têm dificuldades de acordar na mesma hora em dias de semana e fins de semana. Permitir que o paciente evoque vantagens e desvantagens com orientação do terapeuta facilita a mudança de comportamento. A EM é usada novamente em sessões futuras à medida que são introduzidas estratégias adicionais.

Instrução sobre o sono e o ritmo circadiano

É apresentada ao paciente a instrução sobre o ritmo circadiano e o impulso homeostático do sono (consulte a seção "Sono e insônia"). Isso ressalta três pontos: (1) ir para a cama e acordar na mesma hora todos os dias ajuda o ritmo circadiano a se adaptar ao ciclo sono-vigília de 24 horas; e (2) períodos de cochilo diurno perturbam o acúmulo natural de pressão homeostática do sono; e (3) ir para a cama cedo não é recomendável, pois a excitação circadiana talvez ainda esteja elevada, assim como dormir de manhã é desaconselhável, pois atrasa o relógio circadiano e posterga a pressão do sono homeostática da noite seguinte. Indivíduos de todas as idades também podem se beneficiar da educação sobre mudanças específicas no sono durante toda a vida. Na adolescência e no início da idade adulta, entender a mudança biológica rumo a horários mais tardios para dormir e acordar, decorrentes da puberdade, é útil para a intervenção posterior. Da mesma forma, explicar aos adultos que o sono fica mais leve e mais fragmentado com a idade e que as necessidades de sono mudam, de modo que sete horas de sono por noite podem ser suficientes, pode ajudar muito a normalizar o entendimento do sono e a lançar as bases para intervenção.

COMPONENTES COMPORTAMENTAIS

Restrição de sono

A restrição do sono, como foi formulada por Spielman et al. (1987), baseia-se na premissa geral de que o tempo na cama deve ser limitado para maximizar o impulso do sono, para que a associação entre cama e dormir seja reforçada. Esse tratamento comportamental começa com uma redução do tempo passado na cama, para que seja equivalente ao tempo que o paciente estima passar dormindo. Assim, por exemplo, se um indivíduo dorme cerca de seis horas por noite (em média, durante toda a semana, com base em diários de sono), mas normalmente passa cerca de duas horas a mais tentando pegar no sono, a terapia de restrição do sono começaria limitando o tempo na cama a seis horas. Essa redução inicial no tempo passado na cama se destina a aumentar o impulso homeostático do sono (Perlis, Aloia, & Kuhn, 2010) e reduzir a associação entre cama e vigília. Após essa restrição, o sono vai se tornando mais eficiente, quando, então, aumenta gradualmente o tempo passado na cama.

Os terapeutas começam a restrição do sono calculando o TTS, o tempo na cama e a *eficiência do sono* com base no diário do sono da semana anterior. A *eficiência do sono* é o TTS dividido pelo tempo passado na cama, multiplicado por 100 para formar uma percentagem. Assim, no exemplo anterior, se o paciente dorme uma média de seis horas por noite durante a semana e passa uma média de oito horas na cama, a eficiência do sono para a semana será de (6 ÷ 8) × 100, ou 75%. O objetivo é aumentar a eficiência do sono para mais de 85–90%. O terapeuta deve definir uma janela do sono igual ao TTS da semana anterior (seis horas), escolhendo uma hora para dormir e uma hora para acordar com o paciente (p. ex., da meia-noite até as 6 horas da manhã). Quando a eficiência do sono atingir 85%, paciente e terapeuta podem ampliar gradualmente a janela (p. ex., em 30 minutos por semana) em direção a um tempo ideal de sono.

Os pacientes muitas vezes hesitam em implementar a restrição do sono. Muitos indivíduos com insônia acreditam que precisam passar uma grande parte do tempo na cama para conseguir obter uma quantidade mínima de sono. Outros, ainda, preocupam-se com a privação do sono no curto prazo que a restrição do sono provavelmente implicará — afinal, os pacientes se apresentam com o desejo de obter *mais* sono, e a restrição do sono é uma estratégia que, no curto prazo, provavelmente lhes dará *menos*. Explique ao paciente que seu cérebro e seu corpo desenvolveram hábitos que levam a tempo acordado na cama e baixa eficiência do sono. A restrição do sono é a maneira mais eficaz para melhorar a eficiência do sono ao consolidar o tempo de sono. Diga ao paciente que, embora inicialmente ele possa não dormir mais, sua qualidade e sua eficiência do sono provavelmente vão melhorar. Esses são os primeiros passos para solucionar problemas de sono. Tranquilize o paciente de que, à medida que sua eficiência do sono melhorar, você vai ampliar a "janela do sono" para possibilitar mais tempo na cama.

Controle de estímulos

A fundamentação da terapia de controle de estímulos reside na noção de que a insônia é resultado do condicionamento que ocorre quando a cama passa a ser associada à incapacidade de dormir. A cama, a hora de dormir e o quarto perderam suas propriedades anteriormente associadas ao sono, e o principal objetivo terapêutico é restabelecer ou fortalecer as associações entre o sono e as condições de estímulo nas quais ele normalmente ocorre. Conforme descrito por Bootzin, Epstein e Wood (1991), o controle de estímulos exige que os pacientes cumpram uma série de recomendações de comportamento específicas. Essas recomendações, juntamente com sugestões para sua introdução, são descritas a seguir.

- *Só vá para a cama quando estiver com sono.* Para restabelecer a associação entre a cama e o sono, os pacientes são orientados a ir para a cama e ficar nela somente quando estiverem sonolentos e quando dormir for iminente. Os terapeutas explicam que "sonolento" é diferente de "cansado" e que, embora um indivíduo possa se sentir cansado à noite, ele deve esperar até ter sono antes de ir para a cama. Note que, se uma janela de sono foi definida como parte da restrição de sono (descrita anteriormente), o paciente é instruído a *permanecer acordado* até o início da janela do sono, mesmo que se sinta sonolento.
- *Saia da cama se não conseguir pegar no sono.* Como o tempo passado acordado na cama muitas vezes pode ser associado a preocupação, ruminação e excitação, os pacientes são instruídos a sair da cama se não adormecerem dentro de 15 a 20 minutos, e a só voltarem quando se sentirem sonolentos. Isso pode ser introduzido na sessão da seguinte forma:

  "Se você não conseguir pegar no sono ou voltar a dormir dentro de 15 a 20 minutos, saia da cama, vá para outro recinto e faça uma atividade tranquila que considere relaxante. Você pode ler, ouvir música, fazer palavras cruzadas ou encontrar outra coisa que não seja excitante. Volte para a cama somente quando estiver com sono, e repita essa etapa quantas vezes for necessário durante toda a noite. Portanto, a qualquer hora em que você acordar e ficar acordado por mais de 20 minutos, saia da cama e vá para outro quarto. Esse regime vai ajudar a reassociar sua cama/seu quarto a adormecer rapidamente."

- *Os terapeutas podem discutir ideias para atividades de relaxamento com os pacientes e anotá-las em sessão, ouvindo atentamente para identificar e desencorajar atividades poten-*

cialmente estimulantes (navegar na internet, assistir a certos programas de televisão, limpar a casa). Enfatize aos pacientes que será difícil cumprir essa recomendação. Incentive-os a deixar roupas quentes ao lado da cama para aumentar o desejo de sair dela. Discuta com pacientes que vivem em quitinetes ou quartos individuais a possibilidade de encontrarem outro lugar (uma cadeira ou almofada no chão) aonde ir quando saírem da cama.

- *Reserve o quarto para dormir e fazer sexo*. Elimine todas as atividades incompatíveis com o sono (conversas perturbadoras, estudo, televisão) da cama e do quarto. Muitos indivíduos vão para a cama cedo e leem ou assistem à televisão para facilitar o início do sono, mas lembre os pacientes de que esse tempo passado acordado na cama dilui a associação entre cama e dormir.
- *Desencoraje tirar cochilos/sestas*. Explique aos pacientes que os cochilos podem compensar a pressão homeostática do sono, dificultando adormecer ou permanecer dormindo à noite. Muitas vezes, pode ser útil apontar exemplos específicos nos diários do sono em que um cochilo durante o dia causou mais dificuldade para dormir ou mais vigília durante toda a noite, para ilustrar essa questão. Se os pacientes fazem sestas regulares a determinada hora, ajude-os a pensar em atividades que possam ser programadas como alternativa. Diga que, embora possam parecer úteis no curto prazo, os cochilos podem perturbar os ritmos de sono-vigília e perpetuar a insônia em longo prazo.

Higiene do sono

Informações sobre o sono e comportamentos incompatíveis com ele, bem como as consequências diurnas das perturbações no sono, muitas vezes são fornecidas para informar os pacientes sobre os passos básicos que eles podem dar para dormir melhor. As intervenções direcionadas à higiene do sono são de natureza comportamental e têm como alvo rotinas incompatíveis com dormir. As intervenções de higiene do sono geralmente incluem os seguintes componentes (Morin & Espie, 2007): (1) o paciente é educado sobre os efeitos prejudiciais ao sono causados por álcool, tabaco e cafeína e é incentivado a evitar a cafeína à noite e álcool/tabaco na hora de dormir; (2) os pacientes são incentivados a fazer um pequeno lanche antes de dormir, mas evitar refeições pesadas; (3) sabe-se que o exercício aumenta a continuidade e a qualidade do sono, e ele é recomendado para o paciente; fazer exercícios algumas horas antes de deitar, no entanto, pode atrasar o início do sono; (4) o paciente é incentivado a manter o ambiente do quarto silencioso, escuro e fresco. Embora a educação para a higiene do sono costume ser incluída como um componente da TCC-I, seu uso como única intervenção no tratamento da insônia não tem sustentação experimental (Morin et al., 2006).

Relaxamento progressivo, despertar e regularidade

Rotina de relaxamento progressivo

Os pacientes precisam de ajuda para planejar um relaxamento progressivo de 30 a 60 minutos, em que são introduzidas atividades relaxantes, que melhorem o sono, em condições de pouca luz. Uma rotina de relaxamento progressivo regular é benéfica em vários aspectos: promove relaxamento, aumenta associações positivas com a cama/hora de dormir e, quando feita em condições de pouca luz, ajuda o avanço do ritmo circadiano em pacientes que são "pessoas da noite", mantendo a indução ao sono (Wyatt, Stepanski, & Kirkby, 2006). Atividades incentivadas na rotina de relaxamento progressivo incluem leitura, aparência/higiene, banho, fazer palavras cruzadas leves, ouvir música suave e outras atividades de relaxamento que o paciente escolher. Uma questão central é o uso de mídia interativa eletrônica (navegar na internet, usar o telefone celular ou as redes sociais). Embora possam reconhecer que essas atividades são estimulantes, os pacientes podem relutar em abrir mão delas no período antes de dormir. A EM pode ser útil, uma vez que muitos pacientes estão isolados socialmente e dependem da interação social via internet antes de dormir. Um experimento comportamental que se estende pela semana (p. ex., três noites com hora de dormir "normal", seguidas por três noites com uma "rotina de relaxamento progressivo", com classificações diárias de relaxamento antes de deitar e SOL) pode *ilustrar* os efeitos de uma boa rotina de relaxamento progressivo para melhorar o sono (Harvey & Talbot, 2012). Muitos pacientes escolhem voluntariamente um "toque de recolher" eletrônico e uma hora em que o relaxamento progressivo terá início, optando por usar o alarme de um telefone celular como lembrete.

Rotina para despertar

Como mencionado anteriormente, os pacientes se beneficiam da instrução sobre a inércia do sono ao acordar e sobre comportamentos que podem aumentá-la ou diminuí-la. Os comportamentos úteis para conter a inércia do sono incluem não apertar o botão "soneca" do despertador, expor-se à luz solar ao acordar (p. ex., abrir as cortinas para deixar entrar a luz do sol, tomar café da manhã ao ar livre), estimular a atividade física matinal, tomar banho, ouvir música agitada e incentivar o contato social (Kaplan, Talavera, & Harvey, 2018). Recomendações comportamentais podem ser introduzidas para combater o desejo de dormir mais, incluindo a colocação de um despertador longe da cama para que seja necessário levantar para desligá-lo e arrumar a cama para reduzir o incentivo a voltar para ela. Incentivos de parentes e amigos também podem ajudar a pessoa a cumprir a hora de despertar.

Regularizar e mudar horas de dormir e acordar

A regularização das horas de dormir e acordar ao longo da semana pode ser uma intervenção útil, principalmente se a variabilidade de horários parecer ser uma característica importante da perturbação do sono. É fundamental construir motivação para o paciente acordar na mesma hora, inclusive nos fins de semana (Crowley & Carskadon, 2010). Isso promove sonolência constante à noite, especialmente quando se evitam sestas.

Costuma ser útil comparar a variabilidade de horários com o fenômeno do *jet lag*, como segue:

TERAPEUTA: Você já teve *jet lag*?

PACIENTE: Sim.

TERAPEUTA: Quando foi a última vez?

PACIENTE: Ah, eu acho que foi na última vez que voei para o Leste, para visitar parentes.

TERAPEUTA: O que você notou?

PACIENTE: Vamos ver... Eu me senti meio desconectado, como se não conseguisse me concentrar. Era difícil pegar no sono, mais do que já costuma ser para mim!

TERAPEUTA: E voando para o Leste... é uma diferença de três horas em relação a aqui, correto?

PACIENTE: Sim.

TERAPEUTA: Vamos dar uma olhada no seu diário de sono da semana passada. O que você percebe entre dias de semana e fim de semana?

PACIENTE: Bom... Eu fui para a cama às 2 horas da manhã na sexta-feira e no sábado, porque saí ambas as noites. E acho que eu dormi demais por isso.

TERAPEUTA: E a que horas você foi para a cama no domingo e na segunda-feira?

PACIENTE: Acho que tentei dormir às 11 horas, porque tenho de acordar para trabalhar.

TERAPEUTA: Então você simplesmente passou de 2 horas da manhã no fim de semana para 11 horas no dia da semana. Você atravessou o país!

PACIENTE: Ah... Eu acho que nunca pensei nisso dessa forma.

TERAPEUTA: Não surpreende que você tenha tido dificuldades de adormecer no domingo e na segunda-feira. Seu corpo sentiu *jet lag*, e, com a "mudança de horário", era difícil adormecer.

PACIENTE: É previsível que eu tenha tantos problemas nas noites de domingo!

Para pacientes que desejem atrasar seus horários de sono, nós trabalhamos para obter ajustes comportamentais para que se adaptem aos horários anteriores. Fazemos isso em mudanças pequenas, sistemáticas (p. ex., antecipando a hora de dormir em 20 a 30 minutos por semana) para garantir que o paciente consiga. Incentivamos a exposição à luz ao acordar, o que ajudará o avanço do ritmo circadiano, e trabalhamos com os pacientes para minimizar a variabilidade dos tempos de vigília. Reafirmamos aos pacientes que qualquer pressão do sono (ou seja, perda de sono) acumulada inicialmente com avanço da hora de dormir, na verdade, vai ajudar a alinhar os horários de dormir e acordar ao aumentar a probabilidade de antecipar o início do sono nas noites seguintes.

COMPONENTES COGNITIVOS

Preocupação

Está bem-estabelecido que indivíduos com insônia crônica se preocupam com vários assuntos enquanto estão na cama, incluindo a incapacidade de pegar no sono (Harvey, 2002b; Wicklow & Espie, 2000). Modelos cognitivos que implicam preocupação (p. ex., Harvey, 2002a) postulam que a preocupação ativa o sistema nervoso simpático e a excitação fisiológica correspondente, o que dificulta o início do sono (Espie, 2002). Portanto, uma intervenção que vise à preocupação é uma importante área clínica no tratamento da insônia.

Segundo abordagens de terapia cognitiva bem-estabelecidas (Beck, 2021; Young, Ward-Ceisielski, Rygh, Weinberger, & Beck, Cap. 7, neste volume), o primeiro passo na abordagem da preocupação envolve a instrução sobre pensamentos automáticos negativos (PANs) e erros na maneira de pensar. Os PANs podem ser apresentados aos pacientes da seguinte forma:

TERAPEUTA: Imagine que existam duas pessoas em frente a um cinema, cada uma esperando uma amiga chegar. As amigas estão atrasadas, e essas duas pessoas estão esperando. A Pessoa 1 está pensando: "Puxa, por que será que ela está atrasada. Eu espero que tudo esteja bem com ela! Será que ela teve um acidente vindo para cá?". A Pessoa 2 está pensando: "Puxa, eu não acredito que ela esteja atrasada! Ela sempre faz isso! Ela não respeita o meu tempo, não é boa amiga". Que tipos de emoções você acha que a Pessoa 1 está sentindo?

PACIENTE: Provavelmente um pouco de medo e preocupação.

TERAPEUTA: Certo. E a Pessoa 2?

PACIENTE: (*rindo*) Raiva, e talvez ressentimento.

TERAPEUTA: Exatamente! Assim, duas pessoas na mesma situação podem ter respostas emocionais *muito* diferentes a um evento, dependendo do que estejam pensando. Em outras palavras, nossos pensamentos podem influenciar diretamente as nossas emoções. Muitas vezes, temos dezenas de pensamentos em rápida sucessão, e sequer percebemos. Nós os aceitamos como são, sem parar para olhar para eles. Vamos procurar e responder a alguns pensamentos automáticos relacionados ao sono nas próximas semanas.

Então, o terapeuta dá mais instruções sobre pensamentos automáticos: (1) muitas vezes, eles são uma linha de pensamento que corre em paralelo ao pensamento falado; (2) muitas vezes, não estamos plenamente conscientes deles; (3) os pensamentos automáticos são extremamente rápidos e, às vezes, são apenas algumas palavras, em vez de frases; (4) eles não surgem como resultado de deliberação, mas simplesmente acontecem como reflexos; (5) costumam ser difíceis de desligar; (6) muitas vezes, aceitamos sua validade sem parar para questioná-los; e (7) eles frequentemente precedem uma emoção poderosa. O terapeuta deve sublinhar que temos centenas e centenas de PANs por dia, e costuma ser útil olhar para eles, prestando atenção às mudanças na emoção.

Em seguida, o terapeuta trabalha com o paciente para identificar uma emoção poderosa recente, dos dois dias anteriores, e usar a emoção como ponto de partida para descobrir PANs relacionados. Estes são anotados em um formulário simples, em três colunas (Situação-Pensamentos-Emoções). O paciente é convidado a praticar a identificação de outros PANs ao longo da semana, prestando atenção às mudanças na emoção e as anotando nas três colunas, enfatizando os PANs relacionados à insônia ("Estou exausto" ou "Eu não vou conseguir dar conta hoje"). O terapeuta também fornece psicoeducação sobre distorções cognitivas comuns (pensamento do tipo 8 ou 80, catastrofização, personalização, confusão de sentimentos e fatos, etc.) e pede aos pacientes que categorizem alguns dos PANs que identificarem durante a semana.

Na sessão seguinte, o terapeuta examina o formulário de PANs do paciente em três colunas e faz uma breve discussão/revisão desses PANs e temas relacionados. Em seguida, introduz um registro de pensamentos ampliado, que orienta o paciente a avaliar a validade do pensamento com uma série de questões, incluindo evidências a favor e contra o pensamento, formas alternativas de interpretá-lo, o pior que poderia acontecer e se o paciente seria capaz de viver com isso, a utilidade do pensamento e o efeito de pensar dessa maneira, como os outros podem ver a situação, a importância do pensamento quando o paciente tiver 80 anos, e se é um dos "erros de pensamento". Paciente e terapeuta escolhem, juntos, um PAN e trabalham no formulário conjuntamente em sessão.

Uma vez que o paciente tenha entendido completamente esse procedimento, o terapeuta dá o exercício de casa de completar um registro ampliado diariamente ou, pelo menos, vários exemplos a cada semana. Isso continua durante várias semanas. O terapeuta apresenta a seguinte fundamentação para *continuar* preenchendo o registro ampliado diariamente: (1) observando, relatando e avaliando os PANs, é mais fácil vê-los de forma objetiva e obter alguma distância deles; (2) observar, relatar e avaliar PANs são uma oportunidade para testar sua realidade/lógica e reconhecer que os pensamentos podem não ser confiáveis; e (3) o mais importante, como leva muito tempo para mudar hábitos de pensamento que têm muitos anos, reverter os velhos hábitos demandará prática. O preenchimento de um formulário por dia, durante um período de semanas, vai tornar o novo estilo de pensamento habitual.

Estratégias de preocupação úteis e inúteis

Um conjunto de outras intervenções relacionadas a preocupação é oferecida ao paciente para que ele consiga criar uma lista personalizada de estratégias úteis e inúteis para administrar a preocupação. As estratégias inúteis podem incluir supressão (Harvey, 2003a), crenças positivas sobre a preocupação (Harvey, 2003b) e perguntas com base em "por quê" (Watkins & Baracaia, 2001). Apresente as consequências adversas da supressão de pensamentos sempre que ela se tornar relevante, às vezes já na primeira sessão. Por exemplo, assim que o paciente mencionar algo na linha de "Eu tento suprimir os meus pensamentos" ou "Eu limpo a minha mente", o terapeuta pode fazer um "experimento do urso branco" ("Durante o próximo minuto, vamos fechar os olhos e pensar sobre qualquer coisa que quisermos, com exceção de um urso branco grande e fofo") para ilustrar os efeitos paradoxais da supressão de pensamentos. Isso ajuda o paciente a entender que, muitas vezes, a supressão causa "rebote do pensamento" ou monitoramento do pensamento suprimido, o que torna sua ocorrência mais provável. Há uma avaliação útil para supressão de pensamentos e outras estratégias de controle (Ree, Harvey, Blake, Tang, & Shawe-Taylor, 2005). Os terapeutas também devem estar atentos a pacientes que tenham crenças positivas sobre a utilidade de se preocupar antes de dormir. Os terapeutas podem usar o questionamento socrático para discutir as vantagens disso ou fazer experimentos comportamentais para coletar dados sobre a utilidade ou não das crenças positivas sobre se preocupar na cama. Por fim, perguntas do tipo "por quê" costumam estar envolvidas na insônia. Muitos pacientes fazem perguntas como "Por que estou acordado?" ou "Por que eu não durmo tão bem quanto o meu parceiro?". Apresente a seu paciente a fundamentação sugerida por estudos experimentais de que as perguntas do tipo "por quê" bloqueiam o processamento e promovem ruminação.

Depois de analisar o que *não* fazer para administrar a preocupação, examine com o paciente outras estratégias mais úteis de administração de pensamentos. Em primeiro lugar, sugira a ideia de não controlar ou reprimir os pensamentos, e fazer o oposto: deixá-los vir. Deixá-los entrar e sair livremente. Isso pode diminuir sua força e poder, e até mesmo transferi-los à categoria dos chatos. Outra alternativa útil é captar os pensamentos e avaliá-los com o registro de pensamento ampliado descrito anteriormente. Apresentar a importância de uma zona de relaxamento progressivo ou transição para processar o dia e desconectar dele pode ser uma resposta útil à preocupação. Por fim, pratique "saborear" para se concentrar nos aspectos positivos na vida do paciente. *Saborear* é prestar atenção, valorizar e reforçar experiências positivas que o paciente teve durante o dia. Pode ser um evento pequeno/cotidiano, como olhar pela janela e observar árvores e flores encantadoras, relembrar umas férias que foram prazerosas ou pensar sobre uma reunião de família ou um encontro com o cônjuge/parceiro que esteja para acontecer. Incentive o paciente a se concentrar na experiência positiva e, quando surgirem pensamentos negativos, volte à experiência positiva e desfrute dela. A fundamentação é associar pensamentos positivos à hora de dormir. Trabalhe com o paciente na sessão para identificar momentos presentes, passados e futuros de que ele possa desfrutar. Pratique esse desfrutar com ele na sessão e permita que ele reflita sobre a experiência.

Estabeleça uma ou mais dessas estratégias alternativas como exercício de casa, introduzindo-o como experimento comportamental. Os experimentos comportamentais, explicados na Tabela 16.1, são métodos poderosos usados em todos os componentes cognitivos da TCC-I (para ler mais sobre experimentos comportamentais, ver Perlis, Aloia, & Kuhn, 2012; Ree & Harvey, 2004a). O objetivo é

TABELA 16.1 Etapas envolvidas em criar, testar e processar experimentos comportamentais

Etapas e descrição	Exemplo
• *Etapa 1. Identifique o pensamento, a crença, o comportamento ou o processo a que o experimento visará.* A fundamentação para realizar o experimento, assim como o alvo ou objetivo, deve ser clara. Os alvos podem incluir questionar um comportamento ou crença inútil, ou testar um novo. A meta é anotada na sessão.	Victor não sabe se é útil olhar o relógio quando adormece. Ele acredita que saber a hora e calcular quanto tempo resta para dormir pode aumentar a ansiedade durante a noite, mas também acha que *não* saber a hora pode aumentar a preocupação e a ansiedade durante a noite. Victor e o terapeuta se propõem a testar o seguinte: "Olhar o relógio à noite é útil ou prejudicial para o meu sono?".
• *Etapa 2. Trabalhem em conjunto para discutir possíveis ideias para um experimento.* Incentive o paciente a ser mais específico, definindo um local e um horário para o experimento. Seja criativo e desperte a curiosidade dele. Esteja aberto e flexível a ideias que o paciente tenha, pois isso pode aumentar a motivação para realizar o experimento. Às vezes, o paciente gosta de dar títulos criativos a seus experimentos.	Victor e o terapeuta concordam em criar um experimento para testar o impacto da observação do relógio sobre o sono. Eles concordam em olhar o relógio, como de costume, por três noites, seguidas de três noites sem olhar. Victor afirma que será tentado a virar o relógio para si nas noites "sem relógio", de forma que ele e o terapeuta discutem de forma colaborativa levar o relógio para o outro lado do quarto, para reduzir essa tentação.
• *Etapa 3. Anote previsões sobre o resultado e elabore um método para registrar o resultado o mais rápido possível após o experimento ser concluído.* Isso é muito importante: um atraso no registro do resultado pode gerar uma lembrança vaga e imprecisa do próprio experimento.	Victor tem a seguinte previsão: "Não olhar o relógio à noite vai aumentar minha ansiedade e me manter acordado por mais tempo, porque vou passar a noite toda me perguntando que horas são". Ele e o terapeuta decidem registrar a "ansiedade da noite passada" em uma escala de 1 a 10, *imediatamente após acordar*, e usar o diário de sono para observar o tempo que leva para pegar no sono.
• *Etapa 4. Preveja problemas e debata soluções.* Pergunte a seu paciente o que pode impedi-lo de concluir o experimento. Identifique os obstáculos e colabore para sua superação. Se o experimento gira em torno de uma nova habilidade, pratique-a junto em sessão antes de torná-la parte do experimento.	Victor e o terapeuta discutem os obstáculos à conclusão do experimento. Victor tem uma festa para ir em uma das noites, o que vai atrasar um pouco a hora de dormir; ele e o terapeuta decidem não fazer a experiência de observação de relógio nessa noite "não típica" e concluí-la nas outras seis noites da semana.
• *Etapa 5. Faça o experimento.*	Victor passa três noites olhando para o relógio e três noites sem olhar, registrando a ansiedade e as variáveis do sono padrão em seu diário do sono.

(Continua)

TABELA 16.1 Etapas envolvidas em criar, testar e processar experimentos comportamentais *(Continuação)*

Etapas e descrição	Exemplo
• *Etapa 6. Revise o experimento.* Peça ao paciente para resumir os pontos principais que aprendeu com a experiência. Ajude-o no preenchimento das lacunas e anote as conclusões junto com ele. Relembre-o das conclusões de cada experimento em sessões futuras. Se o resultado for diferente do previsto, faça perguntas de seguimento para avaliar quaisquer fatores (humor, comportamento, cognições) que possam ter influenciado o resultado de forma diferente do esperado. Normalmente, por meio de questionamento cuidadoso, pode-se aprender com um experimento, independentemente do resultado.	*Noites de relógio:* Classificações de ansiedade (em uma escala de 1–10): 8, 6, 7 Tempo para pegar no sono (em minutos): 120, 45, 60 *Noites sem relógio:* Classificações de ansiedade (em uma escala de 1–10): 10, 6, 4 Tempo para pegar no sono (em minutos): 140, 50, 15 À primeira vista, os números acima não parecem "resolver" a experiência de uma forma ou de outra. No entanto, com questionamento cuidadoso, gera-se uma hipótese subsequente testável. Victor relata que seus níveis de ansiedade e tempo para pegar no sono foram constantes nas noites de observação de relógio. Nas noites sem relógio, ele relata que sua ansiedade foi muito elevada inicialmente enquanto se perguntava que horas seriam; no terceiro dia, no entanto, reconheceu que pouco pensou sobre a hora. Victor e o terapeuta discutem a possibilidade de que ele estivesse experimentando ansiedade inicial com a nova mudança de comportamento, e especulam que ele possa precisar de mais tempo na condição sem relógio para "se acostumar" à mudança.
• *Etapa 7. Identifique experimentos subsequentes, se necessário.* Se o experimento não for realizado integralmente, ou se o resultado for ambíguo e/ou levantar outra questão, retorne à Etapa 1 e conceba uma nova experiência.	Victor e o terapeuta decidem prolongar a condição "sem relógio" por mais uma semana, ainda classificando a ansiedade e o tempo para pegar no sono imediatamente ao acordar.

dar ao paciente alguma experiência e prática com cada um deles. Sinta-se livre para prosseguir com outros experimentos em sessões subsequentes, se necessário.

Atenção e monitoramento

Como observado anteriormente, uma série de estudos documentou que os indivíduos com insônia subestimam seu tempo de sono e superestimam o tempo que gastam acordados à noite (p. ex., Harvey & Tang, 2012). Os indivíduos podem ficar mais ansiosos com seu problema de sono percebido e, com a maior vigilância em relação a esse estado, tirar conclusões imprecisas sobre seu sono anterior. Da mesma forma, podem monitorar os sinais de fadiga durante o dia. Há uma medida útil de monitoramento relacionada ao sono (Neitzert Semler & Harvey, 2004). Podem-se introduzir experimentos comportamentais, dentro e fora das sessões, para ilustrar os efeitos do viés de atenção e do monitoramento (Harvey & Talbot, 2012; Ree & Harvey, 2004a).

Para introduzir o conceito de monitoramento, o terapeuta pode fazer o seguinte:

TERAPEUTA: Feche os olhos e se concentre nas articulações do joelho e nas sensações que estão lá. Eu vou fazer o mesmo. Vamos levar dois minutos para fazer isso. *(após dois minutos)* O que você notou?

PACIENTE: Hmm... algum formigamento, e alfinetadas. Uma dor leve, talvez.

TERAPEUTA: Imagine, por um momento, que tenha havido muita pesquisa para indicar que as coisas que você menciona são sinais suaves de uma doença grave do sistema imunológico. Se você acreditasse nisso, como isso afetaria sua atenção pelo resto do dia?

PACIENTE: Eu estaria prestando atenção no meu joelho o dia todo!

TERAPEUTA: E como você se sentiria com relação a essas sensações?

PACIENTE: Bom, preocupado, eu acho, querendo saber se elas tinham piorado.

TERAPEUTA: E se o seu sono for como esse joelho, e quanto mais você procurar sintomas de cansaço ou fadiga, mais eles aparecerem?

O terapeuta pode usar esse diálogo para discutir com o paciente sobre o monitoramento que ele pode fazer durante dia e noite. Em seguida, pode introduzir um ou mais dos seguintes experimentos comportamentais para avaliar o monitoramento.

Monitoramento de fadiga

Façam uma breve caminhada juntos, em sessão. Instrua o paciente a passar 5 minutos concentrando-se internamente, para monitorar como seu corpo se sente, prestando especial atenção a sinais de cansaço e fadiga. Peça ao paciente para avaliar o quão cansado ele se sente. Em seguida, que passe 5 minutos concentrado externamente em árvores, flores e céu. Peça ao paciente para avaliar novamente o quanto ele se sente cansado. Volte ao consultório para avaliar.

Monitoramento de sons

Para instruir o paciente sobre o monitoramento durante a noite, muitas vezes é útil usar a metáfora do "radar". Uma paciente que monitorava o caminhão de lixo tinha seu "radar" ligado a noite toda para identificar esse som. Ela acordava com muitos sons durante a noite e pensava: "Ah, não, é o caminhão do lixo, já devem ser 5 horas, eu nunca vou conseguir dormir o suficiente". Esse pensamento gerava ansiedade, que tornava difícil voltar a dormir. Usamos várias estratégias para lidar com esse monitoramento: (1) avaliar se ouvir o caminhão de lixo era realmente uma indicação de vigília ou se o caminhão poderia ter feito com que a paciente acordasse de um sono leve; (2) discutir as vantagens e desvantagens de se ter um "radar" ligado durante a noite; e (3) pedir que a paciente ouvisse sons no quarto e longe, no quarto ao lado, e ainda mais longe, sons na rua, e mais longe ainda, incentivando a habituação a toda a gama de sons.

Monitoramento de aparência física

Uma paciente com quem trabalhamos costumava reclamar de sua aparência física nos dias seguintes a noites maldormidas. Ela acordava e imediatamente olhava no espelho, observando as bolsas sob os olhos. Quando perguntamos se as bolsas estavam feias nos dias em que ela não tinha dormido mal, a paciente admitiu que nunca olhava para elas. Nós criamos um experimento comportamental em que ela deveria olhar as bolsas sob os olhos quando acordasse todos os dias da semana, independentemente de como tivesse dormido, e avaliar a aparência das olheiras. A paciente descobriu que suas bolsas não mudavam de uma manhã a outra, e que ela apenas as ignorava nos dias em que não dormia mal.

Monitoramento do relógio

Prestar atenção ao relógio durante a noite toda pode aumentar a ansiedade e a vigilância, interferindo no sono. Paciente e terapeuta podem criar um experimento em que o relógio está visível durante três noites da semana e escondido da visão (ou seja, virado para a parede ou debaixo da cama) durante três noites. Peça ao paciente para avaliar a ansiedade geral da noite de sono anterior na parte da manhã e a registrar no diário de sono. Na sessão seguinte, o diário de sono pode ser revisto para comparar ansiedade e vigília nas noites de observação de relógio com aquelas em que o relógio ficou escondido.

Crenças inúteis sobre o sono

Em pesquisas seminais sobre insônia a partir da década de 1990, Morin (1993) destacou o papel das crenças inúteis sobre o sono. Sugeriu que essas crenças inúteis podem exacerbar pensamentos invasivos e preocupantes ao longo do dia e da noite, contribuindo para o desenvolvimento e a manutenção de transtornos do sono (Harvey, 2002a). Uma crença inútil sobre a insônia pode ser a pessoa acreditar que precisa dormir a noite toda, sem despertar, para se sentir revigorada. Essa crença é inútil na medida em que os despertares são uma parte natural do sono noturno (p. ex., Akerstedt et al., 2002). A preocupação relacionada a essa crença pode assumir a forma de um indivíduo que, uma vez acordado à noite, acredita que esse sono fragmentado vai resultar em mau desempenho no trabalho no dia seguinte. Um grande estudo correlacional (Jansson & Linton, 2007) pesquisou crenças inúteis sobre sono, depressão, ansiedade e excitação em dois momentos, espaçados com um ano de intervalo. Os pesquisadores descobriram que as crenças inúteis sobre o sono — principalmente sobre as consequências negativas da insônia em longo prazo — predisseram um padrão crônico de sono de má qualidade, além de excitação, depressão, ansiedade e crenças sobre consequências em curto prazo. Essa pesquisa sugere que trabalhar as crenças inúteis sobre o sono é importante para reverter a insônia crônica. De maneira semelhante, pesquisas subsequentes têm indicado que a redução de crenças inúteis sobre o sono pode desempenhar um papel mecânico na melhoria dos sintomas de um programa de TCC-I digital (Lancee, Eisma, van Strate, & Kamphuis, 2015).

Além dos registros de pensamentos, as crenças inúteis geralmente podem ser abordadas de duas maneiras: (1) questionamento socrático suave para explorar uma crença inútil e (2) criação de um questionário para coletar dados relacionados à crença (Harvey & Eidelman, 2012). A conversa a seguir ilustra como o terapeuta pode usar o questionamento socrático para orientar o paciente a explorar e corrigir algumas expectativas irreais sobre as necessidades de sono e energia de manhã:

TERAPEUTA: Algumas de suas respostas sugerem que você acredita fortemente na necessidade de oito horas de sono todas as noites.

PACIENTE: Bom, eu sempre pensei que nós precisamos dormir 8 horas para nos manter saudáveis.

TERAPEUTA: Todas as pessoas que você conhece têm a mesma altura?

PACIENTE: Claro que não!

TERAPEUTA: Qual é a altura normal para um adulto?

PACIENTE: Bom, não há nenhuma norma que se aplique a todo mundo. Varia...

TERAPEUTA: É a mesma coisa com o sono. Existem diferenças individuais na quantidade de sono de que precisamos para nos sentir descansados e funcionar bem durante o dia. Embora a maioria das pessoas informe dormir cerca de sete ou oito horas, algumas podem se satisfazer com menos do que isso e ainda se sentir descansadas pela manhã. É possível que seis horas e meia de sono ininterrupto sejam mais satisfatórias e revigorantes do que oito horas de sono interrompido. Assim, será importante fazer experiências com várias durações de sono para determinar qual é ideal para você. O que acha que acontece se você achar que precisa de oito horas de sono, mas realmente só precisar de sete?

PACIENTE: Eu acho que fico acordado uma hora... e passo essa hora me preocupando com as razões de não estar dormindo!

TERAPEUTA: Exatamente. Objetivos irreais são contraproducentes e podem, na verdade, torná-lo ansioso e, como consequência, perpetuar as dificuldades de sono subjacentes. Eu também observei que você fica muito preocupado quando não está totalmente descansado pela manhã.

PACIENTE: Bem, isso me preocupa porque suponho que, se não estiver bem descansado pela manhã, isso deve significar que não dormi bem na noite anterior.

TERAPEUTA: Essa pode ser uma hipótese válida. No entanto, mesmo as pessoas que dormem melhor nem sempre se levantam de manhã se sentindo bem-descansadas e cheias de energia.

PACIENTE: Então você está me dizendo que, quando acordar de manhã me sentindo cansado, não é necessariamente uma indicação de falta de sono.

TERAPEUTA: O que estou sugerindo é que você precisa ter cuidado com suas expectativas e interpretações. Mesmo com o sono de boa qualidade, você simplesmente não pode esperar sempre se sentir revigorado e com energia durante o dia. A forma como nos sentimos e a energia que temos variam de um dia para outro.

PACIENTE: Eu acho que já notei isso em relação a mim.

TERAPEUTA: Então, que pensamentos alternativos você deve ter na próxima vez que se surpreender definindo padrões que podem ser irreais?

PACIENTE: Que oito horas de sono não são necessariamente um "padrão-ouro" que se aplique a todas as pessoas, e que, mesmo que não esteja totalmente descansado em alguns dias, posso simplesmente ter de aceitar isso e não concluir que dormi mal na noite anterior e que não vou ser capaz de funcionar no dia seguinte.

TERAPEUTA: Muito bom! Isso também deve reduzir sua ansiedade com relação ao sono.

Como ilustra a conversa, muitos pacientes têm expectativas irreais sobre as suas necessidades de sono e seu nível de energia durante o dia. Um objetivo importante é ajudar o paciente a perceber que sono reduzido e menos energia durante o dia nem sempre são patológicos, e que mesmo quem dorme bem pode não conseguir dormir oito horas ou se sentir completamente revigorado a cada manhã. Com questionamento socrático suave, os pacientes podem se beneficiar de uma reavaliação de suas expectativas em relação a necessidades de sono e energia durante o dia.

Também se podem elaborar questionários para avaliar crenças irreais sobre o sono. Antes da sessão, o terapeuta deve ter uma ideia de crenças irreais a serem abordadas (p. ex., "Quem dorme bem dorme oito horas", "Só quem tem insônia se sente cansado durante o dia" ou "Eu não sou normal se acordo quatro vezes por noite"). A Escala de Crenças e Atitudes Disfuncionais (Morin, Vallieres, & Ivers, 2007) é uma medida excelente para avaliar e documentar mudanças em crenças inúteis sobre o sono. O terapeuta pode apresentar o questionário dizendo:

> "Um dos componentes deste tratamento que temos considerado muito eficaz é trabalharmos juntos para criar e administrar um levantamento. Há uma série de coisas que começam a partir disso: os conselhos de pessoas que dormem bem sobre as razões para isso, um lembrete de como quem dorme bem realmente dorme e dados sobre as nossas crenças a respeito do sono. A maioria de nós desenvolveu ideias sobre o sono a partir de artigos de revistas, com um dos pais, ou com base em nossa própria experiência. O que ou quem mais influenciou suas ideias sobre o sono? [Deixe o paciente responder.] Para visar mais os dados, vamos elaborar um questionário juntos e administrá-lo a pessoas em sua faixa etária. Esse é sempre um exercício interessante e uma oportunidade de aprender com os outros sobre como eles administram seu sono. Nós nos concentramos em pessoas em torno de sua idade, já que o sono muda muito ao longo da vida. Aqui estão algumas perguntas que consideramos úteis no passado."

Nesse momento, o terapeuta faz perguntas que dizem respeito especificamente às crenças inúteis do paciente sobre o sono. As perguntas do questionário podem incluir:

- "Você dorme bem ou tem insônia?" Essa pergunta pode ser particularmente útil para ilustrar que os indivíduos que consideram "dormir bem" muitas vezes se sentem cansados de manhã, acordam durante a noite e têm sono durante a tarde.

- "Quantas horas de sono você dorme por noite?"
- "Quanto tempo você leva para adormecer à noite?"
- "Quantas vezes você acorda durante a noite?"
- "Até onde você se sente alerta ao acordar, em uma escala de 1 a 10? O que você considerou útil para aumentar o estado de alerta?"
- "Quantas vezes você tira um cochilo? Isso afeta o seu sono posterior?"
- "Você tem uma rotina para a hora de dormir? Uma rotina para a manhã?"
- "Você se sente cansado durante o dia? Quando? O que você faz para aumentar a energia quando se sente cansado?" Essa pergunta costuma gerar muitas estratégias sugeridas por outros, e apenas uma pequena proporção delas inclui descansar ou dormir. Entre as alternativas comuns estão mudar o ambiente, receber ar fresco, dar uma caminhada, beber água fria ou fazer um lanche. Os pacientes muitas vezes percebem que a energia pode ser aumentada por outras coisas além de descansar e dormir, e que o tédio é um grande gatilho para se sentir cansado.

Certifique-se de também acrescentar perguntas de escolha do paciente, de modo que o questionário seja verdadeiramente colaborativo e gere entusiasmo e interesse. Os pacientes costumam ter curiosidade sobre sonhos, pesadelos ou padrões de sono, que podem ser acrescentados ao questionário na forma de perguntas. Além disso, perguntas sobre humor ("Com que frequência você se sente triste?" ou "Você já observou alguma relação entre o seu humor durante o dia e o sono noturno?") podem fornecer evidências normalizadoras de que o sono e o humor são inter-relacionados, mesmo em pessoas que dormem bem.

Comportamentos de segurança

Intimamente relacionados às crenças inúteis são os chamados "comportamentos de segurança", que são ações para evitar resultados temidos que são desadaptativos de duas maneiras: (1) impedem que se refutem as crenças inúteis e (2) aumentam a probabilidade de que os resultados temidos ocorram. Indivíduos com insônia, em uma tentativa de lidar com a ansiedade relacionada às crenças inúteis sobre o sono, muitas vezes empregam comportamentos de segurança (Salkovskis, 1991). Na seção anterior, descrevemos um indivíduo que tinha a crença inútil de que apenas o sono pesado e ininterrupto permitiria o bom desempenho no trabalho no dia seguinte. Para prevenir despertares noturnos, esse indivíduo pode desenvolver uma rotina de comportamentos de segurança, como nunca sair à noite, usar tampões e usar uma máquina de efeitos de som ao dormir. Esses comportamentos, embora compreensíveis de um modo geral, vão claramente impedi-lo de saber que pode ter um sono adequado mesmo que a rotina seja rompida. Paradoxalmente, esses comportamentos podem aumentar a probabilidade de que os resultados ocorram. Não sair à noite aumenta a chance de preocupação com o sono e pode contribuir para ruminação/preocupação e humor triste. Os tampões de ouvido podem ser eficazes em determinadas circunstâncias, mas também podem contribuir para problemas de sono se forem desconfortáveis ou se fizerem com que a pessoa se esforce para tentar ouvir coisas no ambiente. Uma máquina de efeitos de som utilizada diariamente pode exacerbar o mal-estar relacionado ao sono e o transtorno do sono percebido em situações nas quais ela não estiver disponível, como em uma viagem.

Está disponível um instrumento de avaliação útil para trabalhar com comportamentos de segurança (Ree & Harvey, 2004b). Elaboram-se experimentos comportamentais em que o comportamento de segurança é seletivamente adotado e depois abandonado, proporcionando uma demonstração muitas vezes impressionante de seu impacto negativo. Por exemplo, se um paciente evita sair à noite por causa do impacto temido sobre o sono, terapeuta e paciente podem estabelecer um experimento comportamental em que duas das noites da semana são passadas em casa (a condição de controle) e duas noites são passadas fora de casa (convivendo com outros, indo ao cinema, etc. — a condição "experimental"). O terapeuta instrui o paciente a medir não apenas as variáveis de sono padrão no diário semanal (SOL, TTS, etc.), mas também acrescentar uma escala simples para avaliar a satisfação noturna ou o humor a cada noite. Muitas vezes, é útil recordar que o humor e a satisfação aumentaram nas noites em que o paciente saiu de casa, bem como enfatizar alterações mínimas (ou inconsistentes) no sono como resultado de sair de casa.

Energia diurna

Os indivíduos com sono alterado muitas vezes se monitoram em busca de sinais de cansaço ao acordar ou durante o dia. Normalizar sentimentos de sonolência ao acordar (a chamada "inércia do sono") e introduzir experimentos comportamentais e estratégias de atenção para o monitoramento diurno podem reduzir a ansiedade e a preocupação com o sono. Muitas vezes, os pacientes acreditam que a única maneira de se sentirem menos cansados durante o dia é dormir mais. Assim, concebe-se um experimento comportamental para permitir que o paciente *experimente* os efeitos geradores de energia da atividade (Ree & Harvey, 2004a). Essa também é uma oportunidade para desenvolver uma lista de atividades que geram e consomem energia, que podem ser usadas para administrar o cansaço durante o dia e inevitáveis surtos de privação ocasional do sono.

Muitos pacientes acreditam que a energia é drenada gradualmente durante o dia e que a única maneira de gerar energia é dormir ou descansar. Da mesma forma, muitos pacientes se esforçam bastante para conservar energia depois de uma noite de sono ruim. Como tal, um experimento comportamental tem como alvo as seguintes cognições: "A energia é aumentada apenas pelo descanso ou pelo sono" e "Eu não tenho muita energia, então preciso cuidar para conservá-la". Esperamos usar o experimento para ilustrar quais fatores influenciam o sono além dos níveis de energia.

Para fazer esse experimento comportamental, paciente e terapeuta começam usando o diário de sono como base para discutir sono e energia durante o dia. Eles anotam exemplos em que o sono noturno foi bom, mas os níveis de energia durante o dia estavam baixos, ou nos quais o sono noturno foi ruim, mas os níveis de energia durante o dia estavam bons. O terapeuta pode querer dizer algo como: "Isso é realmente interessante. Portanto, se o sono não responde completamente por como você se sente durante o dia, deve haver outras coisas que possam ser responsáveis por isso". Faça o seguinte experimento, de dois dias, para testar a energia: no primeiro dia, passe um bloco de três horas *conservando* energia e, depois, um bloco de três horas *usando* energia. Depois de cada bloco de três horas, o paciente classifica sua energia e seu humor. No dia seguinte, o paciente faz isso na ordem inversa. Tenha o cuidado de definir o que significa conservar energia para o seu paciente. Os exemplos incluem evitar a convivência com colegas, definir tarefas de trabalho em um ritmo lento, tentar fazer apenas tarefas banais, não sair para almoçar com os amigos do trabalho e não retornar telefonemas. Além disso, passe um tempo na sessão discutindo estratégias para usar energia. Elas podem incluir dar uma caminhada de 10 minutos, retornar todos os telefonemas, organizar-se para tomar um café com um colega, lidar com papelada, ir ao bebedouro buscar uma bebida ou andar até uma loja do bairro para comprar uma revista ou um lanche. Peça ao paciente para avaliar seu humor e sua fadiga em um formulário desenvolvido de forma colaborativa em sessão. O paciente normalmente descobre que seu humor e sua energia foram *melhorados* ao "usar" a energia, de forma que usar energia passa a ser sinônimo de gerar energia. O terapeuta pode comentar que os níveis de energia são como um elástico que pode ser esticado com bastante facilidade.

RESUMO DO TRATAMENTO E PREVENÇÃO DE RECAÍDA

A última sessão gira em torno da consolidação de habilidades e da preparação para retrocessos. A prevenção de recaída visa a desenvolver habilidades para minimizar ou prevenir a recorrência de perturbações do sono no longo prazo. No fim do tratamento, o terapeuta orienta o participante a identificar potenciais situações de alto risco para a insônia no futuro e discute habilidades para prevenir ou lidar com elas. Juntos, paciente e terapeuta discutem obstáculos potenciais para a manutenção de ganhos, e resolvem problemas em torno de áreas de perturbação do sono no futuro. Um resumo individualizado de aprendizados e conquistas orienta o trabalho de prevenção de recaída. Áreas que necessitam de mais intervenções são abordadas definindo-se metas específicas e criando-se planos para alcançar cada objetivo.

Na sessão final, terapeuta e paciente diferenciam um lapso (uma noite ocasional de insônia), que é normal, mesmo para quem dorme bem, de recaída (retorno da insônia frequente e crônica). Discuta com o paciente a inevitabilidade de se ter uma má noite de sono ocasional e o alerte para que não interprete isso como evidência de que a insônia crônica voltou. Identificar situações que foram problemáticas no passado e formular uma "nova" resposta a retrocessos temporários podem ser fundamentais na manutenção de ganhos.

O terapeuta pode orientar o paciente a imaginar um cenário típico em que a insônia esteja presente em duas ou três noites e depois seguir explorando estratégias que o paciente possa usar para lidar com essa situação no futuro. Essa é uma boa oportunidade para verificar, mais uma vez, se o paciente assimilou as habilidades necessárias para lidar com essas noites de insônia. Discuta como ele pode evitar cair nos velhos padrões de sono de má qualidade.

Os pacientes são enfaticamente incentivados a rever os seus materiais de tratamento e a fazer a sua própria avaliação do problema e identificar o melhor curso de ação. Os terapeutas também os incentivam a continuar usando as ferramentas após a conclusão do tratamento. Eles trabalham com pacientes para avaliar ferramentas e a forma como elas podem ser usadas para prevenir o ressurgimento da insônia. Por exemplo, o terapeuta pode dar ao paciente várias cópias do registro de pensamento ampliado ou materiais que o paciente tenha considerado particularmente úteis na sessão.

PROBLEMAS COMUNS NO TRATAMENTO

Há pelo menos três problemas comuns que os terapeutas podem encontrar ao usar a TCC-I para tratar insônia: dificuldade de regularizar o ciclo sono-vigília, oposição à restrição de sono e crenças sobre a causa da insônia que possam dificultar o cumprimento do tratamento. A seguir, discutimos brevemente soluções para cada problema.

Muitas vezes, os pacientes relutam em ir para a cama e acordar na mesma hora todos os dias, inclusive nos fins de semana. Isso pode ser particularmente problemático para adolescentes ou adultos jovens, que muitas vezes convivem socialmente e/ou agendam atividades prazerosas nas noites do fim de semana. Conforme descrito anteriormente, uma EM que analise honestamente as vantagens e as desvantagens da regularização de uma agenda de sono pode ser uma forma de esclarecer a ambivalência e preparar os pacientes para a mudança. Os terapeutas também podem considerar útil orientar os pacientes em algum agendamento geral de atividades comportamentais (p. ex., incentivar os pacientes a marcar um café da manhã, uma caminhada ou uma visita social nas manhãs do fim de semana, em vez de à noite, para aumentar a motivação). Por fim, familiares e amigos podem ser fundamentais para incentivar a mudança. Um paciente considerou útil que um dos pais viesse e acendesse a luz do quarto todas as manhãs, incluindo os fins de semana; outro aceitou que um amigo telefonasse na mesma hora, todas as manhãs, e deixou seu telefone ao lado da cama para atender. Os pacientes também podem ser incentivados com o estabelecimento de um reforço por adotar um horário fixo para se levantar, como se recompensar com algo especial no café da manhã ou dar uma caminhada agradável durante a primeira semana da adoção do novo horário.

Além de regularizar horários de sono, os pacientes muitas vezes resistem à implementação da restrição de sono. É útil permitir que os pacientes expressem suas preocupações com esse componente do tratamento (p. ex., receio de sono reduzido), e depois prosseguir com instrução básica e solução de problemas para abordar áreas específicas observadas. Muitas vezes, é útil caracterizar a privação de sono leve engendrada pela restrição do sono como uma "ferramenta" que permite que a pressão do sono cresça e o sistema se reorganize ou como um efeito colateral de curto prazo no caminho para ganhos duradouros em longo prazo. Também pode ajudar a validação dos medos dos pacientes associados à restrição do horário que se pode usar a cama, ao mesmo tempo que eles são motivados a fazer experimentações com seu sono.

Por fim, os pacientes podem ter uma variedade de crenças sobre a causa de sua insônia que podem moldar as expectativas de tratamento e seu cumprimento. Alguns pacientes consideram sua insônia puramente biológica; outros reconhecem componentes psicológicos; outros, ainda, atribuem o surgimento da insônia a causas ambientais (p. ex., o nascimento de um filho ou um trauma). Cada uma dessas crenças pode influenciar a motivação para implementar componentes da TCC-I. O terapeuta pode reconhecer as crenças do paciente sobre sua insônia enquanto explica o modelo de Spielman (ver seção "Modelos de insônia"), destacando o fato de que, independentemente de fatores predisponentes/precipitantes que tenham iniciado a insônia, fatores perpetuadores (ficar na cama tempo demais, preocupar-se, tirar cochilos) a estão mantendo. Esses fatores perpetuadores serão o foco do tratamento com TCC-I.

CONCLUSÃO E RUMOS FUTUROS

A TCC-I está surgindo como uma opção de tratamento eficaz para insônia. Administrada como um tratamento estruturado breve e ambulatorial, a TCC-I tem como alvo processos comportamentais, cognitivos e de atenção que mutuamente mantêm a insônia. Embora ela seja estruturada, queremos sublinhar a ideia de que a TCC-I pode ser adaptada de forma *flexível*, de acordo com as conceituações individualizadas dos pacientes. Os terapeutas podem usar dados de avaliação, diários de sono e intuição clínica para formular um plano que enfatize e aborde áreas específicas de interesse (p. ex., horários de sono irregulares, preocupação e ruminação ou dependência em relação a comportamentos de segurança). Por fim, a TCC-I pode ser adaptada a pacientes com transtornos comórbidos e até ser usada como uma plataforma para abordar os problemas de sono, como o transtorno de hipersonolência. Nesta seção final, examinaremos variáveis terapeuta-paciente que predizem o sucesso ou fracasso no tratamento, questões específicas relacionadas ao o tratamento da insônia nos transtornos do humor e uso de princípios da TCC-I para tratar hipersonolência, assim como faremos algumas considerações transdiagnósticas.

Preditores de resultados clínicos

Há pouca pesquisa sobre os fatores que predizem o sucesso ou o fracasso da TCC-I, embora essa seja uma área interessante para futuras pesquisas. As evidências sugerem que os fatores relacionados aos pacientes que predizem o abandono do tratamento incluem duração do sono curta ou longa e níveis iniciais elevados de sintomatologia depressiva (Ong, Kuo, & Manber, 2008; Yeung, Chung, Ho, & Ho, 2015), mas, em pessoas que completam o tratamento, insônia mais grave e comprometimento funcional no início do estudo realmente predizem melhorias clínicas (Van Houdenhove, Buyse, Gabriels, & Van den Bergh, 2011). Mudanças nas crenças inúteis sobre o sono também são preditoras de melhora clínica (Edinger, Wohlgemuth, Radtke, Marsh, & Quillian, 2001; Lancee et al., 2015; Morin, Blais, & Savard, 2002). Uma melhor aliança terapêutica já foi associada a melhores resultados em algumas pesquisas (Constantino et al., 2007), mas não em todas elas (Trockel, Karlin, Taylor, & Manber, 2014). Em nossa própria experiência clínica, verificamos que reforçar um sentimento de curiosidade e experimentação e fornecer uma justificativa clara para o exercício de casa fazem muita diferença na motivação do paciente e no resultado do tratamento. Por fim, embora a adesão aos componentes da TCC-I seja um importante preditor do sucesso (p. ex., Trockel et al., 2014), as pesquisas têm indicado que os indivíduos em programas de TCC-I têm uma memória surpreendentemente baixa sobre o conteúdo das sessões de terapia (Lee & Harvey, 2015), sugerindo que os resultados possam ser melhorados aprimorando-se a memória da terapia.

Tratando insônia em transtornos do humor

A perturbação do sono costuma ser comórbida com outros transtornos do humor (Armitage, 2007), e a TCC-I pode ser uma intervenção particularmente útil para estabilizar o sono e os ritmos circadianos. Por exemplo, duas metanálises recentes sugerem que o sono na fase entre episódios do transtorno bipolar é caracterizado por um longo SOL, um longo WASO, durações de sono maiores e, consequentemente, prejuízo da eficiência do sono (Geoffroy et al., 2015; Ng et al., 2015) — e tudo isso pode responder favoravelmente à restrição do sono e ao estímulo de controle, dois componentes sugeridos para essa população como seguros (Kaplan & Harvey, 2013). Os estudos confirmam que a TCC-I efetivamente reduz a insônia nos pacientes com depressão comórbida (p. ex., Manber et al., 2016). Todavia, os resultados de ensaios que concomitantemente tratam a insônia e a depressão não têm mostrado de modo consistente resultados melhores para a depressão em adultos (Carney et al., 2017; Manber et al., 2016) ou em adolescentes (Clarke et al., 2015).

Para profissionais que desejem resolver problemas de sono no contexto de depressão ou transtorno bipolar, oferecemos as recomendações a seguir. Primeiro, monitorar rotineiramente sintomas de depressão, ansiedade e/ou mania, conforme o caso, no início de cada sessão. Negociar um plano de segurança com o paciente antes do início da terapia para o caso de seu humor ficar instável durante o tratamento. Se surgirem sintomas de depressão ou mania, avaliar as alterações no TTS que possam estar contribuindo para o problema e cogitar modificar ou suspender temporariamente a restrição do sono ou o controle de estímulos, se necessário. Por fim, recomendamos que os profissionais monitorem regularmente a sonolência, usando um instrumento como a Escala de Sonolência Excessiva de Epworth (Johns, 1991). Quando os níveis de Epworth atingirem significância clínica (um escore de 10), recomende aos pacientes que não dirijam nem tenham outros comportamentos potencialmente inseguros durante os períodos de sonolência.

Adaptando a TCC-I para o tratamento de hipersonolência

Tal como acontece com a insônia, vários autores levantaram a possibilidade de que mecanismos psicológicos contribuam para a manutenção da *hipersonolência*, geralmente definida por meio da sonolência diurna excessiva ou do sono excessivo (Billiard, Dolenc, Aldaz, Ondze, & Besset, 1994; Jacobson, Martell, & Dimidjian, 2001; Nofzinger et al., 1991). Se essas hipóteses estão sustentadas experimentalmente, talvez seja útil desenvolver uma intervenção psicológica para hipersonolência. Temos desenvolvido uma intervenção psicológica com múltiplos componentes, de 4 a 8 sessões, descrita a seguir, mas ressaltamos que essa abordagem aguarda avaliação experimental. Vários componentes usados para tratar a hipersonolência são adaptações ou ampliações das intervenções para a insônia vistas anteriormente.

Assim como no tratamento de insônia, o tratamento para hipersonolência começa com uma análise funcional e uma formulação de caso. Os terapeutas sondam a frequência, a intensidade e a duração da hipersonolência, bem como seus antecedentes, comportamentos e consequências. Os pacientes preenchem um diário do sono, respondendo a perguntas padrão de diário de sono para sondar ainda mais a energia, os níveis de atividade e outros dados contextuais/psicológicos relevantes. A primeira sessão também envolve a EM, incluindo uma revisão simples de vantagens e desvantagens de se trabalhar para administrar a hipersonolência (Miller & Rollnick, 2002). Em seguida, terapeuta e paciente definem metas para o tratamento. A primeira e mais óbvia é relacionada ao sono (geralmente, reduzindo o sono a cerca de oito horas por noite), embora consideremos igualmente importante definir metas para a vida. Isso é baseado em nossa experiência clínica de que "não ter nada pelo que se levantar" contribui muito para a hipersonolência diurna em pacientes com transtornos do humor. A combinação do transtorno do humor e do transtorno do sono muitas vezes levou a desemprego e rompimento de redes sociais. Sem trabalho pelo qual se levantar e família/amigos para ver, a motivação de alguns indivíduos para reduzir o sono parece esmaecer. Depois de definir as metas de sono e vida para o tratamento, o paciente é convidado a identificar um pequeno passo em direção a essas metas para a próxima semana. Dedicamo-nos à solução de problemas para limitar o impacto desses obstáculos em alcançar o objetivo, e se desenvolve um método para monitorar até onde o objetivo foi alcançado (p. ex., o agendamento de atividades).

Pacientes com hipersonolência também se beneficiam de educação sobre uma gama de questões relacionadas ao sono. Dois domínios têm sido particularmente importantes. O primeiro envolve a instrução sobre o funcionamento do ritmo circadiano, as influências ambientais estimulantes que agem sobre ele (p. ex., luz) e a tendência, se não for controlada, a se aproximar de um estágio atrasado. A segunda envolve a instrução sobre a inércia do sono descrita anteriormente. Por fim, trabalhamos com os pacientes para estabelecer um período de relaxamento progressivo, um "protocolo para despertar" (p. ex., não apertar o botão "soneca" no despertador; arrumar a cama, de modo que o incentivo para voltar seja reduzido; ir para o chuveiro; dar uma caminhada rápida; receber a luz do sol) e minimizar a flutuação do ciclo sono-vigília nas noites da semana.

Por fim, muitos dos mesmos experimentos comportamentais e questionários descritos neste capítulo parecem tratar de forma eficaz a diminuição da energia e a fadiga que vemos na hipersonolência. Por exemplo, os pacientes se beneficiam de um "experimento de energia" para vivenciar como gastar energia pode ser uma maneira útil de gerar energia. Outras vezes, montamos um experimento no qual os pacientes devem avaliar seu estado de espírito e energia antes e depois de uma atividade social ou de sair de casa, para ilustrar variáveis contextuais que podem melhorar o humor e a sonolência. Podem ser estratégias úteis criar um questionário que enfatize a coleta de dados sobre o que os outros fazem para gerar energia, sair da cama ou preencher seu tempo quando entediados. Por fim, dar informações e fazer experimentos sobre monitoramento de fadiga contra estímulos externos podem ajudar a romper vieses de atenção na hipersonolência. Como sempre, concluímos com uma sessão sobre a prevenção de recaída em que o progresso é examinado, os ganhos são consolidados e possíveis retrocessos são discutidos. Desse modo, muitos dos princípios de tratamento úteis para insônia também podem ser usados para tratar hipersonolência.

Abordagens transdiagnósticas

Para um terapeuta, basta trabalhar alguns dias em uma clínica de sono para se dar conta da complexidade dos problemas do sono e do ciclo circadiano na vida real, em particular quando os problemas do sono são acompanhados de doenças mentais e físicas. Por exemplo, não é raro encontrar pacientes que apresentam problemas subsindrômicos ou sindrômicos em um ou mais problemas do sono ou do ritmo circadiano, incluindo insônia, hipersonia, fase avançada ou atrasada, problemas de continuidade do sono, horários de sono e vigília irregulares, pesadelos e apneia do sono. No momento atual, há o problema de haver "um excesso de tratamentos com sustentação experimental" (Weisz, Ng, & Bearman, 2014). De certa maneira, é maravilhoso que nosso campo tenha sido tão prolífico. Contudo, o excesso de tratamentos e o contínuo desenvolvimento de mais tratamentos de transtornos únicos provavelmente trariam confusão para os terapeutas e exacerbariam os desafios existentes de se disseminarem e sustentarem tratamentos em contextos na prática diária. Dessa maneira, a intervenção transdiagnóstica no sono e no ciclo circadiano (TranS-C; Harvey & Buysse, 2017) vem sendo oferecida como uma maneira de se atender à necessidade de um protocolo breve para abordar a maior gama possível de disfunções do sono e do ciclo circadiano e de uma maneira que possa ser útil para várias doenças mentais e físicas e, talvez, até em algumas fases do desenvolvimento. A TranS-C se baseia na ciência básica e na estrutura da saúde do sono (Buysse, 2014) e combina princípios da TCC-I, da terapia interpessoal e do ritmo social (Frank et al., 2005), da cronoterapia (WirzJustice, Benedetti, & Terman, 2009) e da EM (Miller & Rollnick, 2002). Uma vantagem central de um tratamento que aborde múltiplos problemas é a significativa redução de gastos com os provedores de treinamento (McHugh & Barlow, 2010). A TranS-C adota uma abordagem modular. Ela inclui módulos centrais transversais e opcionais, o que permite que as sessões sejam mais eficientes em termos de tempo e "personalizadas" ao problema de sono específico apresentado por cada paciente. Desse modo, ela é mais centrada no problema atual de cada paciente. Até o momento, dois ECR já deram suporte a essa abordagem (Harvey et al., 2018; Harvey et al., no prelo). Contudo, essa abordagem necessita de uma avaliação mais completa.

REFERÊNCIAS

Achermann, P., & Borbély, A. A. (2017). Sleep homeostasis and models of sleep regulation. In M. H. Kryger, T. Roth, & W. C. Dement (Eds.), *Principles and practice of sleep medicine* (pp. 377–387). Philadelphia: Elsevier.

Akerstedt, T., Billiard, M., Bonnet, M., Ficca, G., Garma, L., Mariotti, M., et al. (2002). Awakening from sleep. *Sleep Medicine Reviews, 6*, 267–286.

American Academy of Sleep Medicine. (2014). *International classification of sleep disorders – third edition (ICSD-3)*. Darien, IL: Author.

American Psychiatric Association. (2000). *Diagnostic and statistical manual of mental disorders* (4th ed., text rev.). Washington, DC: Author.

American Psychiatric Association. (2013). *Diagnostic and statistical manual of mental disorders* (5th ed.). Arlington, VA: Author.

Ancoli-Israel, S. (2009). Sleep and its disorders in aging populations. *Sleep Medicine, 10*(Suppl. 1), S7–S11.

Armitage, R. (2007). Sleep and circadian rhythms in mood disorders. *Acta Psychiatrica Scandinavica Supplementum, 433*, 104–115.

Bastien, C. H., Vallieres, A., & Morin, C. M. (2001). Validation of the Insomnia Severity Index as an outcome measure for insomnia research. *Sleep Medicine, 2*(4), 297–307.

Beck, J. S. (2021). *Cognitive behavior therapy: Basics and beyond* (3rd ed.). New York: Guilford Press.

Belleville, G., Guay, C., Guay, B., & Morin, C. M. (2007). Hypnotic taper with or without self-help treatment of insomnia: A randomized clinical trial. *Journal of Consulting and Clinical Psychology, 75*, 325–335.

Besset, A., Villemin, E., Tafti, M., & Billiard, M. (1998). Homeostatic process and sleep spindles in patients with sleep-maintenance insomnia: Effect of partial (21 h) sleep deprivation. *Electroencephalography and Clinical Neurophysiology, 107*(2), 122–132.

Billiard, M., Dolenc, L., Aldaz, C., Ondze, B., & Besset, A. (1994). Hypersomnia associated with mood disorders: A new perspective. *Journal of Psychosomatic Research, 38*(Suppl. 1), 41–47.

Bixler, E. O., Kales, A., Leo, L. A., & Slye, T. A. (1973). A comparison of subjective estimates and objective sleep laboratory findings in insomnia patients [Abstract]. *Sleep Research, 2*, 143.

Bootzin, R. R. (1972). Stimulus control treatment for insomnia. *Proceedings of the American Psychological Association, 7*, 395–396.

Bootzin, R. R., Epstein, D., & Wood, J. M. (1991). Stimulus control instructions. In P. J. Hauri (Ed.), *Case studies in insomnia* (pp. 19–28). New York: Plenum.

Borbély, A. A. (1982). A two process model of sleep regulation. *Human Neurobiology, 1*, 195–204.

Borkovec, T. D. (1982). Insomnia. *Journal of Consulting and Clinical Psychology, 50*(6), 880–895.

Breslau, N., Roth, T., Rosenthal, L., & Andreski, P. (1996). Sleep disturbance and psychiatric disorders: A longitudinal epidemiological study of young adults. *Biological Psychiatry, 39*(6), 411–418.

Budhiraja, R., Roth, T., Hudgel, D. W., Budhiraja, P., & Drake, C. L. (2011). Prevalence and polysomnographic correlates of insomnia comorbid with medical disorders. *Sleep, 34*(7), 859–867.

Buysse, D. J. (2014). Sleep health: Can we define it? Does it matter. *Sleep, 37*(1), 9–17.

Buysse, D. J., Ancoli-Israel, S., Edinger, J. D., Lichstein, K. L., & Morin, C. M. (2006). Recommendations for a standard research assessment of insomnia. *Sleep, 29*, 1155–1173.

Buysse, D. J., Reynolds, C. F., Monk, T. H., Berman, S. R., & Kupfer, D. J. (1989). The Pittsburgh Sleep Quality Index: A new instrument for psychiatric practice and research. *Psychiatry Research, 28*(2), 193–213.

Carney, C. E., Buysse, D. J., Ancoli-Israel, S., Edinger, J. D., Krystal, A. D., Lichstein, K. L., et al. (2012). The consensus sleep diary: Standardizing prospective sleep self-monitoring. *Sleep, 35*(2), 287–302.

Carney, C. E., Edinger, J. D., Kuchibhatla, M., Lachowski, A. M., Bogouslavsky, O., Krystal, A. D., et al. (2017). Cognitive behavioral insomnia therapy for those with insomnia and depression: A randomized controlled clinical trial. *Sleep, 40*(4). Article zsx019.

Carskadon, M. A., Dement, W. C., Mitler, M. M., Guilleminault, C., Zarcone, V. P., & Spiegel, R. (1976). Self-reports versus sleep laboratory findings in 122 drug-free subjects with complaints of chronic insomnia. *American Journal of Psychiatry, 133*(12), 1382–1388.

Chambless, D. L., & Hollon, S. D. (1998). Defining empirically supported theories. *Journal of Consulting and Clinical Psychology, 1*, 7–18.

Clark, D. M., Ehlers, A., Hackmann, A., McManus, F., Fennell, M., Grey, N., et al. (2006). Cognitive therapy versus exposure and applied relaxation in social phobia: A randomized controlled trial. *Journal of Consulting and Clinical Psychology, 74*, 568–578.

Clark, D. M., Salkovskis, P. M., Hackmann, A., Wells, A., Ludgate, J., & Gelder, M. (1999). Brief cognitive therapy for panic disorder: A randomized controlled trial. *Journal of Consulting and Clinical Psychology, 67*, 583–589.

Clarke, G., & Harvey, A. G. (2012). The complex role of sleep in adolescent depression. *Child and Adolescent Psychiatric Clinics of North America, 21*(2), 385–400.

Clarke, G., McGlinchey, E. L., Hein, K., Gullion, C. M., Dickerson, J. F., Leo, M. C., et al. (2015). Cognitive-behavioral treatment of insomnia and depression in adolescents: A pilot randomized trial. *Behaviour Research and Therapy, 69*, 111–118.

Constantino, M. J., Manber, R., Ong, J., Kuo, T. F., Huang, J. S., & Arnow, B. A. (2007). Patient expectations and therapeutic alliance as predictors of outcome in group cognitive-behavioral therapy for insomnia. *Behavioral Sleep Medicine, 5*(3), 210–228.

Crick, F., & Mitchison, G. (1983). The function of dream sleep. *Nature, 304*, 111–114.

Crowley, S. J., & Carskadon, M. A. (2010). Modifications to weekend recovery sleep delay circadian phase in older adolescents. *Chronobiology International, 27*, 1469–1492.

Edinger, J. D., Bonnet, M. H., Bootzin, R. R., Doghramji, K., Dorsey, C. M., Espie, C. A., et al. (2004). Derivation of research diagnostic criteria for insomnia: Report of an American Academy of Sleep Medicine Work Group. *Sleep, 27*(8), 1567–1596.

Edinger, J. D., Wohlgemuth, W. K., Radtke, R. A., Marsh, G. R., & Quillian, R. E. (2001). Does cognitive-behavioral insomnia therapy alter dysfunctional beliefs about sleep? *Sleep, 24*, 591–599.

Edinger, J. D., Wyatt, J. K., Olsen, M. K., Stechuchak, K. M., Carney, C. E., & Chiang, A., et al. (2009). *Reliability and validity of the Duke Structured Interview for Sleep Disorders for insomnia screening*. Paper presented at the 23rd Annual Meeting of the Associated Professional Sleep Societies, Seattle, WA.

Espie, C. A. (2002). Insomnia: Conceptual issues in the development, persistence, and treatment of sleep disorder in adults. *Annual Review of Psychology, 53*, 215–243.

Flynn-Evans, E. E., Shekleton, J. A., Miller, B., Epstein, L. J., Kirsch, D., Brogna, L. A., et al. (2017). Circadian phase and phase angle disorders in primary insomnia. *Sleep, 40*(12), Article zsx143.

Ford, D. E., & Kamerow, D. B. (1989). Epidemiologic study of sleep disturbances and psychiatric disorders: An opportunity for prevention? *Journal of the American Medical Association, 262*(11), 1479–1484.

Frank, E., Kupfer, D. J., Thase, M. E., Mallinger, A., Swartz, H., Fagioli, A., et al. (2005). Two year outcomes for interpersonal and social rhythm therapy in individuals with bipolar I disorder. *Archives of General Psychiatry, 62*, 996–1004.

Geiger-Brown, J. M., Rogers, V. E., Liu, W., Ludeman, E. M., Downton, K. D., & Diaz-Abad, M. (2015). Cognitive behavioral therapy in persons with comorbid insomnia: A meta-analysis. *Sleep Medicine Reviews, 23*, 54–67.

Geoffroy, P. A., Scott, J., Boudebesse, C., Lajnef, M., Henry, C., Leboyer, M., et al. (2015). Sleep in patients with remitted bipolar disorders: A meta-analysis of actigraphy studies. *Acta Psychiatrica Scandinavica, 131*(2), 89–99.

Harvey, A. G. (2001). Insomnia: symptom or diagnosis? *Clinical Psychology Review, 21*(7), 1037–1059.

Harvey, A. G. (2002a). A cognitive model of insomnia. *Behaviour Research and Therapy, 40*, 869–894.

Harvey, A. G. (2002b). Trouble in bed: The role of pre-sleep worry and intrusions in the maintenance of insomnia [Special issue]. *Journal of Cognitive Psychotherapy, 16*, 161–177.

Harvey, A. G. (2003a). The attempted suppression of presleep cognitive activity in insomnia. *Cognitive Therapy and Research, 27*, 593–602.

Harvey, A. G. (2003b). Beliefs about the utility of presleep worry: An investigation of individuals with insomnia and good sleepers. *Cognitive Therapy and Research, 27*, 403–414.

Harvey, A. G. (2005). A cognitive theory of and therapy for chronic insomnia. *Journal of Cognitive Psychotherapy, 19*, 41–60.

Harvey, A. G. (2008). Sleep and circadian rhythms in bipolar disorder: Seeking synchrony, harmony, and regulation. *American Journal of Psychiatry, 165*, 820–829.

Harvey, A. G. (2009). The adverse consequences of sleep disturbance in pediatric bipolar disorder: Implications for intervention. *Child and Adolescent Psychiatry Clinics of North America, 18*(2), 321–338, viii.

Harvey, A. G., Belanger, L., Talbot, L., Eidelman, P., Beaulieu-Bonneau, S., Fortier-Brochu, E., et al. (2014). Comparative efficacy of behavior therapy, cognitive therapy, and cognitive behavior therapy for chronic insomnia: A randomized controlled trial. *Journal of Consulting and Clinical Psychology, 82*(4), 670–683.

Harvey, A. G., & Buysse, D. J. (2017). *Treating sleep problems: A transdiagnostic approach*. New York: Guilford Press.

Harvey, A. G., & Eidelman, P. (2012). Intervention to reduce unhelpful beliefs about sleep. In M. Perlis, M. Aloia, & B. Kuhn (Eds.), *Behavioral sleep medicine treatment protocols* (pp. 79–90). New York: Academic Press.

Harvey, A. G., Dong, L., Hein, K., Yu, S. H., Martinez, A., Gumport, M. B., et al. (in press). A randomized controlled trial of the Transdiagnostic Intervention for Sleep and Circadian Dysfunction (TransS-C) to improve serious mental illness outcomes in a community setting. *Journal of Consulting and Clinical Psychology*.

Harvey, A. G., Hein, K., Dolsen, M. R., Dong, L., Rabe-Hesketh, S., Gumport, N. B., et al. (2018). Modifying the impact of eveningness chronotype ("night-owls") in youth: A randomized controlled trial. *Journal of the American Academy of Child and Adolescent Psychiatry, 57*(10), 742–754.

Harvey, A. G., Sharpley, A., Ree, M. J., Stinson, K., & Clark, D. M. (2007). An open trial of cognitive therapy for chronic insomnia. *Behaviour Research and Therapy, 45*, 2491–2501.

Harvey, A. G., & Talbot, L. (2012). Behavioral experiments. In M. Perlis, M. Aloia, & B. Kuhn (Eds.), *Behavioral sleep medicine treatment protocols* (pp. 71–78). New York: Academic Press.

Harvey, A. G., & Tang, N. K. (2012). (Mis)perception of sleep in insomnia: A puzzle and a resolution. *Psychological Bulletin, 138*(1), 77–101.

Harvey, A. G., Tang, N. K., & Browning, L. (2005). Cognitive approaches to insomnia. *Clinical Psychology Review, 25*(5), 593–611.

Hintze, J. P., & Edinger, J. D. (2018). Hypnotic discontinuation in chronic insomnia. *Sleep Medicine Clinics, 13*(2), 263–270.

Hood, S., & Amir, S. (2017). The aging clock: Circadian rhythms and later life. *Journal of Clinical Investigation, 127*(2), 437–446.

Irwin, M. R., Cole, J. C., & Nicassio, P. M. (2006). Comparative meta-analysis of behavioral interventions for insomnia and their efficacy in middle-aged adults and in older adults 55+ years of age. *Health Psychology, 25*, 3–14.

Jacobson, N., Martell, C., & Dimidjian, S. (2001). Behavioral activation treatment for depression: Returning to contextual roots. *Clinical Psychology: Science and Practice, 8*, 255–270.

Jansson, M., & Linton, S. J. (2007). Psychological mechanisms in the maintenance of insomnia: Arousal, distress, and sleep-related beliefs. *Behaviour Research and Therapy, 45*(3), 511–521.

Jenni, O. G., Achermann, P., & Carskadon, M. A. (2005). Homeostatic sleep regulation in adolescents. *Sleep, 28*, 1446–1454.

Johns, M. W. (1991). A new method for measuring daytime sleepiness: The Epworth Sleepiness Scale. *Sleep, 14*, 540–545.

Kaplan, K. A., & Harvey, A. G. (2013). Behavioral treatment of insomnia in bipolar disorder. *American Journal of Psychiatry, 170*(7), 716–720.

Kaplan, K. A., Mashash, M., Williams, R., Batchelder, H., Starr-Glass, L., & Zeitzer, J. M. (2019). Effect of light flashes vs sham therapy during sleep with adjunct cognitive behavioral therapy on sleep quality among adolescents: A randomized clinical trial. *JAMA Network Open, 2*(9), e1911944.

Kaplan, K. A., Talavera, D. C., & Harvey, A. G. (2018). Rise and shine: A treatment experiment testing a morning routine to decrease subjective sleep inertia in insomnia and bipolar disorder. *Behaviour Research and Therapy, 111*, 106–112.

Karni, A., Tanne, D., Rubenstein, B. S., Askenasy, J. J. M., & Sagi, D. (1994). Dependence on REM sleep of overnight improvement of a perceptual skill. *Science, 265*(5172), 679–682.

Klerman, E. B., & Dijk, D. J. (2008). Age-related reduction in the maximal capacity for sleep — implications for insomnia. *Current Biology, 18*(15), 1118–1123.

Koffel, E., Kuhn, E., Petsoulis, N., Erbes, C. R., Anders, S., Hoffman, J. E., et al. (2018). A randomized controlled pilot study of CBT-I Coach: Feasibility, acceptability, and potential impact of a mobile phone application for patients in cognitive behavioral therapy for insomnia. *Health Informatics Journal, 24*(1), 3–13.

Krause, A. J., Simon, E. B., Mander, B. A., Greer, S. M., Saletin, J. M., Goldstein-Piekarski, A. N., et al. (2017). The sleep-deprived human brain. *Nature Reviews Neuroscience, 18*(7), 404–418.

Kryger, M. H., Roth, T., & Dement, W. C. (2017). *Principles and practice of sleep medicine* (6th ed.). Philadelphia: Elsevier.

Lack, L. C., & Bootzin, R. B. (2003). Circadian rhythm factors in insomnia and their treatment. In M. Perlis & K. Lichstein (Eds.), *Treatment of sleep disorders: Principles and practice of behavioral sleep medicine* (pp. 305–343). New York: Wiley.

Lancee, J., Eisma, M. C., van Straten, A., & Kamphuis, J. H. (2015). Sleep-related safety behaviors and dysfunctional beliefs mediate the efficacy of online CBT for insomnia: A randomized controlled trial. *Cognitive Behaviour Therapy, 44*(5), 406–422.

Lee, J. Y., & Harvey, A. G. (2015). Memory for therapy in bipolar disorder and comorbid insomnia. *Journal of Consulting and Clinical Psychology, 83*(1), 92–102.

Lichstein, K. L., Durrence, H. H., Taylor, D. J., Bush, A. J., & Riedel, B. W. (2003). Quantitative criteria for insomnia. *Behaviour Research and Therapy, 41*(4), 427–445.

Lichstein, K. L., Peterson, B. A., Riedel, B. W., Means, M. K., Epperson, M. T., & Aguillard, R. N. (1999). Relaxation to assist sleep medication withdrawal. *Behavior Modification, 23*(3), 379–402.

Lichstein, K. L., & Rosenthal, T. L. (1980). Insomniacs' perceptions of cognitive versus somatic determinants of sleep disturbance. *Journal of Abnormal Psychology, 89*, 105–107.

Lichstein, K. L., Stone, K. C., Donaldson, J., Nau, S. D., Soeffing, J. P., Murray, D., et al. (2006). Actigraphy validation with insomnia. *Sleep, 29*, 232–239.

Manber, R., Buysse, D. J., Edinger, J., Krystal, A., Luther, J. F., Wisniewski, S. R., et al. (2016). Efficacy of cognitive-behavioral therapy for insomnia combined with antidepressant pharmacotherapy in patients with comorbid depression and insomnia: A randomized controlled trial. *Journal of Clinical Psychiatry, 77*(10), e1316–e1323.

Manber, R., & Carney, C. E. (2015). *Treatment plans and interventions for insomnia: A case formulation approach*. New York: Guilford Press.

Marino, M., Li, Y., Rueschman, M. N., Winkelman, J. W., Ellenbogen, J. M., Solet, J. M., et al. (2013). Measuring sleep: Accuracy, sensitivity, and specificity of wrist actigraphy compared to polysomnography. *Sleep, 36*(11), 1747–1755.

McHugh, R. K., & Barlow, D. H. (2010). The dissemination and implementation of evidence-based psychological treatments: A review of current efforts. *American Psychologist, 65*(2), 73–84.

Miller, W. R., & Rollnick, S. (2002). *Motivational interviewing: Preparing people to change*. New York: Guilford Press.

Montgomery, P., & Dennis, J. (2003). Cognitive behavioural interventions for sleep problems in adults aged 60+. *Cochrane Database of Systematic Reviews, 1*, CD003161.

Morin, C. M. (1993). *Insomnia: Psychological assessment and management*. New York: Guilford Press.

Morin, C. M., Blais, F., & Savard, J. (2002). Are changes in beliefs and attitudes about sleep related to sleep improvements in the treatment of insomnia? *Behaviour Research and Therapy, 40*, 741–752.

Morin, C. M., Bootzin, R. R., Buysse, D. J., Edinger, J., D., Espie, C. A., & Lichstein, K. L. (2006). Psychological and behavioral treatment of insomnia: An update of recent evidence (1998–2004). *Sleep, 29*, 1396–1406.

Morin, C. M., Culbert, J. P., & Schwartz, S. M. (1994). Nonpharmacological interventions for insomnia: A meta-analysis of treatment efficacy. *American Journal of Psychiatry, 151*, 1172–1180.

Morin, C. M., & Espie, C. A. (2007). *Insomnia: A clinical guide to assessment and treatment*. New York: Springer Science & Business Media.

Morin, C. M., Gaulier, B., Barry, T., & Kowatch, R. A. (1992). Patients' acceptance of psychological and pharmacological therapies for insomnia. *Sleep, 15*, 302–305.

Morin, C. M., Koetter, U., Bastien, C., Ware, J. C., & Wooten, V. (2005). Valerian–hops combination and diphenhydramine for treating insomnia: A randomized placebo-controlled clinical trial. *Sleep, 28*(11), 1465–1471.

Morin, C. M., Vallieres, A., Guay, B., Ivers, H., Savard, J., Merette, C., et al. (2009). Cognitive behavioral therapy, singly and combined with medication, for persistent insomnia: A randomized controlled trial. *Journal of the American Medical Association, 301*(19), 2005–2015.

Morin, C. M., Vallieres, A., & Ivers, H. (2007). Dysfunctional Beliefs and Attitudes about Sleep (DBAS): Validation of a brief version (DBAS-16). *Sleep, 30*(11), 1547–1554.

National Institutes of Health. (2005). NIH State-of-the-Science Conference Statement on manifestations and management of chronic insomnia in adults. *NIH Consensus and State-of-the-Science Statements, 22*(2), 1–30.

Neitzert Semler, C., & Harvey, A. G. (2004). Monitoring for sleep-related threat: A pilot study of the Sleep Associated Monitoring Index (SAMI). *Psychosomatic Medicine, 66*, 242–250.

Ng, T. H., Chung, K. F., Ho, F. Y., Yeung, W. F., Yung, K. P., & Lam, T. H. (2015). Sleep–wake disturbance in interepisode bipolar disorder and high-risk individuals: A systematic review and meta-analysis. *Sleep Medicine Reviews, 20*, 46–58.

Nofzinger, E. A., Thase, M. E., Reynolds, III, C. F., Himmelhoch, J. M., Mallinger, A., Houck, P., et al. (1991). Hypersomnia in bipolar depression: A comparison with narcolepsy using the multiple sleep latency test. *American Journal of Psychiatry, 148*, 1177–1181.

Ohayon, M. M. (2002). Epidemiology of insomnia: What we know and what we still need to learn. *Sleep Medicine Reviews, 6*(2), 97–111.

Ohayon, M. M., Carskadon, M. A., Guilleminault, C., & Vitiello, M. V. (2004). Meta-analysis of quantitative sleep parameters from childhood to old age in healthy individuals: Developing normative sleep values across the human lifespan. *Sleep, 27*(7), 1255–1273.

Ong, J. C., Kuo, T. F., & Manber, R. (2008). Who is at risk for dropout from group cognitive-behavior therapy for insomnia? *Journal of Psychosomatic Research, 64*(4), 419–425.

Paquet, J., Kawinska, A., & Carrier, J. (2007). Wake detection capacity of actigraphy during sleep. *Sleep, 30*(10), 1362–1369.

Perlis, M., Aloia, M., & Kuhn, B. (2010). *Behavioral treatments for sleep disorders: A comprehensive primer of behavioral sleep medicine interventions*. San Diego, CA: Academic Press.

Perlis, M., Aloia, M., & Kuhn, B. (Eds.). (2012). *Behavioral sleep medicine treatment protocols*. New York: Academic Press.

Perlis, M., Smith, M., & Pigeon, W. (2005). Etiology and pathophysiology of insomnia. In M. H. Kryger, T. Roth, & W. C. Dement (Eds.), *Principles and practice of sleep medicine* (4th ed., pp. 714–725). Philadelphia: Elsevier.

Qaseem, A., Kansagara, D., Forciea, M. A., Cooke, M., Denberg, T. D., & Clinical Guidelines Committee of the American College of Physicians. (2016). Management of chronic insomnia disorder in adults: A clinical practice guideline from the American College of Physicians. *Annals of Internal Medicine, 165*(2), 125–133.

Ree, M., & Harvey, A. G. (2004a). Insomnia. In J. BennettLevy, G. Butler, M. Fennell, A. Hackman, M. Mueller, & D. Westbrook (Eds.), *Oxford guide to behavioural experiments in cognitive therapy* (pp. 287–305). Oxford, UK: Oxford University Press.

Ree, M., & Harvey, A. G. (2004b). Investigating safety behaviours in insomnia: The development of the Sleep-Related Behaviours Questionnaire (SRBQ). *Behaviour Change, 21*, 26–36.

Ree, M., Harvey, A. G., Blake, R., Tang, N. K., & Shawe-Taylor, M. (2005). Attempts to control unwanted thoughts in the night: Development of the thought control questionnaire-insomnia revised (TCQI-R). *Behaviour Research and Therapy, 43*(8), 985–998.

Reite, M., Buysse, D. J., Reynolds, C., & Mendelson, W. (1995). The use of polysomnography in the evaluation of insomnia. *Sleep, 18*, 58–70.

Roth, T., Coulouvrat, C., Hajak, G., Lakoma, M. D., Sampson, N. A., Shahly, V., et al. (2011). Prevalence and perceived health associated with insomnia based on DSMIV-TR; International Statistical Classification of Diseases and Related Health Problems, Tenth Revision; and Research Diagnostic Criteria/International Classification of Sleep Disorders, Second Edition criteria: Results from the America Insomnia Survey. *Biological Psychiatry, 69*(6), 592–600.

Rybarczyk, B., Lopez, M., Schelble, K., & Stepanski, E. (2005). Home-based video CBT for comorbid geriatric insomnia: A pilot study using secondary data analyses. *Behavioral Sleep Medicine, 3*, 158–175.

Salkovskis, P. M. (1991). The importance of behaviour in the maintenance of anxiety and panic: A cognitive account. *Behavioural Psychotherapy, 19*, 6–19.

Sarsour, K., Morin, C. M., Foley, K., Kalsekar, A., & Walsh, J. K. (2010). Association of insomnia severity and comorbid medical and psychiatric disorders in a health plan-based sample: Insomnia severity and comorbidities. *Sleep Medicine, 11*(1), 69–74.

Sateia, M. J., Buysse, D. J., Krystal, A. D., Neubauer, D. N., & Heald, J. L. (2017). Clinical practice guideline for the pharmacologic treatment of chronic insomnia in adults: An American Academy of Sleep Medicine Clinical Practice guideline. *Journal of Clinical Sleep Medicine, 13*(2), 307–349.

Sivertsen, B., Omvik, S., Pallesen, S., Bjorvatn, B., Havik, O. E., Kvale, G., et al. (2006). Cognitive behavioral therapy vs zopiclone for treatment of chronic primary insomnia in older adults: A randomized controlled trial. *Journal of the American Medical Association, 295*, 2851–2858.

Smith, L. J., Nowakowski, S., Soeffing, J. P., Orff, H. J., & Perlis, M. L. (2003). The measurement of sleep. In M. L. Perlis & K. L. Lichstein (Eds.), *Treating sleep disorders: Principles and practice of behavioral sleep medicine* (pp. 29–73). New York: Wiley.

Smith, M. T., Huang, M. I., & Manber, R. (2005). Cognitive behavior therapy for chronic insomnia occurring within the context of medical and psychiatric disorders. *Clinical Psychology Review, 25*(5), 559–592.

Smith, M. T., McCrae, C. S., Cheung, J., Martin, J. L., Harrod, C. G., Heald, J. L., et al. (2018). Use of actigraphy for the evaluation of sleep disorders and circadian rhythm sleep–wake disorders: An American Academy of Sleep Medicine Clinical Practice guideline. *Journal of Clinical Sleep Medicine, 14*(7), 1231–1237.

Spielman, A. J., Caruso, L. S., & Glovinsky, P. B. (1987). A behavioral perspective on insomnia treatment. *Psychiatric Clinics of North America, 10*(4), 541–553.

Stepanski, E. J., Zorick, F., Roehrs, T., & Roth, T. (2000). Effects of sleep deprivation on daytime sleepiness in primary insomnia. *Sleep, 23*, 215–219.

Trauer, J. M., Qian, M. Y., Doyle, J. S., Rajaratnam, S. M., & Cunnington, D. (2015). Cognitive behavioral therapy for chronic insomnia: A systematic review and meta-analysis. *Annals of Internal Medicine, 163*(3), 191–204.

Trockel, M., Karlin, B. E., Taylor, C. B., & Manber, R. (2014). Cognitive behavioral therapy for insomnia with Veterans: Evaluation of effectiveness and correlates of treatment outcomes. *Behaviour Research and Therapy, 53*, 41–46.

Vallieres, A., & Morin, C. M. (2003). Actigraphy in the assessment of insomnia. *Sleep, 26*, 902–906.

van der Zweerde, T., Bisdounis, L., Kyle, S. D., Lancee, J., & van Straten, A. (2019). Cognitive behavioral therapy for insomnia: A meta-analysis of long-term effects in controlled studies. *Sleep Medicine Reviews, 40*, Article 101208.

Van Houdenhove, L., Buyse, B., Gabriels, L., & Van den Bergh, O. (2011). Treating primary insomnia: Clinical effectiveness and predictors of outcomes on sleep, daytime function and health-related quality of life. *Journal of Clinical Psychology in Medical Settings, 18*(3), 312–321.

Van Someren, E. J. (2000). Circadian rhythms and sleep in human aging. *Chronobiology International, 17*, 233–243.

Van Someren, E. J., Cirelli, C., Dijk, D. J., Van Cauter, E., Schwartz, S., & Chee, M. W. (2015). Disrupted sleep: From molecules to cognition. *Journal of Neuroscience, 35*(41), 13889–13895.

Watkins, E., & Baracaia, S. (2001). Why do people ruminate in dysphoric moods? *Personality and Individual Differences, 30*, 723–734.

Watts, F. N., Coyle, K., & East, M. P. (1994). The contribution of worry to insomnia. *British Journal of Clinical Psychology, 33*, 211–220.

Weisz, J. R., Ng, M. Y., & Bearman, S. K. (2014). Odd couple?: Reenvisioning the relation between science and practice in the dissemination–implementation era. *Clinical Psychological Science, 2*(1), 58–74.

Wicklow, A., & Espie, C. A. (2000). Intrusive thoughts and their relationship to actigraphic measurement of sleep: Towards a cognitive model of insomnia. *Behaviour Research and Therapy, 38*(7), 679–693.

Wirz-Justice, A., Benedetti, F., & Terman, M. (2009). *Chronotherapeutics for affective disorders: A clinician's manual for light and wake therapy*. Basel: Karger.

Wu, J. Q., Appleman, E. R., Salazar, R. D., & Ong, J. C. (2015). Cognitive behavioral therapy for insomnia comorbid with psychiatric and medical conditions: A meta-analysis. *Journal of the American Medical Association, 175*(9), 1461–1472.

Wyatt, J. K., Stepanski, E. J., & Kirkby, J. (2006). Circadian phase in delayed sleep phase syndrome: Predictors and temporal stability across multiple assessments. *Sleep, 29*, 1075–1080.

Xie, L., Kang, H., Xu, Q., Chen, M. J., Liao, Y., Thiyagarajan, M., et al. (2013). Sleep drives metabolite clearance from the adult brain. *Science, 342*(6156), 373–377.

Yeung, W. F., Chung, K. F., Ho, F. Y., & Ho, L. M. (2015). Predictors of dropout from internet-based self-help cognitive behavioral therapy for insomnia. *Behaviour Research and Therapy, 73*, 19–24.

Zee, P. C., & Turek, F. W. (2006). Sleep and health: Everywhere and in both directions. *Archives of Internal Medicine, 166*, 1686–1688.

CAPÍTULO 17

Terapia cognitivo-comportamental para dor crônica

John D. Otis

A dor crônica é o transtorno mais comum a ocupar nossos sistemas de saúde, custando aproximadamente 600 bilhões de dólares anuais em tratamento direto e perda de produtividade laboral. Tal valor facilmente supera os custos com o câncer, as doenças cardiovasculares e todos os transtornos psicológicos listados neste livro. Neste capítulo, John D. Otis, uma das maiores autoridades no tratamento da dor crônica em todo o mundo, com décadas de experiência clínica, apresenta de maneira minuciosa a sua própria abordagem para esse problema, exemplificada no tratamento de "Scott". Aqui, os terapeutas podem ver como uma série de procedimentos psicológicos, incluindo diversas intervenções tranquilizadoras, atividades com intervalos, agendamento de eventos positivos, reestruturação cognitiva, assim como manejo da raiva e medidas de higiene do sono, todos com forte embasamento experimental, estão interligados dentro do contexto de mensagens motivacionais e educacionais habilmente transmitidas para facilitar a cooperação. Os profissionais da saúde encontrarão neste capítulo as informações necessárias para começar a tratar o problema corriqueiro e difícil que é a dor crônica, tão frequentemente ignorada nos ambientes dos sistemas de saúde.

— D. H. B.

Durante o último século, o entendimento e o tratamento da dor crônica evoluíram significativamente. Por exemplo, profissionais da saúde costumavam entender e tratar a dor crônica da mesma maneira que a dor aguda; prescrever medicamentos opiáceos aos pacientes era frequente, e havia poucas alternativas para o alívio da dor. Além disso, os profissionais da saúde acreditavam que a cura da lesão deveria cessar a dor, e, quando ela não cessava, o problema era julgado como "psicológico", em vez de "físico". Para pacientes cuja dor persistia, essa conclusão era, compreensivelmente, muito angustiante, pois eles sentiam que suas dores eram reais, e não apenas algo "imaginário". Nosso entendimento atual da etiologia da dor crônica mudou significativamente e se tornou mais sofisticado, e hoje em dia existem opções de tratamento mais variadas para serem fornecidas aos pacientes, em vez de se basear unicamente em medicamentos opiáceos para o alívio da dor. Ademais, pesquisas sobre abordagens psicológicas baseadas em evidências para o manejo da dor cresceram tremendamente durante as últimas décadas. Agora reconhecemos que fatores biológicos, psicológicos e sociais podem contribuir para a experiência da dor, e temos muito mais preparo para encarar esses fatores e aliviar o sofrimento dos pacientes. A terapia cognitivo-comportamental (TCC), hoje considerada o tratamento psicológico ideal para a dor crônica, tem embasamento experimental considerável. A TCC visa à mudança de certos comportamentos-alvo que podem ser problemáticos e ensinar formas adaptativas de enfrentamento. A TCC para dor crônica é usada amplamente como um tratamento único, ou como parte de programas multidisciplinares de tratamento da dor. É importante frisar que décadas de pesquisa contribuíram para o nosso entendimento dos variados fatores que deveriam ser considerados ao se oferecer a TCC para pacientes com dor crônica, assim como contribuíram no que se refere às formas como os terapeutas podem adequar a TCC para as necessidades específicas de cada paciente, visando a maximizar a eficácia do tratamento. A aplicação do modelo cognitivo-comportamental para o manejo da dor crônica é baseada no entendimento de que a dor é uma experiência complexa, influenciada não apenas pela presença de patologias subjacentes, mas também pelos pensamentos, pelas emoções e pelos comportamentos do indivíduo. Assim, fizemos um grande progresso partindo dos modelos antigos e simplistas que consideravam a dor como ou "física" ou "psicológica", e, como resultado, pacientes com dor crônica hoje têm mais esperança em melhorar sua funcionalidade diária e sua qualidade de vida.

O objetivo principal deste capítulo é fornecer uma visão panorâmica sobre a natureza, a etiologia e os conceitos teóricos atuais da dor crônica, e também dar foco detalhado em sua análise e seu tratamento baseados em evidências. Dado que muitos fatores podem ter impacto sobre o tratamento da dor crônica, variáveis no tratamento — tais como o seu ambiente (p. ex., hospitalar, ambulatorial, clínicas especializadas em dor, cuidados básicos de saúde) e o formato do tratamento (p. ex., individual, grupal, remoto) — são discutidas, e sua relevância clínica é destacada. Uma vez que a presença de diagnósticos comórbidos, tais como transtorno de estresse pós-traumático ou depressão, podem exacerbar a experiência da dor crônica, este capítulo inclui uma seção sobre diagnósticos que apresentam comorbidade frequente com a dor e os seus impactos no tratamento. O capítulo, então, traz uma visão panorâmica de vários componentes de tratamento baseados em evidências que são partes importantes da TCC para dor crônica baseada em evidências (p. ex., treino de relaxamento, reestruturação cognitiva, manejo de estresse, atividades com intervalos baseados em tempo e higiene do sono). A parte final do capítulo descreve um exemplo de caso de um paciente com dor lombar crônica, e um resumo detalhado de cada uma das suas sessões ilustra como o tratamento cognitivo-comportamental para dor crônica é conduzido. Ao longo do caso, transcrições de diálogos entre o terapeuta e o paciente mostram como apresentar cada um dos componentes do tratamento. Ao fornecer uma revisão meticulosa do processo de análise e tratamento de um paciente com dor crônica, junto de uma revisão das pesquisas clínicas mais recentes, espero que este capítulo possa equipar os terapeutas com as ferramentas necessárias para ajudar os pacientes a retornarem para rotinas mais saudáveis, felizes e produtivas. O protocolo de TCC descrito neste capítulo foi desenvolvido ao longo de décadas de prática e pesquisas clínicas, e o protocolo completo está descrito em manuais de tratamento disponíveis para consulta (p. ex., Otis, 2007a, 2007b).

A NATUREZA DA DOR CRÔNICA

A sensação de dor é definida como uma experiência sensorial e emocional desagradável associada a dano real ou potencial aos tecidos, ou descrita nos termos de tal dano (Merskey & Bogduk, 1994). A dor é tipicamente uma sensação adaptativa e serve para alertar ao indivíduo que algum tipo de dano aconteceu, ou que é preciso tempo para que a cura de uma lesão possa acontecer. Esse tipo de dor pode ser vivenciado com uma queimadura, um corte, uma fratura ou após um procedimento cirúrgico, e é frequentemente chamado de dor *aguda*. Tipicamente, esse tipo de dor se resolve por conta própria depois de um período de descanso, cura ou atividade física moderada; entretanto, para algumas pessoas, a experiência da dor persiste por mais tempo do que o antecipado e é desproporcional à magnitude da lesão. Quando a dor persiste por mais de três meses, ela é considerada dor *crônica* (Merskey & Bogduk, 1994), que é diferente da dor aguda porque seguidamente persiste, às vezes por anos, quando não há mais uma causa física subjacente, podendo ocorrer até mesmo em casos nos quais não havia lesão originária.

A dor pode se apresentar de diversas formas e combinações, dependendo do tipo de lesão. Existem dois tipos básicos de dor que podem ser tanto agudas quanto crônicas em sua natureza: a dor nociceptiva e a dor neuropática. A dor *nociceptiva* é geralmente a mais comum e pode ocorrer de forma *somática*, ativando os receptores de dor na superfície do corpo ou nos tecidos musculoesqueléticos, ou de forma *visceral*, ativando os receptores de dor localizados nos órgãos internos. A dor nociceptiva pode ocorrer a partir de lesões, como traumas na cabeça, queimaduras na pele ou distensões musculares nas costas. Os pacientes costumam descrever a dor nociceptiva nas costas como "um latejamento ou desconforto", por exemplo. O ferimento pode vir de estímulos mecânicos, térmicos ou químicos, e pode ser um foco local e somático (p. ex., dor no seu estômago depois de comer algo que não lhe fez bem), ou difuso ou indireto, no caso de dor visceral (p. ex., uma pressão dolorosa e intensa no abdômen após uma cirurgia). A dor neuropática é o resultado de dano no sistema nervoso, tanto no central quanto no periférico, e pode ser descrita como uma sensação de "queimação", "perfuração" ou "choque". É importante obter uma descrição da dor dos pacientes como parte da admissão inicial.

TERAPEUTA: Pode descrever a sua dor para mim?

PACIENTE: Desde o acidente, sinto alfinetadas nos meus braços o tempo inteiro. A dor nas costas está sempre presente, mas, quando me mexo de um jeito ruim, parece que um raio de eletricidade percorre a minha perna. Eu me deito à noite e nem tento me mexer.

TERAPEUTA: Parece difícil. Como você está lidando com essa mudança?

PACIENTE: Não muito bem. Não consigo brincar com meus filhos, abraçar minha esposa ou trabalhar no jardim. Não consigo fazer nada, porque nunca sei quando a dor vai me atingir.

Nesse caso, a experiência da dor neuropática é sentida tanto física quanto emocionalmente por esse paciente. A dor neuropática é geralmente causada por doenças, como diabetes, alcoolismo, herpes zoster, infecção por HIV, AVEs, lesões na medula espinal, lesões neuronais ou esclerose múltipla (Bouhassira, Lantéri-Minet, Attal, Laurent, & Touboul, 2008). Não é incomum que a dor neuropática e a dor nociceptiva apareçam combinadas uma à outra, tornando os seus diagnósticos e tratamentos mais complexos.

A PREVALÊNCIA E O CUSTO DA DOR

A dor crônica é um dos motivos mais comuns para a busca de auxílio médico nos Estados Unidos. Uma pesquisa conduzida pelos Centros de Controle e Prevenção de Doenças indicou que 19,6% dos adultos afirmaram "sentir dor na maior parte dos dias ou todo dia" nos últimos seis meses (QuickStats, 2017). Quadros de dor crônica afetam ao menos 116 milhões de adultos nos Estados Unidos, custando de 560 a 635 bilhões de dólares anualmente em tratamento médico direto e produtividade perdida devido à dor (Institute of Medicine, 2011; Gaskin & Richard, 2012). As taxas de dor crônica são mais altas em mulheres (34,3%) do que em homens (26,7%), apesar de que homens podem ter dor crônica por períodos mais longos do que mulheres (Manchikanti et al., 2006). Os tipos mais comuns de dor crônica incluem dor lombar, dor de cabeça, artrite, esclerose múltipla, fibromialgia e herpes zoster. O custo da dor crônica supera os custos econômicos dos seis diagnósticos mais caros: doenças cardiovasculares (US$309 bilhões); neoplasias (US$243 bilhões); ferimentos e envenenamento (US$205 bilhões); doenças endócrinas, alimentares e metabólicas (US$127 bilhões); doenças do sistema digestório (US$112 bilhões) e doenças do sistema respiratório (US$112 bilhões) (Gaskin & Richard, 2012).

Existe uma predominância particularmente alta de dor crônica entre veteranos de guerra dos Estados Unidos. Dentro do plano de saúde do Departamento de Assuntos de Veteranos dos Estados Unidos (Department of Veterans Affairs — VA), quase 50% dos pacientes nos cuidados de saúde básica afirmam sentir dor regularmente (Kerns, Otis, Rosenberg, & Reid, 2003). A dor crônica também é um problema significativo para militares que retornam do combate, com 44% deles reportando sentir dor crônica (Toblin, Quartana, Riviere, Walper, & Hoge, 2014).

O MODELO DE MEDO E EVITAÇÃO DA DOR

Uma das características de pacientes que geralmente tem um papel significativo no desenvolvimento da dor crônica é a *evitação*. As pessoas tendem a evitar situações que são consideradas desagradáveis ou dolorosas. Embora a evitação possa ser vista como uma reação adaptativa para lidar com situações que poderiam resultar em dor aguda, ela não costuma ser uma forma adaptativa de lidar com dor crônica. Outra característica dos pacientes que contribui para a experiência da dor é a *catastrofização*. Uma parte considerável da bibliografia mostra que uma tendência a catastrofizar a dor ao senti-la ou prevê-la é um dos mais importantes prognósticos da experiência da dor (Sullivan et al., 2001; Riddle, Wade, Jiranek, & Kong, 2010). O modelo cognitivo-comportamental de medo e evitação para dor crônica foi proposto por Vlaeyen e Linton (2000) para explicar como o medo e a evitação têm um papel na transição da dor aguda para o desenvolvimento da dor crônica. De acordo com esse modelo, se uma pessoa interpreta a experiência da dor como demasiadamente ameaçadora (catastrofização), isso pode levá-la a temer a experiência de sensações dolorosas e evitar atividades que ela acredite terem o potencial de causar dor. Por exemplo, se uma pessoa acredita que sair para caminhar com um amigo vai aumentar sua dor lombar, ela pode cancelar o compromisso com o amigo ou participar dele com cautela exagerada. Essa interpretação pode resultar em comportamentos *defensivos*, como tensionar ou friccionar músculos em preparação para o movimento, caminhar cautelosamente ou mudar sua postura em preparo para a dor. Esse nível elevado de alerta a quaisquer dores baseado na crença incorreta de que elas são um sinal de dano sendo realizado, ou então de algum tipo de patologia subjacente ainda não identificada, podem fazer algumas pessoas se tornarem hipervigilantes com sensações dolorosas, podendo até fazer com que dores de baixa intensidade sejam percebidas como extremas e insuportáveis. Quando o medo e a evitação de atividades físicas crescem, o mundo no qual o indivíduo funciona se torna cada vez mais restrito. A evitação da atividade física limita as oportunidades do indivíduo de testar e corrigir suas expectativas com a dor. A dor pode começar a interferir em funções diárias e aumentar deficiências. Quando o envolvimento com atividades estimulantes (p. ex., interagir com amigos, praticar exercícios, cozinhar) começa a diminuir, o indivíduo pode se tornar triste ou depressivo. Depressão, inércia, medo e evitação interagem umas com as outras e fazem a dor parecer mais intensa. Todavia, na ausência de uma patologia somática grave, indivíduos que interpretam a dor como inofensiva e que se adaptam e resolvem problemas em vez de catastrofizar têm mais chances de se recuperar mais rápido devido à sua participação em atividades diárias. Assim, a catastrofização pode ter um papel intermediário no desenvolvimento da dor crônica (Flink, Boersma, & Linton, 2013; Racine et al., 2016; Ramírez-Maestre, Esteve, Ruiz-Párraga, Gómez-Pérez, & López-Martínez, 2016). Desde a introdução desse modelo, estudos têm mostrado que medo e evitação de movimento são um prognóstico de deficiência ainda melhor do que patologias biomédicas subjacentes (Crombez, Vlayen, Heuts, & Lysens, 1999). Esse modelo tem servido como a base das pesquisas e práticas clínicas por décadas e tem ajudado na formulação de tratamentos criados para ajudar pacientes a lidar com a experiência da dor crônica de maneira adaptativa.

TCC PARA DOR CRÔNICA

A TCC é considerada o tratamento psicológico "padrão-ouro" para a dor crônica. A TCC para dor crônica foca na mudança de comportamentos e pensamentos negativos de pacientes que servem para manter e exacerbar as suas experiências com a dor, bem como no ensino de maneiras para reintroduzir atividades prazerosas em suas vidas de forma segura. Os componentes principais da TCC para dor crônica incluem treino de relaxamento (p. ex., respiração diafragmática, imagens visuais, relaxamento muscular progressivo e meditação), reestruturação cognitiva focada em pensamentos relacionados à dor (p. ex., "Essa dor vai me matar"), atividades com intervalos baseados em tempo (ou seja, ensinar aos pacientes como eles podem ser mais ativos sem exagerar) e tarefas de casa graduais planejadas para diminuir a evitação dos pacientes das atividades físicas e reintroduzir um estilo de vida mais ativo e saudável. A TCC também foca em aumentar a atividade e o funcionamento produtivo dos pacientes usando técnicas como exercícios físicos como tarefas de casa, agendamentos de atividades e combinações de tarefas graduais. Existe um grande número de publicações sobre a eficácia da TCC para uma variedade de quadros de dor crônica, incluindo osteoartrite, dor lombar e cervical (Linton & Ryberg, 2001), neuropatia diabética (Otis et al., 2013) e cefaleia tensional (Holroyd et al., 2001). Em uma metanálise de 22 ensaios controlados randomizados de tratamentos psicológicos para dor lombar crônica, os tratamentos cognitivo-comportamentais e autorregulatórios foram apontados como especialmente eficazes (Hoffman, Papas, Chatkoff, & Kerns, 2007).

Dado que dores ocorrem durante toda a vida, uma quantidade significativa de pesquisa tem focado na avaliação da eficácia da TCC para subpopulações específicas de pacientes, como crianças ou idosos. Por exemplo, vários estudos têm documentado a eficácia da TCC para crianças com diversos quadros dolorosos (Eccleston, Morley, Williams, Yorke, & Mastroyannopoulou, 2002; Palmero, Wilson, Peters, Lewandowski, & Somhegyi, 2009; Kashikar-Zuck et al., 2013). Uma metanálise de 25 ensaios clínicos controlados randomizados concluiu que TCC, relaxamento e *biofeedback* produzem melhorias significativas na redução da dor em jovens com cefaleia, fibromialgia e dor abdominal (Palermo, Eccleston, Lewandowski, Williams, & Morley, 2010). A dor crônica é comum em idosos, e, embora haja menos estudos examinando a eficácia da TCC com essa população, as pesquisas sugerem que as técnicas ensinadas na TCC podem ser efetivas em ajudar idosos com dor crônica. Um estudo piloto descobriu que a TCC reduziu consideravelmente a intensidade da dor e incapacidades relacionadas à dor em idosos com dor lombar crônica (Reid, Otis, Barry, & Kerns, 2003), e um ensaio clínico controlado randomizado em idosos com variados quadros de dor crônica demonstrou que um programa de automanejo de dor fundamentado na TCC foi efetivo em reduzir sofrimento, incapacidade e crenças inúteis sobre a dor (Nicholas et al., 2013).

Variáveis do tratamento

É importante que os terapeutas levem em consideração as variáveis que poderiam afetar a execução do tratamento, como o contexto ou o formato em que o tratamento para dor crônica será desenvolvido. Fatores como o ambiente do tratamento podem ter impacto sobre aspectos da sua execução, já que diferentes ambientes (p. ex., o ambulatorial ou o hospitalar) podem ter foco no tratamento de tipos específicos de dor, e alguns ambientes podem diferir na frequência e nas maneiras como os terapeutas trabalham em conjunto com um time multidisciplinar. Além disso, também é importante considerar o formato da terapia, já que o tratamento para dor crônica pode ser implementado tanto em sessões grupais quanto em individuais, com cada formato tendo suas vantagens e seus desafios. Discutirei cada uma dessas questões a seguir.

Ambiente de terapia

Os terapeutas têm a oportunidade de praticar TCC para dor em vários tipos de ambientes clínicos. Os terapeutas que foram treinados para aplicar TCC para dor podem oferecer essa abordagem como uma entre várias outras modalidades de tratamento baseadas em evidências disponíveis em um ambiente ambulatorial individual ou em grupo. Também há oportunidades para que os terapeutas se integrem a programas multidisciplinares de manejo de dor que incluem disciplinas como fisioterapia, terapia ocupacional, enfermagem, psiquiatria, neurologia, fisiatria, reumatologia, entre outros. Em programas multidisciplinares de manejo da dor, os profissionais trabalham juntos de maneira coordenada para oferecer assistência integrada e adaptada às necessidades do paciente. Considerando-se a alta prevalência de queixas de dor nos locais de cuidados primários de saúde, os terapeutas que estão integrados a esses locais têm a oportunidade de disseminar técnicas de manejo da dor necessárias para uma grande parte da população. Os terapeutas também podem encontrar oportunidades para trabalhar em programas especializados, incluindo centros cirúrgicos, clínicas de dor facial, clínicas dentárias, unidades de queimados ou centros cirúrgicos ortopédicos, pois as técnicas para dor aprendidas com a TCC ajudam pacientes nesses programas a reduzir a dor e a incapacidade, além de taxas mais altas de benefícios de intervenções terapêuticas. O ambiente hospitalar também fornece aos terapeutas muitas oportunidades de ajudar os pacientes a desenvolver habilidades de manejo da dor. Embora alguns pacientes internados talvez já tenham quadros clínicos dolorosos anteriores, outros podem estar inscritos em serviços de reabilitação, como fisioterapia e terapia ocupacional, que requerem participação regular para maximizar ganhos funcionais. Ainda que os pacientes possam sentir uma combinação de dores agudas e crônicas, muitos deles podem se beneficiar de adquirir habilidades que os permitam lidar com a dor mais eficientemente, reduzir o sofrimento e participar ativamente nos programas de reabilitação. Independentemente do ambiente clínico, os terapeutas devem se esforçar em estabelecer uma comunicação clara com todos os prestadores de serviços de saúde envolvidos nos cuidados da dor. Esse esforço ajuda a garantir que o paciente esteja recebendo uma mensagem consistente de toda a equipe de saúde e facilita um plano geral coordenado para sua recuperação.

Formato da terapia

A TCC para manejo da dor pode ser facilitada em formatos individuais ou grupais, e ambos têm potenciais benefícios e desafios que devem ser considerados. Há situações nas quais a terapia individual é a abordagem de tratamento ideal. A terapia individual permite ao terapeuta mais tempo para abordar as questões e os desafios específicos do paciente, podendo personalizar o tratamento para as necessidades específicas e determinar resoluções de problemas e objetivos individuais. Há mais flexibilidade de horários das sessões na terapia individual, já que elas só necessitam ser agendadas para uma pessoa, em vez de um grupo. Os pacientes podem solicitar terapia individual caso se sintam desconfortáveis em compartilhar informações pessoais com um grupo. Entretanto, também existem muitas vantagens no tratamento em grupo. Primeiramente, uma abordagem de terapia em grupo é mais eficiente em termos de recursos e permite que o terapeuta ajude diversos pacientes ao mesmo tempo. Em segundo lugar, o tratamento em grupo oferece uma oportunidade para que os pacientes aprendam habilidades de enfrentamento com outros membros do grupo. Em terceiro, interagir com outras pessoas em um grupo pode possibilitar que os pacientes desenvolvam uma rede de apoio social positiva que se mantenha por muito tempo após o fim da terapia.

Embora uma boa quantidade da bibliografia documente a eficácia da TCC para dor crônica, existem barreiras consideráveis que impedem os pacientes de receber terapia, incluindo a falta de familiaridade dos profissionais da saúde com modalidades da terapia comportamental, acesso geográfico limitado a terapeutas com treino especializado em TCC para a dor, o estigma associado à psicoterapia e a falta de cobertura dessas modalidades pelos planos de saúde. Além disso, os pacientes com dor crônica e comorbidades (p. ex., lesões medulares, dialisados) frequentemente encontram barreiras físicas e logísticas que interferem na mobilidade e no transporte para as consultas. Como resultado, muitos pacientes não recebem atenção adequada para suas dores. Dada a vasta disponibilidade de *smartphones* e do acesso à internet, o desenvolvimento da "telessaúde" ou de programas de TCC via aplicativos oferece uma oportunidade de expandir o alcance de tratamentos para dor baseados em evidências. As pesquisas preliminares sobre o desenvolvimento e o uso de aplicativos para o ensino de técnicas de manejo de dor são promissoras (Friesen et al., 2017; Jamison, Mei, & Ross, 2018; Jamison, Jurcik, Edwards, Huang, & Ross, 2017), e os dados sugerem que o uso de aplicativos é viável e bem aceito pelos pacientes (Jamison et al., 2017). Um programa de TCC baseado em aplicativos tem mais chances de sucesso se incluir lembretes para o uso de técnicas de manejo de dor ao longo do dia e para o uso dos medicamentos de acordo com a prescrição, e se oferecer a oportunidade para que os pacientes tenham uma comunicação bidirecional com os provedores para promover um sentimento de apoio. Todos esses recursos têm probabilidade de aumentar o envolvimento do paciente com seu aprendizado e o uso de técnicas de manejo de dor. O uso dessa tecnologia poderia facilitar a execução de abordagens de manejo de dor da TCC e o desenvolvimento de técnicas de enfrentamento adaptativas. A continuidade de pesquisas no futuro é necessária para desenvolver e testar abordagens inéditas a fim de tornar o tratamento de dor baseado em evidências disponível para um número maior de pacientes.

Variáveis do paciente

Além das variáveis do tratamento, é importante considerar uma série de variáveis relacionadas ao paciente antes de iniciar um tratamento. Isso pode incluir a presença de quadros comórbidos, tais como ansiedade, depressão, transtorno de estresse pós-traumático ou transtorno por uso de substâncias, ou se o paciente está recebendo tratamento farmacológico para dor.

Comorbidades

A dor crônica é uma condição estressante que pode ser causada por uma série de eventos precipitantes (p. ex., lesões, traumas, doenças) e pode ter impacto em praticamente todos os aspectos da vida de uma pessoa. Assim, não é incomum para indivíduos com dor crônica que eles sofram com problemas de saúde mental relacionados a ela (p. ex., problemas de humor, estresse traumático ou transtornos por uso de substâncias). É possível que a presença de dor crônica potencialize a vulnerabilidade do paciente a outros transtornos psicológicos; por outro lado, também é possível que a presença de quadros psicológicos concomitantes, como problemas de humor, tornem a recuperação da dor crônica mais difícil. De qualquer forma, a interação entre a dor e outras comorbidades de saúde mental pode impactar a apresentação dos sintomas e deve ser considerada pelo profissional de saúde ao desenvolver um plano de tratamento.

Transtornos emocionais: ansiedade e depressão

Considerando-se o impacto que a dor crônica pode ter em todos os aspectos da vida, não é incomum se deparar com altas taxas de comorbidade entre dor e transtornos emocionais, como ansiedade e depressão. Estudos mostram taxas de prevalência de depressão de 30 a 54% em amostras com dor crônica (Banks & Kerns, 1996; Elliott, Renier,

& Palcher, 2003), e depressão está mais frequentemente associada a queixas de dor e incapacidades (Bair, Robinson, Katon, & Kroenke, 2003). Embora os dados indiquem que mulheres têm mais chances de ter dor crônica do que homens, homens e mulheres com dor crônica estão igualmente sujeitos a ter depressão (Miller & Cano, 2009). Dor e depressão concomitantes são comuns nos cuidados básicos de saúde, com um estudo revelando que dois terços dos pacientes com transtorno depressivo maior também tinham dor crônica (Arnow et al., 2006). As taxas de ansiedade relatadas chegam a 45% em populações acometidas pela dor (Kroenke et al., 2013; Staerkle et al., 2004). A ansiedade e o medo têm um papel importante na experiência da dor, com um estudo indicando que, para pacientes com dor lombar, a ansiedade era responsável por 32% das incapacidades e 14% da gravidade da dor (Staerkle et al., 2004). A presença de transtornos emocionais pode complicar a execução de muitos elementos da TCC, incluindo o estabelecimento de objetivos, o envolvimento com atividades, o questionamento de pensamentos negativos e a motivação para participar (Kerns & Haythornthwaite, 1988). Por exemplo, pacientes com dor e ansiedade podem catastrofizar e se preocupar com o significado da dor, evitar atividades que têm potencial de causar dor ou se isolar socialmente. De maneira similar, pacientes com humor deprimido podem relatar que entendem os benefícios de estabelecer objetivos, mas não têm a motivação para dar o primeiro passo. Existem evidências crescentes de que a dor e os transtornos emocionais compartilham rotas neurobiológicas em comum (Bär et al., 2007; Wiech & Tracey, 2009; Han & Pae, 2015). Estudos utilizando ressonância magnética funcional investigaram o impacto da catastrofização da dor no processamento nociceptivo central e descobriram que, durante dores intensas, a modulação cortical pré-frontal impede que os pacientes se desliguem da dor e a suprimam (Seminowicz & Davis, 2006). Estudos experimentais sobre dor indicam que a indução de um estado de humor deprimido e cognições negativas relacionadas à dor estão associadas a um aumento no desconforto com a dor e na atividade no córtex pré-frontal, no córtex cingulado anterior subgenual e no hipocampo (Berna et al., 2010). Esse corpo de pesquisa está evoluindo atualmente, mas evidências de estruturas concomitantes envolvidas na dor e nas cognições podem explicar como a presença de um transtorno de humor pode ter impacto no processamento de estímulos dolorosos.

Transtorno de estresse pós-traumático

Ao longo dos últimos 20 anos, tem havido um crescimento no interesse em examinar a interação entre a dor crônica e o transtorno de estresse pós-traumático (TEPT), pois observações clínicas e pesquisas sugerem que esses transtornos ocorrem concomitantemente com grande frequência e muitas vezes impactam negativamente a resposta de pacientes aos tratamentos de cada uma dessas condições (Otis, 2019). Pesquisas indicam que indivíduos com dor crônica e TEPT comórbidos relatam mais dor, sintomas de TEPT, depressão, ansiedade, incapacidade e uso de opioides do que aqueles com apenas uma dessas condições (Asmundson, Wright, & Stein, 2004; Sullivan et al., 2009; Jenewein, Wittmann, Moergeli, Creutzig, & Schnyder, 2009; Outcalt et al., 2015). Estudos estimam que 20 a 34% dos pacientes encaminhados para o tratamento da dor crônica apresentam uma sintomatologia considerável de TEPT ou são diagnosticados com TEPT (Geisser, Roth, Bachman, & Eckert, 1996; Asmundson, Norton, Allerdings, Norton, & Larsen, 1998). Em pacientes para os quais a dor é advinda de acidentes com veículos, foram encontradas taxas de TEPT de 30 a 50% (Hickling & Blanchard, 1992; Chibnall & Duckro, 1994; Taylor & Koch, 1995). Dados os tipos de lesões sofridas em combate militar, a dor e o TEPT são comorbidades comuns em veteranos (Seal, Bertenthal, Miner, Sen, & Marmar, 2007; Clark, Bair, Buckenmaier, Gironda, & Walker, 2007). Lew et al. (2009) analisaram os registros médicos de 340 veteranos da Operation Enduring Freedom/Operation Iraqi Freedom (OEF/OIF) vistos no nível 2 do Centro de Recursos para Politraumatismo (Polytrauma Resource Center). Análises indicaram uma alta prevalência de dor crônica (81,5%), TEPT (68,2%) e lesões traumáticas cerebrais leves (66,8%). Tratamentos integrados para dor crônica e TEPT têm mostrado potencial para reduzir sintomas de ambas as condições ao focar nas vulnerabilidades psicológicas compartilhadas (Otis, Keane, Kerns, Monson, & Scioli, 2009).

Uso de substâncias

Ao trabalhar com um paciente com dor crônica, é importante determinar se ele está fazendo uso de substâncias para lidar com a dor ou com outras comorbidades mentais ou físicas. Levando em conta que o uso problemático de substâncias interfere na aquisição de habilidades ensinadas na TCC, nesses casos em que um transtorno de uso de substâncias está presente, o tratamento do transtorno deve ser priorizado em relação à TCC para a dor. Ainda que existam numerosos tipos diferentes de substâncias que têm o potencial de abuso (p. ex., álcool, *Cannabis*, drogas de rua), o uso de opioides para dor tem ganhado muita atenção, pois é considerado o ponto de partida para muitas pessoas que posteriormente desenvolvem adições em drogas como heroína (ver Higgins, Heil, & Peck, Cap. 15, neste volume). Dados indicam que de 21 a 29% dos pacientes que recebem prescrição de opioides para dor os usam de maneira indevida (Vowles et al., 2015), e 80% das pessoas que usam heroína começaram usando opioides prescritos de maneira indevida (Muhuri, Gfroerer, & Davies, 2013). Na verdade, algumas das maiores taxas de abuso de opioides e de uso de drogas ilícitas são encontradas em pacientes que sofreram lesões em acidentes de trânsito, pacientes com múltiplos pontos de dor e naqueles com um histórico de dor ou de uso de drogas ilícitas. Outros preditores de uso de substâncias em pacientes com dor crônica são histórico familiar com abuso de substâncias, histórico de problemas legais, necessidade de doses maiores para lidar com a dor, dependência de cigarro, histórico de tratamento psiquiátrico, múltiplos acidentes de carro e menos relatos de sintomas adversos a opioides (Michna et al., 2004).

Tratamento farmacológico concorrente para dor

Existem muitos tipos de medicamentos para dor apropriados e necessários que permitem que indivíduos com dor aguda e crônica possam participar da reabilitação, retomar funções e ter vidas produtivas. Deve-se reassegurar os pacientes de que participar da TCC não significa que seus remédios serão "confiscados". É importante aliviar os medos e apreensões dos pacientes conversando abertamente sobre as formas como as terapias psicológicas podem funcionar em conjunto com abordagens farmacológicas. Por exemplo, aprender e praticar técnicas cognitivas e comportamentais para lidar com a dor pode, na verdade, potencializar a eficácia de medicamentos prescritos para a dor. Além disso, pacientes que aprendem habilidades psicológicas para manejar a dor têm outro método para diminuí-la durante períodos de crise, em vez de apenas terem a opção de depender de um comprimido. Ao coordenar o tratamento com um médico que está prescrevendo medicamentos para dor, o paciente recebe uma mensagem consistente sobre as maneiras que medicações e tratamentos psicológicos podem complementar uns aos outros. Isso pode ajudar os pacientes a serem menos resistentes a experimentar abordagens psicológicas. Além disso, pacientes que cogitam aprender abordagens psicológicas para manejo de dor em conjunto com o uso de medicamentos podem ser lembrados de que essas abordagens psicológicas não têm "efeitos colaterais" e que muitos pacientes consideram a combinação dessas abordagens de tratamento efetiva para reduzir dores. Por fim, dado que muitos pacientes relatam que querem parar de tomar medicamentos para dor, pode ser útil lembrar a eles que, depois de aprenderem abordagens psicológicas para manejo de dor, muitos pacientes têm conseguido reduzir ou eliminar com êxito a necessidade de métodos farmacológicos de manejo da dor.

ESTUDO DE CASO

"Scott Davis" é um homem casado de 64 anos com dor crônica nas costas. Ele e sua esposa têm três filhas que fazem faculdade, mas moram perto. O surgimento da sua dor nas costas foi associado a uma lesão adquirida nove meses antes, quando ele tropeçou enquanto descia um lance de escada na casa de um amigo. Depois de um mês de dor constante, Scott começou a frequentar sessões de fisioterapia. O fisioterapeuta trabalhou com Scott semanalmente, e, apesar de ter conseguido recobrar sua força e flexibilidade, sua dor nas costas não foi resolvida. Scott buscou uma consulta com um neurologista e um ortopedista em um hospital local, mas eles não puderam dar a ele mais informações sobre a razão pela qual sua dor crônica persistia, e lhe informaram que seu caso não era de cirurgia corretiva. Scott foi encaminhado para uma clínica psicológica ambulatorial por seu ortopedista, com a recomendação de que ele talvez se beneficiaria de técnicas de TCC para ajudá-lo a manejar sua dor crônica nas costas.

Motivando o paciente em tratamento antes da entrevista

Ao conversar com o paciente pela primeira vez, é importante explicar por que foi sugerido que ele falasse com um terapeuta sobre sua dor. Esse contato inicial com o paciente (seja por telefone, por vídeo ou pessoalmente) deve ser tratado com delicadeza, já que os pacientes com dor crônica talvez pensem que estão sendo encaminhados para um terapeuta porque ninguém acredita que sua dor seja real, ou porque a dor é apenas psicológica em sua natureza e, portanto, "imaginária". Além disso, para alguns pacientes com dor severa, o próprio esforço necessário para se locomover para a consulta inicial pode ser doloroso. Os pacientes precisam sentir que a consulta apresentará algum tipo de benefício, ou talvez não apareçam para a avaliação. Por essas razões, é importante tranquilizar o paciente e reconhecer que, ainda que a dor certamente seja sentida fisicamente, ela também pode ser influenciada por muitos outros fatores. Também é importante explicar claramente a importância da avaliação. O avaliador deve estimular o paciente a discutir sobre as maneiras como a dor impactou a sua vida, mostrar a importância de considerar todas essas áreas ao desenvolver um plano para tratá-la e explicar que a entrevista é um passo importante para adquirir um entendimento melhor da dor a fim de personalizar o tratamento. O diálogo a seguir exemplifica a forma de conduzir a conversa telefônica de apresentação quando um paciente é encaminhado para um terapeuta da dor.

TERAPEUTA: Oi, Sr. Davis. Aqui fala o Dr. Jones da Central Pain Clinic. A razão de eu estar ligando para você hoje é que o seu acompanhamento médico achou que você talvez tivesse interesse em conversar comigo sobre aprender algumas estratégias para manejar sua dor. Você tem tempo para falar agora?

SCOTT: Oi, doutor. Prazer em conhecê-lo. Por favor, me chame de Scott. Sim, me disseram na nossa última consulta, então imaginei que você ligaria, mas não sei se tem mesmo como você me ajudar. Essa dor é real e eu a sinto durante o dia inteiro, não é algo da minha cabeça. Então, não sei de que forma conversar com você vai me ajudar.

TERAPEUTA: Bem, falar com um terapeuta não quer dizer que pensamos que sua dor é imaginária. Sabemos que ela é real. Existe uma série de abordagens que podem ser utilizadas para controlar a dor, como fisioterapia, medicamentos e procedimentos cirúrgicos, mas também precisamos nos certificar de que estamos fazendo tudo que podemos para controlar a dor por conta própria. É aí que entra a psicologia da dor.

SCOTT: Não tenho interesse em cirurgia e não gosto de tomar remédio para dor. Estou consultando com um fisioterapeuta e me exercito em casa, mas sinto que cheguei a um ponto em que não estou melhorando e continuo sentindo dor. Então, o que você sugere?

TERAPEUTA: Quando você sente dor por muito tempo, ela pode afetar tudo o que você faz — relacionamentos, família, trabalho. Ela afeta a sua vida inteira, e isso pode ser estressante. Você tem sentido isso?

Esse é um momento importante na ligação, porque o terapeuta está demonstrando interesse nos problemas que Scott provavelmente enfrenta e dando a ele a oportunidade de revelar as maneiras como a dor impactou a sua vida.

SCOTT: Sim. Eu sinto que fico constantemente pensando na minha dor, e isso tem afetado tudo o que faço. Sinto que estou desmoronando, e é muito frustrante.

TERAPEUTA: Às vezes as pessoas relatam que a dor afeta o seu humor e as deixa ansiosas, deprimidas ou irritadas até mesmo com pequenos aborrecimentos. Dizem até que, às vezes, quando elas estão se sentindo estressadas, isso torna a dor ainda mais intensa. Você já sentiu isso? [Os pacientes geralmente concordam com isso.]

SCOTT: Tenho medo de machucar minhas costas de novo. Nos dias em que a dor está forte, não tenho vontade de fazer nada. Só quero ficar em casa, não ir ao trabalho e ficar longe de todo mundo. Também estou tendo dificuldade para dormir à noite. Com certeza consigo ver como meu humor e a dor estão ligados.

TERAPEUTA: O pessoal da área da saúde sabe que, para um manejo de dor eficaz, é importante tratar a pessoa inteira, não só as suas costas. O objetivo do nosso primeiro encontro seria eu conhecer o histórico completo da sua dor e entender como ela afeta todas as áreas da sua vida. Iremos sentar para conversar por uma hora, e então vou pedir a você que preencha alguns questionários sobre sua dor. Depois que eu avaliar as informações, vamos conversar novamente para desenvolver o melhor plano para o seu tratamento. O que acha?

SCOTT: Não vejo como conversar sobre a minha dor pode me ajudar.

TERAPEUTA: Não seria terapia de conversa. Se decidirmos ir em frente com o tratamento, eu vou ensinar a você técnicas de verdade, que você pode usar para controlar a sua dor com mais eficiência. Vou ensinar técnicas para você manejar seus pensamentos e emoções para reduzir a dor, como relaxar, como melhorar seu sono, como se portar durante atividades e como reduzir o estresse na sua vida. Várias pessoas têm considerado essas técnicas muito eficientes para controlar a dor. Essas técnicas têm sido, inclusive, bem corroboradas por muitos ensaios clínicos diferentes, que mostraram como elas são eficazes. Esse é um tratamento de curto prazo focado em objetivos, então você não vai fazer terapia para sempre, e quando acabarmos você terá muitas ferramentas ao seu alcance que poderá usar para atenuar a sua dor sempre que precisar. Diferente de remédios para dor, não há nenhum efeito colateral, e, quando você aprender as técnicas, elas serão suas pelo resto da vida. O que acha?

SCOTT: Certo. Suponho que não tenho nada a perder, já que não tenho muitas outras opções. Mas essas técnicas que você mencionou parecem promissoras de fato. Vou encontrar com você e ver o que tem a oferecer.

Conduzindo uma avaliação da dor

Existem muitos elementos que tipicamente compõem uma avaliação da dor. Na maioria dos ambientes, uma entrevista clínica sobre dor é conduzida para avaliar especificamente o histórico e a experiência de dor de um paciente. Frequentemente, essa entrevista é suplementada pela entrega de questionários preenchidos pelos próprios pacientes que avaliam campos que são relevantes para a experiência da dor. Além disso, também é importante que os terapeutas se comuniquem com os outros profissionais de saúde que estão envolvidos na assistência à dor do paciente, como médicos e fisioterapeutas, para desenvolver um plano coordenado para o tratamento.

A entrevista clínica sobre a dor

Antes de iniciar o tratamento com um paciente, é importante conduzir uma entrevista clínica para reunir informações sobre a experiência do paciente com a dor. Essas informações ajudam o terapeuta a determinar os elementos da TCC que provavelmente serão de maior benefício ao paciente. As informações obtidas na entrevista clínica podem ser suplementadas pelo preenchimento de questionários. Além disso, se o paciente está recebendo assistência para sua dor de outros profissionais (p. ex., neurologistas, fisioterapeuta, médico de família), então uma autorização para a liberação de informações médicas deve ser obtida para que o terapeuta possa se comunicar com esses profissionais sobre seus pareceres em relação à abordagem de tratamento que estão desenvolvendo com o paciente e quaisquer limitações de movimento, e garantir objetivos de tratamento consistentes entre todos os profissionais. A entrevista clínica deve avaliar a etiologia da condição dolorosa do paciente, além dos fatores psicológicos, sociais e ambientais que podem estar causando ou exacerbando a sua experiência de dor.

Após se encontrarem para a avaliação, o terapeuta pode lembrar o paciente de que o objetivo do encontro é obter um histórico completo da sua dor e entender como ela impactou a sua vida, para que um plano de tratamento mais adequado possa ser desenvolvido. Mais especificamente, a entrevista começa obtendo um histórico da dor que inclui uma descrição detalhada do quadro de dor do paciente; como e quando a dor começou; uma descrição da dor nas palavras do paciente (p. ex., "aguda", "queimação", "latejante"); locais da dor; e notas para a intensidade da dor, tanto a atual quanto uma média da semana anterior, usando uma escala numérica (na qual 0 = *nenhuma dor* e 10 = *pior dor imaginável*). Muitos pacientes relatam sentir dor em vários lugares, e informações sobre a frequência, a intensidade e a duração da dor podem diferir de lugar para lugar. Pode ser útil pedir ao paciente que classifique os lugares onde sente dor, começando com o lugar que afeta mais negativamente a sua funcionalidade. Existem diversos outros fatores relacionados à dor a serem cuidadosamente analisados, como a interferência na funcionalidade (p. ex., a dor interfere no desempenho no trabalho ou nos estudos, na socialização e nas tarefas domésticas). É importante entender as estratégias passadas e presentes que o paciente utiliza para controlar sua dor. Por exemplo, pergunte ao paciente sobre o que ele acha que aumenta a dor (p. ex., levantar pacotes, curvar-se, ficar sentado por muito tempo) e o que ele identifica como atenuantes (p. ex., tomar um banho quente, ioga, medicamentos, bolsa de água quente). O paciente é o "especialista" na sua própria dor, e é dever do terapeuta descobrir o que ele já sabe sobre ela e as maneiras como tenta manejá-la. É importante avaliar estratégias pessoais de enfrentamento, crenças, expectativas e outros processos cognitivos, a fim de conhecer os pontos fortes e as vulnerabilidades do paciente. Pensamentos, crenças e reações à dor podem ter grande impacto na maneira como ela é processada. Pensamentos negativos (p. ex., "Não consigo mais lidar com isto"; "O que fiz para merecer isto?"; "Minha vida é infeliz") podem exacerbar a dor existente, dificultar o seu enfrentamento e colocar o paciente em uma espiral descendente, na qual ele se sente incapaz de manejar a dor com sucesso. Em contrapartida, pensamentos positivos (p. ex., "Posso controlar minha dor"; "Isto não vai durar para sempre"; "Já enfrentei isso antes e posso fazê-lo novamente") podem ter o efeito oposto. Além disso, técnicas de enfrentamento adaptativas que já foram desenvolvidas e usadas com sucesso pelo paciente anteriormente podem ser reforçadas e utilizadas para enfrentar o episódio de dor atual. Perguntar sobre modalidades de tratamento que o paciente já tenha experimentado para lidar com a dor (p. ex., acupuntura ou fisioterapia) e sobre sua eficácia, bem como sobre objetivos para o manejo da dor (p. ex., voltar a trabalhar *versus* receber benefício previdenciário) podem oferecer informações sobre a motivação do paciente em se envolver com as abordagens de automanejo da dor.

Durante a entrevista, Scott descreveu detalhadamente o surgimento da sua lesão. Ele se mostrou aberto e afirmou apreciar a oportunidade de descrever como a dor havia impactado sua vida — ele disse que foi a primeira vez que um profissional dava a ele a chance de "contar a sua história". Não é incomum ouvir esse tipo de observação de pacientes, já que muitos profissionais não têm tempo suficiente na consulta para reunir informações com esse nível de detalhes. Essa troca também facilitou o desenvolvimento de uma aliança terapêutica, pois Scott pôde ver que o terapeuta estava genuinamente interessado na sua perspectiva sobre a sua dor. Scott avaliou a média da sua dor nas costas durante a última semana com uma nota 6 em 10. Ele descreveu sua dor como "constante", mas também relatou que ela tende a aumentar com as atividades ao longo do dia. Ele relatou que caminhadas longas, o ato de se curvar e ficar de pé por muito tempo provocavam um aumento na sua dor, ao passo que descansar e sentar-se permitiam que ela diminuísse. Scott também relatou que havia tido uma outra lesão nas costas similar dois anos antes do seu acidente recente na escada. Ele havia se recuperado totalmente daquela lesão, e esperava se recuperar da lesão atual. Scott usou a mesma estratégia de reabilitação que o ajudou a se recuperar da dor nas costas anterior; todavia, desta vez, a dor persistiu. Scott a descreveu com palavras como *torturante*, *queimação* e *debilitante*, o que foi uma importante observação, pois alguns desses termos tinham uma carga emocional e sugeriram um componente emocional na sua dor. Scott relatou que medicamentos analgésicos foram prescritos a ele por um profissional, mas que ele não gostou da forma como eles o faziam se sentir, ou da ideia de tomar algo que "estava só escondendo o problema". Ele relatou que queria saber qual era a causa da dor, e foi por isso que ele buscou consultar com o neurologista e o ortopedista.

Após conhecer o histórico da dor, uma rápida avaliação psicossocial deve ser conduzida, incluindo informações sobre o estado civil, condições de moradia, educação, emprego/escola atual, relacionamentos interpessoais, passatempos e atividades diárias. Isso nos informa sobre as possíveis redes de apoio, o nível de atividade e os possíveis alvos de ativação comportamental do paciente. É conveniente perguntar sobre outros comportamentos relacionados à saúde, como sono, sexo, peso e uso de substâncias, já que todos podem ter um impacto na sensação de dor do paciente. Por fim, um histórico de saúde mental deve ser obtido, incluindo uma revisão de diagnósticos e tratamentos relacionados à saúde mental, tanto no passado quanto no presente, e deve se dar atenção especial a sintomas depressivos, ansiedade, sintomas de estresse pós-traumático e uso de substâncias (incluindo o uso irregular de medicamentos e substâncias para lidar com a dor). Os terapeutas devem sempre perguntar sobre o uso de substâncias (p. ex., álcool, maconha, cocaína, heroína), medicamentos analgésicos obtidos de outras fontes (p. ex., amigos, cônjuge, medicamentos comprados na rua ou prescrições) e se o paciente os consome da forma como foram prescritos. Essa última pergunta é importante, porque alguns pacientes tomam a medicação de acordo com a sua própria rotina, o que pode reduzir a eficácia do remédio ou contribuir para uma adição.

Scott descreveu ter um relacionamento positivo e acolhedor com sua esposa, com quem é casado há 25 anos, e relacionamentos afetuosos com suas três filhas. Ele afirmou que havia perdido muitas ocasiões importantes nos últimos meses por conta de sua dor, incluindo vários jogos esportivos de suas filhas, pois sentia dor ficando em pé ou sentado. Em matéria de conquistas educacionais e vocacionais, Scott afirmou ter ensino superior completo, ter encontrado um emprego dentro de sua área na comunidade e ter tido muito sucesso em sua carreira. Ele descreveu a si mesmo como "extremamente eficaz" e afirmou que seus colegas o viam como uma pessoa muito produtiva no trabalho. Scott relatou que gostava de trabalhar e que se sentia focado em ter sucesso. Antes da lesão, Scott era saudável e nunca havia tido um problema de saúde significativo como esse. Ele era fisicamente ativo e gostava de atividades como ir de bicicleta até o trabalho, fazer compras no mercado do bairro e cuidar das tarefas domésticas e da manutenção da casa. Ele gostava de receber amigos para o jantar, ser anfitrião e se preparar para ocasiões sociais. Desde que a dor surgiu, no entanto, a vida ativa de Scott se tornou muito mais limitada. Scott explicou que nunca havia sido fumante, e que só consumia álcool ocasionalmente. Ele disse que não usava drogas recreativas desde a faculdade, embora tenha recordado que um amigo sugeriu que ele experimentasse maconha para aliviar a dor.

Ao ser questionado sobre como estava lidando com a dor, Scott hesitou por um momento, e então seus olhos se encheram de lágrimas. Ele disse: "Eu vivo com medo de me machucar de novo. Não sou mais o homem que costumava ser". Ele descreveu um momento em que caminhava na calçada e sentiu que a dor estava tão forte que suas costas iriam ceder, e se segurou antes de cair no chão. Depois disso acontecer, Scott começou a ser muito cuidadoso quando caminhava em calçadas ou por qualquer superfície irregular na qual ele poderia pisar de um jeito que causasse mais dor. Scott deixou de praticar muitas atividades em casa de que ele costumava gostar, como cuidar da casa, colocar roupa para lavar, secar a louça e fazer compras. Ele deixou de socializar com amigos, porque tinha receio do que eles pensariam. Ele comprou uma bengala em uma farmácia do bairro e começou a usá-la para caminhar. Scott relatou sentir culpa ao pedir para sua esposa cuidar das tarefas que ele costumava realizar, e sentiu que ela começava a se tornar impaciente com ele. Ele relatou ser muito menos produtivo no trabalho desde sua lesão. Também relatou ter dificuldade para se concentrar e menos motivação para cumprir as tarefas. Nos "dias bons" ocasionais, em que a dor era mais leve que o normal, Scott afirmou fazer "tudo o que podia", mas que isso fazia o tiro sair pela culatra e também o deixava muito dolorido. Ao ser questionado sobre como sua dor afetava seu sono, Scott suspirou e comentou que tinha dificuldade para pegar no sono à noite, porque pensava sobre tudo o que precisaria fazer e se preocupava com a maneira como iria se sentir no dia seguinte se não dormisse. Ele negou ter pensamentos autodestrutivos ou qualquer histórico de tratamento psicológico. Também declarou que nunca foi uma pessoa ansiosa e que, antes da sua lesão, sempre teve a capacidade de ver o lado bom das coisas, mas que ultimamente seus pensamentos eram mais focados na sua dor e em todas as coisas que ele não podia mais fazer.

Uma típica entrevista sobre dor, como a que foi conduzida com Scott, pode levar uma hora, dependendo do nível de detalhes que o paciente fornecer e da quantidade de pontos dolorosos e/ou dos quadros comórbidos relatados. Após o término da entrevista, o terapeuta deve fornecer comentários imediatos ao paciente se houver áreas de funcionamento que poderiam servir como alvos de intervenção, como treino de relaxamento, atividades com intervalos baseados no tempo ou higiene do sono.

Inventários padronizados da dor

A seleção de inventários padronizados da dor depende de uma série de fatores, incluindo o tipo de informações desejadas e a quantidade de tempo que o terapeuta tem com o paciente. Preencher os questionários é um fardo para os pacientes e pode ser estressante; logo, os dados obtidos desses questionários devem ser clinicamente úteis. Terapeutas devem avaliar cuidadosamente a validade e a confiabilidade de cada instrumento que pedem que o paciente complete, e escolher apenas aqueles aprovados e padronizados. Dependendo das informações reveladas na entrevista clínica, outros instrumentos que avaliem a presença ou a gravidade de quadros psicológicos comórbidos (p. ex., uso de substâncias, ansiedade, depressão, transtornos do sono ou transtorno de estresse pós-traumático) podem ser adicionadas de acordo com sua necessidade.

Embora a entrevista clínica seja a melhor fonte de dados sobre a experiência do indivíduo com dor, diversos inventários de autoavaliação têm sido desenvolvidos na tentativa de suplementar informações obtidas na entrevista. Essas avaliações têm o papel de sondar o nível de dor subjetiva, interferências, estratégias de enfrentamento e sintomas depressivos que sejam relevantes para a dor. Os itens a seguir são alguns dos "padrões-ouro" de avaliação da dor, comumente usados em clínicas ambulatoriais e hospitalares.

O Inventário Breve de Dor — Forma Reduzida (Brief Pain Inventory — BPI; Cleeland & Ryan, 1994) é um questionário autoavaliativo de nove itens que permite que os pacientes classifiquem a gravidade da sua dor e o grau em que ela interfere com esferas comuns de sentimento e função. Dois campos medidos pelo BPI — intensidade de dor (gravidade) e o impacto da dor no funcionamento (interferência) — têm sido recomendados para inclusão como resultados em todos os ensaios clínicos da dor crônica (Iniciativa sobre Métodos, Medição e Avaliação de Dor em Ensaios Clínicos [IMMPACT]; Turk et al., 2003). A intensidade da dor é avaliada numa escala de 0 a 10, na qual 0 = *nenhuma dor* e 10 = *a pior dor imaginável*. O painel da IMMPACT recomenda especificamente os itens sobre interferência do BPI, avaliados numa escala de 0 a 10, para avaliação de comprometimento funcional relacionado à dor (Dworkin et al., 2005). Esse método tem excelente confiabilidade e validade, e tem sido amplamente utilizado em pesquisas com amostra de médicos.

Em situações nas quais os terapeutas têm tempo limitado para avaliações, como nos serviços de atenção primária ou quando estão visitando um paciente hospitalizado, instrumentos breves de dor são mais apropriadas. A escala Pain, Enjoyment, General Activity (PEG; Krebs et al., 2009), uma escala breve de três itens, inclui itens avaliando a intensidade média da dor (P), a interferência na qualidade de vida (E) e a interferência em atividades gerais (G). A PEG foi derivada do BPI e tem se mostrado uma medida de dor confiável e válida entre pacientes nos serviços de atenção primária com dor musculoesquelética crônica e diversos pacientes em ambulatórios para veteranos de guerra.

O Questionário de Dor McGill (McGill Pain Questionnaire — MPQ; Melzack, 1975), um questionário autoavaliativo, inclui 102 palavras separadas em três classes gerais: os aspectos sensoriais, afetivos e avaliativos da dor. Também inclui um desenho da dor. Cada palavra é agrupada em uma das 20 subclasses de palavras, e os avaliados devem circular uma palavra de cada subclasse para descrever sua dor. As pontuações vão de 0 a 78, baseadas no valor da classificação de cada palavra circulada. As pontuações são interpretadas em termos de quantidade de dor, determinada pelo número de palavras circuladas, e qualidade de dor, determinada pela classificação de palavras específicas circuladas. A versão abreviada do MPQ pode ser utilizada para economizar tempo (Melzack, 1987). O MPQ tem algumas limitações, pois requer um conhecimento considerável da língua inglesa e um vocabulário sofisticado. A estabilidade, a confiabilidade e a validade do MPQ foram confirmadas (Reading, Everitt, & Sledmere, 1982).

A Escala de Catastrofização da Dor (Pain Catastrophizing Scale — PCS; Sullivan, Bishop, & Vivek, 1995) é uma medida autoavaliativa que pede aos pacientes que reflitam sobre experiências passadas com a dor e indiquem o grau no qual eles vivenciariam cada um dos 13 pensamentos ou sentimentos listados nela ao sentir dor, numa escala de cinco pontos variando de 0 (*nunca*) a 4 (*sempre*). Uma pontuação geral é calculada (podendo ir de 0 a 52), junto com três categorias que incluem Ruminação (pensamentos persistentes sobre dor), Magnificação (preocupação de que algo grave possa acontecer) e Desesperança (total falta de controle na redução da dor). Uma pontuação total de 30 na PCS corresponde ao percentil 75 da distribuição de pontuações de PCS em amostras clínicas de pacientes com dor crônica e representa níveis clinicamente relevantes de catastrofização. As informações sobre catastrofização obtidas podem ajudar a prevenir incapacitação, identificar áreas para reestruturação durante a terapia e facilitar resultados positivos de reabilitação (Osman, Barrios, Kopper, Hauptmann, Jones, & O'Neill, 1997).

Considerando-se a possível contribuição que a depressão pode ter na vivência da dor, é conveniente ter uma medida que possa avaliar diretamente o grau de presença do humor deprimido. O Questionário de Saúde do Paciente - 9 (Patient Health Questionnaire-9 — PHQ-9) é o componente autoavaliativo da Avaliação de Transtornos Mentais para Atenção Primária (Primary Care Evaluation of Mental Disorders — PRIME-MD), um inventário criado para detectar sintomas de depressão. Os avaliados devem relatar a frequência com que eles se aborrecem com "problemas" usando uma escala de quatro pontos que vai de *nem um pouco* até *quase todo dia*. O item 9 indica "Pensamentos de que seria melhor você estar morto ou se machucar de alguma maneira". Sua brevidade, sua confiabilidade e sua validade fazem do PHQ-9 uma medida ideal para incluir na avaliação da dor (Kroenke, Spitzer, & Williams, 2001).

Scott preencheu diversas medidas avaliativas como parte da sua avaliação de dor, e suas pontuações nessas medidas foram muito consistentes com os dados obtidos durante a entrevista clínica. No BPI, ele pontuou uma média de intensidade de dor de 7 em 10 e uma pontuação de interferência de 7,6, o que sugere que a dor estava interferindo significativamente nas suas atividades, incluindo caminhar, se relacionar com os outros, dormir e aproveitar a vida. Seus 10 pontos no PHQ-9 foram consistentes com seu relato de sintomas de humor deprimido durante a entrevista, incluindo problemas com sono, concentração, pouca energia e sentimentos negativos. Ele não confirmou pensamentos de automutilação. Além disso, sua pontuação total de 32 na PCS indicou um nível clinicamente relevante de catastrofização em resposta à dor.

Avaliação médica

Scott preencheu o formulário de liberação de informações médicas, permitindo ao terapeuta que conversasse com dois dos profissionais de saúde dele. Em uma chamada telefônica, a fisioterapeuta de Scott relatou que ele havia participado ativamente na terapia, mas que tinha chegado a um platô de recuperação devido ao seu medo de se lesionar novamente. Ela relatou que havia notado níveis altos de tensão muscular pelo corpo de Scott sempre que ele participava da fisioterapia. Ela comentou que ele "sempre parecia tenso". Apesar de ela ter o encorajado a tentar se movimentar sem tanto medo, não foi capaz de diminuir seu nível de hipervigilância a sensações dolorosas. A fisioterapeuta liberou-o para praticar exercícios de acordo com sua tolerância. Na perspectiva dela, a recuperação associada à lesão havia sido plenamente atingida e a sensação de dor não estava mais servindo a um propósito adaptativo. O terapeuta teve uma conversa parecida com o ortopedista de Scott, que havia dito a ele na sua última consulta que suas costas estavam totalmente curadas, que a dor não era um sinal adaptativo, que não havia patologia que a explicasse e nenhum dano estava acontecendo durante as atividades físicas. Todos os profissionais de saúde concordaram que iniciativas de manejo de dor que envolvessem aumentar o nível de atividade de Scott eram extremamente recomendadas.

Conceituação do caso

Baseando-se nas informações obtidas na entrevista clínica, no preenchimento dos questionários autoavaliativos e nas conversas com os outros profissionais da saúde que trabalharam com Scott, foi desenvolvida uma conceituação do seu caso. Apesar de a lesão de Scott ter sido curada e de ele ter sido liberado para participar de atividades físicas, ele continuava hipervigilante a qualquer sensação dolorosa. Sua atenção a sensações corporais, seus sentimentos de falta de controle e sua interpretação de que a sensação de qualquer dor era um sinal de uma patologia (catastrofização) haviam levado-o ao medo e à evitação de se envolver em atividades que tinham potencial de causar dor. Sua evitação e seu isolamento de atividades físicas e sociais interferiram em sua reabilitação e contribuíram para um humor deprimido, o que intensificava sua vivência de dor. Scott foi informado sobre essa conceituação e concordou com os achados. Foi-lhe oferecido tratamento na Central Pain Clinic, e Scott concordou em começar o programa do tratamento de TCC para dor crônica.

COMPONENTES DA TCC PARA DOR CRÔNICA

Os componentes da TCC descritos nesta seção estão vinculados a um programa de tratamento por sessões nos parágrafos a seguir.

Definição dos objetivos do tratamento

Apesar de que várias técnicas podem ser incorporadas à TCC de manejo da dor, um dos primeiros passos é definir os objetivos gerais do tratamento. Pacientes em dor crônica frequentemente relatam que a dor interfere em sua atividade e contribui para um declínio no funcionamento social. Como resultado, objetivos que incluem aumento em atividade e funcionamento produtivo geralmente são o alvo do tratamento. Existem três tipos de objetivos que são estabelecidos ao longo da terapia. Durante a primeira sessão de terapia, o terapeuta deve trabalhar com o paciente para identificar os *objetivos gerais de tratamento* em prol dos quais eles vão trabalhar ao longo da terapia. Os objetivos devem ser projetados para diminuir a evitação de atividade do paciente e reintroduzir um estilo de vida saudável e mais ativo. Independentemente do alvo específico do tratamento, os objetivos devem ser comportamentais e quantificáveis, no lugar de intenções genéricas, como "sentir menos dor" ou "ter uma perspectiva mais positiva da vida". Os objetivos devem ser escolhidos em áreas nas quais o paciente pode ter chances razoáveis de evolução ao longo da terapia. Os objetivos não precisam visar aos exercícios; em vez disso, eles podem incluir atividades valorizadas, como atualizar um currículo, trabalhar em um projeto ou passatempo ou passar mais tempo com entes queridos. Os objetivos devem ser flexíveis, pois, caso um deles for atingido antes do fim do tratamento, poderá ser atualizado, ou outro objetivo poderá tomar seu lugar. O segundo tipo de objetivo de tratamento é chamado de *objetivos comportamentais semanais*. Esses objetivos são pequenos e acessíveis, e são definidos ao fim de cada sessão da terapia para ajudar o paciente a se aproximar mais de atingir o objetivo geral do tratamento. Por exemplo, se um paciente definir que seu objetivo geral de tratamento é caminhar diariamente durante seu intervalo de almoço ao final do programa de tratamento, ele pode começar definindo o objetivo de caminhar duas vezes por semana e gradualmente aumentar o número de caminhadas a cada visita ao terapeuta. O terceiro tipo de objetivo de tratamento são as *tarefas de casa*, que são associadas ao conteúdo do material presente em cada sessão. Por exemplo, ainda que um paciente possa ter o objetivo comportamental de almoçar com um amigo, ele também pode ter a tarefa de casa de praticar diariamente a respiração diafragmática.

Tarefa de casa da terapia

Cada sessão de terapia deve começar com uma revisão dos objetivos combinados durante a sessão anterior e uma avaliação colaborativa entre o paciente e o terapeuta para determinar o quanto dos objetivos combinados foram alcançados. Tornar avaliações das tarefas de casa uma parte prevista do tratamento comunica ao paciente que a tarefa de casa é essencial, aumenta a probabilidade de sua realização, mantém a sessão focada em terapia orientada por objetivos (em vez de gastar o tempo da sessão jogando conversa fora com o paciente) e traz à terapia uma oportunidade de reforçar positivamente a concretização de objetivos pelo paciente.

Ensino do relaxamento

Uma das primeiras estratégias frequentemente ensinadas aos pacientes com dor é o foco em aprender a relaxar e reduzir o estresse. Existem várias maneiras de ensinar isso, incluindo respiração diafragmática, relaxamento muscular progressivo (RMP) e exercícios de visualização.

1. A *respiração diafragmática*, um componente central na meditação, na ioga, no Tai Chi e em práticas baseadas em *mindfulness*, tem foco na respiração e ensina as pessoas a reduzir o estresse no corpo e limpar a mente. A respiração diafragmática envolve contrair o diafragma (que puxa o ar para os pulmões), expandir a barriga e fazer inspirações e expirações lentas. Pesquisas indicam que práticas respiratórias podem ser uma intervenção não farmacológica efetiva em reduzir a ansiedade (Brown & Gerbarg, 2005), o *burnout* (Salyers et al., 2011) e ter efeitos positivos na saúde, incluindo reduções no estresse oxidativo (Martarelli, Cocchioni, Scuri, & Pompei, 2011) e no cortisol (Ma et al., 2017).
2. O *RMP* é uma estratégia de relaxamento amplamente utilizada que pode ajudar pessoas a atingir um estado de profundo repouso ao alternar o tensionamento e relaxamento de grupos musculares. Pesquisas indicam que implementar o RMP pode ter muitos efeitos positivos (Carlson & Hoyle, 1993), incluindo aprimoramento imunológico (Pawlow & Jones, 2005) e uma redução significativa de estresse no ambiente de trabalho (Sundram, Dahlui, & Chinna, 2016). O RMP pode ser especialmente útil para pacientes que mantêm sem perceber a tensão muscular em partes específicas do corpo.
3. Os *exercícios de visualização*, cujo propósito é ajudar o paciente a criar uma imagem relaxante que pode usar para relaxar e reduzir o estresse, tem se mostrado um componente efetivo no tratamento para dor relacionada à artrite (Baird & Sands, 2004), à fibromialgia (Hadhazy, Ezzo, Creamer, & Berman, 2000) e a outros quadros de dor crônica (Ilacqua, 1994; Akerman & Turkoski, 2000). Apesar de alguns pacientes relatarem experiências prévias com uma ou mais estratégias de relaxamento, é importante avaliar todas as estratégias com o paciente para garantir que sua experiência prévia é realmente consistente com as práticas baseadas em evidências.

Independentemente de qual técnica de relaxamento o paciente preferir, a prática de desacelerar a mente e perceber pensamentos ajuda a pavimentar o caminho para intervenções cognitivas que acontecem em sessões posteriores da terapia. Na seção a seguir sobre tratamento, analiso a implementação dessas técnicas de relaxamento com Scott.

Mudando pensamentos negativos

Considerando-se a relação entre pensamentos e a vivência da dor, ensinar os pacientes a desafiar pensamentos problemáticos relacionados à dor é uma técnica central na TCC para a dor. Um dos primeiros passos para ensinar essa técnica é explicar o papel dos pensamentos na vivência das emoções. Os pacientes são ensinados a atentar a categorias de pensamentos automáticos chamados de *erros cognitivos*, incluindo a catastrofização. Para pacientes com dor crônica, pensamentos automáticos comuns podem incluir "Eu não consigo lidar com a minha dor", "Estou inválido pelo resto da vida" ou "Não consigo fazer nada". Os pacientes aprendem a perceber a conexão entre pensamentos, sentimentos e comportamentos usando as Planilhas ABC (*activating event, belief, consequences*, ou seja, "evento ativador, crença, consequências"). Eles são ensinados a usar a reestruturação cognitiva para reconhecer pensamentos automáticos que dão espaço para emoções negativas e a avaliar pensamentos, juntando evidências a favor deles e contra eles, para então substituir os pensamentos negativos por pensamentos mais adaptativos que são baseados em evidências.

Atividades com intervalos baseados em tempo

As atividades com intervalos são uma estratégia comportamental na qual a pessoa aprende a fazer um balanço entre estar ativa e descansar para poder cumprir as atividades diárias. Elas são um componente vital no tratamento usado por fisioterapeutas quando tratam pacientes com dor crônica (Beissner et al., 2009). Aprender a ter um ritmo apropriado é uma habilidade importante, porque os pacientes que sentem dor, mas que estão acostumados a ser ativos tendem a se cobrar para que consigam resolver as pendências quando estão tendo um dia com menos dor. Isso pode resultar no agravamento de sintomas de dor mais tarde, o que reduz o funcionamento e a produtividade do indivíduo. *Atividades com intervalos baseados em tempo* são um processo no qual as pausas em atividades físicas são baseadas em intervalos de tempo, em vez de em quanto do trabalho está completo. Por exemplo, pede-se ao paciente que ele identifique um trabalho que ele frequentemente faz que pode resultar no aumento da dor. O paciente precisa estimar por quanto tempo pode exercer a atividade antes que a dor aumente (tempo ativo) e de quanto tempo ele vai precisar para descansar antes de voltar a ser ativo (tempo de descanso). Essa rotina atividade-descanso é então usada ao completar o projeto inteiro. Apesar de diferentes trabalhos exigirem diferentes ciclos de atividade-descanso, usar uma estratégia de atividade com intervalos baseados em tempo reduz o tempo de recuperação das crises de dor devido ao esgotamento.

Agendamento de atividades prazerosas

No agendamento de atividades prazerosas, o objetivo é identificar atividades prazerosas e reforçadoras que o paciente pode incluir em sua vida. Isso pode ser alcançado conversando-se com o paciente sobre passatempos ou atividades agradáveis que ele goste de realizar. Se algumas atividades não forem mais possíveis devido à natureza da lesão ou por outros fatores, poderão ser discutidos métodos alternativos de se envolver em atividades que eram agradáveis no passado. Além disso, o terapeuta e o paciente podem gerar novas opções de atividades prazerosas que não eram consideradas no passado. Quando selecionadas, essas atividades são então agendadas na semana do paciente. O agendamento de atividades é um componente central no tratamento para depressão baseado em evidências, e uma quantidade considerável dos textos científicos demonstra os efeitos positivos que agendar atividades sociais e agradáveis tem sobre o humor deprimido (Lewinsohn & Atwood, 1969; Cuijpers, van Straten, & Warmerdam, 2007). Para pacientes com dor crônica, o envolvimento em atividades prazerosas pode ter o benefício adicional de aumentar comportamentos saudáveis.

Manejo da raiva

A raiva, uma resposta emocional natural que todos sentimos de vez em quando, pode variar entre uma irritação leve e uma fúria intensa. A raiva é comum em pacientes que lidam com dor crônica (Okifuji, Turk, & Curran, 1999), e as pesquisas apoiam uma associação entre a raiva e a intensidade da dor (Gaskin, Green, Robinson, & Geisser, 1992), o aborrecimento (Wade, Price, Hamer, Schwartz, & Hart, 1990) e o sofrimento emocional (Duckro, Chibnall, & Tomazic, 1995). Existem três passos principais para o manejo da raiva. O primeiro passo envolve desenvolver uma consciência dos gatilhos ambientais para a raiva (p. ex., abuso verbal/físico, aborrecimentos, frustrações, injustiças), das mudanças físicas que podem ocorrer quando ficamos enraivecidos (p. ex., taquicardia, tensão muscular, rigidez postural) e as mudanças comportamentais que demonstramos quando ficamos com raiva (p. ex., contração muscular e agitação). O segundo passo do manejo da raiva envolve modificar as respostas internas da raiva usando estratégias de relaxamento (p. ex., respiração diafragmática, RMP, visualização) ou intervenções cognitivas para mudar nosso próprio raciocínio sobre a situação. O terceiro passo do manejo da raiva envolve aprender a reagir de maneira construtiva que permita ao paciente expressar sua opinião. Os pacientes são ensinados a reagir com assertividade em vez de agressividade ou passividade, e são apresentadas as diretrizes para comunicação eficaz com os outros.

Higiene do sono

Embora vários problemas de saúde possam resultar em sono prejudicado, a insônia é o transtorno de sono mais comum, com quase 30% dos cidadãos dos Estados Unidos relatando sofrerem dela (Ohayon, 2002). Estudos sugerem que pacientes com dor crônica sofrem de problemas com sono (Finan & Smith, 2013), e existem indicações de que essas duas condições podem sustentar e exacerbar uma à outra (Ohayon, 2005; Raymond, Nielsen, Lavigne, Manzini, & Choiniere, 2001). Em uma metanálise examinando a associação entre dor lombar crônica e sono, foi descoberto que a dor está fortemente associada a maior transtorno do sono, duração e qualidade do sono reduzidas, maior latência do sono, função diurna prejudicada e maior insatisfação e sofrimento com o sono (Kelly, Blake, Power, O'Keeffe, & Fullen, 2011). Embora algumas pesquisas afirmem que a dopamina é um fator neurobiológico associado a sintomas de insônia e dor, a natureza exata dessa associação ainda não foi elucidada (Finan & Smith, 2013). A TCC para insônia (TCC-I) é considerada o "padrão ouro" no tratamento psicológico para insônia e inclui instruções como restrição de sono, controle de estímulos, relaxamento e reestruturação de pensamentos (Trauer, Qian, Doyle, Rajaratnam, & Cunnington, 2015). Considerando-se as altas taxas de comorbidade entre a dor e a insônia, e o forte embasamento científico da TCC-I, esforços em melhorar o sono via o ensino de componentes da TCC-I são incluídos como uma parte essencial do manejo da dor. Dada a dificuldade com sono de Scott, ensinar higiene do sono foi um componente importante do seu protocolo de tratamento, como a seção a seguir descreve detalhadamente.

DESCRIÇÃO DO TRATAMENTO: PROTOCOLO

A seguir há uma descrição de uma TCC para dor crônica de 11 sessões que foi personalizada para Scott.

Sessão 1: Educação sobre a dor

Os objetivos da primeira sessão são discutir o impacto que a dor teve na vida da pessoa, explicar o ciclo da dor, apresentar os objetivos gerais do tratamento, definir os objetivos comportamentais para a terapia e ajudar o paciente a perceber os aspectos que tendem a aumentar e diminuir sua dor. A terapia começa com uma discussão das maneiras como a dor impactou a vida do paciente nos campos de *atividades*, *pensamentos* e *sentimentos*.

TERAPEUTA: Pode me contar como a dor afetou suas atividades?

SCOTT: Bem, eu era uma pessoa muito ativa antes de tudo isso começar. Eu gostava de fazer as coisas por conta própria. Eu gostava de sair para caminhar, andar de bicicleta e arrumar coisas da casa. Agora parece que não posso fazer nada disso por causa da dor.

TERAPEUTA: Lembro de você mencionar durante a entrevista que a dor também afetou seus pensamentos e seu humor.

SCOTT: Sim, eu costumava pensar sobre planos para o futuro, o que eu e minha mulher faríamos depois de nos aposentar, mas agora não quero ir a lugar algum. Penso sobre como posso cancelar os planos que já fiz.

TERAPEUTA: De que maneira seu pensamento mudou?

SCOTT: Eu estava sempre disposto a experimentar coisas novas e explorar. Agora só quero ficar em casa, onde sei que não vou trombar com ninguém ou dar um passo em falso.

Geralmente, os pacientes não têm dificuldade para descrever as atividades que foram impactadas negativamente pela dor, como socializar com amigos e família, trabalhar, ter passatempos ou participar de esportes. O terapeuta pode usar essas informações para começar a gerar uma lista de possíveis objetivos comportamentais que podem ser gradualmente implementados ao longo da terapia.

Ao conversar com o paciente sobre a sua experiência com a dor crônica, é interessante discutir sobre *o ciclo da dor*, que inclui dor, incapacitação e sofrimento (ver Fig. 17.1). Essa figura pode ser apresentada ao paciente ou desenhada pelo terapeuta enquanto ele fala sobre a interação entre seus componentes.

TERAPEUTA: O ciclo que vou mostrar a você explica como dor, incapacitação e sofrimento tendem a interagir uns com os outros. Quando a dor persiste por um longo período de tempo, algumas pessoas podem desenvolver crenças negativas e catastróficas sobre a dor, pensando coisas como "Por que eu?"; "Isso nunca vai melhorar"; ou então desenvolvem uma visão negativa de si mesmas, pensando "Sou inútil para minha família porque não posso trabalhar". Quando esse padrão de pensamento persiste, essas pessoas podem começar a relatar sentimentos negativos e depressivos. Como a dor e os sintomas depressivos perduram, as pessoas podem se isolar ou evitar atividades diárias pelo medo de se lesionar mais ou de a dor aumentar. Elas também podem se isolar porque estão cansadas de responder perguntas aos outros, como "Por que você não está trabalhando?".

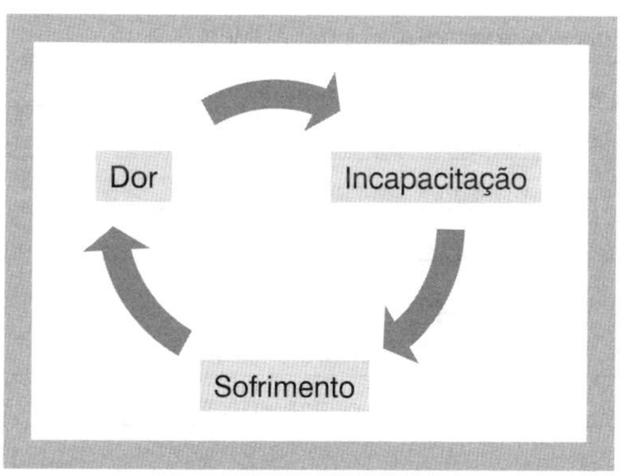

FIGURA 17.1 O ciclo da dor.

SCOTT: É, isso me soa familiar. Eu parei de fazer muitas coisas porque tenho receio de me machucar. Eu sei que isso não é bom para mim, e sei que meu médico me disse que minhas costas estão curadas, mas elas ainda doem, e eu fico tenso toda vez que me mexo.

TERAPEUTA: Então você consegue ver como isso funciona. À medida que a pessoa se isola e fica menos ativa, seus músculos podem enfraquecer, ela pode ganhar peso e sua condição física geral pode ficar debilitada. Isso, por sua vez, aumenta a sensação de dor. Esse ciclo de dor é muito comum em pessoas que tiveram dor crônica por um longo período de tempo.

SCOTT: Isso sou eu. É exatamente o que estou fazendo.

TERAPEUTA: [Agora que Scott entende o ciclo da dor, é hora de definir os objetivos do tratamento.] Agora que você entende a importância dos seus pensamentos e atividades para a vivência da dor, é importante perceber que seus pensamentos e as ações que você toma em resposta à dor estão todos dentro do seu controle. Aprendendo maneiras de abordar pensamentos e emoções negativas associados à dor, bem como maneiras de se manter ativo, você pode ter mais controle sobre a sua dor.

O terapeuta passou algum tempo com Scott estabelecendo objetivos comportamentais gerais nos quais ele pudesse trabalhar ao longo da terapia. Essa etapa é importante, porque os objetivos gerais servem como a base para alguns dos objetivos semanais da terapia. Usando uma Planilha de Definição de Objetivos, foi pedido a Scott que ele pensasse em 3 a 5 objetivos comportamentais para a terapia, e que descrevesse como seriam melhoras *pequenas*, *médias* e *máximas* para cada um desses objetivos (ver Fig. 17.2). Ter essas referências de desempenho permite ao paciente que ele veja o quanto de seus objetivos atingiu. Os objetivos de Scott eram focados em aumentar a frequência de caminhadas, idas ao mercado e tempo andando de bicicleta.

TERAPEUTA: Esses objetivos são ótimos. Agora que temos uma ideia das questões que você quer melhorar, vamos escolher um de seus objetivos para esta semana.

SCOTT: Maravilha. Qual devo escolher?

TERAPEUTA: Que tal começarmos com um objetivo pequeno e partirmos daí? Onde você acha que gostaria de começar?

SCOTT: Eu queria muito poder voltar a fazer compras no mercado.

TERAPEUTA: Atualmente, o que acontece quando você tenta fazer isso?

SCOTT: Eu nem consigo ir. Eu amava fazer compras antes de tudo isso acontecer. Eu escolhia o que queria e co-

Gostaríamos que você definisse alguns objetivos nos quais possa trabalhar durante as próximas semanas. Eles devem ser objetivos que você tenha chances razoáveis de atingir ao longo da terapia. Objetivos podem ser qualquer comportamento positivo que gostaria de aumentar. Por exemplo, eles podem ser algo que você já fez no passado, mas que gostaria de fazer mais; algo que você tem planejado fazer, mas acaba postergando; ou algo que você nunca fez, mas que gostaria de experimentar. Use a ficha de definição de objetivos abaixo para escolher ao menos dois ou três objetivos para o tratamento.

Objetivo	Melhoria leve	Melhoria moderada	Melhoria máxima
1. Caminhar	Uma vez por semana	Três vezes por semana	Uma vez ao dia
2. Andar de bicicleta	Uma vez por semana	Três vezes por semana; uma vez para o trabalho	Ir ao trabalho de bicicleta três vezes por semana
3. Ir ao mercado	Uma vez por semana	Duas vezes por semana	Três vezes por semana e ajudar a guardar as compras

FIGURA 17.2 Planilha de Definição de Objetivos.

nhecia todas as pessoas que trabalhavam no mercado, e elas sempre me cumprimentavam. Eu me sentia bem quando estava lá, mas faz tanto tempo que não vou; sei que vai doer e sei que as pessoas de lá vão se perguntar por onde estive.

TERAPEUTA: E se começarmos com você comprando apenas um item do mercado? Só um. Como você se sentiria?

SCOTT: Seria estranho, porque eu sempre comprava muita coisa, ficava com a cesta lotada.

TERAPEUTA: Existe um ditado que diz: "A jornada de mil quilômetros começa com um único passo". Como você se sentiria se pudesse ir ao mercado novamente?

SCOTT: Seria ótimo. Eu me sentiria como eu mesmo.

TERAPEUTA: Então talvez esse seja um bom ponto de partida.

Além dessa tarefa, a tarefa de casa da semana de Scott incluiu completar a ficha de "Coisas que Afetam a minha Dor", na qual ele listou as coisas que aumentavam sua dor e as que a diminuíam. Ambas as tarefas de casa foram escritas em uma Ficha Semanal de Alcance de Objetivos, em que ele podia classificar o grau de sucesso com o objetivo no início da sessão da semana seguinte. O processo de preenchimento dessa ficha e da classificação da conclusão dos objetivos ao início da sessão seguinte se repete em todas as sessões da terapia.

Sessão 2: Teorias sobre a dor e a respiração diafragmática

Os objetivos da segunda sessão foram avaliar o cumprimento da tarefa de casa do paciente, avaliar um componente educativo criado para informar o paciente sobre nosso entendimento atual sobre a dor e ensinar a primeira estratégia de relaxamento. O preenchimento da ficha sobre Coisas que Afetam a minha Dor indicou que havia muitas questões relacionadas aos movimentos que aumentavam a dor, mas ele tinha poucas estratégias ativas para lidar com a dor (ver Fig. 17.3). O terapeuta conversou com Scott sobre como eles trabalhariam em métodos que ele poderia usar sozinho para controlar sua dor, em vez de depender só de descanso. Um fato importante foi o relato de Scott sobre ter ido ao mercado em um dia da semana anterior e trazido vegetais para o jantar daquela noite. Ele declarou que se sentiu muito bem em estar lá, apesar de ter sentido alguma dor depois. Scott foi parabenizado por sua atitude, e ele e o terapeuta classificaram sua realização de objetivos naquela semana (ver Fig. 17.4). Mesmo com Scott tendo êxito em ambos os seus objetivos, ele classificou seu alcance de objetivos com uma nota de "3 a 4". Subestimar o

Sua tarefa nesta sessão é listar todas as coisas que você considera que afetam sua dor. Você consegue se lembrar de coisas que fazem sua dor diminuir? E de coisas que a fazem aumentar? Elas podem ser ações ou pensamentos que você teve durante o dia. Anote essas coisas nos espaços abaixo.

Coisas que fazem minha dor AUMENTAR:

Caminhar

Me curvar quando preciso pegar algo

Ficar em pé por muito tempo

Levantar coisas pesadas

Coisas que fazem minha dor DIMINUIR:

Fazer uma pausa sentando-se no sofá

Descansar e limitar movimentos

FIGURA 17.3 Coisas que Afetam a minha Dor.

Sessão número: 2

Dê notas para o alcance de objetivos da semana marcando as escalas abaixo: 0 (*nem um pouco alcançados*) a 10 (*totalmente alcançados*). Complete para cada objetivo estabelecido.

Objetivo 1 Completar a planilha "Coisas que Afetam a minha Dor"

0—1—2—3—4—5—6—7—(8)—9—10

Notas:

Objetivo 2 Ir ao mercado e pegar um item

0—1—2—3—4—5—6—7—8—(9)—10

Notas: Voltar ao mercado foi uma ótima sensação

Objetivo 3

0—1—2—3—4—5—6—7—8—9—10

Notas:

Objetivo 4

0—1—2—3—4—5—6—7—8—9—10

Notas:

Objetivo 5

0—1—2—3—4—5—6—7—8—9—10

Notas:

FIGURA 17.4 Ficha Semanal de Alcance de Objetivos.

alcance de objetivos não é algo incomum para pacientes no início da terapia, em especial pacientes com baixa autoeficácia. Por isso, os terapeutas devem estar preparados para fornecer *feedback* aos pacientes e dar crédito a eles pelo seu esforço. Após conversar sobre seu alcance de objetivos com o terapeuta, Scott pôde reconhecer que havia atingido os objetivos combinados e concordou em dar uma nota maior para o alcance desses objetivos.

A educação sobre a dor inclui informações sobre os propósitos adaptativos da dor, os diferentes tipos de fibras de dor e como a transmissão de sinais de dor funciona no corpo. Uma das teorias mais úteis para explicar a interação entre a mente e o corpo na percepção da dor é a teoria do controle de portões (Melzack & Wall, 1965). Essa teoria teve um impacto significativo no estudo da dor, porque ela reconheceu que fatores psicológicos podem ter um papel importante na experiência da dor. A teoria sugere que um tipo de "mecanismo de portão" existe no corno dorsal da medula espinal que modula o sinal da dor. Esse portão abre e fecha dependendo das respostas de outras fibras nervosas no corpo. Isso inclui impulsos neurais descendentes do cérebro relacionados ao pensamento ou ao humor do indivíduo (p. ex., ansiedade ou depressão). A abertura e o fechamento do portão modificam a quantidade de informações que é enviada de uma área lesionada para o cérebro. Pensamentos negativos abrem o portão, o que permite a passagem de mais informações sobre a dor, ao passo que pensamentos positivos fecham o portão e restringem a mensagem da dor. O resultado é que sinais de dor podem ser intensificados, reduzidos ou até mesmo bloqueados no seu caminho para o cérebro. Essa informação foi incrivelmente útil para Scott, porque permitiu a ele visualizar que o que ele estava tentando fazer era aprender estratégias que reduziriam seu foco na dor e ajudariam a fechar o portão.

Em seguida, Scott aprendeu a respiração diafragmática. A respiração é a primeira técnica ensinada, porque é fácil de aprender, tem alta eficiência e proporciona um primeiro sucesso ao paciente. O diafragma é um músculo com formato de domo localizado abaixo das costelas. Quando uma pessoa inspira corretamente, o diafragma desce, o abdômen se desloca e o ar é puxado para os pulmões. Ao instruir um paciente sobre como respirar, é importante prepará-lo, para que tenha sucesso.

TERAPEUTA: Uma das maneiras mais eficazes para aprendermos a relaxar é nos atentar à nossa respiração. Com o tempo, muitos de nós nos acostumamos a respirar de forma curta e superficial... apenas o suficiente para sobreviver. Você provavelmente notou que, quando está estressado, é bom parar, se alongar e respirar fundo.

SCOTT: Sim, eu faço isso às vezes, quando passo muito tempo trabalhando no computador. Minha esposa me disse que ela faz isso nas suas aulas de ioga. É bom.

TERAPEUTA: Você pode respirar desse jeito sempre, só precisa pegar o hábito de fazer isso. Vou mostrar como se pratica respiração diafragmática: primeiro, comece sentando-se em uma posição confortável.

SCOTT: Posso praticar isso deitado na cama?

TERAPEUTA: Eventualmente, mas, por enquanto, você deveria praticar quando estivesse sentado, porque queremos que você conheça a sensação de relaxar sem cair no sono. Em seguida, coloque uma mão em cima do seu peito e a outra em cima do seu estômago. Isso vai ajudar você a checar se está respirando corretamente. Inspire devagar pelo seu nariz por três segundos. Quando expirar, a mão sobre seu peito deve permanecer o mais imóvel possível, mas a mão sobre seu estômago deve se mover para a frente.

SCOTT: Por que meu estômago precisa estufar?

TERAPEUTA: Quando você respira corretamente, o diafragma se desloca para baixo e traz ar para os pulmões. Quando isso acontece, tudo abaixo do diafragma, como o seu estômago, precisa se mover para frente, porque não há nenhum outro espaço. Exale devagar pela sua boca por três segundos e perceba como a mão no seu estômago agora se move para dentro. Uma média de três segundos para inspirar e três segundos para expirar é um bom começo, mas você pode ajustar seu ritmo de respiração de acordo com o que parecer melhor para você. Escolha horários e locais para praticar nos quais você não será interrompido, e faça dessa prática parte da sua rotina diária. Onde e quando você acha que poderia praticar?

SCOTT: Acho que posso de manhã, antes do trabalho. Poderia praticar na minha varanda, lá é agradável e calmo.

TERAPEUTA: Ótimo. Evite fazer ligações, ler notícias ou mandar mensagens enquanto estiver praticando. Apenas se foque na sensação de respirar.

SCOTT: Isso vai ser difícil. Eu nunca paro quieto.

TERAPEUTA: Se você não estiver acostumado a parar por mais de um minuto, talvez se sinta estranho e sua mente comece a vagar — mas, quando isso acontecer, apenas se desligue dos pensamentos, retome o foco na sua respiração e não desista — ficará mais fácil.

Scott teve como tarefa de casa praticar respiração diafragmática por 10 minutos, quatro vezes por semana. Mesmo que ele concordasse em praticar diariamente, reduzir o objetivo aumentou as chances de ser atingido, caso ele esquecesse de praticar por um dia, e garantiu o sucesso inicial. Além disso, Scott decidiu tentar fazer compras novamente e pegar sua bicicleta para dar uma volta na quadra na semana seguinte.

Sessão 3: RMP e visualização

Os objetivos da terceira sessão foram revisar o cumprimento da tarefa de casa e ensinar RMP e visualização. Scott afirmou que havia ido ao mercado duas vezes na semana anterior. Em ambas as ocasiões, sentiu dor porque não havia lugar para descansar, mas aproveitou a experiência e pôde cumprimentar um caixa que não via havia meses. Scott também relatou que andar de bicicleta foi agradável, mas foi perceptível que estava havia tempos sem pedalar. Ele foi parabenizado pela sua prática, e o terapeuta e ele deram notas para seu alcance de objetivos da semana. Scott relatou que praticar a respiração foi desafiador em certos momentos.

SCOTT: Eu consegui praticar a respiração todos os dias.

TERAPEUTA: Nossa, você foi além de seu objetivo, parabéns!

SCOTT: É, mas foi mais difícil do que pensava. Os 10 minutos parecem passar devagar. Eu ficava sentindo que deveria estar fazendo outra coisa, e ficava tendo vários pensamentos. O que se faz em relação a isso?

TERAPEUTA: É uma reação perfeitamente normal. Quando você está respirando e começa a pensar em outras coisas, não se recrimine por ter os pensamentos. Só deixe os pensamentos desaparecerem e tente trazer sua atenção de volta à respiração, e perceba o que sente com ela. Se os pensamentos voltarem, o que no início é provável, você pode lembrar que, se o pensamento é "tão importante", ele vai continuar ali depois que terminar a respiração, mas que, no momento, você deve se voltar à respiração. Quanto mais praticar, mais fácil fica.

Ao instruir os pacientes sobre como realizar o RMP, o terapeuta deve executar a técnica junto com eles. Se existem áreas do corpo nas quais aumentar a tensão muscular resultaria em dor ou prejuízo, elas devem ser evitadas. Uma ficha listando todos os grupos musculares a serem abordados pelo RMP junto de instruções deve ser entregue ao paciente para levá-la para casa após a sessão.

TERAPEUTA: Uma das respostas mais comuns à dor é contrair os músculos. Isso serve para limitar o movimento e proteger o corpo.

SCOTT: É exatamente isso que faço. Sinto que preciso estar preparado.

TERAPEUTA: Contrair os músculos pode proteger você da dor aguda, mas intensifica a dor crônica. A tensão nos seus músculos pode ir aumentando lentamente ao longo do dia, e pode ser que você nem perceba o quão tenso está até que pare o que está fazendo e se alongue. O propósito do RMP é ajudar você a aprender a perceber quando seus músculos estão ficando tensos e relaxá-los durante o dia. Você pratica assim: primeiro, sente-se em uma posição que deixe você o mais confortável possível. Comece respirando profundamente e permita-se relaxar. No RMP, você vai tensionar um grupo específico de músculos por três segundos, respirar profundamente e, enquanto expira, soltar os músculos lentamente, enquanto percebe as diferentes sensações. Faça isso duas vezes para cada grupo muscular e, então, passe para o próximo grupo. Depois de algumas vezes praticando RMP, você vai começar a ser mais atento aos momentos em que seus músculos estão tensos e a como o seu corpo se sente. Você poderá praticar essa técnica em qualquer lugar — na sua escrivaninha, quando está dirigindo ou enquanto assiste à TV.

Além do RMP, Scott também aprendeu a realizar a visualização como um método para aprimorar a prática do relaxamento. Antes de começar com a visualização, o terapeuta deve usar alguns minutos para reunir informações sobre a imagem que o paciente deseja imaginar. Colete informações sobre o lugar, como o que o paciente vê, cheira, ouve, sente e degusta. À medida que o paciente começar a descrever a imagem, o terapeuta deve anotar o máximo de detalhes que puder. O terapeuta é responsável por agregar essas informações para guiar o paciente a imaginar a imagem escolhida. O paciente pode ser instruído a fechar os olhos e praticar respiração diafragmática enquanto o terapeuta descreve a imagem que ele forneceu. À medida que guia o paciente pela imagem, o terapeuta pode incluir sugestões como: "Enquanto você inspira profundamente, perceba como seu corpo se sente, e se desfaça de qualquer tensão que seu corpo esteja carregando". Scott visualizou estar caminhando pela sua praia favorita durante o crepúsculo. Ele imaginou a brisa fresca, o cheiro de sal da maresia, a sensação da areia entre seus dedos dos pés e os sons das gaivotas no horizonte. Scott pareceu gostar muito da adição da visualização à sua prática de respiração.

O terapeuta terminou a visualização com uma contagem reversa e dando a Scott a sugestão de que ele fosse mais atento ao que estava em sua volta. Scott foi encarregado de praticar RMP e visualização. Ele foi encorajado a continuar com a respiração diafragmática, cuja prática em casa foi aumentada para seis sessões semanais de 10 minutos cada. Os objetivos incluíam fazer compras no mercado e caminhadas com sua esposa.

Sessão 4: Pensamentos automáticos

Os objetivos da quarta sessão foram revisar o cumprimento da tarefa de casa e ensinar o paciente sobre a conexão entre pensamentos, emoções e dor. Scott indicou que havia experimentado todas as técnicas da semana anterior. Ele deu preferência à respiração diafragmática para relaxar e sentiu que estava ficando melhor em relaxar e deixar os pensamentos irem embora. Ele também relatou que praticar RMP havia tornado-o mais atento aos seus níveis de tensão durante o dia. Scott completou os objetivos comportamentais da semana e relatou que foi duas vezes ao mercado e comprou alguns itens a mais. Ele e sua mulher não puderam agendar um horário para a caminhada, mas ele esperava poder realizá-la naquela semana. Scott foi elogiado por sua prática, e o terapeuta e ele deram notas para seu alcance dos objetivos da semana.

Durante essa sessão, a terapia começou a se concentrar na percepção da relação entre pensamentos, emoções e dor. Primeiro, foi feita a conexão entre emoções e pensamentos. Scott pôde dar exemplos de momentos nos quais ele não percebeu sua dor quando estava envolvido em atividades prazerosas, como conversar com sua esposa ou assistir a um filme. Ele também pôde se lembrar de situações nas quais a frustração e o estresse levaram a um aumento da dor. Suas observações foram relacionadas com a teoria do controle de portões discutida na sessão anterior, e foi apontado que, já que as emoções afetam nossa vivência da dor e que elas são causadas pela maneira como pensamos, então precisamos nos certificar de que nossos pensamentos estão corretos. O conceito de "pensamentos automáticos" foi revisado, e foram dados exemplos de como pensamentos automáticos podem ser adaptativos e nos ajudar a dar sentido ao mundo. Para poder desenvolver uma atenção a pensamentos que não são adaptativos, uma lista de erros cognitivos foi lida em voz alta para Scott. À medida que cada um dos erros cognitivos foi analisado, foi-lhe perguntado se aquele era um tipo de erro que ele reconhecia e se ele poderia dar um exemplo de uma situação na qual ocorria. Scott conseguiu identificar vários erros cognitivos relevantes, como "catastrofização", "predizer o futuro" e comentários sobre "eu deveria".

SCOTT: *(rindo)* Caramba, eu acho que cometo muitos desses erros mentais — especialmente esse de "predizer o futuro"! Eu acho que um grande motivo para evitar ir a lugares é que sempre penso que definitivamente não vou me sentir bem se for. Mas é claro que não posso prever o que vai acontecer. Na verdade, às vezes me sinto bem. Também acho que catastrofizo, porque geralmente penso que, se sentir dor em algum lugar público, como no mercado, isso vai ser a pior coisa do mundo. Mas suponho que tem como imaginar coisas muito piores, e lidei com isso muito bem nas vezes em que aconteceu no passado.

TERAPEUTA: Muitas pessoas cometem esses erros, e percebê-los é um primeiro passo importante.

SCOTT: Então, como eu mudo a minha maneira de pensar?

TERAPEUTA: Antes de poder aprender a mudar esse tipo de pensamentos, você precisa ficar mais atento a eles. Seu trabalho esta semana é ser um observador dos seus próprios pensamentos. Se qualquer coisa estressante acontecer durante a semana, seu trabalho será percebê-la e perguntar a si mesmo: "Que pensamentos estou tendo neste momento que estão me fazendo sentir assim?". Você vai escrever o que está pensando e, então, dar atenção às consequências, incluindo suas emoções, como você se sentirá fisicamente e o que você fará como resultado.

SCOTT: Então serei um detetive nesta semana?

TERAPEUTA: Isso mesmo. Você não é uma vítima de suas emoções, você é um observador. Você deve perceber como essas peças se encaixam, para que possamos fazer mudanças.

Scott recebeu uma Planilha ABC para monitorar diariamente seus pensamentos durante a semana. Ele foi encorajado a continuar com a respiração diafragmática. Para seus objetivos comportamentais, Scott foi encarregado de andar de bicicleta pela vizinhança naquela semana, além de sair para caminhar com sua mulher e ir ao mercado.

Sessão 5: Reestruturação cognitiva

Os objetivos da sessão 5 foram revisar o cumprimento da tarefa de casa e ensinar ao paciente como executar a reestruturação cognitiva. Scott completou quatro Planilhas ABC na semana anterior e trouxe-as à sessão para análise. Ele foi elogiado por ter feito a tarefa de casa, e algum tempo foi dedicado a analisar as planilhas e notar temas que se repetiam nos tipos de pensamentos que ele estava tendo, tais como "Por que eu? Isso nunca vai melhorar"; "Há algo de errado comigo"; e "Vou viver com essa dor pelo resto da minha vida". Depois, Scott e o terapeuta discutiram as consequências dos pensamentos automáticos relatados nas suas Planilhas ABC. Scott conseguiu perceber que, quando ele tinha pensamentos negativos sobre sua dor e seu futuro, isso tornava o seu humor melancólico, sua dor ficava mais aparente e seus movimentos se tornavam mais resguardados (ver Fig. 17.5). Scott relatou que foi ao mercado três vezes, andou de bicicleta pela vizinhança e fez uma caminhada com sua esposa.

TERAPEUTA: Scott, eu percebi que você já chegou à "melhora máxima" em ir ao mercado na sua Ficha de Definição de Objetivos.

SCOTT: Eu sei, é como se estivesse evitando ir ao mercado, e essa evitação estava fazendo parecer que era algo que eu realmente não conseguiria fazer.

TERAPEUTA: Quando evitamos as coisas, isso nos priva da oportunidade de acumular informações discordantes. Se nunca tentarmos, nunca saberemos do que somos capazes.

Após analisar as Planilhas ABC, o terapeuta então orientou Scott no processo de como começar a reestruturação cognitiva. Uma Planilha de Reestruturação Cognitiva foi entregue a Scott, e o terapeuta pediu a ele que a preenchesse por conta própria enquanto conversavam (ver Fig. 17.6).

TERAPEUTA: Vamos pegar um dos exemplos das suas Planilhas ABC e tentar examiná-lo usando a ficha de reestruturação.

SCOTT: Isso me ajudaria. Uma das situações mais estressantes que descrevi na minha planilha foi caminhar na calçada quando estava voltando do escritório.

TERAPEUTA: Você pode identificar as emoções que estava sentindo e avaliar o quão intensas elas foram?

SCOTT: Sim, eu estava 90% ansioso e 75% preocupado.

TERAPEUTA: E você consegue se lembrar dos pensamentos que estavam fazendo você sentir essas emoções?

SCOTT: Sim, eu estava com receio de pisar numa rachadura ou irregularidade da calçada, o que desequilibraria meu corpo e aumentaria a minha dor, ou então de al-

Evento ativador (situação estressante)	Crenças (pensamentos automáticos)	Consequências (minhas reações)
Fui ao mercado e tentei pegar uma garrafa de água e colocar no carrinho, mas não consegui.	*Por que eu?* *Eu nunca vou melhorar.* *Há algo de errado comigo.* *Vou viver com essa dor pelo resto da minha vida.*	**Emocionais:** *Triste e frustrado* **Físicas:** *Rosto quente e corado, corpo tenso, dor agravada* **Comportamentais:** *Caminhando devagar para não causar mais dor*

FIGURA 17.5 Planilha ABC.

Situação	Emoção	Pensamento automático	Evidências a favor	Evidências contra	Pensamento de enfrentamento positivo
Descreva o evento que levou à emoção desagradável.	Especifique e avalie a emoção de 0 a 100%.	Escreva o pensamento automático que precedeu a emoção.	Quais são as evidências de que esse pensamento seja verdadeiro?	Quais são as evidências de que esse pensamento seja falso?	O que posso dizer a mim mesmo em vez do pensamento automático?
Caminhando na calçada ao voltar para casa do escritório	*Ansioso 90%* *Preocupado 75%*	*Vou pisar de um jeito que vai piorar minha dor.* *Alguém vai esbarrar em mim, me derrubar e causar dor.*	*Nenhuma* *Já esbarraram em mim duas vezes no passado.*	*Já caminhei na rua mil vezes e nunca caí.* *Nas vezes em que esbarraram em mim, não caí no chão. Apenas roçaram em mim.*	*Já fiz esse caminho muitas vezes e fiquei bem. Ninguém vai me derrubar, e, mesmo que esbarrem em mim, provavelmente vou ficar bem.*
					Emoção
					Avalie novamente a emoção de 0 a 100%.
					Ansioso 30% *Preocupado 20%*

FIGURA 17.6 Planilha de Reestruturação Cognitiva.

guém esbarrar em mim enquanto caminhava e eu fosse "voar" para o chão com muita dor.

TERAPEUTA: Certo. Ótimo trabalho em perceber esses pensamentos. Agora, precisamos julgar ou desafiar esses pensamentos. Lembre-se da regra — você pode ter qualquer tipo de pensamento, mas só porque você pensou isso não quer dizer que é verdade. Se existem evidências suficientes a favor de um pensamento, então você pode mantê-lo. Se existem evidências contra o pensamento, então você precisa se livrar dele — ele é como lixo eletrônico, ou *fake news*. Se existem evidências tanto a favor do pensamento quanto contra ele, então você precisa equilibrar a sua maneira de pensar. A razão dessa técnica funcionar tão bem é que as conclusões dela se baseiam na sua experiência real.

SCOTT: *(rindo)* É engraçado pensar sobre meus pensamentos negativos como "*fake news*" ou "lixo eletrônico". Consigo quase me visualizar "deletando-os" da minha "caixa de entrada"! Eu sei que não vai ser tão fácil, mas gostei da metáfora, e agora quero muito aprender como desafiar um pensamento!

TERAPEUTA: Ótimo! Então vamos pegar essa ideia de que você com certeza vai pisar no chão de um jeito que vai aumentar sua dor, ou de que vai ser derrubado se caminhar na calçada — que evidências você tem para apoiar isso?

SCOTT: Bem, eu me machuquei quando estava descendo um lance de escadas.

TERAPEUTA: Sim, mas só porque isso aconteceu uma vez, é evidência de que você vai tropeçar e cair quando estiver na rua?

SCOTT: Bem, não é evidência. É só uma preocupação.

TERAPEUTA: Qual erro cognitivo você está cometendo?

SCOTT: Acho que estou predizendo o futuro e catastrofizando.

TERAPEUTA: Exatamente. Bolas de cristal não existem, e não podemos prever o futuro. Quais são as evidências contra esse pensamento? Você já caminhou naquela rua antes e ficou bem?

SCOTT: Sim, já caminhei naquela rua mil vezes, sem nunca cair.

TERAPEUTA: Você já esbarrou em alguém que estivesse vindo da outra direção?

SCOTT: Sim, uma vez que outra, mas não fui arremessado ao chão. Eu só virei meu ombro e roçamos um no outro.

TERAPEUTA: Então, baseando-se nos fatos que acabamos de averiguar, não parece que existem evidências consideráveis para apoiar sua ideia de que você definitivamente vai ser derrubado no chão ou pisar de um jeito que vai exacerbar sua dor se você caminhar na calçada. Qual você acha que seria um pensamento de enfrentamento positivo que seria mais consistente com as evidências?

SCOTT: Eu poderia dizer a mim mesmo que já fiz aquele caminho muitas vezes e que nunca me machuquei. Ninguém vai me derrubar, e, mesmo que esbarrem em mim, provavelmente vou ficar bem.

TERAPEUTA: Como esse pensamento afeta a sua vivência de ansiedade e preocupação?

SCOTT: Esse pensamento reduz muito a minha ansiedade e a minha preocupação. Eu diria que ele diminui minha ansiedade para 30% e minha preocupação para 20%.

A Planilha de Reestruturação Cognitiva foi entregue a Scott para ser preenchida diariamente durante a semana. Ele foi encorajado a continuar com a respiração diafragmática. Para seus objetivos comportamentais, Scott escolheu andar de bicicleta por 10 minutos duas vezes por semana e caminhar com sua mulher. Considerando que ele já havia feito um progresso significativo com as idas ao mercado, ele pediu para começar a adicionar outras tarefas a seus objetivos, como ajudar a esvaziar a máquina de lavar louça.

Sessão 6: Manejo de estresse

Os objetivos da sexta sessão foram averiguar o cumprimento da tarefa de casa e ensinar as técnicas de manejo de estresse. Scott completou cinco Planilhas de Reestruturação Cognitiva e as trouxe à sessão para serem revisadas. O terapeuta elogiou Scott pelo seu cumprimento metódico da tarefa de casa, e passou um tempo analisando as planilhas com ele. O terapeuta ressaltou tópicos que se repetiam nos tipos de pensamentos que Scott relatou. Scott notou que completar as fichas estava conscientizando-o de que muitas das suas preocupações sobre a dor eram relacionadas ao futuro, mas não tinham evidências que as apoiassem. Ele completou os objetivos comportamentais da semana e relatou que havia tentado esvaziar a máquina de lavar louça quatro vezes. Ele também relatou ter tido uma crise de dor durante a semana e notou que também estava alimentando alguns pensamentos negativos. Scott relatou que havia atingido tanto seus objetivos para andar de bicicleta quanto as caminhadas com a esposa antes da crise de dor. O diálogo a seguir ilustra como o terapeuta ajudou Scott a ver sua crise de dor por outra perspectiva:

SCOTT: Semana passada eu estava indo muito bem, sem muita dor, mas houve uma manhã em que acordei com uma dor absurda. Não sei o que fiz, mas a dor apareceu no momento em que acordei e durou por horas.

TERAPEUTA: Conte para mim o que aconteceu depois, o que você estava pensando?

SCOTT: Fui com calma pelo resto do dia. Eu me senti muito triste e desapontado por ela ter voltado. Comecei a ter pensamentos como "Lá vamos nós de novo" e "Isso nunca vai acabar". Eu queria muito que tivesse acabado, e pensei que estava progredindo.

TERAPEUTA: É difícil quando temos dias em que estamos indo bem e então, do nada, um dia em que a dor se agrava.

SCOTT: É, eu pensei que isso não aconteceria mais.

TERAPEUTA: Sei que é frustrante, mas haverá dias em que você vai sentir mais dor do que em outros. A recuperação não é linear. Haverá pedras pelo caminho, mas o importante é perceber a sua trajetória geral. Por exemplo, como foram os dias depois da sua crise de dor?

SCOTT: Levei mais ou menos um dia para voltar a me sentir normal, mas agora estou muito melhor.

TERAPEUTA: É importante lembrar que, mesmo que você possa ter crises de dor, isso não quer dizer que tudo está perdido. Podemos nos focar nas possíveis causas disso e lembrar que essas são apenas pedras na estrada para a recuperação.

Em seguida, a conversa migrou para o foco primário da sessão: o manejo de estresse. Eles passaram algum tempo revisando a psicoeducação em relação à resposta de luta-ou-fuga, os efeitos de estresse agudo e prolongado sobre o corpo e a interação entre o estresse e a dor. O terapeuta e Scott analisaram uma lista de categorias comuns de fontes internas e externas de estresse, e Scott conseguiu identificar esses dois tipos de estressores em sua própria vida. Ele relatou perceber que, quando seu trabalho era mais exigente e ele tinha menos tempo para relaxar, seu nível de estresse aumentava e ele parecia ter menos tolerância para certas coisas, incluindo sua dor. Também comentou que reconhecia que a dor poderia ser uma fonte de estresse.

TERAPEUTA: De que forma sua dor tem sido estressante?

SCOTT: Sabe, uma das coisas mais estressantes sobre a dor é que fico me perguntando onde errei. Eu digo a mim mesmo que já deveria ter melhorado, e esses pensamentos começam a martelar na minha cabeça, e me sinto dominado por eles. Sinto meu corpo tenso neste exato momento só de falar sobre isso.

TERAPEUTA: Veja, isso é bom. Você está agora mesmo percebendo algo que está causando estresse. Agora, considerando o que aprendemos, onde você acha que poderia fazer algumas mudanças?

SCOTT: Bem, sei que grande parte desse estresse vem de mim e da maneira como falo comigo mesmo.

TERAPEUTA: Que ferramentas você tem para lidar com isso?

SCOTT: Posso observar meus pensamentos e usar minha reestruturação cognitiva para parar com os pensamentos que não fazem sentido.

TERAPEUTA: Você mencionou se sentir tenso. Que outras ferramentas você tem?

SCOTT: Verdade, posso usar as técnicas de relaxamento que tenho praticado para identificar a tensão muscular, que nem acabei de fazer, e então tomar medidas para relaxar meu corpo.

Scott foi encarregado de completar a Planilha de Mudanças na Minha Vida durante a semana, o que o ajudou a desenvolver uma lista de mudanças que ele poderia fazer para reduzir o estresse em sua vida. A respiração diafragmática já havia se tornado uma parte regular da sua rotina matutina. Para seus objetivos comportamentais, Scott pediu para que continuasse com os objetivos de andar de bicicleta duas vezes por semana e caminhar com sua esposa.

Sessão 7: Atividades com intervalos baseados em tempo

Os objetivos da sétima sessão foram averiguar o cumprimento da tarefa de casa e ensinar habilidades sobre atividades com intervalos baseados em tempo. Scott completou a Planilha de Mudanças na Minha Vida e foi capaz de identificar várias áreas nas quais gostaria de fazer modificações para reduzir o estresse (ver Fig. 17.7). Scott foi elogiado por sua conclusão da tarefa de casa e por completar os objetivos comportamentais da semana, que incluíam andar de bicicleta e caminhar com a esposa. Além de ajudar com os pratos, Scott também ajudou a remover as roupas da secadora, o que fez com que se sentisse muito útil. Ele relatou que a esposa muitas vezes agradecia quando ele contribuía com as tarefas domésticas, apesar da dor, o que o fez querer fazer tudo que conseguisse. O diálogo a seguir ilustra como o terapeuta ensinou a Scott o conceito de atividades com intervalos baseados em tempo:

TERAPEUTA: Hoje vamos conversar sobre atividades com intervalos baseados em tempo. Quando algumas pessoas começam um projeto, é difícil para elas pararem de trabalhar antes de o projeto estar completo, mesmo que seja muito grande. Como resultado dessa lógica de "superar" a dor, ela acaba aumentando. Isso às vezes pode resultar em dor severa que requer muito repouso, às vezes por vários dias, antes de poder voltar a trabalhar de novo.

Nos espaços abaixo, indique os tipos de mudanças que você gostaria de fazer na sua vida para diminuir o estresse. Seja o mais específico possível.

Estilo de vida:

Dieta: *Me alimento bem. Começo meu dia com um café da manhã completo. Não só café.*

Exercícios: *Consigo manter minha rotina de exercícios, como andar de bicicleta e caminhar.*

Sono: *Uso minhas técnicas de relaxamento para me desprender dos pensamentos antes de dormir.*

Relaxamento: *Reservo tempo para praticar a respiração e o RMP todo dia.*

Abordagens às situações:

Administração do tempo: *Não lotar minha agenda com muitos compromissos. Fazer pausas!*

Administração de dinheiro: *Não acumular muitas dívidas.*

Assertividade: *Dizer às pessoas como me sinto e não guardar para mim.*

Habilidades de enfrentamento para solução de problemas: *Tentar reconhecer as coisas que posso mudar.*

Formas de pensar:

Expectativas realistas: *Não cobrar de mim mesmo expectativas irreais sobre o que eu "deveria" estar fazendo.*

Senso de humor: *Sou um cara engraçado e consigo rir de coisas que às vezes penso comigo mesmo.*

Rede de apoio: *Lembrar que minha família se importa comigo.*

Pensamentos positivos: *Posso dar crédito a mim mesmo por todo o progresso que já fiz.*

Desafiar pensamentos negativos: *Vou usar minhas técnicas de reestruturação para refrear pensamentos que não fazem sentido ou que só servem para me colocar para baixo.*

Outras mudanças:

Lembrar a mim mesmo de que não existem "dias ruins".

FIGURA 17.7 Planilha de Mudanças na Minha Vida.

SCOTT: Isso sempre foi um problema para mim. Outro dia, estava tendo um dia muito bom, com pouca dor, então comecei a mover alguns móveis e fazer várias coisas pela casa. Antes que pudesse me dar conta, tinha passado horas me mexendo, e minhas costas estavam me matando. Passei o dia seguinte sem nem querer me mexer.

TERAPEUTA: Um método para quebrar esse ciclo se chama atividade com intervalos baseados em tempo, que é um processo no qual pausas entre atividades são baseadas em intervalos de tempo, em vez de em quanto do trabalho já foi completado.

SCOTT: Como isso funcionaria?

TERAPEUTA: Vou dar um exemplo. Qual é uma tarefa que você faz que pode causar dor se a fizer por muito tempo?

SCOTT: Cortar a grama e outras tarefas do quintal às vezes me causam dor.

TERAPEUTA: Suponha que você decide trabalhar no quintal neste fim de semana e diz a si mesmo que não quer exagerar, e que vai descansar quando metade da tarefa estiver feita. Agora, imagine que o trabalho no jardim toma mais tempo do que pensava e que, quando chega à metade da tarefa, você está há horas em pé e está sentindo muita dor. Se você tivesse ritmado a partir da quantidade de tempo em atividade, por exemplo, fazendo pausas a cada certo intervalo de minutos antes da dor começar, em vez de descansar só depois de metade do trabalho estar feito, você poderia ter evitado o surgimento da dor.

SCOTT: Parece lógico, mas odeio a ideia de parar para descansar. Eu gosto de resolver as coisas logo, e vou ter dificuldade para pausar um projeto assim.

TERAPEUTA: Na verdade, ao fazer pausas antes da dor começar (não depois de ela piorar), você poderá voltar à atividade mais cedo, e vai conseguir trabalhar mais. Usando o tempo como um indicador em vez da dor, você não vai precisar de longos períodos de repouso para se recuperar da crise, porque nunca vai acontecer. Pensando assim, qual o seu esporte favorito?

SCOTT: Sou um grande fã de futebol.

TERAPEUTA: Atletas profissionais (p. ex., basquete, hóquei, futebol) fazem pausas regulares para beber água nas linhas laterais durante os jogos, para que possam jogar com máxima eficiência. Seus técnicos e treinadores sabem que, se os jogadores são mantidos no jogo até cansarem ou se desidratarem, é porque ficaram ali tempo demais e não vão ter o melhor desempenho possível. A mesma lógica deve ser aplicada a você.

SCOTT: Isso faz muito sentido.

TERAPEUTA: Ao adotar intervalos baseados em tempo, você consegue terminar o que tem que fazer, e vai estar pronto para jogar de novo no dia seguinte.

Trabalhe com o paciente em outras duas tarefas que causem um aumento na dor, lembrando-se de que diferentes tipos de atividade requerem diferentes tipos de agendas de atividade/descanso. O teapeuta deve lembrar o paciente de que estimativas de atividade/descanso nem sempre são exatas na primeira vez, então o paciente talvez precise ajustar seus horários ao longo do tempo. Se crises ocorrerem, o paciente deverá diminuir pela metade o tempo de atividade e retornar ao tempo original ao longo de três dias. Encoraje o paciente a expandir sua rotina de atividade/descanso a outras atividades e lentamente aumentar o tempo ativo. Enfatize que o paciente não deve parar de praticar as técnicas de atividades com intervalos baseados em tempo, mesmo quando estiver se sentindo bem ou livre da dor. Os intervalos precisam ser consistentes para ser uma estratégia eficaz de redução de dor. Scott foi encarregado de preencher uma Planilha de Atividades com Intervalos Baseados em Tempo durante a semana. Além disso, ele foi encorajado a continuar com a reestruturação cognitiva, para que o processo de desafiar pensamentos se tornasse automático. Seus objetivos comportamentais para aquela semana incluíram andar de bicicleta três vezes, caminhar com sua esposa três vezes e ritmar sua atividade enquanto trabalhava no quintal.

Sessão 8: Agendamento de atividades prazerosas

Os objetivos da oitava sessão foram revisar o cumprimento da tarefa de casa e entender a importância de incluir atividades prazerosas na sua vida. Scott preencheu a Planilha de Atividades com Intervalos Baseados em Tempo e relatou que tentou fazer intervalos enquanto trabalhava no quintal e limpava a garagem durante o fim de semana. Ele relatou que se sentiu estranho ao fazer pausas antes de a dor começar, e ele e o terapeuta cogitaram algumas das diferentes atividades que poderia fazer enquanto descansava, como ligar para um amigo, fazer almoço ou ler um livro (ver Fig. 17.8). Scott cumpriu com os objetivos comportamentais da semana, incluindo andar de bicicleta três vezes. Relatou que ele e a esposa caminhavam regularmente pelo bairro e que estavam pensando em adotar um cachorro. Todas essas atividades estavam aumentando sua confiança na habilidade de caminhar, mesmo que ainda estivesse sentindo dor. Ao não evitar essas atividades, Scott estava reunindo evidências que poderia usar para desafiar seus antigos pensamentos automáticos negativos sobre ser incapaz. O terapeuta elogiou Scott por ter atingido seus objetivos comportamentais, e ele pareceu se sentir muito grato pelo apoio ao seu progresso.

A vivência da dor pode ser associada a atividade reduzida e isolamento social. As reduções podem ser o resultado de limitações físicas relacionadas a patologias estruturais ou ao medo de se machucar. Por outro lado, elas podem ser autoimpostas por razões como não querer responder às perguntas sobre a dor (p. ex., "Por que você não está traba-

Atividade	Estimativa	Dia 1	Dia 2	Dia 3	Dia 4	Dia 5	Dia 6	Dia 7
Trabalhar no quintal	Ativo:	Ativo:	Ativo:	Ativo:	Ativo:	Ativo:	Ativo:	Ativo:
	10 minutos	15 minutos	20 minutos	nada	25 minutos	30 minutos	nada	20 minutos
	Descansando:	Descansando:	Descansando:	Descansando:	Descansando:	Descansando:	Descansando:	Descansando:
	5 minutos	10 minutos	10 minutos	nada	15 minutos	15 minutos	nada	10 minutos

Comentários: *Isso foi difícil, mas fiquei lembrando a mim mesmo de fazer pausas.*

FIGURA 17.8 Planilha de Atividades com Intervalos.

lhando?"), sentimentos de vergonha ou frustração sobre as limitações. Consequentemente, o paciente pode deixar de praticar atividades agradáveis, o que pode levar a um humor deprimido, aumento da incapacitação e agravamento da dor. Scott havia caído nesse padrão de comportamento; ele havia parado de socializar com amigos e não praticava mais muitos passatempos de que costumava gostar. O terapeuta ajudou Scott a pensar sobre como a dor e sentimentos negativos podem ser remediados ao planejar atividades prazerosas, como está descrito no diálogo a seguir:

SCOTT: Quando tudo isso aconteceu, eu parei de fazer muitas coisas de que gostava. Eu evitava ir a jogos, cuidar do quintal, receber visitas de amigos ou até mesmo sair para jantar com minha esposa.

TERAPEUTA: Às vezes, as pessoas acham que, se elas não podem mais se divertir exatamente da maneira como se divertiam antes, então elas nunca mais poderão se divertir.

SCOTT: Por que tentar? É, eu sei que não é uma maneira construtiva de pensar.

TERAPEUTA: Quando nós paramos de fazer as coisas de que mais gostamos na vida, naturalmente ficamos tristes, paramos de nos movimentar, e isso retroalimenta a dor. Mesmo que haja algumas atividades divertidas que você não pode mais praticar do jeito como praticava antes, isso significa que precisa excluí-las completamente da sua vida?

SCOTT: Não, é claro que não.

TERAPEUTA: Então, vamos dar uma olhada em algumas atividades das quais você talvez tenha se afastado e ver se existe um jeito de trazê-las de volta à sua vida.

Depois de conversarem mais um pouco, Scott concordou com a ideia de convidar amigos para um churrasco na sua casa. Esse plano foi criado durante a sessão, e foram definidas datas específicas para convidar os amigos. Isso foi decidido durante a sessão porque ideias que podem ser agradáveis têm maiores chances de acontecer se forem planejadas. Além da tarefa específica de convidar amigos para visitar sua casa, Scott foi encarregado de identificar outras atividades agradáveis que poderia incluir na sua semana. Os objetivos comportamentais da semana incluíram andar de bicicleta três vezes pelo bairro e uma vez para o trabalho, além de sair para caminhar com a esposa três vezes.

Sessão 9: Manejo da raiva

Os objetivos da nona sessão foram revisar o cumprimento da tarefa de casa do paciente e falar sobre a importância de aprender técnicas de manejo da raiva. Scott cumpriu com a tarefa das atividades prazerosas e relatou ter contatado seus amigos como foi planejado, e que eles ficaram animados com a oportunidade de se verem. Além disso, ele escolheu ler um livro que estava esquecido na sua estante havia meses. Ele também ligou para um antigo colega do ensino médio com quem não falava havia anos, e afirmou que tiveram uma conversa muito agradável. Scott também disse que havia planejado sair para caminhar com sua filha, que estava em casa durante o recesso da faculdade. Ele atingiu seus objetivos comportamentais da semana, incluindo andar de bicicleta três vezes. Ele relatou se sentir nervoso ao ir de bicicleta para o trabalho; entretanto, usou uma ficha de reestruturação na noite anterior para desafiar pensamentos sobre cair de bicicleta e sentir ainda mais dor. Sua viagem aconteceu sem imprevistos, e, apesar de sentir um pouco de dor nas costas, Scott conseguiu se convencer de que essas eram as sensações dos músculos sendo usados e retornando à forma. Todos os outros objetivos semanais foram atingidos.

O foco dessa sessão foi aprender sobre as formas como a raiva e a frustração podem interagir com a vivência da dor. O terapeuta e Scott conversaram sobre como a raiva pode ser adaptativa em algumas circunstâncias, mas menos adaptativa em outras.

SCOTT: Sou ótimo em controlar minha raiva em algumas situações, como quando estou com meus colegas de trabalho, mas não tanto com meus irmãos.

TERAPEUTA: Como são as coisas com seus irmãos?

SCOTT: Não tenho um bom relacionamento com meu irmão mais velho, e ele sabe me frustrar como ninguém. Toda vez que termino uma ligação com ele, estou furioso e tenho uma vontade real de socar alguma coisa. Fico tenso, meu rosto fica vermelho, e minha mulher me coloca para fora de casa para eu me acalmar.

TERAPEUTA: Como esses sentimentos de raiva impactam a sua dor?

SCOTT: Eu nunca pensei muito sobre isso, mas, agora que tocamos nesse assunto, vejo que eles a pioram. Toda vez que conversamos, meu corpo inteiro se tensiona e fico estressado. Ele sempre foi assim — às vezes precisamos conversar sobre questões de família, mas ele é um babaca e nunca vai mudar.

TERAPEUTA: Parece que você está frustrado, mas que lida com isso da melhor maneira que pode. Como você se sentiria em relação a explorar algumas estratégias que poderia usar para manejar sua raiva da próxima vez que ele ligar?

SCOTT: Bem, isso seria fantástico.

Em seguida, o terapeuta e Scott falaram sobre as medidas que poderia tomar para lidar mais efetivamente com a raiva. Primeiro, Scott foi ensinado a se atentar a outros gatilhos, além do seu irmão, que tivessem a tendência a lhe causar raiva. Ele se lembrou de ter reações similares quando lidava com a concessionária que cuidava da manutenção do seu carro. O terapeuta encorajou Scott a notar sua própria fisiologia e seus comportamentos como pistas de quando ele começava a sentir raiva. Ele também lembrou a Scott de que já havia aprendido algumas técnicas para modificar os processos internos que contribuem para a raiva, incluindo habilidades de relaxamento para reduzir a tensão muscular e enfrentamento cognitivo para desafiar seus próprios pensamentos. Além disso, Scott e o terapeuta revisaram como dar respostas assertivas, em vez de passivas ou agressivas, para lidar com os comentários de seu irmão e com os funcionários da concessionária.

Scott foi encarregado de estudar os três passos para manejar a raiva e reestruturar quaisquer pensamentos relacionados a ela. Para seus objetivos comportamentais, Scott afirmou que queria manter sua frequência atual com a bicicleta por mais uma semana. Ele aumentou seu objetivo de caminhar com sua esposa de quatro para cinco vezes por semana, além de querer ajudar com as tarefas da casa. Scott relatou que estava ajudando regularmente com as compras no mercado. Além disso, Scott indicou que talvez pudesse entrar em contato com sua academia para ver se poderia retornar ao seu plano com ela, junto de algumas sessões com um *personal trainer*.

Sessão 10: Higiene do sono

Os objetivos da décima sessão foram revisar o cumprimento da tarefa de casa e falar sobre a importância de aprender técnicas de higiene do sono. Scott completou sua tarefa de manejo da raiva, e, apesar de relatar que não houve problemas que tivessem causado raiva na semana anterior, usou esse tempo para praticar a reestruturação de outros pensamentos. Ele relatou que contatou sua academia e se inscreveu para várias sessões com um *personal trainer*. Ele completou os objetivos comportamentais da semana, incluindo andar de bicicleta para o trabalho uma vez e caminhar com a esposa cinco vezes durante a semana.

A sessão começou com uma conversa educativa sobre a necessidade do sono e sobre como ele é uma oportunidade para o corpo se reparar, tanto física quanto mentalmente. Aprender sobre as fases e a função do sono engaja o paciente e ajuda a reforçar a importância de praticar uma boa higiene do sono. Baseando-se nas informações coletadas na avaliação, o terapeuta estava ciente de que Scott tinha dificuldade para pegar no sono. O terapeuta fez uma série de perguntas a Scott para determinar os tipos de problemas ele que estava tendo e explorar as possíveis razões para suas dificuldades com o sono. Embora a insônia seja bastante comum em pacientes com dor crônica, eles podem relatar que acordam à noite devido à dor e depois têm dificuldade para voltar a dormir. Ao analisar os comportamentos relacionados ao sono do paciente, o terapeuta pode identificar aqueles que provavelmente contribuem para dificuldades para dormir e criar um plano com o paciente para melhorar os comportamentos do sono.

TERAPEUTA: Relendo nossa avaliação, sei que o sono já foi um problema para você. Pode me falar mais sobre isso?

SCOTT: Meu sono é completamente caótico. Às vezes durmo sem problemas, mas em outras noites fico deitado e não consigo desligar meu cérebro.

TERAPEUTA: O que você faz quando isso acontece?

SCOTT: Eu levanto e procuro algo para fazer. Penso que é melhor fazer algo de produtivo, então abro o *laptop* e leio algum artigo na cama, ou desço e fico assistindo ao noticiário na TV.

TERAPEUTA: Por quanto tempo você fica assim?

SCOTT: Depende. Às vezes fico sonolento depois de um tempo e volto para a cama, mas outras vezes adormeço no sofá e acabo me arrastando para a cama às seis da manhã, e durmo por uma hora antes de ter que levantar.

TERAPEUTA: Parece bem difícil. Quando isso acontece, como você se sente no dia seguinte?

SCOTT: Eu me sinto um trapo. Tenho dificuldade para me concentrar, fico mal-humorado e sinto que não consigo tocar o dia para frente. Além disso, quando acordo depois de dormir no sofá, minhas costas doem muito.

TERAPEUTA: Quando você cai no sono logo que deita na cama, consegue dormir a noite inteira?

SCOTT: Às vezes. Mas há noites em que acordo porque minhas costas estão doendo ou porque preciso ir ao banheiro, e, quando olho para o relógio, posso passar horas acordado.

TERAPEUTA: E daí, o que acontece?

SCOTT: Começo a pensar sobre o dia seguinte, quanta dor vou sentir e como vou ficar cansado porque não estou dormindo.

TERAPEUTA: Então, parece que os "pensamentos" às vezes mantêm você acordado, e às vezes esses pensamentos são preocupações sobre os efeitos de não conseguir dormir. Deixe-me lhe perguntar, o que você geralmente faz antes de ir para a cama? Você tem uma rotina regular?

SCOTT: Às vezes assisto à TV ou a um filme com minha mulher, ou trabalho um pouco no escritório depois de jantar.

TERAPEUTA: Você trabalha na cama?

SCOTT: Claro, tenho meu *laptop* e um iPad, então posso ler um pouco na cama para me cansar.

TERAPEUTA: Você já tomou medicamentos para dormir?

SCOTT: Eu tomei melatonina não prescrita algumas vezes, mas não funcionou, e meu clínico geral me prescreveu um remédio para dormir, mas ele me deixou muito grogue no dia seguinte, então parei de tomar. Não estou tomando nada no momento.

TERAPEUTA: Baseado no que você me contou, podemos tentar alguns métodos para colocar seu sono de volta nos trilhos.

SCOTT: Nossa, isso iria mudar minha vida!

O terapeuta e Scott passaram um tempo examinando os componentes da higiene do sono, incluindo horários do sono, comportamentos em relação ao sono, dicas sobre o entorno, horários para as refeições, redução de cafeína e controle mental. Scott teve muito interesse em encontrar maneiras de melhorar seu sono, então ele e o terapeuta se uniram para desenvolver um plano que incluísse pequenas mudanças na sua rotina noturna para aumentar suas chances de dormir bem. Por exemplo, foi traçado um plano para que Scott criasse um ritual pré-sono que incluísse evitar o uso de aparelhos eletrônicos 30 minutos antes de ir para a cama e não os usar na cama, pois esse tipo de comportamento ensina ao cérebro que a cama é um lugar de trabalho. Além disso, horários regulares para dormir e acordar foram definidos, o que também incluía a regra de não tirar cochilos durante o dia. O despertador de Scott foi afastado da cama para que ele não pudesse vê-lo de noite, quando precisasse ir ao banheiro. Foi importante lembrar a Scott das técnicas de relaxamento que havia aprendido mais cedo na terapia, e ele foi encorajado a usá-las para que pudesse se desfazer de pensamentos indesejados durante a noite. Além disso, o terapeuta sugeriu a Scott que notasse os tipos de pensamentos que ele estava tendo à noite, e tomasse tempo durante o dia para reestruturá-los.

SCOTT: O que eu faço se não conseguir dormir?

TERAPEUTA: Deixe uma cadeira ao lado da cama e encontre algo incrivelmente tedioso para ler.

SCOTT: *(rindo)* Como uma das revistas de viagem da minha esposa?

TERAPEUTA: Exato. Se você não conseguir cair no sono depois de 15 minutos, saia da cama, sente-se na cadeira e leia a revista. Assim que você se cansar, pode voltar para a cama. No entanto, se não conseguir dormir, depois de 15 minutos saia da cama e repita o processo. Você precisa treinar seu cérebro para que ele entenda que a cama não é um lugar para impasses. Quando você sentir o travesseiro sob sua cabeça, é hora de "apagar".

Todas essas informações foram usadas para criar um plano para Scott, e foi-lhe entregue um módulo de higiene do sono que ele deveria revisar. Para seus objetivos comportamentais, Scott afirmou que tentaria ir de bicicleta para o trabalho duas vezes durante a semana seguinte. Ele manteve seu objetivo de caminhar cinco vezes com a esposa, além de ajudar com as tarefas domésticas.

Sessão 11: Prevenção de recaída

Os objetivos da sessão 11 foram revisar o cumprimento da tarefa de casa e conhecer o módulo de prevenção de recaída. Scott relatou ter usado a lista de hábitos de higiene do sono para garantir que estava praticando bons comportamentos relacionados ao sono. Ele também compartilhou as informações sobre o sono com sua esposa e suas filhas. Scott considerou deixar os aparelhos eletrônicos de lado antes de se deitar como a parte mais desafiadora do plano. Todavia, ele resolveu a questão deixando seu celular em outro recinto. Mesmo que ainda precisasse acordar no meio da noite para ir ao banheiro, relatou estar mais consciente de não ver as horas ou entrar em uma linha de pensamentos que o deixariam acordado. Ele também usou a visualização em que estava imerso em uma bela paisagem de inverno, admirando algumas montanhas cobertas de neve. A combinação dessas técnicas foi de grande ajuda para que ele voltasse a dormir. Scott atingiu os objetivos comportamentais da semana, incluindo ir de bicicleta para o trabalho uma vez e caminhar com a esposa quase diariamente.

Durante a sessão final da terapia, deve-se dedicar tempo para revisar as habilidades que o paciente desenvolveu, discutir soluções para crises de dor, resumir os ganhos obtidos e desenvolver um plano para manter o trabalho em prol dos objetivos do tratamento. Crises de dor podem acontecer no futuro, então é importante conversar sobre isso abertamente com o paciente para que ele não abandone tudo o que aprendeu, caso ocorra uma. O diálogo a seguir é um exemplo de como orientar o paciente em uma conversa sobre crises de dor.

TERAPEUTA: Você fez um trabalho incrível para aprender tantas habilidades na terapia, e parece que realmente aprendeu a tornar a sua rotina diária muito mais agradável controlando sua dor com eficiência! Vamos falar sobre como serão as coisas a partir de agora. Mesmo que você tenha desenvolvido ferramentas ótimas para manejar sua dor, provavelmente haverá dias no futuro em que vai sofrer com crises de dor.

SCOTT: Sim, já tive algumas dessas.

TERAPEUTA: Como sabemos que isso é uma probabilidade futura, você pode se preparar para as crises antecipadamente, para que elas não peguem você desprevenido.

Scott foi instruído sobre como se preparar para as crises de dor atentando a pistas de que a dor poderia estar se agravando e ensaiando autodeclarações positivas, em vez de se deixar cair em pensamentos negativos ou sentimentos de desamparo (p. ex., "Não consigo lidar com isso", "Pensei que isso havia acabado"). O terapeuta repassou métodos de confrontar a dor usando as estratégias de automanejo que Scott aprendeu na terapia (p. ex., respiração, visualização, reestruturação cognitiva e atividades com intervalos baseados em tempo), alternando entre estratégias conforme a necessidade. Por fim, foi sugerido que, após uma crise de dor, Scott refletisse sobre as estratégias que funcionam melhor e usasse suas técnicas de enfrentamento para reforço positivo. Ao revisar seu progresso e selecionar as estratégias que funcionaram melhor, Scott poderia criar um plano para manejar a próxima crise de dor.

A última parte da sessão foi dedicada a revisar o progresso que Scott teve ao longo do tratamento. O terapeuta pediu a Scott que completasse o mesmo grupo de questionários autoavaliativos breves que ele preencheu na primeira avaliação. Ao pedir a Scott que completasse os questionários na sessão, o terapeuta pôde mostrar os dados sólidos demonstrando as mudanças pelas quais ele havia passado ao longo da terapia (ver Tab. 17.1). Scott e o terapeuta revisaram a Planilha para Definição de Objetivos, na qual seus objetivos gerais para o tratamento haviam sido anotados, e as Fichas Semanais de Alcance de Objetivos, nas quais o alcance de objetivos era acompanhado a cada semana. Essa revisão total permitiu que Scott visse o progresso que havia feito em cada um de seus objetivos. Scott estava orgulhoso do seu progresso e comentou que havia atingido muitos dos objetivos estabelecidos, além de ter até definido objetivos adicionais durante o seu percurso. Eles dedicaram um tempo para refletir sobre cada uma das habilidades que Scott aprendeu no curso da terapia. É importante que os terapeutas estimulem seus pacientes a se apropriarem de todas as suas conquistas, o que é ilustrado no seguinte diálogo entre Scott e o terapeuta:

TERAPEUTA: Scott, você fez um trabalho excelente no seu tratamento. Você se esforçou muito para aprender as técnicas, e agora elas estão lhe dando retorno. Como eu mencionei no nosso primeiro encontro, assim que essas habilidades são aprendidas, elas são suas pelo resto da vida. Além de aprender essas habilidades, você também atingiu muitos de seus objetivos comportamentais.

SCOTT: Uma coisa que aprendi com esta terapia é que "evitação" não faz a dor desaparecer. Eu consegui as vitórias que tive porque dei um passo de cada vez, confrontei meus medos relacionados ao movimento e comecei a cuidar melhor de mim mesmo de diferentes formas.

TERAPEUTA: É verdade. Você merece todo o crédito. Eu mostrei as técnicas, mas foi você quem as aprendeu e aplicou em sua vida.

SCOTT: Sabe, eu atingi a maioria dos objetivos que firmei para mim mesmo. Mesmo que ainda sinta alguma dor nas costas, faço caminhadas com minha mulher quase todo dia, e gosto muito delas. Estamos até planejando explorar outros bairros juntos. Eu faço compras no mercado tendo consciência do que carrego, e faço coisas divertidas, como andar de bicicleta, passar tempo com meus amigos e minhas filhas e me envolver em pequenos projetos com a casa. Ainda tenho algumas questões nas quais quero trabalhar mais, mas sinto que resgatei minha vida.

TABELA 17.1 Medidas de avaliação da dor completadas antes e após o tratamento

Medidas	Antes do tratamento	Após o tratamento
Breve Inventário da Dor		
Gravidade média	7	3
Interferência	7,6	2
Escala de Catastrofização da Dor	32	7
Questionário de Saúde do Paciente-9	10	2

Assim como em qualquer relacionamento, o término da terapia pode ser difícil para alguns pacientes. É importante reservar um tempo da última sessão para abordar abertamente como o paciente está se sentindo sobre terminar o tratamento. Por exemplo, alguns pacientes podem sentir que estão perdendo uma fonte de apoio ou que vão sentir falta da oportunidade de ter alguém dando atenção completa para seus problemas. Normalize esses sentimentos e assegure o paciente de que ele está pronto para terminar o tratamento. Enfatize para o paciente a quantidade de habilidades que agora fazem parte do seu "repertório" para encarar a dor. Também é importante apontar para o paciente as maneiras como vai continuar se beneficiando desse programa muito após ele ter acabado. Deixe o paciente com um sentimento de esperança e encorajamento de que ele agora é capaz de ser o seu próprio "treinador". Por fim, parabenize o paciente por completar o programa de manejo da dor e pelo seu compromisso em aprender habilidades para ajudá-lo a ter maior controle da dor.

CONCLUSÃO

Uma vez que a dor crônica é um problema tão prevalente e enfrentado por tantos pacientes, espero que este capítulo tenha fornecido um roteiro sobre como se pode efetivamente implementar o tratamento cognitivo-comportamental para tratá-la. Embora todos os pacientes possam estar em circunstâncias levemente distintas, essas ferramentas podem ser utilizadas com pessoas de diferentes idades sofrendo de vários tipos de dor (p. ex., dores nas costas, nos joelhos ou na cabeça). Algumas das ferramentas clínicas que reuni no programa de gestão da dor de 11 sessões podem fazer mais sentido para determinados pacientes do que para outros; embora um paciente talvez relate que as técnicas de relaxamento e visualização foram "tiro e queda", outros podem informar que a execução de atividades com intervalos baseados em tempo foi a chave para ajudá-los a se tornarem mais ativos. O caso particular de Scott ilustrou como é possível, mesmo sem medicação, que os pacientes usem ferramentas concretas para gradualmente reconquistar a confiança em suas capacidades de se mover, reduzir as evitações e dar os importantes passos que são necessários para resgatar o prazer em suas vidas.

REFERÊNCIAS

Akerman, C. J., & Turkoski, B. (2000). Using guided imagery to reduce pain and anxiety. *Home Healthcare Nurse, 18*, 524–530.

Arnow, B. A., Hunkeler, E. M., Blasey, C. M., Lee, J., Constantino, M. J., Fireman, B., et al. (2006). Comorbid depression, chronic pain, and disability in primary care. *Psychosomatic Medicine, 68*(2), 262–268.

Asmundson, G. J. G., Wright, K. D., & Stein, M. B. (2004). Pain and PTSD symptoms in female veterans. *European Journal of Pain, 8*(4), 345–350.

Asmundson, G. J. G., Norton, G., Allerdings, M., Norton, P., & Larsen, D. (1998). Post-traumatic stress disorder and work-related injury. *Journal of Anxiety Disorders, 12*, 57–69.

Bair, M. J., Robinson, R. L., Katon, W., & Kroenke, K. (2003). Depression and pain comorbidity: A literature review. *Archives of Internal Medicine, 163*, 2433–2445.

Baird, C. L., & Sands, L. (2004). A pilot study of the effectiveness of guided imagery with progressive muscle relaxation to reduce chronic pain and mobility difficulties of osteoarthritis. *Pain Management Nursing, 5*(3) 97–104.

Banks, S. M., & Kerns, R. D. (1996). Explaining high rates of depression in chronic pain: A diathesis-stress framework. *Psychological Bulletin, 119*, 95–110.

Bär, K., Wagner, G., Koschke, M., Boettger, S., Boettger, M. K., Schlösser, R., et al. (2007). Increased prefrontal activation during pain perception in major depression. *Biological Psychiatry, 62*(11), 1281–1287.

Beissner, K., Henderson C. R., Papaleontiou, M., Olkhovskaya, Y., Wigglesworth, J., & Reid, M. C. (2009). Physical therapists' use of cognitive-behavioral therapy for older adults with chronic pain: A nationwide survey. *Physical Therapy, 89*(9), 456–469.

Berna, C., Leknes, S., Holmes, E. A., Edwards, R. R., Goodwin, G. M., & Tracey, I. (2010). Induction of depressed mood disrupts emotion regulation neurocircuitry and enhances pain unpleasantness. *Biological Psychiatry, 67*(11), 1083–1090.

Bouhassira, D., Lantéri-Minet, M., Attal, N., Laurent, B., & Touboul, C. (2008). Prevalence of chronic pain with neuropathic characteristics in the general population. *Pain, 136*(3), 380–387.

Brown, R. P., & Gerbarg, P. L. (2005). Sudarshan Kriya yogic breathing in the treatment of stress, anxiety, and depression: Part II — Clinical applications and guidelines. *Journal of Alternative and Complementary Medicine, 11*(4), 711–717.

Carlson, C. R., & Hoyle, R. H. (1993). Efficacy of abbreviated progressive muscle relaxation training: A quantitative review of behavioral medicine research. *Journal of Consulting and Clinical Psychology, 61*(6), 1059–1067.

Chibnall, J. T., & Duckro, P. N. (1994). Post-traumatic stress disorder and motor vehicle accidents. *Headache, 34*, 357–361.

Clark, M. E., Bair, M. J., Buckenmaier, C. C., III, Gironda, R. J., & Walker, R. L. (2007). Pain and combat injuries in soldiers returning from Operations Enduring Freedom and Iraqi Freedom: Implications for research and practice. *Journal of Rehabilitation Research and Development, 44*(2), 179–194.

Cleeland, C. S., & Ryan, K. M. (1994). Pain assessment: Global use of the Brief Pain Inventory. *Annals of the Academy of Medicine, 23*, 129–138.

Crombez, G., Vlaeyen, J. W., Heuts, P. H., & Lysens, R. (1999). Pain-related fear is more disabling than pain itself: Evidence on the role of pain-related fear in chronic back pain disability. *Pain, 80*, 329–339.

Cuijpers, P., van Straten, A., & Warmerdam, L. (2007). Behavioral activation treatments of depression: A meta-analysis. *Clinical Psychology Review, 27*(3), 318–326.

Duckro, P. N., Chibnall, J. T., & Tomazic, T. J. (1995). Anger, depression, and disability: A path analysis of relationships in a sample of chronic posttraumatic headache patients. *Headache, 35*, 7–9.

Dworkin, R. H., Turk, D. C., Farrar, J. T., Haythornthwaite, J. A., Jensen, M. P., Katz, N. P., et al. (2005). Core outcome measures for chronic pain clinical trials: IMMPACT recommendations. *Pain, 113*(1–2), 9–19.

Eccleston, C., Morley, S., Williams, A., Yorke, L., & Mastroyannopoulou, K. (2002). Systematic review of randomised controlled trials of psychological therapy for chronic pain in children and adolescents, with a subset meta-analysis of pain relief. *Pain, 99*(1), 157–165.

Elliott, T. E., Renier, C. M., & Palcher, J. A. (2003). Chronic pain, depression, and quality of life: correlations and predictive value of the SF-36. *Pain Medicine, 4*(4), 331–339.

Finan, P. H., & Smith, M. T. (2013). The comorbidity of insomnia, chronic pain, and depression: dopamine as a putative mechanism. *Sleep Medicine Reviews, 17*(3), 173–183.

Flink, I. L., Boersma, K., & Linton, S. J. (2013). Pain catastrophizing as repetitive negative thinking: A development of the conceptualization. *Cognitive Behaviour Therapy, 42*(3), 215–223.

Friesen, L. N., Hadjistavropoulos, H. D., Schneider, L. H., Alberts, N. M., Titov, N., & Dear, B. F. (2017). Examination of an internet-delivered cognitive behavioural pain management course for adults with fibromyalgia: A randomized controlled trial. *Pain, 158*(4), 593–604.

Gaskin, D. J., & Richard, P. (2012). The economic costs of pain in the United States. *Journal of Pain, 13*(8), 715– 724.

Gaskin, M. E., Greene, A. F., Robinson, M. E., & Geisser, M. E. (1992). Negative affect and the experience of chronic pain. *Journal of Psychosomatic Research, 36*, 707–713.

Geisser, M. E., Roth, R. S., Bachman, J. E., & Eckert, T. A. (1996). The relationship between symptoms of post-traumatic stress disorder and pain, affective disturbance and disability among patients with accident and non-accident related pain. *Pain, 66*, 207–214.

Hadhazy, V. A., Ezzo, J., Creamer, P., & Berman, B. M. (2000). Mind–body therapies for the treatment of fibromyalgia: A systematic review. *Journal of Rheumatology, 227*, 2911–2918.

Han, C., & Pae, C. U. (2015). Pain and depression: A neurobiological perspective of their relationship. *Psychiatry Investigation, 12*(1), 1–8.

Hickling, E. J., & Blanchard, E. B. (1992). Post-traumatic stress disorder and motor vehicle accidents. *Journal of Anxiety Disorders, 6*, 285–291.

Hoffman, B. M., Papas, R. K., Chatkoff, D. K., & Kerns, R. D. (2007). Meta-analysis of psychological interventions for chronic low-back pain. *Health Psychology, 26*(1), 1–9.

Holroyd, K. A., O'Donnell, F. J., Stensland, M., Lipchik, G. L., Cordingley, G. E., & Carlson, B. (2001). Management of chronic tension-type headache with tricyclic antidepressant medication, stress-management therapy, and their combination: A randomized controlled trial. *Journal of the American Medical Association, 285*, 2208–2215.

Ilacqua, G. (1994). Migraine headaches: Coping efficacy of guided imagery training. *Headache, 34*, 99–102.

Institute of Medicine. (2011). *Relieving pain in America: A blueprint for transforming prevention, care, education, and research*. Washington, DC: National Academies Press.

Jamison, R. N., Jurcik, D. C., Edwards, R. R., Huang, C. C., & Ross, E. L. (2017). A pilot comparison of a smartphone app with or without 2-way messaging among chronic pain patients: Who benefits from a pain app? *Clinical Journal of Pain, 33*(8), 676–686.

Jamison, R. N., Mei, A., & Ross, E. L. (2018). Longitudinal trial of a smartphone pain application for chronic pain patients: Predictors of compliance and satisfaction. *Journal of Telemedicine and Telecare, 24*(2), 93–100.

Jenewein, J., Wittmann, L., Moergeli, H., Creutzig, J., & Schnyder, U. (2009). Mutual influence of posttraumatic stress disorder symptoms and chronic pain among injured accident survivors: A longitudinal study. *Journal of Traumatic Stress, 22*, 540–548.

Kashikar-Zuck, S., Sil, S., Lynch-Jordan, A., Ting, T., Peugh, J., Schikler, K., et al. (2013). Changes in pain coping, catastrophizing, and coping efficacy after cognitive-behavioral therapy in children and adolescents with juvenile fibromyalgia. *Journal of Pain, 14*(5), 492–501.

Kelly, G. A., Blake, C., Power, C. K., O'Keeffe, D., & Fullen, B. M. (2011). The association between chronic low back pain and sleep: A systematic review. *Clinical Journal of Pain, 27*(2), 169–181.

Kerns, R. D., & Haythornthwaite, J. A. (1988). Depression among chronic pain patients: Cognitive-behavioral analysis and effect on rehabilitation outcome. *Journal of Consulting and Clinical Psychology, 56*(6), 870–876.

Kerns, R. D., Otis, J. D., Rosenberg, R., & Reid, C. (2003). Veterans' concerns about pain and their associations with ratings of health, health risk behaviors, affective distress, and use of the healthcare system. *Journal of Rehabilitation, Research and Development, 40*(5), 371–380.

Krebs, E. E., Lorenz, K. A., Bair, M. J., Damush, T. M., Wu, J., Sutherland, J. M., et al. (2009). Development and initial validation of the PEG, a three-item scale assessing pain intensity and interference. *Journal of General Internal Medicine, 24*(6), 733–738.

Kroenke, K., Outcalt, S., Krebs, E., Bair, M. J., Wu, J., Chumbler, N., et al. (2013). Association between anxiety, health-related quality of life and functional impairment in primary care patients with chronic pain. *General Hospital Psychiatry, 35*(4), 359–365.

Kroenke, K., Spitzer, R. L., & Williams, J. B. (2001). The PHQ-9: Validity of a brief depression severity measure. *Journal of General Internal Medicine, 16*(9), 606–613.

Lew, H. L., Otis, J. D., Tun, C., Kerns, R. D., Clark, M. E., & Cifu, D. X. (2009). Prevalence of chronic pain, posttraumatic stress disorder and persistent post-concussive symptoms in OEF/OIF Veterans: The Polytrauma Clinical Triad. *Journal of Rehabilitation Research and Development, 46*(6), 697–702.

Lewinsohn, P. M., & Atwood, G. E. (1969). Depression: A clinical--research approach. *Psychotherapy: Theory, Research and Practice, 6*(3), 166–171.

Linton, S. J., & Ryberg, M. (2001). A cognitive-behavioral group intervention as prevention for persistent neck and back pain in a non-patient population: A randomized controlled trial. *Pain, 90*, 83–90.

Ma, X., Yue, Z. Q., Gong, Z. Q., Zhang, H., Duan, N. Y., Shi, Y. T., et al. (2017). The effect of diaphragmatic breathing on attention, negative affect and stress in healthy adults. *Frontiers in Psychology, 8*, 874.

Manchikanti, L., Cash, K. A., Damron, K. S., Manchukonda, R., Pampati, V., & McManus, C. D. (2006). Controlled substance abuse and illicit drug use in chronic pain patients: An evaluation of multiple variables. *Pain Physician, 9*(3), 215–225.

Martarelli, D., Cocchioni, M., Scuri, S., & Pompei, P. (2011). Diaphragmatic breathing reduces exercise-induced oxidative stress. *Evidence-Based Complementary and Alternative Medicine, 2011*, Article 932430.

Melzack, R. (1975). The McGill Pain Questionnaire: Major properties and scoring methods. *Pain, 1*(3), 277–299.

Melzack, R. (1987). The short-form McGill Pain Questionnaire. *Journal of Pain, 30*,191–197.

Melzack, R., & Wall, P. D. (1965). Pain mechanisms: A new theory. *Science, 150*(3699), 971–979.

Merskey, H., & Bogduk, N. (Eds.). (1994). *Classification of chronic pain* (2nd ed.). Seattle: IASP Press.

Michna, E., Ross, E. L., Hynes, W. L., Nedeljkovic, S. S., Soumekh, S., Janfaza, D., et al. (2004). Predicting aberrant drug behavior in patients treated for chronic pain: Importance of abuse history. *Journal of Pain and Symptom Management, 28*(3), 250–258.

Miller, L. R., & Cano, A. (2009). Comorbid chronic pain and depression: Who is at risk? *Journal of Pain, 10*(6), 619–627.

Muhuri, P. K., Gfroerer, J. C., & Davies, M. C. (2013, August). Associations of nonmedical pain reliever use and initiation of heroin use in the United States. Retrieved from *www.samhsa.gov/data/sites/default/files/DR006/DR006/nonmedical-pain-reliever-use-2013.htm*.

Nicholas, M. K., Asghari, A., Blyth, F. M., Wood, B. M., Murray, R., McCabe, R., et al. (2013). Self-management intervention for chronic pain in older adults: A randomised controlled trial. *Pain, 154*(6), 824–835.

Ohayon, M. M. (2002). Epidemiology of insomnia: What we know and what we still need to learn. *Sleep Medicine Review, 6*, 97–111.

Ohayon, M. M. (2005). Relationship between chronic painful physical condition and insomnia. *Journal of Psychiatric Research, 39*, 151–159.

Okifuji, A., Turk, D. C., & Curran, S. L. (1999). Anger in chronic pain: Investigations of anger targets and intensity. *Journal of Psychosomatic Research, 47*(1), 1–12.

Osman, A., Barrios, F. X., Kopper, B. A., Hauptmann, W., Jones, J., & O'Neill, E. (1997). Factor structure, reliability, and validity of the Pain Catastrophizing Scale. *Journal of Behavioral Medicine, 20*(6), 589–605.

Otis, J. D. (2007a). *Managing chronic pain: A cognitive-behavioral therapy approach: Therapist guide*. New York: Oxford University Press.

Otis, J. D. (2007b). *Managing chronic pain: A cognitive-behavioral therapy approach: Patient workbook*. New York: Oxford University Press.

Otis, J. D. (2019). Chronic pain and PTSD. In B. A. Moore & W. Penk (Eds.), *Treating PTSD in military personnel* (2nd ed., pp. 296–313). New York: Guilford Press.

Otis, J. D., Keane, T., Kerns, R. D., Monson, C., & Scioli, E. (2009). The development of an integrated treatment for veterans with comorbid chronic pain and posttraumatic stress disorder. *Pain Medicine. 10*(7), 1300–1311.

Otis, J. D., Sanderson, K., Hardway, C., Pincus, M., Tun, C., & Soumekh, S. (2013). A randomized controlled pilot study of a cognitive behavioral therapy approach for painful diabetic peripheral neuropathy. *Journal of Pain, 14*(5), 475–482.

Outcalt, S. D., Kroenke, K., Krebs, E. E. Chumbler, N. R., Wu, J., & Bair, M. J. (2015). Chronic pain and comorbid mental health conditions: Independent associations of posttraumatic stress disorder and depression with pain, disability, and quality of life. *Journal of Behavioral Medicine, 38*, 535–543.

Palermo, T. M., Eccleston, C., Lewandowski, A. S., Williams, A. C. de C., & Morley, S. (2010). Randomized controlled trials of psychological therapies for management of chronic pain in children and adolescents: An updated meta-analytic review. *Pain, 148*(3), 387–397.

Palmero, T. M., Wilson, A. C., Peters, M., Lewandowski, A., & Somhegyi, H. (2009). Randomized controlled trial of an Internet-delivered family cognitive-behavioral therapy intervention for children and adolescents with chronic pain. *Pain, 146*(1–2), 205–213.

Pawlow, L. A., & Jones, G. E. (2005). The impact of abbreviated progressive muscle relaxation on salivary cortisol and salivary immunoglobulin A (sIgA). *Applied Psychophysiology and Biofeedback, 30*(4), 375–387.

QuickStats. (2017). Age-adjusted percentage of adults aged ≥ 18 years who were never in pain, in pain some days, or in pain most days or every day in the past 6 months, by employment status — National Health Interview Survey, United States, 2016. *MMWR Morbidity and Mortality Weekly Report, 66*, 796.

Racine, M., Moulin, D. E., Nielson, W. R., Morley-Forster, P. K., Lynch, M., Clark, A. J., et al. (2016). The reciprocal associations between catastrophizing and pain outcomes in patients being treated for neuropathic pain: A cross-lagged panel analysis study. *Pain, 157*(9), 1946–1953.

Ramírez-Maestre, C., Esteve, R., Ruiz-Párraga, G., Gómez-Pérez, L., & López-Martínez, A. E. (2016). The key role of pain catastrophizing in the disability of patients with acute back pain. *International Journal of Behavioral Medicine, 24*(2), 239–248.

Raymond, I., Nielsen, T., Lavigne, G., Manzini, C., & Choiniere, M. (2001). Quality of sleep and its daily relationship to pain intensity in hospitalized adult burn patients. *Pain, 92*, 381–388.

Reading, A. E., Everitt, B. S., & Sledmere, C. M. (1982). The McGill Pain Questionnaire: A replication of its construction. *The British Journal of Clinical Psychology, 21*(4), 339–349.

Reid, M. C., Otis, J., Barry, L. C., & Kerns, R. D. (2003). Cognitive--behavioral therapy for chronic low back pain in older persons: A preliminary study. *Pain Medicine, 4*(3), 223–230.

Riddle, D. L., Wade, J. B., Jiranek, W. A., & Kong, X. (2010). Preoperative pain catastrophizing predicts pain outcome after knee arthroplasty. *Clinical Orthopaedics and Related Research, 468*(3), 798–806.

Salyers, M. P., Hudson, C., Morse, G., Rollins, A. L., Monroe-Devita, M., Wilson, C., et al. (2011). BREATHE: A pilot study of a one-day retreat to reduce burnout among mental health professionals. *Psychiatric Services, 62*(2), 214–217.

Seal, K. H., Bertenthal, D., Miner, C. R., Sen, S., & Marmar, C. (2007). Bringing the war back home: Mental health disorders among 103,788 US veterans returning from Iraq and Afghanistan seen at Department of Veterans Affairs Facilities. *Archives of Internal Medicine. 167*(5), 476–482.

Seminowicz, D. A., & Davis, K. D. (2006). Cortical responses to pain in healthy individuals depend on pain catastrophizing. *Pain, 120*(3), 297–306.

Staerkle, R., Mannion, A. F., Elfering, A., Junge, A., Semmer, N. K., Jacobshagen, N., et al. (2004). Longitudinal validation of the Fear-Avoidance Beliefs Questionnaire (FABQ) in a Swiss-German sample of low back pain patients. *European Spine Journal, 13*(4), 332–340.

Sullivan, M. J. L., Bishop, S., & Pivik, J. (1995). The Pain Catastrophizing Scale: Development and validation. *Psychological Assessment, 7*, 524–532.

Sullivan, M. J. L., Thibault, P., Simmonds, M. J., Milioto, M., Cantin, A. P., & Velly, A. M. (2009). Pain, perceived injustice and the persistence of post-traumatic stress symptoms during the course of rehabilitation for whiplash injuries. *Pain, 145*(3), 325–331.

Sullivan, M. J. L., Thorn, B., Haythornthwaite, J. A., Keefe, F. J., Martin, M., Bradley, L. A., et al. (2001). Theoretical perspectives on the relation between catastrophizing and pain. *Clinical Journal of Pain, 17*, 52–64.

Sundram, B. M., Dahlui, M., & Chinna, K. (2016). Effectiveness of progressive muscle relaxation therapy as a worksite health promotion program in the automobile assembly line. *Industrial Health, 54*(3), 204–214.

Taylor, S., & Koch, W. J. (1995). Anxiety disorders due to motor vehicle accidents: Nature and treatment. *Clinical Psychology Review, 15*, 721–738.

Toblin, R. L., Quartana, P. J., Riviere, L. A., Walper, K. C., & Hoge, C. W. (2014). Chronic pain and opioid use in US soldiers after combat deployment. *JAMA Internal Medicine, 174*(8), 1400–1401.

Trauer, J. M., Qian, M. Y., Doyle, J. S., Rajaratnam, S. M., & Cunnington, D. (2015). Cognitive behavioral therapy for chronic insomnia: A systematic review and meta-analysis. *Annals of Internal Medicine, 163*(3), 191–204.

Turk, D. C., Dworkin, R. H., Allen, R. R., Bellamy, N., Brandenburg, N., Carr, D. B., et al. (2003). Core outcome domains for chronic pain clinical trials: IMMPACT recommendations. *Pain, 106*, 337–345.

Vlaeyen, J. W., & Linton, S. J. (2000). Fear-avoidance and its consequences in chronic musculoskeletal pain: A state of the art. *Pain, 85*(3), 317–332.

Vowles, K. E., McEntee, M. L., Julnes, P. S., Frohe, T., Ney, J. P., & van der Goes, D. N. (2015). Rates of opioid misuse, abuse, and addiction in chronic pain: A systematic review and data synthesis. *Pain, 156*(4), 569–576.

Wade, J. B., Price, D. D., Hamer, R. M., Schwartz, D. M., & Hart, R. P. (1990). An emotional component analysis of chronic pain. *Pain, 40*, 303–310.

Wiech, K., & Tracey, I. (2009). The influence of negative emotions on pain: Behavioral effects and neural mechanisms. *NeuroImage, 47*(3), 987–994.

CAPÍTULO 18

Transtornos alimentares

Um protocolo transdiagnóstico

Zafra Cooper
Rebecca Murphy

A 5ª edição do *Manual diagnóstico e estatístico de transtornos mentais* (DSM-5) define e separa claramente a anorexia nervosa e a bulimia nervosa, e reconhece, pela primeira vez, o transtorno de compulsão alimentar como um transtorno específico. Contudo, muitas pessoas com transtornos alimentares graves não correspondem bem aos atuais critérios diagnósticos e são alocadas na categoria "outro transtorno alimentar especificado". As pessoas com transtornos alimentares também mudam de uma categoria a outra ao longo do tempo. Os autores deste capítulo, envolvidos há anos na criação das categorias dos transtornos alimentares do DSM, também se encontram entre os criadores dos tratamentos mais eficazes já elaborados para esses transtornos. Dessa forma, é significativo que Cooper, Murphy e seus colegas tenham se adiantado e criado uma teoria e um protocolo de tratamento "transdiagnóstico" unificado que é aplicável a todos os transtornos alimentares, incluindo os que se enquadram na categoria "outro transtorno alimentar especificado". (Para uma abordagem semelhante para os transtornos emocionais, ver Payne, Ellard, Farchione, & Barlow, Cap. 6, neste volume.) Neste capítulo, Cooper e Murphy descrevem esse tratamento de ponta, junto com sua base experimental. No que pode ser um ponto de partida notável para alguns leitores, os autores observam que o problema crucial que demanda a intervenção não é necessariamente fazer dieta, comer compulsivamente, diminuir o peso ou purgar, e sim as atitudes e crenças anormais reforçadas culturalmente com relação à forma e ao peso. A recomendação para se aplicarem vários componentes terapêuticos de maneira modular está relacionada à arte de administrar este tratamento, como ilustra muito bem o caso de "Anna". A explicação detalhada da terapia cognitivo-comportamental como é aplicada ao tratamento dos transtornos alimentares deve ser muito útil aos profissionais clínicos que trabalham com esses difíceis problemas.

— D. H. B.

Os transtornos alimentares são distúrbios graves caracterizados por transtorno persistente na alimentação ou no comportamento relacionado a ela e que também podem estar acompanhados de problemas no consumo e na absorção dos alimentos. Os três principais transtornos reconhecidos pela 5ª edição do *Manual diagnóstico e estatístico de transtornos mentais* (DSM-5; American Psychiatric Association, 2013) são a anorexia nervosa (AN), a bulimia nervosa (BN) e o transtorno de compulsão alimentar (TCA). O DSM-5 também descreve variantes que não correspondem aos limiares para os transtornos principais, ou que incluem uma mistura de suas características. Esses transtornos alimentares e suas variantes são a causa de significativa morbidade física e psicológica, incluindo grandes prejuízos na qualidade de vida. Eles costumam surgir na adolescência e, uma vez estabelecidos, são de difícil tratamento, e a maior duração do transtorno é um preditor de resultados piores na terapia (Vall & Wade, 2015). Eles são menos comuns entre os homes do que entre as mulheres, embora evidências recentes sugiram que mais homens sejam afetados do que outrora se imaginava (Mangweth-Matzek & Hoek, 2017). Eles representam uma causa significativa de morbidade especialmente entre as adolescentes e mulheres jovens (Hoek, 2017). Tanto a AN quanto a BN são associadas a uma maior mortalidade, e o TCA está associado ao aumento do risco de obesidade (Smink, Van Hoeken, & Hoek, 2013). Apesar da existência de intervenções de especialistas baseadas em evidências para o tratamento de transtornos alimentares (Cooper & Bailey-Straebler, 2015; Kazdin, Fitzsimmons-Craft, & Wilfley, 2017), há uma carência de tratamento bem-documentado. A maioria dos indivíduos com transtornos diagnosticáveis não recebe tratamento apropriado (Hart, Granillo, Jorm, & Paxton, 2011), e ainda menos pessoas recebem tratamento baseado em evidências (Waller, 2016).

Neste capítulo, focamos nos principais transtornos alimentares e suas variantes e descrevemos sua psicopatologia e os mecanismos envolvidos em sua manutenção. Em seguida, descrevemos um tratamento cognitivo-comportamental transdiagnóstico elaborado para romper com esses mecanismos. Os transtornos alimentares, o transtorno alimentar restritivo/evitativo, a pica e o transtorno de ruminação, recentemente incluídos no DSM-5, não têm a psicopatologia central distintiva da maioria dos demais transtornos alimentares e tendem a ser associados à ansiedade e, em certos casos, ao transtorno do neurodesenvolvimento. Desse modo, não serão abordados neste capítulo.

CLASSIFICAÇÃO E DIAGNÓSTICO

A estrutura do DSM-5 para classificar e diagnosticar transtornos alimentares reconhece três transtornos específicos: AN, BN e TCA. São fornecidos critérios de inclusão e exclusão claros para estabelecer a presença desses transtornos e distingui-los uns dos outros. Além disso, existem "outros transtornos alimentares especificados" (OTAEs) que o DSM-5 agrupou em duas categorias residuais chamadas *outro transtorno alimentar especificado* e *transtorno alimentar não especificado*, respectivamente (American Psychiatric Association, 2013).

Não há critérios diagnósticos especificados para os dois diagnósticos alimentares residuais do DSM-5, mas são listados exemplos das demais apresentações de transtorno alimentar especificado. Conceitualmente, é útil distinguir dois subgrupos dentro dos OTAEs, ainda que não haja uma distinção inequívoca entre eles. O primeiro compreende casos que lembram muito a AN, a BN e o TCA, mas não atendem perfeitamente os critérios diagnósticos; por exemplo, o peso corporal talvez esteja levemente acima do limite para a AN, ou a frequência da compulsão alimentar seja um pouco baixa para um diagnóstico de BN ou TCA . Esses casos podem ser vistos como formas sublimiares de AN, BN ou TCA, respectivamente. O segundo subgrupo compreende casos em que as características clínicas do transtorno alimentar específico estão combinadas de uma maneira diferente daquela vista nos transtornos prototípicos. Tais estados podem ser descritos como de caráter "misto".

CARACTERÍSTICAS CLÍNICAS

A AN, a BN, o TCA e os OTAEs compartilham entre si várias características distintivas. A AN e a BN têm a mesma *psicopatologia central* — a supervalorização da forma do corpo e do peso e o controle de ambos; isso também está presente na maioria das pessoas com TCA (Grilo, 2013) e naqueles com os OTAEs. Essa psicopatologia central é muito parecida em mulheres e homens, sejam eles adultos ou adolescentes. Ao passo que a maioria das pessoas avalia a si mesma com base em seu desempenho percebido em uma série de domínios da vida (p. ex., a qualidade de seus relacionamentos, o seu desempenho profissional, o seu desempenho esportivo), as pessoas que têm transtornos alimentares julgam seu valor, em grande parte ou até mesmo exclusivamente, em termos de sua forma e seu peso e de sua capacidade de controlá-los. Essa psicopatologia é peculiar aos transtornos alimentares e raramente se observa na população em geral. Ela deve ser diferenciada da *insatisfação com a forma corporal*, que é não gostar de aspectos da própria aparência. Um grau de insatisfação com a forma do corpo é muito disseminado, e sua presença é chamada, às vezes, de *descontentamento normativo* (Rodin, Silberstein, & Striegel-Moore, 1984).

A supervalorização da forma e do peso resulta na busca de perder peso e em um medo intenso de ganhar peso e ficar gordo. A maioria das outras características desses transtornos é secundária em relação a essa psicopatologia central e suas consequências (p. ex., comer pouco, exercitar-se de forma intensa e estar excessivamente abaixo do peso). Dessa forma, na AN, uma tentativa sustentada e bem-sucedida de perder peso faz com que os pacientes fiquem excessivamente abaixo do peso recomendado. Na BN, tentativas equivalentes de restringir a ingestão de comida são pontuadas por episódios repetidos de perda de controle em relação à comida (comer compulsivamente).

Muitos pacientes chamam erroneamente estados físicos e emocionais adversos de "sentir-se gordo" e os igualam a estar realmente gordo. Além disso, muitos deles repetidamente examinam seus corpos, concentrando-se em partes de que não gostam, o que pode contribuir para que superestimem seu tamanho. Outros evitam ativamente ver seus corpos, pressupondo que têm aparência de gordos e repugnantes. Há um comportamento equivalente com relação a se pesar (verificar o peso), com muitos pacientes se pesando com muita frequência, ficando preocupados com flutuações comuns e cotidianas, ao passo que outros evitam saber seu peso, e, deixando de ter informações para invalidar seus piores medos, continuam muito preocupados com ele.

Anorexia nervosa

Na AN, perseguir a perda de peso leva os pacientes a desenvolver restrições graves e seletivas à ingestão de alimentos, evitando aqueles que consideram que engordam. Em geral, não existe uma verdadeira "anorexia" (perda de apetite) como tal. Comer pouco também pode ser uma expressão de outros motivos, incluindo ascetismo e competitividade. Nas etapas iniciais do transtorno, comer menos do que o necessário pode ser um objetivo em si, com o paciente valorizando a sensação de autocontrole que transmite. Isso se caracteriza como um tipo compulsivo de exercício que contribui para a perda de peso, caracterizado por um impulso forte a fazer exercícios, uma tendência a exagerar e dar preferência ao exercício em relação a outros aspectos da vida. O vômito autoinduzido e outras formas extremas de controle de peso (p. ex., mau uso de laxantes e diuréticos) são praticados por um subgrupo desses pacientes, e um grupo que se sobrepõe tem episódio de perda de controle sobre o comer, embora a quantidade que comem talvez não seja objetivamente grande ("compulsão alimentar subjetiva"). Características depressivas e de ansiedade, irritabilidade, labilidade do humor, prejuízo à concentração, perda de apetite sexual e características obsessivas também costumam estar presentes. Geralmente, essas características pioram à medida que se perde peso e melhoram quando se ganha. O interesse no mundo externo também desaparece quando os pacientes ficam abaixo do peso, tornando a maioria socialmente retraída e isolada. Isso também tende a se reverter com a recuperação do peso.

Bulimia nervosa

Os hábitos alimentares dos indivíduos com BN se parecem com os dos que têm AN, e a principal característica distintiva é que as tentativas de limitar a ingestão de comida são interrompidas por episódios repetidos de compulsão alimentar. A frequência desses episódios vai de uma vez por semana (o limiar diagnóstico do DSM-5) a várias vezes por dia, e a quantidade de comida ingerida por episódio varia, mas geralmente está entre 1.000 e 2.000 quilocalorias (kcal), embora quantidades maiores tenham sido relatadas (Forbush & Hunt, 2014; Keel, 2017). Na maioria dos casos, cada episódio é seguido por vômito autoinduzido compensatório ou uso indevido de laxantes. Há um subgrupo de pacientes que não fazem purga e, em seu lugar, restringem sua alimentação e/ou se exercitam excessivamente a fim de compensar o excesso de ingesta. O peso da maioria dos pacientes com BN está na faixa saudável (índice de massa corporal [IMC] entre 18,5 e 25,0) em razão dos efeitos de comer de menos e comer demais, anulando um ao outro.[1] Como resultado, esses pacientes não experimentam os efeitos psicossociais e físicos secundários de manter um peso muito baixo. As características depressivas e ansiosas são destacadas na BN — na verdade, mais do que na AN — e há um subgrupo de pacientes que faz uso de substâncias ou autolesões, ou ambos (Keski-Rahkonen & Mustelin, 2016). Esse subgrupo, que também está presente entre alguns pacientes com AN que comem compulsivamente, atrai com frequência o diagnóstico de transtorno da personalidade *borderline*.

Transtorno de compulsão alimentar

Os pacientes com TCA relatam compulsão alimentar recorrente de maneira similar aos bulímicos, mas a compulsão não está associada ao uso de comportamento de controle de peso compensatório. Assim, a purga autoinduzida regular e o uso abusivo de laxantes não estão presentes, nem há a tendência a exercícios físicos em excesso. A supervalorização da forma corporal e do peso (e o controle de ambos) está presente em mais de 50% daqueles com TCA (p. ex., Grilo, White, Gueorguieva, Wilson, & Masheb, 2013). Contudo, permanece uma proporção significativa de indivíduos que não apresentam essa característica (a supervalorização não é um dos critérios diagnósticos para TCA), embora ela possa servir como especificador útil para a formulação e o tratamento (Grilo et al., 2009), além da gravidade (Coffino, Udo, & Grilo, 2019).

Ainda que o TCA ocorra naqueles que estão na faixa de peso saudável, pode-se confiar em sua associação ao sobrepeso e à obesidade (IMC ≥30,0) naqueles que buscam tratamento (Kessler et al., 2013; Udo & Grilo, 2018). Em contraste com a BN, quando há um alto nível de restrição alimentar e adesão a uma dieta extremamente restritiva quando não se está comendo compulsivamente, aqueles com TCA não mostram níveis elevados de restrição sustentada na dieta, embora relatem tentativas frequentes de fazer dietas. Essas tentativas são, em grande parte, malsucedidas, e há, na verdade, uma tendência a comer excessivamente fora dos episódios de compulsão alimentar. Apesar desse padrão alimentar, os pacientes com TCA distinguem-se daqueles com obesidade por vivenciarem episódios de compulsão alimentar desencadeados por afeto negativo, estressores interpessoais e restrições na dieta, e, em estudos conduzidos em laboratórios, aqueles com TCA e obesidade comeram mais do que indivíduos de peso similar sem TCA (Engel et al., 2009).

O TCA é um problema de saúde sério (Kessler et al., 2013) e a causa de significativa incapacidade e redução na qualidade de vida (Kornstein, 2017). Ele é associado a significativas comorbidades psiquiátricas e físicas, incluindo transtornos depressivos, transtornos de ansiedade, transtorno por uso de substâncias e obesidade, bem como suas possíveis complicações médicas secundárias e o aumento dos custos de saúde (Ágh et al., 2015; Guerdjikova, Mori, Casuto, & McElroy, 2019; Udo & Grilo, 2018).

Outros transtornos alimentares especificados e não especificados

Como discutido anteriormente, a psicopatologia dos OTAEs, "transtornos especificados e não especificados" no DSM-5, lembra bastante a da AN, da BN e do TAC. Sua gravidade também é comparável, e todos esses transtornos têm duração similar (Fairburn et al., 2007).

A PERSPECTIVA "TRANSDIAGNÓSTICA"

O esquema do DSM-5, com sua proliferação de diagnósticos de transtornos alimentares, incentiva a visão de que a AN, a BN e o TCA são entidades clínicas distintas, com cada uma delas exigindo sua própria forma de tratamento. Ele também obscurece o fato importante de que os transtornos alimentares, incluindo os OTAEs, têm muito em comum. Na verdade, um estudo de suas características clínicas indica que a AN, a BN e a maioria dos casos de TCA compartilham uma psicopatologia central não vista em outros transtornos psiquiátricos.[2] Como já descrevemos, trata-se da supervalorização da forma do corpo e do peso e de sua capacidade de controlá-los. A teoria cognitivo-comportamental transdiagnóstica propõe que esse esquema distintivo para autoavaliação é fundamental para a manutenção dos transtornos alimentares. Outras características clínicas podem ser entendidas como derivadas diretamente dessa psicopatologia, ainda que em frequências um tanto variáveis ou em diferentes combinações.

Os estudos do desenvolvimento dos vários transtornos alimentares oferecem suporte adicional para a perspectiva transdiagnóstica e sugerem que, com o passar do tempo, os pacientes transitam entre as várias categorias de diagnóstico. Quando classificados usando o esquema anterior do DSM-IV, um terço daqueles que inicialmente recebiam um diagnóstico de AN subsequentemente cumpriam os critérios diagnósticos para BN (Eddy et al., 2008), e uma minoria considerável daqueles que estavam na categoria residual de "transtornos sem outra especificação" cumpriam os critérios para AN ou BN no passado (Fairburn et al., 2007). Uma revisão dos estudos do curso e do resultado dos tratamentos de AN e BN mostra que não existem diferenças significativas quando se usam as definições do DSM-IV ou as do DSM-5, embora se observe que se sabe muito menos sobre o desenvolvimento e o resultado do tratamento do TCA (Smink et al., 2013). Embora sejam de esperar algumas mudanças nas proporções detalhadas daqueles que transitam dentro das categorias do DSM-5, por serem relativamente pequenas as modificações no novo sistema, parece provável que novas pesquisas continuem a mostrar um padrão de movimento similar àquele evidenciado em um estudo recente (Forbush et al., 2018). Se esse movimento temporal continuar a ser a norma no caso dos transtornos alimentares, será necessário questionar a assertiva de que essas várias formas de transtorno são, de fato, entidades separadas e distintas. Em suma, a psicopatologia compartilhada, mas distinta dos transtornos alimentares, junto com o fenômeno do movimento temporal entre as categorias diagnósticas, sugere que mecanismos transdiagnósticos comuns possam estar envolvidos na manutenção desses transtornos (Fairburn, Cooper, & Shafran, 2003). Caso isso esteja correto, implica que os tratamentos que são capazes de abordar com êxito esses mecanismos de manutenção devem ser eficazes com todas as formas de transtorno alimentar, em vez de apenas com uma.

A TEORIA COGNITIVO-COMPORTAMENTAL TRANSDIAGNÓSTICA

Em comum com a maioria dos tratamentos cognitivo-comportamentais baseados em evidências, a teoria que embasa a terapia cognitivo-comportamental para BN (TCC-BN) está preocupada basicamente com os *processos que mantêm o transtorno*, em lugar daqueles responsáveis por seu desenvolvimento. Segundo a teoria, o esquema disfuncional de autoavaliação desses pacientes é crucial à manutenção do transtorno. Como observado anteriormente, ao passo que a maioria das pessoas se avalia com base em seu desempenho percebido em uma série de domínios da vida, as pessoas com transtornos alimentares se julgam em grande parte, ou até exclusivamente, em termos de sua forma corporal e peso e de sua capacidade de controlá-los. Como resultado, suas vidas passam a estar voltadas à forma, ao peso e à alimentação, com controle de dieta, magreza e perda de peso sendo os objetivos perseguidos, ao passo que comer demais, "ser gordo" e ganhar peso são evitados com dedicação. A maioria das outras características da BN pode ser entendida como consequência direta dessa "psicopatologia central", incluindo o comportamento do controle do peso, as várias formas de verificação e de evitação do corpo e a preocupação com pensamentos sobre forma, peso e alimentação. A Figura 18.1 apresenta uma representação esquemática (ou "formulação") dos principais processos envolvidos na BN.

A única característica da BN que não é obviamente uma expressão direta da psicopatologia central é a compulsão alimentar desses pacientes. A teoria cognitivo-comportamental propõe que a compulsão alimentar é, em grande parte, produto da forma particular com que esses pacientes *tentam* restringir o que comem (ou seja, sua forma de controle alimentar), independentemente de eles realmente comerem pouco. Em vez de adotar diretrizes gerais em relação a como devem comer, esses pacientes tentam aderir a várias regras alimentares extremas e altamente específi-

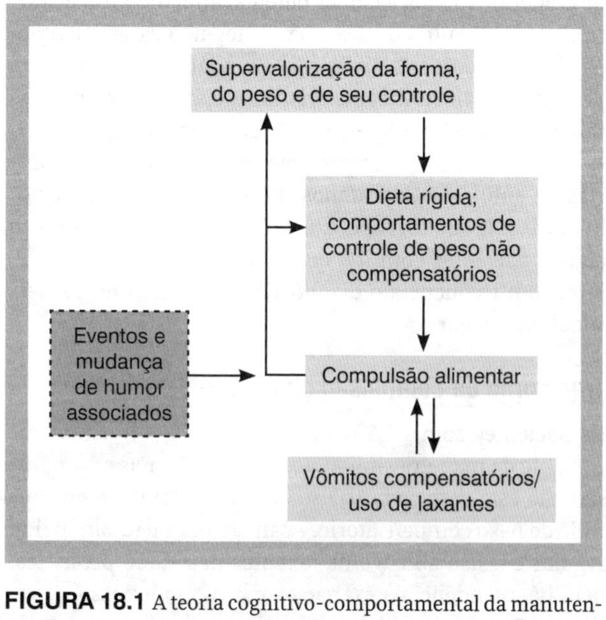

FIGURA 18.1 A teoria cognitivo-comportamental da manutenção da bulimia nervosa. De Fairburn (2008, p. 19). Direitos autorais © 2008 The Guilford Press. Reimpressa com permissão. Esta figura pode ser obtida em www.credo-oxford.com.

cas. Com essas regras, uma tendência — que envolve reagir de forma extrema e negativa ao seu frequente e quase inevitável rompimento — faz mesmo pequenos deslizes alimentares serem interpretados como evidências de falta de autocontrole. O resultado é que os pacientes respondem abandonando temporariamente seus esforços para restringir seu comer e cedem à premência de comer. Isso produz um padrão extremamente diferenciado de alimentação, no qual tentativas de restringir a comida são repetidamente interrompidas por episódios de compulsão alimentar. Essa compulsão alimentar mantém a psicopatologia central ao intensificar as preocupações do paciente em relação à sua capacidade de controlar alimentação, forma e peso, e isso estimula restrições alimentares ainda maiores, aumentando, assim, o risco de mais compulsão alimentar.

Deve-se observar que os deslizes alimentares e os episódios de compulsão alimentar desses pacientes não vêm do nada, tendo mais probabilidade de ocorrer em resposta às dificuldades em suas vidas e às mudanças de humor associadas, em parte porque comer compulsivamente melhora por um tempo os estados de humor negativos, e em parte porque distrai os pacientes de pensar em suas dificuldades.

Um processo posterior mantém a compulsão alimentar entre aqueles pacientes que praticam a purga compensatória (ou seja, que induzem o vômito ou tomam laxantes em resposta a episódios de compulsão alimentar). A crença equivocada na eficácia da purga para evitar a absorção de calorias (ou seja, de energia) prejudica um importante impedimento contra a compulsão alimentar. Eles não se dão conta de que o vômito só retira parte do que foi comido, e que os laxantes têm pouco ou nenhum efeito na absorção de energia (ver Fairburn, 2013).

Essa explicação cognitivo-comportamental bem-estabelecida sobre a manutenção da BN tem implicações claras para o tratamento. Ela sugere que, para ter um impacto duradouro sobre a compulsão alimentar e a purga, o tratamento também tem que abordar as tentativas extremas dos pacientes de restringir a alimentação, a supervalorização da forma e do peso, e a tendência a comer em resposta a eventos adversos e estados negativos do humor.

A explicação cognitivo-comportamental da manutenção da BN pode ser estendida a todos os transtornos alimentares. Como observado anteriormente, o modelo transdiagnóstico destaca o fato de que a AN e a BN têm muito em comum (Fairburn et al., 2003). Elas compartilham essencialmente a mesma psicopatologia central, e essa psicopatologia se expressa em atitudes e comportamentos semelhantes. Assim, os pacientes com AN restringem sua ingesta alimentar da mesma forma rígida e extrema com que o fazem os pacientes com BN, e também vomitam, usam laxantes ou diuréticos equivocadamente, e fazem exercícios em demasia. A compulsão alimentar tampouco faz distinção entre os dois transtornos, pois há o subgrupo de pacientes com AN que come compulsivamente (com ou sem purga compensatória). A principal diferença entre os dois transtornos reside no equilíbrio relativo de comer menos ou mais do que o indicado e seu efeito no peso corporal. Na BN, o peso corporal geralmente não é muito importante, ao passo que a alimentação insuficiente predomina na AN, e o resultado é que o peso corporal é extremamente baixo e as características da inanição contribuem para o quadro clínico e sua manutenção. Um aspecto particularmente importante nesse sentido é o retraimento social intenso que se observa na inanição, que estimula a preocupação consigo mesmo ao mesmo tempo que isola os pacientes das influências externas que possam reduzir sua preocupação exagerada com o comer, a forma do corpo e o peso. A Figura 18.2 mostra a formulação cognitivo-comportamental da forma restritiva clássica da AN.

Os processos que mantêm a BN e a AN também parecem sustentar as apresentações clínicas vistas no TCA e suas variantes. A Figura 18.3 mostra uma formulação transdiagnóstica. Segundo nossa experiência, esse compósito representa bem os processos centrais que sustentam qualquer transtorno alimentar, seja qual for a sua forma exata. Os processos específicos que operam em qualquer paciente dependem da natureza da psicopatologia do transtorno alimentar que esteja presente. Em alguns casos, apenas um número limitado desses processos está ativo (como na maioria dos casos de TCA), ao passo que, em outros (p. ex., casos de AN do tipo compulsão alimentar-purga), a maioria dos processos está operando. Essa explicação transdiagnóstica destaca os processos que devem ser abordados no tratamento, ajudando o profissional a formular um tratamento que seja adequado à psicopatologia específica do paciente.

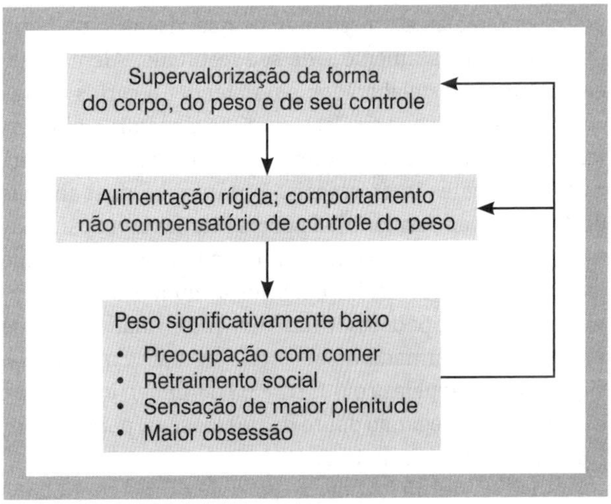

FIGURA 18.2 A teoria cognitivo-comportamental sobre a manutenção da AN. De Fairburn (2008, p. 21). Direitos autorais © 2008 The Guilford Press. Reimpressa com permissão. Esta figura pode ser obtida em www.credo-oxford.com.

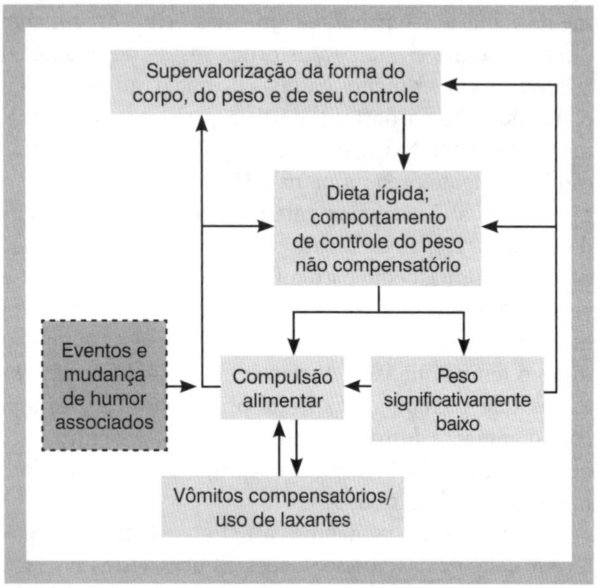

FIGURA 18.3 A teoria cognitivo-comportamental "transdiagnóstica" dos transtornos alimentares. De Fairburn (2008, p. 21). Direitos autorais © 2008 The Guilford Press. Reimpressa com permissão. Esta figura pode ser obtida em www.credo-oxford.com.

TEORIA COGNITIVO-COMPORTAMENTAL TRANSDIAGNÓSTICA

Uma forma transdiagnóstica da terapia cognitivo-comportamental (TCC) vem sendo desenvolvida para atender a toda a gama de transtornos alimentares clínicos vista em adultos, inclusive outros transtornos alimentares específicos (Fairburn, 2008; Fairburn et al., 2003). Ela se baseia na teoria transdiagnóstica descrita em linhas gerais e derivou da TCC-BN. O tratamento — a TCC aprimorada (TCC-A) — é dita "aprimorada" por usar uma variedade de novas estratégias e procedimentos que visam à melhoria da adesão do tratamento e de seu resultado. Além disso, ela tem módulos elaborados para atender a certos obstáculos à mudança que são "externos" ao transtorno alimentar central, ou seja, o perfeccionismo, a baixa autoestima e as dificuldades interpessoais. Portanto, há duas formas de TCC-A, uma forma focada exclusivamente na psicopatologia do transtorno alimentar, e uma forma ampla, que aborda os três obstáculos externos à mudança.[3] O tratamento também pode ter duas durações, uma versão de 20 semanas destinada a pacientes que não têm subpeso significativo (aqueles com IMC 18,5 ou mais), e uma versão que pode chegar ao dobro dessas sessões, para pacientes com IMC abaixo de 18,5.

A TCC-A, principalmente para pacientes ambulatoriais, foi planejada para tratamento individual, e não em grupo, embora existam versões para pacientes ambulatoriais e pacientes internados (Dalle Grave, 2012a). Ela também já foi adaptada para o tratamento de adolescentes (Cooper & Stewart, 2008; Dalle Grave & Calugi, 2020; Dalle Grave, Calugi, Doll, & Fairburn, 2013).

A PESQUISA SOBRE TCC E TCC-A

Consistente com a maneira corrente de classificação dos transtornos alimentares, grande parte das pesquisas sobre seus tratamentos psicológicos tem focado nos transtornos particulares isoladamente. Ao longo das últimas duas décadas, tem havido progresso significativo no desenvolvimento dos tratamentos dos transtornos alimentares, e evidências de sua eficácia têm sido documentadas tanto em revisões narrativas quanto em sistemáticas. Em particular, a TCC, uma forma de TCC de autoajuda (CBT-GSH), a TCC-A e a psicoterapia interpessoal (TIP) são recomendadas para o tratamento da BN, do TCA e, em menor grau (devido à falta de evidências mais robustas), dos OTAEs (Brownley, Berkman, Sedway, Lohr, & Bulik, 2007; Hay, 2013; Kass, Kolko, & Wilfley, 2013; National Institute for Health and Care Excellence [NICE], 2017; Peat et al., 2017; Shapiro et al., 2007), com suporte adicional da TCC-A oriundo de dois estudos publicados mais recentemente que compararam a TCC-A a tratamentos de comparação ativos. Em amostras que não incluíam aqueles com peso significativamente baixo, a TCC-A foi superior à TIP e à psicoterapia de orientação psicanalítica, respectivamente (Fairburn et al., 2015; Poulsen et al., 2014). Além disso, metanálises e revisões sistemáticas recentemente publicadas têm embasamento confirmado para a TCC manualizada como sendo superior tanto a tratamentos psicológicos ativos alternativos quanto a tratamentos comportamentais da terceira onda (Linardon, Fairburn, Fitzsimmons-Craft, Wilfley, & Brennan, 2017; Linardon, Wade, de la Piedad Garcia, & Brennan, 2017).

O tratamento para adultos com AN não é tão bem embasado (Bulik, Berkman, Brownley, Sedway, & Lohr, 2007; Hay, 2013; Kass et al., 2013; Watson & Bulik, 2013), embora sua base de evidências esteja melhorando (Brockmeyer, Friederich, & Schmidt, 2018). Há três abordagens principais hoje recomendadas para a AN (NICE, 2017): a TCC-A (Fairburn et al., 2013) e outras formas de TCC baseada em evidências para transtornos alimentares (TCC-TA); o gerenciamento clínico de apoio com especialista (GCAE; Carter et al., 2011; McIntosh et al., 2006; Touyz et al., 2013); e o modelo de tratamento de AN de Maudsley para adultos (MANTRA; Schmidt et al., 2015), com terapia psicodinâmica focal focada no transtorno alimentar (TPFFTA; Zipfel et al., 2014) como consideração subsequente. Até o momento, nenhum tratamento especializado se mostrou claramente superior aos demais, com estudos comparando uma variante da TCC-A à TPFFTA (Zipfel et al., 2014) e um estudo comparando a TTC-A com o GCAE e o MANTRA (Byrne et al., 2017) consistente, em geral, com essa conclusão.

Para adolescentes com AN, o tratamento baseado na família (FBT) é o que vem recebendo mais suporte (Agras et al., 2014; Couturier, Kimber, & Szatmari, 2013; Lock, 2018; NICE, 2017), com evidências, embora não derivem de estudos controlados, da validade da TCC-A (Dalle Grave, El Ghoch, Sartirana, & Calugi, 2016).

Quatro metanálises e revisões sistemáticas recentemente publicadas que incluem ensaios tanto controlados quanto não controlados ofereceram suporte robusto para a TCC-A em amostras transdiagnósticas (Atwood & Friedman, 2020; Dahlenburg, Gleaves, & Hutchinson, 2019; de Jong, Schoorl, & Hoek, 2018; Groff, 2015), tendo a revisão mais recente e mais ampla (Atwood & Friedman, 2020) concluído que há suporte para a eficácia e efetividade da TCC-A para todo o espectro de transtornos alimentares, em termos de redução dos comportamentos de transtorno alimentar e de sua psicopatologia central, e de aumento do IMC dos indivíduos com AN. Contudo, não se demonstrou de maneira conclusiva sua superioridade em relação aos tratamentos comparados, especialmente em longo prazo.

Com base nas pesquisas sobre TCC-A feitas até o momento, surgem dois pontos:

1. A TCC-A pode ser utilizada para tratar todas as formas de transtorno alimentar em adultos e adolescentes. Portanto, a TCC-A é transdiagnóstica em seu escopo.
2. Há bons dados sobre o uso da TCC-A para tratar adultos e adolescentes com mais idade, inclusive aqueles com baixo peso e AN. Para esses pacientes, a disponibilidade da TCC-A pode tornar redundante a necessidade de aprendizado de uma variedade de tratamentos diferentes para cada um dos transtornos alimentares (Fairburn & Wilson, 2013).

O restante deste capítulo é dedicado a uma descrição da principal forma de TCC-A, a versão focada. Esta é a versão principal do tratamento, e constitui a base das variantes de TCC-A. É a versão usada para tratar a grande maioria dos adultos com transtorno alimentar, desde que eles possam ser atendidos em nível ambulatorial. Uma descrição completa do tratamento focado é apresentada no guia completo do tratamento (Fairburn, 2008; Fairburn et al., 2008b), com detalhes da versão ampla (Fairburn, Cooper, Shafran, Bohn, & Hawker, 2008a). A TCC-A pode ser modificada para se tornar adequada a pacientes hospitalizados, pacientes ambulatoriais e pacientes não internados, mas em tratamento intensivo (Dalle Grave, 2012a, 2012b), e um livro recentemente publicado descreve o tratamento para jovens (Dalle Grave & Calugi, 2020).

O CONTEXTO DO TRATAMENTO

O paciente

A TCC-A é um tratamento para pacientes com transtorno alimentar de gravidade clínica (ou seja, a psicopatologia do transtorno alimentar é persistente e prejudica de forma significativa o funcionamento psicossocial ou a saúde física). Foi originalmente formulada para pacientes de 18 anos ou mais. Também é adequada para homens ou mulheres. Por ser um tratamento ambulatorial, é essencial que se garanta que o paciente seja tratado assim, tanto em termos físicos quanto do ponto de vista psiquiátrico. Na prática, isso significa que o estado físico do paciente deve ser estável e que ele não deve estar com risco de suicídio. O tratamento está destinado a pacientes com um IMC entre 15 e 40. Embora alguns pacientes com IMC abaixo de 15 possam ser tratados com TCC-A ambulatorial, isso provavelmente será feito melhor por terapeutas experientes. O manejo desses pacientes é discutido por Dalle Grave (2012a). O livro organizado por Mitchell e de Zwaan (2012) trata do manejo de pacientes com IMC acima de 40.

O terapeuta

Não há qualificações profissionais específicas necessárias para a prática da TCC-A, mas é desejável ter certa bagagem de conhecimento e experiência. Em primeiro lugar, em termos ideais, o terapeuta deve estar bem informado sobre psicopatologia em geral e a psicopatologia dos transtornos alimentares em particular, e deve ter experiência com pacientes com transtornos alimentares. Em segundo lugar, os terapeutas também devem estar cientes das complicações médicas dos transtornos alimentares e ser capazes de manejá-los de forma adequada (Fairburn, Cooper, & Waller, 2008c, 2008d). Em terceiro, devem aceitar implementar um tratamento em curto prazo, com foco na psicopatologia, e, de preferência, ter alguma experiência nesse tipo de trabalho.

Em contraste com muitas outras aplicações da TCC, o gênero do terapeuta tem alguma relevância no tratamento de pacientes com transtornos alimentares. A maioria dos pacientes com transtorno alimentar são mulheres, e, como resultado disso, as terapeutas podem ter algumas vantagens. Elas podem ser consideradas pelas pacientes como com mais probabilidades de entender suas dificuldades e, além disso, podem servir como modelo de comportamento em termos de aceitação da forma do corpo e do peso. Contudo, essas considerações são menores em comparação com a competência na aplicação do tratamento. Nossa experiência indica que tanto homens quanto mulheres podem ser excelentes terapeutas de TCC-A.

AVALIAÇÃO DE PACIENTES E PREPARAÇÃO PARA O TRATAMENTO

Entrevista(s) de avaliação inicial

A entrevista inicial tem três objetivos inter-relacionados. O primeiro é deixar o paciente à vontade e começar a desenvolver um relacionamento terapêutico positivo. Isso é importante por uma série de razões. Em primeiro lugar, muitos pacientes com transtorno alimentar têm uma postura muito ambivalente em relação ao tratamento por causa da natureza "egossintônica" de sua psicopatologia (o que se aplica principalmente a pacientes abaixo do peso), por vergonha (o que se aplica principalmente aos que estão comendo compulsivamente) ou por experiências adversas com o tratamento no passado. O profissional que faz a avaliação precisa ser sensível à atitude do paciente em relação ao tratamento e perguntar diretamente sobre o assunto. O objetivo é que seja uma atividade conjunta que termine com o profissional dando ao paciente uma opinião especializada em relação à natureza dos seus problemas e, se for o caso, opções de tratamento.

O segundo objetivo é estabelecer um diagnóstico. Um suposto transtorno alimentar pode acabar revelando ser, por exemplo, um transtorno de ansiedade (p. ex., dificuldade de comer com outras pessoas em função de fobia social), algum transtorno do humor (p. ex., perda de peso grave em função de depressão clínica) ou um problema de sobrepeso (em casos de obesidade). Portanto, é fundamental diagnosticar precisamente o problema ou os problemas (se houver comorbidade) e avaliar a gravidade para decidir qual é o passo mais adequado a seguir.

O terceiro objetivo é garantir que seja seguro manejar o paciente em nível ambulatorial. Isso exige verificar que não haja razões para estar preocupado com a saúde física do paciente ou com risco de suicídio. A orientação para isso é fornecida no guia de tratamento completo (Fairburn et al., 2008b; Fairburn, Cooper, & Waller, 2008d).

Os pacientes são convidados a trazer outras pessoas à consulta, se assim desejarem. Elas podem simplesmente dar apoio moral (e ficar na sala de espera) ou também servir como informantes. A perspectiva dos informantes interessa porque pode dar uma visão diferenciada das dificuldades do paciente. Podem ser descritos problemas que não foram expostos pelo próprio paciente (p. ex., que ele leve um tempo indevido para fazer as refeições ou que coma porções extremamente pequenas). Entretanto, não é adequado insistir na presença de informantes porque alguns pacientes adultos que ocultaram seu problema alimentar de outros não compareceriam se fosse exigida a divulgação do seu problema. Essa situação é diferente no caso de pacientes mais jovens em que o envolvimento dos pais costuma ser essencial.

Próximo ao fim da primeira entrevista, pesamos os pacientes e medimos sua altura. Essa é uma questão extremamente sensível para a maioria deles e alguns resistem a ela. Como o peso do paciente deve ser verificado para que a avaliação seja completa, nós explicamos isso. Não é adequado se basear no peso ou na altura informados pelo próprio paciente, porque os dados podem não ser precisos. Segundo nossa experiência, os pacientes esperam ser pesados, embora muitos preferissem que isso não acontecesse. Nesse momento, não insistimos que saibam seu peso se não quiserem, mas gostamos de dizer seu IMC quando discutimos o resultado da avaliação.

Não somos favoráveis a consultas de avaliação longas, porque elas são cansativas para o paciente. Por outro lado, costumamos atender pacientes duas vezes como parte do processo de avaliação. Nossa opinião é que uma segunda consulta, uma ou duas semanas mais tarde, traz novas informações importantes. Nessa segunda ocasião, os pacientes estão mais relaxados e às vezes expõem conteúdos que haviam retido anteriormente, e temos a oportunidade de investigar questões que demandam exploração especialmente cuidadosa (p. ex., a natureza e a extensão de quaisquer características depressivas comórbidas). A segunda consulta também é um bom momento para discutir opções de tratamento.

Costumamos pedir aos pacientes que preencham alguns questionários antes da consulta inicial, o que nos dá informações padronizadas sobre a natureza e a gravidade de seus problemas alimentares. Os dois questionários que preferimos são o Eating Disorder Examination Questionnaire (EDE-Q; Fairburn & Beglin, 2008) e a Clinical Impairment Assessment (CIA; Bohn & Fairburn, 2008). O EDE-Q é uma medida da gravidade das características atuais do transtorno alimentar, e a CIA avalia o impacto dessa psicopatologia sobre o funcionamento psicossocial. Ambos os questionários são curtos e fáceis de responder, concentram-se nos 28 dias anteriores e são sensíveis à mudança. Além disso, incluímos uma das medidas bem-estabelecidas de características psiquiátricas gerais.

Resultado da avaliação

No fim da segunda consulta, deverá ser possível decidir sobre as melhores opções de tratamento. Geralmente, há cinco passos possíveis a partir daqui:

1. *Fazer "nada"*. É adequado com problemas alimentares menores que provavelmente serão autolimitados.
2. *Observar*. É adequado se a natureza ou a gravidade do problema não estiverem claras. Por exemplo, se o problema parecer estar entrando em remissão.
3. *Recomendar TCC-A ambulatorial*. É adequado para a ampla maioria dos casos. Recomendamos a TCC-A a praticamente todos os pacientes com algum transtorno alimentar que tenham um IMC entre 15 e 40.
4. *Recomendar tratamento mais intensivo*. Recomendamos tratamento mais intensivo (principalmente hospital-dia ou internação) para pacientes cujo IMC esteja abaixo de 15 e para aqueles cujo estado físico não seja estável. Esse tratamento pode ser seguido de TCC-A ambulatorial. Também recomendamos tratamento mais intensivo quando a TCC-A não consegue ajudar o paciente.
5. *Recomendar encaminhamento a outros lugares*. Isso é adequado quando o problema não é um transtorno alimentar (p. ex., um transtorno de ansiedade ou do humor).

Se os pacientes não se beneficiaram da TCC no passado, é necessário avaliar se é apropriado oferecer o mesmo tratamento uma segunda vez. Por outro lado, é possível que as circunstâncias de um paciente sejam mais favoráveis agora a um bom resultado do que no passado, ou que o paciente esteja mais motivado do que antes. É importante observar que, embora os pacientes possam relatar ter feito TCC antes, muitas vezes se descobre que foi bastante diferente da TCC-A. Sempre vale a pena saber exatamente como foi o tratamento anterior.

Contraindicações ao início imediato da TCC-A

Há algumas contraindicações para iniciar a TCC-A imediatamente. A maioria delas se aplica a qualquer tratamento psicológico para transtornos alimentares. As principais contraindicações são as apresentadas a seguir.

Depressão clínica comórbida

A maioria dos pacientes que têm um transtorno alimentar tem características depressivas secundárias, mas um subgrupo considerável tem depressão clínica independente, mas que interage. A identificação e o manejo da depressão clínica em pacientes com transtornos alimentares são discutidos em detalhes no guia de tratamento completo (Fairburn, Cooper, & Waller, 2008c). A existência de uma depressão clínica interfere no tratamento psicológico de várias maneiras. O pensamento depressivo torna os pacientes indevidamente negativos sobre a possibilidade de mudança, e a redução do estímulo tem um efeito semelhante. O prejuízo à concentração também é um problema, já que as informações não são retidas. Uma vez que a depressão tenha sido tratada, no entanto, a TCC-A pode começar, e esses pacientes costumam ser muito motivados.

É importante acrescentar que outras formas concomitantes de psicopatologia (p. ex., transtornos de ansiedade, transtornos da personalidade) não são necessariamente contraindicações à TCC-A. Até o momento, há poucas pesquisas orientando sobre a melhor maneira de abordar condições psiquiátricas comórbidas e físicas em pacientes com transtornos alimentares (NICE, 2017).

Uso incorreto e significativo de substâncias

Estar intoxicado nas sessões praticamente as invalida, e a intoxicação persistente fora das sessões prejudica muito a capacidade do paciente de aproveitar a TCC-A. Quando o emprego incorreto da substância for tratado, pode-se dar início à terapia.

Dificuldades ou crises graves na vida

Essas circunstâncias tiram o rumo e prejudicam o tratamento. Muitas vezes é melhor postergar o tratamento até a crise ter passado.

Incapacidade de comparecer regularmente ao tratamento

Uma característica fundamental da TCC-A é gerar e manter um bom ritmo terapêutico, o que requer que as consultas sejam frequentes (principalmente nas primeiras etapas) e regulares. Pedimos aos pacientes que garantam que não haverá interrupções em seu comparecimento nas primeiras seis semanas e nenhuma interrupção maior do que duas semanas consecutivas durante o restante do tratamento. Se isso for impossível, digamos, em função de férias planejadas anteriormente, preferimos postergar o início do tratamento. Os pacientes geralmente entendem e respeitam o argumento por trás dessa postura firme. Eles conseguem entender que estamos levando a sério o tratamento e que não queremos que tenham um "falso começo".

Ausência do terapeuta

A necessidade de estabelecer e manter a dinâmica terapêutica também estabelece uma obrigação ao terapeuta. Se ele tiver que se afastar nas primeiras seis semanas de tratamento, é melhor adiar o início. Formas de minimizar o impacto da ausência do terapeuta são discutidas no guia do tratamento (Fairburn et al. 2008b).

Descrevendo a TCC-A ao paciente

Se a TCC-A for recomendada, é importante que ela seja descrita corretamente. Uma vez que isso tenha sido feito, possivelmente com a ajuda de uma ficha de informações (pode ser obtida, junto com outros recursos, em www.cbte.co/for-professionals/cbt-e-resources-and-handouts), e os pacientes tenham tido a oportunidade de fazer perguntas, é nossa prática pedir que reflitam sobre o que foi proposto e que nos informem sobre o que decidiram dentro de uma semana. Em nossa experiência, praticamente todos dizem que gostariam de prosseguir com o tratamento.

Estudo de caso: avaliação dos pacientes e seu preparo para o tratamento

"Anna" era uma estudante universitária de 22 anos encaminhada por seu clínico geral para o tratamento de um transtorno alimentar. Ela compareceu à consulta inicial por conta própria e relatou que sua família não sabia de seus problemas. Ela relatou claramente suas dificuldades alimentares e seu desenvolvimento. A avaliação indicou que ela estava sofrendo de um transtorno alimentar que atendia aos critérios diagnósticos do DSM-5 para BN. Ela estava insatisfeita com seu peso desde o início da adolescência, e havia começado uma dieta para perder peso durante seu último ano do ensino médio. Inicialmente, ela perdeu cerca de 7 kg, mas passou a ter mais dificuldade para se manter em sua dieta e começou a comer compulsivamente e, posteriormente, a induzir o vômito. Ela descreveu sua ingestão diária de alimentos como consistindo de uma tigela muito pequena de cereal com leite desnatado para o café da manhã e uma pequena salada para o almoço. Ela frequentemente tentava postergar essas refeições o máximo possível e, às vezes, até deixava de fazê-las. Ela relatou episódios extensos de comer compulsivo todas as noites (seus episódios típicos de compulsão alimentar incluíam uma combinação de um pão inteiro, um saco de batatinhas fritas tamanho família, um pacote de biscoitos e um pote grande de sorvete). Às vezes, ela depois também consumia uma dose de laxante maior do que a recomendada, para compensar sua compulsão alimentar. Durante a noite, ela chegava a vomitar quarto vezes. Anna descreveu uma variedade de regras de dieta rígidas sobre o quanto ela deveria comer em cada refeição e relatou evitar muitos alimentos que considerava "engordantes" e que provavelmente desencadeariam compulsões alimentares.

Anna considerava seu corpo "repulsivo" e evitava se pesar havia seis meses. Ela não sabia seu peso, mas acreditava que era inaceitavelmente elevado. Ela frequentemente conferia seu corpo (para ver "o quanto estou gorda") e havia perdido aulas importantes como resultado de seu humor deprimido decorrente disso. Na avaliação, seu peso foi 63,5 kg, determinando seu IMC como sendo 24,9. Embora ela tenha relutado a se pesar, entendeu que isso era necessário para completar a avaliação e, após conversar um pouco, aceitou que lhe dissessem qual era seu IMC, mas não seu peso. No momento de sua avaliação inicial, Anna tinha uma série de prazos para a entrega de trabalhos, e seu humor parecia deprimido. Ela também bebia uma garrafa de vinho ou mais todas as noites.

Além de suas dificuldades alimentares, duas questões eram preocupantes e eram possíveis contraindicações para o uso imediato da TCC-A: seu humor deprimido persistente, com uma variedade de características que sugeriam uma depressão comórbida (baixo interesse em se socializar, pensamentos negativos, desesperança), e seu consumo de álcool. Sua pontuação no EDE-Q e na CIA era consistente com seu relato de dificuldades alimentares e as disfuncionalidades resultantes, e a avaliação padronizada de suas características psiquiátricas gerais confirmava a preocupação com seu humor deprimido. O profissional que a avaliou explicou como essas duas questões poderiam interferir no tratamento. A paciente respondeu reconhecendo que estava bebendo demais e dizendo que gostaria de diminuir isso. Ela acrescentou que desejava superar seu transtorno alimentar, mas que tinha medo de ganhar peso. Ela tinha vários trabalhos universitários para entregar nas duas semanas seguintes, e então uma segunda consulta foi agendada para depois desse período, e combinou-se que ela tentaria diminuir seu consumo de álcool. Na segunda consulta, Anna estava mais relaxada, por ter terminado seus trabalhos. Seu humor parecia consideravelmente melhor, e ela já não relatou outros sintomas depressivos. Ela havia reduzido muito o consumo de álcool, limitando-se a beber não mais de duas taças de vinho nas noites da semana e até três taças nas noites dos fins de semana. Foi combinado que as 20 semanas de TCC-A iniciariam.

PANORAMA DO TRATAMENTO

Duração do tratamento

A TCC-A é um tratamento psicológico de curto prazo, com duração limitada, extremamente individualizado, razão pela qual se aplica melhor individualmente. Para pacientes que não estejam muito abaixo do peso (neste contexto, com um IMC acima de 18,5[4]), geralmente é suficiente uma consulta de avaliação inicial seguida de 20 sessões de tratamento de 50 minutos ao longo de 20 semanas. Para pacientes abaixo desse peso, o tratamento deve ser mais longo, muitas vezes envolvendo cerca de 40 sessões ao longo de 40 semanas. Neste capítulo, descrevemos inicialmente o tratamento de 20 semanas e, depois, as adaptações necessárias para pacientes abaixo do peso.

O fato de a TCC-A ser de tempo limitado pode ser considerado incoerente com a afirmação de que é individualizada. Isso é verdade em certo sentido, mas nossa experiência é que o número recomendado de sessões é suficiente, mas não excessivo, para a grande maioria dos pacientes. Há grandes vantagens de se trabalhar com um tempo limitado, sendo a principal delas que isso concentra a mente do paciente e do terapeuta. Isso tanto estimula o estabelecimento do ritmo terapêutico quanto ajuda a garantir que o terapeuta e o paciente se mantenham trabalhando para ajudar o paciente a mudar. Também torna muito mais provável que o tratamento tenha um final formal, em vez de fracassar quanto algumas vezes acontece nos tratamentos abertos. Ter um ponto final definido é importante porque garante que se trabalhem tópicos voltados ao futuro (p. ex., como minimizar os riscos de recaída) nas últimas sessões.

Há circunstâncias nas quais é adequado ajustar a duração do tratamento. Ele raramente precisa ser encurtado, embora isso se aplique aos casos em que a mudança é tão profunda e rápida que sobra pouca ou nenhuma psicopatologia para tratar. É um pouco mais comum haver razões para se estender o tratamento. As indicações para se fazer isso são descritas brevemente mais perto do final do capítulo.

Estrutura do tratamento

A versão do tratamento em 20 semanas tem quatro estágios. Eles são ilustrados no mapa do tratamento (ver Fig. 18.4):

- *Estágio 1*. Os objetivos são envolver o paciente no tratamento e na mudança, criar conjuntamente uma formulação dos processos de manutenção do transtorno alimentar, proporcionar educação, abordar as preocupações com o peso e introduzir um padrão regular

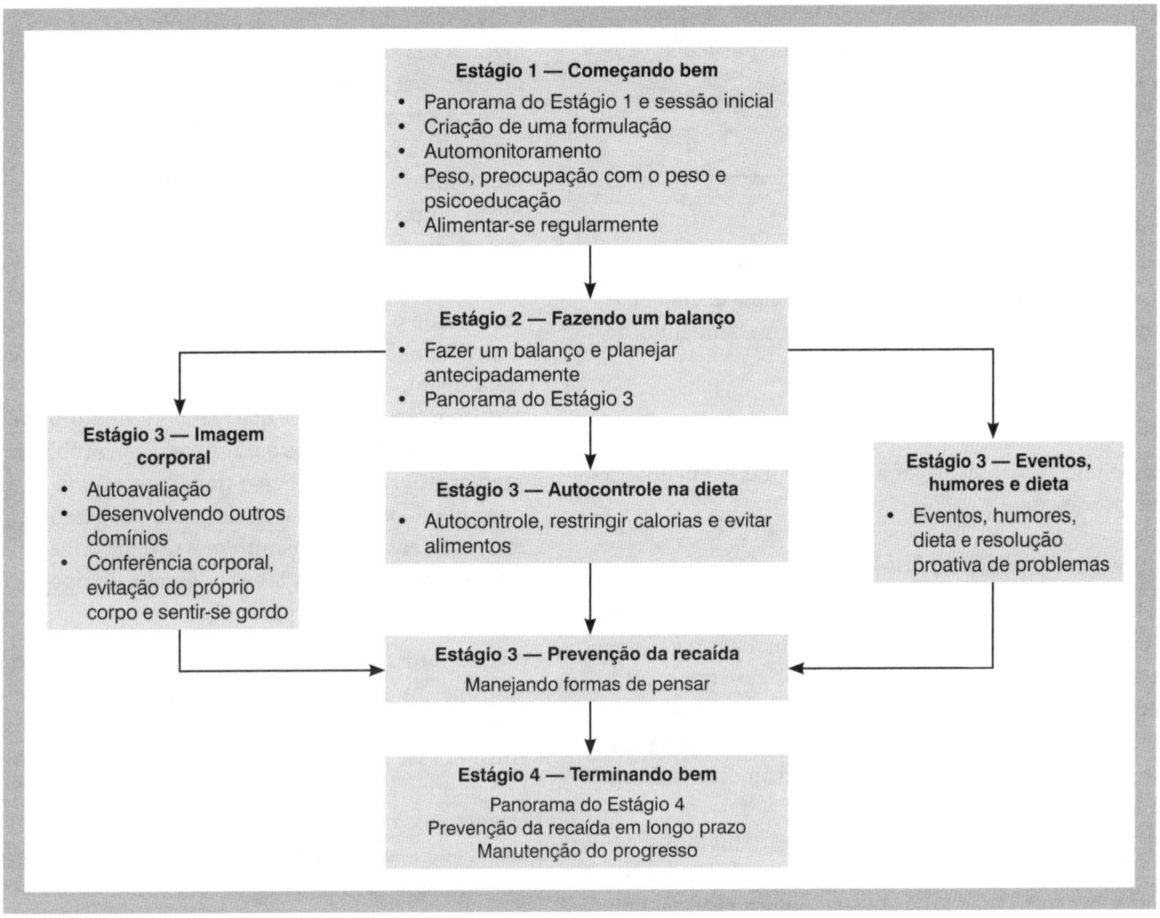

FIGURA 18.4 Mapa de tratamento da TCC-A.

de alimentação. Após a sessão preparatória inicial, as consultas acontecem duas vezes por semana, durante quatro semanas.

- *Estágio 2*. Os objetivos desse estágio são fazer um balanço, rever o progresso, identificar as barreiras à mudança, modificar a formulação conforme necessário e planejar o Estágio 3. Essa etapa geralmente leva duas consultas, com uma semana de intervalo.
- *Estágio 3*. Esse é o corpo principal do tratamento. O objetivo é abordar os principais mecanismos que estão mantendo o transtorno alimentar do paciente. São oito consultas, uma a cada semana.
- *Estágio 4*. Essa é a fase final do tratamento, e o foco está no futuro. Há duas finalidades: a primeira é assegurar que as mudanças feitas durante o tratamento sejam mantidas durante os meses seguintes, e a segunda é minimizar o risco de recaída em longo prazo. Normalmente inclui três consultas com duas semanas de intervalo entre cada uma.

Além disso, há uma entrevista de revisão única que ocorre 20 semanas após a conclusão do tratamento.

A implementação da TCC-A

A TCC-A é formulada para ser um tratamento completo em si. Em nossa visão, ela não deve ser combinada com outras formas de terapia, nem deve coexistir com elas. Ambas podem prejudicar o tratamento.

Independentemente do que aconteça, a TCC-A se mantém mais ou menos com o foco no transtorno alimentar. Se o paciente tiver uma crise durante o tratamento que não puder ser ignorada, providenciamos uma ou mais "sessões de crise" para tratar do problema em questão, além das sessões de TCC-A. Contudo, isso raramente acontece. Muito ocasionalmente, suspendemos a TCC-A por algumas semanas, quando continuar parece inadequado.

Temos observado que alguns terapeutas são tentados a mudar de rumo se os progressos estiverem lentos ou difíceis. Somos da opinião de que isso raramente é adequado. Embora possa ser tentador mudar para outra modalidade terapêutica ou acrescentar ou tentar "integrar" outras técnicas, recomendamos que o terapeuta continue trabalhando com a estrutura da TCC-A, ao mesmo tempo que tenta formular as dificuldades do paciente (ver a seguir) para tentar entender a razão para a relativa falta de avanços.

Na verdade, esta é a estratégia que levou ao desenvolvimento da TCC-A e de sua forma ampla, em particular (Cooper & Fairburn, 2011).

O PROTOCOLO DE TRATAMENTO

Estágio 1: Começando bem

Este é o estágio inicial e intensivo do tratamento. Uma série de objetivos inter-relacionados se aplica, independentemente da natureza exata do problema alimentar do paciente.

A sessão inicial de preparação

A sessão inicial costuma levar até duas horas e tem quatro objetivos principais.

VINCULAR O PACIENTE AO TRATAMENTO E À PERSPECTIVA DE MUDANÇA

Um desafio específico quando se trabalha com pacientes com transtorno alimentar é envolvê-los no tratamento. Muitos vêm ao tratamento com receios e com vários níveis de relutância, sendo essencial que o terapeuta entenda isso e seja constantemente sensível à provável ambivalência do paciente.

A sessão inicial é especialmente importante nesse aspecto. O paciente está avaliando o terapeuta tanto quanto o terapeuta está avaliando o paciente. Alguns profissionais defendem uma fase inicial de "fortalecimento da motivação". Nós concordamos que o envolvimento no tratamento e, principalmente, na mudança é crucial, mas afirmamos que a TCC-A administrada de forma competente fortalece a motivação para a mudança e coincide significativamente com as estratégias da entrevista motivacional (Wilson & Schlam, 2004). Não consideramos necessário haver procedimentos especiais diferentes da TCC-A.

Uma parte do envolvimento dos pacientes é explicar o que o tratamento engloba. Com isso em mente, é importante que os pacientes sejam totalmente informados sobre o tratamento em que estão entrando. Vários tópicos devem ser abordados:

1. *Natureza e estilo do tratamento.* Sem dúvida, os pacientes precisam ser informados do nome, da natureza e do estilo do tratamento.
2. *Questões práticas do tratamento.* Os pacientes também devem ser informados acerca do número, da duração e da frequência das sessões.
3. *Pesagem na sessão.* Os pacientes devem ser avisados com antecedência sobre a pesagem na sessão, que se torna um elemento do tratamento desde a primeira ou segunda consulta. Os fundamentos para isso devem ser explicados (ver "Estabelecendo a pesagem colaborativa"). Muitas vezes nos perguntam se os pacientes alguma vez se recusam a se pesar. A resposta é que um ou outro paciente é muito relutante, mas, no contexto de uma primeira sessão de "vinculação" e sendo bem explicada a razão, não consideramos que a recusa seja um problema. Nossa experiência é que, se cedermos ao medo do paciente de pesagem em sessão, será difícil introduzir o procedimento mais tarde.
4. *Induzir a "apropriação", o entusiasmo e a esperança.* A noção de que o tratamento é do paciente, e não do terapeuta, também deve ser mencionada. No decorrer do tratamento, os pacientes devem ter clareza sobre o que está acontecendo e por quê. Embora muito pacientes estejam entusiasmados para superar seu problema alimentar e ávidos para que o tratamento comece, é importante maximizar o entusiasmo e a esperança. Isso, em parte, envolve transmitir que se tem conhecimento de transtornos alimentares em geral e do tipo de problema do paciente em particular.

Não é raro nos depararmos com pacientes a quem foi dito que nunca superarão seu transtorno alimentar. Raramente achamos que esse tipo de declaração se justifica. Afirmar esse tipo de coisa é uma profecia autorrealizada que prejudica qualquer esperança de recuperação que o paciente possa ter. As pesquisas não geraram preditores confiáveis de resultados do tratamento, e nossa experiência com o passar dos anos nos ensinou a não confiar em nosso julgamento clínico nesse aspecto. Somos surpreendidos todo o tempo (em geral, favoravelmente) com as respostas de nossos pacientes ao tratamento.

AVALIANDO A NATUREZA E A GRAVIDADE DA PSICOPATOLOGIA ATUAL

Dependendo do contexto em que se trabalha, a pessoa que faz a(s) entrevista(s) inicial(is) de avaliação pode ser ou não a que vai tratar o paciente mais tarde. Em nosso contexto, o terapeuta muitas vezes está se encontrando com o paciente pela primeira vez. Isso quer dizer que é necessária uma segunda avaliação do transtorno alimentar para que o terapeuta tenha o quadro completo. Inevitavelmente, essa avaliação se sobrepõe em certa medida à primeira. Isso não pode ser evitado.

Essa avaliação específica é orientada ao tratamento, e não diagnóstica, de modo que difere um pouco daquela realizada quando o paciente foi atendido pela primeira vez. Embora se trate de uma ampla gama de tópicos, o foco principal deve ser direcionado ao estado atual do paciente.

CRIANDO CONJUNTAMENTE A FORMULAÇÃO

O passo seguinte é a criação da *formulação*, ou seja, uma representação visual personalizada (isto é, um diagrama) do processo que parece estar mantendo o problema alimentar do paciente. Isso se faz na sessão inicial, a menos que o paciente esteja significativamente abaixo do peso (ver a seguir) ou o transtorno alimentar seja incomum e difícil de entender. Nesses casos, é melhor postergar a formulação até a sessão seguinte, para que o terapeuta tenha bastante tempo para refletir sobre sua provável forma.

A criação da formulação tem uma série de propósitos: ajuda a envolver o paciente no tratamento; visa ao "descentramento", que é fundamental para ajudar os pacientes a mudar; transmite a noção de que os problemas alimentares são compreensíveis e são mantidos por uma série de mecanismos autoperpetuadores que interagem; e, ao destacar os mecanismos que mantêm o problema alimentar do paciente, proporciona um guia sobre quais devem ser os objetivos do tratamento.

Um compósito de formulação transdiagnóstica (ver Fig. 18.3) deve ser usado como modelo para elaborar uma formulação personalizada que seja adequada às características clínicas específicas do paciente. Quanto mais o terapeuta se familiarizar com o modelo de formulação, mais fácil será criar uma formulação individualizada.

A formulação deve se concentrar nos principais mecanismos que parecem provavelmente estar mantendo o transtorno alimentar do paciente. Ela não precisa ser abrangente (isso leva ao risco de ser demasiado detalhada e confusa) e não deve se preocupar com as origens do problema.

A formulação, em geral chamada de "diagrama" ou "quadro", deve ser desenhada, passo a passo, sem pressa, com o terapeuta assumindo a liderança, mas com o paciente ativamente envolvido. É melhor começar por algo que o paciente queira mudar (p. ex., compulsão alimentar) ou que seja um problema claro (p. ex., peso muito baixo). Sempre que for possível e adequado, devem ser usados os termos do próprio paciente. Como a formulação se baseia em informações que acabam de ser obtidas, o terapeuta deve indicar com clareza que ela é provisória e será modificada segundo a necessidade durante o tratamento. É importante que o paciente aceite a formulação como uma explicação plausível para o transtorno alimentar.

Uma vez criada a formulação, o terapeuta deve discutir suas implicações para o tratamento. As questões a serem apontadas são que, para superar o transtorno alimentar, o paciente deverá tratar não apenas das coisas que gostaria de mudar (p. ex., perda de controle sobre o comer), mas também dos mecanismos responsáveis por sua manutenção (os "círculos viciosos"). Dessa forma, por exemplo, com pacientes que têm episódios de compulsão alimentar, o tratamento geralmente deve se concentrar em mais do que simplesmente interromper esse comportamento, podendo também ser necessário abordar as várias formas de dieta do paciente, sua capacidade de lidar com eventos e humores adversos sem a compulsão alimentar e suas preocupações com forma do corpo e peso. Não abordar o leque de processos de manutenção aumenta bastante a probabilidade de recaída.

ESTABELECENDO O AUTOMONITORAMENTO EM TEMPO REAL

A tarefa final da primeira sessão é estabelecer automonitoramento em tempo real, ou seja, o registro permanente, "no momento", de comportamentos, pensamentos, sentimentos e eventos relevantes. O automonitoramento precisa ser iniciado desde o começo do tratamento e afinado na primeira sessão. Ele continua no decorrer do tratamento e é fundamental a ele. Tem dois propósitos principais. Primeiro, ajuda o paciente a identificar precisamente o que está acontecendo, dia a dia. Segundo, ao adquirir essa consciência clara sobre seus pensamentos, sentimentos e comportamentos no exato momento em que as coisas estiverem acontecendo, os pacientes aprendem que têm opções e que muitas coisas que eles achavam que eram automáticas e estavam fora do seu controle podem ser mudadas.

O registro de monitoramento que usamos é simples de preencher e de usar. O que se registra, exatamente, evolui com o tratamento. No início, a ênfase repousa amplamente nos hábitos alimentares do paciente. Ao descrever como monitorá-los, é nossa prática refletir sobre um exemplo (criado para este propósito) que mais ou menos corresponde, na forma, aos hábitos alimentares do paciente em questão. A Tabela 18.1 mostra nossas instruções para o monitoramento, e a Figura 18.5 mostra um registro de monitoramento preenchido.

Para estabelecer o registro preciso e em tempo real, é fundamental revisar os registros do paciente em detalhe, principalmente na primeira sessão, quando ele traz os formulários preenchidos pela primeira vez. A revisão dos registros deve ser um processo conjunto, com o paciente apresentando ao terapeuta o registro de cada dia. Há dois aspectos a revisar na primeira sessão: avaliar a qualidade do monitoramento e avaliar as informações obtidas em relação aos hábitos alimentares do paciente. Nas sessões seguintes, o foco estará, em grande parte, no que foi registrado, embora o terapeuta deva fazer perguntas, de forma intermitente, sobre o processo de registro e a precisão dos registros. Nas sessões subsequentes, a revisão dos registros não deve levar mais de 10 minutos, em termos gerais. Os terapeutas devem se lembrar de não abordar os problemas identificados enquanto fazem isso, e sim reconhecê-los e colocá-los na pauta da sessão.

A parte principal do Estágio 1

Após a sessão preparatória inicial, há oito consultas, duas por semana. Nós achamos que as consultas duas vezes por semana são necessárias para criar a dinâmica terapêutica. O Estágio 1 tem quatro elementos distintos.

TABELA 18.1 Instruções para automonitoramento

Durante o tratamento, é importante registrar *tudo* o que você come ou bebe, e o que está acontecendo no momento. Chamamos isso de "automonitoramento". Isso tem duplo propósito: em primeiro lugar, dá um quadro detalhado de como você come, trazendo, assim, à sua atenção e à do seu terapeuta a natureza exata de seu problema alimentar; e, em segundo, ao torná-lo mais consciente do que está fazendo, bem no momento em que isso acontece, o automonitoramento ajuda a mudar o comportamento que antes parecia automático e fora do seu controle. O automonitoramento preciso "em tempo real" é fundamental ao tratamento. Ele vai ajudá-lo a mudar.

Inicialmente, pode ser irritante e inconveniente anotar tudo o que se come, mas em seguida se tornará algo natural e de valor evidente. Ainda não encontramos alguém cujo estilo de vida seja impossível monitorar. Considere isso um desafio.

Observe o exemplo da planilha de monitoramento para ver como funciona. Deve-se iniciar uma nova planilha (ou planilhas) todos os dias.

- A primeira coluna é para anotar a hora em que você come ou bebe qualquer coisa, e a segunda, para registrar a natureza da comida e da bebida consumidas. Não se devem anotar as calorias, e sim uma descrição simples (não técnica) do que comeu ou bebeu. Cada item deve ser anotado o mais rápido possível depois de ser consumido. Lembrar o que você comeu ou bebeu algumas horas mais tarde não vai funcionar, pois não o ajudará a modificar seu comportamento no momento. Obviamente, se você registrar da forma que está sendo solicitada, vai ter de levar suas planilhas de monitoramento com você. Não importa se as suas planilhas ficaram confusas ou se a escrita ou ortografia não estiverem boas. O importante é que você registre *tudo* o que comeu ou bebeu assim que for possível.
- Os episódios alimentares que você considere como refeições principais devem ser identificados com colchetes. Lanches rápidos e outros episódios em que você come não devem estar entre colchetes.
- A terceira coluna deve especificar onde a comida ou a bebida foi consumida. Se foi em sua casa, especifique em que aposento.
- Coloque asteriscos na quarta coluna, ao lado dos episódios de comer e beber que você ache (no momento) que foram excessivos. Essa é a sua impressão, independentemente do que outra pessoa possa pensar. É essencial registrar toda a comida que você comer durante os episódios compulsivos.
- A quinta coluna serve para registrar quando você vomita (escreva "V"), toma laxantes (escreva "L" e o número ingerido) ou diuréticos (comprimidos diluíveis; escreva "D" e o número ingerido).
- A última coluna é usada de várias formas durante o tratamento. De momento, deve isso ser usada como diário para registrar eventos e sentimentos que tenham influenciado o que você come. Por exemplo, se uma discussão precipitou um episódio de compulsão alimentar ou fez com que você não comesse, isso deve ser anotado. Tente fazer um comentário breve cada vez que comer. Pode ser interessante registrar outros eventos ou circunstâncias importantes nessa coluna, mesmo que não tenham qualquer efeito sobre o que você come. A última coluna também deve ser usada para registrar seu peso (e seus pensamentos sobre ele) sempre que você se pesar.

Todas as sessões incluirão uma revisão detalhada de suas mais recentes planilhas de monitoramento. Assim, você deve se lembrar de trazê-las consigo!

Fonte: De Fairburn (2008, p. 61). Esta tabela pode ser obtida em www.credo-oxford.com.

ESTABELECENDO A PESAGEM COLABORATIVA

A intervenção de pesagem colaborativa tem uma série de propósitos. Em primeiro lugar, à medida que os hábitos alimentares dos pacientes mudam com o tratamento, eles provavelmente ficarão ansiosos em relação às mudanças resultantes em seu peso. A pesagem realizada na sessão fornece dados de boa qualidade, semana por semana, sobre o peso. Em segundo lugar, a pesagem feita regularmente nas sessões dá ao terapeuta a oportunidade de ajudar os pacientes a interpretar os números na balança, que, caso contrário, eles tendem a interpretar de forma equivocada. Em terceiro, a pesagem colaborativa aborda uma forma de verificação do corpo, a saber, a verificação do peso. Muitos pacientes com transtorno alimentar se pesam em intervalos frequentes, até muitas vezes por dia. Como resultado, passam a se preocupar com flutuações diárias do peso que em outras circunstâncias passariam despercebidas. Outros evitam ativamente saber seu peso, mas continuam muito preocupados com ele. De modo geral, esses pacientes já se pesaram frequentemente no passado, mas mudaram para

Dia: *Quinta.* Data: *21 de março*

Hora	Comida e bebida consumidas	Lugar		Purga	Contexto e comentários
7:30	*Copo d'água*	*Cozinha*			*[60 quilos — muito nojenta]* *Com sede, depois de ontem.*
8:10	*Pãozinho de canela e passas inteiro* *Queijo cremoso light* *Café preto*	*Cafeteria*	*		*Deveria ter comido só metade do pãozinho. Não posso ter compulsão hoje.*
10:35	*Meia banana* *Café preto*	*Trabalho — minha mesa*			*Melhor — na linha.*
11:45	*Sanduíche de pão integral com peru defumado* *Maionese light* *Coca diet*	*Cafeteria*			*Almoço normal.*
18:40 a 19:30	*Pedaço de torta de maçã* *2 litros de sorvete* *4 fatias de torrada com creme de amendoim* *Coca diet* *Pãozinho com passas* *2 fatias de torrada com creme de amendoim* *Coca diet* *Creme de amendoim direto do pote* *Pãozinho com passas* *Barra de chocolate Snickers* *Coca diet — grande*	*Cozinha*	* * * * * * * *	V V	*Socorro, não consigo parar de comer. Perdi totalmente o controle. Eu me odeio.* *Sou nojenta. Por que eu faço isso? Comecei assim que entrei em casa. Estraguei mais um dia.*
21:30	*Biscoito de arroz com queijo sem gordura* *Coca diet*	*Cozinha*			*Muito só. Me sinto gorda e nem um pouco atraente. Vontade de desistir.*

FIGURA 18.5 Um registro de automonitoramento preenchido. V = vômito. Pode-se obter um registro em branco em www.credo-oxford.com.

a evitação quando consideraram essa pesagem frequente muito aversiva. A evitação da pesagem é tão problemática quanto a pesagem frequente, porque o resultado é os pacientes não terem dados para confirmar ou refutar seus receios sobre ganho de peso.

Os pacientes precisam aprender a avaliar e interpretar seu peso. Eles devem ser informados que o peso do corpo varia durante o dia e de um dia para outro, segundo seu estado de hidratação, o estado de seu intestino e de sua bexiga, seu momento no ciclo menstrual e outros fatores. (Todas essas informações podem ser encontradas na segunda edição de *Overcoming Binge Eating* [Fairburn, 2013]; ver a seção seguinte.) Pesagens frequentes resultam em preocupação com oscilações sem importância no peso, que tendem a ser mal interpretadas e levar muitos pacientes a restringir o que comem, seja qual for a leitura da balança. Esse importante processo de manutenção é rompido pela intervenção de pesagem colaborativa.

Na pesagem colaborativa, terapeuta e paciente verificam, juntos, o peso do paciente no começo da sessão. Isso é feito uma vez por semana (para pacientes abaixo do peso, ver adiante). O terapeuta e o paciente colocam os dados mais recentes em um gráfico individualizado de peso e interpretam juntos o padrão que aparece, dando ênfase específica às tendências das últimas quatro semanas. Um elemento crucial da intervenção é que os pacientes não se pesem fora desses momentos.

Os pacientes também são informados sobre o IMC, o índice deles próprios e seu significado do ponto de vista da saúde. Recomenda-se que não tenham um peso desejado exato, que impossibilite as flutuações diárias naturais, e sim que aceitem uma faixa de peso de cerca de 3 kg.

Quase todos os pacientes estão ansiosos em relação ao efeito que o tratamento terá sobre seu peso. Os que têm BN, TCA ou OTAEs (que não os que estão abaixo do peso) geralmente não mudam muito de peso. Deve-se dizer aos pacientes que o objetivo do tratamento é dar controle sobre o que comem, para que tenham o máximo controle possível de seu peso. É melhor que posterguem a decisão sobre uma faixa de peso específica como objetivo até perto do fim do tratamento, quando seus hábitos alimentares terão se estabilizado e eles estarão menos sensíveis em relação ao seu peso e à forma do corpo. Em um momento posterior do tratamento, os pacientes são aconselhados a não ter um objetivo de peso (faixa) que demande qualquer coisa além do controle alimentar leve, pois esse tipo de controle mantém a preocupação com a comida e os hábitos alimentares e aumenta o risco do comer compulsivo.

EDUCANDO O PACIENTE SOBRE PROBLEMAS ALIMENTARES

Para garantir que os pacientes tenham uma fonte confiável de informações, recomendamos que leiam algum livro fidedigno sobre transtornos alimentares. Usamos com frequência o *Overcoming Binge Eating* (Fairburn, 2013), que apresenta todas as informações necessárias e uma orientação da TCC-A compatível com o tratamento. Deve-se observar que esse livro é pertinente a todos os pacientes com transtornos alimentares, porque discute a psicopatologia do transtorno alimentar em geral, e não apenas os episódios de compulsão alimentar.

Costumamos dar aos pacientes um exemplar do livro, de modo a poder garantir que eles o tenham no momento certo do tratamento (geralmente, na segunda semana). Pedimos aos pacientes que façam anotações nas margens para facilitar a discussão subsequente nas sessões. Chamamos esse procedimento de leitura guiada, já que ele permite que os pacientes sejam instruídos de maneira eficiente, minuciosa e personalizada.

ESTABELECENDO OS HÁBITOS ALIMENTARES REGULARES

A alimentação regular é fundamental para o sucesso do tratamento, seja qual for o tipo de transtorno alimentar. Para pacientes com comer compulsivo, pode-se confiar nela para uma redução rápida da frequência dos episódios de comer compulsivo (se presente), e ela aborda um tipo importante de dieta, chamada de "alimentação retardada", ou seja, postergar comer durante o dia. Para os pacientes que estão abaixo do peso, ela introduz refeições e lanches regulares que podem ser aumentados de tamanho posteriormente (ver a seguir).

Os hábitos alimentares regulares são introduzidos na terceira sessão. É a primeira vez que se pede aos pacientes que mudem a maneira como comem. Há dois aspectos na intervenção. Primeiro, o paciente deve comer em intervalos regulares ao longo do dia (geralmente, três refeições planejadas durante o dia, mais dois lanches planejados). Segundo, os hábitos alimentares devem ficar limitados, em muito, a essas refeições e esses lanches. Uma série de questões relacionadas à intervenção devem ser enfatizadas:

1. Os pacientes devem poder escolher o que comem em suas refeições e lanches planejados. A única condição é que essas refeições e lanches não devem ser seguidos de vômito, laxantes ou qualquer outro comportamento compensatório.
2. Os pacientes não devem ser pressionados para mudar o que ou quanto comem nesse momento do tratamento, pois isso tende a fazer com que eles não consigam adotar hábitos alimentares regulares.
3. Se procuram aconselhamento sobre o que comer, os pacientes devem ser informados de que a prioridade é seu padrão de alimentação, e não o que eles comem. No entanto, se querem orientação, devem ser informados de que o ideal seria se adotassem uma dieta variada com o número mínimo de alimentos evitados.
4. Embora deva ser respeitado, sejam quais forem as circunstâncias ou o apetite dos pacientes, o novo padrão alimentar deve ser ajustado aos compromissos dos pacientes no dia a dia.
5. Os pacientes devem planejar com antecedência. Eles sempre devem saber quando vão fazer sua próxima refeição ou lanche, e só raramente deve haver um intervalo de mais de quatro horas entre refeições e lanches. Se o dia vai ser imprevisível, eles devem planejar com antecedência tanto quanto possível e identificar um momento em que possam fazer um balanço e, se necessário, replanejar o resto do dia.
6. Pacientes cujos hábitos alimentares são caóticos ou extremamente restritivos talvez precisem introduzir esse padrão em etapas. Os pacientes devem ser informados de que suas sensações de apetite, fome e plenitude provavelmente estarão perturbadas nesse momento e, por enquanto, não devem ser usadas para determinar o que eles vão comer. Em vez disso, eles devem aderir ao padrão alimentar combinado.

Duas estratégias distintas podem ajudar os pacientes a resistir a comer nos períodos entre as refeições e lanches planejados. A primeira delas é ajudá-los a identificar as atividades que sejam incompatíveis com o comer, ou que o tornem menos provável. Eles devem tentar prever quando é provável que surjam as dificuldades e intervir cedo, organizando atividades que tenham mais probabilidade de ajudá-los a aderir a um padrão de hábitos alimentares regulares. O aconselhamento sobre como fazer isso está em *Overcoming Binge Eating* (Fairburn, 2013). A outra estratégia é muito diferente: pedir aos pacientes que se concentrem na premência de comer e reconheçam que ela é um fenômeno temporário, ao qual eles não precisam ceder.

Dessa forma, aprendem a tirar a atenção da premência e a simplesmente observá-la, em vez de tentar eliminá-la. Assim como acontece com a sensação de plenitude gástrica, eles descobrirão que essa premência se dissipa com o tempo. Essa última estratégia é difícil para a maioria dos pacientes, principalmente nos primeiros estágios do tratamento. Caso venha a ser utilizada, é melhor deixá-la para um momento posterior do tratamento, quando a premência de comer entre as refeições e os lanches será intermitente e menos avassaladora.

ENVOLVENDO PESSOAS SIGNIFICATIVAS

A TCC-A foi desenvolvida como um tratamento individual para adultos, de forma que não envolve a participação ativa de outras pessoas. Apesar disso, é nossa prática conversar com pessoas significativas na vida do paciente se isso tiver probabilidade de facilitar o tratamento e o paciente quiser que isso aconteça. Fazemos isso com o objetivo de criar um ambiente ideal para o paciente mudar. Há duas indicações específicas para o envolvimento de outras pessoas:

1. Se elas forem ajudar o paciente a fazer mudanças.
2. Se elas estiverem dificultando ao paciente fazer mudanças, como, por exemplo, fazendo comentários negativos em relação à aparência ou aos hábitos alimentares do paciente.

Geralmente, as sessões com outras pessoas duram 45 minutos e acontecem imediatamente depois de uma sessão de rotina. Nós fazemos uma média de três dessas sessões (às vezes mais, no caso de pacientes abaixo do peso, como discutiremos adiante). Os tópicos que estejam fora do transtorno alimentar geralmente não são abordados. Com pacientes adolescentes, há um envolvimento muito maior de outras pessoas (Cooper & Stewart, 2008; Dalle Grave & Calugi, 2020).

Estudo de caso: o progresso ao longo do Estágio 1

No início do tratamento, Anna ficava muito quieta nas sessões e parecia simplesmente concordar com tudo o que o terapeuta sugeria. O terapeuta encorajou-a ativamente a fazer perguntas e a expressar qualquer dúvida que ela tinha, buscando envolvê-la colaborativamente no tratamento. A formulação foi utilizada para mostrar a ela o que estava mantendo seu transtorno alimentar e para descrever todas as áreas que deveriam ser abordadas no tratamento. A paciente respondeu positivamente ao "diagrama", uma vez que achava que ele "explicava" seu transtorno alimentar, mas ficou surpresa e um tanto cética com o fato de que suas tentativas de fazer dieta durante o dia levavam-na à compulsão alimentar noturna. Ela conseguia completar os registros de monitoramento em tempo real e respondeu bem a todos os materiais educacionais.

Houve duas dificuldades nesse estágio: (1) Anna relutou muito a ser pesada, argumentando que apenas ficaria mais preocupada com seu peso; e (2) ela não achava que conseguiria fazer refeições e lanches regulares, porque jamais havia comido assim antes e isso certamente faria com que ganhasse peso. Uma vez que o terapeuta explicou o motivo da pesagem, Anna concordou em ser pesada, mas, ainda assim, ficou muito ansiosa e incomodada quando soube os "números na balança". Contudo, ela concordou em manter as pesagens e, logo em seguida, descobriu que estava muito menos ansiosa em relação a seu peso e que sua preocupação não havia aumentado. Em relação à sua dieta regular, o terapeuta explicou (referindo-se à formulação) que a adoção desse padrão alimentar a ajudaria a se proteger da compulsão alimentar e, portanto, a superar seu problema com a comida. A relutância de Anna em fazer refeições e lanches pelo temor de ganhar peso foi abordada garantindo-lhe que isso raramente ocorre, já que a mudança tem a ver com o horário das refeições, e não com a quantidade ou o tipo de alimento. Além disso, ressaltou-se que comer regularmente resulta em uma diminuição dos episódios de compulsão alimentar e, portanto, em uma diminuição significativa no consumo total de calorias (uma vez que, mesmo quando vomitava, ela estava absorvendo uma quantidade significativa de energia de cada episódio de compulsão alimentar).

Estágio 2: Fazendo um balanço

O segundo estágio, um estágio de transição no tratamento, tem três objetivos:

1. Realizar uma análise conjunta dos avanços.
2. Revisar a formulação, se for necessário.
3. Preparar o Estágio 3.

Ao mesmo tempo, o terapeuta continua a implementar procedimentos introduzidos no Estágio 1. As sessões agora acontecem uma vez por semana.

A razão para se realizar essa avaliação formal dos avanços é a forte evidência em todos os transtornos alimentares de que a quantidade de mudança do paciente nas primeiras semanas de tratamento é um potente preditor de resultados (Linardon, Wade, et al., 2017). Assim, se os avanços forem limitados, isso precisa ser reconhecido cedo, e se deve buscar uma explicação, para que o tratamento possa ser ajustado segundo a necessidade.

Realizando uma revisão conjunta dos avanços

A revisão dos avanços é feita sistematicamente, com o paciente respondendo mais uma vez ao EDE-Q e à CIA e se submetendo a uma avaliação das características psiquiátricas gerais. Dessa forma, paciente e terapeuta podem avaliar o alcance da mudança. A análise dos registros de monitoramento do paciente também pode ser útil. Além disso, o paciente e o terapeuta devem considerar o grau no qual o paciente tem cumprido os vários elementos do tratamento.

A visão que os pacientes têm de seu avanço costuma ser indevidamente negativa, de modo que uma tarefa importante para o terapeuta é ajudar o paciente a chegar a uma avaliação equilibrada sobre o que mudou e o que não mudou. Geralmente, terá acontecido uma redução na frequência dos episódios de compulsão alimentar e purga compensatória, e uma melhora no padrão alimentar, ao passo que as preocupações com a forma não terão mudado (em grande parte, porque não terão sido abordadas).

Uma razão importante e, por vezes, subestimada para que o avanço não seja tão grande como se poderia esperar é a presença de depressão. Em termos ideais, esses episódios depressivos devem ser detectados e tratados antes de iniciar o tratamento, mas é inevitável que alguns deles não sejam percebidos e que outros se desenvolvam. Se parecer que há uma depressão clínica, é nossa prática tratá-la com medicação antidepressiva (Fairburn, Cooper, & Waller, 2008c, 2008d) e cogitar suspender a TCC até que o paciente tenha respondido.

Revisão da formulação

É importante revisar a formulação à luz do que se aprendeu durante o Estágio 1. É comum que não se note mudança alguma, mas às vezes se detectam alguns problemas e processos que não estavam óbvios quando se criou a formulação. Por exemplo, pode ter surgido a informação de que o excesso de exercícios é um problema muito maior do que se pensava. Nesse caso, a formulação pode ter que ser revisada. Se o paciente estiver recebendo uma forma "ampla" de TCC-A, é nesse momento que se examina a contribuição do perfeccionismo, da baixa autoestima e das dificuldades interpessoais (ver Fairburn et al., 2008a).

Planejando o Estágio 3

Por fim, o Estágio 2 é o momento em que se formula o Estágio 3. É nesse estágio que o tratamento se torna muito individualizado. O terapeuta tem que decidir quais elementos do Estágio 3 serão mais relevantes ao paciente e em que ordem devem ser implementados (ver a seguir).

Estudo de caso: os progressos ao longo do Estágio 2

Uma revisão feita com Anna dos progressos obtidos ao longo do Estágio 2 revelou que ela estava aproveitando os procedimentos do tratamento e pondo em prática, entre as sessões, os "próximos passos" combinados. Ela mantinha os registros conforme combinado, fazendo refeições e lanches regulares a maior parte do tempo, e já não estava extremamente ansiosa em se pesar, nem se tornara mais preocupada com seu peso. Houve uma redução acentuada na frequência de seus episódios de compulsão alimentar e vômitos, embora ela ainda vivenciasse isso uma ou duas vezes por semana. Os problemas que ainda precisavam ser abordados no Estágio 3 incluíam sua dieta, os episódios de compulsão alimentar relacionados ao estresse e sua supervalorização da importância de seu peso e de sua forma corporal. Decidiu-se que não havia a necessidade da forma ampla da TCC-A.

Estágio 3: Abordando os principais mecanismos de manutenção

Esta é a parte fundamental do tratamento. O foco está nos principais mecanismos que estão mantendo o transtorno alimentar desse paciente específico. Eles podem ser classificados em seis categorias amplas:

1. Supervalorização da forma do corpo e do peso
2. Supervalorização do controle sobre comer
3. Evitação alimentar
4. Mudanças na alimentação relacionadas a humor e eventos
5. Restrição alimentar
6. Estar abaixo do peso

As contribuições relativas desses mecanismos variam de indivíduo para indivíduo. Apenas alguns dos mecanismos funcionam em pessoas com transtorno de compulsão alimentar, ao passo que a maioria opera em casos de anorexia nervosa em que há compulsão alimentar e purga. Os quatro primeiros são examinados aqui. Restrição alimentar e estar abaixo do peso são tratados separadamente, quando discutimos as adaptações necessárias para aqueles que estão abaixo do peso. A ordem em que esses mecanismos são abordados depende da sua importância relativa na manutenção da psicopatologia do paciente e do tempo que leva para tratar deles. Geralmente, é melhor começar abordando as preocupações com a forma do corpo e o peso porque são mecanismos mais complexos e levam mais tempo.

Enquanto isso, o terapeuta continuará a implementar os procedimentos introduzidos no Estágio 1. Se o paciente estiver recebendo a forma ampla de TCC-A, um ou mais dos módulos adicionais de tratamento também serão usados (Fairburn et al., 2008a).

Abordando a supervalorização da forma do corpo e do peso

No centro da maioria dos transtornos alimentares está a "psicopatologia central" que os distingue, a supervalorização da forma do corpo e do peso, ou seja, o julgamento do valor de si mesmo, em grande parte ou até exclusivamente, em termos de forma do corpo e peso, e da capacidade de controlá-los. Como descrito anteriormente, a maioria das apresentações desses transtornos é secundária a essa psicopatologia e suas consequências. Essa psicopatologia ocupa um lugar fundamental na formulação da maioria dos pacientes e é um objetivo fundamental do tratamento. A experiência clínica e as evidências de pesquisa sugerem que, a menos que essa psicopatologia seja abordada com sucesso, os pacientes têm muito risco de recaída. Há cinco aspectos nesse processo:

1. Identificar a supervalorização e suas consequências
2. Desenvolver domínios de autoavaliação que estejam marginalizados
3. Abordar a verificação do corpo
4. Abordar a evitação do corpo
5. Abordar o "sentir-se gordo"

Com exceção do aspecto inicial, eles não são apresentados necessariamente nessa ordem. Além disso, próximo ao fim do Estágio 3, é importante desenvolver as habilidades dos pacientes para lidar com reveses.

IDENTIFICAR A SUPERVALORIZAÇÃO E SUAS CONSEQUÊNCIAS

O ponto de partida é informar o paciente sobre a noção de autoavaliação. Discutem-se as implicações desse esquema e se elabora um plano para abordar as expressões da supervalorização. Visto que os terapeutas muitas vezes não sabem ao certo como entrar no tema da autoavaliação, o guia de tratamento completo (Fairburn, 2008) fornece um diálogo detalhado demonstrando como explicar isso aos pacientes.

Em poucas palavras, o terapeuta começa explicando que a maioria das pessoas tende a se julgar com base no cumprimento de normas pessoais em áreas da vida que elas valorizam. Em seguida, o paciente é ajudado a gerar uma lista das áreas em sua vida que dão uma contribuição importante à sua autoavaliação. Quase invariavelmente, isso inclui aparência e, talvez, o controle da alimentação. O terapeuta explora a importância relativa desses domínios da autoavaliação; o sinal para a sua importância relativa é a magnitude (em termos de intensidade e duração) da resposta do paciente quando as coisas vão mal na área em questão. Dessa forma, as várias áreas da vida que foram listadas podem ser classificadas e representadas por meio de um gráfico de *pizza* que terapeuta e paciente fazem juntos. O gráfico de alguém sem transtorno alimentar é mostrado na Figura 18.6 e pode ser comparado a um que seja típico de alguém com um problema alimentar (Fig. 18.7), em que há uma grande "fatia" representando a supervalorização da forma do corpo e do peso.

É útil o paciente avaliar seu gráfico de *pizza* em várias ocasiões antes da próxima sessão, para que possa continuar a ser discutido e ajustado conforme necessário. Em geral, qualquer revisão implica ampliar o tamanho da fatia que representa a importância da forma do corpo e do peso.

Pede-se ao paciente que reflita sobre as implicações de seu esquema de autoavaliação (como representado no gráfico de *pizza*) e que pense se pode haver problemas inerentes a esse esquema. Essa discussão geralmente leva à identificação de três problemas principais:

1. Ter um gráfico de *pizza* com uma fatia dominante é "arriscado". Uma fatia dominante torna as pessoas

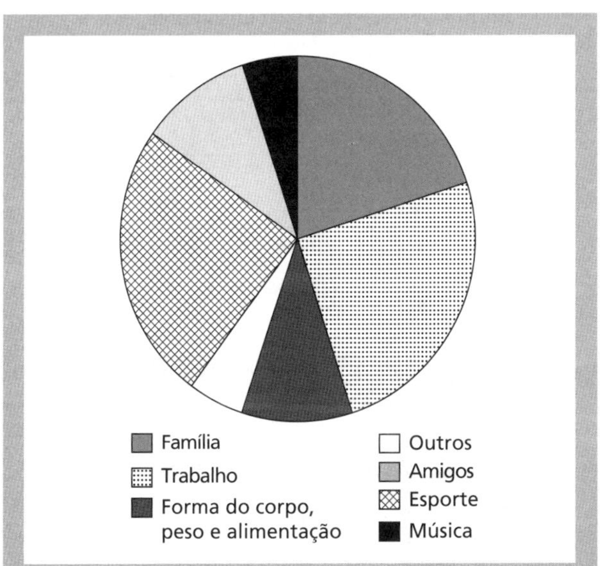

FIGURA 18.6 Gráfico de uma jovem sem problema alimentar. De Fairburn (2008, p. 99). Direitos autorais © 2008 The Guilford Press. Reimpressa com permissão.

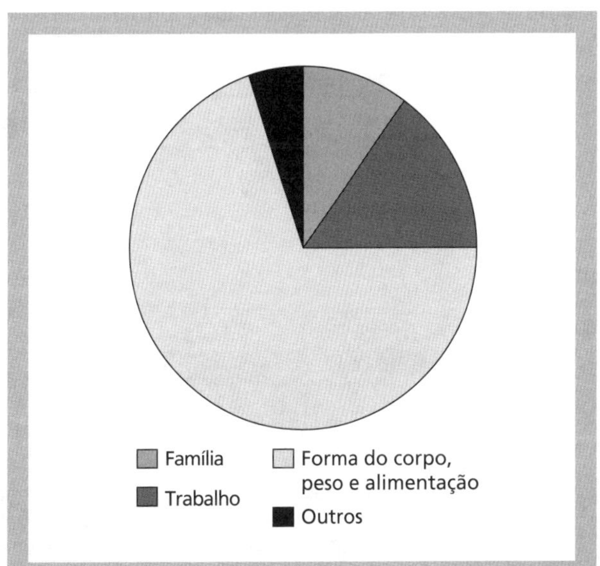

FIGURA 18.7 Gráfico de uma jovem com problema alimentar. De Fairburn (2008, p. 98). Direitos autorais © 2008 The Guilford Press. Reimpressa com permissão.

particularmente vulneráveis se algo ameaçar sua capacidade de cumprir seus padrões pessoais na área em questão.

2. Julgar-se principalmente com base em aparência é especialmente problemático porque esse aspecto da vida só é controlável até certo ponto e, portanto, faz com que a pessoa se sinta, às vezes, "um fracasso".
3. Dar muita importância à forma do corpo e ao peso leva as pessoas a fazer dieta, purga, verificações do corpo e, no caso do paciente, mantém seu problema alimentar.

Essa discussão leva naturalmente ao passo final do exame de autoavaliação, ou seja, à criação de uma formulação que inclua as consequências da supervalorização (a "formulação ampliada"). O terapeuta começa perguntando ao paciente o que ele faz ou vivencia como resultado da importância dada à forma do corpo e à aparência. O objetivo é obter uma figura que se assemelhe à Figura 18.8, com o terapeuta acrescentando as setas de retroalimentação ascendentes e explicando que essas consequências da supervalorização também servem para mantê-la.

No próximo passo, o terapeuta e o paciente precisam elaborar um plano para abordar as preocupações em relação à forma do corpo e ao peso, havendo duas estratégias gerais: (1) desenvolver novos domínios para a autoavaliação e (2) reduzir a importância atribuída à forma do corpo e ao peso. Ambas são importantes e se complementam.

DESENVOLVER DOMÍNIOS DE AUTOAVALIAÇÃO QUE ESTEJAM MARGINALIZADOS

Enfrentar as expressões da supervalorização da forma do corpo e do peso reduz aos poucos o alcance da supervalorização. A "fatia" do gráfico relacionada à forma do corpo e ao peso começa a encolher. Entretanto, ao mesmo tempo, é importante aumentar o número e a importância de outros domínios de autoavaliação, para reduzir ainda mais a importância relativa dada à forma do corpo e ao peso. Para chegar a isso, os pacientes precisam de ajuda para começar a se envolver ativamente com outros aspectos da vida. Há seis passos nesse processo que precisam ser tema permanente durante o restante do tratamento:

1. Explicar a fundamentação para se desenvolverem novos domínios de autoavaliação.
2. Ajudar o paciente a identificar novas atividades que possam ser envolventes.
3. Combinar com o paciente uma (ou talvez duas) atividade que possa experimentar.
4. Garantir que o paciente realmente faça a atividade identificada, muitas vezes usando uma abordagem de solução de problemas (descrita mais adiante neste capítulo).
5. Revisar o progresso semanalmente, com o terapeuta tendo uma atitude estimuladora e facilitadora.
6. Ao mesmo tempo, tratar diretamente da supervalorização da forma do corpo e do peso pelo paciente, geralmente começando com a verificação do corpo, que muitas vezes é de importância fundamental na manutenção das preocupações do paciente.

ABORDAR A VERIFICAÇÃO E A EVITAÇÃO DO CORPO

A importância da verificação e da evitação do corpo foi identificada há pouco tempo. A razão é bastante simples: poucos profissionais estão cientes delas porque os pacientes não expõem seu comportamento a menos que se pergunte, e muitos deles nem estão conscientes disso.

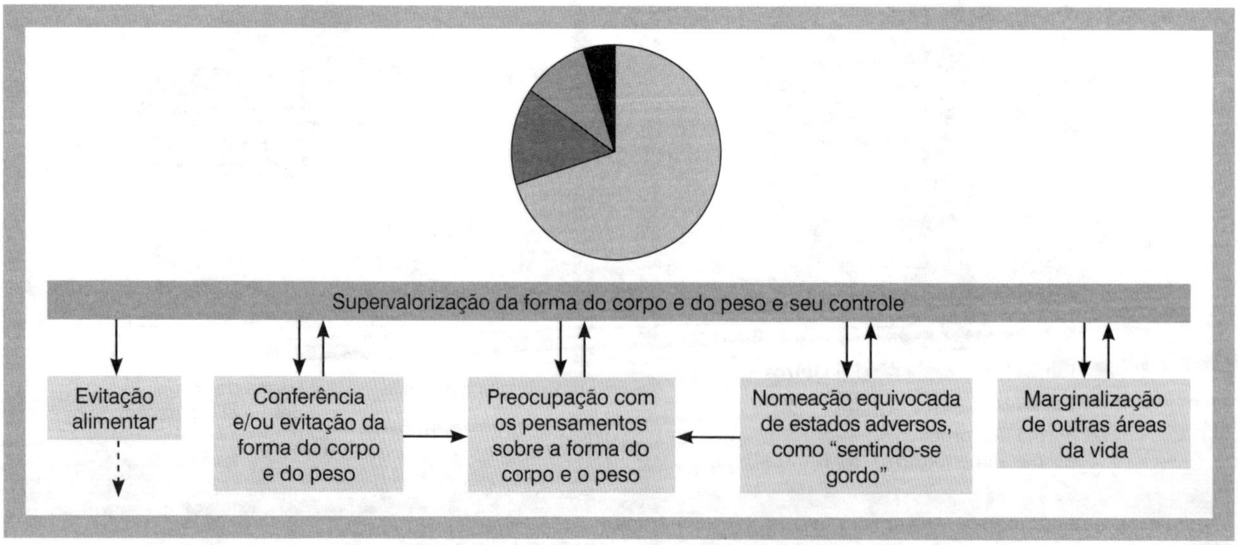

FIGURA 18.8 A supervalorização da forma do corpo e do peso: uma formulação "ampliada". De Fairburn (2008, p. 101). Direitos autorais © 2008 The Guilford Press. Reimpressa com permissão. Esta figura pode ser obtida em www.credo-oxford.com.

O primeiro passo para tratar da verificação e da evitação do corpo é dar informações sobre a verificação do corpo, a evitação do corpo e suas consequências, enfatizando os dois pontos a seguir:

1. Todas as pessoas verificam seu corpo em algum nível, mas muitas pessoas que têm problemas alimentares o fazem repetidas vezes e, com frequência, de maneira incomum. Essa verificação pode se tornar "natural", de modo que elas podem nem se dar conta de que estão fazendo isso. Nas pessoas com problemas alimentares, essa verificação pode manter a insatisfação com a aparência.
2. Algumas pessoas com problemas alimentares evitam ver seus corpos e não gostam que outras pessoas os vejam. Geralmente, essas pessoas já realizaram verificação do corpo no passado, mas mudaram para a evitação porque a verificação repetida se tornou insuportável. A evitação do corpo também é problemática no sentido de que permite que as preocupações com a forma do corpo e a aparência persistam na ausência de qualquer informação precisa. Portanto, ela também deve ser enfrentada.

Em seguida, o terapeuta e o paciente precisam identificar quais são os comportamentos de verificação e evitação que o paciente tem. Um registro de monitoramento específico pode ser usado para esse fim (ver *www.cbte.co*). Considerando-se que registrar a verificação do corpo é extremamente aflitiva para alguns pacientes, o melhor é pedir que façam isso por apenas dois períodos de 24 horas, em um dia de trabalho e em um dia de folga. Pode ser útil avisar aos pacientes que, mesmo que seja aflitiva, essa ação produzirá informações úteis para superar seu transtorno alimentar. É comum os pacientes ficarem surpresos com quantas vezes verificam sua forma do corpo.

Tendo identificado as várias formas de verificação do corpo, elas podem ser divididas em dois grupos, em relação à sua condição de "normativas" ou não.

Formas incomuns de verificar o corpo. Formas incomuns de verificar o corpo devem ser simplesmente interrompidas. Entre os exemplos, estão medir as dimensões ou apertar certas partes do corpo. Os pacientes geralmente conseguem fazer isso se a fundamentação for bem explicada e eles receberem apoio. Há duas questões a enfatizar:

1. A verificação do corpo geralmente envolve o foco em aspectos da aparência dos quais a pessoa não gosta, e isso costuma ter efeitos adversos.
2. A interrupção de formas incomuns de verificação geralmente é sentida (depois de cerca de uma semana) como um alívio.

Abordando formas mais normativas de verificar o corpo. Uma estratégia diferente precisa ser adotada com formas mais normais de verificar o corpo. Nesse caso, um problema é a frequência da verificação, a forma como é feita e a interpretação que os pacientes fazem do que encontram. O terapeuta precisa ajudá-los a refletir sobre as seguintes questões cada vez que eles estão por verificar a si mesmos:

- O que estou tentando descobrir?
- Esse tipo de verificação pode produzir a informação que estou buscando?
- Pode haver efeitos adversos devidos a essa verificação?
- Há alguma alternativa melhor?

O uso de espelhos merece uma atenção especial, já que eles têm o potencial de dar informações equivocadas, mas extremamente verossímeis, e é provável que cumpram um papel potencialmente importante na manutenção da insatisfação de muitos pacientes com o corpo. Assim, a educação sobre os espelhos e seu uso é importante. Uma questão a destacar é que defeitos aparentes que normalmente passam despercebidos se tornam o foco de atenção quando as pessoas estudam em detalhe aspectos de sua aparência das quais não gostam. Outra é que o exame tende a aumentar os defeitos aparentes, de modo que os pacientes precisam questionar o uso que fazem dos espelhos, já que eles são a principal forma com que determinamos como olhamos. Os espelhos são úteis para aplicar maquiagem, escovar o cabelo/fazer penteados, barbear-se, e assim por diante. Os espelhos de corpo inteiro são úteis para ver como as roupas combinam. Mas os terapeutas devem perguntar se há alguma razão para se olhar nu em um espelho de corpo inteiro. Se a pessoa já está insatisfeita com sua aparência, fazer isso tem probabilidade de aumentar a insatisfação com a própria forma por meio do processo de aumento mencionado anteriormente. Isso não significa que se recomende a evitação total, e sim que se restrinja (por um tempo) o uso de espelhos para esses propósitos.

Outra forma de verificação do corpo que mantém ativamente a insatisfação com a forma do corpo é se comparar com outras pessoas. A natureza dessas comparações geralmente implica que os pacientes concluam que seus corpos não são atraentes em relação aos dos outros. Como observamos anteriormente, as avaliações dos pacientes sobre sua própria forma corporal muitas vezes envolvem o escrutínio e a atenção seletiva às partes do corpo de que eles não gostam. O escrutínio tende a resultar no aumento dos defeitos percebidos, e a atenção seletiva aumenta a insatisfação geral com a forma do corpo. Em contraste, a avaliação que os pacientes fazem dos outros é muito diferente. Eles tendem a fazer julgamentos superficiais e muitas vezes sem critérios das outras pessoas. Além disso, quando fazem essas comparações, elas tendem a escolher grupos de referência tendenciosos, geralmente pessoas magras e atraentes.

Os passos para abordar as comparações por parte dos pacientes são os seguintes:

1. O terapeuta ajuda os pacientes a identificar quando e como eles fazem comparações.
2. O terapeuta ajuda os pacientes a examinar se a comparação foi inerentemente tendenciosa em termos da pessoa escolhida e como a forma do corpo foi avaliada. Vale a pena destacar dois pontos:
   - A verificação oferece aos pacientes uma perspectiva sobre seus corpos que é difícil, se não impossível, de obter a partir do corpo de outra pessoa. Por exemplo, o que eles veem quando se olham no espelho é muito diferente do que veem quando olham para outra pessoa.
   - Comparar-se com pessoas mostradas na mídia (modelos, astros de cinema, celebridades, perfis de amigos e conhecidos em redes sociais) é problemático, porque elas são um grupo não representativo, e as imagens delas podem muito bem ter sido cuidadosamente selecionadas, manipuladas ou ambos.
3. Certas tarefas de casa são úteis para complementar essas discussões. Por exemplo, pode-se pedir aos pacientes que sejam menos seletivos ao escolher alguém com quem se comparar. Em vez de escolher pessoas magras, o terapeuta pode pedir que eles escolham uma pessoa a cada três (de idade aproximada à sua e mesmo gênero) que encontrarem em uma rua movimentada. Também se pode pedir que examinem os corpos de outras pessoas. Uma maneira de fazer isso é selecionar alguém de mesmo gênero e idade parecida que, à primeira vista, pareça atraente e, depois, analisar seu corpo, focando exclusivamente naquelas partes sobre as quais o paciente é mais sensível. Os pacientes descobrem que até as pessoas atraentes têm defeitos visíveis quando examinadas.
4. Partindo do pressuposto de que as comparações que o paciente faz são tendenciosas (como quase sempre é o caso), o terapeuta deve explorar as implicações desses vieses em termos da validade das visões do paciente sobre sua aparência. O objetivo é que os pacientes entendam que suas comparações e verificações produziram informações enganosas sobre os corpos de outras pessoas em relação aos seus.

ABORDANDO A EVITAÇÃO DO CORPO

A estratégia nesse caso é a "exposição" em seu sentido técnico e literal. Os terapeutas precisam ajudar os pacientes a se acostumar com a visão e a sensação de seus corpos e aprender a fazer comparações justas com os de outros. Eles têm que se acostumar a ver seus próprios corpos e deixar que os outros também os vejam. Os pacientes precisam parar, aos poucos, de se vestir e se despir no escuro e devem abandonar gradualmente o uso de roupas largas que não deixam distinguir formas. A participação em atividades que envolvam algum grau de exposição corporal pode ser útil (p. ex., natação, ver sua imagem nas mídias sociais e permitir que outras pessoas a vejam). Dependendo da amplitude do problema, podem ser necessárias muitas sessões sucessivas para enfrentar a evitação do corpo. Em função do risco de que o paciente retorne à verificação repetida do corpo, o terapeuta precisa ajudá-lo a adotar formas normais e sem riscos de verificação.

ABORDAR O "SENTIR-SE GORDO"

"Sentir-se gorda" é uma experiência relatada por muitas mulheres, mas a intensidade e a frequência dessa sensação parecem ser muito maiores entre pessoas com transtornos alimentares. Sentir-se gordo é um importante alvo do tratamento porque tende a ser igualado a estar gordo, seja qual for o peso e a forma do corpo real do paciente. Sendo assim, não é apenas uma expressão de preocupação exagerada com a forma do corpo e o peso, mas também os mantém.

Praticamente não foram feitas pesquisas sobre sentir-se gordo, e pouco se escreveu sobre o tema. Um aspecto curioso é que o "sentir-se gordo" tende a oscilar muito de um dia para outro, e mesmo dentro do mesmo dia, o que é bastante diferente de muitos outros aspectos da psicopatologia central desses pacientes, que é relativamente estável. Nossa impressão é que, no caso das pessoas que têm transtornos alimentares, a sensação de ser gordo é resultado de uma identificação equivocada de certas emoções e experiências corporais. É importante enfatizar que "sentir-se gordo" e ter sobrepeso são coisas bem diferentes, mas podem ocorrer simultaneamente. Algumas pessoas com obesidade não têm problemas com sentirem-se gordas, apesar de se sentirem insatisfeitas com sua forma corporal ou seu peso, ao passo que outras "sentem-se gordas" e estão insatisfeitas. Como "sentir-se gordo" contribui para a manutenção da insatisfação com o corpo, é essencial que se trate o "sentir-se gordo" também com esses pacientes.

Em geral, é melhor trabalhar com esse problema depois que o paciente tenha avançado na questão da verificação e da evitação de seu corpo, mas nem sempre é esse o caso. No caso do paciente para o qual "sentir-se gordo" é uma característica particularmente proeminente, é aconselhável tratá-la antes da verificação e da evitação do corpo.

Há cinco passos para se abordar o "sentir-se gordo":

1. O terapeuta deve primeiro explicar que "sentir-se gordo" não deve ser equiparado a "ser gordo", e que "sentir-se gordo" pode mascarar outros sentimentos ou sensações que ocorrem ao mesmo tempo.
2. Pede-se aos pacientes que registrem quando têm esse tipo de sentimento com intensidade especial. Esse monitoramento pode ser parte do processo de regis-

tro normal do paciente, usando a coluna da direita da planilha para esse propósito. Isso exige registro preciso em tempo real. Quando registram que "se sentem gordos", os pacientes também devem pensar (e registrar) o que mais estão sentindo nesse momento.

3. Tendo dominado isso, os pacientes devem se fazer duas perguntas, cada vez que "se sentirem gordos":
   - "O que aconteceu na última hora que possa ter desencadeado esse sentimento?"
   - "O que mais estou *sentindo* agora?"
4. Em geral, as experiências de "se sentir gordo" do paciente são desencadeadas pela ocorrência de certos estados de humor negativos ou por sensações físicas que aumentam a consciência corporal. Exemplos desses dois tipos de estímulos são os seguintes:
   - Sentir-se entediado, deprimido, solitário ou cansado.
   - Sentir plenitude gástrica, sentir-se inchado, suado; sentir que o corpo bamboleia ou que as coxas raspam uma na outra; ter a sensação de que a roupa está apertada.

Ao longo das semanas seguintes, os pacientes devem continuar a fazer isso sempre que tiveram fortes sentimentos de estar gordo. Além disso, devem abordar qualquer problema mascarado (p. ex., sentir-se entediado), usando a abordagem de solução de problemas (descrita posteriormente neste capítulo). Em alguns pacientes, a solução de problemas já terá sido ensinada no contexto de lidar com mudanças na alimentação desencadeadas por eventos. Em outros, a abordagem precisa ser introduzida neste momento. No que diz respeito a enfrentar a resposta dos pacientes à consciência corporal elevada, os terapeutas devem ajudá-los a perceber que o problema é sua interpretação negativa dessas sensações, e não as sensações em si.

Para abordar o "sentir-se gordo" geralmente serão necessárias muitas semanas, e essa será uma questão recorrente na agenda de cada sessão. O que geralmente acontece é que a frequência e a intensidade do sentimento vão diminuindo gradualmente e a "relação" dos pacientes com a experiência muda, até ela não ser mais equacionada com "estar gordo". Essa mudança metacognitiva é importante porque, uma vez tendo acontecido, o "sentir-se gordo" deixa de manter a insatisfação com o corpo.

Abordando a evitação alimentar e a privação de alimentos

Fazer dieta é uma das características mais importantes dos pacientes com transtornos alimentares. Um dos principais objetivos do tratamento é reduzir, se não eliminar totalmente, a forte tendência desses pacientes à dieta. Como observado anteriormente, as tentativas de evitar a ingestão de alimentos ("evitação alimentar") podem ou não ser bem-sucedidas. Assim, está longe de ser inevitável que elas resultem em comer abaixo das necessidades em termos fisiológicos ("restrição alimentar") e perda de peso. Nesta seção, vamos nos concentrar na evitação alimentar e em regras alimentares. O enfrentamento da restrição alimentar é abordado em uma seção posterior, sobre o tratamento daqueles que estão abaixo do peso.

A evitação alimentar dos pacientes com transtornos alimentares é extrema em intensidade e rígida na forma. Esses pacientes estabelecem para si mesmos muitas regras alimentares exigentes com relação a quando comem (p. ex., não comer antes das 18h), o quanto comem (p. ex., menos de 600 kcal por dia) e, principalmente, o que devem comer; a maioria dos pacientes tem um grande número de alimentos que tenta não comer ("evitação de alimentos"). Muitos têm todos os três tipos de regras dietéticas, e, como resultado disso, sua alimentação é inflexível e restrita. Apesar disso, a evitação alimentar é valorizada, com os pacientes tendendo a ignorar seus efeitos prejudiciais.

Um primeiro passo importante quando se lida com a evitação alimentar é o terapeuta chamar a atenção do paciente para os efeitos prejudiciais dessas dietas. Isso se faz com referência à formulação, que, na maioria dos casos, mostra que a dieta cumpre um papel crucial na manutenção do seu problema alimentar. Se for esse o caso, isso terá de ser enfrentado para superar o problema. Segundo, sua dieta pode muito bem ter vários efeitos negativos na vida cotidiana. Eles podem ser descobertos usando-se a CIA (Bohn & Fairburn, 2008); por exemplo, pode impedir de comer fora, pode resultar em tensão na hora das refeições, e causar preocupação com pensamentos sobre comida e sobre comer.

Quando se chegar a um acordo de que a evitação alimentar é um problema, terapeuta e paciente devem identificar as várias regras da dieta do paciente. Muitas delas já estarão evidentes nesse estágio do tratamento. Os princípios que embasam o enfrentamento dessas regras são os seguintes:

1. Identificar as regras específicas que o estejam motivando.
2. Explorar com o paciente as prováveis consequências de descumprir a regra. O paciente pode acreditar que descumpri-la vai levar a ganho de peso ou resultar invariavelmente em compulsão alimentar.
3. Elaborar um plano com o paciente para descumprir a regra em questão e explorar as consequências de fazê-lo, ajudando o paciente a implementar esse plano.
4. Analisar as implicações do descumprimento planejado da regra.
5. Planejar outras ocasiões para descumprir a mesma regra, até que deixe de ser importante.

Com pacientes que têm compulsão alimentar, é importante prestar atenção específica à evitação de alimentos. O primeiro passo é identificar os alimentos que são evitados.

Uma boa forma de fazer isso é pedir aos pacientes que visitem um supermercado local e anotem todas as coisas que eles relutariam em comer em função de seu possível efeito sobre a forma e o peso, ou porque temem que comê-las poderia desencadear um episódio compulsivo. Em seguida, os pacientes poderiam classificar esses alimentos (muitas vezes um grande número) segundo a dificuldade que teriam de comê-los. Nas semanas seguintes, os pacientes devem ser ajudados a introduzir progressivamente esses alimentos em sua dieta, começando com o grupo mais fácil e avançando aos mais difíceis. A quantidade ingerida não é importante, embora o objetivo final seja que os pacientes consigam comer quantidades normais sem dificuldade. A introdução sistemática de alimentos evitados continua até que os pacientes não sintam mais ansiedade ao comê-los. Isso muitas vezes dura o restante do tratamento, e um pouco mais.

Outras regras dietéticas devem ser tratadas de forma semelhante, com um foco tanto na crença de que se está mantendo a regra quanto na de que se está quebrando a própria regra. É especialmente importante abordar regras que interfiram nos hábitos de comer socialmente.

Abordando as mudanças na alimentação relacionadas a eventos e humores

Entre pacientes com transtornos alimentares, os hábitos alimentares podem mudar em resposta a eventos externos e ao humor. São comuns os seguintes:

- Comer compulsivamente ou vomitar, ou ambos, podem ser uma resposta a eventos negativos ou humores adversos. A compulsão alimentar tem duas propriedades relevantes: distrai, tirando a atenção da pessoa dos pensamentos adversos, e tem um efeito direto de modulação do humor, uma vez que aprofunda estados de humor intensos. A segunda propriedade se aplica a vomitar e a praticar exercícios intensos.
- Comer menos ou parar de comer para adquirir uma sensação de controle pessoal quando eventos externos parecem estar fora do controle do paciente. Isso é visto com mais frequência em pacientes abaixo do peso.
- Comer menos para influenciar os outros; por exemplo, essa pode ser uma maneira de expressar sentimentos de aflição ou raiva, ou pode ser um ato de desafio.

Se no Estágio 3 eventos e estados de humor parecerem contribuir para a manutenção do transtorno alimentar, essa contribuição deverá ser avaliada e, muito provavelmente, tratada, com o objetivo de ajudar os pacientes a lidar com esses eventos e estados de humor de forma direta e eficaz, sem influenciar sua alimentação. Com a maioria dos pacientes, o primeiro passo é identificar essas mudanças na alimentação por meio de registro em tempo real e, na sessão seguinte, examinar detalhadamente um ou mais exemplos, na tentativa de identificar os gatilhos envolvidos. Em seguida, o paciente deve ser treinado em uma variante da técnica cognitivo-comportamental tradicional para solução de problemas, denominada *solução proativa de problemas*. A característica distintiva dessa abordagem é sua ênfase na identificação precoce de problemas. Ela é descrita em detalhe no guia de tratamento completo, e também é tratada, da perspectiva do paciente, em *Overcoming Binge Eating* (Fairburn, 2013). Se bem-ensinada, a abordagem é muito eficaz na maioria dos casos. As exceções são aqueles pacientes que têm dificuldade de tolerar estados de humor que envolvam excitação. Esses pacientes (que tendem a atrair o diagnóstico de transtorno da personalidade *borderline*) têm o que chamamos de *intolerância ao humor*. Eles se beneficiam da solução proativa de problemas, mas também precisam de ajuda mais direta para lidar com seus estados de humor. Para esse fim, usamos uma abordagem que mescla elementos da terapia comportamental dialética (Linehan, 1993; ver Neacsiu, Zerubavel, Nylocks, & Linehan, Cap. 10, neste volume) e é descrita no guia do tratamento.

Reveses e formas de pensar

A psicopatologia central dos transtornos alimentares pode ser vista como uma *forma de pensar,* ou um estado de espírito. Embora a forma de pensar normal de uma pessoa varie com a mudança das circunstâncias, em quem tem transtornos alimentares ela tende a ficar bloqueada, e o pensamento dos pacientes passa a ser persistentemente dominado por pensamentos relacionados ao transtorno alimentar. Isso leva os pacientes a filtrar estímulos internos e externos de forma distinta; leva às formas de comportamento características dos transtornos alimentares; e resulta na identificação equivocada de várias experiências físicas e emocionais como "sentir-se gordo".

As estratégias cognitivo-comportamentais usadas na TCC-A são voltadas a atender tanto às características centrais dos transtornos alimentares quanto, e mais importante, aos processos que as mantêm. Em pacientes que estão fazendo um bom progresso, esses mecanismos se desgastam gradualmente durante o Estágio 3, com o resultado de que as formas de pensar saudáveis e circunstancialmente mais apropriadas começam a se estabelecer, ainda que temporariamente, no início. Essas mudanças da forma de pensar geralmente ficam visíveis no final do tratamento. Elas são frequentemente relatadas com surpresa pelos pacientes, que, de repente, se dão conta de que já faz algum tempo que não têm seus pensamentos usuais sobre o transtorno alimentar. No começo, a forma de pensar do transtorno alimentar tende a se restabelecer, mesmo com provocações menores (p. ex., uma amiga discutindo uma dieta). Esses "reveses" podem facilmente se transformar em uma recaída total, a menos que sejam cortados prontamente pela raiz. Assim, é importante levantar o tema das formas de pensar nesse estágio do tratamento, para que os pacientes possam aprender a detectar sua forma de pensar relacionada ao transtorno alimentar se instalando ao identificar as mudanças iniciais características em seu comportamento. Uma vez que consigam fazer isso, os pacientes podem continuar aprendendo a "ejetar" essa forma de pensar, impedindo que o revés se instale. Identificá-la se restabelecendo na prática e lidar com ela de forma eficaz têm muito valor, pois essa habilidade — intervir muito cedo, no início de um revés — pode explicar a baixa taxa de recaída após a TCC-A. Por isso, é útil os pacientes experimentarem reveses ocasionais no final do tratamento, pois isso dá a oportunidade de usar essas estratégias e esses procedimentos para controlar formas de pensar ainda durante o tratamento. Detalhes completos sobre como ajudar os pacientes a manejar sua forma de pensar e enfrentar reveses são fornecidos no guia de tratamento.

Estudo de caso: o progresso ao longo do Estágio 3

A primeira questão abordada no Estágio 3 foi a supervalorização do peso e da forma corporal por parte de Anna. Quando ela e o terapeuta completaram um gráfico de *pizza*, Anna ficou aflita de ver que controlar a alimentação, o peso e a forma de seu corpo preenchia três quartos do gráfico. Ela também pôde ver, após uma conversa, que outras áreas de sua vida haviam se tornado marginalizadas, em grande parte como resultado de suas preocupações com a forma de seu corpo e seu peso. Como primeiro passo para o "aumento" dos domínios de seu gráfico de *pizza*, Anna concordou em retomar seu antigo interesse por desenho, buscando uma aula de artes, na qual se inscreveu. Ao discutir com o terapeuta, Anna pôde reconhecer que sua conferência corporal e "se sentir gorda" eram uma expressão de suas preocupações com a forma de seu corpo e seu peso, e ela conseguiu entender, usando a formulação ampliada, como essas expressões mantinham suas preocupações. Contudo, ela se convenceu muito menos com a sugestão do terapeuta de que fazer dietas também desempenhava um papel na manutenção de seu transtorno. Assim, embora a paciente tenha conseguido reduzir suas conferências corporais (e removido todos os seis espelhos do dormitório, exceto um) e tenha mudado com sucesso o rótulo do que é "se sentir gorda", ela relutava muito para tratar sua dieta. Sua dieta envolvia inúmeras regras sobre como comer e uma longa lista de alimentos evitados. Anna não via sua dieta como um problema e pensava que, sem dúvida, se sentiria melhor consigo própria se conseguisse reduzir seu peso, deixando-o abaixo da faixa de peso saudável para sua altura. Ela também achava que evitar rigorosamente alimentos que costumava comer durante seus episódios de compulsão alimentar era a melhor estratégia para prevenir que eles ocorressem. O terapeuta abordou no tratamento essa dificuldade ao retornar à formulação e explicou como essa forma de dieta mantinha a compulsão da mesma maneira que postergar as refeições, como fazia no início do tratamento. Além disso, o terapeuta iniciou uma discussão sobre os principais efeitos adversos dessa dieta, ressaltando a preocupação com os alimentos e o ato de comer, a ansiedade em relação a comer em geral e um padrão de alimentação inflexível que geralmente torna impossível fazer refeições socialmente. Anna, em determinado momento, conseguiu quebrar algumas de suas regras alimentares e a começar a comer alimentos que antes evitava sem o medo das consequências de ganho de peso ou de outra compulsão alimentar. Com o incentivo do terapeuta, Anna também pôde reconsiderar as vantagens e desvantagens de perder peso, considerando que seu peso já estava na faixa saudável. Nesse estágio, Anna já havia praticamente deixado de ter episódios de compulsão alimentar, mas uma análise dos episódios residuais revelou que eles tendiam a ocorrer quando ela consumia álcool. Como resultado, ela decidiu reduzir ainda mais seu consumo de bebidas alcoólicas.

Mais no final desse estágio do tratamento, Anna conseguiu ver que o problema com a comida estava começando a ser resolvido e que ela às vezes conseguia se distanciar deles e da forma de pensar do transtorno alimentar. Pequenos reveses durante o tratamento haviam ajudado Anna a identificar que postergar refeições, pular lanches e retomar certos alimentos dietéticos costumavam ser sinais prévios do seu retorno à forma de pensar do transtorno alimentar.

Estágio 4: Terminando bem

Este é o último estágio do tratamento. Com pacientes que estejam recebendo 20 sessões de tratamento, ele inclui três sessões durante cinco semanas (ou seja, as sessões são separadas por duas semanas). Esse estágio tem dois amplos objetivos:

1. Garantir que as mudanças feitas no tratamento sejam mantidas e ampliadas.
2. Minimizar o risco de recaída no futuro.

Ao mesmo tempo, os pacientes interrompem o automonitoramento e transferem a pesagem na sessão para suas casas.

Garantir que as mudanças feitas no tratamento sejam mantidas

O primeiro passo com esse objetivo é revisar em detalhe os avanços do paciente e quais são os problemas que permanecem. Isso pode ser feito de forma semelhante ao Estágio 2, com o EDE-Q e a CIA como guias. Com base nessa revisão, terapeuta e paciente formulam conjuntamente um plano de curto prazo para que o paciente siga até a revisão pós-tratamento, em cinco meses. Geralmente, isso inclui trabalhar mais a verificação do corpo e a evitação de comida, além de estimular o paciente a manter seus esforços para desenvolver novos interesses e atividades.

Minimizar o risco de recaída no futuro

As recaídas não são um fenômeno do tipo tudo ou nada. Elas ocorrem em graus e podem começar como um "deslize" ou um revés que se estabelece. É comum que o deslize compreenda a retomada da evitação alimentar, muitas vezes desencadeada por um evento adverso relacionado à forma do corpo (p. ex., um comentário crítico, roupas que parecem mais justas do que o normal). Em pacientes que já tiveram tendência à compulsão alimentar, esse retorno da evitação alimentar pode levar a um episódio de compulsão alimentar por meio dos mecanismos descritos, o que, por sua vez, estimula ainda mais a evitação alimentar, aumentando, assim, o risco de mais episódios de compulsão alimentar. Em alguns dias, a maioria dos aspectos do transtorno alimentar pode ter voltado. A reação do paciente a essa sequência de eventos é crucial para determinar o que acontece. Se for detectado no início, como discutido anteriormente, é relativamente fácil de intervir, mas se não o for, torna-se progressivamente mais difícil lidar com o revés.

Para minimizar o risco de recaída em longo prazo, o terapeuta deve fazer o seguinte:

1. *Educar o paciente sobre o risco de recaída, destacando gatilhos comuns e a provável sequência de eventos no caso do paciente.* Alguns pacientes têm uma tendência a esperar nunca mais ter o problema alimentar, especialmente os que interromperam a compulsão alimentar, mas isso também é visto em outros pacientes. Sem lançar uma sombra negativa sobre as esperanças de futuro dos pacientes, os terapeutas devem garantir que elas sejam realistas; caso contrário, há um risco de que eles estejam vulneráveis a reagir negativamente a qualquer revés que surja. Os pacientes devem ser ensinados a considerar seu transtorno alimentar como seu calcanhar de Aquiles, ou seja, como sua resposta ao estresse em geral e a certos gatilhos em particular.
2. *Enfatizar a importância de detectar os problemas cedo, antes de eles se tornarem arraigados.* Com isso em mente, terapeuta e paciente devem identificar prováveis sinais precoces de recaída iminente. Para pacientes que tendem a compulsão ou purga, esse tipo de comportamento acontece no início de alguma recaída e é prontamente visível. Os pacientes cujo transtorno alimentar está basicamente caracterizado pela restrição alimentar podem precisar de ajuda para identificar sinais negativos.
3. *Construir com o paciente um plano de ação (um "plano de manutenção em longo prazo" personalizado e por escrito) elaborado para usar no futuro, caso surja algum problema.* Há dois elementos importantes: o foco no problema alimentar que está surgindo e como corrigi-lo, e abordar o gatilho do revés. Em geral, o primeiro se obtém fazendo-se o que foi aprendido no tratamento (fazendo a coisa certa), possivelmente seguindo a orientação de *Overcoming Binge Eating* (Fairburn, 2013), ao passo que o segundo é conseguido usando-se a solução de problemas.
4. *Discutir quando o paciente deveria buscar mais ajuda.* É importante que os pacientes busquem mais ajuda se for necessário. A estratégia descrita anteriormente deve recolocar os pacientes no caminho dentro de algumas semanas. Se, após algumas semanas tentando corrigir as coisas, o problema não for resolvido em boa medida, o paciente deverá buscar ajuda externa.

Finalizando ou estendendo o tratamento

É incomum não terminar a TCC-A como foi planejado. Desde que os pacientes tenham atingido o ponto em que os principais mecanismos de manutenção tiverem sido rompidos, o tratamento pode e deve ser terminado. Caso contrário, os pacientes (e os terapeutas) correm o risco de atribuir a continuidade da melhora à manutenção da terapia, em vez de à resolução natural do transtorno alimentar. Na prática, isso significa que é aceitável terminar o tratamento mesmo que os pacientes ainda façam um pouco de dieta, talvez com episódios de compulsão alimentar e vômitos ocasionais, e que tenham preocupações residuais com a forma do corpo e o peso.

Às vezes, há bases para se ampliar o tratamento. Em nossa opinião, a principal indicação para fazer isso é a presença de características do transtorno alimentar que continuem a prejudicar significativamente o funcionamento do paciente e não tenham probabilidade de se resolver de modo espontâneo. Outra razão para estender o tratamento é compensar o impacto deletério das interrupções no tratamento, geralmente devidas à emergência de uma depressão clínica ou à ocorrência de uma crise vital.

Ocasionalmente, algum paciente se beneficia pouco da TCC-A. Temos por hábito encaminhá-lo a um hospital-dia ou à internação, em vez de prolongar a TTC-A ambulatorial.

Estudo de caso: progresso ao longo do Estágio 4

Anna conseguiu terminar o tratamento no prazo. Ao término, ela estava comendo regularmente e já não tinha episódios de compulsão alimentar e vômitos. Um tanto surpreendente para ela, seu peso havia permanecido o mesmo durante o tratamento. Ela identificou que se alimentar regularmente, deixar de evitar certos alimentos e se envolver com novas atividades foram os aspectos mais úteis do tratamento, e planejou continuar trabalhando com essas mudanças até a revisão pós-tratamento. Para prevenir mais problemas, ela identificou dois sinais de alerta precoces: deixar de se alimentar (para ela, pular refeições ou lanches e evitar certos alimentos) e aumentar seu consumo de álcool. Embora ainda estivesse um pouco insatisfeita com a forma de seu corpo, Anna estava convencida de que tentar fazer dietas como outrora fizera não a ajudava. Ela planejou continuar buscando outras maneiras de se aceitar e de valorizar a si própria e a seu corpo.

A consulta de revisão pós-tratamento

Costumamos realizar uma consulta de revisão pós-tratamento cerca de 20 semanas após a finalização. Durante esse intervalo, os pacientes não recebem quaisquer intervenções terapêuticas. A sessão de avaliação tem várias finalidades:

1. Reavaliar o estado do paciente e a necessidade de mais tratamento. Se houver características residuais do transtorno alimentar interferindo significativamente no funcionamento do paciente, deve-se considerar a continuação do tratamento. Se tiver havido um revés, podem ser necessárias algumas sessões breves para restabelecer a situação do paciente.
2. Analisar a implementação, pelo paciente, do plano de manutenção em curto prazo. O terapeuta deve rever o plano para identificar características residuais do transtorno alimentar que o paciente precise continuar enfrentando.
3. Discutir como foram enfrentados os reveses. A capacidade do paciente para detectar e abordar reveses deve ser analisada minuciosamente.
4. Rever o plano de manutenção em longo prazo, se necessário.

Estudo de caso: o progresso e a consulta de revisão pós-tratamento

Na consulta de revisão, Anna descreveu várias ocasiões em que, estando sob estresse, havia tido um "lapso". Nessas ocasiões, todavia, ela conseguiu pôr em prática as estratégias para evitar uma "recaída" que havia aprendido no tratamento.

A TCC-A PARA PACIENTES ABAIXO DO PESO

A grande maioria dos pacientes com transtorno alimentar come pouco em algum momento, e muitos podem ficar abaixo do peso por um tempo. Em geral, isso não dura, e eles recuperam o peso perdido, mas uma minoria mantém um controle rígido da alimentação e permanece abaixo do peso. Uma parte desses pacientes cumpre critérios diagnósticos atuais para AN, ao passo que outros podem ter um ou outro dos dois diagnósticos de transtorno alimentar residuais.

A TCC-A para pacientes abaixo do peso não exige grandes modificações, pois a psicopatologia central e o comportamento deles são muito semelhantes aos da maioria dos pacientes com transtorno alimentar. No entanto, ela necessita ser ajustada para dar conta de três problemas observados nesse grupo, mas não necessariamente limitados a ele:

1. Pouca motivação à mudança
2. Estar abaixo do peso
3. Comer pouco ("restrição alimentar").

Para fazer isso, a TCC-A precisa ter sua duração aumentada, porque leva tempo para se gerar motivação para a mudança, e ainda mais tempo para se recuperar o peso. Assim, como mencionado anteriormente, para pessoas com IMC entre 15,0 e 18,5, o tratamento costuma levar até 40 semanas, com sessões realizadas duas vezes por semana até que o paciente esteja consistentemente ganhando peso. Uma vez que isso esteja acontecendo, as sessões passam a ser semanais; em seguida, perto do fim do tratamento, elas acontecem a cada 2 a 3 semanas.

A saúde e a segurança dos pacientes são sempre de extrema importância, principalmente para pacientes que estejam abaixo do peso, porque sua saúde física está invariavelmente comprometida. Os terapeutas precisam estar cientes das potenciais complicações físicas, e pacientes que não estejam qualificados em termo de saúde devem consultar um médico que possa orientar sobre o manejo dos problemas médicos.

Panorama

Os quatro estágios da versão de 20 semanas da TCC-A não correspondem exatamente à versão para pacientes abaixo do peso. O tratamento para esses pacientes pode ser pensado em três fases (ver Fig.18.9, que mostra essas fases e sua relação com os quatro estágios do tratamento de 20 semanas):

- *Fase I*. Dura até oito semanas, e o foco está em vincular os pacientes e ajudá-los a chegar à decisão de que precisam recuperar o peso.
- *Fase II*. Esta é a fase de ganho de peso. O objetivo é que os pacientes ganhem peso a um ritmo de cerca de 0,5 kg por semana. Portanto, a duração dessa fase é determinada pela quantidade de peso a ser recuperado. Durante essa fase, trata-se a psicopatologia do transtorno alimentar do paciente.
- *Fase III*. Esta é a fase de manutenção de peso, em que os pacientes praticam manter seu novo peso saudável. Ela dura cerca de oito semanas.

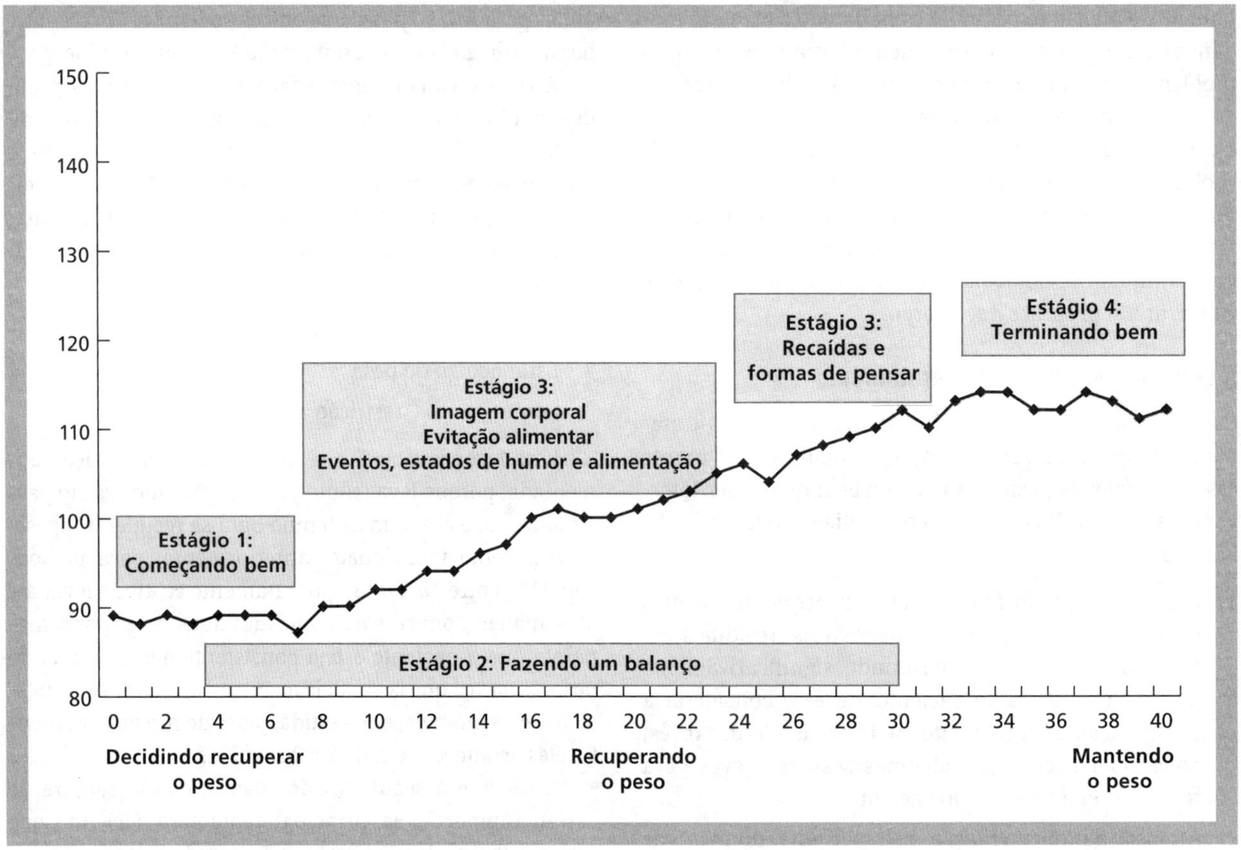

FIGURA 18.9 Os quatro estágios da TCC-A mostrados em relação aos três passos do reganho de peso. De CREDO (2017). Direitos autorais © 2017 CREDO. Reimpressa com permissão.

Como resultado da ênfase específica dessas fases, os gráficos de peso dos pacientes, em geral, têm um padrão diferente nos três estágios, como é mostrado na Figura 18.10.

Fase I

As duas primeiras sessões de tratamento são semelhantes às do tratamento de 20 semanas, embora haja determinadas modificações para incluir a instrução sobre os efeitos de estar abaixo do peso e para incorporar essa informação na formulação. Na prática, isso envolve o seguinte:

- Indagar cuidadosamente, na avaliação inicial, sobre as características prováveis de quando se está abaixo do peso. Esse questionamento deve fazer parte da avaliação normal.
- Oferecer informações personalizadas sobre os efeitos de estar abaixo do peso antes de criar a formulação conjuntamente. Isso envolve postergar a formulação para a segunda sessão de tratamento, em vez de criá-la na sessão inicial, como na versão de 20 semanas.
- Criar conjuntamente uma formulação que destaque a contribuição provável de se estar abaixo do peso para a manutenção do problema alimentar do paciente (p. ex., preocupação com a comida e com o comer, maior necessidade de rotinas e previsibilidade, indecisão, sentimento mais forte de plenitude, humor deprimido, retraimento social). Uma descrição desses recursos orientada ao paciente é apresentada na segunda edição de *Overcoming Binge Eating* (Fairburn, 2013).
- Discutir as implicações da formulação para o tratamento. A questão principal é que quase todos os efeitos identificados se resolverão se o paciente recuperar o peso, e, ao mesmo tempo, os pacientes vão descobrir sua verdadeira personalidade, que foi mascarada por estarem abaixo do peso. Simultaneamente, ressalta-se que o tratamento vai envolver muito mais do que uma simples recuperação do peso.

Em seguida, a ênfase passa a ser ajudar os pacientes a decidir mudar. O objetivo é que os pacientes tomem essa decisão por conta própria, em vez de ela ser imposta. Ela visa ao interesse do paciente nos benefícios da mudança e na possibilidade de um "novo começo". Esse processo tem cinco passos:

1. Criar uma tabela de "Vantagens e desvantagens atuais da mudança".

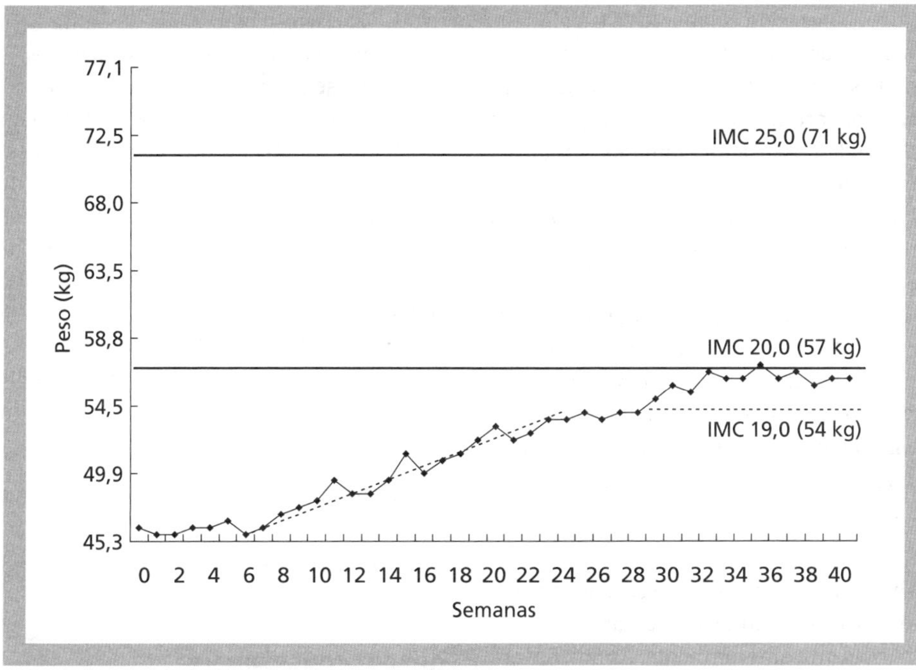

FIGURA 18.10 O gráfico de peso de um paciente com anorexia nervosa. De Fairburn (2008, p. 180). Direitos autorais © 2008 The Guilford Press. Reimpressa com permissão.

2. Criar uma tabela de "Vantagens e desvantagens futuras da mudança".
3. Criar uma tabela de "Conclusões". Um exemplo é mostrado na Tabela 18.2.
4. Ajudar o paciente a identificar e aceitar as implicações dessas conclusões.
5. Ajudar o paciente a decidir agir e a "dar o salto".

TABELA 18.2 Vantagens e desvantagens da mudança: as "conclusões" de uma paciente

Eu quero melhorar e recuperar o peso porque...

- *Vou conseguir ter uma vida integral, e não baseada apenas em alimentação e peso.*
- *Vou ser mais saudável: meus ossos e meu coração serão mais fortes, não ficarei com frio nem desmaiarei, e vou conseguir dormir direito. Eu não vou ficar doente!*
- *Vou conseguir ter boas relações com outras pessoas e, espero, um parceiro e filhos para quem eu possa ser um bom modelo.*
- *Vou conseguir desfrutar do meu trabalho e ser bem-sucedida nele.*
- *Atualmente, o problema alimentar me impede de fazer bem as coisas. Quando eu estiver melhor, não vou precisar de desculpas.*
- *Recuperar o peso significará que vou me tornar magra e saudável, e não que vou me tornar gorda.*
- *Melhorar não significará ceder; não melhorar é que seria. Melhorar é uma questão de me permitir ter uma vida.*
- *Quero mostrar o quanto posso ser forte comendo, já que agora não comer é a coisa fácil a fazer.*
- *Comer o suficiente para ter um peso saudável não é ser gulosa; é ser normal.*
- *Ter um peso saudável e comer o suficiente vai ajudar a me dar verdadeiro controle sobre a minha alimentação. Eu vou poder fazer escolhas sobre o que como. Atualmente, o problema alimentar tem controle sobre mim. Ficar bem vai me proteger de comer e ganhar peso descontroladamente.*
- *Estar bem me permitirá desenvolver meus talentos como pessoa e descobrir o meu verdadeiro eu.*
- *Melhorar vai me dar escolhas na vida. O problema alimentar tem me imobilizado. A mudança só pode ser boa.*

Fonte: De Fairburn (2008, p. 167). Direitos autorais © 2008 The Guilford Press. Reimpressa com permissão.

Ao mesmo tempo, a pesagem colaborativa e a alimentação regular também são introduzidas, como no tratamento de 20 semanas. Uma diferença é que a pesagem acontece a cada sessão, porque o baixo peso dos pacientes é um problema de saúde importante e um dos principais alvos do tratamento. Outra é que o padrão de alimentação regular deve incluir três refeições e três lanches, isto é, os pacientes devem comer seis vezes, em vez de cinco, como no tratamento de 20 semanas.

Se o paciente decide recuperar o peso, começa a Fase II. Se, no entanto, o paciente nunca chega a essa decisão apesar de se haver explorado intensamente o tema, de forma não diretiva (durante pelo menos oito semanas), a TCC-A fracassou, e devem ser consideradas outras opções de tratamento. Isso se aplica a cerca de um em cada cinco casos.

Fase II

Na Fase II, o foco está na recuperação do peso, enquanto se trata da psicopatologia do transtorno alimentar do paciente, da mesma forma descrita anteriormente. Assim, haverá uma ênfase em modificar a supervalorização da forma do corpo e do peso, a evitação alimentar e as mudanças na alimentação relacionadas a eventos e humor.

A recuperação do peso é muito difícil para esses pacientes. É um processo longo e trabalhoso, que exige que o paciente mantenha um excedente de energia a cada dia de cerca de 500 kcal, se quiser recuperar peso a uma taxa de cerca de 0,5 kg por semana.

É nossa prática ter como objetivo um IMC acima de 19. Esse valor garante que a grande maioria dos pacientes esteja livre dos efeitos psicobiológicos do baixo peso, enquanto continua sendo magro. É importante não comprometer essa cifra. Muitos pacientes querem parar de recuperar o peso quando o IMC está na faixa de 17 a 18, possivelmente porque é aí que sua forma começa a mudar e alguns dos piores efeitos da subalimentação são abrandados. Esse é um erro, porque eles ainda estão experimentando os efeitos adversos de estar abaixo do peso e sentem algumas das vantagens de recuperá-lo. É também uma condição instável, com muitos pacientes com IMC nesse nível tendendo a perder peso novamente.

Os detalhes completos de como ajudar os pacientes a recuperar o peso são fornecidos no guia de tratamento completo.

Fase III

O objetivo desta fase é ajudar os pacientes a manter um peso, de forma que seu IMC flutue entre 19 e 20. Pacientes e terapeutas têm preocupações opostas nesse sentido. Ao passo que os pacientes estão com receio de que seu peso continue a aumentar, os terapeutas temem que ele diminua. Os receios dos terapeutas geralmente são mais realistas. Os riscos e os perigos de perda de peso devem ser discutidos abertamente com os pacientes.

Essa fase do tratamento geralmente acontece sem problemas, e mais ainda em comparação com a Fase II. Os terapeutas devem incentivar os pacientes a viver a vida plenamente, agora que eles estão livres dos efeitos debilitantes do baixo peso. Os pacientes devem ser ajudados a prosperar, correr riscos e se divertir e, ao mesmo tempo não perder de vista a importância de manter seu novo peso saudável.

As sessões finais precisam tratar dos mesmos temas da versão de 20 semanas. Assim, abordam (nas mesmas linhas):

1. Formas de pensar e reveses
2. A garantia de que as mudanças atingidas sejam mantidas
3. Procedimentos para minimizar o risco de recaída no futuro

OBSERVAÇÕES FINAIS

O tratamento com a TCC-A é orientado por uma formulação extremamente individualizada. Ela se baseia na psicopatologia do transtorno alimentar do paciente, não em seu diagnóstico. Além disso, essa formulação é modificada e personalizada ainda mais à medida que há progressos e a psicopatologia do paciente evolui. A TCC-A especifica as estratégias e os procedimentos empregados para fazer mudanças, mas como e quando eles são aplicados varia de caso a caso. Como resultado, aprender a TCC-A é um desafio maior do que os tratamentos mais prescritivos, mas a compensação é que sua implementação é mais gratificante, inclusive por sua efetividade.

Apesar de seus sucessos, a TCC-A não ajuda todas as pessoas. Há uma necessidade urgente de identificação dos preditores e moderadores da resposta ao tratamento a fim de que se entenda para quem, e sob quais condições, o tratamento provavelmente seja útil. Também há a necessidade de melhoria ainda maior do tratamento para que se amplie a variedade dos pacientes que possam ser ajudados com a abordagem. Uma melhor compreensão de como o tratamento funciona provavelmente contribua para esse objetivo. Um melhor conhecimento dos mecanismos de mudança embasaria mais melhorias nos componentes ativos do tratamento e omitiria os redundantes. Isso também poderia sugerir maneiras para simplificar o tratamento, seja em geral, seja em casos particulares.

Outro desafio urgente envolve a disseminação e a implementação da TCC-A. Apesar do suporte experimental, poucos pacientes com transtornos alimentares estão recebendo-a. Em parte, isso se deve ao fato de os indivíduos não buscarem tratamento ou aos problemas alimentares não estarem sendo corretamente detectados nos serviços de cuidados primários de saúde. Contudo, mesmo quando o tratamento é buscado e oferecido, muitos não recebem intervenções com suporte experimental. As barreiras para sua disseminação e implementação incluem posturas clínicas em relação a esse tratamento e a falta de terapeutas com treinamento adequado. Uma maneira de começar a tratar essa questão é usar um método extremamente escalável para o treino simultâneo de grandes números de terapeutas dispersos geograficamente. Um programa de treinamento para a TCC-A baseado na *web* está sendo desenvolvido para esse fim. A avaliação desse programa revelou que ele é popular e efetivo (Cooper et al., 2017; Fairburn, Allen, Bailey-Straebler, O'Connor, & Cooper, 2017; O'Connor, Morgan, Bailey-Straebler, Fairburn, & Cooper, 2018).[5] Contudo, ainda é improvável que haja um número suficiente de terapeutas para atender à necessidade de tratamento. Os tratamentos totalmente conduzidos por um programa de computador para aqueles que sofrem desses transtornos são urgentes, para que se amplie o alcance da TCC-A. Para isso, uma versão digital do programa da TCC-A está sendo atualmente desenvolvida (*www.cbte.co/self-helpprogrammes/digital-cbte*).

AGRADECIMENTOS

Agradecemos ao Wellcome Trust por seu apoio ao longo de muitos anos às nossas pesquisas sobre os transtornes alimentares, a TCC-A e o treinamento de terapeutas. Zafra Cooper recebeu o apoio de um prêmio estratégico (No. 094585). Rebecca Murphy tem o apoio do NIHR Oxford Biomedical Research Centre. Charandeep Khera ofereceu-nos assistência inestimável no preparo do manuscrito.

NOTAS

1. O IMC é uma forma muito usada de representar o peso ajustado à altura. É o peso (em quilogramas) dividido pela altura ao quadrado [ou seja, peso/(altura)^2]. O IMC se aplica aos adultos de ambos os sexos, entre 18 e 60 anos. A faixa saudável é de 18,5 a 25,0.
2. Se há uma diferença em sua psicopatologia central, é que alguns pacientes com AN estão primariamente preocupados em controlar seu comer *per se*, em vez de sua forma corporal e seu peso. Isso é especialmente verdadeiro no caso de pacientes mais jovens, cujo transtorno é de curta duração.
3. Originalmente, a versão ampla do tratamento abordava um quarto obstáculo à mudança, chamado de *intolerância ao humor*, que foi posteriormente incorporado à forma focada de TCC-A.
4. Nossa pesquisa da versão de 20 semanas da TCC-A incluiu pacientes com um IMC acima de 17,5, mas nossa experiência clínica sugere que pacientes que estejam um pouco abaixo do peso têm melhores resultados com um tratamento mais longo. Portanto, recomendamos um limiar de IMC acima de 18,5 para o tratamento de 20 semanas, e que, para os pacientes com IMC de 18,5 ou menos, deve-se oferecer o tratamento mais longo.
5. A página *www.cbte.co* oferece informações atualizadas sobre a situação experimental da TCC-A. Todos os materiais necessários para implementar a TCC-A podem ser obtidos gratuitamente nessa página. Detalhes sobre as oportunidades de treinamento e um programa digital de autoajuda atualmente sendo desenvolvido também estão disponíveis no *website*.

REFERÊNCIAS

Ágh, T., Kovács, G., Pawaskar, M., Supina, D., Inotai, A., & Vokó, Z. (2015). Epidemiology, health-related quality of life and economic burden of binge eating disorder: A systematic literature review. *Eating and Weight Disorders — Studies on Anorexia, Bulimia and Obesity, 20*(1), 1–12.

Agras, W. S., Lock, J., Brandt, H., Bryson, S. W., Dodge, E., Halmi, K. A., et al. (2014). Comparison of 2 family therapies for adolescent anorexia nervosa: A randomized parallel trial. *JAMA Psychiatry, 71*(11), 1279–1286.

American Psychiatric Association. (2013). *Diagnostic and statistical manual of mental disorders* (5th ed.). Arlington, VA: Author.

Atwood, M. E., & Friedman, A. (2020). A systematic review of enhanced cognitive behavioral therapy (CBT-E) for eating disorders. *International Journal of Eating Disorders, 53*(3), 311–330.

Bohn, K., & Fairburn, C. G. (2008). The Clinical Impairment Assessment Questionnaire (CIA 3.0). In C. G. Fairburn, *Cognitive behavior therapy and eating disorders* (pp. 315–317). New York: Guilford Press.

Brockmeyer, T., Friederich, H. C., & Schmidt, U. (2018). Advances in the treatment of anorexia nervosa: A review of established and emerging interventions. *Psychological Medicine, 48*(8), 1228–1256.

Brownley, K. A., Berkman, N. D., Sedway, J. A., Lohr, K. N., & Bulik, C. M. (2007). Binge eating disorder treatment: A systematic review of randomized controlled trials. *International Journal of Eating Disorders, 40*(4), 337–348.

Bulik, C. M., Berkman, N. D., Brownley, K. A., Sedway, J. A., & Lohr, K. N. (2007). Anorexia nervosa treatment: A systematic review of randomized controlled trials. *International Journal of Eating Disorders, 40*(4), 310–320.

Byrne, S., Wade, T., Hay, P., Touyz, S., Fairburn, C. G., Treasure, J., et al. (2017). A randomised controlled trial of three psychological treatments for anorexia nervosa. *Psychological Medicine, 47*(16), 2823–2833.

Carter, F. A., Jordan, J., McIntosh, V. V. W., Luty, S. E., McKenzie, J. M., Frampton, C. M. A., et al. (2011). The long-term efficacy of three psychotherapies for anorexia nervosa: A randomized, controlled trial. *International Journal of Eating Disorders, 44*(7), 647–654.

Coffino, J. A., Udo, T., & Grilo, C. M. (2019). The significance of overvaluation of shape or weight in binge-eating disorder: Results from a national sample of U.S. adults. *Obesity, 27*(8), 1367–1371.

Cooper, Z., & Bailey-Straebler, S. (2015). Disseminating evidence-based psychological treatments for eating disorders. *Current Psychiatry Reports, 17*(3), 12.

Cooper, Z., Bailey-Straebler, S., Morgan, K. E., O'Connor, M. E., Caddy, C., Hamadi, L., et al. (2017). Using the internet to train therapists: Randomized comparison of two scalable methods. *Journal of Medical Internet Research, 19*(10), Article e355.

Cooper, Z., & Fairburn, C. G. (2011). The evolution of "enhanced" cognitive behavior therapy for eating disorders: Learning from treatment nonresponse. *Cognitive and Behavioral Practice, 18*(3), 394–402.

Cooper, Z., & Stewart, A. (2008). CBT-E and the younger patient. In C. G. Fairburn, *Cognitive behavior therapy and eating disorders* (pp. 221–230). New York: Guilford Press.

Couturier, J., Kimber, M., & Szatmari, P. (2013). Efficacy of family-based treatment for adolescents with eating disorders: A systematic review and meta-analysis. *International Journal of Eating Disorders, 46*(1), 3–11.

CREDO. (2017). *Web-centered training in enhanced CBT (CBT-E) for eating disorders.* Retrieved from *www.cbte.co/download/onlinecbte-training-informationsheet/?wpdmdl-1703&master-key-5de54b1442b70.*

Dahlenburg, S. C., Gleaves, D. H., & Hutchinson, A. D. (2019). Treatment outcome research of enhanced cognitive behaviour therapy for eating disorders: A systematic review with narrative and meta-analytic synthesis. *Eating Disorders, 27*(5), 482–502.

Dalle Grave, R. (2012a). *Intensive cognitive behavior therapy for eating disorders.* New York: Nova Science.

Dalle Grave, R. (2012b). *Multistep cognitive behavioral therapy for eating disorders: Theory, practice, and clinical cases.* Lanham, MD: Aronson.

Dalle Grave, R., & Calugi, S. (2020). *Cognitive behavior therapy for adolescents with eating disorders.* New York: Guilford Press.

Dalle Grave, R., Calugi, S., Doll, H. A., & Fairburn, C. G. (2013). Enhanced cognitive behaviour therapy for adolescents with anorexia nervosa: An alternative to family therapy? *Behaviour Research and Therapy, 51*(1), R9–R12.

Dalle Grave, R., El Ghoch, M., Sartirana, M., & Calugi, S. (2016). Cognitive behavioral therapy for anorexia nervosa: An update. *Current Psychiatry Reports, 18*(1), 2.

de Jong, M., Schoorl, M., & Hoek, H. W. (2018). Enhanced cognitive behavioural therapy for patients with eating disorders: A systematic review. *Current Opinion in Psychiatry, 31*(6), 436–444.

Eddy, K. T., Dorer, D. J., Franko, D. L., Tahilani, K., Thompson-Brenner, H., & Herzog, D. B. (2008). Diagnostic crossover in anorexia nervosa and bulimia nervosa: Implications for DSM-V. *American Journal of Psychiatry, 165*(2), 245–250.

Engel, S. G., Kahler, K. A., Lystad, C. M., Crosby, R. D., Simonich, H. K., Wonderlich, S. A., et al. (2009). Eating behavior in obese BED, obese non-BED, and non-obese control participants: A naturalistic study. *Behaviour Research and Therapy, 47*, 897–900.

Fairburn, C. G. (2008). *Cognitive behavior therapy and eating disorders.* New York: Guilford Press.

Fairburn, C. G. (2013). *Overcoming binge eating* (2nd ed.). New York: Guilford Press.

Fairburn, C. G., Allen, E., Bailey-Straebler, S., O'Connor, M. E., & Cooper, Z. (2017). Scaling up psychological treatments: A countrywide test of the online training of therapists. *Journal of Medical Internet Research, 19*(6), 1–6.

Fairburn, C. G., Bailey-Straebler, S., Basden, S., Doll, H. A., Jones, R., Murphy, R., et al. (2015). A transdiagnostic comparison of enhanced cognitive behaviour therapy (CBT-E) and interpersonal psychotherapy in the treatment of eating disorders. *Behaviour Research and Therapy, 70*, 64–71.

Fairburn, C. G., & Beglin, S. J. (2008). Eating Disorder Examination Questionnaire (EDE-Q 6.0). In C. G. Fairburn, *Cognitive behavior therapy and eating disorders* (pp. 309–313). New York: Guilford Press.

Fairburn, C. G., Cooper, Z., Bohn, K., O'Connor, M. E., Doll, H. A., & Palmer, R. L. (2007). The severity and status of eating disorder NOS: Implications for DSM-V. *Behaviour Research and Therapy, 45*(8), 1705–1715.

Fairburn, C. G., Cooper, Z., Doll, H. A., O'Connor, M. E., Palmer, R. L., & Dalle Grave, R. (2013). Enhanced cognitive behaviour therapy for adults with anorexia nervosa: A UK–Italy study. *Behaviour Research and Therapy, 51*(1), R2–R8.

Fairburn, C. G., Cooper, Z., & Shafran, R. (2003). Cognitive behaviour therapy for eating disorders: A "transdiagnostic" theory and treatment. *Behaviour Research and Therapy, 41*(5), 509–528.

Fairburn, C. G., Cooper, Z., Shafran, R., Bohn, K., & Hawker, D. M. (2008a). Clinical perfectionism, core low self-esteem and interpersonal problems. In C. G. Fairburn, *Cognitive behavior therapy and eating disorders* (pp. 197–220). New York: Guilford Press.

Fairburn, C. G., Cooper, Z., Shafran, R., Bohn, K., Hawker, D. M., Murphy, R., et al. (2008b). Enhanced cognitive behavior therapy for eating disorders: The core protocol. In C. G. Fairburn, *Cognitive behavior therapy and eating disorders* (pp. 47–193). New York: Guilford Press.

Fairburn, C. G., Cooper, Z., & Waller, D. (2008c). "Complex cases" and comorbidity. In C. G. Fairburn, *Cognitive behavior therapy and eating disorders* (pp. 245–258). New York: Guilford Press.

Fairburn, C. G., Cooper, Z., & Waller, D. (2008d). The patients: Their assessment, preparation for treatment and medical management. In C. G. Fairburn, *Cognitive behavior therapy and eating disorders* (pp. 35–44). New York: Guilford Press.

Fairburn, C. G., & Wilson, G. T. (2013). The dissemination and implementation of psychological treatments: Problems and solutions. *International Journal of Eating Disorders, 46*(5), 516–521.

Forbush, K. T., Chen, P. Y., Hagan, K. E., Chapa, D. A. N., Gould, S. R., Eaton, N. R., et al. (2018). A new approach to eating-disorder classification: Using empirical methods to delineate diagnostic dimensions and inform care. *International Journal of Eating Disorders, 51*(7), 710–721.

Forbush, K. T., & Hunt, T. K. (2014). Characterization of eating patterns among individuals with eating disorders: What is the state of the plate? *Physiology and Behavior, 134*(C), 92–109.

Grilo, C. M. (2013). Why no cognitive body image feature such as overvaluation of shape/weight in the binge eating disorder diagnosis? *International Journal of Eating Disorders, 46*, 208–211.

Grilo, C. M., Crosby, R. D., Masheb, R. M., White, M. A., Peterson, C. B., Wonderlich, S. A., et al. (2009). Overvaluation of shape and weight in binge eating disorder, bulimia nervosa, and sub-threshold bulimia nervosa. *Behaviour Research and Therapy, 47*(8), 692–696.

Grilo, C. M., White, M. A., Gueorguieva, R., Wilson, G. T., & Masheb, R. M. (2013). Predictive significance of the overvaluation of shape/weight in obese patients with binge eating disorder: Findings from a randomized controlled trial with 12-month follow-up. *Psychological Medicine, 43*(6), 1335–1344.

Groff, S. E. (2015). Is enhanced cognitive behavioral therapy an effective intervention in eating disorders?: A review. *Journal of Evidence-Informed Social Work, 12*(3), 272–288.

Guerdjikova, A. I., Mori, N., Casuto, L. S., & McElroy, S. L. (2019). Update on binge eating disorder. *Medical Clinics of North America, 103*(4), 669–680.

Hart, L. M., Granillo, M. T., Jorm, A. F., & Paxton, S. J. (2011). Unmet need for treatment in the eating disorders: A systematic review of eating disorder specific treatment seeking among community cases. *Clinical Psychology Review, 31*(5), 727–735.

Hay, P. (2013). A systematic review of evidence for psychological treatments in eating disorders: 2005–2012. *International Journal of Eating Disorders, 46*(5), 462–469.

Hoek, H. W. (2017). Epidemiology of eating disorders. In K. D. Brownell & B. T. Walsh (Eds.), *Eating disorders and obesity: A comprehensive handbook* (pp. 237–242). New York: Guilford Press.

Kass, A. E., Kolko, R. P., & Wilfley, D. E. (2013). Psychological treatments for eating disorders. *Current Opinion in Psychiatry, 26*(6), 549–555.

Kazdin, A. E., Fitzsimmons-Craft, E. E., & Wilfley, D. E. (2017). Addressing critical gaps in the treatment of eating disorders. *International Journal of Eating Disorders, 50*(3), 170–189.

Keel, P. K. (2017). Bulimia nervosa. In K. D. Brownell & B. T. Walsh (Eds.), *Eating disorders and obesity: A comprehensive handbook* (pp. 187–191). New York: Guilford Press.

Keski-Rahkonen, A., & Mustelin, L. (2016). Epidemiology of eating disorders in Europe: Prevalence, incidence, comorbidity, course, consequences, and risk factors. *Current Opinion in Psychiatry, 29*(6), 340–345.

Kessler, R. C., Berglund, P. A., Chiu, W. T., Deitz, A. C., Hudson, J. I., Shahly, V., et al. (2013). The prevalence and correlates of binge eating disorder in the World Health Organization World Mental Health Surveys. *Biological Psychiatry, 73*(9), 904–914.

Kornstein, S. G. (2017). Epidemiology and recognition of binge-eating disorder in psychiatry and primary care. *Journal of Clinical Psychiatry, 78*(Suppl. 1), 3–8.

Linardon, J., Fairburn, C. G., Fitzsimmons-Craft, E. E., Wilfley, D. E., & Brennan, L. (2017). The empirical status of the third-wave behaviour therapies for the treatment of eating disorders: A systematic review. *Clinical Psychology Review, 58*, 125–140.

Linardon, J., Wade, T. D., de la Piedad Garcia, X., & Brennan, L. (2017). The efficacy of cognitive-behavioral therapy for eating disorders: A systematic review and meta-analysis. *Journal of Consulting and Clinical Psychology, 85*(11), 1080–1094.

Linehan, M. M. (1993). *Cognitive-behavioral treatment of borderline personality disorder*. New York: Guilford Press.

Lock, J. (2018). Family therapy for eating disorders in youth: current confusions, advances, and new directions. *Current Opinion in Psychiatry, 31*(6), 431–435.

Mangweth-Matzek, B., & Hoek, H. W. (2017). Epidemiology and treatment of eating disorders in men and women of middle and older age. *Current Opinion in Psychiatry, 30*(6), 446–451.

McIntosh, V. V. W., Jordan, J., Luty, S. E., Carter, F. A., McKenzie, J. M., Bulik, C. M., et al. (2006). Specialist supportive clinical management for anorexia nervosa. *International Journal of Eating Disorders, 39*(8), 625–632.

Mitchell, J. E., & de Zwaan, M. (2012). *Psychosocial evaluation and treatment in bariatric surgery*. New York: Routledge.

National Institute for Health and Care Excellence. (2017). Eating disorders: Recognition and treatment (Clinical Guideline 69). Retrieved from *www.nice.org.uk/guidance/ng69/resources/eating-disorders-recognition-and-treatment pdf-1837582159813*.

O'Connor, M., Morgan, K. E., Bailey-Straebler, S., Fairburn, C. G., & Cooper, Z. (2018). Increasing the availability of psychological treatments: A multinational study of a scalable method for training therapists. *Journal of Medical Internet Research, 20*(6), Article e10386.

Peat, C. M., Berkman, N. D., Lohr, K. N., Brownley, K. A., Bann, C. M., Cullen, K., et al. (2017). Comparative effectiveness of treatments for binge-eating disorder: Systematic review and network meta-analysis. *European Eating Disorders Review, 25*(5), 317–328.

Poulsen, S., Lunn, S., Daniel, S. I. F., Folke, S., Mathiesen, B. B., Katznelson, H., et al. (2014). A randomized controlled trial of psychoanalytic psychotherapy or cognitive-behavioral therapy for bulimia nervosa. *American Journal of Psychiatry, 171*(1), 109–116.

Rodin, J., Silberstein, L., & Striegel-Moore, R. (1984). Women and weight: A normative discontent. In T. B. Sonderegger (Ed.), *Nebraska Symposium on Motivation: Vol. 32. Psychology and gender* (pp. 267–307). Lincoln: University of Nebraska Press.

Schmidt, U., Magill, N., Renwick, B., Keyes, A., Kenyon, M., Dejong, H., et al. (2015). The Maudsley Outpatient Study of Treatments for Anorexia Nervosa and Related Conditions (MOSAIC): Comparison of the Maudsley Model of Anorexia Nervosa Treatment for Adults (MANTRA) with specialist supportive clinical management (SSCM) in outpatients with broadly defined anorexia nervosa: A randomized controlled trial. *Journal of Consulting and Clinical Psychology, 83*(4), 796–807.

Shapiro, J. R., Berkman, N. D., Brownley, K. A., Sedway, J. A., Lohr, K. N., & Bulik, C. M. (2007). Bulimia nervosa treatment: A systematic review of randomized controlled trials. *International Journal of Eating Disorders, 40*(4), 321–336.

Smink, F. R. E., Van Hoeken, D., & Hoek, H. W. (2013). Epidemiology, course, and outcome of eating disorders. *Current Opinion in Psychiatry, 26*(6), 543–548.

Touyz, S., Le Grange, D., Lacey, H., Hay, P., Smith, R., Maguire, S., et al. (2013). Treating severe and enduring anorexia nervosa: A randomized controlled trial. *Psychological Medicine, 43*(12), 2501–2511.

Udo, T., & Grilo, C. M. (2018). Prevalence and correlates of DSM-5-defined eating disorders in a nationally representative sample of U.S. adults. *Biological Psychiatry, 84*(5), 345–354.

Vall, E., & Wade, T. D. (2015). Predictors of treatment outcome in individuals with eating disorders: A systematic review and meta-analysis. *International Journal of Eating Disorders, 48*(7), 946–971.

Waller, G. (2016). Treatment protocols for eating disorders: Clinicians' attitudes, concerns, adherence and difficulties delivering evidence-based psychological interventions. *Current Psychiatry Reports, 18*(4), 1–8.

Watson, H. J., & Bulik, C. M. (2013). Update on the treatment of anorexia nervosa: Review of clinical trials, practice guidelines and emerging interventions. *Psychological Medicine, 43*(12), 2477–2500.

Wilson, G. T., & Schlam, T. R. (2004). The transtheoretical model and motivational interviewing in the treatment of eating and weight disorders. *Clinical Psychology Review, 24*, 361–378.

Zipfel, S., Wild, B., Groß, G., Friederich, H.-C., Teufel, M., Schellberg, D., et al. (2014). Focal psychodynamic therapy, cognitive behaviour therapy, and optimised treatment as usual in outpatients with anorexia nervosa (ANTOP study): Randomised controlled trial. *Lancet, 383*(9912), 127–137.

CAPÍTULO 19

Problemas do casal

Andrew Christensen
Jennifer G. Wheeler
Brian D. Doss
Neil S. Jacobson

A segunda edição deste livro apresentou, pela primeira vez, uma abordagem bastante diferente à terapia de casal — distinta tanto em conceituação quanto nas estratégias de tratamento. Observou-se que essas mudanças de técnica e conceituação foram profundas o suficiente para justificar um novo nome para a abordagem: terapia comportamental integrativa de casal (IBCT— *integrative behavioral couple therapy*). Como descrito nesta sexta edição, a IBCT amadureceu e se tornou um conjunto de estratégias muito interessantes e intuitivas. Essas estratégias são muito bem ilustradas neste capítulo, no contexto do tratamento abrangente de um casal com sofrimento relevante. Como essas estratégias requerem habilidades clínicas e talento consideráveis, os terapeutas iniciantes, particularmente, devem aprender muito das descrições de caso apresentadas neste capítulo muito acessível e envolvente.

— D. H. B.

Diferentemente de outros capítulos deste livro, o termo *problemas do casal* não se refere a um transtorno clínico ou da personalidade específico. Tanto na *Classificação Internacional de Doenças*, 10ª Revisão, Modificação Clínica (CID-10-MC; American Medical Association, 2017) quanto na 11ª revisão da *Classificação Internacional de Doenças* (CID-11; World Health Organization, 2018), os problemas do casal não são considerados um transtorno mental ou comportamental, e sim relegados à categoria de "fatores influenciando o estado de saúde e o contato com serviços de saúde" e atribuídos a um código menor para "problemas de relacionamento com cônjuge ou parceiro" (Z63.0; CID-10-MC) ou para "sofrimento no relacionamento com cônjuge ou parceiro" (*relationship distress with spouse or partner*; QE51.0; CID-11).* Os problemas do casal são tratados de modo similar no DSM-5 (American Psychiatric Association, 2013). Ainda assim, as evidências sugerem que os problemas do casal geram o mesmo sofrimento psicológico e físico que muitos (se não a maior parte) dos transtornos da CID e do DSM (p. ex., Beach et al., 2006). Além disso, esses problemas podem iniciar, exacerbar e complicar transtornos latentes, como depressão e ansiedade, ou desencadear uma recaída de seus sintomas (Whisman, 2007; Whisman & Bruce, 1999; Whisman & Uebelacker, 2009). Esses problemas também podem ter um impacto importante sobre os filhos, desencadeando ou agravando transtornos externalizantes e internalizantes (Shelton & Harold, 2008). Na verdade, há um movimento para dar mais atenção aos processos ligados aos relacionamentos, como problemas conjugais, no DSM-5 e talvez incluir alguns problemas de relacionamento na condição de transtornos, mas esses esforços não tiveram sucesso (American Psychiatric Association, 2013; Beach et al., 2006). Sejam quais forem os méritos e os resultados dessas iniciativas, não resta dúvida de que os problemas do casal têm consequências psicológicas graves e merecem atenção terapêutica.

Neste capítulo, descrevemos uma promissora abordagem ao tratamento dos problemas do casal, chamada de terapia comportamental integrativa de casal (IBCT; Christensen & Jacobson, 2000; Christensen, Doss, & Jacobson, 2020; Jacobson & Christensen, 1998). Inicialmente revisaremos como a IBCT se distingue da terapia de casal comportamental tradicional (TCCT; antes chamada terapia conjugal comportamental — TCC) e da terapia de casal cognitivo-comportamental. Em seguida, descreveremos a IBCT, inclusive seus estágios terapêuticos e suas intervenções específicas. Por fim, discutiremos o suporte experimental da IBCT, descreveremos os esforços atuais para sua implementação e disseminação feitos pelo U.S. Department of Veterans Affairs (VA) e com a adoção

*N. de R. T. A versão em português da CID-11 ainda não está disponível.

on-line da IBCT (ourrelationship.com), e oferecemos um estudo de caso.

TERAPIA DE CASAL COMPORTAMENTAL TRADICIONAL

O termo *terapia de casal* (diferenciando-se de terapia individual ou de grupo) se refere a abordagens clínicas para melhorar o funcionamento de dois indivíduos dentro do contexto de seu relacionamento amoroso.[1] Embora a terapia de casal seja única em sua ênfase em uma díade específica, por sua própria definição, ela é uma abordagem contextual ao tratamento de dois *indivíduos*. Assim, os tratamentos bem-sucedidos para problemas do casal têm enfatizado a avaliação e modificação da contribuição de cada indivíduo e sua resposta a interações específicas em seu relacionamento (p. ex., Gurman, 2015).

A abordagem de tratamento para os problemas de casal mais investigada tem sido a terapia de casal comportamental. Inicialmente aplicada a problemas de casal por Stuart (1969) e Weiss, Hops e Patterson (1973), a TCCT ensina como aumentar ou reduzir os comportamentos-alvo (intercâmbio de comportamento), a se comunicar de forma mais eficaz (treinamento de comunicação) e a avaliar e resolver problemas (solução de problemas) para melhorar a satisfação geral no relacionamento. A monografia de Jacobson e Margolin (1979) é um manual de tratamento usado com frequência para a TCCT.

Ensaios clínicos nos Estados Unidos e em vários outros países têm demonstrado repetidamente o impacto positivo da TCCT (ver as revisões de Shadish & Baldwin, 2005; Snyder, Castellani, & Whisman, 2006) sobre a satisfação no relacionamento. As pesquisas também têm comprovado o impacto positivo da TCCT para os casais em que um dos parceiros têm um transtorno pessoal, como depressão (Gupta, Coyne, & Beach, 2003), alcoolismo (McCrady & Epstein, 2015) ou ansiedade (Baucom, Shoham, Kim, Daiuto, & Stickle, 1998). Metanálises recentes demonstram que a TCCT tem efeitos comparáveis àqueles das terapias de casal não comportamentais e focadas nas emoções (Rathgeber, Bürkner, Schiller, & Holling, 2019; Roddy, Walsh, Rothman, Hatch, & Doss, 2020).

Apesar do aparente sucesso da TCCT, entretanto, as pesquisas com resultados também revelaram algumas limitações em sua eficácia e generalizabilidade. Por exemplo, cerca de um terço dos casais não apresenta melhorias mensuráveis na qualidade do relacionamento depois do tratamento com TCCT (Jacobson, Schmaling, & Holtzworth-Munroe, 1987). Além disso, muitos casais que inicialmente responderam ao tratamento tiveram recaída dentro de 1 a 2 anos depois da terapia (Jacobson et al., 1984, 1987). Snyder, Wills e Grady-Fletcher (1991) encontraram uma taxa de divórcio de 37% em casais tratados com TCCT quatro anos após a terapia.

As conclusões sobre a eficácia limitada da TCCT geraram o desenvolvimento de outras abordagens terapêuticas. Foram feitas várias modificações e melhorias na TCCT, numa tentativa de aprimorar sua eficácia (p. ex., Baucom & Epstein, 1990; Epstein & Baucom, 2002; Halford, 2001), mas os estudos comparativos de tratamento não demonstraram qualquer aumento na eficácia em vários reforços à TCCT, como a adição de estratégias cognitivas, que criou um tratamento tão bom quanto a TCCT, mas não melhor que ela (p. ex., Baucom et al., 1998).

Além de examinar os resultados do tratamento, as pesquisas com terapia de casal visavam a entender como os "êxitos no tratamento" diferiam dos "fracassos no tratamento". Pesquisas iniciais sobre resposta ao tratamento identificaram vários fatores que pareciam afetar o sucesso da TCCT. Em comparação com casais que responderam positivamente, os que foram considerados "fracassos no tratamento" ou "difíceis de tratar" eram, em geral, mais velhos, mais distanciados emocionalmente, mais polarizados em questões básicas e tinham problemas mais graves (ver Jacobson & Christensen, 1998, para uma revisão). Apesar de esses casais terem, supostamente, a maior necessidade de tratamento eficaz, cada um desses fatores teve um efeito deletério evidente em sua capacidade de colaborar, ceder e facilitar a mudança comportamental. Casais de mais idade, por exemplo, tiveram mais tempo do que os mais jovens para "empacar" em seus padrões de comportamento destrutivos. Os casais que estavam mais polarizados em questões fundamentais (p. ex., o quanto eram tradicionais em relação a seus papéis de gênero) podem nunca conseguir chegar a um meio-termo satisfatório para ambos. E os parceiros muito distanciados podem ser incapazes de colaborar entre si. Cada um desses fatores provavelmente estaria associado a padrões de comportamento antigos, muito arraigados e até mesmo "imutáveis". Dessa forma, é previsível que as técnicas orientadas a mudanças da TCCT sejam ineficazes para esses casais.

TERAPIA COMPORTAMENTAL INTEGRATIVA DE CASAL

Essas conclusões serviram de ímpeto para o desenvolvimento da IBCT. As evidências sobre o sucesso limitado da TCCT, especialmente durante o seguimento, desencadearam um esforço para encontrar um tratamento com efeitos mais duradouros. As evidências dos fracassos da TCCT provocaram iniciativas para encontrar tratamentos que fossem aplicáveis até mesmo a esses casos difíceis. Quatro evoluções da IBCT estão dirigidas a tornar o tratamento mais duradouro e a ampliar sua aplicação:

1. foco nos "temas" dos relacionamentos do casal, em vez de em comportamentos-alvo específicos;

2. foco nas variáveis causais históricas e distais, bem como nas variáveis causais proximais;
3. ênfase no comportamento moldado pelas contingências, em detrimento do comandado por regras;
4. foco na aceitação emocional.

O primeiro aspecto da IBCT voltado a torná-la mais amplamente aplicável e mais duradoura é o seu foco nos "temas" relacionais do casal, ou seja, seus padrões antigos de comportamento incompatíveis, mas, ainda assim, funcionalmente semelhantes. Embora seja semelhante à TCCT no sentido de que requer uma avaliação abrangente dos padrões de comportamento do casal, esse foco difere da TCCT na medida em que se consideram, para intervenção terapêutica, interações comportamentais múltiplas e complexas, e não apenas alvos comportamentais específicos.

Um ponto de destaque em todas as abordagens comportamentais, e certamente na TCCT, é um processo de avaliação que transforme queixas amplas e globais e comportamentos específicos e observáveis. Por exemplo, uma mulher pode vir à terapia reclamando de que seu marido não a ama, ao passo que o marido se queixa de que a mulher não acredita nele. O terapeuta de TCCT ajudaria a mulher a definir sua queixa geral em alvos específicos para seu marido, como beijá-la e abraçá-la com mais frequência. O terapeuta também ajudaria o marido a definir sua reclamação geral em comportamentos específicos para sua mulher, como elogiar as coisas que ele consegue com mais frequência. Contudo, a IBCT sugere que se podem perder informações valiosas na transformação de uma informação global em um alvo comportamental específico. Ao sintetizar rapidamente queixas globais em alvos comportamentais específicos, a TCCT limita inadvertidamente os meios com que os parceiros podem satisfazer um ao outro. Por exemplo, se "sentir-se amado" for definido somente em termos de afeto físico e o marido tiver dificuldades em aumentar e/ou sustentar um nível mais alto de afeto físico, as necessidades da mulher de se sentir amada não serão satisfeitas. Na verdade, o marido poderia realizar uma série de outros comportamentos além de demonstrações físicas de afeto que funcionassem para fazer com que sua mulher se sentisse amada, como telefonar para ela durante o trabalho para ver como ela está, ouvir os problemas que ela tem com a família ou notar que o ar nos pneus do carro dela está perigosamente baixo. Ela pode não ser capaz de descrever muitos comportamentos que funcionem como forma de fazê-la se sentir amada, seja porque não está ciente de seus comportamentos desejados ou porque, talvez, sinta-se vulnerável para expressar essa necessidade. Sem uma exploração mais elaborada e uma análise funcional dos pensamentos, sentimentos e comportamentos da mulher e do marido, essas oportunidades importantes para facilitar a mudança terapêutica se perdem. Além disso, essas definições muito específicas podem ter efeitos iatrogênicos. No exemplo anterior, a mulher pode começar a definir o amor de seu marido mais e mais em termos de sua capacidade limitada de ser afetivo, por causa da forma como o "amor" foi operacionalizado no contexto da intervenção da TCCT. Se o marido não conseguir fazer com que ela se sinta "amada" somente por meio do afeto físico, sua raiva e sua sensação de perda poderiam aumentar, em vez de ser aliviadas pelo tratamento.

Em contraste com a ênfase da TCCT em comportamentos-alvo específicos, a IBCT se concentra em temas mais amplos da história do casal, ou seja, no desenvolvimento de uma visão comum das muitas circunstâncias em que a mulher se sentiu amada e não amada, e em que o marido sentiu que ela acreditava nele ou não. Essa visão comum certamente inclui alguns exemplos comportamentais que ilustram o que faz com que a mulher se sinta não amada e o que faria com que ela se sentisse amada, bem como o que faz com que o marido sinta que a mulher não acredita nele e o que o faria sentir que ela acredita. Entretanto, a IBCT tenta manter abertas todas as possibilidades de comportamentos que funcionam para proporcionar a cada cônjuge o estado emocional que deseja. Dessa forma, se um dos parceiros tem dificuldades de realizar um determinado comportamento (p. ex., afeto físico), ele pode ainda conseguir realizar outros, talvez menos óbvios, que cumpram a mesma função (p. ex., telefonar para a mulher no trabalho). Ao tratar do tema emocional mais amplo (o histórico de ela de se sentir não amada, o dele de sentir que não acreditam nele), em vez de tentar operacionalizar esse tema completamente em um comportamento específico, a IBCT mantém suas raízes funcionais, ao mesmo tempo que aumenta as chances de cada parceiro ser capaz de atender às necessidades do outro.

Um segundo progresso que talvez torne a IBCT mais aplicável a casais e crie mudanças mais duradouras tem a ver com sua avaliação e a conceitualização de problemas no relacionamento. As abordagens comportamentais tradicionais se baseiam em uma análise funcional do comportamento ou em uma análise ABC (antecedente, comportamento [*behaviour*, em inglês] e consequência) para determinar as variáveis de controle proximais que influenciam o comportamento. Por exemplo, Susan critica Bill (antecedente), Bill reage energicamente (comportamento), e Susan se fecha, recusando-se a conversar com ele pelo resto da noite (consequência). A IBCT incorpora essa análise, mas a expande para incluir variáveis históricas, como o histórico parental de Bill de críticas que o tornou particularmente sensível a elas. A IBCT também inclui variáveis distais, como as normas culturais que talvez condenem certos comportamentos. Talvez Bill pertença a uma cultura que valorize a privacidade dentro da família; então, quando ele ouve que Susan contou a suas amigas sobre suas reclamações sobre ele, ele se sente traído e envergonhado. Na IBCT, pressupomos que uma análise tão ampla capture melhor as raízes do problema e possa facilitar o entendimento mútuo entre os parceiros, bem como a disponibilidade deles para se entenderem.

Um terceiro avanço que visa a tornar a IBCT aplicável a mais casais e a criar a mudança mais duradoura se baseia na distinção entre comportamento "comandado por regras" e "moldado pelas circunstâncias" (Skinner, 1966). No primeiro, o indivíduo recebe uma regra para orientar seu comportamento e é reforçado se a cumpre. Usando o exemplo anterior, o terapeuta pode desenvolver uma lista de comportamentos afetivos possíveis para o marido, como dar um beijo em sua mulher quando sai para trabalhar e quando chega do trabalho, e depois recomendar que o marido implemente esses comportamentos. Ao implementá-los, o marido receberia reforços da mulher e do terapeuta. A TCCT se baseia, em muito, no emprego de estratégias "comandadas por regras" para criar as mudanças positivas. O intercâmbio comportamental não apenas é uma estratégia "comandada por regras", mas, mais importante, as estratégias de treinamento para a comunicação e a solução de problemas da TCCT também são dominadas por estratégias "comandadas por regras". Em ambas, o terapeuta da TCCT ensina ao parceiro determinadas regras da boa comunicação e da boa solução de problemas para usar durante suas discussões de problemas. As orientações para que se usem declarações "na primeira pessoa" ou para "definir o problema claramente antes de propor uma solução" são exemplos disso.

Com o comportamento "moldado pelas circunstâncias", eventos que ocorrem naturalmente na situação servem para evocar e reforçar o comportamento desejado. Por exemplo, o marido seria afetivo com sua mulher quando alguma coisa na interação desencadeasse nele um desejo de abraçá-la ou beijá-la. A experiência de proximidade ou contato físico no próprio gesto afetivo ou a resposta de sua mulher a esse gesto serviria para reforçar seu comportamento afetivo. Ao contrário da TCCT, a IBCT desenvolve o comportamento moldado pelas circunstâncias. Os terapeutas da IBCT tentam descobrir os eventos que funcionam para desencadear experiências desejadas em cada parceiro, e depois tentam orquestrar esses eventos. Por exemplo, os terapeutas da IBCT podem trabalhar com a hipótese de que as críticas de uma mulher afastam seu marido, mas que suas expressões de solidão poderiam aproximá-la dele. Os terapeutas da IBCT ouvem as críticas dela (p. ex., de que o marido a ignora), sugerem que ela pode estar solitária (como resultado de se sentir ignorada) e, se ela reconhece esse sentimento, encorajam-na a falar disso. O objetivo terapêutico é que essa "mudança" em sua conversa (de criticar a se abrir) também possa "mudar" a postura geralmente defensiva do marido quando ouve (ou ignora) sua mulher. Embora essa estratégia de enfatizar o comportamento "moldado pelas circunstâncias" torne a intervenção mais complicada e menos direta do que uma abordagem puramente baseada no "comandado por regras", a IBCT sugere que uma abordagem "moldada pelas circunstâncias" leva a mudanças mais profundas e duradouras nos padrões de relação do casal.

Um quarto avanço da IBCT que visa a mantê-la aplicável a mais casais e criar uma mudança mais duradoura é seu foco na aceitação emocional. Na TCCT, a ideia para resolver os problemas do casal é gerar mudanças positivas. Se o marido no casal que discutimos conseguisse ser mais afetivo fisicamente e a mulher conseguisse fazer mais elogios verbais, os problemas do casal supostamente seriam resolvidos. Entretanto, se o marido não for capaz ou não estiver disposto a ser mais afetivo e a mulher não fizer mais elogios, será um caso de fracasso do tratamento. Se o marido e a mulher conseguem fazer essas mudanças inicialmente, mas não conseguem mantê-las no longo prazo, o caso é de sucesso temporário seguido de recaída.

Diferentemente da TCCT, o foco da IBCT está na aceitação emocional, além de na mudança. Ao passo que a TCCT está voltada à mudança, o objetivo básico da IBCT é promover a *aceitação* do outro e de suas diferenças. Em vez de tentar *eliminar* os conflitos antigos de um casal, um objetivo da IBCT é ajudar os casais a desenvolver uma nova compreensão das suas diferenças aparentemente irreconciliáveis e usá-las para promover a intimidade, a empatia e a compaixão um com o outro. Com foco na *aceitação* em vez de na *mudança*, a IBCT cria um ambiente para que os parceiros entendam o comportamento um do outro antes de decidir se conseguem modificá-lo. No exemplo anterior, a IBCT exploraria as dificuldades do marido de expressar afeto e da mulher de elogiar, dificuldades essas que podem não ter muito a ver com o quanto eles se amam. Por meio dessa exploração dos indivíduos, os parceiros podem chegar a um entendimento maior um do outro e sentir mais proximidade emocional, adquirindo, assim, os sentimentos de amor que antes buscavam solicitando mudanças no comportamento do outro (ou seja, aumentando o afeto físico e os elogios verbais).

Embora haja uma expectativa de "mudança" na IBCT, essa expectativa difere muito da que está presente na TCCT, no sentido de *qual* parceiro e *qual* comportamento se espera que mudem. Na TCCT, a "mudança" envolve uma modificação, pelo Parceiro A, da frequência ou intensidade de determinado comportamento em resposta a uma queixa do Parceiro B. Na IBCT, entretanto, a "mudança" terapêutica também envolve uma alteração, por parte do Parceiro B, de sua *reação emocional* ao comportamento "problemático" do Parceiro A. Quando uma diferença entre parceiros é identificada como inconciliável, a estratégia terapêutica da IBCT é mudar a resposta do parceiro que está se "queixando", em vez de direcionar todos os esforços terapêuticos a tentar mudar aquilo que tem sido historicamente um comportamento essencialmente "imutável". Em termos ideais, por meio da exploração dos pensamentos e dos sentimentos subjacentes aos comportamentos do Parceiro A, o Parceiro B desenvolve uma nova visão do comportamento de seu parceiro, e a "queixa" é transformada em uma resposta menos destrutiva. Por sua vez, essa mudança na reação do Parceiro B muitas vezes acaba tendo um impacto saudável na frequência e na intensidade do comportamento do Parceiro A. Usando essa abordagem, em vez de uma postura voltada exclusivamente à mudança, até mesmo os casais mais polarizados, distanciados e "imutáveis" têm uma oportunidade de aumentar sua satisfação conjugal geral.

É importante observar que, nesse contexto, a aceitação não se confunde com a resignação. Ao passo que resignação envolve um parceiro ceder de má vontade e renunciar à esperança de um relacionamento melhor, a aceitação envolve um parceiro renunciar ao *esforço para mudar* o outro. Em termos ideais, os parceiros renunciariam ao esforço não de má vontade, mas como resultado de uma nova apreciação pela experiência de seu parceiro. Entendendo os problemas do casal em termos de diferenças individuais e aprendendo a aceitar as diferenças um do outro, espera-se que o desconforto gerado historicamente por seu esforço para mudar um ao outro seja reduzido. Assim, para que a IBCT seja eficaz no tratamento de problemas do casal, é importante que os parceiros entendam os fatores que contribuíram para o desenvolvimento e a manutenção de seus problemas.

A ETIOLOGIA DOS PROBLEMAS DO CASAL

Segundo a IBCT, os problemas se desenvolvem como resultado de duas influências básicas; diminuição das interações de reforço, como pelo desgaste dos reforços; e desenvolvimento de interações punitivas, como por meio do desenvolvimento de conflitos. O *desgaste dos reforços* é o fenômeno no qual os comportamentos que costumavam ser reforçadores começam a ser menos reforçadores com a exposição repetida. Por exemplo, demonstrações de afeto físico podem gerar sentimentos poderosos de carinho e prazer para cada parceiro durante as primeiras etapas de seu relacionamento, mas, quando já passaram muito anos juntos, a propriedade reforçadora desses comportamentos afetivos pode desaparecer. Em alguns casais, esses reforços passam a ser considerados naturais, ao passo que para outros podem até se tornar aversivos. Em alguns casos, comportamentos que antes eram considerados atraentes, carinhosos ou prazerosos se tornam exatamente os que geram ou aprofundam os problemas do casal. Por exemplo, talvez Frank tenha achado a extroversão de Jeremy muito atraente no início de seu relacionamento, pois ela contrastava muito com sua timidez pessoal em relação à vida, mas, ao longo do tempo, ele frequentemente considerou a extroversão de Jeremy sendo exagerada e opressora.

Assim como acontece com o desgaste dos comportamentos reforçadores, podem surgir conflitos à medida que os parceiros passam mais e mais tempo juntos. Nos primeiros tempos de um relacionamento, as diferenças em suas origens, seus objetivos e interesses podem ser subestimadas ou ignoradas. Por exemplo, se o Parceiro A prefere economizar dinheiro e o Parceiro B prefere gastá-lo, essa diferença pode não ficar visível durante o namoro, quando gastar dinheiro é uma expectativa tácita de ambos. Se *for* detectada cedo, talvez essa diferença possa ser considerada "positiva", no sentido de que cada parceiro é estimulado a ser um pouco mais semelhante ao outro em seus hábitos relacionados a gastos. Ou talvez cada um espere que o outro acabe por encontrar um meio-termo ou passe a fazer as coisas à sua maneira. Mas, com o passar do tempo, essas incompatibilidades e sua relevância para a relação são inevitavelmente expostas. Diferenças que um dia foram percebidas como novidades, interessantes ou desafiadoras podem acabar sendo vistas como impedimentos aos objetivos e interesses pessoais. E, além de qualquer incompatibilidade existente, podem surgir outras, não previstas, com novas experiências de vida (p. ex., ter filhos, mudar de profissão). Dessa forma, mesmo os casais que inicialmente haviam feito uma avaliação realista de suas diferenças podem descobrir incompatibilidades inesperadas com o passar do tempo.

Essas incompatibilidades, embora desafiadoras em si, podem ser agravadas pelas sensibilidades ou vulnerabilidades emocionais de cada parceiro. Voltando ao nosso exemplo anterior, se o nosso "poupador" vem de uma origem de privação econômica e desenvolveu um medo justificável de ser pobre, as questões relacionadas a poupar podem ser motivadas por fortes emoções, o que pode prejudicar sua capacidade de compreender o desejo do parceiro de gastar e desfrutar do que eles têm. As incompatibilidades também podem ser exacerbadas por estressores externos. Por exemplo, se um membro de nosso casal "poupador-gastador" perde o emprego, isso pode ressaltar ainda mais as diferenças entre eles. Os esforços dos parceiros para lidar com o conflito por dinheiro podem, paradoxalmente, piorar o problema. Se o poupador, por exemplo, tem comportamentos como investigar e interrogar o gastador ao passo que este evita e esconde suas compras do primeiro, o problema deles pode ficar mais intenso. Um dos objetivos da IBCT é ajudar os parceiros a identificar e reenquadrar suas incompatibilidades de uma maneira que minimize sua natureza destrutiva, incentivando uma forma mais eficaz de se comunicar sobre elas, ao mesmo tempo que maximiza o nível de intimidade e satisfação dos parceiros com o relacionamento.

APLICAÇÃO DA IBCT

A formulação

O princípio organizador mais importante da IBCT é a formulação, termo usado para indicar a forma como o terapeuta conceitua e descreve os problemas do casal. A formulação se baseia em uma análise funcional dos problemas do casal e tem três componentes básicos: um tema, uma análise DEEP e uma armadilha mútua. O terapeuta consulta a formulação e seus componentes ao longo do processo de tratamento, sempre que os casais têm conflitos durante ou entre as sessões.

Um dos objetivos mais básicos da IBCT é os parceiros adotarem a formulação como parte da história de seu relacionamento. Dali em diante, eles podem usá-la como contexto para entender seu relacionamento e seus conflitos. Ela também dá aos casais uma linguagem com a qual discutir seus problemas e permite que os parceiros se distanciem deles. É importante lembrar, contudo, que a formulação é um conceito dinâmico que pode demandar alteração e modificação (ou "reformulação") no transcorrer do tratamento.

O tema

O *tema* é a descrição do conflito básico do casal, geralmente descrito por uma palavra ou expressão que capte os problemas que o casal enfrenta. Por exemplo, um tema comum de muitos casais com problemas é o da "proximidade-independência", no qual um parceiro busca maior proximidade ao passo que o outro busca maior independência. Outros temas comuns giram em torno de confiança, sexualidade, dinheiro e parentalidade. Por exemplo, um casal pode ter conflitos sobre a intimidade, com um cônjuge focado na intimidade sexual, e o outro, na intimidade emocional.

A análise DEEP

Na IBCT, os terapeutas fazem uma análise DEEP sobre o tema ou problema do casal. DEEP é um acrônimo ("profundo", em inglês) que descreve os quatro principais fatores que contribuem para os problemas de um casal: Diferenças, sensibilidade Emocional, circunstâncias Externas e Padrões de interação. A IBCT sugere que os parceiros têm seu conflito ou tema básico por causa de diferenças entre eles e por causa das sensibilidades emocionais de cada um, ou de vulnerabilidades associadas a essas diferenças, ambas sujeitas a ser exacerbadas por circunstâncias externas. Por exemplo, no tema de proximidade-independência, o parceiro A pode querer mais proximidade e conexão, e o Parceiro B, mais independência, simplesmente porque eles são pessoas diferentes, com diferentes genes e diferentes histórias de aprendizagem social. Talvez essa diferença não tenha ficado muito clara no início, pois ambos estavam encantados com a relação que se desenvolvia. Ou talvez houvesse realmente pouca diferença em seus desejos de intimidade e independência até eles terem filhos ou até a carreira de um deles decolar. Seja qual for a base da diferença, ela cria problemas para o casal à medida que as diferenças são percebidas como deficiências. Por exemplo, o que busca proximidade pode ver no outro "medo de intimidade"; o que busca independência pode considerar o outro "neuroticamente dependente". Os parceiros descobrem que não podem, ambos, ter suas necessidades plenamente satisfeitas. O meio-termo pode ser relativamente fácil, a menos que também estejam presentes sensibilidades emocionais ou vulnerabilidades que forneçam combustível emocional para as diferenças. Se o Parceiro A quer mais proximidade do que o Parceiro B e é emocionalmente vulnerável a se sentir facilmente abandonado, as negociações sobre proximidade podem ser uma ameaça ao Parceiro A. Da mesma forma, se o Parceiro B quer mais independência e é emocionalmente vulnerável a sentir-se facilmente controlado e restringido, as negociações sobre proximidade também podem ser uma ameaça ao Parceiro B. Circunstâncias externas podem conspirar para tornar o problema ainda maior. Se o casal vive em uma área onde o Parceiro A, que quer mais proximidade, está longe de outras fontes de apoio social, e onde o Parceiro B, que quer mais independência, está perto de atividades de lazer das quais quer participar de maneira autônoma, o conflito entre eles será ainda maior. A combinação de suas diferenças (D), suas sensibilidades emocionais (E) e circunstâncias externas (E) pode levá-los a se envolver em um padrão (P) destrutivo de interação que pode polarizá-los ainda mais.

O *padrão de interação* se refere à comunicação, muitas vezes frustrante e destrutiva, que resulta quando um casal em sofrimento entra em um conflito relacionado a um tema. Uma resposta natural para os parceiros confrontados com suas diferenças é cada um tentar mudar o outro. Em muitos casos, esses esforços para mudar podem ter sucesso, mas muitas vezes resultam na acentuação das diferenças entre os parceiros, e os dois polarizam suas posições conflitantes. Quando os parceiros se tornam polarizados em uma questão, as tentativas de ambos de mudar o outro apenas aumentam o conflito e perpetuam sua postura polarizada. Por exemplo, em um casal cujo tema é a proximidade-independência, o processo de polarização provavelmente vai ocorrer quando a pessoa que busca independência "recuar" das tentativas do parceiro que busca proximidade de obter mais intimidade, o que gera mais iniciativas "invasivas" por parte deste. Quanto mais um "avança", mais o outro "recua"; quanto mais este parceiro "recua", mais o outro "avança". Além disso, ser privado de um objetivo desejado pode fazer com que esse objetivo pareça ser ainda mais importante: os parceiros podem ficar desesperados, aumentando seus fúteis esforços e destacando ainda mais suas diferenças. Pode começar a parecer que o que busca proximidade não tem necessidade de independência e que o que busca independência não tem necessidade de proximidade. Por meio de sua interação, eles vão ficando ainda mais diferentes do que eram no início.

A armadilha mútua

A armadilha mútua, que descreve o resultado do processo de polarização, é chamada de *armadilha* porque geralmente deixa os parceiros se sentindo "trancados" ou "presos" em seu conflito. Parceiros em uma armadilha mútua acham que fizeram tudo o que podiam para mudar o outro, mas nada parece funcionar. Contudo, eles relutam em desistir de seus esforços para mudar o outro, pois isso significaria resignar-se a um relacionamento insatisfatório. Como resultado, suas posições se tornam ainda mais arraigadas.

A experiência de parceiros muito polarizados é de desamparo e futilidade, e essa experiência raramente é discutida entre eles abertamente. Como resultado, cada um pode não estar ciente de que o outro também se sente preso. Fazer com que cada parceiro esteja ciente da sensação de aprisionamento do outro é uma parte importante do trabalho de aceitação, e estimular que cada um experimente a sensação do outro de "emperramento" pode ser o primeiro passo na promoção da empatia e intimidade entre eles.

Estágios da terapia

Na IBCT, há uma distinção clara entre a fase de avaliação e a de tratamento propriamente dito. A fase de avaliação compreende pelo menos uma sessão conjunta entre o casal, seguida de sessões individuais com cada um dos parceiros. A fase de avaliação é seguida por uma sessão de *feedback* durante a qual o terapeuta descreve sua *formulação* sobre os parceiros e seus problemas, bem como o plano do terapeuta para seu tratamento. Essa sessão é seguida pela etapa do *tratamento*, que costuma incluir sessões com os parceiros e cujo número exato deverá ser determinado caso a caso, dependendo das necessidades de tratamento de cada casal. Entretanto, o protocolo usado em um ensaio clínico recente da IBCT para casais em sofrimento grave e crônico (a ser discutido a seguir) continha um máximo de 26 sessões, incluindo as fases de avaliação e tratamento.

O uso de escalas objetivas

Os instrumentos objetivos de avaliação (ver Tab. 19.1) são úteis para a avaliação inicial e para monitorar os avanços do casal nos vários pontos do tratamento. Essas escalas podem oferecer informações adicionais sobre as áreas de desacordo que não foram abordadas na sessão, ou podem fornecer dados objetivos sobre o nível de problema e satisfação de um casal. Além disso, as pesquisas têm revelado que compartilhar e discutir ativamente o progresso de um casal (ou a falta dele) na terapia podem melhorar seus resultados (p. ex., Halford et al., 2012). Por exemplo, a satisfação com um relacionamento pode ser avaliada usando-se o Índice de Satisfação do Casal (Couples Satisfaction Index; Funk & Rogge, 2007); o compromisso dos parceiros com o relacionamento e medidas tomadas para a separação ou o divórcio podem ser avaliados por meio do Inventário da Situação Conjugal (Marital Status Inventory; Crane & Mead, 1980; Weiss & Cerreto, 1980); áreas de conflito e comportamentos problemáticos dos parceiros podem ser avaliados com o Questionário de Áreas Problemáticas (Problem Areas Questionnaire; Heavey, Christensen, & Malamuth, 1995) e o Inventário de Frequência e Aceitabilidade dos Comportamentos do Parceiro (Frequency and Acceptability of Partner Behavior Inventory; Christensen & Jacobson, 1997; Doss & Christensen, 2006); e o nível de violência física do casal, com as Escalas de Táticas de Conflito Revisadas (CTS2; Straus, Hamby, Boney-McCoy, & Sugarman, 1996). O Questionário do Casal (Couple Questionnaire; Christensen, 2009) inclui uma breve avaliação do compromisso, da violência do parceiro íntimo e da satisfação com o relacionamento (uma versão de quatro itens do Índice de Satisfação do Casal).

Recomendamos que, no mínimo, os profissionais administrem medidas que avaliem satisfação no relacionamento, violência por parte de parceiro íntimo, compromisso e áreas problemáticas. A fim de avaliar essas áreas, costumamos recomendar três questionários que são breves, fáceis e gratuitos: o Questionário das Áreas Problemáticas, o Questionário do Casal e a versão de 16 itens do Índice de Satisfação do Casal (ver Tab. 19.1). As medidas de violência, compromisso e áreas problemáticas são necessárias, pois os parceiros podem indicar, em um questionário, preocupações que não levantariam espontaneamente. Em geral, os parceiros recebem os questionários na primeira sessão para completar e devolver em suas sessões individuais. Além de fazer parte da etapa de avaliação, o questionário da satisfação com o relacionamento deveria ser administrado repetidamente ao longo do tratamento e seguimento para avaliar as mudanças nos atuais níveis de satisfação do parceiro em relação à sua linha de base. Em cada sessão, analisamos brevemente não apenas a satisfação, com o Questionário Semanal (a ser discutido a seguir), mas também avaliamos periodicamente a satisfação no Índice de 16 Itens de Satisfação do Casal.

Avaliação da violência doméstica

As escalas objetivas são especialmente úteis para avaliar o histórico de violência física do casal. Avaliar a violência doméstica é uma parte fundamental do processo de admissão de qualquer casal — não apenas para determinar se a segurança pessoal de qualquer um dos parceiros está em perigo iminente, mas também porque a terapia de casal pode ser até *contraindicada* para alguns casais violentos (Jacobson & Gottman, 1998; Simpson, Doss, Wheeler, & Christensen, 2007). A terapia de casal requer que ambos os parceiros assumam algum grau de responsabilidade por seus problemas, mas essa perspectiva é inadequada quando os problemas incluem violência doméstica, porque os autores da violência devem assumir, sozinhos, a responsabilidade por seu comportamento. Mais do que isso, como as sessões de terapia podem evocar emoções fortes, a terapia de casal pode, ela própria, desencadear violência após a sessão em alguns casais. Nesses casos, é indicado

TABELA 19.1 Instrumentos úteis para avaliação e triagem

- *Índice de Satisfação do Casal* (Funk & Rogge, 2007): mede o sofrimento no relacionamento. (Para obter esse instrumento gratuito, acesse www.courses.rochester.edu/surveys/funk e role para baixo até "Research tools".)
- *Questionário do Casal* (Christensen, 2009): breve avaliação de triagem da satisfação de casais, violência entre parceiros íntimos, e compromisso, bem como descrições abertas de interações típicas positivas e negativas. (Para obter esse instrumento gratuito, acesse a aba "Questionnaires" no *site* da IBCT: https://ibct.psych.ucla.edu.)
- *Inventário de Frequência e Aceitabilidade dos Comportamentos do Parceiro* (Christensen & Jacobson, 1997; Doss & Christensen, 2006): avalia a frequência e a aceitabilidade de 24 categorias de comportamento de cônjuges. (Para obter esse instrumento gratuito, acesse a aba "Questionnaires" no *site* da IBCT: https://ibct.psych.ucla.edu.)
- *Inventário da Situação Conjugal* (Crane & Mead, 1980; Weiss & Cerreto, 1980): avalia o compromisso com o relacionamento e os passos dados para a separação ou o divórcio. (Para obter esse instrumento, acesse https: darkwing.uoregon. edu/~rlweiss/msi.htm.)
- *Questionário de Áreas Problemáticas* (Heavey, Christensen, & Malamuth, 1995): avalia áreas problemáticas comuns ou áreas de discordância em casais. (Para obter esse instrumento gratuito, acesse a aba "Questionnaires" no *site* da IBCT: http://ibct.psych.ucla.edu.)
- *Escala de Táticas de Conflito – Revisada* (Straus, Hamby, Boney-McCoy, & Sugarman, 1996): avalia a violência doméstica. (Para obter esse instrumento, acesse www.wpspublish.com/cts-conflict-tactics-scales.)
- *Questionário Semanal* (Christensen, 2010): avalia eventos positivos e negativos importantes desde a sessão anterior e inclui um curto formulário do Índice de Satisfação do Casal. (Para obter esse instrumento gratuito, acesse a aba "Questionnaires" no *site* da IBCT: https://ibct.psych.ucla.edu.)

o tratamento que se concentra no comportamento violento do autor da violência, e não no desconforto interativo do casal. O Questionário do Casal (Christensen, 2010) e as CTS2 (Straus et al., 1996) são ferramentas de triagem úteis para avaliar a frequência e a gravidade das agressões físicas de um casal e determinar se a terapia de casal é contraindicada. Por fim, o histórico de violência de um casal deve ser abordado diretamente durante a fase de avaliação, principalmente nas sessões individuais, quando cada parceiro pode falar livremente, sem temer consequências por parte do outro.

Fase de avaliação

A *fase de avaliação* geralmente compreende uma sessão conjunta com os dois parceiros (sessão 1), seguida de sessões individuais com cada um deles (sessões 2 e 3). O objetivo básico da fase de avaliação é o terapeuta avaliar se o casal é adequado para a terapia e, caso seja, desenvolver a *formulação*. Entretanto, o terapeuta também deve usar o período de avaliação para orientar o casal com relação ao processo terapêutico. Além disso, embora o terapeuta de IBCT não esteja intervindo ativamente durante a fase de avaliação, é possível ter um impacto terapêutico nessas primeiras poucas sessões.

Orientação (sessão 1)

Uma vez feitas as apresentações e dadas as orientações gerais sobre a terapia (p. ex., o termo de consentimento informado, a cobrança), o casal recebe orientações sobre o processo específico da IBCT. Os terapeutas devem explicar as diferenças entre as fases de avaliação, *feedback* e tratamento na terapia, e explicar por que os períodos de avaliação e *feedback* são necessários antes que os terapeutas possam fazer intervenções ativas nos tratamentos.

Além disso, durante a primeira sessão, os casais são apresentados ao livro de autoajuda *Reconcilable Differences* (Christensen, Doss, & Jacobson, 2014; Christensen & Jacobson, 2000). Incentiva-se os casais a completarem as Partes I e II desse livro antes que se proceda à fase de *feedback*. Ainda que a leitura desse livro não seja um componente essencial do tratamento, ela pode beneficiá-lo. O ideal é que a leitura dessas Partes I e II ajude os casais a começar a conceituar seus problemas de forma semelhante a como o terapeuta vai enquadrá-los durante a referida sessão.

Os terapeutas devem estar cientes de que pelo menos um dos parceiros, se não ambos, provavelmente estará ambivalente quanto à participação na terapia. Essa ambivalência deve ser normalizada e validada, e o terapeuta deve explicar que o período de avaliação também é uma oportunidade para que *eles* conheçam o terapeuta e determinem se esse tratamento vai ser adequado a eles.

Áreas problemáticas (sessões 1–3)

Depois que o casal tiver sido orientado em relação ao processo terapêutico, o terapeuta começa a avaliação revisando o(s) problema(s) atual(is) do casal. Grande parte dessa informação pode ser coletada a partir de escalas objetivas e também durante a sessão individual de cada um dos parceiros, de forma que essa discussão na sessão 1 não deve consumir a sessão inteira. Entretanto, é importante que, durante a primeira sessão, os parceiros se sintam escutados e validados, e que seus problemas e seu desconforto sejam claramente entendidos pelo terapeuta.

Das informações coletadas a partir das escalas objetivas e durante as sessões de avaliação, os terapeutas devem ser capazes de descrever as áreas problemáticas dos parceiros e desenvolver sua formulação. As seis perguntas a seguir dão uma orientação para a avaliação, e cada uma delas deve ser respondida no fim do período de avaliação.

1. Quanto o casal está desconfortável?
2. Quanto o casal está comprometido com o relacionamento?
3. Quais são as questões que dividem o casal?
4. Por que essas questões representam problemas para eles (a análise DEEP)?
5. Quais são os pontos fortes que mantêm esse casal junto?
6. O que o tratamento pode fazer por eles?

As três primeiras questões podem ser tratadas com questionários objetivos, mas mesmo essas devem ser aprofundadas nas entrevistas. Por exemplo, as sessões individuais podem ser especialmente úteis para avaliar se o desconforto é tanto que a separação é iminente, para avaliar o nível de compromisso de cada parceiro com o relacionamento e a possível presença de casos extraconjugais e para avaliar o histórico de violência física do casal.

A avaliação das áreas problemáticas deve incluir a determinação da sua *disposição para colaboração* (Jacobson & Margolin, 1979). Esse termo se refere à perspectiva conjunta do casal de que *compartilha* responsabilidades pelos problemas no relacionamento e de que *ambos* terão de mudar para que a relação mude. A força dessa disposição determina se são indicadas intervenções voltadas à mudança ou à aceitação. Quanto mais forte for a disposição de colaboração do casal, mais probabilidade de sucesso terão as intervenções voltadas à mudança.

A quarta pergunta — por que as questões dos parceiros representam problemas para eles — requer uma análise funcional na linha da análise DEEP descrita anteriormente. Geralmente, é possível obter informações iniciais sobre todos os quatro aspectos da análise DEEP na entrevista conjunta, mas entendimentos mais matizados sobre esses fatores, particularmente sensibilidades emocionais e padrões de interação, costumam funcionar melhor nas entrevistas individuais. Como esses adultos muitas vezes não estão cientes das contingências que controlam seu comportamento, ou podem estar constrangidos em admitir essas contingências, mesmo que as conheçam, a análise funcional de emoções e padrões envolve muito mais do que um simples questionamento direto. O terapeuta deve ser particularmente sensível às reações emocionais dos parceiros, que podem indicar reforços ou punições importantes. Por exemplo, suponhamos que os parceiros com um tema de proximidade-independência discutam com frequência em função da quantidade de tempo que passam juntos. Essa questão específica pode não ser onde se situam as contingências mais poderosas. Talvez o histórico da mulher inclua ter sido abandonada por sua família em um momento em que necessitava de apoio e conforto, e seu medo em uma relação conjugal é que seu marido faça a mesma coisa. Para ela, o tempo que eles passam juntos pouco resolve suas preocupações de que ele pode não estar disponível quando ela precisar. Se ela estivesse segura disso, conseguiria tolerar muito menos tempo juntos. Da parte de seu marido, suponhamos que seu histórico de aprendizagem social o tenha levado a ser particularmente sensível a ser controlado ou restringido por outra pessoa, e, assim, ele discute com sua mulher em função do tempo que passam juntos não tanto por não querer passar esses momentos juntos, e sim porque se sente controlado e resiste naturalmente. Nessa situação, o terapeuta de IBCT precisa afastar o debate das discussões repetitivas sobre o tempo passado juntos e se voltar mais às contingências importantes que afetam o comportamento de cada um, como, por exemplo, as sensibilidades emocionais que cada parceiro traz para o relacionamento e o padrão de interação que desencadeia suas respostas emocionais.

As respostas à quinta pergunta, relacionada aos pontos fortes do casal, também vêm das entrevistas conjuntas e individuais. Isso ajuda os casais a não perder de vista seus pontos fortes mesmo ao tratarem de suas dificuldades. Às vezes, há um relacionamento interessante entre os pontos fortes de um casal e seus problemas, no sentido de que estes podem envolver alguma variação daqueles. Por exemplo, suponhamos que os dois parceiros tenham se sentido inicialmente atraídos um pelo outro em parte devido às diferentes abordagens à vida. Ele é muito mais espontâneo; ela é mais ponderada e organizada. Essas diferenças podem ser atraentes e úteis às vezes, mas também podem ser uma fonte de irritação e conflito, uma vez que, de fato, são "dois lados da mesma moeda".

Ao responder à última pergunta, sobre o que o tratamento pode fazer para ajudar, o terapeuta deve primeiro se certificar de que o casal é adequado para a terapia de casal. Se ele tiver problemas graves de violência ou dependência de substâncias, por exemplo, a terapia de casal geralmente não é uma boa recomendação e será necessário tratamento dirigido a esse problema específico. Se o casal for adequado para a terapia de casal, o terapeuta vai ter de explicar o foco da terapia e o que ela compreende.

O histórico do casal (sessão 1)

Depois que os parceiros tiverem sido orientados em relação à terapia e que suas áreas problemáticas tiverem sido avaliadas, o terapeuta coleta o histórico do relacionamento do casal. O objetivo óbvio é ter um bom conhecimento do vínculo entre eles. Muitas vezes, o desconforto cresceu a ponto de obscurecer as razões pelas quais eles se tornaram um casal.

Além disso, essa história pode dar algum benefício terapêutico imediato ao casal. Em geral, quando os parceiros discutem as primeiras (e geralmente mais felizes) etapas de seu relacionamento, seus afetos têm probabilidade de se tornar mais positivos. Faz tanto tempo que eles se concentram nos aspectos negativos do seu relacionamento, que provavelmente há muito não pensam no romance, no namoro e na atração do início. Assim, fazer com que os casais descrevam a evolução de seu relacionamento pode ser terapêutico em si. Embora alguns casais possam estar sofrendo muito para discutir sua história sem repreender e acusar (caso em que o terapeuta deve abandonar as orientações a seguir e usar a sessão para validar seu sofrimento), a maioria dos casais gosta de relembrar seus tempos mais felizes.

A série de perguntas a seguir dá ao terapeuta informações úteis em relação ao histórico do casal e proporciona aos parceiros uma oportunidade de refletir sobre as razões pelas quais se apaixonaram:

- "Como vocês se aproximaram?"
- "Como foi seu namoro?"
- "O que os atraiu um no outro?"
- "Como era o relacionamento antes de começarem os problemas?"
- "Em que seu relacionamento difere *hoje* em relação aos dias em que se entendiam bem?"
- "Em que o relacionamento seria diferente se os problemas atuais não existissem mais?"

Essas e outras perguntas também podem revelar informações úteis sobre cada parceiro, como suas esperanças e seus sonhos para o futuro. As informações em relação ao histórico do casal são úteis para que o terapeuta desenvolva uma formulação a respeito deles, que será apresentada a eles na sessão de *feedback*.

Histórico individual (sessões 2 e 3)

O histórico individual de cada um dos parceiros muitas vezes pode dar informações úteis para a formulação, no sentido de que proporciona um contexto para o comportamento de cada um e mostra possíveis vulnerabilidades. Por exemplo, talvez o marido considerasse sua mãe muito exigente e tenha aprendido a lidar com isso por meio de retraimento, e mantenha essa atitude em resposta às exigências de sua mulher. Ou talvez a mulher tenha tido dois namorados anteriores que a traíam e seja sensível a qualquer sinal de traição por parte de seu marido.

As perguntas a seguir podem ser úteis para orientar uma discussão sobre o histórico individual de cada parceiro:

- Como era o casamento de seus pais?
- Como era seu relacionamento com seu pai?
- Como era seu relacionamento com sua mãe?
- Como era seu relacionamento com seus irmãos?
- Como era seu relacionamento com parceiros importantes anteriores?

Cada uma dessas perguntas poderia levar um tempo excessivo. O terapeuta da IBCT tenta evocar características desses relacionamentos anteriores que sejam semelhantes ou possam informar o atual. Por exemplo, se o terapeuta estiver ciente de uma diferença entre o marido e a mulher em termos de o quanto eles estariam confortáveis com o conflito, ele orientará o marido a se afastar de debates sobre como sua família morava e se concentrar na expressão do conflito que acontecia em sua família.

Sessão de *feedback*

A sessão de *feedback* (geralmente a sessão 4) compreende duas partes: (1) explicação da formulação e (2) discussão do plano terapêutico. Com base nas informações colhidas durante as sessões de avaliação e nos questionários, o terapeuta desenvolveu uma formulação experimental dos problemas do casal. Após conferir com o casal e ver se houve alguma grande mudança desde as sessões de avaliação, o terapeuta compartilha tais informações com o casal. A sessão de *feedback* pode seguir o esquema de seis perguntas usadas anteriormente para avaliar as áreas problemáticas do casal. É importante que a sessão de *feedback* seja um diálogo, e não uma exposição por parte do terapeuta — com este obtendo continuamente o *feedback* do casal em relação à formulação que está sendo apresentada. Os parceiros são especialistas em seu relacionamento e como tal devem ser tratados.

A sessão de *feedback* também é usada para descrever o plano de tratamento, com base em sua formulação. O terapeuta descreve ao casal os objetivos do tratamento e os procedimentos para atingi-los. Os objetivos da terapia são criar na sessão um ambiente no qual os problemas do casal possam ser resolvidos por meio de alguma combinação de técnicas de aceitação e de mudança. Em relação à análise DEEP, a IBCT promove a aceitação emocional das diferenças e das sensibilidades emocionais dos parceiros, já que é provável que esses fatores só se alterem lentamente, se é que se alteram. Estressores externos podem ser mudados às vezes, mas também costumam exigir aceitação. É o padrão de interação que pode ser alterado, e é o foco de esforços de mudança na IBCT. Os procedimentos para atingir esses objetivos de aceitação e mudança geralmente são:

1. discussão, durante as sessões, de incidentes e questões relacionados à formulação;
2. exercício de casa a ser realizado fora da sessão, para aprofundar o trabalho realizado nela.

Durante a sessão de *feedback*, o terapeuta apresenta ao casal o Questionário Semanal (Christensen, 2010), explica-o e pede a cada parceiro que responda a ele antes de cada sessão. Ele proporciona informações sobre as experiências do casal desde a última sessão e serve como base para as sessões. Esse questionário inclui a versão de quatro itens do Índice de Satisfação do Casal (Funk & Rogge, 2007), de forma que o terapeuta possa monitorar semanalmente a satisfação do casal com o relacionamento. O questionário pergunta se houve qualquer mudança importante na vida do casal e se ocorreu algum incidente de violência ou algum incidente problemático de uso de substâncias/drogas. Em seguida, o questionário pede a cada parceiro que descreva a interação mais positiva ou significativa que teve na última semana, a interação mais difícil ou negativa da última semana, e se prevê algum evento desafiador futuro. Então, os parceiros classificam o que acham que seria mais importante discutir: o evento positivo, o negativo ou o próximo, ou alguma questão não ligada a um incidente específico (p. ex., finanças). Por fim, há espaço para o exercício de casa do casal. Esses eventos positivos, negativos e desafiadores futuros, bem como as questões gerais que os parceiros indicam em seus questionários, proporcionam o conteúdo usual para as sessões.

Os objetivos da sessão de *feedback* são (1) ajudar os parceiros a pensarem em seus problemas em termos da formulação; (2) orientá-los rumo aos objetivos gêmeos da mudança e aceitação por meio de uma comunicação aberta; e (3) explicar o processo da fase ativa da terapia. Portanto, a sessão de *feedback* dá a ambos os parceiros uma certa ideia daquilo que eles podem esperar da terapia, e evoca sua disposição em participar. Se um ou ambos os parceiros estiverem lendo o livro *Reconcilable Differences* (Christensen & Jacobson, 2000; Christensen et al., 2014), o terapeuta poderá dar como tarefa para casa a Parte III, que aborda especificamente o tópico da aceitação. Após a descrição e formulação do plano de tratamento, pede-se aos parceiros que voltem para casa, discutam o tratamento e tomem uma decisão juntos para participar na fase ativa da IBCT.

Estágio do tratamento

Formato de uma sessão de tratamento típica

Uma sessão típica da terapia começa com a coleta do Questionário Semanal. Uma breve leitura dos quatro primeiros itens, nos quais os parceiros classificam sua satisfação com o outro desde a última sessão, dá ao terapeuta uma ideia de como foi a semana e pode conduzir a uma breve discussão geral sobre aquela semana. Se o casal tiver marcado qualquer questão relacionada à violência, problemas com drogas ou álcool ou importantes mudanças em suas vidas, esse será o assunto prioritário. Felizmente, a maioria dos casais não terá vivenciado esses eventos. Se os parceiros não estiverem brabos um com o outro, o terapeuta geralmente expõe primeiro os incidentes positivos que eles relataram. Se o incidente positivo foi significativo, será dada atenção considerável a ele, com o terapeuta tentando aprender com ele e, ao fazê-lo, ajudando os parceiros a aprender como eles conseguiram ter uma experiência tão positiva. Incidentes positivos e significativos geralmente são aqueles nos quais os parceiros conseguiram lidar com uma interação difícil de maneira melhor, recuperar-se de uma interação difícil de maneira mais efetiva ou vivenciar certa conexão que não tinham há algum tempo (p. ex., sexo pela primeira vez havia algum tempo, uma conversa significativa em termos emocionais, uma experiência de intimidade emocional um com o outro). Se o incidente positivo não foi tão importante, como uma visita agradável a amigos, o terapeuta pode reconhecer que eles conseguiram aproveitar estando juntos, apesar de seus problemas, mas não passará muito tempo discutindo o evento, pois talvez não haja muita coisa útil para se aprender com ele.

Após a discussão do evento positivo, o terapeuta costuma estabelecer uma agenda para discussão baseada naquilo que os parceiros listaram como seus incidentes difíceis, eventos desafiadores para o futuro próximo ou questões problemáticas, ainda que nenhum incidente relevante tenha ocorrido. Muitas vezes não é possível discutir todos os eventos que os parceiros mencionam no Questionário Semanal, então é importante garantir que (1) os tópicos mais importantes sejam discutidos (a classificação dos parceiros desses assuntos no Questionário Semanal pode ajudar nessa escolha) e que (2) ambos os parceiros recebam a atenção que julgam ser importante. Uma vez definida a agenda, o terapeuta pode ajudar os parceiros a discutir esses tópicos usando as estratégias descritas a seguir.

Perto do fim da sessão, o terapeuta deverá alertar o casal de que a sessão está terminando, de modo que haja uma fase de relaxamento e resumo. Essa etapa é particularmente importante se emoções fortes tiverem sido provocadas pela conversa. O terapeuta pode observar que o problema não se resolverá naquele momento que resta e dar a cada parceiro uma chance para fazer uma colocação final, de modo que possam encerrar o tópico. Se a discussão for intensa e for provável que o casal a continue de modo negativo após a terapia, o terapeuta pode propor uma breve solução do problema: "Será que o casal poderia deixar a conversa para a próxima sessão de terapia?" Ou: "Se querem continuar a discussão, não faria sentido fazer uma breve pausa, para que primeiro se acalmem?" O terapeuta pode, então, resgatar alguns dos pontos importantes mencionados na discussão para oferecer ao casal uma espécie de "mensagem para levar para casa". Os pontos importantes podem ser alguma revelação que o parceiro fez (p. ex., por que algum tipo de comentário é tão provocativo para eles), o entendimento que um dos parceiros teve sobre o que o outro está vivenciando ou uma recapitulação do padrão que permanece ocorrendo entre os parceiros.

Objetivos para as sessões de tratamento

O objetivo para uma sessão de tratamento da IBCT é ajudar o casal a ter uma interação positiva sobre um tópico emocionalmente saliente, mas muitas vezes difícil. Desde que os incidentes e as questões do Questionário Semanal reflitam o material mais saliente na vida do casal, eles oferecerão o conteúdo da discussão. Por exemplo, um casal com um tema de intimidade–independência talvez discuta um incidente difícil no qual aquele que busca independência quis sair à noite com os amigos, e aquele que deseja intimidade protestou. As discussões talvez também estejam focadas em eventos futuros próximos listados no Questionário Semanal, como uma viagem de fim de semana do casal, na qual aquele que busca independência tema que não haverá espaço para que ele fique sozinho. Questões genéricas relacionadas à formulação e listadas no questionário também são importantes para discussão, como se viagens de fim de semana separados, com amigos, são aceitáveis para o casal.

Os parceiros geralmente retomam seus padrões usuais de interações ao lidar com esses tópicos carregados de emoções. Por exemplo, o parceiro que quer independência se fecha, ao passo que aquele que busca intimidade fica emocionalmente agitado durante uma discussão, ou o casal retoma uma briga que tiveram no domingo à noite e entra em um padrão de acusação e defesa, similar ao modo como interagiram no domingo. Nessas situações, o terapeuta pode focar na interação atual, que está ocorrendo na sessão. Essa interação oferece ao terapeuta uma oportunidade para interferir no momento em que o problema está se desenrolando.

O objetivo do terapeuta da IBCT é afastar os casais de seus padrões usuais de discussão disfuncional em relação ao outro, ou ter de uma ou mais das seguintes discussões significativas: (1) uma discussão *solidária* na qual os parceiros revelam seus sentimentos (e alguns deles talvez jamais tenham sido revelados antes) e conseguem entender o outro e ter empatia por ele (conexão empática); (2) uma discussão *analítica* na qual os parceiros analisam seus problema com certo distanciamento e tentam descrever com *mindfulness* o que acontece sem julgar ou culpar (distanciamento unificado); ou (3) uma discussão *prática* na qual os parceiros discutem mudanças concretas que cada um deles talvez faça para melhorar seu relacionamento (resolução de problemas conjunta). Essas interações conceitualmente distintas muitas vezes estão misturadas na prática. As primeiras duas são intervenções orientadas para a aceitação, uma vez que o foco não está no que deveria ser mudado ou em quem deveria mudar. Esses dois primeiros tipos de discussão podem acarretar mudanças espontâneas (e isso frequentemente ocorre), uma vez que os parceiros acabam se entendendo melhor e compreendendo sua dinâmica, mas o foco não está na mudança. A última intervenção, a resolução de problemas conjunta, é uma intervenção centrada na mudança.

O modo como o terapeuta intervém depende, em grande parte, de como uma dessas estratégias está sendo empregada. Contudo, o terapeuta é ativo em todas as três estratégias, apenas recuando e observando quando a interação está indo bem. Quando a interação começa a sair do rumo, geralmente revertendo ao estilo usual de interação disfuncional do casal, o terapeuta intervém para redirecionar a interação. Frequentemente, o terapeuta faz com que os parceiros conversem com ele, em vez de entre si, de modo que possa destacar certos aspectos do que cada um está dizendo, traduz o que cada um está dizendo para que o outro consiga entender ou redireciona a conversa, levando-a a um território mais construtivo. Quando as emoções esquentam, a tendência é que o casal fale mais rapidamente e mais alto. O terapeuta tenta reduzir as interações para que cada parceiro tenha uma chance, com a ajuda dele, de passar uma mensagem significativa ao outro, e o outro tenha uma chance, com a ajuda do terapeuta, de responder com uma mensagem significativa.

Técnicas da IBCT para construir uma aceitação emocional

Geralmente, o tratamento começa com o foco na promoção da aceitação. A exceção é quando os parceiros conseguem trabalhar em conjunto ("o espaço colaborativo") e ambos querem fazer mudanças específicas em seu relacionamento. Nesse caso, o terapeuta pode começar com as estratégias de mudança.

No contexto do trabalho de aceitação, o conteúdo real de cada sessão é determinado pelos parceiros e pelo que eles "trazem" a cada semana. O terapeuta busca material que se destaque emocionalmente e que seja relevante à formulação. Os tópicos de discussão costumam ser eventos recentes negativos ou positivos listados no Questionário Semanal e relacionados à formulação. Às vezes, eventos salientes relevantes à formulação ocorrem entre os parceiros durante a sessão, e o terapeuta deverá, em geral, torná-los a prioridade máxima, pois as emoções que envolvem os eventos durante as sessões tendem a ser mais acessíveis do que aquelas sobre os eventos que acontecem entre as sessões. Outras vezes, os pacientes podem indicar no Questionário Semanal algum assunto preocupante que eles gostariam de levantar, embora não tenha ocorrido nenhum incidente relacionado a ele na última sessão. Todos esses tópicos são meios úteis de implementar as três estratégias de construção da aceitação: *conexão empática, distanciamento unificado do problema* e *construção da tolerância*. Como elas podem criar mais proximidade, bem como maior aceitação, as duas primeiras estratégias são empregadas mais comumente do que a última.

CONEXÃO EMPÁTICA

Os objetivos da conexão empática são engajar os parceiros em uma discussão empática sobre suas dificuldades a fim de gerar uma aproximação afetiva entre eles, reduzir a intensidade de suas reações negativas em relação ao outro, aumentar a aceitação um do outro e passar a se apoiar e se ajudar mais. Como observado em nossa análise DEEP, os parceiros têm desavenças, em parte, em virtude de suas sensibilidades emocionais; esses desentendimentos, portanto, oferecem uma janela para a análise dessas sensibilidades, bem como para as maneiras pelas quais os parceiros frequente e inadvertidamente as acionam. Na conexão empática, o terapeuta faz com que os parceiros abandonem o hábito de se culpar e se defender, em prol de expressões abertas de seus sentimentos, em especial aqueles de vulnerabilidade. No início, os parceiros talvez expressem "sentimentos pesados", como raiva, ressentimento e frustração. O terapeuta valida esses sentimentos, mas muda o foco da dor que cada um entregou para a dor que cada parceiro está vivenciando. Essa mudança pode levar à expressão de sentimentos mais leves, como constrangimento, vergonha, medo e culpa, que geralmente existem junto com aqueles sentimentos pesados. Uma vez que os parceiros tenham rotulado algumas dessas emoções, em particular aquelas que eles não costumam verbalizar, essas emoções podem diminuir em intensidade (Torre & Lieberman, 2018). À medida que os parceiros ouvem menos acusações um do outro e mais revelações sobre seus sofrimentos emocionais, eles podem aumentar seu entendimento e sua empatia pelo outro. Esse entendimento e essa empatia podem levar a uma maior intimidade entre os parceiros (Laurenceau et al., 2004), menos acusações e maior aceitação do outro (Davis, 2018), além de facilitar a solicitude espontânea e o apoio ao parceiro (Pavey, Greitemeyer, & Sparks, 2012).

O processo de criação de conexão empática não tem nada de direto. Talvez os parceiros tenham uma ciência mínima de alguns de seus sentimentos mais vulneráveis, sintam-se envergonhados de expressá-los e possam ter medo de que o outro reaja negativamente a esses sentimentos ou os usem contra eles no futuro. Portanto, o terapeuta deveria reconhecer as emoções superficiais que as pessoas expressam verbalmente ou mostram não verbalmente, mas também considerar aquelas ocultas que possam existir. Por exemplo, Ben pode relatar em seu Questionário Semanal um incidente em que ele "pegou Susan flertando com outro homem". Sua emoção evidente de raiva pode ser fácil de notar. Todavia, o terapeuta deve ter em mente as possíveis emoções ocultas que Ben também pode estar sentindo em relação ao incidente — medo de que Susan não esteja atraída por ele, preocupação de que ela possa deixá-lo ou mesmo desânimo por ter ficado tão incomodado por algo relativamente inocente que ela tenha feito. De sua parte, Susan, em sua resposta inicial, pode ser defensiva sobre seu comportamento ou ter raiva por Ben interpretar "qualquer coisa que eu faça com outro homem como um flerte". As emoções superficiais de raiva e defesa de Susan são imediatamente aparentes, mas o terapeuta deve considerar as possíveis emoções ocultas que ela pode também estar vivenciando — vergonha por seu próprio comportamento, arrependimento por magoar Ben com tanta frequência e desconforto por interagir com outros homens na presença dele. O objetivo do terapeuta na conexão empática é tirar Ben e Susan dos comportamentos de acusação e defesa raivosas e contra-acusação e envolvê-los em uma expressão mais aberta e completa de todas as emoções que esse incidente evocou em cada um deles.

Ao discutir os incidentes e problemas que os parceiros relatam no Questionário Semanal, além de discutir os incidentes que ocorrem na sessão de terapia, os parceiros geralmente focam nas provocações do outro, no que fizeram de errado um para o outro e no que está errado em seus relacionamentos. Podemos nos voltar para a dor que cada um vivenciou, as mágoas que sentiram e o que eles sentiram que falta em seus relacionamentos. Se eles ficam resmungando sobre o relacionamento, podemos identificar qual desejo se encontra por trás dessas reclamações. Se eles expressam desesperança sobre o relacionamento, podemos ajudar a identificar o que eles esperavam dele. Assim, podemos ajudar o casal a abandonar as interações infrutíferas que geralmente têm e adotar interações mais construtivas que gerem uma empatia mútua.

Não se espera que os parceiros cheguem à empatia mútua facilmente, em particular no caso de um casal muito incomodado. Em vez disso, talvez eles queiram focar nos atos muito graves que o parceiro fez, e não nas emoções que levaram àquelas ações, ou se voltar às emoções que tais atos evocaram. Eles também podem estar por demais magoados e brabos para empatizar com a dor de seu parceiro. Contudo, os terapeutas da IBCT deveriam não apenas evocar as emoções menos evidentes que os parceiros estão vivenciando, mas também mostrar suas próprias respostas empáticas a essas emoções. Ainda que um parceiro não acompanhe o terapeuta em sua resposta empática ao outro, ele será influenciado por um terceiro valorizado e confiável que vê a vivência do companheiro de uma maneira menos julgadora e mais empática e solidária. Talvez não ocorra naquele momento, mas ele será influenciado.

DISTANCIAMENTO UNIFICADO DO PROBLEMA

O objetivo do *distanciamento unificado* é engajar os parceiros em uma discussão analítica de seus conflitos. Ao contrário da conexão empática, que foca nos parceiros expressando suas reações emocionais, o foco do distanciamento unificado é fazer com que os parceiros expressem sua visão desapaixonada e objetiva de um incidente ou problema. Em vez de uma visão muito próxima de suas dificuldades, eles se envolvem em uma análise mais distanciada desses problemas pessoais. Incentivamos os parceiros a se "distanciarem um pouco" de seus problemas e descrevê-los sem julgamentos, sem atribuir culpa ou responsabilidade por mudança a qualquer um dos dois.

Essa estratégia pode ser usada para envolver um casal em uma discussão sobre os aspectos DEEP: diferenças (como essas diferenças resultaram de seus históricos pessoais), sensibilidades emocionais (quais experiências passadas podem ter compreensivelmente levadas a essas sensibilidades), estressores externos (como esses estressores surgiram) e padrões de interação (como cada um interage de forma que faça sentido a partir de sua perspectiva). No entanto, na maioria das vezes, ela é usada para ajudar o casal a discutir seus padrões de interação. Por exemplo, o terapeuta pode envolver os parceiros em um diálogo no qual eles tentam descrever objetivamente a sequência de um conflito específico do Questionário Semanal, como quais fatores desencadearam suas reações, como os eventos específicos estavam conectados um ao outro, como as coisas se agravaram entre eles e como eles tentaram resolver o conflito ou voltar ao normal. O terapeuta pode envolver o casal em uma análise de como conflitos similares foram mais intensos do que aquele, ou menos intensos. Ele também pode usar metáforas e humor para afastar o casal emocionalmente do problema, desde que o humor não inferiorize o parceiro de qualquer modo. Com todas essas estratégias, o terapeuta trata o problema e motiva o casal a tratar o problema como se fosse uma questão de uma terceira pessoa ("ele"), em vez de uma questão pessoal "minha" ou "sua". Quando possível, o terapeuta deve dar nomes ao tema do casal, seu padrão de interação e suas armadilhas mútuas, e usar esse nome para definir o problema como um "ele". Ao se distanciar do problema, os parceiros têm uma oportunidade de discutir seu conflito sem se "carregar" emocionalmente com ele. Assim, eles podem tentar entender o conflito a partir de uma posição mais neutra e objetiva. Eles se envolvem em uma *mindfulness* conjunta em relação ao problema, que pode levar a uma aceitação da vivência de cada um e do problema e à redução da postura adversária em relação ao outro.

No nível individual, as intervenções baseadas em *mindfulness* têm mostrado reduzir afetos negativos e aumentar os positivos, reduzindo os pensamentos negativos e aumentando a clareza emocional (Cooper, Yap, & Batalha, 2018; Gu, Strauss, Bond, & Cavanagh, 2015). A *mindfulness* conjunta pode ter efeitos similares ou até maiores. Embora haja poucas pesquisas sobre a *mindfulness* conjunta, um estudo recente de intervenções com casais que não estavam em sofrimento mostrou os benefícios de uma intervenção que capta mais ou menos o que queremos dizer por meio de intervenções distanciadas e unificadas. Pediu-se aos parceiros que escrevessem uma análise de discordâncias específicas que eles tiveram "da perspectiva de um terceiro neutro que quer o melhor para todos os envolvidos; uma pessoa que vê as coisas de um ponto de vista neutro. Como essa pessoa poderia pensar sobre o desentendimento? Como ela veria o lado bom que poderia resultar dele?" (Finkel, Slotter, Luchies, Walton, & Gross, 2013, p. 1597). O estudo revelou que a repetição dessa tarefa teve efeitos benéficos na qualidade do relacionamento do casal em comparação àquele de outros casais que apenas descreveram os conflitos sem adotar aquela perspectiva.

CONSTRUÇÃO DA TOLERÂNCIA

Construir aceitação pode ser mais desafiador quando um dos parceiros está sofrendo muito emocionalmente como resultado do comportamento do outro. Nessas circunstâncias, o terapeuta da IBCT deve ajudar um deles a construir tolerância em relação aos comportamentos "ofensivos" do outro. Ao construir tolerância, o parceiro experimentaria uma redução no sofrimento causado pelo comportamento. Para construí-la, contudo, devem cessar os esforços para impedir, evitar ou escapar desses comportamentos "ofensivos" do parceiro. Em vez disso, expondo-se ao comportamento sem o desentendimento correspondente, o parceiro reduz a sensibilidade a ele e, espera-se, sente o comportamento "ofensivo" como menos doloroso.

Uma estratégia para construir a tolerância é uma "nova ênfase positiva", ou se concentrar nos *aspectos positivos do comportamento negativo de um parceiro*. Essa estratégia pode ser relativamente fácil quando um comportamento negativo tem alguma relação com a qualidade que um dos parceiros já considerou atraente no outro. Por exemplo, o que ela considera como a "rigidez" de seu parceiro pode ser a "estabilidade" que um dia a atraiu nele. Ou o que ele vê como sua "instabilidade" ou "irresponsabilidade" pode ser a postura "aventureira" ou "rebelde" que tanto o atraíra no início do relacionamento deles. A nova ênfase positiva não nega as qualidades negativas do comportamento em questão, mas ajuda os parceiros a assumir a perspectiva de que qualquer qualidade costuma ter características boas e más.

Outra estratégia para construir a tolerância pelas diferenças é se concentrar nas *formas com que essas diferenças se complementam* e as apresentar como parte daquilo que faz com que a relação "funcione". A estabilidade de um dos parceiros pode equilibrar a atitude aventureira do outro. O terapeuta pode mostrar aos parceiros como eles estariam "pior" se essas diferenças não existissem. As diferenças podem se tornar um aspecto positivo na relação de um casal, algo de que os parceiros se orgulhem, em vez de considerarem uma ameaça destrutiva.

Uma terceira técnica para construir a tolerância diante do comportamento do parceiro é *preparar os casais para escorregões e lapsos inevitáveis* no comportamento. Isso é especialmente importante quando eles começam a detectar pela primeira vez mudanças em seu comportamento e começam a ter sentimentos positivos com relação aos avanços que fazem na terapia. É nesse momento que o terapeuta deve parabenizar os casais por seu esforço e seus avanços, e os alertar de que um "escorregão" ainda é provável. Deve-se pedir que imaginem algumas das circunstâncias em que é provável que ocorra um escorregão e considerem respostas possíveis de antemão. Pensar em como enfrentarão esses lapsos ajuda os casais a construir sua tolerância em relação a eles.

Uma estratégia relacionada à construção da tolerância é instruir os casais a *fingir comportamento negativo* na sessão ou em casa. Cada parceiro é instruído a ter um determinado "comportamento ruim" — deixando-se claro que devem ter esse comportamento somente quando não tiverem vontade de fazê-lo. O casal é instruído para que cada parceiro saiba que o comportamento ruim que está para testemunhar na sessão ou poderá ver no futuro pode ser, na verdade, fingido. Isso deve introduzir uma ambiguidade em relação a futuros comportamentos negativos que pode mitigar a resposta emocional a eles. Mais importante, contudo, é que fingir o comportamento dá a ambos os parceiros uma oportunidade de observar os efeitos de seu comportamento negativo sobre o outro. Especificamente, como eles estão realizando o "comportamento ruim" quando não têm vontade de fazê-lo, eles fazem essas observações quando estão em um estado emocional tranquilo que permite ter uma postura mais empática. Quando isso é feito na sessão, o terapeuta pode ajudar a entender as reações ao "comportamento ruim". Quando for feito em casa, o fingidor é instruído a contar ao parceiro sobre o comportamento fingido logo depois de ele acontecer, para que a situação não piore e os parceiros tenham a oportunidade de "analisar" após seu "experimento".

Uma fonte inevitável de sofrimento para muitos parceiros é o sentimento de que o outro não atende às suas necessidades em algum aspecto importante. Contudo, é raro que um parceiro consiga suprir todas as necessidades do outro. Um aspecto importante da construção da aceitação é que os parceiros aumentem sua própria autoconfiança, ou *autocuidado*, para suprir suas necessidades. Deve-se estimulá-los a encontrar formas alternativas de cuidar de si mesmos quando seus parceiros não conseguirem fazê-lo. Os parceiros podem precisar aprender a buscar o apoio de amigos e familiares em momentos de estresse, ou encontrar novas formas de definir e resolver problemas por conta própria. À medida que sua autoconfiança aumenta, reduz-se a dependência do parceiro para suprir todas as suas necessidades emocionais, e isso deve resultar em menor sensibilidade ao insucesso dos parceiros em suprir suas necessidades, reduzindo, assim, o conflito. Essa discussão de meios alternativos para a satisfação de necessidades deve ser feita com sensibilidade para que não exima o parceiro de qualquer papel no cumprimento de necessidades ou leve ao afastamento emocional entre eles.

O IMPACTO DE DISCUSSÕES SOBRE MUDANÇA FOCADAS NA ACEITAÇÃO DAS EMOÇÕES

As estratégias da IBCT para a promoção da aceitação emocional anteriormente descritas também podem instigar mudanças autônomas e iniciadas por conta própria pelos parceiros. Durante a conexão empática, os parceiros expressam com mais clareza suas próprias reações emocionais, frequentemente complexas, e ouvem as reações emocionais do outro. Nenhuma das partes tem a intenção de magoar a outra intencionalmente, então elas podem, com maior empatia em relação ao impacto emocional de seu comportamento sobre o outro, mudar esse comportamento sem que sejam solicitadas ou forçadas a isso. Durante o distanciamento unificado, os parceiros descrevem em detalhes o processo por meio do qual eles inconscientemente provocam o outro ou agravam uma discordância normal, tornando-a uma briga séria. Ao fazê-lo, eles indiretamente sugerem comportamentos alternativos que cada parceiro poderia adotar e que melhoria a interação ou, pelo menos, não deixaria que ela se agravasse tanto. Como resultado, os parceiros às vezes se envolvem espontaneamente nas mudanças. De maneira similar, as intervenções de tolerância podem indiretamente sugerir mudanças. Por exemplo, quando um parceiro finge seu comportamento, seja na sessão, seja fora dela, eles se tornam mais cientes do que esses comportamentos desencadeantes realmente são e de que temos algum controle sobre eles. Na IBCT, essa é a melhor maneira de mudança, pois ela é iniciada espontaneamente pelos pacientes. Eles a fazem não em virtude da pressão do parceiro ou do terapeuta, mas porque eles se importam com o parceiro e o relacionamento e não querem magoar o outro nem prejudicar o relacionamento. Assim, acreditamos que esse tipo de mudança tem mais chances de perdurar.

Os pacientes talvez sigam essas intervenções baseadas na aceitação não com uma mudança espontânea de sua parte, mas por pedidos de mudança de seu parceiro. Eles podem dizer, de fato: "Agora que você sabe o que me magoa, por que você não para de fazer isso?" ou "Agora que você entendeu o que você faz que piora nossos conflitos, por que você não para com isso ou faz algo mais positivo?". Como os terapeutas querem ajudar e facilitar as mudanças, eles também têm uma tendência natural a seguir essas intervenções baseadas na aceitação com sugestões para mudança. Talvez eles ressaltem que, se uma pessoa fizesse *X* em vez de *Y*, as coisas melhorariam entre eles. Dessa maneira, uma intervenção baseada na aceitação pode se tornar refém de uma discussão baseada na mudança, completa pela pressão e resistência que é similar ao padrão de interação disfuncional do casal. Portanto, o terapeuta da IBCT toma o cuidado para não sugerir mudanças como um seguimento imediato de uma discussão baseada na mudança, e orienta os casais para que se afastem desse tipo de discussão focada na mudança. Quando as discussões baseadas na mudança que descrevemos dão certo, muitas vezes é útil estendê-las e dar aos pacientes algum tempo para as processar. Por exemplo, o terapeuta da IBCT pode dizer algo do tipo: "Não vamos discutir as mudanças que um de vocês poderia ou deveria fazer. Mudar muitas vezes é difícil. Acho que seria útil se cada um de vocês apenas ouvisse o que o outro disse e pensasse sobre o que vocês dois disseram". Muitas vezes, essas discussões baseadas na mudança levam a um abrandamento de cada companheiro em relação ao outro, e, como resultado, a uma maior conexão entre eles. Esse tipo de mudança talvez seja a mudança mais importante que acontece com eles, e não queremos interromper um processo natural que poderia resultar nessa mudança ou alterações autônomas no problema central passando para uma discussão de "o que cada um de vocês poderia fazer de outro modo".

Estratégias da IBCT para o fomento da mudança deliberada

O foco na mudança deliberada é muitas vezes necessário e útil para os casais. Embora as estratégias baseadas na aceitação anteriormente discutidas possam resultar em uma conexão emocional melhor e na mudança autônoma, elas ainda assim abandonam os padrões de interação disfuncional que os preveniriam de abordar de modo construtivo os problemas que eles enfrentam e, portanto, geram frustrações repetidas. Embora os terapeutas da IBCT geralmente comecem com as estratégias focadas na aceitação e deixem as discussões baseadas na mudança até que as intervenções baseadas na aceitação tenham tido algum impacto, eles centram na mudança à medida que elas acontecem naturalmente ao longo da terapia. No Questionário Semanal, pede-se aos parceiros que indiquem suas interações positivas mais importantes desde a última sessão. Os terapeutas da IBCT sempre pedem relatos dessas interações e lhes dão uma atenção especial quando elas refletem as mudanças positivas de um ou de ambos os parceiros (p. ex., lidar com um problema de maneira melhor, fazendo algo diferente para melhorar o relacionamento). Essa análise é uma maneira de destacar (e, portanto, reforçar) o que cada um está fazendo para melhorar o relacionamento. Além desse foco na mudança que ocorre naturalmente, os terapeutas da IBCT facilitam discussões práticas sobre mudanças quando os pacientes entenderam os problemas e padrões e desenvolveram uma postura colaborativa perante as mudanças e com base nas intervenções baseadas na aceitação. As estratégias a seguir são maneiras pelas quais os terapeutas promovem as mudanças.

INCENTIVE DISCUSSÕES INICIADAS PELOS PACIENTES E BASEADAS EM MUDANÇAS

À medida que os parceiros discutem um problema com as estratégias apresentadas anteriormente, eles podem indicar que gostariam de mudar algo em si próprios ou em seus comportamentos. Os terapeutas da IBCT, então, facilitam a exploração daquele tópico, como o impacto sobre o parceiro, as possíveis dificuldades em fazer as mudanças, etc. Os terapeutas querem encorajar as mudanças, mas sem gerar expectativas de mudança irreais. De modo similar, os companheiros podem pedir um ao outro mudanças no contexto de uma discussão construtiva. Os terapeutas, nesse caso, facilitam a exploração do tópico, como a reação do outro ao pedido, o impacto que a mudança poderia ter e as possíveis barreiras à sua implementação. Durante essas discussões, os terapeutas mantêm em mente as duas áreas nas quais as mudanças provavelmente sejam mais importantes: (1) uma mudança no padrão de interação dos parceiros e (2) uma mudança no problema central que está por trás. A mudança no padrão de interação pode focar no início do padrão, antes que as coisas tenham se agravado (p. ex., Sue chega em casa estressada do trabalho e reclama de seu emprego, e Bill tenta ajudá-la dando algumas sugestões, o que a deixa ainda mais incomodada), nas coisas que os parceiros fazem durante o agravamento que são mais doloridas para o outro (p. ex., Sue diz que eles são incompatíveis e que ela queria ter casado com um homem mais sensível) e na maneira como eles se recuperam de um desentendimento (p. ex., Bill insistindo que Sue peça desculpas, e ela resistindo, o que muitas vezes prorroga o conflito). Uma mudança no conflito central leva à mudança no problema que está por trás (p. ex., o trabalho estressante de Sue), mas, às vezes, o problema está mais no padrão do que no problema central (p. ex., o trabalho de Sue é estressante, mas ela não quer largá-lo ou procurar por um outro emprego). Outras vezes, há um problema central que os parceiros desejam mudar (p. ex., Sue realmente quer largar seu emprego e voltar a estudar, mas isso teria um impacto enorme nas finanças do casal). Nessas discussões sobre o padrão ou o conflito-chave, os terapeutas da IBCT tentam evocar as ideias dos parceiros sobre mudanças antes de dar suas sugestões. Quando os parceiros gerarem suas próprias mudanças, eles provavelmente se sentirão mais donos delas e serão melhores as chances de as implementar. Os terapeutas da IBCT também podem sugerir mudanças, se os pacientes tiverem dificuldades de pensar em outras possibilidades. Se essas discussões levarem a ideias de mudança construtivas, os terapeutas poderão encorajar o casal a tentá-las na semana seguinte, e, então, pedir que sejam feitos relatos nas sessões futuras. Entretanto, se essa discussão prática sobre mudança se tornar antagônica, com os parceiros pressionando e/ou resistindo, os terapeutas podem retomar discussões mais baseadas em aceitação, como a conexão empática baseada nas reações emocionais que foram desencadeadas pela discussão, ou o distanciamento unificado ao redor daquele padrão que simplesmente resultou da discussão sobre mudanças.

REENCENE AS INTERAÇÕES QUE NÃO SAÍRAM BEM E MELHORE-AS

Os pacientes relatam no Questionário Semanal as interações que não deram certo, ou seja, aquelas interações que costumam ser variações de seus padrões disfuncionais de comunicação. Durante as discussões na terapia, os pacientes também podem retomar os modos padrão de comunicação disfuncional. Os terapeutas da IBCT podem fazer com que os pacientes simulem essas interações específicas que ocorreram, ou repitam uma interação típica, mas pedindo que "a façam melhor" ou que "a façam de maneira mais construtiva". Frequentemente os terapeutas dão essas instruções após revisar o padrão no qual o casal ficou preso. A instrução inicial é genérica ("Façam melhor") para ver se os pacientes, com conhecimentos de como ficaram travados, podem usar seus repertórios existentes de habilidades de comunicação para terem uma interação mais construtiva. Se os pacientes têm dificuldades para reproduzir a interação de modo melhor, os terapeutas podem fornecer sugestões adicionais, como encorajar cada um do casal a revelar um pouco mais do que está acontecendo com ele/ela emocionalmente. A ideia é fornecer instruções limitadas, apenas o suficiente para que eles se envolvam em uma interação mais construtiva. Após a reencenação de uma interação, os terapeutas analisam a vivência com os pacientes, discutindo sobre como eles se sentiram e o que eles acham que cada um fez que a melhorou. Se os pacientes conseguem melhorar a interação com instruções limitadas, se baseiam no que já sabem e revisam o que fizeram ou fazem para melhorar interações difíceis, é mais provável que qualquer melhoria se mantenha.

USE AS ESTRATÉGIAS DE MUDANÇA DA TCCT À MEDIDA QUE FOREM NECESSÁRIAS

Os terapeutas da IBCT podem usar todas as estratégias de mudança da TCCT deliberadamente, mas, em geral, usam-nas apenas como apoio, quando as estratégias que discutimos anteriormente se mostram insuficientes. Essas estratégias da TCCT são o intercâmbio comportamental, o treinamento da comunicação e o treinamento para a resolução de problemas. Como essas estratégias não são intervenções de primeira linha na IBCT, e porque há longas discussões sobre elas em múltiplas fontes (Baucom, Epstein, Kirby, & LaTaillade, 2015; Epstein & Baucom, 2002; Christensen et al., 2020), vamos descrevê-las apenas brevemente.

No intercâmbio comportamental (ou mudança de comportamento guiada; Baucom, Epstein, et al., 2015), os parceiros tentam fazer mudanças nas áreas que não são controversas e, portanto, não exigem muita comunicação e negociação. Os terapeutas podem ajudar os parceiros a especificar ações simples que cada um poderia fazer e que trariam prazer para o companheiro e não seriam complicadas de pôr em prática. Uma vez que esses atos possíveis tiverem sido gerados, os terapeutas podem tentar instigar o casal por meio de uma variedade de deveres de casa, como um simples encorajamento para fazerem mais desses atos durante a semana seguinte ou reservar um dia específico no qual os parceiros focariam nesses atos. Na sessão subsequente, os terapeutas discutem como foi o tema e revisam conforme o necessário.

O objetivo do treinamento da comunicação é capacitar os parceiros a expressarem seus sentimentos um em relação ao outro sobre um problema ou evento significativo, a entenderem os sentimentos do outro e a fazer isso tudo sem se envolverem em uma discussão. Os terapeutas treinam os parceiros na técnica do falante–ouvinte, na qual eles se revezam nesses dois papéis. No papel do falante, eles são treinados a expressar seus sentimentos sobre um tópico usando "assertivas do tipo 'eu'", em que eles descrevem seus sentimentos ("Eu me sinto desapontado e chateado") em relação a um comportamento específico do parceiro ("quando você não me liga") em uma situação particular ("quando você têm de trabalhar até mais tarde do que o normal"). No papel do ouvinte, eles são treinados a resumir a mensagem do parceiro sem avaliá-la ou dar uma resposta a ela. Quando o falante para naturalmente, embora não tenha falado muito, ele troca de papel com o ouvinte. Os terapeutas usam instruções didáticas, a modelagem e o ensaio de comportamentos para treinar essas habilidades, muitas vezes começando com tópicos mais inócuos e, aos poucos, passando para outros mais difíceis.

Uma vez que os parceiros conseguem compartilhar seus sentimentos e entender os sentimentos um do outro a respeito de um assunto, eles aprendem técnicas de resolução de problemas que provocam mudanças positivas. Os terapeutas treinam o casal para gerar soluções possíveis para o problema, para analisar os prós e os contras de cada solução, para negociar as soluções possíveis, para chegar a um acordo para tentar uma solução ou um conjunto de soluções e, então, para avaliar o efeito dessa solução (ou dessas soluções) e, conforme o necessário, renegociar soluções. Os terapeutas também usam instruções didáticas, a modelagem e o treino comportamental para treinar essas habilidades.

Fase de encerramento

Não há um número fixo de sessões na IBCT. Quando os parceiros tiverem alcançado algum sucesso em lidar com suas dificuldades e criarem uma conexão emocional mais íntima entre si, eles podem indicar o desejo de encerrar o tratamento, ou o terapeuta pode sugerir essa possibilidade. Sempre que se chega a esse ponto, o terapeuta da IBCT inicia uma sessão de encerramento, na qual ele conduz uma discussão sobre como o casal melhorou, com base na análise DEEP. Também são discutidos futuros desafios e como se lidar com possíveis retrocessos. Os terapeutas deixam a porta aberta para sessões futuras, caso o casal as deseje.

Mais informações detalhadas sobre todas as etapas e estratégias da IBCT podem ser encontradas em Christensen et al. (2020).

Variáveis do terapeuta e do paciente relevantes à IBCT

Como acontece em qualquer terapia, é importante que os terapeutas da IBCT mantenham uma postura de não julgar seus pacientes. Mas, no contexto da IBCT, é especialmente importante que o terapeuta pratique a aceitação com os dois parceiros da mesma forma com que se pede a eles que a pratiquem entre si. O terapeuta da IBCT deve validar as experiências e as respostas de ambos os parceiros e encontrar formas de desenvolver empatia e compaixão por eles, não importa o quanto isso seja difícil.

Além de praticar a aceitação, é importante que os terapeutas da IBCT escutem com cuidado as interações que os casais têm nas sessões e descubram as funções de seus diversos comportamentos problemáticos. Os terapeutas devem prestar atenção especialmente a sinais verbais e não verbais sutis que possam ser relevantes à formulação dos problemas do casal. Eles também devem estar preparados para abandonar qualquer agenda prescrita e abordar necessidades imediatas do casal a qualquer momento. Quando ocorrem interações destrutivas na sessão, o terapeuta deve ser capaz não apenas de evitar o confronto, mas também de interromper a interação de forma efetiva. Outras habilidades importantes da IBCT são usar a linguagem e o jargão do casal ao fazer intervenções. Por fim, não é objetivo dos terapeutas da IBCT "torcer" pelo sucesso do relacionamento, e sim criar um ambiente em que os casais possam vivenciar a esperança de encontrar uma forma diferente de ser e de discutir e avaliar suas relações com segurança.

EFICÁCIA, DISSEMINAÇÃO E IMPLEMENTAÇÃO DA IBCT

A eficácia da IBCT

Três ensaios clínicos atestam a eficácia da IBCT — dois pequenos estudos-piloto e um estudo de resultados, de grande porte. Wimberly (1998) distribuiu aleatoriamente oito casais em um formato da IBCT em grupo e nove em um grupo-controle de lista de espera, e encontrou resultados superiores para os casais em IBCT. Jacobson, Christensen, Prince, Cordova e Eldridge (2000) alocaram aleatoriamente 21 casais na IBCT ou na TCCT. No fim do tratamento, 80% dos que tinham recebido IBCT apresentaram melhora clínica significativa em termos de satisfação no relacionamento, em comparação com 64% dos casais que tinham recebido TCCT.

O maior estudo até agora sobre terapia de casal em geral e IBCT em particular foi relatado por Christensen et al. (2004). Em um ensaio clínico realizado em dois centros, UCLA e University of Washington, Christensen et al. alocaram aleatoriamente na IBCT ou na TCCT 134 casais com problemas graves e crônicos. Os casais receberam um máximo de 26 sessões de terapia de casal conduzida por terapeutas com PhD, que realizaram IBCT e TCCT e foram cuidadosamente supervisionados em ambas. Os dados sobre a adesão e o aproveitamento dos casais revelaram que os tratamentos foram conduzidos conforme o esperado. No fim, 70% dos casais da IBCT e 61% dos de TCCT tiveram melhora clínica significativa em termos de satisfação no relacionamento. Os tamanhos de efeito pré- e pós-tratamento sobre satisfação conjugal foram de d = 0,90 para a IBCT e d = 0,71 para a TCCT (ver Christensen, Atkins, Baucom, & Yi, 2010). Embora os resultados no fim do tratamento não tenham sido significativamente diferentes, a trajetória da mudança para os casais em IBCT e TCCT foi. Os casais em IBCT melhoraram constantemente quanto à satisfação no transcorrer do tratamento, mas os casais em TCCT melhoraram mais rapidamente no início, com seus ganhos estabilizando mais do que os dos em IBCT em um momento posterior do tratamento.

Doss, Thum, Sevier, Atkins e Christensen (2005) analisaram os mecanismos de mudança nesse estudo de terapia de casal. No início da terapia, as mudanças na frequência dos comportamentos-alvo estavam associadas aos aumentos da satisfação para ambas as condições de tratamento. Entretanto, posteriormente na terapia, as mudanças na aceitação dos comportamentos-alvo estavam associadas aos aumentos na satisfação para ambas as condições de tratamento. A TCCT gerou aumento significativamente maior do que a IBCT nos comportamentos-alvo no início do tratamento. Entretanto, a IBCT gerou um aumento significativamente maior da aceitação desses comportamentos no decorrer do tratamento. Assim, o estudo validou alguns dos supostos mecanismos de mudança e as diferenças entre os tratamentos no impacto sobre esses mecanismos.

Posteriormente, estudos examinaram esses casais no seguimento: Christensen, Atkins, Yi, Baucom e George (2006) observaram os dados sobre satisfação no relacionamento em casais a cada seis meses, ao longo de um seguimento de dois anos; K. Baucom, Sevier, Eldridge, Doss e Christensen (2011) analisaram os dados observacionais em seguimento de dois anos; e Christensen et al. (2010) analisaram a satisfação do relacionamento e a situação do relacionamento aproximadamente a cada seis meses em um seguimento de cinco anos. Os casais em geral mantiveram os ganhos do tratamento para satisfação por dois anos, e os casais da IBCT tiveram satisfação no relacionamento significativamente superior em comparação com os de TCCT em cada momento durante os primeiros dois anos de seguimento. Embora os casais da TCCT, por terem sido treinados explicitamente para a comunicação, tenham apresentado mais melhorias na comunicação observada no fim da terapia do que os da IBCT (Sevier, Eldridge, Jones, Doss, & Christensen, 2008), estes apresentaram mais manutenção dos ganhos em dois anos (K. Baucom et al., 2011). Ao longo dos três anos subsequentes, os casais perderam alguns de seus ganhos, e os resultados da IBCT e da TCCT convergiram. Aos cinco anos de seguimento, os resultados para a satisfação conjugal em relação ao pré-tratamento revelaram tamanho de efeito de $d = 1,03$ para a IBCT e $d = 0,92$ para a TCCT; 50% dos casais da IBCT e 45,9% dos casais da TCCT apresentaram melhora clinicamente significativa. A situação do relacionamento, obtida em todos os 134 casais, revelou que 25,7% dos casais da IBCT e 27,9% dos casais da TCCT se separaram ou divorciaram. Nenhum desses resultados, em cinco anos de seguimento, foi estatisticamente significativo. Esses dados de seguimento foram comparados favoravelmente a outros resultados em longo prazo da terapia de casal.

Três estudos analisaram os preditores de resultado no momento do encerramento da terapia (Atkins et al., 2005), no seguimento de dois anos (Baucom, Atkins, Simpson, & Christensen, 2009) e no seguimento de cinco anos (Baucom, Atkins, Rowe, & Christensen, 2015). O único preditor consistente em todos esses três pontos temporais foi a duração do casamento: casais que haviam estado casados há mais tempo tendiam a se beneficiar mais da terapia de casal. Uma vez que esse estudo incluía somente casais com problemas de moderados a graves (quase 100 casais com problemas leves haviam sido excluídos da participação), os casais que estavam há mais tempo casados provavelmente tinham mais coisas em jogo e já haviam passado por dificuldades prévias, então eles estavam mais prontos para se beneficiar da terapia de casal. É importante notar que essa amostra, embora projetada para incluir casais em sofrimento grave e crônico, excluiu aqueles em que um ou ambos os parceiros (1) estavam apresentando transtorno bipolar, esquizofrenia ou ideação suicida grave; (2) cumpriam critérios para abuso ou dependência atual de drogas ou álcool; (3) cumpriam critérios para transtornos da personalidade *borderline*, antissocial ou esquizotípica; ou (4) tinham um histórico de violência física grave. A justificativa para esses critérios de exclusão é que, para esses indivíduos, provavelmente seria indicado outro tratamento básico, que não a terapia de casal. No entanto, a amostra *não* excluiu casais em que um ou ambos os parceiros sofriam de outros transtornos psicológicos, como ansiedade ou depressão. A justificativa para a inclusão desses casais é que seu relacionamento ainda pode ser tratado, apesar de os parceiros terem esses problemas individuais. Além disso, os problemas de relacionamento de alguns desses casais podem inclusive estar *contribuindo* para os problemas individuais. Assim, os dados preliminares sugerem que a IBCT pode ser aplicada com sucesso a muitos casais, incluindo aqueles em que um dos parceiros tem algum outro transtorno psicológico. Por exemplo, os estudos preditores anteriores concluíram que os índices de doença mental, incluindo a Entrevista Clínica Estruturada para diagnósticos do DSM-IV, *não* tiveram relação com melhorias durante a terapia de casal. Além disso, Atkins, Dimidjian, Bedics e Christensen (2009) concluíram que a depressão nessa amostra melhorou à medida que melhorou a satisfação com o relacionamento.

Disseminação e implementação da IBCT na VA

Em 2010, a VA adotou a IBCT como um de se seus tratamentos baseados em evidências. Desde aquela época, o primeiro autor (A. C.) — junto com a Dra. Shirley Glynn, da VA, e o Dr. Peter Fehrenbach, um terapeuta e supervisor em dois dos ensaios clínicos anteriores, além de ser psicólogo da VA — tem mantido um programa de treinamento para terapeutas na VA. Esse programa consiste em uma oficina de três dias seguida de 6 a 8 meses de supervisão clínica. A oficina inclui instruções didáticas, demonstrações da IBCT gravadas em vídeo e dramatizações. Durante a oficina, os estagiários são organizados em pequenos grupos de 3 a 6 terapeutas e treinados por um consultor em IBCT. Após a oficina, os terapeutas voltam para seus contextos originais e começam a receber casais sob a supervisão de seus consultores, que conversam com eles em seus pequenos grupos semanalmente, por telefone. Os terapeutas em treinamento devem gravar os áudios de pelo menos 20 sessões de terapia de ao menos dois casais que abranjam as principais etapas do IBCT. O consultor não apenas ouve as gravações e dá um *feedback*, mas também classifica as sessões em termos de fidelidade e competência, com base nas escalas de classificação utilizadas em Jacobson et al. (2000). Os terapeutas em treinamento devem atingir um determinado nível de competência antes que possam ser certificados como tendo completado com sucesso o treinamento em IBCT. Recentemente, os treinadores da VA conseguiram com sucesso substituir a oficina presencial de três dias pelo treinamento *on-line*, que inclui *webinars* e dramatizações *on-line* por meio de programas como o Adobe Connect.

Até o momento, já foram feitos 21 treinamentos (19 começando com oficinas presenciais e dois começando com um treinamento *on-line*). Com base nos dados das primeiras 18 coortes, mais de 50 terapeutas, trabalhadores sociais do serviço de saúde básica e psicólogos iniciaram o treinamento, e cerca de 80% deles o completaram com sucesso. O motivo mais comum pelo qual os terapeutas não concluíram o treinamento é a dificuldade de encontrar casos apropriados. Mais de mil casais já foram atendidos por esses terapeutas. Esses casais eram, em sua maioria, formalmente casados, e, em geral, incluíam um militar veterano (com cerca de 45 anos) e uma mulher não veterana de idade similar. Muitos desses casais tinham circunstâncias individuais desafiantes, além de seus problemas de relacionamento. Por exemplo, 22% dos veteranos tinham alguma incapacidade física; 47% haviam sido diagnosticados com transtorno de estresse pós-traumático (TEPT); 20% foram diagnosticados com depressão. Esses casais obtiveram melhorias significativas durante a terapia, mas participaram de menos sessões (uma média de cerca de 10), e mostraram uma melhora um tanto inferior daquela de ensaios clínicos anteriores. Por exemplo, na versão de quatro itens do Índice de Satisfação do Casal (Funk & Rogge, 2007), as nove últimas coortes de casais mostraram uma melhoria significativa após a sessão de *feedback* (*d* = 0,49 para o veterano; 0,40 para o parceiro), após oito sessões (*d* = 0,62 para o veterano; 0,52 para o parceiro) e depois de 12 sessões (*d* = 0,65; 0,51 para o parceiro). O programa de treinamento e sua avaliação continuada ainda permanecem (para mais detalhes, ver Christensen & Glynn, 2019).

Disseminação e implementação da IBCT por meio de um programa *on-line*

O programa OurRelationship (Doss, Benson, Georgia, & Christensen, 2013) é um programa de autoajuda *on-line* baseado nos princípios da IBCT que criamos a fim de aumentar o alcance dessa terapia a casais que, de outra sorte, não teriam condições ou não estariam dispostos a buscar terapia de casal presencial. Trata-se de um programa *on-line* independente, mas, assim como o livro de autoajuda *Reconcilable Differences* (Christensen, Doss, & Jacobson, 2014), pode ser empregado como livro de tarefas para casa, a fim de apresentar ou de reforçar muitos dos conceitos que os casais aprendem durante as sessões. Ele também lança os fundamentos para uma forma abreviada da IBCT (Christensen et al., 2020).

Três ensaios clínicos randomizados mostraram que o programa OurRelationship melhorou o modo de funcionar dos relacionamentos (Doss et al., 2016, 2020; Roddy, Rothman, & Doss, 2018) — mais casais do que aqueles que estiveram envolvidos em todos os ensaios controlados randomizados de terapia de casal presencial combinados (Roddy et al., 2020). Comparados àqueles do grupo controle, os casais mostraram melhorias significativamente maiores durante o programa OurRelationship em termos de satisfação com o relacionamento (*d* = 0,53–0,69), conflitos de comunicação (*d* = −0,78), apoio emocional (*d* = 0,46), confiança no relacionamento/risco de separação (*d* = 0,47–0,53) e violência com o parceiro íntimo (*d* = −0,10). Além disso, tais efeitos duraram, pelo menos, um ano após o término do programa (Doss, Roddy, Nowlan, Rothman, & Christensen, 2019; Roddy, Knopp, Georgia Salivar, & Doss, 2020).

O programa OurRelationship também tem mostrado que melhora significativamente tanto a saúde mental quanto a física dos pacientes, quando comparado a um grupo controle. Tanto em amostras nacionais representativas (Doss et al., 2016) quanto em amostras de casais de baixa renda (Roddy, Rhoades, & Doss, 2020), o programa OurRelationship tem reduzido os sintomas de depressão (todos os indivíduos: *d* = −0,36 a −0,50; indivíduos inicialmente em sofrimento: *d* = −0,42 a −0,71), bem como os sintomas de ansiedade (todos os indivíduos: *d* = −0,21 a −0,36; indivíduos inicialmente em sofrimento: *d* = −0,42 a −0,94). Os participantes também relataram reduções no nível de estresse percebido (todos os indivíduos: *d* = −0,42; indivíduos inicialmente em sofrimento: *d* = −0,48), raiva (todos os indivíduos: *d* = −0,23; indivíduos inicialmente em sofrimento: *d* = −0,39) e com uso problemático do álcool (todos os indivíduos: *d* = −0,11; indivíduos inicialmente em sofrimento: *d* = −0,33).

Os casais que participaram em nosso programa OurRelationship, quando comparados aos casais em um grupo controle, vivenciaram melhorias maiores em sua saúde percebida (todos os indivíduos: *d* = 0,14–0,23; indivíduos inicialmente em sofrimento: *d* = 0,51–0,54), insônia (todos os indivíduos: *d* = −0,17; indivíduos inicialmente em sofrimento: *d* = −0,40); qualidade de vida (todos os indivíduos: *d* = 0,18; indivíduos inicialmente em sofrimento: *d* = 0,44); e funcionamento no trabalho (todos os indivíduos: *d* = 0,19; indivíduos inicialmente em sofrimento: *d* = 0,57).

ESTUDO DE CASO

Usamos o caso de "Anne" e "Mark"[2] para demonstrar a aplicação da IBCT. Anne e Mark eram um casal de meia-idade e já estavam casados havia 10 anos quando começaram o tratamento. Anne tinha três filhos do casamento anterior. Incluímos trechos das sessões de avaliação e de *feedback*, além das sessões com o Dr. S. para ilustrar as intervenções de construção de aceitação.

Sessões de avaliação e de *feedback*

As três sessões de avaliação nos ofereceram informações claras sobre os problemas do casal e não revelaram qualquer violência ou caso extraconjugal entre os parceiros. Durante essa fase de avaliação, apresentam-se oportunidades para revelações e para a construção da aceitação. Em um momento durante a sessão 1, Anne fez uma revelação suave quando ela discutiu uma vez em que havia inicialmente rejeitado Mark (que a havia convidado para dançar). Anne disse que, quando Mark não ficou com raiva por ela tê-lo rejeitado, ela se sentiu segura com ele, porque poderia ser ela mesma e ele não ficaria furioso com ela. Ela relatou que essa qualidade de Mark a atraiu. Mark, que inicialmente se sentiu humilhado pela rejeição de Anne, respondeu à sua revelação suave dizendo: "Fico um pouco surpreso em ouvir isso. Eu sei que é um sentimento importante para ela, mas eu não me dei conta, naquele momento, de que ela se sentia assim". Anne disse que ela própria também não havia se dado conta de como se sentira até descrever o incidente na sessão de terapia.

Durante a sessão de *feedback*, o Dr. S. resumiu seus níveis de satisfação no relacionamento (ambos pontuaram na faixa dos insatisfeitos) e seus níveis de comprometimento (ambos estavam extremamente comprometidos com o relacionamento). Depois, o Dr. S. descreveu áreas de dificuldade do casal, enfatizando as reações emocionais que essas dificuldades provocavam em cada um deles:

"Falemos das áreas que estão com problemas no relacionamento de vocês. Uma delas é a das finanças, que tende a ser uma área de conflito. Para você, Anne, é se sentir ressentida às vezes, sentir o peso da responsabilidade, e para você, Mark, se sentir culpado pela maneira como as coisas estão financeiramente. Essa área realmente traz à tona muitos sentimentos diferentes — de ressentimento, de culpa, de peso —, em vez de sentimentos de proximidade e sintonia, sentimentos de controle. É assim? Há outros aspectos das finanças que vocês consigam imaginar?

"A outra área que eu vi diz respeito aos filhos de Anne. Vocês dois têm opiniões muito diferentes sobre o tema dos filhos de Anne: Anne, você acha que o Mark não se envolve com os seus filhos, e, Mark, você se sente como se não tivesse sido convidado. Para você, Mark, a experiência de ser rejeitado [pelos filhos dela] é culpa da Anne. Essa é uma área que traz à tona sentimentos muito intensos para vocês dois, sejam expressos diretamente ou não. Talvez vocês não falem disso diretamente, mas eu realmente sinto que é uma panela de pressão para vocês dois. É uma área que eu acho que virá à tona de formas diferentes, especialmente com a aproximação das férias.

"A terceira área que eu vi está relacionada à capacidade de resposta ('O quanto você responde às minhas demandas?'). Seja fisicamente ('Você não responde o suficiente' ou 'Você responde demais'), seja verbalmente ('Você está me escutando?'), isto é, tocando ou fazendo uma pergunta, suas ações podem transmitir uma mensagem que você queira expressar ou algo que você esteja sentindo. Então, parte do que vamos trabalhar é expressar esses sentimentos que vocês estão tendo. Eles podem surpreender vocês dois."

Durante cada uma de suas descrições, o Dr. S. verificava com Anne e Mark o que eles achavam de cada uma das áreas-problema e as formas como eles poderiam complementar essa descrição.

Já durante essa parte da sessão de *feedback*, surgiu uma oportunidade para o trabalho da aceitação. Quando Mark discutia sua relação com os filhos de Anne, ele inicialmente só estava fazendo revelações "duras", descrevendo-os como grosseiros e que só conseguiam falar de si. Quando ele fez essas declarações tão críticas sobre os filhos de Anne, o Dr. S. provocou-o para que expusesse revelações mais suaves em relação aos filhos dela:

DR. S.: Além de eles serem grosseiros, o que você sente quando [os filhos de Anne] não falam com você?

MARK: Sinto-me ignorado.

DR. S.: Além de ser ignorado, qual é o sentimento?

MARK: Como se eu não importasse, como se só estivesse ali para servir a eles.

DR. S.: Como se você não fosse parte da família.

MARK: É. Acho que eu simplesmente me resignei a esperar que eles demonstrassem seu amor pela mãe deles.

DR. S.: Então incomoda você que eles não se interessem pela mãe deles? Então não tem a ver só com *você*, você se interessa por como os filhos de Anne interagem com *ela*?

MARK: É, sim, me interesso.

DR. S.: E isso o incomoda?

MARK: Incomoda. Eu me sinto protetor. Eu queria que eles a valorizassem mais, mas o problema é que também queria demonstrar mais que a valorizo. Não acho que eu demonstre o suficiente. Talvez uma coisa tenha a ver com a outra... Isso me faz lembrar das coisas que *eu* não estou fazendo bem.

Ao fazer Mark ir de criticar os filhos de Anne para expressar seus sentimentos de forma mais suave, o Dr. S. deu a ele uma oportunidade inesperada de entender coisas importantes sobre seu próprio comportamento — sua sensibilidade emocional.

Após revisar suas áreas problemáticas, o Dr. S. passou a descrever os dois temas que ele havia observado em sua avaliação de Anne e Mark. Em ambos os temas, ele enfatizou as emoções que cada parceiro estava vivenciando:

"Acho que o primeiro tema é que vocês dois se sentem não amados e não valorizados. Vocês têm uma ideia do que significa ser amado. Vocês têm uma ideia do que significa ser valorizado, mas as definições de vocês são diferentes. E por causa dessas definições diferentes, por causa de suas vivências diferentes, se acontece alguma coisa, vocês ficam se sentindo não amados e não valorizados. Dentro das discussões sobre finanças ou filhos, há alguma coisa relacionada a isso — sobre não se sentir valorizado. O que vocês acham disso?

"O segundo tema é que vocês dois têm suas inseguranças. Vocês dois têm sentimentos de insegurança, por qualquer razão. Algumas das brigas, das diferenças, dos conflitos, das brigas sérias, também vêm disso. Esses sentimentos vêm à tona e podem gerar toda a batalha. Um exemplo concreto é que você, Anne, descreveu se sentir insegura consigo mesma, com relação a alguns de seus familiares. Isso afeta como você se sente consigo, em comparação com outras mulheres. Você, Mark, descreveu sentir-se inseguro porque Anne não rompeu legalmente seu casamento anterior. Isso pode afetar o quanto você se sente seguro em comparação com outros homens. Mais uma vez, esses sentimentos de insegurança, de se sentir não amado, não valorizado — esses são os temas."

Após descrever cada tema — algumas das diferenças relacionadas, das sensibilidades emocionais e dos estressores externos — e receber o *feedback* de Anne e Mark sobre esses temas, o Dr. S. passou a discutir seu processo de comunicação ou polarização e a armadilha mútua resultante do casal:

> "Agora, o que é isto, que chamamos de 'armadilha', em que vocês dois caem? Cada um de vocês tem formas diferentes de responder ao sentimento de não ser amado e se sentir inseguro. O que eu sinto é que, Mark, quando você começa a sentir essas coisas, você usa o distanciamento. Você, Anne, parece que assume uma postura crítica. Coloquemos os dois juntos, e temos um ciclo: os sentimentos vêm à tona, Mark se afasta, e Anne critica. Mark sente a crítica e se afasta. Anne sente a distância e critica. Afastamento, crítica, crítica, afastamento. Isso é o que chamamos armadilha. Pode ser que vocês se revezem sendo críticos e se afastando, e que cada resposta faça com que a outra pessoa se sinta ainda mais insegura."

Depois de repassar o processo de polarização e armadilha mútua, o Dr. S. passou a explicar a Anne e Mark o que eles podem esperar das sessões de terapia. No breve trecho a seguir, ele descreve os objetivos das revelações explícitas como uma maneira de preparar o casal para uma conexão empática:

> "O que eu espero fazer é criar aqui um lugar de conforto, suficiente para que vocês dois possam se arriscar a se abrir, a partilhar o que sentem — partilhar algumas de suas reações, suas perguntas, suas vivências. Há um desejo de proximidade aqui, que vai demandar um pouco de compartilhamento e risco. Não há garantia de como a outra pessoa vai reagir. Talvez não seja sempre agradável, mas esse é o preço que temos de pagar para chegar aqui, para nos abrirmos. Vocês podem pensar mais um pouco sobre isso, e, a cada semana, podemos reformular, e vamos tendo um quadro cada vez mais claro e melhor."

Tratamento

A maior parte das sessões seguintes de Anne e Mark foi voltada para a construção da aceitação usando conexão empática, distanciamento unificado e construção da tolerância. A seguir, trechos de duas sessões nas quais o Dr. S. ajudou Anne e Mark a aumentar a aceitação usando técnicas como a conexão empática, o distanciamento unificado e a construção de tolerância.

Um homem mais rico, uma mulher mais jovem?

O conteúdo desta sessão estava relacionado à busca de Anne e Mark por um imóvel, mas deu uma oportunidade para explorar o tema de suas inseguranças:

MARK: Se nos decidíssemos por um imóvel que não é exatamente aquele que queremos, seria para sempre um monumento à minha incapacidade de comprar o imóvel que ela quer.

DR. S.: Fico me perguntando se há outra parte que pensa "Será que um dia eu vou conseguir dar a ela o que ela quer?"

MARK: É, se ela se casasse com alguém com muito dinheiro, ela poderia comprar o imóvel que quisesse.

ANNE: Mas, se você se casasse com uma mulher linda, com 20 anos a menos, teria uma esposa troféu, mas não foi isso que aconteceu. (*Ambos riem.*)

DR. S.: Então isso pode fazer parte de sua insegurança. Se você tivesse essa aparência que você sente como "a forma como ele quer as coisas", talvez ele fosse mais feliz.

MARK: (*ao Dr. S.*) Eu acho que é assim que ela se sente consigo mesma em seus piores momentos. Como se todos os homens fossem atraídos por mulheres mais jovens e que você tem de se proteger para não perder o que é importante para você... (*para Anne*) Talvez seja assim que você veja seu desejo de ter um imóvel dos sonhos. Como você consegue deixar de pensar "Há aquele advogado rico que me olha o tempo todo"?... (*ao Dr. S.*) Acho que seria muito natural que ela pensasse isso.

Esse diálogo também revela o distanciamento unificado que Anne e Mark estão desenvolvendo, quando os dois riem dos comentários dela sobre "esposa troféu". O que antes tinha sido um tema sofrido para ela estava se tornando algo com que eles conseguem brincar. A seguir, a discussão passou para explorar as inseguranças de Anne sobre as relações de Mark com outras mulheres:

DR. S.: Então, em sua visão, o que é o ideal de Mark? Você fez referência a uma mulher que é seu ideal.

ANNE: Bom, provavelmente alguém mais jovem, que possa ter filhos, alguém que jogue tênis, que faça corridas e também cozinhe e limpe, que ganhe bem e seja muito boa de cama...

DR. S.: (*para Mark*) Porque isso se parece com o homem mais rico que você vê com Anne. (*para Anne*) Para você, é a mulher que...

ANNE: Mas essa mulher está por aí. Muitas mulheres são assim.

DR. S.: E a forma como você vê e sente que Mark fala com as mulheres. E às vezes você meio que pensa até que ponto ele gosta, e você acha que é só uma questão de tempo se você não estiver disposta a corresponder a isso...

ANNE: Certo, que alguma outra mulher vai conseguir "entrar", sem problemas.

DR. S.: Quando as inseguranças surgirem para vocês dois. Para você, Mark, é o homem rico que poderia aparecer e dar o que Anne quer, e para você, Anne, é que você não compete fisicamente, com os exercícios, então é só uma questão de tempo até que uma mulher apareça e decida, "Vou lutar por ele". Anne, você consegue me dizer algumas das coisas que Mark faz e você se sente ameaçada?

ANNE: Quando ele comenta o quanto uma mulher é atraente, como se eu fosse um dos seus amigos. Quando ele diz que eu estou gorda, ou comenta que tenho queixo duplo...

DR. S.: O que, então, indica que você não está correspondendo.

ANNE: É.

O Dr. S. voltou ao assunto da compra do imóvel, e usou isso como uma metáfora para as preocupações de Anne e Mark em relação a "fechar negócio" por menos do que gostariam, em termos de fazer um grande acordo:

DR. S.: Quando você aceita um meio termo, seja um imóvel, seja um relacionamento, é uma questão de aceitar, você está aceitando, está dizendo: "É isso".

ANNE: Essa é uma boa maneira de ver a coisa. Eu não tinha pensado assim. É com isto que estamos tendo problemas... A realidade de que não vamos ter tudo o que queremos. A insegurança, o medo de fazer a compra, é saber que nunca vamos ter o que queremos.

MARK: Parte de sua preocupação é que o próximo imóvel que vamos ver seja o que queremos.

ANNE: Certo, é o imóvel que está logo ali, dobrando a esquina.

MARK: Então, você tem que pensar sobre "Devemos nos contentar com 60% do que queremos?". Fico pensando, 60? Eu estava pensando que era mais uns 90. Então eu não sei quando se devem aceitar as perdas e dizer que se deve fechar o negócio — é isso que a realidade impõe.

DR. S.: E, se podemos ir um pouco além disso — pode ser quando vocês dois decidiram se casar — vocês fizeram um acordo. Ambos começam a pensar se o outro aceitou 60 ou 90%. Vocês se perguntam "O que foi que eu aceitei? Eu aceitei 60 ou 90%?"

MARK: Isso mesmo.

ANNE: É.

DR. S.: Agora coloquemos vocês na situação em que estejam inseguros. O que vai acontecer? Quando você está em uma situação insegura, esses 90% podem parecer...

ANNE: 50%.

DR. S.: Exatamente. Quando você está se sentindo bem, você pensa "Ela recebeu comigo 90% do que desejava" ou "Eu recebi 90%". Mas, quando você está em uma posição insegura, você pensa "Eu aceitei 50%". Então, quando observa sua própria insegurança, você pensa "Meu Deus, ela aceitou 35 ou 40%". Vocês dois fizeram um acordo quando se casaram. Você decidiu "É isso, vamos nos casar", e fizeram um acerto.

MARK: Mas "fazer um acerto" tem algumas conotações negativas.

DR. S.: Acho que há alguns sentimentos associados a isso, e paralela à palavra "acerto" está "aceitação".

MARK: Ah, certo.

DR. S.: Quando você passa pelo acerto, você pensa "É isso que essa pessoa é". Sejam 90, 80, 60 ou 35%, você fez um acerto — você disse, basicamente, "Eu aceito".

Usando a compra do imóvel como metáfora, o Dr. S. tinha sublinhado como o tema de insegurança de Anne e Mark se alimenta de si próprio, e como leva ambos a questionar o "acerto" por menos do que queriam no relacionamento. Acrescentar o componente da insegurança em relação ao acerto ao seu tema ajudou Anne e Mark a entender as coisas que cada um deles faz que "ameaçam" o outro (p. ex., quando Mark fala de sua atração por mulheres mais jovens), e também ajudou a construir uma ponte para a aceitação.

As bases emocionais das brigas sobre conselhos

Nesta sessão, o Dr. S. continua a processar o tema da insegurança com Anne e Mark. Nesta parte específica do diálogo, quando eles estão discutindo um conhecido processo de polarização, Mark sugere a Anne que ela faça mais exercícios. Ela interpreta sua sugestão como uma crítica à sua aparência, o que faz com que se sinta insegura e ameaçada. Anne reage às sugestões de Mark se deprimindo e "não fazendo nada", o que faz com que ele a critique ainda mais.

Nesse momento, o Dr. S. usa duas técnicas de construção de aceitação da IBCT. A primeira é a conexão empática. À medida que o Dr. S. tenta "ir fundo" nas sugestões/críticas de Mark à aparência de Anne, Mark faz a seguinte revelação suave em relação às suas próprias inseguranças:

DR. S.: Essa é uma questão real e central. Existem alguns limites básicos em que você diz: "Até aqui, eu aceito você, mas, se passar disso, é melhor você mudar". Por outro lado, *isso é quem você é*. Mas a ironia disso é que, uma vez que se aceite, pode haver mudança. Mas há esse impulso para se determinarem dentro de nós não apenas os limites da outra pessoa, mas também os nossos. Eu fico com a sensação de que vocês estão ambos explorando a si próprios e os seus próprios limites.

ANNE: Talvez, sim.

DR. S.: Vocês estão ambos observando seus próprios limites. Com você, Anne, é a sua aparência, e você, Mark, é com a sua capacidade de prover financeiramente. E a tentação é, quando isso fica desconfortável, é aí que o seu parceiro entra para redirecionar seu foco para ser capaz de falar sobre como você está se sentindo.

ANNE: É.

MARK: É verdade, eu acho que notei, desde que nós começamos a terapia, é assim que faço. Quando fico inseguro comigo mesmo, começo a olhar para fora, dizendo "Você deveria fazer isso", e isso me faz sentir melhor.

DR. S.: Certo, é ativo. Pode ser uma postura de quem diz o que fazer — uma coisa de homem, "Faça isso, faça aquilo".

MARK: É, eu faço isso com os filhos dela, também. Sei que faço.

Em lugar de se concentrar na natureza crítica das sugestões de Mark, o Dr. S. enfatizou *por que* ele assumia essa postura crítica. Mark é estimulado a examinar *as razões* de seu comportamento, e, como resultado disso, ele revela que se torna crítico quando ele próprio se sente inseguro. Mark reconhece que isso acontece não apenas com relação às suas tentativas de direcionar o comportamento de Anne, mas também em suas interações com os filhos dela.

A segunda técnica de construção de aceitação que o Dr. S. usa nesta parte da sessão é uma intervenção de tolerância: enfatizar os aspectos positivos do comportamento negativo do parceiro. O Dr. S. continua:

DR. S.: Em algumas situações, pode funcionar muito bem [dar conselhos]. As pessoas podem gostar disso — como em seu trabalho como consultor, Mark. Você se sente realmente produtivo.

MARK: É, eu mudo a vida das pessoas. Eu sei que mudo.

DR. S.: Por outro lado, pode haver algumas circunstâncias em que se sente como crítico, e eu penso nisso em termos de vocês dois. Isso alimenta o sentimento de Anne de ser criticada.

ANNE: É.

DR. S.: E aí parece ameaçador, do tipo "Se você não fizer alguma coisa a esse respeito, então..."

Aqui, o Dr. S. deu nova ênfase positiva às sugestões de Mark a Anne como suas tentativas de dar a ela orientações ou conselhos. Mark, consultor de empregos, está acostumado a dar sugestões aos outros como forma de ser construtivo e útil. O Dr. S. destaca esse aspecto do comportamento de Mark — de que essa mesma qualidade de "consultor" o torna muito bom no que ele faz em seu trabalho. Mas o Dr. S. não tenta ressignificar o comportamento de Mark como algo *completamente* positivo. O Dr. S. também destaca como a "orientação" de Mark é sentida por Anne como algo crítico e ameaçador.

No fim da sessão, o Dr. S. recaracteriza o processo de polarização de Mark e Anne em termos de informações que surgiram dessas duas intervenções:

DR. S.: Acho que você define a coisa muito bem, Mark. Quando começa a se sentir desconfortável, esse é seu processo, é isso que você faz. Você começa a olhar para fora de si. De sua posição, pode parecer que você está sendo consultor quando começa a falar com a Anne. Você quer aconselhar. Mas, da posição dela, pode ser que você esteja sendo autoritário, um "sargentão", em vez de um consultor. E você, Anne, começa a se sentir menosprezada. Você começa a se sentir pior consigo mesma.

ANNE: É.

DR. S.: Aí você sente que tem de aceitar aquilo ou revidar.

MARK: Acho que eu posso... o revide é... bom, eu consigo entender isso. Consigo, sim.

Sessão de encerramento

Em sua sessão final, Anne descreveu um *insight* que tivera recentemente sobre se sentir "não merecedora" de felicidade, e de sua crença de que a felicidade vem com algum tipo de custo. Ela disse que a felicidade fazia com que se sentisse culpada, porque ela achava que alguma outra pessoa deveria estar sofrendo pela felicidade dela, ou que, de alguma maneira, ela sofreria repercussões negativas por estar feliz. Anne conectou alguns desses sentimentos à sua luta contra um transtorno alimentar na adolescência e a episódios depressivos que ela vivenciou já adulta.

No diálogo a seguir, o Dr. S. usa várias técnicas da IBCT para discutir os *insights* de Anne e a forma como seus sentimentos contribuem para o processo de polarização do casal. Em primeiro lugar, o Dr. S. usa a conexão empática para ajudar Mark a entender a vivência que ela está tendo quando fica deprimida (um momento em que Mark sempre faz sugestões sobre como ela "deveria" pensar, sentir ou se comportar). Então o Dr. S. distancia Anne e Mark de seu problema — ou seja, que Anne se sente criticada sempre que Mark faz essas sugestões. Em vez de envolvê-los em suas respostas emocionais ao comportamento um do outro, o Dr. S. situou o problema como consequência de problemas básicos de comunicação. Ao descrever os problemas deles em termos de seus métodos de comunicação, o Dr. S. distancia Anne e Mark do problema em si e dá a cada um deles uma nova forma de reagir a um problema antigo (sem fazer qualquer treinamento formal de comunicação):

DR. S.: Acho que a ideia a respeito do conflito em relação à felicidade — ter felicidade — é como saborear uma boa comida, que vai custar alguma coisa: "Certo, tem um pouco de gordura, mas eu vou desfrutar porque mereço, eu mereço esse momento — da mesma forma que mereço esse momento de felicidade, mesmo se fulano não fez bem o que deveria. Eu mereço essa felicidade". E essa vai ser a luta, ser capaz de reagir a Mark de forma que expresse: "Meu Deus, eu realmente estou me sentindo culpada".

ANNE: Quando eu estou no sofá, totalmente imóvel na minha depressão, é alguma coisa muito parecida com isso que está acontecendo. Eu estou me torturando.

DR. S.: E então Mark tem de escutar, simplesmente *escutar* e dizer "Puxa, isso deve ser muito difícil". Mas pode haver um impulso, Mark, para resolver o problema, para dizer "Bom, você não deveria se sentir assim" ou "Tal e tal é assim porque...", mas isso só vai gerar a autocrítica de Anne e poderia se transformar em discussão. Quando você sente a dor, Mark, e o que está custando a Anne, a reação que você tem é "Deixe que eu digo o que você tem de fazer". Mas isso só faz Anne sentir "Viu, sua idiota, você não está fazendo a coisa direito", o que vai entrar no ciclo da autocrítica. Então ajudaria simplesmente escutar e parafrasear, e ela escutaria que isso não é razoável. Se, em vez de criticar, você só disser "Puxa, você realmente não se sente merecedora das coisas", se você só parafrasear esse tema da insegurança dela, a postura autocrítica de Anne, isso seria meio que manter a conexão.

Por fim, o Dr. S. usa intervenções de tolerância para possibilitar que Anne e Mark vejam seu problema como uma diferença em seus estilos de comunicação. À medida que continua descrevendo o problema em termos de dificuldades de comunicação, o Dr. S. descreve que Anne reage a situações com base em como ela se *sente*, ao passo que Mark tem mais probabilidade de usar a lógica ou a *razão* para determinar suas respostas às situações. O Dr. S. também mostra como o problema de Anne e Mark muitas vezes é um resultado dessa diferença, e que essas diferenças, na verdade, complementam-se:

DR. S.: (*para Mark*) E é isso que eu quero estimular, talvez uma nova forma de responder, em vez de usar a *razão*, quando você começar a achar que os sentimentos de Anne não têm sentido. Em vez de dizer "Isso não tem sentido", diga "O que eu estou ouvindo você dizer é que você não merece isso" — seja lá o que for. E o que eu estou esperando, Anne, é que ouvir Mark expressar que ele a entende faça você se sentir próxima dele.

ANNE: Sim, e definitivamente não seria a pressão de "você deve" (*Mark ri*).

DR. S.: Anne, você fala das coisas a partir da vivência emocional, e, Mark, você fala das coisas a partir da vivência racional — ambas são necessárias, ambas são importantes.

Essa parte do diálogo também revela como Anne e Mark desenvolveram distanciamento unificado em relação a seu problema. Anne usa a expressão "a pressão de 'você deve'" para descrever o que antes tinha sido o tema central ao se sentir criticada por Mark, e Mark consegue rir de seu próprio comportamento.

Até mesmo quando a terapia de casal tem sucesso para a melhoria da satisfação no relacionamento do casal, como foi o caso de Mark e Anne, ela não resolve completamente seus problemas ou mesmo chega perto de uma resolução tão completa. Mark e Anne continuarão a ter conflitos acionados por suas inseguranças de longa data. Contudo, a terapia os ajudou a lidar melhor com esses desentendimentos em alguns momentos por meio da empatia pelo outro e do humor. Ela também os ajudou a aceitar seus conflitos e, portanto, não ser tão emocionalmente reativos a eles, além de conseguirem se recuperar melhor deles. E, por fim, por meio da exploração empática e repetida da experiência emocional de cada um, Mark e Anne se aproximaram emocionalmente um do outro. Esses são os resultados que buscamos na IBCT.

CONCLUSÃO

Embora seja útil para propósitos ilustrativos, um único estudo de caso obviamente não estabelece conclusões generalizáveis em relação ao resultado do tratamento. Entretanto, os estudos que descrevemos mostram alguns resultados promissores para a eficácia da IBCT. Eles também oferecem amplas evidências de sua efetividade em uma implementação de larga escala, por meio do VA e de um programa *on-line*.

A IBCT faz parte daquilo que Hayes (2004) chamou de "terceira onda" da terapia comportamental. A "primeira onda" compreendia as abordagens tradicionais do condicionamento clássico e operante. A "segunda onda" incorporou as estratégias cognitivas. A terceira onda enfatizou "estratégias de mudanças contextuais e vivenciais, em acréscimo a outras mais diretas e didáticas" (p. 6). Aceitação e *mindfulness* são aspectos fundamentais das terapias da terceira onda. Embora essas terapias tenham gerado considerável entusiasmo e dados de confirmação, somente mais pesquisas de resultados estabelecerão se essas terapias em geral ou a IBCT em particular funcionarão para aliviar o sofrimento humano, incluindo o sofrimento substancial que ocorre nos relacionamentos de casal, com mais poder do que as duas primeiras ondas da terapia comportamental.

RECURSOS PARA APRENDER E IMPLEMENTAR A IBCT

Manual de tratamento para a IBCT

Christensen, A., Doss, B. D., & Jacobson, N. S. (2020). *Integrative behavioral couple therapy: A therapist's guide to creating acceptance and change*. New York: Norton. (Esta é uma revisão de Jacobson & Christensen, 1998.)

Livro de autoajuda sobre IBCT

Christensen, A., Doss, B. D., & Jacobson, N. S. (2014). *Reconcilable differences* (2nd ed.). New York: Guilford Press. (Esta é uma revisão de Christensen & Jacobson, 2000.)

Intervenção *on-line* baseada na IBCT

www.ourrelationship.com

Informações sobre como integrar as intervenções *on-line* à terapia individual e à de casal: www.ourrelationship.com/ therapists

Ilustrações em vídeo da IBCT

Um casal heterossexual atendido por Andrew Christensen: www.apa.org/pubs/videos/4310904.aspx

Um casal *gay* atendido por Christopher Martell: www.apa.org/pubs/ videos/4310939.aspx

Website sobre IBCT

Este *site* contém recursos sobre IBCT, inclusive uma lista de todos os terapeutas dos Estados Unidos com treinamento em IBCT: https://ibct.psych.ucla.edu

Recursos de terapia de casal para veteranos

Website do Treatment Works for Vets: www.treatmentworksforvets.org

Descrição da IBCT e vídeos sobre a IBCT neste site: www.treatmentworksforvets.org/proven-treatment-for-relationship-distress

NOTAS

1. Usamos a expressão mais inclusiva *terapia de casal*, em vez de *terapia conjugal* mais limitada, porque o termo *terapia de casal* pode se referir a casais que não sejam legalmente casados, assim como a casais casados.
2. As informações de identificação foram modificadas para proteger a confidencialidade, mas a dinâmica clínica é retratada de forma precisa e as citações são tiradas diretamente de gravações das sessões, um pouco alteradas para ficarem mais compreensíveis.

REFERÊNCIAS

American Medical Association. (2016). *ICD-10-CM 2017: The complete official code book*. Chicago: Author.

American Psychiatric Association. (2013). *Diagnostic and statistical manual of mental disorders* (5th ed.). Arlington, VA: Author.

Atkins, D. C., Berns, S. B., George, W., Doss, B., Gattis, K., & Christensen, A. (2005). Prediction of response to treatment in a randomized clinical trial of marital therapy. *Journal of Consulting and Clinical Psychology, 73*, 893–903.

Atkins, D. C., Dimidjian, S., Bedics, J. D., & Christensen, A. (2009). Couple discord and depression in couples during couple therapy and in depressed individuals during depression treatment. *Journal of Consulting and Clinical Psychology, 77*, 1089–1099.

Baucom, B. R., Atkins, D. C., Rowe, L. S., & Christensen, A. (2015). Prediction of treatment response at 5-year follow-up in a randomized clinical trial of behaviorally based couple therapies. *Journal of Consulting and Clinical Psychology, 83*, 103–114.

Baucom, B. R., Atkins, D. C., Simpson, L. E., & Christensen, A. (2009). Prediction of response to treatment in a randomized clinical trial of couple therapy: A 2-year follow-up. *Journal of Consulting and Clinical Psychology, 77*, 160–173.

Baucom, D. H., & Epstein, N. (1990). *Cognitive behavioral marital therapy*. New York: Brunner/Mazel.

Baucom, D. H., Epstein, N., Kirby, H, S., & LaTaillade, J. J. (2015). Cognitive-behavioral couple therapy. In A. S. Gurman, J. L. Lebow, & D. K. Snyder (Eds.), *Clinical handbook of couple therapy* (5th ed., pp. 23–60). New York: Guilford Press.

Baucom, D. H., Shoham, V. M., Kim, T., Daiuto, A. D., & Stickle, T. R. (1998). Empirically supported couple and family interventions for marital distress and adult mental health problems. *Journal of Consulting and Clinical Psychology, 66*(1), 53–88.

Baucom, K. J. W., Sevier, M., Eldridge, K. A., Doss, B. D., & Christensen, A. (2011). Observed communication in couples two years after integrative and traditional behavioral couple therapy: Outcome and link with five-year follow-up. *Journal of Consulting and Clinical Psychology, 79*, 565–576.

Beach, S. R. H., Wamboldt, M. Z., Kaslow, N. J., Heyman, R. E., First, M. B., Underwood, L. G., et al. (2006). *Relational processes and DSM-V: Neuroscience, assessment, prevention, and treatment*. Washington, DC: American Psychiatric Publishing.

Christensen, A. (2009). Couple Questionnaire. Unpublished questionnaire available at *https://ibct.psych.ucla.edu/wpcontent/uploads/sites/195/2018/12/couple-questionnaire.pdf*.

Christensen, A. (2010). Weekly Questionnaire. Unpublished questionnaire available at *https://ibct.psych.ucla.edu/wpcontent/uploads/sites/195/2018/12/weekly-questionnaire.pdf*.

Christensen, A., Atkins, D. C., Baucom, B., & Yi, J. (2010). Marital status and satisfaction five years following a randomized clinical trial comparing traditional versus integrative behavioral couple therapy. *Journal of Consulting and Clinical Psychology, 78*, 225–235.

Christensen, A., Atkins, D. C., Berns, S., Wheeler, J., Baucom, D. H., & Simpson, L. E. (2004). Traditional versus integrative behavioral couple therapy for significantly and chronically distressed married couples. *Journal of Consulting and Clinical Psychology, 72*, 176–191.

Christensen, A., Atkins, D. C., Yi, J., Baucom, D. H., & George, W. H. (2006). Couple and individual adjustment for two years following a randomized clinical trial comparing traditional versus integrative behavioral couple therapy. *Journal of Consulting and Clinical Psychology, 74*, 1180–1191.

Christensen, A., Doss, B. D., & Jacobson, N. S. (2014). *Reconcilable differences* (2nd ed.). New York: Guilford Press.

Christensen, A., Doss, B. D., & Jacobson, N. S. (2020). *Integrative behavioral couple therapy: A therapist's guide to creating acceptance and change*. New York: Norton.

Christensen, A., & Glynn, S. (2019). Integrative behavioral couple therapy. In B. H. Fiese (Editor-in-Chief) *APA Handbook of Contemporary Family Psychology: Vol. 3. Family therapy and training* (pp. 275–290). Washington, DC: American Psychological Association.

Christensen, A., & Jacobson, N. S. (1997). *Frequency and Acceptability of Partner Behavior Inventory: Unpublished measures*. Los Angeles: University of California, Los Angeles.

Christensen, A., & Jacobson, N. S. (2000). *Reconcilable differences*. New York: Guilford Press.

Cooper, D., Yap, K., & Batalha, L. (2018). Mindfulness-based interventions and their effects on emotional clarity: A systematic review and meta-analysis. *Journal of Affective Disorders, 235*, 265–276.

Crane, D. R., & Mead, D. E. (1980). The Marital Status Inventory: Some preliminary data on an instrument to measure marital dissolution potential. *American Journal of Family Therapy, 8*(3), 31–35.

Davis, M. H. (2018). *Empathy: A social psychological approach*. New York: Routledge.

Doss, B. D., Benson, L. A., Georgia, E. J., & Christensen, A. (2013). Translation of Integrative Behavioral Couple Therapy to a web-based intervention. *Family Process, 52*, 139–152.

Doss, B. D., & Christensen, A. (2006). Acceptance in romantic relationships: The Frequency and Acceptability of Partner Behavior Inventory. *Psychological Assessment, 18*, 289–302.

Doss, B. D., Cicila, L. N., Georgia, E. J., Roddy, M. K., Nowlan, K. M., Benson, L. A., et al. (2016). A randomized controlled trial of the web-based OurRelationship Program: Effects on relationship and individual functioning. *Journal of Consulting and Clinical Psychology, 84*, 285–296.

Doss, B. D., Knopp, K., Roddy, M. K., Rothman, K., Hatch, S. G., & Rhoades, G. K. (2020). Online programs improve relationship functioning for distressed low-income couples: Results from a nationwide randomized controlled trial. *Journal of Consulting and Clinical Psychology, 88*, 283–294.

Doss, B. D., Roddy, M. K., Nowlan, K. M., Rothman, K., & Christensen, A. (2019). Maintenance of gains in relationship and individual functioning following the online OurRelationship program. *Behavior Therapy, 50*, 73–86.

Doss, B. D., Thum, Y. M., Sevier, M., Atkins, D. C., & Christensen, A. (2005). Improving relationships: Mechanisms of change in couple therapy. *Journal of Consulting and Clinical Psychology, 73*, 624–633.

Epstein, N., & Baucom, D. H. (2002). *Enhanced cognitive-behavioral therapy for couples: A contextual approach*. Washington, DC: American Psychological Association.

Finkel, E. J., Slotter, E. B., Luchies, L. B., Walton, G. M., & Gross, J. J. (2013). A brief intervention to promote conflict reappraisal preserves marital quality over time. *Psychological Science, 24*, 1595–1601.

Funk, J. L., & Rogge, R. D. (2007). Testing the ruler with item response theory: Increasing precision of measurement for relationship satisfaction with the Couples Satisfaction Index. *Journal of Family Psychology, 21*, 572–583.

Gu, J., Strauss, C., Bond, R., & Cavanagh, K. (2015). How do mindfulness-based cognitive therapy and mindfulness-based stress reduction improve mental health and wellbeing?: A systematic review and meta-analysis of mediation studies. *Clinical Psychology Review, 37*, 1–12.

Gupta, M., Coyne, J. C., & Beach, S. R. H. (2003). Couples treatment for major depression: Critique of the literature and suggestions for some different directions. *Journal of Family Therapy, 25*, 317–346.

Gurman, A. S. (2015). The theory and practice of couple therapy. In A. S. Gurman, J. L. Lebow, & D. K. Snyder (Eds.), *Clinical handbook of marital therapy* (pp. 1–18). New York: Guilford Press.

Halford, W. K. (2001). *Brief therapy for couples: Helping partners help themselves*. New York: Guilford Press.

Halford, W. K., Hayes, S., Christensen, A., Lambert, M., Baucom, D. H., & Atkins, D. C. (2012). Toward making progress feedback an effective common factor in couple therapy. *Behavior Therapy, 43*, 49–60.

Hayes, S. C. (2004). Acceptance and commitment therapy and the new behavior therapies. In S. C. Hayes, V. M. Follette, & M. M. Linehan (Eds.), *Mindfulness and acceptance: Expanding the cognitive-behavioral tradition* (pp. 1–29). New York: Guilford Press.

Heavey, C. L., Christensen, A., & Malamuth, N. M. (1995). The longitudinal impact of demand and withdrawal during marital conflict. *Journal of Consulting and Clinical Psychology, 63*, 797–801.

Jacobson, N. S., & Christensen, A. (1998). *Acceptance and change in couple therapy: A therapist's guide to transforming relationships*. New York: Norton.

Jacobson, N. S., Christensen, A., Prince, S. E., Cordova, J., & Eldridge, K. (2000). Integrative behavioral couple therapy: An acceptance-based, promising new treatment for couple discord. *Journal of Consulting and Clinical Psychology, 68*(2), 351–355.

Jacobson, N. S., Follette, W. S., Revenstorf, D., Baucom, D. H., Hahlweg, K., & Margolin, G. (1984). Variability in outcome and clinical significance of behavior marital therapy: A reanalysis of outcome data. *Journal of Consulting and Clinical Psychology, 52*, 497–564.

Jacobson, N. S., & Gottman, J. (1998). *When men batter women: New insights into ending abusive relationships*. New York: Simon & Schuster.

Jacobson, N. S., & Margolin, G. (1979). *Marital therapy: Strategies based on social learning and behavior exchange principles*. New York: Brunner/Mazel.

Jacobson, N. S., Schmaling, K. B., & Holtzworth-Munroe, A. (1987). Component analysis of behavioral marital therapy: Two-year follow-up and prediction of relapse. *Journal of Marital and Family Therapy, 13*, 187–195.

Laurenceau, J. P., Rivera, L. M., Schaffer, A., & Pietromonaco, P. R. (2004). Intimacy as an interpersonal process: Current status and future directions. In D. Mashek & A. Aron (Eds.), *Handbook of closeness and intimacy* (pp. 61–78). Mahwah, NJ: Erlbaum.

McCrady, B. S., & Epstein, E. E. (2015). Couple therapy and alcohol problems. In A. S. Gurman, J. L. Lebow, & D. K. Snyder (Eds.), *Clinical handbook of marital therapy* (pp. 555–584). New York: Guilford Press.

Pavey, L., Greitemeyer, T., & Sparks, P. (2012). "I help because I want to, not because you tell me to": Empathy increases autonomously motivated helping. *Personality & Social Psychology Bulletin, 38*, 681–689.

Rathgeber, M., Bürkner, P., Schiller, E., & Holling, H. (2019). The efficacy of emotionally focused couples therapy and behavioral couples therapy: A meta-analysis. *Journal of Marital and Family Therapy, 45*, 447–463.

Roddy, M. K., Knopp, K., Georgia Salivar, E., & Doss, B. D. (2020, April 30). Maintenance of relationship and individual functioning for ePREP and OurRelationship for low-income couples. *Family Process*. [Epub ahead of print]

Roddy, M. K., Rhoades, G. K., & Doss, B. D. (2020). Effects of ePREP and OurRelationship on low-income couples' mental health and health behaviors: A randomized controlled trial. *Prevention Science, 21*, 861–871.

Roddy, M. K., Rothman, K., & Doss, B. D. (2018). A randomized controlled trial of different levels of coach support in an online intervention for relationship distress. *Behaviour Research and Therapy, 110*, 47–54.

Roddy, M. K., Walsh, L. M., Rothman, K., Hatch, S. G., & Doss, B. D. (2020). Meta-analysis of couple therapy: Effects across outcomes, designs, timeframes, and other moderators. *Journal of Consulting and Clinical Psychology, 88*, 583–596.

Sevier, M., Eldridge, K., Jones, J., Doss, B., & Christensen, A. (2008). Observed communication and associations with satisfaction during traditional and integrative behavioral couple therapy. *Behavior Therapy, 39*, 137–150.

Shadish, W. R., & Baldwin, S. A. (2005). Effects of behavioral marital therapy: A meta-analysis of randomized controlled trials. *Journal of Consulting and Clinical Psychology, 73*, 6–14.

Shelton, K. H., & Harold, G. T. (2008). Interparental conflict, negative parenting, and children's adjustment: Bridging links between parents' depression and children's psychological distress. *Journal of Family Psychology, 22*, 712–24.

Simpson, L. E., Doss, B. D., Wheeler, J., & Christensen, A. (2007). Relationship violence among couples seeking therapy: Common couple violence or battering? *Journal of Marital and Family Therapy, 33*, 270–283.

Skinner, B. F. (1966). *The behavior of organisms: An experimental analysis*. Englewood Cliffs, NJ: Prentice Hall.

Snyder, D. K., Castellani, A. M., & Whisman, M. A. (2006). Current status and future directions for couple therapy. *Annual Review of Psychology, 57*, 317–344.

Snyder, D. K., Wills, R. M., & Grady-Fletcher, A. (1991). Long--term effectiveness of behavioral versus insight-oriented marital therapy: A 4-year follow-up study. *Journal of Consulting and Clinical Psychology, 59*, 138–141.

Straus, M. A., Hamby, S. L., Boney-McCoy, S., & Sugarman, D. B. (1996). The Revised Conflict Tactics Scales (CTS2): Development and preliminary psychometric data. *Journal of Family Issues, 17*(3), 283–316.

Stuart, R. B. (1969). Operant interpersonal treatment for marital discord. *Journal of Consulting and Clinical Psychology, 33*, 675-682.

Torre, J., & Lieberman, M. (2018). Putting feelings into words: Affect labeling as implicit emotion regulation. *Emotion Review, 10*, 116–124.

Weiss, R. L., & Cerreto, M. C. (1980). The Marital Status Inventory: Development of a measure of dissolution potential. *American Journal of Family Therapy, 8*(2), 80–85.

Weiss, R. L., Hops, H., & Patterson, G. R. (1973). A framework for conceptualizing marital conflict, technology for altering it, some data for evaluating it. In L. A. Hamerlynck, L. C. Handy, & E. J. Mash (Eds.), *Behavior change: Methodology, concepts, and practice* (pp. 309–342). Champaign, IL: Research Press.

Whisman, M. A. (2007). Marital distress and DSM-IV psychiatric disorders in a population-based national survey. *Journal of Abnormal Psychology, 116*, 638–643.

Whisman, M. S., & Bruce, M. L. (1999). Marital dissatisfaction and incidence of major depressive episode in a community sample. *Journal of Abnormal Psychology, 108*, 674–678.

Whisman, M. A., & Uebelacker, L. A. (2009). Prospective associations between marital discord and depressive symptoms in middle-aged and older adults. *Psychology and Aging, 24*, 184–189.

Wimberly, J. D. (1998). An outcome study of integrative couples therapy delivered in a group format (doctoral dissertation, University of Montana, 1997). *Dissertation Abstracts International B: Sciences and Engineering, 58*(12), 6832.

World Health Organization. (2018). *International classification of diseases for mortality and morbidity statistics* (11th rev.). Geneva, Switzerland: Author. Retrieved from *https://icd.who.int/browse11/l-m/en*.

Índice autores

C

D

E

H

L

M

N

O

S

T

U

V

Índice

Nota. *f*, *t* ou *n* após um número de página indica uma figura, uma tabela ou uma nota, respectivamente.

A

B

C

D

E

F

J

K

L

M

Q

R

E. K. JOHNSTON

STAR WARS
AHSOKA

São Paulo

2022

Disney · Lucasfilm

Grupo Editorial
UNIVERSO DOS LIVROS

Star Wars: Ashoka

Diretor editorial
Luis Matos

Gerente editorial
Marcia Batista

Assistentes editoriais
Letícia Nakamura
Raquel F. Abranches

Tradução
Guilherme Summa

Preparação
Jonathan Busato

Revisão
Tássia Carvalho

Arte e adaptação de capa
Valdinei Gomes

Diagramação
Vanúcia Santos

Dados Internacionais de Catalogação na Publicação (CIP)
Angélica Ilacqua CRB-8/7057

J65s

Johnston, E. K.
Star Wars: Ahsoka / E. K. Johnston; tradução de Guilherme Summa.
2. ed. – São Paulo:Universo dos Livros, 2022.
416 p.

ISBN 978-65-5609-260-7
Título original: Star Wars – Ahsoka

1. Ficção norte-americana 2. Ficção científica I. Título II. Summa, Guilherme

20-2517 CDD 813.6

Universo dos Livros Editora Ltda.
Avenida Ordem e Progresso, 157 - 8º andar - Conj. 803
CEP 01141-030 - Barra Funda - São Paulo/SP
Telefone/Fax: (11) 3392-3336
www.universodoslivros.com.br
e-mail: editor@universodoslivros.com.br
Siga-nos no Twitter: @univdoslivros

Ao Royal Handmaiden Society.
Somos corajosos,
Vossa Alteza.